淄博疾控志

1953—2012

淄博疾控志编纂委员会　编

方志出版社
Publishing House of Local Records

图书在版编目（CIP）数据

淄博疾控志：1953—2012 / 淄博疾控志编纂委员会编 .——北京：方志出版社，2015.10
ISBN 978-7-5144-1766-1

Ⅰ.①淄… Ⅱ.①淄… Ⅲ.①传染病－卫生防疫－概况－淄博市－1953—2012 Ⅳ.①R183

中国版本图书馆 CIP 数据核字 (2015) 第 262857 号

淄博疾控志（1953—2012）

编　　者：淄博疾控志编纂委员会
责任编辑：王笃银

出 版 人：冀祥德
出 版 者：方志出版社
地　　址：北京市朝阳区潘家园东里 9 号（国家方志馆 4 层）
邮　　编：100021
网　　址：http://www.fzph.org
发　　行：方志出版社发行中心
电　　话：（010）67110500
经　　销：各地新华书店
设　　计：山东根德文化产业有限公司
印　　刷：山东海新印务有限公司

开　　本：889×1194　　1/16
印　　张：64
字　　数：1720 千字
版　　次：2015 年 10 月第 1 版　2015 年 10 月第 1 次印刷
印　　数：0001~1000 册

ISBN 978-7-5144-1766-1　　　　定　　价：580 元

序

《淄博疾控志（1953—2012）》，是一部疾病预防控制专业志。全书170余万字，编纂人员查阅大量历史资料，几易其稿，两次续修，终于面世。这是一项浩繁的文化建设工程，是淄博疾控系统的一件大事，同时也是淄博疾控工作一大重要成果，值得庆贺。

新中国成立后，面对当时疾病丛生、缺医少药的国情，党和政府坚持“预防为主”的卫生工作方针，积极探索社会主义初级阶段的卫生发展道路。1953年，政务院第167次政务会审议批准，在全国建立卫生防疫站。1953年12月，淄博市卫生防疫站作为山东省首批建立的10家卫生防疫站之一，正式挂牌成立。市站成立后，全面做好卫生防疫、监督监测、宣传培训、科研指导等各项工作，取得了令人瞩目的成就。

2005年12月底，淄博市按照全国统一部署进行了公共卫生体制改革，在原淄博市卫生防疫站的基础上组建成立了淄博市疾病预防控制中心。新组建的淄博市疾病预防控制中心抢抓机遇，引进人才、加快发展，认真履行政府公共职能，发挥疾病防控、应急处置、信息管理、危害检测、健康干预、科研指导等功能，形成了一支结构合理、功能完善、运行有序的疾控队伍。现场流行病学调查、实验室检验检测、卫生应急处置、重大活动保障能力大幅提高，疾病防控成效显著，继续谱写了疾控事业新篇章。

60年来，淄博市疾病预防控制工作从无到有，从弱到强。经过几代疾控工作者的不懈努力，先后消灭或基本消灭了鼠疫、天花、麻风病、丝虫病、黑热病、疟疾等多种严重危害人民群众健康的传染病、寄生虫病，基本控制了地方性甲状腺肿、地方性氟中毒的发生，国家法定报告传染病发病率降至历史最低水平，扩大国家免疫规划工作全面实施，慢性病防控工作有序推进，公共卫生领域健康危害因素监测与干预工作不断拓展，疾病预防控制体系得到进一步健全和完善，为保障淄博人民健康、促进经济和社会发展做出了突出贡献。

60年峥嵘岁月，砥砺奋进；60载栉风沐雨，春华秋实。为总结淄博疾控事业60年的成就和经验，淄博市疾病预防控制中心编纂了《淄博疾控志（1953—2012）》。该《志》系统、全面、准确、真实地记述了淄博疾控事业发展的历程和伟大成就，全面总结和深入探讨了淄博疾控事业发展规律和基本经验，热情讴歌了一代代疾控工作者心系人民、无私奉献的优秀品质和职业精神，具有珍贵的史料价值和资政借鉴意义，是一部成功的地方疾控专志。也是对广大疾病预防控制工作者进行职业道德教育的生动教材。

志以载道，鉴往知今。当前，我国正处于全面推进健康中国建设的关键时期，要充分发挥《淄博疾控志（1953—2012）》的资政、存史、教化功能，继续深入推进疾病预防控制体系建设，不断优化资源配置，落实综合防控措施，全面加强疾病预防控制工作，为增进人民健康福祉、促进经济社会协调发展做出新的贡献。

中华人民共和国卫生部原副部长
中华预防医学会会长
中国工程院院士

2015 年10月

凡　例

一、本志以马克思列宁主义、毛泽东思想、邓小平理论、“三个代表”重要思想和科学发展观为指导，坚持辩证唯物主义、历史唯物主义的立场、观点方法，严履历史，反映现状，突出专业特点，客观反映淄博市卫生防疫事业的历史面貌和发展变化。

二、本志时限，上限为1953年，下限为2012年，部分内容上溯或下延。

三、本志采用述、志、记、录、图、表、照片等体裁，以志为主。分篇、章、节、目编排，共设置13篇、46章、162节。对不宜归类而有参考价值的资料，编入“附录”备查。

四、行文采用公元纪年，新中国成立前加注历史纪年。大事记采用编年体，个别事件采用编年体与记事本末体相结合。

五、入志人物主要记述历任主要领导人和已谢世的副县级以上领导干部，同时，简要介绍有突出贡献的人物。其他人物以表格形式简录。人名，除行文外，一律直书其名。注明人物身份时，名前冠以行政职务或技术职称。

六、政权组织、社团机构和单位名称等，第一次用全称，其后可以是全称或简称。

七、涉及疾病名称，第一次出现时注明全称、简称或俗称，其后可以是全称、简称或俗称。

八、涉及疾病疫情数字、疫情统计数字、流行病学调查数字、同类卫生监测、检验数字等，因时间、年限和统计范围、统计方法等不同而有所不同。

九、行政区域名称，按发生事件时称谓。行政区扩大或缩小期间，统计数字不作增减。

十、本志所载新中国成立前医事，均以现有资料为据，文中一般不加出处，不作注释。

十一、本志为专业志，记述资料以卫生防疫工作及其相关业务为主。为全面反映卫生防疫机构历史和现状，兼顾党群组织及其活动和精神文明建设等。

十二、统计数字、时间、计量单位等，一律按国家统一规定，规范书写。

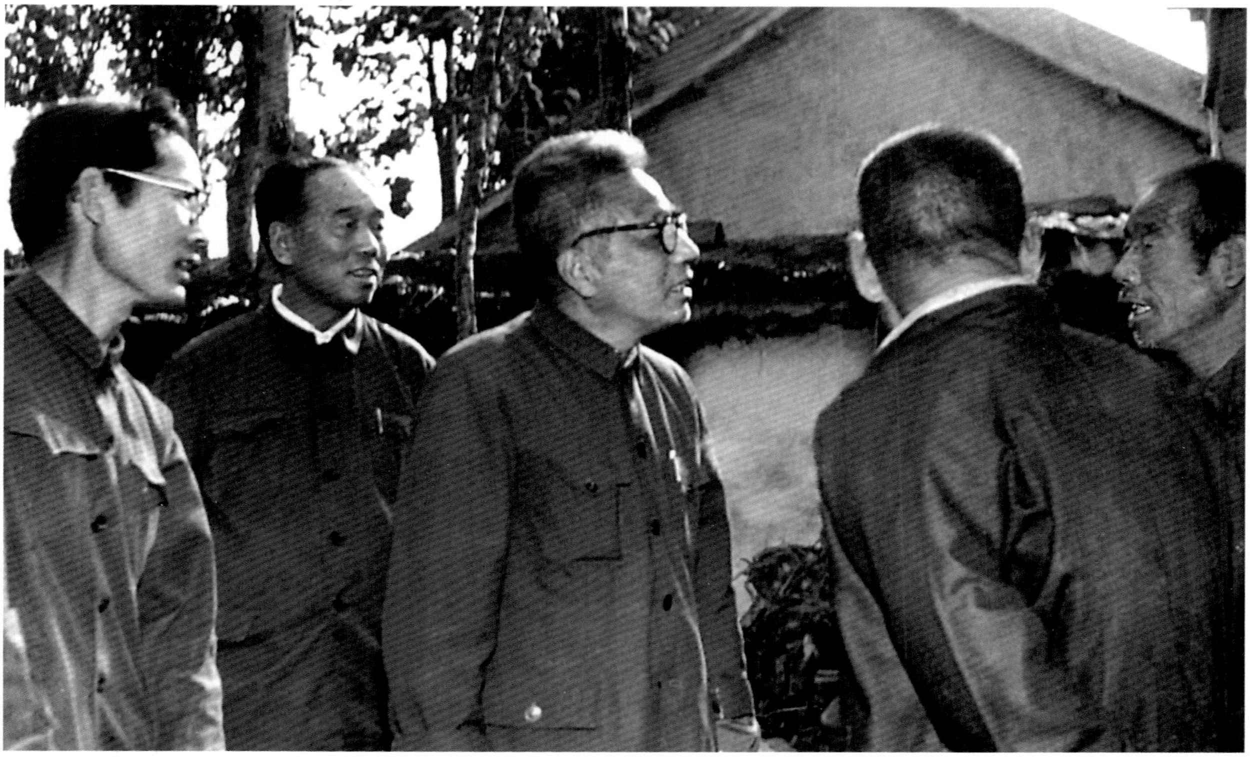

省卫生厅厅长向克（左三）在副市长秦永文（左二）陪同下视察淄博卫生防疫工作

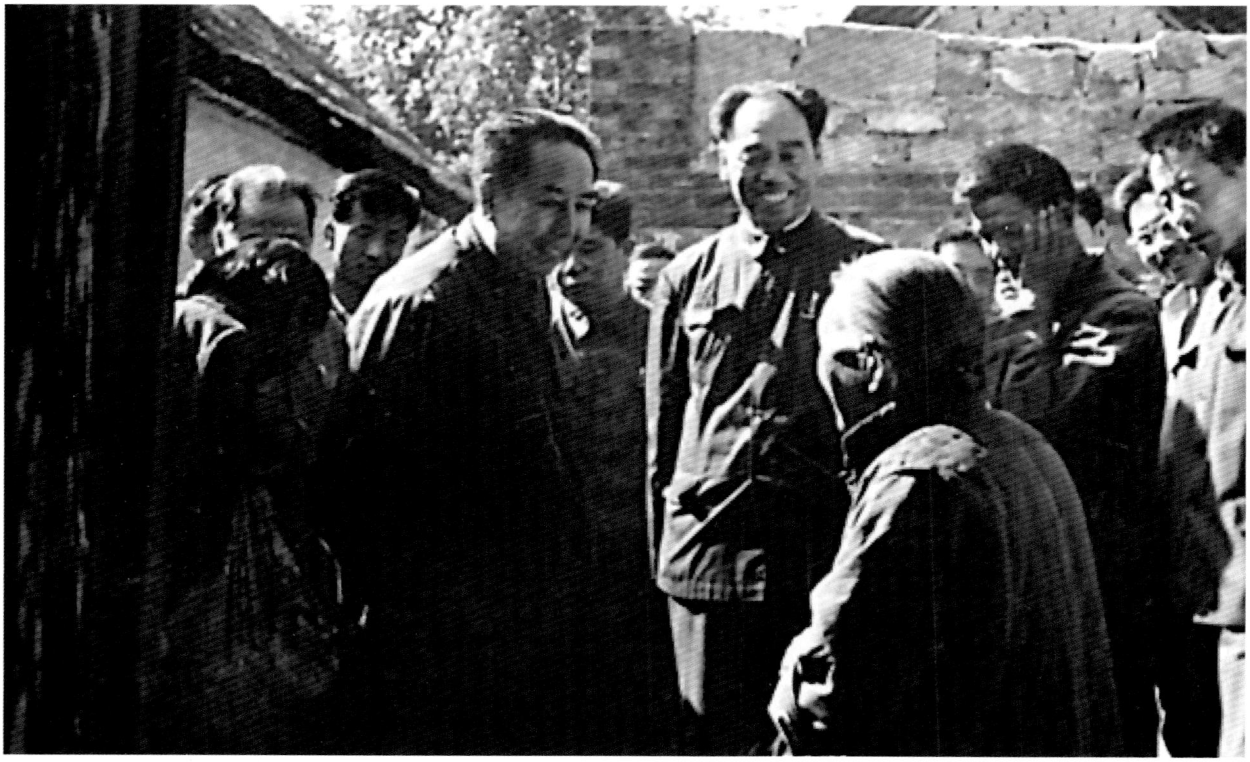

市委副书记曲相升（左一）与副市长秦永文（左二）深入农村调研卫生防疫工作

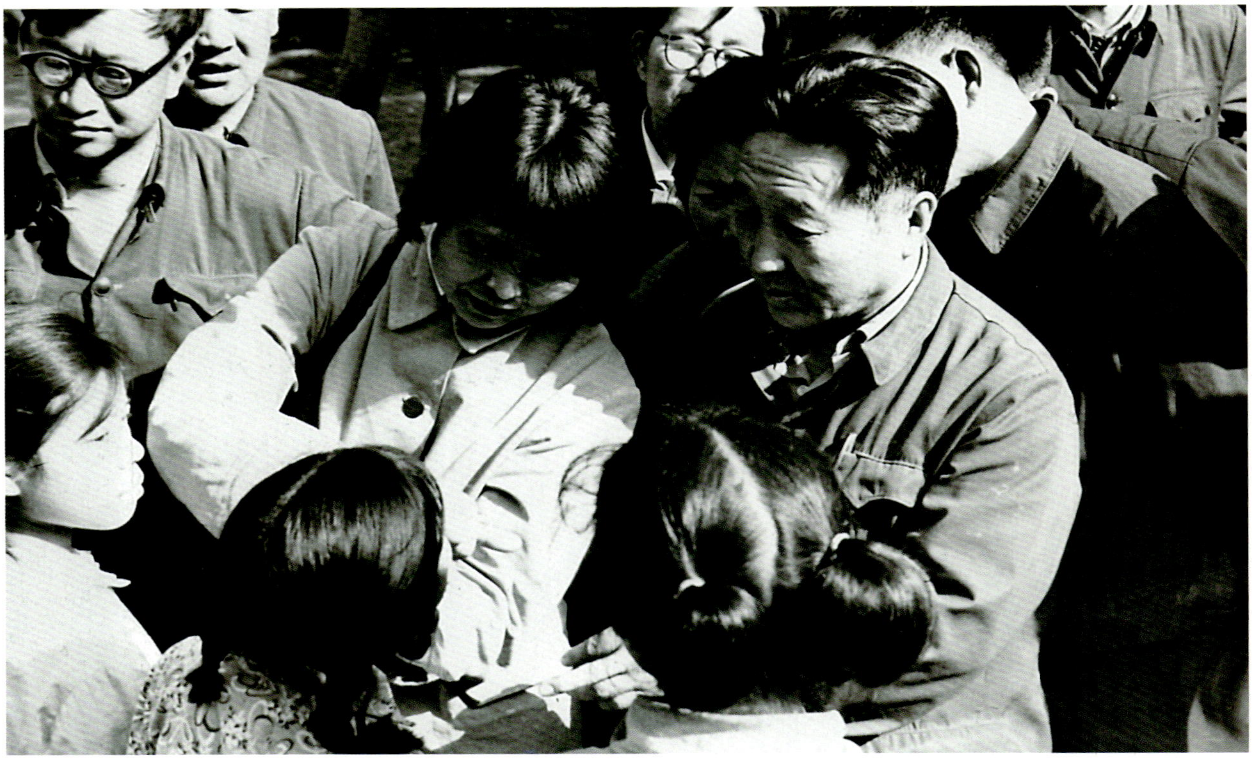

1983 年，市防疫站党委书记王则渤（右一）带领专业人员深入农村开展卫生防疫工作

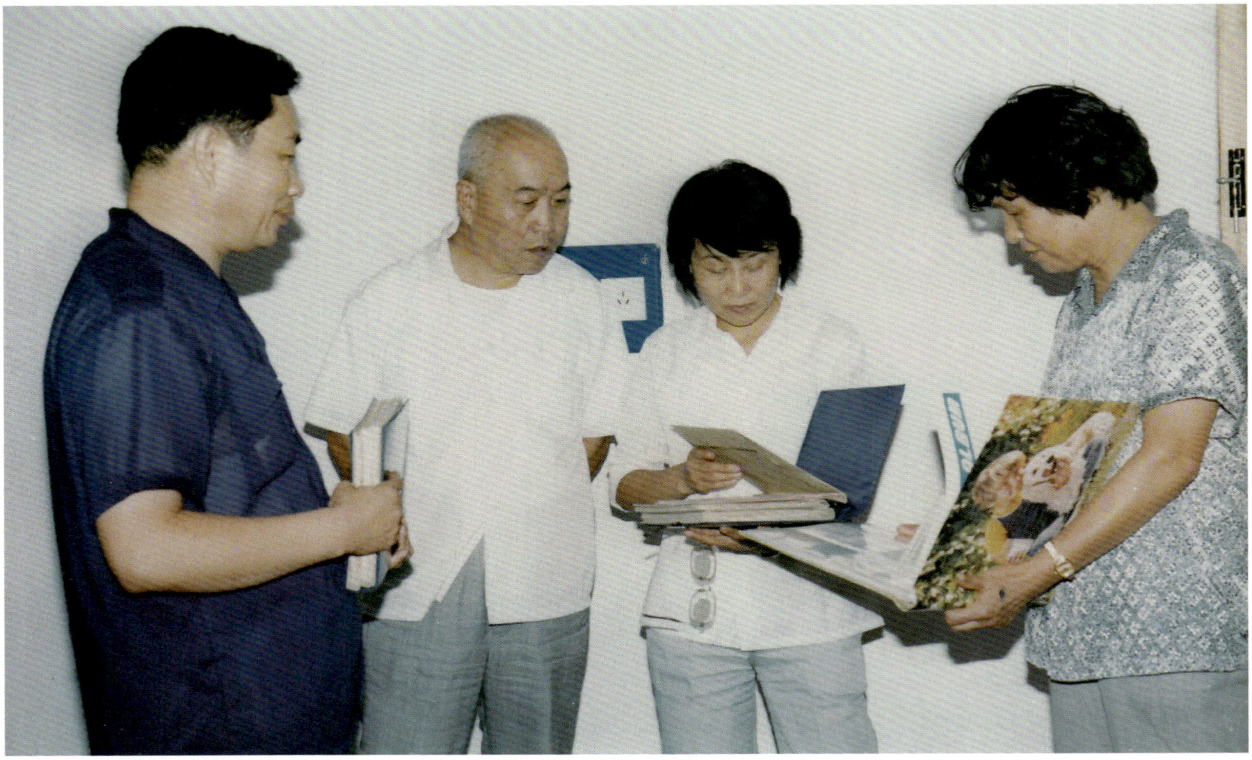

1989 年 6 月，副市长康寿美（右二）查阅地方病资料

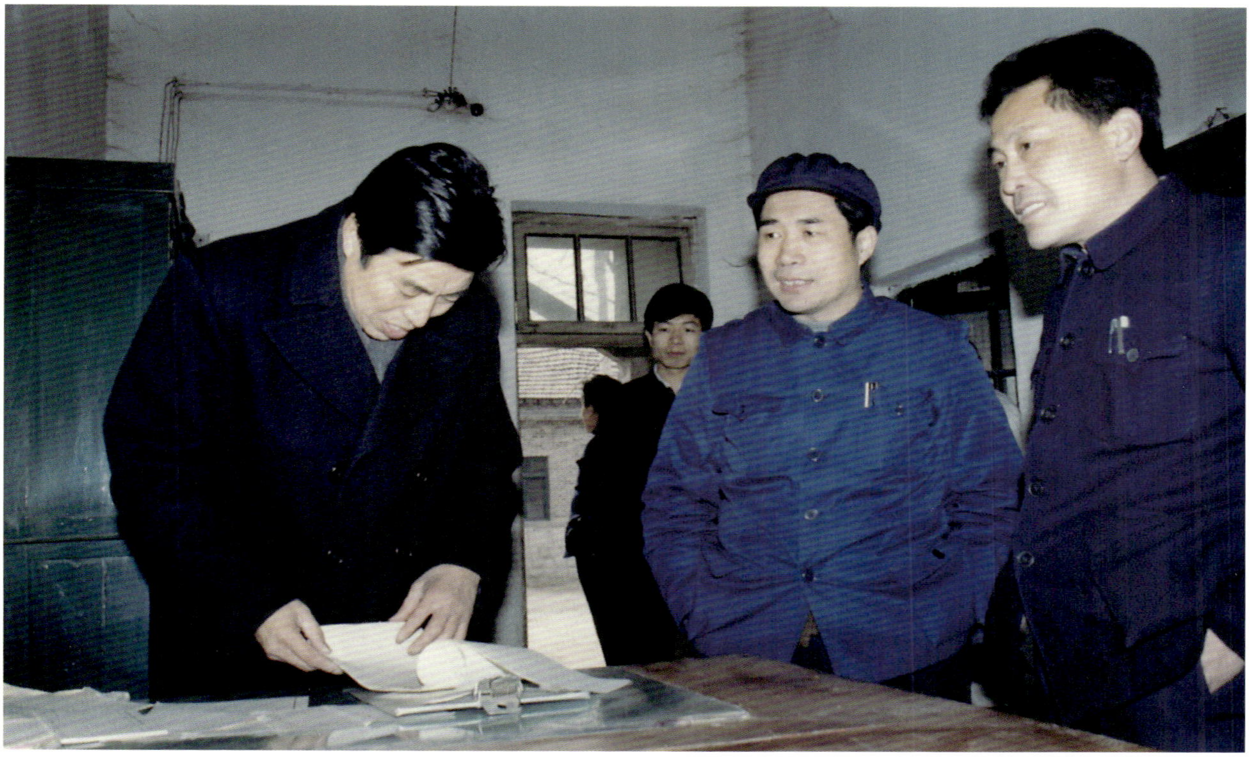

1990年，副市长王裕民（左一）在桓台视察基层卫生防疫工作

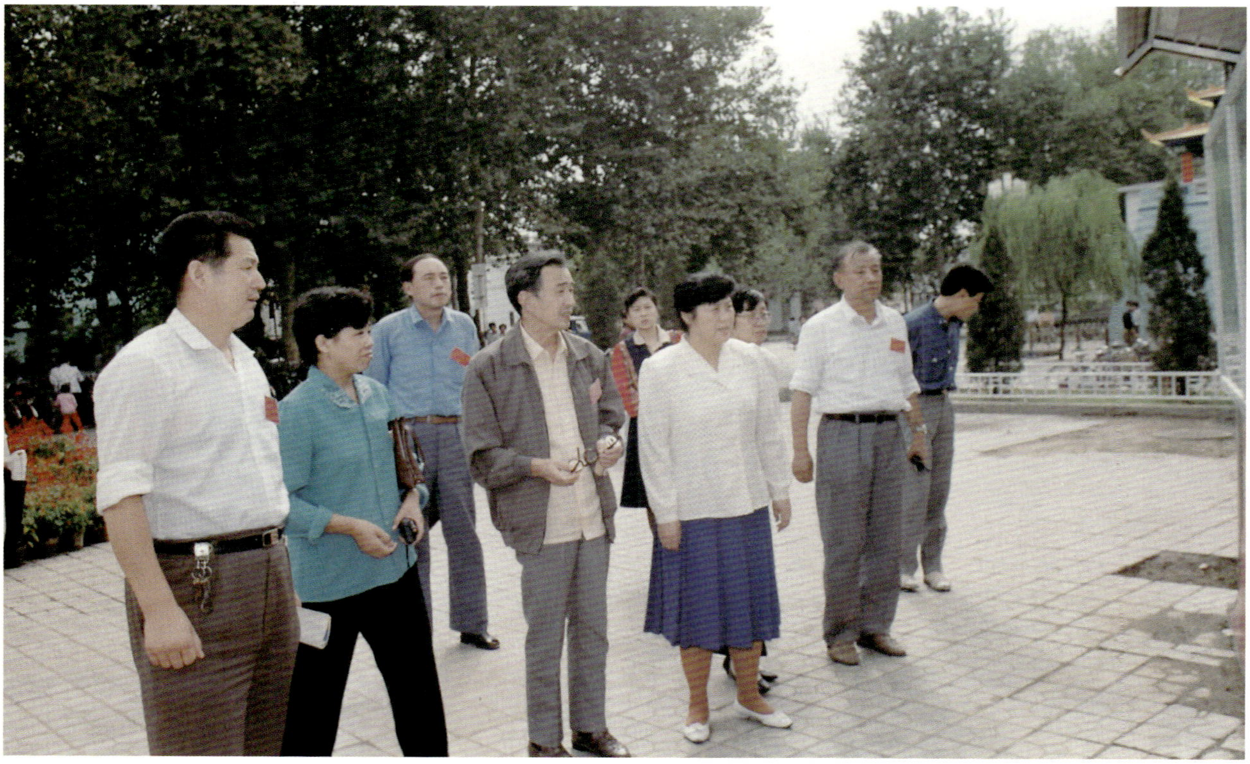

1992年9月，市委副书记时立军（右二）陪同省人大常委会副主任严庆清（右三）检查卫生宣传工作

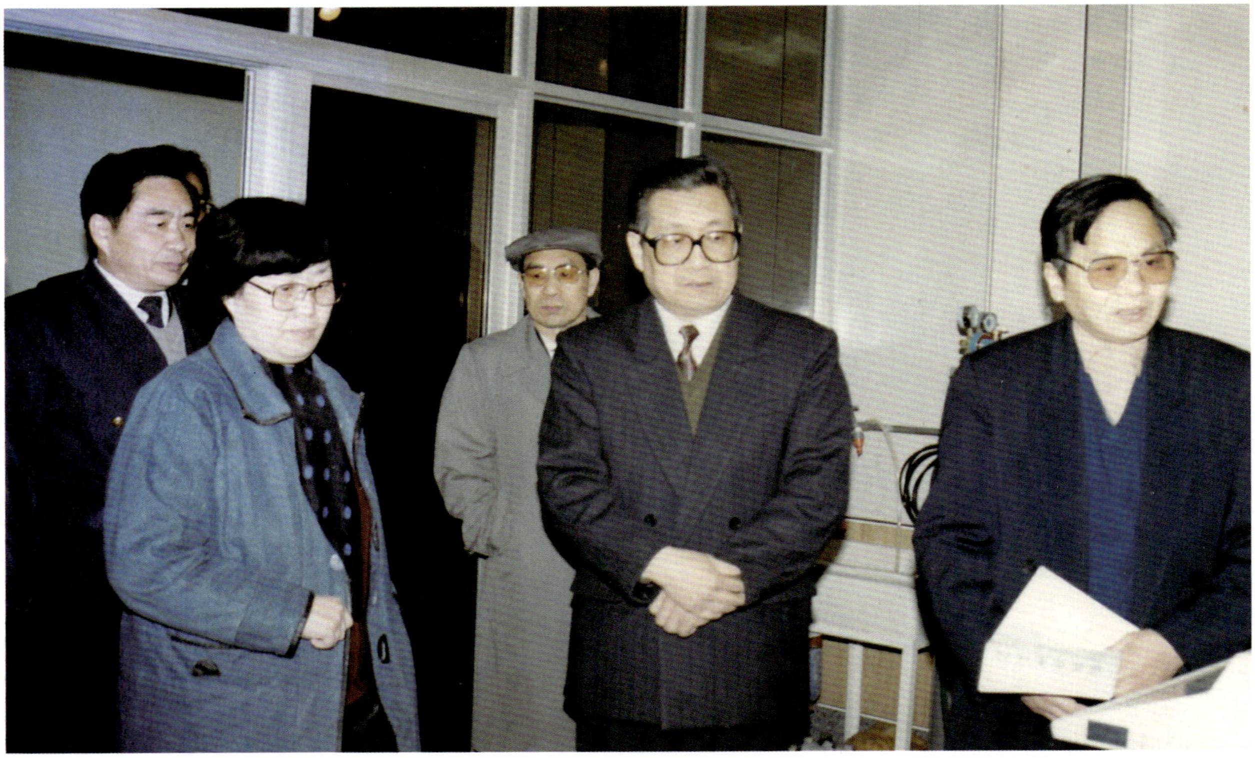

1993年3月，省卫生厅厅长张青林（右二）视察淄博农村卫生防疫工作

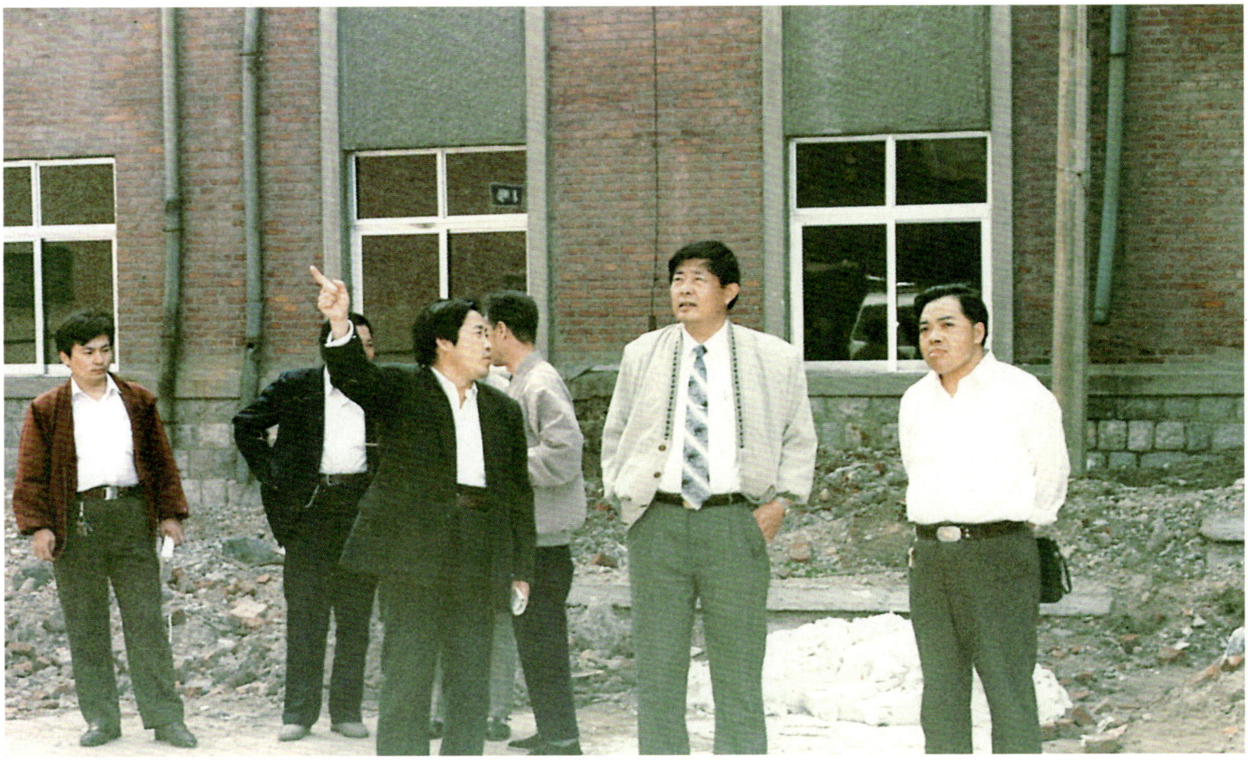

1993年5月，市委书记李新泰（右二）视察市防疫站

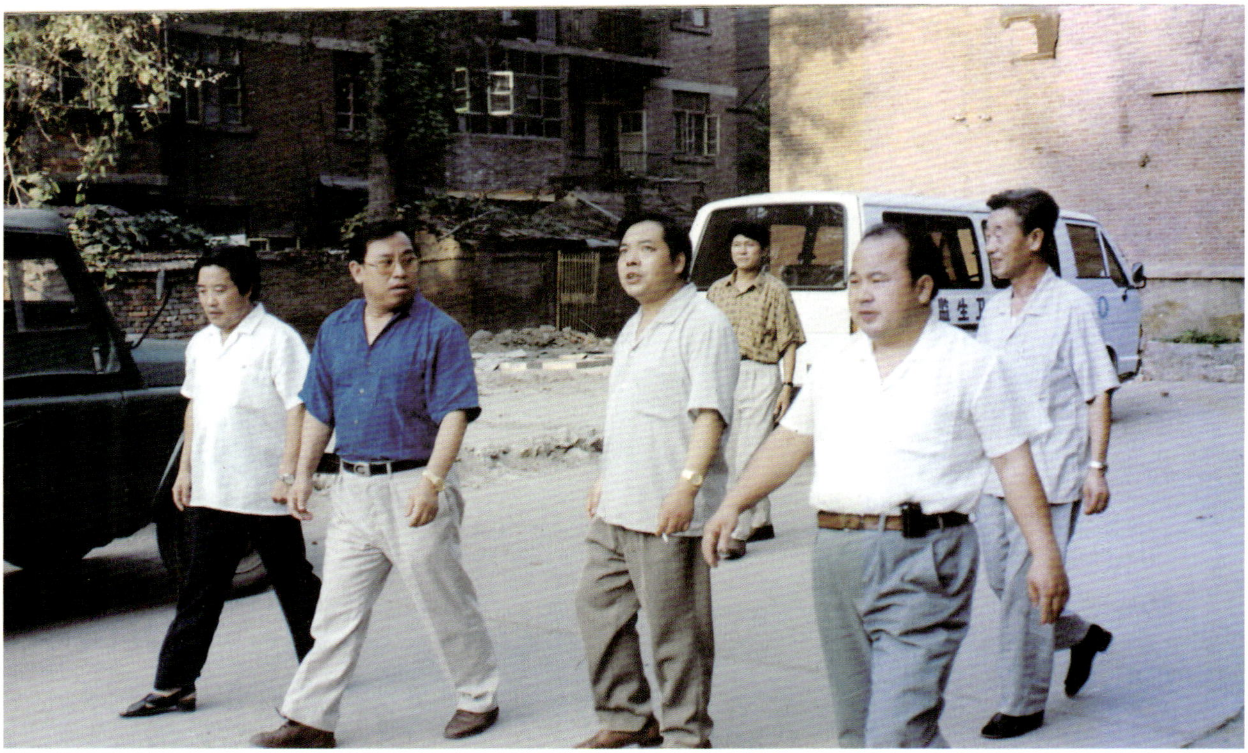

1995年6月，副市长王和先（左二）视察市防疫站工作

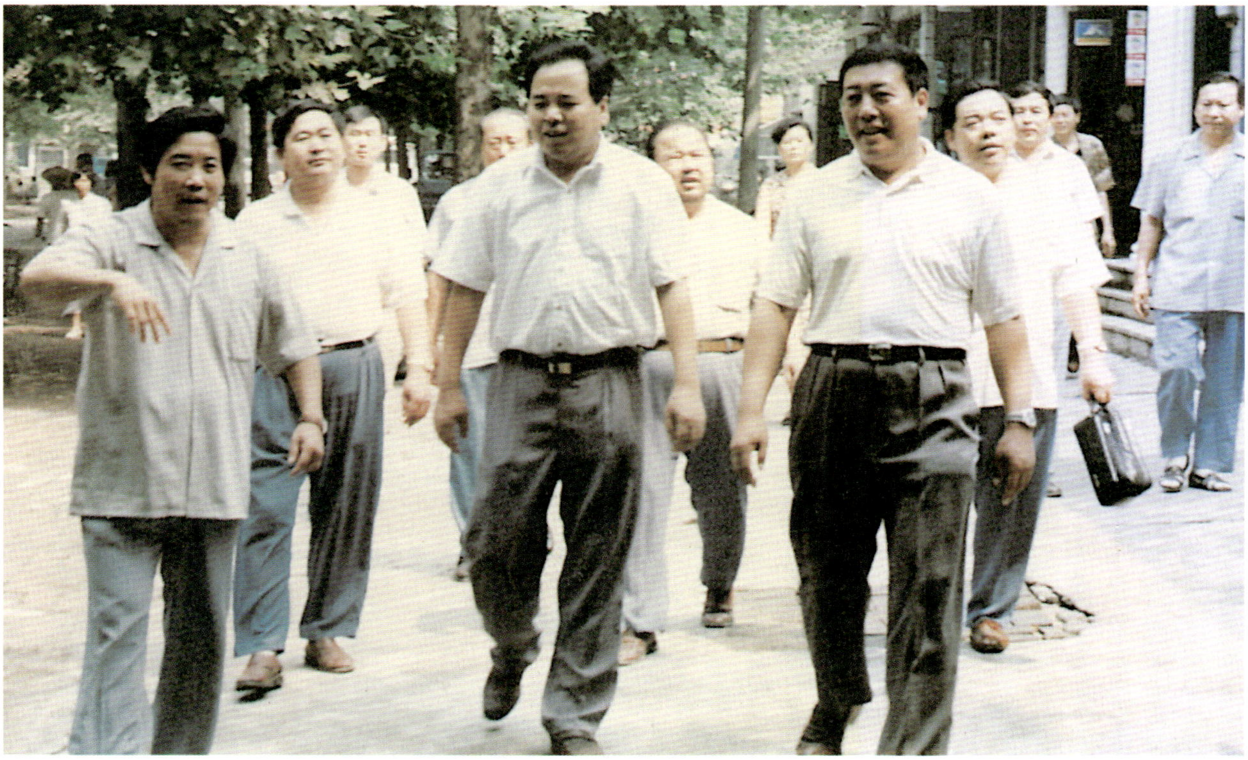

1995年8月，市委副书记邹大民（右二）视察市防疫站

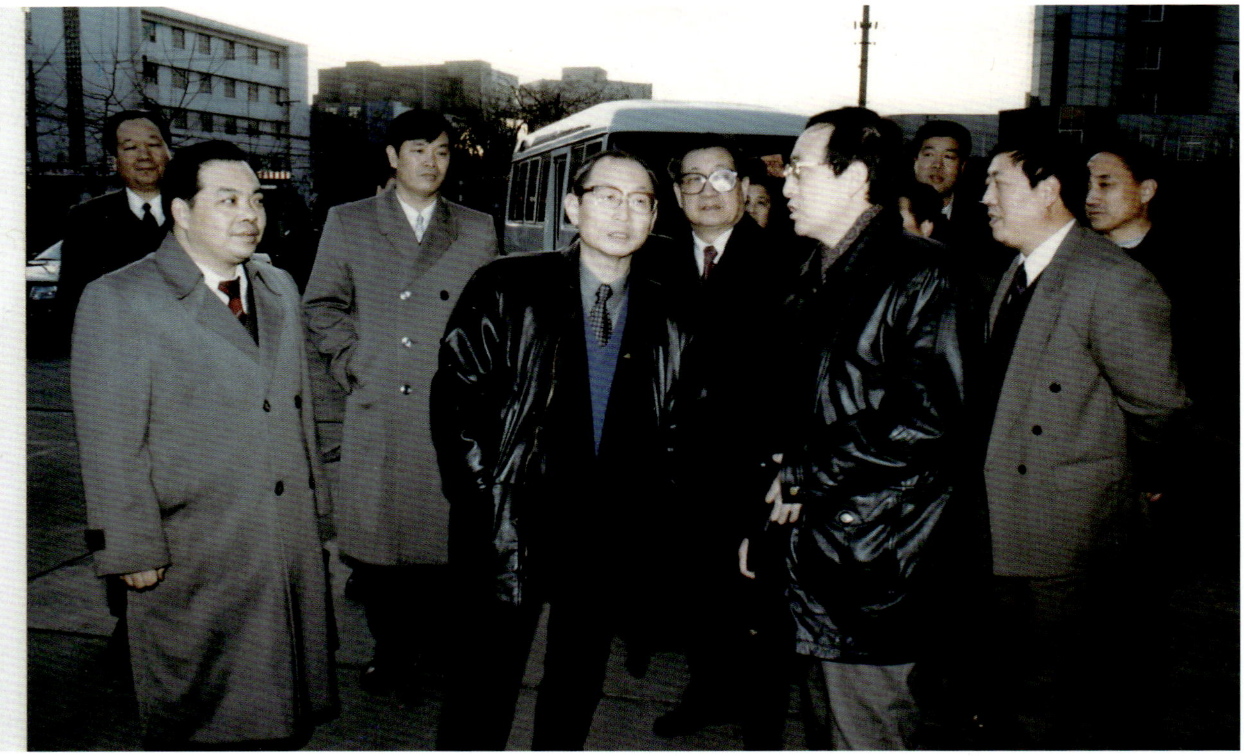

1996 年 1 月，卫生部部长陈敏章（左四）视察淄博卫生防疫工作

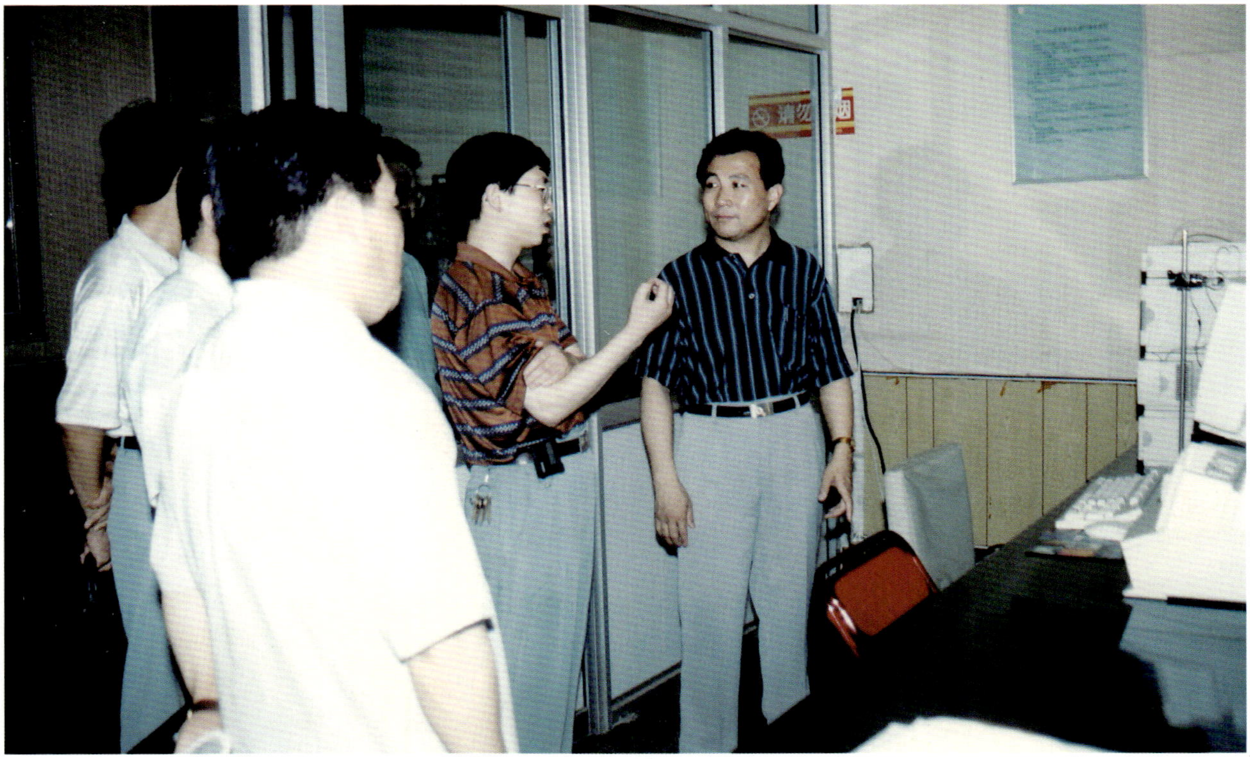

1998 年 7 月，省卫生厅副厅长王宝亭（右一）视察市防疫站实验室

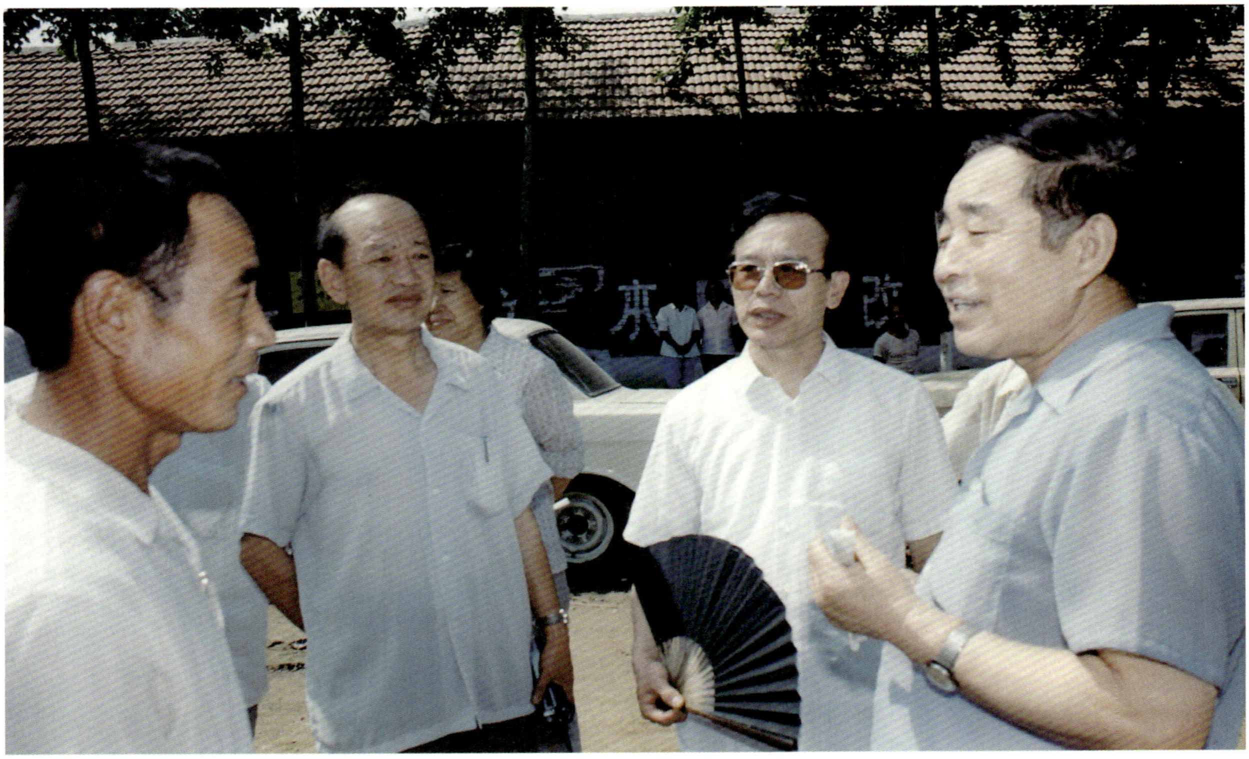

1999 年 7 月，省卫生厅副厅长高传堂（右一）视察淄博卫生防疫工作

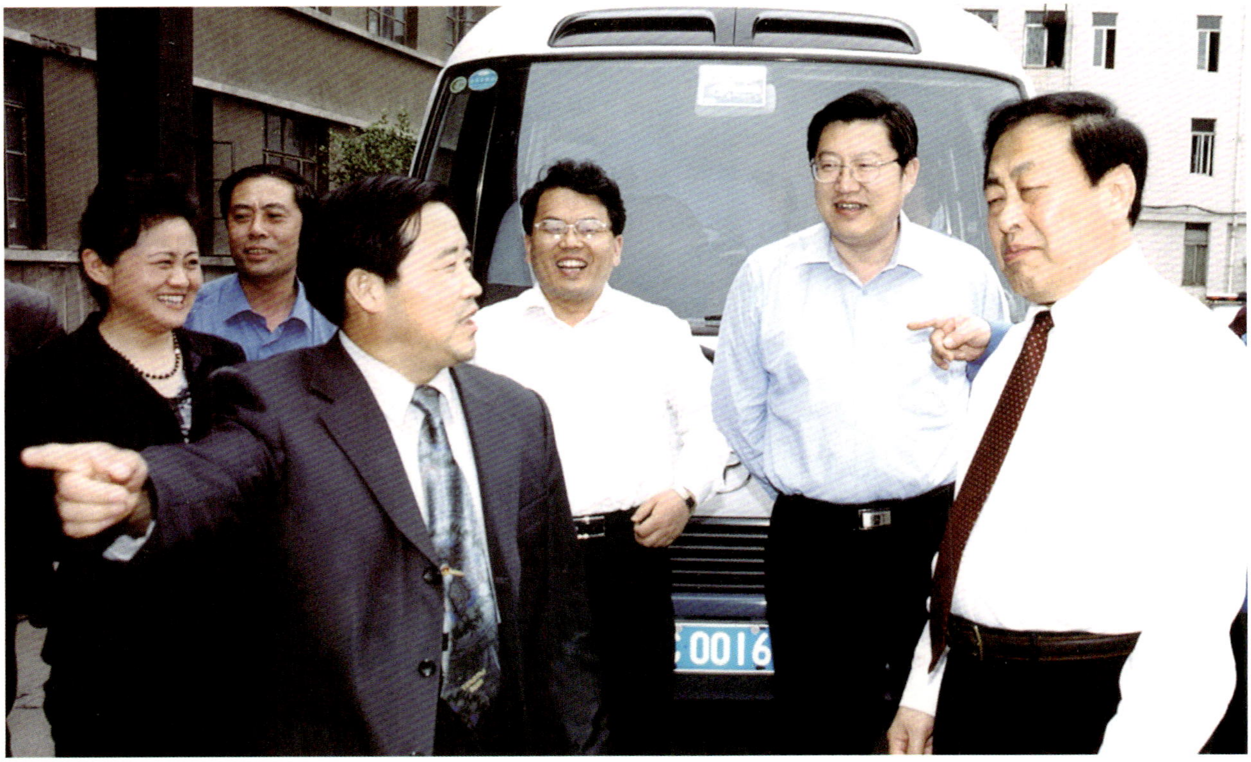

2003 年 4 月，省委常委、总工会主席阎启俊（右一）到市防疫站视察“非典”防疫工作

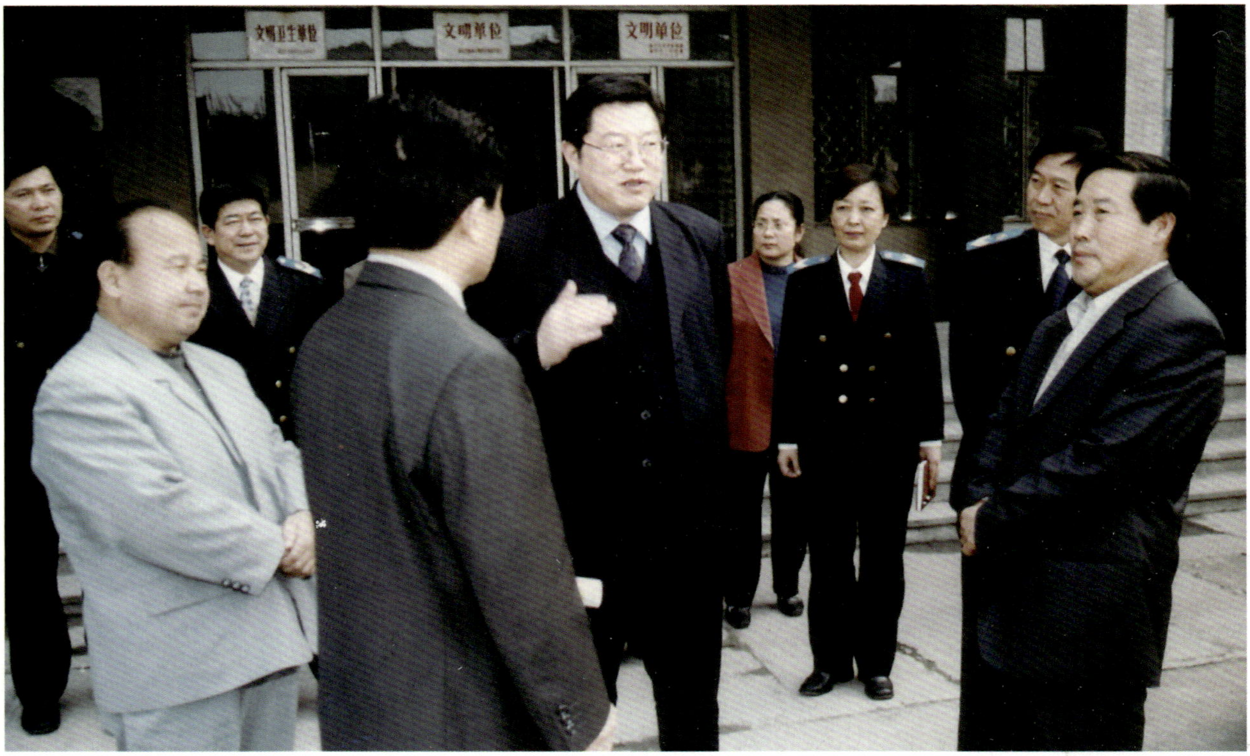

2003 年 4 月，市委书记张建国（左三）视察市防疫站“非典”防治工作

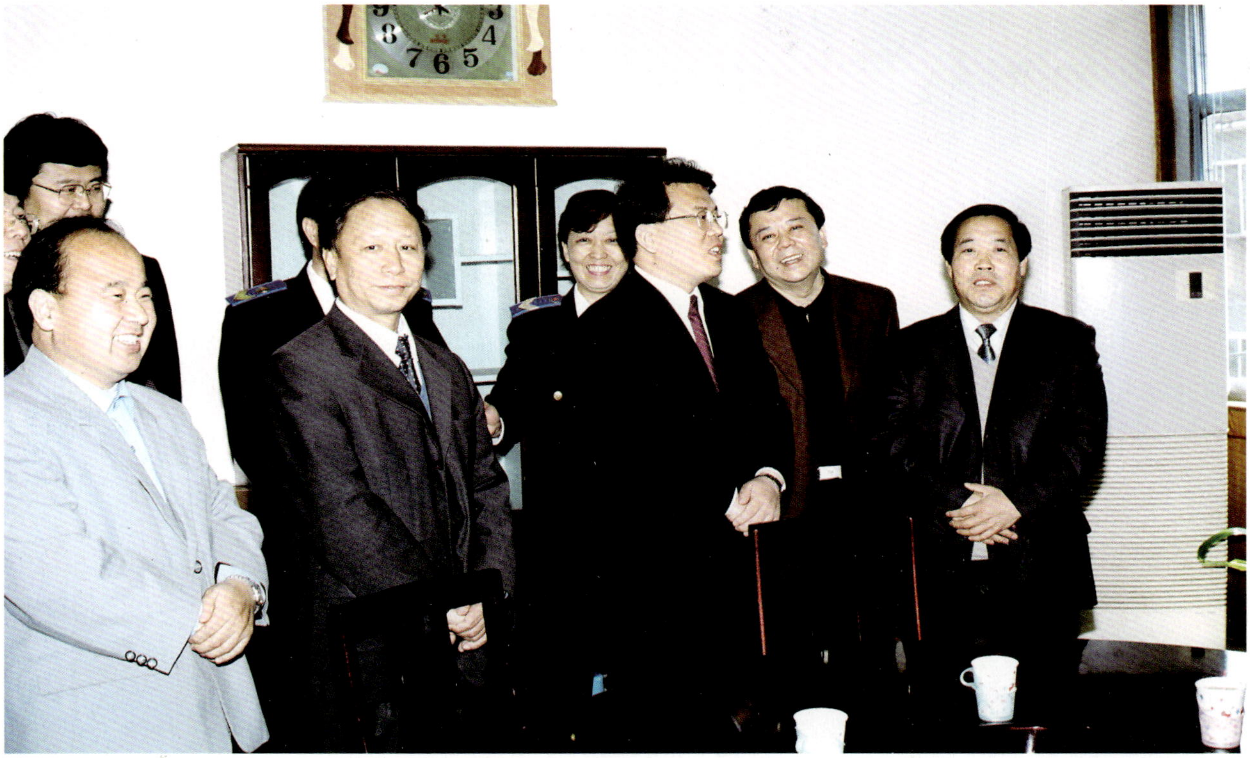

2003 年 4 月，市长刘慧晏（右三）、副市长宋锡坤（左二）到市防疫站视察“非典”防治工作

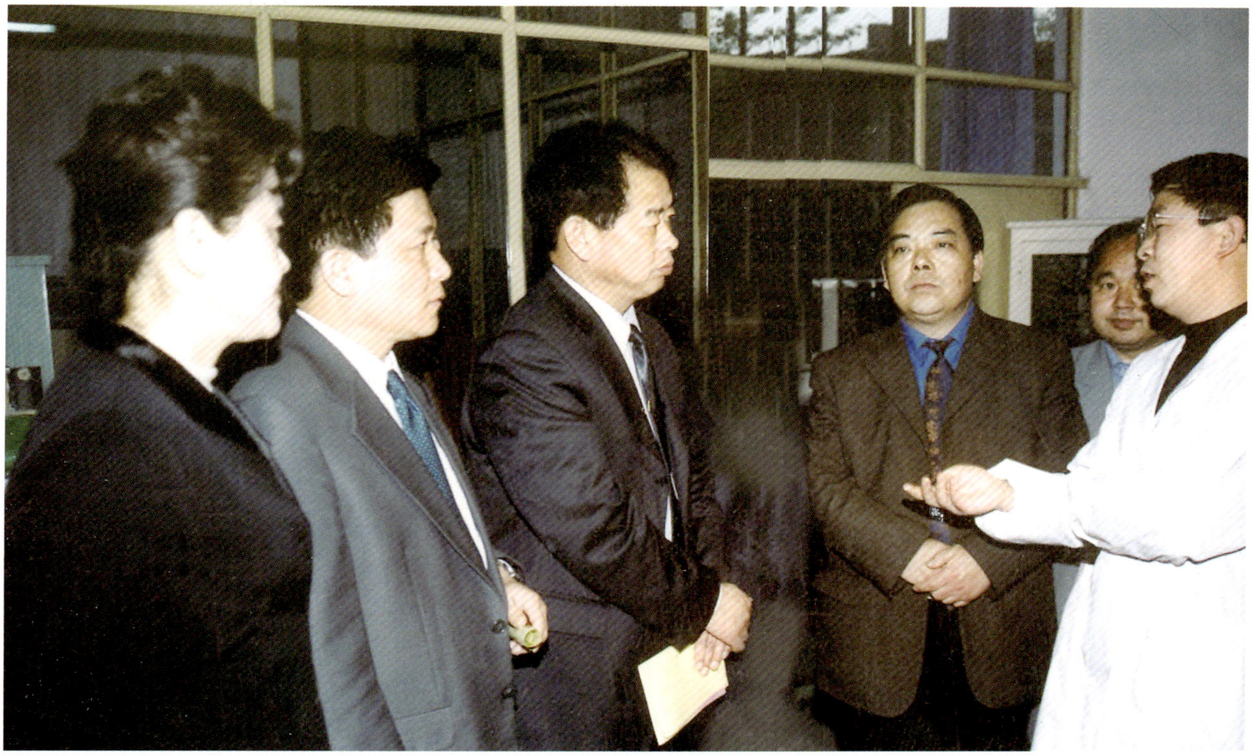

2003 年 4 月，副市长周清利（左三）视察“非典”防治工作

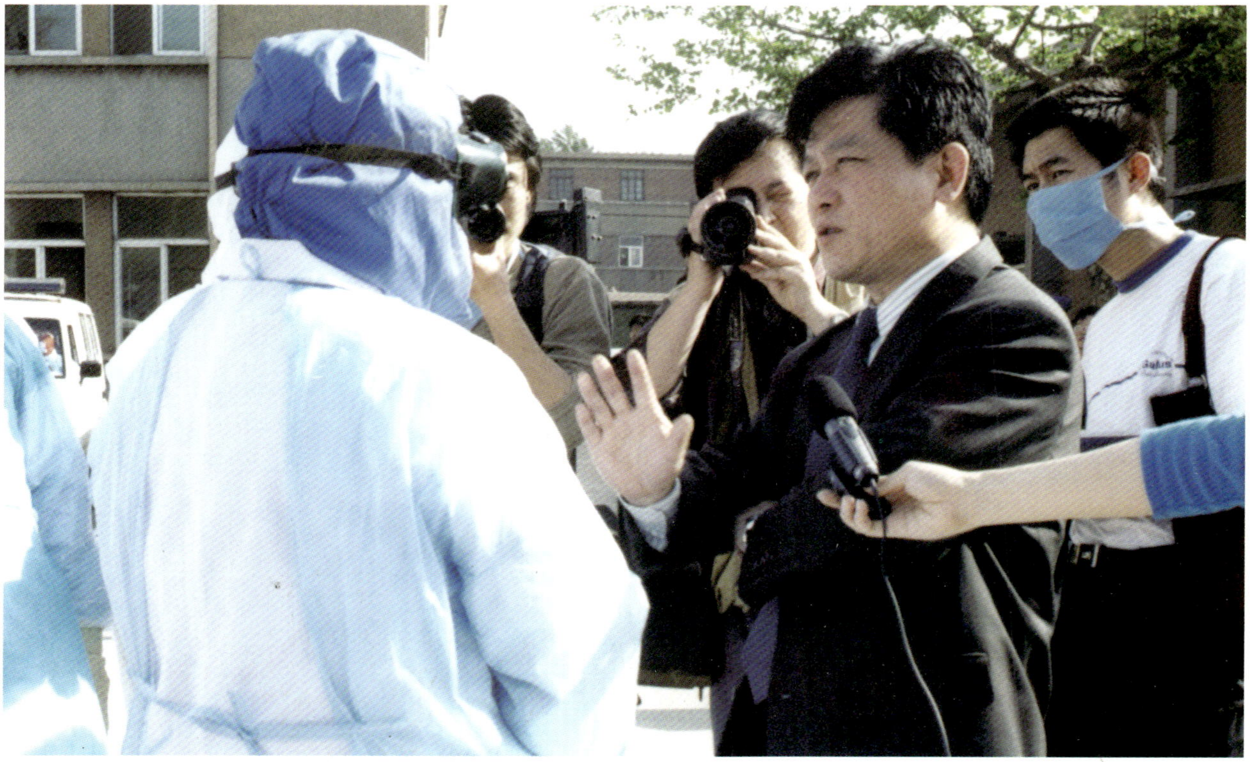

2003 年 4 月，市委副书记岳长志（右二）视察“非典”防治工作

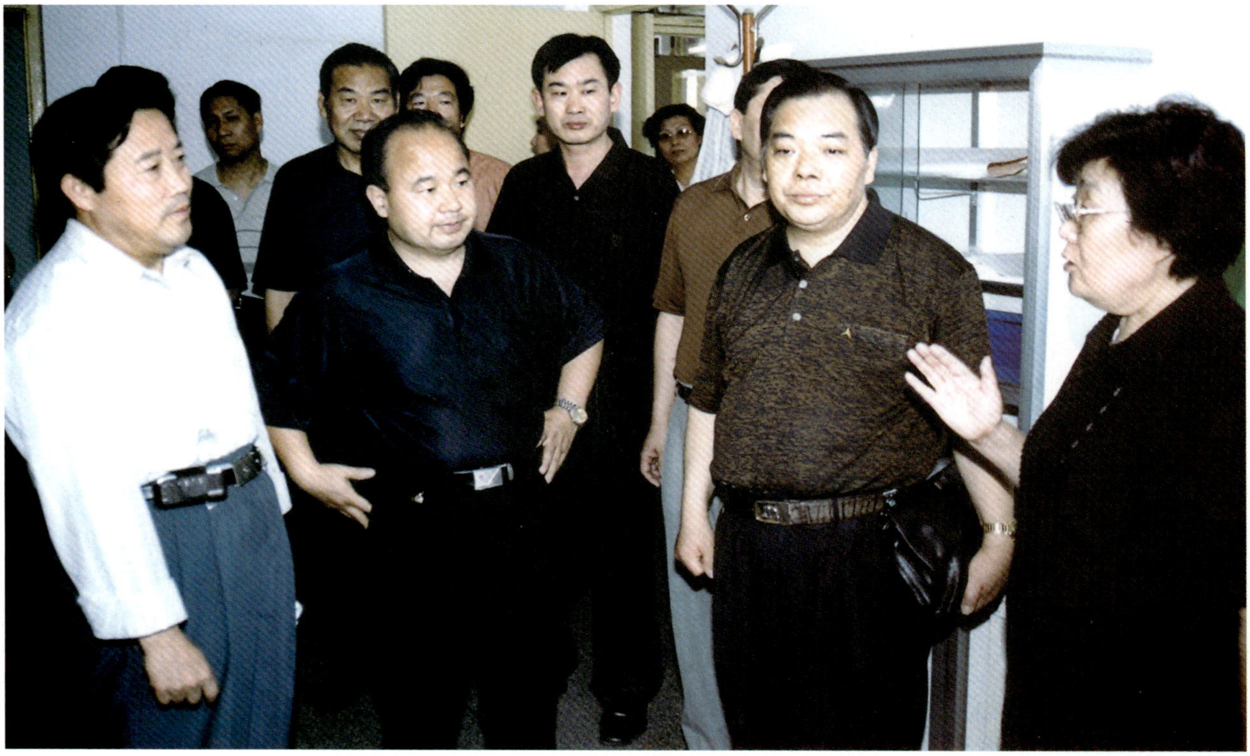

2003 年 5 月，市人大常委会副主任关玛莉（右一）视察市防疫站

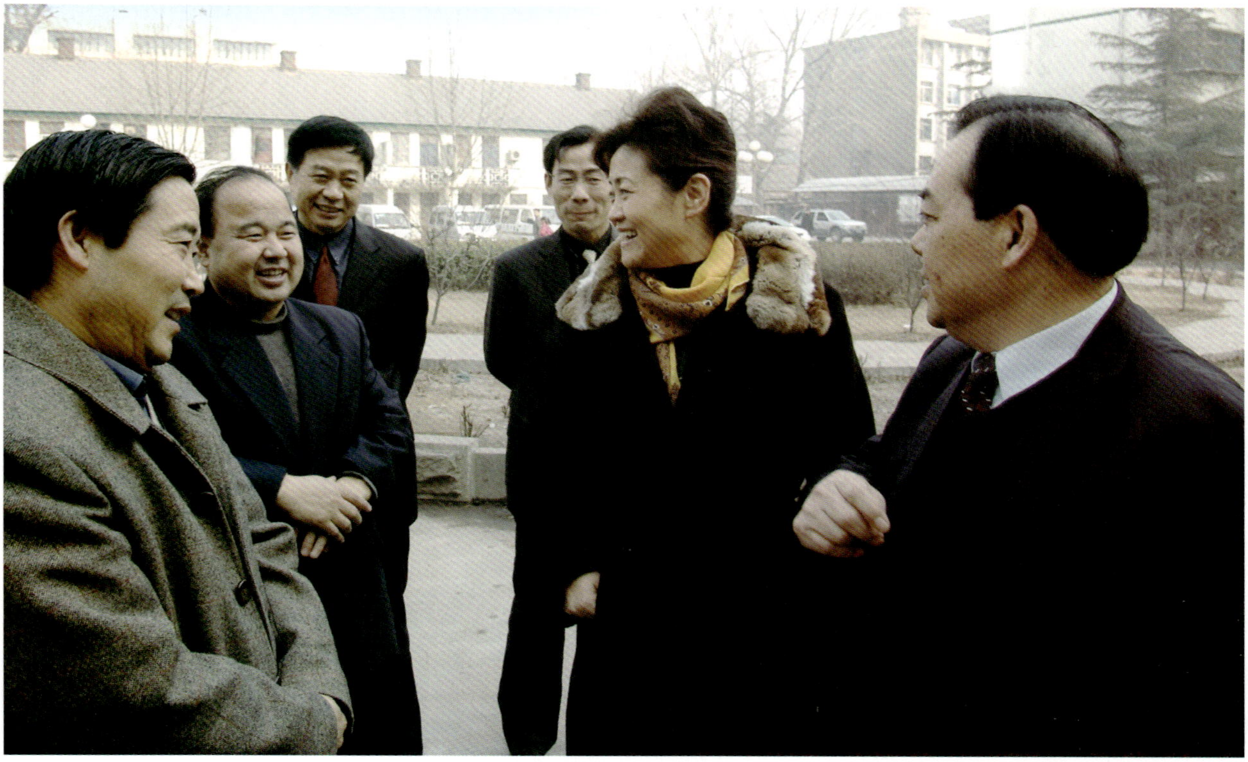

2003 年，副市长段立武（右二）视察市防疫站“非典”防治工作

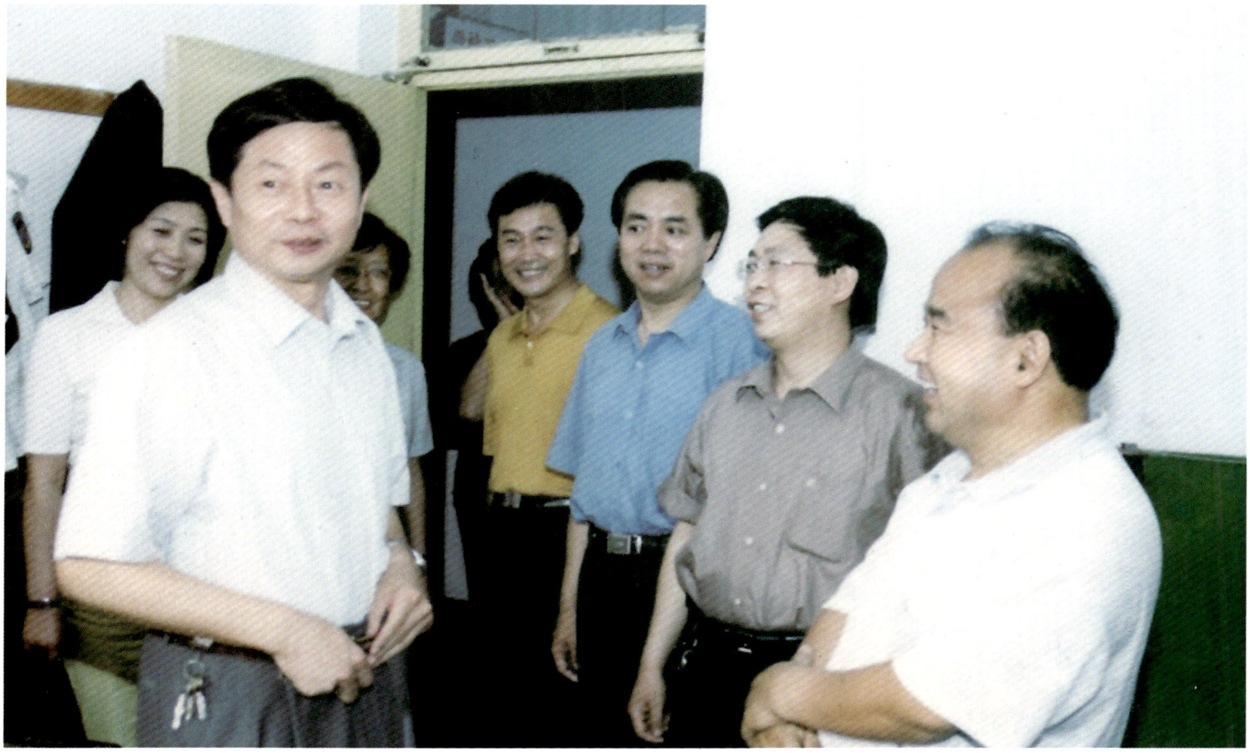

2004 年，省卫生厅副厅长包文辉（左一）视察市防疫站

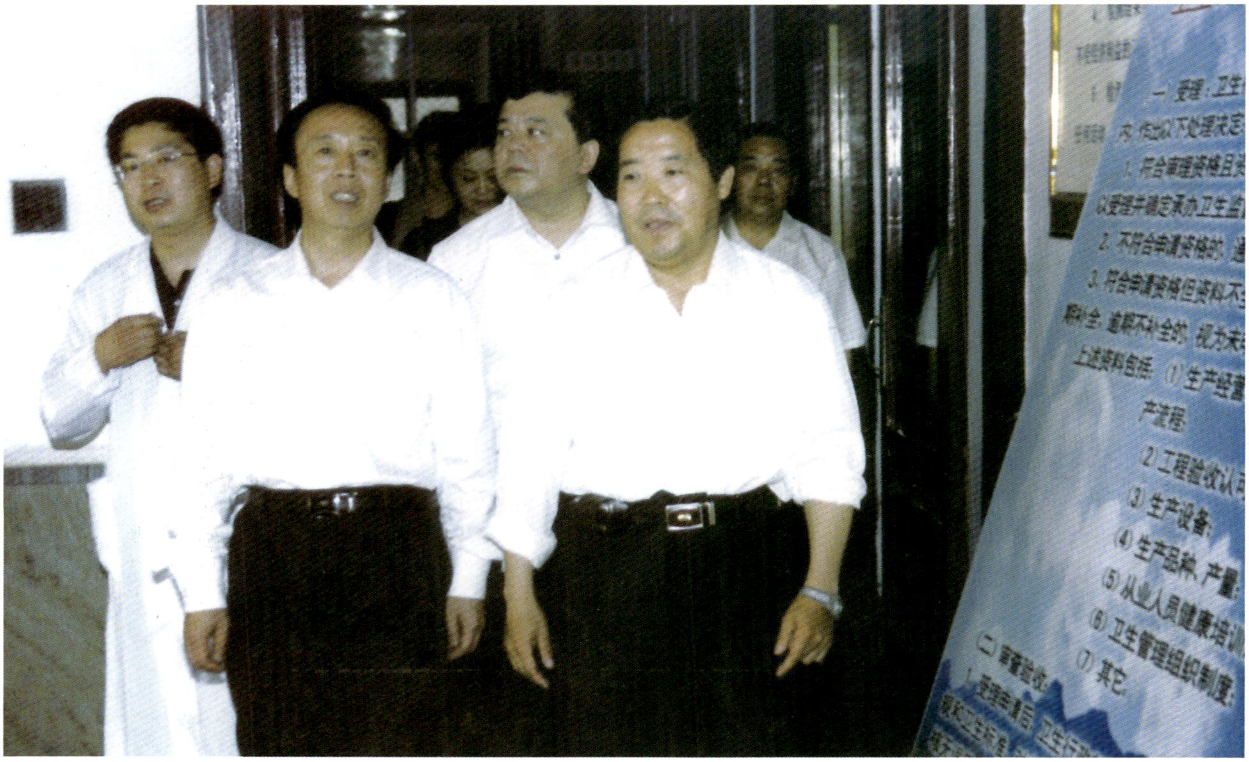

2005 年 5 月 31 日，省卫生厅厅长王天瑞（左二）视察市防疫站“两个体系”建设

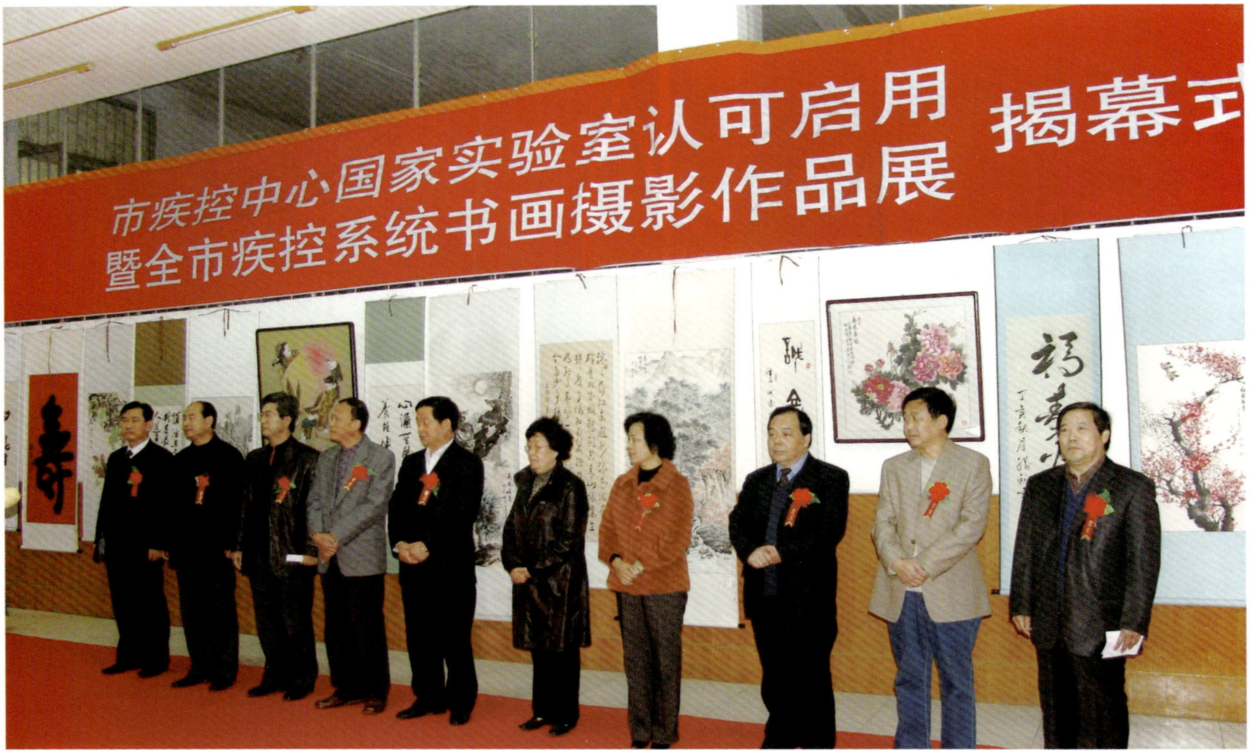

2007 年 11 月，市领导参加全市疾控系统书画摄影展揭幕式

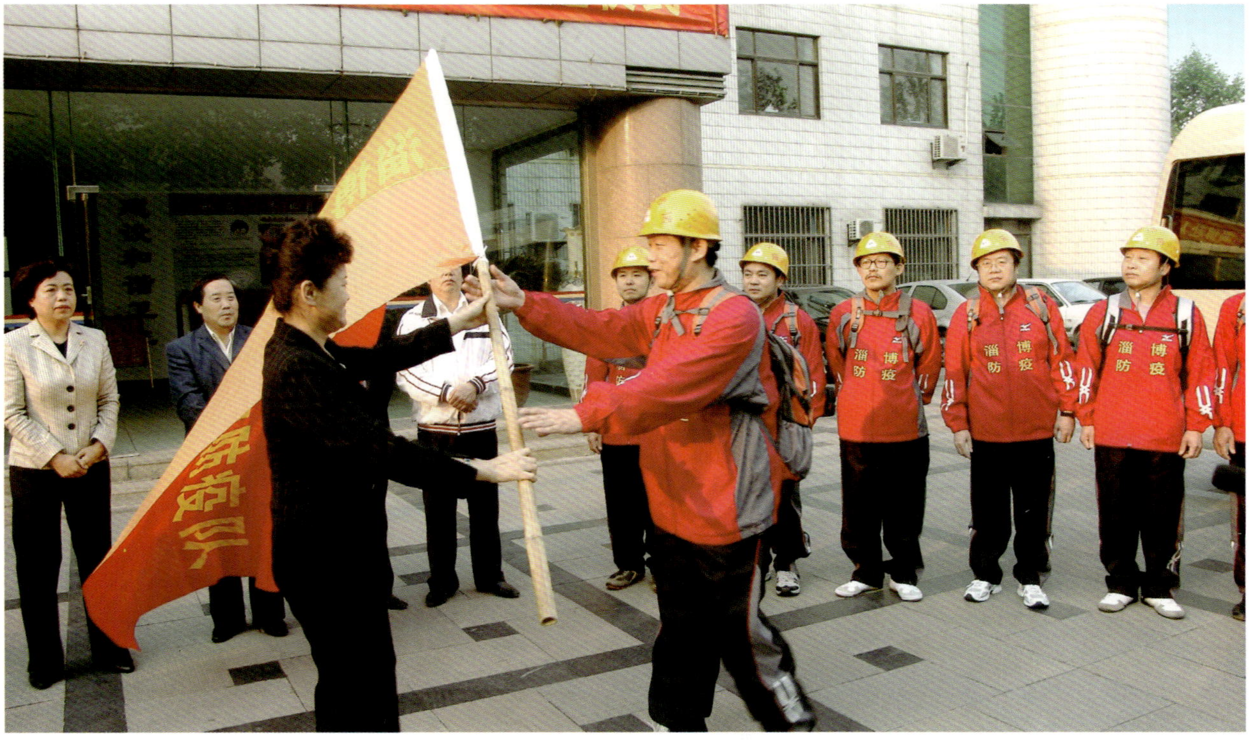

2008 年 5 月，副市长段立武（左一）为赴汶川抗震救灾防疫队授旗

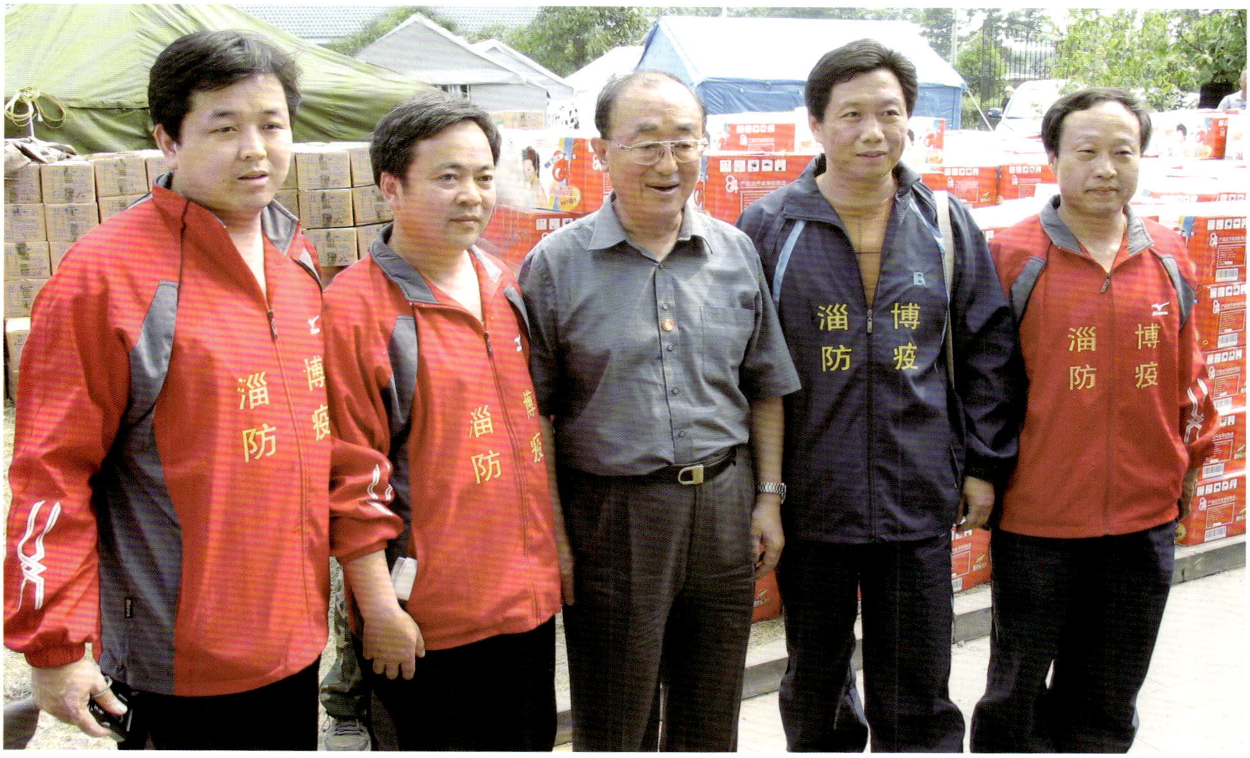

2008年5月26日，卫生部部长高强（左三）与淄博市第一批抗震救灾防疫队员在绵竹合影

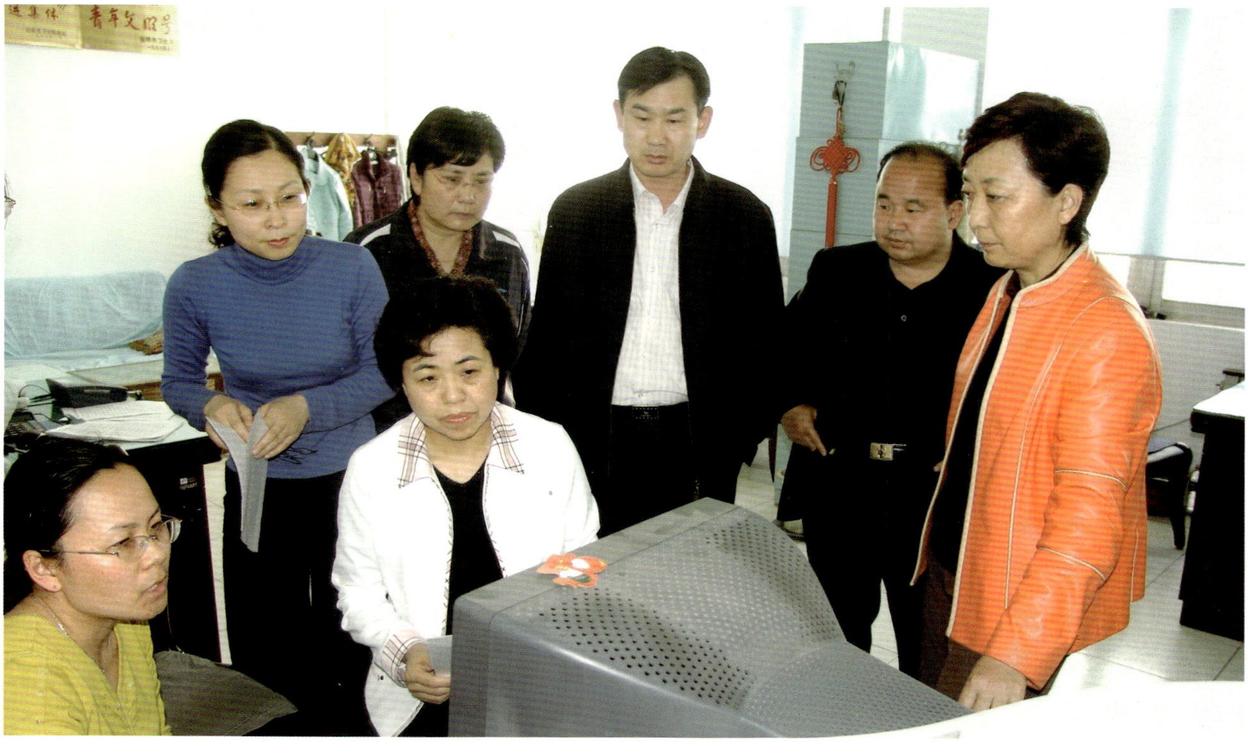

2009年5月，市卫生局党委书记、局长李敏（左三）到市疾控中心检查传染病疫情管理工作

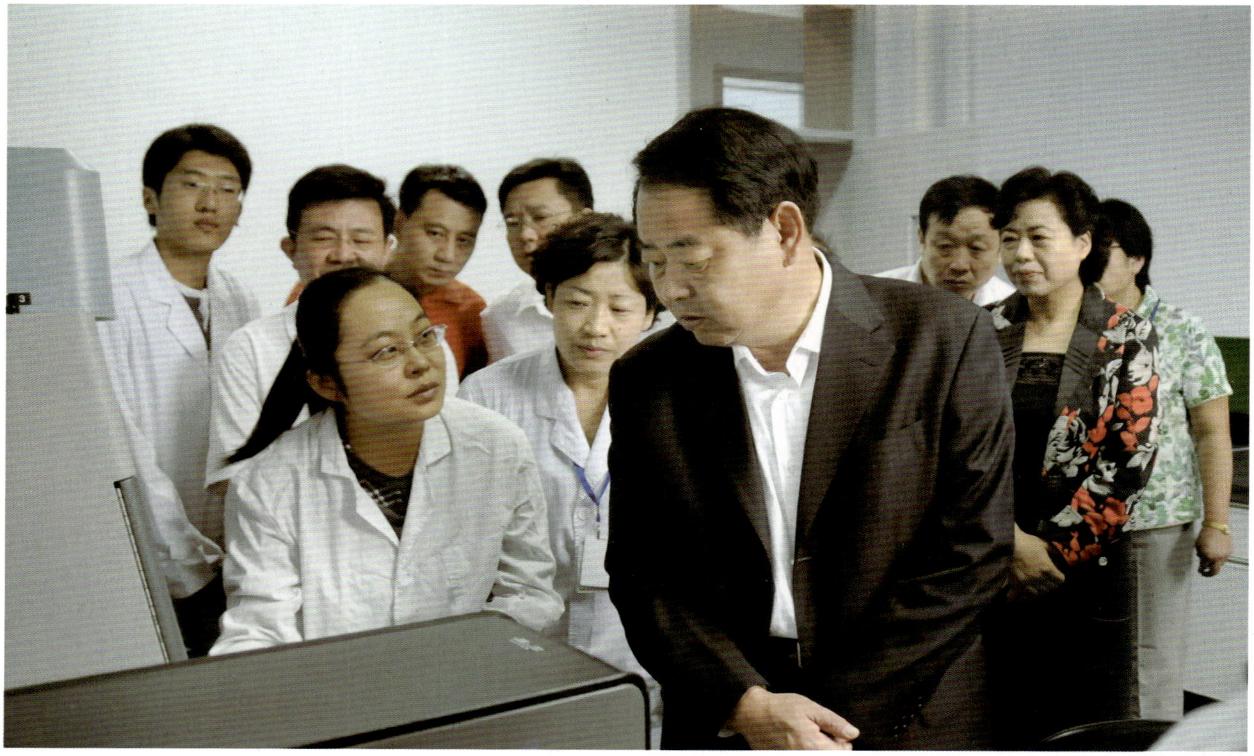

2009 年 9 月 8 日，市长周清利（右二）视察市疾控中心

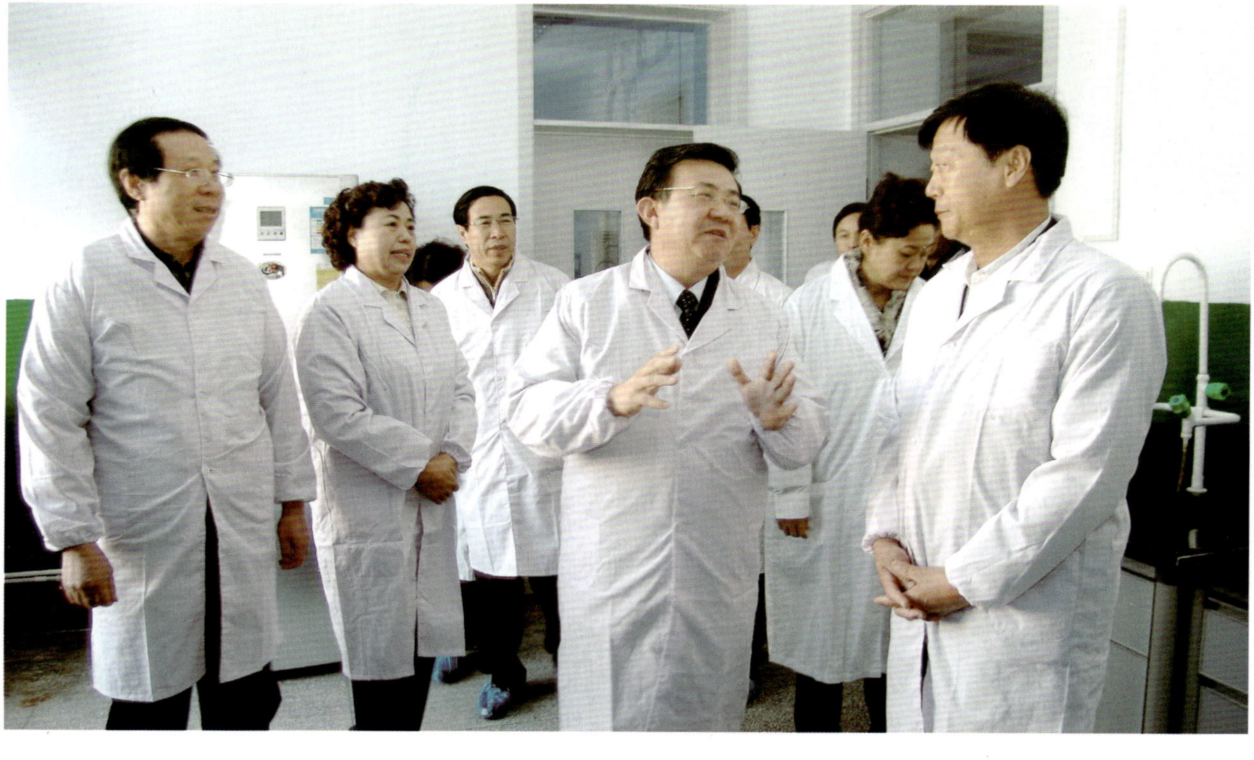

2009 年 11 月，市人大常委会副主任刘池水（右一）视察市疾控中心流感实验室

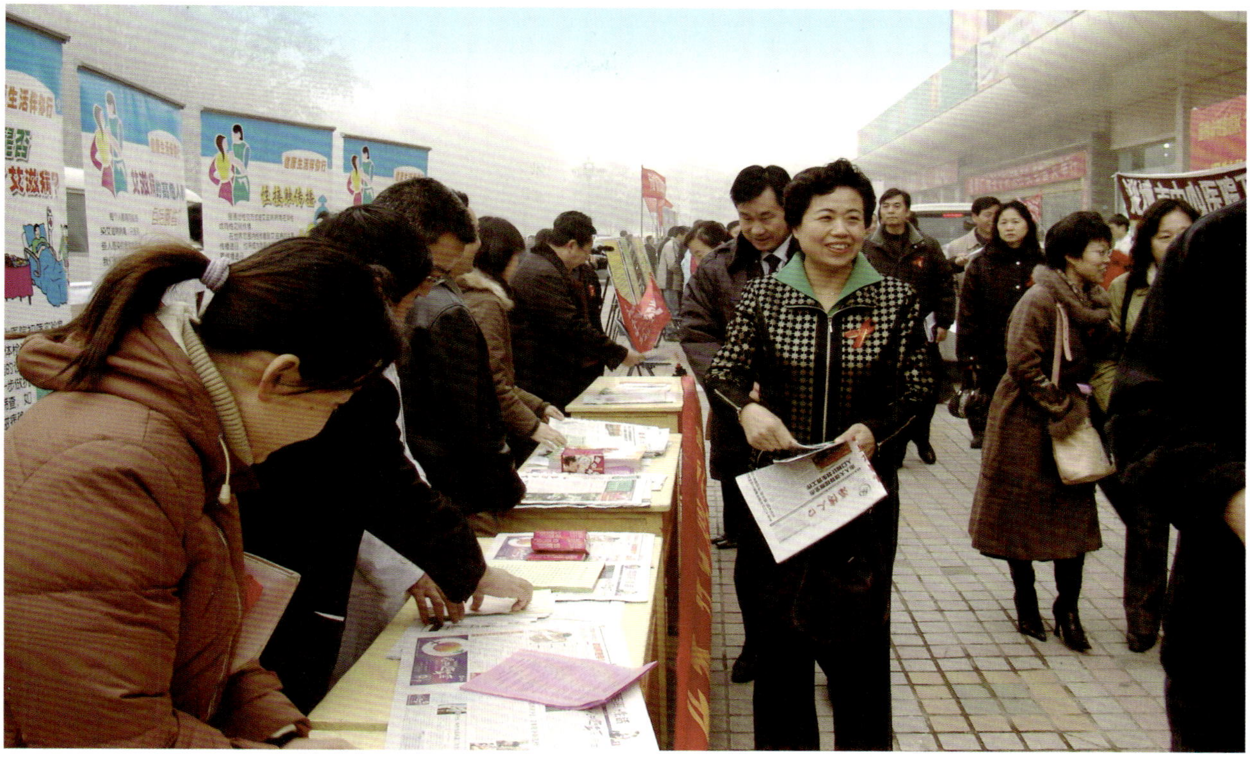

2009 年 12 月 1 日，市卫生局局长李敏在艾滋病宣传活动现场

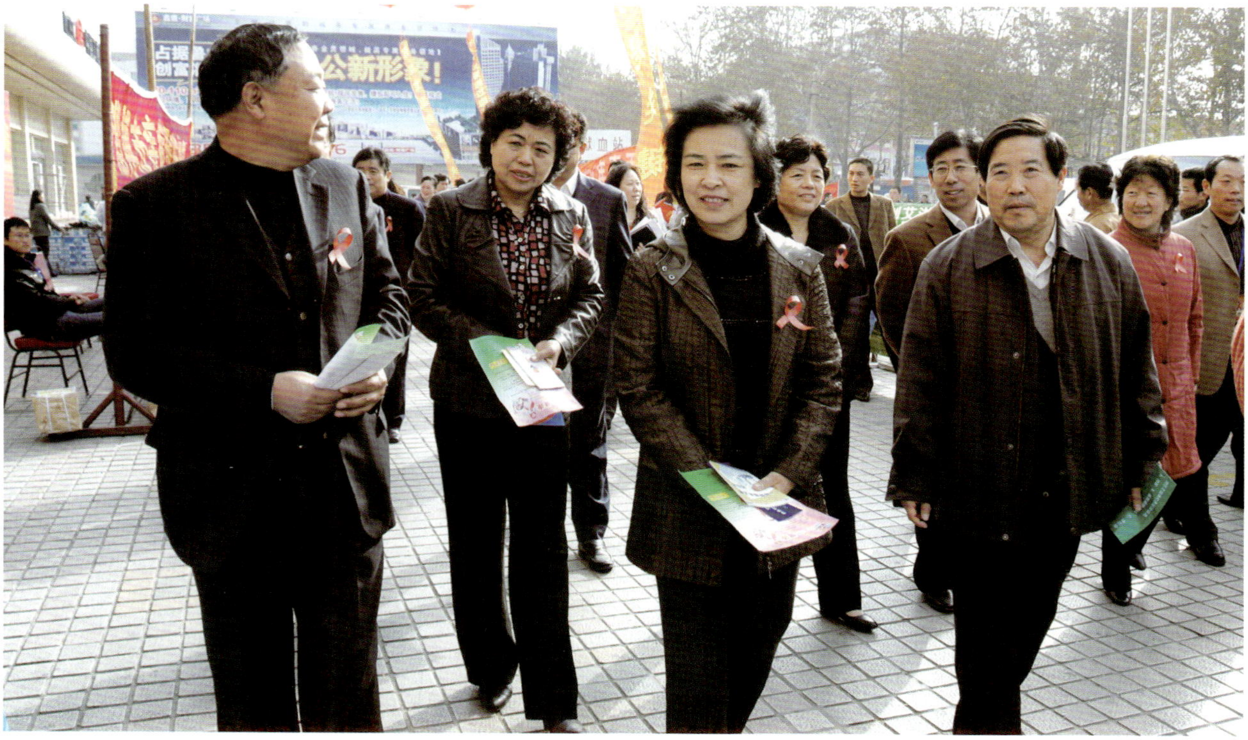

2010 年市人大常委会副主任、市总工会主席薛安胜（左一）、市政协副主席尚秋云（左三）参加世界艾滋病防治宣传活动

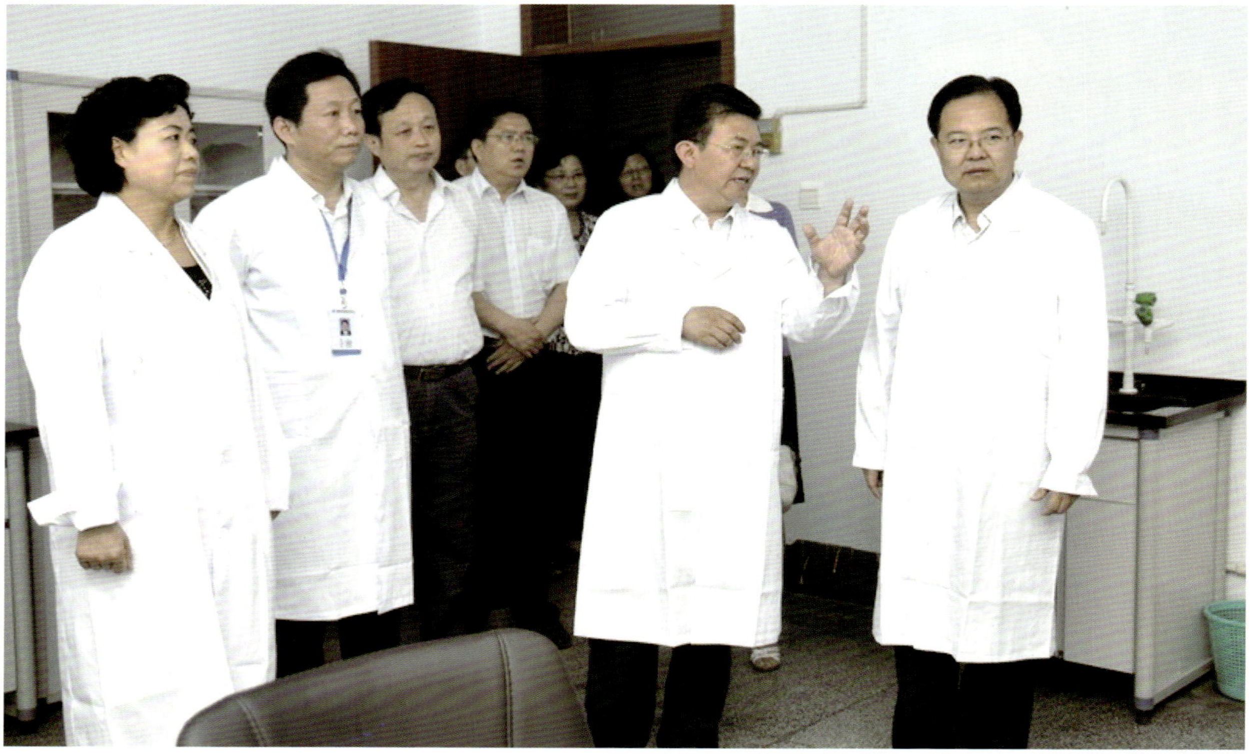

2011 年 6 月，副市长韩国祥（右一）、市政府副秘书长张鲁辛（左三）视察市疾控中心实验室

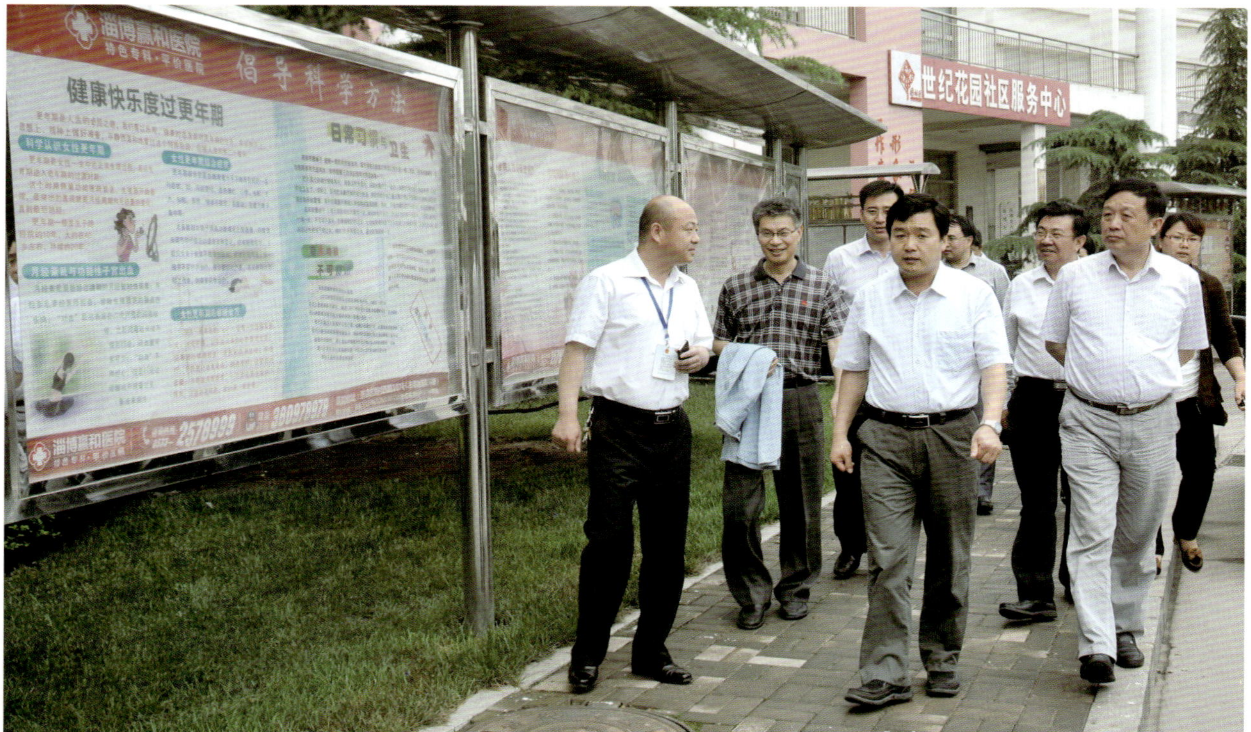

2012 年 6 月，市卫生局局长张鲁辛（右一）陪同国家卫计委领导视察淄博市慢病防控工作

目 录

第三篇　组织机构、队伍建设

第四篇　管理与改革

第五篇　疾病预防控制

第六篇　卫生监督监测

第七篇 卫生检验、质量管理与技术服务资质

第八篇 卫生宣传与健康教育

第九篇　科研与教育培训

第十篇　精神文明建设

第十一篇　荣　誉

第十二篇　人　物

第十三篇 区县疾控工作

附 录

第一篇

DIYIPIAN

概　述

GAISHU

第一篇 概 述

一

淄博市位于北纬35° 55'20"~37° 17'14"，东经117° 32'15"~118° 31'00"之间，地处山东省中部，辖张店区、淄川区、博山区、周村区、临淄区、桓台县、高青县、沂源县和淄博高新技术产业开发区、文昌湖旅游度假区。淄博市人民政府驻张店区。

淄博市域南北狭长。北临黄河，与滨州市的博兴县、广饶县接壤；南与临沂市的沂水县、蒙阴县为邻；东与潍坊市的寿光市、青州市、临朐县毗连，西与济南市的章丘市和滨州市的邹平县以及莱芜市相接。南北最大纵距151公里，东西最大横距87公里。全市地势南高北低，海拔最高1108.3米，最低7.0米。以胶济铁路为界，以南大部分为山区、丘陵地带；以北大部分为山前冲积平原和黄泛平原，土地肥沃。市内河流主要有小清河、淄河、孝妇河、沂河、乌河、猪龙河等。淄河是全市最长的河流，发源于博山区境内的鲁山北麓，流向由南向北，经淄川、临淄两区入广饶县境，市内流程122公里。孝妇河为市内第二大河流，发源于博山区境内的岳阳山南麓，穿越市域中部北流，经博山、淄川、张店、周村四区入邹平县境内，市内流程77公里。境内主要水库有太河水库、田庄水库、石马水库、萌山水库。淄博地区气候属暖温带，季风区。年平均降水量为627.4毫米，属半湿润半干旱的大陆性气候，四季分明。常年主导风向为西南风，年平均气温12.3~13.1℃，年平均日照时数为2542.6~2832.6小时，年平均无霜期180~220天。全市总面积5965平方公里，其中市区面积2978平方公里。淄博地理位置适中，交通发达。胶济铁路及其支线张（店）博（山）线、淄（博）东（营）线、辛（店）泰（安）线纵横穿越，济（南）青（岛）高速公路南线、北线和滨（州）博（山）高速公路、博（山）莱（芜）高速公路贯穿东西南北，是山东省级交通枢纽和沟通中原地区与山东半岛的咽喉要道。

淄博历史悠久，文化灿烂，有距今约7000—4000年前的新石器中、晚期文化遗址多处。淄川区口头一带出土的陶片，王母山巨石文化，皆表明在新石器时代先民们就在淄博这块富庶的土地上繁衍生息。临淄古称营丘，公元前11世纪，周武王封太公姜尚于齐地；公元前854年，齐献公复都营丘，改为临淄。从西周初年姜太公封齐建国，经春秋桓公称霸，战国威宣称雄，至西晋废齐，临淄作为诸侯王国的都城累计达1300余年。张店属龙山文化、大汶口文化蔓延地带，战国时燕将乐毅分封此地，建立"昌国"。汉时置昌国县，金末元初称谓"黄桑店"。淄川之地，《尚书·禹贡》为青州之域，秦属齐郡。西汉初设立般阳县。南北朝元嘉五年（公元428年）改为贝丘县。隋开皇十八年（公元598年）改为淄川县。博山境内群山连绵，故名。周朝末年称颜神、颜神店，后称颜神镇。清雍正十二年（1734年）设博山县，属青州府。周村在春秋战国时期属齐国於陵邑，明朝嘉靖年间始称"周村店"。桓台在商殷时属蒲姑国，周朝属齐国，秦归齐郡。公元前206年设县，称西安县，公元1228年设新城县。因境内有齐桓公戏马台，1914年改称桓台县。

"淄博"一名最早见于20世纪20年代，是淄川、博山两县的简称。1938年6月，中国共产党建立中共淄博特委，当时未设行政机构。同年10月，中共淄博特委分为淄博、清河两个特委。1945年8月，建立淄博特区，设专员公署，隶属鲁中行政区，辖博山县、淄川县和博山市，特区机关驻博山市城内，此为"淄博"行政区划之始。是年9月，淄博特区撤销。1946年1月，二次成立淄博特区，7月又撤销。1948年3月，淄博全境解放。8月，再次成立淄博特区，隶属于鲁中南行政区，辖淄川县、博山县、张店市、周村市以及博城区、黑山区、原山区。1949年7月，建立淄博工矿特区，辖淄川县、博山县和张店市、周村市、博山市。

1949 年 10 月 1 日，中华人民共和国成立后，于 1950 年 5 月，淄博工矿特区与清河专区合并，建立淄博专区，原周村市并入长山县，博山市并入博山县，张店市并入桓台县。同年 11 月，又设淄博市和张周市。至此，淄博专区共辖博山县、淄川县、临淄县、桓台县、长山县、邹平县、章丘县、章历县八县和淄博市、张周市两市。1953 年 7 月，淄博专区改为淄博工矿特区，辖淄川县、博山县和淄博市、张周市两县两市，原辖区临淄县、长山县、邹平县、章丘县、章历县划出。1955 年 3 月，建立淄博市，辖博山、周村、张店、洪山、昆仑、黑山、杨寨 7 个区。1956 年，黑山区并入博山区，昆仑区和杨寨区合并，改为淄川区。1958 年 3 月，洪山区并入淄川区，全市辖博山区、淄川区、张店区、周村区 4 个区。1959 年 1 月，淄博市与惠民专区合并，建立淄博专区，淄博市改为专区辖市。1961 年 1 月，淄博市与惠民专区分设，恢复淄博市，为省辖市。是年，中共淄博市委、市政府机关由博山区迁往张店区。1970 年 1 月，临淄县由昌潍专区划入淄博市，改为临淄区。1983 年 8 月，桓台县由惠民专区划入淄博市。1990 年 1 月，高青县由惠民专区划入淄博市，同期，沂源县由临沂专区划入淄博市。1992 年 11 月，设立淄博高新技术产业开发区。2011 年 1 月，设立文昌湖旅游度假区。

至此，全市共辖五区三县、高新技术产业开发区、文昌湖旅游度假区，76 个镇、8 个乡、23 个街道，共计 107 个基层行政机构。全市总人口 4131414 人。其中，非农业人口 1825661 人，占全市总人口的 44.19%；农业人口 2305753 人，占全市总人口的 55.81%。全市行政区划中，设 339 个居民委员会和 3164 个村民委员会，全市人口密度为每平方公里 695.76 人。

新中国成立以来，随着中国社会主义革命和社会主义建设的不断深入以及国民经济的发展，淄博市广大人民群众的物质生活和精神文化生活水平不断提高，促进了全市城乡卫生状况的改善和医疗预防事业的发展。

二

追溯历史，淄博的医学源远流长，历代名医迭出，有西汉名医公乘阳庆、公孙光、淳于意，明代名医王昌明、医学家岳含珍，清代名医翟良、王久理，近代名医张际昌、史玺书、王海晏、何康、纪翱臣、栾鸣岗、王梦九、王瑶潭、李连胜、田宜勉等。他们医术精湛、医德高尚，为百姓的健康做出了重要的贡献。

明清以来，有关史料对传染病的发生与流行记载颇多，对防治传染病的措施也多有总结。享有盛名并有医学著述的名医翟良精于痘疹，撰有《医学启蒙》《痘疹类编》《痘疹全书》等有关传染病的专著，详细记述了天花等痘疹的发病、症候和治疗措施、预防办法，被民众称赞为“神医”。王久理著有《医学扼要》《伤寒各病歌》等书目，对防病治病倾注了毕生心血。被誉为“世界短篇小说之王”的清代著名文学家蒲松龄也披览《伤寒论》《本草纲目》等医典，著有《伤寒药性赋》《病虐歌》《药祟书》等通俗易懂的医药普及著作，特别是对疟疾的防病规律，冷、热、寒战等典型症状以及预后，描写极详，是中国古代珍贵的医药卫生科普著作。

1935 年（民国 24 年），临淄县政府发布《注意清洁讲究卫生告民众书》，提出饮食起居、身体头面、衣着鞋袜、饮水饮食、居住房屋、室内卧具、庭院、传染病隔离、预防注射、公共场所十项卫生要求，对“明知故犯违背约言者，第一次予以警告，第二次按新生活运动予以处罚，第三次以违抗命令论罪严惩”。这是淄博最早的公共卫生“法规”和“卫生执法”措施。

1939 年（民国 28 年），淄川县建立防疫委员会，进行施医施药及预防注射。是年秋，在淄川县城主要路口以及洪山、昆仑、南定火车站实施防疫注射检查，对无注射证的人，临时给予注射后放行。同年，建立华北防疫委员会长山县分会，会址设在周村。1940 年（民国 29 年），淄川县东马鹿、太河一带天花流行，淄川县红十字会组织医生施医施药救治。

中华人民共和国成立前，淄博地区天花、麻疹、白喉、猩红热、黑热病等传染病发病猖獗，解放区地方政府和驻军积极进行防疫救助，保护人民健康。1946年（民国35年）春，淄川县麻疹、回归热、猩红热流行，博山县一带流行性脑膜炎流行甚烈，病者死亡甚众。山东省人民政府卫生总局和军区卫生部派出医疗队，鲁中行署组织医务人员奔赴病区，联合进行救治。是年3月，联合国救济总署鲁青分署及行政院救济总署鲁青分署，派员到博山、洪山调查疫情。

1948年（民国37年）3月，淄博全境解放。博山县、淄川县人民政府相继建立卫生科。是年春，博山县岳阴区发生流行性脑膜炎，夏庄区、淄河区、原山区猩红热、斑疹伤寒蔓延，博山县生产救灾委员会组织卫生人员及当地医生积极救治病人，扑灭疫情。同年5月，淄川县龙泉区、金寨区发生回归热，县卫生科工作人员深入疫区调查，并组织救治。是年8月，华东军政委员会建立山东工矿部卫生科，驻博山北郊赵庄，负责东至胶东、西至济南、北至滨海、南至徐州、贾旺范围内的工矿卫生管理工作。

1949年（民国38年）2月，博山市成立防疫委员会。是年春，博山天花、麻疹流行，市防疫委员会开展卫生宣传，检查公共卫生，组织医疗队抢救，紧急控制疫情。4月，淄博特区公安局采用集资办法，建立"博公医药合作社"。6月，淄川建立"职工医药合作社"。10—11月，张店市立医院、周村市立医院门诊部相继建立和筹建。各地医药机构和执业医生在人民政府的组织下，为群众防病治病。据1949年年底的调查资料统计，淄博地区传染病的总发病率为207.02/10万，人口平均寿命约35岁。

三

1949年10月1日，中华人民共和国成立。各级人民政府非常重视卫生防疫工作和各级卫生防疫机构建设。

1950年6月，淄博专区中心卫生院成立之初，就在院内设立防疫股，负责所辖八县、两市的卫生防疫工作。

1951年10月，山东省卫生厅淄博劳工卫生工作队成立，负责淄博专区所辖地区的工矿劳动卫生工作。

1952年3月，侵朝美军发动细菌战，并波及中国东北地区。为粉碎美军的细菌战争，根据上级部署，淄博专区成立防疫委员会，下设防疫训练、侦查、宣传教育、检验四个组。同时，所辖各县、市共建立县（市）防疫委员会10个，区级防疫委员会66个，成立防疫队311个，全面开展了以应对美国细菌战为中心的爱国卫生运动和卫生防疫工作。

1953年12月，淄博专区卫生防疫站建立，隶属于淄博专署卫生科。建站初期共有33人，其中卫生技术人员16人。设站长室、行政股、卫生防疫股、检验股。1954年3月，山东省卫生厅淄博劳工卫生工作队并入淄博专区卫生防疫站，负责全区劳动卫生工作。

1955年3月，淄博专区撤销，改建为淄博市。同年7月，淄博专区卫生防疫站改称为淄博市卫生防疫站。根据卫生部1954年10月颁布的《卫生防疫站暂行办法》规定，确定编制为60人，为县团级乙级站，隶属于淄博市卫生局。站内设站长办公室、行政科、防疫科、卫生科、劳动卫生科、检验科。

1956年2—12月，淄川区、张店区、周村区相继建立卫生防疫站。1957年7月，博山区建立卫生防疫站。

1959年，贯彻卫生部"以医院为中心扩大医疗预防工作"的意见，全市区以上医疗机构逐步配齐了地段医师，地段医师负责辖区的疫情报告、传染病管理等项卫生防疫工作。至此，市、区两级卫生防疫体系基本建成。市、区卫生防疫机构根据卫生部颁布的《中华人民共和国传染病管理办法》《职业病范围和职业病患者处理办法的规定》等有关卫生防疫法规，在全市城乡、厂矿广泛开展了传染病防治、劳动保护和职业病预防等项卫生防疫工作，全市卫生防疫事业稳步发展。

1966年开始的"文化大革命"，使发展中的卫生防疫事业受到严重干扰和破坏。市、区卫生防疫站曾一度瘫痪或被撤销，疫情管理系统失灵，传染病发病率上升，卫生防疫事业处于历史低谷。1969年7月，淄博市革命委员会下文，撤销淄博市卫生防疫站，大部分卫生技术人员被下放到区或公社卫生院等基层医疗卫生单位。1970 年 7 月，市革委下文恢复淄博市卫生防疫站，但因办公房屋、技术人员、仪器设备未落实，卫生防疫工作基本处于停滞状态。1971 年，经市卫生局批准，市防疫站在张店区新建办公房舍，1972 年 11 月由博山留守处（淄博卫校）迁入张店新址办公。

1978 年 12 月，中共十一届三中全会召开后，淄博市各级党委认真贯彻落实全会精神，拨乱反正，清除“左”倾思想，落实党的知识分子政策，进行卫生改革，逐步加强了卫生防疫机构建设，使一度受到“文化大革命”重创的卫生防疫事业很快得到恢复。

1979 年 10 月，卫生部颁布《全国卫生防疫站工作条例》。在市委、市政府的重视和支持下，市防疫站的机构建设得到迅速发展。至 1983 年 12 月建站三十周年时，全站职工队伍发展到 134 人。其中，卫生技术人员 98 人，占 73.13%。全站先后建立健全了卫生科、防疫科、检验科、劳动卫生科、食品卫生科、环境卫生科、放射防护科、地方病防治科、卫生宣教科等业务科室，并逐步承担起了“疾病控制、监督监测、健康教育、科研培训”四大卫生防疫任务和全社会的公共卫生管理职能。

1985 年，市防疫站新建 4000 ㎡检验办公综合大楼，职工队伍发展到 181 人，其中，卫生专业技术人员 136 人，占 75.14%。同期，本市所辖的张店、淄川、博山、周村、临淄区和桓台县的卫生防疫机构也有了长足发展。全市五区一县共建有 6 个区（县）级卫生防疫站，共有职工 238 人。其中，卫生专业技术人员 198 人，占 83.19%。各区县根据具体情况，分别建立了流行病、地方病、劳动卫生、食品卫生、环境卫生、卫生检验、卫生宣教、皮肤病防治、结核病防治等科（股），并开展了相应的卫生防疫工作。

1987 年，全市在乡镇卫生防疫组的基础上，开始组建乡镇防保站。至 1990 年，全市 123 个乡镇卫生院中，建立防保站 80 个，至 1995 年全市 123 个乡镇均建立了防保站。共有专职防保人员 550 人，平均每个乡镇 4.47 人。随着市、区（县）卫生防疫机构的发展和乡镇卫生院防保站的建立健全，全市市、区（县）、乡（镇）三级卫生防疫网逐步完善和加强。

1987 年 12 月，贯彻卫生部深化卫生改革的意见，经市卫生局批准，市防疫站改革管理体制，实行站长负责制。同时，制定了《科室综合目标管理责任制》等管理规定和措施，调动了干部职工“立足本职，求实创新，团结奋进，争创一流”，做好卫生防疫工作的积极性，全站卫生防疫业务水平和防治工作质量显著提升。1988 年 5 月，经山东省卫生厅考核，市防疫站的机构建设、技术队伍、业务工作、科研水平和综合管理，全面达到卫生部规定的甲级卫生防疫站标准。

1992 年，贯彻市委、市政府提出的“科教兴市”和市卫生局提出的“科教兴医”战略部署，制定并实施以人才工程、科研培训和重点学科建设为重点的“科技兴站”发展规划。

1994 年，市政府将市健康教育大楼作为全市十件实事之一，投资 240 万元，新建 4800 ㎡的健康教育大楼；1995 年，在全省卫生防疫系统率先通过省级计量认证；1996 年，被卫生部命名为全国首批地市级一等卫生防疫站，进入全国地市级卫生防疫站先进行列。

1997 年，《中共中央、国务院关于卫生改革与发展的决定》，进一步确立了新时期“预防为主”的卫生工作方针，卫生防疫事业得到进一步加强。

2005 年 2 月 18 日，淄编〔2005〕4 号文件批准组建“淄博市疾病预防控制中心”，为正县级财政拨款事业单位，核定人员编制 188 名。

2005 年 12 月 31 日，淄博市疾病预防控制中心正式挂牌成立。

2009 年以来，大力实施科教兴业战略，重视引进人才，提高人员素质。先后引进 20 多名“985”和“211”院校博士、硕士研究生。

2012 年年底，市疾控中心共设有 7 个行政管理科室和 13 个业务科室，工作人员 195 人，专业技术人员 173 人，占 88.72%，行政工勤人员 22 人，占 11.28%。卫生专业技术人员 148 人，占专业技术人员的 82.68%，正高级职称【主任医（技）师】3 人，占卫生专业技术人员的 2.03%；副高级职称【副主任医（技）师】52 人，占卫生专业技术人员的

35.14%；中级职称【主管（治）医（技）师】47人，占卫生专业技术人员31.75%；初级职称【医（技）师】46人，占卫生专业技术人员31.08%。

截至2012年底，先后完成77项科研项目，取得专利技术7项。其中，49项科研成果获省部级或市级科技进步奖。获奖项目中，有4项达到国际先进水平，有1项为国内首创，有21项达到国内领先水平，有2项分别填补国内和省内空白。有1名卫生防疫专家享受国务院政府特殊津贴，有8名专业技术人员被市委、市政府评选为“淄博市专业技术拔尖人才”，有9名专业技术人员被市人事局、市卫生局评选为“全市卫生系统学科带头人”，有1名专业技术人员被市人事局、市卫生局评选为全市首批名医。拥有液相色谱、荧光定量分析仪、原子吸收光谱仪、离子色谱仪、微波消解仪、酶标仪、全自动微生物分析仪、全自动荧光基因扩增仪等一大批先进的检测检验仪器设备，在全省率先建立高标准的生物安全实验室，与山东医科大学、济宁医学院等医药院校和科研单位建立教学、科研协作关系。至此，市疾控中心已经发展成为融疾病防控、应急处置、信息管理、危害监测、检测评价、健康干预、科研教学、技术指导为一体的全市预防医学中心。

四

1950年8月召开的第一届全国卫生工作会议，国家确立了“面向工农兵、预防为主、团结中西医、卫生工作与群众运动相结合”的卫生工作方针。六十年来，全市卫生防疫（疾控）工作者始终如一地贯彻执行“预防为主”的方针，深入农村、厂矿、学校、街道等基层，默默无闻地工作在卫生防病第一线，与严重危害人民群众健康的传染病、地方病、寄生虫病和职业病作着坚持不懈的斗争，为促进全市卫生防疫（疾控）事业发展，保障广大人民群众身体健康做出了贡献。

新中国成立初期，淄博市卫生防疫工作者与基层医务人员，开展以“普种牛痘、预防天花”为重点的卫生防疫工作。1950年至1952年，全市种痘专业人员达2413人。三年间，全市接种牛痘苗者达176万余人（次）。1953年，淄博市宣布天花绝迹。

1953年12月，淄博专区卫生防疫站成立后，在全区开展普种牛痘、普查普治回归热、黑热病等卫生防病工作。1954年，全市消灭回归热。1958年，全市消灭黑热病。

1963年，本市开始采用预防注射的办法预防相关急性传染病，先后开展脊髓灰质炎减毒活疫苗、乙脑疫苗、百日咳疫苗、精制白喉类毒素、百白二联疫苗、麻疹疫苗、流脑疫苗接种，有效遏制了白喉、麻疹、百日咳、流脑、乙脑等多种传染病的暴发流行。

1982年，卫生部发布《全国计划免疫工作条例》。1986年，市、区县卫生防疫站相继成立计划免疫科，全市加强计划免疫“冷链”建设，按照国家规定的计划免疫程序实施卡介苗、麻疹疫苗、百白破三联制剂、脊髓灰质炎为基础免疫的“四苗”接种。到1988年，全市“四苗”覆盖率达94.76%。

1987年，本市开展计划免疫达标活动，实现计划免疫“四苗”覆盖率第一个（即以市为单位）85%目标；1990年，提前一年实现第二个（即以区县为单位）85%目标；1992年，提前实现第三个（即以乡镇为单位）85%目标。截至2003年年底，全市适龄儿童“四苗”基础免疫全程接种率达到97.78%。其中，卡介苗接种率达99.67%，脊灰疫苗达99.39%，百白破三联制剂达99.41%，麻疹疫苗达99.09%。

通过开展预防接种和计划免疫，使多种传染病得到有效控制。截至2012年年底，全市已连续38年无白喉，21年无脊髓灰质炎病例发生，麻疹、百日咳、流行性乙型脑炎、流行性脑脊髓膜炎、伤寒与副伤寒等急性传染病发病率被控制在1/10万以下的历史最低水平。

开展地方病、寄生虫病防治。1964年至1983年，通过普查普治和坚持不懈地碘盐防治，全市达到了基本控制地方性甲状腺肿病的标准。1983年，经省考核验收，本市消灭丝虫病。1974年至1985年，通过10余年的群防群治，经省卫生厅考核，1986年本市达到卫生部规定的“基本消灭疟疾”标准。

2003年春，传染性非典型肺炎（SARS）在我国肆虐，其传染性强、传播速度快、病死率高，面对突如其来的重大灾害，市防疫站发挥了重要的作用。全站上下紧急动员，全力以赴投入抗击非典第一线，贯彻落实中央确定的“沉着应对、措施果断、依靠科学、有效防治、加强合作、完善机制”的工作方针和省委、省政府提出的“堵住源头不输入、一旦输入不扩散、医护人员不感染、及时救治不死亡”的工作目标，坚持“科学、规范、持久、有效”的八字方针，在疫情监测排查、交通检疫消毒、控制传染源、切断传播途径、保护易感人群等方面，做了大量卓有成效的工作，为遏制“非典”的发生和传播发挥了不可替代的作用，为保护广大群众的健康做出了积极的贡献。

2009年，甲型H1N1流感在墨西哥爆发并迅速在全球范围内流行，6月，卫生部将本病纳入《中华人民共和国传染病防治法》规定的乙类传染病。是年，本市累计报告甲型H1N1流感病例113例，市疾控中心按照“高度重视、积极应对、联防联控、依法科学处置”的原则，以严肃、认真、科学的态度，多措并举，迅速建立起一套应对甲型H1N1流感防护网，有效地控制了该病流行势头。2010年本市仅发生一例病例，2012年本市无甲型H1N1流感病例报告。

开展食品卫生、劳动卫生、环境卫生、学校卫生、放射防护卫生等公共卫生领域的卫生监督和监测工作，为营造健康、安全的生产、生活环境，保障人民群众健康提供了保障。

贯彻《中华人民共和国食品卫生法》，有效控制大型食物中毒和严重食品污染现象发生。1990年至1996年，在全市组织开展争创全省“食品卫生达标区（县）”活动，五区三县先后被省卫生厅授予“食品卫生达标区（县）”称号，全市食品卫生监督和管理水平以及食品卫生质量不断提高，食品卫生检测合格率稳定保持在80%以上。贯彻《中华人民共和国尘肺病防治条例》《中华人民共和国职业病防治法》，开展尘、毒治理和劳动保护，工人劳动环境显著改善，急性职业中毒和职业病得到有效控制。1997年，市防疫站劳动卫生科被省卫生厅确定为全省首批“医药卫生特色专科（A级）”。贯彻国家《公共场所卫生管理条例》《生活饮用水卫生监督管理办法》，全市公共场所卫生和饮水卫生状况不断改善。贯彻《学校卫生工作条例》，开展学生常见病、多发病防治，大、中、小学校的学生体质和健康水平明显提高。贯彻《放射性同位素与射线装置放射防护条例》，杜绝严重放射污染事故发生，促进工矿企业安全生产和职工身体健康。

疾控中心成立后，由卫生监督监测转变为对食品卫生、职业卫生、环境卫生、放射卫生等领域健康危害因素监测，为疾病防控和政府决策提供科学依据。

60年来，淄博市几代卫生防疫（疾控）工作者兢兢业业，忠于职守，任劳任怨，辛勤耕耘，以严肃认真、一丝不苟的工作态度，锲而不舍、精益求精的工作作风，除害灭病、造福人民的优异成绩，向党和人民交上了一份又一份与疾病顽强斗争的合格答卷，赢得了党和各级政府以及广大群众对卫生防疫（疾控）工作者的信任，及对卫生防疫（疾控）工作的高度评价。自1953年建站以来，共有487人（次）受到党和国家有关部门，省、市各级党委、政府、上级卫生主管部门的表彰奖励。自1986年以来先后获“全国环境卫生工作先进单位”“全国计划免疫工作先进集体”“全国基本消灭疟疾先进集体”“全国卫生报刊发行工作先进单位”“全国放射卫生工作先进单位”“全国卫生防疫防治工作先进集体”“全国疫情管理工作先进单位”“全国结核病防治工作先进集体”，全国首批“地市级一等卫生防疫站”“全国抗震救灾重建家园工人先锋号”“全省地方病防治工作先进集体”“全省防治非典工作先进集体”“全省卫生系统先进集体”“省级文明单位”“全市先进基层党组织”“振兴淄博劳动奖状”等荣誉称号。这些荣誉记载着淄博市卫生防疫（疾控）事业长足发展、欣欣向荣的历史，镌刻着全市广大卫生防疫（疾控）工作者团结奋斗、无私奉献的丰硕成果。

第二篇

DIERPIAN

大事记

DASHIJI

第二篇 大事记

1953年

1月 淄博市黑山工人学校流行性感冒重复流行，1月上旬至中旬为发病高峰，每日门诊约200人（次），1月下旬流行终止。

春 1952年年底至1953年春，淄博劳工卫生工作队先后在龙泉、新博、洪山、西河等煤矿和山东制酸厂、山东铝厂、山东金岭铁矿、山东新华制药厂、鲁新纱厂等单位，以《车间卫生员手册》为主要教材，举办9期车间卫生员脱产训练班，每期半个月。共培训厂矿企业工人学员300余人。

3月初 淄博专员公署部署春季种痘工作，要求各县、市在3月中旬详细做好春季种痘计划，3月下旬至4月中旬普遍做好种痘和补种工作，5月份前各县、市将总结报淄博专署卫生科。

3月 淄川县报表统计，黑热病初诊41人，复诊216人，完成疗程28人；病人主要是10岁以下儿童，初诊39人，复诊182人，完成疗程28人。

春 淄博市发生麻疹大流行。其中，淄博市发生254例，四区发生670例，共死亡33例；淄川县1—4月共发生698例，死亡37例；博山县4月16日统计发生麻疹53例，死亡4例。

6月24日 淄川县第二区佛村发现一只狂犬，共咬伤20余人，死亡2人，咬伤家犬47只。区政府组成调查小组，到疫区采取措施：对被咬伤的病人注射疫苗；发动群众，大搞灭犬运动。

7月中旬 淄川县第三区龙口村发生3例炭疽。患者牛长太63岁，其妻62岁，因剥死羊感染。该村韩发云之母因去牛长太家串门亦被感染。3例均经治疗而愈。

9月中旬 淄川县发生7例炭疽。土屋乡土屋屯农民杨家泰，男，51岁，因食用病死猪肝，肺感染炭疽病，6天内死亡。圈子乡台头村农民贾侯氏，女，31岁，因食用病死羊肉感染炭疽病死亡。其余5例均经抢救治愈。

9月 淄川县第十一区南术乡西太平村农民张希和因剥病死驴而感染炭疽病死亡。同村段永厚、傅明德、段仲喜3人因食用驴肉感染炭疽病，经抢救治愈。

10月 淄博专署根据“山东省卫生厅卫防（53）字第202号”文件精神，下达“博爱（53）字第18号”文件部署秋季种痘工作。任务分配2万人份，要求10月中旬做好准备，11月底全部完成接种工作。接种对象：以新生儿和过去漏种的人员为主要接种对象。

12月 淄博专区防疫站成立，地点位于淄博市博山区白虎山，建筑面积1700多平方米，隶属于淄博专署卫生科。原淄博专区中心卫生院防疫股工作人员（3人）并入该站。全站共有职工33人，其中，正、副站长3人，股长3人，行政人员11人，卫生技术人员16人；站内编制设四个股室：站长室、行政股、卫生防疫股、检验股。王仲彬任站长，杨志民、王同芳任副站长。

12月 淄博地区自1953年开始接种白喉类毒素，主要接种对象为托儿所、小学、机关、厂矿的6个月至8岁的儿童。据统计，1953年免疫率为8.1%，白喉发病率为0.44/10万。

1954年

3月 淄博劳工卫生工作队与淄博专区防疫站合并。该队全称为：山东省人民政府卫生厅淄博劳工卫生工作队。1951年10月经山东省卫生厅和山东矿务局共同筹备成立，队部设在淄博矿务局医院，行政、业务直属山东省卫生厅领导，党的关系属矿务局党委，与矿务局医院一个支部。该队16人，队长魏守敬。该队任务是开展厂矿企业卫生工作。

春 市防疫站组织杨志民、陈孝贤、张明等参加医疗队分赴淄川佛村、葫芦台，博山龙门、桃花峪等村，配合当地卫生所开展黑热病防治工作，历时3个月。

5月上旬　市防疫站对博山神头发电厂饮用水源进行调查，发现水源周围污染源（大粪场、垃圾堆）十几处，生活污水流入，河水经采样化验，细菌总数超标35倍。淄博市卫生防疫站向厂方提出生活、生产用水分开，饮用泉水的建议。

6月2日　建立淄博专区人民医院、淄博专区工人医院卡介苗接种站。

10月　中华人民共和国卫生部颁布《卫生防疫站暂行办法》。

冬　长山县发生麻疹流行，疫情严重。淄博专区抽调6人组成医疗队，由市防疫站杨志民带队，前往组织防治。医疗队在疫区治疗病人，开展卫生教育，宣传预防知识，培训当地医生，提高其诊治水平。历时3个月。

是年　山东耐火材料厂工人周克斌等5人自1953年出现时常发热、关节痛、鼻衄等症状。经该厂保健站观察，其热型似波浪热。1954年，该厂保健站让周克斌带其他4人血样去山东省立第二医院检验，被确诊为羊型布鲁氏菌病。这是淄博市首次发现布氏杆菌病病人。5名患者均系博山簸箕掌村人，该村农民大都饲养牛、羊并兼营屠宰业。

是年　据疫情报告统计，淄博地区共发生百日咳793例，发病率115.63/10万；共发生麻疹6890例，发病率1004.66/10万；共发生疟疾99例，发病率14.44/10万。

1955年

1月　市卫生局卫防（55）字第12号文《关于黑热病防治工作的四项规定》：1.全年分配黑热病治疗任务400人（博山、张店、周村不足400人、黑山4个区各20人，昆仑区120人，洪山区30人）；2.实行重点控制，由点到面，消灭传染源；3.加强黑热病报告制度；4.治疗中的收减免规定：每治疗1人，收费1元、1元5角、2元不等，贫苦者，由乡政府证明酌情减免，烈军属免费。对医疗单位，每治疗1例，发给消毒、化验费各3角。

2月17日　山东省防疫站、淄博专区卫生防疫站联合开展博山电池厂铅中毒危害调查。

3月　淄博专署改为淄博市。7月20日，奉淄博市人民政府指示，淄博专区卫生防疫站改为“淄博市卫生防疫站”，由区营级单位升为县团级乙级站，编制60人，隶属淄博市卫生局领导。内部设置为5个科室，即站长办公室、行政科、防疫科、卫生科、检验科。站长王伦，副站长王仲彬。

7—9月　市发生流行性乙型脑炎13例，死亡7例。病例分布：洪山区6例，博山区3例，昆仑区2例，杨寨区和黑山区各1例。市防疫站接到疫情后，均及时派员到疫地开展防治。采取的措施：对可疑患者送市传染病医院隔离治疗；对病家室内外进行灭蚊；对疫地重点人群注射乙脑疫苗；开展卫生宣传教育，发动群众搞好环境卫生和家庭卫生，清除蚊虫孳生地。

9月　根据中华人民共和国劳动部、卫生部、中华全国总工会《关于加强夏秋安全卫生工作的联合通知》精神，市劳动局、市工会联合会、市防疫站、市地方工业局、淄博供电所组成联合检查组，对41个厂矿企业进行安全卫生大检查，历时50天。

秋　市开展秋季种痘，共接种19，746人份，占接种任务数的99%。

9—12月　博山区桃花泉村发生斑疹伤寒流行。9月上旬出现首例病人，至12月下旬，该村664人中，有26人发病。根据患者临床症状和流行病学调查，确诊为流行性斑疹伤寒。采取的防治措施：患者给予氯霉素治疗；发动群众搞好家庭卫生，开展全民灭虱；用10%滴滴涕协助病家灭虱。至12月下旬，无新发病例出现。

11月28日—12月18日　淄川区昆仑西坡地村猩红热暴发流行，共发生114例，呈典型的临床经过。其中，出现并发症（中耳炎、淋巴腺脓肿、肾炎）者8例，并发症发生率7.02%，死亡1例。

是年　市政府于10—12月先后颁布9个卫生管理暂行办法，分别是：《淄博市夏令清凉饮食业卫生管理暂行办法》《淄博市饭馆业卫生管理暂行办法》《淄博市食肉业卫生管理暂行办法》《淄博市乳品业卫生管理暂行办法》《淄博市酱菜业卫生管理暂行办法》《淄博市澡塘业卫生管理暂行办法》《淄博市旅栈业卫生管理暂行办法》《淄博市理发业卫生管理暂行办法》《淄博市饮食摊贩卫生管理暂行办法》。

是年　市卫生局制定颁布《淄博市集体食堂卫生规则》。

1956 年

2—5 月　全市开展春季种痘工作。2 月中旬开始，市防疫站将牛痘苗分配至各区，5 月中旬各区先后完成接种任务，全市实际接种人数 54，999 人，占任务数的 94.83%。

3 月　市卫生局成立淄博市性病防治组，开展梅毒防治试点工作。

5 月 19—31 日　市防疫站组织力量对淄川区佛村、夏禹河、千峪 3 个乡进行黑热病调查。在 1622 户的 8140 人中，共检查 20 岁以下青少年 3612 人，发现黑热病人 73 例（其中已治愈 33 人），患病率 0.89%。

7 月　淄博市召开“除四害”积极分子代表大会，共表彰“除四害”先进单位 26 个，积极分子 427 人。

1957 年

3 月 15 日—4 月初　本市发生流行性感冒大流行。仅 3 月 26 日、27 日两天，16 个厂矿和两所中小学统计，患者达 2471 人。山东新华制药厂自 3 月 15 日至 4 月 7 日，共发生 643 人，其中 228 人入院治疗。该厂制剂车间片剂工段因 55% 的工人发病而停产。有的中小学因病停课。市长张哲民于 3 月 28 日下达 6 条指示，采取了积极防治措施。

4 月 4 日　市防疫站与省、市劳动、卫生、工会等单位抽调 13 人组成调查组，对博山电池厂铅中毒情况进行调查。结果：该厂环境空气中铅浓度超过允许浓度（苏联标准）69~745 倍；查出疑似铅中毒 10 人，一级铅中毒 42 人，二级铅中毒 2 人，患病率为 35.77%。

4 月 20 日　博山电池厂要求在原地进行扩建。市防疫站经调查后认为：该厂位于博山区繁华街道，生产过程产生大量铅尘，危害周围居民健康；该厂与周围居民区无防护地带，故不适于在原址的基础上扩建。为此，市防疫站提出了“关于博山电池厂不适于在原地址扩建的意见”。

6 月　自 1956 年 4 月至 1957 年 6 月，山东机器厂（四机部第 732 厂）发生百日咳流行。该厂共有 0~9 岁儿童 3408 人，其间发生百日咳患儿 409 人，发病率 12%。据分析，该厂儿童百日咳疫苗接种率低，只有 9%，是发生百日咳流行的主要原因。

7—11 月　市防疫站对市户外蝇种及消长季节进行调查。调查结果显示主要蝇种为：大、小家蝇（占 51.5%）、绿蝇（占 24.1%）、厩腐蝇（占 12.5%）和褐尾麻蝇（占 11.9%）。其季节消长情况：家蝇高峰在 8、9、10 月份，绿蝇在 8、10 月份，麻蝇在 8 月份。苍蝇密度与气温和相对湿度有密切关系。

8 月 7 日　市防疫站对南定玻璃厂建筑设计资料进行审查，并根据《工业企业设计暂行卫生标准》，对该厂建筑物之间的卫生防护、厂内污水排放、生产车间下风向不得建职工居住区等问题提出了改进意见。

8—11 月　周村区城区自 8 月 4 日至 11 月 19 日发生伤寒流行，三个月内共发生病人 108 例。疫情出现后，周村区党政领导非常重视，及时召开会议，采取隔离治疗病人、预防服药，对病家进行消毒灭蝇，进行预防接种等措施。11 月 19 日后无新发病人出现，疫情得到控制。

11 月　市防疫站根据省里“以城市集体单位为重点，逐步向农村发展”的要求，除完成春、秋季种痘任务外，年内还增加了流行性乙型脑炎疫苗、白喉类毒素、百日咳菌苗、伤寒三联菌苗预防注射，用锡克氏试验对人群进行了白喉抗体水平调查。

是年　根据山东省卫生厅关于水源卫生防护地带的调查通知精神，市防疫站与市城建局组织有关人员，对博山区、淄博矿务局、洪山煤矿、五〇一厂、周村区五个局部供水水源情况和卫生防护情况进行了调查。这是市防疫站建站以来首次对本市集中式生活给水进行卫生检查监督。

是年　市防疫站首次对本市细菌性痢疾菌型进

行调查。在市传染病医院和各综合医院门诊共采集患者粪便500份，进行细菌培养，阳性198份，阳性率39.6%。对204株痢疾杆菌菌型进行分析，其中，福氏184株，占90.20%；志贺氏9株，点4.4%；宋内氏9株，点4.41%；舒密氏2株，占0.98%。

是年　市防疫站对淄博七中学生的近视情况进行调查，近视发生率1956年是1950年的2.83倍，1957年是1950年的4.66倍。

是年　市人民委员会颁布《淄博市传染病管理办法》。

是年　市人民委员会颁布《淄博市工厂通风装置管理办法》。

是年　市卫生局制定颁布《淄博市环境卫生管理试行办法》。

是年　位于博山区的山东制酸厂和淄博矿务局新博煤矿发现14例丝虫病病人，经调查，患者均为来自山东南部和江南的职工家属，这是本市首次发现丝虫病患者。随后，市防疫站对新博煤矿职工和家属进行丝虫病普查，共查1653人，微丝蚴阳性47人，阳性率为2.84%。

1958年

1月　发生流行性感冒流行。据不完全统计，1月10日至10月23日，共发生910例。流行特点是从农村向城市蔓延，病程较短，但合并症多，老年、儿童、青壮年均易感。

3月12—23日　市防疫站在博山区召集黑热病重点发病乡乐疃、东石马、西石马、桃花泉、岳庄五个乡卫生所长会议，并利用10天时间进行黑热病普查试点，对五个乡36188人中的15岁以下儿童进行普查，查出黑热病可疑患者9人，其中，有3例水试验阳性者，但均无脾肿大。

4月10日　淄川区由区卫生所抽调8人，由各乡卫生所抽调44人，共52人组成24个黑热病普查队，对该区黑热病重点发病乡、村进行普查，对查出的可疑患者，由市和淄川区卫生防疫站巡回确诊。

5月20—23日　召开除四害讲卫生评比大会，代表400人，市委副书记陈宝玺到会讲话，副市长崔景仙作报告。

5月28日　市劳动局、卫生局、工会、工业局等单位组成防暑降温办公室，各厂矿企业也成立了相应的办公室或领导小组，负责开展厂矿企业防暑降温工作。

5月　据市防疫站调查统计，在过去6年中全市共治疗黑热病178例。1958年3月组织开展全市黑热病普查，共发现可疑患者12人，确诊7人，全部治愈。经对历年黑热病流行严重的淄川区佛村乡考核，已无现症病人。

6月25日—7月11日　山东淄博制丝厂17天内，发现脊髓灰质炎病儿13例。发病年龄为7个月龄至4岁，主要是该厂托儿所、幼儿园以及家属居住区的幼儿。采取的防治措施：隔离病儿，对病儿周围5岁以下儿童进行检诊及被动免疫，对托儿所、幼儿园用具及疫区范围内的粪便用1%~3%氯胺溶液消毒。

10月　市卫生局皮肤病防治站成立。

11月　市麻风病防治管理委员会成立，并下达了《淄博市麻风病防治工作规划》。

冬　张店区王庄发生麻疹暴发流行。全村570户2372人，发生麻疹224例，发病率9.44%。因治疗不及时或护理不善，死亡31例。死亡人数占全村发病儿童的6%。

是年　市防疫站在6个煤矿和两个工厂开展丝虫病调查，共检查22115人，微丝蚴阳性者384例，丝虫病感染率为1.7%。

是年　全市开展以除四害（苍蝇、蚊子、老鼠、麻雀）为中心的爱国卫生突击活动。截至12月底不完全统计，共灭麻雀759705只，灭苍蝇6798市斤，夯实蛹地83940㎡，消除垃圾1727313吨，积肥952834吨。全市涌现出120个“除四害、讲卫生”先进单位。

1959年

1月　周村、张店、洪山、博山麻疹流行，17天内共发生2212例，死亡44例。淄博市卫生局下达了《关于动员医药卫生人员立即投入控制当前传染病流行战斗的紧急通知》。全市组织了211人的麻疹防治医疗队，走村串户，开展防治。3天内完成108113名易感儿童调查，对易感儿童采取服用胎盘粉、贯众粉、紫草根等方法进行预防。

5月 博山杨峪麻风院成立。

6月 市人民委员会组织工业废水调查。由山东省卫生防疫站、市城建局、市防疫站、山东新华药厂、山东农药厂、五〇一厂、山东南定电厂、淄博卫生医士学校、张店区卫生科等单位共同派员组成19人的调查小组。中央建工部给排水设计院钱工程师陪同驻该部的苏联专家科来列娃到淄博市指导调查工作。

6月 传染性嗜伊红细胞增多症首次在市流行。自6月25日至6月27日，王村生建八三厂共发生950例病人，发病率32.37%。主要症状表现为咳嗽、胸痛、咽部充血、呼吸困难、头痛头晕、全身酸痛、无力等。化验检查，患者白细胞增高，嗜伊红细胞增高，血沉增快，胸部X线拍片呈间质性肺炎改变。用金霉素、复方大青叶注射剂加激素治疗有效。

6—8月 博山区发生伤寒、副伤寒流行。自6月下旬出现病人，至8月25日共发现病人201例。病人分布在该区28个厂矿、企业、学校和35个村镇、街道。病人集中的单位有淄博制酸厂、山东机器厂、淄博矿务局双山煤矿等。病人职业分布：工人占36.6%，儿童占36.4%。经流行病学调查，此次伤寒、副伤寒流行与病家环境卫生和个人卫生较差、苍蝇密度高以及预防接种工作较差，病人得不到及时隔离治疗等因素有关。

8月 市防疫站对山东耐火材料厂的简易隧道窑进行卫生学调查。

9月15—19日 淄川区昆仑镇五天内11个单位连续发生食物中毒，中毒人数736人。中毒食品系昆仑食品站供应的羊肉、羊杂、猪肉。该单位在中秋节前提前宰杀猪、羊。因无冷藏设备，加之加工过程中生熟工具、容器不分，广泛交叉污染，酿成本次大面积食物中毒。

11月2日 市第一医院确诊一例白喉患者。病人系博山区郭庄公社北博山村人，于10月27日发病。市防疫站接到疫情后，及时派卫生防疫人员前往疫源地进行调查处理，对该村6个月至8岁儿童以及南博山的重点人群进行了白喉类毒素注射。据记载，这是本市确诊的首例白喉患者。

11—12月 本市首次开展布鲁氏菌苗预防注射，接种对象为经常与牛、羊、猪接触以及皮毛加工的有关人员。全市共安排接种1万人份，其中，淄川区6000人份，博山区2000人份，张店区1000人份，周村区500人份，王村生建八三厂500人份。

是年 市防疫站对淄川区口头公社的9个大队进行地方性甲状腺肿病调查研究，历时一个半月，初步探讨了地甲病的流行规律以及用针灸、中药（黄药子、昆布等）治疗甲状腺肿的疗效。

是年 市防疫站对博山区簸箕掌村布氏杆菌病发病情况进行调查，查出患者14人，恢复期3人，隐性感染者11人，疑似患者15人。

是年，市卫生局在全市组织了146人的丝虫病灭病队伍，对全市四个区的43个公社以及省、市属厂矿的89616人进行丝虫病普查，微丝蚴阳性者728例，丝虫病感染率0.81%。对患者全部采用海群生进行治疗。

是年 市防疫站对4096名中小学生进行了身体发育状况调查。

1960年

1月18日 中共淄博市委召开全市除害灭病会议，部署全市开展以消灭苍蝇为主，大搞治本工作的春季爱国卫生运动。

1月 市防疫站对全市100多个厂矿企业进行全面调查，发现全市有毒作业厂矿单位74个，接触毒物的作业人数9638人，有毒物质30多种，危害较重的毒物有铅、苯、一氧化碳、氮氧化合物等。

3月18日 中共中央发出《关于卫生工作的指示》。其中，修正了"除四害"的内容，改为除掉老鼠、臭虫、蚊子、苍蝇。毛泽东主席说："麻雀不要打了，代之以臭虫。"

3月 周村区马鞍山麻风院建立。

3月30日—4月4日 市委召开除害灭病流动现场会议，参观总结五个先进单位的经验。

5月　市委发出《关于进一步加强水肿病治疗工作的通知》，市委救灾指挥部从市直医疗卫生单位抽调医务人员组成医疗队赴张店四宝山、石桥公社防治水肿病人。淄博市卫生防疫站医疗队在杨志民带领下赴石桥公社，用康复饼干、康复粉治疗水肿病人，同时开展卫生防病，培训乡村医生，协助基层建立卫生组织。

6月　张店区麻姑营麻风院建立。

6月　淄川区圣水寺麻风院建立。

6月　山东王村建八三厂所属苏李耐火材料厂、淄川区西河公社龙湾峪村、磁村公社前曹峪和吊虎峪先后发生传染性嗜伊红细胞增多症暴发流行，发病率8.30~14.5%，平均10.92%（共2170人，发病237人）。

6月16日—7月4日　淄川区太河水库工地发生副伤寒流行，共发生病人39例。经流行病学调查分析，主要是伤寒病人或带菌者粪便污染了水源而致的水型暴发流行。疫情发生后，太河水库领导非常重视，及时隔离医院，隔离治疗病人，对饮用水源及污染物进行消毒，开展爱国卫生运动，搞好环境卫生和个人卫生，实行药物喷洒灭蝇，对易感人群注射伤寒疫苗，疫情被及时扑灭。

夏　博山区石马公社芦家台大队疟疾暴发流行。淄博市卫生防疫站派专业工作组进行流行病学调查。1960年，该村疟疾新发病人136例，年发病率高达12.6%，发病户占全村户数的31.1%.

秋　市卫生局组织73名医务干部对34个人民公社营养性水肿进行调查，在19个公社查出水肿病人1369人，占被调查公社总人数的0.36%，病人以老年人和幼儿为多。

10月10日—11月30日　张店区发生白喉局部流行，共发生白喉病人214例，占同期全市发病人数的79.55%。10月17日，市防疫站与张店区防疫站组成45人的白喉防治队，深入疫区进行防治。一是严格隔离病人，控制儿童聚集；二是对病家消毒225户；三是接种白喉类毒素共24616人次，各种预防服药共29437人次，对10411人进行锡克氏试验。经过43天防治，控制了流行蔓延。

是年　市防疫站在小学中开展了“红领巾小医院”活动，全市共建“红领巾小医院”50多个。通过训练后，“小大夫”在保健教师指导下，能用针灸、中成药进行简易治疗。

是年　市防疫站在张店、淄川、博山、周村四个区的牛羊屠宰和皮毛加工等重点单位对632名职业人员进行检查，共查出布氏杆菌病病人36例，平均检出率5.69%。

1961年

2月25—28日　王村八三厂南坡工区家属和民警中暴发传染性嗜伊红细胞增多症。该工区共有91人（家属60人，民警31人），发病54人，发病率高达59.34%。

4月下旬　市防疫站成立劳动卫生科。

4月下旬　成立淄博市防暑降温委员会，下设办公室。入夏后，市防暑降温委员会对136个厂矿进行了防暑降温大检查。

4月　淄博市颁发“粪便管理暂行办法”，城区公共厕所乱挖粪便现象有所好转。

5月22日　博山区域城公社小桥庄发生传染性嗜伊红细胞增多症暴发流行。全村785人，发病293人，发病率38.7%。

6月18日　博山区博城公社小柳行村发生传染性嗜伊红细胞增多症暴发流行，216人中60人发病，发病率27.8%。同日，与该村毗邻的山东耐火材料厂2007人中310人发病，发病率15.45%。

6月27日　淄川区昆仑公社大海眼村发生传染性嗜伊红细胞增多症暴发流行，全村1570人中发病236人，发病率15.6%。

6月　1—6月全市发生流行性斑疹伤寒258例，发病率19.13/10万；死亡13例，病死率1.16%。病人分布在淄川、张店、博山、周村4个区的17个公社、13条城区街道和74个厂矿、学校、医院、劳教等单位。主要防治措施：发现病人及时隔离治疗，入院治疗率达96.5%；发动群众，全民灭虱，全市共用“可湿性六六六”29.88吨。

7月　市第一医院发生传染性嗜伊红细胞增多症局部暴发。全院330人，发病58人，发病率

17.2%。

8月　市防疫站组织专业工作组，对博山区石马公社芦家台大队的疟疾发病情况进行流行病学调查。这是市防疫站首次对本市疟疾发病情况进行流行病学调查。

9月　张店区江西公社发生痢疾和腹泻流行，自6月中旬出现病人，7月中旬发病人数达高峰。据对隽山、马庄、曹村、于林4个重点发病大队调查，共发生痢疾524例，腹泻618例，经用霉素进行治疗，9月份发病停止。经化验检查，本次痢疾流行系由志贺氏痢疾杆菌引起。病区农村环境卫生差、粪便管理不好，苍蝇密度大，群众个人卫生不良（大多有喝生水的习惯）是痢疾和腹泻病发生流行的主要原因。

秋　淄川区王村公社发生白喉流行，市卫生局从市、区、公社各级医疗卫生单位抽调50余人组成医疗队赴疫区进行抢救治疗。市防疫站防疫科科长杨志民和防疫医生张汉民等参加医疗队抢救领导小组，组织流行病学调查和医疗抢救。医疗队在王村一所中学内设置100余张临时病床，轻者在家隔离治疗，重者收入病房治疗。主要治疗方法为注射白喉抗毒素和对症治疗。历时3个月，共治疗白喉患者1275人，其中22人并发心肌炎死亡，其余全部治愈。

1962年

1月　自1961年8月至1962年1月，本市农村出现白喉暴发流行，其间共发生白喉1302人，占同期全市病例数的86.7%。发病年龄最小为出生后10天的婴儿，最大为74岁老人。据分析，此次白喉暴发流行与农村白喉类毒素接种率低、人群免疫水平低有关。

2—10月　市防疫站分别在2月、8月、10月对张店、博山两区的城区和大型厂矿饮用水水质进行检验。细菌学检验126份，合格率44%；化学检验55份，合格率10.3%。污染季节以5~9月份最严重。

4—7月　市防疫站组织力量，对本市中小学、幼儿园9170名儿童青少年生长发育状况进行调查。调查项目包括身高、体重、胸围、坐高、头围。根据调查结果，制定出了淄博地区儿童青少年生长发育评定标准。

9月　市防疫站对1733名儿童进行了海群生驱蛔疗效观察，在不同剂量的试验中，以8毫克/公斤组排虫率最高。蛔虫卵转阴率最高为46.1%，说明一次海群生驱蛔效果不彻底。

9—10月　结合淄博卫校学生实习，市防疫站对淄博影院、淄博人民剧场、工人文化宫影院、市委礼堂、洪山影院、庆胜戏院6个影剧院进行卫生学调查，提出了改进意见。

12月　市防疫站用环氯胍开展疟疾抗复发治疗。1962年共进行抗复发治疗3次，共治疗6011人次。

是年　市防疫站增设办公室和皮肤性病防治科。原行政科改为总务科。

是年　市防疫站对本市15所中小学6636名学生进行砂眼患病率调查。其中，小学生砂眼患病率44.73%；初中学生52.28%；高中学生50.11%；平均48.15%。

是年　市防疫站分别在博山、张店卫生管理所粪场进行粪便无害化处理和肥效试验。结果证明人粪尿和马粪混合嫌气堆肥对虫卵和细菌有杀灭作用，同时可增高氮、磷肥效。

1963年

4月　两处市属水厂自4月份实行消毒后供水，同时采取防护措施，提高水质。全市有35个厂矿设有自备水源，有15个施行了饮水消毒，占51.7%。

5月下旬　市防疫站对全市城区居民饮用水情况进行调查。博山、张店城区饮用自来水的人数分别占全区人口的49.8%和55%。其他城区主要饮用井水。

5—11月　市防疫站对本市蝇种和消长季节进行调查。共捕蝇9581只，分9属13种。其中，家蝇、绿蝇属最多，分别占35.5%和32.7%；其次为厕蝇、麻蝇和金蝇属，分别占9.1%、6.5%和4.8%。消长季节：蝇类5月份开始出现，以厕蝇为多，6—7月份第一高峰，8月份下降，9—10月呈现第二高峰，以家蝇为主，11 月后消失。

6 月 20 日　淄博市矽肺防治小组成立。

6 月　淄博矿务局井下掘进迎头推行湿式凿岩作业。

同期　市防疫站对本市新建的淄博第九中学、淄博第十三中学、淄博第十四中学等 11 处中学的建筑设计进行卫生学调查，并对存在的卫生学问题提出合理化建议。

6—11 月　市防疫站对市售水产品副溶血弧菌带染状况进行调查，共检验水产品 251 份，带菌 87 份，检出率 34.66%。其中，海蟹的带染率最高，83.3%。

7—12 月　博山区福山镇及福山陶瓷厂发生一次由水污染引起的传染性肝炎暴发流行。自 7 月 10 日至 12 月 31 日共发生病人 228 例，其中黄疸型 169 例，占 74.12%。职业分布：工人 72 例，职工家属 78 例，市民 48 例，农民 30 例。疫情发生后，市组织了临床、流行病、护理人员 17 人的防治队伍赴疫区调查防治，采取措施：设立简易病房，收治病人，就地治疗；对重点人群注射丙种球蛋白预防；对饮用水均用漂白粉消毒。

8 月 28 日　博山区八陡地区发生 332 人食物中毒。中毒原因系一熟肉商店出售上一日剩余的熟猪下货造成，该商店卫生状况差，生熟工具容器不分，售前对熟猪下货未加热处理，导致食用者食物中毒。

8 月　市防疫站调查全市城区 555 眼饮水井，30 米以内有污染源的占 84%，无井盖的占 85.4%。8 月份，市防疫站训练饮用水消毒员 226 名，消毒水井、水池 2179 眼，使饮用消毒水的人数达 163450 人，占全市饮用分散式给水人数的 16.32%。

10—11 月　市防疫站结合全民种痘工作，用血凝抑制试验与检查种痘反应的方法对本市人群的天花免疫状况进行调查。种痘反应观察人数 3264 人，有 43.4% 的人缺乏抗天花免疫力；天花抗体测定人数 413 人，有 64.2% 的人缺乏抗天花免疫力。人群免疫力随年龄增长而降低，以 40 岁以上人群免疫力最低。

是年　市防疫站筹建副霍乱检验室，开展副霍乱病原学检验。

是年　成立市皮肤性病防治站，市防疫站皮肤性病防治科撤销。

是年　市防疫站对淄博电池厂博山分厂铅作业工人的营养状况进行调查。

1964 年

1 月　市防疫站开始进行放射性防护工作，首先对全市医用 X 线情况进行调查。

4 月 2—12 日　市防疫站在张店区保安街居委会进行鼠密度调查并用磷化锌毒饵进行一次性灭鼠，灭鼠率达 93%。

7—10 月　河北省发生副霍乱流行。根据山东省卫生厅指示，由市防疫站和淄博市第一医院、淄博市第二医院、山东五〇一厂医院、淄博矿务局中心医院、山东新华药厂医院等单位抽调 40 余名医疗卫生人员组成赴河北省防疫大队第四中队。由市防疫站杨志民、第二医院郝伯彦带队，于 7 月份前往河北省沧州市参加副霍乱防治工作；于 10 月底扑灭疫情，完成任务返回淄博。

8 月　市卫生局、市教育局联合召开学校卫生工作会议，部署中小学生近视眼防治工作，并在全市中小学推广眼保健操。

8 月　淄博市防疫指挥部奉命对带霍乱菌的烟台至浦口的旅客列车进行留验。

10 月　市防疫站编印《卫生防疫资料汇编》，收录流行病、劳动卫生、职业病、环境卫生、营养卫生、儿童少年卫生、卫生检验论文共 43 篇。

是年　市防疫站对 4 个糕点厂、3 个冰糕厂、9 个糕点门市部使用色素情况进行抽样调查，共采样 37 份，均超出国家规定标准。

是年　市防疫站配合省卫生防疫站在博山区郭庄公社天津湾大队进行“囤水消毒方法”试点，使试点地区肠道传染病明显下降。据对 2430 人调查，痢疾发病率由 1963 年的 7.6% 下降为 1.60%；腹泻由 9.6% 下降为 3.4%。

是年　根据市政府指示，由市防疫站副站长丛树洪和防疫科科长杨志民带领 6 名防疫人员组成社教医疗队，前往张店区大张、石桥、房镇和淄川区杨寨等公社开展防病治病，培训“赤脚医生”，开展“两管五改”等工作。下乡工作期间医疗队队员一律与贫下中农实行“三同”（同吃、同住、同劳动）。

是年　组织地方性甲状腺肿调查防治专业队，统一用“三型五度”诊断标准，在博山区李家、池上、源泉、南博山、郭庄和淄川区峨庄、口头、太河共8个公社进行地甲病普查，对发现的病人用碘化钾和中药海藻丸进行治疗。

1965 年

夏　淄川区峨庄公社因连日暴雨，水库大坝被冲垮发生水灾。市防疫站抽调杨志民等4人参加了市卫生局组织的医疗抢救队，在灾区开展水灾后肠道传染病防治工作，历时一周后返回。

8月30日　根据市防疫指挥部指示，抽调百余名医疗卫生人员由市第一医院院长卞达、市防疫站站长王仲彬带队，赴德州地区的德州市、陵县和马颊河水利工程局参加副霍乱防治工作，历时一个月，于9月29日完成任务返回淄博。

10—11月　根据市卫生局指示，市防疫站王仲彬、杨志民担任社教医疗队队长，带领由市防疫站、市结核病防治所、市传染病医院、市中医院、市第二医院等单位抽调的医疗卫生人员组成的社教医疗队赴张店区大张、房镇公社开展农村卫生工作。市防疫站医疗队工作人员在大张公社进行巡回医疗的同时，还开展疟疾防治、推广日照县“五改造”、“六统一”积肥卫生工作经验，开展饮水卫生、卫生宣传等工作，为各大队培训卫生员58人。社教医疗队于11月完成任务返回。

是年　市防疫站与周村、临淄、博山区防疫站联合开展丝虫病调查，均未查出微丝蚴阳性者。

1966年5月　全国“文化大革命”开始，市防疫站卫生防疫工作处于停滞状态。

1967年　全市卫生防疫工作处于瘫痪状态。

1968年12月31日　淄博市革命委员会撤销市传染病医院和市结核病防治所。

1969年2月5日　淄博市革命委员会撤销市皮肤病防治站。

1969年7月4日　淄博市革命委员会撤销淄博市卫生防疫站，办公房屋交驻军使用。

1970年4月6日　淄博市革命委员会恢复淄博市结核病防治所。

1970年7月9日　淄博市革命委员会恢复淄博市卫生防疫站和淄博市皮肤病防治站。

1970年9月25日　淄博市革命委员会批准建立淄博市职业病防治院。

1970年9月　淄博市革命委员会恢复淄博市传染病医院。

1971年　经淄博市革命委员会批准，淄博市卫生防疫站迁址张店，在张店区东一路北首新建房舍办公，建筑面积1580㎡。

1972 年

5月5日　市第一招待所发生一起食物中毒事件，中毒者243人。中毒食品为市食品公司销售的产酸冻肉，运输过程中无任何防护设施，又在无冷藏设备的情况下常温放置30小时以上，厨师在加工氽里脊时，因急火快氽，加热不彻底，导致食用者食物中毒。经细菌学鉴定，该起食物中毒系因猪肉被奇异变形杆菌污染、加之烹调方法不当而致。

11月16日　市皮肤病防治站改名为“淄博市皮肤病防治所”。

11月26日　临淄区葛家庄在注射破伤风类毒素时发生事故，1人死亡。江西生物制品研究所派秦瑞灸、王继忠二人到现场一并调查并带回同批号的破伤风类毒素进行检查，1973年1月23日，该研究所回信称经检查未发现问题。

11月　市防疫站位于张店区东一路的新建办公楼竣工，淄博市卫生防疫站由博山搬迁至张店东一路44号新址办公。

12月10日　张店面粉厂发往博山的16100包面粉，因使用了曾运输矿棉毡篷布的车皮，使该批面粉不同程度受到矿棉毡（类似玻璃纤维物质）污染。市革委组织市公安局、市防疫站等协助省粮食局、省卫生防疫站进行调查。根据专家建议，该批受污染面粉全部转为工业用面粉。

12 月 31 日　1966 年“文化大革命”开始后，疟防工作处于停顿状态，疟疾发病率逐步上升。至 1972 年年底，全市疟疾发病人数达 4707 例，发病率为 245.34/10 万，达历年疟疾发病率高峰。

是年　市卫生局从市、区卫生防疫站和相关厂矿抽调 23 人对张店区南定地区工业废水和职业病防治进行调查。经对淄博石油化工厂、山东五〇一厂、山东南定电厂、四八一厂工业废水进行检验，污水中氰化物超标 154 倍，重油超标 1230 倍；对 14 个单位的 185 个扬尘点进行检测，83% 以上的扬尘点粉尘浓度超标；对 2951 名接触毒物工人查体，铅中毒占接铅人数的 10.2%，氟损害占电解铝作业人数的 14.4%。

是年　市农业局、市畜牧兽医站、市防疫站联合成立由 6 名人员组成的市布鲁氏菌病防治办公室，对全市 31 个相关职业单位进行调查，查出布氏菌病患者 37 人；检查奶牛 132 头，查出布氏菌病病牛 11 头，牛布氏菌病患病率 8.43%。另外，还查出病羊 3 只，受感染的马 3 匹。

1973 年

1 月 23 日　淄博市“三废”污染情况统计，截至 1972 年年底，全市工业废水排放 853000 吨，废气 5260 万立方米，废渣积存 4479 万吨，已占地 3400 余亩。废渣主要是煤矸石和赤泥，分别积存达 3000 万吨和 500 万吨。

4 月 5 日　建立淄博市皮肤病防治院，博山区杨家峪麻风院、淄川区宝山麻风院并入。

5—9 月　淄川区太河公社余粮大队伤寒流行。该队自 5 月 20 日出现首例病人，7 月上旬发病达高峰，至 9 月 27 日，共发生病人 111 例，发病者以学龄儿童和青年为主，占 73.85%。经省、市、区卫生防疫站联合调查，发现该大队东余粮村有一名伤寒慢性带菌者李自花，女，62 岁。其病史为 1942 年逃荒至吉林省舒兰县时曾患过伤寒，1972 年她曾引起该村伤寒传播。调查分析认为，这次该大队伤寒流行，与该慢性带菌者未经正规彻底治疗，长期慢性排菌有关。

10 月 8 日—11 月 20 日　市卫生局进行全市罐头质量及糖果色素含量检查。

是年　市防疫站对张店区猪龙河水质进行检验。耗氧量 25.9~18.9mg/L；有机氯 9~22.1mg/L（超标 1999 倍）；酚 0.25~1.37mg/L（超标 136 倍）；甲醛 12mg/L（超标 42 倍）；有机碱 1.52~9mg/L（超标 7 倍）。该河流全程 80 华里，水生物绝迹。

1974 年

1 月　市防疫站创刊并主办《卫生宣传》报。该报为 4 开反、正两版，不定期出版，主要刊登卫生防疫工作动态及卫生防病知识，每期印数 1000~2000 份，免费向各区和厂矿、企事业单位发放。

5—6 月　在山东省寄生虫病防治研究所协助下，淄博市卫生防疫站举办了首期疟疾血检训练班，各区卫生防疫站和有关医院的 49 名卫生专业人员参加培训。

12 月 11—14 日　市卫生局牵头在张店召开山东省铅中毒、矽肺、电解铝职业危害防治研究协作会。

是年　市防疫站与市教育局联合在张店、临淄、淄川、博山四个区部分小学校推广、制造纸浆课桌椅 6552 套，缓解了部分小学课桌椅缺乏的状况。

1975 年

1 月 26 日　山东省卫生厅转发《淄博市市、区、厂矿医院传染病管理和疫情报告制度》。

2—3 月　山东新华药厂工人邱某自 1974 年 12 月 3 日将车间内混有砷料的碜粉带回家做馒头，造成全家五口人发病，直至 1975 年 2 月，在 60 余天内，全家一直食用含砷馒头。其家人先后去省、市医院就医，均误诊为传染性肝炎。直至 3 月 3 日邱某将自炸“面鱼”送邻居食用引起中毒，送市防疫站化验后，砷含量达 290PPM，方确诊为砷食物中毒。

3 月　自 1974 年开始，按照苏、鲁、豫、皖、鄂五省疟疾联防的要求开展疟疾防治工作。自 1975 年 3 月份开始，市防疫站对前 2 年有疟疾病史者采用乙氨嘧啶和伯氨喹啉 8 日疗法进行休止期治疗；

对现症病人采用氯喹和伯氨喹啉8日疗法进行正规治疗。

5月16日　淄博市革命委员会发出《关于进一步贯彻国务院（74）82号、省革委（74）176号文件，认真做好食品卫生工作的通知》。

同期　淄博市革命委员会食品卫生领导小组成立，市委秘书长李克良兼任组长。办公室设在市防疫站。

5月　市防疫站会同山东省寄生虫病防治研究所对张店区大张、房镇公社的4个大队，临淄区梧台、路山公社的4个大队和博山区石马公社的2个大队进行肝吸虫病调查。除博山石马公社2个大队外，其他8个大队均查出肝吸虫病感染者，感染率最高者达2.25%。

7月　市防疫站设立食品卫生科。

12月2日　淄博市革命委员会食品卫生领导小组召开全市食品卫生工作经验交流会议，贯彻落实国务院（74）82号文件精神。市商业、卫生、轻工、外贸、交通、农林、化工、粮食、城建、供销等部门、市属以上较大厂矿、各区卫生防疫站和食品卫生领导小组办公室负责人以及饮食行业、食品加工、商店等单位共457人与会。市委常委、市委秘书长、市食品卫生领导小组组长李克良到会讲话。

是年　市防疫站联合临淄、博山、周村三个区的卫生防疫站进行丝虫病感染状况调查，均未发现微丝蚴阳性者。

1976年

3—4月　市防疫站与张店、周村区卫生防疫站共同进行健康人群流脑带菌和菌群分布调查。共调查不同健康人群11326人，带菌者521人，带菌率39.76%，以10~14岁中小学生和农民带菌率最高。521株菌中，鉴定出7个血清菌种，以B群最多，为66.20%；A、C群次之，分别为23.03%和7.67%。未检出D群和1486、1811、1890群。

4月10日　淄博市糖烟酒公司由肥城调进麻包装白糖50吨（500包），入库时发现麻袋上粘有玻璃纤维。市防疫站派人调查处理，经组织人员逐包检查、挑选，对可疑污染的80包改为工业生产用糖。

4月21日　市防疫站在周村区举办各区卫生防疫站、各公社卫生院防疫医生训练班，贯彻国务院（74）82号文件，将食品卫生工作重点由预防急性食物中毒转向防止食品污染，预防慢性迁延性危害方面。

6月5—10日　市防疫站在临淄区路山公社路山村乌河桥下河水中连续检出4株霍乱菌。

6月11日　中共淄博市委批转市革委卫生局党的核心小组《关于我市发生二号病疫情的紧急报告》。

6月27日　临淄区路山公社路山村路光明被确诊为霍乱病人。市防疫站及临淄区卫生防疫站派员积极参加防治。在当地公社党委领导下，有关部门相互配合，封锁病家，隔离病人，对全家进行预防服药和疫苗接种，对该村三个大队6个月以上人群进行霍乱菌苗注射，接种率在90%以上。后对该村全民进行粪检3次，均为阴性。经采取有效措施，疫情很快熄灭。

7月28日　河北唐山地区发生大地震。市防疫站吕升昌参加山东赴唐山抗震医疗队淄博中队，在地震灾区参与卫生防疫工作，于8月24日完成任务返回。

7月　负责加工鸡兔供外贸出口的张店马一大队杀鸡厂工人张建远，7月15日发病并被确诊为副霍乱。市防疫站派员进行调查处理，对该加工厂环境和仓库按疫源地进行彻底消毒，对密切接触者及该厂工人共65人进行霍乱疫苗预防注射，并经三次粪检阴性后解除疫点。对该厂可能被污染的猪肉、鸡、兔等冷冻食品分别进行消毒或高温加工后供应市场。

9—11月　张店区房镇公社彭家大队发生肝炎暴发，市及张店区防疫站及时组织防疫人员赶赴疫区进行调查防治。经调查，该大队1~5小队共发生肝炎病人54例，其中黄疸型30例，占55.56%。发病者以5~13岁少年儿童为主。对发病者均进行收容隔离治疗，市防疫站采用自行研制的中药方剂“复方丹茵糖浆”治疗，收到满意效果。至11月底，无新发病例发生。

10月16日　市教育局与市防疫站联合下发《关于培训中小学保健教师的通知》，共培训中小学保健教师 96 名。

12 月　通过开展“两治”（休止期和现症病人治疗）、“一灭”（大力开展灭蚊）和“一预防”（流行季节对重点人群进行预防服药）的综合防治措施，截至 1976 年，疟疾发病率已控制在 5/ 万以下（1976 年发病 511 人，发病率 24.95/10 万），达到了基本消灭疟疾的指标。

是年　市防疫站派出卫生工作队配合张店区防疫站在房镇公社开展“两管”“五改”工作。经几个月努力，改良水井 200 眼，建压水井 80 个，土自来水 2 个；改造厕所 1738 个。建立健全积肥专业队，实行粪肥统一管理和无害化处理。市卫生局在该公社召开了现场会。

1977 年

5 月 5 日　淄博市革委食品卫生领导小组下发《淄博市防止食品污染五年规划》，对 1976~1980 年防止食品污染工作提出十项规划指标。

5—6 月　市防疫站对张店区 13 所中小学 7196 名学生进行生长发育调查和常见病调查。结果：男、女学生的平均身高、体重、胸围均高于 1963 年的调查资料，说明青少年学生发育水平提高。视力减退发生率，城区 43.88%，农村 5.23%；斑釉齿患病率，城区 33.5%，农村 69.27%。

5 月　博山区海眼公社国家大队发生麻疹流行，市防疫站派员于 5 月 5 日至 7 日到现场进行调查，发现该大队自 1976 年冬至 1977 年 5 月先后发生麻疹病例 63 例。调查后认为，该大队卫生室无专人分管预防接种工作，基础免疫力低，易感儿逐年增加，是造成这次麻疹流行的主要原因。

6 月　淄博市革委批转市革委食品卫生领导小组《关于签发食品卫生许可证的报告》和《淄博市签发食品卫生许可证暂行标准》。

10 月 20—27 日　市第一招待所接待全国中小型电子计算机设计技术交流会议期间，发生一起痢疾暴发流行事件。入会代表共 196 名，共发病 70 例，发病率 38.78%。该会议为集体就餐。10 月 22 日下午 4 时发生首例病人，23 日达高峰，27 日终止。经流行病学调查和病原学证明，该次痢疾暴发流行是由福氏痢疾杆菌变种菌株污染食品引起，可疑食品为 10 月 20 日早餐供应的剔骨肉。

12 月　本市组织力量，对全市 78 个公社、1009 个大队的 2239 眼饮水井的含氟量进行调查，氟含量超过 1mg/L 的有 47 个大队。其中，张店区 26 个大队，分布在石桥、大张、房镇、卫固 4 个公社；淄川区 2 个大队，分布在洪山、冶头两个公社；临淄区 16 个大队，分布在路山、淮阳两个公社；周村区大姜公社 3 个大队。这 47 个大队均定为本市地氟病区。经调查，病区 47 个大队的村民斑釉症患病率均在 80% 以上。

是年　市防疫站配合山东省寄生虫病防治研究所对 1957 年普查发现丝虫病病人的博山区泉河头和郑家大队进行复查考核，均未发现微丝蚴感染者。

是年　市防疫站配合淄川区卫生防疫站在杨寨公社开展“两管五改”工作。改造厕所 2224 个，改良水井 250 眼，修路 65000 米，粉刷墙壁 85000 ㎡，清除垃圾 5000 余吨，积肥 4700 余立方米，建大型肥库 3 个。市爱卫会在该公社召开了全市“两管五改”工作现场会。

是年　市防疫站在全市进行饮水氟化物及危害的调查。结果：调查 78 处公社 1024 眼饮水井，氟化物在 1.0mg/L 以上的水井有 107 眼，主要分布在张店、临淄、淄川、周村四个区、9 个公社的 47 个大队。

是年　市防疫站建立病毒室，并首次培养出流感病毒。

1978 年

1 月 6 日　市委成立中共淄博市委防治地方病领导小组，市委副书记曲相升任组长。下设办公室，市革委卫生局局长陈荣卿兼任办公室主任。

1 月 12 日　市委防治地方病领导小组召开第一次会议，提出了淄博市 1978—1985 年防治地方病奋斗目标。

2 月　市防疫站检验科潘承荣主持研究的“四种水溶性色素的定量方法”，在 1978 年淄博市科技大会上获奖。

2月 市防疫站检验科袁相鼎主持研究的“微量血清浓缩剂的制备及其应用效果观察”，在1978年淄博市科技大会上获奖。

2—3月 市防疫站对2273名中小学生进行蛔虫感染率调查和驱蛔治疗。城区中小学生1108人，感染率61.20%；农村中小学生1165人，感染率85%。对感染者用山道年和驱蛔灵治疗，农村中小学生排虫率88.80%，城区学生84.5%。

3月 经中共淄博市委办公室同意，淄博市爱国卫生运动委员会、市防疫站联合创办《讲卫生》小报。《讲卫生》由市防疫站宣传组负责编印，八开单面套红印刷。该报每月刊出一期，主要根据全市卫生防疫工作重点，刊登通俗易懂的卫生防病知识，免费向全市发放。每期印发3000~5000份。

6月 市防疫站对张店区、博山区以掏粪为主的环卫工人和以清洁道路为主的环卫工人的乙型肝炎病毒感染情况进行对比调查。调查结果：掏粪工人236人，乙肝表面抗原阳性16人，阳性率6.78%，清道工人174人，乙肝表面抗原阳性16人，阳性率9.20%。乙肝感染率，前者为9.75%，后者为11.49%，经统计分析认为，二者乙肝感染率无显著差异。

12月 市防疫站对周村区南营、南闫、张坊、贾黄四个公社的1450名在校学生进行肝吸虫病调查。经粪检，肝吸虫卵阳性者2例，感染率为0.14%。对粪检阳性者用血防——846四日疗法进行治疗。

12月 市防疫站组织各区共32人，对全市五区12个公社12个大队以及8个厂矿、1个街道的计划免疫工作进行抽查，检查内容包括预防接种卡片的建立、使用、预防接种质量等。经检查，应建卡儿童建卡率达90%。

同期 全市1598个大队，改良水井12145眼（其中建土水塔184个，水柜262个，手压机井10576个）；改造厕所81898个；建立积肥专业队11836个，建肥库1576个，沼气池392个。

是年 根据全国统一制定的地方性甲状腺肿三型四度诊断标准，市防疫站组织对全市尚未查清病情的地区进行了全面普查。全市地甲病患病率超过3%的有49个公社，其中，博山区15个公社，淄川区15个公社，临淄区14个公社，张店区5个公社，全部定为病区。

是年 市防疫站增设放射防护科。

1979年

春 淄川区磁村公社东高大队麻疹流行。经调查，发现1978年11月区里下发麻疹疫苗后，该大队未给应接种的儿童接种，造成全村60名儿童感染麻疹，占同期全区麻疹病例的83.33%。为此，淄川区卫生局对这一事件进行了通报批评。

4月 市防疫站设计《积极推广碘盐，防治地方性甲状腺肿》卫生宣传画（对开，彩色）一幅，印刷两万份，分发各区县张贴宣传。

6月1日 开展全市厂矿铅、苯、汞、有机磷、三硝基甲苯5种毒物危害情况普查，12月结束。

7月 省、市、区三级联合对博山区李家公社9个大队进行丝虫病普查考核，共查2984人，均未发现微丝蚴感染者。经省考核验收，淄博市已消灭丝虫病。

9月3日 市防疫站焦方俊、张一水、王连生参加山东省第二批赴西藏医疗队淄博分队，前往西藏日喀则地区卫生防疫站对口开展卫生防疫工作。

是年 根据1978年地甲病普查情况，在博山、淄川、临淄、张店区的49个病区公社开展碘化钾食盐防治。

是年 开展“两管五改（管水、管粪，改水井、改厕所、改畜厩、改炉灶、改农舍环境）”为重点的爱国卫生运动，全年改水井7608眼，建压水井14978眼，自来水923个；粪便统管大队897个，改厕所144660个，改栏圈5484个，改鸡窝9084个，改炉灶5430个。经检查验收，基本达到“五洁四无（室内洁、室外洁、街道洁、厕所洁、厨房洁，无鼠、无雀、无蚊、无蝇）”的公社驻地12个，机关单位204个。

1980年

1月 市防疫站编印的《讲卫生》报，自1980年1月起，由原来的八开二版改为十六开四版印刷出版，每月编印一期，每期印刷发行1万份。

3 月 3 日　全市实行卫生防疫人员津贴。

3 月　市防疫站增设地方病防治科和卫生宣教科。

3 月　市卫生局、劳动局、总工会联合对张店电池厂、博山工具厂的铅、苯毒物严重危害情况进行调查，向市政府写了建议停产的报告。

3—4 月　市防疫站在临淄区城乡三所中小学中开展驱蛔效果观察，共调查 2704 名学生，蛔虫感染率城区为 54.5%，郊区为 71.1%。用驱蛔灵进行驱虫，第 1~5 天的排虫率分别为 4.2%、51.4%、31.6%、9.9% 和 2.9%，说明第 2~3 天排虫率最高，未发现药物不良反应。

4 月　市爱卫会、市防疫站在临淄区召开全市灭鼠工作会议，全市普遍采用敌鼠钠盐灭鼠。

4 月　市防疫站在博山、临淄区对 15 岁以下儿童 1703 人进行锡克氏试验监测白喉抗体水平，阳性率 79.50%。随机抽取 469 人微量血做间接血凝抗体定量分析，间接血凝阳性率 89.34%。两项试验符合率 81.03%，说明本市 15 岁以下儿童的白喉免疫力维持较高水平。

4 月　市防疫站与张店区卫生防疫站对淄博影院、淄博剧院、张店电影院进行一般卫生学调查，针对发现的影剧院内微小气候不良并检出致病性甲型链球菌、肺炎球菌等问题提出改进意见。

5 月　市防疫站在博山区和临淄区用锡克氏试验和间接血凝法对 1~15 岁儿童 1703 人做了白喉免疫力调查。锡克氏试验阳性率 79.5%，间接血凝阳性率 89.34%。对白喉的免疫力表现为随年龄的增长而下降。

5 月　周村区高塘公社刘家大队社员刘玉生之母，55 岁，5 月 15 日被狂犬咬伤手掌，因伤口表浅，未引起重视，也未注射狂犬疫苗。5 月 24 日发病，5 月 27 日死亡。此后，全市又有 16 人因被狂犬咬伤发病死亡。市政府召开有农业、卫生、公安等部门参加的紧急会议，部署狂犬病防治措施，在全市进行家犬免疫注射。

5 月　市防疫站举办地方病防治流动展览，共四部分内容八个展板。第一部分：党的温暖送万家，介绍国家和省、市党政领导关心地方病防治工作；第二部分：群防群治送瘟神，介绍本市防治地方性甲状腺肿病的群防群治成果；第三部分：碘盐治瘿效果好，介绍碘盐防治地甲病的方法、效果；第四部分：防治结合保健康，介绍本市常见几种地方病的防治措施（地甲病、肝吸虫病、布氏杆菌病等）。

8 月　市防疫站增设环境卫生监测科。

10 月　市防疫站对张店区大张和房镇公社 511 名中小学生和 258 名村民进行肝吸虫病调查。经粪检，肝吸虫卵阳性者 7 例（大张公社 6 例，房镇范家大队 1 例），感染率 0.91%。对粪检阳性者用血防——846 四日疗法进行治疗。

10 月 10—20 日　市防疫站与市爱卫会办公室、张店区文化馆、张店区防疫站联合举办“卫生与健康”美术、摄影、书法展览。展览共收到全省各市地卫生防疫系统和本市美术、摄影、书法作品 200 余幅，在张店区文化馆展厅展出 20 天，观众达万余人次。

11 月 11 日　山东省卫生厅、市卫生局组织国内 23 个大专院校和科研单位的 32 名专家、教授对淄博市卫生防疫站张汉民副主任医师为首的科研小组所做的“复方消痢菌（消痢菌 +TMP）防治细菌性痢疾的研究”课题进行鉴定，认为该科研项目达到国内先进水平。

12 月 25 日　市防疫站副主任技师潘承荣等根据双波长分光光度法原理，用国产 72 型分光光度计研究成功对柠檬黄、胭脂红、苋菜红、靛蓝四种水溶性色素的定量分析方法，被卫生部收录《食品卫生检验方法（理化部分）》，并作为标准方法（乙法）。

12 月　市防疫站设计《积极搞好饮食卫生》卫生宣传画一幅（对开、彩色），印刷一万份发放各区县饮食单位张贴、宣传。

是年　市防疫站参照《北方地方性氟中毒防治标准（试行草案）》对高氟区（饮水中含氟量 1.10~3.20 毫升 / 升）的张店于营、朱家大队，临淄区蒋家大队，周村区固玄庄大队进行地方性氟中毒调查。调查结果：氟斑牙平均患病率 91.26%；氟斑牙患病率与饮水中含氟量呈正相关。查出可疑氟骨症 112 人，经 X 光拍片，确诊 6 例 I 度硬化型氟骨症。高氟区土壤、蔬菜中含氟量高于低氟区（饮水中含氟量 0.1~0.3mg/L）。

是年　自 1978 年至 1980 年，市卫生局、市环保局、市监测站、省卫生防疫站、青岛医学院、青岛市卫生防疫站、山东铝厂医院成立协作组，对南定地区氟污染对人体健康危害情况进行调查研究。结果：山东铝厂氟污染源下风向五公里内空气中氟化物均超标；周围78眼水井氟含量：枯水期平均0.54mg/L，丰水期平均0.6mg/L；土壤含氟量：污染源100~300米内，最高1538PPM，最低252PPM；污染源周围500米~5000米范围内的小麦、韭菜、菠菜的含氟量均比正常食物含氟量高。在南定地区四个大队体检1039人，Ⅰ至Ⅱ度斑釉齿患病率38.84%，咽炎鼻炎患病率50%；未发现典型氟骨症病人；检查污染区居民尿氟352人，尿氟为0.5~10.0mg/L，非污染区（博山源泉大队）居民95人，尿氟为0.2~2.0mg/L。调查认为，距离氟污染区下风测5公里处氟污染仍超标，10公里处接近标准，大气污染是环境污染的主要方式，土壤污染主要是由大气中氟化物沉降所致。

是年　市防疫站检验科陈玉堂等人研究的“改良微量快速生化试验鉴定肠杆菌科细菌的实验研究”分别获淄博市科技成果三等奖和山东省卫生厅科技成果三等奖。

1981年

3月27日　成立预防接种异常反应诊断小组，该小组由市卫生防疫站、市第二医院、淄博卫校、市传染病医院组成，由市防疫站和市第二医院分任正、副组长。市卫生防疫站为联系单位，负责召集会诊、讨论病例，进行有关调查等。

4月15日　博山区郭庄公社谢家店大队曹某之女出嫁请客15桌，造成100人集体食物中毒，经细菌学鉴定，系因沙门氏菌污染食品而引起。

5—7月　市防疫站对博山、张店城区、临淄农村和博山山区共13个中小学的7103名学生进行脊柱弯曲调查。调查结果：脊柱弯曲发生率城区20.7%，农村16.3%，山区36.8%。分析认为，山区学生脊柱弯曲发生率高可能与学生经常挑东西，肩部负荷大有关。

6月6日　周村区彭阳公社某大队11户43名社员因食用病死骡驹肉，造成34人食物中毒，其中一名14岁小女孩因抢救无效死亡。中毒原因系因为骡肉被沙门氏菌B群鼠伤寒血清型污染引起。

7月9日　市政府颁布《淄博市食品卫生管理试行办法》。

8月　市防疫站援藏医疗队工作人员焦方俊、张一水、王连生在西藏日喀则地区援藏工作2年后返回淄博。

10月　自4月份以来，加强了副霍乱防治工作。全市成立机动小分队18个，共175人。36处医院建立肠道门诊，共接诊52629人次。市防疫站对13个水源地进行疫源检索，共采集化验水样135份。全市共培训义务疫情报告员115人。

11月10—15日　市防疫站在周村区南营公社孙寨大队进行鼠密度调查，采用铁板式鼠夹捕鼠，居室鼠密度为46.8%，杂物室为37.6%。

11月11日　省预防接种经验交流会议宣布全省计划免疫检查评比结果，市防疫站获“计划免疫先进单位”并获二等奖。

11月20日，转发《省卫生厅转发卫生部〈关于种痘问题的通知〉的通知》。根据上级指示精神，自1982年开始，停止牛痘苗接种工作。（1979年10月26日，世界卫生组织（WHO）宣布全球消灭天花）。

11月　市防疫站增设总务科。

是年　市政府发布《关于防治消灭狂犬病的布告》，布告要求对城区养犬坚决进行捕杀，农民养犬全部进行疫苗免疫注射。

是年　市防疫站对张店区大张公社于营大队165名小学生和解营大队235名小学生进行粪检，查出肝吸虫卵阳性者9例，感染率2.25%（其中于营大队6例，解营大队3例）。对粪检阳性者用血防–846四日疗法进行治疗。

是年　经进行尿氟正常值调查，淄博市确定健康人群尿氟正常值为0.4~4.0mg/L。

是年　市防疫站病毒实验室在省内首次应用酶联免疫吸附试验检测抗–HBe，发现肝癌患者与正常人群阳性率有明显差异。

是年　市防疫站对淄川区6636名中小学学生肺活量进行调查，7~17岁学生的肺活量均值随年龄的增长而增加，男高于女，13岁以后这种差异更为显著。

是年　市防疫站对博山区8所中小学的学生进行扁平足调查，共检查3506人，扁平足检出率30.3%，其中城区学生33.2%，山区学生25.5%。调查认为，山区学生扁平足发生率低，与从小参与农业劳动较多有关。

1982年

1月26日　市防疫站张汉民等研究课题“痢疾杆菌多糖—蛋白复合物菌苗的制备及人群免疫的研究”获山东省科委科技二等奖。

3月　发生首起霉变甘蔗食物中毒事件。临淄区果品商店因出售越冬的霉变甘蔗，导致116例儿童食物中毒，造成1例硬瘫、3例软瘫、1例死亡的严重事故。此次霉变甘蔗食物中毒系本市、本省首次发生，山东省卫生防疫站派员协助进行调查处理，并确认系芽枝霉菌、圆弧青霉菌和串珠镰刀菌产毒菌株所致。

3月　市防疫站组织力量对全市计划免疫工作进行考核。对5个区10个公社50个村和20个厂矿企事业单位，选择24个月龄以内的儿童490人和预防接种卡片6746张，进行随机抽样检查。结果：麻疹疫苗接种率54.08%，脊灰疫苗全程正规服苗率34.1%，预防接种卡建卡率88.16%，正确用卡率77.1%。

4月7日　临淄区孙娄公社耿王大队发生一例脊髓灰质炎病儿。患儿系该大队社员王信义之女王玲，15个月龄，于1982年3月25日发病。经市、区卫生防疫站调查，采集病儿大便及血标本送省卫生防疫站化验，分离出Ⅱ型病毒，确诊为脊髓灰质炎。经查，该患儿未服用脊灰疫苗。发现该病例后，对该村易感儿童应急服用脊髓灰质炎疫苗预防。此后，未发现第二例病人。

5—8月　市防疫站对本市城区、平原农村、山区农村11所中小学的5295名8~17岁中小学生的血压进行调查。高血压发生率男生0.43%，女生0.26%；城区、平原农村和山区农村学生高血压发生率分别为0.32%、0.11%和0.85%。

7月14日　市卫生局在全市“三病”防治工作会议上宣布：淄博市基本消灭麻风病。

7月　淄川区峨庄公社罗泉峪村发生流行性斑疹伤寒暴发流行，共发生19例，均为1户4例以上。经查18份血清抗体结合分型试验，普氏抗体1：10++18份，1：20++以上者14份，占77.78%。经调查，传染源由山西省大同县带入，造成这次斑疹伤寒暴发。

8月中旬—9月中旬　张店区大张公社刘东、刘西、小庄三个大队发生肝炎暴发，一个月左右共发生肝炎病人41例，以中小学生和托儿所幼儿为主。经市、区卫生防疫站调查分析，此次肝炎发病以托儿所和中小学同班、同桌发病较多，三个村的饮用水均为封闭的压水机井，故认为这次肝炎暴发流行与密切接触传播有关。对肝炎病人采取简易病房隔离，由公社医院和大队赤脚医生负责治疗。

10月　市防疫站对张店房镇公社以往肝吸虫病发病大队（范家大队）和非发病大队（和家大队）共580人进行粪检，均未查出微丝蚴阳性感染者。

11月　省卫生厅为市防疫站配备卫生宣传车一部。车内设有扩音设备和电影放映工作台等宣传设备。

12月28日　淄川区峨庄公社麻疹暴发流行，疫情分布在山桥、杨家、紫峪、上雀峪、前沟、后沟、土泉、秦家、沙帽、王家10个大队。市、区防疫站组织调查组进行调查，仅沙帽大队自11月初至12月27日就发生80例，死亡1例。该村14岁以下儿童170人，发病76人，占44.71%。据流行病学分析，认为该公社麻疹流行的主要原因是基层卫生组织预防接种工作执行不好，接种率低，有的大队几年来未接种过麻疹疫苗，易感儿童逐年增多，造成本次暴发流行。

至1982年年底，全市累计查出地甲病病人共124813例，患者多为农民，女性多于男性，并以青春发育期和哺乳期妇女为主。其中，Ⅰ度108147人，占86.65%；Ⅱ度14808人，占11.86%；Ⅲ度1456人，占1.17%，Ⅳ度402人，占0.32%。弥漫型106951例，占85.69%，结节型10328例，占8.27%，混合型7534例，占6.04%。经过用碘化钾食盐防治，至

1982年年底，全市49个病区公社中，已有46个公社（占90.20%）达到基本控制地甲病标准。

至1982年年底，全市布鲁氏菌病累计患病人数167例，分布在全市18个公社的26个大队，发病率2.10/10万。经治疗，累计治愈135人。至1982年12月，全市有慢性布鲁氏菌病病人32例。

是年　淄川区医院峨庄分院由于不重视防疫工作，预防接种工作处于瘫痪状态，致使区里下发的麻疹疫苗无人接种，造成沙帽大队等十个大队的麻疹暴发流行。其原因：农村实行生产责任制后，卫生部门没有跟上形势发展，未能解决乡村医生的报酬，计划免疫卡、册无人管理，疫苗无人接种的现象时有发生。

是年　完成了地方性甲状腺肿病病区考核验收工作，全市46个病区公社均达到基本控制标准。

是年　自1978年至1982年，市防疫站对张店区中心路小学1-5年级学生进行了历时五年的生长发育动态调查。调查结果：7~11岁学生，男生身高平均每年增长5.8厘米，体重平均每年增长3.04公斤，胸围平均每年增长2.19厘米；女生身高平均每年增长6厘米，体重平均每年增长3.09公斤，胸围平均每年增长2.18厘米。

是年　市防疫站主管技师陈玉堂主研的“改良微量快速特殊化试验鉴定肠杆菌科的实验研究”获省卫生厅科研成果三等奖。

1983年

1—3月　张店、博山、淄川、临淄4个区发生15例散在脊髓灰质炎病儿，其中张店7例，博山4例，淄川3例，临淄1例。发病年龄：周岁以内6例，1岁3例，2岁4例，3岁2例。除一名患儿曾服用过脊灰疫苗Ⅱ+Ⅲ型外，其余均未服用脊灰疫苗。经调查，基层卫生组织不健全，脊灰疫苗漏服或服用方法不当，是造成脊髓灰质炎散发的主要原因。

2月　发现并确诊首例流行性出血热病人。患者孙玉文，系临淄区边河公河西崖大队农民。该病例系由淄博市传染病医院邀请山东医学院吴士英副教授会诊后确认。

3月6日　由市防疫站环境卫生监测科完成的《淄博市博山区大气污染与肺癌关系的研究》通过了市卫生局组织的科研鉴定，经来自14个大专院校和科研单位的专家、教授鉴定，认为此项研究成果达到了国内同类专业调查水平。

3月　市防疫站副主任医师张汉民等主研的“痢疾杆菌多糖—蛋白复合物菌苗的制备及人群免疫的研究”项目，于1982年1月16日通过科技成果鉴定，鉴定认为该项研究成果达国内先进水平，1983年3月，该项研究获山东省科委科研成果二等奖。

5月19日　市政府召开各区分管副区长和市直有关部门负责人会议，研究部署实施《中华人民共和国食品卫生法（试行）》的各项准备工作，副市长王裕民主持会议并讲话。

5月30日　世界卫生组织西太平洋办事处控制结核病组组长钱元福（中国）教授到淄博市考察，作了题为《控制结核病工作的方针与政策》的专题报告。

5月　博山区发生麻疹流行。首例病人发生在1月2日，4—5月发病人数达高峰，据不完全统计共发生346例。分布在全区16个乡镇82个大队（单位），南博山下瓦村和北博山天津湾大队呈暴发流行。经调查，本次麻疹流行主要原因是农村麻疹疫苗接种率低、接种质量差。麻疹流行村的卫生室处于关闭状态，部分乡村医生因经济待遇不落实而弃医经商或务农，影响了预防接种工作的正常开展。

5月　市防疫站成立站志编纂领导小组，由副站长丛树洪任组长，下设办公室。

6月　经市政府批准，建立淄博市食品卫生监督检验所。该所设在市卫生防疫站，由该站食品卫生科承担食品卫生监督监测任务。

7月　市防疫站对本市14家医院环境中HbsAg污染状况进行了调查，用RPHA定性方法检测标本775份，阳性212份，占27.35%。调查结果表明，医院各科HbsAg检出率为：内科36.36%，外科33.06%，中医科31.55%，传染病科29.55%，儿科20.0%。医院外环境HbsAg检出率为：桌面47.92%，挂号取药窗口41.18%，更衣架40.0%，诊疗器械中以器械消毒液和金属器械检出率最高，分别为 55.0% 和 24.07%。调查认为，医院中 HbsAg 交叉污染严重，加强医院消毒是控制病毒性肝炎医源性传播的一项重要措施。

8 月 16 日　市防疫站配合山东省卫生防疫站对国家重点工程 30 万吨乙烯工程的环境质量进行预先调查评价，并参加了该工程项目的总体设计审查会。

9 月　市防疫站下发通知首次组织全市各类人群卫生知识水平调查。采用统一调查问卷，调查中小学生、工人、农民和服务行业职工四种不同人群共 1372 人，以百分记分法统计考核卫生知识水平。结果：农民不及格人数比例最高（28.4%）。调查认为本市卫生宣传工作重点应放在农村。

9—12 月　市防疫站会同省卫生防疫站、张店区防疫站在山东新华药厂和山东农药厂两个幼儿园开展学龄前儿童卫生教育效果调查。结果表明，试验组与对照组卫生知识知晓率教育前后有显著差异（X^2=56.57，P<0.01），试验组本身在卫生教育前后卫生知识知晓率也有显著差异（X^2=45.66，P<0.01）说明在学龄前儿童中开展卫生教育非常必要。

9—12 月　全市斑疹伤寒散发强度增加并呈局灶型流行，共发生病人 740 例，发病率为 33.16/10 万。周村区流行强度高，共发病 461 例，发病率 179.06/10 万。该区城乡交叉居住区的周村公社发病率高达 534.1/10 万。其灶型流行村安子窝、莫家庄大队的发病率高达 1459.68/10 万，1 户 1 例病人者占 98.76%。化验 209 份患者血清，莫氏抗体阳性率 84.69%，GMT 为 1:41.68，密切接触者血清 102 份，莫氏抗体阳性率 68.63%，GMT 为 1:4.67，二者有显著差异（X^2=10.81，P<0.01）。健康人血清 119 份，莫氏抗体阳性率 10.08%，GMT 为 1:1.47，远低于密切接触者，二者有显著差异（X^2=89.04，P<0.01）。于疫区捕获 5 只褐家鼠，其血清补体结合分型试验，莫氏抗体阳性 2 只，其滴度为 1:10++~1:80++，普氏抗体均为阴性。根据化验结果，分析认为这次全市性的斑疹伤寒散发与局灶型流行是鼠型和虱型斑疹伤寒的交叉流行。在防治中，加强了全民捕鼠灭蚤灭虱措施。

9 月　为进一步控制病毒性肝炎的血源性传播，市防疫站根据全市供血员管理工作会议精神，组织各区卫生防疫站和有关医院，以区为单位组成供血员调查协作小组，统一领导，统一方法，统一标准，统一时间在全市调查供血员 2620 人，HbsAg 阳性率 5.51%。其中，张店区调查 1237 人，HbsAg 阳性率 5.17%；博山区 551 人，阳性率 2.72%；淄川区 197 人，阳性率 3.55%；临淄区 196 人，阳性率 5.61%；周村区 283 人，阳性率 11.66%；桓台县 156 人，阳性率 3.21%。通过调查，淘汰了不合格献血员，保证了血源供血质量，有效控制了病毒性肝炎的血源性传播。

10 月　市防疫站举办“卫生知识流动展览”，共制作图文并茂的卫生宣传牌 16 块，主要宣传内容包括：大家都来执行《食品卫生法》《积极预防病毒性肝炎》《苍蝇与疾病》《预防细菌性食物中毒》《预防肠道传染病》《预防注射——人类战胜传染病的方法》等。

12 月 23 日　由市防疫站副主任技师潘承荣等主研的“PC—1500 袖珍型电子计算机诊鉴肠杆菌科病原菌的研究”通过了市卫生局组织的科研鉴定，鉴定认为该研究达到国内先进水平。

是年　市委副书记曲相升、副市长李克良分别为淄博市卫生防疫站编印的《讲卫生》报改版题词题诗。曲相升题词：《卜算子·讲卫生》，“户户爱清洁，人人讲卫生，振兴中华齐奋进，环境展新容。处处有道德，各各美心灵，精神文明遍地起，四化驾长风。”李克良题词：“版面扩大是亟需，文图并茂办好它，两个文明一齐抓，卫生宣传纳规划。重点突出靠经常，防治结合搞调查，卫生清洁环境美，激励人们奔四化。”

是年　市防疫站完成了全市 293 个区以上厂矿企业的劳动卫生和职业病建档工作。

是年　2 月，本市首次发生流行性出血热疫情，截至年底，全市共发生 37 例病人，主要疫区在临淄区边河公社西崖大队，共发现病人 30 例，占全市发病人数的 83.33%。其余 7 例病人分布在边河公社东崖大队，周村区南闫公社黑土大队、贾黄公社张楼大队，淄川区太河公社马鹿大队和桓台县。经治疗，37 例病人均痊愈。

是年　市卫疫站在流行性出血热病区采用夜夹法进行主要传染源调查。病区野外平均鼠密度为

8.57%，室内平均鼠密度为 9.93%。主要鼠种为褐家鼠、小家鼠、黑线姬鼠。经检验，只有褐家鼠带毒，故认为本市流行性出血热传染源为褐家鼠。调查后，在疫区用敌鼠钠盐先后开展三次灭鼠活动。

是年　市防疫站对 22 所大、中、小学校学生视力减退情况进行资料回顾性抽查，共抽查 19085 人。抽查结果：1980 年至 1983 年视力减退发生率分别为 21.21%、26.36%、30.83% 和 32.35%，呈逐年上升的趋势。

是年　市防疫站副主任医师张汉民等撰写的“复方消痢菌治疗急、慢性细菌性痢疾的临床疗效及体外杀菌效能的观察”和“痢疾杆菌多糖蛋白复合物菌苗的制备及人群免疫的初步研究”两篇论文被选入 1983 年《中国内科年鉴》。该书由人民卫生出版社出版，该书编委会主任楼方岑教授为这两篇论文撰写述评。

是年　截至 1983 年年底，市防疫站建站 30 周年。全站下设办公室、检验科、卫生科、防疫科、劳动卫生科、食品卫生科、放射防护科、地方病防治科、卫生宣教科、监测科、总务科共 11 个科室，有职工 134 人，其中卫生技术人员 98 人，行政人员 25 人。卫生技术人员中，副主任医（技）师 2 人，主管医（技）师 10 人，医（技）师 31 人，医（技）士 55 人。

1984 年

2 月 17 日　市政府印发《淄博市人民政府关于冷饮管理的暂行规定》。

2 月　中华人民共和国城乡建设环境保护部环境保护局向淄博市卫生防疫站颁发全国环境保护科技成果证书（证书编号：0266），以表彰市防疫站在参与省环保局组织的“淄博市南定地区环境质量评价”课题研究工作中所取得的成绩。

3 月　市防疫站组织全站职工参加全国第三个“文明礼貌月”活动，设街头卫生宣传咨询站 2 个，为群众义务查体 910 人次，发放卫生宣传材料 2000 余份，义务植树 120 余株。

4 月 18 日　市计划委员会批准市防疫站建设 4000 ㎡检验楼。

4 月底—5 月中旬　王村生建八三厂自 4 月底开始发生成人腹泻流行，至 5 月中旬达高峰。全厂 1400 余人，发病率达 30%。经市防疫站采样送卫生部兰州生物制品研究所化验鉴定，该厂腹泻流行系“成人副轮状病毒”所致的腹泻。

6 月 1 日　中共淄博市委宣传部根据市卫生局党委《关于〈讲卫生〉报编印发行意见的申请报告》作出批复：“你局《关于〈讲卫生〉报编印发行意见的申请报告》收悉，经研究，同意《讲卫生》报作为内部小报继续编印发行，望认真贯彻执行中央和省委宣传部有关报纸管理的规定，坚持四项基本原则，不断提高该报的办报质量。”

6 月 18—27 日　市防疫站副主任医师张汉民出席国际卫生组织在上海召开的西太平洋地区腹泻疾病控制规划会议，宣读了《痢疾杆菌多糖蛋白复合物菌苗的制备及人群免疫的现场流行病学效果观察》论文。

8 月 15 日　本市发现一例由天津市塘沽区带入的轻型霍乱病人（小川型）。市防疫站与有关单位协作，立即封锁疫点，对患者及 36 名密切接触者进行隔离，全部进行预防服药，粪检、细菌培养 114 人份，均为阴性。对疫点进行药物喷洒灭蝇，疫情就地扑灭。

9 月上旬　桓台县起凤镇建筑队在惠民县油棉厂施工期间，发生 4 例轻型副霍乱病人及 1 例带菌者。接到疫情后，桓台县卫生局、桓台县公安局、桓台县卫生防疫站立即派员赶赴现场协助惠民县实施各项防治措施。对 2 例在疫点封锁期间返回本市的病人和接触者，立即进行疫源检索，并对其家庭进行消毒、灭蝇，共检索大便及苍蝇标本 15 份，均为阴性，防止了霍乱疫情由外地传入本市。

9 月 11 日　市政府印发《关于重新建立市食品卫生领导小组的通知》。市食品卫生领导小组由王裕民、张启然、孟庆年、赵大明、张洪义五人组成，副市长王裕民任组长，市卫生局局长张启然任副组长。

9 月 20 日　市政府下文，将市中级人民法院原办公楼 1296 ㎡和车库、食堂等附属设施共 339 ㎡划归市防疫站使用。

12 月 10 日　省卫生厅和市科委向市防疫站拨

付科研经费5万元，资助市防疫站购买0520型PC微机一台。

12月27日　市防疫站成立共青团总支委员会，翟慎永任专职团总支副书记。

1985年

4月10日　市爱卫会、市卫生局联合下达《关于建立〈讲卫生〉报编辑部的通知》。称：《讲卫生》报由市爱卫会办公室、市防疫站联合主办；《讲卫生》报编辑部设在市卫生防疫站；总编：张启然，副总编：吕升昌、赵大明，编辑部主任：解荣章。

5—6月　受省卫生厅委托，市防疫站在张店区举办全省首届卫生宣教干部理论培训班，全省各市地、县42名卫生宣教干部经过两个月的理论学习和实习，由省卫生防疫站颁发了培训结业证书。

5月19—29日　市防疫站在张店举办一期面向全省、以推广本站专业技术人员研究开发的科技成果"PC-1500计算机在微量快速生化鉴定系统E-15中的应用"为主要内容的微机学习班，来自全省各地市、县医院、卫生防疫站和厂矿医院共25个单位的46名学员参加学习。中国军事医学科学院、武汉大学、上海第一医学院、以及浙江省、辽宁省卫生防疫站也派人参加了这期学习班。

7月6日　山东省卫生厅公布卫生部、省科委、省卫生厅获奖科技成果。市防疫站潘承荣、陈玉堂主研的"袖珍型电子计算机诊鉴肠杆菌科病原菌"获省卫生厅科技成果二等奖。

7月10—13日　张店区城区及淄川区罗村矿区发生102人食物中毒。经防疫站组织调查，系临淄区王寨乡个体肉食加工户王能光加工出售的马肉污染所致的奇异变型杆菌食物中毒。对造成这次食物中毒的责任人，按照《中华人民共和国食品卫生法》相关规定，给予行政处罚：1.赔偿所有病人的医药费、误工工资、生活补助费计3000元；2.罚款4900元；3.吊销其卫生许可证。

7月27日—8月1日　本市连续发现3例副霍乱病人。患者王向军，女，21岁，乐陵县水利局小学教师，7月22日发病，7月26日到淄博市博山区原山林场探亲。7月27日市防疫站接德州地区卫生防疫站疫情报告：该患者7月26日被确诊为轻型（小川型）副霍乱。患者孟涛，男22岁，张店长途汽车站司机，7月25日出车胜利油田时发病，未诊疗。返淄后病情加重，7月28日在市第二医院就诊时，被确诊为中型副霍乱（小川型）。患者张玉春，男，32岁，河南省项城县袁营毛刷厂工人。7月29日乘火车抵周村，7月30日发病。7月31日在驻军148医院就诊时，经SPA快诊阳性。8月2日，淄博市卫生防疫站经大便培养，确诊为轻型副霍乱（稻叶型）。市防疫站接到3例病人疫情后，分别与博山、张店、周村区防疫站、山东机器厂职工医院、市第二医院、驻军148医院密切配合，隔离治疗病人，对病家内外环境及可疑污染物进行消毒，对所有密切接触者进行预防服药，并进行医学观察。此后，未再发现新发病例。

8月1日　全市64名食品卫生监督员首次统一着装。

8月　市卫生局批复市防疫站工会委员会组成人选的报告。批准市防疫站工会委员会由李庆祥、张庆林、丁桂芬、李进贤、汪春景、刘伯雁、马锋七人组成，李庆祥兼任工会主席，张庆林任工会副主席。

8月　根据市委、市政府落实知识分子政策的意见，市防疫站为取得主管医（技）师中级职称的5名专业技术人员安圣臣、张一水、王连忠、王金孚、刘书奎办理了家属及其符合条件的子女共15人的农转非户口。

7—9月　市防疫站组织市、区（县）食品卫生监督所对酒类、罐头、奶粉、软包装饮料等定型包装食品进行全面卫生监督、检查，对混浊、沉淀、变质的食品进行销毁处理。其中，酒类52144瓶，汽水、橘子汁及软包装饮料22732瓶（袋），酱油、食醋共1812斤，糕点、饼干4593斤，罐头518听，糖果1651斤，冰糕5000支。下达处罚通知书534份，停业整顿170户，罚款28343.40元。

9月16—26日　山东省卫生宣传协作区检查团一行五人由潍坊市卫生防疫站主任王秀德带队，对淄博市14个医院、4个饭店、2个学校和3个工厂共23个单位的卫生宣传工作进行全面检查，对卫生宣传工作给予高度评价。

9月　根据工作需要，经市卫生局批准同意，市防疫站建立财务科。

10月　市防疫站张汉民获淄博市劳动模范荣誉称号。

11月15日　市防疫站下发《关于试行〈淄博市发放食品卫生许可证验收标准〉的通知》，详细规定了饭店（食堂）、屠宰厂（场）、熟肉加工厂、罐头厂、冷饮厂、酿造厂、糕点糖果厂、食品门市部以及农贸市场、个体摊贩的验收标准。

11月18日　市食品卫生监督检验所转发《淄川区食品卫生监督检验所〈关于加强甘蔗购销卫生管理预防霉变甘蔗中毒的通知〉的通知》。称：自1982年3月至1985年11月，全市已有7名儿童因食用霉变甘蔗而中毒，其中6人死亡，1人致残。通知要求各区县食品卫生监督机构加强监督检查，严禁销售霉变甘蔗。

12月24日　市防疫站召开青年科技人员论文讨论会，之前编印了《淄博市卫生防疫站青年论文选》。

12月26日　市卫生防疫站、市食品卫生监督检验所下发《关于试行〈淄博市食品卫生监督机构档案管理实施细则（试行）〉和〈淄博市食品卫生监督工作程序〉的通知》。规定，《淄博市食品卫生监督机构档案管理实施细则（试行）》自1986年1月1日起在全市范围内试行。

12月　1985年全市共发生流行性出血热病人729例，年发病率26.76/10万；死亡7例，病死率0.95%。发病率比1984年上升24.24%。疫情分布在五区一县的74个乡镇，占全市乡镇的79.5%。

12月　市防疫站组织力量对全市计划免疫工作进行检查，共抽查180个单位。计划免疫建卡率93.8%，用卡率84.8%。“四苗”覆盖率38.1%，接种率分别为：麻疹71.4%，百日咳64.99%，卡介苗62.1%，脊灰疫苗78.2%。

1986年

2月　全市卡介苗接种工作由市结核病防治所移交市及各区（县）卫生防疫站管理。

3月10日　市防疫站实施对基本建设项目进行“三同时”预防性卫生监督。审查范围包括一切工业企业、食品生产加工经营企业、学校、医院、托幼机构、公共场所的新建、改建、扩建、翻建，审查范围包括：选址、设计审查、竣工验收等。

5月6日　市卫生局党委同意市防疫站增设计划免疫科、消毒杀虫科、情报资料室三个科室。

5月21日　省寄生虫病防治研究所无偿调拨给淄博市“江南”产1600XXSP—18A生物显微镜共21台。市防疫站根据工作需要，分别分配给淄川（4台）、博山（4台）、张店（3台）、临淄（3台）、桓台（3台）、周村（2台）区县卫生防疫站，市防疫站留用2台。

7月1日　市卫生局下发《关于发放兼职食品卫生监督员证书证章的通知》。市、区兼职食品卫生监督员由同级政府发证书，自1986年7月1日起，在所辖范围内执行食品卫生监督任务。

7月　市防疫站成立蚊蝇消杀队，以张店城区为服务中心，开展有偿服务。据测定，与市防疫站签订消杀合同的单位，1986年室内蝇密度比1985年同期下降92%，环境蝇密度下降83%。

7月　市开展大型《中华人民共和国食品卫生法》宣传周活动，全市共设宣传站79处，制作展出宣传板（牌）1340块，悬挂大型过街横幅标语177条，出动宣传车16辆，组织放映卫生科教片96场次，累计受教育者达107万人次。

9月　市卫生局从各区县医疗卫生单位抽调30人，组成三个检查组，对全市县（区）以上医疗单位的卫生宣传工作进行循环对口检查。共检查区以上医院14个，厂矿医院9所。淄博市结核病防治院、山东铝厂医院、博山区医院、淄博市中医院、淄川区医院、市第一医院获90分以上成绩，被列入年终表彰单位。

9月　在全省医院卫生宣传工作检查考核中，市防疫站被省爱卫会评为“全省医院卫生宣传工作先进单位”。

9月　为控制流行性出血热流行，本市开展全市性灭鼠“一役达标”活动。经考核验收，家鼠和野鼠密度由灭鼠前的1.2%和9.3%分别下降为0.65%和0.09%，达到省里规定的1%和2%以下的标准，实现了“一役达标”。

10月　市防疫站与市环境保护监测站共同完成博山区城镇大气中悬浮颗粒物监测和修订《大气悬浮颗粒物卫生标准》。

11月15—20日　山东省卫生厅、中共山东省委地方病防治领导小组办公室考核组通过对市3个区、9个乡镇疟疾防治工作的全面考核，宣布本市已达到卫生部规定的基本消灭疟疾的各项指标要求，认定淄博市的疟疾病基本消灭。

11月18日　市爱卫会办公室、市防疫站共同召开《讲卫生》报百期纪念会。副市长王裕民出席会议讲话。世界卫生组织（WHO）健康教育专家组成员、中国卫生宣教协会副主席贾伟廉教授，山东省人大常委会委员、省卫生厅原厅长向克，副市长王裕民，中国书法协会会员、著名书法家韩绍玉，市政协原主席曲相升等分别为《讲卫生》报创办百期题字或撰文祝贺。《淄博日报》、淄博电视台、淄博人民广播电台、《淄博科技报》《淄博公安交通报》《淄博商业报》《淄博环境报》《石化工人报》《山铝前进报》《山机工人报》等新闻媒体有关负责人到会祝贺。

12月8日　潘承荣、隋英祝、徐文华主研的“便携型微机检索革兰氏阳性杆菌及其汉字输出系统”获淄博市科技进步二等奖；陈玉堂、温芳莲主研的“标记SPA协同凝集试验快速诊断伤寒病的研究”获淄博市科技进步三等奖。

12月　1986年省地方病防治办公室分配市17个地方性氟骨症病区村的防氟改水任务。至12月，17个村的防氟改水任务按合同要求全部完成。

12月　市防疫站新建的4000㎡五层检验大楼竣工。

是年　市防疫站被卫生部评为“全国环境卫生工作先进单位”。

1987年

1月2日　市建筑公司教育中心集体食堂的炊管人员加工馒头时，误将氟硅酸钠当碱粉使用，造成205人食物中毒。

1月12日　为保证市在1987年年底实现85%以上儿童的全面免疫，市防疫站下达疫苗紧急补种通知，1986年1月1日至10月31日出生的儿童，必须在1987年3月底以前按照新的计划免疫程序完成四种基础免疫制剂接种任务。

1月　市卫生局印发《淄博市计划免疫规划实施办法（试行）》。

3月3日　经中央和省考核，地方性甲状腺肿大病（地甲病）已达到基本控制的要求。

3月17日　市卫生局、公安局、科委、劳动局、环保局、城乡建委、总工会印发《淄博市放射卫生防护管理办法》。

3月25日　临淄区齐都镇葛家村个体肉食加工户于海连出售的猪下货污染沙门氏菌，造成36人食物中毒，26人住院治疗。

3月　在淄川区召开全市计划免疫“冷链”现场会，组织参会人员参观淄川区防疫站、洪山镇卫生院、蒲家庄卫生室“冷链”运转情况。副市长王裕民到会讲话。

4月13日　市卫生局批复：经山东省卫生厅同意，建立山东省卫生防疫人员淄博培训基地。培训基地设在市防疫站，并负责日常管理工作。

4月21日　市卫生局、城乡建委、商业局、供销社联合印发《淄博市疟疾防治流动人口管理暂行办法》。

4月22日　市防疫站召开第二届职工代表会议暨第三届工会代表会议，讨论通过了《淄博市卫生防疫站职工代表大会工作条例》《加强经济管理的有关规定》等。

4月23—29日　市政府决定4月23—29日，在全市范围内开展为期一周的计划免疫宣传活动。全市共组织54个医疗单位599人（次）参加宣传工作，设宣传咨询站64处，印发计划免疫宣传单14万7千份，《讲卫生》报编发专刊1万份，组织放映计划免疫科教电影8场（次），出动宣传车74辆（次），直接受教育人数达10万人。其间，全市有3154名适龄儿童进行了疫苗补漏接种。

4月25日　副市长王裕民、市政府秘书长赵儒孝到市实验幼儿园为儿童送服脊髓灰质炎糖丸疫苗。

4月　市防疫站155名专业技术人员晋升职称，其中：晋升副主任医师（技师）以上高级职称10人，晋升主管医师（技师）中级职称35人，晋升初级卫生医士（技士）职称110人。

5月6日　市防疫站对尘毒危害逾期不进行测报的淄博建筑陶瓷厂、山东工业陶瓷研究所、淄博粮食机械厂、博山标牌厂、淄博丝绸机械厂、博山防爆电器厂、淄川玻璃厂、博山制药厂八个单位进行通报批评，并给予经济制裁。

5月7日　淄川区岭子镇崇山煤矿发生98人食物中毒，29人住院治疗。经查，中毒者均曾食用个体肉食加工户毕德海出售的驴肉，该驴肉因被福氏志贺氏菌污染而导致食用者中毒。

5月20—28日　省卫生厅、省水利厅、省地方病防治办公室防氟改水工作联合检查组对张店区、周村区和桓台县防氟改水工程进行检查，认定本市按期完成了省下达的中氟区改水任务，成绩显著。

5月22日　市卫生局、市乡镇企业局联合印发《淄博市贯彻执行山东省乡镇工业企业劳动卫生管理办法实施细则》。

6月2日　桓台县耿桥乡姜庙村个体肉食加工户巩子晶加工销售的熟驴肉因污染葡萄球菌，造成31人食物中毒，28人住院治疗。

6月19日　市经委、劳动局、总工会、卫生局联合印发《淄博市接触生产性有害因素工人查体工作暂行规定》。

6月23日　市防疫站通报1~6月发生的4起食物中毒情况，就进一步做好食物中毒预防工作提出意见。

7月11日　淄博市人民政府印发《关于捕杀和控制养犬的布告》。该布告对家犬禁养区范围、家犬伤人后犬主应承担的责任、农村准养犬的注册登记、注射兽用狂犬疫苗以及在禁养区强制捕杀中出现的问题的处理，均作了明确规定。

8月16日　市政府印发《淄博市公共场所卫生管理暂行标准》。

9月14日　市卫生局印发《关于设立淄博市劳动卫生监察监测所的通知》。该所设在市卫生防疫站劳动卫生科，一个机构，两个牌子，对外行使淄博市劳动卫生监察监测所的职权。

9月29日　经市卫生局党委批准，市防疫站于1987年9月28日至29日召开首届党员大会，并选举产生中共市防疫站第一届总支委员会。总支委员会由杨明玉、李庆祥、吴新宝、赵大明、张汉民五人组成。

10月6日　市局党委批复同意市防疫站党总支由杨明玉、李庆祥、吴新宝、赵大明、张汉民五人组成，杨明玉任书记。

10月23日　桓台县唐山镇西马村个体狗肉加工户荣超，男，39岁，7月11日和8月28日曾两次被狗咬伤，均未作伤口处理，也未注射狂犬疫苗。荣超10月2日发病，10月7日出现典型狂犬病症状，10月9日死亡。该县卫生部门在该村周围2.5公里范围内组织进行家犬捕杀，被犬咬伤者及与病人曾密切接触者进行狂犬病疫苗注射。

10月　市防疫站自3—10月，对桓台县马踏湖区人群肝吸虫病感染情况进行调查。共做皮试6160人次，阳性557人，阳性率9%；粪检513人，感染率为0.73%。

10月　在省爱卫会办公室、省卫生防疫站召开的全省医院健康教育经验交流会暨表彰会上，11个单位被授予“全省医院健康教育先进单位”：市防疫站、周村区防疫站、淄川区防疫站、市中医院、市结核病防治院、市中心医院、市第一医院、周村区医院、淄川区医院、博山区医院、张店区医院。

11月2日　桓台县起凤镇华沟村发生一例狂犬病病人。患者宋永柏，男，67岁。1987年7月28日被犬咬伤，于10月26日发病，10月31日死亡，潜伏期90天，病程5天。疫区处理：疫点周围5公里内家犬全部捕杀；被病人咬伤、抓伤及密切接触者全部注射狂犬疫苗；加强宣传教育及个人防护。

11月2日　市政府表彰奖励1986年科研项目获奖者。市防疫站隋英祝、张传云、高玉杰等完成的“人发中锌、铜含量与动脉硬化关系”科研项目获市科技进步三等奖。

11月13日　市防疫站副主任医师张汉民、副主任技师潘承荣被市委、市政府授予“淄博市专业技术拔尖人才”荣誉称号。

12 月 30 日　市卫生局批复淄博市卫生防疫站关于实行站长负责制的申请报告。该批复称：“同意从十二月三十一日起建立新的领导体制，实行站长负责制”。

12 月 31 日　截至 12 月底，全市五区一县全部实行计划免疫“冷链”程序化管理，“四苗”接种率达 96.9%。全市有 44 个乡镇的 812 个村实行儿童计划免疫保偿合同制，儿童入保率达 59.34%。

12 月 31 日　市卫生局局长黄锡昌与市防疫站站长李庆祥签订 1988 年业务目标合同书。

1988 年

1 月 21 日　市防疫站印发调整淄博市卫生防疫站科技委员会成员的通知，主任委员：张汉民，副主任委员：潘承荣，委员：张洪义、张仲平、陈玉堂、孙启生、石楚南、袁向鼎、王玉尧。

2 月中旬　1 月，上海甲型病毒性肝炎暴发流行。市卫生局组织市防疫站专业人员对全市 33 个医疗卫生单位病毒性肝炎防治情况进行检查，对市、区共 93 家水产商店、冷库、饭店、农贸市场进行检查，严防疫区水产品进入本市。

3 月 5 日　根据《淄博市放射卫生防护管理办法》，市防疫站印发《关于加强放射性建筑工程预防性卫生监督的通知》。

3 月 7 日　市防疫站印发调整改革领导小组的通知，组长：李庆祥，副组长：杨明玉、赵大明，成员：李庆祥、杨明玉、赵大明、刘向前、张汉民、吴新宝、王吉礼、张洪义、丁勇。下设办公室，王吉礼兼任主任，徐逢春任副主任。

3 月　《讲卫生》报编辑部编辑出版《防治甲型肝炎增刊》（4 开 2 版），印发 1 万份，配合全市甲肝防治工作。

4 月 19 日　市防疫站连续举办三期工业通风防尘防毒技术培训班，每期 10 天，全市各厂矿、企业 300 余名测尘员参加学习。中国预防医学科学院刘光诠、邵强教授应邀到淄博讲学。

4 月 22 日　市政府颁发《淄博市儿童计划免疫保偿合同制实施细则（试行）》。

4 月 25 日　在“4·25”全国计划免疫宣传日活动中，副市长康寿美在市卫生局局长黄锡昌陪同下赴市实验幼儿园为儿童送服脊灰糖丸疫苗。

4 月　市防疫站配合市地方病防治办公室对全市 36 个除氟改水工程进行检查验收，对 31 眼饮水井做了全水质化验；对 122 名病区小学生氟斑牙患病情况进行调查，氟斑牙患病率 37.74%，比 1984 年下降 53.11%，检测尿氟 93 份，已降至正常尿氟水平。

5 月 6—10 日　省卫生厅对市防疫站进行甲级站全面考核，重点考核了机构建设、技术队伍、深化改革、科研管理和业务工作，共分 10 大内容 100 项考核指标。考核组宣布市防疫站已达到卫生部规定的甲级卫生防疫站标准。

5 月 8 日　由市防疫站卫生宣教科独立摄制完成的本市第一部卫生专题资料录像片《改革前进中的淄博市卫生防疫站》在省卫生厅组织的甲级站考核时汇报播映，受到考核组专家好评。该片时长 28 分钟，详尽记述了市防疫站在振兴淄博预防医学事业、开展疾病控制、卫生监督、健康教育和科研培训等方面取得的丰硕成果。该片由解荣章撰稿并编导，张洪岩摄像、录像，李庆祥、赵大明监制。

6 月 27 日　市政府在张店举行纪念《中华人民共和国食品卫生法》颁布实施五周年新闻发布会，副市长康寿美、市卫生局局长黄锡昌向省、市新闻界介绍了淄博市贯彻执行《中华人民共和国食品卫生法》的情况，回答了记者提出的问题。

7 月 20 日　市食品卫生领导小组在张店召开全市贯彻《食品卫生法》推行分餐制和餐具消毒现场会，副市长康寿美参加会议并讲话。与会代表参观了周村区卫生防疫站餐具消毒服务部。

7 月　市卫生局印发《淄博市托幼机构病毒性肝炎防治暂行规定》，印制保育人员健康卡及档案卡簿 1000 余份，将托幼机构疾病防治工作纳入规范管理轨道。

8 月中旬　本市发生急性出血性结膜炎流行，据周村、临淄、淄川、博山区 17 个医疗单位不完全统计，8 月份半月内发病 5800 余人。市防疫站根据市卫生局部署，加强公共场所和游泳池卫生监督管理，及时控制了疫情。

8月　山东省出版总社淄博分社出版《实用学校卫生统计方法》，该书17章27万字，以例解的形式详尽介绍了学校卫生工作中常用的统计技术与方法。该书由市防疫站孟召恒主编。

10月31日　截至10月份，市防疫站共完成疟疾预防服药23554人，占应服药人数的99.65%，“三热”病人血检17465份，未查出疟原虫阳性者，继续保持本市无疟疾病人的防治成果。

11月7日　博山区白塔镇发现一只狂犬，一天内咬伤12人。这只狂犬被捕杀，伤者均进行伤口处理并注射狂犬疫苗。

11—12月　省卫生厅在市防疫站培训基地举办全省第二届健康教育培训班，来自全省各市地卫生防疫站、妇幼保健院的21名专业人员参加学习。山东大学、山东中医学院、济南教育学院以及省卫生防疫站的专家、教授分别讲授了社会学、传播学、教育学、心理学、健康教育学等课程。经课题设计、调查研究和理论考试，由省卫生防疫站向学员颁发培训结业证书。

11月24日　市防疫站调整站精神文明建设领导小组，调整后的领导小组成员是：组长：李庆祥；副组长：杨明玉、赵大明、刘向前；组员：吴新宝、王吉礼、张庆林、宋晓东、巩宜华。王吉礼兼任精神文明建设领导小组办公室主任。

12月　截至12月底，全市实行儿童计划免疫保偿制度的乡镇由上年的44个增加到96个，行政村（居）由812个增加到1950个，入保儿童由120902人增加到175928人，儿童入保率由59.34%增加到94.24%。全市“四苗”覆盖率和单苗接种率由上年的85%分别上升至94.76%和96.9%。

12月　截至12月底，市防疫站在全市8个地甲病检测点共监测7964人，查出地甲病人75例，占0.94%，检测尿碘194份，平均尿碘含量为104.2ug/L肌酐克；检测碘盐374份，有碘358份，占95.72%。三项检测指标均符合地甲病基本控制标准。

1989年

1月2日　在省卫生厅召开的全省卫生工作会议上，省卫生厅正式授予市防疫站“甲级卫生防疫站”荣誉称号，并向市防疫站颁发了奖牌。

1月　山东省出版总社淄博分社出版《饮食从业者必读》。该书7章11万字，由市防疫站王金孚、徐逢春编写，张洪义编审。

3月12—14日　卫生部、世界卫生组织、联合国儿童基金会联合评审团一行13人对桓台县计划免疫工作进行全面评审。随机抽查13个乡镇、30个自然村。评审结果：儿童计划免疫建卡率、正确用卡率均达100%，卡介苗、脊灰疫苗、百白破、麻疹疫苗单苗接种率和“四苗”覆盖率均达95%，卡疤率达90%以上。各项指标均达到世界卫生组织的标准要求。

3月27日—4月1日　市卫生局印发《关于组织全市公共场所卫生执法监督检查的通知》。这次检查历时五天，共检查各区、县、各大企业公共场所单位77个，对19家严重违反《公共场所卫生管理条例》的单位进行了行政处罚。市人大常委会副主任顾安娜、副市长康寿美分别随团视察。

4月　由市防疫站牵头组织编写的大型流行病学专著《实用流行病学》由甘肃科学技术出版社出版发行。该书由北京医科大学著名流行病学专家魏承毓教授和市防疫站副站长、主任医师张汉民任主编，由国内各大专院校、科研单位25名专家、教授组成编委会，组织国内百余名专家、教授撰稿。该书分上、中、下三篇，199.5万字。该书内容丰富、知识新颖，尤其在流行病学“实用”上具有一定深度和广度，首次印刷发行9000册，其中精装6550册。卫生部部长钱信忠、著名流行病学专家何观清、山东省卫生厅原厅长向克为该书作序。著名流行病学专家何观清、蒋豫图、王兆俊、刘秉阳担任该书评审。

5月11日　市政府批复建立淄博市性病防治领导小组。副市长康寿美任组长，市政府副秘书长刘峰、市卫生局副局长赵亦成、市公安局副局长王振华任副组长。市司法局、财政局、民政局、工商局、团市委、妇联、总工会有关负责人为成员。领导小组设办公室，袁长河兼办公室主任。

5月30日　市政府印发《关于调整市食品卫生领导小组成员的通知》。调整后的市食品卫生领导小组由副市长康寿美任组长，市政府副秘书长刘峰、市计委副主任王焕良、市经委副主任程远、市财办副主任高思明、市卫生局副局长赵亦成任副组长。领导小组下设办公室，赵亦成兼办公室主任，徐增昌任副主任。

6月24日　市卫生局印发《关于进一步加强职业性有害因素监测报告制度的通知》，要求各级劳动卫生监察机构，区县属以上企事业单位，自1989年第三季度起，实行尘、毒监测季报制度。

6月24日　市卫生局印发《关于对食品卫生和公共场所卫生工作实行分级监督管理的意见》。要求原则上按各单位的隶属关系实行分级管理。中外合资、外商独资企事业单位由市卫生监督机构负责监督管理。

7月14日　市卫生局、市公用事业局联合下达《关于对城市集中式供水卫生管理及水质状况进行检查的通知》。市防疫站组织力量，于7月20日至25日，对博山、淄川、周村、临淄、桓台和张店六个区（县）依次进行了检查。

7月20日　市政府办公室编发的《淄博政务信息》第465期（总第682期）记载："截至6月底，全市共有2607人被狗咬伤，其中已发病死亡者15例。"市政府印发《关于在城区范围内禁养家犬的通知》和《关于开展预防狂犬病活动的通知》，并采取禁养区内家犬一律在7月底前捕杀，取缔狗市，禁止在市区进行家犬交易活动等强制措施。

8月3—5日　市食品卫生领导小组组织全市首届食品卫生法及食品卫生知识竞赛，通过层层组织发动和竞赛选拔，从全市商业、供销、粮食、一轻、劳服五部门6万余名食品从业人员中选拔出40个代表队参赛。经过紧张角逐，淄博市商业局、淄博市委接待处、桓台县经委、博山区经委、博山区粮食局代表队获前五名；淄博市粮食局、周村区粮食局、临淄区供销社三个代表队并列第六名。淄博电视台播放了这次竞赛的开幕式、决赛和闭幕式。这次食品卫生法和食品卫生知识竞赛是中国食品卫生工作立法以来，本市规模最大、影响最深的一次"食品卫生法"和食品卫生知识宣传活动。

8月22日　按照卫生部下达的"乡镇工业职业卫生调查及服务对策研究"方案，由省、市、区三级专业机构人员组成调查组，自5月29日至8月22日，对张店区15个乡镇（办事处）30个行业的915个乡镇工业企业进行调查，对759个生产作业点有害物质浓度进行监测，监测率达99.2%；对1180名接触有害作业的工人进行健康查体，查体覆盖率96.8%。对223名乡镇工业企业领导干部和职工进行了职业卫生服务需求情况意向调查。

9月1日　贯彻实施《中华人民共和国传染病防治法》。

9月6日　市物价局对人用狂犬疫苗供应价格作出暂行规定。市（地）级卫生防疫站对县（市、区）级卫生防疫站执行的调拨供价为：液体疫苗每人份15元，冻干疫苗每人份21元；各级卫生防疫站直接用于被咬伤者的价格为：液体疫苗每人份30元，冻干疫苗每人份35元。

9月6日　淄川区峨庄乡发生肝炎暴发流行。8月份至9月初，共发生甲肝34例，分布在该乡6个自然村，其中学龄前儿童25例，占73.5%，8~11岁学龄儿童8例，占23.52%。9月6日，市防疫站派流行病学专业人员会同淄川区防疫站防疫人员赴疫区进行调查防治。主要措施：病人及时送市传染病医院隔离治疗；对易感人群提供丙种球蛋白4000支（淄博市卫生防疫站无偿支援500支）进行预防；由乡政府下文，严禁流行期间举行聚餐，防止食物型暴发；市防疫站无偿支援漂白粉精片12瓶，加强疫区饮水消毒；村卫生室加强疫情监测，做到早发现、早报告、早隔离、早治疗。

11月25日　市政府印发《关于成立市狂犬病防治工作领导小组的通知》。副市长康寿美任组长，市政府副秘书长刘峰、市卫生局局长黄锡昌、市公安局副局长王振华、淄博军分区副司令员李象勇、市畜牧办副主任昃道庆任副组长。领导小组在市卫生局设办公室，徐增昌任办公室主任。

11月　经省、市专家考核验收组考核验收，桓台县麻风病防治工作已达到基本消灭标准。

12月1—9日　市卫生局组织力量对全市计划免疫工作进行检查考核。共检查五区一县1260名12~24月龄儿童，“四苗”接种率均达到95%以上，实现了以区县为单位计划免疫接种率达85%以上的目标。

12月20日　市科委批复同意市防疫站成立市预防医学生物工程研究所。该批复称：“该所属民办性质科研机构，实行独立核算，自负盈亏。隶属市防疫站领导。”

12月29日　在省爱卫会办公室主持下，省无鼠害考核鉴定委员会于12月26日至29日对本市创建无鼠害市工作进行考核鉴定。经听取汇报、查阅资料、随机抽查五区一县16个乡镇（办事处）、32个行政村（居委会）的鼠密度和流行性出血热发病情况，确认并宣布淄博市达到国家规定的无鼠害城市标准。

12月　山东科学技术出版社出版《实用建筑工程卫生审查》，该书12章27万字，主要介绍了城乡规划、工业企业、公共场所、住宅、学校等卫生审查及建筑工程卫生审查技术知识。该书由李进贤等主编，谷学兰等为副主编。

1990年

1月3日　市卫生局印发《淄博市食品卫生许可证发放验收标准(试行)》。该标准包括饭店(食堂)、屠宰厂、熟肉加工厂（户）、冷饮厂、食品门市部、农贸市场、个体摊贩等卫生验收标准。

2月6日　市政府印发《关于批转市卫生局〈关于深入贯彻预防为主方针加强我市预防保健工作的意见〉的通知》。

2月8日　中华预防医学会山东淄博分会成立。市卫生局副局长赵亦成兼会长。市预防医学会挂靠在市防疫站。

2月24日　市卫生局、市公安局、市城乡建委、市商业局、市工商局联合发布《淄博市疟疾防治流动人口管理暂行办法》。“办法”分总则、管理内容及办法、附则三章十五条，自公布之日起实行。

3月1日　市商业职工医院发生一起皮肤科用于放射治疗的锶-90敷贴器被盗事故。经市公安局干警和淄博市卫生防疫站放射防护科共同努力，于3月2日下午将敷贴器完好追回，未造成人员放射损伤和社会危害。

3月17日　市防疫站从褐家鼠肺中成功分离出4株流行性出血热（EHF）病毒，并通过卫生部病毒研究所鉴定和确认。至此，淄博市卫生防疫站已具备流行性出血热病毒分离和独立确诊能力。

3月17日　本市成立放射病诊断组，负责全市范围内放射损伤病例诊断处理。市职业病防治院为组长单位，市防疫站为副组长单位。李德伍任组长，成君方任副组长。

3月28日　本市发生由成人轮状病毒引起的流行性腹泻，疫情涉及三个区（县）三个乡镇12个自然村，发病600余例。市防疫站于3月28日下达《关于加强腹泻病防治工作的紧急通知》。

4月1日　市防疫站强调食品索证管理工作，要求食品生产经营者在采购酒类、罐头类、固体、液体饮料、糕点、乳制品、油料等食品时，必须向经销者索取县以上食品卫生监督机构认可的同批产品的卫生检验合格证或检验报告单。

4月25日　在全国第五个“4·25”预防接种宣传日活动中，市电视台播放了《脊髓灰质炎流行后的思考》专题片。市、区县卫生防疫站出动宣传车25辆（次），设咨询宣传站45处，悬挂宣传横幅40余条，制作宣传牌100余块，发放宣传材料10万余份。

5月21日　根据上级要求，市防疫站印发《关于发放乡镇工业劳动卫生许可证副本的通知》，规定每年七月份以前为验证、发证时间。

5月25日　在北京市昌平召开的全国卫生系统首次计算机软件评优授奖大会上，市防疫站与省卫生防疫站研制的《微型计算机疫情管理系统》获卫生部颁发的“计算机优秀应用软件三等奖”。

5月　省卫生厅组织专家对淄博市部分区县计划免疫工作进行考核审评，“四苗”接种率达99.05%，适龄儿童计划免疫入保率100%，确认淄博市提前一年达到第二个85%目标。

5—6月　市防疫站与公安部门配合，对全市放射性同位素工作进行年度检查，共查45个单位，放射源147个，下达隐患通知书3份。

5—6月　淄川区太河乡东峪等村发生布氏杆菌病暴发流行。5月12日、16日分别发生两例病人，6月21日确诊。经省、市、区卫生防疫站联合调查，共确诊病人11例，可疑病人5例。采取的防治措施：1.组织医疗队赴疫区治疗病人；2.对疫区所有羊只进行检疫，对病羊全部淘汰处理；3.疫情解除前，疫区的羊只禁止买卖外流、屠宰、加工；4.兽医部门对暴发点及周围村的羊只用猪Ⅱ号菌苗大面积、高密度进行免疫；5.深入开展卫生宣传教育，提高群众防治水平。

6月27日　市人大常委会副主任柴金起、王秀，副市长康寿美，张店区人大常委会副主任王爱存在市及张店区卫生局、防疫站负责人陪同下，视察了张店区的食品卫生工作。

6月　市防疫站受山东卫生报社委托，在张店建设宾馆举办为期一周的山东省卫生新闻记者培训班，来自全省各市地、大企业的34名卫生宣教人员参加培训。

7月2日　市政府常务副市长孙立义对淄川区太河乡东峪等村布氏杆菌病暴发流行作出重要批示："为杜绝布氏杆菌病暴发流行，市区卫生部门采取了一定措施，并提出了意见。这些意见是可行的，必须迅速落实。淄川区政府要责成有关部门各司其职，尽快控制疫情，本月15日前淘汰所有病羊，以后随时发现，随时淘汰。市区卫生部门要做好疫情监测，送医送药上门，畜牧、商业部门要根据建议要求做好工作，市区财政部门要对所需费用予以必要补助。"

7月2—8日　市开展《中华人民共和国食品卫生法》宣传周活动。全市出动宣传车11辆，设宣传咨询站142处，制作悬挂过街横幅230条，制作展出宣传板牌830块。

7月13日　市防疫站在齐鲁石化公司召开全市食堂食品卫生工作现场会，各区县卫生防疫站分管副站长、食品卫生科科长、齐鲁石化公司所属企业的食堂负责人共93人参加会议并参观了该公司烯烃厂食堂卫生管理情况。

7月　山东教育出版社出版市防疫站孟召恒、张店区防疫站张传岭主编的《中学生卫生保健咨询》一书。该书分心理卫生、生理卫生、饮食卫生、体育卫生、发育与健美、预防保健、常见病防治七部分。全书17.3万字，第一版印数9750册。

9月　市防疫站设计制作大型《性病、艾滋病防治知识展览》，共48㎡，由120余幅大型彩色照片和灯箱组成，图文并茂，内容翔实。利用《讲卫生》报编辑出版《性病艾滋病防治专版》，印发1万份。

9月　卫生部地方病防治司联合河北、辽宁、北京三省市对淄博市地方性甲状腺肿病进行检查，对地甲病防治措施和效果给予充分肯定。

10月　市防疫站被评为全国卫生报刊发行工作先进单位，受到全国爱卫会、卫生部、中国健康教育协会联合表彰。

11月下旬　市卫生局组织专业人员按照卫生部制订的考核方案对全市计划免疫工作进行统一考核，随机抽查240个村1680名儿童，"四苗"覆盖率达96.07%，提前一年实现计划免疫第二个85%目标。

12月　市防疫站对省、市、区三级地甲病监测点进行检测，共检查7~14岁中小学生800人，地甲病患病率2.41%。

1991年

1月24日　市防疫站与中国健康教育研究所、山东省健康教育所在山东铝厂和周村区开展"母乳喂养健康教育干预效果的研究"，该研究是联合国儿童基金会与中国健康教育合作项目组成部分。

1月31日　卫生部卫生防疫司副司长王剑、防疫司计划免疫处处长李惠芳到市视察，检查了淄川区西河镇、龙泉镇的防保站和计划免疫工作，对本市基层卫生防疫网的建设和计划免疫取得的成绩给予肯定。

1月　市防疫站组织全市职业病漏报调查，全市职业病漏报率10.53%。

1月　由市防疫站承担的省卫生厅计划科技项目"医疗自助开发研究"通过科技成果鉴定。经青岛医学院验证，用户自助诊断符合率75.4%，自助治疗有效率70.8%。该“医疗自助”药盒设计合理，医疗自助方法简易明了，节省用户看病时间和医疗费用，受到欢迎。该成果已转让山东莒南药厂批量生产。

2月26日　市防疫站根据国家和省对城市生活饮用水监测要求，制定《淄博市城市生活饮用水水质监测实施方案》，确定全市共布53个采样点，每年“全分析”检验两次；对城镇自来水公司管网末梢水每月进行一次浑浊度、余氯、大肠菌群、细菌总数的测定。

3月5—9日　山东省计划免疫评审团受联合国儿童基金会、世界卫生组织和中国卫生部委托，对本市计划免疫第二个85%目标完成情况进行评审。全市适龄儿童计划免疫建卡率、建证率、卡介苗接种率均达100%，卡疤率93.33%，“四苗”全程接种率99.05%。评审团评审确认本市提前一年实现第二个85%的目标。

3月18日　副市长康寿美看了市防疫站编印的1991年2月份《疫情动态》后，写信给予肯定和鼓励。

3月29日　市防疫站67名在职专业人员经过2年学习，通过青岛医学院预防医学业余大专班毕业考试，成绩全部及格，获专业证书。

4月1日　经请示省卫生厅、省卫生防疫站同意，市防疫站自7月1日起，在全市实行化妆品销售登记制度，并印发各有关单位实施。

4月14—20日　市防疫站组织力量对沂源、博山、淄川、张店四个区县流行性出血热疫点灭鼠情况进行检查，检查7个疫点村，平均鼠密度7.25%，最高的村达10.9%，以大家鼠为优势。

5月30日—6月3日　山东省改水除氟考核验收组对淄博市申报的《山东省改水除氟基本控制地方性氟中毒考核方案》达标区县张店区和桓台县进行考核验收。经听取汇报、查阅资料，随机抽查张店区2个乡镇6个病村、桓台县4个乡镇30个病村，现场抽查6个病村氟斑牙发病情况，对张店、桓台两区县改水除氟工作给予高度评价。桓台县在全省五个重病区中，率先全部完成改水除氟任务。

5月31日　市防疫站制定公开办事制度，内容包括：职责范围公开、工作程序公开、采样标准公开、收费标准公开、处罚权限公开、办事结果公开。该制度自5月31日公布之日起执行。

6月5日　5月28日至6月1日，省、市、区、乡卫生、畜牧部门联合对淄博市淄川区太河、黑旺等乡镇的人间布氏杆菌病进行调查监测，共确诊5例病人（太河乡赵家庄4例、太河乡粮管所1例），其中2例为1991年发病，3例为1990年发病，1991年确诊。根据疫情状况，市防疫站向市卫生局提出了加强布氏杆菌病防治工作的报告。

6月19日　市政府印发《关于开展创建省和国家卫生城市活动的通知》。

7月8—11日　在《中华人民共和国食品卫生法》实施八周年之际，市卫生局组织了一次全市食品卫生易地执法大检查，先后检查全市8个城区、9个乡镇和三个大企业的食品生产经营单位247家，对违反《中华人民共和国食品卫生法》的135个单位和个人进行行政处罚。处罚率达54%。其中，警告并限期改进59家，罚款67家，停业整顿6家，销毁不合格食品15种164公斤。

7月31日　市人大常委会副主任王秀、市人大科教文卫委工作室副主任柏洪伦到市防疫站视察、了解全市传染病发病情况和《中华人民共和国传染病防治法》贯彻执行情况。

8月2日　由市防疫站承担的“复方中药1-1号诊慢性乙型病毒性肝炎和消除乙型肝炎带原者”课题研究通过山东省科委组织的科研成果鉴定。该课题选用具有扶正固本、免疫调节、抗感染作用的中草药组成复方中药1-1号方剂，临床试验性治疗观察半年，对HBV的传染性指标HbeAg清除率达75%，明显高于国内报告的结果。

8月18日　凌晨，位于张店区沣水镇的张店东风化工厂三聚氯氰车间通气管道破裂，氯气外溢，造成周围群众中毒。

8月31日　市人大常委会副主任王秀在市卫生局副局长赵亦成陪同下到市防疫站视察传染病防治工作。听取站领导工作汇报后，王秀对卫生防疫部门所做的大量工作表示满意，对工作中所取得的成绩给予充分肯定。他指出：“卫生防病工作很重要，要呼吁全市各界重视《传染病防治法》的贯彻落实，重视‘预防为主’工作方针的贯彻执行，呼吁政府有关部门向卫生防疫部门采取倾斜政策，共同完成好传染病防治这项系统的社会工程。”

9月12日　市政府召开淄博市暨张店区创建国家卫生城市动员大会。

10月5日　临淄区边河乡辛庄村白廷告等人来市防疫站就诊，其中4人被确诊为布氏杆菌病。10月9日，市、区卫生和畜牧兽医部门联合组织调查组赴发病村进行调查防治。1. 对已确诊的4例病人积极安排治疗；2. 对该村现有羊只禁止出售和户外放牧，并提请有关部门追查已卖出的病羊去向；3. 积极做好宣传，提高群众预防能力；4. 卫生、畜牧兽医部门按各自分工，扩大调查范围，查明人、畜间疫情，迅速清除疫点。

10月18日　为强化卫生监督社会约束机制，加强廉政建设和民主监督，提高卫生监督执法水平和质量，市防疫站制定《卫生防疫特邀监督员实施办法（试行）》。该办法包括总则、特邀监督员的职责、机构设置、工作例会与程序4章10条。

10月22日— 11月6日　市卫生局组织力量，对山东机器厂、山东铝厂等7个大型企业，21个区县厂矿企业的劳动卫生和职业病防治工作进行检查。针对多数企业职业病一级预防措施不落实、预防性查体胸片质量不高以及对查出的可疑职业病人不及时上报等问题进行通报，提出改进措施和意见。

10月31日　经市委宣传部批准，由市防疫站主办的《讲卫生》报自1992年1月起更名为《淄博卫生报》，由市卫生局主办，半月报，刊号为“鲁淄出准字1–17号”。张启然任《淄博卫生报》社社长，徐寿庆、赵亦成、李庆祥任副社长；徐寿庆任《淄博卫生报》总编，刘长斌、赵大明任副总编。《淄博卫生报》编辑部设在市卫生防疫站，解荣章任编辑部主任。

11月5—16日　山东省食品卫生达标区县考核验收组对淄博市高青、周村、淄川、张店四个区县进行了食品卫生达标考核验收。通过听汇报、查档案、观看食品卫生达标活动录像，并抽查了城乡食品加工经营单位40个，食品从业单位165个，认定4个区县达到了省级食品卫生达标标准。

11月　在全市放射源监督检查中，市防疫站发现沂源县水泥厂丢失放射源事故。经与公安部门协同昼夜工作，用2天时间将该厂丢失2个月的放射源查明找回，减少了放射损伤范围。

12月15日　市委宣传部公布：《讲卫生》报获淄博市优秀内部（专业、企业）报纸一等奖。该报由淄博市卫生防疫站于1978年3月创办，至1991年12月共编印出版164期，累计发行200万份。

12月21日　市卫生防疫站印发《关于进一步强化完善生产场所尘、毒、噪声定点挂牌管理的通知》，规定尘、毒、噪声监测点标志牌由市卫生防疫站统一制备发放；生产场所尘、毒、噪声监测点的认可、变动和取消必须经同级劳动卫生监察机构审核和批准，企事业单位不得擅自更改。

12月　经全国爱卫会和省爱卫会考核，淄博市张店、临淄、桓台三个区县被评为全国自来水达标区（县），张店、临淄、桓台、周村、淄川、博山六个区县被省爱卫会评为自来水和改水先进区(县)。截至1991年，全市农村饮用自来水的人数达229.7万人，占全市农村人口的87.4%。

是年　据疫情报告，全市共发生流行性出血热病人326例，发病率为8.40/10万，与1990年同期相比，发病率上升一倍，其中，死亡9例，病死率2.76%。

是年　张店区积极开展劳动卫生法规和劳动卫生知识宣传普及，建立健全乡镇企业劳动卫生管理制度，使乡镇工业劳动卫生工作走上规范化、法制化管理轨道，对全区乡镇企业测尘、毒点1288个，职工查体3880人，获“乡镇工业职业卫生服务奖”，受到卫生部、农业部的表彰。

1992年

1月1日　市防疫站根据卫生部和省卫生厅通知要求，将乙肝疫苗纳入计划免疫管理。

1月15日　《淄博卫生报》正式出版发行，市委书记杜祥荣为《淄博卫生报》题词：“大力宣传科学卫生知识，为提高民族素质作贡献”；市委副书记、市长韩新民题词："普及卫生知识，保障人民健康"；市人大常委会主任陈庆照题词："普及卫生知识，提高人民健康水平。"市领导题词在《淄博卫生报》1992年第1期第1版刊出。

1月24日　省卫生厅公布食品卫生达标县（市、区）。张店区、周村区、淄川区和高青县被授予"食品卫生达标县（区）"称号。

2月15日　根据山东省消灭脊髓灰质炎行动计划，市卫生局下达《淄博市消灭脊髓灰质炎行动计划（1992~1995）》，要求1992年年底全市达到无本地野病毒引起的"脊灰"病例；1995年全市消灭"脊灰"野病毒传播。

2月20日　市防疫站印发《关于1991年全市尘毒监测报告情况的通报》。1991年全市共监测尘毒24437点（次），合格20058点（次），合格率82.08%。博山水泥厂、淄博水泥厂、博山陶瓷厂、淄博制酸厂、山东农药厂、山东耐火材料厂、淄博钢厂、淄博矿务局等单位监测质量高，上报及时，受到表扬；淄博家具厂、淄博矿务局水泥厂、淄博电焊机厂、博山农药厂、博山标牌厂等单位不按国家有关劳动卫生法规监测上报，受到经济处罚并予以通报批评。

2月29日　淄博市世界银行贷款结核病控制项目领导小组成立，副市长康寿美任组长。

3月4日　省卫生厅印发《山东省乙肝疫苗免疫接种实施方案》，要求在全省城乡全面实施乙肝疫苗免疫接种，免疫对象主要是新生儿和学龄前儿童。市、县城区免疫接种率1992年—1994年分别要求达到60%、85%和85%以上。

3月17日　市防疫站印发《关于开展艾滋病监测工作的通知》，要求对涉外回国人员、涉外服务人员、出租车司机、献血者、个体户等重点人群进行监测。

3月19日　市卫生局印发《关于进一步加强计划免疫保偿制管理工作的意见》，要求：计划免疫保偿制必须在各级政府的统一领导下进行，各级卫生防疫机构是管理实施部门，统一管理本地的计划免疫保偿工作。保偿金由市、区县、乡镇三级负责管理，各级应按比例上交，必须由财务统管，单独设账，专款专用。

3月31日　市防疫站对全市化妆品生产厂家进行监测，采样9份，检验合格率100%。

3月31日　市卫生局印发《淄博市贯彻执行〈山东省劳动卫生监测管理暂行办法〉实施细则》，共19条，自发布之日（3月31日）起实施。

4月28日　市防疫站举办首届职工书画展，共展出书法、绘画、摄影作品300余幅。作品从不同角度展示了本市卫生防疫工作的成绩和卫生防疫人员深入基层开展卫生防病工作的情景。市人大常委会副主任肖永藩，市政协副主席秦永文、王裕民，市委组织部副部长王行宏，淄博市书画院院长曾宪国，淄博市书法协会主席王颜山，市卫生局副局长赵亦成等分别为书画展题词、赋诗、作画，表示祝贺。

4月　市防疫站组织力量对沂源、博山、淄川、张店4个区县流行性出血热疫点灭鼠情况进行检查，共检查7个乡镇12个发病村80户居民，疫点居民户灭鼠率70%，疫点村平均鼠密度7.25%，最高达10.9%。

5月12日　市卫生局、市教育局、团市委、市妇联联合转发省卫生厅、省教委、团省委、省妇联《关于加强儿童少年龋病防治工作意见》，确定每年9月20日至26日为全市"爱牙宣传周"，重点对在校学生和全社会进行口腔卫生宣传教育。

5月24—30日　市防疫站开展全省第二个健康教育宣传周活动。全市有126个单位、1669人（次）参加宣传，设卫生宣传咨询站（点）129个，展出卫生宣传板（牌）298块，悬挂大型过街标语横幅136条，印发卫生宣传品21种3.2万份，播放录像节目14场（次），直接受教育人数约10万人次。这次健康教育宣传周的主题：健康教育—全社会的责任。

6月9日　市防疫站下达通知，要求各区县卫生防疫站组织力量对馒头、豆腐等食品生产经营者进行一次突击卫生检查，重点查处违法使用"吊白块"和"硫磺"等不法行为。

6月10日　市防疫站印发《关于对餐具消毒监测结果的通报》。5月份，市防疫站对五区（创建全国卫生城市检查范围）所辖饭店进行随机抽样监测，每区抽查大、中、小饭店各2家，全市共30家。监测结果：餐具消毒全市平均合格率65.3%。其中，张店区75%，周村区68.3%，临淄区65%，博山区61.7%，淄川区56.7%。

6月下旬　市防疫站对市、区、乡三级医院肠道门诊进行检查。检查结果：5月1日起开诊率100%，实行昼夜值班，病例登记齐全，肠道门诊患者粪检率达94.84%。

6月30日　在全国组织的“质量万里行”活动中，淄博市卫生防疫站加强了流通领域食品卫生抽样监测，1—6月份检验食品样品683件（抽样621件，送样62件），食品卫生合格率71%。

7月4日　自5月12日至6月8日，淄川区寨里镇土山峪村和太河乡北马鹿村先后发生6例布氏杆菌病病人（土山峪2例，北马鹿4例），6例均为牧羊者并经临床和血清学确诊。疫情发生后，市区防疫站及时赴现场进行调查处理：对6例患者进行个案调查并及时安排治疗；追查病家共120余只羊，均已售出，去向不明；在发病村共采其他重点人群血62份（土山峪25人份，北马鹿37人份），试管凝集试验均为阴性；向当地群众进行卫生宣传教育，提高预防意识。

7月25日　经商定，市防疫站与济南军区五五一八二部队驻军开展军民共建活动，签订了军民共建协议书。

8月5—17日　先后发生流行性乙型脑炎病人27例，死亡2例。

8月17日　市卫生局《卫生信息》第19期载：本市流行性出血热上升幅度较大。1~7月份共报告出血热病人373例，发病人数比上年同期上升152.03%。病人主要分布在沂源县，占全市发病人数的71.31%，其次是淄川区、博山区。造成疫情上升的主要原因是灭鼠措施不落实，鼠密度增高。

8月24日　市防疫站转发省卫生防疫站《关于加强乙脑防治工作的紧急通知》。

8月26日　市卫生局印发《关于加强对“早市”、“夜市”食品卫生监督管理工作的通知》。

9月3日　市财政局、市卫生局为市防疫站增补病毒性肝炎防治专项经费1万元，主要用于重点人群查源、流行因素及传播方式调查、疫情处理等。

9月3日　市财政局、市卫生局为市防疫站增补霍乱防治专项补助经费1.5万元，主要用于疫区清理、查源、灭源、疫源检索、疫情监测和疫点处理等。

9月13—14日　全省健康教育理论研讨暨医学科普工作表彰会议在淄川区召开。山东省人大常委会科教文卫委主任、山东省健康教育协会顾问向克，山东省政协副主席张明，山东省人大常委张植萍，山东省健康教育协会主席、山东省卫生厅副厅长高传堂，山东省爱卫会办公室副主任江洪泽，山东省卫生厅防疫处副处长陈少琛，山东省防疫站站长赵世立出席会议。副市长康寿美、市卫生局副局长赵亦成参加会议。

9月14日　在全省健康教育理论研讨暨医学科普工作表彰会议上，市防疫站，淄川、博山、临淄、周村区和桓台、沂源、高青县卫生防疫站共八个单位被省爱卫会、省卫生厅授予“医学科普先进集体”荣誉称号。

10月21日　省卫生厅副厅长高传堂到市防疫站检查指导工作。针对建立淄博市健康教育所的问题，高传堂指出：“要抓紧时间解决办公用房紧张状况，尽早把健康教育各项工作全面展开。”

10月　市防疫站被卫生部授予“全国放射卫生先进单位”荣誉称号。

11月26日　市卫生局印发《淄博市区域卫生发展规划》，该规划拟将市卫生防疫站宣教科改建成健康教育所，一个机构两个牌子，增加编制，落实经费，配备相应的宣传器材，负责抓好全市的健康教育工作。

12月24日　市防疫站印发《关于建立淄博市健康教育所的通知》。该通知称：经上级批准，决定在市防疫站宣教科的基础上，建立淄博市健康教育所。下设电化教育、摄影美术、文字编辑、社区教育四个室，赵大明兼市健康教育所所长。

12月　经市卫生局批准，市防疫站成立预防性卫生监督科，主要负责全市新、改、扩、续、技术改造、技术引进等建设项目的预防性卫生监督、管理以及卫生学评价工作。

12月　淄博市预防医学会受山东省预防医学会

委托，在本市举办全省食品卫生讲座。中国卫生法学会副会长、卫生部公共卫生专家咨询委员会副主任委员、哈尔滨医科大学营养与食品卫生学教研室主任刘志诚教授应邀到淄博讲学。来自全省六个市（地）的150余名食品卫生监督员参加了讲座。

1993 年

3月17—21日　卫生部在张店区召开全国乡镇工业职业病卫生服务对策试点工作会议，卫生部卫生监督司副司长李清安、省卫生厅厅长张青林、市政府副市长关玛莉出席会议。

3月18日　省卫生厅厅长张青林在副市长关玛莉、市卫生局局长徐寿庆陪同下，视察市防疫站原子吸收仪器室和市健康教育所总体规划。

4月5日　市防疫站公布1992年对本市78个医疗单位消毒监测结果：共对手术室、治疗室、注射室、换药室、供应室的无菌间空气采样692份，染菌超标475份，超标率47.5%；对物体表面采样1625份，染菌超标963份，超标率59.26%。个别医疗单位物体表面检出沙门氏菌和化脓菌。

4月6日　市防疫站公布1992年对市属托幼机构消毒监测结果：对托幼机构活动室、睡眠室、哺乳室进行空气采样1775份，不合格958份，空气细菌污染超标率53.97%；物体表面采样1925份，不合格986份，细菌污染超标率51.22%；儿童玩具采样875份，不合格593份，细菌污染超标率29.62%；炊具采样267份，不合格47份，细菌污染超标率17.6%。

4月14日　市委、市政府召开全市创建国家卫生城市动员大会。副省长宋法棠及领导杜祥荣、韩新民、李新泰、刘喜敏、王孝儒、关玛莉、宋鲁泉等出席大会。宋法棠、韩新民、关玛莉分别在大会上讲话。

4月20日　市长韩新民签发淄博市人民政府第13号令公布《淄博市盐业管理办法》。第17条规定：“对碘缺乏病区必须供应加碘食用盐，未经加碘或加碘不合格的食盐，不得在碘缺乏病区销售。”自发布之日起施行。

5月14日　省卫生厅副厅长王文芳在市卫生局副局长赵亦成陪同下，视察市防疫站总体建设规划，对市防疫站健康教育大楼的筹建提出了指导性意见。

5月25日　市委副书记李新泰在市卫生局副局长牟元祥、赵亦成陪同下，视察市防疫站改革、业务工作和院落整体改造。指出：预防保健工作是卫生工作三大重点之一，只能加强不能削弱。卫生防疫部门要加大改革力度，主动适应社会需求，做好预防疾病工作；要认真贯彻落实新时期卫生工作方针，坚持预防为主，狠抓“两法”“五条例”的贯彻落实，依法行政，努力提高各项卫生质量，控制和降低传染病的发生；要立足服务，文明执法，秉公执法，树立良好的行业形象。

5月　山东大学出版社出版发行市防疫站解荣章等编著的健康教育专著《健康教育调查研究技术指导》。该书详细介绍了健康教育调查研究的基本理论、课题设计、调查、统计、分析等技术方法，全书18.3万字，第一版印刷发行1万册。

6月3日　临淄区齐都镇发生因食用个体饭店制作的蒸包引起的257人食物中毒。事件发生后，市委副书记李延龄、副市长张守增到现场了解情况。市防疫站派出4名专业技术人员协助调查。有40余名中毒者住院治疗，市、区卫生部门积极组织抢救，至6月7日，90%中毒病人经治疗痊愈，无死亡。经市、区卫生防疫站采样化验，此次食物中毒系加工蒸包的猪肉被变形杆菌污染，蒸包加工时未蒸熟蒸透而引起。

6月28日　市长韩新民签发淄博市人民政府第14号令，颁布《淄博市城镇生活饮用水卫生管理暂行办法》，该办法分总则、管理和监督、奖惩、附则四章二十七条，自发布之日起实行。

6月28日　市防疫站制订印发《关于深化卫生防疫改革意见》，在站内实行“六制”“四化”，即站长负责制、中层干部聘任制、专业技术职务评聘制、工人合同制、综合目标管理责任制、卫生产业管理一站两制和思想政治工作系统化、各项工作规范化、站容站貌总体规划、院容院貌美化绿化。

6月29日　市卫生局在鲁中宾馆举办淄博市实施《中华人民共和国食品卫生法》十周年记者招待会，

市卫生局党委书记张启然、局长徐寿庆、副局长赵亦成、市防疫站食品卫生专家回答了省、市 12 家新闻单位记者提出的有关问题。

6 月 29 日　市人大常委会副主任康寿美、副市长关玛莉、市政协副主席段杰以及市委宣传部、市纪委有关负责人，在市卫生局党委书记张启然、局长徐寿庆、副局长赵亦成陪同下，对张店城区部分单位食品卫生情况进行视察。

7 月 2 日　卫生部防疫司司长戴志澄在副市长关玛莉陪同下到淄博市卫生防疫站视察，应邀为市防疫站建站四十周年题词："奋发进取，再立新功。"

7 月 15 日　针对本市流动人口中发现 3 例疟疾现症病人的情况，市防疫站下达《关于加强疟疾流行季节防治工作的紧急通知》，要求各区县加大防疟措施，巩固本市已取得的"基本消灭疟疾"的成果。

7 月 22 日　在迎接市防疫站建站四十周年之际，站领导班子提出"团结、奋进、务实、创新"的市防疫站精神（市站精神），要求全站职工以站为家，将市站精神认真贯穿于卫生防疫事业中，人人为加强两个文明建设、争创全省卫生防疫工作一流水平作出积极贡献。

8 月 13 日　市防疫站召开第三届中共党员大会，选出新一届党委领导班子。赵亦成、栾兆恺、胡林、徐增昌、赵大明当选为新一届党委委员，赵亦成任党委书记，栾兆恺任党委副书记。

8 月 17 日　副市长王和先在市卫生局副局长赵亦成陪同下视察市防疫站"创城"工作，指出：健康教育是卫生事业的一个重要组成部分，是提高全体人民健康卫生意识、预防疾病、消除危害因素、促进人民健康的一种重要手段。今年创建"国家级卫生城市"，建设健康教育所是必不可少的硬件，市政府积极帮助协调解决工作中的难题，使各种手续尽早齐备，资金落实到位，保证健康教育所顺利施工，确保"国家级卫生城市"的顺利达标。

8 月　卫生部原部长崔月犁为市防疫站建站四十周年题词："团结奋进，求实腾飞。"

8 月　山东省菏泽、德州、聊城等地区发生洪涝灾害，市防疫站职工 249 人自动捐款 1801 元支援灾区人民。

8 月　为配合创建国家卫生城市，对厂矿企业工人实施健康教育，市防疫站解荣章、赵大明主编《工人健康指南》，12.6 万字，经济日报出版社出版发行。该书详细介绍了厂矿企业劳动卫生保护、职业病、常见病、多发病防治和心理卫生知识等。

9 月 1 日　省卫生防疫站印发《关于使用预防接种专用注射器的通知》，指出，为提高疫苗的利用率和接种质量，确保"一人一针一管制"的落实，避免医源性交叉感染，自 1993 年 9 月 1 日起开始在全省逐步推广使用预防接种专用注射器。

9 月 1 日　市委宣传部、市新闻出版局印发《关于表彰全市内部（专业、企业）报刊的决定》。《淄博卫生报》获全市内部报纸综合评比一等奖。

9 月 17 日　国务院计划委员会副主任郝建秀为市防疫站建站四十周年题词："团结奋进，争创一流。"

9 月 17 日　市防疫站对本市地甲病病区的盐业公司（批发部）库存碘酸钾食盐进行抽样监测，共抽查标注碘浓度 0.5/ 万的样品 23 份。检测结果，实际含碘浓度均达不到二万分之一（0.5/ 万）。

9 月 27 日　市防疫站印发《关于成立站管理委员会的决定》，称：为保证站长任期目标的实现，经站长提名，站领导研究决定，成立站管理委员会。主任：胡林；副主任：栾兆恺；委员：徐增昌、赵大明、吴新宝、徐逢春、张伟、赵树华、巩宜华、张仲平、丁桂芬、李进贤、王玉金。

9 月 30 日　世界银行贷款"结核病控制项目"于 1992 年 7 月 1 日前首先在博山区启动。至 1993 年 9 月底，沂源县、临淄区、周村区项目工作也相继启动。四区县共初诊病人 4983 人，发现肺结核病人 308 人，按项目规定，有 250 人享受免费治疗。新发涂阳病人经治疗后，痰菌转阴率 91.3%。

9 月　全国人大常委会副主任雷洁琼为市防疫站建站四十周年题词："加速卫生防疫事业发展，为人民健康服务。"

9 月　卫生部部长陈敏章为市防疫站建站四十周年题词："发展卫生防疫事业，为保障人民健康做贡献。"

秋　中共中央顾问委员会委员宋任穷为市防疫站建站四十周年题词："发展卫生防疫事业，为人民健康服务。”

10 月 4—5 日　本市创建国家卫生城市工作通过省级检查验收。

10 月 11 日　市政府在市防疫站召开市健康教育所新建工程协调会议。会议由市政府副秘书长张志刚主持，市计委、市财政局、市规划局、市卫生局、市规划设计院、市卫生防疫站有关负责人参加会议。会议决定市健康教育所新建工程建筑面积由 3000 ㎡增至 4000 ㎡左右，同意市规划设计院的设计方案，要求有关部门协调办理房屋拆迁、土地使用等有关手续，尽快开工建设。

10 月　市防疫站被卫生部、铁道部、中国人民解放军总后勤部授予“全国卫生防疫工作先进集体”荣誉称号。

10 月　市防疫站赵亦成、张仲平被卫生部、铁道部、中国人民解放军总后勤部授予“全国卫生防疫工作先进个人”荣誉称号。

11 月 14 日　市卫生局、市工商局联合转发卫生部、国家工商局发布的《街头食品卫生管理暂行办法》。

11 月 19 日　博山区源泉镇泉河头村发行流行性出血热暴发，至 1994 年 1 月 7 日，48 天内，发病 11 人。经淄博市防疫站进行流行病学调查，认为发病原因系该村村民蒜黄养殖棚内鼠密度大、患者经常在棚内作业就餐，鼠粪、鼠尿污染食物的机会极大。防治措施：对 11 例病人及时进行治疗；在全村进行两次灭鼠；对重点人群注射流行性出血热疫苗。

11 月 22 日　市政府印发《淄博市消除碘缺乏病行动计划》《淄博市消灭脊髓灰质炎强化免疫日活动行动计划》。

11 月 23 日　市政府在张店鲁中宾馆召开淄博市实现消除碘缺乏病和消灭脊髓灰质炎目标动员会。各区县分管副区县长、卫生局局长、供销社主任、地病办主任、防疫站站长、盐业公司经理、四大企业卫生处处长、防疫站站长以及市直有关部门分管领导共 120 余人参加会议。副市长关玛莉出席会议部署工作任务。

11 月 24 日　淄博市肉联厂西二路经营部发生 5 例误食亚硝酸盐食物中毒，死亡 2 人。26 日，市卫生局印发《关于在肉食加工中严格使用亚硝酸盐的紧急通知》。27 日，市长韩新民对此次中毒事件作出批示：“应通过新闻媒介进行一次宣传，防止此类中毒事件再次发生。”

11 月 30 日　市防疫站建立艾滋病监测报告制度，截至 11 月底，对出国劳务人员、涉外服务人员、出租车司机、献血员等高危人群 1704 人进行血检，抗 HIV 均为阴性。

11 月　为人民健康和社会卫生工作了 40 年的全国卫生防疫站，受到党和国家领导人的称赞。1993 年 11 月，江泽民、李鹏、张震、彭珮云、吴阶平、钱正英等中央领导先后为之题词。总书记江泽民题词：“预防为主，防治结合，为人民健康服务。”总理李鹏题词：“坚持预防为主，保障人民健康。”军委副主席张震题词：“发展卫生防疫事业，提高军民健康水平。”国务委员彭珮云题词：“认真执法，造福人民。”全国人大常委会副委员长吴阶平题词：“预防为主，成绩辉煌，任重道远，再立新功。”全国政协副主席钱正英题词：“伟大的事业，辉煌的成就。”

12 月 1 日　市卫生局印发《淄博市卫生监督监测工作分级管理实施办法（试行）》。

12 月 14 日　市防疫站组织力量于 11—12 月对 8 处个区县卫生防疫站、8 所区县医院、16 处乡镇医院和 40 个村卫生室进行疫情管理和疫情报告检查。结果：区县医院传染病报告率 99.54%；乡镇医院 47.06%，村卫生室 5%。

12 月 22 日　共青团市卫生局团委以“淄卫青字（1993）第 15 号”文批复淄博市卫生防疫站团总支改建团委的请示，同意市防疫站团总支改建为共青团淄博市卫生防疫站委员会。

12 月 25 日　市防疫站团总支召开第五次团员大会，站团总支改建为团委，张丽、张忠奎、赵永珂、胡晓霞、王忠德五人当选为首届团委委员，王忠德当选为团委副书记。团市委副书记张晓红出席大会。

12 月 30 日　召开全站职工大会庆祝建站 40 周年。市委副书记李新泰、副市长关玛莉及省、市有关部门领导、市直医疗卫生单位、各区县卫生防疫站负责人等参加庆祝活动。

1994 年

1 月 5 日　是 1993—1994 年度全国消灭脊髓灰质炎强化免疫活动第二轮服疫苗日，市领导李新泰、康寿美、关玛莉、刘喜敏、段杰以及市卫生局领导张启然、牟元祥、赵亦成、薛振东等分别到各区县为儿童送服脊灰糖丸疫苗。

3 月 12 日　根据省、市“关于在缺碘地区开展新婚育龄妇女、孕妇、婴幼儿补用碘油工作的通知”要求，淄博市卫生防疫站决定在缺碘地区对 7~14 岁学生、新婚育龄妇女、孕妇、学龄前儿童等重点人群中开展服碘油丸活动，剂量为每人份 0.2 克，二年服用一次。

3 月 15 日　根据市政府发布的《淄博市城镇生活饮用水卫生管理暂行办法》有关规定，市防疫站制定《淄博市二次供水卫生管理实施意见》下发实施。

3 月 31 日　市政府办公厅印发《淄博市人民政府关于进一步加强预防保健工作的通知》。

4 月 13 日　市防疫站成立霍乱防治机动小分队，落实人员、技术、药械、车辆等。自 5 月 1 日至 10 月 31 日坚持昼夜值班制度。

5 月 4 日　市健康教育中心建设工程正式破土动工。该中心是 1994 年市委、市政府为全市人民所办八件实事之一。

5 月 12 日　市防疫站印发《关于对进入我市的外地化妆品进行索证管理的通知》，对未办理索证手续而擅自经销外地产化妆品的单位，将按国家有关规定严肃查处。

5 月 14 日　山东医药工业学校（驻本市张店区）学生食堂发生 87 名学生食物中毒。经查，系由于该校学生食堂生熟不分，交叉污染引起的致病性变异杆菌食物中毒。中毒事件发生后，淄博市卫生防疫站及时查封该食堂可疑食品，市中心医院积极救治重度中毒患者，无死亡。至 5 月 19 日，中毒学生均康复、复课。

5 月下旬　市防疫站完成对本市城区蝇种、密度和消长季节的调查。经分类鉴定，本市蝇类共有 4 科 22 属 35 种，其中，丝光绿蝇、大头金蝇和家蝇为主要优势种。全年常见蝇类的总密度 4—5 月逐渐增高，6—8 月分别出现两个密度高峰，9 月密度下降。12 月至次年 1—3 月无蝇。

5 月 30 日—6 月 4 日　根据省爱卫会、省卫生厅部署，本市开展以“善待生命—请不要吸烟”为主题的全省第四个健康教育宣传周活动。全市共出动宣传车 5 辆，设街头宣传咨询站 71 个，绘制展出各种宣传板牌 298 块，制作悬挂大型过街横幅标语 68 条，印发张贴各种戒烟标志、口号和宣传材料 5800 余份，直接受教育群众约 13.8 万人次。

6 月 30 日　市卫生局对全市 33 个县以上医疗卫生单位进行汛期医疗防疫小分队拉练。全市医疗防疫小分队队员共 314 人，这次拉练实到 299 人，实到率 95%；33 个单位值班电话一次接通 30 个，一次接通率 91%。

7 月 25 日　市卫生局印发《淄博市乙肝疫苗免疫接种实施方案》，要求自 1994 年 9 月 1 日起，对新生儿及学龄前儿童实施乙肝疫苗免疫接种，到 1995 年年底，新生儿乙肝疫苗接种率城区必须达到 85%，农村必须达到 70%，学龄前儿童必须达到 80% 以上；1996 年年底，要求城区达 98%，农村达 85% 以上。

8 月 26 日　市卫生局印发《关于进一步加强霍乱防治工作的紧急通知》。

9 月 16 日　市防疫站印发《专业综合卫生监督执法实施方案》，自 1995 年 1 月 1 日起正式实施。为此，站成立综合科，负责综合执法方案的实施，以改变重复监督、分头执法、政出多门、专业队伍不协调以及卫生资源浪费的现状。

9 月 19 日　市政府办公厅转发山东省人民政府办公厅《关于加强霍乱防治工作的紧急通知》，要求各级政府切实加强对霍乱的防治工作。

10 月 11 日　市卫生局、市公安局对山东铝业公司放射源被盗事故予以通报批评。据调查，1994 年 4 月下旬，该公司放射源贮库中存入的 5 个钴 60 废旧放射源有三个被盗。事故发生后，市公安、卫生部门成立 12 个专案组进行调查，先后对现场周围扶贫民工、装卸工、职工 1000 余人进行排查，利用探测仪器检查探测张店、淄川两区的 40 余个废品收购站(点),访问流动收购废品人员22人,居民81户。至10月上旬,仍未查出下落。

10月13日　市创建国家卫生城市领导小组办公室印发《关于实施健康教育“一、二、三、四、五”示范工程的通知》,要求各区、各部门、各单位在全面搞好健康教育工作的基础上,以区为单位重点抓好一个社区示范点、二个街道办事处、三个医院、四个学校、五个工厂的健康教育示范工作,以点带面,推动全市健康教育工作全面开展。

12月2—3日　由省爱卫会、省卫生厅组织的全省健康教育工作检查团第四分团一行6人,在团长、青岛市卫生防疫站站长于振生带领下,对本市健康教育工作进行重点抽查。检查团对本市在创建卫生城市工作中健康教育工作成绩给予充分肯定。

12月18日　市防疫站对29所市属中学的98个教室进行了噪声、照明、采光等指标的卫生监测和卫生学评价,对不符合卫生要求的学校,以卫生监督文书的形式提出整改措施并反馈各学校。

12月19日　省卫生厅计划免疫工作检查团一行10人到淄博市进行以乡镇为单位“四苗”接种率达85%工作考核验收。抽查考核被检单位高青县。检查团认为该县达到了以乡镇为单位“四苗”接种率达到85%的要求。

12月19日　国家卫生城市检查考核团成员、中国健康教育专家、北京医科大学健康教育室主任吕姿之教授对市防疫站健康教育所各项健教业务进行检查考核,给予充分肯定。

12月19—23日　国家卫生城市检查考核团一行6人到淄博市检查考核创城工作。经检查考核,专家组认为淄博市创建国家卫生城市工作标准高、要求严,取得了决定性胜利。

12月　市防疫站完成全国恶性肿瘤死亡抽查调查任务。全市共调查1545980人,死亡病例8905人,死亡率5.76‰。经初步分析,恶性肿瘤、心脑血管疾病和呼吸系统疾病是主要死因。

1995年

1月12日　市防疫站印发《关于加强旅馆业卫生用品监督管理的实施意见》,对生产、经营卫生用品的单位由市级卫生监督机构实施卫生审查制度。

2月15日　市防疫站印发公布《淄博市外埠食品卫生管理规定》,共14条,包括外埠食品的定义、适用本规定的食品和食品用产品、卫生监督管理制度等内容。该规定自公布之日起实行。

3月2日　省爱卫会、省卫生厅印发《关于表彰健康教育工作先进单位的决定》,淄博市健康教育所被命名为“全省健康教育工作先进单位”。

3月6日　市卫生局、市城乡建委印发《关于对建筑材料实施〈建筑材料放射卫生许可证〉管理的通知》,凡生产、销售适用于建造住房和公共生活用户的砖、瓦、砌块、水泥、大板、混凝土多孔板和预制构件等建筑材料成品的单位,必须办理“建筑材料放射卫生许可证”。

3月9日—4月14日　市防疫站对周村、桓台、高青三个区县碘缺乏危害程度进行调查。三区县共抽查34个乡镇8~10岁小学生9628人,甲状腺肿大者3997人,平均肿大率41.28%。测尿碘333份,尿碘(中位数)82.40μg/L,符合缺碘地区尿碘指征。根据国家标准划分,28个乡镇为重度缺碘地区,6个乡镇为中度缺碘地区。市防疫站提出防治意见:对特需人群实施补服碘油胶丸措施,服丸覆盖率须达90%以上,同时,对缺碘乡镇供应合格碘盐。

3月28日　市防疫站印发《关于进一步加强食品行业、公共场所从业人员卫生知识培训的通知》,要求自1995年4月1日起,对市管公共场所、饮食行业从业人员采取“统一组织、统一培训、统一考试、统一发证、统一考评、统一收费”的“六统一”培训管理办法。

3月29日—4月1日　卫生部放射卫生监督“示范市”试点验收组对淄博市历时两年的放射卫生综合监督管理“示范市”试点工作进行检查验收。结果表明,本市各项工作指标均达到了试点标准要求,顺利通过卫生部考核验收。

3月30日　市防疫站印发《关于对博山区防疫站违反淄政发(1994)第45号文给市管单位造成额外负担的通报》。指出,博山区防疫站无视市政府和上级卫生行政部门规定,冲击市卫生监督机构的正常工作，越权对市管单位进行有偿服务，其行为是错误的，应立即停止这种错误做法，以免造成更大的社会影响。

3月　卫生部在珠海市召开会议，对在全国首批等级评审中获准的卫生防疫站授予标志牌。市防疫站获"全国首批地市级一等防疫站"称号。

4月14日　卫生部卫生监督司印发《放射卫生综合监督管理示范市考核验收意见》，称：山东省淄博市作为全国第三批开展放射卫生综合监督管理的示范市，达到了卫生部试点考核指标的要求，经考核得分92分，建议省卫生厅认真总结淄博市的示范市经验，并适当地在全省推广。

4月17日　市防疫站转发省卫生防疫站《关于在全省预防接种工作中进一步推行使用一次性注射器的通知》，决定自1995年开始，在全市范围内对"两脑"疫苗注射使用一次性注射器。

4月17日　市防疫站印发《关于对全市中小学生普服驱虫药的通知》，要求在春季（3~4月）或秋季（9~10月）对全市中小学生进行一次驱虫工作。药品由淄博市卫生防疫站统一组织发放，统一服药时间和服药方法，驱虫覆盖率要求达85%以上。

4月26日　省卫生厅通知：批准淄博市卫生防疫站实验室为艾滋病病毒初筛实验室。

5月29日　市防疫站印发《关于山东淄博机器厂不执行制度的通报》，指出：该厂自1993年1月至1994年9月，拒不执行测尘制度，严重违反了有关劳动卫生法规。市防疫站调查核实后，依法给予限期改进并罚款4800元的行政处罚。有效期限内，该厂拒缴纳罚款，市防疫站遂申请淄博市人民法院强制执行。

5月31日—6月6日　市防疫站组织各区县卫生防疫站自对小饭店、小旅馆、小理发店进行突击卫生检查。全市共查小饭店28个、小理发店16个、小旅馆9个，对其中16个违法单位进行了行政处罚。

6月12—16日　中央爱卫会国家卫生城市考核鉴定团一行8人，对淄博市创建国家卫生城市工作进行全面考核，认为淄博市已基本达到"国家卫生城市"考核鉴定标准，并通过考核鉴定。

6月14日　市人大常委会发布《淄博市公共场所禁止吸烟的规定》，自1995年8月1日起实行。

6月19—23日　市防疫站举办计量知识培训班，聘请省卫生防疫站稽明伦、于钦问两位主任授课，全站150余名专业人员参加了培训学习。

6月20日　市中心血站对一名个体献血者进行检验时，发现艾滋病抗体阳性。该献血者吴素珍，女，47岁，系胶州市李奇庄镇双京村人，与其夫（陈修章，35岁，吉林省人）暂住本市高新区石桥镇王南村，二人在淄博、滨州以供血为生。经淄博市卫生防疫站与省艾滋病监测中心监测，二人均为HIV感染者。市卫生局、公安局责令二人停止供血，返回原籍，交当地卫生防疫机构接管。

8月7日　市防疫站于4月份和7月份分别对沂源、博山、淄川、临淄、张店五区县盐业公司库存碘盐运用批量保证抽样法（LQAS）进行碘盐定量监测，共10个批量250个样品，不合格167份，占66.8%。本日，市防疫站提出改进意见。

8月22日　市防疫站转发省卫生防疫站《关于贯彻〈山东省风疹疫苗接种实施方案〉的通知》，决定将风疹疫苗接种正式纳入计划免疫管理，市防疫站计免科负责全市风疹疫苗的统一订购、分发和管理。

8月27日　周村区王村镇西铺村霍乱暴发流行。8月19日19时出现首例病人（王永辉，男，35岁），以后陆续出现35例病人，SPA快诊阳性。经省、市防疫站鉴定为小川1b型霍乱弧菌。经流行病学调查，该次霍乱暴发与该村两眼水井污染有关。经采取隔离治疗病人，对外环境和水源进行消毒，对易感人群预防服药等综合防治措施，8月27日疫情得到控制。

9月7—11日　齐鲁石化公司办公大楼工地暴发8例霍乱病人，均为外来打工人员，其中江苏6人、安徽1人，山东平阴县1人。市防疫站对病人和疫点采取综合防治措施，并进行了传染病归口报告。

10月5日　市卫生局印发《淄博市消毒药械、一次性医疗用品、卫生用品管理暂行规定》，该规定共分十三条，分别对消毒药械、一次性医疗用品、卫生用品的生产、包装、销售、经营以及市、区卫生监督机构对相关产品的监测、监督等作了具体规定。该规定自发布之日起实行。

10 月 30 日　第八届全国人民代表大会常务委员会第十六次会议通过《中华人民共和国食品卫生法》。

10 月 31 日—11 月 22 日　市防疫站组织力量，对全市城市化妆品批发及零售单位进行卫生监督执法检查。11 月 28 日召开新闻发布会，对这次执法检查情况进行通报，对违法经营单位和个人进行了严肃处理。

11 月 10 日　市卫生局印发《关于对全市消灭脊灰和计划免疫工作考核情况的通报》，称：计划免疫第三个 85% 的成果得到进一步巩固；全面落实了消灭脊灰行动方案，1994—1995 年度强化免疫接种率达 98% 以上；全市自 1992 年起已连续 4 年无脊灰病人；新生儿乙肝疫苗接种率走上正规，城区接种率 98% 以上，农村达 83.45%。全市儿童计免保偿率保持在 92% 以上。

12 月 13—15 日　省卫生厅卫生防疫机构等级评审团一行 8 人，在省卫生厅防疫处副处长刘同祥带领下，对市防疫站进行等级评审，认为淄博市防疫站基本达到了国家规定的“地市级一等卫生防疫站”标准。

12 月 18 日　市卫生局印发《淄博市卫生监督监测工作分级管理实施办法》，共 14 条，包括市及区县卫生行政部门卫生监督监测管理范围、各自职责等内容。

12 月 25 日　全国爱国卫生运动委员会以“爱卫发字（1995）第 21 号”文件公布山东省淄博市为“国家卫生城市”。

12 月 26 日　市卫生局发布《贯彻实施〈中华人民共和国食品卫生法〉公告》。

12 月 31 日　经市劳动、卫生、环保职能部门监测报请，市政府对本市 22 家水泥生产性粉尘污染严重的 42 条生产线查封，责令停产，限期治理改进。

1996 年

1 月 9 日　市政府办公厅以特急明传电报下达《关于做好迎接全国计划免疫第三个 85% 目标审评考核工作的紧急通知》，要求各区县人民政府、市政府有关部门认真做好各项准备，做到认识到位、领导到位，确保实现审评考核达标。

1 月 13—19 日　卫生部、省卫生厅计划免疫第三个 85% 目标审评及消灭脊灰工作考核团一行 9 人，在团长李风华率领下对淄博市张店、桓台、高青三个区县的第三个 85% 达标情况进行审评，并对消灭脊灰工作进行阶段性考核。考核团对淄博市“两项”工作的开展情况给予高度评价。

1 月 19 日　在全省卫生防疫站等级评审工作中，市防疫站与淄川区防疫站被省卫生厅分别评审确定为地和县级一等卫生防疫站。

1 月 26 日　市卫生局转发省卫生厅《关于印发〈山东省食品卫生许可证发放管理办法〉的通知》，要求凡在本市行政区域内从事食品生产经营的单位和个人，都要严格按“办法”要求和分级管理的规定，到各级人民政府卫生行政部门领发、审验和换发食品卫生许可证。

2 月 28 日　市防疫站印发《张店区计划免疫集中式接种试行方案》和《张店区计划免疫集中式接种门诊实施意见》，要求各区县因地制宜，进行试点，逐步推广计划免疫集中式接种，提高接种及时率和接种质量，减少疫苗浪费。

2 月 29 日　根据省卫生厅要求，市防疫站决定在“4·25 计划免疫宣传日”活动期间，对全市 1992 年 1 月 1 日至 1994 年 12 月 31 日出生的所有儿童、1996 年度应进行 7 岁和 12 岁麻疹疫苗加强免疫的所有儿童以及所有在校的大、中专学生进行一次麻疹疫苗的强化免疫。

3 月 1 日　市卫生局以书面形式向市防疫站印发了《食品卫生监督委托书》，称：根据《省卫生厅鲁卫防函字（96）第 32 号》文通知精神，委托你单位在新的食品卫生监督执法体制建立之前，继续行使《中华人民共和国食品卫生法》第三十三条规定的食品卫生监督职责。

3 月 6 日　市卫生局印发《关于进一步做好食品生产经营人员健康体检、卫生知识培训管理工作的通知》，要求食品生产经营人员（含管理人员、临时工、合同工）每年必须进行健康体检和卫生知识培训，取得健康检查、卫生知识培训合格证后方可上岗从事工作。

3 月 8 日　市防疫站召开第三届第三次职工代表大会，51 名职工代表出席会议。会议审议通过了站长胡林所作的工作报告，讨论并通过了《生物制品管理规定》和《关于进一步深化劳动人事制度改革的意见》，对全站 46 名中层干部进行了民主评议。

3 月 28 日　市防疫站印发《淄博市卫生防疫系统计量认证工作实施意见》，决定在全市范围内统一执行标准，统一检验方法，统一检验文书，统一标准试剂，按计量认证要求规范检验、检测工作程序。

4 月 6—7 日　市防疫站举办霍乱防治、诊断技术培训班，区县以上医疗卫生单位、各大厂矿企业医院共 78 个单位的 127 名专业人员参加培训。

4 月 16 日　市委、市政府印发《关于创建国家卫生城市先进集体和先进个人的表彰通报》，淄博市卫生防疫站被授予“创建国家卫生城市先进单位”，汪春景、赵大明、徐增昌、李进贤、解荣章、王玉金、徐逢春记二等功。

5 月 8 日　市卫生局印发《关于成立淄博市 AFP 筛检小组的通知》，市卫生局副局长、副主任医师赵亦成任组长，市卫生局地办室主任曹家清，市卫生防疫站副站长、副主任医师徐增昌任副组长。

5 月 9 日　市卫生局印发《关于调整淄博市预防接种异常反应诊断小组的通知》。市卫生局副局长、副主任医师赵亦成任组长、市卫生局地办室主任曹家清，市卫生防疫站副站长、副主任医师徐增昌任副组长。办公室设在市卫生防疫站，徐增昌兼主任，梁传法兼副主任。

5 月 13 日　中国第十化建公司（驻临淄区）发生一例疟疾。患者为该公司干部，于 1995 年 10 月曾到广东茂名地区（疟区）居住一个月被感染，于 1996 年 5 月 13 日发病，血检阳性，被确诊为间日疟。

5 月 30 日　市防疫站印发《关于加强全市游泳、游乐场所卫生管理的通知》，要求游泳场所的池水、消毒设施、卫生设施必须符合卫生标准；从业人员必须进行健康体检；经营单位必须经验收合格并取得卫生许可证方可开业。

7 月 9 日　建设部部长侯捷、卫生部部长陈敏章签发中华人民共和国建设部、卫生部令第 53 号，发布《生活饮用水卫生监督管理办法》，自 1997 年 1 月 1 日起施行。

7 月 12 日　中国健康教育研究所所长、中国健康教育协会副会长、《中国健康教育杂志》主编王贺祥在省爱卫会办公室副主任邹伟陪同下，视察市防疫站健康教育工作，对淄博市卫生防疫站健康教育工作取得的成绩给予充分肯定，对市政府拨款建设健康教育中心大楼的举措表示高度赞赏。

7 月 17 日　市卫生局转发《省卫生厅〈关于转发预防性健康检查管理办法〉的通知》，根据省卫生厅要求，市卫生局决定本市预防性健康检查工作仍由市、区（县）、企业卫生防疫站和市职业病防治院按分级管理的原则、按管辖范围分别承担。

7 月 17 日　市卫生局印发《淄博市采购销售食品卫生管理暂行办法》，共十九条，自发布之日起施行。

7 月 25 日　市卫生局印发《关于在全市开展食品卫生执法大检查的通知》，决定自 8 月 14 日至 16 日，在各区县之间采用定向、循环的联合检查方式进行检查。

8—9 月　为摸清 O157：H7 大肠杆菌在本市流行情况，市防疫站组织各区县对食品中 O157：H7 进行了专项检测。全市共采集冷饮、鲜奶、生熟猪肉、牛肉、鸡肉样品 65 份，经严格检验鉴定，未检出 O157：H7 大肠杆菌。

9 月 2 日　沂源县土门镇芝芳村发生甲肝暴发。3 月 26 日发生首例病人，4 月 27 日后又陆续发生，至 8 月份共发生 27 例。经调查，传播途径以日常生活接触为主。本次甲肝暴发的主要原因是疫情报告不及时，未及时采取防治措施而造成。

9 月 12 日　齐鲁石化公司（驻临淄区）办公大楼工地民工中发生 8 例霍乱病人。经市防疫站采集病人粪便检验，均检出霍乱弧菌（小川型）。疫情发生后，市防疫站与临淄区采取防治措施，对现症病人进行隔离治疗，对重点人群进行粪便检验和预防服药，加强饮用水源的保护和消毒。市、区卫生防疫站在疫区、疫点采集粪便标本 243 份，水样 32 份进行疫源检索，预防服药 800 人次，在对病人和密切接触者连续两次粪检阴性后，于 9 月 24 日宣布疫点、疫区解除。

9 月 14 日　市防疫站对 5—8 月份在卫生监督执法中依法没收的过期、变质食品、化妆品进行集中销毁，计糕点 265 公斤、食醋调料等 342 瓶、酒类 133 瓶、罐头 214 听、保健品 60 盒、矿泉水 30 瓶、奶粉 70 袋、饮料 90 听，不合格化妆品 125 种，1380 件（盒、袋）。

10 月中旬　市防疫站抽查全市 11 个乡镇疫情报告情况，共查传染病 133 例，漏报 65 例，漏报率 48.87%。较为严重的是：淄川区西河镇医院查 6 例，漏报 5 例；博山区北博山医院查 51 例，漏报 34 例（漏报率 66.67%），沂源县悦庄乡医院查 10 例，全部漏报。

10 月　本市疫情数据实现微机化管理，实现与省站旬、月报表微机通讯联网。

10 月 30 日—11 月 10 日　市防疫站对各区县贯彻执行《中华人民共和国食品卫生法》执法程序、档案管理、城乡饮食卫生状况进行抽签检查。结果：总分第一名张店区（435.85 分），第二名博山区（431.35 分），第三名临淄区（418.33 分）。乡镇医院总分第一名博山区山头镇；第二名临淄区齐陵镇；第三名张店区南定镇。食品卫生工作管理单项第一名淄川区卫生防疫站食品卫生科；乡镇食品卫生工作管理单项第一名桓台县耿桥乡医院防疫组。

10—12 月，市卫生局委托市防疫站举办了三期食品生产经营企业厂长（经理）培训班，培训班由市防疫站健康教育所组织实施，每期三天，脱产学习《中华人民共和国食品卫生法》《中华人民共和国行政处罚法》等相关卫生法规和食品卫生知识，参加培训的 143 名企业负责人经考核合格，由市卫生局颁发厂长（经理）培训合格证。

11 月 2—4 日　省爱卫会代表全国爱卫会对淄博市申报的“八五”期间农村自来水普及率达 80% 以上的县（区）周村区、博山区、淄川区进行考核验收。

11 月 5—14 日　市卫生局、市供销社、市教委联合组织全市碘缺乏病防治工作检查。经对全市 22 个乡镇 8~10 岁小学生共 3128 人进行监测，甲状腺肿大率为 14.16%。

12 月 12 日　市防疫站印发《淄博市流行性腮腺炎疫苗免疫接种实施方案》，并决定在 1996 年冬至 1997 年春在全市范围内开展流行性腮腺炎疫苗普种工作。接种对象为 8 个月龄至 12 岁婴幼儿和儿童。

12 月　沂源、博山布氏杆菌病防治工作通过省级考核，达到卫生部颁布的“稳定控制”标准。

1997 年

2 月 28 日　市防疫站印发《关于对进入我市外埠化妆品、家用化学产品进行索证管理的通知》。索证内容包括：生产企业卫生许可证、出厂合格证明、卫生质量检验报告等。

4 月 9 日　市防疫站印发《关于对放射工作人员进行特殊项目体检的通知》，由山东省放射病诊断组组长单位、山东省医学科学院放射医学研究所负责，对市 216 个单位的放射工作人员进行体检。

4 月 23 日—5 月 15 日　桓台县第二中学发生流行性出血热暴发，共发生 4 例患者，1 例死亡。桓台县卫生防疫站及时采取防治措施，对重点班级 57 名学生进行查体，查出感染者 1 人并给予治疗；对该校 1614 名易感人群进行出血热疫苗应急接种；开展疫点灭鼠；加强卫生防病知识宣传。至 5 月下旬，疫情得到控制。

4—7 月　市防疫站对全市 52 家冷饮生产企业进行卫生监督、监测，达标 22 家，未达标 23 家，责令停业整顿 7 家。随机抽检样品 75 份，合格 44 份，合格率 58.6%。抽检外埠 8 家冷饮生产企业的 25 份样品，合格 23 份，合格率 92%。对卫生问题严重已被责令停业整顿的生产企业通过新闻媒体予以曝光。

5 月 2—29 日　博山区山头镇发生伤寒暴发流行，共发生病人 27 例，可疑病人 12 例。市、区卫生防疫站组织力量进行防治。对病人和可疑病人进行流行病学个案调查、隔离治疗；对 175 名密切接触者用复方新诺明连续七天预防服药；采集粪便、血液标本 465 份，水源检测 26 份，整顿饮食业户 70 余家，对 5000 余名易感人群进行伤寒菌苗接种，遏制了疫情的传播蔓延。

5 月 5 日　市防疫站印发《关于对全市冷饮生产经营单位（第一批）检查整顿情况的通报》。称：

市卫生防疫站于1997年4月10日至24日对本市已经开业的25家冷饮生产经营单位（第一批）进行检查整顿和抽样检测，结果：25家中，达标11家，未达标7家，责令停产整顿4家；抽检样品33份，合格23份，合格率69.7%，不合格者均为细菌超标。

5—10月　沂源县发生甲肝暴发流行，疫情波及梭背岭、东里、中庄三个乡镇。5月7日，梭背岭乡中心幼儿园发生首例病人，因疫情报告不及时，未及时采取有效防治措施，致使疫情不断扩大。截至10月份，梭背岭乡发生128例，东里镇发生53例，中庄乡发生18例，共199例。据调查分析，这次甲肝暴发流行的主要原因：⑴基层卫生机构疫情报告不及时，错过最佳防治时机；⑵县卫生防疫站对疫点处理不彻底，致使疫情流行达五个月之久；⑶当地相当一部分群众不接受甲肝疫苗接种，以致感染后发病继续传播。

6月10—11日　省卫生厅、省教委考评组对淄博市周村区和齐鲁石化公司中小学校学生常见病防治工作进行抽查：蛔虫感染率6.91%，沙眼发病率12.13%，贫血患病率5.7%，龋齿患病率0.35%，视力低下和营养不良患病率也得到有效控制，全面实现了《全国学生常见病综合防治方案》确定的阶段性目标，顺利通过省级考评。

6月18日　市卫生局印发《公共卫生行政执法监督工作暂行规定》，授权市卫生防疫站以下公共卫生执法监督职责：⑴负责全市公共卫生监测、检验工作的业务领导和技术指导。完成市管五大卫生工作的监测任务，出具监测检验证明；⑵负责行政处罚前的现场监督、采样调查取证、文书制作。送达卫生监督文书，并在授权范围内实施现场行政处罚；⑶宣传卫生知识，进行有关卫生法律、法规的培训教育。组织对从业人员的卫生知识培训，做好从业人员的健康检查工作；⑷各类卫生许可、健康培训证件发放前的现场审验；⑸组织卫生学评价和有关卫生资料的统计上报；⑹承担市卫生局交付的其他卫生监督监测任务。

7月8日　市防疫站印发《关于进一步做好流行性出血热防治工作的紧急通知》。称：1~6月全市共发病589例，死亡4例，个别区县出现小暴发点，发病范围累计全市95个乡镇和9个厂矿单位，对人民健康造成了较大威胁。要求各区县切实抓好灭鼠这一关键措施；认真做好疫区内易感人群的免疫保护，做好流行性出血热疫苗注射；做到早发现、早治疗、早报告；大力宣传预防知识，提高群众防病能力。

7月13日　张店区南定镇郭新村瓦厂首例麻疹病人发病，为外地民工，发病后被该厂辞退，返回德州原籍，在何处感染不详。此后至8月2日，共发生麻疹病人10例，其中该瓦厂民工4例、学生2例、散居儿童4例。该10例病人均未注射过麻疹疫苗。疫情发生后，张店区卫生防疫站对麻疹暴发点进行流行病学调查及麻疹疫苗应急接种，疫情很快控制。

7月21日　市防疫站举行首次饮用天然矿泉水卫生质量公告会，向社会公示市售饮用天然矿泉水卫生监测结果。这次统一监测了324个厂家（品牌）的矿泉水，合格者9个，合格率37.5%。24种矿泉水中细菌超标13种，占54.13%，其中有3种达不到矿泉水要求，占12.5%。《淄博日报》、淄博电视台等10余家新闻媒体的20余名记者参加了本次卫生质量公告会。

7月29日　济宁医学院印发“关于聘任胡林等同志为兼职教师的通知”。“通知”称：经研究决定聘任：胡林、徐增昌、李进贤、赵大明、翟慎永、张洪义、解荣章、赵佳芝、孟召恒、梁传法同志为预防医学系兼职副教授；杜本华、郭平、徐逢春、孟强、刘景福、于宪良、常洪凯、徐逢昌、贾元宏同志为预防医学系兼职讲师。

7月30日　市卫生局印发《关于推行计划免疫集中式接种的通知》，决定将全市计划免疫冷链运转由单月改为每月运转，推行乡镇预防接种门诊，实行定点、定时、集中式接种制度。

8月5日　济宁医学院经对市防疫站管理、技术、设备等综合考核，并经省卫生厅认可，确定市防疫站为该院教学基地。8月5日，济宁医学院副院长王林、市卫生局局长助理王立春参加《济宁医学院淄博教学基地》挂牌仪式，并为市防疫站挂牌。

8月20日　市卫生局印发《淄博市旅店业客房顾客用品卫生标准》。卫生用品主要包括：毛巾、浴巾、面巾、地巾、脚巾、床上用品（床单、枕芯、枕套、毛毯、床罩、备用薄棉被等）、洗涤用品（香皂、浴液、洗发液、护发液、润肤霜、牙刷、牙膏等）、其他用品（漱口杯、卫生纸、拖鞋、污物桶、梳子、茶杯、茶叶等）。对各种顾客用品提出了相应的卫生要求。

8月21日　市卫生局《卫生信息》第15期载：全市地方性甲状腺肿病平均患病率由六十年代的14.17%降至八十年代的2.16%，先后于1984年和1985年通过了省、部两级基本控制达标考核验收。

9月3—5日　根据省卫生厅《关于开展强化公共卫生和传染病防治监督执法检查工作的通知》要求，市卫生局组织力量，分8个检查组对各区县进行异地循环检查，共检查18365户（次），提出监督意见3353项（次），行政处罚760户次，其中，停业整顿42户次，罚款14.764万元，销毁变质食品4177.5公斤。

9月11日　市防疫站印发《关于公开职业卫生监测频率的通知》，要求具备自行测定能力并取得劳动卫生监测许可证的单位，矽尘、石棉尘每6个月测定一次，水泥尘、煤尘等每年测定一次；各类毒物、噪声、高频、局部振动每年测定一次。对不具备测定能力的单位（或项目）按规定委托市卫生防疫站进行测定。

9月19日　省卫生厅公布全省30个重点学科和21个特色专科。市防疫站劳动卫生科被确定为“山东省医药卫生特色专科（A级）”。这是淄博市医药卫生系统唯一入选的学科，也是全省卫生防疫系统首家列入的特色专科。

9月26日　根据山东卫生报刊社“鲁卫函字（1997）第59号”文件精神，经上级审查批准，山东卫生报刊社淄博记者工作站成立。山东卫生报刊社社长邵小武、市卫生局党委书记李永新为“山东卫生报刊社淄博记者站”揭牌。山东卫生报淄博记者站设在市防疫站健康教育所，李永新兼站长，李全营、解荣章兼副站长。

10月14—27日　市卫生局组织力量对全市计划免疫工作进行全面考核。共考核8个区县防疫站、16个区以上医院，随机抽查17个乡镇、95个行政村的493名儿童。结果：建卡率100%，建证率98.22%，卡介苗接种率100%，卡疤率94.67%，脊灰疫苗全程服苗率、百白破三联制剂接种率和麻疹疫苗接种率均为98.4%，“四苗”覆盖率97.63%，新生儿乙肝疫苗接种率96.84%，儿童入保率99.01%。脊灰强化免疫服苗率98.42%。计划免疫第三个（以乡为单位）85%成果得到进一步巩固。

11月10日　市防疫站与各区县卫生防疫站实现疫情报告试联网。

11月26日　根据省卫生厅统一部署，市卫生局决定1997年12月5日和1998年1月5日在全市范围内继续对4岁以下儿童进行脊灰疫苗强化免疫。

12月5—6日和1998年1月5日　山东省委地方病防治工作领导小组办公室于组织专家两次对淄博市沂源、博山、临淄、张店、周村五个区县消除碘缺乏危害工作进行考核、评审，认为这五个区县消除碘缺乏危害工作成绩显著，达到了国家标准。

12月20日　市卫生局党委印发市属医疗卫生单位部分干部任免通知，栾兆恺兼市卫生防疫站副站长。

12月30日　经市卫生局党委研究批准并征得上级有关部门同意，市卫生局自8月份开始创办内部资料性小报《淄博卫生》。该小报由市卫生局主办，委托市防疫站健康教育所编辑、出版、发行。该报为四开二版，一版套红，不定期出版。每期印发2000~5000份。主要任务是宣传党和国家有关卫生工作方针、法规、政策，报道全市卫生工作情况，交流全市卫生改革和卫生工作管理经验，促进全市卫生工作全面发展。1997年8~12月份，共出版五期，印发15万份。

1998年

2月17日　省爱卫会印发《关于表彰“八五”期间全省健康教育先进集体、先进工作者的通报》。淄博市健康教育所被授予“全省健康教育先进集体”荣誉称号。

3月5日　在毛泽东同志为雷锋同志题词35周年之际，站党委号召全体职工、共青团员进一步掀起“向雷锋同志学习”的高潮，立足岗位，忠于职守，勤勉敬业，做好本职工作。

4月6日　市防疫站召开紧急会议，认真组织学习江泽民总书记对山东省单县碘油丸事件的重要批示，提出六项要求，整顿卫生监督执法队伍，纠正行业不正之风，防止类似事件发生。

4月15日　市卫生局在桓台县召开计划免疫集中式接种现场会，推广桓台县计划免疫集中式接种的做法和经验。

4月　市卫生局组织专家进行全市卫生系统首批学科带头人评选，市防疫站李进贤、翟慎永、郭平、解荣章、孟召恒、冯明礼、孔宪娥七人被评选为首批全市卫生系统学科带头人。

5月20日　为解决矿泉水、纯净水生产厂家在生产过程中对水桶的消毒问题，市防疫站引进并推广聚合二氧化氯发生器。该发生器产生的聚合二氧化氯消毒液具有余氯稳定、持久杀灭病原体、不受介质酸碱度影响、脱色去味效果好等优点。

7月7日　省卫生厅副厅长王宝亭在市卫生局副局长赵亦成陪同下到市防疫站视察，对市防疫站卫生改革与管理以及卫生防疫工作取得的成绩给予充分肯定。

7月　市防疫站健康教育所配合市委宣传部对创建国家卫生城市中的健康教育工作进行调查，共随机抽查淄川、博山、周村、临淄四个区的46名居民，用全市统一卫生知识问卷进行测试，结果 及格率（60分以上）100%。

8月　为配合创建国家卫生城市和开展居民健康教育，市爱卫会办公室、市防疫站、市健康教育所联合编印《居民健康教育手册》2万份，分发各区县城市社区居民。

9月　长江发生特大洪涝灾害，市防疫站于宪梁、吕术荣两人获准参加山东省第二批、淄博市首批防灾医疗队，赴江西省九江市德安县帮助灾区人民救灾防病，并带去了淄博市卫生防疫站价值一万元的消杀药品。经过两周奋战，圆满完成救灾防病任务，受到当地政府和人民的好评。先后被山东省卫生厅、山东省民政厅授予“全省支援江西省救灾防病工作嘉奖”“查治血吸虫防治工作嘉奖”，被市委、市政府授予“支援抗洪救灾工作先进个人”。

10月16日　山东省档案局、山东省卫生防疫站和淄博市档案局组织的档案管理评审团对淄博市卫生防疫站档案工作目标管理进行评审，认定市防疫站档案工作目标管理达到了省一级标准，成为淄博市首家通过档案管理省一级验收的科技事业单位。

10月21日　市防疫站印发《关于加强淄博市洗衣店、旧衣翻新店卫生监督管理的通知》，对洗衣店、旧衣翻新店营业场所、设备和原材料提出卫生要求。

10月30日　市防疫站推广计划免疫定点、定时、集中式预防接种。至10月，全市实行集中式接种的乡镇已达80%以上，50%以上的集中式接种门诊达到规范化接种门诊标准。

11月6日　市委、市政府命名表彰第六批市级专业技术拔尖人才，市防疫站孟召恒被授予“第六批市级专业技术拔尖人才”荣誉称号。

12月中旬　市卫生局组织力量对全市计划免疫工作进行全面考核。全市共随机抽查17个乡镇94个行政村的507名12~24月龄儿童，建卡率100%，建证率99.02%，卡介苗接种率99.80%，卡疤率91.72%；脊灰疫苗全程接种率98.05%，百白破全程接种率98.42%，麻疹疫苗接种率98.82%，“四苗”全程接种率97.63%。儿童计划免疫入保率99.80%。检查结果表明：计划免疫第三个85%目标得到巩固和加强。

是年　全市发生流行性出血热疫点521个，处理501个，疫点处理率96.16%。报告出血热病例1072例，血清学诊断954例，血清学诊断率100%。对5万余名重点人群进行了流行性出血热疫苗接种。

1999年

1月19日　市防疫站印发《淄博市医院污水卫生监督管理实施意见》，对医院污水卫生管理制度、医院污水处理设施、医院污水净化消毒及其卫生指标、医院污水定期监测等提出具体要求。

1月28日　市政府印发《关于表彰迎接第四次全国城市卫生检查工作先进集体和先进个人的通

报》，市防疫站被授予“先进集体”荣誉称号，胡林记二等功。

1月29日 市爱卫会、市人事局印发《关于表彰迎接第四次全国城市卫生检查工作先进集体和先进个人的决定》，给予市防疫站徐增昌、李进贤、贾元宏、宋振亮、赵锦云、解荣章、张洪岩、边云秀八人记三等功；给予娄灵源、韩克之、刘伯雁、高德禹四人嘉奖。

2月1日 以英国杰瑞博士为课题专家组组长的欧洲联盟科研项目组一行五人，在省卫生厅、上海医科大学有关领导、教授陪同下，对市防疫站进行考察、访问。这是市防疫站接待的首家欧盟专家考察团。

2月26日 经站党委研究，报请市卫生局党委同意，市防疫站党委办公室和站长办公室合并为市卫生防疫站办公室，原站党委办公室改设为市卫生防疫站组织人事科。

3月 被卫生部列为中国与世界卫生组织（WHO）和美国疾病控制中心（CDC）开展麻疹监测合作项目的10个地（市）之一。

4月1日 市防疫站印发《卫生监督员风纪管理暂行规定》，共10条，对卫生监督员着装、仪表、风纪等作出若干规定。1999年4月起施行。

4月9日 市卫生局印发《关于调整市预防接种反应诊断小组的通知》。市卫生局副局长王立春任组长，马剑庭、徐增昌任副组长，办公室设在市卫生防疫站，徐增昌兼办公室主任。该小组承担全市预防接种出现的异常反应的诊断与处理，其他任何单位和个人均不得擅自作出诊断和出示证明。

5月5—11日 市卫生局组织力量对全市“五小”行业（小饭店、小旅馆、小食品店、小理发店、小食品摊点）进行监督检查，共抽查各类“五小”单位69家，使“五小”行业无证经营和脏、乱、差的状况得到有效治理。

5月28日 市长张建国签署淄博市人民政府令第5号，发布《淄博市职业病防治监督办法》。该办法包括总则、监督管理、预防、职业性健康监护、罚则、附则共六章三十七条。自发布之日起施行。

5月31日 1月—5月，本市发生多起麻疹点状暴发。至5月31日，经市防疫站血清学诊断，已确诊53例。其中临淄区32例，张店区17例，沂源县和周村区各2例。据疫情分析，暴发原因：⑴基础免疫接种率低；⑵疫苗储运有问题，影响效价；⑶疫情迟报或不报，未及时采取有效预防措施。

6月15—17日 淄博市人大科教文卫委员会对张店、淄川两区和桓台县贯彻执行《中华人民共和国传染病防治法》情况进行调研。市人大常委会副秘书长、科教文卫委副主任李增泉，科教文卫委委员、市中医院院长刘玉升，科教文卫委工作室副主任孙维庆，主任科员李静参加调研。

6月15—29日 根据卫生部、省卫生厅和市卫生局紧急查处比利时等国受二恶英（Dioxin）污染食品的通知，市防疫站组织力量，对全市171家经销相关产品的单位进行监督检查，未发现此次中国禁销的食品。对使用可疑被二恶英污染的原料制成的粉奶共220箱就地封存。

6月29日 市召开卫生行政执法证件颁证大会，市政府法制局副局长张兆平，市卫生局党委书记、局长赵亦成等向卫生监督员代表颁发卫生行政执法证件。与会卫生监督员举行宣誓仪式。

7月6日 省卫生厅印发《关于成立山东省慢性非传染性疾病防治专家委员会的通知》。专家委员会设健康教育、心脑血管病防治、糖尿病防治、肿瘤防治、牙病防治、地方病防治六个专业学组。市防疫站副主任医师解荣章被聘为健康教育学组专家组成员。

7月18日—8月25日 全市共发生霍乱疫情11起，发病16人，患者分布在周村、淄川两区，均为散发。经病原学确诊，均为小川型1b霍乱弧菌，无死亡病例。16例病人中，外地患者6人。经流行病学调查，16例霍乱病人均系食源性传播。

7月26日—8月6日 市卫生局组织力量，对全市强化公共卫生监督执法年活动情况进行检查。共查13个区县、企业防疫站，36个乡镇以上医院，88个食品单位，31个公共场所，14个生活饮用水单位，进一步强化了传染病防治和公共卫生监督执法。

9月28日 市卫生局印发《关于加强性病防治

监督管理工作的通知》，要求加强性病疫情报告，严格性病广告管理，实行“性病防治卫生许可证”制度，坚决取缔非法诊治性病医疗单位和游医、野医，规范性病诊疗市场秩序。

10 月 19—28 日　市卫生局、市供销社、市教委组织力量，对全市碘盐供应消除碘缺乏危害工作进行联合检查。抽查 15 个乡镇 8~10 岁儿童 1161 人，甲状腺肿大率平均 6.29%；采集 8~10 岁儿童尿样 180 人份，尿碘中位数 207.4μg/L。检查结果符合国家消除碘缺乏危害标准要求。

10 月 23 日—11 月 7 日　市防疫站分三批举办全市公共卫生监督员法律知识培训班，市及各区县 280 名卫生监督员参加培训。培训班邀请了山东省高级人民法院庭长杨升、山东省卫生防疫站副主任医师张理、市政府法制局科长孙超授课。

11 月 8 日　市防疫站职工徐彬的卫生美术作品《为了环保捡起菜篮子》和《人类共享世纪曙光》参加全国跨世纪卫生美术精品展，被中国美术家协会、中国健康教育协会、中国卫生书画协会分别评为银奖和金奖。

11 月 16 日　市卫生局转发省卫生厅《山东省 1999/2000 年度消灭脊髓灰质炎强化免疫活动实施方案》，要求在规定时间内统一接种两次脊髓灰质炎疫苗，接种时间分别为 1999 年 12 月 5 日和 2000 年 1 月 5 日，接种对象为 0~47 月龄儿童，无论既往接种史如何、户口在何处，一律在规定时间进行接种，并要求接种人员送服到口、看服到肚，不允许将疫苗留给家长。

2000 年

1 月 28 日　经站党委研究和市卫生局批准，市卫生防疫站成立稽查科。主要职责是负责卫生许可证件发放前的审查工作；接受群众举报，稽查辖区内被监督单位的卫生违法行为及卫生监督员在执法中的违法违纪行为；调查本市生物制品供应管理中的违法违纪案件；配合有关部门稽查管辖范围内的广告宣传和产品标识中的违法行为。

2 月 21 日　市防疫站印发《公共场所卫生许可证核发标准》，其中包括旅店业、舞厅、影剧院、理发、美容店、公共浴室等公共场所的卫生许可证核发标准。不同公共场所的卫生要求均以不同分值标识，总分 100 分，经监测达 95 分以上者为合格，方可核准换发卫生许可证。

2 月 28 日—3 月 2 日　由省爱卫会组织的全省健康教育检查团一行五人，在省健康教育所副所长武铁农带领下，对淄博市健康教育工作进行检查，共抽查医院、学校、街道、厂矿等 23 个单位，对近年来健康教育工作取得的成绩给予充分肯定。

2 月 29 日—3 月 14 日　张店区车站办事处王舍村发生 7 例麻疹，为 2~10 岁少年儿童，均经市防疫站血清学确诊。首例患儿为一 10 岁女孩，系流动人口。2 月 29 日发病，3 月 6 日住院治疗。随后该村又陆续发生 6 例。其中，有 6 例患儿麻疹疫苗接种史不详。经流行病学调查，认为此次系局部小范围麻疹暴发。

3 月 2 日　省卫生厅印发《关于对部分县（市、区）计划免疫工作实行重点管理的通知》，决定自 2000 年起，对计划免疫薄弱地区和薄弱环节实行重点管理。高青县、周村区被列为全省 45 个重点管理区（县）范围。

3 月 13 日　市防疫站印发《关于开展麻疹疫苗加强免疫的通知》，称：为全面落实卫生部《加速麻疹控制规划指南》和《山东省麻疹监测方案》，进一步控制麻疹的发生和流行，按照国家规定的免疫程序，决定今年三月份对 1.5~2 岁、7 岁、12 岁适龄儿童开展麻疹疫苗加强免疫。要求接种记录要上卡上证，相应年龄组儿童接种率必须达到 95% 以上。

3 月 15 日　市卫生局公布《淄博卫生》编委会。主任委员赵亦成；副主任委员周象玦、李忠泰、王立春、张锡云、宋晓东、张祝云、胡林；委员（以姓名笔画为序）马剑庭、王立春、牛爱霞、许阶、李伟、李娟、李全营、李进贤、李忠泰、宋晓东、张祝云、张锡云、昃春玲、周象玦、赵亦成、胡林、高玉明、徐德、曹源、董学农。主编李进贤；副主编解荣章、赵佳芝。

4 月 10 日　经市新闻出版局批准，由市卫生局主管、市健康教育所主办的《淄博卫生》报第一期于4月10日出版。新出版的《淄博卫生》报为半月报，每月10日、25日各出版一期，一、四版套红或彩印；每期印刷发行6000~10000份；主要读者对象为全市城乡医药卫生人员、居民等。

4月22—23日　省卫生厅督导团一行七人对淄博市开展消灭脊髓灰质炎“扫荡式”免疫活动进行督导评价。督导团先后对高青县和周村区分别随机抽查二个乡镇、六个行政村和一个集贸市场的180名儿童，服苗者176人，脊灰疫苗服苗率97.78%。未服苗儿童主要是集贸市场流动人口中的儿童。省督导团对淄博市这次消灭脊灰“扫荡式”免疫活动给予高度评价。

5月10日　市卫生局转发省卫生厅《关于加强对建筑材料放射卫生防护管理工作的通知》，要求本市生产建筑材料产品的企业，其产品必须经市、区（县）级放射防护机构检测合格，取得市卫生局统一发放的“建筑材料放射卫生许可证”后方可进行生产经营。

5月11日　由山东省卫生厅组织的省内外9名专家组成的全省重点学科、特色专科建设检查评估小组，对市防疫站劳动卫生特色专科近三年的建设情况进行了阶段性评估。专家们评估后认为，站领导对学科建设非常重视，制度健全，保障到位，规划目标明确，学术研究方向稳定，处于国内领先水平，较好地完成了阶段性和周期性规划。

5月16日　省爱卫会办公室、省卫生防疫站印发《关于开展第十个‘全省健康教育宣传周’活动的通知》，活动日期为5月22~28日，主题：共创健康新世纪。

5月20日　市防疫站成立结核病防治科，并履行原市结核病防治院预防科的社会预防职能。职责：负责全市结防规划的实施和结核病防治工作的监督检测；负责结核病防治法规和业务知识培训；协助省结防中心做好全市结核病人的药品计划发放和管理工作。

5月20日　市防疫站成立皮防科，并履行原市皮防院预防科的社会预防职能。

5月26日　市防疫站转发省卫生防疫站《关于加强风疹疫苗免疫接种工作的通知》，要求按照省卫生防疫站的统一部署，以14岁以下儿童为免疫重点。对高中及大中专院校女生进行风疹疫苗免疫接种，要求以区县为单位，风疹疫苗基础免疫率达90%以上。

6月6—16日　市卫生局、市教委组织力量，对各区县实施《山东省2000年学校卫生工作规划》情况进行抽查，并对检查情况进行通报，在肯定工作成绩的同时，针对发现的问题提出了改进意见。

6月16—18日　市防疫站受山东省预防医学会委托，以省预防医学会名义举办劳动卫生和职业病防治学习班，淄博市及周边市、县卫生防疫站共80余人参加学习。济宁医学院预防医学系研究生导师、教授王林，副教授张春之、张强应邀授课。省预防医学会副会长赵世立、省预防医学会办公室主任李露霞参加开课典礼。

7月26日　根据市卫生局组织全市《中华人民共和国传染病防治法》执法检查的要求，淄博市卫生防疫站派出32名卫生监督员配合市卫生局工作人员分为9个检查小组，对各区县传染病防治工作进行执法检查，共查卫生防疫站（疾病控制中心）9个、区（县）医疗单位10个、乡镇卫生院17个，抽查法定传染病7种938例，疫情报告924例，疫情报告率98.51%，重点传染病（霍乱、病毒性肝炎等）防治措施落实。

8月7日　市防疫站印发《关于开展“万家企业评行风”活动的实施意见》，要求认真贯彻落实好省、市政府《关于开展“万家企业评行风”活动的实施方案》，治理向企业乱收费、乱罚款和各种集资摊派，以及到企业“吃、拿、卡、要、报”等情况，履行职责，为企业服务。

8月9日　根据市卫生局部署，市防疫站组织力量对全市“五小”行业（小饭店、小食品店、小食品加工店、小旅店、小理发美容店）集中治理整顿情况进行督导检查，抽查五个区和高新区16条街巷227个“五小”单位和526名“五小”从业人员，卫生许可证和健康证有证率分别为65.2%和62.7%。

8月23日　市人事局、市卫生局印发《关于表彰全市卫生系统第二批学科带头人的决定》。市防疫站副主任技师徐文华、副主任医师赵佳芝被评为全市卫生系统第二批学科带头人。

8月28日　市防疫站受省预防医学会委托，举办淄博市及周边地区食品卫生监测综合评价与微机培训班，培训时间6天，参加培训的学员共183人。培训班邀请济宁医学院庞道华副教授、省卫生防疫站副主任医师王桂春、冷毅等授课。

9月10日　市防疫站与市公用事业局联合印发《淄博市二次供水卫生监督管理实施意见》，共15条，就本市境内二次供水单位、涉及供水卫生安全产品的生产、二次供水蓄水设施清洗消毒的卫生要求、监督监测办法等作出具体规定。

9月15日　市防疫站转发省卫生防疫站《关于下发〈肺炎疫苗预防接种方案〉的通知》，转发省卫生防疫站《关于开展b型流感嗜血杆菌（H：b）疫苗接种工作的通知》，要求各区县按照省里的要求，认真做好肺炎疫苗和b型流感嗜血杆菌疫苗接种工作。

9月21日　市卫生局转发省卫生厅《关于开展2000年全国高血压日宣传教育活动的通知》。2000年10月8日是第三个“全国高血压日”，其主题是“普及高血压知识，减少高血压危害”。

9月28—29日　全市卫生系统第二届田径运动会举行，市防疫站16名参赛队员奋力拼搏，取得团体总分第五名。江守军100米和200米短跑均打破上届记录，获第一名；孙晶获女子标枪第一名、铅球第三名，均打破上届记录。

10月24日—11月6日　市卫生局组织力量对全市计划免疫工作进行全面检查考核，共检查考核区、县卫生防疫站（疾病控制中心）7处、县以上及厂矿医院16个，乡镇卫生院18个，随机抽查18个乡镇、34个行政村12~24月龄儿童238人，其建卡率和建证率均100%，卡介苗接种率100%，卡疤率98.32%；脊灰疫苗全程接种率99.16%；百白破全程接种率99.16%；麻疹疫苗接种率98.74%；乙肝疫苗接种率99.16%；计划免疫保偿率99.58%。

11月8日　淄川区昆仑天晟公司酒店无证经营，卫生状况恶劣，于2000年8月13日造成10名就餐者食物中毒。淄博市卫生防疫站根据《中华人民共和国食品卫生法》有关规定，将该酒店查封、取缔，并罚款7000元。行政处罚通知书下达后，该酒店拒不执行处罚决定，且继续开业经营。11月8日，市防疫站派食品卫生监督员依法对该酒店食品制作场所和经营场所进行查封。

11月22日　市卫生局印发《淄博市2000/2001年度消灭脊髓灰质炎强化免疫活动实施方案》，要求对全市所有0~47月龄儿童，无论既往接种史如何，户口在何处，一律在规定时间内统一接种两次脊髓灰质炎疫苗，两次间隔一个月。第一轮接种时间为2000年12月5日，第二轮接种时间为2001年1月5日。

12月5日　市长张建国签署淄博市人民政府第15号令，发布《淄博市性病防治管理办法》。该办法分总则、预防、治疗、疫情报告、罚则、附则6章38条，对性病防治工作的领导、组织实施、业务管理、防治措施、相关责任及处罚等作出详尽规定。自2001年1月1日起施行。

12月5日　市长张建国签署淄博市人民政府第16号令，发布《淄博市结核病防治管理办法》。该办法分总则、预防接种、疫情管理与诊治、控制传染、罚则、附则6章24条，对结核病的预防、诊治、控制、管理以及相关责任和处罚等作出了详尽规定。自2001年1月1日起施行。

12月6日　省卫生防疫站副站长武秀兰、省预防医学会办公室主任李露霞到淄博市出席卫生防疫继续教育工作总结表彰会议，代表省卫生防疫站、省预防医学会对淄博市2000年度卫生防疫继续教育工作先进单位和先进个人颁发奖励证书。市卫生防疫站、市预防医学会获全省“继续医学教育组织奖”；桓台县、周村区、博山区卫生防疫站、沂源县卫生监督所获全省“继续医学教育先进集体”；陈翠萍等29人获全省“继续医学教育先进个人”称号。

12月18日　市科委、市委组织部、市人事局、团市委公布“淄博市第二届十大科技启明星”。市防疫站翟慎永获“淄博市第二届十大科技启明星”荣誉称号。

2001 年

1 月 10 日　根据市政府《关于开展严厉打击制售假冒伪劣商品违法犯罪联合行动的通知》，市防疫站组织力量，先后查处非法制售伪劣食品窝点 55 个，查扣假冒伪劣食品 20 余吨；查扣伪劣化妆品 68 个品种共 856 瓶（盒）；查扣废油脂 14 桶近 3 吨；查扣各种假冒商标 1.6 万张；查扣假冒伪劣产品共计价值 10 余万元，有效净化了食品和化妆品市场，保护了消费者健康和合法企业利益。

1 月 25 日　市防疫站春节前组织力量对全市调味品生产经营企业进行重点监督检查，共抽检 17 家调味品生产企业和部分经营网点，采集酱油、食醋、酱腌菜等 102 份样品。经检测，合格 75 份，合格率 77.45%。对细菌总数、大肠菌群、防腐剂等超标的不合格产品通过新闻媒体予以通报。

2 月 14 日　市防疫站举行公开竞争地方病防治科科长演讲答辩会。6 名竞争者按照规定程序进行演讲并当场回答评委和站领导的提问。本着“公平、公开、公正”和“择优聘用”原则，采取评委和全站中层干部当场投票、当场亮分的办法确定优胜者，经组织考察后由站长直接聘任。这是市防疫站首次公开选拔聘用中层干部。

2 月 22 日　市卫生局、市教委印发《淄博市 2001 年中小学肠道蠕虫感染综合防治方案》和《淄博市 2001 年学生龋齿综合防治方案》，要求通过综合防治措施，年内肠道蠕虫感染：城市降至 5% 以下，农村降至 15% 以下；龋齿防治力争达到《全国学生龋病综合防治方案》要求，使患龋率逐年下降。

3 月 13—16 日　市防疫站协助山东省皮肤病防治所举办山东省麻风病防治和畸残康复技术培训班，来自全省各市皮肤病防治机构的 150 余名专业人员参加学习培训。五区三县皮防所等单位 90 余名专业人员参加学习培训。

3 月 19 日　市卫生局印发《淄博市预防用生物制品供应管理规定》，共 27 条，包括预防用生物制品的范围、预防用生物制品的计划统计、采购供应、运输及贮存、接种规程的经常性监督管理工作要求等内容。自发布之日起施行。

3 月 19 日　市卫生局印发《关于贯彻〈山东省卫生监督执法新世纪行动方案及健康相关产品和公共卫生监督抽查计划的通知〉的实施方案》，包括“新世纪行动”的目的、意义、范围、重点、方法和步骤等，同时出台了食品卫生、保健食品、传染病管理、环境卫生、职业卫生、学校卫生、放射卫生、预防性卫生监督八个专项检查方案。

3 月 24 日　为配合 3 月 24 日“世界防治结核病日”宣传活动，由市防疫站健康教育所编印的《淄博卫生》报 2001 年第 6 期（总第 24 期）以第二版整版篇幅编辑出版《世界防治结核病日》专版，详尽介绍了全球和中国结核病疫情状况以及结核病防治知识。

3 月 27 日　市卫生局印发《关于进一步做好肠道线虫病防治工作的通知》，决定自 2001 年起，连续三年在全市范围内开展以全民驱虫为主的综合性肠道线虫病防治工作。每年 4 月 10 日至 30 日为全市集中统一驱虫时间，适宜人群是 2 岁以上全体居民。为保证防治效果，每年 10 月对 15 岁以下儿童进行一次强化驱虫治疗，要求全民驱虫率以区、县为单位至少达到 80%。

4 月 9—29 日　市防疫站举办两期大型的全市卫生防疫人员医学继续教育培训班，培训内容分别为“卫生统计学与微机应用”和“卫生监督与行政执法”。

4 月 12—17 日　桓台二中发生一批以发烧、头痛为主要症状的病例，该校按“出血热”报告疫情。市防疫站受市卫生局委托，由副站长赵华带队，一行 7 人及时赶赴现场，共调查 38 个班 2453 名学生，有发烧、头痛症状者 188 人，占 7.66%。采血样 140 份、含漱液 8 份、鸡胚病毒分离 8 份，结合流行病学调查，排除了食物中毒、流行性出血热。初步诊断为 B 亚型流感病毒引起的局部流感暴发流行。

4 月 16—27 日　根据市教委、市卫生局部署，市防疫站组织力量，在张店一中、张店兴学街小学、淄博十中、淄川昆仑一中、昆仑中心小学五所城乡中小学实施学生体质健康状况调查，共抽检 3200 人，获得有效卡片 2800 份。检查项目主要包括身体形态、机能、素质、健康、生长发育以及视力、龋齿、肠道寄生虫等情况。

4 月 23 日—5 月 18 日　市卫生局组织力量对全市结核病归口管理工作进行检查。共检查二级以上综合医院和厂矿医院 52 个。检查结果：医院放射科发现的可疑肺结核病人 757 例，转入结防机构 474 例，转诊率 62.6%；内科住院肺结核病人 42 例，转入结防机构 6 例，转诊率 14.3%；建立疫情报告制度的单位 48 个，占 92%。

5 月 14—20 日　中国首届"科技周"。副站长赵华带队，30 余名卫生防疫人员携带 16 幅大型卫生科普宣传展板参加了在市中心广场举办的大型科技宣传活动，发放卫生科普宣传资料 6000 余份，现场接受卫生防病咨询 200 余人次。

5 月 24 日　市政府市民投诉中心转市防疫站（2001）第 1393 号关于淄博五中教工反映教工宿舍楼二次供水异常一事。市防疫站于 5 月 28 日派卫生监督员进行现场调查，发现该校二次供水设施多处不符合国家二次供水卫生设施规范标准（GB17051-1997），遂对该校违法行为提出警告，并限 7 日内完成整改。

5 月 31 日　市防疫站印发《关于开展口服痢疾活菌苗免疫工作的通知》，决定在全市范围内开展口服痢疾活菌苗免疫工作。重点免疫对象是 3~15 岁儿童少年、饮食从业人员、经常在外就餐人员及痢疾疫点周围人群，要求至 2001 年年底，重点人群免疫率达 60% 以上，疫点人群免疫率达 80% 以上。

6 月 20 日　市防疫站完成市卫生局组织的全市"1992~2001 年世界银行贷款中国结核病控制项目"工作的终期评价。自 1992 年本市实施世界银行贷款结核病控制项目以来，全市共筛选可疑肺结核病人 80433 例，发现活动型肺结核病人 8795 例，对涂阳肺结核病人全部实行了免费检查和免费治疗管理，治愈率达 95% 以上，有效控制了结核病的传染和蔓延。

6 月 25 日　站党委组织大型报告会庆祝中国共产党建党八十周年，聘请淄博市委党校教授王怀昌作题为《入世后的机遇与挑战》专题报告，市、区县卫生防疫系统 200 余名党员和干部听讲。

7 月 6 日　由省委宣传部、省卫生厅组织，市委宣传部、市直机关工委、市卫生局主办，淄博市爱卫会办公室、淄博市健康教育所协办的《21 世纪健康生活方式》大型科普展览在市科技馆开展。市人大常委会副主任杨汝奎、市直机关工委书记刘峰、市委宣传部副部长王莲君、市卫生局局长赵亦成等参加开展仪式。

7 月 13 日　副市长关玛莉、副秘书长张鲁辛在市卫生局副局长王大伟陪同下，到市防疫站进行工作调研，对淄博市卫生防疫站院落改造、规划建设和开展卫生技术服务等工作给予充分肯定。

7 月 3—14 日　市卫生局组织力量对全市传染病防治工作进行全面检查，检查区县卫生防疫站（疾控中心）8 个，医院 18 所。检查结果：霍乱防治工作措施落实。存在的主要问题：疫情报告问题较多，查 18 所医院法定传染病 7 种 587 例，漏报 121 例，漏报率 20.95%。其中，市级医院漏报率 40%，区级医院漏报率 20.54%。沂源县医院、市中心医院漏报率分别高达 62.9% 和 40%。

8 月 3 日　市政府办公厅转发市卫生局、市经贸委、市教育局、市计生委、市广播电视局、市工商局、市技术监督局《关于进一步加强消除碘缺乏病工作的意见》。

8 月中旬，市防疫站与张店、周村、博山、淄川和山东铝厂实现了计划免疫微机化管理，微机管理覆盖面达 30 万人以上，走在全省前列。

8 月 21—30 日　市卫生局结核病控制项目办公室组织力量对全市结核病控制项目工作进行检查，检查各区县结核病防治所（科）及市第一医院赵庄分院共 10 个单位。检查认为，各单位较好地完成了世界银行贷款结核病控制项目工作的各项指标，大部分单位项目设备使用良好，建立健全了设备档案和管理制度，使项目设备发挥了最大效益。

9 月 10 日　市卫生局、教育局、公安局联合印发《关于进一步做好学校食品卫生安全工作的通知》，要求各级各类学校加强学校食品卫生安全的监督检查，做好食物中毒等公共卫生突发事件的预防和处理。

9 月 10 日　市防疫站印发《关于公布卫生检测工作质量方针的通知》。市防疫站卫生检测工作的质量方针是："严肃认真的工作态度，实事求是的公正作风，标准规范的技术操作，正确及时的结果报告。"

9月10日　市防疫站印发《关于卫生检测工作的公正性声明》，称：市防疫站是依据国家卫生法律法规，行使卫生监督检测、疾病控制和有关产品卫生质量检验及卫生执法仲裁的全民事业性机构，卫生质量的评价以检验测试数据为唯一依据。市防疫站根据国家和地方有关卫生法律、法规、条例和标准为衡量基准，确保检验结果的公正、可靠。市防疫站对任何单位或个人的检测产品、委托检测产品的卫生质量评价，不受外界和领导机构的干扰和影响，坚持公正地位。

9月10日　市防疫站印制《质量管理手册》，发放各科室贯彻施行。该手册汇集了本站的质量方针、质量保证体系、标准操作规程、岗位责任制和有关规章制度等。

9月15日　根据市委、市政府部署，淄博市卫生防疫站对本市引黄供水工程的高青县大芦湖水库、桓台县新城水库以及工程沿途土壤本底进行卫生学检测，检样经中国预防医学科学院山东分院检验，沿途及水库周围地表氟含量均符合国家卫生标准。对涉水土壤微生物、残留农药和有害化学物质进行检测，表明所有涉水土壤对该工程水质不存在任何污染危害。

9月29日　市防疫站印发《关于在沂源、高青、周村三区县开展学龄儿童麻疹疫苗强化免疫的通知》。据统计，该三个区县7~14岁学龄儿童应接种人数160480人，本次麻疹疫苗强化免疫人数159368人，强化免疫接种率99.35%。

10月18—30日　市卫生局组织力量，对全市计划免疫工作进行全面检查考核。检查18个乡镇、36个行政村的247名适龄儿童，建卡率99.6%，建证率98.7%，卡介苗接种率98.79%，卡疤率97.17%；脊灰疫苗全程接种率99.6%，百白破疫苗全程接种率99.6%，麻疹疫苗接种率99.6%。"四苗"全程接种率97.98%；乙肝疫苗接种率100%；计划免疫保偿率100%。计划免疫第三个85%目标得到巩固和提高。

10月29日　市政府办公厅印发《淄博市人民政府办公厅关于加强流行性出血热防治工作的通知》，要求各级人民政府切实加强对出血热防治工作的领导；大力开展群众性灭鼠活动，把家鼠和野鼠密度分别控制在1%和3%以下；积极推广出血热疫苗接种工作；加强出血热防治的宣传工作，尽快遏制出血热流行蔓延趋势。

10月　根据山东省卫生监督执法新世纪行动及健康相关产品抽检计划，市防疫站于9~10月开展了对面粉、冷饮、肉及肉制品、糕点、油脂、酒类、奶及奶制品等食品的专项整理整顿和抽样检测，共抽检各类食品1901份，合格1651份，总合格率86.85%，不同食品的合格率分别为：酒类100%（78/78）、糕点94.23%（52/49）、植物油87.5%（8/7）、奶及奶制品85.12%（121/103）、肉及肉制品66.17（68/45）、冷饮59.25%（81/48）、面粉35.7%（28/10）、其他食品89.49%（1465/1311）。检测结果通过新闻媒体向社会进行了质量公示。

10月　根据市政府《关于贯彻鲁改发（2001）74号文件依法取缔无照经营活动的通知》精神，淄博市卫生防疫站与张店区卫生防疫站对市驻地200多家餐饮和公共场所单位进行监督检查，查处并依法取缔无卫生许可证的经营单位14个，查处无健康证的从业人员158人。

11月4—9日　市防疫站在博山区凤凰山庄承办全国建设项目设计卫生审查研讨会，来自全国二十多个省、市的近百名专业人员参加。中国预防医学科学院研究员邵强、北京市疾病预防控制中心高级工程师吕林、山东省劳动卫生研究所主任范昭宾应邀授课。

11月21—23日　山东省质量技术监督局组织计量认证专家组一行三人，在组长贾文萍带领下，对淄博市卫生防疫站计量认证工作进行复核评审。专家组认真听取汇报，对市防疫站计量认证体系、人员、设施、管理等进行审查，对25名专业人员进行理论考核，并对12人、4份样品、8项参数进行盲样测试。经专家组严格复核评审，认为市防疫站已达到《计量认证／审查认可（验收）评审准则》的要求，一致通过对淄博市卫生防疫站计量认证的复核评审。

12月4日　市防疫站印发《关于对四大企业食品卫生检查情况的通报》，称：根据市卫生局印发的《卫生监督执法新世纪行动方案》的要求，8—11月份，淄博市卫生防疫站对四大企业辖区内的食品卫生工作进行全面检查，并对食品及餐具进行采样监测。共检查食品从业单位215家（含个体），采集餐具1125份，卫生合格率88.47%。采集食品样本302份，检测合格率85.66%。

12月4日　为加强企业自身约束机制和自我监督能力，提高本市食品卫生监督水平，市防疫站对市卫生局在四大企业（山东铝业公司、淄博矿务局、齐鲁石化总公司、中十化建公司）辖区的一百多家食品生产经营单位中设置的食品卫生义务监督员进行了食品卫生法规和食品卫生知识的培训。

12月8日　国家药品监督管理局以“国药监注（2001）41号”文印发《关于人用浓缩狂犬病疫苗销售使用截止期限的通知》。规定：人用浓缩狂犬病疫苗自2000年10月1日起停止生产并注销该品种的批准文号。在2000年10月1日前已投料生产并符合有效期规定的人用浓缩狂犬病疫苗的销售使用期限最长截止到2001年9月30日，逾期仍在销售使用者，均按销售使用假药论处。

2002年

1月7日　针对入冬以来全国北方地区流感频发和本市流感病人不断增多的情况，市防疫站卫生防疫人员在副站长赵华带领下到市直机关干休所，为30多名离休老干部免费注射流感疫苗。

1月10—13日　省卫生厅组织的省级示范预防接种门诊验收团一行5人，对淄博市上报的14处预防接种门诊进行考核验收。淄川区洪山镇、杨寨镇卫生院在检查验收中一次达标，被省卫生厅命名为“全省首批示范预防接种门诊”。

1月20日　根据卫生部《关于开展集中打击制售假冒伪劣食品违法犯罪活动的紧急通知》，市防疫站组织卫生监督员先后在张店建联药店、众心大药店查处了“名模一号”“虎豹胶囊”“振雄丹”“雷鸟口服液”“久战王力生胶囊”“泰哥尔胶囊”等一批假保健食品，依法全部予以没收。

1月24日　山东省质量技术监督局以“（2002）鲁质技认评函第041号”通过对市防疫站计量认证考核，确认具有（201项）产品和项目向社会提供公证数据的资格和能力，并在出具检验报告时准予使用CMA标志。

1月30日　市卫生局批复同意淄博市卫生防疫站增设饮用水卫生科等科室。饮用水卫生科，编制10人，其中科长1人、副科长2人；环境卫生科，编制10人，其中科长1人、副科长2人；质量管理科、皮肤病防治科、结核病防治科编制均为4人，其中均为科长1人、副科长1人；建材卫生管理办公室编制4人，其中主任1人。

2月20日　市防疫站印发《淄博市引黄供水卫生监督管理实施意见》和《淄博市引黄供水卫生监测实施方案》，对引黄供水卫生监督监测的频率、取水点、化验指标等作了具体规定，以保证引黄供水的卫生安全。

2月21日　山东省质量技术监督局以“鲁质技监技发（2002）35号”文印发《关于公布山东省计量认证和审查认可（验收）评审员名单的通知》，淄博市卫生防疫站殷茂荣被聘为山东省计量认证和审查认可（验收）评审员。

2月　市防疫站集中力量对全市面粉生产加工企业进行拉网式检查，共检查面粉生产企业25家，抽取面粉、馒头样品55份进行化验。结果表明，面粉中滥加增白剂（过氧化苯甲酰）的现象较为普遍。根据检查结果，淄博市卫生防疫站向相关单位提出了卫生监督处理意见，以保证春节期间让群众吃上放心面粉。

2月　为提高检验水平，更好地为监督监测和疾病控制工作服务，市防疫站将原中心实验室和隶属各科的检验室合并成立检验科。检验科下设食品理化室、水质理化室、色谱室、卫生微生物室、病原微生物室五个室，实现全站检验仪器设备和检验技术共享。

3月25日　《淄博卫生》报2002年第6期（总第48期）编辑出版3月24日“世界防治结核病日”专版，围绕2002年世界防治结核病日主题“遏制结核，消除贫困”编发6篇结核病防治科普文章。

3月27日　市防疫站印发《关于加强对药品经营单位卫生监督监测的通知》，决定自2002年4月1日起，对所有药店进行卫生监督监测。各药店须办理公共场所卫生许可证后方可经营。

3月29日　市防疫站印发《淄博市网吧卫生监督管理办法》，共15条，分别对网吧环境卫生、消毒、禁烟、卫生监督等作出具体规定和要求。

4月5日　市委、市政府印发《关于深化卫生事业发展的意见》，主要内容有八条：一、深化卫生体制改革，增强卫生事业的生机与活力；二、加快卫生事业发展，提高整体卫生水平；三、实施名医、名科、名院战略，营造全市卫生名牌；四、建立健全社区卫生服务组织，完善城市基本医疗卫生服务网络；五、深入开展爱国卫生运动，为全市经济发展创造良好的卫生环境；六、加大卫生执法力度，规范医疗卫生服务市场；七、落实卫生经济政策，增加卫生事业投入；八、加强组织领导，确保卫生事业健康发展。

4月5日　市卫生局印发《关于淄博市卫生防疫站成立监察室的批复》，称：“经研究同意该站成立监察室，编制2人，设主任1人。”

4月16—19日　市卫生局在市职业病防治院培训中心连续举办三期全市职业卫生监督员学习《中华人民共和国职业病防治法》培训班和企业分管副厂长（经理）及安全、卫生负责人学习《中华人民共和国职业病防治法》培训班，全市共有100余名职业卫生监督员和200余名企业管理干部参加培训。

4月19日　经市卫生局团委批准，市防疫站团委召开第七次团员大会，选举产生第一届共青团淄博市卫生防疫站委员会，站党委印发文件“同意刘洁同志任共青团淄博市卫生防疫站委员会书记”。

4月25日　《中华人民共和国职业病防治法》于2002年5月1日起正式实施。为加大对《中华人民共和国职业病防治法》的宣传力度，《淄博卫生》报在2002年第8期（总第50期）第三版编发题为“预防职业病危害，保护劳动者健康”专版。

4月27日　根据市卫生局部署，市防疫站与市职业病防治院和200余家大、中型企业联合行动，在张店共青团路开展《中华人民共和国职业病防治法》宣传一条街活动，共设宣传咨询站（点）100余个，700余人参加宣传咨询活动，发放宣传资料1.1万余份，当日接受咨询218人次。

4月30日　山东省硅酸盐研究设计院办公大楼自3月份以来出现大批蟑螂，影响正常业务办公。根据该单位求助要求，淄博市卫生防疫站派专业技术人员前往该单位进行调查，并制订出用氟氯溴氰菊酯分时段喷洒灭蟑方案，经4月6日和4月30日两次喷洒灭蟑，该单位办公大楼再未发现蟑螂，双方对灭蟑效果均非常满意。

4月下旬—5月上旬　市防疫站对20个市属以上学校食堂所用的面粉进行卫生监测，共采样15个产品，涉及13个面粉生产厂家。检测结果：15份样品中，合格2份，占13.3%。不合格13份，主要是面粉中添加增白剂（过氧化苯甲酰）超标。其中，邹平县长山恒昌面粉厂、邹平县青阳镇刘家面粉厂、桓台县唐山源丰面粉厂、广饶县天利面粉厂、张店面粉厂、桓台县恒通面粉厂、桓台城西万强面粉厂、桓台华中面粉厂、桓台县万缘制粉有限公司、淄博鲁星面粉有限公司、邹平齐强面粉厂共十一个厂家的面粉中均因增白剂超标而不合格。

5月8日　根据省卫生厅《关于下放纯净水生产企业卫生许可证管理工作的通知》，自5月份起淄博市新上桶装饮用水生产项目一律由市卫生局核发卫生许可证。市卫生局“淄卫字（2002）96号”文要求：以往由区县核发的桶装饮用水生产企业卫生许可证到期后收回，由市卫生局重新换发新证。桶装饮用水经营单位卫生许可证发放按分级管理的规定执行。

5月9日　市防疫站在全省率先通过了省卫生厅组织的建设项目职业卫生评价资质和职业卫生检测资质认证。

5月15日　根据省防疫站《关于启动我省国家疾病报告管理信息系统的通知》，市防疫站于4月份举办了各区县卫生防疫站疫情管理人员培训班，从5月上旬开始，各区县正式启动了国家疾病报告管理信息系统。

5月24日　市卫生局党委印发《关于同意你站

增设矿山卫生监测等业务科室的批复》。新增设的矿山卫生监测科主要负责矿山职业卫生监督监测工作。编制6人，其中，科长1人，副科长1人；新增设的病媒昆虫科，主要负责宾馆、餐饮、学校等企事业单位蚊蝇消杀工作。编制6人，其中，科长1人，副科长1人。

5月29日　市爱卫会办公室转发山东省卫生厅《关于进一步加强健康教育工作的通知》，要求各区县切实加强对此项工作的领导，落实好机构、人员、经费，在全市继续全面实施"一、二、三、四、五"健康教育示范工程。

6月7日　市防疫站印发《检测质量管理工作规范》《检验样品采样数量》和《检验收费执行标准》，进一步规范检测检验质量管理。根据国家有关标准，共对149种食品、化妆品、饮用水、卫生用品等采样作出统一规定，并对120种检品的相关检验项目的收费标准作出统一规定。

6月13—19日　根据省卫生厅、教育厅《关于开展学校食品卫生联合检查的紧急通知》，市卫生局、市教育局组成联合检查组对本市大中专学校、中小学食品卫生工作进行专项检查。检查各类学校33所（其中大学1所、中专技校8所、中小学21所、幼儿园3所）。对检查发现的问题及时提出改进意见。

6月28日　市卫生防疫站印发《关于成立淄博市卫生防疫站继续医学教育委员会的通知》。主任委员胡林；副主任委员李进贤、赵华；委员杜本华、袁长河、翟慎永、徐逢昌，唐学慧、李卫克、郭平、李国庆、殷茂荣；继续医学教育委员会办公室设在信息资料科，唐学慧兼办公室主任。

6月30日　截至2002年上半年，张店区、淄川区和桓台县的所有乡镇以及三个区县卫生防疫站的计划免疫全部实现微机联网管理，使此项工作走在了全省前列。

6月　根据省卫生厅要求，市防疫站组织力量于5月—6月份开展了全市使用苯及其化合物行业职业卫生专项检查，共检查27家相关企业，其中家具制造业10家、制鞋业4家、油漆制造业4家、彩印、铁柜制造、皮革制造业各2家、其他行业3家。对检查中发现的问题提出了卫生监督改进意见。

7月8日　市防疫站印发《关于成立质量管理委员会的通知》。主任胡林；副主任杜本华；委员李进贤、赵华、袁长河、翟慎永、徐逢昌、殷茂荣、杨光宏；刘伟等26人为质量管理员。

7月17—18日　省卫生厅职业卫生督导组一行4人在副处长舒德峰带领下，到淄博市检查、督导《中华人民共和国职业病防治法》贯彻落实情况。检查张店区和桓台县4家企业，对职业病防治、职业卫生监测、预防性卫生监督、职业卫生建档等职业卫生工作给予较高评价。

7月　市防疫站预防性卫生监督科圆满完成地处潍坊市的山东海化股份有限公司三聚氰胺建设项目职业病危害预评价工作，并顺利通过了专家组对该项目《职业病危害预评价报告书》的评审。专家评审认为："该项目组严格按照国家有关卫生法律法规，全面、科学、公正地进行预评价，结论正确、可靠，建议切实可行。"这是市防疫站在全省多家具备预评价资质认证单位中竞标并中标，首次跨管辖区域进行职业病危害预评价工作。

8月12日　山东省质量技术监督局印发《关于公布实验室认可内审员名单的通知》，淄博市卫生防疫站徐文杰被确认其具备ISO/IEC17025实验室认可内审员资格。

8月14日　市委宣传部、市卫生局、市爱卫会、市广播电视局、市妇联、市教育局联合印发《淄博市"亿万农民健康促进行动"实施方案》。该方案包括工作目标、组织实施、保障措施等。

8月31日　经市卫生局批准，市防疫站成立碘营养监测中心，主要职责：负责对育龄妇女、孕妇、哺乳期妇女及0~14岁婴幼儿和儿童等重点人群进行碘营养监测评价和科学补碘，提高全民健康素质。

8月　市防疫站副主任医师孟召恒主研的"儿童少年肥胖筛选标准的研究"于2001年12月15日通过省科技厅组织的科研成果鉴定，2002年8月获省科技进步三等奖。该项研究突破了用单项指标判定肥胖的不足，将身高、皮褶厚度和体重三项指标有机结合，阐明了"皮质贡数"这一新概念及计算公式，对评价儿童青少年营养状况有重要的理论意义和实用价值。经专家评审鉴定，该研究达国际先进水平。

9 月 12 日　日本国际协力事业团医学专家岩本女士在中国疾病预防控制中心和山东省卫生防疫站专业人员陪同下，到淄博市监测急性弛缓性麻痹（AFP）病例报告情况。该组织多年来对中国部分省、市的脊髓灰质炎控制工作提供无私援助。

9 月 24 日　为全面落实国务院下发的《全国结核病防治规划（2001—2010 年）》和山东省人民政府印发的《实施意见》，市防疫站举办《结核病规划》培训班，各区县结防所、防疫站结防科负责人、督导医师等 50 余人参加培训。

10 月 3—6 日　首届全国中学百校“学校杯”田径比赛在淄博市举行。市防疫站派出卫生监督员赴各接待单位开展食品卫生监督、监测和卫生指导，有效地防止了食物中毒和肠道传染病的发生，保障了广大参赛运动员的饮食卫生和身体健康，保证了比赛顺利进行。

10 月 21 日—11 月 1 日　市卫生局组织力量对全市计划免疫工作进行全面考核，共抽查全市 18 个乡镇 34 个行政村的 238 名适龄儿童。检查结果：建卡率 100%，建证率 100%；卡介苗接种率 100%，卡疤率 95.8%；脊灰疫苗全程接种率 98.7%；百白破疫苗全程接种率 99.2%；麻疹疫苗接种率 99.2%；“四苗”接种率 97.9%；乙肝疫苗接种率 100%。计划免疫第三个 85% 目标得到巩固与提高，计划免疫相应传染病得到有效控制。全市连续 28 年无白喉、连续 11 年无脊髓灰质炎病例，麻疹、百日咳、乙脑、流脑等传染病发病率均下降至 1/10 万以下。

10 月　市防疫站建立毒理学实验室，其供毒理实验的动物房通过省医科院实验动物中心检查验收。年内，该实验室先后开展卫生巾等产品的阴道粘膜刺激试验、皮肤刺激试验及变态反应试验，填补本市毒理学检验空白，为本市消杀卫生检验工作提供了更加科学、全面的技术保证。

11 月 14 日　由省卫生厅组织的消毒产品检验机构资质认定专家组一行 5 人，在黄杰带领下，对市防疫站消毒产品检验工作进行审查。专家组经听取汇报、检查市防疫站百级洁净室、动物房等基础设施，并对 10 名检验人员进行盲样测试，认为市防疫站已具备消毒产品检验能力，达到了《山东省卫生厅消毒检验机构认定管理办法》要求，同意市防疫站通过消毒产品检验机构资质认定。

11 月 25 日　经检查考核，截至 2002 年 11 月下旬，全市共有麻风病人 10 例（其中 2002 年新发 2 例），均按联合化疗标准进行治疗，联合化疗率、规划服药率均达 100%。

11 月 25—26 日　根据卫生部等四部、委、局《关于开展进一步做好保健食品专项整治督查工作的通知》精神，省卫生厅等四厅局一行 4 人在周景洋带领下，对淄博市保健品专项整治工作进行突击检查，共检查 7 家保健食品销售单位、1 家批发企业和 1 家生产企业，对本市卫生监督机构有关采购、销售保健食品的档案化管理和对外埠保健食品的专项管理工作给予高度评价。

11 月下旬　张店、淄川、临淄区卫生防疫站顺利通过省计量认证复核评审。

12 月 19 日　市政府办公厅转发省政府办公厅“鲁政办发（2002）22 号”文《关于贯彻〈全国结核病防治规划（2001—2010 年）〉实施意见的通知》，要求加大结核病预防控制工作力度，确保结核病预防控制工作有效进行。

12 月 30 日　经检查考核，全市肺结核现症病人 462 例，对新发涂阳病人和空洞型肺结核病人全部给予免费检查和治疗，治疗覆盖率达 100%。严格执行 DOTS 管理，督导管理率达 95%，病人痰菌阴转率和治愈率均达 95% 以上。

12 月 31 日　省卫生厅印发《关于命名省级示范预防接种门诊的通知》，张店区沣水镇预防接种门诊等 25 个单位被命名为“省级示范预防接种门诊”。

2003 年

1 月 24 日　市防疫站印发《关于对矿山卫生监测科进行嘉奖的通知》，称：“2002 年 5 月淄博市卫生防疫站成立矿山卫生监测科以来，全科同志团结一心，克服了危险性高、劳动强度大、作业环境恶劣等困难，积极探索，大胆工作，开创了本市矿山卫生工作的新局面，走在了全省乃至全国同行的前列，为保护广大矿山工人的身体健康做出了积极的贡献。经站领导研究，决定给予矿山卫生监测科嘉奖奖励。”

1月 2003年1月初，临淄大武水源地受到化学污染，严重危及群众饮用水卫生安全。市防疫站饮水卫生科立即展开全面调查，共采集样品128份，询问调查10余家生产企业，并及时与市自来水公司、市引黄供水公司、辛店电厂、临淄区大武西夏村进行联系沟通，为市政府制定应急方案，防止事态扩大提供了科学和依据。

2月21日 市防疫站印发《关于进一步做好学生常见病、传染病防治工作的通知》，要求各区县、各学校配合“全民驱虫”，做好学生肠道寄生虫病、龋齿、营养不良及肥胖的防治工作。

3月17日 市政府公布“全市爱国卫生及巩固发展国家卫生城市成果”表彰名单，市防疫站被评为先进集体。

3月20日 市防疫站印发《关于进一步加强流行性腮腺炎免疫预防工作的通知》，要求各区县按省疾控中心的统一部署，在全市范围内对8个月至14岁儿童开展流行性腮腺炎疫苗接种工作，并推荐使用麻腮二联疫苗，要求3月下旬全面完成接种工作。

3月24日 市防疫站与市预防医学会联合印发《淄博市农村心脑血管疾病调查及防治知识科普活动实施方案》，活动内容包括：举办心脑血管疾病健康知识讲座，对40岁以上中老年人进行心脑血管疾病监测，为调查对象建立健康档案，针对高危人群提供健康咨询、服务等。

3月25日 市防疫站印发《关于统一开展春季灭鼠工作的通知》，决定自3月下旬至4月下旬，采用专业队伍和自行灭鼠相结合方式，在全市宾馆、饭店、食堂、超市、食品加工厂、酿造厂、粮库、火车站、汽车站等重点单位统一开展春季灭鼠工作，市防疫站负责统一供应毒饵并提供技术指导。

4月8日 卫生部印发《卫生部关于将传染性非典型肺炎（严重急性呼吸道综合征）列入法定管理传染病的通知》。要求按规定报告疫情，其控制措施可按照《中华人民共和国传染病防治法》第二十四条（一）款执行。

4月16日 市防疫站印发《关于成立传染性非典型肺炎防制大队的通知》，根据卫生部及省、市有关会议精神，为切实做好非典型肺炎预防控制工作，淄博市卫生防疫站决定成立非典型肺炎防制大队。站长胡林任大队长，副站长李进贤、赵华、杜本华、袁长河和站长助理翟慎永、徐逢昌任副大队长。下分流行病学调查、消杀、健康教育、检验4个分队，各由5~7名卫生防疫专业人员组成。防制大队下设办公室，刘伟兼办公室主任。

4月16日 市防疫站召开市属以上学校分管院校校长会议，传达全国“非典”防治工作会议精神，部署学校“非典”防制工作，并印发了学校、托幼机构预防与控制“非典”工作指导材料。

4月16—18日 市防疫站举办全市霍乱及腹泻病预防与控制培训班，各区县、各大厂矿卫生防疫站和医疗单位分管副站（院）长以及负责霍乱与腹泻病防治的专业人员共112人参加培训班，并学习《中国腹泻病诊断治疗方案》和霍乱及腹泻病预防与控制的新方法、新技术。

4月17日 市委副书记、副市长周清利，市委副书记岳长志，副市长段立武在市卫生局党委书记、局长赵亦成，副局长周象玦、王大伟陪同下，到市防疫站视察疾病预防控制工作，并检查了“非典”防制措施落实情况。周清利代表市委、市政府对战斗在卫生防疫工作战线的广大工作人员表示慰问和感谢，并要求加大卫生宣传工作力度，从维护政治、经济、社会稳定的大局出发，切实做好“非典”的预防控制工作。岳长志在讲话中要求，无论有无疫情发生，都不能有麻痹松懈思想，要从思想上高度重视，严格按照全国、省、市的要求，建立高效的工作机制，切实把疾病控制工作做好，保护广大人民群众身体健康。

4月17日 市防疫站举办市管餐饮单位“非典”预防工作培训班，160余家餐饮单位分管卫生的负责人参加培训。

4月19日 市防疫站举办培训班，对本站150余名卫生防疫专业人员进行非典型肺炎防治知识培训。

4月20—23日 市防疫站与公安部门密切配合，对来自广东、北京、山西、上海的到淄博住宿人员每日进行调查登记，共调查、登记393人，未发现“非典”疑似病人。

4月21日　市委副书记、市长刘慧晏，副市长宋锡坤在市直有关部门负责人陪同下，对市防疫站“非典”防治措施落实情况进行视察，并向战斗在第一线的卫生防疫人员及其家属表示亲切问候。市领导认真查看了市防疫站的“非典”疫情值班室、病毒室、“非典”试验室等，并指示：工作人员一定要熟悉“非典”的诊断标准和防治措施，一定要重视自身安全的保护，一定要做好有关疾病防范知识的指导性宣传，一定要高度重视城区和乡村的预防工作，要把工作做得更深入、更扎实、更广泛。

4月23日　市防疫站与市教育局联合举办学校“非典”防治培训班，各区县教育局、市属以上学校卫生管理人员70余人参加培训。

4月23日　市防疫站举办市管厂矿企业防治“非典”及食品卫生管理培训班，市属以上厂矿企业卫生负责人、食堂负责人60余人参加培训。

4月23日　市委书记、市人大常委会主任张建国，市委副书记岳长志，在市卫生局党委书记、局长赵亦成陪同下，对市防疫站“非典”预防控制工作进行视察和现场调研，并向战斗在“非典”防制战线的广大防疫工作人员表示亲切慰问和感谢。张建国指示，广大卫生防疫工作者肩上的担子是光荣的、重大的，职责是神圣的，一定要做好“非典”防治工作，让党和人民群众放心。

4月26日　副站长赵华带领市防疫站部分专家深入张店科苑办事处为居民讲解“非典”防治知识，发放“非典”防治宣传材料1000余份，为该社区老年公寓和幼儿园免费进行房间空气消毒共1000㎡，受到居民欢迎。

4月26日　市防疫站组织团员、青年在张店金帝广场设立“非典”防制宣传站，发放“非典”防制材料2000余份，对500余名咨询者提出的问题进行了认真、细致地解答，受到市民欢迎。

4月27日　市委常委、市总工会主席吴翠云在市卫生局副局长王立春陪同下到市防疫站视察“非典”预防控制工作情况。吴翠云代表总工会和全市广大职工向奋战在“非典”一线的广大卫生防疫人员表示亲切慰问，并希望大家继续发扬无私奉献的精神，为保护广大人民群众的身体健康和生命安全做出最大的贡献。

4月29日，山东省委常委、省总工会主席阎启俊视察市防疫站非典防治工作。

4月30日　张店区房镇中学接待处发生一起因误食亚硝酸盐引起的30名学生食物中毒。接到报案后，市防疫站派卫生监督员及时赶赴现场，与张店区卫生防疫站共同开展流行病学调查和实验室检验，很快查清中毒原因，病人及时得到救治。同时，依法对中毒事故责任者进行了行政处罚

5月1日　市防疫站召开“非典”防治誓师大会，站领导与各科室签订了目标责任书。全站卫生防疫人员宣誓：挺身而出，迎难而上，恪尽职守，严守纪律，服从指挥，不怕牺牲，勇往直前，坚决打赢“非典”防治攻坚战。

5月2日　市防疫站党委发出通知，要求全站共产党员在抗击“非典”斗争中发挥先锋模范作用，要树立高度的政治责任感和敬业奉献的精神，充分发挥共产党员的模范带头作用，身先士卒，带领职工做好“非典”防治。

5月4日　市委副书记魏绍水，市委常委、市总工会主席吴翠云等到市防疫站慰问战斗在抗击“非典”一线的团员青年。

5月4—6日　市防疫站分别印发《公共场所传染性非典型肺炎预防工作指导意见》《关于做好矿山行业传染性非典型肺炎防治工作的通知》和《关于加强餐饮业预防传染性非典型肺炎工作的通知》。

5月8日　市防疫站印发《关于加强医院污水消毒管理的紧急通知》，要求各医院严格按照《中华人民共和国传染病防治法》和《医疗机构污水排放要求》(GB18466-2001)，加强医院污水消毒管理，并按要求及时填写每日污水消毒记录，指定防治“非典”的医疗单位必须在每天上午9点以前将上一日污水消毒记录书面报市卫生防疫站。

5月9日　山东省疾病预防控制中心印发《关于开展全省健康教育宣传周活动的通知》，称：5月25日至31日是第十三个全省健康教育宣传周，宣传周的主题是：“严防非典进农村”，口号是：

行动起来，远离非典。市防疫站转发了省疾控中心的通知。

5月9日　市非典型肺炎指挥部印发《淄博市非典疫情突发应急处置预案》，包括指挥系统及工作机构、疫区的宣布、解除和控制程序，突发疫情的处置程序及组织实施，疫区的组织与管理，纪律与责任等内容。

5月11日　市防疫站印发《淄博市卫生防疫站传染性非典型肺炎应急处理预案》，该预案包括组织机构建设、职责分工、疫情的确认分级及本预案的启动、疫情应急预案的响应、结束响应的条件、保障措施等内容。

5月16日　市防疫站印发《关于进一步加强霍乱等肠道传染病防治工作的通知》，要求各区县提高认识，加强领导，确保霍乱等肠道传染病防治工作组织、人员、技术、物资"四到位"，加强对腹泻病门诊的监测管理，全面落实综合防治措施，继续实行5~10月每周上报霍乱疫情与零报告制度。

5月17日　根据全市卫生系统防治非典工作会议要求，淄博市卫生防疫站决定将原"站非典防治领导小组"改建为"非典防控指挥部"。总指挥胡林，指挥栾兆恺，副指挥李进贤、杜本华、赵华、袁长河、王立庆、翟慎永、徐逢昌，成员由各科室负责人组成。指挥部下设办公室，翟慎永兼办公室主任、刘伟兼副主任。

5月20日　市防疫站党委印发《关于在全站开展'学英雄扬旗帜'主题教育活动的通知》，要求全站职工在全国防治非典严峻形势下，学习叶欣、吴登云、韦加宁、杨业超等同志的先进事迹，重温毛泽东同志《纪念白求恩》《为人民服务》等文章，努力弘扬无私奉献，全心全意为人民服务的精神，始终保持良好的精神风貌，以饱满的工作热情投入抗击非典战役中。教育活动分动员学习、查摆问题、整改提高三个阶段，每阶段安排一周时间。

5月21日　截至5月中旬，市卫生防疫站购置防制"非典"用"流调"专用车2部以及酶标仪、洗板机、全自动荧光基因扩增仪、微生物分析仪、全自动洗衣机各1台和全自动消毒柜、电冰箱各3台，累计投资1157446.50元。

5月29日　市防疫站印发《关于继续推广使用口服痢疾活疫苗的通知》，要求各区县在6月中旬中小学校放假以前，完成3~5岁儿童少年、饮食从业人员、经常在外就餐人员以及痢疾疫点周围人群等重点人群的免疫。

5月30日—6月3日　为确保高考顺利进行，市防疫站联合市教育局对五区三县的18个考点、9个备用考点和15个定点旅馆进行卫生监督检查，对存在隐患较多的4家定点旅馆、饭店，责成区县卫生监督机构依法查处，并更换了合格的接待场所，保证了高考工作的顺利进行。

6月26日　中共淄博市委印发《关于命名表彰全市防治非典工作先进集体和先进个人的通报》。市防疫站胡林、赵华、于宪良、崔峰、杜俊荣立个人二等功，李进贤、曹培刚、刘元会、唐学慧、吕术荣、刘景福、韩克之、秦爱玲、石志恺、刘伯雁荣立个人三等功。

7月29日　市卫生局转发省卫生厅印发的《山东省乙型肝炎疫苗免疫接种实施方案》，要求自2003年8月1日开始，将乙型肝炎疫苗纳入儿童计划免疫并开始供应乙肝疫苗。为保证新生儿乙肝疫苗首针及时接种率，乙肝疫苗第一针由接生医院负责，在新生儿出生24小时内予以接种；第2、3针由县级疾病预防控制机构指定的预防接种门诊接种。

8月　栾兆恺、宋振亮被山东省委山东省人民政府授予山东省防治非典先进个人二等功。

8月7日　为推进本市结核病防治工作规范化，市防疫站成立全市结核病疫情登记报告协调委员会，其职责是协调结核病流行病学调查工作及结核病归口管理检查；完善本市结核病疫情登记报告和监督体系；定期召开会议，交流总结经验，整体推动本市结核病控制工作。协调委员会由胡林任主任，袁长河、陈进国、曹培刚任副主任，各区县结防所所长、卫生防疫站分管副站长任委员，市卫生防疫站结防科科长曹培刚兼协调委员会办公室主任。

8月8日　山东省卫生厅组织专家对市防疫站放射防护检测评价和建设项目放射病危害评价资质进行评估验收。经听取汇报、审核资料、仪器、现场考试、考核、答疑等严格的认证程序，专家组一致认为，市防疫站检测评价服务机构设置、仪器设备、人员技术力量以及放射卫生检测评价水平在省内地市级检测评价机构中是最好的，基本满足所申请的检测、评价资质认证项目要求。

8 月 14—15 日　市防疫站举办全市乙肝疫苗免疫预防培训班，县以上医院和各大企业医院预防保健科主任及产科护士长、区县卫生防疫站计免科主任共 73 人参加培训，培训内容包括《山东省乙型肝炎疫苗免疫接种实施方案》、乙型肝炎预防措施及乙肝疫苗的应用、预防接种安全注射等知识。

8 月 18 日　市政府办公厅以下发《淄博市人民政府办公厅关于印发〈淄博市今冬明春传染性非典型肺炎防治工作预案〉的通知》，包括市、区县防治非典型肺炎指挥机构的设置、全市突发公共卫生事件应急系统、非典型肺炎防治措施、突发疫情的处置程序及组织实施、保障措施、监督检查措施和奖惩机制等。

8 月 28—29 日　针对省内局部地区出现手足口病暴发的情况，市防疫站举办县以上医疗单位传染病科、儿科、预防保健科医务人员和区县防疫站分管副站长、流行病学、检验人员参加的手足口病防治技术培训班，培训内容：手足口病发病新动态、病原学、流行病学、临床学和预防知识，手足口病健康教育与咨询服务等。

8 月 29 日　市政府下发《淄博市人民政府关于加强全市疾病控制和传染病救治体系建设的意见》。该意见在加强疾病预防控制机构建设方面提出的规划目标是：按照行政区划，市、区县建立健全疾病预防控制机构（疾控中心），在乡镇卫生院设立防保站，作为区县疾病预防控制中心的派出机构，并按国家每一万人口配备 2 名卫生防疫人员的规定，配备防保站人员。“意见”还对房屋建设、设备装备、信息网络建设、队伍建设等提出要求。

8 月 29 日　市政府印发《淄博市突发公共卫生事件应急处置预案》。该预案对突发公共卫生事件的界定、预警、分级与确认、报告内容、原则、方式、时限，指挥系统与工作机构，应急响应、组织实施，疫区或事故现场的组织与管理，纪律、责任、解除、表彰、保障措施等作出了明确、详细的规定。

8 月 29 日　市长刘慧晏签发“淄博市人民政府第 38 号令”，发布《淄博市突发公共卫生事件应急办法》，该办法分总则、预防与控制、报告与信息发布、指挥系统与应急处理、保障措施、奖惩、附则 7 章 58 条。

9 月 1 日　市防疫站印发《关于在全市实施〈桶装饮用水卫生监督量化分级管理制度〉的通知》，根据桶装饮用水生产企业的卫生条件和信誉度，分为 A、B、C、D 四个信誉等级。经检查被判为 C 级的企业，予以强化卫生监督管理，根据情况停业整顿，对达不到卫生要求者，依法坚决取缔。对 D 级企业，不予许可或不予验证。

9 月 5 日　市防疫站印发《关于开展学生乙型病毒性肝炎检测防治工作的通知》，要求对高、初中和小学入学新生进行乙肝表面抗原（HBsAg）检测化验，阳性者进一步复查确诊，阴性者及时注射乙肝疫苗予以保护。

9 月 10 日　市卫生局组织市、区县及大企业卫生防疫站、医疗机构非典防治机动队进行实战演练。参加演练的 34 支机动队均在规定时间集结到位，并基本上做到了组织、人员、技术、物资“四落实”。市防疫站、市传染病医院分别做了个人防护、流行病学调查及消毒处理和病人救治等现场演练。

9 月 23 日　市防疫站接到省疾控中心转来的省卫生厅总值班室收到的群众举报临淄区发生病毒性脑炎的情况，立即通知临淄区卫生防疫站进行调查。经查，自 8 月 15 日至 9 月 24 日，临淄区医院、临淄区妇幼保健院先后收治 15 例病毒性脑炎，其中 2 例死于脑疝、呼吸循环衰竭。根据患者分散在该区 11 个乡镇、相互间无密切接触史的情况，市、区防疫站认为此次为“病毒性脑炎”散发，并及时采取“病脑”防治知识宣传和开展“病脑”疫情监测措施。

9 月 25 日—10 月 10 日　市卫生局组织力量，对全市计划免疫工作进行全面检查考核。共检查全市 18 个乡镇、36 个行政村的 540 名适龄儿童，建卡率 99.81%，建证率 99.62%，卡介苗接种率 99.62%，卡疤率 98.15%；脊灰疫苗全程接种率 99.26%；百白破疫苗全程接种率 99.26%；麻疹疫苗接种率 99.62%；“四苗”全程接种率 97.78%；乙肝疫苗接种率100%。计划免疫第三个85%目标得到巩固和提高。全市连续29年无白喉、12年无脊灰病例发生。麻疹、百日咳、乙脑、流脑发病率控制在1/10万以下。

10月10日　全市83.7%的县以上医疗单位“非典”疫情网上直报已完成网上测试，93.98%的乡镇卫生院通过测试。淄川、张店、博山、临淄、周村、沂源6区县级以上医疗单位全部实现直报测试，桓台县为90.91%，高青县为零。博山、临淄、沂源乡镇卫生院100%通过测试，高青县为零。

10月20日　市防疫站对张店、博山、周村、桓台、高青等五区县发放补助性流行性出血热疫苗共5000人份进行预防注射。按照上级规定，凡以此疫苗进行接种者，不收取疫苗费。

10月20日　市卫生局印发《关于调整淄博市结核病防治规划办公室成员名单的通知》，组成人员：主任王大伟；副主任曹家清、胡林（常务副主任）、李伟、孟玲、袁长河；成员齐昌城、曹培刚、周莉莉、韩蔚、李玲、张峰。办公地点挂靠市卫生防疫站。

10月22日　市防疫站转发卫生部《关于印发〈2003~2010年全国保持无脊髓灰质炎状态行动计划〉的通知》，要求各区县克服松懈、麻痹和厌战情绪，提高并保持高水平的脊灰疫苗常规免疫接种率，认真做好AFP监测，及时发现疑似病例，确保消灭脊灰的各项技术措施的落实和无脊灰状态。

10月24日　省卫生厅、省计委、省财政局联合组织检查团，对淄博市贯彻《全国结核病防治规划（2001~2010年）》和《山东省贯彻规划实施意见》落实情况进行检查。检查团在听取汇报，到市卫生防疫站和有关区县查看了淄博市贯彻落实“规划”的政府文件、经费落实、结防工作措施、宣传培训等资料，对淄博市的结防工作，给予充分肯定和较高评价。

10月25日　本市原有丝虫病流行的博山、沂源顺利通过市卫生局消灭丝虫病审评组的县级审评，达到消灭丝虫病标准。

10月28日　省政府防制非典督查组在市政府副秘书长张鲁辛、市卫生局副局长王大伟陪同下，到市防疫站检查、督导非典防治工作。省督查组通过听取汇报、详细查阅市防疫站非典防治预案、宣传培训、物资储备、实验室准备等14个方面的工作落实情况以及相关文件资料，并对市防疫站非典防疫机动队应急能力拉练，对市防疫站非典防治工作给予高度评价。

11月4日　市防疫站在淄博劳动大厦举办全市非典防治技能师资培训班，各区县、各大企业卫生防疫站分管副站长、流行病科负责人、区县医院分管院长、预防保健科及发热门诊专业人员共150余人参加培训。

11月5日　根据卫生部通知，市防疫站印发《关于立即查处北京纽海尔斯系列保健食品的紧急通知》，立即查处北京纽海尔斯科技发展有限公司经销的61种不符合卫生标准的“纽海尔斯”系列保健品，要求各相关销售单位立即停止销售并封存该系列保健品。

11月14日　市卫生局印发《淄博市全面实施食品卫生监督量化分级管理制度工作方案》的通知，该方案规定，食品卫生信誉度由高到低为A、B、C、D四级，其对应的监督频次从A级的每年2次到C级的每年10次；评为D级的，将不予许可或次年不予验证，并有可能承担相应的行政责任。

11月24—25日　CDC/WHO专家Dr B.Hersh和Dr J.Spike在中国疾控中心和山东省疾控中心领导和专家陪同下，对淄博市麻疹监测合作项目完成情况进行终期评审。专家组分别考察了市卫生防疫站，张店、博山区卫生防疫站及博山区石马镇、开发区卫生院，对淄博市的计划免疫工作和麻疹监测工作给予较高评价。

12月24日　山东省疾病预防控制中心、山东省艾滋病预防控制中心印发《关于公布山东省艾滋病检测实验室单位名单的通知》。淄博市共有11个单位：其中，市防疫站为山东省艾滋病筛查中心实验室；淄博市中心医院、淄博市第一医院、淄博市第四医院（市传染病医院）、淄博市妇幼保健院、山东侨联医院、淄博矿业集团公司中心医院、淄博市中心血站、张店区卫生防疫站、周村区卫生防疫站、临淄区卫生防疫站10个单位为山东省艾滋病筛查实验室。

12 月 26 日　市防疫站召开全市卫生检测实验室质量控制工作总结表彰会议，对省、市组织的卫生检测实验室间能力比对工作中取得突出成绩的单位和个人进行表彰。周村、临淄、张店、淄川区卫生防疫站被评为先进集体，李仲昌等 44 人被评为先进个人。

12 月 28—29 日　为适应全国启用“国家公共卫生监测信息系统”进行传染病疫情网络直报取代传染病疫情逐级审核、统计上报的模式，市防疫站于 28 日至 29 日在淄博科技职业学院电教室举办“传染病报告与突发公共卫生事件信息系统”培训班，各区县卫生防疫站疫情管理和计算机网络管理人员参加培训。

12 月 28 日，经山东省卫生厅消灭丝虫病审评专家组审评确认淄博市达到了卫生部《消灭丝虫病标准》。

2004 年

1 月 30 日，市委副书记、市长刘慧晏，市委副书记岳长志、副市长段立武等市领导在市卫生局长赵亦成陪同下到市防疫站走访慰问。刘慧晏就做好春节期间疾控工作作了重要指示。

10 月　根据卫生防疫工作需要，市防疫站正式成立艾滋病防治科，负责全市全市艾滋病防控工作。同时组建艾滋病高危人群行为干预工作领导小组，对全市暗娼、吸毒人员、既往有偿献血员、输血人员等高危人群进行基数摸底调查。

10 月　市防疫站主持起草了《淄博市生活饮用水卫生监督管理办法》。11 月 25 日省人大常委会批准，11 月 29 日市人大常委会颁布，2005 年 1 月 1 日起正式实施。这是目前全国地市级唯一一部饮用水卫生地方立法，也是全省首部饮用水卫生监督地方性法规。

11 月　顺利通过卫生部组织的全国计划免疫工作评审，淄博市全年各种疫苗接种率达到 99% 以上，受到评审团高度评价。

11 月　市卫生局组织专家对本市首批名科进行实地考察。淄博市卫生防疫站劳动卫生科、环境卫生科顺利通过评估。

12 月　完成中美合作 GAP 项目，对 1768 名自愿监测者进行了 HIV 抗体检测。

2005 年

1 月 24 日　市防疫站印发《关于启用“淄博市卫生防疫站执业医师考核专用章”的通知》，启用了“淄博市卫生防疫站执业医师考核专用章”，专用章适用范围为在市卫生局注册的执业(助理)医师。

2 月 18 日，淄编〔2005〕4 号文件批准组建“淄博市疾病预防控制中心”，为正县级财政拨款事业单位，核定人员编制 188 名。

3 月 14 日　2005 年是新《中华人民共和国传染病防治法》实施的第一年，市防疫站严格按照新《中华人民共和国传染病防治法》的要求印发《淄博市 2005 年霍乱、非典、人禽流感、病毒性肝炎等重点传染病预防控制及疫情监测工作意见》，并汲取 2003 年、2004 年国内非典疫情的经验教训提出了努力确保不发生重点传染病暴发流行的目标。

3 月 30 日　市防疫站转发《省疾控中心“关于下发《〈山东省流行性脑脊髓膜炎菌群分布和人群免疫水平调查方案〉的紧急通知”的通知》，在全市启动流行性脑脊髓膜炎菌群分布和人群免疫水平调查工作。

5 月 31 日，市卫生厅厅长王天瑞一行在副市长段立武、市卫生局局长赵亦成陪同下就“两个体系”建设、视察、督导市防疫站。王天瑞厅长口头评价了淄博市疾病预防控制体系建设工作，肯定了近年来取得的工作成绩，对今后工作提出了具体要求。

6 月 17 日　市防疫站制定《突发公共卫生事件应急处理工作指导意见》，对突发公共卫生事件应急机动队进行调整充实，胡林任总队长，李进贤、赵华分别任第一分队、第二分队的队长。

7 月 5 日　印发《淄博市卫生防疫站领导班子和领导干部关于参加保持共产党员先进性教育活动的实施方案》，按照全市统一部署开展了保持共产党员先进性教育活动，活动分为三个阶段：准备阶段（6 月 9 日至 7 月 7 日）、学习动员阶段（7 月 8 日至 8

月11日）、分析评议阶段（8月12日至9月19日）、整改提高阶段（10月21日至12月30日）、巩固扩大成果阶段（10月21日至12月30日）。

9月12日，淄博、滨州、东营三市在淄博市联合举办《现场流行病学培训项目》市级师资培训班，共培训市、县两级疾控中心（卫生防疫）流行病学专业骨干80人。

10月9日 市防疫站制定了《淄博市卫生防疫站专业技术人员技术职务竞争聘任实施方案》，对全站中级以上专业技术人员进行竞争聘任。

11月4—30日 对市管食品生产经营单位进行量化分级，监督人员根据卫生许可审查和卫生监督审查结论进行综合评价，确定食品卫生信誉度A、B、C、D四个等级，符合A级单位条件的报省卫生厅认定，B、C、D级单位当场认定。

12月31日 淄博市疾病预防控制中心正式挂牌成立，省卫生厅副厅长于富华、副市长段立武为揭幕仪式剪彩。

2006年

1月27日，市长刘慧晏、副市长段立武在市卫生局局长赵亦成陪同下到市疾控中心看望慰问了工作在一线的广大干部职工。刘慧晏代表市委、市政府对全市卫生系统广大干部职工表示亲切问候。

3月2日 根据淄编办〔2006〕5号文件，批准市疾控中心内设7个职能科室：办公室、组织人事科（工会、团委、老干部）、后勤保障科、财务审计科、质量管理科、科教信息管理科、药品器械管理科。

3月8日 市卫生局批准市疾控中心内设13个业务科室：传染病防制所、免疫预防所、生物制品管理办公室、艾滋病防制所、皮肤病防制所、结核病防制所、地方病慢性病防制所、消毒媒介生物防制所、健康教育所、公共卫生监测所、职业卫生与中毒控制所、健康监测所、卫生检验中心。

3月11日 市疾控中心召开第一次全体职工大会，要求全体干部职工站在新的历史起点上，努力做好本职工作。根据工作需要和中心党委意见，中心主任聘任了各部门主要负责人。

3月29日 市疾控中心召开聘任大会，胡林分别与20名科（所）长签订聘约，各科（所）长分别公布了本科所室副职及工作人员聘任名单。

4月 经市卫生局团委批准，召开了市疾控中心第一届团员大会，选举产生共青团淄博市疾病预防控制中心第一届委员会。同期，中心党委同意郑加玉同志任共青团淄博市疾病预防控制中心委员会书记。

5月 市疾控中心获得了由市总工会授予的淄博市职工代表大会先进星单位荣誉称号。

7月 市疾控中心传染病防治所所长崔峰以全省第一名的优异成绩，通过了省疾病预防控制中心组织的首届现场流行病学培训班招生考试。

9月16—17日 市疾控中心顺利通过省质量技术监督局计量认证现场评审，为顺利申报职业卫生甲级资质和国家实验室认可工作奠定基础。

12月13日 市疾控中心举行山东大学公共卫生学院实践教学基地揭牌仪式，正式成为山东大学公共卫生学院实践基地。成为山东大学在淄博市卫生系统设立的第一处实践教学基地。

2007年

2月6日 市疾控中心在淄博剧院举行淄博市疾控系统唱响《山东疾控之歌》歌咏比赛。全市五区三县及高新区派队参赛。

4月 市疾控中心成立以来首次通过公开竞争方式选拔任用中层干部，组织发动、报名、资格审查、排序、演讲、综合测评、公示等步骤严格按照《淄博市疾病预防控制中心中层干部竞争上岗实施方案》进行。与18名竞争成功者分别签订聘约。

7月18—20日 中国疾控中心传染病防制所立克次体研究室主任张丽娟带队到淄博，组成国家、市、县疾控中心联合调查组，对沂源县进行人粒细胞无形体病流行病学调查。此次调查，为监测沂源县人粒细胞无形体抗体水平和动物宿主携带病原体情况，研究该病传染源、传播方式，制定该疾病预防控制措施提供依据。

7月29日 市疾控中心顺利通过国家认证认

可监督管理委员会和中国合格评定国家认可委员会认可评审组的现场评审。

9月17日　以中国疾控中心侯培森副主任为组长的国家考评组一行7人在各级领导陪同下，考察淄博市落实《全国重点地方病防治规划（2004—2010）》执行情况，相关资料考评取得满分，国家考评组对淄博市地方病防治工作给予高度评价。

10月　取得国家实验室认可资质，标志着市疾控中心体系运行符合ISO/IEC17025：2005《监测和校准实验室能力认可准则》（CNAS--CL01：2006）的要求。

11月9日　在山东理工大学成功举办了以“预防艾滋，共建美好家园”为主题的大学生预防艾滋病宣传教育演讲比赛。

2008年

2月25—26日　淄博市顺利通过全国结核病耐药基线调查项目省级评审验收。

5月1日　在全市范围内开始实施扩大国家免疫规划，免疫规划疫苗增至14种疫苗预防15种疾病。

5月12日　市疾控中心顺利通过职业卫生技术服务机构甲级资质现场考核。

5月19日　市疾控中心第一批抗震救灾救援队赶赴四川绵竹；6月6日，市疾控中心派出第二批抗震救援队赶赴四川抗震救灾。市疾控中心先后派出四批19人赴四川抗震救灾和参与灾后援建工作。

6月16日　传染病防制所所长崔峰圆满完成了由中国和澳大利亚两国政府合作的卫生支持项目西藏培训工作，返回淄博。

7月16日　市疾控中心获得消毒产品检验机构资质。

7月31日　全市疾控系统首次卫生应急实战演练在市疾控中心举行，市政府应急办、市卫生局领导参加。

11月　市疾控中心承担的《突发公共卫生事件应急处置技术对策研究》课题顺利通过市科技局组织的技术鉴定，达国内领先水平。

11月　市疾控中心取得了卫生部颁发的职业卫生技术服务机构资质证书（甲级），成为国内首家具有职业卫生服务甲级资质的地市级疾控中心。

12月27日　市疾控中心通过卫生部组织的艾滋病确认实验室认可现场评审。

2009年

1月29日　对口支援北川灾区的淄博市疾控中心最后一批队员（5人）完成援助任务返回淄博。

2月　本市被全国“健康面对面乡村行”活动项目部命名为“健康面对面乡村行”项目示范市。

3月24日　市疾控中心联合市建委等部门举办“关注农民工，结核病防制宣传进工地”活动。

5月15日　市疾控中心承办由省卫生厅主办的全国“5·15防治碘缺乏病日”山东主会场宣传活动，淄博市的消除碘缺乏病工作模式在全省推广。

6月19日　市卫生局党委书记、局长李敏代表市委组织部宣布市委《关于任命翟慎永同志担任市疾控中心主任的通知》。

6月　市疾控中心举办了以“加强党性修养，树立和弘扬良好作风”为主题的系列党建活动。

8月28日　市疾控中心举办了加强职工业务培训工作启动仪式，初步提出疾控文化建设工作思路。

9月3日　市疾控中心国家级流感监测网络实验室建成并投入使用。

9月8日　市长周清利、副市长段立武视察甲型H1N1流感防控工作。

9月11日　举办全市疾控系统庆祝建国六十周年乒乓球比赛。

9月27日　市疾控中心主任翟慎永、副主任崔峰作为嘉宾，走进淄博电视台直播间参加大型直播访谈《实事直通车》节目，为广大市民答疑解惑，宣传疾控工作。

10月12日　市疾控中心入驻全运会接待宾馆，开展传染病疫情及症状监测工作，圆满完成监测任务。

11月　市疾控中心通过省质监局实验室资质认

定复审。

12 月　市疾控中心卫生检验中心被团市委、市卫生局命名为“市级青年文明号”。

12 月　市疾控中心获全市第六届职工职业道德建设双十佳荣誉称号。

2010 年

1 月　市疾控中心获得振兴淄博劳动奖状，是全市唯一受表彰的医疗卫生单位。

2 月 1 日　市疾控中心制定下发《淄博市疾病预防控制中心工作场所禁止吸烟的规定》，实行全面禁烟。

3 月 9 日　市疾控中心召开全市 2010 年疾病预防控制业务工作会议，部署全年全市疾控预防控制工作。

3 月 28 日　市疾控中心通过国家实验室认可现场监督评审。

4—11 月　市疾控中心对山东省第二十二届运动会，第八届残疾人运动会和亚足联 U19 青年足球锦标赛进行了赛事疾控保障工作，并选派一名人员到组委会医疗卫生部全程参与赛事保障。

5 月 17 日　市疾控中心组织全体职工进行军训，提升职工整体形象。这是市疾控中心疾控文化建设的重要内容。

7 月　市疾控中心通过省疾控中心组织的验收，获得公共场所集中空调通风系统卫生学评价机构资质。

8 月 12 日　市疾控中心举办全市传染病疫情现场处置消毒技能大赛，淄川区疾控中心邢丽、张店区疾控中心刘玉朋、桓台县荆家防保站崔雪莲获市总工会颁发的振兴淄博劳动奖章荣誉称号。

8 月　淄博市作为全省试点全面启动食品安全风险监测工作。

10 月 13 日　市疾控中心举办“热爱疾控、珍惜岗位”演讲比赛，孙蓓蓓获一等奖。

10 月 29 日　市疾控中心举办全市疾控系统青年英语竞赛，曹海霞获一等奖。

12 月 3—4 日　市疾控中心作为全省两个疾控绩效考核试点市之一，通过省卫生厅绩效考核专家组现场考核。

12 月 5 日　市疾控中心获得公共场所建设项目卫生评价资质。

2011 年

1 月 6 日　市疾控中心召开人才与学科建设恳谈会，提出了“十二五”期间人才与学科建设发展目标，初步提出了“科教兴业”的发展策略。

1 月 27 日　市疾控中心召开 2010 年度工作总结表彰大会，提出了 2011 年“三个建设、一个争创”的工作目标，具体为建设一流领导班子、建设一流人才队伍、建设一流工作环境、争创一流工作业绩。

2 月 21 日　市疾控中心配合国家疾控中心启动免疫规划相关工作知信行调查项目。

3 月 8 日　市疾控中心开展了“弘扬历史文化、打造疾控品牌”主题实践活动，组织女职工到山东博物馆参观，接受文化教育。

3 月 14 日　市疾控中心参加了团市委组织的以“携手共护碧水蓝天，齐心共建环保模范城市”为主题的青少年绿化基地揭碑暨青少年植树活动。

3 月 15 日　博山区被省卫生厅命名为“山东省结核病防治工作规范县（区）”。

3 月 24 日　张店区疾控中心、淄博汽车总站联合举办“健康淄博·结核病防治宣传进车站”结核病防治日宣传活动。

3 月 25 日　市疾控中心召开一届五次职工代表大会，会议讨论通过了《工作人员聘任实施方案（试行）》和《未聘人员管理规定》。

3 月 29 日　市疾控中心通过了省卫生厅组织的公共场所建设项目卫生学评价资质续展现场审核。

3 月　市疾控中心制定了疫情会商评估制度，成立了疫情会商专家组，召开了第一次疫情会商会。

4 月 20 日　全市疾控中心主任会议暨疾控文化建设年启动会在淄川召开，在全市疾控系统启动了以精神文化、专业文化、制度文化、形象文化为内容的疾控文化建设年活动。

4月23日　市疾控中心承办山东大学公共卫生学院2010级公共卫生硕士社会医学与卫生事业管理专业毕业论文开题报告评审会。

4月24日　市疾控中心联合张店区疾控中心在义乌小商品城举行了淄博市2011年预防接种宣传周活动启动仪式，在全市开展了以“接种疫苗 宝宝健康”为主题的宣传活动。

4月27日　市疾控中心举办了庆“五四”岗位成才恳谈会暨全市疾控系统青年读书会成立大会，选举产生了第一届青年读书会理事会，在全市疾控系统开展了“重学习、讲能力、比实践”青年读书活动。

4月28日　市疾控中心举办了庆“五一”广播操比赛。

5月7日　市疾控中心组织全体党员徒步到黑铁山抗日根据地开展“忆党史，增党性，争先锋”主题实践活动。

5月15日　市疾控中心与市盐务局、张店区疾控中心联合在潘庄社区开展碘缺乏病防治宣传进社区活动。

5月20日　市疾控中心与北川县疾控中心签订“牵手结对合作”协议，结成“牵手结对合作”伙伴。

5月21—22日　通过国家实验室认可监督评审、计量认证监督评审、计量认证扩项评审和食品检验机构资质认定现场“四合一”评审。

5月31日　在全市范围内开展“烟草致命如水火无情，控烟履约可挽救生命”世界无烟日宣传活动，开展了拒吸第一支烟签名活动。

6月16日　通过了省疾控中心医院与洗涤机构消毒质量监测验收评估专家组对淄博市的验收评估。

6月30日　市疾控中心举办庆祝建党90周年红歌演唱会。

6月　市疾控中心与山东大学公共卫生学院联合在沂源县开展了发热伴血小板减少综合征病例、健康人群、宿主动物和媒介生物调查工作。

7月12日　市疾控中心召开了上半年工作总结会，对上半年工作进行了总结，对下半年重点工作进行了部署。

7月28日　市疾控中心联合张店区疾控中心在中心城区举办了首个“世界肝炎日”大型的广场宣传活动。

8月23日　市疾控中心召开全市农村环境卫生监测项目启动暨培训会议。

9月23日　市疾控中心科研课题《不确定度评定在生活饮用水标准检验方法中的应用》顺利通过了市科技局组织的专家鉴定。

9月24日　市疾控中心参加了淄博市暨张店区卫生系统“三好一满意”宣传服务日活动，传染病防制所获“全市卫生系统十大服务品牌”，秦爱玲、张殿平分别获“十大服务明星”和“质量明星”。

10月8日　市疾控中心联合医疗卫生机构、商务部门、食品药品监督部门围绕“知晓您的血压和控制目标”这一主题在全市范围内开展了“全国高血压日”宣传活动。

10月12日　“健康山东行动 为健康加油”走进淄博市活动启动仪式在张店区世纪花园社区服务中心举行。

10月12日　市疾控中心召开2011年麻疹疫苗强化免疫活动启动培训会，就特殊人群麻疹疫苗补种工作行了安排部署。

10月　在全市范围内对大中专院校学生（含民办职业学校等）和流动务工聚集人员等目标人群开展麻疹疫苗强化免疫活动。

11月2日　举行全市疾控系统食物中毒应急处置演练，全市疾控系统9支应急处置机动队50余人参加了一起学校食堂疑似食物中毒事件的模拟演练。

11月11日　《淄博市人粒细胞无形体病（发热伴血小板减少综合征）调查研究》和《淄博市甲型H1N1流感感染状况的动态研究及防控策略》两项科研课题顺利通过了市科技局组织的专家鉴定。

12月1日　市总工会、市卫生局联合组织，市疾控中心承办的全市疾控系统卫生检验技能大赛圆满结束。全市8个区县64名代表参加了比赛。王延东、李延玲、于洁分别获专业小组第一名并授予“振兴淄博”劳动奖章。

12 月 1—14 日　市疾控中心对各区县慢性非传染性疾病综合防治及减盐防控高血压工作和死因监测工作进行了督导检查。

12 月　市疾控中心对全市传染病防控和免疫规划管理工作进行了全面检查。

2012 年

2 月 3 日　市疾控中心召开 2011 年度总结表彰大会及 2012 年工作动员会，同日举办了职工元宵晚会。

2 月 22 日　市疾控中心召开了全市麻疹防控工作会议，在全市开展麻疹疫苗强化免疫和查漏补种。

2 月 27 日　市疾控中心成立创建组织机构，确立市疾控中心“创建省级文明单位”目标。

3 月 5 日　市疾控中心成立“疾控青年志愿者服务队”，到淄博长途汽车站开展了学雷锋志愿服务活动

3 月 6 日　市疾控中心举办了“巾帼建功”座谈会和职工趣味运动会，庆祝国际劳动妇女节。

3 月 20 日　市疾控中心召开全市疾病预防控制暨卫生应急、食品安全会议，部署 2012 年全市疾病控制、卫生应急、食品安全工作

3 月 29 日　市疾控中心取得省卫生厅颁发的“职业卫生检测与评价资质证书”。

3 月 31 日　市疾控中心组织专家到 2012 年国际体操世界杯 A 级赛接待宾馆进行技术指导，做好大赛保障工作。

4 月 1 日　市疾控中心组织青年团员到马鞍山抗日遗址开展“缅怀先烈追忆感恩”活动。

4 月 6 日　市疾控中心举办了全市常见细菌性食物中毒致病菌检验培训班。

4 月 10 日　中美合作项目“硒及其他因素与中国农村老年人群认知能力研究”工作全面启动。

4 月 15 日　市疾控中心团委获得“全市五四红旗团委”荣誉称号。

4 月 25 日　市疾控中心在义乌小商品城广场开展了全市预防接种工作规范年活动启动仪式。

4 月 26 日　全市同步开展“消除疟疾 共享健康”主题宣传活动。

4 月 27 日　顺利完成全市春季鼠带毒率监测和莱姆病调查工作。

5 月 12 日　市疾控中心组织中层干部开展为期两天的拓展训练，加强团队执行力。

5 月 15 日　在全市同步开展“科学补碘健康一生”碘缺乏病宣传活动。

5 月 29 日　市疾控中心在黄金国际工地启动“我要告诉你因为我爱你”烟草危害系列巡展。

6 月 1 日　市疾控中心召开全体党员大会，提出加强党建纪检监察及纠风工作，力推疾控事业健康发展。

6 月 8 日　市疾控中心承办了全省（淄博片区）“全科型”疾控业务骨干培训班在市举办。淄博、东营、莱芜三市及各区县疾控中心 150 余名专业人员参加了培训。

6 月 14 日　市疾控中心代表队获得淄博市第二届全民健身运动会第九套广播操比赛机关组一等奖。

6 月 19 日　市疾控中心邀请北京大学特聘教授、博士生导师祝开滨就团队执行力和高效管理作专题报告。

6 月 28 日　市疾控中心在全省卫生监督权能大赛中获食品安全风险监测专项一等奖。

6 月 30 日　市疾控中心组织全体职工参观孟良崮战役纪念馆，进行革命传统教育。

7 月 5 日　市疾控中心举办高校百千万职业者结核病防治知识传播行动培训班，成立了结核病志愿者活动队。

7 月 6 日　市疾控中心徐彬获全国医药卫生系统摄影和文学艺术作品大赛书法类优秀奖。

7 月 11 日　市疾控中心“道德讲堂”开讲。

7 月 12 日　全面启动环保部、卫生部重点项目淄博市环境健康专项调查现场工作。

7 月 16 日　市疾控中心利用两周的时间，顺利完成全市死因监测统计工作督导。

7 月 20 日　市疾控中心顺利通过国家安监总局组织的职业卫生技术服务甲级资质延续现场考核。

7 月 25 日　临淄区代表淄博市，顺利通过了省疾病预防控制中心专家组对艾滋病病例报告、哨点

监测、感染者/病人管理、检测咨询、抗病毒治疗和高危人群干预相关工作的数据质量评估。

8月24日　市疾控中心与山东大学公卫学院联合开展第二轮发热伴血小板减少综合征调查。

9月5日　绵阳市疾控工作考察团到淄博市考察交流疾控工作。

9月7日　市疾控中心王延东代表山东省参加全国卫生监督技能竞赛，获得全国第五名。

9月29日　市疾控中心举办2012—2013年全市流感监测工作会，启动本年度流感监测工作。

9月29日　市在全省传染病预防控制岗位技能竞赛中获团体二等奖，曹海霞获个人冠军、“富民兴鲁”劳动奖章。

10月8日　全市开展“健康生活方式 健康血压”宣传活动。

10月17日　全省结核病“三位一体”新型防治服务体系项目会议在淄博市召开。

10月19日　全市15部门联合举办“大家一起来减盐”广场宣传和“健康减盐大赢家”知识竞赛。

10月25日　市疾控中心在全省卫生系统卫生应急“大练兵大比武”竞赛中获团体三等奖。

10月25日　市疾控中心组队参加了淄博市第五届四宝山山地健步走活动，并获得优异成绩。

10月28日　市疾控中心顺利通过了国家实验室认可复审、省实验室资质认定和食品检验机构资质认定“三合一”评审。

11月9日　市疾控中心对全市预防接种门诊规范化建设进行考核验收，97%以上的门诊达到了市级规范化门诊水平。

11月12日　市疾控中心邀请省疾控中心党委书记单宝德作疾控文化建设报告会。

11月14日　市疾控中心迎接卫生部惩治和预防腐败体系建设暨领导干部防止利益冲突专项活动工作检查。

11月30日　市疾控中心对全市艾滋病筛查实验室进行督导。

12月1日　全市开展“行动起来，向零艾滋迈进”宣传活动。

12月28日　市疾控中心被省文明委授予“省级文明单位”荣誉称号。

第三篇

DISANPIAN

组织机构、队伍建设

ZUZHIJIGOUDUIWUJIANSHE

第三篇 组织机构、队伍建设

第一章 组织机构

第一节 机构变迁

淄博市卫生防疫站前身为淄博专区卫生防疫站，于1953年12月建站。地点位于淄博市博山区白虎山，建筑面积1700多平方米，隶属于淄博专署卫生科领导。建站时，原淄博专区中心卫生院防疫股3名工作人员并入淄博专区卫生防疫站。全站共有33人，其中：正、副站长3人，行政人员11人，卫生技术人员16人；编制设4个股（室）：站长室、行政股、卫生防疫股、检验股。王仲彬任站长，杨志民、王同芳任副站长。

1954年3月，原淄博劳工卫生工作队并入淄博专区卫生防疫站。该队全称为“山东省人民政府卫生厅淄博劳工卫生工作队”，1951年10月经山东省卫生厅和山东矿务局共同筹备成立，队部设在淄博矿务局医院，行政、业务直属山东省卫生厅领导，党的关系属矿务局党委，与淄博矿务局医院一个支部。该队共有16人，队长魏守敬，任务是在淄博地区开展厂矿企业卫生工作，并入淄博专区卫生防疫站后，其负责的厂矿企业卫生工作统一由淄博专区卫生防疫站管理。

1954年10月，卫生部颁布《卫生防疫站暂行办法》，卫生防疫站机构建设有章可循。

1955年3月，淄博特区改为淄博市。是年7月20日，奉淄博市人民政府指示，淄博专区卫生防疫站改为“淄博市卫生防疫站”，由区（营）级单位升为县（团）级单位乙级站，编制60人，隶属于淄博市卫生局领导。内设5个科室：站长办公室、行政科、防疫科、卫生科、检验科。站长王伦，副站长王仲彬。

1966年5月，“文化大革命”开始。

1969年7月4日，淄博市革命委员会以“淄革发（69）第155号”文件，撤销淄博市卫生防疫站，办公房屋交淄博驻军使用，大部分人员调离或下放各区卫生防疫站以及公社卫生院，留下20人的卫生防疫工作队，驻淄博卫校办公。

1970年7月9日，淄博市革命委员会恢复淄博市卫生防疫站。办公地点暂设在淄博卫校，工作人员共20余人。

1971年，经淄博市革命委员会批准，市防疫站

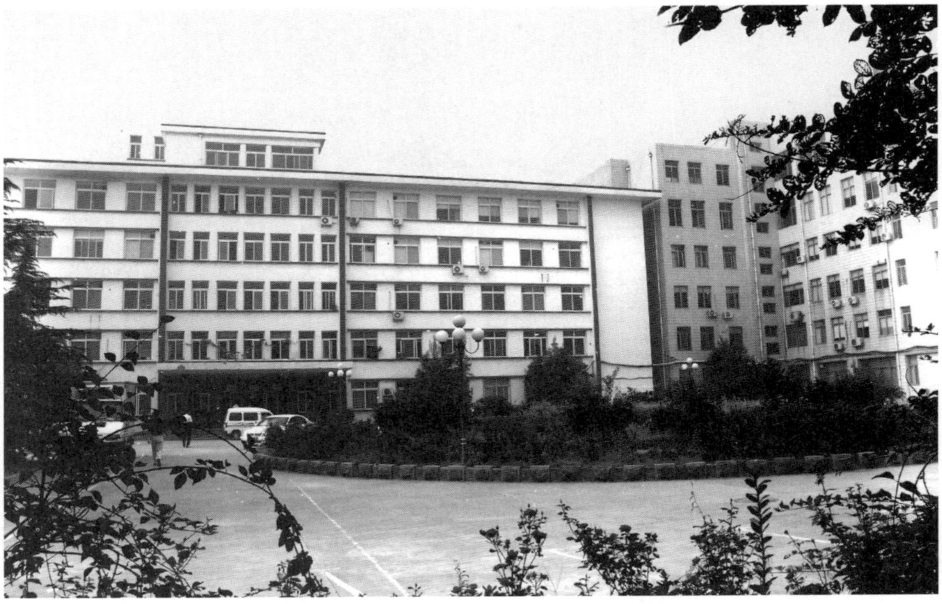

市防疫站检验、办公大楼

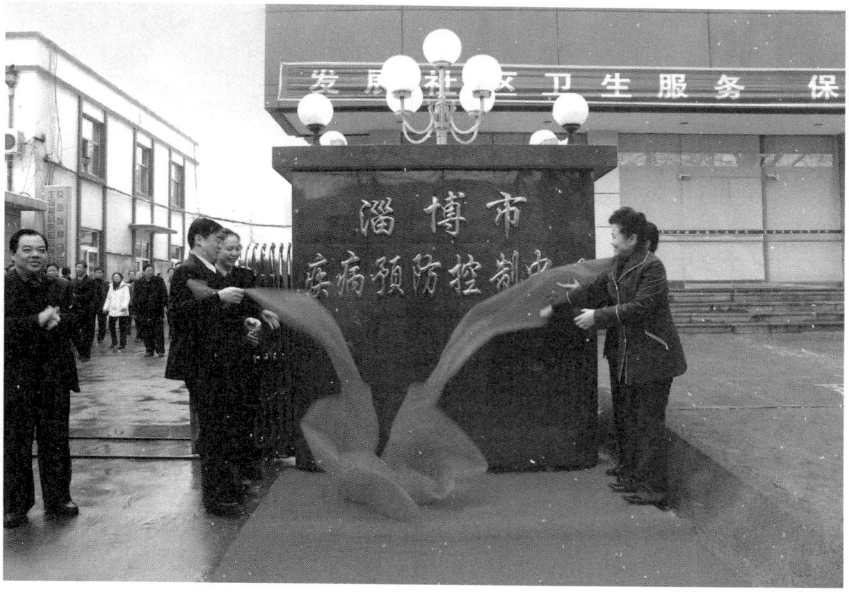

省卫生厅副厅长于富华（左二）、副市长段立武（右一）为市疾病预防控制中心剪彩

迁址张店，在张店东一路北首新建房舍办公，建筑面积 1580 ㎡。

1972 年 11 月，新建办公楼竣工，市防疫站由博山搬迁至张店区东一路 44 号新址办公。原调离和下放的工作人员陆续归队。站内设办公室、防疫科、卫生科、劳动卫生科、检验科。

1982 年 6 月，经市政府批准，市防疫站建立淄博市食品卫生监督检验所。该所设在市防疫站，由站食品卫生科承担食品卫生监督监测任务，实行“一套班子、两个机构”管理模式，由市防疫站一名分管副站长兼所长。

1983 年 12 月，市防疫站建站 30 周年。全站共设办公室、防疫科、卫生科、劳动卫生科、食品卫生科、放射防护科、卫生监测科、卫生宣教科、地方病防治科、检验科、总务科共 11 个科（室）。有职工 134 人，其中，卫生技术人员 98 人（占 73.13%）。

1987 年 9 月 14 日，市卫生局印发《关于设立淄博市劳动卫生监察监测所的通知》。该所设在市防疫站劳动卫生科，一个机构，两个牌子，对外行使劳动卫生监察监测职能。

1992 年 12 月 24 日，市防疫站印发《关于建立淄博市健康教育所的通知》，称：经上级批准，决定在市防疫站宣教科的基础上，建立淄博市健康教育所。下设电化教育、摄影美术、文字编辑和社区教育四个室，赵大明同志兼任淄博市健康教育所所长职务。

1993 年 12 月，市防疫站建站 40 周年。市防疫站共建有 24 个科室，职工 248 人，其中卫生技术人员 204 人，占 82.26%。业务技术人员中，主管医（技）师以上业务技术人员 53 人，占 26%。

2000 年 5 月，市政府对市属卫生机构进行改革、调整，撤销淄博市结核病防治院，该院原结防科承担的结核病社会预防工作和职能交由市防疫站新成立的结防科负责；撤销市皮肤病防治院，该院原皮防科承担的麻风病等皮肤病的社会预防工作和职能交由市防疫站新成立的皮肤病防治科负责。

2005 年 2 月 18 日，淄编〔2005〕4 号文件批准组建“淄博市疾病预防控制中心”，为正县级财政拨款事业单位，核定人员编制 188 名。2005 年 12 月 31 日，淄博市疾病预防控制中心正式挂牌成立。

2006 年 3 月 2 日，根据淄编办〔2006〕5 号文件，批准市疾控中心内设 7 个职能科室：办公室、组织人事科（工会、团委、老干部）、后勤保障科、财务审计科、质量管理科、科教信息管理科、药品器械管理科。

2006 年 3 月 8 日，市卫生局批准市疾控中心内设 13 个业务科室：传染病防制所、免疫预防所、生物制品管理办公室、艾滋病防制所、皮肤病防制所、结核病防制所、地方病慢性病防制所、消毒媒介生物防制所、健康教育所、公共卫生监测所、职业卫生与中毒控制所、健康监测所、卫生检验中心。

2012 年年底，市疾控中心（市防疫站）成立 60 周年。中心共有 7 个行政职能科室和 13 个业务科室，有工作人员 195 人，其中专业技术人员 170 人，占 87%。

第二节 科室设置

一、淄博市卫生防疫站科室设置及主要负责人一览表

（表 3-1-2-1 至表 3-1-2-5）

淄博市卫生防疫站科室设置及主要负责人任职情况表（表一）

表 3-1-2-1

科室名称	建立时间	主要负责人	职务	任职起止时间	备注
办公室	1955.07	范会源	主　任	1973.08.20—1976	
		任俊岭	副主任	1978.10—1981.11.11	主持工作
		颜建功	副主任	1981.05.08—1984.09	主持工作
		李进贤	副主任	1984.09—1986.03	主持工作
		刘忠厚	主　任	1986.03.05—1988.01.16	
		王吉礼	主　任	1988.01.16—1992.07.26	
		徐逢春	副主任	1990.04.29—1992.12.24	1992.07 主持工作
		徐逢春	主　任	1992.12.24—1994.01.10	
		翟慎永	主　任	1994.01.10—2003.02.14	
		刘　伟	主　任	2003.02.14—2006.03.16	
防疫科	1955.07	杨志民	副科长	1955.05.17—1961.09.12	主持工作
		杨志民	科　长	1961.09.12—1975	
		焦方俊	副科长	1973.08.20—1981.08.10	主持工作
		岳开春	副科长	1981.05.08—1984.09	主持工作
		张淑云	科　长	1984.09—	
		陈玉芳	副科长	1990.04.29—1992.12.24	主持工作
		陈玉芳	科　长	1992.12.24—1995.06.26	
		于宪良	科　长	1995.06.26—2004.10.13	
		崔　峰	副科长	2001.01.13—2006.03.16	2004.10 主持工作
卫生科	1955.07	魏守敬	副科长	1955.05.17—1960.11.14	主持工作
		魏守敬	科　长	1960.11.14—1961.12.22	
		尹守忠	科　长	1961.12.22—1962	

科室名称	建立时间	主要负责人	职务	任职起止时间	备注
卫生科	1955.07	王传曾	副科长	1962.02.02—	主持工作
		付　军	副科长	1973.08.20—1975.07	主持工作
		刘金升	副科长	1975.07—1984.09	主持工作
检验科	1955.07 建立 1988.01 撤销 2002.02 恢复	梁学洲	科长	1958.07.21—	
		王敬善	副科长	1959.04.13—1961	主持工作
		李瑞斌	科长	1973.08.20—1974	
		安圣臣	副科长	1981.11.11—1984.09	主持工作
		安圣臣	科长	1984.09—1991.04	1988.01 后保留科长待遇
		殷茂荣	科长	2002.02—2006.03	
中心仪器室	1988.01 建立 1989.03 撤销	潘承荣	主任	1988.01.16—1989.05.09	
计算机室	1989.03 成立 1993.06 撤销	潘承荣	主任	1989.05.06—1993.06.07	

淄博市卫生防疫站科室设置及主要负责人任职情况表（表二）

表 3-1-2-2

科室名称	建立时间	主要负责人	职务	任职起止时间	备注
中心实验室	1993.06 成立 2002.02 撤销	刘素君	副主任	1993.06.07—1994.01.20	主持工作
		安圣臣	主　任	1994.01.12—1998.01.16	
		殷茂荣	主　任	1998.01.16—2002.02.20	
行政科	1955.07	吴乐天	科　长	1955.05.17—	
		张和声	副科长	1958.07.21—	主持工作
		张守礼	副科长	1961.09.12—1964	主持工作
劳动卫生科	1961.04	曲广文	副科长	1961.04.28—	主持工作
		王敬善	副科长	1961—1981.11.11	主持工作
		王敬善	科　长	1981.11.11—1984.09	

科室名称	建立时间	主要负责人	职务	任职起止时间	备注
劳动卫生科	1961.04	张仲平	科　长	1984.09—1996.02.05	
		郭　平	副科长	1996.02.05—1998.01.12	主持工作
		郭　平	科　长	1998.01.16—2006.03.16	
食品卫生科	1975.07	付　军	副科长	1975.05—1984.09	主持工作
		张洪义	副科长	1981.11.11—1988.01.16	主持工作
		张洪义	科　长	1988.01.16—1988.10.26	
		徐逢春	科　长	1988.10.26—1990.04.29	
		王玉金	科　长	1990.04.29—1997.01.27	
		徐逢昌	科　长	1997.01.27—2003.01.24	
		赵锦云	科　长	2003.01.24—2003.12.31	
		陈恒杰	科　长	2004.01.13—2005.12	
地方病科	1980.03	丁桂芬	副科长	1981.11.11—1984.09	主持工作
		丁桂芬	科　长	1984.09—1994.01.12	
		刘景福	副科长	1994.01.12—1995.01.18	主持工作
		刘景福	科　长	1995.01.18—2001.02.15	
		孟　强	科　长	2001.02.15—2006.03.16	
卫生宣传科 宣传教育科	1980.03	解荣章	副科长	1981.11.11—1982.05.04	主持工作
		刘忠厚	科　长	1982.05.04—1985.02.16	
		解荣章	副科长	1985.02.16—1987.12	主持工作
		解荣章	科　长	1987.12—2002.02.20	
		李卫克	科　长	2002.02.20—2006.03.16	

淄博市卫生防疫站科室设置及主要负责人任职情况表（表三）

表 3-1-2-3

科室名称	建立时间	主要负责人	职务	任职起止时间	备注
环境卫生 监测科	1980.08 建立 2002.02 撤销	石楚南	负责人	1980.08—1981.11	主持工作
		石楚南	副科长	1981.11.11—1985.02	主持工作

科室名称	建立时间	主要负责人	职务	任职起止时间	备注
环境卫生监测科	1980.08 建立 2002.02 撤销	刘忠厚	科　长	1985.02—1986.03.05	
		李进贤	副科长	1986.03.05—1988.01.16	主持工作
		李进贤	科　长	1988.01.16—1994.01.10	
		徐逢春	科　长	1994.01.12—2002.02.20	
总务科	1981.11	任俊岭	主　任	1981.11.11—1983.12	
		汪春景	副科长	1984.09—1988.12	主持工作
		崔晓田	副科长	1988.12.28—1990.04.29	主持工作
		崔晓田	科　长	1990.04.29—1992.10.31	
		巩宜华	副科长	1988.01.16—1992.12.24	
		巩宜华	科　长	1992.12.24—2006.03.16	
放射卫生防护科	1984.09	孙启生	临时负责人	1984.09—1988.01	
		刘忠厚	科　长	1988.01.16—1990.04.29	
		成君方	副科长	1990.04.29—1992.12.24	主持工作
		成君方	科　长	1992.12.24—2005.12	
学校卫生科	1984.12	孟召恒	副科长	1984.12.26—1988.01.27	主持工作
		翟慎永	副科长	1988.03.24—1988.12.28	主持工作
		赵佳芝	副科长	1988.12.28—1992.12.24	主持工作
		赵佳芝	科　长	1992.12.24—1993.06.07	
		徐逢昌	科　长	1993.06.07—1997.01.27	
		贾元宏	副科长	1997.01.27—1998.01.16	主持工作
		汪春景	科　长	1998.01.16—2006.03.16	

科室名称	建立时间	主要负责人	职务	任职起止时间	备注
财务科	1985.09	丁　勇	副科长	1985.09—1988.01.16	主持工作
		丁　勇	科　长	1988.01.16—1991.09.03	
		赵树村	副科长	1992.10.31—1993.09.03	主持工作
		赵树华	科　长	1993.09.03—1994.09.01	
		龚安娜	副科长	1995.01.08—1998.01.16	主持工作
		刘西美	副科长	1998.01—2000.02.27	主持工作

淄博市卫生防疫站科室设置及主要负责人任职情况表（表四）

表 3-1-2-4

科室名称	建立时间	主要负责人	职务	任职起止时间	备注
审计科	1988.10	赵树华	副科长	1988.10.11—1991.09	主持工作
		赵树村	副科长	1994.04.12—1995.04	主持工作
		王永和	科长（兼）	1996.02.05—1997.01.27	
		韩　蔚	副科长	1997.01.27—1998.01.16	主持工作
财务审计科	2000.02	刘西美	科　长	2000.02.27—2006.03.16	
消毒杀虫科	1986.05	常洪凯	副科长	1988.03.24—1992.02.04	主持工作
		常洪凯	科　长	1992.02.04—1998.01.16	
		贾元宏	科　长	1998.01.16—2006.03.17	
计划免疫科	1986.05	张履强	副科长	1988.03.24—1990.04.29	主持工作
		刘振汉	副科长	1990.04.29—1991.08.05	主持工作
		梁传法	副科长	1991.08.05—1992.12.24	主持工作
		梁传法	科　长	1992.12.24—1998.01.16	
		李国庆	科　长	1998.01.16—2006.03.16	

科室名称	建立时间	主要负责人	职务	任职起止时间	备注
门诊部	1988.1 建立 1996.2 撤销	梁传法	副主任	1988.01.16—1991.08.05	主持工作
		刘振汉	副主任	1991.08.05—1992.12.24	主持工作
		刘振汉	主　任	1992.12.24—1994.01.10	
健康监测科	1996.2 建立 2002.2 撤销	吕兰珍	副主任	1994.01.10—1996.02.09	主持工作
		吕兰珍	科　长	1996.02.05—2002.02.20	
药械科	1991.4	安圣臣	科　长	1991.06.06—1993.06.07	
		张履强	科　长	1994.01.12—1998.01.16	
		常洪凯	科　长	1998.01.16—2006.03.16	
信息资料科	1992.12	唐学慧	副科长	1992.12.24—1994.01.10	主持工作
		于宪良	科　长	1995.01.18—1995.06.26	
		唐学慧	科　长	1995.06.26—2006.03.16	
慢病科	1992.12	翟慎永	科　长	1992.12.24—1994.01.10	
		唐学慧	科　长	1994.01.10—1995.06.26	
		冯明礼	科　长	1996.02.05—1999.02.25	
		孟召恒	科　长	1999.02.25—2005.12	
预防性卫生监督科	1992.12 建立	张洪义	科　长	1992.12.24—1994.01.12	
		孟召恒	副科长	1992.12.24—1997.12	1994.01 主持工作
		孟召恒	科　长	1998.01.16—1999.02.25	
		张德恩	副科长	2000.01.31—2002.01.24	主持工作
		张德恩	科　长	2003.01.24—2005.12.31	

淄博市卫生防疫站科室设置及主要负责人任职情况表（表五）

表 3-1-2-5

科室名称	建立时间	主要负责人	职务	任职起止时间	备注
保卫（老干部管理）科	1993.03	曹铁军	保卫副科长	1993.09.03—2000.01.31	
		曹铁军	老干科副科长	1995.01.12—2000.01.27	

科室名称	建立时间	主要负责人	职务	任职起止时间	备注
保卫（老干部管理）科	1993.03	张庆林	科　长	1992.10.31—1996.02.05	
		刘振汉	科　长	1996.02.05—2002.02.20	
		徐慎元	副科长	2002.02.20—2004.01.13	兼保卫科副科长，主持工作
		徐慎元	科　长	2004.01.13—2006.03.16	
综合科	1995.02	苗　泉	科　长	1995.01.18—2005.12	
市场卫生管理科	1997.01	陈　兵	副科长	1997.01.27—2000.01.31	主持工作
		陈　兵	科　长	2000.01.31—2005.12.31	
人事科（党办）	1985	吴新宝	科　长	1985—1992	
		张　伟	主　任	1992.12.24—1995.01	
		王立庆	主任（兼）	1995.01—1998.01.16	
	1999.02	刘同晓	副科长	1999.02.25—2000.02.27	主持工作
		刘同晓	科　长	2000.02.27—2005.12.31	
稽查科	2000.01	高德禹	副科长	2000.01.31—2001.01.16	主持工作
		高德禹	科　长	2001.01.16—2005.12.31	
结防科	2000.05	曹培刚	科　长	1996.07.01—2006.03.16	原淄博市结核病防治院调入
皮防科	2000.05	刘元会	科　长	1989.05—2006.03.16	原淄博市皮肤病防治院调入
饮水卫生科	2002.01	原丽华	科　长	2002.02.20—2006.03.16	
建材卫生管理办公室	2002.01	李玉清	主　任	2002.02.20—2006.03.11	副科级，主持工作
环境卫生科	2002.01	宋振亮	科　长	2002.02.20—2005.12.31	
矿山卫生监测科	2002.05	王　桂	副科长	2002.05.20—2004.01.13	主持工作
		王　桂	科　长	2004.01.13—2005.12.31	

科室名称	建立时间	主要负责人	职务	任职起止时间	备注
病媒昆虫科	2002.05	李英春	科 长	2002.05.20—2005.12.31	
质量管理科	2002.02	杨光宏	科 长	2002.02.20—2006.03.16	
查体科	2002.02	吕兰珍	科 长	2002.02.02—2006.03.16	
监察室	2002.04	刘 伟	主 任	2002.04—2006.03.16	

二、淄博市疾病预防控制中心科室设置及主要负责人一览表

淄博市疾病预防控制中心科室设置及主要负责人任职情况表

表 3-1-2-6

科室名称	建立时间	主要负责人	职务	任职起止时间	备注
办公室	2006.03	刘 伟	主 任	2006.03.16—	
人事科	2006.03	刘 洁	科 长	2006.03.16—	
后勤保障科	2006.03	徐慎元	科 长	2006.03.16—	
财务审计科	2006.03	刘西美	科 长	2006.03.16—2011.06	
		郑凤芹	科 长	2011.06—	
质量管理科	2006.03	杨光宏	科 长	2006.03.16—	
科教信息管理科	2006.03	唐学慧	科 长	2006.03.16—2009.04	
		赵军溪	副科长	2009.04—2011.06	主持工作
			科 长	2011.06—	
药品器械管理科	2006.03	常洪凯	科 长	2006.03.16—	
传染病防制所	2006.03	崔 峰	所 长	2006.03.16—2009.07	
		王 玲	副所长	2009.07—2011.06	主持工作
			所 长	2011.06—	

科室名称	建立时间	主要负责人	职务	任职起止时间	备注
免疫预防所	2006.03	李国庆	所　长	2006.03.16—2007.04	
		秦爱玲	所　长	2007.04—	
性病艾滋病防制所	2006.03	于宪良	所　长	2006.03.16—2011.06	
		巩翠华	所　长	2011.06—	
地方病慢性病防制所	2006.03	孟　强	所　长	2006.03.16—	
结核病防制所	2006.03	曹培刚	所　长	2006.03.16—2009.04	
		李　源	副所长	2009.04—	主持工作
消毒媒介生物防制所	2006.03	娄灵源	所　长	2006.03.16—2009.03	
		石志恺	所　长	2009.03—	
生物制品管理办公室	2006.03	贾元宏	主　任	2006.03.16—2009.03	
		娄灵源	主　任	2009.03—	
健康教育所	2006.03	李卫克	所　长	2006.03.16—	
食品营养与学生保健所	2006.03	汪春景	所　长	2006.03.16—2009.04	
		吕　健	所　长	2009.04—2011.06	
		王淑田	所　长	2011.06—	
环境卫生监测所	2006.03	原丽华	所　长	2006.03.16—2008.01	
		张殿平	所　长	2008.01—	
职业卫生与中毒控制所	2006.03	郭　平	所　长	2006.03.16—2008.01	
		王龙义	所　长	2008.01—2011.06	
		夏　猛	所　长	2011.06—	
健康监测所	2006.03	吕兰珍	所　长	2006.03.16—2007.09	
		闫先博	所　长	2007.09—	
卫生检验中心	2006.03	王　勤	主　任	2006.03.16—	

第三节 领导班子成员

一、淄博市卫生防疫站 1953—2005 年站级领导干部

1953—2005 年淄博市卫生防疫站站级领导干部名录

（以在本站任职时间先后排序）

表 3-1-3-1

姓名	性别	出生年月	籍贯	文化程度	民族	政治面貌	参加工作年月	在本站任职情况		备注
								职务	任职起止时间	
王仲彬	男	1925	山东省新泰市		汉族	中共党员	1940	站长、书记	1954—1981.05	1982 年 2 月病故
吴天乐	男							书记	1954—1956	1956 年调出
徐爵三	男							站长	1955—1956	未到任
王伦	男		山东省文登市		汉族	中共党员	1944.02	站长	1956—1960	1960 年 2 月调出
朱振庭	男					中共党员		书记	1960—1963	1963 年调出
丛树洪	男	1926.12	山东省文登市		汉族	中共党员	1940.01	副站长	1960.09—1984.07	1990 年 10 月离休
李法珂	男	1922.5	淄博市淄川区		汉族	中共党员	1943.10	副书记	1960.10—1968.05	1981 年 10 月离休
杨志民	男	1926.3	山东省五莲县		汉族	中共党员	1946.01	副站长	1975—1984.07	1990 年 10 月离休
吕立南	男	1925.2	淄博市淄川区		汉族	中共党员	1939.10	副书记	1976—1980	1980 年 1 月离休
王则渤	男	1926.8	烟台市福山区		汉族	中共党员	1945.09	书记	1981.05—1984	1985 年 6 月离休
冯广真	男	1929.8	山东省泰安市		汉族	中共党员	1944.08	站长	1981.10—1984.07	1990 年 10 月离休
姜吉昌	男	1931.6	山东省乳山市		汉族	中共党员	1947.03	副站长	1979.11—1984.07	1991 年 6 月离休
张汉民	男	1932.11	山东省乐陵市	大专	汉族	中共党员	1950.10	副站长	1981—1992	1992 年 11 月退休
焦方俊	男	1942	淄博市博山区	大专	汉族	中共党员	1962.09	副站长	1981.08—1985.11	1985 年 11 月调出
杨明玉	男	1931.10	山东省招远市	大专	汉族	中共党员	1946.06	书记	1984.08—1991.12	1992 年 1 月离休

姓　名	性别	出生年月	籍　　贯	文化程度	民族	政治面貌	参加工作年　月	在本站任职情况		备　　注
								职　　务	任职起止时间	
赵大明	男	1943.07	淄博市张店区	大专	汉族	中共党员	1963.09	副站长 工会主席	1984.07—1996.01 1996.01—1998.08	1998 年 8 月病故
李庆祥	男	1932.10	山东省寿光市	大专	汉族	中共党员	1952.11	副站长 / 站长	1984.07—1986.10 1986.10—1992.08	1992 年 10 月退休
刘向前	男	1953.09	淄博市张店区	大学	汉族	中共党员	1970.12	副站长	1984.07—1996.01	1996 年 1 月调出
吴新宝	男	1934.12	淄博市张店区	高中	汉族	中共党员	1950.10	工会主席	1988—1994	1994 年 12 月退休
胡　林	男	1952.02	山东省五莲县	大学	汉族	中共党员	1968.10	站长	1992.08—	兼副书记
栾兆恺	男	1953.01	淄博市博山区	大专	汉族	中共党员	1970.10	副书记 书　记	1992.01—1996.01 1996.01—	兼副站长
赵亦成	男	1951.01	淄博市桓台县	大学	汉族	中共党员	1969.12	书　记	1992.11—1995.04	兼职
徐增昌	男	1942.08	淄博市博山区	大专	汉族	中共党员	1962.10	副站长	1992.01—2000.09	2002 年 8 月退休
李进贤	男	1950.01	淄博市桓台县	大专	汉族	中共党员	1968.12	副站长	1996.01—	
杜本华	男	1954.08	淄博市淄川区	大专	汉族	中共党员	1972.12	副站长	1996.01—	
王立庆	男	1947.12	淄博市桓台县	大专	汉族	中共党员	1965.12	纪委书记	1996.11—	分管工会工作
赵　华	女	1954.12	山东博兴县	研究生	汉族	中共党员	1971.06	副站长	1999.08—	
袁长河	男	1952.12	淄博市淄川区	大专	汉族	中共党员	1976.10	副站长	2000.08—	
翟慎永	男	1962.01	淄博市博山区	大学	汉族	中共党员	1982.07	站长助理 工会主席	1999.11—2003.12 2003.12—	
徐逢昌	男	1963.01	淄博市临淄区	大学	汉族	中共党员	1985.07	站长助理	1999.11—2005.12	
殷茂荣	男	1963.01	淄博市淄川区	大学	汉族	中共党员	1984.07	站长助理	2004.03—	

二、淄博市卫生防疫站 1953—2005 年历届行政负责人

1953—2005 年淄博市卫生防疫站历届行政负责人任职情况表

（以在本站任职时间先后排序）

表 3-1-3-2

届别	主要负责人职务姓名		任职起止时间	备注
第一届 1954 年—1955 年	站　长	王仲彬	1954—1955	
	副站长	王同芳	1954—1955	
第二届 1955 年—1956 年	站　长	徐爵三	1955—1956	未到职
	副站长	王仲彬	1955—1956	
第三届 1956 年—1960 年	站　长	王　伦	1956—1960	
	副站长	王仲彬	1956—1960	
第四届 1960 年—1981 年	站　长	王仲彬	1960—1981	
	副站长	丛树洪	1960.09—1981.10	
	副站长	杨志民	1975—1981.10	
	副站长	姜吉昌	1979.11—1981.10	
第五届 1981 年—1986 年	站　长	冯广真	1981.10—1984.07	
	副站长	丛树洪	1981.10—1984.07	
	副站长	杨志民	1981.10—1984.07	
	副站长	姜吉昌	1981.10—1984.07	
	副站长	张汉民	1981—1984.07	
	副站长	焦方俊	1981.08—1985.11	1985 年 11 月调出
	副站长	赵大明	1984.07—1986.10	第一副站长，主持工作
	副站长	李庆祥	1984.07—1986.10	
	副站长	刘向前	1984.07—1986.10	
	副站长	张汉民	1984.07—1986.01	

届别	主要负责人职务姓名		任职起止时间	备注
第六届 1986 年—1992 年	站　长	李庆祥	1986.10—1992.08	
	副站长	赵大明	1986.10—1996.01	
	副站长	刘向前	1986.10—1992.08	
	副站长	张汉民	1986.10—1992.01	
第七届 1992 年—2005 年	站长	胡 林	1992.08—2005.12.30	
	副站长	徐增昌	1992.01—2000.09	
	副站长	刘向前	1992.08—1996.01	1996.01 调出
	副站长	李进贤	1996.01—2003.12	2003.12—2005.12 党委副书记、纪委书记
	副站长	杜本华	1996.01—2005.12	
	副站长	赵 华	1999.08—2005.12	
	副站长	袁长河	2000.08—2005.12	
	站长助理	翟慎永	1999.11—2003.12	
	站长助理	徐逢昌	1999.11—2005.12	
	站长助理	殷茂荣	2004.3.15—2005.12	

三、2006—2012 年淄博市疾病预防控制中心中心领导干部任职情况表

（以在本中心任职时间先后排序）

表 3-1-3-3

姓名	性别	出生年月	籍贯	文化程度	民族	政治面貌	参加工作年月	在本站任职情况		备注
								职务	任职起止时间	
胡　林	男	1952.02	山东省五莲县	大学	汉族	中共党员	1968.10	中心主任	2006.01—2009.07	2009.07 离岗 2012.02 退休
栾兆恺	男	1953.01	淄博市博山区	大专	汉族	中共党员	1970.10	党委书记	2006.01—2010.10	2010.10 离岗 2013.02 退休
杜本华	男	1954.08	淄博市淄川区	大专	汉族	中共党员	1972.12	中心副主任	2006.01—2009.12	2009.12 离岗
赵　华	女	1954.12	山东省博兴县	研究生	汉族	中共党员	1971.06	中心副主任	2006.01—2009.12	2009.12 离岗
袁长河	男	1952.12	淄博市淄川区	大专	汉族	中共党员	1976.10	中心副主任	2006.01—2008.07	2008.07 离岗
黄明禹	男	1952.02	山东省博兴县	大专	汉族	中共党员	1970.12	纪委书记	2005.12—2007.11	2007.11 离岗 2012.02 退休
翟慎永	男	1962.01	淄博市博山区	大学	汉族	中共党员	1982.07	工会主席 纪委书记 中心副主任 中心主任	2005.12—2008.07 2007.11—2008.07 2008.07—2009.07 2009.07—	
郭　平	男	1966.01	山东省邹平县	研究生	汉族	中共党员	1987.07	中心副主任	2007.11—2012.12	2012.12 调出
李　伟	男	1969.01	淄博市周村区	大学	汉族	中共党员	1988.07	纪委书记	2008.07—	
殷茂荣	男	1963.11	淄博市淄川区	大学	汉族	中共党员	1984.07	工会主席 副主任	2008.08—2010.01 2010.01—	
崔　峰	男	1969.08	山东省博兴县	研究生	汉族	中共党员	1992.08	中心副主任	2009.07—	
李　娟	女	1966.10	山东省德州市	大学	回族	中共党员	1985.07	工会主席	2010.02—	

四、2006-2012 年淄博市疾病预防控制中心历届行政负责人任职情况表

（以在中心任职时间先后排序）

表 3-1-3-4

届别	主要负责人职务姓名		任职起止时间	备　注
第一届 2006 年—2009 年	主　任	胡　林	2006.01—2009.07	
	副主任	杜本华	2006.01—2009.07	
	副主任	赵　华	2006.01—2009.07	
	副主任	袁长河	2006.01—2008.07	
	副主任	郭　平	2007.11—2009.07	
	副主任	翟慎永	2008.07—2009.07	
第二届 2009 年—	主　任	翟慎永	2009.07—	
	副主任	杜本华	2009.07—2009.12	
	副主任	赵　华	2009.07—2009.12	
	副主任	郭　平	2009.07—2012.12	
	副主任	殷茂荣	2010.01—	
	副主任	崔　峰	2009.07—	

第四节　党群组织

一、党的组织

市防疫站建站后，即设立中共淄博市卫生防疫站支部委员会，首届党支部书记吴天乐（任期时间为1954—1956年）。

1956年10月—1959年4月，王伦任第二届党支部书记。

1959年7月至1960年8月，朱振庭任第三届党支部书记。

1969年7月，市防疫站撤销，1971年7月重新恢复。期间，未建立党的组织。

1971年7月，市防疫站重建党支部，支部书记王仲彬（任职时间为1971年7月至1981年5月）。

1981年5月至1984年7月，王则渤任第五届党支部书记。

1984年7月—1987年10月，杨明玉任第六届党支部书记。

1987年9月28日，市卫生局党委批复，建立中共淄博市卫生防疫站总支委员会。

1987年10月6日，市卫生局党委批复："中共淄博市卫生防疫站总支委员会由杨明玉、李庆祥、吴新宝、赵大明、张汉民五同志组成，杨明玉任书记。"

1987年11月4日，市防疫站总支委员会批复：组建卫生、防疫、行政、老干部4个基层党支部。

卫生党支部：书记李进贤，组织委员张仲平，宣传委员徐逢春；

防疫党支部：书记王吉礼，组织委员丁桂芬，宣传委员梁传法；

行政党支部：书记巩宜华，组织委员张伟，宣传委员刘向前；

老干部党支部：书记张庆林，组织委员王则渤，宣传委员任俊岭。

1990年4月9日，市卫生局党委批复淄博市卫生防疫站第二届总支委员会选举结果："本届总支委员会由王吉礼、吴新宝、李庆祥、杨明玉、张汉民五人组成，杨明玉同志任党总支书记。"

1990年5月19日，站党总支批复各党支部第二届选举结果：

防疫党支部：书记丁桂芬，委员梁传法、刘振汉；

卫生党支部：书记李进贤，委员张仲平、王玉金；

行政党支部：书记巩宜华，委员张伟、赵树村；

老干党支部：书记张庆林，委员王则渤、任俊岭。

1993年5月25日，市卫生局党委通知：同意将"中国共产党淄博市卫生防疫站总支委员会"改建为"中国共产党淄博市卫生防疫站委员会"。

1993年11月12日，市卫生局党委批复市防疫站第三次党员大会选举结果：由赵大明、赵亦成、胡林、栾兆恺、徐增昌五人组成首届党的委员会，接市委组织部批复，"赵亦成同志兼任书记，经局党委研究同意，栾兆恺同志任副书记"。

同期，该次党员大会选举产生中共市防疫站纪律检查委员会，由王玉金、王立庆、王永和、李进贤、栾兆恺五人组成。栾兆恺兼任书记，王立庆任副书记。

1995年4月27日，市委组织部公布：赵亦成同志不再担任市防疫站党委书记职务。

1996年1月10日，市委组织部公布：栾兆恺任市卫生防疫站党委书记，胡林同志兼任市卫生防疫站党委副书记。

1996年11月5日，市委组织部批复：同意中共淄博市卫生防疫站党员大会选举产生的第二届委员会，由栾兆恺、胡林、徐增昌、李进贤、杜本华、赵大明、王立庆7名同志组成。栾兆恺同志任党委书记，胡林同志任党委副书记，王立庆同志任纪委书记。

1997年1月27日，站党委印发"关于各党支部党员大会选举结果的批复"，"批复"称：

卫生第一党支部：由赵佳芝、徐逢春、原丽华三同志组成，赵佳芝任书记；

卫生第二党支部：由王玉金、徐逢昌、林国玲三同志组成，王玉金任书记；

防疫第一党支部：由梁传法、刘伯雁、刘景福三同志组成，梁传法任书记；

防疫第二党支部：由陈维浩、马翠连、冯明礼三同志组成，陈维浩任书记；

机关党支部：由翟慎永、王忠德、蒋绪亮三同志组成，翟慎永任书记；

行政党支部：由巩宜华、王守红、袁新华三同志组成，巩宜华任书记；

老干党支部：由刘振汉、姜吉昌、王育尧三同志组成，刘振汉任书记。

1997年6月17日，站党委印发“关于成立中共淄博市卫生防疫站委员会第一、第二、第三党总支委员会的通知”：

第一党总支：由徐增昌、梁传法、陈维浩三同志组成，徐增昌任书记；

第二党总支：由李进贤、王玉金、赵佳芝三同志组成，李进贤任书记；

第三党总支：由杜本华、翟慎永、巩宜华、刘振汉四同志组成，杜本华任书记。

2001年6月29日，市委在鲁中宾馆召开大会，隆重表彰先进基层党组织、优秀共产党员、优秀党务工作者和优秀村党支部书记。在举国上下喜庆中国共产党建党80周年之际，本站党委被授予“先进基层党组织”荣誉称号。

为加强行政监察工作，2002年4月5日，经淄博市卫生局批准淄博市卫生防疫站成立监察室，负责行政监察工作。编制2人，设主任1人。刘伟同志任监察室副主任（正科级）。

2003年12月26日，市委组织部决定：李进贤同志任市卫生防疫站党委副书记、纪委书记。

近几年来，本站党委认真贯彻执行党的路线方针政策，坚持党的基本纲领，主动适应新形势、新任务的要求，切实加强和改进党的建设，紧紧围绕卫生防疫工作抓党建，扎扎实实地抓好党建促进卫生防疫工作，使其相互促进，协调发展，相得益彰。在市卫生局的领导下，坚持以卫生防疫工作为中心，坚持改革和发展为重点，牢固树立人才、设备、管理的三大支柱，努力提高业务、管理、技术三大水平；争创一流的班子，一流的队伍，一流的工作环境，一流的工作业绩，扎扎实实地做了卓有成效的工作，为提高全市人民群众的健康水平，促进本市的经济发展做出了突出成绩。

2005年12月31日，市委组织部决定：黄明禹同志任淄博市疾病预防控制中心纪委书记。

2006年4月10日，为进一步加强基层党组织的战斗堡垒作用，发挥共产党员先锋模范作用，促进疾病预防控制事业全面发展。经中心党委研究，重新调整、组建机关支部、疾病控制一支部、疾病控制二支部、卫生支部、检验支部共五个支部，各支部分别召开了支部党员大会，进行推选、调整、充实支部委员。市疾控中心党委印发《关于重新组建基层党支部的通知》：

1、机关支部

书记：巩宜华

委员：刘　伟　陈继良　刘西美　常洪凯

2、疾病控制一支部

书记：李国庆

委员：刘伯雁　娄灵源　唐学慧　贾元宏

3、疾病控制二支部

书记：李卫克

委员：曹培刚　于宪良

4、卫生支部

书记：汪春景

委员：原丽华　郭　平

5、检验支部

书记：吕兰珍

委员：王　勤　杨光宏

同时，成立老干党总支，下设三个基层党支部。总支委员会有黄明禹、姜吉昌、刘洁、丁桂芬、梁传法五名同志组成，黄明禹任书记，姜吉昌任副书记。第一党支部由姜吉昌、张一水、崔晓田组成，姜吉昌任书记；第二党支部由丁桂芬、刘振汉、王玉金组成，丁桂芬任书记；第三党支部由梁传法、张庆林、刘素君组成，梁传法任书记。

2007年10月24日，市委组织部决定：翟慎永同志任淄博市疾病预防控制中心纪委书记。

2008年7月24日，市委组织部决定：李伟同志任淄博市疾病预防控制中心纪委书记。

2009年3月4日，为进一步加强基层党组织的战斗堡垒作用，发挥共产党员先锋模范作用，促进疾病预防控制事业全面发展。经中心党委研究，机关支部、卫生支部、老干支部分别召开了支部大会，进行推选、调整、充实支部委员。名单如下：

1、机关支部22人

书记：刘　伟

委员：刘　洁　刘西美　徐慎元　常洪凯

2、疾控一支部 21 人

书记：娄灵源

委员：唐学慧　崔　峰

3、疾控二支部 13 人

书记：李卫克

委员：曹培刚　于宪良

4、卫生支部 13 人

书记：原丽华

委员：汪春景　王龙义

5、检验支部 14 人

书记：马翠连

委员：王　勤　杨光宏

老干党总支（共 43 人）

书记：李　伟（兼）

副书记：姜吉昌

委员：王　勇　丁桂芬　梁传法

2010 年 10 月，党委书记栾兆恺同志提前离岗，经中心党委研究，疾控一支部、检验支部、老干党总支分别召开了支部大会，进行推选、调整、充实支部委员。各党支部组成调整如下：

1、机关支部 29 人

书记：刘　伟

委员：刘　洁　刘西美　徐慎元　常洪凯

2、疾控一支部 23 人

书记：娄灵源

委员：唐学慧　秦爱玲　杜　俊　袁　杨

3、疾控二支部 16 人

书记：李卫克

委员：曹培刚　于宪良

4、卫生支部 15 人

书记：原丽华

委员：汪春景　王龙义

5、检验支部 17 人

书记：杨光宏

委员：王　勤　闫先博

老干党总支（共 47+1 人）

书记：李　娟（兼）

副书记：姜吉昌

委员：王 勇　丁桂芬　梁传法

[附表] 表 3-1-4-1　历届党组织及其负责人。

历届党组织及其负责人任职情况表

表 3-1-4-1

组织名称	届别	主要负责人职务姓名		任职起止时间	备　注
中共淄博市卫生防疫站支部委员会	第一届 1954 年—1956 年	书　记	吴天乐	1954—1956	无副职
	第二届 1956 年—1959 年	书　记	王　伦	1956.10—1959.04	无副职
	第三届 1960 年—1968 年	书　记	朱振庭	1960—1963	1963 年调出
		副书记	李法珂	1960.10—1968.05	1969—1970 年 机构撤销
	第四届 1971 年—1981 年	书　记	王仲彬	1971.07—1981.05	
		副书记	吕立南	1975.12—1980.07	1980 年离休
	第五届 1981 年—1984 年	书　记	王则渤	1981.05—1984.07	1985.6 离休
		副书记	冯广真	1981.05—1984.07	

组织名称	届别	主要负责人职务姓名		任职起止时间	备注
中共淄博市卫生防疫站支部委员会	第六届 1984年—1987年	书记	杨明玉	1984.07—1987.10	
		副书记	李庆祥	1986.10—1987.10	
中共淄博市卫生防疫站总支委员会	第一届 1987.10—1991年	书记	杨明玉	1987.10—1991.12	1991.12离休
		副书记	李庆祥	1987.10—1992.08	1992.8退休
中共淄博市卫生防疫站委员会	第一届 1992年—1996年	书记	赵亦成	1992.11—1995.04	兼职
		副书记	栾兆恺	1992.01—1996.01	
	第二届 1996年—2005年	书记	栾兆恺	1996.01—2005.12	
		副书记	胡林	1996.01—2005.12	
中共淄博市疾病预防控制中心委员会	2006年	书记	栾兆恺	2006.01—2010.10	2010.01离岗 2013.02退休

历届纪律检查委员会及其负责人任职情况表

表3-1-4-2

组织名称	届别	职务	姓名	任职起止时间	备注
中共淄博市卫生防疫站纪律委员会	第一届	纪委书记	栾兆恺	1993.11—1996.11.05	
		纪委副书记	王立庆	1993.11—1996.11.05	
	第二届	纪委书记	王立庆	1996.11.05—2003.12.26	
	第三届	纪委书记	李进贤	2003.12.26—2005.12.31	

组织名称	届别	职务	姓名	任职起止时间	备　　注
中共淄博市疾病预防控制中心纪律委员会	第一届	纪委书记	黄明禹	2005.12.31—2007.10.24	
	第二届	纪委书记	翟慎永	2007.10.24—2008.07.14	
	第三届	纪委书记	李　伟	2008.07.14—	

二、工会组织

1983 年 6 月，市防疫站建立工会组织。首届工会委员会主席冯广真，副主席丁桂芬。

1985 年 5 月，市防疫站召开工会会员大会，选举产生第二届工会委员会。同年 8 月 12 日，市卫生局批复市防疫站工会委员会组成人选的报告。市防疫站工会委员会由李庆祥、张庆林、丁桂芬、李进贤、汪春景、刘伯燕、马锋 7 人组成，李庆祥兼工会主席，张庆林任副主席。

1987 年 4 月，市防疫站召开第二届职代会暨第三届工代会，选举产生第三届工会委员会，由刘向前、张庆林、吴新宝、翟慎永、丁桂芬、赵树华、巩宜华 7 人组成，刘向前任工会主席（兼职）、张庆林任副主席。

1989 年 3 月，根据市总工会要求，市卫生防疫站建立女职工委员会，由丁桂芬、刘素君、郭玉珍、杨光宏、刘伟五人组成，丁桂芬任主任。

1988 年 1 月，刘向前不再担任工会主席职务，由吴新宝担任工会主席。

1994 年 12 月 29 日，市防疫站召开第四届工代会，选举产生第四届工会委员会，由原丽华、赵大明、吕健、崔晓田、王忠德、巩宜华、张忠奎 7 人组成。经第三届工会委员会第一次会议选举，赵大明任工会主席，崔晓田任副主席，原丽华任女工委员会主任。

1998 年 8 月，赵大明病故，工会工作由纪委书记王立庆兼管。

2003 年 12 月，市卫生防疫站召开第五届工代会，选举产生第五届工会委员会，由翟慎永、原丽华、巩宜华、陈继良等人组成，翟慎永任工会主席。

2005 年 12 月 31 日，市疾控中心挂牌成立，翟慎永继续任市疾控中心工会主席一职。

2008 年 7 月 14 日，淄组企事干任命殷茂荣为淄博市疾病预防控制中心工会主席候选人。

2008 年 9 月，市疾控中心召开第一届一次职工代表大会，中心工会进行了组建以来首次换届选举，各科室重新选举了职工代表，殷茂荣当选工会主席。

2010 年 2 月召开了市疾控中心一届二次职工代表大会，议题是增选中心工会委员，选举新一任工会主席，李娟同志当选工会主席。

淄博市卫生防疫站历届工会负责人任职情况表

表 3-1-4-3

届别	职务	姓　名	任职起止时间	备注
第一届	主　席	冯广真	1983.06—1985.08	兼职
	副主席	丁桂芬	1983.06—1985.08	兼职
第二届	主　席	李庆祥	1985.08—1987.04	兼职
	副主席	张庆林	1985.08—1994.12	

届别	职务	姓　名	任职起止时间	备注
第三届	主　席	刘向前	1987.04—1988.01	兼职
	副主席	吴新宝	1988.01—1994.01	
	副主席	张庆林	1987.04—1992.10.31	
第四届	主　席	赵大明	1996.01—1998.08	1998.8 病故
	副主席	崔晓田	1992.10.31—2001.08	
第五届	主　席	翟慎永	2003.12—2005.12	

淄博市疾病预防控制中心历届工会负责人任职情况表

表 3-1-4-4

届别	职务	姓　名	任职起止时间	备注
第一届	主　席	翟慎永	2005.12—2008.07	
	主　席	殷茂荣	2008.07—2010.01	
	主　席	李　娟	2010.02—	

三、共青团组织

市防疫站建站后，即建立团支部，首任团支部书记韩旭辉，任职期限 1955 年—1956 年。

1955 年至 1984 年，先后有 8 人任团支部书记，依次为：韩旭辉（1955—1956）、王文增（1956—1960）、牛子光（1960—1963）、安圣臣（1963—1969，1970—1975）、李进贤（1975—1978）、刘农行（1978—1982）、韩克之（1982—1983）、于跃（1983—1984）。

1984 年，经市卫生局团委批准，共青团市防疫站支部委员会改建为总支委员会，翟慎永任总支委员会副书记。

1984 年 12 月至 1993 年 12 月，先后有 4 人任本站团总支副书记或书记，依次为：翟慎永（副书记，1984 年 12 月—1988 年 3 月）、宋晓东（副书记，1988 年 3 月至 1989 年 6 月）、徐逢昌（副书记，1989 年 6 月至 1992 年 12 月；书记，1992 年 12 月至 1993 年 6 月）、王忠德（副书记，1993 年 9 月至 1993 年 12 月）。

1993 年 12 月 22 日，市卫生局团委批复淄博市卫生防疫站团总支改建团委的请示，同意将“共青团淄博市卫生防疫站总支委员会”改建为“共青团淄博市卫生防疫站委员会”。

1993 年 12 月 25 日，市防疫站团总支召开第五次团员大会，站团总支改建为团委。经团员大会选举，张丽、张忠奎、赵永珂、胡晓霞、王忠德五人当选为首届团委委员，王忠德当选为团委副书记。

2000 年 7 月 16 日，经团员大会选举，刘洁当选为共青团市防疫站委员会副书记。1998 年，市卫生防疫站党委任命王忠德为团委书记。

2002 年 4 月，经市卫生局团委批准，市防疫站团委召开第七次团员大会，选举刘洁、刘义堂、汪洋、宋雷刚、房学强、五名同志为第二届共青团淄博市卫生防疫站委员会委员，刘洁当选为团委书记。同期，站党委公布：“同意刘洁同志任共青团淄博市卫生防疫站委员会书记”。

2006 年 4 月　市疾控中心召开第一届团员大会，选举张虎、汪洋、杨斐、宋雷刚、郑加玉五人为首届团委委员。同期，中心党委公布：“同意郑加玉同志任共青团淄博市疾病预防控制中心委员会书记。”

2008年5月22日　“5·12”汶川大地震发生后，市疾控中心团委组织全体团员青年积极缴纳特殊团费，共计3600元。

2009年3月　根据市卫生局团委批复，增设团委副书记职位，由汪洋担任。

2009年4月　淄博市疾病预防控制中心卫生检验中心被授予“市直卫生系统青年文明岗”荣誉称号。同年12月，卫生检验中心被评为“淄博市青年文明号”。

2012年4月　共青团淄博市疾病预防控制中心委员会获得“全市五四红旗团委”荣誉称号。

历届共青团组织设置及主要负责人任职情况表

表3-1-4-5

名　　称	建立时间	历届主要负责人	职务	任职起止时间	备注
共青团淄博市卫生防疫站支部委员会	1955年	韩旭辉	书　记	1955年—1956年	
		王文增	书　记	1956年—1960年	
		牛子光	书　记	1960年—1963年	
		安圣臣	书　记	1963年—1969年	1969年—1970年机构撤销
		安圣臣	书　记	1970年—1975年	
		李进贤	书　记	1975年—1978年	
		刘农行	书　记	1978年—1982年	
		韩克之	书　记	1982年—1983年	
		于　跃	书　记	1983年—1984年	
共青团淄博市卫生防疫站总支委员会	1984年	翟慎永	副书记	1984.12.27—1988.03.24	副科级
		宋晓东	副书记	1988.03.24—1989.06.17	副科级
		徐逢昌	副书记	1989.06.17—1992.12.24	副科级
		徐逢昌	书　记	1992.12.24—1993.06.07	
		王忠德	副书记	1993.09.03—1993.12.25	
共青团淄博市卫生防疫站委员会	1993年	王忠德	副书记	1993.12.25—1998	
		王忠德	书　记	1998—2000.07.19	
		刘　洁	副书记	2000.07.19—2002.04.24	兼职
		刘　洁	书　记	2002.04.24—2006.03	
共青团淄博市疾控中心委员会	2006年	郑加玉	书　记	2006.04—	

四、预防医学会

（一）组织机构

淄博市预防医学会前称为“中华预防医学会淄博市分会”，始建于1989年。

1989年8月，为适应中国预防医学会工作的发展，根据省卫生厅和中华预防医学会山东省分会的统一部署，由市卫生局科教科和淄博市卫生防疫站牵头，开始筹建“中华预防医学会淄博市分会”。是年12月20日，淄博市科委印发“关于同意成立中华预防医学会淄博市分会的批复”。

1990年2月8日，中华预防医学会淄博市分会成立暨第一次代表大会在市驻地张店区召开，来自市、区（县）及驻淄博各大企业从事卫生防疫、妇幼保健、健康教育、科研、卫生管理等方面的专家、教授、学科带头人等共99名代表参加会议。与会代表通过民主选举，产生了“中华预防医学会淄博市分会理事会”，共有67名理事；第一届理事会选举产生常务理事会，共有29名常务理事；第一次常务理事会选举产生会长1名、副会长6人。由会长提名、常务理事会通过，中华预防医学会淄博市分会聘任秘书长1人，副秘书长2人。经中华预防医学会淄博市分会常务理事会研究通过，中华预防预防医学会淄博市分会设立办公室，挂靠淄博市卫生防疫站，并负责日常事务的牵头、组织、联络、实施等工作。

中华预防医学会淄博市分会常务理事会由下列人员组成：

会长赵亦诚，副会长李庆祥、张汉民、张家声、李德伍、徐增昌、高洪凤。秘书长赵大明，副秘书长王吉礼、马剑庭。常务理事（共29人）赵亦成、李庆祥、张汉民、李德伍、徐增昌、赵大明、马剑庭、王吉礼、葛维珍、滕洪范、潘承荣、赵福洪、杜希贤、秦茂云、高洪凤、杜松亭、谢连祯、于维成、修学浩、付荣廷、姜希斌、王有惠、耿佃娥、姜玉楷、候善俊、刘子泽、桑学成、张家声、赵华。

1990年2月9日，淄博市科学技术协会印发“关于中华预防医学会山东淄博分会加入淄博市科学技术协会的批复”，至此，中华预防医学会淄博市分会成为淄博市科学技术协会下属的分支学会组织。

1991年11月28日，中华预防医学会淄博市分会检验分科学会成立。主任委员：潘承荣（淄博市卫生防疫站），副主任委员：陈玉堂、徐文华、刘素君、王秀香，均为市防疫站相关科室检验人员。

1994年，根据国家有关部门的规定和省民政厅和淄博市民政局、公安局的规定，中华预防医学会淄博市分会更名为“淄博市预防医学会”，并启用“淄博市预防医学会”印章对外办公。其所属的检验分科学会相应更名为“淄博市预防医学会检验分会”。

2000年4月，市预防医学会向市委组织部呈报“关于宋晓东同志担任淄博市预防医学会会长的请示报告”。

2001年3月，根据市民政局关于对社会团体进行年度检查的通知”和淄博市科学技术协会所属学会清理整顿的通知要求，淄博市预防医学会完成了《年检报告书》《验资报告书》《自查报告》《淄博市预防医学会章程》等整顿工作，并由非法人社团变更为法人社团，法人代表为宋晓东（市卫生局工会主席）。

2002年1月10日，市民政局印发“关于在全市开展社会团体分支（代表）机构复查登记工作的通知”，因淄博市预防医学会检验分会未在规定时限内进行复查登记，被视为自动放弃登记。

2008年1月18日，市预防医学会儿童保健专业委员会成立。主任委员：李慧娟（淄博市妇幼保健院），副主任委员：黄晓玲，黄运萍，房永锐，吴焕胜，牛世平，郑友凤，董金凤，代其铭，彭伟，刘芳。

2009年12月17日，市预防医学会卫生检验专业委员会成立。主任委员：殷茂荣（淄博市疾病预防控制中心），副主任委员：于光清，王勤，王茂义，王谦，王春江，乔蕊，赵相臣，徐同武，徐宏伟，鲍泽亮。

2011年3月24日，市预防医学会流行病学专业委员会成立。主任委员：崔峰（淄博市疾病预防控制中心），副主任委员：王玲，许一玲，于永峰，李仲利，鲍泽亮，王丽丽，赵伟，董鹏飞，王谦，付晓宽，王英。

2011年3月31日，市预防医学会地方病慢性病专业委员会成立。主任委员：郭平（淄博市疾病预防控制中心），副主任委员：孟强，刘素春，王忠德，许一玲，于永峰，王爱丽，王利平，王英，赵伟，王广营，王谦，李仲利。

2011年3月31日，市预防医学会免疫规划专业委员会成立。主任委员：崔峰（淄博市疾病预防控制中心），副主任委员：秦爱玲，娄灵源，田忠昌，郇宜森，徐宏伟，鲍泽亮，周玮，王光营，王谦，许一玲。

2011年4月7日，市预防医学会结核病控制专业委员会成立。主任委员：殷茂荣（淄博市疾病预防控制中心），副主任委员：李源，徐吉进，王茂义，于永峰，赵亮，鲍泽亮，王丽丽，田茂彬，张汝卿，王谦，高峰。

2011年5月13日，市预防医学会消毒与感染控制专业委员会成立。主任委员：崔峰（淄博市疾病预防控制中心），副主任委员：陈进国，张增，曹修亮，石志恺，李英春，王茂义，田忠昌，李仲利，王丽丽，王英，周玮，许希平，董鹏飞，郑科，崔克春。

至2012年，淄博市预防医学会常务理事会人员一直未变更。

（二）预防医学会宗旨

市预防医学会的宗旨是：团结广大预防医学科学技术工作者，实施科教兴国和可持续发展战略，促进预防医学技术的繁荣和发展，促进科学技术的普及和推广，促进科技人才的成长和提高，为两个文明建设和保障人民的身心健康服务。

（三）会员队伍

市预防医学会于1990年2月8日成立，共有个人会员96人。团体会员25个，其中，市属单位5个、厂矿企业4人，区县属单位16个。

2000年4月20日，山东省预防医学会印发“关于进行会员登记和发证工作的通知”，要求对预防医学会原会员进行登记注册，未进行重新登记者视为自动放弃会员资格。是年，市预防医学会会员登记注册和发展新会员同步进行，全市共确认正式会员281人，均核发了新版会员证。

至2012年底，市预防医学会共有个人会员430人。团体会员39个，其中，市属单位7个、厂矿企业4人，区县属单位28个。

（四）其他学术团体兼职

1995年8月28日，山东省预防医学会公布：唐学慧同志当选为山东省预防医学会情报信息专科学会第二届委员会委员。

1995年9月20日，山东省预防医学会公布：胡林同志当选为山东省预防医学会卫生防疫管理专科学会第二届委员会委员。

1995年11月27日，山东省预防医学会公布：成君方同志当选为山东省预防医学会放射医学与防护专科学会第二届委员会委员。

1997年1月16日，山东省预防医学会公布：梁传法同志当选为山东省预防医学会计划免疫专科学会第一届委员会委员。

1997年1月28日，山东省预防医学会公布：郭平同志当选为山东省预防医学会劳动卫生职业病专科学会第三届委员会委员。

1998年11月16日，山东省预防医学会公布：李英春同志当选为山东省预防医学会消毒专业委员会委员。

2002年1月12日，山东省预防医学会公布：于宪梁、周恒忠两同志被推荐为山东省预防医学会流行病专业委员会第四届委员候选人。

2002年12月，山东预防医学会公布，郑加玉同志当选为山东预防医学会寄生虫学专业委员会第四届委员会委员。

2007年9月，山东预防医学会公布，石志恺同志当选为山东预防医学会媒介生物学及控制专业委员会第三届委员会委员。

2009年1月，山东防痨协会公布，翟慎永同志当选为山东防痨协会常务理事。

2009年10月，淄博市微生物学会公布，杨光宏同志当选为淄博市微生物学会秘书长，李玲同志当选为淄博市微生物学会理事。

2010年11月，山东防痨协会公布，殷茂荣同志当选为山东防痨协会结核病控制专业委员会副主任委员。

2010年12月，山东预防医学会公布，夏猛同志当选为山东预防医学会劳动卫生与职业病专业委员会委员。

2011年6月，山东防痨协会公布，殷茂荣同志当选为山东防痨协会科普专业委员会副主任委员。

2011年11月，山东预防医学会公布，翟慎永同志当选为山东预防医学会理事。

2011年11月，山东防痨协会公布，殷茂荣同志当选为山东防痨协会理事。

2012年4月，山东预防医学会公布，石志恺同志当选为山东预防医学会医院感染控制分会常务委员，医院感染控制分会技术专业委员会副主任委员。

2012年4月，山东预防医学会公布，石志恺同志当选为山东预防医学会媒介生物学及控制专业委员会第三届委员会委员。

2012年11月，山东预防医学会公布，王勤同志当选为山东预防医学会微量元素与健康分会第二届委员会常务委员。

2012年12月，山东预防医学会公布，殷茂荣同志当选为山东预防医学会卫生检验分会副主任委员，王勤同志当选为山东预防医学会卫生检验分会委员。

2012年12月，山东省卫生经济协会公布，崔峰同志当选为山东省卫生经济协会公共卫生专业委员会副主任委员。

2012年12月，山东预防医学会公布，崔峰同志当选为山东预防医学会第五届流行病学分会常务委员。

2012年12月，山东预防医学会公布，崔峰同志当选为山东预防医学会第三届免疫规划分会常务委员。

2012年12月，山东省卫生经济协会公布，刘伟同志当选为山东省卫生经济协会公共卫生专业委员会委员。

2012年12月，山东预防医学会公布，王玲同志当选为山东预防医学会第五届流行病学分会委员。

2012年12月，山东预防医学会公布，秦爱玲同志当选为山东预防医学会第三届免疫规划分会常务委员，第三届免疫规划分会综合管理委员会委员。

2012年12月，山东预防医学会公布，王萍、黄振水同志当选山东预防医学会第三届免疫规划分会青年委员会委员。

2012年12月，山东省卫生经济协会公布，张殿平同志当选为山东省卫生经济协会公共卫生专业委员会委员。

2012年12月，山东预防医学会公布，王勤同志当选为山东预防医学会卫生检验分会理化检验专业委员会副主任委员。

2012年12月，山东预防医学会公布，刘军同志当选为山东预防医学会卫生检验分会青年委员会委员。

2012年12月，山东预防医学会公布，郭茜同志当选为山东预防医学会第三届免疫规划分会免疫及病原检测委员会委员。

第二章 队伍建设

第一节 概 述

市防疫站建站初期，共有职工 33 人。其中，正、副站长 3 人、股长 3 人，行政人员 11 人，卫生技术人员 16 人。卫生技术人员中，医（技）师 2 人，医士 8 人，卫生员 6 人。

至 1963 年，发展到 60 余人。其中，卫生技术人员 52 人。业务技术人员占全站人员的 86 %。

1969 年 7 月，由于文化大革命的干扰，市防疫站被撤销，只留下 20 人的卫生防疫队，32 人被“下放”至各区防疫站或公社卫生院。其中，博山区 7 人，淄川区 10 人，张店区 9 人，周村区 6 人。

1970 年 7 月，恢复市防疫站。

1972 年 11 月，市防疫站由博山淄博卫校临时办公地址迁至张店东一路北首新建办公楼办公。

1973 年，被“下放”的卫生防疫人员开始归队，至 1973 年年底，职工近 30 人。

至 1983 年，市防疫站科室建制日臻完善，设办公室、卫生科、防疫科、劳动卫生科、食品卫生科、环境卫生科、放射防护科、地方病防治科、卫生宣教科、总务科。职工队伍发展至 134 人。其中，卫生专业技术人员 98 人，占 73.13%。专业技术人员中，副主任医（技）师 2 人，占 2.04%，医（技）师 41 人，占 41.84%，医（技）士 55 人，占 56.12%。行政工勤人员 25 人。

至 1985 年，发展到 181 人。其中，卫生技术人员 136 人，占 75.14%；行政工勤人员 45 人，占 24.86%。卫生技术人员中，副主任医（技）师 2 人，占 1.47%；主管医（技）师 19 人，占 13.97%；医（技）师 21 人，占 15.44%，医（技）士 80 人，占 58.82%，防疫（化验）员 14 人，占 10.29%。

至 1993 年年初，发展至 238 人。其中，卫生技术人员 185 人，占 77.73%；其他技术人员 23 人，占 9.66%；行政工勤人员 30 人，占 12.61%。卫生技术人员中，副主任医（技）师以上 18 人，占 9.73%；主管医（技）师 43 人，占 23.24%；医（技）师 115 人，占 62.16%；医（技）士 9 人，占 4.86%。是年年底，全站共 248 人，其中，卫生技术人员 204 人，占 82.26%。

2005 年 12 月底，市防疫站共建 6 个行政管理科室和 26 个业务科室，全站职工 270 人，专业技术人员 244 人，占 90.37%；行政工勤人员 26 人，占 9.63%。卫生专业技术人员 209 人，占专业技术人员的 85.66%，正高级职称 [主任医（技）师]4 人，占卫生专业技术人员的 1.91%；副高级职称 [副主任医（技）师]105 人，占卫生专业技术人员的 50.24%；中级职称 [主管（治）医（技）师]65 人，占卫生专业技术人员 31.1%；初级职称 [医（技）师]35 人，占卫生专业技术人员 16.75%。

2006 年 1 月，市疾控中心成立后，共建 7 个行政管理科室和 13 个业务科室，工作人员 204 人，其中，专业技术人员 179 人，占 87.75%；行政工勤人员 25 人，占 12.25%。卫生专业技术人员 151 人，占专业技术人员的 84.36%；正高级职称 [主任医（技）师]4 人，占卫生专业技术人员的 2.65%；副高级职称 [副主任医（技）师]78 人，占卫生专业技术人员的 51.66%；中级职称 [主管（治）医（技）师] 42 人，占卫生专业技术人员 27.81%；初级职称 [医（技）师]27 人，占卫生专业技术人员 17.88%。

2012 年年底，共建 7 个行政管理科室和 13 个业务科室，工作人员 195 人，专业技术人员 173 人，占 88.72%；行政工勤人员 22 人，占 11.28%。卫生专业技术人员 148 人，占专业技术人员的 82.68%，正高级职称 [主任医（技）师]3 人，占卫生专业技术人员的 2.03%；副高级职称 [副主任医（技）师]52 人，占卫生专业技术人员的 35.14%；中级职称 [主管（治）医（技）师] 47 人，占卫生专业技术人员 31.75%；初级职称 [医（技）师]46 人，占卫生专业技术人员 31.08%。

第二节 专业技术人员职称晋升和聘任

1. 简述

卫生专业技术人员职称晋升工作始于 1973 年。1973 年，市卫生局按省规定晋升中级卫生人员的规定，对 1958 年以前参加工作的初级卫生人员晋升为中级卫生人员，共有 54 人晋升职称。

1975 年 1 月，市卫生局根据省革委“（1972）129 号”、省卫生厅“鲁卫医字 47 号”文件，对 1958 年以前参加工作，并从事医疗卫生工作，以及到省、市院校进修医疗、妇幼、卫生防疫等专业的卫生人员办理了卫生技术职称晋升或改职。

1978 年 6 月 22 日，市卫生局转发卫生部《关于医药卫生技术人员职称及晋升暂行条例》，并对卫生专业人员职称晋级作出相应规定：

⑴主治医师晋升主任、副主任医师（含同类），由单位报主管局同意，后报市卫生局审查，再报省卫生厅审批；

⑵医师晋升主治医师（含同类），单位报主管局同意，后报市卫生局审批；

⑶中级晋升高级各类医药卫生技术人员和护士长晋升总护士长（护士主任），市属以上单位报主管局同意，后报市卫生局审批；

⑷初级人员晋升中级人员（医、技士），市属单位晋升由主管局审批。

1979 年 12 月 20 日，山东省卫生厅以“（79）鲁卫政字第 80 号”印发《山东省卫生技术人员职称及晋升考核办法》，规定，这次“初晋中”“中晋高”考试的原则是专业对口考试，现在从事什么专业就考什么专业，同时规定：“对文化大革命期间以及《条例》下达前，县以上卫生局和县团级以上党委已公布晋升的各级各类卫生技术人员（不包括正、副科主任等行政职务），要按照《条例》规定的技术考核标准和本办法有关规定进行复核，也可与晋升同时进行考核，凡基本符合《条例》规定条件的应予承认，并补办审批手续，其任职时间按原公布日期算起。凡不符合条件、技术水平有明显差距的，按其实际达到的技术水平确定技术职称，要采取积极措施和多种形式提高他们的业务水平。”在对《当前卫生技术人员职称及晋升工作中几个具体问题的说明》中规定：“凡一九六六年以来，经县以上卫生行政主管部门批准晋升的高、中级卫生医务人员（不包括主任、副主任医师），经本次复核基本合格者，从原来公布之日起，承认其职称。”

1980 年 2—8 月，市卫生局先后印发了（1980）13、18、21、31、38、69、74、80、91、92、93、98、108、132 号文件，制定了一系列有关卫生人员技术职称晋升工作的有关意见、办法和规定。是年，市防疫站所有卫生专业技术人员参加了全市进行的“双考”晋升，其中，呈报晋升副主任医（技）师 2 人，主管医（技）师 76 人。

1981 年 9 月 18 日，市卫生局公布了一批卫生技术职称复核结果，对市防疫站 1980 年申报的 16 名主管医（技）师职称任职资格予以承认。

1982 年，经省卫生厅审核批准，市防疫站张汉民晋升为副主任医师，潘承荣晋升为副主任技师。

截至 1985 年，市防疫站有 2 名主管医（技）师晋升为副主任医（技）师，19 名医（技）师晋升为主管医（技）师，21 人取得医（技）师技术职称。

1987 年 1 月 20 日，市防疫站公布市防疫站职称改革领导小组名单，称：“为保证淄博市卫生防疫站职称改革工作顺利进行，经党支部研究，成立职称改革领导小组。成员：李庆祥、赵大明、吴新宝、刘向前、张汉民、姜吉昌、刘忠厚 7 人组成。李庆祥任组长，赵大明、吴新宝任副组长；办公室设在改革办，张洪义任办公室主任。”同年 2 月 17 日，印发《关于组建专业技术职务初级评审委员会的通知》，评审委员会由张汉民、赵大明、张洪义、张仲平、孙启生、石楚南、陈玉堂、刘素君、解荣章共 9 人组成，张汉民任主任委员，赵大明、张洪义任副主任委员。

1987 年 9 月，市卫生局职称改革领导小组批复市防疫站李进贤等 54 名同志初级（医、技师）卫生技术职务任职资格，其任职资格从 1987 年 9 月 28 日算起。同年 11 月，市职称改革领导小组印发《关于确认卫生系列中级专业技术职称任职资格的通知》，确认市防疫站张经香等35名卫生专业技术人员主治（管）医（技）师任职资格。

1989年11月28日，市卫生局批复市防疫站谷雪兰等46名同志初级（医、技师）技术职称任职资格。

1993年9月30日，市卫生局印发《关于公布张仲平等同志专业技术职务任职资格的通知》，市防疫站有10人获高级（副高以上）专业技术职称，15人获中级（主治、主管）专业技术职称，50人获初级（医、技师）专业技术职称。

截至1993年年底，市防疫站有4人晋升为主任医（技）师（其中离退1人）、30人晋升为副主任医（技）师（其中，离退13人，调出2人），43人晋升为主管医（技）师，115人晋升为医（技）师。

为了健全和完善竞争激励机制，充分调动广大专业技术人员的积极性、主动性和创造性，根据市人事局“关于推行竞争聘任专业技术职务的实施意见”和“关于做好2000年度专业技术职务评聘工作的实施意见”的政策规定和文件精神，结合实际，对2000年度专业技术职务评聘工作实行评聘分开。基本程序如下：

1. 成立聘任委员会，站主要领导担任聘任委员会主任；

2. 公布专业技术职务设置方案与空缺岗位，岗位职责，聘任条件，用人科室要求和聘任的有关事项；

3. 专业技术人员提出申请，聘任委员会审查申请人员的资格条件，并提出初步意见；

4. 经聘任委员会审查符合条件的人员，通过测试，答辩、述职等形式公开进行竞争；

5. 进行民主评议；

6. 聘任委员会综合测试，答辩、述职和民主评议结果，并结合考核情况，将应聘人员排出名次，单位领导集体研究确定聘任人员；

7. 签订聘约，办理聘任手续；

8. 召开聘任大会，由单位负责人宣读聘任文件，向受聘任人员颁发聘书。

专业技术职称评聘工作，涉及面广，直接关系到广大专业技术人员的切身利益，市防疫站严格按照国家颁布“专业技术职务等级标准、上级的有关政策规定和本单位的实际情况，制定明确、具体的考核内容、标准、程序，并在全体人员中公开，做到公平、公正、合理、公开，确保此项工作顺利完成。

2000年起，本市职称晋升评聘工作进行改革，实行评、聘分开制度，即符合条件的专业技术人员根据省、市职称晋升的条件和规定，按照一定的程序进行专业技术职称评定，并取得相关职称的任职资格；本单位则根据不同职称的设岗情况和空缺名额，通过一定的程序，从取得相关职称任职资格的人员中择优聘任，被聘用的专业人员，其工资待遇享受聘任后与技术职称相对应的工资待遇，未被聘用者仍执行职称晋升前的技术职称工资待遇。

2001年全国卫生专业技术资格考试正式实施，2006年开始，卫生中、初级专业技术资格考试全面实施。卫生专业技术资格考试分基础知识、相关专业知识、专业知识和专业实践能力四科，每科满分100分。成绩两年内有效。

2007年，中心设置副高级岗位数20个，具备高级专业技术职务资格69人，具备高级专业技术职务资格人数超过高级岗位数245%。根据《关于做好我市2007年度专业技术职务资格评审工作的实施意见》文件要求，严格控制推荐人数，具备专业技术职务资格人数超过相应岗位数15%的事业单位，原则上不予推荐上报。之后连续五年市人社局不允许中心推荐申报副高级专业技术资格。

2012年，在“严格控制推荐人数，具备专业技术职务资格人数超过相应岗位数15%的事业单位，原则上不予推荐上报”的原则下，中心现有副高级岗位24个，具备高级专业技术职务资格人数53人，具备高级专业技术职务资格人数超过高级岗位数120%。鉴于中心具备高级专业技术职务资格人员中男满55岁，女满50岁人数有18人，均已面临退休。因此2012年市人社局允许中心推荐3人申报副高级专业技术资格。

2. 高级（副主任医师以上）职称晋升聘任情况

1980年2月，全面进行卫生专业技术人员职称晋升工作。

1982年9月21日，山东省卫生厅批复淄博市晋升高级卫生专业技术职称人员名单。1983年1月6日，市卫生局公布26名副主任医（技）师名单，其中，张汉民为副主任医师，潘承荣为副主任技师。

1988年1月18日，山东省卫生厅公布一批高级卫生职称晋升人员名单，其中，市防疫站张汉民晋升为主任医师，潘承荣晋升为主任技师。同期，晋升副主任医师的有：张洪义、张仲平、石楚南3人；晋升副主任技师的有：袁象鼎、陈玉堂、孙启生、刘素君共4人。

1988年6月24日，省卫生厅公布一批晋升高级卫生技术职称人员名单，其中，市防疫站丛树洪（离退）为副主任医师，张启然为副主任技师。

1989年2月23日，省卫生厅公布一批晋升高级卫生技术职称人员名单，其中，市防疫站王敬善（离退）、付军（离退）、杨志民（离退）、冯广真（离退）4人为副主任医师，王育尧为副主任技师。

1992年，经初评委推荐，市防疫站申报徐增昌、丁桂芬、王玉金、陈玉芳、冯明礼、刘金升（离退）6人晋升为副主任医师，孙毅志（离退）、张一水、徐文华3人晋升为副主任技师。

1993年7月27日，省人事局批复山东省卫生技术职务高级评审委员会评审通过的淄博市副高人员名单，市防疫站被评审通过的有：陈玉芳、刘金升（离退）、王玉金为副主任医师，徐文华、孙毅志（离退）为副主任技师。以上人员任职时间从1993年4月11日算起。

1993年8月31日，省人事局批复山东省卫生技术职称高级评审委员会审批通过的副高以上人员名单，市防疫站张仲平为主任医师、陈玉堂（离退）为主任技师；徐增昌、丁桂芬为副主任医师。以上人员任职时间从1993年7月6日算起。

1993年，市防疫站初评委推荐解荣章、张经香、蔡学义、刘忠厚、盛美林、苏满琴、李庆祥（退休）、王明美（退休）8人晋升为副主任医师，刘向前、王秀香、温芳莲（退休）3人晋升为副主任技师。

1994年2月5日，市人事局批复509名副主任医（技）师晋升人员名单，市防疫站解荣章、冯明礼、蔡学义、刘忠厚、盛美林、苏满琴、张经香、李庆祥（退休）、王明美（退休）9人为副主任医师，张一水、刘向前、王秀香、温芳莲（退休）4人为副主任技师。以上副高人员任职资格时间从1993年12月算起。

1994年，市防疫站胡林、赵大明、谭玉凤、刘书奎、王金孚、梁传法6人晋升为副主任医师，安圣臣、王连忠晋升为副主任技师。

1995年10月，市防疫站初评委和学术委员会根据相关职称晋升规定，推荐赵佳芝、刘振汉、李进贤、孔宪娥、张履强、孟召恒、破格推荐蒋绪亮、翟慎永晋升副高职称。

1995年12月26日，市人事局批复167名副主任医（技）师晋升人员名单，淄博市卫生防疫站孟召恒、张履强、李进贤、赵佳芝、刘振汉、蒋绪亮、翟慎永7人晋升为副主任医师，孔宪娥晋升为副主任技师。以上人员任职资格从1995年11月10日算起。

1995年12月28日，市人事局根据省人事局“鲁人科字（1995）135号”文批复，公布2名高级职称任职人员名单。其中，市防疫站孙启生晋升为主任技师，任职资格时间从1995年11月12日算起。

1998年12月30日，市人事局公布一批卫生专业职务副高级任职资格，市防疫站吕兰珍、林国玲为副主任技师，刘西美为高级会计师。

2001年2月20日，淄博市人事局公布一批高级卫生专业技术人员任职资格，市防疫站徐文华为主任技师，赵华、张殿平、唐学慧、钱声芬、汪春景、李登久、成君方、于宪良、原丽华、刘景福、吕术荣、李国庆、卢立云、曹培刚、刘元会、韩克之、王龙义、高元海、巩翠华共19人晋升为副主任医师，杜本华、袁新华、张洪岩、李翠波、宋月华共5人晋升为副主任技师。

2002年3月25日，市人事局公布一批高级卫生专业技术职称任职人员资格，市防疫站李玉华、徐逢春、曲文轩、王远琴、刘伯雁、宋振亮、付爱玲、齐昌成、王淑田、李俊英、程元伟、王启珍共12人晋升为副主任医师，张存玲、殷茂荣、张楠3人晋升为副主任技师。

2003年1月2日，市人事局公布一批高级卫生专业技术人员任职资格，市防疫站范金荣、孟刚、杨洪波、贾元宏、王希忠、娄灵源、董恒兰、翟敏德、李英春、毕先伟、边云秀、徐逢昌、李亮、张曰玲、王连生、苗泉、汪春亮共17人晋升为副主任医师，马翠连晋升为副主任中医师，王勤、张宇琴晋升为副主任技师。

2003年1月22日，市卫生局以公布图书专业高级职务任职资格1人，市防疫站张慧娟获图书专业高级任职资格，自2002年8月12日山东省图书专业职务高级评审委员会评审通过时算起。

2003年2月20日，市人事局公布山东省卫生技术职务高级评审委员会评审通过、省人事厅审核同意的淄博市一批高级职称任职资格，市卫生防疫站郭平、孟召恒获主任医师任职资格。

2004年2月25日，市人事局公布2003年市卫生技术职务高级评审委员会于2003年11月30日评审通过的550人卫生技术副高级职务任职资格，市防疫站胡晓霞、崔峰、张学庆、曹明明、苑胜永、吕健、张德恩、张文、孟强、夏猛、赵锦云、秦爱玲、高德禹、陈恒杰、翟云丽、王静波、刘伟、石志恺、高玉杰、李旭梅、魏博、马丽霞、杨绪红、张淑青、王晓芳、王玲、刘素春、孙秀玲共28人获副主任医师任职资格。徐文杰、刘军、吕力伟、刘静、杨光宏、刘建珍、王玉华、孙茂倬共8人获副主任技师任职资格。

2005年3月24日，市人事局“公布2004年度山东省艺术、图书资料等技术职务副高级评审委员会评审通过的19人副高级职务任职资格，市防疫站刘蓓莉获副研究馆员任职资格。

2005年5月26日，市人事局公布2004年度市技术职务副高级评审委员会于2004年12月25日评审通过的副高级职务任职资格，市防疫站刘洁、王霞、王忠德等3人获副主任医师任职资格。

2005年，为提高中心专业技术队伍的整体水平，充分调动广大专业技术人员的积极性，促进作风效能建设活动的顺利进行，推动疾病预防控制事业的健康发展，根据市人事局《关于推行竞争聘任专业技术职务的实施意见》的文件精神，本着公平、公开、择优的原则，结合中心实际，2005年10月，制定本站竞争聘任专业技术职务实施意见。决定对中心中级以上专业技术人员进行竞争上岗。

本次竞聘坚持岗位聘任、空岗竞争的原则，在自然空岗的前提下，由待聘专业技术人员竞聘相应的专业技术岗位。实行分值量化法。根据专业技术人员的现聘任职务年限、现资格取得年限、工龄、现任行政职务、科研学术水平等项目进行分值量化，按照应聘人员的最后得分，根据实际聘任岗位，由高分向低分排列。经中心聘任委员会审定竞聘结果，确定聘任对象。确定聘任人选并经公示无异议后，单位与应聘人员签订聘约。根据聘任结果，为聘任人员上报、审批、兑现相应工资福利待遇。本次聘任正高级岗位2个、副高级岗位22个、中级岗位32个，竞聘结果为：

孟召恒、郭　平为主任医师；原丽华、唐学慧赵　华、曹培刚、于宪良、汪春景、刘元会、成君方、李登久、李国庆、刘景福、王连生、钱声芬、刘伯雁、徐逢春、张殿平为副主任医师；杜本华、袁新华、宋月华、张　楠、张洪岩为副主任技师；马翠连为副主任中医师；李鲁宁、常建国、江守军、刘　伟、于春明、刘　洁、高德禹、陈恒杰、王爱玲、李　亮、贾元宏、孙秀玲、张　伟、石志恺、李英春、王静波、高玉、胡晓霞、于　明、吴　军、李旭梅、秦爱玲、崔　峰、张　文、夏　猛、陈　兵、杨绪红为主管医师；杨光宏、孙茂倬、王玉华、刘　军为主管技师；李新春为会计师。

2006年4月18日，市卫生局公布2005年度部分高级专业技术职务评审结果。山东省卫生技术职务评审委员会2005年12月10日通过正高级职称任职资格，市防疫站王龙义获主任医师任职资格。

2006年4月18日，市卫生局公布2005年度部分高级专业技术职务评审结果。市卫生技术职务评审委员会2005年12月30日通过副高级职称任职资格，市防疫站姚秀芬、隋海东、吴军、郑现华共4人获副主任医师任职资格。

2007年6月4日，市卫生局公布2006年度卫生及其他系列技术职务任职资格评审结果。淄博市卫生副高级评审委员会2006年12月27日评审通过任职资格人员名单，市疾控中心王萍获副主任医师任职资格，李玲获副主任技师任职资格。

2010年7月10日，市人力资源和社会保障局公布2009年度卫生技术职务高级评审委员会通过人员名单，经山东省卫生技术职务评审委员会

2010 年 2 月 5 日通过正高级职称任职资格，市疾控中心翟慎永获主任医师任职资格。

2010 年 10 月 25 日，经中心一届四次职工代表大会讨论并通过了《专业技术人员技术岗位竞争聘任实施方案（试行）》，按照上述规定，结合中心实际，本着公平、公开、择优的原则，决定对中心中级以上专业技术人员进行竞聘上岗，中心先后有 85 人报名参加此次竞聘，其中，卫生正高级 1 人，卫生系列副高级 31 人，中级 44 人；辅系列副高级 3 人，中级 7 人。按应聘人员的基本条件得分、中心民主测评得分、科室评议得分相加计算最后得分（保留两位小数），按照参与竞聘的系列和级别分别由高分向低分排列，确定聘任对象。为进一步增强工作透明度，接受群众监督，保证本次竞聘结果公正合理，将中级以上专业技术职务竞聘的最后结果予以公示后，进行逐级聘任。聘任结果为：

翟慎永为主任医师；王龙义、韩克之、苑胜永为副主任医师；殷茂荣为副主任技师；张慧娟为副研究馆员；王忠德、王晓芳、李玉清、王玲、王萍、张启光、张学庆、郑加玉、张丽、马丽霞为主管医师；闫先博为主治医师；刘建珍、徐文杰、李玲、郭茜、魏滨为主管技师；李胥镁为主管护师；徐彬为工艺美术师；胡昌娟、李建琴为会计师。

根据山东省人事厅、卫生厅《关于印发山东省卫生事业单位岗位设置结构比例指导标准的通知》要求，市级疾控中心（B2 类）高级岗位占专业技术人员的 15%，中级占 35%；市级医院（A2 类）高级岗位占专业技术人员的 20%，中级占 40%。山东省疾控中心已经省人社厅批准由原来执行 B1 类标准改为 A1 标准，市疾控中心积极向上级人社部门申请提高岗位设置比例，参照本省同级别医疗机构的高、中级职称岗位设置比例来确定本市疾控机构岗位设置比例。

2012 年 9 月，根据淄博市人力资源和社会保障局文件，中心岗位设置核准为管理岗位 24 个，专业技术岗位 159 个，工勤岗位 7 个。中心设主系列（卫生系列）岗位 142 个，正高级三级 3 个，四级 4 个；副高级五级 5 个、六级 8 个、七级 9 个；中级八级 17 个、九级 23 个、十级 17 个；初级十一级 28 个、十二级 28 个。设辅系列（会计、图书、档案、工程等）17 个，副高级五级 1 个、六级 1 个、七级 1 个；中级八级 2 个、九级 3 个、十级 2 个；初级十一级 4 个、十二级 3 个。高、中级岗位比例分别在原来基础上提高 5%。大大缓解了专业技术人员在职称晋升与聘任之间的矛盾，极大的调动了工作人员的积极性。

至 2012 年年底，市疾控中心共有 181 人先后晋升为副高级以上专业技术职称，其中，主任医（技）师 12 人，副主任医（技）师共 166 人，副研究馆员 3 人。

第三节　专业技术拔尖人才、学科带头人、国务院政府津贴人员及淄博市首批名医

一、国务院政府津贴

1995 年，市防疫站劳动卫生科科长、主任医师张仲平获国务院政府津贴。

二、专业技术拔尖人才

自 1986 年开始，市委市政府在全市各类专业技术人员中开展专业技术拔尖人才评选工作，以鼓励、表彰在各专业技术岗位做出贡献的科技工作者。

1987 年，市防疫站副主任医师张汉民和副主任技师潘承荣被市委、市政府授予市卫生系统首批专业技术拔尖人才称号。

1989 年，市防疫站主任医师张汉民、主任技师潘承荣和副主任医师张仲平被市委、市政府授予市卫生系统第二批专业技术拔尖人才称号。

1991 年 12 月 24 日，市召开第三批专业技术拔尖人才命名表彰大会，市防疫站医士蒋绪亮被授予市卫生系统第三批专业技术拔尖人才称号。

1993 年，市防疫站主管医师孟召恒、医师孟强被授予市卫生系统第四批专业技术拔尖人才称号。

1996 年 8 月 13 日，市委、市政府印发《关于命名表彰第五批专业技术拔尖人才的通报》，副主任医师胡林、副主任医师蒋绪亮、副主任医师翟慎永被授予淄博市卫生系统第五批专业技术拔尖人才

称号。

1998年11月6日，市委、市政府命名、表彰第六批市级专业技术拔尖人才，市防疫站副主任医师孟召恒被授予卫生系统专业技术拔尖人才称号。

至1998年，市防疫站共有8人先后被市委、市政府命名为本市市级卫生专业技术拔尖人才。其中，张汉民和潘承荣先后两次分别被授予全市卫生系统首批和第二批“专业技术拔尖人才”，蒋绪亮先后两次分别被授予全市卫生系统第三批和第五批“专业技术拔尖人才”，孟召恒先后两次分别被授予全市卫生系统第四批和第六批“专业技术拔尖人才”。

三、学科带头人

1998年，市卫生局、市人事局在全市卫生系统开展首批学科带头人评选活动。经个人自报、单位推荐、全市学科带头人评审委员会评审，市卫生系统共评选出首批学科带头人100名。是年5月27日，市卫生局、市人事局公布100名学科带头人名单，并给予命名表彰，市防疫站孔宪娥、李进贤、翟慎永、郭平、孟召恒、解荣章、冯明礼7人被命名为全市卫生系统首批学科带头人。

2000年8月23日，市人事局、市卫生局公布市系统第二批学科带头人（共80人）名单，并给予命名表彰，市防疫站徐文华、赵佳芝被命名为全市卫生系统第二批学科带头人。

1998年至2000年，市防疫站共有9名专业技术人员被命名为“全市卫生系统学科带头人”。

四、淄博市首批名医

2003年，市卫生局在全市实施“三名（名医、名科、名院）”战略。是年，在全市卫生系统评选出首批名医47人，市防疫站劳动卫生科科长、主任医师郭平被评选为市首批名医（劳动卫生专业）。

五、紧缺人才

根据《淄博市市属事业单位公开招考工作人员暂行办法》、《关于市属事业单位公开招聘人员工作有关问题的通知》和《关于市属事业单位招聘紧缺专业人才的意见》规定，市委组织部、市人事局、市编办研究确定，自2009年起为市属事业单位招聘部分紧缺专业人才，紧缺专业人才范围为：1. 博士研究生；2. 国家“985”工程高校的硕士研究生；3. 国家“211”工程高校重点学科的硕士研究生。

市疾控中心2009—2012年先后引进博士研究生1名，硕士研究生23名。

第四篇

DISIPIAN

管理与改革

GUANLIYUGAIGE

第四篇　管理与改革

第一章　管　理

第一节　规章制度建设

1981年以前，市防疫站规章制度无史料记载。1981年至2012年，市防疫站（市疾控中心）先后制定、出台若干管理规章制度，可分为综合管理规章制度、劳动人事管理制度、经济财务管理制度、档案资料管理制度、质量管理制度、行风建设管理制度等，共计174个（项）。

一、综合管理制度

1. 淄博市卫生防疫站工作人员守则（1981年制订）

2. 淄博市卫生防疫站科（室）科长、主任职责（1981年制订）

3. 淄博市卫生防疫站文件管理制度（1981年制订）

4. 科室和个人计分考核评比试行办法（1983年3月）

5. 关于行政管理的几项暂行规定（1984年10月15日）

6. 关于公文签发的有关规定（1985年2月27日）

7. 岗位责任制及科室经济核算制度（1985年3月15日）

8. 科技咨询服务工作暂行规定（1985年7月2日）

9. 站长值班制

10. 站长负责制试行条例（1987年4月）

11. 关于深化卫生防疫改革的意见

12. 关于坚持和完善站长负责制的实施意见

13. 区、县卫生防疫站工作考核细则（1993年12月）

14. 科室工作考核办法和标准（试行）

15. 印章使用管理规定（1994年12月，《管理制度汇编》）

16. 安全和事故处理制度（1994年12月，《管理制度汇编》）

17. 实验室管理制度（1994年12月，《管理制度汇编》）

18. 保密制度（1994年12月，《管理制度汇编》）

19. 奖惩制度（1994年12月，《管理制度汇编》）

20. 赔偿制度（1994年12月，《管理制度汇编》）

21. 现场工作制度（1994年12月，《管理制度汇编》）

22. 放射性物质管理制度（1994年12月，《管理制度汇编》）

23. 科学研究管理制度（1994年12月，《管理制度汇编》）

24. 人员培训工作制度（1994年12月，《管理制度汇编》）

25. 请示报告制度（1994年12月，《管理制度汇编》）

26. 文书处理制度（1994年12月，《管理制度汇编》）

27. 会议制度（1994年12月，《管理制度汇编》）

28. 计划、总结工作制度（1994年12月，《管理制度汇编》）

29. 办公制度（1994年12月，《管理制度汇编》）

30. 公文处理工作规则

31. 科室职责（1998年9月，《档案管理手册》）

32. 各级行政人员的岗位责任制（1998年9月，《档案管理手册》）

33. 各级技术职称人员的岗位责任制（1998年9月，《档案管理手册》）

34. 内部量化考核办法（2001年2月13日，第

三届八次职代会通过）

35. 宣传报道奖励办法（2001 年 2 月 13 日，第三届八次职代会通过）

36. 科技学术活动管理规定（2001 年 2 月 13 日，第三届八次职代会通过）

37. 科室职责（2001 年 9 月，《质量管理手册》）

38. 岗位责任职责（2001 年 9 月，《质量管理手册》）

39. 实验室管理制度（2001 年 9 月，《质量管理手册》）

40. 实验室安全制度（2001 年 9 月，《质量管理手册》）

41. 内部管理考核制度（2006 年 3 月 31 日，淄疾控字 [2006]18 号）

42. 科技学术活动管理规定（2006 年 3 月 31 日，淄疾控字 [2006]18 号）

43. 会议管理办法（2012 年 12 月《管理制度汇编》）

44. 业务工作会议管理办法（2012 年 12 月《管理制度汇编》）

45. 值班工作管理办法（2012 年 12 月《管理制度汇编》）

46. 禁止吸烟的规定（2012 年 12 月《管理制度汇编》）

47. 安全生产管理制度（2012 年 12 月《管理制度汇编》）

48. 科技工作管理办法（2012 年 12 月《管理制度汇编》）

49. 学术委员会章程（2012 年 12 月《管理制度汇编》）

50. 继续医学教育项目管理规定（2012 年 12 月《管理制度汇编》）

51. 继续医学教育实施细则（2012 年 12 月《管理制度汇编》）

52. 继续医学教育学分授予、登记、考核办法（2012 年 12 月《管理制度汇编》）

53. 在职学历教育及外出进修培训管理办法（2012 年 12 月《管理制度汇编》）

二、劳动人事管理制度

1. 淄博市卫生防疫站考勤制度（1981 年 9 月 1 日制订）

2. 淄博市属卫生单位人事档案管理暂行规定（市卫生局制订，1981 年）

3. 关于智力投资的有关规定（1985 年 7 月 2 日）

4. 考勤制度（1986 年 4 月 12 日）

5. 关于重点整顿工作秩序的规定（1999 年 9 月 29 日）

6. 关于对行政后勤实行劳动人事制度改革试点的意见

7. 考勤制度（1994 年 12 月，《管理制度汇编》）

8. 关于参加第二学历学习的规定（1995 年 3 月 1 日）

9. 关于进一步深化劳动人事制度改革的意见（1996 年）

10. 各级行政人员的岗位责任制（1998 年 9 月，《档案管理手册》）

11. 各级技术职称人员的岗位职责（1998 年 9 月，《档案管理手册》）

12. 岗位责任制（2001 年 9 月，《质量管理手册》）

13. 质检人员上岗、上机考核及业务培训制度（2001 年 9 月，《质量管理手册》）

14.《淄博市疾病预防控制中心岗位设置方案》2007 年 12 月 27 日报淄博市人事局审核批准。

15. 淄博市疾病预防控制中心《专业技术等级岗位竞聘实施方案》（2011 年 10 月 19 日经一届六次职代会讨论通过）。

16. 劳动纪律管理办法（2012 年 12 月《管理制度汇编》）

17. 请休假管理规定（2012 年 12 月《管理制度汇编》）

三、经济、财物管理制度

1. 岗位责任制及科室经济核算制度（1985 年 3 月 15 日）

2. 关于经费开支标准及使用管理的暂行办法（1985 年 9 月 30 日）

3. 加强经济管理的暂行规定

4. 关于奖金、津贴发放的几点规定

5. 机动车辆管理办法

6. 关于加强生物制品、物资财产管理的规定（1991 年 5 月 6 日）

7. 关于强化“站科二级核算”的试行意见（讨论稿，1992 年 12 月 11 日）

8. 财产清查登记工作实施办法

9. 固定资产管理规定（1993 年 6 月 1 日）

10. 专项经费、科研经费管理规定（1993 年 6 月 1 日）

11. 危险物品管理制度（1994 年 12 月，《管理制度汇编》）

12. 仪器设备管理制度（1994 年 12 月，《管理制度汇编》）

13. 标准物质的使用、采购、保管、降级和报废制度（1994 年 12 月，《管理制度汇编》）

14. 剧毒药品管理制度（1994 年 12 月，《管理制度汇编》）

15. 大型精密仪器管理制度（1994 年 12 月，《管理制度汇编》）

16. 实验动物管理制度（1994 年 12 月，《管理制度汇编》）

17. 关于加强车辆管理的几项规定（1994 年 12 月，《管理制度汇编》）

18. 药械购置、保管、领取制度（1994 年 12 月，《管理制度汇编》）

19. 财务物品管理制度（1994 年 12 月，《管理制度汇编》）

20. 机动车管理规定（2001 年 2 月 13 日，第三届八次职代会通过）

21. 站内接待工作规定（2001 年 2 月 13 日，第三届八次职代会通过）

22. 站内电话管理规定（2001 年 2 月 13 日，第三届八次职代会通过）

23. 水、电、暖气管理规定（2001 年 2 月 13 日，第三届八次职代会通过）

24. 办公用品管理规定（2001 年 2 月 13 日，第三届八次职代会通过）

25. 差旅费管理规定（2001 年 2 月 13 日，第三届八次职代会通过）

26. 仪器设备管理制度（2001 年 9 月，《质量管理手册》）

27. 检测收费执行标准（2002 年 6 月 7 日，淄卫防字〔2002〕第 71 号文）

28.《差旅费管理规定》（2006 年 3 月 31 日，淄疾控字〔2006〕18 号）

29.《办公用品管理规定》（2006 年 3 月 31 日，淄疾控字〔2006〕18 号）

30.《接待工作管理规定》（2006 年 3 月 31 日，淄疾控字〔2006〕18 号）

31.《电话管理规定》（2006 年 3 月 31 日，淄疾控字〔2006〕18 号）

32.《机动车管理规定》（2006 年 3 月 31 日，淄疾控字〔2006〕18 号）

33.《机动车管理规定》（2012 年 12 月《管理制度汇编》）

34.《工作用餐管理规定》（2012 年 12 月《管理制度汇编》）

35.《计算机设备及网络管理规定》（2012 年 12 月《管理制度汇编》）

36.《电话管理规定》（2012 年 12 月《管理制度汇编》）

37.《仪器设备管理规定》（2012 年 12 月《管理制度汇编》）

38.《办公用品管理规定》（2012 年 12 月《管理制度汇编》）

39.《差旅费管理规定》（2012 年 12 月《管理制度汇编》）

40.《固定资产管理办法》（2012 年 12 月《管理制度汇编》）

41.《物资、服务采购暂行办法》（2012 年 12 月《管理制度汇编》）

四、档案资料管理制度

1. 淄博市属卫生单位人事档案管理暂行规定（1981 年，淄博市卫生局制订）

2. 淄博市卫生防疫站《学术活动和资料管理规定》（1993 年 6 月 1 日）

3. 技术档案管理制度（1994 年 12 月，《管理制度汇编》）

4. 图书资料管理制度（1994 年 12 月，《管理制度汇编》）

5. 淄博市卫生防疫站档案管理暂行办法（1997 年 12 月 16 日）

6. 档案工作人员岗位责任制（1998 年 9 月，《档案管理手册》）

7. 兼职档案人员岗位责任制（1998 年 9 月，《档案管理手册》）

8. 档案保管制度（1998 年 9 月，《档案管理手册》）

9. 档案借阅制度（1998 年 9 月，《档案管理手册》）

10. 档案保密制度（1998 年 9 月，《档案管理手册》）

11. 档案统计制度（1998 年 9 月，《档案管理手册》）

12. 档案鉴定销毁制度（1998 年 9 月，《档案管理手册》）

13. 档案修复补充制度（1998 年 9 月，《档案管理手册》）

14. 立卷归档制度（1998 年 9 月，《档案管理手册》）

15. 淄博市卫生防疫站文件材料归档范围（1998 年 9 月，《档案管理手册》）

16. 淄博市卫生防疫站档案实体分类、案卷构成、排列规则（1998 年 9 月，《档案管理手册》）

17. 淄博市卫生防疫站档案保管期限及密级划分（1998 年 9 月，《档案管理手册》）

18. 检测资料、档案管理制度（2001 年 9 月，《质量管理手册》）

19. 档案资料、档案保密管理制度（2001 年 9 月，《质量管理手册》）

20. 质检工作情报收集管理办法（2001 年 9 月，《质量管理手册》）

21. 档案管理办法（2012 年 12 月《管理制度汇编》）

22. 图书借阅管理规定（2012 年 12 月《管理制度汇编》）

五、质量管理制度

1. 差错事故处理制度（1994 年 12 月，《管理制度汇编》）

2. 实验室工作制度（1994 年 12 月，《管理制度汇编》）

3. 菌（毒）种管理制度（1994 年 12 月，《管理制度汇编》）

4. 实验室环境条件控制措施（2001 年 9 月，《质量管理手册》）

5. 质量保证体系（2001 年 9 月，《质量管理手册》）

6. 保证检测质量的工作流程（2001 年 9 月，《质量管理手册》）

7. 标准操作规程（SOP）（2001 年 9 月，《质量管理手册》）

8. 检验质量控制措施（2001 年 9 月，《质量管理手册》）

9. 对检验质量申诉的处理程序（2001 年 9 月，《质量管理手册》）

10. 检验报告的质量抽查规定（2001 年 9 月，《质量管理手册》）

11. 质量事故和差错处理程序（2001 年 9 月，《质量管理手册》）

12. 检测过程中质量控制制度（2001 年 9 月，《质量管理手册》）

13. 检测过程中出现异常现象或意外事件的处置办法（2001 年 9 月，《质量管理手册》）

14. 检测事故报告制度（2001 年 9 月，《质量管理手册》）

15. 标准物质的使用、采购、保管、降级和报废制度（2001 年 9 月，《质量管理手册》）

16. 仪器设备管理制度（2001 年 9 月，《质量管理手册》）

17. 计量检测仪器的检定、校验制度（2001 年 9 月，《质量管理手册》）

18. 关于原始记录和检验报告的规定（2001 年 9 月，《质量管理手册》）

19. 样品的抽样、收发、保管及处理制度（2001 年 9 月，《质量管理手册》）

20. 实验室管理制度（2001 年 9 月，《质量管理手册》）

21. 质检人员上岗、上机考核及业务培训制度（2001 年 9 月，《质量管理手册》）

22. 检测质量管理工作规范（2002 年 6 月 7 日）

23. 检测样品采样数量（2002 年 6 月 7 日）

24. 质量手册（第 2006 版）

25. 程序文件（第 2006 版）

26. 管理手册（第二版）

27. 程序文件（第二版）

28. 管理手册（第三版）

29. 程序文件（第三版）

六、行风及廉政建设规章制度

1. 建设廉政卫生防疫站，争做清廉干部职工的八条措施（1988 年 5 月 28 日）

2. 公开办事制度（1991 年 5 月 31 日）

3. 卫生防疫特邀监督员实施办法（试行）(1991 年 10 月 18 日）

4. 严禁用公款吃喝送礼问题的规定

5. 加强卫生监督执法队伍廉政建设十六条规定

6. 职业道德建设实施方案

7. 关于工作期间禁止饮酒的规定（1994 年 6 月 15 日）

8.《关于严禁在工作期间进行股票交易活动的规定》

9.《一九九七年反腐败工作实施意见》

10.《关于党政机关厉行节约、制止奢侈浪费行为的若干规定》

11. 卫生监督员风纪管理暂行规定

12.《关于实施形象工程的意见》

13.《关于贯彻落实中共中央、国务院〈关于实行党风廉政建设责任制的规定〉实施细则》

14. 关于推行站务公开、民主监督制度的实施意见

15.《关于建立健全防控商业贿赂长效机制的实施意见》（2007 年）

16.《关于实行党务公开工作实施方案》(2011 年）

17.《落实三重一大制度实施办法》

七、其他规章制度

1. 办好托儿所的几项补充规定

2. 关于食堂实行定额承包的规定

3. 淄博市卫生防疫站公费医疗管理办法（1992 年 10 月 30 日）

4. 公费医疗管理办法（1994 年 7 月 1 日，《管理制度汇编》）

5. 清洁卫生制度（1994 年 12 月，《管理制度汇编》）

第二节 管理体制及实施

一、岗位责任制

1979 年 10 月 15 日，卫生部颁布《全国卫生防疫站工作条例》及相关业务科室职责范围。根据“条例”规定，市防疫站实行党委（支部）领导下的“站长分工负责制”和“科室岗位负责制”管理。

1983 年 3 月，根据《全国卫生防疫站工作条例》制定《淄博市卫生防疫站科室和个人积分考核评比试行办法》。规定，对科室管理的考评分为行政、业务、经济等共五项考核内容，按百分制计分。总评 90 分以上为一类科室，70 分以上 90 分以下为二类科室，70 分以下为三类科室。各项考核指标及计分如下：

㈠工作计划安排好、任务完成好，技术档案管理好，计 40 分。年、季度工作有计划，月、周有安排，年及半年有工作总结，保质保量全面完成工作任务。专题调查设计完整，有总结有分析。技术档案完整、系统、运用有健全的归档制度。以上缺一项或做得不好酌情扣 1~10 分。

㈡科室管理好。计 20 分。

建立正常的工作秩序，以“五定“为主要内容，岗位责任制健全，工作日志记录完整。经济管理，增收节支，精打细算。以上缺一项酌情扣 1~5 分。

㈢业务学习好。计 10 分。

积极组织完成本科室和基层单位的业务学习和技术培训计划。完成不好的酌情扣 1~5 分。

㈣全科室总平均出勤率百分之九十五以上。计 10 分。每降低百分之五扣 2 分。

㈤思想政治工作做得好。计 20 分。

积极完成政治学习计划和安排，做到态度认真，遵守纪律。组织全科通知积极开展“五讲、四美、三热爱”活动，发扬团结互助，树立集体观念，以站为家，热爱本职工作，爱护公共财物。以上有一

项做得较差，酌情扣1~2分。

该办法对职工的考核评比以“十好”为条件，满分为100分，其考核评比内容及计分标准如下：

㈠完成任务好：服从分配、任劳任怨、保质保量完成工作任务指标。经常深入基层，调查研究，总结经验。总计20分。未完成计划任务指标者，按任务量每减10%扣1分。

㈡工作质量好：达到科室规定的各项质量控制指标，记20分。未达到控制指标，偏差较大，可靠性差，每未完成一项扣1分。

㈢经济管理好：认真执行各项经济管理制度。合理使用经费、器材，仪器使用保管好，损坏不超过规定指标。记10分。对有意违反制度，弄虚作假，虚报冒领，每次扣1分。

㈣工作、劳动出勤好：个人出满勤记10分，每下降5%扣1分。

㈤科学作风、职业道德好：有高度的责任心，工作中严肃认真，实事求是，遵守操作规范和工作程序，记10分。不愿接受科室应配合的工作，斤斤计较，责任心不强，不遵守规章制度，不给分。或介于中间的酌情扣3~5分。

㈥政治思想表现好：积极主动地参加政治学习和各项社会活动，遵守学习纪律，“五讲四美”有成绩者，记10分。不愿参加或很少参加政治活动者，酌情扣3~5分。

㈦业务学习好：按规定积极参加业务学习和学术活动，认真钻研技术，胜任本职工作，记5分。担任本职工作有困难，不努力学习者扣5分。

㈧团结互助好：关心集体，做到同志间互相帮助，工作中互相配合。坚持原则，开展批评与自我批评，记5分，破坏团结，闹无原则纠纷，打架斗殴，犯自由主义，造成不良影响者扣2分。

㈨遵章守法好：遵守站内一切规章制度和社会秩序，遵纪守法。遵守社会公德，记5分。违犯规章制度一次扣1分。破坏社会秩序或违法乱纪者，根据情节轻重，酌情处理。

㈩计划生育、爱国卫生好：按规定执行计划生育，搞好环境和个人卫生，做到经常化、整洁化，记5分。违犯计划生育者不评。不积极参加公共清洁卫生活动者，酌情扣1~2分。

1985年3月，制定《岗位责任制及科室经济核算制度》，并于3月15日开始实行。该制度共分总则、岗位责任制、科室经济核算制、奖罚4章22条。该制度根据《全国卫生防疫站工作条例》有关规定，界定了本站各业务科室的职责范围和岗位职责，在强调建立健全“岗位责任制”的基础上，建立科室经济核算制度，将行政管理、技术管理和经济管理有机地结合。

该制度遵照中央和省、市“以经济发展为核心”的思路，在市防疫站首次制定“经济管理”制度。例如该制度称：“卫生防疫部门长期存在着吃‘大锅饭’，不讲经济核算，一切靠国家拨款来发展事业，这样是不能满足工作开展需要的”，“经济管理的核心是搞好经济效益，多收入以补充拨款的不足”。该制度规定，“经济核算实行站长负责制，工作成绩考核与经济利益挂钩，在全站实行奖金制，体现多劳多得的分配原则”。“凡无正当理由不能按照规定完成数量、质量工作任职或达不到预期效益的科室及个人，酌情扣发部分或全部奖金，直至罚款”，“凡有违法乱纪责任事故，造成重大经济损失者，给予扣发奖金或据情罚款处理”。该制度是建站以来管理层首次将“经济激励制度引入卫生防疫工作管理。

1986年4月12日，为进一步完善岗位责任制，站党支部印发《关于试行“站长值班制”等七个制度的决定》，这七个管理制度分别是《站长值班制》《考勤制度》《加强经济管理的暂行规定》《办好托儿所的几点规定》《关于资金、津贴发放的几点规定》《机动车管理规定》《关于食堂实行定额承包的规定》。

二、行政首长负责制

市防疫站“站长负责制”始于1987年。

1987年4月，根据上级部署，为加快卫生防疫工作的改革步伐，建立高效的业务、行政管理系统，提高卫生防疫管理水平，于4月22日召开全站职工大会，讨论通过了《站长负责制管理条例》。该条例包括总则、站长的责任和权限、站长与参谋机构、站长与书记、站务委员会与党支部、站长与职工代表大会、附则共7张二十三条。其中，明确规定站长的主要职责是⑴实行目标化管理。⑵做好建章立制的基础管理。⑶抓好技术管理。⑷实施行政管理。⑸积极配合党组织进行思想管理。站长的权限是：⑴任免权：副站长由站长提名，党支部集体讨论，上报审批后，站长聘任；科长由站长提名，党支部审议，上级备案，站长聘任。⑵行政管理权；⑶财务决定权；⑷奖惩权。是年，4 月 25 日，站党支部向市卫生局申报实行“站长负责制”。

是年 4—12 月，召开职工代表大会，制定了《站长负责制试行条例》《职工代表大会工作条例》，召开党员大会，组建了党总支，制定了《党总支工作细则》等规章制度，确定了科学管理目标、业务工作指标、考核标准与奖惩办法以及相应的管理制度，制定和完善了各级人员的岗位职责，完成了专业技术职称改革和对区、县卫生防疫站业务工作目标的考核，为实行站长负责制打下了良好的基础。

1987 年 12 月 30 日，市卫生局批复市防疫站“关于实行站长负责制的申请报告”。“批复”称：“同意从十二月三十一日起建立新的领导体制，实行站长负责制”。12 月 31 日，召开“实行站长负责制”大会。会上，市卫生局局长黄锡昌向站长李庆祥颁发了“站长聘任书”，双方签订了 1988 年的《业务目标合同书》。站长李庆祥在会上向 3 名副站长和 14 名科室主任、副主任颁发了聘任书。至此，“站长负责制”正式实施。

1992 年 8 月 10 日，淄博市人民政府公布：胡林任淄博市卫生防疫站站长，免去李庆祥淄博市卫生防疫站站长职务。站长易人之后，本站继续实行“站长负责制。

1993 年 9 月 27 日，印发《关于成立站管理委员会的决定》，决定称：为保证站长任期目标实现，经站长提名，站领导研究决定，成立站管理委员会。其人员组成：主任：胡林，副主任：栾兆恺；委员：徐增昌、赵大明、吴新宝、徐逢春、张伟、赵树华、巩宜华、张仲平、丁桂芬、李进贤、王玉金共 11 人。

1993 年 10 月 26 日，印发“关于坚持和完善站长负责制实施意见”。该意见进一步明确了站长、党委、站管理委员会、职代会的权限，理顺了站长与党委、站长与职代会、站长与管理委员会的关系。“实施意见”主要内容包括：

㈠明确职责与权限，各司其职

1. 站长的职责与权限

站长是单位的法人代表。站长的主要职责是：

⑴贯彻党和政府的各项方针、政策、法令、法规、确保防疫站各项工作的顺利完成；

⑵确定正确的办站方向，主持制定发展规划任期目标和年度工作计划，并付诸实施；

⑶对全站行政、业务统一领导，全面负责。站长的主要权限是：①人事权；②业务开展决策权；③经营开发权。

2. 党委的职责与权限

监督党和国家的各项方针、政策在本站的贯彻、执行；坚持正确的办站方向，参与行政、业务重大问题的决策；领导全站进行精神文明建设和思想政治工作；对干部进行培养、考察、监督；保障党、政、工密切配合，完成全站各项工作任务。

3. 站管理委员会职责与权限

站管理委员会的主要任务是审定防疫站的办站方针、站长的任期目标、年度计划、工作报告；审定站内科室的培训计划、站内管理的各项规章制度等。站管理委员会的决议由站长组织实施。

4. 职代会职责与权限

⑴听取站长工作报告，审议全站总体发展规划、站长任期目标、综合目标管理责任书和年度工作计划、财务预决算，提出意见和建议；

⑵审议通过站长提出的改革方案、工资调整方案、资金分配方案、整体改造规划方案、奖惩办法及重要规章制度；

⑶评议、监督各级领导干部，提出奖惩和任免建议。

5. 学术委员会职责与权限

⑴审查与鉴定站内科研成果，评审科研设计和学术论文；

⑵了解和掌握预防医学学术动态，开发新项目、引进新技术和新方法；

⑶负责技术差错和技术事故的鉴定；

⑷协助站长对本站的发展规划以及站长提出的有关科技问题进行预测、研究、论证，为站长决策

提供可供选择的意见、方案。

㈡实行站长负责制要理顺的几个关系

1. 站长与党委的关系：在工作上，是站长负责与党委监督保证。站长要定期向党委报告工作，接受党委监督。

2. 站长与党委书记是平行关系，两者的工作目标是一致的。

3. 站长与职代会的关系：职代会是站长实行民主管理的基本形式，是职工行使民主管理权力的机构。站长要向职代会述职、报告工作，接受监督，职代会应积极支持站长行使管理的决策权和统一指挥权。

4. 站长与管理委员会的关系：站管理委员会是全站的最高行政决策机构。站长要虚心听取、善于集中多数人的正确意见，避免决策失误。当站长与站管理委员会多数人意见不一致时，站长有最终决策权。

㈢党政决策及议事程序

1. 党务工作：凡提请党委会讨论、审定事项，由党委办公室按政策规定和上级部门要求确定议题，提交党委会做出决定。

2. 行政工作决策及议事程序：实行站、科两级管理，按程序进行工作汇报。站长根据情况决定召开站管理委员会或站长办公会进行决策。

3. 人事安排等重大事项由党、政、工联席会议研究决定，站长行使集中指挥权。

1994 年 3 月 25 日，为保证“站长负责制”的顺利实施和站长综合目标的完成，印发《淄博市卫生防疫站科室工作考核办法和标准（试行）》。1994 年 4 月 1 日起正式实施。同年 12 月，为加强科学管理，制定并编印了《管理制度汇编》，进一步完善了“站长负责制”的有关规章制度，确保了“站长负责制”的健康、有效运行。

2005 年 12 月 31 日，市疾控中心在原淄博市卫生防疫站基础上组建成立，胡林担任淄博市疾病预防控制中心主任（法人代表），实行“中心主任负责制”。

2009 年 6 月 19 日，市卫生局党委书记、局长李敏代表组织部宣布市委《关于任命翟慎永同志担任市疾控中心主任的通知》，翟慎永担任淄博市疾病预防控制中心主任（法人代表），继续实行“中心主任负责制”。

三、综合目标管理

1987 年 12 月 31 日，经上级批准实行“站长负责制”。同期，实行“综合目标管理”，并提出 1988 年的全站工作总目标：⑴全面加强基础工作和业务建设，推进技术进步，强化目标科学管理，争创全省同级站一流水平；⑵全面推行计划免疫保偿合同制，使儿童入保率和“四苗”接种率均达 90% 以上；⑶急性传染病总发病率控制在 400/10 万以下；⑷五大卫生有新的突破和进展，争取各有 1~2 项获得省级表彰；⑸经济效益在 1987 年的基础上实现翻番；⑹争取本站文明单位向高层次发展。

1987 年 12 月 31 日，召开实行“站长负责制”大会，市卫生局局长黄锡昌与站长李庆祥签订《1988 年业务工作目标合同书》。同时，站长李庆祥与各科主任（科长），与各业务科室负责人签订《1988 年综合目标责任书》。

1988 年，根据《综合目标管理》要求，全站行政、业务和技术职称实行双聘后，将全站的综合目标分解到科室，在科室和岗位实行“岗位责任制”，将相关任务、指标落实到班组、岗位、和个人。是年，全站共设 80 个工作岗位，分解为 170 个工作指标，使受聘任的 22 名中层干部、157 名专业技术人员和 54 名其他人员均做到了人人有任务，个个有指标。年内，进一步完善相关管理制度，先后共制定各种规章制度、规范、标准共 29 个，做到“办事按制度，工作按程序，操作有规范，考核有标准，奖惩有规定”。经年终考核，13 个业务科室全面完成 1988 年度的业务、技术、经济等综合责任目标，6 个科室超额完成相关指标。

1989 年，继续实行“综合目标管理”，站长与科室负责人于年初签订《综合工作目标责任书》，各科室将工作任务目标分解到人，定期检查，分段实施。8 月，根据省政府确定的到八五期末山东省预防保健工作的主要目标要求，本站适时调整了综合管理目标的有关指标，包括：1989 年要以县为单位，“四苗”接种率均达 85% 以上、力争尽早实现以乡镇为单位达 85% 以上目标，基本完成中等以上病村的防氟改水任务，各类食品卫生合格率达 80% 以上，区、县以下工业企业有害作业点卫生合格率分别达到 50% 和 70% 以上，城、乡健康教育普及率非别达到 70% 和 90% 以上。

1990 年继续实行综合目标管理。4 月，编制“定员定岗一览表”，全站 17 个科室、134 个岗位、228 名工作人员均按岗定员，人人均分配明确的工作任务和指标。站长李庆祥与各科（室）负责人签订《综合目标管理责任书》。

1991 年 2 月 28 日，在全市预防保健工作会议上，市卫生局副局长赵亦成与站长李庆祥签订《1991 年度综合目标责任书》，同时，分别代表市卫生局和市卫生防疫站，与各区县分管副局长和区、县防疫站站长签订《1991 年度卫生防疫工作综合目标责任书》。3 月 30 日，站长李庆祥与全站 12 个科室的负责人分别签订《1991 年综合目标责任书》。

1992 年 2 月 15 日，在全市卫生防疫工作会议上，市卫生局副局长赵亦成、市卫生防疫站站长李庆祥、市职业病防治院院长李德伍分别代表市卫生局、市卫生防疫站、市职防院与各区县卫生局分管副局长和区县卫生防疫站站长签订《1992 年度卫生防疫工作目标责任书》。3 月，站长李庆祥与各科（室）负责人签订《1992 年综合目标管理责任书》。为使全站综合管理目标更加微观、直觉化和硬性化，站与科室共分解相关指标 58 项，科室与班组或岗位分解量化指标 189 项，并分别签订了任务目标责任书。是年，经上级检查考核，本站综合目标管理收到显著成效：⑴全市食品卫生合格率达 87% 以上，“食品卫生达标”活动，继 1991 年淄川、张店、周村、高青四个区县达标后，年内又有博山、临淄、桓台三个区县达标；⑵计划免疫实现全市“四苗”接种率均达 85% 以上目标后，年内实现以乡镇为单位达 85% 的目标。全市“四苗”单苗接种率均达 98.77%；⑶布氏病防治工作，沂源、桓台、张店、周村、博山五个区县通过部颁控制区标准的省级考核；碘缺乏病防治各项指标均保持部颁控制标准；疟疾防治继续保持无本土病例发生。

1993 年 6 月 28 日，出台《关于深化卫生防疫改革的意见》，进一步明确了在全站继续实行“站长负责制”和“综合目标管理制”，12 月，市防疫站制定《区（县）卫生防疫站工作考核细则》，考核总分为 1200 分，其中，业务和综合目标占 1100 分，精神文明建设和基层防保组织建设占 100 分。业务指标中，流行病管理、地方病防治、计划免疫、食品卫生、劳动卫生、环境卫生、健康教育和科研培训各占 100 分，消杀、放射卫生、学校卫生、检验工作各占 80 分，预防性卫生监督占 50 分，慢性病防治占 30 分。

1994 年 3 月，进一步完善综合目标管理制度，3 月 25 日制定出台了《淄博市卫生防疫站科室工作考核办法和工作标准（试行）》：

㈠科室工作考核办法

1. 为加强内部管理，充分发挥市防疫站的整体功能，促进各项工作上新台阶、上新水平，特制订本考核办法。

2. 考核内容包括工作目标、劳动纪律、政治思想及精神文明建设。三项目标共一百分，各科的总分为全科人数乘以 100，实际得分按考核结果决定。

3. 实行严格的站、科两级管理考核制，即站考核科室、科室考核个人，根据考核分数，每季站与科室进行经济兑现，科室与个人兑现。各科室设立经济管理员，负责经济核算和奖金兑现。

4. 每季站与科室兑现的金额为：科室考核所得分数乘以分值。

⑴职能、后勤、无创收科室的分值为：活工资的 50% 加季劳务提成的和，再除以季总分数，根据考核情况和得分多少，每季兑现一次劳务提成。

⑵有创收能力的科室分值为：活工资的 50% 除以季总分数。根据考核情况和得分多少，每季兑现一次。劳务提成每季兑现一次，完成创收目标的享受站平均劳务提成，超额部分按站与科六四分成。未完成创收指标，按减少部分倒扣 15%。

⑶完全承包的科室三产办、药械科，实行自主经营，自负盈亏。工作人员的工资及一切福利和开支由承包科室负担。完全承包的科室要认真遵守站内的各项规章制度，积极参加站组织的一切活动，按时参加站召开的有关会议，若有违反，按站考核

标准扣分，并将所扣分数乘以有创收能力科室的分值作为扣款额，每季从该科室创收中扣除。

5. 站成立考核领导小组，组长胡林；副组长栾兆恺；成员徐增昌、赵大明、李进贤、孙志杰。站考核领导小组负责监督检查全站考核工作。采取平时考核与季考核相结合的方法。平时考核由有关职能科室负责。工作任务和考勤由站办公室负责；政治思想与精神文明建设由党办负责；劳动纪律由行政办、党办、行政科、保卫科等负责；卫生及公共财产管理由行政科负责。站考核领导小组每季对科室进行一次全面考核。平时考核和季考核结果与经济挂钩，每季兑现一次。

6. 未完成指标的科室，除按考核标准扣罚外，取消评选先进科室资格，科长不得被评为先进个人。

7. 请假者要事先写出书面假条，写明理由、时间，三天以内由科长批准，三天以上、六天以内由科长签字，报分管副站长批准，六天以上报站长批准，科长请假须经分管副站长同意，报站长批准。病事假超过 40 天的职工，不参加季度提成。违纪或旷工者，站从该职工所在科室扣除的款额，交站财务。病事假由科室扣到本人，所扣款额科室自主分配。

8. 职能科室要建立平时考核记录，严格按照考核标准随时进行检查，检查情况要及时向站考核领导小组汇报。职能科室若工作不力、考核不严、影响市防疫站正常工作，站考核领导小组将追究有关科室负责人责任，并给予一定经济处罚。

9. 本考核办法从 1994 年 4 月 1 日执行。

10. 本考核办法由站考核领导小组负责解释。

㈡科室工作考核标准

1. 工作目标（40 分）

⑴年、季工作计划、总结齐全，并按时报站办公室，工作日志认真，科室人员出发登记制度齐全。（10 分）

①年、季工作计划、总结每迟交站办一天，扣 1 分，科内存档缺 1 份扣 1 分。

②科室、个人工作日志记录不认真、缺天，发现一次扣 1 分。

③出发、外出登记完整，科内无出发登记制度的扣 5 分，一次无登记者扣 1 分。

⑵圆满完成年度工作目标及上级和本站的有关指令性和临时性的工作任务。科主任在工作中要及时请示汇报。（12 分）

①上级分配的工作及全年工作目标、计划，其中一项工作未完成者扣 2 分。

②工作虽已完成，但未达到规定指标和要求者一项扣 1 分。

③上级及站有关指令性和临时性工作，无故拒绝一次扣 5 分，打折扣一次扣 1 分。

④科主任在工作中要经常汇报工作，应请示汇报而没有按程序请示汇报，造成工作失误，一次扣 2 分。

⑤科室档案资料齐全，填写规范，无差错，如有不全、不认真或差错，发现一次扣 1 分。

⑶认真完成计划性任务，结合工作组织好培训，带好学生实习，按计划完成有关科研任务。（8 分）

①计划性任务一次未完成扣 3 分。

②学生实习，科室要有专人负责，无安排专人负责，发现一次扣 1 分。

③业务科室年内无科研或调研材料扣 1 分，科研计划未按时完成扣 1 分。

⑷积极开展有偿服务，有计划、有措施，做到应收不漏。全科同志态度端正，成绩显著，完成或超额完成计划指标。（10 分）

①无计划、无措施各扣 2 分。

②积极主动完成有偿服务指标，未完成按减少部分倒扣 15%。

2. 劳动纪律

⑴ 遵守劳动纪律，不迟到、不早退、不脱岗、不旷工（6 分）

①迟到、早退一次各扣 1 分。

②旷工半天扣 10 分，旷工一天扣 20 分，旷工 5 天以上取消参加季度经济提成资格。情况严重者，按有关规定处理。

③脱岗一次扣 1 分。

④科主任出发或外出须向分管副站长报告，分管副站长不在家向站长报告。副站长外出向站长报告，站长、书记外出向市卫生局领导报告。一次不报告者扣 1 分。（站领导外出通知办公室）

⑵有事按规定及权限范围请假，办理请假手续，假条一律交站办存档统计，超假者要提前报告，批准后方可准假，否则以旷工论处。（6分）

①病、事假无假条一次扣1分。

②未经同意而私自休假者，一次扣1分，并限期上班。逾期不上班者，每超过一天扣1分。

③未经同意超假一天扣2分。

④当月考勤表于下月5日前交站办，每迟交一天扣1分。

⑶上班时间积极工作、认真学习业务，不干私活，不看与业务无关的书籍，不串科室，不带孩子入办公区。（7分）

①上班时间严禁干私活，发现一次扣1分。

②站大门口、传达室上班时间聊天，发现一次扣1分。

③上班时间打扑克、下象棋、打麻将、打乒乓球等，发现一次扣2分。

④乱串科室闲聊，带孩子入办公区，发现一次扣1分。

⑷出发积极工作，工作完成后要及时返站。如有出发公私兼顾者，须经站领导批准。外出参加学习和会议要及时请示汇报，并写出书面报告。（5分）

①未经批准，借出发办私事、回家、旅游者，发现一次扣2分，并由个人承担费用。

②外出参加学习、会议，一次无总结、汇报者扣1分。未经站领导同意，私自外出学习、参加会议等，费用自付，并按旷工处理。

⑸公用电冰箱内不准存放个人食品，仪器设备不得私自外借。未经站领导同意，不得利用公家仪器设备对外服务或经营活动。仪器设备使用保管不得出现责任性故障。

①公用电冰箱内不准存放个人食品，发现一次扣1分，再发现没收全部食品。

②各科室的仪器设备，未经站领导同意，不得外借，否则，发现一次扣1分，并限期要回，逾期不收回，每拖一天扣1分。未经站领导批准，不准利用公家仪器设备私自对外服务或经营活动，发现一次扣2分。

③注意仪器设备的使用、保管，出现责任性故障一次扣1分，并承担全部修理费用。

3. 思想政治与精神文明建设（30分）

⑴积极宣传贯彻党的路线、方针、政策，认真学习有关文件，坚持每周政治学习制度，学习有考勤、有记录，个人有学习笔记。按时参加站内召开的各种会议和集体活动，认真贯彻有关会议精神。（6分）

①每周六政治学习，无故缺1人扣1分。缺1人次笔记扣1分，无考勤记录扣1分。

②站内召开的各种会议一人一次无故不参加扣1分，迟到扣1分。

③站内组织的集体活动一次不参加扣2分。

④站内形成的决议、决定、规定、制度等一次不执行或逾期不执行扣1分。

⑤科主任会迟到一次扣1分，无故不参加扣2分。

⑵积极开展学雷锋、学先进活动，团结协作好，无吵嘴、打架现象发生，分片卫生区内卫生，室内清洁。（5分）

①打架、吵嘴、无理取闹或发现不团结现象一次扣5分（打架、吵嘴双方都扣）。情节严重者另作处理。

②科室与科室发生无原则纠纷各扣1分。

③分片卫生区及室内卫生、厕所要每天打扫一次，发现一次不打扫扣2分，一次不卫生扣1分。

（3）积极参加站组织的义务劳动，爱护公共财物，公物不得占为私有和损坏。治安保卫、防火防盗工作好。（5分）

①站组织的义务劳动要积极参加，一次无故不参加扣1分，劳动中不辞而别扣1分，一次未完成扣1分。

②公共场所不得存放个人物品，发现一次扣1分。

③公共财物不得占为已有或损坏，发现一次扣2分，并限期交回，逾期不交，每超过一天扣1分。

④因科室保安、防火措施不力，造成损失或影响的，一次扣1分。

⑷模范遵守国法、社会公德和站内各项规章，具有良好的职业道德，做到廉洁勤政，秉公执法。（5分）

① 违反站内规章制度一次扣1分。

②工作中以公谋私，出现违纪现象和收到举报

信经核查属实后，发现一次扣2分。并视情节轻重给予相应处理。

⑸ 节约水电，不跑水，不偷电，做到人走灯灭。（5分）

①跑水一次扣1分。

②偷电一次扣2分，并再按站有关规定处罚。

③人走灯不关，一次扣1分。

⑹认真遵守站财务管理制度，严禁科室私自截留资金，私设小金库，一经发现，除没收截留资金外，扣4分，同时给当事人纪律处分。

1994年4月，市卫生局副局长赵亦成代表市卫生局与市防疫站站长胡林签订《1994年度综合目标管理责任书》，同期，站长胡林与各科室负责人签订《1994年综合目标管理责任书》。

1994年12月，为加强科学管理，确保"站长负责制"和"综合目标管理"的长效、健康运行，市防疫站制定并编印《管理制度汇编》，该汇编包括办公、计划、总结、会议、考勤、科研、培训、财务管理、档案管理、固定资产管理、科室工作考核、奖惩等共41个规章制度，其内容涵盖了卫生防疫工作的行政、业务、技术各个环节。至1994年年底，市防疫站的"综合目标管理"，从制度建设到具体实施已进入常年有规律地正常运行状态。是年，市防疫站全面完成综合目标管理，社会效益、技术效益、经济效益创历史最好水平，两个文明建设做出突出成绩，被市委、市政府荣记集体一等功。

2006年市疾控中心组建成立后，继续实行综合目标管理制度。3月17日，下发了《淄博市疾病预防控制中心二ＯＯ六年科（所、室）综合管理目标》，从政治思想与精神文明建设、科室管理、劳动纪律、业务工作目标等方面对年度工作目标（包括综合管理和业务工作）进行了详细的规定。具体内容：

一、政治思想与精神文明建设目标

1、认真贯彻、执行党的路线、方针、政策，牢固树立争创"一流领导班子、一流职工队伍、一流工作生活环境、一流工作业绩"的思想，踊跃参加中心组织的各种教育、文体活动，参加活动人数要在90%以上，思想政治工作要做到年有计划、总结，季有要点，月有安排。

2、坚持学习日制度，学习有考勤，有记录，有个人学习笔记，参加学习人员不少于80%。科内学习笔记要统一整洁、内容要完整。

3、严格遵守"社会优质服务承诺制度"，大力实施形象工程及争创服务明星活动，有良好的职业道德，全体人员工作作风严谨，不弄虚作假。服务态度热情端正、文明礼貌、主动协作。

4、职工遵纪守法，无违法违纪、贪污、受贿及私收回扣等不良行为。

5、职工团结协作，发现不团结现象能及时、妥善解决，无因不团结而影响工作或科（所、室）之间协作现象。

6、卫生包干责任明确，坚持每日一小扫，每周一大扫，保持良好的室内、外环境卫生。积极参加义务劳动。

7、职工做到晚婚晚育。做好安全保卫、防火、防盗工作，节水节电，公共财务管理妥当，制度落实。

二、科（所、室）管理

1、管理严格，科（所、室）领导坚持原则，大胆管理，以身作则，并敢于同各种不良倾向作斗争。

2、严格执行中心各项规章制度，定期检查执行情况，发现问题及时解决。

3、科（所、室）工作做到年有计划、总结，季有要点，并及时上报办公室。

4、定期召开科（所、室）务会，积极工作，尽职尽责，加强专业理论学习、认真钻研业务，学有所用。

5、科（所、室）档案资料收集完整，相关档案资料按要求及时移交档案室。

6、严格遵守中心财务管理制度，无违反财经事件发生。认真执行固定资产管理制度，固定资产管理有序。

7、按上级业务部门的部署，做好各项业务工作。

8、各业务科（所、室）年内撰写发表新闻稿件、科普稿件分别不低于3篇和10篇，并结合业务工作开展，积极报送疾病预防控制信息，每月不低于2篇，有记录。

三、劳动纪律

1、严格遵守劳动纪律，不迟到，不早退，不脱岗，不旷工。

2、有事按规定及权限范围请假并办理请假手续，假条一律按时交组织人事科存档统计，超假者要提前报告，批准后方可续假。

3、上班时间不干私活，不串科室，不带孩子入办公区，严禁上班时间聊天、干私事及进行娱乐活动。

4、建立健全出发、外出登记制度，科（所、室）内有专人负责，按时记录，工作人员出发要积极工作，工作完成后要及时返回，严禁借出发办私事、游玩等。

5、公用冰箱内不准存放个人食品，未经中心领导同意，不得私自外借仪器设备，不得用公家仪器设备对外服务或搞经营性活动。仪器设备使用保管不得出现责任事故。

四、工作目标

（一）传染病防制所

1、认真贯彻执行《传染病防治法》，积极采取综合防治措施，确保无重大疫病爆发、流行。

2、加强疫情管理，提高传染病报告质量，抓好疫情漏报调查，法定传染病报告率达95%以上；定期进行传染病动态分析及通报，积极开展传染病预测、预报工作，为卫生行政部门制定防制措施提供可靠依据。

3、积极做好非典、流感、人禽流感监测工作，建立敏感、高效的监测系统，全面落实各项综合防制措施。

4、切实搞好霍乱、病毒性肝炎、流行性出血热、狂犬病等重点传染病防治工作，狠抓治本措施和病原学检测。进一步调整充实霍乱防治小分队，做到组织、人员、物资、技术四落实，有效地控制传染病的发生和流行；病毒性肝炎疫点处理率城区达100%，农村达85%以上，爆发点处理率达100%；流行性出血热防治以突出抓好省、市重点管理县为重点，切实加强疫点、疫区灭鼠和重点人群疫苗预防接种，疫点处理率达95%以上，努力降低其发病率；积极做好犬咬伤患者接种数字统计及抗体监测工作，督导落实防治措施；继续开展布病重点人群血清学监测，做好新老病人治疗、随访及四市联防工作。

5、及时做好传染病疫情、群体性不明原因疾病的调查处理及预防控制工作。

6、开展流动人口传染病预防控制和监测管理，覆盖率达85%以上。

7、做好对下级疾病预防控制机构和医疗卫生机构传染病预防控制工作的业务指导、人员培训。

（二）免疫预防所

1、继续做好常规免疫工作，计划免疫“五苗”接种率保持在95%以上；搞好免疫接种异常反应事故的预防、处理和常规接种率报告等工作。

2、巩固消灭脊灰成果，继续做好AFP快报及常规报告，加强主动监测，AFP监测指标保持和达到卫生部及WHO要求标准。

3、做好麻疹疫情监测，启动麻疹消除工作。继续抓好麻疹疑似病例的及时报告和调查工作，其个案调查率达100%，散发病例和爆发病例标本采集率分别达100%和80%以上，并对辖区内所有麻疹疑似病例进行血清学监测。

4、加强计划免疫相关传染病疫情的调查处理及控制工作，继续做好白喉、乙型脑炎、新生儿破伤风、百日咳、风疹等疾病控制工作；积极开展免疫预防监测及效果评价，按时完成免疫水平及免疫成功率监测任务。

5、加强计划免疫信息化管理，进一步强化规范化接种门诊的软硬件建设，提高我市计划免疫工作质量和水平。

6、做好对下级疾病预防控制机构免疫预防工作的业务指导、人员培训。

（三）性病艾滋病防制所

1、认真学习、贯彻落实《艾滋病防治条例》，按照《中国遏制与防治艾滋病行动计划（2006—2010年）》要求，积极开展艾滋病预防控制工作，落实市政府防治艾滋病性病协调会议办公室交办的各项任务。

2、充分发挥艾滋病高危人群行为干预工作队的作用，积极开展预防艾滋病的宣传教育活动，在落实艾滋病防治知识“五进”目标的基础上，启动“全国农民工艾滋病宣传教育工程”，加大流动人口宣传力度，使农民工艾滋病防治知识知晓率达65%以上。

3、进一步规范艾滋病监测哨点，重点开展对暗娼、吸毒、同性恋、流动人口、娱乐场所服务人员等人群检测工作，继续做好外来妇女的艾滋病毒抗体筛查工作，摸清全市艾滋病疫情，落实艾滋病人与感染者的管理工作。加强项目管理和督导，做好艾滋病综合防治示范区建设工作。积极做好全市艾滋病信息专报工作，加强艾滋病疫情分析及预测预报。

4、认真贯彻落实《淄博市性病防治管理办法》，加强性病防治人员培训，搞好重点人群性病监测，按时收集上报性病疫情。

5、搞好现症麻风病人的管理工作，其联合化疗率、规则服药率达 100%，有效控制传染源，并积极开展麻风病线索调查；对观察期内麻风病人及家属每年进行 2 次监测，及时发现新病人；加强麻风病防治知识培训；积极做好愈后畸残病人康复教育工作。

6、做好对下级疾病预防控制机构和医疗卫生机构艾滋病、性病、皮肤病预防控制工作的业务指导、人员培训。

（四）地方病、慢性病防制所

1、进一步巩固提高碘缺乏病防治成果，严格按照《山东省食盐检测方案》要求，做好食盐碘含量监测工作，确保合格碘盐覆盖率达 95%；按照政府要求，继续开展重点人群碘营养监测，并做好重点人群补碘工作。积极开展水氟含量监测，协助有关部门落实氟病区改水降氟工作。

2、继续落实疟疾流动人口管理及发热病人的血检工作，保持年内无本土病例发生。继续开展全民肠道驱虫工作，力争全民肠道驱虫率较上年有所突破。

3、进一步完善慢性病防治网络，大力推进慢性病防治示范区（县）创建活动，全面落实慢性病防治规划，积极开展社区慢性病防治工作，对慢性非传染性疾病进行综合防治与干预。

4、认真做好疾病监测点的各项工作，扩展慢性病监测范围；积极开展慢性病基线调查，加强慢性非传染性疾病的行为危险因素监测及专项调查。

5、建立健全全市慢性非传染性疾病的发病、死亡报告制度，积极推广慢性病综合防治信息管理系统，提高信息化管理水平。

6、做好对下级疾病预防控制机构地方病、寄生虫病、慢性病预防控制工作的业务指导、人员培训。

（五）结核病防制所

1、坚持以实现《全国结核病防治规划（2001—2010 年）》要求为目标，认真贯彻落实《淄博市结核病防治管理办法》，积极做好宣传和培训工作，依法加强结核病防治管理。

2、认真执行现代结核病控制策略，加强督导和随访病人制度，进一步完善疫情报告及监测工作，提高结核病人的发现率和治愈率，以县为单位短程督导化疗（DOTS）覆盖率达 100%，全市新发涂阳病人完成率达到 100%，治愈率达 85% 以上。

3、以省级结核病示范县为样板巩固提高结核病防治成果，认真协调、落实高青县加拿大国际开发署结核病控制项目（CIDA 项目）、桓台县省级结核病控制项目和与综合医院合作发现结核病人 (PPM-DOTS) 试点县以及博山区国际肺病联合会结核病控制项目（FEDELIS 项目）工作，以及经费落实情况的督导。

4、加强结核病网络专报工作的督导检查，做好全市结核病病人的登记报告和监测工作，完成和上报各项工作报告和报表；的指导和监测。

5、加强综合医院及结核专科医院肺结核病人转诊和归口管理，加强县级结防机构和乡镇痰检点痰菌的质量控制，确保全市抗结核药品供应；

6、做好对下级疾病预防控制机构结核病预防控制工作的业务指导、人员培训。

（六）消毒媒介生物防制所

1、进一步加强消毒产品监测、卫生学评价和生产企业的消毒质量监测，其监测率达 100%。

2、市管医疗卫生机构消毒质量监测和托幼机构预防性消毒监测覆盖率达 95% 以上，并积极做好医院性感染的控制工作。

3、积极开展消毒、杀虫、灭鼠的技术咨询与服务工作，认真做好消毒产品、灭鼠药械的经营管理工作，制定全市消除蟑螂实施方案，加强对重点单位消杀工作

4、搞好蚊、蝇、鼠等病媒生物种群密度与消长调查以及常用杀毒剂的抗性监测及生物测试，配合爱卫会搞好除害灭病技术指导工作。

5、加强对基层医疗单位特别是乡镇以下医疗机

构医务人员消毒知识的培训，提高其消毒知识水平。

（七）生物制品管理办公室

1、及时做好计划免疫内疫苗的供应和管理工作，实行全程冷链运输，确保各类疫苗安全有效。

2、认真贯彻落实《疫苗流通和预防接种管理条例》，根据传染病的流行特点，积极配合业务科室适时做好腮腺炎、出血热等二类疫苗的宣传发动和供应管理工作。

3、做好中心接种门诊的建设和管理，做好有关人群免疫咨询及预防接种工作。

（八）食品营养与学生保健所

1、开展食品营养宣传教育，宣传和推广《中国居民膳食指南和平衡膳食宝塔》，指导合理营养膳食，积极开展食品营养调查。

2、积极开展食品卫生与营养监测、评价，全面提高食品卫生监测覆盖率及监测频率，熟肉制品、冷饮、乳品及饮食业等季监测覆盖率达100%。

3、积极开展食品、学校建设项目的预防性卫生学评价工作；继续搞好食品生产企业化验室认可工作，对其化验人员进行培训，确保产品批批检验合格后出厂。

4、积极开展学生预防保健监测、学习生活环境卫生监测、学习用品卫生质量监测等工作，落实大中专院校、技校和市属中学在校生健康查体工作，查体率达95%以上；

5、进一步巩固提高学生常见病防治成果，积极开展调查研究，采取综合防治措施，有重点的做好中小学生常见病和传染病防治工作，努力降低其发病率。督导建立健全学校卫生工作档案，使之规范化。

6、努力做好食源性疾病预防控制工作，提高原因查明率，做到及时，力争无误。

（九）环境卫生监测所

1、积极开展公共场所卫生监测工作，市管公共场所单位年监测二次，监测率达100%。进一步加大对集中式供水、二次供水、桶装饮用水及涉水产品的卫生监测工作力度，集中式供水和自备水源监测率分别达95%以上和85%以上，医院污水年监测率达95%以上。加强对全市化妆品、日用化学品生产企业、经营单位及旅店业、美容洗浴业供顾客使用化妆品的监测，并做好各类化妆品委托监测工作。

2、贯彻落实《公共场所集中空调通风系统卫生管理办法》，加强公共场所集中空调通风系统的卫生学评价工作。做好涉水产品卫生许可初审相关的生产环境和原料监测、人员健康资质确认、卫生安全状况评价工作。

3、加强爱国卫生技术指导，做好农村改水、改厕及粪便处理设施的审核、评价工作；启动全市农村生活饮用水水质卫生监测网建设，做好农村供水与环境卫生现状调查和饮用水卫生管理指导工作。

4、继续密切注视我市水源地的水质变化，有目的地增加污染物指标的监测，发现污染迹象，立即调查并写出报告。

5、加强市重点学科（环境卫生）建设，巩固提高创建成果。

（十）职业卫生与中毒控制所

1、加强市属以上厂矿企业尘、毒及物理因素等职业性有害因素的卫生监测工作。

2、认真做好职业病的报告工作，减少漏报率；并根据企业变动情况，建立健全职业卫生档案。

3、突出做好急性职业中毒事故的控制及调查处理和报告工作，重大事故及时处理率达100%，并及时做好有关通报工作。做好农药中毒防治工作，降低非生产性农药中毒发生率，防止生产性农药中毒死亡事故的发生。

4、加强对放射工作场所设备设施的监测评价工作，监测覆盖率达100%，个人剂量受检率达90%以上，继续开展医用X射线防护及影像质量检测工作。组织做好放射防护培训、复训工作，全面开展对放射工作场所、设备设施使用警示标志制度，做好放射事故的预防与控制工作。

5、做好建设项目职业病（放射）危害预评价、职业病危害控制效果评价、职业病危害防护设施可行性评价、职业病危害防护设施效果评价等工作，2000m2或投资额1000万元以上的新建项目预监率达70%以上。

6、重点抓好省特色专科和市重点学科建设规划的实施。

7、做好建设项目职业病危害预评价和控制效果评价甲级资质申报工作的各项准备工作。

（十一）健康教育所

1、紧紧围绕疾病预防控制工作，结合卫生宣传日，加大卫生科普知识宣传以及健康教育、健康促进工作的力度。

2、认真抓好健康教育网络建设，按照省统一部署，积极开展“亿万农民健康促进行动”和健康教育进农村、进社区“双进”活动，逐步提高全民健康素质。

3、及时完成全市性卫生工作会议、大型卫生防病活动的报道及上级部署的健康教育宣传活动。积极做好对外宣传工作，年内在市级以上新闻媒体发表有关疾病预防控制工作的稿件50篇件，电视新闻报道20次，摄影作品15篇（幅）。

4、继续做好山东卫生报刊社淄博记者工作站的通联及发行工作，使全市文字覆盖率保持在3‰以上。

5、认真完成《淄博日报·卫生专刊》的采访、组稿、编辑、初审和送审工作。

（十二）健康监测所

1、积极完成食品、公共场所等各类从业人员的预防性健康查体工作。

2、认真做好中心的育龄妇女计划生育工作。

（十三）卫生检验中心

1、做好与疾病预防控制和卫生监督执法工作有关的各类微生物、血清学和病原学以及理化检验工作，认真完成各类送检、抽检样品的检验任务，保证样品自送到之日起两周内出报告，项目检测及时率达98%以上。

2、充分利用现有先进仪器设备，年内开发、引进、推广新技术、新项目不少于9项，不断拓宽服务领域。

3、按照《全国疾病预防控制机构工作规范》要求，贯彻执行有关标准、规范和质量体系文件，调整实验室工作程序及设置，进一步提高检验工作质量，确保质量管理体系的有效运行。

4、加强对下级疾病预防控制机构实验室卫生检验工作的业务指导、人员培训。

（十四）质量管理科

1、积极做好各项计量认证的准备工作，完成质量体系文件编写、修订，确保年内通过省计量认证考核。

2、做好中心业务范围内有关规范、规程、标准等技术文件的收集、分发工作；监督标准物质的正确使用。

3、进一步规范检测样品的收集、登记、分检和保管工作，并及时完成检测报告的核发工作，对检测报告进行不定期抽检，及时处理发现的问题；完成上年度检测报告的整理归档工作。

4、做好对区县及中心内部检测项目的质量控制工作，及时组织完成上级下达的质控任务，并妥善做好质量事故的调查处理工作。

5、完成计量测试仪器的校验检定工作，加强仪器设备档案的管理。

（十五）科教信息管理科

1、做好资料管理工作，按要求及时将资料登记、编号、入卷，使资料管理工作达到规范化、制度化。

2、做好图书、报纸的征订、整理工作，履行图书借阅制度，搞好优质服务。每季度印发一期中文期刊和外文期刊题录汇编。

3、积极做好中心科技委员会和市预防医学会办公室的日常工作。做好科研项目管理及科技成果的转化、推广以及继续医学教育的考核工作。

4、按时完成各院校实习生的实习带教任务。

（十六）药品器械管理科

1、根据中心内各业务部门的试剂、器械订购计划，经中心主任批准后，保证供应，及时办理出入库手续，并做好仪器设备的安装调试、维修保养工作。

2、建立仪器设备的技术档案，加强仪器设备等固定资产的管理。会同有关科室做好仪器设备固定资产管理，年内对固定资产进行一次检查，做到账物相符。

3、对无法正常使用的仪器设备及时办理报废手续。

（十七）后勤保障科

1、认真做好房屋水电、冷暖设备、电器、照明线路、上下水管道的管理与维修工作，定期巡回检查，对发现的问题及时进行处理，杜绝跑、冒、漏，严肃查处偷电、偷水现象，保证中心正常工作和生活秩序。

2、加强站内固定资产的管理，年内对固定资产进行一次检查，做到账物相符。

3、搞好站容站貌、门前三包和站内卫生保洁工作，搞好站内绿化美化工作。

4、进一步完善落实创安目标责任制，做到横到边、纵到底，增强自身防范能力，最大限度地减少各类事故、案件的发生。争取做到年内无重大刑事案件发生，无重大治安灾害事故。加强对重点要害部位的管理，做好防火、防盗、防破坏工作，并经常检查，发现隐患及时处理。

5、做好物资、办公用品的采购、保管、供应工作；加强门卫管理，做好报刊、杂志、信件等收发工作。

（十八）财务审计科

1、组织制定单位财务预算，具体实施预算方案，做好年终财务决算。

2、加强货币资金管理，严格执行国家财经制度，负责监督经费的收入、支出、库存管理情况，强化科室成本核算。及时清理债权债务，将负债率控制在40%以内；并严格收费标准，杜绝乱收费现象发生。

3、组织好财务核算分析，预测资金需用量，搞好筹资、投资和单位日常资金的周转，保证单位财务预算和财务计划的圆满完成。定期提供财务分析报告，对全站经济状况作出客观评价，反映财务活动能力，当好领导参谋。

4、对财产物资进行监督管理，年内会同有关科室对财产物资盘点清查，做到账账相符、账实相符。

5、认真做好财务财产审计工作，及时完成局下达的各项审计任务。

（十九）组织人事科

1、落实党建工作目标责任制，与各支部签订2006年党建工作目标。

2、加强思想政治工作和精神文明建设，努力培养“四有”职工队伍。组织党员、干部、职工继续深入学习党的十六大和十六届五中、六中全会精神、邓小平理论以及“三个代表”重要思想，学习社会主义市场经济知识和科学文化知识。

3、积极做好人事、劳资工作，按时完成职称晋升、聘任及知识分子等工作任务，及时办理职工退休并落实政策规定的各项待遇。

4、做好在职职工外出学习、培训考试、考核及证件的发放管理工作。

5、继续抓好国家对老干部工作有关政策、待遇的落实，做好离退休（含内退）人员的安置、服务工作。在尽可能的范围内，为老干部解决实际困难和问题。积极开展各项文体活动，使老干部老有所乐，老有所为。

6、做好统战、共青团的日常工作，深入开展争创“青年文明号”和“青年岗位能手”活动。

（二十）中心办公室

1、督促检查中心业务、行政管理等工作的实施，起草全中心年度计划、总结，组织拟定有关规章制度并负责督查落实。

2、印发党委文件，做好党委会记录，并督导实施。

3、及时处理来往文件，审核修改中心各部门起草的发文，确保无差错，并做好机要保密、宣传报道、外事接待、对外联系协调及信访等工作。

4、深入科室了解业务工作情况和问题，为领导当好参谋。协调各科室业务工作，认真做好领导交办的有关事宜。

5、做好公共卫生突发事件和自然灾害应急处理的组织、协调工作。

6、组织完成各类业务报表上报工作，做好省、市年鉴汇编资料的收集整理工作；巩固提高档案管理省一级达标成果。

7、加强档案、网络、车辆和通讯管理工作，保证按时出车，电话、网络畅通，打印文件及时。

8、继续做好站志编纂工作。

9、办理好往来有关业务事宜，根据中心主任意图做好全市疾病预防控制工作及其它工作筹备事宜。

此后每年年初，中心办公室根据国家、省、市管理和业务工作要求和全市疾病预防控制工作实际情况拟定全年科室综合管理目标，中心主任与各科室负责人签订《年度综合目标管理责任书》。作为中心对科室进行年度考核的依据。

2011年，根据《2011年科室综合管理目标》、《疾病预防控制工作绩效评估标准》等有关文件，中心制定了《在2011年度科室综合管理目标量化考核标准（试行）》，对科室和岗位年度工作实行量化考核，　具体标准如下：
其中公共部分80分，业务部分70分，奖励加分10分，

科室年度综合管理目标量化考核标准

一、公共部分（80分）

考核项目	分值	考核方法	备注
（一）政治思想与精神文明建设	20		
1、科室职工积极参加各种教育培训、文体娱乐等活动。	3	根据考勤记录，每缺勤一人次扣1分，扣完为止。	
2、科室职工工作作风严谨，不弄虚作假，服务态度热情端正、文明礼貌，遵纪守法，团结协作。	3	查看有关材料，酌情赋分；科室不团结因素未及时有效处理导致矛盾发生或发生违法违纪行为，该项不得分。	
3、科室职工按照中心党委部署积极参与“三好一满意”、疾控文化建设、“创先争优”等活动，成效显著。	3	查看个人学习笔记和有关材料，根据活动成效酌情扣分。	
4、科室办公物品摆放整齐，内、外环境整洁；办公秩序井然，达到四整齐、五清洁、六不准；办公场所禁止吸烟。	3	实地查看，酌情赋分。办公场所发现吸烟者，该项不得分。	
5、科室做好安全保卫、防火、防盗工作，节水节电，公共财务管理妥当，制度落实。	4	实地查看，酌情赋分。发现一次科室电器未关，扣1分，三次以上，该项不得分。出现安全责任事故，该项不得分。	
6、切实加强精神文明建设，在创建省级文明单位工作中力度大、成效显著。	4	科室重视，组织得力2分；在创建省级文明单位工作中各项指标落实到位，无重大疏漏2分。	
（二）科室管理	20		
1、定期召开科务会，有考勤，有记录；严格执行中心各项规章制度，定期检查执行情况，发现问题及时解决。	3	查阅相关记录和资料，酌情赋分。不严格执行中心规章制度，该项不得分。	
2、科室工作每月、季度、年度有计划、有总结，并及时上报办公室。	4	查阅相关资料和记录，一次不及时扣1分，扣完为止。	
3、科室档案资料收集完整，相关档案资料按要求及时移交档案室。	3	根据档案归档情况，酌情赋分。	

考核项目	分值	考核方法	备注
4、加强科室内计算机使用和安全管理;仪器设备使用、保管不出现责任事故。严格遵守中心财务管理制度，加强固定资产管理。	4	出现计算机网络和信息数据安全问题、仪器设备管理责任事故或违反财经纪律和固定资产管理制度，该项均不得分。	
5、积极开展“法律五进”工作，工作落实率达100%。	2	根据工作完成情况，酌情赋分。	
6、科室年内发表新闻、科普稿件数分别不低于3篇和10篇，并及时向办公室报送工作信息，每月不低于3篇，有记录。	4	新闻和科普稿件重点考核业务科室，按完成指标比例赋分；工作信息指标，按完成比例赋分。	
（三）劳动纪律	20		
1、科室人员向来访人员解答问题咨询实行首问负责，办理业务实行限时办结。	5	发生一次投诉，该项不得分。	
2、科室人员相处融洽，工作积极性高，对本职工作无拖拉、无推诿扯皮。上班期间着装整洁佩戴上岗证、言行举止得当。	3	不按期完成本职工作，该项不得分。每发现一人次着装不整或不佩戴上岗证扣1分，每发现一人次言行举止不得当扣1分，扣完为止。	
3、科室人员无迟到、早退、脱岗和旷工现象。有事按规定及权限范围请假并办理请假手续。发现突发事件时按中心统一部署,在规定时间内到位并开展工作。	4	结合日常检查，发现一人次科室人员不按时上下班扣1分，扣完为止。不按规定权限办理请假手续，该项不得分。发生突发事件时，在规定时间1人次未到位该项不得分。	
4、科室人员上班时间无干私活、串科室、带孩子入办公区、上网聊天、玩游戏等现象，及进行与工作无关的娱乐活动。	3	发现1次扣1分，扣完为止。	
5、健全出发、外出登记制度，科室内有专人负责，按时记录，工作人员出发要积极工作，工作完成后要及时返回，并写出工作总结。	5	中心抽查与查看记录相结合，酌情赋分。发现借出差办私事、游玩等，该项即不得分。	
（四）科教工作	20		
1、坚持学习日制度，学习有考勤，有记录， 有个人学习笔记，每次参加学习人员不少于80%。	5	查看考勤记录和学习笔记，每缺勤一人次扣1分，扣完为止。	
2、鼓励专业技术人员开展科研，市重点学科科研立项≥2项，科研成果鉴定或获奖≥1项，中心优先发展学科立项≥1项；科室专业技术人员人均在专业期刊上发表学术论文数≥0.5篇。	5	科研立项（鉴定或获奖）、论文发表数指标，均按完成指标的比例赋分。	
3、积极引进和学习所负责科室疾病预防控制的最新进展和最新的防治技术和工作方法(3分)；业务科室至少申报一项各级继续医学教育项目或推广项目，资料齐全并归档(2分)。	5	（1）查阅科室提供的相关材料、组织业务考核，根据科室专业人员新知识掌握程度和掌握率酌情赋分；	
（2）年内未申报项目，扣2分。			
4、科室卫生专业技术人员继续医学教育学分合格率≥90%。	5	科室卫生专业技术人员继续医学教育学分合格率<90%，该项不得分。	

二、业务部分（70 分）

（一）传染病防制所

考核项目	分值	考核方法	备注
1、提高疫情报告质量（5 分），降低传染病疫情漏报率，保持法定传染病报告率达 98% 以上（5 分），疫情报告督导覆盖率≥ 60%（5 分），加强爆发疫情规范调查处置，调查率达 100%（5 分）。	20	（1）疫情报告信息质量综合评分达到全省平均水平并与上年持平得 5 分，每下降 10% 扣 1 分，综合评分≤ 60 分，该项指标不得分。 （2）传染病漏报率低于同级平均水平并较上一年度有下降得 5 分，高于同级平均水平，该指标不得分，较上一年度每上升 0.5% 扣 1 分。对零缺报县督导少于两次，该项不得分。 （3）疫情报告督导覆盖率每降低 5% 扣 1 分，扣完为止。 （4）爆发疫情规范处置指数 <0.8 扣 3 分，爆发疫情调查率 <100%，该项不得分。	
2、切实加强传染病监测（5 分），定期开展传染病和突发公共卫生事件的动态分析和重点传染病发病趋势预测和风险评估（7 分），加强疫情信息利用，利用率≥ 90%（3 分）。	15	（1）未按监测方案要求，完成全部重点传染病监测工作任务，每少完成一种疾病监测或支持材料不完善扣 1 分，扣完为止。 （2）未按要求开展疾病相关信息检索扣 2 分；未开展疫情分析扣 2 分，支持材料不规范酌情扣分；未适时开展发病率前十位的甲乙类传染病和重点控制疾病发病趋势预测评价扣 3 分，工作不规范和支持材料不完整酌情扣分。 （3）未按要求开展分析预测，信息利用率每降低 10%，扣 1 分；报告和通报不及时扣 2 分；分析预测研究报告不规范、内容少酌情扣分。	
3、切实加强业务指导和工作督导（5 分），对下级单位防控人员专业知识培训率达 100% 以上（5 分）。	10	（1）专业人员下基层指导人均天数不满 60 天，每减少 2 天扣 1 分，扣完为止；指导覆盖率每降低 5% 扣 1 分，扣完为止。支持材料不完善酌情扣分 （2）针对下级的培训计划项目及继续医学教育项目完成率每降低 5% 扣 1 分。相关支持材料不完善酌情扣分。	
4、落实人粒细胞无形体病和发热伴血小板减少综合征流行病学调查工作（5 分），及时做好群体性不明原因疾病的调查处理及预防控制工作（5 分）。	10	（1）未按要求完成病例全部新发流行病学调查和宿主媒介调查工作，该项不得分；工作不规范扣 3 分，支持材料不完善扣 2 分。 （2）群体性不明原因疾病调查处置不及时扣 3 分，调查处置工作不规范扣 2 分；对群体性不明原因疾病处置措施不得力，造成疫情扩散，该项不得分。	

考核项目	分值	考核方法	备注
5、按期完成好中央财政转移支付项目管理和技术指导工作。	5	项目管理工作不到位，该项不得分；工作督导和技术指导不到位、不及时扣2分。	
6、根据上级有关部门部署，积极做好重大活动期间传染病防控工作现场指导。	5	重大活动期间，未按要求开展现场指导，该项不得分。指导不及时扣2分。	
7、抓好其它日常传染病防控工作。	5	根据工作开展情况，酌情扣分。	

（二）免疫预防所

考核项目	分值	考核方法	备注
1、规范化接种单位覆盖率≥90%（4分）；免疫规划疫苗接种率保持在95%以上（4分）；新生儿首剂乙肝疫苗及时接种率、十二月龄儿童乙肝疫苗全程接种率≥90%（4分）；疫苗接种预防接种疑似异常反应监测覆盖率100%，规范处置率≥90%（4分）；儿童预防接种信息系统覆盖率100%（4分）。	20	（1）规范化预防接种门诊覆盖率达不到标准要求，每降低5%扣1分； （2）疫苗接种率每降低1%扣1分，扣完为止； （3）新生儿首剂乙肝疫苗及时接种率和/或十二月龄儿童乙肝疫苗全程接种率达标县比例达不到100%，该项指标均不得分； （4）预防接种疑似异常反应监测覆盖率达不到指标要求，扣3分，规范处置率达不到指标要求，该项指标不得分。 （5）儿童预防接种信息系统覆盖率达不到指标要求，该项不得分；接种单位督导覆盖率≤70%扣3分，资料不规范扣2分。	
2、积极开展接种监测报告，覆盖率100%（5分）；人群抗体水平监测完成率100%（5分）；疫苗针对传染病监测完成率100%（5分）；疫苗针对传染病爆发疫情调查率100%，规范处置指数≥0.8（5分）。	20	（1）接种监测报告覆盖率达不到指标要求，每降低2%扣1分。资料不规范，酌情扣分。 （2）未按监测计划要求完成人群抗体水平监测工作，完成率每降低5%扣1分，扣完为止。 （3）未严格按照监测方案要求，完成疫苗针对传染病监测任务，每少完成一种疾病监测或支持材料不完善扣1分，扣完为止。 （4）疫苗针对传染病爆发疫情调查率达不到100%，该项不得分，爆发疫情规范处置指数<0.8扣3分。	
3、做好全市适龄儿童预防接种证建证工作，建证率100%（3分），入托、入学儿童接种证查验率100%（2分），并积极开展免疫规划疫苗查漏补种工作，适宜接种儿童疫苗接种率95%（2分）；定期开展疫苗针对传染病发病趋势预测和风险评估，信息利用率≥90%（3分）。	10	（1）督导管理不到位，适龄儿童建证率每降低1%扣1分；支持材料不规范，酌情扣分。 （2）日常管理或工作督导不到位，儿童接种史查验督导覆盖率低，查验率达不到标准要求扣2分。 （3）查漏补种工作措施落实不到位，适宜接种儿童疫苗接种率每降低1%扣1分，扣完为止； （4）未按要求开展分析预测，该项不得分；信息利用率每降低10%扣1分；报告和通报不及时扣2分；分析预测研究报告不规范、内容少酌情扣分。	

考核项目	分值	考核方法	备注
4、切实加强对业务指导和工作督导（5分），对下级单位防控人员专业知识培训率达100%以上（5分）。	10	（1）专业人员下基层指导人均天数不满60天，每减少2天扣1分，扣完为止；指导覆盖率达不到100%，每降低5%扣1分，扣完为止。支持材料不完善酌情扣分 （2）针对下级的培训计划项目及继续医学教育项目完成率达不到100%，每降低5%扣1分。相关支持材料不完善酌情扣分。	
5、继续加大消灭脊灰、消除麻疹等免疫规划管理工作。	5	对AFP病例和麻疹病例调查处置工作不到位，影响消灭脊灰和消除麻疹进程，该项不得分。	
6、按期完成好中央财政转移支付项目和重大医改项目管理和技术指导工作。	5	项目管理工作不到位，该项不得分；工作督导和技术指导不到位、不及时扣2分。	

（三）性病艾滋病防制所

考核项目	分值	考核方法	备注
1、加强艾滋病哨点、重点人群、自愿咨询（VCT）及行为学监测，自愿咨询监测覆盖率100%，做好性病和麻风病监测工作（5分）；做好疫情网络直报、感染者基线调查工作，为感染者、病人及其家庭提供关怀、支持和服务的比例100%（5分）；艾滋病高危人群预防服务措施覆盖率≥90%（5分）；为感染者和病人提供抗病毒或中医治疗率≥80%（5分）。	20	（1）未按监测方案要求，完成艾滋病监测工作任务或自愿咨询监测覆盖率达不到指标要求扣3分，性病、麻风病监测工作一项未完成扣1分。支持材料不完善，酌情扣分。 （2）疫情网络直报不及时或不规范扣1分，未按规范要求完成感染者基线调查扣2分，提供关怀、支持和服务的比例达不到指标要求，该项不得分。 （3）未按工作规范要求开展高危人群预防服务工作，综合措施覆盖率每降低2%扣1分。支持材料不完善，酌情扣分。 （4）对符合条件的感染者和病人抗病毒治疗率每降低2%扣1分。艾滋病抗病毒治疗药品发放管理不规范扣1分，病毒载量检测和耐药检测管理工作不规范扣1分。支持材料不规范，酌情扣分。	
2、特定人群安全套使用率≥90%（5分），特定人群艾滋病病毒感染率下降或上升幅度低于10%（5分）。	10	（1）特定人群安全套使用率每降低2%扣1分，扣完为止。 （2）特定人群艾滋病病毒感染率上升幅度超过10%，每增加1%扣1分，扣完为止。	
3、推进艾滋病防治知识“五进”活动，提高城乡居民和青少年艾滋病防治知识知晓率（5分），高危人群检测知晓率≥60%（5分）。	10	（1）目标人群艾滋病防治知识知晓率每降低2%扣1分，扣完为止。 （2）高危人群检测知晓率每降低2%扣1分，扣完为止。	

考核项目	分值	考核方法	备注
4、加强现症麻风病人管理，联合化疗率、规则服药率达 100％（5 分），积极做好愈后畸残病人康复教育工作（5 分）。	10	（1）联合化疗率和规则服药率每降低 2% 扣 1 分，扣完为止。 （2）愈后畸残病人康复教育，视工作完成情况酌情赋分。	
5、定期开展艾滋病、性病、麻风病等发病趋势预测和风险评估，加强疫情信息利用，利用率≥ 90%。	10	未按要求开展分析预测，该项不得分；信息利用率每降低 10%，扣 1 分；报告和通报不及时扣 2 分；分析预测研究报告不规范、内容少酌情扣分。	
6、切实加强对业务指导和工作督导，对下级单位防控人员专业知识培训率达 100% 以上。	5	（1）专业人员下基层指导人均天数不满 60 天，每减少 2 天扣 1 分，扣完为止；指导覆盖率每降低 5% 扣 1 分，扣完为止。支持材料不完善酌情扣分 （2）针对下级的培训计划项目及继续医学教育项目完成率每降低 5% 扣 1 分。相关支持材料不完善酌情扣分。	
7、按期完成好中央财政转移支付项目管理和技术指导工作。	5	项目管理工作不到位，该项不得分；工作督导和技术指导不到位、不及时扣 2 分。	

（四）地方病慢性病防制所

考核项目	分值	考核方法	备注
1、巩固碘缺乏病防治成果，消除碘缺乏病达标率 100%，碘盐监测覆盖率 100%（5 分）；根据上级有关部署，完成高碘对人体危害影响的调查及干预工作（5 分）；开展氟、砷中毒病区改水监测工作，覆盖率≥ 95%（5 分）。	15	（1）碘盐监测覆盖率每降低 1% 扣 1 分，扣完为止； （2）根据高碘调查干预工作完成质量以及上级有关部门检查反馈情况，酌情赋分。 （3）根据氟、砷中毒病区改水降氟工程数量，统计监测覆盖率，每降低 1% 扣 1 分，扣完为止。	
2、95% 的乡镇开展疟疾发热病人血检工作，血检率以乡镇计≥ 70%（5 分），疟疾病例规范治疗率和间日疟病人传播休止期规范根治率分别≥ 90%（5 分）。寄生虫人群感染率达到控制规划标准，人群规范药物驱虫覆盖率达标县 100%（5 分）。	15	（1）开展疟疾发热病人血检工作的乡镇覆盖率和 / 或以乡镇为单位血检率每降低 2% 扣 1 分，扣完为止； （2）疟疾病例规范治疗率和 / 或间日疟病人传播休止期规范根治率每降低 1% 扣 1 分，扣完为止； （3）蛔虫、钩虫、鞭虫、蛲虫人群感染率监测县比例低于 20% 扣 2 分，根据感染病下降幅度按比例赋分，感染率上升该项指标不得分；驱虫覆盖率达标县达不到 100% 该指标不得分。	

考核项目	分值	考核方法	备注
3、推进慢性病防治示范区建设，加强慢性病综合防控与干预，慢性病人规范管理覆盖率≥60%（4分），居民健康档案建档覆盖率100%（4分）；死因报告规范达标率100%（4分）；做好减盐防控高血压项目实施（4分）；定期开展死因分析，信息利用率≥90%（4分）。	20	（1）慢性病人规范管理达标县比例每降低10%扣1分，扣完为止。 （2）居民健康档案建档覆盖率每降低10%扣1分，扣完为止。 （3）医疗机构死因报告覆盖率每降低5%扣1分，扣完为止。 （4)根据减盐防控高血压项目的实施情况,酌情赋分。 （5）未按要求开展死因分析，该项不得分；信息利用率每降低10%，扣1分；报告和通报不及时扣2分；分析预测研究报告不规范、内容少酌情扣分。	
4、切实加强对业务指导和工作督导（5分），对下级单位防控人员专业知识培训率达100%以上（5分）。	10	（1）专业人员下基层指导人均天数不满60天，每减少2天扣1分，扣完为止；指导覆盖率达不到100%，每降低5%扣1分，扣完为止。支持材料不完善酌情扣分 （2）针对下级的培训计划项目及继续医学教育项目完成率达不到100%，每降低5%扣1分。相关支持材料不完善酌情扣分。	
5、按期完成好中央财政转移支付和省部联合项目管理和技术指导工作。	5	项目管理工作不到位，该项不得分；工作督导和技术指导不到位、不及时扣2分。	
6、完成上级安排的碘营养调查、弓形体病、丝虫病等地方病、寄生虫病指令性防治工作计划（5分）。	5	根据指令性计划工作完成情况，酌情赋分。	

（五）结核病防制所

考核项目	分值	考核方法	备注
1、以县为单位短程督导化疗（DOTS）覆盖率达100%（8分），新涂阳病人治愈率≥85%（7分）。	15	（1）DOTS覆盖率达不到100%，该项指标不得分。 （2)新涂阳病人治愈率每降低2%扣1分，扣完为止。	
2、加强综合医院及专科医院肺结核病人转诊和归口管理，医疗机构病人报告率≥95%（5分），转诊、追踪到位率≥85%（5分）；病人系统管理率≥95%（5分），病人家属筛查率≥95%（5分）。	20	（1）医疗机构病人报告率每降低1%扣1分，扣完为止。 （2）病人转诊、追踪到位率每降低1%扣1分，扣完为止。 （3）病人系统管理率每降低2%扣1分，扣完为止。 （4）病人家属筛查率每降低2%扣1分，扣完为止。	
3、加强对结核病信息管理系统的质量管理，报告信息及时率99%（5分），报告信息完整率95%（5分）。	10	（1）结核病信息报告及时率每降低1%扣1分，扣完为止。 （2）报告信息完整率每降低1%扣1分，扣完为止。	
4、利用“3.24结核病防治日”，加大健康教育力度，提高公众防治知识知晓率。	5	查看有关文件资料，根据活动组织开展情况，酌情赋分。	

考核项目	分值	考核方法	备注
5、定期开展结核病发病趋势预测和风险评估，加强信息利用，利用率≥ 90%。	5	未按要求开展分析预测，该项不得分；信息利用率每降低 10%，扣 1 分；报告和通报不及时扣 2 分；分析预测研究报告不规范、内容少酌情扣分。	
6、切实加强对业务指导和工作督导（5 分），对下级单位防控人员专业知识培训率达 100% 以上（5 分）。	10	（1）专业人员下基层指导人均天数不满 60 天，每减少 2 天扣 1 分，扣完为止；指导覆盖率每降低 5% 扣 1 分，扣完为止。支持材料不完善酌情扣分。 （2）针对下级的培训计划项目及继续医学教育项目完成率每降低 5% 扣 1 分。相关支持材料不完善酌情扣分。	
7、按期完成好中央财政转移支付项目管理和技术指导工作。	5	项目管理工作不到位，该项不得分；工作督导和技术指导不到位、不及时扣 2 分。	

（六）消毒媒介生物防制所

考核项目	分值	考核方法	备注
1、市直医疗卫生机构消毒质量监测和托幼机构预防性消毒监测覆盖率分别达 100%（各 5 分），做好医源性感染控制工作（5 分）。	15	（1）市直医疗卫生机构消毒质量监测覆盖率每降低 1% 扣 1 分，扣完为止。 （2）市直托幼机构预防性消毒监测覆盖率每降低 1% 扣 1 分，扣完为止。 （3）根据医源性感染调查处置情况，查看有关资料，酌情赋分。	
2、一次性卫生用品生产企业、生产环境卫生监测率达 100%（5 分）；做好消毒产品委托检验工作（5 分）。	10	（1）一次性卫生用品生产企业、生产环境卫生监测率每降低 1% 扣 1 分，扣完为止。 （2）根据消毒产品委托检验工作开展情况，查看有关资料，酌情赋分。	
3、开展消毒、杀虫、灭鼠的技术咨询与服务（5 分），认真做好消毒产品、灭鼠药械的经营管理（5 分）。	10	（1）根据消毒、杀虫、灭鼠技术咨询与服务工作开展情况，查阅有关资料，酌情赋分。 （2）根据消毒产品、灭鼠药械的经营管理情况，查阅有关材料，酌情赋分。	
4、病媒生物监测完成率 100%（5 分），虫媒及自然疫源性相关疾病规范处置指数≥ 0.80（5 分），病媒生物抗药性监测完成率 100%（5 分）。	15	（1）病媒生物监测完成率每降低 2% 扣 1 分，扣完为止。 （2）虫媒及自然疫源性相关疾病规范处置指数每降低 0.05 扣 1 分，扣完为止。 （3）病媒生物抗药性监测完成率每降低 2% 扣 1 分，扣完为止。	

考核项目	分值	考核方法	备注
5、定期开展监测数据分析，加强信息利用，利用率≥ 90%。	5	未按要求开展监测数据分析，该项不得分；信息利用率每降低 10%，扣 1 分；报告和通报不及时扣 2 分；分析报告不规范、内容少酌情扣分。	
6、切实加强对业务指导和工作督导（5分），对下级单位防控人员专业知识培训率达 100% 以上（5 分）。	10	（1）专业人员下基层指导人均天数不满 60 天，每减少 2 天扣 1 分，扣完为止；指导覆盖率每降低 5% 扣 1 分，扣完为止。支持材料不完善酌情扣分 （2）针对下级的培训计划项目及继续医学教育项目完成率每降低 5% 扣 1 分。相关支持材料不完善酌情扣分。	
7、按期完成好中央财政转移支付项目管理和技术指导工作。	5	项目管理工作不到位，该项不得分；工作督导和技术指导不到位、不及时扣 2 分。	

（七）生物制品管理办公室

考核项目	分值	考核方法	备注
1、加强一、二类疫苗供应管理，做好出、入库登记（15 分），实行全程冷链运输，确保疫苗安全有效（15 分）。	30	查阅疫苗出、入库登记和冷链运转记录等相关材料。出、入库登记制度不健全扣 5 分，账目不清楚、账物不相符扣 5 分；冷链制度不健全扣 5 分，冷链系统运转不正常、记录不完整、不规范扣 5 分。	
2、根据传染病的流行特点，积极配合业务科室适时做好流感、甲肝、乙肝、狂犬病等相关疫苗的宣传、推广工作。	20	根据疫苗宣传、推广工作开展情况，查阅相关的资料，酌情赋分。	
3、往来疫苗账款及时清理。	20	根据往来账款清理情况酌情赋分。	

（八）食品营养与学生保健所

考核项目	分值	考核方法	备注
1、积极按照上级有关部门要求，开展食品安全风险监测及评价工作，食品污染检测率达 95% 以上。	20	食品污染检测率每降低 2% 扣 1 分，≤ 85% 该项不得分；根据检测工作完成及时情况、完成质量情况酌情扣分。	
2、做好突发食品安全事件的应急处置工作，对报告的食物中毒事件及时调查处理率达 100%，提高原因查明率。	10	接到报告、需要参与调查处置的食物中毒事件，一起未及时调查处理扣 5 分，两起以上该项不得分；事件原因查明率，根据工作条件和具体事件情况酌情扣分。	

考核项目	分值	考核方法	备注
3、积极开展学校卫生监测工作（3分），加强在校生健康查体及管理工作，健康监测率95%以上（4分），积极做好学校建设项目卫生学委托评价工作（3分）。	10	（1）学生预防保健、学习生活环境和学习用品卫生质量监测、学生营养干预与指导等工作，每少开展一项扣1分； （2）大中专院校、技校和市属中学在校生健康查体率每降低1%扣1分，≤95%该项不得分； （3）根据完成质量和及时情况酌情扣分。	
4、做好中小学生常见病和传染病防治工作，督导建立健全学校卫生工作档案，学生常见病防治督导覆盖率≥90%。	10	学生常见病防治督导覆盖率每降低1%扣1分；覆盖率≤85%，该项不得分。	
5、定期开展监测数据分析，加强信息利用，利用率≥90%。	1	未按要求开展监测数据分析，该项不得分；信息利用率每降低10%，扣1分；报告和通报不及时扣2分；分析报告不规范、内容少酌情扣分。	
6、切实加强对业务指导和工作督导（5分），对下级单位防控人员专业知识培训率达100%以上（5分）。	10	（1）专业人员下基层指导人均天数不满60天，每减少2天扣1分，扣完为止；指导覆盖每降低5%扣1分，扣完为止。支持材料不完善酌情扣分 （2）针对下级的培训计划项目及继续医学教育项目完成率每降低5%扣1分。相关支持材料不完善酌情扣分。	
7、积极做好各类食品样品的委托监测工作。	5	根据完成情况、及时情况酌情赋分。	

（九）环境卫生监测所

考核项目	分值	考核方法	备注
1、积极开展环境卫生监测工作，公共场所卫生监测覆盖率100%（5分），生活饮用水监测覆盖率100%（5分），医院污水监测覆盖率100%（5分）。	15	（1）公共场所卫生监测覆盖率每降低1%扣1分，扣完为止； （2）生活饮用水监测覆盖率每降低1%扣1分，扣完为止； （3）医院污水监测覆盖率每降低1%扣1分，扣完为止。	
2、积极开展大型饮水工程、公共场所建设项目及集中空调通风系统卫生学评价工作。	10	根据饮水工程、公共场所建设项目、集中空调通风系统卫生学评价工作的完成质量和及时情况酌情扣分。	
3、做好公共场所空气传播疾病和介水疾病、化妆品群体健康危害等环境污染健康危害事件的调查监测和应急处置工作。	10	接到报告、需参与调查处置的涉及环境危害因素的突发公共卫生事件，一起未及时调查处理扣5分，两起以上该项不得分；事件原因查明率，根据工作条件和具体事件情况酌情扣分。	

考核项目	分值	考核方法	备注
4、加强爱国卫生技术指导，农村改水改厕技术指导覆盖率100%。	10	指导覆盖率每降低1%扣1分，覆盖率≤95%该项不得分。	
5、积极开展生活饮用水、涉水产品等样品委托监测工作。	5	根据完成情况、及时情况酌情赋分。	
6、定期开展监测数据分析，加强信息利用，利用率≥90%。	5	未按要求开展监测数据分析，该项不得分；信息利用率每降低10%，扣1分；报告和通报不及时扣2分；分析报告不规范、内容少酌情扣分。	
7、切实加强对业务指导和工作督导（5分），对下级单位防控人员专业知识培训率达100%以上（5分）。	10	（1）专业人员下基层指导人均天数不满60天，每减少2天扣1分，扣完为止；指导覆盖率每降低5%扣1分，扣完为止。支持材料不完善酌情扣分 （2）针对下级的培训计划项目及继续医学教育项目完成率每降低5%扣1分。相关支持材料不完善酌情扣分。	
8、按期完成好农村饮水安全工程现场调查和水质监测等中央财政转移支付项目管理和技术指导工作。	5	项目管理工作不到位，该项不得分；工作督导和技术指导不到位、不及时扣2分。	

（十）职业卫生与中毒控制所

考核项目	分值	考核方法	备注
1、积极开展用人单位职业病危害因素检测评价工作，职业病危害因素监测覆盖率100%（5分），职业病危害卫生学评价指数≥0.9（5分）。	10	（1）职业病危害因素监测覆盖率每降低2%扣1分，覆盖率≤95%该项不得分； （2）职业病危害卫生学评价指数每减少0.05扣1分，指数≤0.75该项不得分。	
2、强化指导和督导，认真做好职业病统计报告工作，降低漏报率（5分）；建立健全职业卫生档案，逐步摸清全市工业企业职业卫生状况（5分）。	10	（1）职业病报告率每降低1%扣1分，扣完为止； （2）职业卫生档案建档覆盖率每降低2%扣1分，扣完为止。	
3、做好急性职业中毒事故、高温中暑事件的控制及调查处理和报告工作，及时处理率达100%。	10	对接到报告、需参与调查处置的急性职业中毒事故和/或高温中暑事件，一起未及时调查处理扣5分，两起以上该项不得分；事件原因查明率，根据工作条件和具体事件情况酌情扣分。	
4、积极参与建设项目职业病危害预评价、职业病危害控制效果评价的投标工作，不断提高建设项目预评价和控制效果评价质量，评价报告技术审查通过率达100%。	10	全年完成12项评价项目的满分，每减少一项扣1分；全年完成评价项目少于6项，该项不得分。	

考核项目	分值	考核方法	备注
5、放射性本底监测项目开展率≥80%(5分); 放射工作人员个人剂量受检率达100%(10分)。	15	(1)放射性本底监测项目开展率每降低1%扣1分，扣完为止； (2)放射工作人员个人剂量检测率每降低1%扣1分，扣完为止。	
6、定期开展监测数据分析，加强信息利用，利用率≥90%。	5	未按要求开展监测数据分析，该项不得分；信息利用率每降低10%，扣1分；报告和通报不及时扣2分；分析报告不规范、内容少酌情扣分。	
7、切实加强对业务指导和工作督导(5分)，对下级单位防控人员专业知识培训率达100%以上(5分)。	10	(1)专业人员下基层指导人均天数不满60天，每减少2天扣1分，扣完为止；指导覆盖率每降低5%扣1分，扣完为止。支持材料不完善酌情扣分 (2)针对下级的培训计划项目及继续医学教育项目完成率每降低5%扣1分。相关支持材料不完善酌情扣分。	

（十一）健康教育所

考核项目	分值	考核方法	备注
1、加大卫生科普知识宣传以及健康教育、健康促进工作的力度，全年主要卫生宣传活动次数≥10次(10分)，目标人群重点卫生防病知识知晓率≥75%(5分)，目标人群行为干预指数≥0.7(5分)。	20	(1)全年主要卫生宣传活动次数每减少1次扣2分，扣完为止；有活动方案、宣传材料和工作总结视为开展； (2)目标人群重点卫生防病知识知晓率每较低1%扣1分扣完为止； (3)目标人群行为干预指数每减少0.1扣2分，干预指数低于0.5该项不得分。	
2、认真抓好健康教育网络建设,积极开展“亿万农民健康促进行动”和“健康面对面－乡村行”活动，全面做好健康素养提高普及工作，并逐步开展健康促进学校、健康促进医院创建工作。	10	查阅相关资料，根据“亿万农民健康促进行动”和“健康面对面－乡村行”活动，健康素养活动，健康促进学校、健康促进医院创建工作开展情况，酌情赋分。	
3、继续推进无烟医疗卫生机构创建工作，深入开展控烟工作。	10	查阅相关资料，根据控烟宣传、指导工作力度，并结合无烟医疗卫生机构创建工作情况，酌情赋分。	
4、积极协助、组织做好对外宣传工作，年内在市级以上新闻媒体发表有关疾病预防控制工作的稿件20篇，电视新闻报道30次，摄影作品10篇(幅)。	10	年内在市级以上新闻媒体发稿数每减少2篇(次)扣1分，合计少于60篇(次)该项不得分。	

考核项目	分值	考核方法	备注
5、继续做好山东卫生报刊社淄博记者工作站的通联及发行工作，使全市健康教育文字覆盖率逐年升高。	10	全市健康教育文字覆盖率上升幅度每降低1% 扣2分，扣完为止。	
6、切实加强对业务指导和工作督导（5分），对下级单位防控人员专业知识培训率达100% 以上（5分）。	10	（1）专业人员下基层指导人均天数不满60天，每减少2天扣1分，扣完为止；指导覆盖率每降低5% 扣1分，扣完为止。支持材料不完善酌情扣分 （2）针对下级的培训计划项目及继续医学教育项目完成率每降低5% 扣1分。相关支持材料不完善酌情扣分。	

（十二）健康监测所

考核项目	分值	考核方法	备注
1、积极完成食品、公共场所、生活饮用水等各类从业人员的预防性健康查体工作，健康证办证及时率达100%。	20	查阅相关文件、资料，各类从业人员健康证办证及时率每降低1% 扣2分，扣完为止。	
2、积极做好来淄居住外国人及港澳台人员查体，及时办证率达100%。	20	查阅相关文件、资料，来淄居住外国人及港澳台人员查体办证及时率每降低1% 扣2分，扣完为止。	
3、加强中心预防接种门诊建设管理，落实好节假日和夜间值班工作，做好有关人群免疫咨询，并根据接种者的需求，积极做好二类疫苗预防接种工作。	20	（1）根据预防接种门诊操作流程的规范情况以及门诊接待大厅、观察室和接种室整洁有序情况酌情赋分； （2）落实好节假日和夜间值班工作人员，出现1人次脱岗扣5分，2人次及以上该项不得分； （3）根据咨询人员反馈情况，出现因工作人员不耐心解答而导致的投诉事件，该项不得分； （4）未按疫苗注射规程，出现接种事故该项不得分，被接种者投诉，视情节轻重酌情扣分。	
4、切实加强业务指导和工作督导。	5	专业人员下基层指导人均天数不满10天，每减少2天扣1分，扣完为止。支持材料不完善酌情扣分。	
5、认真做好中心育龄妇女计划生育工作。	5	查阅相关文件、资料，根据计划生育工作靠开展情况酌情赋分。	

（十三）卫生检验中心

考核项目	分值	考核方法	备注
1、实验室检验项目（含微生物和理化检验）开展率≥85%（10分）；各类送检、抽检样品检验项目检测及时率100%，检测结果报告及时率100%（10分）。	20	（1）按照《省、地、县级疾病预防控制中心实验室建设指导意见》A类检验项目实际开展情况，开展率每降低1%扣1分，扣完为止； （2）各类送检、抽检样品检验项目需自送检之日起两周内出具报告（特殊样品或项目除外），检测及时率每降低2%扣1分，检测结果报告及时率每降低2%扣1分，扣完为止。	
2、积极配合有关科室，对仪器设备进行定期鉴定，按操作规程使用、维护检验设备，确保检验设备正常运行率≥95%（5分）；年内开发、引进、推广新技术、新项目不少于6项（5分）。	10	（1）检验设备正常运转率每降低1%扣1分，扣完为止；由于人为原因导致1台仪器设备无法正常运行，该项不得分； （2）年内开发、引进、推广新技术、新项目每少于1项扣1分，少于3项该项不得分。	
3、贯彻执行有关标准、规范和质量体系文件，调整实验室工作程序及设置，完善相关记录，进一步提高检验工作质量，确保质量管理体系的有效运行（5分），实验室质控覆盖率≥85%（5分）。	10	（1）查阅相关资料，根据质量管理体系运行情况酌情赋分； （2）按照统一部署，积极开展实验室质控工作，实验室质控覆盖率每减低1%扣1分，扣完为止。	
4、做好对全市艾滋病筛查实验室的督导和盲样测试工作，确保全市艾滋病检测实验室质量控制合格率100%（5分）；加强对区县、乡镇痰检点指导，痰涂片镜检室间质量保证体系覆盖率100%（5分）。	10	（1）查阅相关资料，由于督导工作不到位，出现一处艾滋病筛查实验室质量控制不合格，该项不得分。 （2）痰涂片镜检室间质量保证体系覆盖率每降低2%扣1分，扣完为止。	
5、加强实验室安全管理，健全管理体系，实验室安全管理无实验室安全事故。	10	（1）查阅相关资料，根据实验室安全管理体系健全和完善情况酌情赋分； （2）发生1起实验室安全事故该项不得分。	
6、切实加强对业务指导和工作督导（5分），对下级单位防控人员专业知识培训率达100%以上（5分）。	10	（1）专业人员下基层指导人均天数不满10天，每减少1天扣1分，扣完为止；指导覆盖率每降低5%扣1分，扣完为止。支持材料不完善酌情扣分 （2）针对下级的培训计划项目及继续医学教育项目完成率每降低5%扣1分。相关支持材料不完善酌情扣分。	

（十四）中心办公室

考核项目	分值	考核方法	备注
1、组织协调、督促检查业务、行政管理工作实施，起草年度计划、总结；组织拟定有关规章制度并负责督查落实；做好中心主任办公会、党委会记录，并督导实施。	10	查看相关文件、资料，一项执行不到位扣5分，扣完为止。	
2、及时处理来往文件，审核修改发文；做好机要保密、宣传报道、外事接待、对外联系协调及信访等工作。	10	查看相关文件、资料，一项执行不到位扣5分，扣完为止。	
3、深入科室了解工作情况和问题，协调各科室业务工作，为领导当好参谋。	10	查看相关文件、资料，并结合业务科室反馈意见，酌情赋分。	
4、做好卫生应急工作，特别是做好重大活动的保障工作，重点加强对突发公共卫生事件应急处置工作的组织、综合协调（5分）；预案体系完整率100%（5分）；组织好模拟演练工作，模拟演练指数≥0.9（5分）。	15	（1）查阅相关的文件、资料，根据组织、协调情况酌情赋分； （2）加强预案编制工作，及时收录上级有关部门下发的预案，预案体系完整率每降低2%扣1分，扣完为止； （3）模拟演练指数每减少0.05扣2分，演练指数≤0.8该项不得分。	
5、做好国家疾病预防控制信息报告系统的管理工作，数据报告及时性和完整性评价指数≥0.95（5分）；按时上报各类业务报表，做好年鉴资料的收集整理工作；加强综合档案管理，巩固提高档案管理省一级达标成果（5分）。	10	（1）疾病预防控制中心基本信息系统数据评价指数每减少0.05扣1分，≤0.8该项指标不得分； （2）查阅相关文件、资料，业务报表1次上报不及时扣1分，出现1次逻辑错误扣2分；年鉴资料收集整理不及时扣1分；档案管理不规范扣1分，文件、资料未及时归档扣1。扣完为止。	
6、加强网络、车辆和通讯管理工作，保证按时出车，电话、网络畅通，文件打印及时。	10	发现1次人为原因导致的出车不及时扣1分；电话、网络出现故障未及时处理，发现2次扣分；文件因非机器设备原因打印不及时，发现1次扣1分。扣完为止。	
7、办理好往来有关业务事宜，根据中心主任意见做好全市疾控工作及其它工作筹备事宜。	5	根据工作完成情况酌情赋分。	

（十五）组织人事科

考核项目	分值	考核方法	备注
1、落实党建工作目标责任制，与各支部签订年度党建工作目标。	20	查阅相关文件、资料，根据目标责任制落实情况和党建目标责任书签订情况酌情赋分。	

考核项目	分值	考核方法	备注
2、组织开展“三好一满意”、“创先争优”活动，继续深入学习实践科学发展观和党的十七大及十七届五中全会精神（10分）。结合疾控文化建设年，积极开展庆祝建党九十周年系列活动（5分）。加强思想政治工作和精神文明建设，培养“四有”职工队伍，做好争创省级文明单位的各项准备工作（5分）。	20	（1）查阅相关文件、资料，根据“三好一满意”、“创先争优”、学习实践科学发展观等活动和政治学习组织开展情况酌情赋分； （2）查阅相关文件、资料，根据庆祝建党九十周年活动组织开展情况酌情赋分； （3）查阅相关文件、资料，根据思想政治工作、精神文明建设和省级文明单位创建工作开展情况酌情赋分。	
3、积极做好人事、劳资工作，按时完成职称晋升、聘任等工作任务，及时办理职工退休并落实政策规定的各项待遇。	20	（1）查阅相关文件、资料，未按时完成工资、职称晋升、聘用人员转正定级及退休职工手续办理等相关工作每项扣2分； （2）查阅相关文件、资料，未及时完成统计报表的填报及人事档案的管理交接等工作扣5分。	
4、做好在职职工外出学习、培训考试、考核及证件的发放管理工作。	10	（1）查阅相关文件、资料，未按时完成在职职工外出学习管理扣5分； （2）查阅相关文件、资料，未按时完成在职人员年度考核工作扣5分；	

（十六）后勤保障科

考核项目	分值	考核方法	备注
1、做好房屋水电、冷暖设备、电器、照明线路、上下水管道管理与维修工作，定期巡回检查，对发现的问题及时进行处理，杜绝跑、冒、漏，严肃查处偷电、偷水现象，保证中心正常工作和生活秩序。	20	房屋水电、冷暖设备、电器、照明线路、上下水管道的检查、管理与维修工作不及时、不到位，发现1项次扣2分；如因工作疏漏，导致中心正常的工作和生活秩序得不到保障，该项不得分。	
2、加强站内固定资产的管理，年内对固定资产进行一次清查，做到账物相符。	10	查看相关文件、资料，根据固定资产管理情况酌情赋分。	
3、认真做好卫生保洁和绿化美化工作，积极做好争创省级卫生先进单位的各项准备工作。	10	查看相关文件、资料与实地查看相结合，根据卫生保洁和绿化美化工作情况以及争创省级卫生先进单位准备情况酌情赋分。	
4、完善落实安全目标责任制，减少各类事故、案件的发生。争取做到年内无重大刑事案件发生，无重大治安灾害事故。做好防火、防盗、防破坏工作，并经常检查，发现隐患及时处理。	20	查看相关文件、资料，安全目标责任书不完善扣5分；由于对重点要害部位疏于管理，防火、防盗、防破坏工作督导检查不到位，未及时发现和处理安全隐患，导致年内出现1次安全责任事故该项不得分。	
5、做好物资、办公用品的采购、保管、供应工作（5分）；加强门卫管理，做好报刊、杂志、信件等收发工作（5分）。	10	（1）物资、办公用品采购、供应不及时1次扣2分，扣完为止；因保管不善，导致物资、办公用品损毁该项不得分； （2）门卫管理不到位，出现空岗、脱岗问题，该项不得分；报刊、杂志、信件等收发工作不及时1次扣2分，扣完为止。	

（十七）财务审计科

考核项目	分值	考核方法	备注
1、组织制定中心财务预算，具体实施预算方案，做好年终财务决算。	10	查看有关文件、资料，根据财务预、决算及具体实施预算方案编制情况酌情赋分。	
2、加强资金管理，严格执行国家财经制度，负责监督经费的收入、支出、库存管理情况，强化科室成本核算（10分）。及时清理债权债务，将负债率控制在40%以内；并严格收费标准，杜绝乱收费现象发生（10分）。	20	（1）经费收支及库存管理情况监督不到位扣5分；未按时进行科室成本核算扣5分；如违反国家财经制度被上级有关部门查处，该项不得分； （2）债权债务未及时清理，负债率超过40%扣5分；未严格执行收费标准，出现乱收费现象扣5分。	
3、搞好筹资、投资和单位日常资金的周转，保证单位财务预算和财务计划的圆满完成（5分）。定期提供财务分析报告，对中心经济状况做出客观评价，反映财务活动能力，当好领导参谋（5分）。	10	（1）未及时做好财务核算及资金需用量预测，出现一次筹资、投资和单位日常资金的周转不畅扣2分，未完成财务预算和财务计划该项不得分； （2）定期财务分析报告每减少一次扣2分，对中心经济状况客观评价不准确扣5分。	
4、对财产物资进行监督管理，会同有关科室对财产物资盘点清查，做到账账相符、账实相符。	10	查阅相关文件、资料，根据财产物资监管情况酌情赋分；账账不符、账实不符未及时清查该项不得分。	
5、做好财务财产审计工作，及时完成市局下达的各项审计任务。	10	查阅相关文件、资料，根据审计工作完成情况酌情赋分。	
6、做好中央转移支付项目经费预算支出管理。	10	查阅相关材料、资料以及财务报表等，项目预算完成率每降低5%扣1分，扣完为止。	

（十八）质量管理科

考核项目	分值	考核方法	备注
1、按照质量管理体系要求，协助中心领导有效实施内审、管理评审等质量管理活动，以保持质量体系持续有效运行。	10	查阅相关文件、资料，按计划要求按时组织开展内审和管理评审，根据质量体系运行检查到位情况酌情扣分。	
2、积极实施卫生检测检验管理软件系统，规范工作程序，提升服务质量。	10	查阅相关文件、资料，并根据实地查看的卫生检测检验软件系统运转情况酌情扣分。	
3、做好有关规范、规程、标准等技术文件的核查、收集、分发工作（5分）；监督标准物质的正确使用（5分）。	10	（1）查阅相关文件、资料，根据规范、规程和标准等技术文件的核查、收集、分发的及时性和完整性情况酌情赋分； （2）标准物质的使用监督不到位，一次扣1分，扣完为止。	

考核项目	分值	考核方法	备注
4、规范检测样品的收集、登记、分检和保管工作（5分），并及时完成检测报告的核发工作，对检测报告进行不定期抽检，及时处理发现的问题（5分）；完成上年度检测报告的整理归档工作（5分）。	15	（1）查阅相关文件、资料，出现检测样品收集、登记、分检和保管等一项此管理工作不规范扣1分，扣完为止； （2）查阅相关文件、资料，出现一次检测报告核发不及时，扣1分，扣完为止；未开展检测报告不定期抽检扣3分，对抽检中发现的问题未及时处理1次扣2分。 （3）根据上年度检测报告整理归档的质量情况酌情赋分；检测报告未整理归档该项不得分；整理归档不及时扣2分；	
5、积极组织落实能力验证计划和实验室间比对工作，认真做好内部质量控制，实验室质控覆盖率≥85%（10分）；做好区县检验工作的质量控制指导，并妥善做好质量事故的调查处理工作（10分）。	20	（1）查阅相关文件、资料，未按期完成能力验证计划和实验室间比对工作以及中心内部质量控制工作，实验室质控覆盖率达不到规范要求，每降低1%扣1分，质控覆盖率≤80%该项不得分； （2）查阅相关文件、资料，未指导区县疾控机构开展检验工作质量控制扣5分，工作开展不规范酌情扣分；根据质量事故调查处理的及时性和质量情况酌情赋分，如因质量事故未妥善处理造成不良后果，扣5分。	
6、完成计量器具的校验检定工作。	5	查阅相关文件、资料，根据计量器具校验检定情况酌情赋分；如因计量器具未及时校验检定而影响检测结果的公正性，该项不得分。	

（十九）科教信息管理科

考核项目	分值	考核方法	备注
1、做好科技资料管理工作，按要求及时将资料登记、编号、入卷，使资料管理工作规范化、制度化。	15	查阅相关文件、资料，根据科技资料登记、编号、入卷工作及时性和质量情况酌情赋分。	
2、做好图书、报刊的征订、整理工作，履行图书借阅制度（7分）。每季度印发一期中文期刊和外文期刊题录汇编（8分）。	15	（1）查阅相关的文件、资料，根据图书、报刊的征订管理情况以及图书借阅制度的履行情况酌情赋分;； （2）中文期刊和外文期刊题录汇编每缺少一期扣2分，扣完为止。	

考核项目	分值	考核方法	备注
3、做好中心科技委员会和市预防医学会办公室的日常工作（5分）；做好科研项目管理及科技成果的转化、推广工作，并按要求做好继续医学教育的考核工作（10分）；积极做好在职人员岗位技能培训工作，岗位技能培训率100%（10分）	25	（1）查阅相关文件、资料，根据中心科技委员会办公室和市预防医学会办公室日常工作开展情况酌情赋分； （2）查阅相关文件、资料，根据科研项目申报、评奖等管理工作和科技成果转化、推广工作开展情况酌情赋分；未按上级要求及时开展继续医学教育考核工作，扣5分； （3）查阅相关文件、资料，未按计划完成在职职工培训考试，岗位技能培训率每降低2%扣1分，扣完为止。	
4、切实做好山东大学公共卫生学院、济宁医学院、潍坊医学院等院校的教学实习基地建设（5分），切实加强沟通协调，根据相关院校和中心统一部署，按时完成各院校实习生的实习带教任务（10分）。	15	（1）查阅相关文件、资料，根据教学实践基地建设情况酌情赋分； （2）根据各院校实习学生的实习带教老师安排以及住宿、生活安排等情况酌情赋分。出现1人次因中心实习管理工作不到位而引发的投诉，影响了中心与有关院校的合作，该项不得分。	

（十九）科教信息管理科

考核项目	分值	考核方法	备注
1、做好科技资料管理工作，按要求及时将资料登记、编号、入卷，使资料管理工作规范化、制度化。	15	查阅相关文件、资料，根据科技资料登记、编号、入卷工作及时性和质量情况酌情赋分。	
2、做好图书、报刊的征订、整理工作，履行图书借阅制度（7分）。每季度印发一期中文期刊和外文期刊题录汇编（8分）。	15	（1）查阅相关的文件、资料，根据图书、报刊的征订管理情况以及图书借阅制度的履行情况酌情赋分； （2）中文期刊和外文期刊题录汇编每缺少一期扣2分，扣完为止。	
3、做好中心科技委员会和市预防医学会办公室的日常工作（5分）；做好科研项目管理及科技成果的转化、推广工作，并按要求做好继续医学教育的考核工作（10分）；积极做好在职人员岗位技能培训工作，岗位技能培训率100%（10分）。	25	（1）查阅相关文件、资料，根据中心科技委员会办公室和市预防医学会办公室日常工作开展情况酌情赋分； （2）查阅相关文件、资料，根据科研项目申报、评奖等管理工作和科技成果转化、推广工作开展情况酌情赋分；未按上级要求及时开展继续医学教育考核工作，扣5分； （3）查阅相关文件、资料，未按计划完成在职职工培训考试，岗位技能培训率每降低2%扣1分，扣完为止。	

考核项目	分值	考核方法	备注
4、切实做好山东大学公共卫生学院、济宁医学院、潍坊医学院等院校的教学实习基地建设（5分），切实加强沟通协调，根据相关院校和中心统一部署，按时完成各院校实习生的实习带教任务（10分）。	15	（1）查阅相关文件、资料，根据教学实践基地建设情况酌情赋分； （2）根据各院校实习学生的实习带教老师安排以及住宿、生活安排等情况酌情赋分。出现1人次因中心实习管理工作不到位而引发的投诉，影响了中心与有关院校的合作，该项不得分。	

（二十）药品器械管理科

考核项目	分值	考核方法	备注
1、保证试剂、器械供应（5分），及时办理出入库手续（5分），并做好仪器设备的安装调试、维修保养工作（5分），确保检验设备正常运行率≥95%（5分）。	20	（1）查阅相关文件、资料，各业务部门经审核批准后的试剂、器械订购计划，出现一次因人为原因而导致的供应不及时扣1分，扣完为止；卫生应急物资供应不及时，该项不得分； （2）查阅相关文件、资料，发现一次出入库登记手续不及时或不完善，扣1分，扣完为止； （3）查阅相关文件、资料，出现一台（套）仪器设备安装调试不及时，影响业务工作开展、扣1分，扣完为止； （4）查阅相关文件、资料，维修保养工作不到位，检验设备正常运转率每降低1%扣1分，扣完为止。	
2、建立仪器设备技术档案（10分），加强仪器设备等固定资产管理，年内对固定资产进行一次检查，做到账物相符（10分）。	20	（1）查阅相关文件、资料，发现一台（套）仪器设备技术档案不规范、不完善，扣1分，扣完为止； （2）查阅相关文件、资料，根据仪器设备等固定资产管理情况酌情赋分；年内未开展仪器设备等固定资产清查扣5分；因疏于对仪器设备等固定资产的管理，造成资产流失，出现账物相符该项不得分。	
3、对无法正常使用的仪器设备及时办理报废手续。	15	查阅相关文件、资料，出现一次未及时办理仪器设备报废手续扣2分，对报废仪器设备未做好妥善处置扣5分。	
4、建立健全并及时更新药品、器械供应商信息档案。	15	查阅相关文件、资料，根据药品、器械供应商信息档案建设及信息更新情况酌情赋分。	

三、奖励部分（10 分）

1、职能范围内的工作获省部（省委、省政府、卫生部）级奖励 5 分，获地厅（市委、市政府、省卫生厅）级奖励 3 分，获市各部门奖励 2 分。

2、职能范围内的工作综合评分在全省前五位以内，每提高一个位次，奖励 1 分。

3、本学科被评为省重点专业奖励 5 分；市重点学科奖励 3 分；中心优先发展学科奖励 2 分。

4、科研成果获省（部）级一、二、三等奖分别奖励 5 分、4 分、3 分，获市（厅）级一、二、三等奖分别奖励 3 分、2 分、1 分。

奖励部分为年内获得的各项奖励的总和，最高分为 10 分。

第三节　区县业务考核

为全面了解全市业务工作开展情况，做好全市防疫工作，自 1993 年开始实行区县卫生防疫业务考核制度。1993 年 12 月市站制定了《区（县）卫生防疫站工作考核细则》，考核总分为 1200 分，其中，业务和综合目标各占 1100 分精神文明建设和基层防保组织建设展 100 分。业务指标中，流行病管理、地方病防治、计划免疫、食品卫生、劳动卫生、环境卫生、健康教育和科研培训各占 100 分，消杀、放射卫生、学校卫生、检验工作各占 80 分，预防性卫生监督监督 50 分，慢性病防治占 30 分。具体考核标准如下：

一、流行病管理（100 分）

（一）疫情管理

疫情管理工作每年至少检查一次，并将检查情况上报市站（5 分）；疫情报告及时准确（3 分）；疫情报告率 98% 以上（10 分）；报告卡完整率达 98% 以上（2 分）；每季一期疫情简报（2 分）；每月进行一次疫情分析（3 分）；首末例报告情况（5 分）

（二）病毒性肝炎防治

城区疫点处理率 100%（5 分）；农村疫点处理率 50%（5 分）；农村爆发点处理率 100%（2 分）；城乡肝炎爆发点有调查报告（3 分）；病毒性肝炎每月发病数及处理情况次月 7 号前报市站防疫科（5 分）；

（三）狂犬病防治

做好疫点、疫区调查并及时上报个案调查报告（2 分）；按时报犬咬伤人数及免疫情况（1—10 月份）（8 分）。

（四）艾滋病监测

按时完成艾滋病监测任务（10 分）

（五）霍乱防治

开展疫源检索，区（县）以上医院粪检率达 90% 以上（5 分）；水源外环境检测率达 90% 以上（5 分）；腹泻病监测报表按要求上报（2 分）；按要求配齐腹泻病监督员（5 分）；细菌性痢疾发病情况每月向市站防疫科报告。

二、地方性防治

（一）出血热防治

疫点处理率 95% 以上（10 分）；血清学诊断率 100%（5 分）；死亡学调查报告率达 100%（5 分）；每年两次（4 月、10 月）鼠密度调查且登记资料完整（5 分）。

（二）疟疾防治

对 80% 以上所辖旅馆、招待所开展流动人口管理工作，服药率达 80% 以上。开展其他类型重点人口流动人口服药（10 分）；发热病人血检率达所辖人口总数的 0.3%，并及时月报（5 分）；现症及疑似病人按有关规定进行管理（5 分）。

（三）地甲、地氟病防治

碘盐检测按计划要求完成，并及时上报（10 分）；按时完成检测点工作，并总结上报（5 分）；积极完成非地氟病区饮水含量线索调查（5 分）。

（四）布病防治工作

按计划要求完成重点人群血清学监测（10 分）；做好老病例复查随访及年内新发病人个案流行病学个案调查工作，并认真填写随访记录卡（5 分）；有年度计划、总结，积极组织参加地方病防治知识宣传，并配合有关部门利用多种形式宣传防治知识，将 92 年印发的各种宣传资料及时放到群众手中（15 分）。

三、计划免疫

巩固第三个 85% 达标成果（乡、镇）（25 分）；

儿童计划免疫报偿达到92%以上（查记录）各项专账年内结清（15分）；冷链室有严格的管理制度，保持清洁，冷链设备专用，运转正常，有测温记录（5分）；完成年度免疫检测任务（8分）；强化服苗资料完整，服苗率达98%以上（18分）；乡镇以上单位计划免疫资料建档（15分）；积极开展脊灰主动监测（7分）；各种报表准确及时（7分）。

四、消杀工作

配备专职人员，保质保量完成各种工作任务（10分）；配有解剖镜、紫外线监测仪、留点温度计、扑蝇笼网、空气采样器等（10分）；对区属以下医疗、幼托机构建立消毒监督管理档案，建档率90%以上（20分）；定期对医疗、托幼机构的消毒工作进行监督监测，监督监测率80%以上（20分）；对蚊蝇密度定期监测（5–10月份每月一次）（10分）；对消毒人员进行培训和技术指导（10分）。

五、食品卫生

各类食品平均合格率≥85%，监测件数≥600件（10分）；食物中毒报告及时、准确（5分）；各种报表及时、准确（5分）；从业人员五病调离率100%（5分）；群众来信来访处理有登记，有结果（10分）；食品卫生监督档案有专人专柜管理，符合档案规范（5分）；行政处罚建档率100%，符合规定程序（10分）；严格执行《食品卫生法》，无违纪违法行为发生（10分）；按达标要求验收各类食品从业单位10家（10分）。

六、劳动卫生

（一）机构建设资料管理

充实劳动卫生人员，配备必需的监测仪器（气象条件测试仪器、尘毒采样器、声级计）（4分）；年初有计划，年终有总结，文件资料专卷保存完整（3分）；各种统计表、报表，填写及时、准确、完整（2分）；转发淄卫字（92）53号文至区（县）乡镇企事业单位（1分）。

（二）劳动卫生管理

对区（县）属及乡镇以下企业尘、毒、噪声等作业实行定点挂牌管理，挂牌率达100%（5分）；乡镇企业“劳动卫生许可证”换证率100%（5分）。

（三）劳动卫生监督监测

区属企业尘、毒点每季监测覆盖面100%，尘毒监测率80%，年监测率95%；合格率70%以上；噪声每年监测一次，覆盖面100%；点监测率90%以上；开展高温普查覆盖面80%（15分）；乡镇企业尘、毒监测覆盖面100%，点监测率70%，合格率50%以上；噪声企业监测覆盖面70%，点监测率60%；开展高温普查。（10分）；通过监督意见书及技术指导，对三个尘、毒危害相对严重的企业进行尘毒治理，并有书面材料。（10分）。

（四）农药中毒防治、职业病报告

领导重视，防治措施得力，召开农药中毒防治会议（3分）；生产性中毒低于92年，杜绝生产性中毒死亡（4分）；有专人负责农药中毒、职业病报告，按规定要求上报（4分）。

（五）职业病防治

对区属及以下企业建立健全健康档案，建档率100%（5分）；认真做好职业病查体工作，区属企业接害职工体检率达90%，乡镇企业接害职工体检率70%（9分）；尘肺的年拍片率达100%（10分）；按查体规范做好查体工作，确保查体质量（10分）。

七、环境监测

（一）档案与管理

基础档案齐全，分类、分卷保管完整。（公共场所、饮用水、化妆品、技术资料）（5分）；执法文书使用规范、用语严谨，符合程序（通知、裁定书、决定书、回证）（5分）；监测资料双向保管，结果真实可信，签字盖章完整（5分）；年初有计划，检查时有总结（4分）；及时完成上级布置的各项业务工作（5分）；对基层单位经常进行技术指导（3分）；有论文或专题总结（3分）。

（二）公共场所卫生

公共场所从业人员健康查体率90%以上（5分）；从业人员健康证发证率90%以上（5分）；从业人员培训率90%以上（5分）；“五病”调离率100%，记录完整，手续齐全（5分）；规定范围内的公共场所监督监测率100%（5分）；按市站的统一部署，对旅馆业、理发店的公共用具严格消毒，消毒率80%以上（5分）。

（三）民化品卫生

实行化妆品销售登记制度（5 分）；单位登记率达 90%（5 分）；品种登记率达 90%（4 分）。

（四）饮用水卫生

集中式供水、企业自备供水监测率分别 100% 90%（每年两次，全分析一次不少于 20 项，四项指标一次）（6 分）；农村土自来水建档率 90% 以上，四项指标监测率 50% 以上（6 分）；集中式给水消毒率达 100%，区、县属以上企业自备水消毒率分别达 40% 和 30%。（6 分）；管水人员查体率 90% 以上（6 分）；管水人员培训率 90% 以上（2 分）。

八、放射卫生

对市卫生局、公安局做了认真贯彻落实（转发文件、会议、信函等形式），射线装置工作许可证发证率达 85% 以上（20 分）；开展了《放射工作人员证》发放工作（20 分）包括组织防护培训了达 100%，

健康体检组织落实率 100%。按法规要求进行监督检查，对存在问题提出监督意见，并及时检查落实。按标准等有关要求进行卫生学评价（100 分）；按照《放射工作人员个人剂量监测管理规定》要求开展工作（10 分）。

九、学校卫生

（一）行政管理

年初有工作计划、半年、年终有工作总结，并按时上报（8 分）；年内上级来文保存齐全（2 分）；统计报表及时存档上报（10 分）。

（二）监督监测

按照全市学校卫生工作要求，对辖区（县）学校的防近工作进行了监督监测，区属和乡镇中心学校监督监测率 100%，并总结通报（15 分）。

（三）健康查体

认真贯彻淄博市中小学健康查体工作意见，并对所辖区中小学生进行了查体（15 分）。

（四）两病防治

认真贯彻落实了省、市两病（龋病、蛔虫病）防治方案（10 分）；开展口腔病和蛔虫病防治的教育、指导，两病防治率（龋病、蛔虫病）达 50% 以上（20 分）。

十、健康教育和科研培训

（一）组织机构建设与管理

有分管领导，并重视此项工作，把健康教育列入议事日程（2 分）；建立健康教育所，配齐专业技术人员（2–3 名）（6 分）；宣教器材齐全，配有摄影（照相机、放大机、摄像机、录放机）、广播器材（收录机扩音器）、固定宣传阵地（宣传栏或宣传橱窗）（8 分）；健康教育资料齐全（4 分）。

（二）行业健康教育

中小学健康教育开课率达 100%（5 分）；农民健康教育培训率达 30%（5 分）；工人健康教育培训率达 95%（5 分）；饮食服务行业卫生知识培训率达 90% 以上（5 分）；建立健康教育示范点（5 分）。

（三）卫生报刊发行及文字健康教育覆盖率

《医学科普》杂志发行达到当地人口 2‰以上（10 分）；《山东卫生报》发行达到当地人口 2 以上（10 分）；3、《淄博卫生报》发行达到当地人口 3 以上（10 分）。

（四）当地群众卫生知识及卫生行为状况

卫生知识测试及卫生行为状况（5 分）；群众养成良好的卫生习惯（5 分）；（五）在职专业技术人员均受过对口专业知识培训，本年内专业培训人数不低于 20%（10 分）；

六年内有五篇（全站）以上学术论文在地市级以上有关刊物发表或在有关学术会议交流（以刊物发表时间为准）（5 分）。

十一、慢病防治

传达贯彻了市卫生防疫工作会议关于开展慢性病防治监测的精神（5 分）；设立了慢病防治监测机构，区站专职人员 2 人以上，县站专职人员 1 人以上（15 分）；年内开展了肿瘤、心脑血管病等慢性病的监测工作，并上报市站（10 分）。

十二、预防性卫生监督

有专人负责，做到一个口对外（15 分）；区属新建、改建项目卫生审查率达 70% 以上（25 分）；建立单独执法文书档案（10 分）。

十三、检验工作

积极配合各业务科室完成各项理化、微生物检验项目（10 分）；按照要求开展本级站应开展的检

验项目，掌握仪器性能、仪器保管方法、熟练程度，资料是否齐全（10 分）；各自制度齐全，检验记录、登记完整；试剂标签是否按法定计量单位要求（10 分）；有无卫生检验质量控制措施，能否开展卫生检验质量控制工作（包括微生物、理化二部分）（20 分）；仪器设备完好率、利用率达 90% 以上，新购仪器一年内能发挥的效益（10 分）；两年内引进的新技术、新方法，工作中无重大差错及责任事故（10 分）；理化检验人员年度检验样品不少于 250 份，微生物检验样品不少于 500 份（10 分）。

十四、精神文明和基层防保组织建设

（一）精神文明建设

思想政治工作有制度、有措施；思想道德法制教育有措施，站内职工无违法乱纪行为；安定团结，无重大事故和行政诉讼发生（13 分）；获区县以上“文明办”命名的精神文明单位（10 分）；密切联系群众，关心职工生活，无人为遗留问题（2 分）；领导干部经常深入基层，开展调查研究主动基层服务，为基层帮助解决 5 件以上实事（10 分）；有目标管理方案，有工作计划、季度工作安排，半年、全年工作总结，实行了政务公开制度（10 分）；人人有明确岗位责任，有考核制度并坚持实行（10 分）；经济管理制度严格、有制度、有措施（10 分）；文书档案、科技资料及信息有专人专橱管理，做到管理规范化（5 分）；民意测验（10 分）。

（二）基层卫生防保组织建设

重视基层防保组织建设，乡镇防保组织建设有规划、有部署（2 分）；乡镇卫生院防疫组（股）人员相对稳定，无随便更换现象，按万分之二的比例配齐卫生防疫人员（以乡镇总人数计）（10 分）；乡镇防保组织房屋、设备、经费落实（2 分）；乡镇防保机构工作制度健全，有分工、有计划、有总结，及时完成上级业务部门部署的各项任务（4 分）；行政村卫生室有专人分管卫生防病工作（2 分）；

此后，每年实行区县卫生防疫业务考核制度，一直延续到我市卫生防疫体制改革。

2006 年 12 月 8 日，市疾控中心印发《关于印发 2006 年区县疾病预防控制业务工作考核标准的通知》，对全市各区县疾病预防控制业务工作进行考核，考核总分为 1000 分，其中突发公共卫生事件应急处置 50 分，传染病防制 90 分，免疫预防 90 分，艾滋病、皮肤病、性病预防控制 90 分，结核病预防控制 90 分，地方病、慢性病预防控制 90 分，消毒与病媒生物防制 50 分，食品营养与学生保健 80 分，环境卫生监测 80 分，职业（放射）卫生与中毒控制 80 分，健康教育与健康促进 80 分，卫生检验 60 分，质量管理 30 分，科研培训与技术指导 40 分。具体考核标准如下：

一、突发公共卫生事件应急处置

制定了突发公共卫生事件应急处置技术方案或预案（10 分）；2、突发公共卫生事件应急处理队伍建设（15 分）；3、突发公共卫生事件报告（5 分）；4、积极开展针对突发公共卫生事件监测，建立健全预警预测技术系统（8 分）；5、对应急处置专业技术人员开展突发公共卫生事件应急处理相关知识、技能的培训和演练（2 分）；6、突发公共卫生事件应急物资储备（4 分）；7、突发公共卫生事件应急处置（4 分）；8、突发公共卫生事件应急知识公众教育（2 分）。

二、传染病预防控制

加强组织领导：召开传染病防治工作会议，传达上级文件精神，部署防治任务（2 分）；重点传染病防治工作要有年度工作计划、总结，年度检查 2 次并有通报、检查覆盖率 100%（18 分）；参加和开展对医疗单位霍乱、流感、出血热等重点传染病培训 2、网络直报：每月进行疫情动态分析发至有关部门（2 分）；传染病、突发公共卫生事件网络报告率和网络审核及时率（4 分）。100%（10 分）。3、重点传染病防制：开展疫源检索，及时上报监测报表（4 分）、霍乱零报告（5 分）和犬咬伤处理报表（4 分）；积极开展出血热防治工作：开展鼠密度及带毒率监测（6 分）；出血热疫点处理率 100%（5 分）；开展出血热诊断符合率调查（2 分）；完成中央转移支付项目工作，专款专用（4 分）；及时上报不明原因肺炎病例和群体性不明原因疾病，并积极开展调查工作；积极开展流感样病例监测工作；掌握人间布氏杆菌发病情况，积极开展重点人群血清学监测工作；传染病爆发点处理率达 100%，爆发点处理要有总结（4分）。

三、免疫预防

1、免疫预防经费落实情况：区县财政拨付免疫预防专项经费（4分）；制定接种医生补助标准并落实（4分）。2、入托、入学查验预防接种证工作：卫生局、教育局转发市文件（1分）；举办学校及卫生院人员培训（1分）；幼儿园、小学开展查验接种证工作（2分）；开展补种工作（1分）。3、消灭脊灰技术措施情况：AFP病例报告、病例调查、大便标本采集、送检、病例随访、常规报告（包括零报告）及时率（各1分）；消灭脊灰技术资料：AFP个案调查表、标本送检登记表（1分）、病例随访表（1分）、旬报月报表和主动监测登记簿（1分）装订、存放符合要求；有年度脊灰监测工作总结（1分）。4、积极落实麻疹控制措施：麻疹病例个案调查率、个案调查及时率、合格血清标本采集率、首例病例及暴发点报告情况、暴发调查一览表上报情况、漏报情况（各1分）；麻疹控制资料收集整理：麻疹病例个案调查表、标本送检登记（1分），麻疹病例旬报月报表、主动监测登记表（1分）。5、甲、乙肝监测工作：血清标本采集率（2分），乙肝报表和15岁以下乙肝病例个案调查表（各1分）。6、其他疾病的监测工作：乙脑病例个案调查表完整填写（1分），早期血清标本采集率（1分）；流脑病例个案调查表、百日咳病例个案调查表、新生儿破伤风病例个案调查表、脑（膜）炎病例登记一览表、脑（膜）炎病例旬、月报（各1分）。7、计划免疫管理工作：人口资料（1分）和流动儿童资料健全（2分）；有生物制品供应年度计划与总结（2分）；常规接种率报告及时（2分）、准确（1分）；做好计划免疫人员培训工作（2分）；积极开展免疫监测工作（1分）；加强冷链设备管理（1分）；规范化门诊建设（4分）；实行计划免疫微机化管理（4分）。8、加强生物制品供应、管理工作：出入库登记齐全；从具备资质的单位进货；严格按有关要求保存运输管理疫苗。9、预防接种门诊及人员资质认证。10、疫苗接种及卡证管理：十二月龄内儿童“五苗”接种率（5分）和建卡率、建证率（2分）；乙肝疫苗接种及时率（2分）；乙脑、流脑疫苗初种及麻疹、百白破加强免疫接种率（4分）。

三、艾滋病、皮肤病、性病预防控制

积极开展艾滋病防治宣传教育工作（10分）；积极做好艾滋病预防控制中央转移支付项目工作（5分）。艾滋病防治能力建设情况：设立艾滋病防治科室、初筛实验室，并配有专业人员、设备（15分）；艾滋病监测工作开展情况：包括对既往献血员、在押人员、外来妇女等高危人群监测率达100%（10分）；每个区县至少建立一个规范化的自愿咨询门诊，公布公开咨询电话，并已开展工作（10分）；重点场所高危人群干预措施落实情况：包括重点公共场所干预措施覆盖率达60%以上，重点公共场所服务人员艾滋病防治知识知晓率达85%以上，重点场所设有防治知识宣传画或摆放宣传册（10分）；艾滋病疫情网络报告及时率达100%、感染者和病人随访率达90%以上、符合条件的艾滋病病人免费抗病毒治疗率达100%，母婴阻断措施完全落实（每项2.5分）。对现症麻风病人严格执行联合化疗方案，联合化疗率、规则服药率达100%（10分）；积极开展重点人群性病检测，及时掌握疫情动态（10分）。

五、结核病预防控制

1、政府承诺：是否制定2001–2010年结核病防治规划（8分）；政府结核病配套经费到位率达100%（4分）；中央补助地方结核病防治专项资金及时足额拨付率达100%（4分）；结核病专项资金使用符合项目要求（4分）。2、结核病防制管理指标及疫情管理：新涂阳病人发现率100%、新涂阳病人治愈率达90%以上、总体转诊追踪到位率达85%以上、结核病网络专报与原始资料相符、月报数字与季报相符（每项各4分）。3、项目药品管理与结核病人督导管理：项目药品专人管理，发放药品手续完备，有出入库药品专账（5分）；网络药品库存与实际库存相符（5分）；每月对乡镇督导一次，全年12次，有督导报告（10分）。4、培训与健康教育：年内对综合医疗机构及乡镇级至少培训2次（8分）；结核病防治宣传每年不少于3次，“3.24世界结核病日”宣传有资料、总结（7分）。5、实验室质量控制：实验室功能设备齐全，技术操作规范，各项记录完整（8分）；乡镇痰检点建设完善，痰检工作正常开展（7分）。

六、地方病、慢性病预防控制

（一）地方病预防控制

巩固消除碘缺乏危害防制成果，积极开展重点人群碘缺乏病流行病学调查、食品生产经营企业食盐和居民户用盐的碘含量监测评价及碘乏病防治知识的宣传教育（15分）；氟中毒病流行区县年内采用分层整群随机抽样方法，在本辖区内以村为单位，抽取一定比例进行流行病学调查（10分）；积极配合省地研所完成高碘、氟中毒、砷中毒、克山病等地方病中央转移支付补助防治项目工作（10分）。

（二）寄生虫病预防控制

4月份对近2年有疟史者及其家属进行休止期治疗（6分）；对临床诊断为疟疾和疑似疟疾的“两热”病人及来自疟区的流动人口和自疟区返回的居民，除临床确诊为其它疾病外的所有发热病人进行血检，加强流动人口管理（10分）；对现症疟疾病人进行正规治疗；对疑似疟疾病例给予假定性治疗。对疫点进行了包括病家及周围人群预防服药、防蚊灭蚊等处理，防止疫情蔓延（10分）；根据辖区内人体重要寄生虫病现状调查及近年监测 调查结果，开展肠道寄生虫病驱虫防治工作，服药率应达服药驱虫对象的80%以上（7分）。

（三）慢性病预防控制

积极开展死因监测工作（5分）；完成死因回顾性调查中央补转移支付项目工作（5分）。积极开展患病监测、行为危险因素监测、开展社区诊断；积极开展全人群健康倡导活动，积极开展高危人群筛查、干预与管理工作；积极对现患病人管理和指导，建立综合防治示范社区。积极完成上级部门部署疾病监测点及专项调查工作。

七、消毒监测与病媒生物防制

积极开展医疗及托幼机构消毒效果监测工作：辖区内医疗和托幼机构监测覆盖率各达95%以上（每项5分，共10分）；监测报告规范，数据准确（5分），及时总结（5分）。2、按照有关规定，积极开展病媒生物监测，做好“四害密度”调查工作：全面开展本地区病媒生物监测及滋生地调查工作（5分）；监测方法符合国家标准规范要求，数据准确、监测结果及时分析总结，按时上报、定期发布（5分）；专项经费、专业监测人员和监测器械能满足开展病媒生物监测工作需要（5分）；近两年未发生病媒生物性传染病的爆发流行（5分）。3、积极开展消毒、病媒生物防制培训工作：组织开展医院感染预防控制与消毒知识培训，资料完整及时总结、归档（5分）；积极开展病媒生物防制培训，资料完整及时总结、归档（5分）。

八、食品营养与学生保健

（一）食品卫生

年初有工作计划，半年、年终有工作总结（5分）；开展食品卫生健康有害因素监测工作（4分）；检测项目齐全，评价规范，报告及时（1分）。积极开展食品从业人员健康监测工作。（10分）；食品污染事故和食物中毒调查：中毒原因查明率>80%（3分），个案调查报告齐全（1分），有专题报告（1分）。积极开展食品及食品企业的卫生学评价工作（4分）；卫生学评价报告资料齐全、规范（1分）。积极开展食品卫生知识宣传教育活动：有宣传教育计划总结（3分）；宣传内容资料充分（2分）。7、食品卫生信息收集与管理，食品卫生档案、资料齐全（3分），有专人负责（2分）。8、开展营养改善指导工作。有不同对象营养改善计划、总结、营养干预措施和效果评价报告（5分）

（二）学校卫生

年初有工作计划，半年、年终有工作总结，并按时上报，统计报表上报及时（10分）；按《全国疾病预防控制机构工作规范（2001年版）》建立健全学校卫生档案，建档案率达100%（5分）；加强学生健康监测工作，体检率90%以上（5分）；统计，分析资料齐全（5分）。学校环境卫生监测，每2年一次，覆盖率70%以上，且记录完整、准确，监测报告规范（10分）；中小学生常见病（龋齿、肠道线虫病）群防群治措施落实率达70%以上，综合防治措施有关资料齐全（5分）；积极开展学校新、改、扩建卫生学评价，评价率100%，及时率100%，评价文书档案规范（5分）。

九、环境卫生监测

1、环境卫生基本档案管理：收集有本区县最新气象资料、水文地质资料和人口资料（6分）；有本区域水源性疾病、公害病和慢性疾病的背景资料（1.5分）；建立公共场所、化妆品、城镇集中式供水和农村饮用水生产经营单位等技术服务对象的卫生档案（6分）；各项资料齐全完整（1.5分）。2、有年度环境卫生监测工作计划和总结报告，有关监测资料和统计报表上报及时，按时完成上级组织的抽检和调查任务（5分）。3、公共场所卫生监测与评价：经营性公共场所卫生监测覆盖率达到95%（5分）；现场公共场所监测设备齐全（2分）；监测指标数量达到标准要求（2分）；监测频次符合标准要求（2分）；从业人员体检项目、资料齐全（2分）；开展公共场所卫生学评价（2分）。4、饮用水卫生监测与评价：对城镇集中式供水监测覆盖率达到100%（5分）；二次供水和自备式供水卫生监测覆盖率达到80%（3分）；农村饮用水监测覆盖率达到60%（5分）；监测指标数量和频次符合标准要求（3分）；从业人员体检项目、资料齐全（2分）；开展饮用水卫生学评价（2分）。5、化妆品卫生监测与评价：协助上级疾病预防控制机构开展化妆品皮肤不良反应、化妆品生产、使用的监测（3分）；受理化妆品委托监测与评价（2分）。6、开展居室空气监测与评价工作（5分）。7、开展农村改水、改厕、改厨现场调查、卫生监测和评价工作（5分）。8、环境污染危害调查。具备突发环境污染事件时开展流行病学调查的能力：包括专业人员、仪器设备、物资储备（6分）；调查人员掌握流调现场询问、应答技术、步骤等相关知识（4分）。

十、职业（放射）卫生与中毒控制

1、用人单位职业卫生、放射卫生基本资料收集（5分）；按档案管理要求，做好基本资料的整理归档工作，及时归档率95%以上（5分）。2、积极开展职业危害因素监测工作（10分）；严格按照市卫生局规定开展放射卫生监测（10分）；检测报告使用标准正确、检测规范（5分）。3、认真做好职业病统计报告工作，职业病统计报告卡填报无漏项、缺项，数据准确，上报及时。4、积极开展农药生产使用中职业危害的预防工作，做好生产场所监测工作：有监测计划（2分）；监测记录完善规范（3分）；无生产性农药中毒死亡（5分）。5、做好职业健康教育与健康促进工作。召开培训会议，有培训记录（2分）；作业人员职业卫生知识知晓率90%以上（3分）。6、按规定开展放射工作人员放射防护知识培训或复训工作（5分）、健康查体（5分）及个人剂量监测工作，个人剂量监测率达95%以上，并建立个人剂量档案（5分）。

十一、健康教育与健康促进

健康教育机构健全，有健康教育所（科或室）及专职健康教育人员，健教负责人从事本专业3年以上。2、每年健康教育工作有计划、有实施、有总结、有专项健康教育活动经费。3、有适合工作需要的办公用房、宣教设备（如电脑、传真机、复印机、投影仪、多媒体、照相机、摄像机等）。4、有固定的健康教育宣传阵地（如宣传栏、宣传橱窗、宣传版面或健康教育学校），每年更换不少于六期。5、经常开展健康教育宣传活动：每年开展大型宣传活动不少于3次；发放卫生宣传品：张贴科普宣传画不少于2种，自行印制宣传单、册、健康教育处方等不少于4种，总数不低于2万份（含上级业务部门提供的宣传品）；组织开展健康教育“双进”活动，落实《实施意见》，年内组织健康知识专题讲座不少于5次。6、健康教育文字覆盖率达到省厅要求：《家庭健康》发行覆盖率达当地人口数的2‰以上。7、卫生宣传报道措施落实，成效显著：每年在区县级以上（含区县级）媒体发表卫生科普稿件不少于30篇；在区县级媒体发表卫生新闻稿件不少于20篇，市级以上媒体发表卫生新闻稿件不少于10篇。

十二、卫生检验

（一）卫生检验

实验室各项规章制度齐全（2.5分），有执行检查情况记录（2.5分）；保证所用检验方法现行有效，原始记录书写规范（5分），检验技术档案健全（2分）。实验室的仪器设备完好率应在95%以上（7分）；实验室布局、仪器摆放合理（2分）；对有特殊要求的环境（例如：仪器室、天平室、无菌室、滴定分析室等）进行有效监控并有记录（2分）；实验室安全防护装备齐全（2分）。工作中无重大责任事故，对水、电、气及易燃、易爆、剧毒药品管理有有效措施（5分）；每台与检测结果有关的仪器设备都应有操作使用的作业指导书、使用记录、维护保养纪录；正确使用仪器设备的三色标志（6分）；具备常见致病菌的诊断血清（3分）；能开展免疫学快速检测，血清抗体检测，病原体抗原检测（3分）。HIV筛查实验室规章制度齐全（2分），质量管理措施到位（2分），检验记录规范（2分），盲样测试结果可靠（2分）。开展理化检验项目80项以上、微生物检验项目35项以上（6分）；检验人员数量、资质能满足工作要求。检验人员占职工总数的20%以上（3分），其中中级以上职称达30%以上（3分）。

（二）质量管理

通过计量认证，并且证书在有效期内（6分）；建立完善的质量管理体系，并有措施保证其有效运行（8分）；按要求参加并通过上级组织的能力验证工作，发现问题应及时采取纠正措施，进行监督实施和跟踪验证并形成记录（4分）；有现行有效的技术标准目录和技术标准查新记录，且有措施保证技术标准现行有效。样品管理规范（2分）；检测报告信息量全（2分）；准确使用计量认证标识（2分）。

十三、科研培训与技术指导

在职卫生专业技术人员按规定参加继续医学教育，年度继续医学教育合格率达100%（10分）；年内有10篇以上学术论文在省级以上学术期刊发表或在有关学术会议论文交流（以发表或交流时间为准）（8分）；按上级部门要求及时、准确填写年鉴报表及其它工作报表（10分）；年内为基层举办各类业务培训班6期以上（6分）；全面检查指导乡镇预防保健工作，有布置，有记录，有总结（6分）。

此后每年年底市疾控中心对各区县疾病预防控制业务工作进行考核，区县业务考核常态运行。

第四节　信息资料管理

一、管理机构及制度建设

1986年5月6日，市卫生局党委批复市防疫站《关于增设情报资料室》的报告，同意增设情报资料室。

1992年11月，在原情报资料室的基础上，成立信息资料科，下设资料室、图书室、疫情室。资料室的主要工作职责是：⑴收集、整理本站各类预防医学信息资料、科研资料、学术论文、调查报告等；⑵负责收集、整理全国各省、市地卫生防疫机构交流的卫生防疫信息、资料以及专业会议资料；⑶负责本站卫生防疫资料的编辑、印刷、交流；⑷负责建立本站专业技术人员的个人技术档案。图书室的主要工作职责是：⑴负责本站图书、期刊的购置、订阅和管理工作；⑵负责外文学术期刊的订阅、管理，并协助有关人员做好外文期刊的索引翻译工作。疫情室的主要工作职责是：⑴负责各区（县）疫情收集、汇总、整理以及定期上报；⑵负责重大疫情的分析，并写出疫情动态分析或预测报告。

1993年10月，为及时掌握国内外预防医学的新技术、新方法，提高卫生防疫技术水平，科技委员会设立了外文期刊翻译学部，张仲平任主任，唐学慧、于宪良任副主任，巩翠华、张一水、卢立云、李玉华、郭平、袁新华6人任学部译员，张慧娟、王启珍任学部资料员。学部办公室设在信息资料科。

1995年，为理顺业务关系，信息资料科下属的疫情室划归防疫科管理。

2006年，为加强中心的科技工作，在信息资料科的基础上，成立科教信息管理科，下设图书室。科教信息管理科的主要工作职责是：⑴负责拟订科研学术规划、计划并组织实施；⑵组织、协调各类专业技术培训和实习带教工作；⑶负责情报信息的收集、交流和管理工作；⑷负责专业技术人员技术档案的管理和继续教育工作；⑸负责中心科教委员会和预防医学会办公室的日常工作。

为加强信息资料管理，市防疫站制定出台一系列信息资料管理规章制度。

1984年10月，印发《关于行政管理的几项暂行规定》，其中第10条规定：“凡业务活动形成的调查资料、录音、录像、事故处理文件、科研材料及贵重仪器说明书、基建图纸等，均列入技术档案，归资料室统一管理、专人收集、登记、积累、整理业务技术资料，年终或者专题工作结束时立卷归档。”第11条规定：“参加会议带回的资料，首先由资料室登记，否则不予报销。”“借阅或查阅资料，需要履行手续。”“调动工作，需办清资料交接手续。”“外单位借用资料，需经站办公室批准。”

1993年6月，制定《学术活动和资料管理规定》，明确提出：“凡批准实施的调研课题所有资料、发表论文的复印件、交流论文的底稿，必须完整的交信息资料科存档。凭存档证明，方可报销一切开支费用。”

1994年12月，制定《图书资料管理制度》《技术档案管理制度》，对图书、资料的管理等作出一系列具体详尽的规定。

1997年12月，制定《档案管理暂行办法》，对业务、技术资料档案的收集、分类、整理、汇编、存档等作出具体规定。

2010年3月，为促进中心科技工作的开展，提高科技管理水平，增强科技实力，制定下发了《科技工作管理办法》，使中心的科技工作从组织管理、科技管理程序、奖惩、经费管理等方面进行了规范，对发挥专业技术人员在科技工作中的主导与骨干作用，发扬学术民主，努力提高人员的专业素质和能力起到了积极促进作用。

二、信息资料管理概况

1986年5月，成立情报资料室以后，即对全站历年来的卫生防疫情报、资料进行整理、建卡、立卷、存档。立卷421卷，储存资料1501种，1751册。

1992年11月，成立信息资料科以后，对国内兄弟省、市交流的卫生防疫资料、专业或学术会议资料进行分类、登记、编号、入档。至2012年，整理、库存交流资料3类405册。

1992年至2012年，每年负责对中文业务期刊的重要科研报告、论文、新技术、新方法等资料进行摘编、题录，印发各业务科室索引、参考。共摘编各类预防医学中文期刊题录70余期。

1993年10月，成立外文翻译学部以后，信息资料工作人员与学部翻译人员密切配合，定期对市防疫站订阅的英、日文专业期刊的重要学术论文、研究报告的题目进行翻译、摘编，共摘编各类预防医学外文期刊题录40余期。

1993年，信息资料科对全站所有业务技术人员建立健全个人技术档案，每人一个卷宗。每年年底对专业人员一年内发表的论文（复印件）登记、入档。同时，每年对专业人员从事的经过科技鉴定的科研项目的所有资料进行整理、立卷、入档，每个科研项目一个卷宗。至2012年年底，共整理科研项目资料卷宗64卷，建档率100%。

图书室负责每年度的中、外文学术期刊和报纸订阅，每年年底对当年的学术期刊进行装订、入档。对每年购入的各类专业书籍进行分类、登记、编号、上架。至2012年年底，市防疫站图书室订阅的中文期刊130余种2996册，订阅外文期刊14种5204册，每年订阅各类报纸25种。图书阅览室共库存图书27类1852册。

三、卫生防疫资料的编辑和信息交流

1964年10月，为总结卫生防疫工作的成果和新技术、新方法，适应全国卫生防疫系统内卫生防疫信息、资料的相互交流和相互促进，市防疫站组织专业人员首次编辑了一期《卫生防疫资料汇编》，收录1955年至1964年10年间本站卫生防疫人员的43篇专业调查、资料分析以及检验技术方法等信息。该汇编16开本，共157页，约22万字，共印刷200册，除向本市、各区县卫生防疫站、厂矿企业医疗卫生单位发放外，还在全国省、市地卫生防疫站进行内部信息交流。

1977年3月至1980年9月，卫生宣传组编印五期卫生防疫资料，1~3期为《卫生防疫资料》，4~5期改为《预防医学》，共收录1977~1980年本站专业人员撰写的调查研究报告、论文、检验技术方法38篇、以及翻译的国外预防医学论文、摘要共21篇。资料均为16开本，每期约10万字，各印300册。除在本市区以上医疗卫生单位、厂矿企业发行外，还在国内地市以上卫生防疫站、医学院校卫生系进行内部信息资料交流。

1986年，站情报资料室建立以后，当年编辑出版《淄博预防医学》（卫生防疫资料汇编）一册，收集1977年至1986年10年间市防疫站专业人员撰写的56篇学术价值较高的论文和调查报告。为16开本，共236页，约34万字，共印刷500册。

在全国地市以上卫生防疫站和医学大专院校进行赠阅和信息交流。

1995年1月，站信息资料科编辑《预防医学论文汇编》，收集本站专业人员1992年至1994年在省以上学术刊物发表的专业论文和调查报告共43篇，为16开本，93页，约13万字，共印刷500册。内部交流赠阅。

2001年6月，市防疫站与山东省预防医学会联合编印《预防医学优秀论文集》一册，收集本站及淄博周边地区市地、县卫生防疫站专业人员撰写的87篇获奖优秀论文和调查报告。论文集为16开本，共241页，约26万字，共印刷500册。在全省各级卫生防疫站内部赠阅交流。

通过编印卫生防疫资料和进行信息交流，与国内200多个地市以上卫生防疫站、全国相关医学院校建立了资料和信息交流关系，对促进全市卫生防疫技术水平的提高，发挥了重要作用。

2011年6月，市疾控中心与《淄博医药》编辑部联合出版1期论文专辑，专辑中收录了中心30名专业技术人员撰写的论文共30篇，54页，约8万字，共印刷1000册，全市发行。

第五节　经济管理

一、机构设置及职责范围

1. 机构设置

1984年以前设财务室，隶属于总务科，财会人员3人。

1985年设财务科，直属站领导，财会人员4人，后增至8人，其中，大专以上学历6人，中专学历2人。

1998年，设财务审计科，直属站领导，财会人员8人，全部为大专以上学历。其中，高级职称1人，中级职称2人，初级职称5人。

2005年12月，因监督体制改革，成立淄博市疾病预防控制中心财务审计科，设财会人员7人。

2. 职责范围

⑴组织制定单位财务预算，具体实施预算方案。⑵组织财务核算、分析、预测资金需用量，搞好筹资、投资和单位日常资金周转的研究、分析及实施工作。⑶定期提供财务分析报告，对全站经济活动作出客观评价，反映财务活动能力以及各项资金的安全保证程度。⑷制定和不断完善各项财务管理制度，加强成本核算，开源节流，堵漏降耗。⑸加强国有资产管理，保证国有资产保值与增值。⑹做好各项财务收支计划，确保单位预算和收支计划的圆满完成。

二、资金来源

1. 卫生防疫事业经费

⑴管理模式：市防疫站系全额卫生事业单位，1978年以前实行预算管理、总额控制、结余上交。1979年实行预算包干、超支不补、结余留用的原则。1984年按编制核拨人员经费，业务费视财务情况而定。1998年会计制度改革，实行“核定收支、定额或者定额补助、超支不补、结余留用”的预算管理办法。2004年后实行部门预算，按编制核拨人员经费，公用支出按人头定额拨款，并将核定上缴的非税收入（原预算外收入）补充财政拨款。

⑵ 财政补助收入：1986年以前，财政拨款基本能维持正常经费开支，实行收支平衡略有结余原则。1986年以后，由于服务范围拓宽，业务经费开支逐年加大，逐渐显现出国拨经费的不足，出现收不抵支，其收支差额由预算外资金弥补。2003—2006年财政拨款分为财政补助收入和预算外拨款两部分，2007年会计制度改革，将预算外收入全部归并纳入单位总预算，通过财政补助收入按计划按月拨入单位，非税收入由财政核定年度上缴数，未完成上缴数从次年经费中扣除。

2. 事业收入

⑴管理模式：1988年随着卫生改革的不断深入，一是对防疫防治工作需求不断扩大，二是为弥补国拨经费的不足，根据卫生部、国家物价局（88）卫计字第20号文和《山东省卫生防疫监测、检验收费标准（试行）》实行有偿服务，增强了内部机构活力，促进了防病治病工作的开展。1987年设立预算外资金专户，全部收入用于弥补事业支出。1997年10月为加强预算外资金管理，实行“收支两条线”。撤销旧户，设立收入与支出财政专户，有偿服务收入全部上缴财政，结合预算内资金统筹安排。1998年会计制度改革，由财政核拨的预算外资金全部计

入事业收入。2000年11月实行单位直接上缴财政的预算外资金管理模式。2005年前，预算外收入作为单位重要的经费来源，不断发动职工创收。2005年后，由于监督体制改革和单位职能的转变，把“预防为主”的卫生工作方针放在了中心工作首位，创收工作已不再是工作重点。

⑶有偿服务收入

实行有偿服务收入以来，1991年年底全年创收47.5万元。1992年新一届领导班子加大卫生监督执法力度，勇于开拓，不断创新，积极组织财源，全年实现创收85.51万元，比上年增长38.01万元，增长80.02%。此后，服务性收入迅速增长，2002年全年创收达599万元（事业收入为499.98万元），创历史最高水平。

三、卫生防疫事业支出

1986年以前，卫生防疫事业经费基本能满足正常业务需要，人员经费占总支出的平均比重不足40%。实行有偿服务收入以来，随着业务范围扩大和工资不断提高以及固定资产投资逐步加大，支出结构发生较大变化。1996年公费医疗制度改革，1998年实行职工养老保险制度，2001年实行失业保险制度。仅2002年三大保险支出就达101.20万元，人员经费支出占事业支出的64.36%，而财政补助收入仅占事业支出的44.18%。2004年随着工资的不断上调，人员经费所占比重越来越大，2003年占43.22%，2007年占86.83%，随着各种传染病的不断增长和蔓延，项目支出投入越来越大，各种检验设备的投入和其他固定资产的增加使总支出增长幅度较大。

2003年以来，随着卫生监督体制的改革，卫生防疫工作不再以经济创收为主，有偿服务收入逐年降低，而政府财政补助收入逐年提高，2012年达到2267.55万元，基本满足了疾控工作需要。

四、财务管理

1984年以来，逐步建立健全了各种财务管理约束机制，并逐年修订，使各项财务管理制度不断完善。通过实施岗位责任制，用制度管理人，依据法律法规理财，形成有约束、有激励、有活力的财务管理机制。

1984年10月15日，制定《关于行政管理的几项规定》，其中，第一条、第五条、第六条分别对出差、会议报销、因公出差借款数额及审批程序、专业人员业务讲学费的分配等作出明确规定。

1985年9月3日，制定《关于经费开支标准及使用管理的暂行办法》。包括:⑴各项费用（工资、福利、防疫补贴、办公、书报费等）开支标准；⑵病假人员工资待遇；⑶差旅费补贴报销标准及办法;⑷业务设备购置开支标准及审批程序;⑸专项科研及业务防治经费的管理使用办法。

1985年9月13日，经市卫生局批准，成立财务科。是年9—12月，根据市卫生局关于清理财务会计档案的通知精神和财政部、国家档案局颁布的《会计档案管理办法》，成立清理财务档案领导小组，由站长任组长，由财务科组织专人进行清理。对1954年建站以来，至1968年的财务会计账簿、报表、记账凭单等资料，按年度分别清点，未发现毁损、失散和未了结的会计事宜，将年终决算和工资名册抽出整理立卷，根据上级有关规定，对符合清理销毁年限的财会账目资料，由上级主管部门派员监督销毁。对未到期的1969~1984年的财务会计档案，经清点整理，重新注册立卷，移交站档案室保管。

1987年，制定《关于加强经济管理的有关规定》。

1991年，针对事业费拨款不足现状，加强开源节流，堵漏降耗。7月，制定《年度经费使用管理规定》，对预算内经费实行“站、科两级管理，科室定额核算”。科室定额部分只包括办公费和差旅费，年初一次核定，一定一年，超支自负，节余归科室下年度使用。例如，1991年度食品卫生科的办公费3584元，差旅费为6400元，科管经费共计9984元;防疫科办公费为1664元，差旅费为3200元，科管经费共计4864元。站管经费500元以上的经费支出，须事先有列支计划，并经站长办公会研究批准后执行；500元以下的经费支出，由分管副站长根据需要批准后执行。

1992年12月，制订《关于强化站科二级核算的试行意见（讨论稿）》。该意见要求强化“站科二级核算制度”，实行站内银行综合成本核算，除人员经费和设备购置、维修以及维持性开支由站统管外，其他一切消耗性开支全部纳入科室有偿服务成本核算。

1985—2012 年市疾控中心财政拨款及事业收入一览表

表 4-1-4-1 （单位：万元）

年 份	财政补助收入	专项拨款	小 计	事业收入	合 计
1985	46.75	—	46.75	—	46.75
1986	100.42	—	100.42	—	100.42
1987	88.95	—	88.95	18.92	107.87
1988	80.77	—	80.77	101.30	182.07
1989	79.31	—	79.31	21.53	100.84
1990	82.98	—	82.98	34.88	117.86
1991	123.85	—	123.85	47.46	171.31
1992	115.63	—	115.63	85.51	201.14
1993	149.40	—	149.40	96.70	246.10
1994	208.80	—	208.80	153.90	362.70
1995	209.40	—	209.40	243.68	453.08
1996	245.60	—	245.60	249.48	495.08
1997	274.10	—	274.10	314.13	588.23
1998	231.80	47.20	279.00	266.00	545.00
1999	222.82	80.30	303.12	238.00	541.12
2000	277.55	80.50	358.05	274.00	632.05
2001	361.90	91.90	453.80	369.00	822.80
2002	395.50	90.47	485.97	499.98	985.95
2003	516.09	90.50	606.59	642.19	1248.78
2004	953.91	39.30	993.21	577.90	1571.11
2005	1623.95	—	1623.95	424.99	2048.94
2006	1644.66	—	1644.66	257.47	1902.13
2007	2003.52	—	2003.52	55.00	2058.52
2008	1983.45	—	1983.45	—	1983.45
2009	2072.54	—	2072.54	—	2072.54
2010	2166.18	—	2166.18	—	2166.18
2011	2215.66	—	2215.66	—	2215.66
2012	2267.55	—	2267.55	—	2267.55
总计	17447.51	129.8	17577.31	1957.55	19534.86

说明：自 2007 年始，事业收入改为非税收入直接上缴国库后并入财政补助收入。

1985—2012年市疾控中心卫生防疫事业支出情况一览表

表4-1-4-2　　（单位：万元）

年份	人员经费支出	公用经费支出	事业支出合计	人员经费占事业支出(%)	专款支出	支出总计	增长(%)（环比）	固定资产投资
1985	24.00	27.96	51.96	46.19	—	51.96	—	2.21
1986	29.93	67.47	97.40	30.73	—	97.40	87.45	21.98
1987	33.19	59.11	92.30	35.96	—	92.30	−5.24	11.20
1988	43.64	57.21	100.85	43.27	—	100.85	9.26	4.85
1989	49.83	65.14	114.97	43.34	—	114.97	14.00	4.03
1990	56.01	57.80	113.81	49.21	—	113.81	−1.01	3.93
1991	60.61	96.20	156.81	38.65	—	156.81	37.78	35.62
1992	78.67	106.30	184.97	42.53	—	184.97	17.96	36.81
1993	106.21	141.70	247.91	42.84	—	247.91	34.03	15.40
1994	172.97	122.00	294.97	58.64	—	294.97	18.98	8.43
1995	169.12	171.00	340.12	49.72	—	340.12	15.31	38.78
1996	248.41	147.90	396.31	62.68	—	396.31	16.52	22.80
1997	305.58	425.30	626.50	48.78	—	626.50	58.08	82.54
1998	307.26	206.64	513.90	59.79	47.20	561.10	−10.44	21.49
1999	330.96	173.33	504.29	65.63	80.30	584.59	4.19	74.49
2000	409.58	150.41	559.99	73.14	50.50	610.49	4.43	9.81
2001	462.48	256.92	719.40	64.29	75.67	795.07	30.23	20.19
2002	576.13	318.98	895.11	64.36	88.99	984.10	23.78	31.74
2003	543.19	713.57	1256.76	43.22	5.45	1262.21	—	155.59
2004	900.72	644.6	1545.32	58.29	3.86	1549.18	22.74	183.62
2005	1323.82	739.66	2063.48	64.15	6.13	2069.61	33.59	226.31
2006	1381.76	526.62	1908.38	72.4	14.44	1922.82	−7.09	148.37
2007	1514.62	505.58	2020.2	74.97	19.01	2039.21	6.05	232.51
2008	1442.58	505.07	1947.65	74.07	11.63	1959.28	−3.92	66.65
2009	1319.97	641.94	1961.91	67.28	28.02	1989.93	1.56	156.41
2010	1408.44	703.96	2112.4	66.67	47.89	2160.29	8.56	67.04
2011	1390.07	673.29	2063.36	67.37	27.42	2090.78	−3.22	128.8
2012	1480.05	781.62	2261.67	65.44	34.81	2296.48	9.84	253.53
累计	12704.77	6435.97	25577.03	49.67	197.98	19339.79		1618.83

1993年6月1日，制定《专项经费、科研经费管理规定》，对各科室由上级卫生行政或业务机构争取的专项经费和科研经费的管理、使用、审批手续、财务管理作出具体规定，即由站财务科统管，设立独立账户，专款专用，超支不补，节余有奖。9月，市防疫站以“淄卫防字（1993）第62号”印发《关于严格招待费开支管理的通知》，规定：站级招待每次不超过150元，科室招待安排便餐，按每人每

餐10元标准；包席接待须经分管副站长批准，每次每桌不得超过60元；科室接待用餐不得超过标准，费用列入科室有偿服务收入成本。年内，通过制订"站科二级核算制度"等以及财务改革的不断深入，细化成本项目，将科室办公费、电话费、差旅费、招待费等可控成本逐步纳入成本核算制度，促进了科室有偿服务的积极性。是年，全站业务性有偿服务总收入达96.7万元，弥补了财政拨款的不足，保证了各项卫生防疫工作的开展。

1994年12月，修订《财务管理制度》《公费医疗管理办法》《固定资产管理规定》《专项经费、科研等经费管理规定》等制度，强化"科室定额包干核算制""有偿服务成本核算制""药械采购计划审批制""专项经费、科研经费定额包干、专款专用"等管理制度，增强了全站职工成本意识，主动参与财务管理和开源节流工作。

2000年12月，在总结1993~2000年实行"站科二级管理"和"有偿服务成本核算制"管理的基础上，将水电费、暖气费、房屋费等不可控成本纳入科室有偿服务成本核算范围，同时，积极支持有偿服务科室扩大服务项目，提高服务质量，增加服务性有偿收入。2001年，全站事业性收入369万元，比2000年增加34.67；2002年全站事业性收入499.98万元，比2001年增加35.5%。2001年和2002年事业性收入分别占同年度卫生防疫经费的44.85%和50.71%。通过实施财务改革和"有偿服务成本核算"管理制度，1999~2002年全站事业性收入呈逐年上升态势，有效弥补了国拨经费的不足，保证了各项卫生防病工作的开展，促进了卫生防疫事业的发展。

为进一步强化国有资产管理，充分提高资金使用效益，1998年起建立固定资产清查制度，每年进行全面盘点，摸清了家底，各项资产达到账物相符、账实相符、账账相符，使财务管理逐步科学化、制度化、规范化。

1998年被市财政局授予会计规范化单位。

1999年实现会计电算化。

2004年财政制度改革，实行部门预算，将疾控中心所有收入、支出全部纳入财政预算管理，实行两上两下编报程序，预算包括基本支出预算和项目支出预算，基本支出预算分人员支出和公用支出，人员支出实行定员定额管理，公用支出预算按单位性质、职责划分档次，定额管理，项目支出预算在核定的基础上，每年不变，原则上实行零增长。非税收入预算核定每年上缴255万元，按比例扣除帮困基金和地方建设基金后纳入单位综合预算。

2005年，根据市财政局关于公布《淄博市政府集中采购目录》的通知和淄财办《淄博市市级政府采购供货协议暂行办法》的通知，中心实行政府采购，根据政府采购目录表，办公设备、仪器设备、车辆固定资产等货物和服务项目的购买由政府统一采购，30万元以上的货物和服务项目、50万元以上的工程必须实行招标采购，按照财政规定实行定期采购。

同年，实行国库集中支付，将原有财政经费拨入单位后所有支出结算由单位自己支付的方式，改变为由财政国库统一支付。即建立国库账户单一账户体系，所有财政性资金都纳入国库单一账户体系管理，收入直接交入国库账户，支出通过国库单一账户体系直接支付到商品和劳务供应者或用款单位。国库集中支付分直接支付和授权支付两种方式，同时加大了项目支出直接支付范围，80%列入直接支付。国库集中支付虽然规范了单位收支行为，加强了收支管理监督，增加了支出透明度，但对预算单位而言，支付手续繁琐。

同年1月实行阳光补贴，由暗补改为明补，即由原来的单位自己发放劳务提成（奖金）的形式改变为由财政拨款发放节日补贴和统一补贴，将原来单位自行发放所有奖金福利一律取消，节日补贴每人每年5000元，2005年1月起执行。统一补贴按职务职称发放，2005年6月起执行。

2006年5月31日，因监督体制改革，按照淄编办《淄博市机构编制委员会关于市级卫生监督和疾病预防控制体制改革有关问题的通知》，市疾控中心与新组建的市卫生局卫生监督局签订国有资产分割协定，将中心原有固定资产1002.39万元，分割143.47万元移交给卫生监督局。其中汽车6辆，价值83.96万元，专业设备及一般设备一批，价值

59.51万元，分割后中心固定资产剩余858.92万元。鉴于卫生局卫生监督所刚刚组建设备不足，财力紧张，中心又支付20万元资金支持其发展，借给仪器设备一批，共计50多件，价值16.34万元，供其开展工作使用。对原防疫站租赁给友谊医院的房租收入也进行分割，鉴于房租收入全部上缴政府国有资产收益专户，协议规定上缴的房产收益中30万元作为卫生监督所上缴的收入。

2009年8月，市疾控中心财务实行公务卡改革，根据《淄博市预算单位公务卡改革实施意见》和《淄博市市级预算单位公务卡管理暂行办法》规定，财务结算实行公务卡结算办法，结算范围主要是财政授权支付业务中原使用现金结算的零星商品购买支出，包括办公费、差旅费、维修费、租赁费、会议费、培训费、专用材料费、公务用车运行维护费。根据上级文件要求，中心制定《公务卡管理和财务结算暂行办法》，公务卡由单位统一向银行申办，支出时刷卡消费，原则上不再借用现金，凭发票和POS机小票到财务科办理报销手续，由财务科通过财政授权支付统一办理还款手续。

生物制品管理：2003年以前，设立疫苗管理科，实行站科二级核算。疫苗销售经营由疫苗科自主管理，并配备会计人员2名，实行独立核算，每年向站上缴利润45万元。劳务提成由科室自行发放。

2004年，为加强疫苗账务的管理和监督，将总账上缴站财务科，由财务科管理总账，疫苗管理科负责收费、明细账、库存材料和日常进货、销售经营，劳务提成按站规定比例发放。2011年7月，生物制品管理改革，单独设立接种门诊，划归健康监测科管理，原归生物制品管理办公室管理的疫苗收费、记账工作划归财务审计科管理，将收费、记账工作由原来手工开票、记账实现微机管理。将原来批发和零售由生物办统一管理的模式，改变为批发给各区县由生物办管理，零售由健康监测科接种门诊管理；取消职工购买疫苗内部优惠政策，强化疫苗内部管理，提高了疫苗的销售利润。2012年12月底毛利润达到245.30万元。

第六节　档案管理

一、文书档案管理

1987年《中华人民共和国档案法》颁布前，本站文书档案按不同类别分别由站办公室和办公室专人管理，即在日常工作中的工作规划、计划、方案、总结、通知、简报、会议材料等，以及上级印发、批转的文件、通知、总结、简报，国家和各级政府颁布的卫生法规、条例、标准等，由站办公室负责分类保管。人事档案由站办公室安排专人、专橱保管。

1981年，因文书档案管理制度不健全，责任不明确，曾发生一次文件丢失、泄密事件，受到市政府和市卫生局通报批评。此后，市防疫站汲取教训，党支部向市卫生局党委做了认真的书面检查，调整文档管理人员，制订文档管理和保密制度，严格了文件拆封、登记、批办、传阅、催办和分类、归档等管理程序。

1981年，站党支部组织力量，集中时间，按照《干部档案工作条例》和《干部档案整理办法》等有关规定，对全站所有干部人事档案，进行一次清理和整顿，装订成册，做到卷内整齐，各类材料归类符合要求。干部档案存放在铁制保险柜中，专柜专用，采取相应的防火、防潮、防虫措施。

1982年，在市属单位文档检查中，站文档管理受到好评，被市卫生局和市政府评为“保密工作先进单位”。

1985年2月，制定《关于公文签发的有关规定》，要求公文承办人员要将公文原稿及有关材料送交文书主管人员整理、立卷。个人不得保管机密文件，如有丢失或泄密，应追究个人责任。12月，根据市卫生局《关于清理财务会计档案的通知》和财政部、国家档案局颁布的《会计档案管理办法》，对1954年建站以来至1968年的财务会计账簿、报表、记账凭单等财会档案资料按年度分别清点、整理，对已超过保存期限、且无毁损、无失散、无待了结的会计事宜的符合清理销毁的档案，经报请市卫生局批准并派员监督销毁。对尚未到保管期限的1969~1984年的财会档案，经清点整理后，重新注册立卷，交档案室保管。

1986年，站党支部进一步加强干部人事档案管理，确定人事档案由党支部办公室分工负责，选拔党性强、作风正、遵守党的纪律、严守党的机密，具有一定工作能力、相当于中专文化水平的党员干部担任人事档案管理工作。严格执行干部人事档案查阅、借用、转移、传递手续，明确规定：查阅干部档案不出档案室，不准将干部档案存放个人办公室。

1987年，站党支部改建为党总支，全站人事档案由站总支办公室负责管理。

1992年，党总支改建为党委，全站人事档案由站党委办公室安排专人管理。

1994年12月，重新修订《办公制度》《计划、总结工作制度》《文书处理制度》《图书资料管理制度》《保密制度》，对各类文书、资料的分类、归纳、存档管理提出要求。

1995年，建立档案室，配备2名专职档案管理人员。档案室添置铁皮档案橱，按照《山东省档案工作等级标准》和《山东省卫生防疫资料归档基本原则》对除干部人事档案以外的全站的文书档案进行分类、组卷、整理存档。

1998年7月，成立综合档案室，包括文书档案、业务档案、会计档案、基建档案、设备档案、声像档案、社团档案、实物档案在内的行政和业务档案由综合档案室统一管理。

1999年2月，成立组织人事科，原站党委办公室管理的干部职工人事档案由组织人事科专室、专橱、专人管理。

二、技术档案管理

1984年以前，无业务技术档案管理机构，相关的技术资料大部分由业务科室保管，少部分由图书资料室保管。

1984年10月，印发《关于行政管理的几项暂行规定》，其中，第10条规定："凡业务活动形成的调查资料、录音、录像、事故处理文件、科研材料及贵重仪器说明书、基建图纸等，均列入技术档案，归资料室统一管理，专人收集、登记、积累、整理业务技术资料，年终或者专题工作结束时立卷归档。"第11条规定："参加会议带回的资料，首先由资料室登记，否则不予报销。" "借阅或查阅资料，需要履行手续。"；"调动工作，需办理交接手续；外单位借用，需经办公室批准。"

1986年5月，经市卫生局批准，建立情报资料室，其主要职能之一就是收集、整理业务技术资料，并负责立卷归档和保管。是年，站情报资料室对历年来的技术资料进行整理、立卷、存档，立卷421卷，储存业务技术资料1501种1751册。

1992年11月，成立信息资料科，下设疫情室、资料室、图书室，由资料室专门负责业务技术资料的收集、归类、立卷存档管理工作。

1993年6月，制定《学术活动和资料管理规定》，共8条，分别对参加学术交流、论文、著作的出版发行、参加学术活动审批手续、相关资料的上交、存档等作出具体规定。信息资料科为全站业务技术人员建立健全了个人技术档案，每人一个卷宗，逐年对专业人员发表的论文进行登记入档。同时，每年对专业人员完成并经过科技鉴定的科研项目所有资料进行整理，立卷存档。

1994年12月，修订、编印了《图书资料管理制度》《技术档案管理制度》《学术活动和资料管理规定》等技术档案管理制度，使市防疫站科技档案管理工作进一步制度化、规范化。

2006年9月，中心为卫生专业技术人员重新建立了个人技术档案，完善了个人技术档案资料。

至2012年年底，信息资料科共整理技术资料3类405册（卷），其中，建站以来的科研项目共64项，立卷存档74卷，建档率100%。

三、档案管理达标

根据《中华人民共和国档案法》和卫生部"（1994）第16号"文《关于医药卫生科学技术事业单位档案管理升级实施细则》的要求，以及山东省档案局、省科委、省建委、省教委、省卫生厅关于《山东省科学技术事业单位档案工作目标管理考核办法》等文件要求，本站于1997年—1998年开展了档案达标活动。

1997年8月22日，印发《淄博市卫生防疫站档案达标实施方案》，对组织领导、管理网络、岗位责任、规章制度、硬件设施、档案整理分类归档等作出了一系列具体规定。

在档案达标活动中，主要开展以下工作：

(1) 加强组织领导　健全管理网络

1998 年 8 月 25 日，印发《关于建立健全档案工作管理网络的通知》，决定成立站综合档案室，配备专职档案管理员，由站办公室具体负责管理；各科室档案管理工作实行科长负责制，配备一名兼职档案管理员，从而建立健全市防疫站以综合档案管理机构为中心的档案工作管理网络。站综合档案室配备 2 名具有中专以上水平的专职档案管理员，全站 30 个科室，每个科室分别配备一名兼职档案管理员，全站共有 30 名兼职档案管理员。其中，本科学历 4 人，占 13.33%；专科学历 21 人，占 70%；中专学历 5 人，占 16.67%。9 月 1 日，市防疫站印发《关于成立档案管理及鉴定工作领导小组的通知》。市防疫站档案管理工作领导小组由下列人员组成：组长胡林；副组长杜本华；成员徐增昌、李进贤、王立庆、翟慎永。市防疫站档案鉴定工作领导小组由胡林任组长，杜本华任副组长，成员由翟慎永、杨光宏、唐学慧、刘西美、徐逢昌、郭平、刘景福、解荣章、徐逢春、成君方、李国庆、殷茂荣、于宪良共 13 人组成。

将档案管理工作列入全站工作重要议事日程，在站档案管理领导小组领导下，一名办公室副主任具体分管档案达标工作。将档案管理纳入年度工作目标，做到有计划、有安排、有检查、有总结。站综合档案室和各科室兼职档案管理员根据分工，各司其职，负责对所辖业务、文书档案的收集、整理、立卷、归档，较好地发挥了档案管理网络的作用。

(2) 建立规章制度　落实岗位责任

1998 年建立健全了各项档案管理规章制度和档案管理责任制，主要的规章制度有：《档案保管制度》《档案借阅制度》《档案保密制度》《档案统计制度》《档案鉴定销毁制度》《档案修复补充制度》《立卷归档制度》《淄博市卫生防疫站文件材料归档范围》《淄博市卫生防疫站档案实体分类、案卷构成、排列规则》《淄博市卫生防疫站档案保管期限及密级划分》《淄博市卫生防疫站档案分类表》《淄博市卫生防疫站档案分类大纲》。市防疫站档案管理责任制主要包括：《科室职责》《档案工作人员岗位责任制》《兼职档案管理人员岗位责任制》《各级行政人员的岗位责任制》《各类技术职称人员的岗位责任制》。通过贯彻实施各级各类人员和科室档案管理责任制，将档案管理任务、目标落实到科室和人员，并将档案管理情况列入综合考核内容，奖罚兑现，促进了各项档案管理制度的贯彻执行和档案管理责任制的落实，使全站的档案管理工作提高到一个新水平。

(3) 改善硬件设施　提高管理档次

实行档案库房、阅档室、综合档案办公室三分开。综合档案室分别设有办公室、阅档室各一间，专用档案库房 3 间共 138.56 ㎡。所有房间全部安装防盗门，专门设置实物档案室；购置、配备档案专用保险橱 65 个、检索目录橱 2 个、装订机 2 台，购置了无酸卷皮和档案盒。在卫生防疫经费紧缺的情况下，为档案库房安装空调、防霉防蛀器、灭火器、遮光窗帘等，使档案库房达到了“防火、防盗、防高温、防潮湿、防光、防尘、防鼠、防虫、防污染”的“九防”功能要求。

(4) 认真编目组卷　确保规范要求

在省、市档案管理部门指导下，专兼职档案管理员履行职责，根据国家有关档案管理要求和站档案管理规章制度，对档案资料认真、规范编目、组卷、归档。案卷封面填写规范、清晰，案卷标题简明、准确，且案卷格式规范、统一，符合国家有关标准要求，案卷合格率达 98% 以上。

1998 年 10 月 16 日，山东省档案局、省防疫站和市档案局组织的档案管理评审团对档案工作目标管理进行评审，认定档案工作目标管理达到省一级标准，成为全市首家通过档案管理省级验收的科技事业单位。10 月 30 日，市卫生局组织市属医疗卫生单位办公室主任，在召开档案管理工作现场会，推广档案管理工作经验和做法。12 月，荣获山东省档案局“省一级科技事业单位档案管理奖”，王静波、刘蓓莉、巩翠华、杜本华、周晖、赵锦云、高玉霞、唐学慧、解荣章 9 人被山东省档案局授予“全省档案工作先进个人”荣誉称号。

2006 年 8 月，印发《关于健全淄博市疾控中心档案工作管理网络的通知》，对市疾控中心兼职档案员进行调整，每个科室分别配备一名兼职档案管理员，共有20名兼职档案管理员。

至2012年，市疾控中心档案立卷分为文书档案、业务档案、科研档案、会计档案、个人技术档案、基建档案、设备档案、声像档案、社团档案、人事档案等十余个门类，共7553卷。

第七节　药械管理

一、管理机构及管理制度

1982年以前，药品、器械管理无专门科室负责，各相关业务科室根据防疫工作需要，分别购置防疫药品、器械，自行管理使用。1982年，根据卫生防疫事业发展和市防疫站仪器、设备及防疫物资的增加，分散购置、管理的状况已不适应防疫药械管理的需要，是年，建立仪器设备管理组，隶属于总务科。职责：⑴负责卫生防疫监测、检验用品、试剂及部分仪器设备的购买、供应；⑵对仪器设备建立管理档案；⑶对卫生监测仪器实行统一管理，相关科室使用时，当日领取登记，当日使用完毕后交回。

1984年10月，制定《关于行政管理的几项暂行规定》，其中，第九条规定："购置药械、物资必须履行验收、入库登记手续，然后由行管科负责签字报销。"

1985年9月，制定《关于经费开支标准及使用管理暂行办法》，其中规定："正常工作所需的设备购置费，由业务科室提出需要，500元以下报分管副站长批复，500元以上报站长办公会研究。"

1987年，成立供应科（属二级科室），成员6人。承担计划免疫以外的其他生物制品如狂犬疫苗、丙种球蛋白、乙肝疫苗采购、供应，负责全站检验试剂和检验用品采购、供应。

1991年4月，经市卫生局党委同意，设立"药品器械供应科"，有4名工作人员。主要职责：⑴负责非计划免疫生物制品的采购、供应；⑵负责本站检验试剂及其用品的采购、供应；⑶对本站库存的卫生防疫药品、器械进行清点、清理、登记、造册。5月6日，制定《关于加强生物制品、物资、财产管理的规定》，内容：⑴全市计划免疫和计划内生物制品的计划制定、订购均由计划免疫科负责实施。生物制品的保管、分发由药械供应科负责实施；车辆运送由总务科负责安排。⑵非计划内生物制品，由药械供应科直接负责购置，统一存放管理，任何科室和个人不准擅自经营。⑶检验试剂均由药械供应科负责购置、保管、发放。⑷仪器设备由各有关科室提交计划，经站长办公会研究决定后，由药械供应科负责统一购置，并通知财务科落实经费。⑸其他物资、财产（桌、椅、板凳、床、橱等）均由总务科负责管理，其他业务科室一律不准自行购置。⑹国家规定的六大类社控物资，必须办理社控手续，否则，财务科不予报销。

1993年，对药械供应科进行管理模式改革，除继续负责本站检验试剂、用品的采购供应和仪器设备购置的实施外，对计划免疫外的生物制品采购、供应实行承包经营，除完成一定经济指标外，对超额收入有自行分配权。6月，制定《固定资产管理规定》，分别对固定资产的管理、维护保养、保管使用、报废等作出具体规定。

1994年12月，修订《药械购置、保管、领取制度》《大型精密仪器管理制度》《剧毒药品管理制度》《消毒、杀虫、灭鼠药物管理制度》《生物制品经营管理暂行规定》《仪器设备管理制度》《固定资产管理规定》等一系列药械管理制度，全站的药品、仪器设备管理逐步实现制度化、规范化。

1997年4月，经市卫生局同意，设立市防疫站生物制品供应部。主要职责：负责全站所有防疫用疫苗、血液制品、实验试剂的采购与供应。供应范围为市、区（县）（厂矿企业）卫生防疫站。同时，负责计划免疫以外的其他生物制品的采购，并面向社会供应。

生物制品供应部成立后，药械供应科不再负责检验试剂、用品以及计划免疫外生物制品的采购供应工作，其主要职责是负责卫生防疫仪器、设备的购置、登记、保管等。

2006年组建市疾控中心后，设立药品器械管理科。主要职责是：1. 负责中心仪器设备的配备、管理、维修维护。2. 负责实验室检验试剂、检验耗材的采购供应。3. 负责除生物制品以外的用于预防控制疾病所需药品、器械的供应、管理。

二、药械管理工作概况

1982 年，站成立药械管理组后，对库存药品、器械进行彻底的清查、整理，报废一批过期、失效的防疫药品和无法修复、使用的器械、设备，对仍能继续使用的药械进行分类整理、登记，落实具体分管人员，使全站药品、器械、设备的供应、管理做到“五定”（定人、定库、定架、定位、定箱）和“五查”（查数量、查质量、查摆放、查整洁、查安全），使药械合格率、出库准确率和账目符合率均达到 100%。

1983 年，对 200 元以上的仪器、设备全部登记造册，建立登记卡片。

至 1983 年，全站拥有 200 元以上的卫生防疫监测、检验的仪器、器械设备共 248 件（台），全部建立登记卡片，造册入账。仪器设备总资产达 443368 元。

1988 年，对全站所有的仪器、设备实行“四等”分级管理，对千元以上大型仪器设备全部实行建档、建卡、挂牌管理，器械维修、保养完好率达 98%。至 1988 年年底，全站共有 200 元以上的卫生防疫监测、检验仪器、设备 300 台（件），其中，千元以上的仪器设备 96 台（件），均按价格、购置使用年限、新旧程度、维修保养状况、完好状况等进行分级管理，保证了卫生防疫业务的正常运行。

1991 年 4 月，成立药械供应科。1991 年至 1993 年，先后购进 200 元以上的检验、监测仪器设备 12 台（件）。其中，包括：1992 年 4 月购进价值 52200 元的日产岛津气相色谱和价值 233474 元的日产 AA-680 原子吸收；1993 年 11 月购进价值 122000 元的日产 KY-27 摄、录像设备一套。

1993 年 3 月，根据上级关于财产清查登记工作的要求，市防疫站印发《关于财产清查登记工作的实施办法》，成立以站长为组长，由财务、总务、药械、办公室相关负责人参加的清产核资领导小组，对全站的不动产以及仪器、设备进行清查、登记。根据上级规定，对 200 元以上的一般仪器设备、500 元以上的专业仪器设备、凡耐用年限一年以上的，全部进行清查、核对、登记；对上级业务单位历年来无偿调拨、发放的账外仪器、设备全部计价、登记入账；对丢失、损坏和需要报废的仪器、设备，经清产核资小组严格审查，查明原因，经站领导批准后，按规定权限办理核销、报废手续。对被外单位和个人借用的，限期予以索回。至 1993 年年底，全站 200 元以上的仪器设备共 322 件（台），其中，资产千元以上的仪器设备共 107 台。全站卫生防疫监测、检验仪器、设备总值达 108.1151 万元。

1994 年，修订《药械购置、保管、领取制度》。各业务科室所需要的药品、器械，必须在报年度工作计划时同时报出，经药械科汇总，提交站长批准后，由药械科按计划负责采购。凡购入的药品器械，均办理验收、入库登记手续后才能报账（报销）。领用药品器械，按规定程序由领用科室负责人签字，分管副站长批准后，药械科办理供应、领用手续。药械科负责对当年购置和库存的药品器械进行登记、入账、上架，每年进行清仓查库一次，做到账物相符。为药械科配备一名专职会计，主管药品、仪器、设备的账物结算、管理，定期盘存。至此，市防疫站药品、器械供应、管理工作进入制度化、规范化、程序化运行管理轨道。

2001 年，制定了仪器设备管理制度，对仪器设备的购置、验收、使用、维护、保管、报废等做了详细的规定。并规定购买单价超过 10 万元贵重精密仪器设备要提前编制购买计划，购买计划必须经站学术委员会组织专家充分审议论证后方可实施购买。还规定了对贵重精密仪器和计量检测仪器建立档案，档案内容包括：论证报告、购买合同、验收报告、产品随机资料、使用和维修资料、校验规程等。使仪器设备的购买、使用和管理更加规范化、制度化。

2005 年，根据市财政局关于公布《淄博市政府集中采购目录》的通知和淄财办《淄博市市级政府采购供货协议暂行办法》的通知，中心实行政府采购，根据政府采购目录表，办公设备、仪器设备、车辆固定资产等货物和服务项目的购买由政府统一采购，30 万元以上的货物和服务项目、50 万元以上的工程必须实行招标采购，对规定限额以下的或大批量的仪器设备耗材等实施财政审批，委托单位自行采购等形式。总之，原来由单位自行购买的仪器设备，办公设备等，一律由财政统一审批，办理政府采购手续后实施购买 。

2006 年对检验设备建立了仪器设备管理档案，对仪器设备进行了分类分卷整理，对设备进行唯一性编号，并对国家法定计量检定机构检定的仪器设备，在醒目位置上粘贴“合格、准用、停用”三色标示。对档案内容整理完整，包括仪器设备采购合同、招标文件、卷内文件目录、购置申请表、验收记录表、维修申请记录表、鉴定校准合格证书等，为进一步做好中心资产管理奠定基础。

2010 年建立仪器设备档案电子一览表。根据固定资产卡片的规格、型号、价格、购买时间逐一录入，为进一步加强资产管理，更快更好的查账对账提供了依据。

2012 年，修订完善了仪器设备管理制度。对仪器设备的购置、管理与维护，报废、损坏、调拨、赠与都做了详尽的修订和补充。进一步完善了仪器设备的管理程序，并编入中心管理制度汇编。

1953—1983 年淄博市卫生防疫站仪器、设备一览表

表 4-1-6-1

仪器设备名称	型　号	规　格	产　地	购入日期	单价（元）	备　注
显微镜				1953	747.00	
显微镜	VN3			1953	9600.00	
微量分析天平	TG--332			1953	1000.00	
分析天平				1953	550.00	
鼓风干燥箱	DF-206			1953	470.00	
电热鼓风干燥箱				1953	846.00	
恒温培养箱	400 × 500			1954	430.00	
恒温培养箱	60℃			1953	760.00	
恒温培养箱	420 × 500			1953	490.00	
电冰箱	40 × 1000			1953	1060.00	
大气采样器具 3 套	GS-2 直交两用			1953	243.00	
大气采样器　5 套	CD-1 型			1953	243.00	
辐射热计	FSR- Ⅱ			1953	325.00	
箱式电炉	SX-4-10			1953	876.00	
水浴箱				1953	200.00	
心电图机	XOH-2			1956	1530.00	
高温炉	125 × 200 × 325			1964	480.00	
白金坩埚	32g			1964	800.00	
鼓风式干燥箱	550 × 550 × 550			1964	400.00	

仪器设备名称	型　号	规　格	产　地	购入日期	单价（元）	备　注
鼓风干燥箱	550×550×550			1964	800.00	
鼓风烤箱	5I–0249			1964	800.00	
电热恒温培养箱	500×400×400			1965	480.00	
冰箱	400 立升			1956	1500.00	
电冰箱	英国 OF–14200			1956	1850.00	
二氧化碳测定仪	CDS–O2–1 型			1959	735.00	
CO2 气体分析器	ROI 型			1959	200.00	
空气分粒器各一个	40、60、80、160			1956	500.00	
5– 济量笔	L6002 型			1961	1000.00	
个人剂量计 2 套	F–5809 型			1964	1000.00	
手摇计算机	键盘式			1956	500.00	
电冰箱	200 立升			1973	1100.00	
电冰箱 2 台	200 立升			1975	2260.00	
粉尘采样器 3 台	安劳 D4 型			1974	532.00	
大气采样器 2 台	CD–1 型			1975	500.00	
电子测听器	TLJ–1 型			1973	2000.00	
高频电磁场卫生学测定仪 2 套	E–H–F			1975	780.00	
热球式风速仪 5 套	QDF–2			1975	291.00	
低本底 γ 测量仪	FJ–332Υ			1974	7500.00	
低本底 β 测量仪	FJ–332β			1975	7500.00	
Υ– 微论计	FJ–311G2			1974	1500.00	
闪烁 Υ 微论计	FJ–302BG1 型			1974	1700.00	
可携式 Υ 毫论计	FJ–312G2			1975	2000.00	
辐射仪	70–1 型			1975	800.00	
乙丙种射线探测仪	67 型			1976	580.00	
剂量检查仪	FJ–351 型			1973	360.00	
个人剂量检查仪	FJ–35 型			1973	360.00	

仪器设备名称	型　号	规　格	产　地	购入日期	单价（元）	备　注
通用闪烁探头 2 套	FJ–367			1974	700.00	
自动定标器	FH–408			1972	4000.00	
β γ 表面沾污仪				1974	3000.00	
真空泵				1968	490.00	
微型显微镜 3 台	TWX–1 型			1971	610.00	
笔录式计谱仪	883 型			1975	3800.00	
稳压器	5KVA614–C			1975	1500.00	
气相色谱仪	SP–2305 型			1972	15000.00	
酸度计	雷磁 25 型			1975	430.00	
电泳仪	JDY–75 型			1975	500.00	
分析天平	百分之一			1973	430.00	
全自动分析天平	百分之一			1974	480.00	
调温调湿箱 2 台	DV302 型			1976	1200.00	
离心机 2 台	CXJ64–01			1976	900.00	
电动离心沉淀器	800			1974	216.00	
分光光度计	721 型			1972	1200.00	
分光光度计	72 型			1973	800.00	
分光光度计 紫外远红外线	751 型			1975	7500.00	
电热蒸馏器	14.4kn			1974	350.00	
恒温培养箱	65–ll2			1975	430.00	
恒温培养箱 2 台	WS2–134–65			1974	430.00	
电冰箱	200 立升			1975	1100.00	
烟尘浓度测定仪	BLC–1			1976	1900.00	
个人剂量仪	FJ–302 型			1970	360.00	
个体粉尘采样器	GFC–1			1974	200.00	
高电势真流位差计	4J–25			1975	1000.00	
真空泵	1/4 马力			1971	380.00	

仪器设备名称	型　号	规　格	产　地	购入日期	单价（元）	备　注
粉尘采样器 3 台	武安 –75 型			1975	550.00	
次闪光灯	107 型			1974	467.00	
电泳仪	Dy–9 型			1975	1500.00	
低温电冰箱 2 台	–40℃			1974	4000.00	
电冰箱	200 立升			1980	1060.00	
电冰箱	200 立升			1978	1060.00	
电冰箱	160 立升			1982	727.00	
电冰箱	150 立升			1981	661.00	
电冰箱	JBJ–2–4 型 200 立升			1982	727.00	
电冰箱	解放牌			1980	500.00	
电冰箱	雪花牌 200 立升			1980	867.00	
电冰箱	100 立升			1983	639.00	
计算机 2 台	CAS10FY–720P			1981	1071.00	
电脑	SHARP PG–1500			1983	3000.00	
粉尘采样器 9 套	FC–1 型			1980	590.00	
尘粒级采样器 2 套	浙沈 4 型			1983	620.00	
高流量飘尘 采样器 3 套	快乐牌 CrQ–60			1982	600.00	
吸尘器 4 台	V2–40 安乐式			1980	202.00	
吸尘器 3 台	VW1–4			1980	209.00	
大气采样器 21 套	CeC–B			1977	500.00	
精密声级计 2 台	NO2			1980	2500.00	
轻便风向表 2 台	DEM–6			1977	224.00	
照相机	海鸥 120			1979	471.00	
照相机	5 型 135			1980	438.00	
电动离心机	SLJ–1 型			1981	580.00	
电动离心机	LXJ– Ⅱ			1982	1500.00	
电动离心机	TJ–74–1 型			1981	1580.00	

仪器设备名称	型　号	规　格	产　地	购入日期	单价（元）	备　注
分光光度计	721 型			1980	1470.00	
分光光度计	721 型			1982	1200.00	
分光光度计	721 型			1982	1400.00	
电热恒温干燥箱	400×400×450			1977	450.00	
干燥箱	400×400×450			1978	645.00	
电热蒸馏水箱	10 升 / 小时			1982	350.00	
电热蒸馏水箱	20 升 / 小时			1982	352.00	
电热恒温箱隔水式保养箱 2 台	PYX–DHS			1981	446.00	
电热恒温水浴箱	双列式			1978	270.00	
电热恒温培养箱	PYX–DHS500×650			1982	722.00	
冷库	2F–65 型			1982	7900.00	
电冰箱	雪花牌 160 立升			1982	840.00	
电冰箱	200 立升			1979	1200.00	
电冰箱	200 立升			1980	1000.00	
电冰箱	200 立升			1979	840.00	
低温冰箱	–18℃			1981	500.00	
气相层析仪	103 型			1979	20000.00	
空压机	0.1 立方米			1980	1000.00	
高压锅	XL–DS–40 型			1982	500.00	
高压消毒器	立式双目自控式				3680.00	
PH 酸度计 2 套	S–2 型			1979	760.00	
酸度计	PHS–2 型			1981	760.00	
电泳仪	中压 DY–W2 型			1980	1500.00	
电热恒温水浴箱	双列式 2 孔			1978	270.00	
超级恒温水浴箱	501 型			1981	500.00	
电热恒温水浴箱	DR–HW–2			1981	270.00	
分析天平	万分之一			1978	300.00	

仪器设备名称	型　号	规　格	产　地	购入日期	单价（元）	备　注
分析天平	千分之一			1982	450.00	
微量分析天平	TG332A			1982	1000.00	
净化工作台	SXK–LO3			1978	3000.00	
垂流层净化工作台	GH802–2 型			1983	2400.00	
电动离心沉淀器	4×50			1979	450.00	
电动离心沉淀器	4×400			1979	1140.00	
离心机	LXJ– Ⅱ			1979	1500.00	
部分收集器	BTQ–74–2 型			1977	142500.00	
照度计	2F–2 型			1980	440.00	
显微镜	L–1000 型			1981	500.00	
显微镜 3 架	XX–92			1981	620.00	
显微镜 2 架	XSP–16A 型			1979	311.00	
显微镜 3 架	XS2–81			1981	316.00	
双目显微镜	CHAgCHB			1983	900.00	
显微镜	Moclel					
GBGCGK				1974	1200.00	
显微镜	单目			1982	980.00	
显微镜	日本产单目			1982	1500.00	
显微镜	10×100			1979	1400.00	
显微镜	双目 MC–4M			1983	5000.00	
倒置显微镜	10×40			1981	15000.00	
万能显微镜	AHB–LB2			1983	40800.00	
双目实体连续变倍显微镜	XTL– 型			1983	1300.00	
数字式离心机	SL–lA 型			1982	2900.00	
稳压器	614–HKVA			1982	577.50	
晶体管稳压电流	YVVT–6A			1977	1100.00	
电子交流稳压器	614–C			1983	1450.00	

仪器设备名称	型　号	规　格	产　地	购入日期	单价（元）	备　注
照相机	135			1981	878.00	
收录两用机	9930			1981	770.00	
收录两用机				1979	1140.00	
中焦镜头	135mm				567.00	
广焦镜头	28mm			1981	463.00	
放大机	金鹤牌 6×9			1980	505.00	
身高座高机				1982	250.00	
玻璃转子流量计				1979	402.00	
机动喷雾器 2 套				1980	300.00	
X 线剂量仪	FJ–365			1978	600.00	
晶体管小型闪烁辐射仪	TD–7 型			1978	400.00	
切片机	202–1 型			1979	322.00	
数学直流电压表	5 位			1978	8000.00	
涡轮流量变送器	VW–500mm			1978	637.00	
自动大气采样器					601.80	
X–γ 放射计量仪					600.00	
静电仪	FD–105K			1977	500.00	
辐射机仪	QX				2000.00	
静电子复印机	SF–750			1982	7990.00	
英文打字机	13 寸手提式			1983	1120.00	
书写打印机				1983	680.00	
气象仪 2 套				1977	480.00	

1983–2003 年淄博市卫生防疫站仪器、设备一览表

表 4–1–6–2

仪器设备名称	产地	规格型号	数量	单价（元）	金额（元）	购入日期	使用科室
变焦镜头		图历 80–200	1	805.00	805.00	1983	健康教育所
低温冰箱	日本	三洋 –20℃	1	1270.00	1270.00	1983	检验中心
低温冰箱	日本	三洋 –20℃	3	1800.00	5400.00	1983	检验中心

仪器设备名称	产地	规格型号	数量	单价（元）	金额（元）	购入日期	使用科室
计算机	日本	PC–1500	1	3000.00	3000.00	1983	环卫监测所
冷冻切机	浙江	B.Y.S	1	1700.00	1700.00	1983	检验中心
生物显微镜	日本	奥林帕斯 CH	1	1000.00	1000.00	1983	检验中心
显微镜	济南		2	800.00	1600.00	1983	地病所
恒温培养箱	上海	HH–BAI	1	700.00	700.00	1983.07	检验中心
人体台秤		TGT–100 型	1	86.00	86.00	1984	食品保健所
单目显微镜	日本	奥林帕斯 CH–F	1	1400.00	1400.00	1985	检验中心
恒温培养箱	上海	PYX––DHS	1	450.00	450.00	1985	检验中心
离心机（低速）		LD––2	1	469.00	469.00	1985	检验中心
数据处理机		CR–2AX	1	18558.95	18558.95	1985	检验中心
双目显微镜	日本	奥林帕斯	1	2070.00	2070.00	1985	健康监测所
水浴箱		HH–W21	1	200.00	200.00	1985	检验中心
显微镜	日本		1	800.00	800.00	1985	传染病所
小型三用水箱	北京	37–100℃	1	194.00	194.00	1985	检验中心
真空泵	博山	ZX––4	1	490.00	490.00	1985	检验中心
诊断床			1	200.00	200.00	1985	地病所
自动磨刀机	天津	MDT—3A	1	400.00	400.00	1985	检验中心
恒温培养箱	上海	多功能 DG–1	1	2200.00	2200.00	1985.06	检验中心
水浴箱	山东	HHS.21.4	1	269.00	269.00	1985.06	检验中心
电泳仪	北京	DYY– Ⅲ	1	750.00	750.00	1985.12	检验中心
电冰箱		沙松	1	1140.00	1140.00	1986	健康教育所
显微镜	重庆		1	500.00	500.00	1986	地病所
漩涡混合器	上海	XW–80 型	1	196.00	196.00	1986	检验中心
照相机	日本	密伦达	1	835.00	835.00	1986	健康教育所
蒸馏器	上海	1810B	1	200.00	200.00	1986.07	检验中心

仪器设备名称	产地	规格型号	数量	单价（元）	金额（元）	购入日期	使用科室
电冰箱		雪花	1	1300.00	1300.00	1987	质量管理科
电热恒温水浴箱		20S261-79	1	400.00	400.00	1987	健康监测所
干燥箱		ZB101-1	1	570.00	570.00	1987	健康监测所
监视器		6 寸 JVC	1	3800.00	3800.00	1987	健康教育所
解剖显微镜		XD	1	1600.00	1600.00	1987	地病所
离心机		L04-2	1	400.00	400.00	1987	健康监测所
马福炉	上海	SX-4-10	1	1000.00	1000.00	1987	检验中心
显微镜	日本	奥林帕斯	1	1500.00	1500.00	1987	地病所
照相机		倒置显微镜附件	1	471.00	471.00	1987.04	检验中心
电冰箱	浙江	益友 185L	1	1280.00	1280.00	1987.12	检验中心
显微镜（倒置）	重庆	87210	1	1200.00	1200.00	1987.12	检验中心
低温冰柜		T2B2-SP	1	1800.00	1800.00	1988	生物制品办公室
解剖显微镜		XTL- Ⅱ	1	2500.00	2500.00	1988	消毒所
录音机		爱普生 777	1	2480.00	2480.00	1988	信息资料科
热释光精密退火炉	山西	HW- Ⅲ型	1	1560.00	1560.00	1988.04	检验中心
热释光照射器		H-417	1	9000.00	9000.00	1988.06	检验中心
低温冰柜		2P2-SD	5	1800.00	9000.00	1988.6	生物制品办公室
电冰柜		SANYO	1	2600.00	2600.00	1989	质量管理科
电冰箱		沙松	1	1100.00	1100.00	1989	检验中心
抢答器			1	127.25	127.25	1989	工会
干燥箱	淄博	ZB101- Ⅱ	2	960.00	1920.00	1989.06	检验中心
气相色谱	美国	HP-5890A	1	130000.00	130000.00	1989.06	检验中心
电热鼓风干燥箱		ZB101-D	1	960.00	960.00	1990	健康监测所
高压消毒器	淄博	YXQGO2	1	757.20	757.20	1990.04	检验中心
高压消毒器	淄博	YXQGO2	1	525.00	525.00	1990.06	检验中心
视力灯箱		对数	1	235.00	235.00	1990.12	食品保健所

仪器设备名称	产地	规格型号	数量	单价（元）	金额（元）	购入日期	使用科室
稳压器	上海	YS73–5	1	2317.30	2317.30	1991.09	检验中心
电冰箱	苏联	明斯克	1	1900.00	1900.00	1992	健康监测所
空调		窗式			2300.00	1992	中心办公室
干燥箱（快速）	南通	WSTO– Ⅰ	1	250.00	250.00	1992.03	检验中心
空气压缩机	日本	东芝	1	950.00	950.00	1982.04	检验中心
气相色谱	日本	岛津 GC–14	1	52200.00	52200.00	1992.04	检验中心
箱式电炉	上海	SX2	1	3700.00	3700.00	1992.04	检验中心
原子吸收	日本	AA–680	1	233474.00	233474.00	1992.04	检验中心
离心机		LD4–2	1	800.00	800.00	1992.01	检验中心
打印机		1600K Ⅲ	1	3000.00	3000.00	1993	财务科
摄像机	日本	KY–27	1	122000.00	122000.00	1993	健康教育所
箱式电炉	上海	XSX2	2	4000.00	8000.00	1993.03	检验中心
电视机		长虹	2	2670.00	5340.00	1994	健康教育所
电热恒温培养箱	潍坊	Y Y0027–90	1	1580.00	1580.00	1995	健康监测所
广焦镜头	美国	PK	1	530.00	530.00	1995	健康教育所
水浴锅		双孔　4 孔	1	980.00	980.00	1995	质量管理科
周林频谱仪		301	1	447.00	447.00	1995	健康监测所
扭力天平		YTN–100	1	580.00	580.00	1995.04	检验中心
气态原子化装置	上海	VA–90	1	2380.00	2380.00	1995.04	检验中心
传真机		SHARP	1	1850.00	1850.00	1996	中心办公室
打印机		1600K Ⅱ	1	2800.00	2800.00	1996	中心办公室
灯光			4	300.00	1200.00	1996	工会
音响设备			1	42805.00	42805.00	1996	工会
电冰箱	河南	新飞 BCD–188	1	2250.00	2250.00	1996.04	检验中心
电冰箱	河南	新飞 301L	1	3330.00	3330.00	1996.04	检验中心
电冰柜		西冷 BD–88	1	2700.00	2700.00	1997	质量管理科
微机		586 更新	1	14800.00	14800.00	1997	生物制品办公室

仪器设备名称	产地	规格型号	数量	单价（元）	金额（元）	购入日期	使用科室
照相机		珠江	1	1394.00	1394.00	1997	中心办公室
氮气减压器		YQD--6	1	150.00	150.00	1997.02	检验中心
氮气减压器		YQD-6	1	235.00	235.00	1997.02	检验中心
电冰箱		美菱 201L	1	2280.00	2280.00	1997.05	检验中心
电冰箱	日本	东芝 GR--184	1	1640.00	1640.00	1997.11	检验中心
恒温消解仪		齐齐哈尔 DTD-3	1	4800.00	4800.00	1997.11	检验中心
显微镜		810127	1	502.82	502.82	1997.11	检验中心
分析天平		332A	1	460.00	460.00	1997.12	检验中心
妇科检查床		简易	1	795	795	1998	地病所
空调		格力	1	12500.00	12500.00	1998	中心办公室
空调		格力	1	12500.00	12500.00	1998	中心办公室
空调		格力 RFDI2WP4	2	12500.00	25000.00	1998	中心办公室
一体机		VT2200	1	32800.00	32800.00	1998	中心办公室
恒温水浴锅		HHS21.6	1	726.00	726.00	1998.03	检验中心
电冰箱	河南	BCD-190D	1	1890.00	1890.00	1998.05	检验中心
台式高速离心机		TGC—16G	1	2800.00	2800.00	1998.06	检验中心
电冰柜	青岛	澳柯玛 BD-362	1	3050.00	3050.00	1998.08	检验中心
电冰箱	河南	新飞 --206	1	1900.00	1900.00	1998.08	检验中心
基因扩增仪		PTC--100	1	76000.00	76000.00	1998.11	检验中心
液相色谱		HP1100	1	231000.00	231000.00	1998.11	检验中心
紫外投射分析仪	上海	高分辨 FS—3K Ⅲ	1	4200.00	4200.00	1998.11	检验中心
氮气瓶	淄博	氮气	1	199.00	199.00	1998.12	检验中心
净化工作台	北京	月坛	1	7650.00	7650.00	1998.12	检验中心
台式高速离心机		TCTL16G	1	2900.00	2900.00	1998.12	检验中心
微机		联想	1	9340.00	9340.00	1998.12	职控所

仪器设备名称	产地	规格型号	数量	单价（元）	金额（元）	购入日期	使用科室
乙炔瓶	淄博	乙炔	3	450.00	1350.00	1998.12	检验中心
笔记本电脑			1	16000.00	16000.00	1999	免疫所
生化分析仪		4010 半自动	1	23000.00	23000.00	1999	健康监测所
电冰箱	上海	上菱 BCD–202	1	1480.00	1480.00	1999.09	检验中心
血压计		欧姆龙	2	563.00	1126.00	1999.09	食品保健所
肺活量计			1	700.00	700.00	1999.11	食品保健所
打印机		8340C Ⅱ	1	2380.00	2380.00	2000	信息资料科
打印机			1	1510.00	1510.00	2000	性病防制所
电冰柜		海尔	1	2300.00	2300.00	2000	免疫所
电冰柜		海尔	1	2900.00	2900.00	2000	生物制品办公室
电冰箱		BCD–199	1	2000.00	2000.00	2000	健康监测所
电冰箱		海尔 BCD–199	1	2300.00	2300.00	2000	免疫所
电冰箱		科龙 BCD–276	1	2300.00	2300.00	2000	生物制品办公室
电热恒温干燥箱		50×60×75	1	2360.00	2360.00	2000	健康监测所
恒温培养箱	潍坊	60×50	1	1800.00	1800.00	2000	健康监测所
冷库			1	37180.00	37180.00	2000	生物制品办公室
酶标仪		G/FG306	1	8800.00	8800.00	2000	健康监测所
手术圆凳			3	110.00	330.00	2000	健康监测所
微机		D8894A	1	11090.00	11090.00	2000	性病防制所
微机		快乐 e 派	1	9340.00	9340.00	2000	中心办公室
心电图机		ECG–65 Ⅱ	1	5800.00	5800.00	2000	地病所
血流便检测仪			1	18000.00	18000.00	2000	地病所
酶联免疫检测仪		DG5031 型	1	11000.00	11000.00	2000.05	检验中心
微机		方正文祥	1	6450.00	6450.00	2000.05	检验中心
血压计		欧姆龙	1	432.00	432.00	2000.09	食品保健所

仪器设备名称	产地	规格型号	数量	单价（元）	金额（元）	购入日期	使用科室
空调	广东	美的	1	2859.00	2895.00	2000.11	检验中心
模拟眼仪			1	800.00	800.00	2000.12	食品保健所
UPS 电池			1	570.00	570.00	2001	财务科
UPS 电池			1	6900.00	6900.00	2001	中心办公室
传真机		松下 KX–FT23	1	1850.00	1850.00	2001	生物制品办公室
打印机		HP–6L	1	3250.00	3250.00	2001	免疫所
打印机		HP–6L	1	3150.00	3150.00	2001	质量管理科
电冰柜		BD–216	1	3000.00	3000.00	2001	健康监测所
电冰箱		伊莱克斯 BCO–192	2		2000.00	2001	生物制品办公室
电冰箱		伊莱克斯	1	2000.00	2000.00	2001	性病防制所
电冰箱		容声 BCD–271B	1	2870.00	2870.00	2001	质量管理科
复印机		NP6218	1	13000.00	13000.00	2001	中心办公室
复印机			1	31800.00	31800.00	2001	中心办公室
恒温水浴锅		TDA–-8002	1	1500.00	1500.00	2001	检验中心
碎纸机			1	1800.00	1800.00	2001	中心办公室
PH 计		PHS—3C	1	2278.00	2278.00	2001.03	检验中心
紫外分光光度计		7230G	1	5985.00	5985.00	2001.03	检验中心
高压锅	奥地利		1	4952.00	4952.00	2001.04	检验中心
热释光机		RGD–313	1	36000.00	36000.00	2001.04	检验中心
空调	青岛	海信 KFD–SOOP	1	4650.00	4650.00	2001.06	检验中心
超声波清洗机		KQ—250B	1	4752.00	4752.00	2001.07	检验中心
调速振荡器		ZD–2	1	792.00	792.00	2001.07	检验中心
快速混匀器		SZ–-1	1	1368.00	1368.00	2001.07	检验中心
微波炉			1	349.00	349.00	2001.07	检验中心
旋转蒸发器		2FQ–85A	1	4185.00	4185.00	2001.07	检验中心
循环水真空泵		SHZ–D	1	1800.00	1800.00	2001.07	检验中心

仪器设备名称	产地	规格型号	数量	单价（元）	金额（元）	购入日期	使用科室
紫外分光光度计		7230G	1	6300.00	6300.00	2001.07	检验中心
磁力搅拌器		JB-3	1	620.00	620.00	2001.01	检验中心
电砂浴		500×400	1	560.00	560.00	2001.01	检验中心
干燥箱	淄博	101-Ⅱ	1	2300.00	2300.00	2001.01	检验中心
浊度仪		WGZ-200	1	4800.00	4800.00	2001.11	检验中心
电冰箱	河南	新飞 BCD108	1	1370.00	1370.00	2001.12	检验中心
加样器	进口	P20　P200	3	4950.00	14850.00	2001.12	检验中心
B 超机		600P	1	41800.00	41800.00	2002	地病所
X 光机		30	1	8000.00	8000.00	2002	健康监测所
电冰箱		美菱	1	1990.00	1990.00	2002	地病所
电冰箱		BCD-196B	1	1990.00	1990.00	2002	消毒所
电视机		长虹 25 寸	1	1550.00	1550.00	2002	健康教育所
交换机			1	8649.00	8649.00	2002	中心办公室
路由器		HVAWEF	1	19357.00	19357.00	2002	中心办公室
器械台、椅			1	820.00	820.00	2002	地病所
微机		联想开天 4610	1	5680.00	5680.00	2002	中心办公室
血糖仪			1	1080.00	1080.00	2002	地病所
压力消毒锅		YXQG-02	1	780.00	780.00	2002	健康监测所
烟雾机		GHY-25	1	2400.00	2400.00	2002	消毒所
烟雾消毒机			1	3600.00	3600.00	2002	消毒所
氧气瓶			1	800.00	800.00	2002	生物制品办公室
数字式电导率		DDS-307	1	1520.00	1520.00	2002.02	检验中心
洗衣机			1	1580.00	1580.00	2002.03	检验中心
打印机		1600K Ⅲ	1	2870.00	2870.00	2002.05	职控所
电子天平		DT500-2	1	3960.00	3960.00	2002.06	检验中心
电子天平	上海	AB204-N	1	8415.00	8415.00	2002.06	检验中心
电子天平	瑞士	AB204-N	1	8415.00	8415.00	2002.06	检验中心
酸度计	上海	雷磁 PHS-3C	1	2400.00	2400.00	2002.06	检验中心

仪器设备名称	产地	规格型号	数量	单价（元）	金额（元）	购入日期	使用科室
超声波清洗机			1	8380.00	8380.00	2002.09	检验中心
电冰箱		美菱 BCD196B	1	1990.00	1990.00	2002.09	检验中心
电冰箱		美菱 BCD196	1	1990.00	1990.00	2009.09	检验中心
电冰箱		BCD–196B 美菱	1	1990.00	1990.00	2002.09	检验中心
电冰箱	合肥	美菱 BCD–196B	1	1990.00	1990.00	2002.09	检验中心
空调	青岛	海信 3201G	1	2980.00	2980.00	2002.09	检验中心
空调	青岛	海信 3207G	1	2980.00	2980.00	2002.09	检验中心
培养箱（震荡）	广东	LRH250	1	10431.00	10431.00	2002.09	检验中心
双目显微镜	上海	双目 ZXC Ⅱ	1	3170.00	3170.00	2002.09	检验中心
电子天平	上海	梅特勒	1	5870.00	5870.00	2002.1	检验中心
空调		格力	1	2039.00	2039.00	2002.11	检验中心
兔笼	苏州	S5	1	6500.00	6500.00	2002.11	检验中心
传真机		松下 KX–FT76CN–N	1	1850.00	1850.00	2003	结防所
打印机		爱普生	1	5300.00	5300.00	2003	财务科
打印机		爱普生 EPC–1220	1	5400.00	5400.00	2003	质量管理科
点钞机			1	1480.00	1480.00	2003	财务科
电冰箱		BCD–203K	1			2003	检验中心
电视机		长虹	1	1170.00	1170.00	2003	中心办公室
空调		格力 3551R	1	2574.00	2574.00	2003	中心办公室
立式灭菌器		LMQ–4060	1	30000.00	30000.00	2003	健康监测所
录音机			1	550.00	550.00	2003	工会
扭力天平	上海		1	1180.00	1180.00	2003	健康监测所
气溶胶喷雾器			1	2600.00	2600.00	2003	消毒所
气溶胶喷雾器			1	3150.00	3150.00	2003	消毒所
水浴箱	上海	HH.W21	1	1560.00	1560.00	2003	健康监测所
微机		联想	1	5400.00	5400.00	2003	免疫所
微机		联想	1	5400.00	5400.00	2003	免疫所

仪器设备名称	产地	规格型号	数量	单价（元）	金额（元）	购入日期	使用科室
微机		开天 4600	1	8350.00	8350.00	2003	质量管理科
微机		联想开天 4600	1	7600.00	7600.00	2003	中心办公室
温度检测仪			3	1700.00	5100.00	2003	传染病所
振荡器			1	750.00	750.00	2003	健康监测所
紫外线灯车			1	630.00	630.00	2003	传染病所
恒温水浴箱	上海	HH.W21	1	1576.00	1576.00	2003.01	检验中心
不锈钢解剖	苏州		1	650.00	650.00	2003.03	检验中心
声级计			1	998.00	998.00	2003.03	食品保健所
豚鼠架	苏州		1	6000.00	6000.00	2003.03	检验中心
8 道移液器	奥地利	8 道	1	2600.00	2600.00	2003.04	检验中心
γ 能谱分析仪	北京	PGTNOI	1	111000.00	111000.00	2004.04	检验中心
打印机		HP	1	2670.00	2670.00	2003.04	检验中心
鄂式破碎机			1	4450.00	4450.00	2003.04	检验中心
圆盘粉碎机			1	3320.00	3320.00	2003.04	检验中心
电冰箱	青岛	海信 BCD–186	1	1800.00	1800.00	2003.05	检验中心
电冰箱	河南	新飞 BCD203	1	1950.00	1950.00	2003.05	检验中心
空调		海尔	1	2560.00	2560.00	2003.05	检验中心
冷柜	青岛	海尔 SL–242	1	2780.00	2780.00	2003.05	检验中心
离心机（低温高速）	进口	Z–233MK–2 型	1	32500.00	32500.00	2003.05	检验中心
立式灭菌器	淄博	LMQC–4060	1	30000.00	30000.00	2003.05	检验中心
酶标洗板机	奥地利		1	32000.00	32000.00	2003.05	检验中心
全自动酶标仪	奥地利	2010	1	58000.00	58000.00	2003.05	检验中心
双气路粉尘采样器		XQC–15E	4	845.00	3380.00	2003.05	职控所
微机		兼容	1	3960.00	3960.00	2003.05	职控所
微生物鉴定仪	英国	SAMS	1	285000.00	285000.00	2003.05	检验中心
稳压电源		UPS2KVA	1	2620.00	2620.00	2003.05	检验中心

仪器设备名称	产地	规格型号	数量	单价（元）	金额（元）	购入日期	使用科室
洗衣机	青岛	玛格丽特	1	5150.00	5150.00	2003.05	检验中心
荧光定量分析仪		FTC-2000PCR	1	290000.00	290000.00	2003.05	检验中心
油烟机		238	1	1338.00	1338.00	2003.05	检验中心
电冰箱	青岛	海尔	1	3360.00	3360.00	2003.05	检验中心
低温冰柜	日本	三洋 86L(-80℃)	1	45000.00	45000.00	2003.06	检验中心
电动振筛机			1	790.00	790.00	2003.06	检验中心
立式灭菌器	淄博	LMQR-3260	1	20000.00	20000.00	2003.06	检验中心
粉尘采样器		DFC-3BT	1	2337.00	2337.00	2003.07	职控所
恒温培养箱	上海	精宏　隔水式	1	3890.00	3890.00	2003.07	检验中心
打印机		三星	1	1900.00	1900.00	2003.08	职控所
汽油发电机组		EFBOOOTE	1	32000.00	32000.00	2003.08	检验中心
电子体重秤			1	1100.00	1100.00	2003.09	食品保健所
肺活量计			1	800.00	800.00	2003.09	食品保健所
电子体重秤			1	1100.00	1100.00	2003.11	食品保健所
身高计			1	430.00	430.00	2003.11	食品保健所
生物安全柜	进口	HF-1200	1	60000.00	60000.00	2003.11	检验中心
血压计		欧姆龙	3	456.00	1368.00	2003.11	食品保健所

1983—2003 年淄博市卫生防疫站（疾控中心）仪器、设备一览表

表 4-1-6-3

仪器设备名称	产地	规格型号	数量	单价（元）	金额（元）	购入日期	使用科室
手机		S 308	1	4300.00	4300.00	2004.01.03	办公室
微机		联想	1	10400.00	10400.00	2004.01.15	财务审计科
打印机（票据）			1	3650.00	3650.00	2004.01.15	财务审计科
微机		联想 开天 4600	1	7990.00	7990.00	2004.02.17	质管科
打印机		EPSON 1220	1	5300.00	5300.00	2004.02.17	质管科
微机		兼容	1	4980.00	4980.00	2004.02.17	地慢所

仪器名称	产地	规格型号	数量	单　价	价　格	购入时间	使用科所
打印机（支票）			1	1400.00	1400.00	2004.02.19	财务审计科
投影幕布			1	1180.00	1180.00	2004.02.23	办公室
粉尘采样器		FCY-3T	3	2641.00	7923.00	2004.03.22	职卫所
打印机		HP1010	1	1675.00	1675.00	2004.06.24	结防所
微机		联想开天 4600	1	6550.00	6550.00	2004.06.28	结防所
笔记本电脑		东芝	1	19750.00	19750.00	2004.07.24	消杀所
微机（包括打印机）		Dell	1	5520.00	5520.00	2004.08.11	检验中心
打印机		HP 1010	3	1680.00	5040.00	2004.08.11	检验中心
空调		格力	1	1350.00	1350.00	2004.08.11	财务审计科
智能交换机			1	27200.00	27200.00	2004.08.11	办公室
微机		联想开天 4600	1	5570.00	5570.00	2004.09.20	组织人事科
微机		联想开天 M4600	1	5570.00	5570.00	2004.09.20	办公室
微机		联想开天 4600	1	7890.00	7890.00	2004.10.11	消杀所
原子吸收光谱仪	美国	PE AA600	1	613250.00	613250.00	2004.10.11	检验中心
打印机		HP1010	3	1510.00	4530.00	2004.10.20	办公室
隔水式培养箱	上海	GHP-9080	1	3500.00	3500.00	2004.11.10	检验中心
紫外分光光度计	美国	PE LAMBDA35	1	127980.00	127980.00	2004.11.11	检验中心
培养箱（隔水式）	上海	GHP-9080	2	3500.00	7000.00	2004.11.11	检验中心
组织捣碎机	江苏	FK-A	1	1350.00	1350.00	2004.11.11	检验中心
恒温水浴锅	上海	一恒 HWS-26	4	1200.00	4800.00	2004.11.11	检验中心
投影仪		优派	1	29000.00	29000.00	2004.11.11	办公室
气相色谱仪	美国	Agilent6890N	1	314581.70	314581.70	2004.11.22	检验中心
氢气发生器		GH-500A	1	7500.00	7500.00	2004.11.22	检验中心
隔水式培养箱	上海	GHP-9080MBE	1	3500.00	3500.00	2004.11.22	检验中心
隔水式培养箱	上海	GHP-9160	1	5000.00	5000.00	2004.11.23	检验中心

仪器名称	产地	规格型号	数量	单　价	价　格	购入时间	使用科所
笔记本电脑		IBM R50E	1	12800.00	12800.00	2004.11.29	性艾所
传真机（激光）		松下	1	2480.00	2480.00	2004.11.29	性艾所
笔记本电脑		联想	1	16300.00	16300.00	2004.11.29	地慢所
投影幕布		电动 12 吋	1	1400.00	1400.00	2004.11.29	办公室
天平（架盘）		500g	1	565.00	565.00	2004.11.30	质管科
洗板机	奥地利	博赛 AWI	1	36500.00	36500.00	2004.12.10	检验中心
微电脑烟尘采样仪		WJ-60B	1	27880.00	27880.00	2004.12.11	职卫所
防爆呼吸粉尘采样器		IFC-2	3	3660.00	10980.00	2004.12.11	职卫所
恒流粉尘采样器		DS-31C	3	3230.00	9690.00	2004.12.11	职卫所
双头粉尘采样器		FCD-50	1	3060.00	3060.00	2004.12.11	职卫所
双气路大气采样器	北京	QCS-15E	5	1955.00	9775.00	2004.12.11	职卫所
微机		联想 4600	1	5800.00	5800.00	2004.12.21	性艾所
电子皂膜流量计	北京	GR105	3	3000.00	9000.00	2004.12.23	职卫所
呼吸性粉尘采样器		FC-3	2	2910.00	5820.00	2004.12.23	职卫所
空调		格力 KFR-705L	2	4880.00	9760.00	2004.12.23	办公室
双气路大气采样器	北京	QCS-15E	4	845.00	3380.00	2004.12.24	职卫所
皂膜流量计	北京	10-100	3	200.00	600.00	2004.12.24	职卫所
打印机		HP1010	1	1510.00	1510.00	2004.12.29	性艾所
手机		三星 E338	1	2980.00	2980.00	2005.02.21	办公室
扫描仪		方正	1	2000.00	2000.00	2005.05.21	健教所
打印机		HP1020	1	1450.00	1450.00	2005.05.21	健教所
微机		联想天骄	1	7600.00	7600.00	2005.05.26	健教所
微机打印机		清华同方	1	8893.00	8893.00	2005.09.01	财务审计科
微机		清华同方	1	7393.00	7393.00	2005.09.01	财务审计科
打印机		HP 1021	1	1500.00	1500.00	2005.09.01	财务审计科
微机		联想	1	6250.00	6250.00	2005.09.01	办公室

仪器名称	产地	规格型号	数量	单　价	价　格	购入时间	使用科所
打印机		HP1010	1	1500.00	1500.00	2005.09.01	办公室
烟雾机			1	2900.00	2900.00	2005.09.07	消杀所
超低容量喷雾器			2	1700.00	3400.00	2005.09.07	消杀所
投影仪		ASK206	1	28100.00	28100.00	2005.09.11	免疫所
微处理离子计		DJL–3A	1	7000.00	7000.00	2005.09.11	检验中心
洗衣机		50–458	1	1960.00	1960.00	2005.09.29	性艾所
生物安全柜	苏州	苏净 BHC–1300	1	32000.00	32000.00	2005.10.10	检验中心
稳定电源		东方集团 JJW–5000	1	2800.00	2800.00	2005.10.10	检验中心
洗衣机	青岛	海尔 YO–78	1	2840.00	2840.00	2005.11.01	健康监测所
人体秤		RGZ–120–RT	1	580.00	580.00	2005.11.01	健康监测所
诊断床		不锈钢	2	420.00	840.00	2005.11.01	健康监测所
打印机		HP 1020	1	1520.00	1520.00	2005.11.01	环境监测所
X 光机	北京	500uA	1	317000.00	317000.00	2005.11.07	健康监测所
离子色谱仪	美国	戴安 ICS–2000	1	533000.00	533000.00	2005.11.07	检验中心
电子天平	进口	BP3100S 百分之一	1	6890.00	6890.00	2005.11.07	检验中心
隔水式培养箱	上海	GHP–9160	2	5200.00	10400.00	2005.11.07	检验中心
台式鼓风干燥箱	上海	一恒 DHC9053A	3	2400.00	7200.00	2005.11.07	检验中心
打印机		HP 1020	1	1510.00	1510.00	2005.11.07	检验中心
二氧化碳培养箱	德国	CB150	2	51106.00	102212.00	2005.11.10	检验中心
仪器一宗			1	109292.00	109292.00	2005.11.11	检验中心
纯水处理器	进口	611NF	1	41765.00	41765.00	2005.11.11	检验中心
电子天平	进口	CP225D 万分十万	1	18000.00	18000.00	2005.11.11	检验中心
微机		联想	1	8200.00	8200.00	2005.11.11	检验中心
微机		联想开天 4600	1	7110.00	7110.00	2005.11.11	环境监测所
微机		方正文祥	1	6450.00	6450.00	2005.11.11	地慢所

仪器名称	产地	规格型号	数量	单　价	价　格	购入时间	使用科所
心电图机		9620P	1	24000.00	24000.00	2005.11.15	健康监测所
生物安全柜	上海	safe1200	1	50000.00	50000.00	2005.11.22	检验中心
水浴箱（恒温）	上海	跃进	1	1560.00	1560.00	2005.11.28	健康监测所
微波炉		格兰仕	1	558.00	558.00	2005.11.28	健康监测所
微波消解仪	进口	MARS	1	257800.00	257800.00	2005.11.28	检验中心
低本底 α β 测量仪	北京	CLB-102	1	122000.00	122000.00	2005.11.28	检验中心
微机		扬天 4600	1	6200.00	6200.00	2006.02.11	健康监测所
打印机		HP 1020	1	1430.00	1430.00	2006.02.11	健康监测所
微机		扬天 4600	1	6200.00	6200.00	2006.02.11	检验中心
手持激光测距仪		DISTO-A3	1	2800.00	2800.00	2006.03.11	职卫所
照相机		佳能 A630	1	2620.00	2620.00	2006.03.11	结防所
全自动酶标仪	奥地利	2010	1	55600.00	55600.00	2006.03.11	健康监测所
全自动洗扳机			1	40000.00	40000.00	2006.03.11	健康监测所
打印机		HP1022	1	2010.00	2010.00	2006.05.11	健教所
微机		H P 商用	1	12000.00	12000.00	2006.05.26	免疫所
打印机		HP 1022	1	2010.00	2010.00	2006.05.26	免疫所
移动硬盘		40G	1	860.00	860.00	2006.05.26	免疫所
空调		海尔	1	4630.00	4630.00	2006.05.29	办公室
空调		海尔	6	2299.00	13794.00	2006.05.29	办公室
空调		海尔	2	1659.00	3318.00	2006.05.29	办公室
原子荧光分光光度计	北京	AFS3100	1	142000.00	142000.00	2006.06.11	检验中心
远红外精密退火炉	北京	TLD-2000B	1	8000.00	8000.00	2006.06.11	检验中心
全自动空气发生器	北京	SPB-3	2	2900.00	5800.00	2006.06.12	检验中心
数显电热板		EH20Aplus	1	2500.00	2500.00	2006.06.12	检验中心
移动硬盘		40G	1	860.00	860.00	2006.06.12	地慢所

仪器名称	产地	规格型号	数量	单 价	价 格	购入时间	使用科所
电冰箱		新飞 BCD183L	1	1700.00	1700.00	2006.06.12	传防所
液氮罐		YDS–10B	1	1180.00	1180.00	2006.06.12	传防所
防雷设备			1	15872.00	15872.00	2006.06.14	办公室
空调		海尔	1	2589.00	2589.00	2006.06.14	办公室
空调	青岛	海信 J028D	1	3530.00	3530.00	2006.07.04	检验中心
空调	青岛	海信 32/56	4	2050.00	8200.00	2006.07.04	检验中心
移动硬盘		爱国者 80G	1	1870.00	1870.00	2006.07.04	传防所
尘埃粒子计数器	美国	GT321	1	24310.00	24310.00	2006.07.08	消杀所
微压差计	美国	TSI–8705	1	8270.00	8270.00	2006.07.08	消杀所
公共场所检测系统	美国	TSI–8554	1	45339.00	45339.00	2006.07.08	环境监测所
尘埃粒子计数器	美国	GT–531	1	38930.00	38930.00	2006.07.08	环境监测所
微机		同方	1	6300.00	6300.00	2006.07.11	质管科
微机		清华同方	1	5300.00	5300.00	2006.07.11	质管科
气体检测仪	美国	PGM–7840	1	24900.00	24900.00	2006.07.11	职卫所
空气呼吸皿	辽宁		2	6396.00	12792.00	2006.07.11	职卫所
微机		同方	1	6300.00	6300.00	2006.07.11	职卫所
突发事故箱	北京		1	5200.00	5200.00	2006.07.11	职卫所
微机		联想	3	4850.00	14550.00	2006.07.11	职卫所
WBGT 指数仪	北京	WBGT	2	3040.00	6080.00	2006.07.11	职卫所
放射线服	黑龙江		1	2975.00	2975.00	2006.07.11	职卫所
个体粉尘采样器	北京	GTFC–1	5	1710.00	8550.00	2006.07.11	职卫所
个体粉尘采样器	江苏	AKFC92G	1	1710.00	1710.00	2006.07.11	职卫所
通风干湿球温度计	天津	DHM–2	2	1627.50	3254.00	2006.07.11	职卫所
肺通气量仪	北京	FT–1	2	1440.00	2880.00	2006.07.11	职卫所
防化服	北京		2	1328.00	2656.00	2006.07.11	职卫所

仪器名称	产地	规格型号	数量	单　价	价　格	购入时间	使用科所
个体气体采样仪	北京	QC–IB	15	960.00	14400.00	2006.07.11	职卫所
大气采样仪	北京	QC–IS	9	810.00	7290.00	2006.07.11	职卫所
微机		清华同方	1	5300.00	5300.00	2006.07.11	药械科
电冰柜（应急仓库）	北京	SANYO	1	2950.00	2950.00	2006.07.11	药械科
电冰箱		海尔	1	2076.00	2076.00	2006.07.11	药械科
微机		同方	1	6300.00	6300.00	2006.07.11	消杀所
微机		联想	1	4850.00	4850.00	2006.07.11	消杀所
空调	青岛	海信	1	3660.00	3660.00	2006.07.11	消杀所
紫外照度计	北京	ZG–4A	1	1853.00	1853.00	2006.07.11	消杀所
温湿度计	台湾	CENTER 310	1	1575.00	1575.00	2006.07.11	消杀所
PH/ 电导	意大利	HI98129	1	1402.00	1402.00	2006.07.11	消杀所
微机		同方	1	6300.00	6300.00	2006.07.11	食品营养所
微机		联想	2	4850.00	9700.00	2006.07.11	食品营养所
打印机		HP1020	1	1450.00	1450.00	2006.07.11	食品营养所
微机		联想	1	4850.00	4850.00	2006.07.11	生物制品办公室
微机		同方	1	5300.00	5300.00	2006.07.11	科教信息科
微机		联想	1	4850.00	4850.00	2006.07.11	结防所
数码摄像机		索尼 PD190	1	23800.00	23800.00	2006.07.11	健教所
数码相机		尼康 D300	1	11500.00	11500.00	2006.07.11	健教所
微机		同方	1	5300.00	5300.00	2006.07.11	健教所
微机		联想	1	4850.00	4850.00	2006.07.11	健教所
微机		同方	3	6300.00	18900.00	2006.07.11	检验中心
微机		同方	1	6300.00	6300.00	2006.07.11	环境监测所
微机		联想	1	4850.00	4850.00	2006.07.11	环境监测所
空调	青岛	海信	1	3660.00	3660.00	2006.07.11	环境监测所
电导率仪	意大利	HI 8733	1	2975.00	2975.00	2006.07.11	环境监测所
微机		清华同方	1	5300.00	5300.00	2006.07.11	后勤保障科

仪器名称	产地	规格型号	数量	单　价	价　格	购入时间	使用科所
微机		联想	2	4850.00	9700.00	2006.07.11	传防所
传真机		HP3050	1	2650.00	2650.00	2006.07.11	传防所
微机		清华同方	2	5300.00	10600.00	2006.07.11	财务审计科
微机		同方	3	5300.00	15900.00	2006.07.11	办公室
打印机（网络）		HP1320N	1	4250.00	4250.00	2006.07.11	办公室
电冰箱		美菱 181L	1	1599.00	1599.00	2006.07.21	生物制品办公室
移动硬盘		40G	1	860.00	860.00	2006.07.24	职卫所
400 系列便携式气体分析仪	北京	4280 氰化氢	1	18570.00	18570.00	2006.08.11	职卫所
400 系列便携式气体分析仪	北京	4170 硫化氢	1	17220.00	17220.00	2006.08.11	职卫所
氨气检测仪	美国	PGM–35	1	8100.00	8100.00	2006.08.11	职卫所
一氧化碳检测仪	美国	PCM–35	1	6000.00	6000.00	2006.08.11	职卫所
电子体重称	南通	RCS–150	1	1600.00	1600.00	2006.08.11	食品营养所
微机		联想	3	4850.00	14550.00	2006.08.11	检验中心
甲醛检测仪	英国	HTV	1	15980.00	15980.00	2006.08.11	环境监测所
录像机			1	5620.00	5620.00	2006.08.11	后勤保障科
红外一体机		KC–882IR	1	1300.00	1300.00	2006.08.11	后勤保障科
红外一体机		KC–883IR	1	1300.00	1300.00	2006.08.11	后勤保障科
显示器		飞利浦	1	900.00	900.00	2006.08.11	后勤保障科
红外一体摄像机		KC–3351	2	700.00	1400.00	2006.08.11	后勤保障科
电子血压计		欧姆龙	3	652.00	1956.00	2006.08.27	食品营养所
身高计			1	636.00	636.00	2006.08.27	食品营养所
防霉防蛀器			1	2200.00	2200.00	2006.09.04	办公室
近区电场测量仪	建德	RJ–3	1	4000.00	4000.00	2006.09.11	职卫所
空气采样器	盐城	QCS–50 0.5~1.5L/min	4	2300.00	9200.00	2006.09.11	职卫所
紫外线测定仪		ZG–4B	1	1800.00	1800.00	2006.09.11	职卫所
防爆粉尘采样器		AKFC–92C 2L/min	6	1760.00	10560.00	2006.09.11	职卫所

仪器名称	产地	规格型号	数量	单　价	价　格	购入时间	使用科所
个体粉尘采样器	盐城	JFC-3	11	980.00	10780.00	2006.09.11	职卫所
低流量大气采样器	盐城	300H 10~100L/min	30	840.00	25200.00	2006.09.11	职卫所
低流量大气采样器		TWA-300H 10~200ml/min	30	840.00	25200.00	2006.09.11	职卫所
大气采样器	盐城	QCD-1500 0.1~1.5L/minj	40	840.00	33600.00	2006.09.11	职卫所
大气采样器	盐城	QCD-1500 0.1~1.0L/minj	1	840.00	840.00	2006.09.11	职卫所
大气采样器	盐城	QCD-300 0.1~3.0L/min	10	840.00	8400.00	2006.09.11	职卫所
声级计校准器	建湖	HS6020	3	800.00	2400.00	2006.09.11	职卫所
打印机		HP 1020	1	1330.00	1330.00	2006.09.11	消杀所
非线性编辑机		兼容	1	15000.00	15000.00	2006.09.18	健教所
刻字机		1.1 米	1	2260.00	2260.00	2006.09.20	健教所
电冰箱		新飞 BCD-165K	1	1899.00	1899.00	2006.09.21	结防所
电冰箱	河南	BCD-165K	1	1899.00	1899.00	2006.09.21	健康监测所
空调		KFR-32GW	2	2490.00	4980.00	2006.09.21	办公室
打印机		HP1020	1	1330.00	1330.00	2006.09.21	办公室
扫描仪		EPSON	1	890.00	890.00	2006.09.21	办公室
吸尘器		三洋	1	498.00	498.00	2006.09.21	办公室
移动硬盘		80G	1	1350.00	1350.00	2006.10.10	性艾所
投影仪		SONY	1	14600.00	14600.00	2006.10.10	办公室
幕布		支架	1	650.00	650.00	2006.10.10	办公室
数码相机		佳能 A630	1	2620.00	2620.00	2006.10.16	性艾所
移动硬盘		80G	2	890.00	1780.00	2006.11.02	办公室
防护级 $\chi-\gamma$ 剂量率仪	北京	CKL3130	1	19000.00	19000.00	2006.11.11	职卫所放射
微机		联想	1	13616.00	13616.00	2006.11.11	性艾所
传真机		HP3050	1	2490.00	2490.00	2006.11.11	结防所

仪器名称	产地	规格型号	数量	单　价	价　格	购入时间	使用科所
笔记本电脑		HP	1	8700.00	8700.00	2006.11.11	办公室
移动硬盘		80G	2	810.00	1620.00	2006.11.16	办公室
紫外线消毒灯			2	436.00	872.00	2006.12.1	检验中心
中流量粉尘采样器	江苏	FCS–10	10	2560.00	25600.00	2006.12.11	职卫所
数字皂膜流量计		Gr–102 1~100 L/min	2	1680.00	3360.00	2006.12.11	职卫所
调速多用震荡器	江苏		2	900.00	1800.00	2006.12.11	检验中心
冷藏柜		海尔 219A	1	2080.00	2080.00	2006.12.18	生物制品办公室
笔记本电脑		HP	1	8700.00	8700.00	2006.12.21	结防所
红外线 CO 分析仪		CXH3011A	1	17500.00	17500.00	2007.01.11	职卫所
紫外线辐照计		UV–M	1	9500.00	9500.00	2007.01.11	职卫所
矿用防爆粉尘采样器	江苏	AKFC–92A 20 L/min	2	3500.00	7000.00	2007.01.11	职卫所
粉尘采样器		DFC–3BT 5~30 L/min	4	2100.00	8400.00	2007.01.11	职卫所
数字风速仪	北京	QDF–6	2	1950.00	3900.00	2007.01.11	职卫所
照度计		1332A	2	900.00	1800.00	2007.01.11	职卫所
防爆个体粉尘采样器	江苏	AKFC–92C 2 L/min	10	1400.00	14000.00	2007.02.11	职卫所
自动烟尘（气）测试仪	崂山	3012H 10~60 L/min	1	29000.00	29000.00	2007.03.11	职卫所
工频场强仪	武汉	H–3A	1	7000.00	7000.00	2007.03.11	职卫所
噪声频谱分析仪	浙江	HS–6288B	4	6900.00	27600.00	2007.03.11	职卫所
矿用防爆粉尘采样器	江苏	AKFC–92A	6	3900.00	23400.00	2007.03.11	职卫所
温湿度计（风速）	北京	N962 0~10~30m/S	1	3400.00	3400.00	2007.03.11	职卫所
振动测定仪	嘉兴	HS–5944	2	2900.00	5800.00	2007.03.11	职卫所
机械通风干湿表	天津	DHM–2	2	1627.50	3255.00	2007.03.11	职卫所
个体粉尘采样器	江苏	AKFC92G 2L/min	16	1600.00	25600.00	2007.03.11	职卫所
温湿度计（数位）	台湾	CENTER–310 0~100g0RH	3	1518.75	4556.25	2007.03.11	职卫所

仪器名称	产地	规格型号	数量	单　价	价　格	购入时间	使用科所
辐射热计	北京	MR-3A	3	1000.00	3000.00	2007.03.11	职卫所
声级计校准器	建湖	HS6020 100HzS4dB	1	830.00	830.00	2007.03.11	职卫所
空盒气压表	长春	DYM-3	6	700.00	4200.00	2007.03.11	职卫所
手动采样器	北京	SC-100 100ml	2	240.00	480.00	2007.03.11	职卫所
复印机		佳能	1	17900.00	17900.00	2007.03.26	办公室
笔记本电脑		HP	1	6550.00	6550.00	2007.04.11	免疫所
微机		兼容机	1	4950.00	4950.00	2007.04.11	免疫所
数码相机		柯达 2710	1	2500.00	2500.00	2007.04.11	健康监测所
微机		联想开天	1	6680.00	6680.00	2007.04.11	检验中心
打印机		HP 1020	4	1350.00	5400.00	2007.04.11	检验中心
服务器		曙光 A650	1	58100.00	58100.00	2007.04.11	办公室
数码相机		柯达 2710	1	2500.00	2500.00	2007.04.11	办公室
微机		联想开天	1	6680.00	6680.00	2007.04.12	组织人事科
打印机（证卡）		EVOLIS	1	15900.00	15900.00	2007.04.12	健康监测所
微机		联想开天	8	6680.00	53440.00	2007.04.12	健康监测所
传真机		brother 2820	1	1960.00	1960.00	2007.05.02	免疫所
氢气发生器		SPH-500	1	7000.00	7000.00	2007.05.20	检验中心
全自动空气源		SPB-3	1	2840.00	2840.00	2007.05.20	检验中心
手持式气体检测仪		PCM-7840	1	2490.00	2490.00	2007.06.04	职卫所
风速仪		BIWF-2001	1	2200.00	2200.00	2007.06.04	食品营养所
温湿度计		CENT310	1	1940.00	1940.00	2007.06.04	食品营养所
电子肺活量计		EMOVC-101 Ⅱ	1	1580.00	1580.00	2007.06.04	食品营养所
CO2 检测仪	北京	8732	1	5950.00	5950.00	2007.06.11	食品营养所
声级计		CENT-320	1	1940.00	1940.00	2007.06.11	食品营养所
照度计		TES-1332A	1	1050.00	1050.00	2007.06.11	食品营养所
气相色谱质谱联用仪	岛津	GCMS-QP2010PLUS	1	590000.00	590000.00	2007.06.11	检验中心

仪器名称	产地	规格型号	数量	单　价	价　格	购入时间	使用科所
撞击式空气微生物采样器	北京	JWL-2	1	6630.00	6630.00	2007.06.11	环境监测所
碎纸机			1	780.00	780.00	2007.06.11	传防所
空调	青岛	海信	1	2200.00	2200.00	2007.07.11	质管科
空调		海信 2 匹	1	3660.00	3660.00	2007.07.11	职卫所
空调		海信 2 匹	1	3660.00	3660.00	2007.07.11	药械科
空调		海信	1	2200.00	2200.00	2007.07.11	性艾所
空调	青岛	海信	1	2200.00	2200.00	2007.07.11	食品营养所
空调		海信 2 匹	1	3660.00	3660.00	2007.07.11	生物制品办公室
空调		海信 2 匹	1	3660.00	3660.00	2007.07.11	免疫所
空调	青岛	海信	1	2200.00	2200.00	2007.07.11	科教信息科
空调		海信 2 匹	1	3660.00	3660.00	2007.07.11	健教所
空调	青岛	海信 2P	1	3660.00	3660.00	2007.07.11	检验中心
空调	青岛	KFR-5dW	6	3580.00	21480.00	2007.07.11	检验中心
空调		海信	1	2200.00	2200.00	2007.07.11	后勤保障科
空调	青岛	海信	1	2200.00	2200.00	2007.07.11	工会
空调		海信	1	3660.00	3660.00	2007.07.11	地慢所
空调		海信	1	2200.00	2200.00	2007.07.11	地慢所
空调		海信 2 匹	1	3660.00	3660.00	2007.07.11	传防所
空调		海信	1	2200.00	2200.00	2007.07.11	财务审计科
空调		海信	1	3660.00	3660.00	2007.07.11	办公室
空调		海信	1	2200.00	2200.00	2007.07.11	办公室
电冰箱	合肥	美菱 BCD-1850	1	1699.00	1699.00	2007.07.16	检验中心
水浴锅	上海	双列六孔	1	900.00	900.00	2007.07.26	检验中心
手提式高压灭菌锅			1	800.00	800.00	2007.07.26	检验中心
分光光度计	上海	7230G	1	5900.00	5900.00	2007.07.28	检验中心
循环水式真空泵		SHZ-D	1	1080.00	1080.00	2007.07.28	检验中心

仪器名称	产地	规格型号	数量	单　价	价　格	购入时间	使用科所
天平	余姚	TD5102	1	995.00	995.00	2007.07.28	检验中心
倾斜式微压计		YYT–2000	2	1200.00	2400.00	2007.08.11	职卫所
全自动血压计		欧姆龙	3	652.00	1956.00	2007.08.11	食品营养所
不锈钢诊疗桌			2	2900.00	5800.00	2007.08.11	生物制品办公室
电热板	北京	EH–20A+	1	1960.00	1960.00	2007.08.20	检验中心
均质器	法国	BagMixeV400W	1	23800.00	23800.00	2007.08.27	检验中心
防爆大气采样器	北京	QC–4	5	1736.00	8680.00	2007.11.11	职卫所
个体粉尘采样器	北京	AKFC92G	10	1600.00	16000.00	2007.11.11	职卫所
电视机		海尔	1	1599.00	1599.00	2007.11.12	性艾所
铂金坩埚			1	11250.00	11250.00	2007.11.12	检验中心
去湿机		DH504	1	2750.00	2750.00	2007.11.12	检验中心
冷藏柜	青岛	海尔 230L	1	2350.00	2350.00	2007.11.21	检验中心
冷藏柜	青岛	海尔 230L	1	2350.00	2350.00	2007.11.21	检验中心
双层交换机		3HC	1	25800.00	25800.00	2007.11.22	办公室
400 系列便携式气体分析仪		4160 甲醛	1	19516.00	19516.00	2007.12.04	职卫所
全自动血压计		欧姆龙	1	652.00	652.00	2007.12.04	性艾所
人体称			1	580.00	580.00	2007.12.04	性艾所
打印机		HP A3	1	6550.00	6550.00	2007.12.10	职卫所
静态配气装置		PQ–2	1	21000.00	21000.00	2007.12.10	检验中心
一体机			1	25800.00	25800.00	2007.12.10	办公室
打印机		HP5200	1	6550.00	6550.00	2007.12.11	组织人事科
微机			1	5750.00	5750.00	2007.12.11	生物制品办公室
防爆冰箱		RL–186/ Ⅲ△	1	11300.00	11300.00	2007.12.11	检验中心
显示器		惠普	1	1760.00	1760.00	2007.12.11	后勤保障科
显示器		HP	1	3520.00	3520.00	2007.12.11	办公室
相差显微镜		ZPH–3002	1	14040.00	14040.00	2008.02.11	检验中心

仪器名称	产地	规格型号	数量	单　价	价　格	购入时间	使用科所
16X 目镜			1	500.00	500.00	2008.02.26	检验中心
全向智能场强仪	浙江	H-2	1	5400.00	5400.00	2008.03.11	职卫所
手机		N6300	2	1285.00	2570.00	2008.04.11	办公室
压力计		AZ8205D	2	1300.00	2600.00	2008.05.12	职卫所
移动硬盘		HP80G	2	680.00	1360.00	2008.05.13	组织人事科
空调		格力	1	4200.00	4200.00	2008.06.11	办公室
微机		HP DX2355	1	4480.00	4480.00	2008.07.11	职卫所
数码相机		佳能 IX85IS	1	2070.00	2070.00	2008.07.11	消杀所
数码相机		佳能 IX85IS	1	2070.00	2070.00	2008.07.11	免疫所
微机		HP DX2355	1	4480.00	4480.00	2008.07.11	科教信息科
微机		HP DX2355	1	4480.00	4480.00	2008.07.11	结防所
微机		HP DX2355	1	4480.00	4480.00	2008.07.11	地慢所
笔记本电脑		IBM X617675-L12	1	8839.00	8839.00	2008.07.11	传防所
数码相机		佳能 IX85IS	1	2070.00	2070.00	2008.07.11	传防所
移液器		100~1000ml	2	2780.00	5560.00	2008.11.12	检验中心
条码机			1	2520.00	2520.00	2008.11.12	检验中心
移液脱色摇床		TS-8	1	1680.00	1680.00	2008.11.12	检验中心
微机		HP DL380G5	1	4960.00	4960.00	2008.12.11	质管科
微机		HP dx2710 dff	1	4960.00	4960.00	2008.12.11	免疫所
微机		HP dx2710 dff	1	3850.00	3850.00	2008.12.11	后勤保障科
微机		HP dx2710 dff	1	3850.00	3850.00	2008.12.11	工会
网络存储		Netstor isoM510 G2	1	53900.00	53900.00	2008.12.11	办公室
微机		HP DL380G5	8	4960.00	39680.00	2008.12.11	办公室
交换机		HP H3C	1	4800.00	4800.00	2008.12.11	办公室
微机		HP dx2710 dff	1	3850.00	3850.00	2008.12.11	办公室
KVM		8 口	1	3840.00	3840.00	2008.12.11	办公室
原子吸收分光光度计	美国	PE AA400	1	198600.00	198600.00	2009.05.21	检验中心

仪器名称	产地	规格型号	数量	单　价	价　格	购入时间	使用科所
打印机		HP P1505	1	1450.00	1450.00	2009.06.29	组织人事科
打印机		HP P3005D	1	7500.00	7500.00	2009.06.29	质管科
打印机		HP P1505	1	1450.00	1450.00	2009.06.29	质管科
扫描仪		cano Scan Lide 700F	1	1300.00	1300.00	2009.06.29	质管科
打印机		HP P1505	1	1450.00	1450.00	2009.06.29	药械科
打印机		HP P1505	1	1450.00	1450.00	2009.06.29	生物制品办公室
扫描仪		cano Scan Lide 701F	1	1300.00	1300.00	2009.06.29	生物制品办公室
微机		联想 M4600N	1	4000.00	4000.00	2009.06.29	老干科
打印机		HP P1505	1	1450.00	1450.00	2009.06.29	科教信息科
空调（柜式）		格力 KFR-72LW	1	7470.00	7470.00	2009.06.29	检验中心
打印机		HP P1505	1	1450.00	1450.00	2009.06.29	后勤保障科
多功能一体机		HP M1522nf MFP	1	2999.00	2999.00	2009.06.29	财务审计科
微波炉		格兰仕	1	499.00	499.00	2009.07.01	检验中心
机动喷雾机			4	3650.00	14600.00	2009.07.06	应急办公室
电动超低容量喷雾机			5	2600.00	13000.00	2009.07.06	应急办公室
显微图像采集分析系统		SNK2-1	1	53000.00	53000.00	2009.07.07	消杀所
撞击式空气微生物采样器		JWL-6	1	7920.00	7920.00	2009.07.07	环境监测所
微差压计		TSL-8702	1	6950.00	6950.00	2009.07.07	环境监测所
二氧化氯测定仪		S-CL501	1	4800.00	4800.00	2009.07.07	环境监测所
六级采样头			1	3000.00	3000.00	2009.07.07	环境监测所
固相萃取装置	北京	BF-1110	1	4089.00	4089.00	2009.07.13	检验中心
无油真空泵	北京	BF-S2500	1	1350.00	1350.00	2009.07.13	检验中心
环境级 x γ 射线寻测仪	美国	451p	1	32000.00	32000.00	2009.08.11	职卫所 放射

仪器名称	产地	规格型号	数量	单　价	价　格	购入时间	使用科所
α β γ 表面污染仪	芬兰	ROS-80	1	28000.00	28000.00	2009.08.11	职卫所放射
凝胶成像分析仪	美国	ALPHAmager	1	81000.00	81000.00	2009.08.11	检验中心
二氧化碳培养箱	美国	热电 ThermoFisher 371	1	55300.00	55300.00	2009.08.11	检验中心
低温冰箱（-86℃）	美国	热电 REVCO ULT-1386-3	1	54500.00	54500.00	2009.08.11	检验中心
微生物过滤系统	美国	Millipore Milliflex	1	45000.00	45000.00	2009.08.11	检验中心
倒置显微镜	日本	奥林巴斯 CKX41	2	40000.00	80000.00	2009.08.11	检验中心
超纯水机	英国	PURELAB CLASSIC DI	1	40000.00	40000.00	2009.08.11	检验中心
生物安全柜	上海	力康 HFsafe1200	5	39800.00	199000.00	2009.08.11	检验中心
图像控制器	日本	奥林巴斯 DP20	1	35000.00	35000.00	2009.08.11	检验中心
样品编码系统	美国	斑马 105SL	1	15600.00	15600.00	2009.08.11	检验中心
高压灭菌器		LMQC-3260J	1	12800.00	12800.00	2009.08.11	检验中心
低温冰箱（-40℃）		中科美菱 DW-FL270	1	8500.00	8500.00	2009.08.11	检验中心
台式高速离心机	湖南	湘仪 H1650	1	6000.00	6000.00	2009.08.11	检验中心
台式低速离心机	湖南	湘仪 TDZ5-WS	2	3600.00	7200.00	2009.08.11	检验中心
生化培养箱	北京	凯维丰 BCI-150	2	4750.00	9500.00	2009.08.11	检验中心
干烤灭菌器	北京	凯维丰 SOV 240A	1	3670.00	3670.00	2009.08.11	检验中心
台式高速离心机	湖南	湘仪 H1650	2	6000.00	12000.00	2009.08.11	检验中心
台式低速离心机	湖南	湘仪 TDZ4-WS	1	3600.00	3600.00	2009.08.11	检验中心
电泳仪	上海	天能 EPS300	1	3200.00	3200.00	2009.08.11	检验中心
隔水式恒温培养箱	北京	凯维丰 WHI-80	2	3000.00	6000.00	2009.08.11	检验中心
电热板		莱博泰克 EH20Aplus	1	3000.00	3000.00	2009.08.11	检验中心
医用冰箱	沈阳		6	2770.00	16620.00	2009.08.11	检验中心
混匀器	美国	VORTEX MIXER	5	2400.00	12000.00	2009.08.11	检验中心

仪器名称	产地	规格型号	数量	单　价	价　格	购入时间	使用科所
无油真空泵	天津	奥特赛恩斯 AP9950	2	1950.00	3900.00	2009.08.11	检验中心
电子天平	上海	奥豪斯 SPS402F	2	1560.00	3120.00	2009.08.11	检验中心
恒温水浴箱	北京	凯维丰 WB-30	2	1070.00	2140.00	2009.08.11	检验中心
笔记本电脑		THINKPAD X200 7457-4uc	1	7850.00	7850.00	2009.08.20	检验中心
空调（格力 3 匹）		KFR-72L(7255L1)C1N3	4	5299.00	21196.00	2009.08.20	检验中心
微机		HP　DX2310MT	1	4299.00	4299.00	2009.08.20	检验中心
空调（格力 1.5 匹）		KFR-32G(32556) C2-N5	3	2499.00	7497.00	2009.08.20	检验中心
打印机		HP 1505	1	1580.00	1580.00	2009.08.20	检验中心
笔记本电脑		THINKPAD X200 7457-4uc	1	7850.00	7850.00	2009.08.20	传防所
微机		HP　DX2310MT	1	4299.00	4299.00	2009.08.20	传防所
打印机		HP 1505	1	1580.00	1580.00	2009.08.20	传防所
电泳槽		HE120	1	1800.00	1800.00	2009.10.11	检验中心
台式高速冷冻离心机	美国	热电 Thermo scientific Legend Micro 21R	1	38000.00	38000.00	2009.11.01	检验中心
台式高速离心机	美国	热电 Thermo scientific Legend Micro 21	1	23000.00	23000.00	2009.11.01	检验中心
PCR 仪	德国	EPPendorf	1	62000.00	62000.00	2009.11.11	检验中心
笔记本电脑		HP 4416S	1	4620.00	4620.00	2009.11.24	组织人事科
笔记本电脑		HP 4416S	1	4620.00	4620.00	2009.11.24	质管科
笔记本电脑		HP 4416S	3	4620.00	13860.00	2009.11.24	职卫所
笔记本电脑		HP 4416S	2	4620.00	9240.00	2009.11.24	性艾所
笔记本电脑		HP 4416S	1	4620.00	4620.00	2009.11.24	消杀所
笔记本电脑		HP 4416S	2	4620.00	9240.00	2009.11.24	食品营养所
笔记本电脑		HP 4416S	1	4620.00	4620.00	2009.11.24	生物制品办公室
笔记本电脑		HP 4416S	2	4620.00	9240.00	2009.11.24	免疫所

仪器名称	产地	规格型号	数量	单　价	价　格	购入时间	使用科所
笔记本电脑		HP 4416S	1	4620.00	4620.00	2009.11.24	科教信息科
笔记本电脑		HP 4416S	1	4620.00	4620.00	2009.11.24	结防所
笔记本电脑		HP 4416S	1	4620.00	4620.00	2009.11.24	健康监测所
笔记本电脑		HP 4416S	1	4620.00	4620.00	2009.11.24	健教所
笔记本电脑		HP 4416S	2	4620.00	9240.00	2009.11.24	检验中心
笔记本电脑		HP 4416S	2	4620.00	9240.00	2009.11.24	环境监测所
笔记本电脑		HP 4416S	2	4620.00	9240.00	2009.11.24	地慢所
笔记本电脑		HP 4416S	2	4620.00	9240.00	2009.11.24	传防所
笔记本电脑		HP 4416S	1	4620.00	4620.00	2009.11.24	财务审计科
笔记本电脑		HP 2230S	12	5850.00	70200.00	2009.11.24	办公室
二氧化碳培养箱配件			1	7900.00	7900.00	2009.11.27	检验中心
定量采样机器人	北京	RRK–SR– Ⅰ	1	160000.00	160000.00	2009.12.11	环境监测所
一体机		HP 1522NF	1	2980.00	2980.00	2009.12.21	传防所
手提紫外分析仪		ZF–5	1	860.00	860.00	2010.04.11	检验中心
移液器		Labnet	10	1300.00	13000.00	2010.04.11	检验中心
铝合金瓶		4L	1	680.00	680.00	2010.05.11	检验中心
全自动生化分析仪		科华卓越 230	1	158000.00	158000.00	2010.11.02	健康监测所
笔记本电脑		方正颐和 A400	1	5435.00	5435.00	2010.11.08	性艾所
激光打印机		三星 ML–4371ND	1	1370.00	1370.00	2010.11.08	性艾所
一体机		HP 1522NF	1	2830.00	2830.00	2010.12.20	组织人事科
数码相机		佳能 IXUS 105	1	1600.00	1600.00	2010.12.20	组织人事科
数码相机		佳能 IXUS 105	1	1600.00	1600.00	2010.12.20	职卫所
笔记本电脑		HP 4421S	2	4980.00	9960.00	2010.12.20	性艾所
数码相机		佳能 IXUS 105	1	1600.00	1600.00	2010.12.20	食品营养所
数码相机		佳能 IXUS 105	1	1600.00	1600.00	2010.12.20	科教信息科
一体机		HP 1522NF	1	2830.00	2830.00	2010.12.20	结防所
数码相机		佳能 IXUS 105	1	1600.00	1600.00	2010.12.20	结防所

仪器名称	产地	规格型号	数量	单 价	价 格	购入时间	使用科所
笔记本电脑		HP 4421S	2	4980.00	9960.00	2010.12.20	检验中心
数码相机		佳能 IXUS 105	1	1600.00	1600.00	2010.12.20	环境监测所
微机		HP pro 3000MT	1	4100.00	4100.00	2010.12.20	地慢所
数码相机		佳能 IXUS 105	1	1600.00	1600.00	2010.12.20	地慢所
微机		HP pro 3000MT	1	4100.00	4100.00	2010.12.20	办公室
笔记本电脑		HP 4421S	3	4980.00	14940.00	2010.12.20	办公室（储备）
数码相机		佳能 60D	1	12140.00	12140.00	2010.12.20	办公室
笔记本电脑		HP 4421S	1	4980.00	4980.00	2010.12.20	办公室
微机		HP pro 3000MT	2	4100.00	8200.00	2010.12.20	办公室
扫描仪		佳能 700F	1	1750.00	1750.00	2010.12.20	办公室
数码相机		佳能 IXUS 105	1	1600.00	1600.00	2010.12.20	办公室
打印机		HP P1566	1	1532.00	1532.00	2010.12.20	办公室
冰箱		海信 BCD238F/X1	2	2700.00	5400.00	2010.12.27	检验中心
台式低速离心机		赛特湘仪 TDZ5–WS	1	5000.00	5000.00	2011.01.07	健康检测所
荧光定量 PCR 仪	美国	ABI 7500FAST	1	560000.00	560000.00	2011.01.11	检验中心
大容量低温高速离心机	美国	热电 Thermo heraeus XIR	1	73000.00	73000.00	2011.01.11	检验中心
PCR 仪		ABI 2720	1	40000.00	40000.00	2011.01.11	检验中心
台式低速离心机		赛特湘仪 TDZ5–WS	2	4550.00	9100.00	2011.01.17	检验中心
生物安全柜		热电 1300A2	2	51000.00	102000.00	2011.03.02	健康监测所
网络打印机		佳能 3500	1	9800.00	9800.00	2011.03.11	办公室
二氧化碳培养箱		BINDER C150	1	58000.00	58000.00	2011.03.14	检验中心
水平震荡器		IKA KS501	1	34000.00	34000.00	2011.03.15	检验中心
高压灭菌器		致微 GI54DW	1	26500.00	26500.00	2011.03.15	检验中心
电子移液枪		brand 100~1000ul	1	3700.00	3700.00	2011.03.15	检验中心
电子移液枪		brand 2~20ul	1	3700.00	3700.00	2011.03.15	检验中心

仪器名称	产地	规格型号	数量	单　价	价　格	购入时间	使用科所
电子移液枪		brand　0.5~10ul	1	3700.00	3700.00	2011.03.15	检验中心
电子移液枪		brand　20~200ul	1	3700.00	3700.00	2011.03.15	检验中心
电动助吸器		brand　100ml	4	3250.00	13000.00	2011.03.15	检验中心
恒温恒湿箱		博讯 GSP-9080MBE	1	2900.00	2900.00	2011.03.15	检验中心
接种环灭菌器		海太 labpower Ⅰ	4	1400.00	5600.00	2011.03.15	检验中心
DVD 播放器		西门子	1	850.00	850.00	2011.03.21	健教所
酶标仪		安图 PHOMO	1	66000.00	66000.00	2011.03.21	检验中心
洗板机		安图 IWO	1	50000.00	50000.00	2011.03.21	检验中心
针式打印机		四通 5560sc	1	3250.00	3250.00	2011.06.09	免疫所
空调		格力 26	1	2790.00	2790.00	2011.07.27	组织人事科
空调		格力 35	2	2990.00	5980.00	2011.07.27	质管科
空调		格力 23	1	2790.00	2790.00	2011.07.27	质管科
空调		格力 35	1	2990.00	2990.00	2011.07.27	职卫所
空调		格力 26	3	2790.00	8370.00	2011.07.27	职卫所
空调		格力 26	1	2790.00	2790.00	2011.07.27	药械科
空调		格力 35	1	2990.00	2990.00	2011.07.27	性艾所
空调		格力 23	2	2790.00	5580.00	2011.07.27	消杀所
空调		格力 35	2	2990.00	5980.00	2011.07.27	食品营养所
空调		格力 23	1	2790.00	2790.00	2011.07.27	食品营养所
空调		格力 23	2	2790.00	5580.00	2011.07.27	生物制品办公室
空调		格力 26	1	2790.00	2790.00	2011.07.27	免疫所
空调		格力 50 柜机	1	4480.00	4480.00	2011.07.27	科教信息科
空调		格力 35	1	2990.00	2990.00	2011.07.27	结防所
空调		格力 23	1	2790.00	2790.00	2011.07.27	结防所
空调		格力 35	1	2990.00	2990.00	2011.07.27	健康监测所
空调		格力 23	1	2790.00	2790.00	2011.07.27	健康监测所
空调		格力 23	1	2790.00	2790.00	2011.07.27	健教所

仪器名称	产地	规格型号	数量	单　价	价　格	购入时间	使用科所
空调		格力 50 柜机	7	4480.00	31360.00	2011.07.27	检验中心
空调		格力 35	1	2990.00	2990.00	2011.07.27	检验中心
空调		格力 23	1	2790.00	2790.00	2011.07.27	检验中心
空调		格力 23	1	2790.00	2790.00	2011.07.27	环境监测所
空调		格力 35	1	2990.00	2990.00	2011.07.27	后勤保障科
空调		格力 23	1	2790.00	2790.00	2011.07.27	后勤保障科
空调		格力 23	1	2790.00	2790.00	2011.07.27	地慢所
空调		格力 26	1	2790.00	2790.00	2011.07.27	传防所
空调		格力 35	2	2990.00	5980.00	2011.07.27	办公室
空调		格力 26	2	2790.00	5580.00	2011.07.27	办公室
针式打印机		四通	1	3280.00	3280.00	2011.11.14	财务审计科
分光光度计		7230G	2	7650.00	15300.00	2011.11.21	检验中心
WBGT 热指数仪		QT–36	1	25800.00	25800.00	2011.12.11	职卫所
电子皂膜流量计		Gilibrator–2	1	22500.00	220500.00	2011.12.11	职卫所
个体噪声剂量计		5EG5–D–10	5	16500.00	82500.00	2011.12.11	职卫所
防爆个体尘毒两用采样器		GiLAir–3	5	10560.00	52800.00	2011.12.11	职卫所
防爆个体毒物采样器		LFS–n3	15	8800.00	132000.00	2011.12.11	职卫所
显微镜		奥林巴斯 cx–21	1	7500.00	7500.00	2011.12.11	检验中心
空调		格力 23	1	2790.00	2790.00	2011.12.13	健康监测所
气相色谱仪	美国	安捷伦 7890A	1	495000.00	495000.00	2012.02.10	检验中心
微生物鉴定系统		API PIUS	1	76000.00	76000.00	2012.02.17	检验中心
厌氧培养箱	英国	AW200SG	1	108000.00	108000.00	2012.04.10	检验中心
防爆国产采样泵		P–0005BT5	25	6000.00	150000.00	2012.04.21	职卫所
定点防爆粉尘采样器	常熟	AKFC–92A	4	4500.00	18000.00	2012.05.21	职卫所
石墨电热板	湖南	JRY–D450D	1	8200.00	8200.00	2012.05.21	检验中心

仪器名称	产地	规格型号	数量	单 价	价 格	购入时间	使用科所
刀片式无菌匀质器		JT–C	1	3280.00	3280.00	2012.05.21	检验中心
便携式 co 分析仪		GKH–3011A	1	19600.00	19600.00	2012.05.25	职卫所
空气浮游菌采样器	青岛	ZR–2050	6	18000.00	108000.00	2012.06.11	消杀所
微机		联想启天 M7160	1	3900.00	3900.00	2012.06.26	检验中心
液晶显示器		HP19	2	1199.00	2398.00	2012.06.26	办公室
X 射线多功能质量检测仪（巴拉库达）	瑞典	RTI Electronics Barracuda	1	397000.00	397000.00	2012.06.28	职卫所 放射
液晶显示器		HP19	1	1199.00	1199.00	2012.06.28	健教所
空调		格力	1	6199.00	6199.00	2012.07.04	办公室
笔记本电脑		HP 4421S	1	4980.00	4980.00	2012.07.07	环境监测所
微波漏能仪	盐城	ETS–LINDGREN HI–8701	1	12000.00	12000.00	2012.07.17	职卫所
吹扫捕集浓缩仪	美国	TMR–9800	1	175000.00	175000.00	2012.08.08	检验中心
固相微萃取	美国	SPME–GC	1	25000.00	25000.00	2012.08.17	检验中心
顶空进样装置	美国	Agilent 7697A	1	330000.00	330000.00	2012.09.20	检验中心
孵化机	德州	HFA–176	1	1980.00	1980.00	2012.10.11	检验中心
酶标仪	郑州	phomo	1	66000.00	66000.00	2012.11.07	检验中心
洗板机	郑州	iWO	1	50000.00	50000.00	2012.11.07	检验中心
水平旋转仪	苏州	爱林 WZR–H5000	1	3860.00	3860.00	2012.11.07	检验中心
医用低温保存箱(–40)	青岛	海尔 DW–40W255	1	17500.00	17500.00	2012.11.08	质管科
医用低温保存箱(–20)	青岛	海尔 DW–25W300	1	9500.00	9500.00	2012.11.08	质管科
电子肺活量计		SF–1	2	1850.00	3700.00	2012.11.12	食品营养所
电子体重秤		RCS–11	2	1784.00	3568.00	2012.11.12	食品营养所
打印机		hp p1108	1	1150.00	1150.00	2012.12.07	职卫所（放射）
打印机		hp p1108	1	1150.00	1150.00	2012.12.07	性艾所

仪器名称	产地	规格型号	数量	单　价	价　格	购入时间	使用科所
打印机		hp p1108	1	1150.00	1150.00	2012.12.07	后勤保障科
生物显微镜	日本	CX31	1	20000.00	20000.00	2012.12.12	检验中心
撞击式空气微生物采样器	北京	JWL–6	2	9800.00	19600.00	2012.12.17	环境监测所
空气采样器	盐城	QCD–1500	2	1200.00	2400.00	2012.12.17	环境监测所

第八节　房屋建设

市卫生防疫站于1953年12月建于博山区白虎山北麓、市传染病医院南邻，占地37亩，办公及化验室用房均为平房，建筑面积1700㎡。是年，全站职工33人，人均办公用房面积51.5㎡。

至1963年，全站职工60余人，人均办公用房面积约28㎡。

1969年7月，市革委撤销市卫生防疫站，原市防疫站房舍交驻军使用。

1970年7月，市革委恢复市卫生防疫站，留守人员20余人驻淄博卫校办公。

1971年，市防疫站在张店区东一路北首新建办公楼，为两侧二层、中间三层复式楼，建筑面积1200㎡，同时，建二层辅助用房计380㎡，共计1580㎡。

1972年11月，市防疫站由博山淄博卫校临时办公地点迁址张店区东一路北首新址办公。

至1973年，由于文化大革命的影响，文化大革命期间市防疫站被“下放”的人员大部分尚未归队，全站约有工作人员30余人，人均办公用房面积52㎡。

至1983年，全站工作人员发展至134人，人均办公用房面积11.79㎡。

1984年2月18日，市卫生局印发《关于市防疫站迁建定点的报告》，称：“市防疫站迁建，经省、市计划会议决定，1984年预算内投资15万元，新建检验及生活用房4000㎡及征地。迁建地址定在西三路北首、市耳鼻喉医院以西、无线电三厂以南、电热仪器厂以北”。同年4月18日，市计委印发《淄博市计划委员会关于转发我市一九八四年固定资产投资计划的通知》，称“市卫生防疫站扩建15万元，主要建设内容为新开工检验楼、生活用房4000㎡及征地”。后因征地问题难以解决，该计划未及时落实。同年8月28日，市防疫站印发《关于拆建平房的报告》，称：“1984年市城乡建委关于下达1984年第三批施工计划的通知，批给市防疫站新建检验楼、生活用房4000㎡，因征地问题难以解决，计划未能及时落实。现经研究并经上级同意，决定就地改建，将1960年前建的480㎡平房拆除，落实4000㎡的检验楼房建筑计划”。是年12月，4000㎡检验楼破土动工。1986年12月竣工，为五层检验、办公楼，1987年2月投入使用，总建筑面积4230㎡，先后共投资80万元。

1984年9月20日，市政府印发《关于将市法院原办公楼交由市防疫站使用的决定》，称：“我市卫生防疫任务和食品卫生监督检验任务日趋繁重，为了解决当前开展业务急需，经市政府常务会议研究决定，将市法院原办公楼（1296㎡）和部分附属设施（车库65㎡、临时车棚65㎡、食堂209㎡）划归市防疫站使用。由市防疫站拨交给市政府行管处12.5万元，以便统筹安排机关办公用房。”

至1993年，全站职工238人，检验、办公用房面积7100㎡，1993年10月11日，市政府在市防疫站召开市健康教育中心新建工程协调会议，确定在市防疫站院址新建4000㎡健康教育中心大楼。

1994年4月至1996年，市政府投资240万元，用于建设淄博市健康教育中心办公大楼。1996年年底竣工投入使用。至此，市防疫站拥有办公、检验用房 11048 ㎡，其中检验用房 4100 ㎡、办公用房 7000 ㎡，此后至 2012 年，市防疫站（市疾控中心）未再增加办公、检验用房。

第九节 交通工具

一. 自行车

建站初期，购入 6 辆东德产“飞鹰牌”自行车，作为卫生防疫人员在市区开展卫生防疫工作的交通工具。1964 年，购入 12 辆国产“飞鸽牌”自行车。至 1983 年，共有公用自行车 40 辆。

1980 年前后，随着本市公共交通事业的发展，市驻地张店开通了通往各区县的公共汽车。市防疫站防疫人员深入区县以及近邻乡镇开展防疫工作，大多乘公共汽车往返。1985 年以后，市防疫站将公用自行车全部处理。

二. 摩托车

1954 年，购入一部二轮摩托车和一辆偏三轮摩托车，1955 年卖出。

1989 年，为适应卫生执法工作需要，购入两辆偏三轮摩托车，分配食品卫生科和环境卫生监测科各 1 辆，1994 年卖出。

三. 汽车

1953 年建站时，配备 1 辆美国福特战地救护车，因不适用于卫生防疫业务，1956 年与省卫生厅一辆加拿大白色救护车调换使用，1960 年，省卫生厅将该救护车调给枣庄市卫生防疫站使用。

1964 年，购入山东新华医疗器械厂生产的卫生防疫车 1 辆。1982 年，市卫生局将该车调拨给淄博卫校使用。

1975 年，上级为市防疫站配备长春国产“解放牌”4 吨货车 1 辆。

1976 年，上级为市防疫站配备哈尔滨产 130 型救护车 1 辆。1983 年调拨给周村公社医院使用。

1977 年，卫生部无偿调拨市防疫站 1 辆“大道吉”牌客车（60 座）。1979 年，市卫生局将该车调拨给市结核病防治所使用。

1980 年，购入 130 型救护车 1 辆。

1981 年，省委地办室调拨给市防疫站 1 辆连云港产 210 型面包车，用于开展地方病防治工作。

1982 年，市防疫站购入北京产 212 吉普车 1 辆。同年 12 月份，省卫生厅为市防疫站配备武汉产（改装）卫生宣传车 1 辆。同期，北京生物制品研究所为市防疫站配备北京产 212 型吉普车 1 辆。

至 1983 年，市防疫站共有 6 部汽车。其中，防疫（救护车）2 辆、212 吉普车 2 辆、解放牌货车 1 辆、卫生宣传车 1 辆。

1984 年 5 月，市防疫站的一辆连云港产 210 型面包救护车停驶报废。

1986 年，购入苏联产“伏尔加”牌轿车 1 辆。

1991 年 7 月，省卫生厅为市防疫站配备日产“尼桑牌”吉普车 1 辆，专用于消灭脊髓灰质炎业务。

1992 年，购入国产“金杯牌”面包救护车 1 辆。

1993 年，购入沪产“桑塔那”牌轿车 1 辆。

此后，又购入多辆面包车和微型面包车。

自 1996 年开始，为加大卫生监督监测力度，专门为劳动卫生科、食品卫生科、环境卫生科、学校卫生科、放射防护科、综合科六个科室配备防疫车辆。

2003 年防制“非典”期间，市政府为市防疫站配备 2 辆防疫车，主要用于“非典”防疫救护。

2005 年市疾控中心成立后，部分车辆分配给市卫生局卫生监督局。

2012 年，市疾控中心共有轿车 2 辆：普通桑塔纳 1 辆、桑塔纳 3000 型 1 辆；面包商务车 6 辆：其中得利卡 2 辆、风行 3 辆、别克商务车 1 辆；冷藏车 1 辆，共计 9 辆工作用车。

第十节 卫生防疫站等级考评

一、甲级卫生防疫站考评

1. 地市级卫生防疫站甲级站考评

1988 年 5 月 6 日至 10 日，山东省卫生厅对进行了地市级卫生防疫站甲级站资质的全面考核。考核重点包括机构建设、技术队伍、深化改革、科学管理和业务工作等十大内容、100 项考核指标。

市防疫站于 1953 年 12 月，至甲级站考核时止，全站共有职工 214 人，比建站初期增加了 5.4 倍。

1987年4月，对155名专业技术人员晋升了职称。其中，晋升副主任医（技）师以上高级职称的10人，晋升主管医（技）师中级职称的35人，晋升医（技）师、医（技）士初级职称的110人。至甲级站考核时，全站业务技术人员发展至164人，占全站职工的76.64%。业务技术人员中，高级职称（正副主任医师、技师）10人，占6.1%。中级职称（主管医师、技师）41人，占25%，初级职称113人，占68.9%。初级职称的专业人员中，医（技）师53人，占初级职称人员的46.9%。

至1988年5月，全站共设置防疫科、地方病防治科、计划免疫科、消毒杀虫科、食品卫生科、劳动卫生科、环境监测科、学校卫生科、放射防护科、卫生宣教室、药械科、情报资料室、中心仪器室共13个业务科室，其科室设置符合卫生部颁布的《卫生防疫站管理条例》的要求。此外，经上级有关部门批准，还设了淄博市食品卫生监督检验所。淄博市劳动卫生监督监测所和山东省卫生防疫人员淄博培训基地，拓宽了卫生防疫业务范围。全站有6个业务科设有检验室，提高了卫生监测检验效率。

1987年1月，新建的4200㎡的5层检验大楼竣工并投入使用，极大地改变了市防疫站办公、业务用房破旧、狭窄的落后状况。

1988年1月，深化卫生改革，实行了“站长负责制”，建立了综合目标管理责任制，加强了科学管理，至1988年5月甲级站考核时，全市五区一县计划免疫工作全部实现“冷链”程序化管理，“四苗”接种率达96.9%；全市地甲病防治达到基本控制标准，疟疾防治达到卫生部规定的“基本消灭疟疾”的各项指标要求；1986年，被卫生部评为“全国环境卫生先进单位”，被山东省委防治地方病领导小组授予“山东省基本控制地方性甲状腺肿工作先进集体”；1987年被省卫生厅评为“环境卫生先进单位”；1986年—1988年卫生宣教工作连续3年被省爱卫会、省卫生厅评为“山东省医学科普先进集体”。

1986~1987年两年内，全站卫生专业人员先后完成科研项目14项。其中，国内领先和国内首创各1项，国内先进水平11项。有9项科研成果分别获省、市科技进步二等奖或三等奖。科研项目完成情况和获奖情况在全省地市级卫生防疫站中名列前茅。

山东省卫生厅甲级站考核团通过对机构发展、队伍建设、科学管理和各项业务指标的检查考核，认为市防疫站已成为全市疾病控制、监督监测、健康教育和科研培训的中心，有效地发挥了卫生防疫工作的业务指挥中心和技术指导中心作用，各项考核指标达到卫生部规定的地市级“甲级卫生防疫站”标准。

1989年1月2日，省卫生厅在济南召开全省卫生防疫工作会议，对1988年全省市地卫生防疫站甲级站检查考核进行总结评比。市防疫站被省卫生厅评定为市地级“甲级卫生防疫站”，并颁发了奖牌。

2. 区县级卫生防疫站甲级站考评

1989年11月20日至25日，市卫生局组织区县卫生局长、卫生防疫站站长及市卫生防疫站科室负责人共30余人，组成区县级卫生防疫站甲级站检查考核团，对五区一县卫生防疫站进行全面考核。

考核分为管理、疾病控制卫生监督三个专业组进行，主要考核1988—1989两年的工作实绩以及领导班子、机构和专业技术队伍建设情况。通过全面考核评议，张店区、博山区、淄川区、周村区、临淄区和桓台县卫生防疫站均达到区县级甲级卫生防疫站评定标准。评选出14个单项专业第一名：临淄区防疫站获八个单项专业第一名；周村区和张店区防疫站各获得2个单项第一名；淄川区和博山区防疫站各获得一个单项专业第一名。

二、卫生防疫站等级评审

实行卫生防疫站等级评审是卫生防疫机构改革的一项重要措施。1995年年初，本站被省卫生厅确定为全省三个地市级等级评审试点站之一。

1995年3月，卫生部在广东珠海市召开会议，对全国首批地市级卫生防疫站等级评审试点中获得一等奖的卫生防疫站授予标志牌，市防疫站是全国首批4个获得“地市级一等卫生防疫站”称号的市级站之一。8月，为迎接省卫生厅对市地级卫生防疫站等级评审，成立了等级评审试点领导小组，组长胡林，副组长栾兆恺、徐增昌、赵大明、刘向前、李进贤，成员为各科室主要负责人。制定《淄博市卫生防疫站等级评审实施方案》，自8月16日至

12月10日，分为实施、自查、整改、申报四个阶段。以争创一等卫生防疫站为契机，加强领导，将相关检查考核指标纳入科室综合目标管理范围，任务指标层层分解，落实到科室个人。进一步建立健全规章制度，制定《质量管理手册》《卫生防疫工作规范》《管理制度汇编》等规范性文件，使管理工作做到制度化、规范化、长期化。在业务经费严重短缺的情况下，站领导多方筹措资金，投资10万余元，改善实验室工作环境，购置气态原子化装置、传真机、打印机等检验检测和办公设备，提高了监测检验工作效率。市防疫站制定印发《关于加强旅馆业卫生用品监督管理的实施意见》《淄博市外埠食品卫生管理规定》《关于进一步加强食品行业、公共场所从业人员卫生知识培训的通知》等公共卫生监督文件，强化卫生监督职能和工作力度；放射防护卫生通过卫生部放射卫生综合管理“示范市”试点工作的检查验收；全市计划免疫第三个85%的成果进一步巩固，全面落实消灭“脊灰”行动方案，1994—1995年度强化免疫接种率达98%以上。1995年，被省卫生厅授予“全省卫生监督工作先进集体”，被省卫生防疫站评为“全省公共场所卫生管理先进单位”。年内，全站完成3项科研项目，两项达国内领先水平，分别获省卫生厅和市科委科技进步二等奖。是年12月13日至16日，省卫生厅卫生防疫机构等级评审团一行8人，对进行为期三天的等级检查考评。评审团从基本条件、科学管理、业务工作、科研培训和指导基层等方面进行严格考核，对业务人员进行理论考试和现场模拟突发事件处理能力测评，在职工和社会上进行问卷调查。评审团经过严格检查考核后认为，淄博市防疫站经过多年努力，已具备较好的工作条件，综合能力逐步增强；其疾病控制、卫生监督监测、健康教育、科研培训以及指导基层卫生防疫工作的能力较强，工作质量和水平较高，劳动卫生、放射卫生、环境卫生、地方病和传染病防治、计划免疫、卫生宣教、卫生检验等专业均跻身于全省乃至全国先进行列；有较浓的学术气氛、较高的学术水平、较高的科研能力和较多的科研成果，培养造就了一批学科带头人，为卫生防疫事业的发展储备了后备军；对突发事件处理应急反应能力强，体现了较强的组织指挥能力、较高的业务技术素质和较好的快速处理能力。基本达到了“地市级一等卫生防疫站”的水平。

省卫生厅卫生防疫机构等级评审团还对淄川区卫生防疫站进行了区县级一等卫生防疫站评审。

1996年1月，市防疫站被省卫生厅确定为地市级一等卫生防疫站。淄川区防疫站被确定为县区级一等卫生防疫站。

1996年，卫生部在进行卫生防疫站等级评审试点的基础上，于10月8日印发《全国卫生防疫站评审管理办法》，规定，全国省、地、县卫生防疫站按相应评审标准分别做出一、二、三等和未达三等的结论。对评审为一等的卫生防疫站，卫生主管部门在业务建设、科研培训、高级职称人员比例、仪器设备配置等方面给与相应的激励或奖励。

第十一节　绩效考核

为科学评价疾病预防控制工作，促进疾病预防事业全面、可持续发展，卫生部于2008年12月印发了《各级疾病预防控制机构工作职责》和《疾病预防控制工作绩效评估标准》，决定在全国启动绩效考核工作。按照山东省卫生厅的统一安排，2010年底，淄博、莱芜作为两个试点城市，在全省率先启动并顺利完成了2008年和2009年的绩效考核工作，为全省全面推进绩效考核工作积累了经验，创建了模式。自2011年起，淄博市疾病预防控制绩效考核工作纳入常态化管理。

一、考核指标

疾病预防控制工作绩效评估标准由疾病预防控制区域评估指标和疾控机构绩效评估指标组成。区域指标主要包括传染病预防控制、慢性非传染性疾病预防控制、突发公共卫生事件处置、健康危害因素监测评价与干预、健康教育和健康促进、运行保障等6个类别18个指标；机构指标主要包括疾病预防控制、公共卫生突发事件应急处置、信息管理、健康危害因素监测与控制、实验室检验、健康教育与健康促进、技术指导与应用研究、综合指标等8个类别，市级35个项目103个指标，县级35个项目 101 个指标。

二、组织实施

根据省卫生厅《关于开展市县级疾病预防控制绩效考核工作的通知》（鲁卫疾控字 [2010]53 号）要求，淄博市卫生局于 2010 年 8 月印发《关于开展市及区县疾病预防控制绩效考核工作的通知》（淄卫字 [2010]161 号），成立了淄博市疾控机构绩效考核领导小组和疾控机构绩效考核专家指导组，制定了《淄博市市及区县疾病预防控制工绩效考核工作方案》，对全市疾控机构绩效考核工作进行了全面部署。

淄博市疾控中心印发了《关于成立疾病预防控制绩效考核评估工作领导小组的通知》，明确中心各科室、各部门的工作职责，抽调精干专业人员成立了绩效考核工作办公室，设置了独立的办公场所，配备了相关办公设备，为绩效考核工作顺利开展提供组织保障。

2009 年初，市疾控中心率先行动，提早准备，邀请国家专家组成员、省疾控中心业务管理部主任雷杰主任医师对全体业务人员进行了绩效考核相关内容培训。

2009 年 9 月 26 日，市疾控中心印发了《关于举办全市疾病预防控制工作绩效考核培训班的通知》，专门邀请省有关专家授课，对绩效考核进行了动员和骨干培训。在对综合性指标集中讲授之后，又设置了疾病预防控制、卫生监测检验两个分会场，分别对所属指标进行了讲授，切实保证了对绩效考核工作的认识和对考核指标的理解。

在具体工作中，市疾控中心通过召开主任办公会、中心例会、全体中层干部会、科室工作督导等多种形式对绩效考核工作进行全面调度和推进，妥善处理好日常业务工作与绩效考核、绩效考核与省运会、亚青赛疾控保障之间的关系，制发绩效考核工作阶段配档表和任务表格，认真收集和整理指标数据资料，逐项逐条地进行任务分解和落实，按照“任务有来源、过程有记录、工作有总结、效果有评价”的模式，确保绩效考核工作有序、有效开展。

三、考核情况

2010 年 11 月 28 日，山东省卫生厅组织专家对淄博市绩效考核工作的信息系统上报数据进行了综合评审，2010 年 12 月 3 日，又对绩效评估工作进行了现场考核，考核情况如下：

（1）总体情况：从总体工作情况来看，淄博市疾病预防与控制、突发公共卫生事件管理与处置、信息分析和利用、健康教育与健康促进等方面都取得了较好成绩，在慢病管理、健康危害因素的主动监测、科学研究等方面还需要作出更大的努力。

现场对 17 个区域指标和 57 个机构指标进行了核查，17 个区域指标中，15 个能够认可，2 个指标需要进一步调整；57 个机构指标中，48 个能够认可，9 个需要进一步调整。

（2）值得肯定的工作：一是淄博市疾病预防控制绩效考核工作，领导重视程度高，业务人员素质好，组织健全，启动及时，进展较快，方法得当，效果显著。二是所采取的措施有力、有效，对绩效考核工作每周举行例会，进行调度和分析，妥善处理好日常工作与绩效考核、绩效考核与省运会、亚青赛等疾控保障之间的关系，确保了绩效考核工作的顺利进行。三是大部分数据来源清楚，资料整理规范完整，资料和数据真实可靠，符合逻辑。四是部分工作走在全省前列。如 1995 年就率先通过省级计量认证，取得了职业病危害评价甲级资质，建立了卫生部确认的艾滋病确证实验室。这些工作都在全省前列。

（3）需要改进的情况：一是根据反馈情况和现场核查时的交流情况，对工作分数据和档案资料需要进一步完善和补充，并将整改后的数据录入考核系统，考核组将通过系统综合评价，作为淄博市的最终考核结果。二是有些指标的支持性资料与指标数据还需要进一步核实。比如基础设施建设的面积、人员编制数等。需要再确认，再统一。三是有些指标的工作数据需要进一步补充，比如指令性工作完成率，在查看工作经费时发现有市级专项经费，但没有发现市级指令性工作，需要进行核查补充完善，将做过的工作充分展现出来。四是疾控经费投入方面还需要加强。核查指标数值发现，财政拨款数以及人均拨款数都逐年降低。

（四）下一步工作建议：一是进一步加强领导，对需要调整的指标及时改进，录入系统。二是进一步加强管理，总结经验，建立疾病预防控制长效管理机制。三是进一步加强工作管理，规范工作档案，完善工作资料。四是进一步加大疾控经费投入，确保疾控工作正常开展。

四、工作效果

通过实施疾病预防控制工作绩效考核，在促进市及各区县疾控机构加强对工作全过程的重视管理、注重原始资料的积累归档、强化对数据信息资料的分析利用、以绩效考核为抓手规范疾控工作等方面效果明显，初步摸清了市及各区县疾控工作存在的问题，明确了发展的目标。

第十二节 卫生应急管理

2003年，抗击“非典”疫情以后，国家进一步加强由“国家－省－地市－县”四级疾病控制与预防工作网络组成的突发公共卫生事件应急体系。2004年，卫生部设立卫生应急办公室，负责全国突发公共卫生事件应急处理的日常管理工作，明确了公共卫生应急工作预防为主、常备不懈的工作方针和统一领导、分级负责、反应及时、措施果断、依靠科学、加强合作的处置原则，制定了《突发公共卫生事件应急条例》、《突发事件应对法》等法律法规，进一步完善《国家突发公共卫生事件总体应急预案》等应急预案，建立有效的监测预测、预警报告制度。2007年1月和2007年12月，山东省和淄博市政府应急管理办公室先后挂牌成立。

市卫生防疫站（市疾控中心）根据国家和省、市突发公共卫生事件应急处置相关的法规、预案和技术方案要求，在参与重大疫情应急和重大活动保障的同时，结合我市实际，逐步健全和完善突发公共卫生事件应急体系。

一、机构和队伍

2003年4月 市卫生防疫站印发《关于成立传染性非典型肺炎防制大队的通知》，成立了非典型肺炎防制大队，其人员组成：站长胡林任大队长，副站长李进贤、赵华、杜本华、袁长河和站长助理翟慎永、徐逢昌任副大队长，下设流行病学调查、消杀、健康教育、检验4个分队，各由5～7名卫生防疫专业人员组成。防制大队下设办公室，刘伟同志兼办公室主任。同时，设立24小时非典疫情值班室。

2004年6月 市卫生防疫站印发《关于进一步加强救灾防病工作的通知》，成立了救灾防病工作领导小组，组长：胡林，副组长：栾兆恺，成员：李进贤、杜本华、赵华、袁长河、翟慎永、徐逢昌、殷茂荣，领导小组下设办公室，翟慎永同志兼任办公室主任，刘伟同志任办公室副主任。同时，成立了疫情处理应急预备队，包括第一分队和第二分队，实行AB角补位。队长：胡 林，第一分队队长：李进贤，队员有：徐逢昌、于宪梁、李国庆、陈恒杰、李英春、陈兵、郭平、孟刚、翟敏德、孙茂倬、王勤、王延东；第二分队队长：赵华，队员有：殷茂荣、贾元宏、孟强、宋振亮、苗泉、崔峰、张殿平、汪春亮、李玉华、王龙义、袁新华、张传云。

市疾控中心组建成立后，2006年6月印发《关于进一步加强突发公共卫生事件应急处理工作的通知》，调整充实了突发公共卫生事件应急机动队。人员构成为：队长胡林、副队长杜本华，第一分队队长赵华、副队长翟慎永，队员有：崔峰、王玲、李国庆、卢立云、贾元宏、石志恺、汪春景、孟刚、王龙义、夏猛、张殿平、袁新华、王玉华；第二分队队长袁长河、副队长殷茂荣，队员有：于宪良、孟强、刘伯雁、刘景福、秦爱玲、娄灵源、吕健、赵锦云、郭平、原丽华、王勤、李玲。首次提出了应急机动队员补位制。此后，每年市疾控中心均对卫生应急领导小组和卫生应急机动队进行调整充实。

2006年7月，印发《关于成立淄博市疾病预防控制中心应急工作领导小作的通知》，成立了市疾控中心应急工作领导小组。组长：胡林，副组长：杜本华、赵华、袁长河、翟慎永、殷茂荣，成员：刘伟、崔峰、李国庆、原丽华、汪春景、郭平、娄灵源、李卫克、王勤、徐慎元、常洪凯，领导小组下设办公室，翟慎永同志兼任办公室主任。领导小组职责：㈠负责上级卫生应急政策措施的贯彻落实，以及突发公共卫生卫生事件现场应急处理的协调和指挥；㈡根据突发公共卫生事件应急预案要求，负责健全和完善预测、预警、预报系统，为政府适时启动应急预案提供科学依据，在应急响应状态下转为“应急协调指挥部”；㈢负责组建突发公共卫生事件应急处置队伍，并加强业务理论和实践技能培训，提高处置队伍的整体处置能力，负责卫生应急处理的物资储备，达到组织、人员、物资、技术四落实；㈣加强对社会公众日常的健康教育以及突发公共卫生事件应急处置知识的宣传教育工作。领导小组办公室职责：㈠负责突发公共卫生事件应急处理的日常管理工作，督导落实领导小组决定的事项；加强与有关科室的综合协调与沟通，建立反应快速、运转高效的联动机制；㈡负责突发公共卫生事件应急处理相关文件的起草；负责领导小组的会议安排和会议纪要；编发疾病预防控制工作信息简报；㈢负责组建与完善突发公共卫生事件预测、预警、预报系统，对突发公共卫生事件信息的汇总、分析，适时向领导小组提出应对建议和策略；㈣组织对突发公共卫生事件应急处置专业技术人员有关突发公共卫生事件应急知识和处理技术的培训；㈤负责救灾、反恐、中毒、放射事故等重大安全事件涉及公共卫生问题处理的组织协调工作；㈥在应急状态下转为“应急协调指挥部办公室”。

2006 年 7 月　市疾控中心设立了突发公共卫生事件应急管理工作办公室（简称“应急办”），挂靠中心办公室，主要履行卫生应急工作的日常管理和综合协调职责，发挥运转枢纽作用。

2011 年 5 月　印发了《淄博市疾病预防控制中心疫情会商制度（试行）》，开始实行疫情会商制度，由中心领导、相关业务科室突发公共卫生事件应急处置专家组成疫情会商专家组，组长：翟慎永，副组长：郭平、殷茂荣、崔峰，定期对全市传染病疫情及突发公共卫生事件相关信息进行分析研判和预测预警。

二、预案编制和演练

2003 年 5 月　印发《淄博市卫生防疫站传染性非典型肺炎应急处理预案》。

2003 年 7 月　根据市政府和市卫生局要求起草了《淄博市突发公共卫生事件应急处置预案》。是年 8 月，市政府印发《淄博市突发公共卫生事件应急处置预案》。

2003 年 9 月 10 日　市卫生防疫站非典防治机动队参加了市卫生局组织的非典防治实战演练。市卫生防疫站、市传染病医院分别做了个人防护、流行病学调查及消毒处理和病人救治等现场演练。

2006 年　印发了《关于编制淄博市疾控中心各类突发公共卫生事件应急处置技术预案的通知》，编制了 22 项专项技术预案，包括：《突发公共卫生事件应急处置总体预案》、《非典、流感、人禽流感疫情应急处置技术预案》、《霍乱疫情应急处置技术预案》、《布氏菌病等其它重点传染病疫情应急处置技术预案》、《群体性不明原因疾病应急处置技术预案》、《生物恐怖袭击事件应急处置技术预案、化学、核辐射恐怖袭击事件应急处置技术预案》、《医源性感染爆发应急处置技术预案》、《预防接种群体性反应应急处置技术预案》、《结核病疫情应急处置技术预案》、《艾滋病疫情应急处置技术预案》、《疟疾疫情应急处置技术预案食物中毒事件应急处置技术预案》、《饮用水污染事件应急处置技术预案》、《环境污染健康影响事故应急处置技术预案》、《化妆品群体性不良反应事件应急处置技术预案》、《急性职业中毒事件应急处置技术预案、放射事故应急处置技术预案》、《实验室生物安全应急处置技术预案》、《突发公共卫生事件应急处置健康教育预案》、《突发公共卫生事件应急处置后勤保障预案》。

2008 年 7 月　市疾控中心举办了全市疾控系统首次卫生应急实战演练，各区县疾控机构共 9 支机动队 110 余人参加演练，重点对各应急机动队的应急响应、物资准备、个人防护、器械操作、现场流调处置、业务理论知识和调查报告撰写等方面进行演练。市疾控中心专业技术人员现场演示了急性化学中毒应急处置个人防护。

2009 年 5 月　市疾控中心承办了全市甲型 H1N1 流感疫情防控实战模拟演练，从防护装备穿着、通道消毒、病人流调、鼻咽拭子采集、病人防护、疫点终末消毒、防护装备脱卸等程序进行了现场模拟演示。

2011 年 11 月 2 日　市疾控中心举行了全市疾控系统食物中毒应急处置演练。全市疾控系统 9 支应急处置机动队50余人参加，采用情景模拟演示和现场操作考评相结合的方式，模拟了学校食堂疑似食物中毒事件场景，重点对应急物资储备、应急受理和报告、应急响应、指挥协调、个案调查和现场笔录等流行病学调查、现场勘验、初步诊断、样品采集和运送、现场卫生处理、报告撰写等环节进行演练。

三、重大活动保障

1、“4.28”重特大交通事故应急处置

2008年4月28日，胶济铁路发生重特大安全事故。当天，在周村区水利局、区爱卫办和区疾控中心的大力协助下，市疾控中心立即派专业技术人员对事故地周边的农村饮水安全进行了卫生监测；4月29日，市疾控中心印发了《关于做好“4.28”事故传染病预防控制保障工作的紧急通知》，要求相关区县做好现场的消毒处理工作，加强对医疗机构的指导，防治医院内感染事故的发生；4月30日，市疾控中心按照上级领导的指示，对事故所在地集中供水点 -- 前坡村水井源水、家庭住户饮水质量进行了全面详细的卫生安全监测。当晚七点，卫生检验中心的工作人员开始对水样进行逐项检测，11名检测人员加班加点完成了水质检测任务，共检测色度、混浊度、总大肠菌群等28个检测项目。

2、奥运会保障

2008年，为做好北京奥运会和青岛奥帆赛期间的疾病预防控制和公共卫生安全等奥运会医疗卫生保障工作，对疾病预防控制应急机动队进行了调整充实，加强了应急处置物资和个人防护用品储备。4月17日，市疾控中心组织开展了突发公共卫生事件应急演练，分别演练了职业中毒和重大传染病疫情两类突发公共卫生事件。奥运会前夕，又举办了全市疾控系统首次卫生应急实战演练。

3、第十一届全运会保障

2009年，为做好第十一届全运会期间传染病控制等疾控保障工作，市疾控中心制定了《全运会期间传染病疫情和症状监测实施方案》，对甲型H1N1流感、季节性流感等急性呼吸道传染病疫情及相关危险因素进行预测分析，对疫情形势进行研判和风险评估，实行传染病疫情分析工作动态日报告制度；9月23日，对桓台县、临淄区两个有比赛任务的区县进行了全运会疾控保障工作专项督导；10月12日，举办了全市全运会期间消毒与病媒生物防制培训班，就全运会比赛场馆、签约宾馆及运动员训练场所等重点地区的预防性消毒、终末消毒和常见污染物品的消毒方法以及鼠、蚊、蝇、蟑螂等主要病媒生物的防制工作进行了培训；10月12日～26日，市疾控中心派出四名专业技术人员进驻淄博饭店、淄博宾馆（定点接待宾馆）进行以甲型H1N1流感为主的传染病疫情和症状监测，共计监测14680余人次。

4、第二十二届省运会保障

2010年3月，市疾控中心印发《关于成立二十二届省运会疾控保障工作领导小组的通知》，成立了由主要领导担任组长的二十二届省运会疾控保障工作领导小组和省运会疾控保障工作专家组，专家组下设传染病预防控制、中毒控制、实验室安全事故控制三个专业组，同时还成立了由33名业务骨干组成的应急处置机动队，明确了各专业组及相关科室的主要工作职责和任务；制定了39个疾控保障工作预案和20余个单项保障工作方案。

7月20日，组织相关部门专业人员对省运会期间传染病疫情和突发公共卫生事件进行了疫情研判和风险评估，形成了《淄博市2010年9月份至10月份重点传染病疫情、突发公共卫生事件及相关危险因素预测分析报告》，报市卫生局。

9月8日，下发了《关于进一步做好省运会疾控保障工作的通知》，自9月13日起实行传染病日报制度，应急机动队伍实行24小时应急备勤机制；对省运会定点接待宾馆和比赛场馆开展公共卫生及食品安全监测50余家次，开展室内空气检测77项次，采集二次供水、饮用水、公共用品等样品347份，采样监测各类食品样品65份，印制了《健康温馨提示》明白纸2000份，设计了《二十二届省运会期间疾病症状监测温馨提示》牌，免费发放到各接待宾馆。对定点接待宾馆和比赛场馆开展了以传染病防控、公共卫生、环境消毒杀虫为主要内容的现场指导30余次，派出专业人员近200人次，出动车辆60余台次，发放宣传材料3000余份，提出书面指导建议书60余份，指导消毒面积近30000平方米。

5、其他保障工作

2010–2012 年，市疾控中心先后对亚足联男足锦标赛、高校田径决赛、残运会、老运会、国际体操世界杯 A 级赛、陶博会、两会等重大活动和赛事提供疾控保障，对活动 / 赛事期间的重点传染病疫情进行了风险评估和疫情分析研判，对定点接待宾馆进行传染病防控措施落实情况现场督导和技术指导。

第二章　改　革

第一节　机构及管理体制改革

一、机构改革

1. 建立淄博市食品卫生监督检验所

1983年6月，经市政府批准，建立淄博市食品卫生监督检验所。设在市防疫站内，由该站食品卫生科承担相应的食品卫生监督监测任务。

2. 建立山东省卫生防疫人员淄博培训基地

1987年4月13日，淄博市卫生局批复：经山东省卫生厅同意，建立山东省卫生防疫人员淄博培训基地。该培训基地设在市防疫站，并负责日常管理工作。1991年9月20日，公布：经站长办公会研究，决定成立培训基地办公室（二级科室），属办公室领导，聘任李继明为培训基地办公室副主任。

3. 卫生检验体制改革

1987年8月，为适应卫生改革和科室综合目标责任制管理工作需要，经站长办公会研究决定，对本站卫生检验体制进行改革，改革方案为：⑴撤销检验科，设立中心仪器室。原检验科相关检验室（组）与业务科进行对口调整，分别划归相关业务科室管理，即：病原微生物检验室划归流行病科；病毒实验室划归计划免疫科；劳动卫生理化实验室划归劳动卫生科；食品微生物实验室、食品理化实验室划归食品卫生科；水质理化实验室划归环境卫生科。⑵地方病科建立理化实验室；环境卫生科建立微生物检验室；门诊部建立门诊化验室。⑶将全站共用的大型、精密检验仪器集中在中心仪器室，相关检验项目由中心仪器室完成。实行检验体制改革后，原检验室检验人员分别划归相应业务科室。站中心仪器室只保留安圣臣、潘承荣、巩绪东、李翠波、张存玲五名检验人员。

2002年2月，为适应新时期卫生改革和卫生监测检验工作的需要，恢复检验科，相关业务科室管理的检验人员、设备重新整合至检验科。恢复后的检验科下设病原微生物实验室、卫生微生物实验室、色谱实验室、水质理化实验室和食品理化实验室，共有30名检验人员。

4. 设立淄博市劳动卫生监察监测所

1987年9月14日，市卫生局印发《关于设立淄博市劳动卫生监察监测所的通知》，该所设在市防疫站劳动卫生科，实行“一个机构两个牌子”管理模式，由市防疫站劳动卫生科对外行使淄博市劳动卫生监察监测所职能。

5. 建立淄博市健康教育所

1992年12月，经市卫生局同意，市防疫站印发“关于成立淄博市健康教育所的通知”，该所在市卫生防疫站卫生宣教科基础上建立，实行“一个机构两个牌子”管理模式，下设电化教育室、摄影美术室、文字编辑室、社区教育室，对外行使全市社会健康教育职能。

6. 增设结核病和皮肤病防治机构

2000年5月，撤销淄博市结核病防治院和淄博市皮肤病防治所。同期，根据市卫生局批复，本站分别增设结核病防治科和皮肤病防治科，分别承担全市结核病和皮肤病的社会防治职能。

7. 拟定市疾病控制中心内部机构设置

2000年6月，根据《淄博市卫生监督体制和卫生防病体制改革实施意见》，提出淄博市疾病控制中心内部机构设置框架。其基本思路是在原市防疫站行政职能科室和疾病控制科室的基础上，进行调整重组，体现优势互补，新组建媒虫生物防制科、结核病防制科和皮肤性病防制科，撤销所有卫生监督科室，组建公共卫生监测科；对原中心实验室及科室所属实验室进行合并，重建卫生检验科，新建质量管理科。

8.2005年2月18日，市编办批准组建“淄博市疾病预防控制中心”，为正县级财政拨款事业单位，核定人员编制188名。2005年12月，淄博市疾病预防控制中心正式挂牌成立。

9.2006年3月2日，市编办批准市疾控中心内设7个职能科室：办公室、组织人事科（工会、团委、老干部）、后勤保障科、财务审计科、质量管理科、科教信息管理科、药品器械管理科。

10.2006年3月8日，市卫生局批准市疾控中心内设13个业务科室：传染病防制所、免疫预防所、生物制品管理办公室、艾滋病防制所、皮肤病防制所、结核病防制所、地方病慢性病防制所、消毒媒介生物防制所、健康教育所、公共卫生监测所、职业卫生与中毒控制所、健康监测所、卫生检验中心。

二、管理体制改革

实行“站长负责制”之前，实行“党委（支部）领导下的站长负责制”管理体制。

1987年12月30日，市卫生局批复市防疫站《关于实行站长负责制的申请报告》，称：“同意从十二月三十一日起建立新的领导体制，实行站长负责制。”实行“站长负责制”以后，站长是单位的法人代表，对全站行政、业务统一领导，全面负责，对人事管理、业务工作、经营开发等具有决策权。

1993年7月25日，市卫生局党委文印发《关于在市直部分医疗卫生单位实行院（校、站、所）长负责制的决定》。根据该决定，市防疫站继续实行“站长负责制”。

三、综合目标管理责任制

1987年12月，对全站各科室实行“综合目标管理责任制”的管理体制。该管理模式是将全站的年度综合目标（包括精神文明建设、业务工作指标、经济指标、劳动纪律、安全保卫、计划生育等）分解到科室，科室再将相关任务、指标分解或落实到班组、岗位以及个人。是年，全站共设80个工作岗位，分解为170个工作指标，使受聘的22名中层干部、157名专业技术人员和54名行政、后勤管理人员均做到人人有任务，个个有指标。同时，逐步制订、完善定期考核制度，每季度末、半年、年终各进行一次检查考核。1988年12月，经年终检查考核，全站13个业务科室均全面完成年度综合目标，6个科室超额完成相关指标。

1989年7月，制定《改革方案》，要点：在全站自上而下实行承包责任制。

㈠承包分四个层次，在现行结构上分级管理，一级管一级，层层负责，层层承包

1. 站级实行集团承包，分工负责。以站长、书记为首，由党、政、工、团、“两办”主任、科技委员会主任组成承包集团。

2. 科室实行全员承包。由科长、副科长、专业组长组成承包集团，对全科的思想、业务经济、精神文明建设分工负责。

3. 班组实行定额任务承包。对科室下达的具体指令、任务包括业务指标、经济指标、社会性活动等全面落实承包任务。

4. 个人实行具体责任承包。对每个职工均按技术职称和工种进行优化组合，组合后定岗位、定指标、定责任、定规范、定质量、定时限。

㈡ 承包分四项主要任务

1. 业务工作：包括目标、任务、数量、质量、时限、效益等内容。

2. 管理工作：包括标准化、规范化、程序化、制度化等要求。

3. 精神文明建设和思想政治工作：包括政治学习、职业道德、卫生、纪律、社会活动等。

4. 增收节支：包括优质有偿服务、遵守财经纪律、节约开支、提高经济效益等。

㈢ 管理分四种类型衡量效益

1. 业务工作：以为社会提供优质服务为准则，有偿服务和无偿服务相结合。

2. 职能科室：（党、政、工、团、财、办）实行目标责任化管理。

3. 后勤管理：以优质服务，保证全站各项工作正常运转为目标。

4. 经营生产性管理：实行站内归口，统一管理。

1990年，继续实行综合目标管理体制，编制“定员定岗一览表”，全站17个科室共设置134个岗位，228名工作人员均按岗位定员，人人均分配明确的工作任务和目标。

1992年，制订《1992年综合目标管理责任书》，使全站综合管理目标微观化、直觉化、硬性化，更

加便于操作和考量。站与科室共分解相关指标58项，科室与班组或岗位（个人）分解量化指标189项，站长与科室负责人、科室负责人与班组长或个人均分别签订了年度《综合目标管理责任书》。

1994年，进一步完善综合目标管理制度，制定《淄博市卫生防疫站科室工作考核办法和标准（试行）》，将综合目标进行量化，其中，工作目标占40分，劳动纪律占30分，政治思想和精神文明建设占30分，总分100分。考核时间：定为每季度一次；奖惩措施：实行站、科两级管理考核奖惩，与经济挂钩。

2006年，市疾控中心实行《科室综合目标管理》的内容。

2011年，市疾控中心印发年度科室综合管理目标量化考核标准，对科室工作实行量化考核。

第二节　职称晋升制度改革

1978年6月，市卫生局转发卫生部《关于医药卫生技术人员职称及晋升暂行条例》，对卫生专业人员职称晋级作出相应规定：

㈠主治医师晋升主任、副主任医师（含同类）由单位报主管局同意，后报市卫生局审查，再报省卫生局审批。

㈡医师晋升主治医师（含同类），单位报主管局同意，后报市卫生局审批。

㈢中级晋升高级各类医药卫生技术人员和护士长晋升总护士长（护士主任），市属以上单位报主管局同意，后报市卫生局审批。

㈣初级人员晋升中级人员（医、技士），市属单位晋升由主管局审批。

1979年12月20日，山东省卫生局以“（79）鲁卫改字第80号”文印发《山东省卫生技术人员职称及晋升考核办法》，规定：“初晋中”和“中晋高”卫生技术人员，必须参加专业对口考试，从事什么专业考什么专业。同时还规定：“对文化大革命期间以及《条例》下达前县以上卫生局和县团级以上党委已公布晋升的各级各类卫生技术人员（不包括正、副科主任等行政职务），要按照《条例》规定的技术考核标准和本办法有关规定进行复核，也可与晋升同时进行考核，凡基本符合《条例》规定条件的应予承认，并补办审批手续，其任职时间按公布日期算起。凡不符合条件，技术水平有明显差距的，按其实际达到的技术水平确定技术职称。”

1980年，根据省、市卫生局有关卫生技术人员职称晋升工作文件要求，组织卫生防疫专业人员分别参加了全市组织的高、中级职称晋升专业和外语考试并申报晋升高级职称（副主任医师）2人，主管医（技）师16人。对“文化大革命”期间县以上卫生局已公布晋升的、取得医（技）师职称21名专业人员进行了考核、复核，补办审批手续。

1982年12月8日，山东省卫生厅以“（82）鲁卫人字第125号”文印发《关于今后卫生技术人员职称晋升工作的意见》，规定：

㈠晋升技术职称的工作程序，首先是本人申请、群众评议和组织推荐，然后进行考核、评定，合格者按《条例》规定的审批权限，由各级卫生行政部门批准。

㈡对单纯论文、外文好，而政治思想表现和服务态度不好，不能完成本职工作的、受纪律处分的、有重大医疗事故的，都不应晋升或推迟晋升。

㈢晋升主治医师及相当职称，要进行实际技能考核、论文答辩和外语考试；晋升医师及相当职称，要进行实际技能考核，并进行基础理论、专业知识和外语考试；晋升医士及相当职称，要进行实际技能考核以及基础理论和专业知识考试。

㈣凡申请晋升医士及相当职称的初级卫生技术人员，必须是在职工文化摸底测验中考试合格者。为了保证晋升质量，目前晋升医士及相当职称，要由地、市卫生局统一掌握，各县不得擅自晋升。

根据省卫生厅“（82）鲁卫人字第125号”文件指示精神和市卫生局安排，1982年，安排6名（吕云武、刘建珍、丁玲、黄艳丽、任聪、魏博）在专业技术岗位工作的初级人员到淄博卫校进行专业学习，对龚安娜、乔敏光、吴觉、庞悦洪、张洪岩、于春明、张伟、刘静、韩蔚、刘建国、马锋共11人进行职工文化摸底测验。

1986年，根据卫生部和省卫生厅有关卫生专业技术人员职称系列改革的文件，对高、中、初三级技术职称系列进行调整。

同时，为保证职称改革工作顺利进行，要求省、市、县（区）卫生主管部门和单位要相应建立职称改革领导小组和高、中、初级专业技术职务评审委员会。

1987 年 1 月，成立职称改革领导小组，由站长李庆祥任组长。2 月，组建市防疫站专业技术职务初级评审委员会（简称“初评委”），由副站长、副主任医师张汉民任主任委员，成员由主管医（技）师和业务技术骨干共 9 人组成。年内，根据上级部署和卫生技术人员职称晋升有关规定，经本人申请，“初评委”审核、推荐，对一批“初（医、技士）晋初（医、技师）”和“初（医、技师）晋中（主管医、技师）”人员办理职称晋升申报手续。9 月，市卫生局职称改革领导小组下文（淄卫职改字（1987）第 43 号），确认李进贤等 54 名人员的医（技）师初级技术职称任职资格。11 月，市职称改革领导小组下文确认市防疫站张经香等 35 名人员的主治（主管）医（技）师中级技术职称任职资格。

高、中、初卫生技术职称系列调整对照表

表 4-2-2-1

职称级别	调整前	调整后
高级	医（技）师、主治（主管）医（技）师、副主任医（技）师、主任医（技）师	副主任医（技）师、主任医（技）师
中级	医（技）士	主治（主管）医（技）师
初级	无学历的初级防疫员、化验员、护理员等	医（技）师、医（技）士

1988 年 5 月，全市职称晋升改革工作基本结束，进入扫尾、验收阶段。根据上级安排，中级卫生技术职称仍有部分余额，对符合条件的可以“越级”晋升为中级职称。“越级”晋升条件：

㈠ 1965 年以前中等专业学校护理专业毕业，这次晋升已取得初级（护师）职称的；

㈡ 1968 年以前（包括 1968 年）中等专业学校毕业，一直从事医药技士工作，本次仍在岗位并已晋升为医药技师职称的；

㈢ 1958 年以前从事护理工作的；

㈣ 1978 年以前的大专毕业生，因限额原因未申报的，本次可以申报中级职称；

㈤ 1979 年的大专毕业生，工作突出或技术骨干，本次可以申报中级职称；

㈥ 1982 年本科毕业，在县以下基层医疗卫生单位从事妇幼保健、结核病防治、卫生防疫工作，在省级以上专业刊物发表论文者，或虽无论文，但 1973 年就在基层从事以上专业工作者；

㈦凡是取得国内先进水平的科研成果（必须经过技术鉴定）并在国家级学术杂志发表论文的第一作者，这次申报中级职称，可不受学历、资历限制；

㈧近几年被评选为市级“专业技术拔尖人才”者，本次可越级申报中级职称。

1988 年 6 月 3 日，经“初评委”审核，讨论通过了 10 名符合条件的人员“越级”申报中级（主管医（技）师）技术职称。

1989 年 8 月，市职称改革办公室、市卫生局职改办分别部署 1989 年度职称改革及晋升工作，该年度职称晋升的基本原则是：根据编制和岗位设置、任职条件和专业人员素质进行职称晋升，不搞“戴帽”，不搞“一刀切”，不搞论资排辈，处理好文凭和水平、学历和资历的关系，照顾“三病”（结核病、麻风病、精神病）防治人员和卫生防疫人员。改革的具体内容包括：

㈠参加职称晋升考核的人数和上级下达的相关技术职称限额相符的，不须再申报名额数；

㈡参加职称晋升考核的人数多于上级下达的相关技术职称名额的，由本单位研究决定具体晋升人员名单；

㈢上次职称晋升未被上级职改办通过的人员，占本次晋升相关职称的名额；

㈣所有职称晋升人员必须经“初级评审委员会”讨论通过后，方可向上一级评委申报；

㈤本市不受理越级申报高级（主任、副主任医、技、药师）职称，医（技）士越级申报主管医（技）师者，如未被中级评审委员会讨论通过，其职称仍旧恢复申报前的技术职称。

1989年的职称晋升，由市职改办分配下达限额，本次全市晋升的高级职称占全市卫生技术人员的30%，中级职称占14%，初级（医士、医师）职称无名额限制。市及区（县）的分配比例是：高级职称：市属医疗卫生单位占70%，各区（县）共占30%；中级职称：市属医疗卫生单位占53%，各区（县）共占47%。根据市卫生局职改办的分配现额，本次职称晋升市防疫站分配的限额为，高级职称共9名，其中，主任医（技）师2名，副主任医（技）师7名；中级职称（主管医（技）师）37名，（其中包括上次晋升申报副高未被批准者）；初级职称（医、技士和医、技师）无名额限制，根据申报人数据实申报。

1992年9月16日，市卫生局转发省职改办、省卫生厅有关卫生专业技术人员职称晋升文件。其中，推荐晋升中级（主治或主管医、技师）的条件是：⑴具有大专学历，且工作年限满4年以上者；⑵研究生班结业者；⑶具有中专学历，工作年限满20年，取得医（技）师职称5年以上者；⑷任职期间被评为市级专业技术拔尖人才者。推荐副高[副主任医（技）师]的条件是：⑴取得博士学位，工作年限满2年者；⑵具有大学学历，取得中级职称（主管医、技师）5年以上者；⑶任职期间被评为省级专业技术拔尖人才者；⑷确有真才实学和贡献卓著的，也可以申报。对“真才实学和贡献卓著”的具体要求有5条：⑴获得省级以上科研成果的；⑵科研成果达国内领先水平的；⑶出版有学术价值的著作的；⑷在国内外著名杂志发表价值较高的学术论文的；⑸在国内外有较高的知名度。

根据有关规定，1992年晋升高、中级职称的人员必须首先通过外语考试。根据晋升条件规定，市防疫站1992年年初（医、技师）晋中（主管医、技师）符合报考外语的共14人。同期，中晋副高职称的，中专毕业生放宽到1962年以前毕业的，或在国家级刊物发表学术论文、或有著作出版的，也可报考中晋高的外语考试。根据省、市职改办职称晋升有关规定，自1993年起，职称晋升工作每年进行一次，同时，本市取得副高（副主任医、技师）级职称的审批权限，今后淄博市可审批副高职称，报省职改办备案。

1994年9月，根据市职改办有关规定，1994年晋升副高级职称的人员须交纳评审费，每人300元，原则上由本人负担。晋升正高职称，由市卫生局按照国家规定的学历、工龄、技术、学术水平、贡献大小等条件推荐，其中，对不具备大学本科学历的，在副高任期内被评为市级以上专业技术拔尖人才者，也可申报正高职称。已取得副高职称，并具备下列条件之一者，可被破格晋升正高职称。⑴任职期间被评为省级专业技术拔尖人才；⑵有较高的业务技术水平；⑶任职期间有2篇以上国家级论文发表；⑷任职期间每年至少发表一篇1000字以上的译文。中级职称晋升副高职称的条件是：⑴基本条件：任中级职称满5年，而且大专毕业满17年，中专毕业满28年方可申报；⑵附加条件：对不具备基本条件者，根据学历、发表论文和科研成果情况，按加权法确认分值，达到副高晋升分值者也可申报副高职称。

1995年9月，根据市职改办下达的职称晋升文件规定，晋升高级（副主任医、技师）职称的采取分值推荐办法，即申报中晋高者，根据分值多少和晋升名额，由高到低进行推荐。总分值为100%，硬件条件（学历、工龄、专业、任职年限）占90%，软件条件（水平、能力、业绩、贡献）占10%。硬件条件中要求：⑴大学本科毕业满10年、大学专科毕业满17年、大专专业证书满20年、中专毕业满28年；⑵取得中级（主治或主管医、技师）职称并任职满5年（博士学位满2年、硕士学位满4年）；⑶外语考试合格或符合免试条件者；⑷年度考核合格者。软件条件中规定：⑴专业学术方面获得奖励，国家级奖励记2分，省级奖励记1分；⑵交流或发表论文，全国会议交流每篇记 0.3 分，省级交流每篇记 0.2 分；国家级刊物发表论文每篇记 0.5 分，省级刊物每篇记 0.3 分；⑶出版著作，以主编、副主编和主要撰稿人为准，国家级出版社出版，每册记 1 分，省级出版社每册记 0.8 分；⑷获市级以上业务先进个人荣誉的，国家级业务表彰记 1 分，省级业务表彰记0.5分，市级业务表彰记0.3分；⑸参与研制、开发新产品并达国内先进水平的首位研制者，记 1 分；⑹获国家发明专利，每一项记 1 分，获国家实用专利，每一项记0.5分。⑺1994年度考核获“优秀”级别的，记 0.2 分；⑻在乡、镇基层医疗卫生单位工作的，加记0.5分。所有软件分值之和为软件分值，软件分值大于或等于1，方符合中晋副高的推荐条件。根据市职改办职称晋升有关规定，申报职称晋升者必须参加外语考试并经初评委推荐，凡外语考试不合格者不能参加该次评聘晋升。

1998 年，职称评审晋升条件分为基本条件和分值条件，具体规定为：

㈠中级（主管医、技师）任职资格评审条件

1. 基本条件

⑴专科以下学历，必须任助级（医、技师）5 年以上；本科以下学历，必须任助级 4 年以上，硕士学历，必须任助级 2 年以上；

⑵外语考试及格或者免试者；

⑶所在工作单位设岗有空岗；

⑷任职期内，年度考核合格；

⑸ 继续教育学分达 20 分以上。

2. 分值条件

⑴硬件分值：硕士 3 年以上工龄、大学本科 5 年以上工龄、大专 8 年以上工龄、大专专业证书 12 年以上工龄、中专 15 年以上工龄。

⑵软件分值：

①有本专业学术成果奖者，获省（部）级二等奖的第 4 位记 15 分，第 5 位记 10 分；市级一等奖第 4 位记 15 分，第 5 位记 10 分；

②学术论著或综述：中华系列刊物首位作者记 20 分，第 2 位记 15 分，第 3 位记 10 分；其他专业刊物国家级首位记 15 分，第 2 位记 10 分，第 3 位记 8 分；省级刊物首位记 10 分，第 2 位记 8 分，第 3 位记 6 分；

③经验总结性论文（千字以上）：中华系列刊物首位作者记15分，第2位记10分，第3位记8分；省级刊物首位记 10 分，第 2 位记 8 分；

④以书代刊（含增刊）：国家级刊物首位作者记 6 分，第 2 位记 4 分；省级刊物首位记 4 分，第 2 位记 2 分；

⑤会议交流论文（千字以上）：国家级会议交流论文首位作者记 6 分，省级交流首位记 4 分，市级交流首位记 3 分，其他位次作者不记分；

⑥著作：独立编著出版者记 30 分；合著作：国家级出版社出版、任主编记 12 分。副主编记 10 分，主要撰稿人记 5 分；省级出版社出版，主编记 10 分，副主编记 8 分；

⑦业务表彰：国家级业务表彰记 20 分，省部级记 15 分，市级记 10 分；

⑧专利：获国家专利的，首位记 10 分，第 2 位记 8 分；

⑨获专业技术拔尖人才称号者，县级记 10 分，市级记 15 分（县、市不得重复记分）；

⑩ 1997 年度工作考核获“优秀”者加 5 分。

㈡ 副高级（副主任医、技师）任职资格评审条件

1. 基本条件

⑴任中级职称 5 年以上；

⑵外语考试合格或者免试；

⑷ 所在工作单位设岗有空岗；

⑸ 任职期内，年度工作考核合格；

⑸继续教育学分达 20 分以上。

2. 分值条件

⑴硬件分值：大学本科 10 年以上工龄、大专 17 年以上、大专专业证书 20 年以上、中专 28 年以上工龄；

⑵软件分值：

①有 1 项获省、部级奖的学术成果；

②论文：中华系列杂志发表，首位作者记 18 分，第 2 位记 15 分，第 3 位记 10 分；其他国家级刊物首位记 6 分，第 2 位记 5 分，第 3 位记 4 分；以书代刊首位作者记 3 分；

③专著：独立完成记15分，合著者，主编记10分，副主编记8分，编委记3分；

④业务表彰：国家级表彰记20分，省部级记15分，市级记10分；

⑤专利：获国家专利的，首位记10分，第2位记8分；

⑥获专业技术拔尖人才称号者，市级记10分，县级记5分（县、市不得重复记分）；

⑦ 1997年度工作考核获“优秀”者加记5分。

㈢ 正高（主任医、技师）任职资格评审条件

1. 大学本科毕业；

2. 任副高职称5年以上；

3. 外语考试合格或免试；

4. 任职期间有突出贡献。

1998年12月，市人事局转发省人事厅“鲁人考（1998）32号”文《关于职称晋升外语考试的通知》，规定，凡参加职称晋升的人员，必须参加外语考试，合格者方可申报相关职称晋升。外语考试分A、B、C三个等级，申报高级职称者，须参加A级考试，考试合格者有效期限为4年；申报中级职称者须参加B级考试，有效期为3年；初晋初者（医、技士晋医技师）须参加C级考试，有效期为3年。外语考试语种分英、日、德、法、西班牙语，可任选一种。

1999年10月，市防疫站根据省卫生厅、省人事厅《关于执业医师认定的实施意见》，对1998年6月26日以前在医疗卫生单位取得医师以上技术职称的办理了“执业医师”认定；对取得医士技术职称的和1995年、1996年大专毕业的办理了“助理执业医师”认定。

第三节　人事与劳动分配制度改革

一、人事制度改革

1987年12月，市防疫站实行“站长负责制”和“综合目标管理责任制”以后，对人事制度进行相应改革，即：由站长对中层干部和专业技术人员分别实行聘任制（简称“双聘”制度），对行政、后勤人员实行“任务合同制”管理。

1988年4月15日，对一批已取得高、中、初专业技术职称任职资格的专业人员进行聘任，公布站长李庆祥聘任张汉民等10人高级（主任及副主任医、技师）卫生技术职务；同日，公布站长李庆祥聘任赵大明等34人中级主管医（技师）卫生技术职务；同时，站长李庆祥聘任李进贤、翟慎永等98人初级（卫生医、技师和卫生医、技士）卫生技术专业职务。其中，李进贤等51人为卫生医（技）师，翟慎永等47人为卫生医（技）士。同日，公布站长李庆祥对无专业技术职称的吴新宝等42人实行“任务合同制”管理。

1987年12月实行“站长负责制”以后，对中层干部由原来的党（政）任命制度改为经组织考察后由站长直接聘任。1988年，站长李庆祥共聘任22名中层干部，各科室被聘任的中层干部（科长或主持工作的副科长）均与站长签订年度目标责任书。根据“站长负责制”的相关规定，中层干部聘任期限为2年。

1993年6月28日，印发《关于深化卫生防疫改革的意见》，提出：“对干部、技术职务和工人分别实行考选制、聘任制、试用制。”“对中层干部在坚持德才兼备的基础上，重点看实绩，择优选聘；对专业技术人员实行内部技术职务评聘制，可以低职高聘或高职低聘，待遇随之变动；对站内工人逐步实行合同制；对新调入职工和新毕业大中专学生实行一年试用期，根据工作情况决定是否定岗或正式任用。”9月30日，对已取得相应技术职称任职资格的专业技术人员进行聘任，聘任常洪凯等115人为助级（卫生医、技师）专业技术职务；以“淄卫防字（93）99号”文聘任赵永珂等24人为员级（卫生医、技士）专业技术职务；聘任张仲平等12人为高级（主任或副主任医、技师）专业技术职务；聘任李进贤等43人为中级（主管医、技师）职务。

自1993年起，对中层干部实行站长聘任和双向选择的人事管理制度，对不称职的中层干部可以解聘，被聘任的中层干部可以辞聘，被聘任的中层干部任期一年，聘期结束后，由站长根据需要重新聘任或进行调整。被聘任的中层干部（科长和主持工作的副科长）均需要每年年初与站长签订年度综

合目标管理责任书。

1994年6月5日，制定《关于对行政后勤实行劳动人事制度改革试点的意见》，规定：⑴本着精简、统一、效能的原则，按行政后勤工作性质、范围和职能，确定岗位、人员设置及其职责；对行政后勤人员实行双向选择，竞争上岗。科长根据申报人条件，择优选聘，并订定《岗位责任合同书》。⑵未受聘人员由站统一组织、安排政治、业务学习，学习期间只发基本工资，不享受站上一切福利待遇。⑶对在聘期内无故完不成工作任务者，可随时解聘，解聘后只发基本工资。

1996年，制订《关于进一步深化劳动人事制度改革的意见》，规定，对全站中层干部实行聘任制，各科室工作人员由各科室负责人采取“优化组合、双向选择”的方式进行定员定岗，凡未被组合的人员，实行岗位待业，待业期内只发给生活费，不享受劳务提成和福利。

2001年2月，为加快干部人事制度改革，首次采取公开选拔聘用干部的方法公开竞争地方病防治科科长职务。全站共有6名符合条件者参加，按照规定的程序于2月14日进行演讲并当场回答评委和站领导的提问。本着“公平、公开、公正”和“择优聘用”的原则，采取评委和全站中层干部当场投票、当场亮分的办法确定优胜者，经组织考察后由站长直接聘任。按照规定程序和要求，站长胡林聘任孟强为地方病防治科科长。

2007年4月，中心党委会研究决定，对部分中层干部职务的空缺岗位进行竞争上岗。按照《淄博市疾病预防控制中心中层干部竞争上岗实施方案》经过组织发动、报名、资格审查、排序、演讲、综合测评、公示，29名演讲者分别从各自的简历、竞争条件和任职后的设想充分阐述，根据每位演讲者的综合得分，对18名竞争成功的人员分别签订聘约。

2011年5月，中心党委决定对部分中层干部职务的空缺岗位实行竞争上岗。按照《淄博市疾病预防控制中心中层干部竞争上岗实施方案》要求，经过动员、报名、科室评议、竞争演讲、公示，郑凤芹、赵军溪、王玲、巩翠华、王淑田、夏猛符合条件的六名同志成功竞聘科长、所长。

二、劳动分配制度改革

自1983年起，为弥补卫生防疫经费的不足，遵照省、市卫生主管部门改革会议精神和市防疫站改革试行方案，市防疫站在完成年度各项卫生防疫工作任务和向社会提供相关卫生防疫工作任务的前提下，向社会提供相关卫生防疫服务并收取一定的费用。规定社会有偿服务的60%用于事业发展，20%用于集体福利事业，20%用于奖励有关承办的职工和人员。这是首次提出的劳动分配制度改革方案。

1984年10月15日，制定《关于行政管理的几项暂行规定》，该规定第六条提出了业余劳动分配制度，其内容是：“各类专业人员，业余时间讲课其讲学费归本人所得；工作时间讲学费50%提成归个人，50%归集体。”12月，市防疫站向市卫生局提出《从下半年合理收入中提成分配的请示》，总计合理收入45467.89元，按站《改革试行方案》的分配原则，20%用于鼓励有关承办人员，全站人均分配57.55元。

1985年3月，制定《岗位责任制及科室经济核算制度》，将经济激励制度引入劳动分配和卫生防疫管理工作之中。规定，“经济核算实行站长负责制，工作成绩考核与经济利益挂钩，在全站实行奖金制，体现多劳多得的分配原则，”“凡无正当理由不能按规定完成数量、质量工作任务或达不到预期效益的科室及个人，酌情扣发部分或全部奖金，直至罚款，”“凡有违法乱纪、责任事故、造成重大经济损失者，给予扣发奖金或据情罚款处理。”7月2日，制定《科技咨询服务工作暂行规定》，并制定了收益分配方案：科技咨询服务总收入的10%上交市咨询服务公司；总收入的65%中扣除项目材料费及其他相关开支后作为本单位事业收入，用于集体福利事业；总收入的25%作为酬金，其中的30%作为小组及个人的酬金，70%作为单位集体酬金。

1988年3月，制定改革要点，提出：改革管理方法，引入竞争机制，打破“铁饭碗、大锅饭”思想，实行优胜劣汰，奖勤罚懒，责、权、利融为一体，改变干多干少、干好干坏、干与不干一个样的不合理状况。对奖金、奖励工资实行全浮动，把工作数量、质量指标、技术指标、经济效益指标绑在一起，分解到人，对每个职工的德、能、勤、绩实行百分制考核，拉开档次发放；对劳务酬金、业余超额服务收益，按贡献大小和有关规定发放。

1989 年 7 月，制定《改革方案》，其中对有偿服务提成规定如下：

㈠有收入的科室按年度科室总收入的 20% 提成；

㈡半收入科室提成由两部分组成，其中，75% 按职能科室平均收入提成，25% 按科室年度总收入提成；

㈢职能科室（无创收科室），按全站人均劳务提成的平均数发至科室，再由科室按贡献大小发放；

㈣ 经营性科室，按职能科室平均提成数的 2 倍发放。

1989 年，本站 6 个创收科室（劳卫科、食品科、放射科、消杀科、检测科、门诊部）共创收 78237 元，共提成 15647.4 元；全站平均提成人均 168 元；经营性科室（防疫科、生物制品服务部）共创收 16 万元，按全站本年度人均提成的 2 倍提成，计每人提成 336 元。

1993 年 6 月，制定《关于深化卫生防疫改革的意见》，规定："经济创收指标实行定额承包，按比例提成，充分体现按劳分配原则。站于半年和年终对科室各进行一次考核，考核结果作为经济奖惩和精神鼓励的依据"。"业务科室在确保完成签订的工作目标的前提下，也可以根据情况开展与业务有关的经营活动，其经营创收按站确定的分成比例作为科室劳务提成，由科统一支配"。

1994 年 4 月，制定《科室工作考核办法（试行）》，对劳动分配制度进行改革和完善，其相关内容包括：

㈠ 核内容包括工作目标、劳动纪律、政治思想及精神文明建设三项目标，共一百分，各科的季总分为全科人数乘 100，实际得分按考核结果决定。

㈡实行严格的站、科两级管理考核制，即站考核科室、科室考核个人，根据考核分数，每季站与科室进行经济兑现，科室与个人兑现。各科室设立经济管理员，负责经济核算和奖金兑现。

㈢每季站与科室兑现的金额为：科室考核所得分数乘以分值。

1. 职能、后勤、无创收科室的分值为：活工资的 50% 加季劳务提成的和，再除以季总分数。根据考核情况和得分多少，每季兑现一次劳务提成。

2. 有创收能力的科室分值为：活工资的 50% 除以季总分数。根据考核情况和得分多少，劳务提成每季兑现一次。完成创收目标的享受站平均劳务提成；超额部分，按站与科六四分成。未完成创收指标，按减少部分倒扣 15%。

3. 完全承包的科室、三产办、药械科，实行自主经营，自负盈亏。工作人员的工资及一切福利和开支由承包科室负担。

㈣病事假超过 40 天的职工，不参加季度提成。违纪或旷工者，站从该职工所在科室扣除的款额交财务科。病事假由科室扣到本人，所扣款项科室自主分配。

1994 年 7 月 5 日，印发《关于对行政后勤人员实行劳动人事制度改革试点的意见》，规定，对行政后勤人员实行聘任制，按照行政后勤工作性质、范围和职能，定岗定员，双向选择。聘期内无故完不成任务，可随时解聘，解聘人员只享受基本工资，不享受站上的一切福利待遇。

1995 年年初，完善一系列管理制度，多项管理制度中均明确了劳动分配的奖惩制度。《考勤制度》中规定："凡一月内累计迟到早退三次者，批评教育；四次以上，每迟到早退一次，扣发当日奖励工资""工作时间无故脱岗者，查到一次，扣当日岗位补贴和奖励工资""旷工半天扣半月奖励工资；旷工 1~3 天扣全月奖励工资，及当日的工资和津贴""工作期间禁止干私活，打扑克、下棋等，发现一次扣当日奖励工资及岗位补贴"《清洁卫生制度》规定："采用定期检查与平日抽查相结合的方法，考核成绩与奖金挂钩，奖惩兑现"。《生物制品经营管理暂行规定》中规定："严禁个人经营或代售生物制品，一经查实，第一次扣发其当月劳务提成和奖励工资，并给予批评教育；两次以上者，扣发其全年劳务提成和奖励工资，并给予政纪处分”。

1996年，制订《关于进一步深化劳动人事制度改革的意见》，规定，各科室实行优化组合、双向选择，凡被科室优化落选的人员实行站内岗位待业，“待业”期间，只发给生活费，不享受全站的劳务提成和福利待遇。

2000年3月27日，制订《宣传报道奖励暂行规定》，奖励标准：

㈠在国家级新闻报刊发表的新闻宣传稿件：一千字以上奖励100元，500字以上奖励60元，500字以内奖励40元；在省级新闻报刊发表的新闻宣传稿件；一千字以上奖励80元，500字以上奖励50元，500字以内奖励30元；在市级新闻报刊发表的新闻宣传稿件；一千字以上奖励50元，500字以上奖励30元，500字以内奖励20元。

㈡在国家级广播电台、电视台播出专题新闻报道节目，奖励200元，播发新闻每条奖励100元；在省级广播、电视台播出专题新闻报道节目，奖励100元，播发新闻每条奖励50元；在市级广播电视台播出专题新闻报道节目奖励50元，播出一般新闻每条奖励20元。

自2001年开始，根据上级规定，对专业技术人员实行评、聘分开，即取得相关技术职称的专业人员，根据单位相关技术职称设岗情况和空缺名额，通过一定程序进行聘任，被聘任相关技术职称者，享受其职称对应的工资待遇；虽然已取得任职资格，但未被聘任者，仍然执行原技术职称的工资待遇。

一是2007年12月27日，《淄博市疾病预防控制中心岗位设置方案》报淄博市人事局，市人事局负责按比例对岗位数进行审核批准。中心根据在职实有人数，拟设置岗位总量193个，其中：管理岗位24个，专业技术岗位160个，工勤技能岗位9个。主体岗位是专业技术岗位，占岗位总量的82.9%。专业技术主系列是卫生系列，主系列专业技术岗位设置数是141个，占专业技术岗位设置总量的88.1%。卫生专业技术高级、中级、初级岗位内部不同等级岗位之间的结构比例，具体控制标准为：三级、四级岗位之间的比例为1 ∶ 3，五级、六级、七级岗位之间的比例为2 ∶ 4 ∶ 4，八级、九级、十级岗位之间的比例为3 ∶ 4 ∶ 3，十一级、十二级岗位之间的比例为5 ∶ 5。

说明：事业单位管理岗位，按照机构编制部门核定的单位领导职数和内设机构领导职数设置；管理岗位不设与领导职务同级别的非领导职务管理岗位；事业单位工作人员一般不得同时在两类岗位上任职，专业技术岗位人员可兼职完成管理工作的，一般不再设置管理岗位，

二是为提高中心专业技术队伍的整体水平，充分调动广大专业技术人员的积极性，本着公平、公开、择优的原则，淄博市疾病预防控制中心《专业技术等级岗位竞聘实施方案》于2011年10月19日经一届六次职代会讨论通过后执行。方案具体规定：

一、人员范围：2011年9月30日中心在编在岗人员且2011年9月底之前已聘任的专业技术人员。

二、竞聘岗位等级与数量

在实行专业技术岗位聘任正高级四级、副高级七级、中级十级、初级十二级的基础上，进行分级聘任。

㈠、主系列（卫生系列）

1、正高级岗位4个，其中：三级1个，四级3个。

2、副高级岗位18个，其中：五级3个、六级7个、七级8个。

3、中级岗位49个，其中：八级14个、九级21个、十级14个。

4、初级岗位70个，其中：十一级35个、十二级35个。

㈡、辅系列（会计、图书、档案、工程等）

1、副高级岗位2个，其中：六级1个、七级1个。

2、中级岗位7个，其中：八级2个、九级3个、十级2个。

3、初级岗位10个，其中：十一级5个、十二级5个。

三、岗位任职条件

㈠、基本任职条件：

1. 遵纪守法、具有良好的品行，无违法违纪（包括严重的责任事故）行为；

2. 具有相应专业技术岗位所需的执业资格；

3. 具有相应专业技术岗位所需的专业技术职务资格，具备相应的专业、能力水平、业绩和任职年限，并得到同行的认可；

4. 各年度考核均为合格及以上；

5. 继续教育学分（继续医学教育学分）符合相关规定；

6. 适应岗位要求的身体条件；

7. 具备从事本职岗位工作的其他条件。

㈡、具体任职条件

1、竞聘专业技术三级、六级、九级岗位，原则上需分别聘任正高级、副高级、中级专业技术职务满 3 年以上；竞聘专业技术五级、八级岗位，原则上需分别聘任副高级、中级专业技术职务满 5 年以上；

2、竞聘专业技术十一级岗位，原则上需已聘任助级专业技术职务满 2 年以上；

㈢、破格条件：聘任现职以来，符合下列条件之一者可申请破格竞聘上一等级岗位。

1、获省科技进步二等奖或市科技进步一等奖及以上的前二位人员；

2、被《科学引文索引》（SCI）录用论文的首位作者；

3、受省部级表彰的人员；

4、省、市有突出贡献的中青年专家。

㈣、一票否决条件：凡在任期内发生违法犯罪行为，或违反中心规章制度造成重大经济损失并产生严重不良影响的，作为一票否决条件，不予参加本次聘任。

四、竞聘程序

㈠、制定竞聘实施方案，广泛征求专业技术人员意见和建议，并提交中心职代会讨论通过后实施。

㈡、公布竞聘的岗位名称、任职条件、聘期。

㈢、报名、资格审查。破格晋级的人员须提交报名材料，中心专业技术等级岗位竞聘领导小组负责组织对其进行资格审查，审查确认后，方可参加本次竞聘。

㈣、民主评议。中心领导、科室主要负责人、职工代表分别按照竞聘人员的基本素质、职业道德、专业技术水平、实际工作能力进行评议，兼职者只参加一次评议。

㈤、公示。专业技术人员的最后得分按系列和级别分别排列名次，在中心内部进行公示，公示 5 天。

㈥、实施聘用。根据竞聘结果，经中心竞聘领导小组研究，确定聘任人选，并按规定办理相关聘任手续，聘期 1 至 3 年。

㈦、本次等级竞聘结束后，如四级、七级、十级有空岗，则按《专业技术人员技术岗位竞争聘任实施方案》的规定分别从已聘副高级、中级、初级专业技术人员中依次进行聘任。如六级、九级有空岗分别从七级、十级的人员中按照得分的高低依次递补。

五、组织领导

本次专业技术人员岗位竞聘工作，是深化人事制度改革的重要举措，涉及面广，政策性强，事关职工的切身利益，直接影响中心的稳定和发展。中心竞聘领导小组负责岗位竞聘工作的组织领导，组织人事科负责竞聘工作的组织实施。

中心竞聘领导小组人员名单：

组　长：翟慎永

成　员：郭　平、李　伟、殷茂荣、崔　峰、李娟

刘伟 刘洁

六、赋分计算方法

㈠、基本条件分值：以现聘任职务年限赋分：每满一年得 0.5 分。现聘任职务年限计算公式 =2011- 聘任年份（以档案中执行工资时间为准）。

㈡、民主评议分值（分三个部分，每部分满分 100 分）

1、中心领导、科室主要负责人、职工代表分别按照竞聘人员的基本素质、职业道德、专业技术水平、实际工作能力进行测评，满分 100 分；每个部分得分的平均分按 30%、30% 和 40% 计入最后得分。

㈢、最后得分。按应聘人员的基本条件分值和评议得分相加计算最后得分（保留两位小数），按照参与竞聘的系列和级别分别排列名次。系列分为

主系列（卫生）和辅系列（非卫生），级别分为正高级、副高级、中级、初级。

三是提高比例

根据山东省人事厅、卫生厅《关于印发山东省卫生事业单位岗位设置结构比例指导标准的通知》要求，市级疾控中心（B2类）高级岗位占专业技术人员的15%，中级占35%；市级医院(A2类)高级岗位占专业技术人员的20%，中级占40%。山东省疾控中心已经省人社厅批准由原来执行B1类标准改为A1标准，中心积极向上级人社部门申请提高岗位设置比例，参照我省同级别医疗机构的高、中级职称岗位设置比例来确定我市疾控机构岗位设置比例。

2012年9月，根据淄博市人力资源和社会保障局文件，中心岗位设置核准为管理岗位24个，专业技术岗位159个，工勤岗位7个。中心设主系列（卫生系列）岗位142个，正高级三级3个，四级4个；副高级五级5个、六级8个、七级9个；中级八级17个、九级23个、十级17个；初级十一级28个、十二级28个。设辅系列（会计、图书、档案、工程等）17个，副高级五级1个、六级1个、七级1个；中级八级2个、九级3个、十级2个；初级十一级4个、十二级3个。高、中级岗位比例分别在原来基础上提高5%。大大缓解了专业技术人员在职称晋升与聘任之间的矛盾，极大的调动了工作人员的积极性。

第四节　卫生监督制度改革

一、卫生监督主体改革

根据1982年11月颁布的《中华人民共和国食品卫生法（试行）》和1987年4月1日国务院颁布的《公共场所卫生管理条例》规定，各级卫生防疫机构负责管辖范围内的食品卫生、公共场所卫生监督工作。

1983年6月，经市政府批准，建立淄博市食品卫生监督检验所，设在淄博市卫生防疫站，由食品卫生科承担相应的食品卫生监督监测任务。

1987年9月14日，淄博市卫生局印发《关于设立淄博市劳动卫生监察监测所的通知》，该所设在淄博市卫生防疫站劳动卫生科，由劳动卫生科对外行使淄博市劳动卫生监察监测所的卫生监督和监测职能。

1990年4月25日，经国务院批准，国家教委和卫生部联合颁布《学校卫生工作条例》，根据该条例第二十六条规定，本站承担辖区内学校卫生监测和技术指导等职能。

1983年—1995年，根据国家有关卫生法规的规定和市政府、市卫生局的有关文件规定，在全市范围内行使对食品卫生、公共场所卫生、饮水卫生、劳动卫生、学校卫生、放射防护卫生等公共卫生领域的卫生监督监测职能。

1995年10月30日，第八届全国人大常委会第16次会议通过的《中华人民共和国食品卫生法》第三十二条规定：“县级以上地方人民政府卫生行政部门在管辖范围内行使食品卫生监督职责”。

1996年3月1日，市卫生局向市防疫站印发《食品卫生监督委托书》，称：根据省卫生厅“鲁卫防函字（96）第32号”文通知精神，委托你单位在新的食品卫生监督执法体制建立之前，继续行使《中华人民共和国食品卫生法》第三十三条规定的食品卫生监督职责。7月17日，市卫生局转发卫生部《预防性健康检查管理办法》。根据上级要求，市卫生局决定全市预防性健康检查工作仍由市、区县、企业卫生防疫站和市职业病防治院按分级管理的原则和管辖范围分别承担。

1997年6月18日，市卫生局印发《公共卫生行政执法监督工作暂行规定》，授权市卫生防疫站以下公共卫生执法监督职责：

⑴负责全市公共卫生监测、检验工作的业务领导和技术指导。完成市管五大卫生工作的监测任务，出具监测检验证明。

⑵负责行政处罚前的现场监督、采样调查取证、文书制作。送达卫生监督文书，并在授权范围内实施现场行政处罚。

⑶宣传卫生知识，进行有关卫生法律、法规的培训教育。组织对从业人员的卫生知识培训，做好从业人员的健康检查工作。

⑷各类卫生许可、健康培训证件发放前的现场审验。

⑹ 组织卫生评价和有关卫生资料的统计上报。

⑹承担市卫生局交付的其他卫生监督监测任务。

二、卫生监督监测模式及制度改革

1. 卫生监督监测分级管理

1989年6月24日，市卫生局印发《关于食品卫生和公共场所卫生工作实行分级监督管理的意见》。要求原则上按各单位的隶属关系实行分级管理。中外合资、外商独资企事业单位由市卫生监督机构负责监督管理。

1993年12月1日，市卫生局下达《关于印发〈淄博市卫生监督监测工作分级管理实施办法（试行）〉的通知》，要求“各级卫生行政部门和卫生监督监测机构，要严格按照《淄博市卫生监督监测工作分级管理实施办法（试行）》所规定的管辖范围，实施卫生监督监测管理。对不属于自己管辖的单位，要主动交上级、同级或下级监督监测机构，不得超越规定管辖范围”。

1994年3月28日，市政府规定，“各级卫生监督机构要严格按照市卫生主管部门卫生监督监测工作实行分级管理的有关规定，按照各自的管辖范围进行监督监测，严禁对企事业单位进行重复监督监测”。4月26日，市卫生局印发《关于对市属及其以上企事业单位、“三资”企业单位的卫生监督监测工作实行委托代管的通知》，规定，委托高青县卫生监督机构代管“三资”企业5个；委托沂源县卫生监督机构代管“三资”单位23个；委托桓台县卫生监督机构代管“三资”企业42个。“通知”还规定：㈠市卫生监督监测机构负责对全市卫生监督监测工作的业务领导和技术指导，并按规定对全市卫生监督监测工作和被监督单位进行定期、不定期抽查、考核和执法检查，不得在已被托管的单位内进行专项监督监测。㈡对遗漏和新建的市属单位，由市卫生局下文规定管理。㈢委托代管后，市、区（县）卫生监督机构要加强监督队伍自身建设，各司其职，各负其责，监督到位，努力提高监督监测水平。同日，市卫生局印发《关于公布卫生监督监测工作市直接管理单位和委托代管单位名单的通知》，称：经研究决定，博山区境内，市卫生监督机构直接管理山东博山铝土矿等49个单位，委托博山区代管淄博汽车配件厂等112个单位。同日，市卫生局印发《关于公布卫生监督监测工作市直接管理单位和委托代管单位名单的通知》，称：经研究决定，对驻淄川区的山东黑旺铁矿等36个市属及其以上企事业单位、“三资”企事业单位，由市卫生监督监测机构直接管理。根据工作需要，将淄博市淄川煤矿等80个市属及其以上企事业单位、“三资”企业单位和驻军部队面向社会服务的单位委托淄川区卫生监督监测机构管理。同日，市卫生局印发《关于公布卫生监督监测工作市直接管理单位和委托代管单位名单的通知》，规定，山东辛店发电厂等17个市属以及以上单位由市卫生监督监测机构直接管理，淄博市公路运输公司汽车四场等41个市直及其以上企事业单位、“三资”企业单位等，委托临淄区卫生监督监测机构代管。同日，市卫生局印发《关于公布卫生监督监测工作市直接管理单位和委托代管单位名单的通知》，规定，山东王村铝土矿等29个市直及其以上单位由市卫生监督监测机构直接管理，淄博市丝绸展销中心等87个市属及以上单位委托周村区卫生监督监测机构代管。6月30日，市卫生局转发山东省卫生厅“《关于印发〈山东省卫生监督监测工作分级管理暂行办法〉的通知”。

1995年3月30日，针对博山区卫生防疫站违反市政府关于卫生监督实行分级管理的规定，越权对市管单位进行有偿服务、重复收费的行为，市防疫站印发《关于对博山区防疫站违反淄政发（1994）第45号给市管单位造成额外负担的通报》，指出，博山区防疫站无视市政府和上级卫生行政部门的规定，冲击市卫生监督机构的正常工作，越权对市管单位进行有偿服务，其行为是错误的，应立即停止这种做法，以免造成更大的社会影响。12月18日，市卫生局印发《淄博市卫生监督监测工作分级管理实施办法》，共14条，进一步明确了市、区（县）卫生行政部门卫生监督监测工作的管辖范围、各司职责等。

2. 卫生监督监测专业综合执法

1994 年上半年，学校卫生科率先开展卫生监督监测工作专业综合执法，在对学校环境卫生、教学卫生和学生健康监护进行卫生监督管理的同时，也对学校内部的教工和学生食堂、校办公共场所（商店、旅馆等）以及校办工厂进行卫生监督监测，改变了过去政出多门、分头执法，重复监督和专业执法队伍不协调现象，减轻了被监督单位负担。是年，该科共对 32 所市管院校 1.1 万名中学生、6100 名大中专学生进行预防性健康体检，对 32 所学校的 128 个教室进行卫生监测评价，完成 763 名学校食堂从业人员的健康体检以及食品卫生监督监测。市防疫站在总结学校卫生科专业综合执法经验的基础上，于 9 月 16 日印发《专业综合卫生监督执法实施方案》，自 1995 年 1 月 1 日起正式实施。市防疫站成立综合科，负责综合执法方案的实施和协调工作，以改变重复监督、分头执法，政出多门，专业队伍不协调以及卫生资源浪费的现象。

1995 年 3 月 28 日，为落实《专业综合卫生监督执法实施方案》，市防疫站将各科对从业人员的卫生培训工作进行整合，以印发《关于进一步加强食品行业、公共场所从业人员卫生知识培训的通知》，决定自 1995 年 4 月 1 日起，对市管公共场所单位、饮食行业从业人员采取全站“统一组织、统一培训、统一考试、统一发证、统一考评、统一收费”的“六统一”培训管理办法，并由本站卫生宣教科负责卫生培训的组织、实施和监督管理工作。实行卫生监督监测工作专业综合执法以后，学校卫生科负责管辖单位的学校卫生以及校内食品卫生、公共场所、劳动保护等卫生监督监测工作；劳动卫生科除负责管辖单位的尘毒防治、劳动保护外，还负责厂矿企业内职工食堂、招待所的食品卫生监督、监测，综合科全面负责省和中央驻淄博四大企业（齐鲁石化公司、十化建、山东铝业公司、淄博矿业集团）的卫生监督监测工作。通过实施专业综合执法，扩大卫生监督监测范围，减少卫生监督监测死角，避免重复监督监测弊端，提高了社会、技术、经济效益。

2001 年 5 月，在实施专业综合执法的基础上，进一步深化卫生监督制度改革，本着监督与服务相结合的原则，对本市金帝购物广场、淄博饭店、政通超市等 9 家大中型商场、饭店试行“整合执法”，即相关专业执法科室相互配合，在同一时间、对同一单位进行整合卫生监督监测，使卫生执法由多头频繁进出变为集中时间、集中人力进行监督监测，减轻企业负担，提高卫生监督监测工作效率。

3. 卫生监督量化分级管理

2003 年，卫生部印发《关于推行食品卫生监督量化分级管理制度的通知》和《食品卫生监督量化分级管理指南》，对食品卫生实行全程监督、动态监督、量化评价、分级管理。

2003 年 9 月 1 日，印发《关于在全市实施〈桶装饮用水卫生监督量化分级管理制度〉的通知》，根据桶装饮用水生产企业的卫生条件和信誉度，分为 A、B、C、D 四个信誉等级。A 级企业实行“简化监督”，每年 2 次；B 级企业实行“常规监督”，每年 4~6 次；C 级企业实行“强化监督”，每年 10 次。对达不到卫生要求者，根据情况给予停业整顿或依法取缔；D 级企业不予验证或不予许可。11 月 14 日，市卫生局印发《淄博市全面实施〈食品卫生监督量化分级管理制度工作方案〉的通知》，该方案规定，食品卫生信誉度由高到低为 A、B、C、D 四级，其对应的卫生监督频次从 A 级的每年 2 次到 C 级的每年 10 次；被评定为 D 级的单位，将不予许可或次年不予验证，并有可能承担相应的行政责任。同期，市防疫站举办学校食品卫生监督量化分级管理工作培训班，率先在大中专、技校学生食堂实施食品卫生监督量化分级管理制度。

第五节　疾病预防控制体制改革

2001 年 4 月，卫生部下发《关于印发〈关于卫生监督体制改革实施的若干意见〉和〈关于疾病预防控制体制改革的指导意见〉的通知》，根据通知要求淄博市推进卫生监督体制和疾病预防控制体制改革。

2005 年 2 月 18 日，市编办批准组建“淄博市疾病预防控制中心”，定位为正县级财政拨款事业单位，核定人员编制 188 名。主要职能：（一）完成国家、省下达的重大疾病预防控制的指令性任务，实施疾病预防控制规划、方案，组织开展全市疾病爆发调查处理和报告；（二）负责全市预防性生物制品管理，组织、实施预防接种工作；（三）调查突发公共卫生事件的危险因素，实施控制措施；（三）开展常见病原微生物检验检测和常见毒物、污染物的检验鉴定；（四）开展疾病监测和食品卫生、职业卫生、放射卫生和环境卫生等领域健康危害因素监测，管理全市传染病疫情及相关公共卫生信息；（五）承担市卫生局委托的与卫生监督执法相关的检验检测任务；（六）组织开展健康教育与健康促进；（七）负责对下级疾病预防控制机构的业务指导、人员培训和业务考核；（八）指导全市各级医疗卫生机构传染病防治工作。

2005 年 12 月 31 日，市疾控中心揭牌成立。

成立后的市控中心共设 7 个行政管理科室和 13 个业务科室。是实施疾病预防控制、公共卫生技术管理与服务等政府公共职能的公益性事业单位。

第五篇

DIWUPIAN

疾病预防控制

JIBINGYUFANGKONGZHI

第五篇　疾病预防控制

第一章　传染病管理

第一节　传染病流行概况

一、传染病发病情况

新中国成立以来，淄博市先后报告的法定传染病共有34种，分别是：天花、霍乱、病毒性肝炎、细菌性痢疾、伤寒、艾滋病、淋病、梅毒、脊髓灰质炎、麻疹、百日咳、白喉、流行性脑脊髓膜炎、猩红热、流行性出血热、狂犬病、布鲁氏菌病、炭疽、斑疹伤寒、流行性乙型脑炎、黑热病、疟疾、新生儿破伤风、肺结核、手足口病、甲型H1N1流感、回归热、钩端螺旋体病、麻风病、流行性感冒、流行性腮腺炎、风疹、急性出血性结膜炎、其他感染性腹泻。

1950年—2012年，本市无病例报告的法定传染病有鼠疫、包虫病、丝虫病、登革热、非典型肺炎共5种传染病。

1950年—2012年，在本市流行时间最长（50年以上）的法定传染病有7种，分别是：痢疾、麻疹、百日咳、伤寒、流行性乙型脑炎、猩红热、病毒性肝炎。

流行性脑脊髓膜炎，自1951年—2005年的55年中，除2000年、2001年无病例报告外，其余年份均有病例发生，2006年—2012年无病例报告；

其次，连续流行30年以上、间断流行40年以上的有3种，分别是：疟疾，1950年—2012年间断流行或发生。其中，1957年—1986年连续流行达30年，1987年—2012年间断流行（发病），累计发病年份达54年。

斑疹伤寒，1951年—2012年间断流行或发生。其中，1982年—2008年连续流行27年，2009—2012年无病例报告，累计发病年份达49年。

流行性出血热，1983年—2012年连续流行30年。

新中国成立以来，流行时间最短的传染病是天花和回归热。天花在淄博市流行3年（1950—1952年），1953年绝迹。回归热自1951—1953年共发病4例，（1951年2例，1952、1953年各1例），1954年绝迹。

1950年—1989年，年平均发病率占前十位的法定传染病依次是：⑴痢疾，年平均发病率367.31/10万；⑵麻疹，年平均发病率292.98/10万；⑶病毒性肝炎，年平均发病率121.13/10万；⑷疟疾，年平均发病率47.76/10万；⑸百日咳，年平均发病率44.92/10万；⑹流行性脑脊髓膜炎，年平均发病率28.62/10万；⑺流行性出血热，年发病率28.32/10万；⑻猩红热，年平均发病率15.77/10万；⑼白喉，年平均发病率12.23/10万；⑽黑热病，年平均发病率8.98/10万。

1990年—2012年，年平均发病率占前十位的法定传染病依次是：⑴手足口病，年发病率82.66/10万；⑵病毒性肝炎，年平均发病率70.35/10万；⑶痢疾，年平均发病率67.90/10万；⑷其他感染性腹泻，年发病率48.14/10万；⑸肺结核，年发病率32.17/10万；⑹流行性出血热，年发病率12.35/10万；⑺淋病，年平均发病率8.50/10万；⑻梅毒、猩红热，年平均发病率均为2.78/10万；⑼麻疹，年平均发病率1.28/10万；⑽乙脑，年平均发病率0.70/10万。

新中国成立以来，经过积极防治，1975年—2012年，已连续38年控制了无白喉病例的发生；自1992年至2012年，已连续21年控制了无脊髓灰质炎病例发生。六十多年来，麻疹、百日咳、流行性脑脊髓膜炎、流行性乙型脑炎、伤寒和副伤寒、疟疾的年发病率大幅度下降。截至2012年，这六种法定传染病的年发病率已经降至1/10万以下的历史最低水平。

二、传染病高发流行年发病情况

1950年—2012年63年间，传染病年发病率最高的年份是1957年。共发生各类传染病96697例，年发病率高达12358.82/10万。其中，构成比占前三位的分别是流行性感冒、麻疹、痢疾。1957年，全市共发生流行性感冒81120例，发病率10367.92/10万。发病人数占当年传染病发病总人数的83.89%；其次是麻疹，发病10451例，发病率1335.74/10万。发病人数占当年传染病发病总人数的10.81%；另外，痢疾发生3322例，发病率424.58/10万。发病人数占当年传染病发病总人数的3.44%。这三种传染病合计发病人数占该年度传染病发病总人数的98.14%。

除此之外，年发病率高于2000/10万的分别是1959年、1964年和1966年。

1959年，全市共发生各类传染病32372例，年发病率2506.56/10万。其中，麻疹发病17441例，发病率1350.46/10万；痢疾发病6928例，发病率536.44/10万；流行性感冒发病3415例，发病率264.42/10万。这三种传染病占当年传染病发病总人数的85.83%，其构成比依次为：麻疹占53.88%，痢疾占21.4%，流行性感冒占10.55%。

1964年，全市共发生各类传染病42316例，发病率3171.59/10万。其中，流行性感冒发生24019例，发病率1800.23/10万；麻疹发生9599例，发病率719.45/10万；痢疾发生4355例，发病率326.41/10万。这三种传染病占当年传染病发病总人数的89.74%。其构成比依次为：流行性感冒占56.76%，麻疹占22.69%，痢疾占10.29%。

1966年，全市共发生各类传染病29207例，发病率2085.96/10万。其中，麻疹发生12943例，发病率924.39/10万；流行性感冒发生7086例，发病率506.08/10万；流行性脑脊髓膜炎发生2673例，发病率190.9/10万。这三种传染病占当年传染病发病总人数的77.72%。其构成比依次为：麻疹占44.31%，流行性感冒占24.26%，流行性脑脊髓膜炎占9.15%。

在全市传染病流行史上，1957年，1959年、1964年和1966年，是传染病高发流行年份。导致传染病高发流行态势的主要传染病是流行性感冒、麻疹、痢疾和流行性脑脊髓膜炎，尤其是流行性感冒、麻疹和痢疾，这三种传染病在高发流行年中，均占传染病年发病总人数的80%以上，是淄博市新中国成立后，前20年的主要流行的传染病。

三、1990年后传染病发病情况

1990年—2012年23年间，全市发生的法定传染病有28种，分别是霍乱、病毒性肝炎、甲型H1N1流感、细菌性痢疾、伤寒、艾滋病、淋病、梅毒、脊髓灰质炎、麻疹、百日咳、流行性脑脊髓膜炎、猩红热、流行性出血热、狂犬病、布鲁氏菌病、炭疽、斑疹伤寒、流行性乙型脑炎、疟疾、肺结核、流行性感冒、流行性腮腺炎、风疹、新生儿破伤风、急性出血性结膜炎、手足口病、其他感染性腹泻。

1990年—2012年，常年流行的乙类传染病分别是：病毒性肝炎、痢疾、麻疹、百日咳、猩红热、流行性乙型脑炎、流行性出血热、布鲁氏菌病、淋病，这9种传染病每年均有病例报告。淋病自1994年—2012年，每年都有病例报告。

1990年—2012年23年间，发病率较高的年份是1997年—2006年，这10年传染病报告发病率均在200/10万以上。造成传染病相对高发流行态势的主要传染病是病毒性肝炎、痢疾、肺结核和出血热，这四种传染病每年合计发病人数在总人数中所占的比例达85%~92%以上。其中，痢疾在1997年中发病人数所占的构成比最高，为46.54%，其余年份构成比在28.19%~43.23%之间；病毒性肝炎所占的构成比在25.73%~42.75%之间；肺结核所占的构成比为8.79%~19.59%；流行性出血热所占的构成比在1.67%~12.67%之间，其中1998年发病人数所占构成比为12.67%。

第二节　法定传染病管理

一、法定传染病管理依据

1949年，山东省人民政府卫生厅成立后，要求全省广泛建立疫情报告制度。列入管理的传染病有：

霍乱、痢疾、鼠疫、天花、白喉、流行性脑脊髓膜炎、麻疹、回归热、斑疹伤寒、伤寒共10种。疫情报告形式分为专案报告、旬报、月报三种。

1955年7月5日，卫生部发布《中华人民共和国传染病管理办法》，规定管理的传染病分为甲、乙两类共18种。

甲类：鼠疫、霍乱、天花。

乙类：流行性乙型脑炎、白喉、斑疹伤寒、回归热、痢疾（细菌性与阿米巴痢疾）、伤寒与副伤寒、猩红热、流行性脑脊髓膜炎、麻疹、脊髓灰质炎、百日咳、炭疽、波状热、森林脑炎、狂犬病。

1956年4月29日，山东省卫生厅公布《山东省传染病管理办法实施细则》。同年11月15日，省卫生厅通知：将钩虫病、丝虫病、疟疾列入山东省传染病管理报告范围。

1978年9月20日，卫生部颁布《中华人民共和国急性传染病管理条例》，该条例规定管理的传染病分甲、乙两类共25种。

甲类：鼠疫、霍乱、天花。

乙类：白喉、流行性脑脊髓膜炎、百日咳、猩红热、麻疹、流行性感冒、痢疾、伤寒与副伤寒、病毒性肝炎、脊髓灰质炎、流行性乙型脑炎、疟疾、斑疹伤寒、回归热、黑热病、森林脑炎、恙虫病、流行性出血热、钩端螺旋体病、布鲁氏菌病、狂犬病、炭疽。

1989年2月21日，第七届全国人民代表大会常务委员会第六次会议审议通过了《中华人民共和国传染病防治法》，自1989年9月1日起施行。《中华人民共和国传染病防治法》规定管理的传染病分为甲、乙、丙三类共35种。

甲类：鼠疫、霍乱。

乙类：病毒性肝炎、细菌性和阿米巴痢疾、伤寒和副伤寒、艾滋病、淋病、梅毒、脊髓灰质炎、麻疹、百日咳、白喉、流行性脑脊髓膜炎、猩红热、流行性出血热、狂犬病、钩端螺旋体病、布鲁氏菌病、炭疽、流行性和地方性斑疹伤寒、流行性乙型脑炎、黑热病、疟疾、登革热。

丙类：肺结核、血吸虫病、丝虫病、包虫病、麻风病、流行性感冒、流行性腮腺炎、风疹、新生儿破伤风、急性出血性结膜炎、除霍乱、痢疾、伤寒和副伤寒以外的感染性腹泻。

1996年，卫生部将新生儿破伤风列入乙类传染病进行管理。

1997年，卫生部将肺结核列入乙类传染病进行管理。

2004年，第十届全国人民代表大会常务委员会第十一次会议对《中华人民共和国传染病防治法》进行了修订，法定传染病由过去的35种定为37种。

2008年5月2日，卫生部将手足口病纳入丙类传染病管理。

2009年4月30日，卫生部将甲型H1N1流感纳入乙类传染病管理。

二、法定传染病的疫情管理和疫情报告

1. 疫情管理和疫情报告的组织机构

新中国成立初期，国家尚无统一的传染病管理报告制度。1949年山东省人民政府卫生厅成立后，淄博市根据山东省卫生厅的要求，对省规定的10种传染病进行管理报告。

1950年—1953年，传染病管理报告工作由淄博专区中心卫生院防疫股负责。

1953年12月，淄博专区卫生防疫站（淄博市卫生防疫站前身）成立后，设立卫生防疫股，传染病的管理和疫情报告工作由该股负责。

1955年，淄博市建立后，原淄博专区卫生防疫站更名为“淄博市卫生防疫站”，并设立防疫科，传染病管理和疫情报告工作由防疫科负责。1955年7月5日，卫生部发布《中华人民共和国传染病管理办法》以后，加强了疫情报告管理工作，在市卫生防疫站防疫科专门固定了专人负责疫情管理报告工作。

1956年2月—1957年7月，淄川区、张店区、周村区、博山区相继建立卫生防疫站，各区卫生防疫站的防疫组负责传染病疫情管理和疫情报告工作。

1966年—1974年，“文化大革命”期间，市、区卫生防疫机构受到严重破坏，传染病疫情管理和报告工作处于瘫痪或半瘫痪状态。

1975年，本市开始整顿、恢复市、区疫情管理报告网。市防疫站防疫科重新固定专人负责疫情接

收、整理汇总和上报工作。各区县卫生防疫站均固定了专人负责疫情管理和疫情报告工作。

1978 年 9 月 20 日，卫生部颁布《中华人民共和国急性传染病管理条例》后，市防疫站于 1981 年专门建立疫情室，并调配了两名卫生防疫专业人员专门负责疫情管理工作。疫情室有专设的疫情报告电话和单独的办公场所。

1995 年，市防疫站为疫情室配备了微机。1995 年，本市在全省首批实现疫情报告微机化管理，并与省防疫站联网，实现了疫情旬、月报表微机通讯联网报告。

1996 年，各区、县防疫站疫情管理均实现微机化管理并与市防疫站联网。

2004 年，按照国家疾病预防控制中心要求，与全国同步，于 1 月 1 日起医疗单位传染病报告实现了网络直报。

2. 疫情管理和疫情报告的制度与形式

1955 年卫生部发布《中华人民共和国传染病管理办法》以前，本市根据山东省卫生厅规定的传染病管理范围进行疫情报告。报告形式分为专案报告、旬报、月报三种，均以书面文字和数字形式报告。

1955 年以后，按照《中华人民共和国传染病管理办法》的规定，自 1956 年开始，执行“传染病报告卡”疫情报告制度。

传染病报告卡包括发生、死亡、更正、转归 4 种，由法定报告人填写后报所在地的区、县卫生防疫站。遇有紧急疫情时，先用电话报告然后补报卡片。

区、县驻地的医院、厂矿保健站、公社医院的疫情报告执行每日报告制度。当日发生的传染病人，由法定报告人填写“传染病报告卡片”后报区、县卫生防疫站。

区、县防疫站报告疫情执行“五日报告”制度和每月汇总分析报告制度。

区、县防疫站对每日收到的“传染病报告卡片”进行分类整理，剔除重报、错报卡片，汇总后，每五日填写一次“传染病五日报告表”于每月的 6 日、11 日、16 日、21 日、26 日和下月的 1 日各向市防疫站电话报告一次疫情，报告内容包括：疾病名称、发病人数、发病日期、地区分布等。另外，区、县卫生防疫站每月进行一次疫情统计分析报告，内容包括：疾病种类、名称、发病年龄、性别、职业特点、发病人数、地区分布等。

市防疫站报告疫情执行旬报和月报制度，即每旬将区、县传染病五日报告进行汇总整理后，向省防疫站进行电话旬报，旬报告时间为下一旬的三日内报告上一旬的疫情，每月疫情汇总后于下个月的三日内向省防疫站寄送疫情报表。

1975 年，制定《淄博市市、区、厂矿医院传染病管理和疫情报告制度》。该制度规定：⑴城区基层医疗单位填写的“传染病报告卡片”，直接报驻地的区、县卫生防疫站；城区医院的法定报告人填写的卡片，需经医院防疫科（组）分类、整理并加盖单位公章后报区、县卫生防疫站。⑵设有卫生处（科）的厂矿医院（保健站）进行传染病报告时，需填写两份报告卡，分别报驻地的区、县防疫站和上级卫生主管部门。⑶农村大队乡村医生或公社医院医生进行传染病报告时，需填写传染病报告卡并送交公社医院防疫组，经分类登记后，由防疫组加盖医院公章或疫情报告专章，用专用信封寄送区、县防疫站。⑷区、县防疫站对每日收到的传染病报告卡进行整理，剔除重报、错误卡片，分类、汇总、登记，按规定上报。对城区医疗单位报告的农村疫情，用“疫情通知单”的形式通知公社卫生院。需要及时进行消毒、预防服药的疫情则用电话形式通知。⑸市、区、厂矿医院、公社医院与区、县卫生防疫站每月进行一次疫情核对，及时纠正错误、漏报的疫情；同时，区、县防疫站每月与市防疫站核对一次疫情，做到市、区（县）、公社、大队四级疫情数字上下一致。⑹区、县防疫站负责将非本区的外来人口的疫情卡片及时转寄患者户口所在地的防疫站。⑺疫情报告只能满旬报告，不能跨旬报告。⑻市、区县卫生防疫机构对市、区、厂矿医院（保健站）、公社医院定期进行年度疫情报告工作进行检查评比。

1991 年以后，市、区县防疫站疫情室相继配备了微机，疫情统计报告逐步实现了微机化管理。1995 年，在全省率先实现疫情报告微机化管理，并与省卫生防疫站联网。1996 年，各区、县防疫站疫情报告均实现了微机化管理并与市卫生防疫站联网。

自2002年4月份起，市防疫站疫情管理正式启用新版《国家疾病信息报告管理系统》。为保证该系统报告数据的准确可靠和正常运行，市防疫站于4月26—30日举办了为期5天的微机信息管理培训班，来自各区、县卫生防疫站的20名疫情管理专业人员参加了信息网络学习培训。从5月上旬开始，各区、县正式启动《国家疾病信息报告管理系统》，使全市疫情上报更加准确、及时。

根据卫生部、国家疾病预防控制中心的要求，从2004年1月1日起，全国启用《国家公共卫生监测信息系统》进行传染病疫情网络直报，取代现行的传染病疫情逐级审核、统计上报的模式。为此，市防疫站于2003年5月2日，印发通知要求各区、县卫生防疫站（疾控中心）将疫情报告系统由电话拨号接入，改造为中华宽带网接入，以保证国家疾病报告管理信息系统的高效正常运转和救灾防病快速报告以及公共卫生突发事件应急处理机制的建立。同年12月28—29日，市防疫站举办了“全市传染病报告与突发公共卫生事件信息系统培训班”，各区、县卫生防疫站（疾控中心）疫情管理和计算机网络管理人员参加了培训，学习虚拟专网（VPN，VRC）的安装、使用，以及《国家公共卫生监测系统》中的《用户权限管理系统》《传染病报告管理信息系统》和《突发公共卫生事件信息系统》，为如期实现全市医疗卫生单位传染病疫情网络直报创造了条件。

根据省疾控中心统一安排，为迎接全国传染病信息及死因网络直报调查工作和国家网络直报委托培训工作，于2005年12月，市防疫站组织全市各区县网络直报负责人参加了在威海举办的培训班，为更好地指导全市疫情网络报告工作打下了坚实基础。是年11月底，国家疾病预防控制中心在全国开展了传染病疫情信息及死因网络直报调查工作。

2008年，全国启用“传染病自动预警信息系统”，对10种单病例预警病种和19种时间序列预警病种自动预警，市、县疾控机构对接收到的预警信号及时进行数据分析、核实，判定为疑似事件的信息，进行现场处置，初步实现了传染病暴发的早期预警。

3. 疫情资料的整理分析

⑴急性传染病资料汇编

1980年，市防疫站疫情管理人员对新中国成立以来至1979年的传染病疫情资料进行整理、汇编，编辑印制了《急性传染病资料汇编》（1950—1979）。该汇编的疫情资料来源和积累分两部分，一是1950年—1955年的资料，系来自1959年整理的《建国10年卫生工作总结》中各级医院疾病报表中摘出的法定传染病，包括天花、白喉、流行性脑脊髓膜炎等13种；二是1956年实行传染病报告卡片制度后收到的疫情报告资料数据。

该汇编根据流行病学特点，用统计学方法进行加工、整理、归纳、综合，记录分析了天花、回归热、黑热病、白喉、麻疹、百日咳、猩红热、流行性脑脊髓膜炎、流行性感冒、流行性乙型脑炎、痢疾、伤寒、斑疹伤寒、病毒性肝炎、脊髓灰质炎、疟疾、炭疽、狂犬病、布鲁氏菌病共19种法定传染病逐年的发病人数、发病率、死亡人数、死亡率、病死率指标。同时，对1950—1979年30年间本市发生的主要传染病，包括白喉、流行性脑脊髓膜炎、百日咳、猩红热、麻疹、痢疾、伤寒、病毒性肝炎、脊髓灰质炎、流行性乙型脑炎、疟疾、斑疹伤寒、炭疽共13种传染病，按病类、年代、地区、年龄、性别、季节、职业等标志，制成各种综合分析表，用发病率、死亡率、病死率三大指标作分析支柱，进而分析其构成比、动态数据、传染病消长速度等指标。该汇编为本市传染病的预测预报和制定防治措施提供了科学、详实的资料数据。

2004年，市防疫站疫情管理人员继《1950—1979年急性传染病资料汇编》后，第二次对本市发生的法定传染病疫情资料进行整理汇编，编辑、印制了《淄博市法定传染病资料汇编（1980—2003年）》，该汇编整理汇总了1980—2003年24年间淄博市发生的各类法定传染病的疫情报告资料，记录整理的传染病包括霍乱、白喉、麻疹、百日咳、猩红热、流行性脑脊髓膜炎、流行性感冒、流行性乙型脑炎、痢疾、伤寒、斑疹伤寒、病毒性肝炎、脊髓灰质炎、疟疾、炭疽、狂犬病、布鲁氏菌病、流行性出血热、淋病、梅毒、肺结核共21种，统计整理分析按各病种逐年发病数、发病率、构成比、病死数、病死率、死亡率、及构成比指标。同时，对 1980—2003 年 24 年间本市发生的主要传染病，包括病毒性肝炎、痢疾、伤寒、麻疹、百日咳、流行性脊髓膜炎、猩红热、淋病、梅毒、流行性出血热、肺结核共 11 种法定传染病，除采用发病率、死亡率、病死率三大指标统计整理分析外，还采用了月发病构成、年龄组发病分布、职业构成、地区发病率指标进行统计整理，对这 11 种主要传染病均绘制了 1980—2003 年年发病率曲线图，使各种传染病在 24 年中的发生和流行情况一目了然。该汇编还对 1980—2003 年淄博市传染病管理和疫情大事以"大事记"的形式记述，共整理、记录 1980—2003 年 24 年间传染病管理方面和疫情等重要历史事件 53 条。

⑵疫情动态的分析

1990 年，本市卫生防疫站疫情室开始整理、编印《疫情动态》资料。

《疫情动态》每月编印一期，主要内容包括：①上一月全市各类法定传染病的疫情情况及分析；②上一月本市发生的重大传染病疫情；③上一月本市传染病管理、防治方面的重要举措、活动等；④对全市传染病防治、疫情管理工作的指导性意见、建议等。

1991 年，市防疫站编印《疫情动态》共 11 期。是年 3 月 18 日，副市长康寿美看到市防疫站 1991 年 2 月份编印的《疫情动态》后，亲笔写信给予肯定与鼓励。信中写到："《疫情动态》一直办得很好，对于领导了解和指导面上的防疫工作起到了很好的参谋决策作用。希望今后继续努力，进一步提高办刊水平，力争做到不仅通报疫情，更要分析发病的原因和应采取的防治措施。特别是对那些发病率高的地区和单位要给予具体指导，从而使我们的工作做得更加富有成效。"

1992 年，市防疫站编印《疫情动态》12 期。1993 年—1997 年，每年的重要疫情及传染病防治情况通过市防疫站编印的《卫生防疫信息》向上级业务部门、上级卫生主管部门、有关领导、各区、县卫生防疫站介绍、披露。

1998 年—2005 年，市防疫站通过编印《卫生防疫工作动态》向上级业务部门、上级卫生主管部门、有关领导、各区县卫生防疫站介绍、披露，每年编印疫情简报 12 期。

2006 年—2007 年，市疾控中心通过编印《传染病疫情与突发公共卫生事件监测月报》对各类传染病发病概况及重点传染病进行三间分布分析，对各月网络报告质量进行分析，记录本月传染病防治工作动态。每年编印月报 12 期，年度疫情分析 1 期；2007 年开展了麻疹、手足口病专题分析。

自 2008 年—2012 年，市疾控中心在《传染病疫情与突发公共卫生事件监测月报》的基础上，开展了《传染病疫情与突发公共卫生事件监测周报》及《传染病疫情与突发公共卫生事件监测年报》的编制。2009 年—2012 年，在手足口病疫情高发期（4 月—9 月）开展手足口病专题分析和年度手足口病疫情分析。2009 年，通过编印《淄博市甲型 H1N1 流感疫情信息周报》及《淄博市甲型 H1N1 流感疫情研判报告》形式进行重点分析。2012 年，开展了布鲁氏菌病和流行性出血热专题分析。对冬春季重点传染病疫情及相关危险因素进行了预测分析。

三、传染病管理工作的检查、评比

早在 20 世纪 70 年代，就建立了传染病管理工作的检查评比制度。1975 年，市卫生局印发了《淄博市市、区、厂矿医院传染病管理和疫情报告工作制度》，明确提出传染病管理"坚持年度对口检查评比"，规定：市、区以上医院（包括厂矿医院和区卫生防疫站），由市统一组织检查；公社医院和厂矿保健站，由区统一组织检查。根据统一检查评比划分标准评出优胜红旗单位、先进单位和先进个人，进行表彰奖励，以此推动传染病管理工作全面开展。据资料记载，1974 年，全市传染病疫情报告率为 24.56%，1975 年通过开展年度对口检查评比，1975 年传染病报告率当年提高到 65.55%。到 1983 年，提高到 97.53%。全市 8 个市级（包括厂矿）医院，有 7 个医院传染病漏报率降至 2% 以下。"传染病报告卡片"从医生填写卡片到区防疫站收到卡片的报告时间，由 1980 年的平均 3.85 天，缩短至 1983 年的平均 2.15 天，并基本杜绝了"传染病报告卡片"填写后，长期积压不报的现象。另外，传染病报告卡填写的准确完整率明显提高。据 1980 年调查，卡片填写缺项率为14.68%，远高于省里规定的2%以下的要求，到1983年，卡片填写缺项率下降至4.17%。重报、错报现象明显减少。1986年，淄博市实施计划免疫“冷链”管理以后，自1989年开始，淄博市每年年底都对计划免疫范围内的传染病管理、疫苗接种进行检查、考核，并对先进区、县和单位进行表彰、奖励。

1990年以来，建立了对区、县卫生防疫工作年终综合检查考核制度，由市卫生局或市防疫站组织专业人员，对各区县防疫工作进行年度检查考核，对传染病管理和疫情管理工作的先进单位进行表彰。

结合各年度传染病流行情况，本市还不定期开展传染病防治工作检查、疫情管理工作检查以及传染病专项检查。例如：1988年，市卫生局先后组织了三次全市疟疾防治工作检查，为巩固基本消灭疟疾，迎接卫生部考核奠定了基础。1988年1月，上海发生甲肝暴发流行后，于2月份组织力量对全市33处医疗卫生单位进行病毒性肝炎防治工作进行专项检查，有效预防了病毒性肝炎的暴发流行。

1992年6月26日—7月4日，市卫生局组织力量对全市传染病管理工作进行全面检查，检查内容包括病毒性肝炎、霍乱、狂犬病、艾滋病监测和防治工作、疫情报告、管理等。

1993年11—12月，市防疫站组织力量进行疫情管理及传染病管理年度工作检查，共查8个区、县防疫站、8个区、县医院、16个乡镇卫生院和40个村卫生室。区、县卫生防疫站疫情管理、疫情报告较好；区县医院传染病报告率99.54%，乡镇医院报告率47.06%，村卫生室共抽查40个，有疫情报告的仅占5%。

1994年，本市出现霍乱疫情，1995年出现霍乱局部暴发。自1995—2001年，每年均在霍乱流行季节之前，组织力量对霍乱防治工作进行检查。

1996年10月，市防疫站对乡镇疫情报告进行专项抽查，共抽查11个乡镇，传染病漏报情况较为严重。此次共抽查传染病133例，漏报65例，漏报率48.87%。其中，淄川区西河镇医院查出传染病6例，漏报5例；博山区北博山医院查出51例，漏报34例，漏报率66.67%；沂源县悦庄乡医院查出传染病10例，全部漏报。

1997年，市防疫站下发“淄博市1997年疫情管理工作意见”，将疫情报告管理作为传染病防治的基础措施，常抓不懈。是年7月16—30日，市卫生局组织力量对五区三县和高新区传染病防治工作进行检查。本次共查出传染病983例，报告941例，报告率95.73%。查传染病报告卡片667张，从医生确诊到区、县卫生防疫站收到卡片，2天以内的有506张，疫情报告及时率为75.86%。

1999年7月23日—8月6日，市卫生局组织对全市各医疗卫生单位进行传染病防治工作大检查。对区县卫生防疫站疫情核对制度执行欠佳、疫情卡片微机输入不规范、疫情漏报问题以及医疗单位临床医生对常见传染病诊断标准掌握不好、痢疾、淋病、梅毒等传染病漏报严重的问题，进行了通报批评并提出整改措施。同年12月，市防疫站开展疫情漏报调查，共检查36个医疗单位，共2068例传染病患者。其中，报告1962例，疫情报告率为94.87%。

2000年7月，市卫生局对全市9个区、县防疫站、10个区、县医院和17个乡镇卫生院进行《中华人民共和国传染病防治法》执法检查。各区、县、各医疗单位对重点传染病如霍乱、病毒性肝炎的防治工作，均达到了组织、物资、人员、技术“四落实”的要求；疫情报告工作，共抽查法定传染病716例，报告703例，报告率98.18%，漏报13例，漏报率1.82%，是1989年以来传染病漏报率最低的一年。

2001年7月3日—14日，市卫生局组织专业人员对全市传染病防治工作进行检查，共检查区县卫生防疫站（疾病控制中心）8个，各级各类医院18个，发现各区县、各单位对重点传染病防治措施落实较好，存在的主要问题是部分医疗单位疫情漏报率较高。本次共查法定传染病7种、587例，漏报121例，漏报率20.61%。其中，市级医院漏报率40%，区级医院漏报率20.54%。沂源县医院、市中心医院传染病漏报率分别高达62.9%和40%。

2004年8月13日—26日，为全面贯彻落实省卫生厅《关于开展全省疫情、突发公共卫生事件网络直报工作检查》的通知精神，根据市卫生局要求，市防疫站组织有关人员，在全市范围内对疫情、突发公共卫生事件网络直报工作进行了一次检查。共检查区县防疫站 9 处、市县级医院 19 处、乡镇卫生院 15 所、企业（部队）医院 6 所，共 48 个单位。本次共抽查传染病 447 例，漏报 65 例，漏报率为 14.5%。市级医院漏报率为 32.3%，区县级医院漏报率为 12.6%，乡镇医院漏报率为 10.5%，厂矿医院漏报率为 4%，武警部队医院漏报率为 20%。

2005 年 3 月 24 日—29 日，依据市卫生局《关于对二级以上综合医院传染病防治工作进行专项检查的紧急通知》文件要求，对全市二级以上综合医院感染性疾病科建设以及感染性疾病病人就诊流程执行情况进行了全面检查。共检查市级医院 3 所、区县级医院 8 所、企业医院 2 所、股份制民营医院 1 所，共 14 所二级以上综合医院。

2005 年 9 月 1 日—16 日，依据市卫生局《关于对全市传染病防治工作检查的通知》文件要求，市防疫站组织专业人员对全市各区县传染病防治及医院感染控制工作进行了一次检查。本次共检查区县防疫站（疾控中心）9 所，市区县、厂矿医院 3 所、乡镇卫生院 17 所，共 29 个单位。

2006 年 7 月 4 日—18 日，市疾病预防控制中心组织有关专业人员，对全市 9 个区县疾控中心、24 个二级以上医院、1 个乡镇卫生院的上半年霍乱、出血热等重点传染病防治及网络直报质量等工作进行了督导检查。共抽查传染病病例 264 例，漏报 37 例，报告率为 85.98%。24 个医疗机构中有 6 所医院未查出传染病漏报，这些单位是：临淄、博山、周村、张店 4 所区医院及桓台中医院、开发区石桥卫生院。市第一医院、沂源县中医院、沂源县医院漏报率高达 50% 以上。

2007 年 4 月 9 日—24 日和 8 月 20 日—24 日，市卫生局组织市疾控中心专业人员，分别对市属、市管医院 24 所和 9 个区县疾控机构、8 处区属综合医疗机构的重点传染病防治、传染病预检分诊、传染病管理及报告质量进行了重点督导检查。

2008 年 10 月 9 日—20 日，依据市卫生局《关于对全市医疗机构院内感染防控工作进行督导检查的通知》文件要求，对本市 45 处医疗单位的传染病网络直报质量进行了检查。通过抽查被检单位的 1—9 月份出入院、门诊登记簿，共抽查传染病病例例 412 例，漏报 20 例，报告率为 94.90 %，报告及时率 90.53 %。45 个医疗机构中有 35 所医院未查出传染病漏报，1 所医院无传染病报告。

2009 年 12 月 1 日—11 日，根据市卫生局《关于对各区县传染病防治工作进行检查的通知》要求，市卫生局组织市疾控中心专业人员，对 9 个区县疾控机构，16 个二级及以上医疗机构，2 所乡镇医院的传染病防控工作进行了专项检查。抽查 18 个医疗单位网络直报 10，697 例传染病，占全市传染病报告数的 53.22 %。通过抽查被检单位的 1—11 月份出入院、门诊登记簿，共抽查传染病病例 238 例，漏报 16 例，报告率为 93.28%。传染病迟报 104 例，报告及时率 99.03 %。其中 23 例为自查后补报所致。

2009 年 5 月—6 月，为迎接全省及全国传染病疫情工作质量检查，市疾控中心根据《关于转发省疾控〈关于开展全省法定传染病疫情报告工作质量检查的通知〉的通知》文件要求，对本单位及辖区内医疗单位传染病网络报告质量进行了自查和督导检查工作。

2010 年—2012 年，市疾控中心每年两次对各区县疾病预防控制中心及辖区各级医疗卫生单位开展重点传染病防治工作及传染病网络报告质量检查。

通过近 20 年来的传染病防治工作的检查、评比工作，重点传染病防治及传染病疫情网络报告工作越来越规范，疫情报告质量逐年提高，同时，得到上级业务部门的认可。

1985 年，省防疫站组织对全省各市地传染病管理工作进行检查，被评为传染病管理一类地区。

1986 年 11 月，经省卫生厅检查考核，达到卫生部规定的“基本消灭”疟疾的各项技术指标要求；1988 年通过了卫生部“基本消灭”疟疾的考核验收。

1987 年，经省卫生厅检查验收，淄博市提前一年实现全国计划免疫第一个 85% 目标。

1988 年，省卫生防疫站组织全省第二次传染病管理检查，市防疫站以总分第二名的成绩被评为全省疫情管理先进单位。

1991 年 3 月，通过了卫生部计划免疫第二个 85% 目标的考核、验收。同年 10 月，省防疫站组织全省第三次传染病管理大检查，市防疫站、博山区防疫站和桓台县防疫站被评为全省疫情管理先进单位。

1996年，经省卫生厅组织检查考核，实现计划免疫第三个85%目标。

1997年，市防疫站被中国预防医学科学院评为全国疫情管理先进单位。

2005年，市防疫站被省疾控中心评为全省传染病信息网络直报工作先进集体。

第三节 三级卫生防疫网

自1953年建站以来，三级卫生防疫网在本市传染病防治和传染病管理中发挥了极其重要的作用，是乃至全国传染病防治和管理的成功模式。

一、三级卫生防疫网的组织形式

三级卫生防疫网的组织形式依据市、区（县）行政区划和辖区范围的不同略有差别。市级行政辖区的三级卫生防疫网是指由市级卫生防疫机构、区（县）卫生防疫机构和市属以上医疗单位（含厂矿医院）以及乡、镇卫生院三级医疗卫生机构组成的卫生防疫网络；区（县）级行政辖区的三级卫生防疫网是指由区（县）卫生防疫机构、乡、镇卫生院和区以上医疗单位(含厂矿保健站)以及村卫生室(含厂矿企业卫生室)三级医疗卫生机构组成的卫生防疫网络。

市、区（县）卫生防疫机构主要指市、区（县）防疫站。1957年7月以后，随着淄博市各区防疫站的建立，由市、区、公社三级医疗卫生单位组成的三级卫生防疫网逐渐形成。

1959年，根据卫生部提出的“以医院为中心扩大医疗预防工作”的意见，区以上医疗机构逐步配备了地段医师，负责辖区范围内的卫生防疫、传染病管理工作。根据1982年卫生部颁布的《全国医疗工作条例》要求和国家1989年颁布的《中华人民共和国传染病防治法》的规定，区（县）以上医疗机构相继建立了预防保健科，负责管辖范围内的卫生防疫、传染病管理和疫情报告等工作。随着医疗单位中卫生保健机构的建立、健全，市、区的三级卫生防疫网逐步完善。

1975年，根据卫生部发布的《中华人民共和国传染病管理条例》，加强了传染病基层防治网的建设，市卫生局制订印发了《淄博市市、区、厂矿医院传染病管理和疫情报告制度》，要求公社以上各级医院建立防疫科(组)，负责本院和地段内的传染病管理工作。

1987年，根据省卫生厅加强农村卫生保健工作的要求，在乡镇卫生院防疫组的基础上，开始组建乡镇防保站，1987年，全市有23个乡镇卫生院建立了乡镇防保站。1990年，全市123个乡镇中，有80个乡镇卫生院建立了防保站，占全市乡镇的65%。全市乡镇有专职防保人员550人，平均每个乡镇4.47人。到1995年，全市所有乡镇均建立了防保站，全市基层卫生防疫网逐步完善和加强。

村卫生室是三级卫生防疫网的网底，是传染病防治和疫情报告的前沿。1989年，通过实施《2000年人人享有卫生保健》规划，普及村卫生室建设，并开展创建甲级卫生室活动。至1996年，全市3301个行政村的卫生室覆盖率达100%，其中，甲级卫生室2311个，占70%。村级卫生室的建设，稳定了乡村医生队伍，巩固了三级卫生防疫网的网底，充分发挥了基层卫生防疫网在传染病防治和疫情报告中不可替代的重要作用。

二、三级卫生防疫网的工作职责

1. 市级卫生防疫机构工作职责

根据卫生部1979年颁发的《全国卫生防疫站工作条例》和《中华人民共和国传染病防治法》的有关规定，市级卫生防疫机构在传染病管理中的职责主要包括：

⑴经常地、系统地收集、整理、分析本地区各类传染病发病、死亡、流行病学资料以及人口、环境、气象等有关资料，研究流行因素、掌握流行规律、探讨预测方法，并按规定定期向上一级卫生防疫机构报告疫情。

⑵根据上级卫生部门的部署或根据当地传染病流行情况，制订年度或应急性地传染病管理及防治计划，并组织、指导各级医疗预防机构实施。

⑶负责检查辖区范围内各级医疗机构对疫情报告、传染病管理制度的执行情况，当发现甲类或乙类传染病流行时，及时参与或组织、指导下级防疫机构进行疫区调查、处理和管理工作。

⑷组织指导辖区医疗卫生单位开展预防接种工作，负责生物制品使用计划的制订、疫苗的供应、效果观察和接种后异常反应的调查、处理。

⑸制订病媒昆虫、病媒动物防治措施，做好消毒、杀虫、灭鼠工作的技术指导。

⑹负责对下级和基层卫生防疫人员进行专业知识和技能的培训；负责开展传染病防治知识的宣传、普及；负责辖区内传染病管理工作的检查、评比等。

2. 区、县级卫生防疫机构工作职责

区、县级卫生防疫机构在传染病管理中的工作职责与市级卫生防疫机构的工作职责基本一致。其检查、指导的对象主要是乡镇卫生防疫机构和辖区内的医疗机构。

3. 乡镇卫生防疫机构工作职责

乡镇卫生防疫机构即设在乡镇卫生院中的防保站，其在传染病管理中的主要职责是：

⑴根据上级卫生防疫部门的计划、部署和防治任务，组织本院医务人员和村卫生室乡村医生落实传染病防治措施。

⑵负责做好传染病报告卡片的填写和疫情报告。

⑶负责做好计划免疫“冷链”运转的管理和定期开展的预防接种工作。

⑷配合上级业务部门做好传染病疫区的调查、病人隔离、预防服药以及消毒、杀虫、灭鼠等防治工作。

⑸负责培训乡村医生，并定期对村卫生室的传染病管理、疫情报告等进行检查评比。

⑹负责辖区内传染病管理和防治工作的卫生宣传和健康教育。

4. 区以上医疗机构（厂矿医院）工作职责

⑴根据上级卫生主管部门或卫生防疫机构的部署，承担本单位和管辖地段传染病预防、控制和疫情报告工作。

⑵根据上级卫生部门要求，建立季节性或临时性的传染病防治门诊，如腹泻病门诊，发热门诊等，负责相关传染病的早期发现和诊鉴。

⑶对本院诊疗过程中发现或确诊的急性传染病病人进行隔离或转院，并认真做好疫情报告。

⑷对责任地段的传染病管理工作进行检查、指导，培训基层防疫人员，负责辖区地段传染病防治知识的宣传普及工作。

1959年，根据卫生部提出的“以医院为中心，扩大医疗预防工作”指导意见，在医疗机构中实行了传染病三级管理的工作方法。“三级”是指区以上医院为一级、防疫大组为二级、地段医师为三级。各级管理组织的管理和服务范围为：一级（区以上）医院负责责任地段内厂矿企业保健站和公社医院的传染病管理工作；厂矿企业保健站和公社医院分别负责服务范围内的车间、家属（居民）委员会或生产大队（行政村）的传染病管理工作；各级医疗单位中的地段医师负责服务半径内人群的传染病管理报告工作。

“三级”管理组织各自的职责分别是：

一级医院是其责任地段传染病防治管理的技术指导中心，其职责是根据区卫生防疫部门的布署和传染病管理任务，定期或不定期召开辖区二级组织单位会议，研究部署传染病防治工作，并对二级管理单位的工作情况进行检查、指导；协助二级管理单位做好传染病的诊断、治疗、预防工作，协助解决诊疗中的疑难问题；定期组织所辖地段医师的业务学习，提高地段医师对传染病的诊疗和管理水平。

防疫大组的职责是：负责制订防疫大组管辖服务区域的传染病防治和管理计划，并定期进行工作总结，上报一级管理医院；定期召开会议，听取地段医师的工作汇报；定期或不定期对地段医师的工作情况进行检查、指导，并组织地段医师进行业务学习和培训。

地段医师的职责是：负责责任地段的卫生宣传教育，建立地段传染病义务报告站，培训传染病义务报告员；通过定期巡回的方式及时掌握本地段传染病发病情况，并对病人及时进行访视，及时进行疫情报告，对首例病人作出专案报告；配合上级卫生防疫机构开展流行病学调查，参与或指导卫生员做好传染病的消毒、杀虫、灭鼠、预防服药、预防注射等传染病的预防工作。

5. 村卫生室（乡村医生）的工作职责

⑴认真做好传染病的发现和疫情报告工作；

⑵认真做好上级卫生防疫部门下达的传染病防治任务，积极协助专业防治人员做好预防注射、预防服药、消毒、杀虫、灭鼠等防治措施的落实；

⑶积极开展传染病防治知识的宣传教育。

第二章　预防接种与计划免疫

第一节　预防接种

一、预防接种概述

预防接种是通过接种(注射或口服)生物制品(疫苗、类毒素)预防传染病的有效方法。

1952年开始有组织地开展牛痘苗接种工作，用来预防天花。

1952年—1978年，本市预防接种使用的生物制品和开始使用的时间:

1952年，开始接种牛痘苗、伤寒三联疫苗。

1952年，开始接种霍乱、伤寒疫苗。为粉碎美国发动的细菌战争，省分配淄博地区霍乱预防注射20万人，霍乱、伤寒混合注射20万人，四联疫苗（霍乱、伤寒、副伤寒A、B）注射50万人。其中，交通沿线完成人口的50%，其他地区及农村完成30%。省分配淄博地区4000人卡介苗接种任务，其中，淄博市1000人，由淄博市卫生科、工人医院负责接种；张周市1500人，由张周市卫生院及中心卫生院负责接种；厂矿1500人，由淄博劳工大队负责接种。卡介苗由专区中心卫生院发给。

1963年，开始服用脊髓灰质炎减毒活疫苗，接种精制白喉类毒素、百日咳菌苗、百白二联疫苗和乙脑疫苗。

1966年，开始接种麻疹疫苗。

1972年，开始接种百白破三联疫苗。

1973年，开始实施麻疹疫苗普种。除给满6个月的新生儿初种和对漏种的易感儿补种外，自1973年开始，对适龄儿童进行普种，每隔5年普种一次。

1974年，开始接种流脑疫苗。

1975年以前，本市预防接种工作缺乏计划性和针对性，预防接种没有免疫程序，接种人群比较分散，接种形式多为突击式接种方法，而且多集中在城区集体单位如学校、工厂、幼托机构，预防接种时只用统计表登记，缺乏系统性管理，重种、漏种的现象比较普遍。

1975年，执行《山东省生物制品预防接种方案》，预防接种管理工作有所改善。预防接种策略：1.对发病率和病死率高、危害性大的传染病、且有相对效果较好的疫苗列为重点，首先安排接种；2.按发病地区人群易感性的高低或有可能发生流行、人口密集的地区，也列为重点，优先安排接种；3.抓重点对象，根据各种传染病的发病年龄、职业、季节分布特点，针对重点人群实施相关疫苗的预防接种；4.对有疫苗预防的传染病，在流行地区采取围歼式的集中接种方式，以达到接种一片、免疫一片、巩固一片的目的。通过执行《山东省生物制品预防接种方案》，预防接种工作做到了有据可循，提高了生物制品使用的计划性和预防接种工作的科学性。

1977年，根据山东省卫生防疫站“（77）鲁防防字第7号”文《关于调整4种生物制品划片免疫规划的通知》，对牛痘苗、麻疹疫苗、精白类、吸附精破类4种长效制剂采取轮流接种。牛痘苗：每隔6年划片接种一次；麻疹疫苗：每5年对10岁以下易感儿童复种一次；精白类：每5年对百白破三联基础免疫的3~12岁儿童加强注射一次；精破类：每10年对10~45岁的人群注射一次。

1979年10月26日，世界卫生组织（WHO）宣布全球消灭天花。1981年11月20日，本市转发省卫生厅《关于转发卫生部〈关于种痘问题的通知〉的通知》，从1982年开始，停止牛痘苗接种。

1978年9月13日，卫生部印发《关于加强计划免疫工作的通知》，要求在三年内全国普遍实现计划免疫。1982年11月29日，卫生部颁布《全国计划免疫工作条例》《计划免疫工作考核办法》等。从1982年开始，预防接种工作，全国统称为“计划免疫”。

二、预防接种工作的组织实施

1. 牛痘苗接种

牛痘苗接种始于 1952 年。

1952 年春，淄博专区实施春季种痘，计划接种 124 万余人，占当时淄博专区总人口的 48%，接种时间安排在 3 月中旬至 4 月中旬。淄博专区成立种痘委员会，由各县（市）、区长任委员，抽调人员设立种痘办公室。淄博专区中心医院组织了三个种痘工作检查组，每组 3 人。检查组分赴各县、市、区，进行检查并指导种痘工作。全专区共动员了社会上的中西医生 1756 人，护士及助产士 71 人，以及其他人员 586 人，共 2413 人的种痘队伍。同时，全专区共培训种痘员 6062 人。基层以乡为单位，成立种痘小组，由乡长或乡主席任组长，负责领导种痘工作。

种痘过程中，结合当时美国在朝鲜战场发动细菌战的情况，首先进行宣传教育，使群众认识到天花的危害。采取的宣传形式有群众大会、座谈会、黑板报、标语、化装表演、快板、鼓词、学校宣传等，使群众了解种痘可以预防天花，达到家喻户晓，掀起群众性种痘热潮。

1953 年，开展春季和秋季两次种痘。春季种痘，根据山东省人民政府下达的种痘计划，淄博专区共分配 36 万人的接种任务。本市根据 1952 年秋季种痘情况，对漏种者和新生儿在 3—4 月进行补种和接种。秋季种痘 2 万人份，10—11 月份完成接种工作。接种对象主要是新生儿和以前种痘时的漏种者。

1955 年，淄博市秋季种痘共 19746 人，占任务数的 99%。1956 年春季种痘，全市任务数为 58000 人份。2 月中旬，将痘苗分发至各区，5 月上旬全市完成种痘任务，共接种 54999 人，占接种任务的 94.83%。1957 年，根据省里提出的预防接种工作“以城市集体单位为重点，逐步向农村发展”的要求，除完成春季和秋季种痘任务以外，还开展其他疫苗接种工作。

1974 年以后，种痘工作采取了每年对满 3 个月的婴幼儿进行初种和补种，对 55 岁以下人群，以区为单位每年轮种一片、6 年全民普种一遍的种痘措施。

1977 年，根据省卫生防疫站《关于调整 4 种生物制品划片免疫规划的通知》，对牛痘苗等 4 种生物制品实施轮流接种。牛痘苗接种办法：1977 年，对张店、临淄、周村三个区和齐鲁石化公司、铁路系统进行第一轮普种（第二轮安排在 1983 年）；1978 年，对博山、淄川两区进行第一轮普种（第二轮安排在 1984 年）。

1978 年，卫生部印发《关于发布《种痘管理办法》的通知》，指出：1960 年天花在中国已经绝迹，根据各方面的意见，对中国种痘办法进行了修改。修改后的种痘办法为：种痘分初种和复种，初种对象为满 12 个月 ~20 个月的婴幼儿；复种对象为：首次复种为 7~10 岁儿童，第二次复种对象为海空、内地、边境车站工作人员、国际航行车船、飞机的乘务人员、外事人员、卫生防疫人员、新入伍战士、边境省份的部分地区、国际交往频繁的城市、港口的居民等，在 18~30 周岁时给予第二次复种。种痘颗数：初种和复种每次均为 1 颗。初种未发痘者，须进行补种。1978 年以后，种痘工作根据卫生部发布的种痘办法规定执行。

1979 年，牛痘苗应接种人数 114775 人，实种数 107945 人，接种率 94.05%。

1979 年 10 月 26 日，世界卫生组织（WHO）宣布：全球消灭天花。中国继续接种牛痘苗。

1980 年，牛痘苗应接种人数 93017 人，实种数 90019 人，接种率 96.78%。

1981 年，牛痘苗应接种人数 34241 人，实种数 32644 人，接种率 95.39%。

1981 年 10 月 7 日，山东省卫生厅转发《关于种痘问题的通知》，决定“本通知”下达之日起，停止接种牛痘苗。1981 年 11 月 20 日，市卫生局转发卫生部和省卫生厅通知，决定本市自 1982 年起停止牛痘苗接种工作。

2. 伤寒疫苗接种

伤寒疫苗接种始于 1952 年。是年，美国在朝鲜战场发动细菌战争，波及中国东北地区。为粉碎美国的细菌战，省分配淄博市 20 万人的霍乱、伤寒混合注射和 50 万人的四联疫苗（霍乱、伤寒、副伤寒 A、B）注射任务。在交通沿线等地完成人口 80% 的接种任务。

1957 年秋冬，周村区发生伤寒流行；1958 年秋，张店区发生伤寒局部流行；1959 年 6—8 月，博山区发生伤寒流行，患者达 1027 例，占全市当年发病人数的52%；1960年6—7月，淄川区太河水库发生副伤寒局部暴发流行；1973年5—9月，淄川区太河公社余粮大队发生伤寒局部暴发流行，共发生病人111例。以上伤寒疫情发生后，市、区卫生防疫部门在疫情处理过程中，均对易感人群进行伤寒疫苗注射，但无具体统计数字。

据资料记载，1979—1982年，淄博市伤寒三联疫苗的预防接种情况：1979年全市应接种人数21000人份，实种19595人份，接种率93.31%；1980年全市应接种15730人份，实种13153人份，接种率83.62%；1981年，全市应接种10618人份，实种8943人份，接种率84.22%；1982年全市应接种14195人份，实种11924人份，接种率84.0%。

1997年5月，博山区山头镇发生伤寒暴发流行，市、区卫生防疫部门开展综合防治，对5000余名易感人群进行伤寒疫苗接种。

3. 脊髓灰质炎疫苗接种

1963年，开始接种脊髓灰质炎减毒活疫苗，共分Ⅰ、Ⅱ、Ⅲ型。接种对象为出生二个月后婴儿至3周岁儿童。接种方法：适龄婴幼儿每年分次或一次性服用3型脊灰糖丸疫苗。

1974年以后，按免疫程序，对2个月婴儿初免，第二年、第三年连服3次三型脊灰疫苗，7周岁时再加强一次。

1978年，卫生部下达《关于加强计划免疫工作的通知》。将脊灰疫苗预防接种工作，逐步纳入计划免疫工作范畴，有计划地开展脊灰疫苗接种工作。

1979—1983年，脊灰疫苗接种情况：

1979—1983年淄博市脊灰疫苗预防接种情况统计表

表5-2-1-1

	1979年	1980年	1981年	1982年	1983年
应种人数	177754	148895	200730	259830	160885
实种人数	175273	148797	191393	252470	155062
接种率（%）	98.60	99.93	95.35	97.17	96.38

1982年11月29日，卫生部颁布《全国计划免疫工作条例》，将脊髓灰质炎减毒活疫苗列入计划免疫实行儿童基础免疫的4种生物制品之一，要求根据规定的免疫程序进行接种，即使用脊髓灰质炎三价混合疫苗，初种：2足月婴儿，初种共3粒，间隔28天服1粒；复种：4岁儿童，共服1粒，用冷开水送服（化服）。

自1984年开始实施计划免疫管理。据1984年年底抽查，全市计划免疫“四苗”覆盖率为38.1%，其中，脊灰疫苗覆盖率78.2%。至1986年12月，脊灰疫苗接种覆盖率已达85%以上。

4. 乙脑疫苗接种

乙脑疫苗接种始于1957年，主要是根据当时流行性乙型脑炎发生流行情况和疫苗货源情况，对乙脑流行地区的易感者进行重点预防接种。

1957年以后，执行《山东省生物制品预防接种方案》，一般是根据上年度乙脑发生和流行情况，对重点地区人群或易感者安排预防接种，或在暴发流行地区进行应急性预防接种。1979—1983年乙脑疫苗接种情况：

1979—1983 年淄博市乙脑疫苗预防接种情况统计表

表 5-2-1-2

	1979 年	1980 年	1981 年	1982 年	1983 年
应种人数	199036	183060	167968	174745	152152
实接种人数	140799	174933	156073	165541	142133
接种率（%）	70.74	95.56	92.92	94.73	93.42

1984—1993 年，鉴于本市乙脑发病率波动在 0.22/10 万 ~1.28/10 万的低发病率水平，除在重点发病疫区对易感人群小范围接种乙脑疫苗进行保护外，全市未开展乙脑疫苗大面积预防接种。1994—1995 年，乙脑发病人数增多，年发病率连续 2 年在 2/10 万以上。根据乙脑发生情况，1996 年在重点发病地区共安排了 15 万人份的乙脑疫苗接种任务。

5. 白喉类毒素及百白破三联疫苗接种

自 1953 年开始接种白喉类毒素，主要接种对象是托幼机构、小学、机关、厂矿内的 6 个月至 8 岁婴幼儿和儿童。1953—1961 年，白喉类毒素接种率分别为 8.1%、11.1%、12.2%、12.3%、15.0%、2.7%、0.8%、27.3%、13.4%，由于接种范围不广泛，免疫率达不到 60%，控制不了白喉流行。

1960 年，张店区发生白喉局部暴发，市、区卫生防疫站组织防治，在疫点对易感人群接种白喉类毒素 24616 人份。

1961 年，白喉暴发流行，发病率高达 198.28/10 万，为历史最高发病率水平。

1962 年，扩大白喉类毒素接种范围和人数。接种范围由原来的 6 个月 ~8 岁扩大为 6 个月 ~15 岁，接种人数也大大增加。1962 年共组织开展两次接种，第一次接种 169569 人，第二次接种 145364 人，共计 314933 人，占计划接种人数的 78.7%，全程接种率 85.3%，其中，15 岁以下儿童接种率 33.3%。

自 1963 年开始，使用精制白喉类毒素接种，预防白喉。

1972 年，省卫生防疫站开始供应本市百白破三联疫苗，由于供应数量较少，同时继续使用精制白喉类毒素进行免疫。1972 年，在全市接种精白类 60 万人份，对博山区、临淄区 7~45 岁易感人群接种百白破三联疫苗 7 万人份。

1977 年，按照山东省《关于调整四种生物制品划片免疫规划的通知》，每 5 年对在百白破三联疫苗基础免疫后的 3~12 岁儿童，加强注射一次精制白喉类毒素。安排：1979 年，张店、周村、临淄区和齐鲁石化公司、淄博铁路系统普遍接种一次精白类；1980 年，博山、淄川普遍接种一次精白类。接种情况见表 5-2-1-3。

1979—1983 年淄博市精制白喉类毒素预防接种情况统计表

表 5-2-1-3

	1979 年	1980 年	1981 年	1982 年	1983 年
应种人数	86746	84693	93490	101364	80313
实接种人数	81678	81081	90423	72827	75656
接种率（%）	94.16	95.74	96.72	71.85	94.20

1972 年，开始接种百白破三联疫苗。

1978 年，卫生部下发《关于加强计划免疫工作的通知》，根据上级统一部署，将百白破三联疫苗按儿童计划免疫程序，在全市城乡对 12 岁以下儿童进行基础免疫接种。1979—1982 年接种情况见表 5-2-1-4。

6. 百日咳疫苗及百白破三联疫苗接种

自 1963 年开始接种百白（百日咳、白喉）二联疫苗，但接种范围很小，而且无免疫程序。

1972 年，开始接种百白破三联疫苗。省卫生防疫站供应本市百白破三联疫苗 7 万人份，安排在博山、临淄两区进行接种。

1975 年起，执行《山东省生物制品预防接种方案》，提高了百日咳疫苗使用的计划性和科学性。本市开始使用上海生物制品研究所供应的百白破浓配方三联制剂。下发通知规范注射剂量，要求第一针注射 0.25 毫升，第二、三针各为 0.5 毫升，强调准确掌握注射剂量，防止出现预防接种差错。

1978 年 9 月，卫生部下发“关于加强计划免疫工作的通知”，市卫生局下达了《1979 年度计划免疫工作意见》，根据国家和省制订的新的免疫程序，实施百白破三联疫苗预防接种。1979—1982 年，百白破三联疫苗接种情况见本节表 5-2-1-4。

1979—1982 年淄博市百白破三联疫苗预防接种情况统计表

表 5-2-1-4

	1979 年	1980 年	1981 年	1982 年
应种人数	79697	77272	72829	71023
实接种人数	51158	69868	66589	63701
接种率（%）	64.19	90.42	91.43	89.69

1982 年，卫生部颁布《全国计划免疫工作条例》。根据国家计划免疫程序要求，将百白破三联疫苗列入儿童“四苗”基础免疫程序进行接种，1984 年，百白破接种率为 64.99%，1986 年达 85% 以上。

7. 麻疹疫苗接种

麻疹疫苗接种始于 1966 年，接种对象主要是出生 6 个月以上易感婴幼儿。1966 年 3 月，用长春生物制品研究所生产的麻疹减毒活疫苗为 500 名婴幼儿进行预防试点，由于反应小、效果好，深受群众欢迎。6 月，用长春生物制品研究所生产的麻疹疫苗 10000 毫升给满 6 个月的婴儿初种，给 6 个月以上漏种婴幼儿补种。1967 年，用上海生物制品研究所生产的“沪 -111- 麻疹疫苗”对易感儿童进行普种。

1973 年，省卫生厅印发《山东省生物制品预防接种方案》。进行麻疹疫苗第一次普种，对满 6 个月的新生儿进行初种，对往年漏种的易感儿童补种。以后每隔 5 年普种一次。

1977 年，根据省卫生防疫站《关于调整 4 种生物制品划片免疫规划的通知》要求，决定每五年给 10 岁以下易感儿童复种一次麻疹疫苗。1977 年，博山、淄川两区复种（第二轮在 1982 年）；1978 年，张店、临淄、周村区和齐鲁石化公司、淄博铁路系统复种（第二轮在 1983 年）。

1979 年，卫生部制订《预防接种工作实施办法》。根据上级要求和省制订的《山东省预防接种免疫程序》进行麻疹疫苗接种。1979—1983 年麻疹疫苗预防接种情况见表 5-2-1-5。

1979—1983 年淄博市麻疹疫苗预防接种情况统计表

表 5-2-1-5

	1979 年	1980 年	1981 年	1982 年	1983 年
应种人数	193384	165017	167665	165064	175471
实接种人数	181781	157062	159795	155502	165465
接种率（%）	94.00	95.18	95.31	94.21	94.30

根据《山东省计划免疫实施细则》和《山东省计划免疫程序》，1984 年以后，将麻疹疫苗接种工作列入计划免疫四苗基础免疫。1984 年抽查全市 180 个单位计划免疫工作情况，24 个月龄以内儿童麻疹疫苗接种覆盖率 71.4%。

8. 其他疫苗预防接种

新中国成立后在预防接种工作中使用的其他疫苗还有霍乱菌苗、布氏菌苗、炭疽菌苗、流脑菌苗等。

（1）霍乱菌苗：1964 年，根据全国副霍乱疫情状况，对天津疫区流入淄博市的流动人员 357 人注射霍乱菌苗，对全市重点行业的易感人群 465895 人进行霍乱菌苗预防注射。

1976 年，发现霍乱疫水和疫点，在疫点对重点人群注射霍乱菌苗 17880 人份。

1977 年，对 1976 年发现霍乱疫水的村队的重点人员接种霍乱菌苗 2922 人份。

根据霍乱防治工作需要，自 1979~1981 年连续 3 年在霍乱疫水和疫点地区，对易感重点人群接种霍乱菌苗。1979 年，应接种人数 18000 人，实接种 12559 人份，接种率 69.77%；1980 年，应接种人数 9143 人，实接种 8763 人份，接种率 95.84%；1981 年，应接种人数 9882 人，实接种 7830 人份，接种率 79.23%。

1984—2003 年 20 年间，先后于 1984 年和 1985 年、1994 年和 1995 年、1988 年和 1999 年以及 2001 年出现霍乱散发病例或小范围暴发。在采取综合防治措施中，均对霍乱疫点易感人群和重点人员及时接种霍乱菌苗，有效防止了疫情的传播、蔓延。

（2）布鲁氏菌苗：1959 年，根据布鲁氏菌病发病情况，于 11—12 月首次进行布氏菌苗预防注射，全市共注射 10000 人份。其中：淄川区 6000 人份，博山区 2000 人份，张店区 1000 人份，周村区和王村生建八三厂各 500 人份。接种对象主要是与牛、羊、猪经常接触的人员和从事皮毛生产、加工的人员。1979—1981 年，对历年发生的布鲁氏菌病人进行复查，对疫点易感人群注射布鲁氏菌苗。1979 年共接种 3473 人份；1980 年，应接种 3002 人，实种 2556 人份，接种率 85.14%。

（3）炭疽菌苗：1979 年，接种炭疽菌苗 1896 人份；1980 年，接种 3966 人份；1981 年，应接种 5032 人，实种 4530 人份，接种率 90.02%；1983 年，应接种 3100 人，实种 2980 人份，接种率 96.13%。

（4）流脑菌苗：流脑菌苗接种始于 1974 年，使用的疫苗为精制吸附流脑菌苗。自 1980 年开始，对 15 岁以下少年儿童广泛接种流脑疫苗。自 1982 年开始，使用冻干流脑多糖体菌苗，暂定在流脑暴发流行地区和预测可能发生流脑流行地区，对 1~15 岁少年儿童进行预防接种。接种方法：在上臂外侧三角肌附着处皮下，一次性接种 0.5 毫升。

三、预防接种免疫效果

通过实施预防接种，有疫苗预防的传染病得到有效控制。有的传染病被消灭，有的基本绝迹，多种有疫苗的传染病被有效地控制在低发病率水平。

1. 天花

建国以后，通过大面积开展接种牛痘苗，本市有效地控制了天花的传播、蔓延。1950 年，全市天花发病人数 156 人，年发病率 37.25/10 万；到 1951 年，全市发病人数减少至38人，年发病率降至7.43/10万；1952年，全市只发生4例天花病人，年发病率降至0.63/10万。1953年，天花在本市绝迹。

2. 白喉

1951—1962年，未使用白喉类毒素的12年中，本市白喉年平均发病率为21.3/10万。发病率最高年是1961年，共发生2627例，年发病率高达198.28/10万。1963年开始接种白喉类毒素后，年发病率呈逐年明显下降的趋势。1964—1968年，年发病率分别为16.11/10万、5.72/10万、3.71/10万、1.82/10万和1.24/10万，1969年无白喉病人发生。

1963—1971年，用白喉类毒素预防白喉，9年中，年平均发病率由未使用疫苗前的21.3/10万，下降为5.54/10万。

1972年，开始使用百白破三联制剂，白喉年发病率连续3年控制在0.15/10万以下，1972—1974年三年平均发病率0.1/10万。1975—2012年，本市连续38年无白喉病例发生。通过接种疫苗，已有效控制了白喉的发生。

3. 麻疹

1950—1966年17年间为无疫苗预防时期，本市麻疹高发年份均集中在这一阶段。其中，有3年发病率高达1000/10万以上（1954年为1004.66/10万，1957年为1335.74/10万、1959年为1350.46/10万），1950—1966年平均年发病率为616.77/10万。

1967年，本市开始普种麻疹疫苗以后，麻疹高发病率态势得到有效遏制。1966年未普种麻疹疫苗，年发病率高达924.39/10万，1967年开始普种麻疹疫苗，当年即见效，发病率降至279.77/10万。1968年，降至21.15/10万；1969年降至5.22/10万。1967年—1986年20年间，年平均发病率由未接种麻疹疫苗前的924.39/10万，下降为57.99/10万。1987年，全面实现计划免疫“冷链”运转，1987—2012年的26年中，平均发病率为2.86/10万。26年中，除1989年、2007年小范围局部暴发，导致发病率回升（1989年发病率为38.67/10万），其他年份麻疹发病率均在3.37/10万以下。2007年，发病率为6.02/10万。

4. 百日咳

接种疫苗以前（1950—1963年），百日咳平均年发病率为70.59/10万。1950—1963年的14年中，发病率较高的年份分别是1954年（115.63/10万）、1957年（178.29/10万）、1958年（104.05/10万）和1963年（205.06/10万）。1963年是新中国成立以来本市百日咳发病率最高的一年。

自1963年开始接种百日咳疫苗，百日咳发病率基本呈波浪式下降趋势。至1986年实施“冷链”建设，百日咳发病率降至5.09/10万。1963—1986年23年平均发病率36.06/10万，比使用疫苗前平均年发病率下降34.53/10万。

1986年以后，实现“冷链”运转，百日咳发病率大幅度下降，1987—2012年26年平均发病率为0.5/10万。降至历史最低水平。

5. 脊髓灰质炎

1963年以前为疫苗前阶段，1956—1963年的8年间，脊灰平均发病率为7.69/10万。历史上脊灰高发年份均出现在这一阶段，分别是：1959年（发病率12.16/10万）、1960年（发病率11.94/10万）和1963年（发病率15.74/10万）。

1963年开始服用脊灰疫苗，自1964年开始，脊灰发病率呈现明显下降趋势。1964—1986年“冷链”运转前的23年中，年发病率最高的为8.77/10万（1964年），最低的为0.04/10万（1986年），23年中，有6年无脊灰病人发生。23年的平均发病率，由未接种疫苗前的7.69/10万，下降为1.14/10万。1986年以后至2003年，除1990年和1991年各发生1例脊灰病人外，其他年份均未发生脊灰病例。

6. 流行性乙型脑炎

自1963年开始，在乙脑疫点小面积接种乙脑疫苗，1980—1984年开展大面积接种。1952—1979年的28年间，本市乙脑平均发病率3.54/10万。新中国成立后乙脑高发病率年份均出现在这一时期，分别是：1963年（发病率6.6/10万）、1964年（发病率9.14/10万）、1966年（发病率27.14/10万）、1967年（发病率10.71/10万）。

1980年以后，随着乙脑疫苗的广泛接种，乙脑发病率明显降低。1980—2012年的33年间，最高发病年份是1980年，发病率2.79/10万，最低发病年份是2012年，发病率0.07/10万，33年平均发病率 0.74/10 万。

第二节　计划免疫

一、计划免疫概况

计划免疫是根据疫情监测和人群免疫状况分析，按照规定的免疫程序，有计划地利用生物制品进行人群预防接种，以提高人群免疫水平，达到控制以至最终消灭相应传染病的一项疾病控制措施。

在未实现计划免疫之前，早在新中国成立初期，就利用生物制品进行人群预防接种，用以预防天花、伤寒、白喉等相应的传染病。至 1978 年，经过 25 年的努力和预防接种工作的深入开展，有效地遏制了白喉、麻疹、百日咳等多种传染病的暴发流行态势，为实施计划免疫奠定了良好的基础。

1978 年 9 月 13 日，卫生部印发《关于加强计划免疫工作的通知》，要求在三年内在全国普遍实行计划免疫，力争尽快消灭白喉、脊髓灰质炎、麻疹等传染病。

1982 年 11 月 29 日，卫生部颁发《全国计划免疫工作条例》，同时制订印发《1982~1990 年全国计划免疫工作条例》和《计划免疫工作考核办法》。从 1982 年开始，中国预防接种工作统称为“计划免疫”。

1983 年，市卫生局印发《淄博市计划免疫工作实施细则》，下达《淄博市 1983 年计划免疫工作意见》。根据国家有关规定，对 8 种生物制品进行计划免疫。实行儿童基础免疫的生物制品进行计划免疫。实行儿童基础免疫的生物制品：百白破混合制剂、精制白喉类毒素、麻疹疫苗、卡介苗、脊髓灰质炎活疫苗和乙脑疫苗；根据相应传染病流行情况，有计划地接种的生物制品，有流行性脑脊髓膜炎多糖菌苗和伤寒菌苗。

根据国家计划免疫工作条例要求和《山东省计划免疫程序》，对 12 岁以下儿童实行 6 种疫苗的计划免疫。免疫程序见表 5-2-2-1。

根据卫生部颁布的《计划免疫工作条例》和市卫生局制订的《淄博市计划免疫工作实施细则》，为建好、管好、用好计划免疫卡、册，1983 年，本市在周村、临淄、淄川三个区的城区以及齐鲁石化总公司、张店铁路系统，对 12 岁以下儿童发放“预防接种证”，并建立计划免疫“双卡”管理制度，使家长了解自己的孩子应适时接种哪些预防生物制品。

1984 年，全市完成 8 种生物制品共计 1161324 人次的预防接种任务，平均接种率 92.96%；印发“传染病管理计划免疫卡”50 万份，齐鲁石化公司和张店铁路防疫站对 12 岁以下儿童的建卡率均达 100%。12 月，组织全市计划免疫工作检查，共抽查 180 个单位，计划免疫建卡率 93.8%，用卡率 84.8%，“四苗”接种率分别为：卡介苗 62.1%，百白破三联制剂 64.99%，麻疹疫苗 71.4%，脊灰疫苗 78.2%。全市“四苗”覆盖率 38.1%。

1986 年，建立计划免疫科，制定 1987 年年底以前实现 85% 以上儿童全面免疫规划。自 1986 年开始，根据省卫生厅计划免疫“冷链”装备计划，在淄川、博山、周村、张店四个区开始计划免疫“冷链”装备建设，在淄川区罗村、寨里、洪山三个镇和博山区焦庄镇开展儿童计划免疫保险试点工作。

至 1987 年年底，五区一县卫生防疫站全部建立计划免疫科（股），全部配套完成计划免疫“冷链”装备建设以及正常运转。

计划免疫保偿试点工作取得良好效果。1987 年底，淄川、博山、周村区和桓台县共有 44 个乡镇 812 个行政村实行儿童计划免疫保偿，入保儿童占计划免疫接种适龄儿童的 59.34%。1988—1998 年 11 年间，儿童计划免疫保偿率稳定维持在 92% 以上。1999—2012 年，儿童计划免疫保偿率保持在 100% 水平。

计划免疫达标活动始于 1987 年。12 月，省卫生厅对淄博市进行检查验收，全市“四苗”（卡介苗、麻疹疫苗、百白破三联制剂、脊灰疫苗）均按新的免疫程序完成预防接种，“四苗”单苗接种率和“四苗”覆盖率达到以市为单位 85% 的目标。

1990 年 5 月，经省卫生厅组织专家进行评审，“四苗”全程接种达 99%，确认提前一年实现以区县为单位计划免疫第二个 85% 的目标；1996 年，“四苗”接种率以乡镇为单位达到 95% 以上，实现计划免疫第三个 85% 的目标。

自 1986 年以来，随着各级卫生防疫机构中计划免疫的组织建设和队伍建设的不断完善，计划免疫“冷链”建设的加强和正常运转，以及儿童计划免疫保偿制度的实施和计划免疫达标活动的开展，计划免疫工作深入开展，逐步走上制度化、程序化、规范化管理轨道，相关传染病的预防效果显著，相应的传染病得到有效地控制。截至2012年年底，全市已连续38年无白喉、连续21年无脊髓灰质炎病例发生。流脑、百日咳、乙型脑炎、伤寒等传染病发病率均控制在1/10万以下的低发病率水平。

二、计划免疫工作组织实施

1. 计划免疫“冷链”建设及运转

“冷链”是计划免疫工作在疫苗运输及中间储存过程中有适合的温度要求，保证疫苗有效性的一个完整的链锁系统。“冷链”是保证计划免疫顺利实施和确保免疫接种质量的重要措施之一。

1986年，省卫生厅“（86）鲁卫防便字第14号”文将淄川、博山、张店、周村4个区列为本市首批装备冷链的区；省卫生厅“（86）鲁卫防便字第74号”文将临淄区、桓台县列为1987年冷链装备的区县。

1986年12月28日，市卫生局印发《淄博市计划免疫规划实施办法（试行）》，对冷链运转前的准备工作、冷链的管理、冷链的运转、资料档案的建立和管理、异常反应及重大事故调查处理报告制度、检查与考评等均提出要求。

至1987年年底，市防疫站和五区一县卫生防疫站全部按计划完成“冷链”装备建设，全部投入工作运转。市防疫站配备专用普通冷库和低温冰柜；各区县卫生防疫站设有“冷链”室，装备速冻机和电冰箱；乡镇卫生院配备有电冰箱、冷藏箱和冷藏包。“冷链”按程序每月运转一次，为儿童实施预防接种。“冷链”工作运转程序：

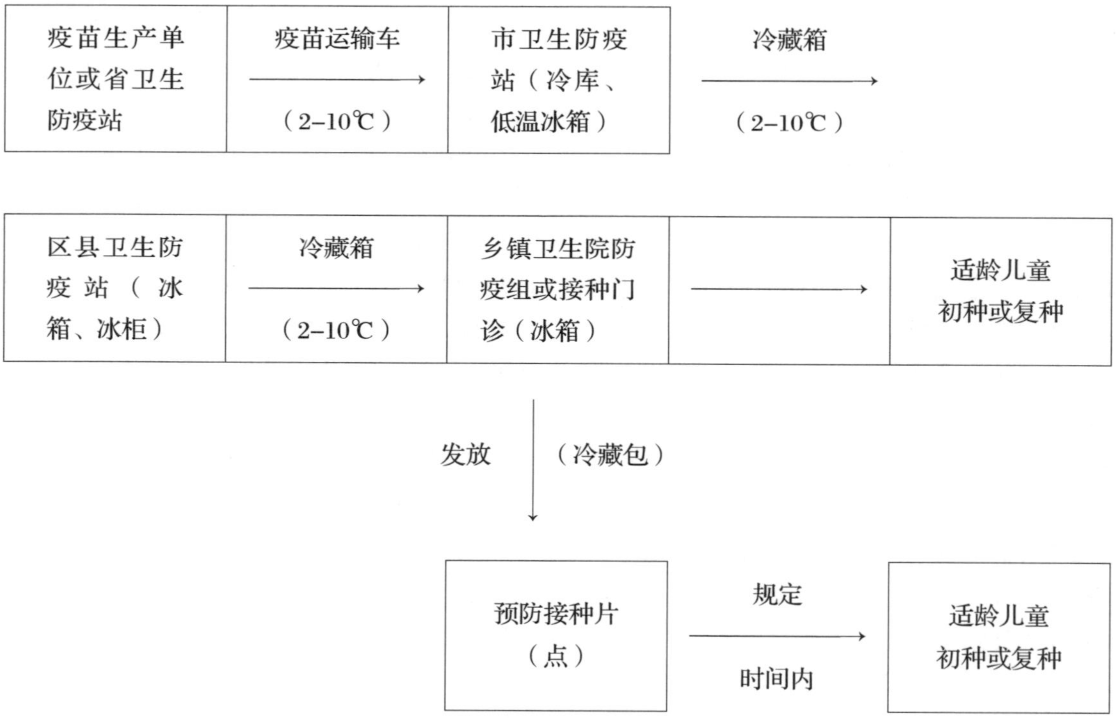

图5-2-2-1 淄博市计划免疫冷链运转示意图

淄博市儿童计划免疫程序表

表 5-2-2-1

生物制品名称	接种年龄													
	出生	2 个月	3 个月	4 个月	5 个月	8 个月	1 岁	1 岁半至 2 岁半	2 岁至 2 岁半	4 岁	6 岁	7 岁	10 岁	12 岁
卡介苗	初种											OT（－）复种		OT（－）复种
脊髓灰质炎三价混合疫苗		初 服								复服				
		第 1 次	第 2 次	第 3 次										
百白破混合制剂			初 种					复种（1 针）						
			第 1 针	第 2 针	第 3 针									
麻疹减毒活疫苗						初种						复种		复种
精制白破二联类毒素												复种（1 针）		复种（1 针）
乙脑疫苗							初种		复种		复种		复种	
说 明	1. 此程序规定 6 种生物制品接种的起始月（年）龄和最短的间隔时间（28 天）。 2. 儿童基础免疫规定：卡介苗接种一针、麻疹疫苗接种一针、脊灰三价全程服用 3 次；百白破混合制剂全程接种 3 针，每针（次）间隔最短时间 28 天。 3. 白破二联类毒素在完成百白破混合制剂基础接种后，对 7 岁、12 岁再各复种一针 0.05 毫升。 4. 乙脑疫苗要在流行季节前一个月接种完毕，一岁儿童初种 2 针，第二年复种 1 针，6 岁、12 岁再各复种 1 针。接种时切勿与百白破混合制剂同时接种，两苗要间隔 28 天以上。													

为加强“冷链”管理，市、区（县）卫生防疫站成立冷链管理小组，制定管理制度，配有专人管理“冷链”设备，专人负责疫苗发放登记，专人负责“冷链”设备维护维修，保证“冷链”正常运转，推动计划免疫程序化、规范化管理的实施。

2. 儿童计划免疫保偿制度及组织实施

1986年，首先在淄川区罗村、寨里、洪山三个镇和博山区焦庄镇实行儿童计划免疫保偿试点。即对参加计划免疫保偿的适龄儿童适当收取计划免疫费用，并承诺保证按计划免疫程序，保质保量地对入保儿童按时完成基础免疫规定的生物制品的接种。在保偿期内，如发生接种反应或发生相应的传染病，由承保单位负责承担医疗等费用。

通过试点，取得良好效果。到1987年年底，淄川、博山、周村三个区和桓台县共有44个乡镇812个行政村实行儿童计划免疫保偿，入保儿童120920人，占计划免疫接种适龄儿童的59.34%。

儿童计划免疫保偿制度的实行，推动了计划免疫工作的开展。同时，通过收取一定的保偿金，弥补了政府对计划免疫投入的不足，解决了“冷链”设备维修、保养、接种器材消耗、乡村医生劳务报酬等影响基层计划免疫工作深入开展的困难和问题。实践证明，这是一种取之于民、用之于民，有利于计划免疫工作开展和有利于儿童健康保障的有效途径。

在取得成熟经验的基础上，市政府于1988年4月22日颁布《淄博市儿童计划免疫保偿合同制度实施细则（试行）》，将推广、普及儿童计划免疫保偿作为本市计划免疫工作的重要内容和提高儿童计划免疫覆盖率的重要措施。该实施细则规定：对驻本市内从出生到7周岁无预防接种禁忌症的儿童吸收入保；所用生物制品由市、区（县）卫生防疫站供应，保证被保偿者按免疫程序适时得到接种，并确保质量；承担保偿者因患所规定的相应的6种传染病（肺结核、麻疹、百日咳、白喉、破伤风、脊髓灰质炎）的医疗及预防接种反应处理的费用，以及因上述传染病造成的残疾或死亡的抚恤。被保偿者不按规定进行接种或拒绝、贻误接种而患病者，保偿单位不予赔偿。保偿金的收取，按3周岁以下、4~7周岁等不同年龄段分别收取最少1~3元的保偿金，由行政村或城区的地段医疗单位收取。

由于各级领导的重视与支持，宣传广泛到位，儿童计划免疫保偿制度在全市迅速推广，到1988年年底，全市实行儿童计划免疫保偿的乡镇达到96个，参保行政村（居委会）1950个，入保儿童175928人，适龄儿童入保率92.83%。1988年，全市共收保偿金48.6万元，按1∶3∶6的比例，分别由市卫生防疫站、区（县）卫生防疫站和乡镇卫生院（单位保健站）三级管理使用。

1988年以后，将实施儿童计划免疫保偿制度作为计划免疫工作的重要内容常抓不懈。自1989年开始，每年年底市卫生局或市防疫站均组织一次计划免疫工作年度检查考核，并将儿童计划免疫保偿制度贯彻执行情况列为重要考核内容。1992年3月19日，市卫生局印发《关于进一步加强计划免疫保偿制管理工作的意见》，使计划免疫保偿制度进一步加强和规范化。1994年3月31日，市政府印发《关于进一步加强预防保健工作的通知》，明确提出，要不断扩大推行儿童计划免疫保偿责任制，有偿服务收入不上缴财政，不冲抵正常财政拨款。这一规定，为全市儿童计划免疫保偿制的落实提供了强有力的政策保证。全市儿童计划免疫保偿率稳步上升。1988—1998年11年间，本市儿童计划免疫保偿率稳定保持在92%以上。1999—2003年，全市适龄儿童计划免疫保偿入保率连续5年保持在100%的水平。

计划免疫保偿制度的实施，有力地推动了全市计划免疫工作的开展。2008年，在全国范围内实施扩大国家免疫规划，免疫规划疫苗扩大为14种疫苗预防15种疾病，全部免费接种，计划免疫保偿制度终止。

3. 计划免疫达标

计划免疫达标活动始于1987年。

为保证在1987年年底以前实现85%以上儿童全面免疫，市防疫站于1月12日下达进行疫苗紧急补种的通知，要求对1986年1月1日至10月31日出生的儿童，必须在1987年3月底以前按照新的免疫程序，完成四种生物制品的基础免疫接种。是年4月25日，是全国第二个儿童预防接种宣传日，结合这次活动，于4月23日—29日在全市开展为期一周的计划免疫宣传活动。全市54个医疗卫生单位、599人参加，设宣传咨询站64个，出动宣传广播车辆74辆（次），印发计划免疫宣传单14.7万份，利用《讲卫生》报刊发计划免疫专刊1万余份，组织放映计划免疫科教影片8场（次）。受教育人数达10万人次。全市经过宣传发动，有3154名适龄儿童进行疫苗补漏接种。同年9月10日，市政府在临淄区召开全市计划免疫达标现场会议，推广临淄区工作经验，要求全市在1987年年底以前，实现全市“四苗”接种率达85%的目标。

市、区县通过加强计划免疫冷链建设和实施儿童计划免疫保偿制度，在各乡镇建立683个计划免疫接种组，参加计划免疫接种的乡村医生1972人，全市基层预防接种网基本形成，并开展了广泛的“四苗”接种工作。1987年年底，省卫生厅对淄博市计划免疫工作进行抽样检查验收。检查结果：全市四种疫苗单苗接种率和“四苗”覆盖率均达到85%的目标，确认提前一年实现计划免疫第一个（以市为单位）达85%的目标。

根据中国与联合国儿童基金会、世界卫生组织计划免疫合作项目协议的规定，世界卫生组织、联合国儿童基金会、卫生部组织的评审团，对中国以省为单位儿童计划免疫接种率达85%的目标进行全面审评。桓台县是山东省被确定的审评区（县）之一。1989年3月12日—14日，联合审评团一行13人，对桓台县计划免疫工作进行全面审评。审评团按照世界卫生组织审评标准，随机抽查该县13个乡镇的30个自然（行政）村。审评结果：儿童计划免疫建卡率、正确用卡率均达100%；卡介苗、脊髓灰质炎减毒活疫苗、百白破三联制剂、麻疹疫苗单苗接种率和“四苗”覆盖率均达到95%；卡疤率达90%以上；所审评的各项指标均达到世界卫生组织“标准”要求，联合审评团对桓台县的计划免疫工作给予满意的评价。同时，顺利通过世界卫生组织、联合国儿童基金会、卫生部组织的计划免疫第一个85%目标的考核验收。

1989年4月17日，市卫生局下达《关于组织开展〈儿童预防接种宣传日〉活动的通知》，要求各区县、各大企业，从4月24日—26日，组织医疗卫生单位和专业技术人员，走上街头宣传开展计划免疫工作的意义，重点做好消灭白喉和脊灰的防治知识的宣传、咨询工作，推动计划免疫工作深入开展。11月，市卫生防疫站下达对1989年计划免疫全面审评的通知，12月1—8日对各区县的计划免疫工作进行了考核审评。

1990年，为提前一年实现计划免疫第二个（以区县为单位）85%的目标，重点抓了计划免疫工作的规划、冷链的使用和管理、疫苗的贮存和分发、计划免疫宣传、培训等环节。5月，省卫生厅组织专家对部分区县进行计划免疫工作审评，全市“四苗”全程接种率达99.05%，确认提前一年实现计划免疫第二个85%目标。1991年3月5—9日，山东省计划免疫审评团受联合国儿童基金、世界卫生组织、卫生部委托，对淄博市计划免疫第二个85%目标完成情况进行考核审评。省审评团听取工作汇报，检查了市卫生防疫站的计划免疫管理工作，全面审评了沂源县的计划免疫工作。审评结果：计划免疫建卡率100%，“四苗”全程接种率99.04%，卡疤率93.33%。审评团确认，淄博市如期实现计划免疫第二个85%目标。

1991年，通过计划免疫第二个85%目标审评后，继续加强冷链管理和正常运转，重点抓好规范化预防接种门诊的建设和管理，加强各种疫苗的强化免疫，努力实现全市计划免疫第三个（以乡镇为单位）85%的目标。

1992年，根据卫生部通知，乙肝疫苗预防接种纳入计划免疫管理。3月4日，省卫生厅印发《山东省乙肝疫苗免疫接种实施方案》。本市按照方案要求，积极开展新生儿和学龄儿童乙肝疫苗预防接种。3月19日，市卫生局以印发《关于进一步加强计划免疫保偿管理工作的意见》，使全市儿童计划免疫保偿制度进一步加强和规范化，使疫苗的接种率、接种及时率和接种质量均有较大程度提高。1992年年底，市卫生局组织全市计划免疫检查考核，本市“四苗”全程接种率，以乡镇为单位均达到85%的目标，提前实现计划免疫第三个85%目标。

1996年1月13日—19日，由卫生部和省卫生厅组成的计划免疫第三个85%目标审评及消灭脊灰工作考核团一行9人，抽签确定对淄博市张店、桓台、高青三个区县的计划免疫工作进行考核审评。审评团严格按照卫生部审评方案，检查8个市、区（县）医疗卫生单位、抽查3个乡镇69个行政村的87名适龄儿童的计划免疫接种率，确认淄博市“四苗”和乙肝疫苗接种率，以乡镇为单位达到95%以上，实现了计划免疫第三个85%的目标。

4. 计划免疫接种门诊建设及规范化管理

1986年，在计划免疫“冷链”建设和运转工作中，要求各乡镇卫生院必须建立预防接种门诊，按照计划免疫程序和“冷链”运转规定，定期开展疫苗预防接种，确保接种质量。

经过近10年的工作实践，张店区于1995年探索出了计划免疫集中式接种门诊的新的接种模式，即根据计划免疫程序，采取定时、定点、集中进行疫苗接种的方法。这种接种方式在不影响计划免疫基础免疫程序的前提下，提高了疫苗的及时率和接种质量，减少了疫苗的浪费，节省了人力物力，受到基层接种门诊和广大群众欢迎。

1996年2月28日，市防疫站印发《张店区计划免疫集中式接种试点方案》和《张店区计划免疫集中式接种门诊实施意见》，要求各区县因地制宜，进行试点，逐步推广计划免疫集中式接种。

1997年7月30日，市卫生局印发《关于推行计划免疫集中式接种的通知》，指出：为了切实加强计划免疫工作的科学管理和质量控制，提高儿童的健康水平，经研究确定，将全市计划免疫冷链运输由单月改为每月运转，推行乡镇预防接种门诊，实行定点、定时、集中式接种制度。规定乡镇预防接种门诊的任务是：承担12个月龄内的儿童基础免疫、12岁以内的儿童的加强免疫、强化免疫及乙肝疫苗、风疹疫苗等各种疫苗的常规接种，同时承担正常人群的预防性接种任务。每个接种门诊要求配备3~5人，上岗人员必须经市级业务技术培训；接种门诊每月开诊接种时间不少于3天，其接种时间必须固定，每10天或逢集市接种。要求各区县在试点的基础上，争取1998年1月在全市推广。

根据市卫生局通知，各区县积极开展乡镇预防接种门诊规范化建设，推广计划免疫集中式接种。1998年4月15日，市卫生局在桓台县召开计划免疫集中式接种现场会，推广桓台县计划免疫集中式接种的做法和经验。截至1998年10月，全市推行集中式接种的乡镇达80%以上，其中，50%以上的集中式接种门诊达到规范化接种门诊的标准，做到“房屋、设备、人员、管理制度”四落实，疫苗接种及时率由原来的40%提高到94%。

1998年—2000年，坚持冷链系统正常运转，积极推广集中式接种和规范化门诊建设，从而继续保持了较高的基础免疫接种率，巩固发展了本市计划免疫第三个85%的成果。

2001年10月16日，市卫生局召开全市计划免疫规范化预防接种门诊建设工作现场会，对首批达到市级规范化预防接种门诊标准的6处预防接种门诊进行了验收、命名和挂牌。

2001年12月12日—14日，举办计划免疫培训班，区县卫生防疫站、县级以上医院预防保健科和乡镇防保站负责计划免疫工作的专业人员参加培训，经考试合格，颁发结业证书，颁发市卫生局印制的“淄博市预防接种门诊上岗证”，提高乡镇集中式接种门诊预防接种人员的接种技能和素质。

2002年1月10日—13日，省卫生厅组织“省级示范预防接种门诊”验收团，对淄博市2001年上报的14处市级示范预防接种门诊进行考核验收。其中，13处预防接种门诊经检查验收，被省卫生厅命名为“全省首批示范预防接种门诊”：张店区卫生防疫站预防接种门诊、张店区湖田镇卫生院预防接种门诊、博山区域城镇卫生院预防接种门诊、博山区夏家庄镇卫生院预防接种门诊、淄川区洪山镇卫生院预防接种门诊、淄川区杨寨镇卫生院预防接种门诊、周村区卫生防疫站预防接种门诊、临淄区齐都镇卫生院预防接种门诊、临淄区路山镇卫生院预防接种门诊、沂源县三岔乡卫生院预防接种门诊、桓台县荆家镇卫生院预防接种门诊、桓台县唐山镇卫生院预防接种门诊、高青县卫生防疫站预防接种门诊。

同年11月19日—22日，各区县又有28个单位和乡镇预防接种门诊接受省卫生厅的检查验收。12月31日，省卫生厅印发《关于命名省级示范预防接种门诊的通知》，全市共有25个单位榜上有名：中石化十化建公司职工医院预防接种门诊、张店区沣水镇卫生院预防接种门诊、张店区南定镇卫生院预防接种门诊、张店区房镇镇卫生院预防接种门诊、张店区卫固镇卫生院预防接种门诊、淄博市高新区卫生防疫保健站预防接种门诊、淄博高新区石桥卫生院预防接种门诊、淄川区城区预防接种门诊、淄川区东坪镇卫生院预防接种门诊、博山区卫生防疫站预防接种门诊、博山区山头镇卫生院预防接种门诊、周村区第二人民医院预防接种门诊、周村区王村镇卫生院预防接种门诊、临淄区卫生防疫站预防接种门诊、临淄区边河乡卫生院预防接种门诊、临淄区梧台镇卫生院预防接种门诊、临淄区南王镇卫生院预防接种门诊、桓台县卫生防疫站预防接种门诊、桓台县马桥镇卫生院预防接种门诊、桓台县耿桥镇卫生院预防接种门诊、桓台县侯庄镇卫生院预防接种门诊、沂源县南麻镇卫生院预防接种门诊、沂源县鲁村镇卫生院预防接种门诊、沂源县东里镇卫生院预防接种门诊、沂源县张家坡乡卫生院预防接种门诊。

至2002年年底，全市122处预防接种门诊中，省级示范接种门诊已达38处，占31.14%；市级规范化接种门诊76处，占62.3%；县级合格接种门诊8处，占6.56%。市级以上规范化接种门诊共114处，占全市预防接种门诊的93.44%。

2005年1月，省卫生厅组织预防接种门诊验收，对上报的10处预防接种门诊进行考核验收，有7处接种门诊通过省级示范化预防接种门诊验收。

2007年，随着《疫苗流通和预防接种管理条例》的颁布实施和《预防接种工作规范》的出台，免疫规划工作逐步走上了科学化、制度化、规范化管理的轨道。为进一步加强淄博市预防接种单位的规范化建设工作，提高预防接种工作质量和管理水平，根据省卫生厅《关于进一步加强预防接种单位资质认证管理的通知》和《关于印发山东省示范化预防接种门诊等四个考核验收标准的通知》的要求，加强了对全市的接种门诊和接种人员的资质认证工作。7月份接受了省卫生厅第四次省级示范门诊的验收和复核工作，又有3处预防接种门诊达到了省级示范化接种门诊的标准。9月份市卫生局组织对全市所有申报的市级规范预防接种门诊进行了验收，共验收77处预防接种门诊，达标74处，市卫生局制定统一标牌下发。截至2007年年底，全市省级示范门诊已达48处，市级规范化门诊74处。

2012年，按照省厅《关于印发2012年山东省预防接种单位考核验收实施方案和山东省预防接种单位考核验收标准的通知》的要求，10月市卫生局下发《关于对全市预防接种门诊进行考核验收的通知》，组成4个考核验收组，对134个预防接种门诊和38处产科接种室全部进行了复核验收，共复核数字化门诊11处、省级示范化门诊50处，验收了市级规范化门诊62处。11月建成的11处数字化门诊通过省级验收，又有11处省级示范化门诊通过省级验收。至2012年年底，建成的134处预防接种门诊中有11处数字化门诊、52处示范化门诊通过省级验收，59处规范化门诊通过市级验收、12处合格门诊通过县级验收。规范化及以上预防接种门诊占全市预防接种门诊的91.1%。

预防接种门诊规范化建设，特别是《疫苗流通与预防接种管理条例》颁布以来，加强了预防接种单位及预防接种工作人员的资质认证工作，提升了预防接种规范化管理水平，提高了预防接种服务水平，免疫规划工作走上了科学化、制度化、规范化管理的轨道。至2012年，全市适龄儿童的扩大国家免疫规划疫苗接种达率到95%以上。

三、计划免疫工作检查

自1989年以来，建立了计划免疫工作检查考核制度，有力地推动了全市计划免疫工作的健康发展。

1989年11月16日，市防疫站印发《关于组织1989年计划免疫工作全面评审的通知》。由市卫生局、市卫生防疫站领导带队，每区县抽调2名计划免疫业务骨干，组成三个检查分团，于12月1日—8日，对各区县计划免疫工作进行全面考核。检查结果：五区一县（桓台县）共检查考核12~24月龄的儿童1260人，“四苗”接种率均达95%以上，实现了以区县为单位计划免疫“四苗”接种率达85%的目标。

1990年11月6日，市卫生局印发《关于进行1990年计划免疫工作考核的通知》。11月20—30日，市卫生局组织专业人员，按卫生部制定的考核方案，对全市计划免疫工作进行统一考核，随机抽查240个村的1680名适龄儿童，“四苗”覆盖率达96.07%，提前一年实现计划免疫第二个85%目标。

1995年10月4日—28日，市卫生局组织专业人员对全市消灭脊灰和计划免疫工作进行全面考核。检查结果：1.计划免疫第三个85%目标得到进一步巩固；2.全面落实了消灭脊灰行动方案，1994~1995年度强化免疫接种率达98%以上，全市自1992年~1995年连续4年无脊灰病例发生；3.新生儿乙肝疫苗接种走上正轨，县级以上综合医院全部在24小时以内为新生儿接种乙肝疫苗，接种率：城区98%以上，农村83.45%；4.儿童计划免疫保偿制度健康发展，保偿率保持在92%以上。

1997年10月14日—27日，市卫生局组织力量，对全市计划免疫工作进行全面考核。共检查考核8个区（县）卫生防疫站、5个市级医院、8个区（县）医院、3个大企业医院，随机抽查17个乡镇95个行政村的493名适龄儿童。检查结果：计划免疫建卡率100%，建证率98.22%；卡介苗接种率100%，卡疤率94.67%；脊灰疫苗全程服苗率98.42%；百白破三联制剂接种率98.42；麻疹疫苗接种率98.42%；“四苗”覆盖率97.63%。新生儿乙肝疫苗接种率96.84%；脊灰强化免疫服苗率98.42%；儿童计划免疫保偿入保率99.01%。

2000年10月24日—11月6日，市卫生局组织力量对全市计划免疫工作进行全面检查考核。共检查区（县）卫生防疫站（疾控中心）7个、县级以上及厂矿医院16所、乡镇卫生院18所，随机抽查18个乡镇34个行政村238名12—24月龄儿童的计划免疫建卡、建证、计划免疫保偿及基础免疫接种情况，和68名2000年出生儿童的建卡、建证及疫苗接种及时率。检查结果：12~24月龄儿童建卡率100%，建证率100%；卡介苗接种率100%，卡疤率98.32%；脊灰疫苗全程接种率99.16%；百白破三联制剂全程接种率99.16%；麻疹疫苗接种率98.74%；“四苗”全程接种率98.74%；乙肝疫苗接种率99.16%；儿童计划免疫保偿入保率99.58%。2000年出生儿童建卡率100%，建证率100%，“四苗”接种及时率：卡介苗77.94%、脊灰疫苗62.23%、百白破三联制剂85.29%、麻疹疫苗94.97%。

11月22日，市卫生局印发《关于对2000年度全市计划免疫工作检查考核情况的通报》，指出：本市计划免疫工作坚持冷链系统的正常运转，各种疫苗的接种率保持在较高水平，计划免疫第三个85%成果得到进一步巩固提高，相应传染病得到有效控制，连续26年无白喉，连续9年无脊灰病例发生。

2001年10月，市卫生局组织力量对各区县计划免疫工作进行全面考核。共检查考核18个乡镇36个行政村的247名适龄儿童，建卡率99.60%，建证率98.70%；卡介苗接种率98.79%，卡疤率97.17%；脊灰疫苗全程接种率99.60%；百白破三联制剂全程接种率99.60%；麻疹疫苗接种率99.60%；“四苗”全程接种率97.98%；乙肝疫苗接种率100%；计划免疫保偿入保率100%；全市计划免疫第三个85%目标得到巩固提高。全市连续27年无白喉、连续10年无脊灰病例发生，麻疹、百日咳、乙脑、流脑发病率下降至1/10万以下。

2002年10月21日—11月1日，市卫生局组织力量对各区县计划免疫工作进行全面考核。共检查考核18个乡镇34个行政村的238名适龄儿童。检查结果：建卡率100%，建证率100%；卡介苗接种率100%，卡疤率95.80%；脊灰疫苗全程接种率98.7%；百白破三联制剂全程接种率99.20%；麻疹疫苗接种率99.2%；“四苗”全程接种率97.9%；乙肝疫苗接种率100%。计划免疫第三个85%目标继续巩固与提高。

2003年9月25日—10月10日，市卫生局组织力量对全市计划免疫工作进行全面检查考核。共检查18个乡镇36个行政村的540名适龄儿童。检查结果：建卡率99.81%，建证率99.62%；卡介苗接种率99.62%，卡疤率98.15%；脊灰疫苗全程接种率99.26%；百白破三联制剂全程接种率99.26%；麻疹疫苗接种率99.62%；“四苗”全程接种率97.78%；乙肝疫苗接种率100%。全市计划免疫第三个85%目标继续巩固与提高。

自1989年以来，除本市组织全市性的计划免疫工作检查考核外，还分别接受世界卫生组织、联合国儿童基金会、卫生部和省卫生厅的检查考核工作。

1989年3月12日—14日，联合国儿童基金会、世界卫生组织和国家卫生部联合审评团一行13人对桓台县计划免疫工作进行全面审评。审评团按世界卫生组织的标准，随机抽查13个乡镇30个自然村。审评结果：儿童计划免疫建卡率、正确用卡率均达100%；卡介苗、脊灰疫苗、百白破三联制剂、麻疹疫苗单苗接种率和“四苗”覆盖率均达95%，卡疤率达90%以上。各项指标均达到“标准”要求。联合审评团对桓台县的计划免疫工作给予满意的评价。确认淄博市以市为单位实现计划免疫第一个85%的目标。

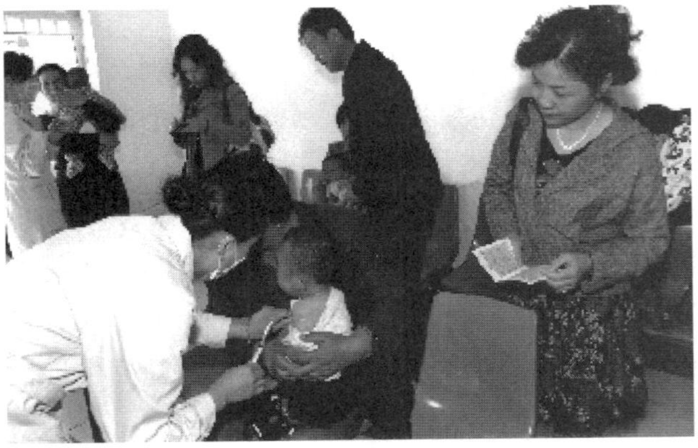

疾控专家检查免疫预防工作

1991年3月5日—9日，山东省计划免疫审评团受联合国儿童基金会、世界卫生组织、卫生部委托，对计划免疫第二个（以区县为单位）85%目标完成情况进行审评。省审评团听取了工作汇报，检查了市防疫站，全面审评了沂源县的计划免疫工作。审评结果：建卡率100%，“四苗”全程接种率99.04%，实现了第二个85%目标。对全市计划免疫工作的审评结果：全市适龄儿童建卡率、建证率均达100%；“四苗”全程接种率99.05%，卡疤率93.33%。评审团确认如期实现计划免疫第二个85%目标。

1996年1月13日—19日，卫生部、省卫生厅计划免疫第三个85%目标审评及消灭脊灰工作考核团一行9人，按卫生部、省卫生厅抽签确定，对张店、桓台、高青三个区县的计划免疫第三个（以乡镇为单位）85%目标完成情况进行审评，对消灭脊灰工作进行阶段性考核。审评团按照卫生部、省卫生厅规定的审评方案，检查了市防疫站、市中心医院、张店、桓台、高青三个区县卫生防疫站和三个区县医院，以及桓台县马桥、高青县华沟、张店区沣水三个乡镇的计划免疫资料、AFP报告，抽查69个行政村1200户。87名1994年1月1日—12月31日出生儿童的接种率，及1995年部分出生儿童建卡、建证情况。审评结果：1.接种率调查，87名儿童全部全程合格接种，卡疤率较高；2.管理规范化，全市推行程序化管理，各项制度得到落实；3.冷链运转正常，基础免疫扎实，常规接种率统计报告准确及时；4.资料管理正规，全市统一建档；5.宣传到位，培训制度落实，完成培训任务；6.圆满完成免疫监测任务；7.全面落实了消灭脊灰行动计划，强化服苗率在95%以上，积极开展主动监测。AFP报告符合规定，无漏报。

连续4年无脊灰确诊病例；8.乙肝疫苗接种率较高；9.群众自我保健意识好。审评团确认：淄博市在第三个85%达标及消灭脊灰工作中，各级领导高度重视，措施得力，组织健全，卫生部门全力投入，成绩显著。

经过此次审评，淄博市计划免疫第三个（以乡镇为单位）85%目标通过联合国儿童基金会、世界卫生组织、卫生部联合审评。

2003年11月，卫生部组织WHO和中国疾控中心共11位专家对麻疹监测合作项目工作进行终期评估。经卫生部同意，自1999年开始，在山东、河南、安徽三省与美国疾病控制和预防中心、世界卫生组织开展的麻疹监测合作项目。济南市和淄博市为山东省合作项目工作市。

2003年11月，根据《卫生部关于开展全国计划免疫工作检查的通知》要求，省卫生厅检查组对张店区计划免疫工作进行检查。

2004年，卫生部对山东省计划免疫综合审评，桓台县代表淄博市参加审评工作。

2007年，淄川区、高青县完成了省安排的非计划免疫人群病毒性肝炎抗体检测的四种乙型肝炎疫苗免疫接种工作。

2007年11月，按照市卫生局《关于对全市免疫规划工作管理年开展情况进行检查考核的通知》，市疾控中心组织对全市免疫规划各项工作开展情况进行全面考核。共考核9个区县疾控机构、17个乡镇卫生院资料管理工作，对34个村（居）432名适龄儿童常规免疫情况、9处农贸市场的98名流动儿童接种情况进行接种资料调查，对78所学校、托儿所的569名入托（学）儿童接种证查验工作开展情况进行检查，检查结果：儿童建卡率99.81%，建证率99.81%，卡介苗接种率100%，脊灰疫苗全程接种率99.81%，百白破全程接种率99.81%，麻疹疫苗接种率99.43%，麻疹及时接种率80.0%，乙肝疫苗接种率99.81%，乙肝首针及时接种率97.4%，五苗全程接种率99.43%，乙脑疫苗接种率85.0%，流脑接种率96.16%。

2008年4月，国家召开全国扩大免疫规划工作电视电话会议，市卫生局、财政局、发改委、教育局、食品药品管理局等部门负责人参加会议。随后在现场召开全市扩大免疫规划工作电视电话会议，对各部门工作提出具体要求。

2008年10月，检查全市免疫规划工作，督促各区县进一步改进工作，落实扩大免疫规划。

2008年12月，省卫生厅下发《关于印发山东省扩大国家免疫规划工作检查方案的通知》。

2009年2月27日—28日，省卫生厅、财政厅、教育厅、发改委、药监局等五部门联合检查组对淄博市扩大国家免疫规划工作开展情况进行考核，抽取张店区、沂源县对扩大国家免疫规划工作实施情况进行检查，淄博市的扩大国家免疫规划工作受到检查组高度认可。

2009年，在淄川、临淄、沂源开展乙肝后肝硬化及肝癌调查。沂源县开展全国2006年乙肝表面抗原阳性者前瞻性研究调查。

2010年4月，根据省卫生厅《关于进一步加强全省疫苗管理及预防接种工作的紧急通知》和《关于转发卫发明电〔2010〕22号做好2010年预防接种工作的通知》的要求，市防疫站于4月15—21日组织专业人员对各区县疫苗管理和预防接种工作安全情况进行检查，同时对麻疹强化免疫、甲流接种和乙肝疫苗补种工作进行督导。

2010年8月，市卫生局印发《淄博市2010年免疫规划接种率调查方案》，决定开展全市免疫规划接种率专项调查。

2011年1月10—17日，根据市卫生局《关于对全市重点传染病防控、免疫规划工作进行考核的通知》要求，对全市传染病防控、免疫规划工作进行检查考核。针对免疫规划管理、重点工作开展情况及免疫规划相关传染病主动监测情况进行考核。

2011年，为应对新疆脊灰疫情，做好AFP监测工作，对全市二级以上医院2010年以来的门诊及住院病历进行调查，共查阅病历20余万份，未发现AFP漏报病例。对300余名新疆籍学生进行标本采集和脊灰疫苗应急免疫。

2011年5月13—21日，综合检查各区县免疫规划及疫苗管理工作，共对9个区县、42个乡镇、126个村、42所学校的5000余名儿童进行接种率调查。

2011年5月23—24日，省卫生厅检查组对本市扩大国家免疫规划及疫苗管理工作开展情况进行综合检查，抽取张店区对扩大国家免疫规划工作实施情况进行检查。免疫规划工作得到检查组领导的高度赞扬。

2012年8月，下发《淄博市2012年免疫规划疫苗接种率调查方案》，开展以接种率调查为主的综合半年工作检查，对9个区县、18个乡镇卫生院进行了工作检查，对36个行政村的1029名儿童进行了接种率调查，同时对生物制品管理工作加强督导。

10月22—26日，按照市卫生局《关于对全市预防接种门诊进行考核验收的通知》文件要求，市疾控中心组织力量，抽调25名专业人员分4个考核组对全市134个接种门诊和38处产科接种室进行考核验收。

11月27日，迎接全省数字化门诊和示范化门诊考核验收。

12月17—31日，按照市卫生局《关于组织开展全市重点疾病控制暨预防接种规范年工作考核的通知》要求，组织开展全市预防接种规范年工作考核。发现免疫规划工作中的薄弱环节，解决影响预防接种工作质量的关键问题，限期整改，以确保儿童享受健康、规范、高效的免疫规划服务。

四、计划免疫微机化管理

2001年7月，率先在全省开展计划免疫微机化管理试点，至2001年8月，全市计划免疫微机管理覆盖面已达30万人以上，走在全省前列。

试点工作先后在张店、周村、博山、淄川和山东铝业公司开展。实现计划免疫微机化管理以后，可使适龄儿童在接受一次疫苗接种后，实现自动记录、自动预约下一次接种时间、查询接种情况，实现对流动人口的异地接种，杜绝了疫苗的漏种、漏登、数据偏差、不全和原始资料丢失等差错，提高了工作效率和计划免疫数据的准确性。

至2002年6月30日，张店、淄川、桓台三个区县卫生防疫站以及三个区县所有乡镇全面启动计划免疫微机管理；至2002年年底，全市有张店、淄川等四个区县全面推行计划免疫微机化管理，覆盖人口200万人。

2002年根据省《关于建设全省儿童计划免疫信息网络管理系统的通知》和《山东省儿童计划免疫信息管理系统建设实施方案》的有关要求，我市积极探索新时期计划免疫管理工作的新途径、新方法，借鉴外地经验开展了全市计划免疫微机化管理的试点及推广工作，走在了全省的前列，2002年9月省卫生防疫站召开了计划免疫微机网络系统管理工作现场会并在全省推广。

2007年，根据国家《儿童预防接种信息报告系统管理规范（试行）》及省《山东省儿童免疫规划工作信息管理系统建设及应用工作实施方案》的要求，全市启动了在全市范围内建立市级疾控中心信息管理平台以及所有乡镇、地段医院和社区卫生服务中心预防接种门诊计算机客户端的儿童免疫规划工作信息网络管理系统建设。

2009年，全市97%的预防接种门诊完成客户端建设并开展了将2001年1月1日以后出生的儿童免疫接种资料进行了录入、补录、上传工作。

2010年，134处预防接种门诊全部完成了信息系统管理客户端的建设，2010年市级免疫规划信息系统平台建成投入使用。

2010年第一家免疫预防数字化接种门诊在淄川区疾控中心预防接种门诊建成。建立了取号、登记、语音呼叫、屏幕显示、留观等信息系统，接种过程实现数字化信息管理，保证了接种秩序，给儿童家长提供了优质的人性化服务，极大地改善了预防接种服务环境。至2012年年底，全市共建成13家数字化预防接种门诊。

2012年，全面启动产科接种室儿童预防接种信息化系统建设，全市38处产科接种室全部安装了产科客户端，实现儿童第一针乙肝疫苗和卡介苗接种信息网络报告。

自2001年本市率先在全省开展计划免疫信息微机化管理试点以来至2012年，实现了适龄儿童预防接种信息个案及其他免疫规划工作信息、报告信息等资料的网络动态管理，提高了预防接种报告质量和免疫规划工作管理水平。

五、计划免疫前后相关传染病发病比较

1986 年以来，计划免疫工作深入开展，逐步走上制度化、程序化、规范化管理轨道，有苗传染病预防效果显著，相应的传染病得到有效控制。至 2003 年年底，全市已连续 28 年无白喉、连续 12 年无脊髓灰质炎病例发生。麻疹、百日咳、流行性乙型脑炎、流行性脑脊髓膜炎等传染病发病率均下降到 1/10 万以下。

淄博市实施计划免疫前后有苗传染病年平均发病率比较表

表 5-2-2-1

疾病名称	年平均发病率（1/10 万）		说　明
	计免前	计免后	
白喉	0.1	0	1972 年开始接种百白破三联制剂，1975~2012 年无白喉病例发生，1986 年实施计划免疫
麻疹	57.99	2.86	1967 年开始接种麻疹疫苗，1986 实施计划免疫
百日咳	36.06	0.67	1972 年开始接种百白破三联制剂，1986 年实施计划免疫
脊髓灰质炎	1.54	0.03	1963 年开始接种脊灰疫苗，1986 年实施计划免疫，1992~2012 年无脊灰病例发生

第三章 急性传染病控制

第一节 天 花

根据中华人民共和国卫生部1955年7月5日颁布的《中华人民共和国传染病管理办法》，天花属于中国法定传染病中的甲类传染病。1979年10月26日，世界卫生组织宣布全球消灭天花。1989年9月1日起实施的《中华人民共和国传染病防治法》中，已将该病从中国法定传染病中取消。

据史料记载，1950年1月，淄博专区淄川县城关、崔军、龙泉、萌山等区发生天花，人民政府组织医生奋力抢救。

新中国成立以后，对天花的预防主要依靠接种牛痘苗。1950年接种109005人，1951年接种395687人。1952年春，淄博专区成立种痘委员会，全专区种痘专业队伍2413人，开始有组织地开展每年春、秋两次普种牛痘苗，预防天花。1952年春季种痘计划1244757人，实际种痘1238513人，占种痘任务的99.5%，占全区人口的49.6%。秋季种痘75000余人。

1953年，淄博专署根据山东省人民政府春季种痘计划，安排36万人的种痘任务；根据山东省卫生厅的通知，安排2万人的秋季种痘任务，接种对象主要是新生儿和过去漏种人员。本市史料记载，1953年，天花绝迹。

1953年12月，淄博专区卫生防疫站成立，牛痘苗接种工作逐渐由专业防疫机构负责组织实施。1955年，全市开展秋季种痘，接种19746人，占接种任务数的99%；1956年春季种痘，全市接种任务58000人，实际接种54999人，占94.83%。自1957年开始，根据省里的要求，市防疫站除组织完成春、秋两次种痘任务外，还开展了其他疫苗的接种。

1960年至1962年三年自然灾害期间，本市种痘工作无史料记载。

1963年10—11月，结合秋季种痘，市防疫站对淄博地区人群天花免疫状况进行了调查。用检查种痘反应方法调查3264人，用血凝抑制试验测定413人天花抗体，结果：人群缺乏抗天花免疫力分别占43.4%和64.2%，人群免疫力呈现随年龄增长而降低的趋势。

1974年以后，种痘工作采取每年对满3个月的婴幼儿进行初种和补种；对55岁以下人群，以区为单位，每年轮种一片，6年实现全民普种一次的接种方法。

1977年，按照山东省《关于调整四种生物制品划片免疫规划的通知》，对牛痘苗实行分区轮种，1977年为张店、临淄、周村区、齐鲁石化总公司、淄博铁路系统进行普种，第二轮是1983年；1978年为博山、淄川区普种，第二轮是1984年。

1979年10月26日，世界卫生组织（WHO）宣布：全球消灭天花。

1981年10月，根据卫生部卫防字（1981）第26号文《关于种痘问题的通知》，停止接种牛痘疫苗。市卫生局文件转发，遵照执行。

自1952年起淄博市开展全民普种牛痘，至1982年，停止牛痘苗接种，30年间，未发生天花病人和疫情。

1979年，全球消灭天花。1982年以后，淄博市不再开展预防天花工作。

第二节 霍 乱

霍乱属于中国法定传染病中的甲类传染病。

据史料记载，新中国成立前本市曾有多次霍乱流行。“1919年（中华民国八年）秋，临淄大疫，路山、召口一带霍乱大流行，死者甚众”。“1929年（民国十八年）夏，周村霍乱流行，傅家庄一带尤甚。其中一天死亡二十七人，探亲者死于途中，送葬者死于墓旁者例在”。（《淄博市卫生志》）。

1949年新中国成立后至1975年26年间，无霍乱疫情记载。

1952年，为粉碎美国发动的细菌战争，省分配淄博地区霍乱疫苗预防注射20万人份，霍乱、伤寒疫苗混合注射20万人，四联疫苗（霍乱、伤寒、副伤寒A、B）注射50万人。其中，交通沿线完成人口的50%，其他及农村完成30%。

1964年7月，河北省发现霍乱疫情。为防止霍乱传入本市，根据上级指示，市专门成立了二号病（即霍乱）防疫灭病指挥部和防疫灭病办公室，领导和组织霍乱防治工作。各区、各大厂矿和重点公社成立了防治二号病领导小组。市防疫灭病指挥部在张店火车站设立留验站，配备5名医务人员，对来自疫区的旅客进行登记检疫。全市共建立9支二号病防治小分队，在9个区以上（含厂矿）医院设立了肠道门诊，自5月份开始接诊腹泻病人。霍乱流行季节，市、区卫生防疫站对重点人群进行霍乱疫苗预防注射。

是年8月，市防疫灭病指挥部奉命对被霍乱病人污染的“烟台—浦口”旅客列车一节车厢进行留验检查。列车在张店停车后，立即封锁了疫情车厢。防疫人员对站台和车厢进行了消毒。100余名旅客下车后先洗手、消毒，后由专车送往旅馆，进行了血液、粪便检查。经留验观察一天后，疫情解除，翌时离开张店。

据统计，1964年4—9月，张店火车站留验站共检疫、访视出镜旅客12014人（次），对天津疫区来淄博的9753人进行检疫，对其中357人注射了霍乱疫苗；市、区防疫站对111名华侨、侨眷和175名来自疫区的采购员进行详细登记，其中粪检13人，均为阴性；全市9个医院的肠道门诊共接诊腹泻病人3524人（次），未发现霍乱病人；全市共对重点人群接种霍乱疫苗465895人份，占当年计划接种人数的110.9%。

本市首次霍乱疫情发生于1976年。

是年5月31日至6月10日，市防疫站在对全市主要河流、水库进行疫源检索时，在临淄区路山公社路山村的乌河桥下河水中以及张店区黄土崖水库闸门处的水样中先后检出4株爱尔托小川型霍乱弧菌。6月7日，从临淄区路山村腹泻患者路光明粪便中检出爱尔托生物型霍乱弧菌，这是新中国成立后首次发生霍乱疫情。

6月10日，市卫生局党的核心领导小组向市委写了《关于我市发现二号病疫水情况的紧急报告》。6月11日，市委批转了报告，指出“疫水涉及到周村、临淄、张店的孝妇河、范阳河、乌河和两个水库，污染面广，是二号病流行的先兆”。要求“大搞爱国卫生运动，抓好水和粪的管理。做到有泻（腹泻）必报，有泻必查，不漏掉一个传染源。如因玩忽职守，酿成流行者，要认真追查责任。一旦发生疫情，立即封锁疫区，就地隔离治疗。市、区、厂矿（防治）机动小分队和派赴农村的卫生工作队，随时待命，开赴疫区。各单位救护车，统一行动，集中使用。各区卫生局、防疫站要加强疫源检索工作。”是日，市委副书记王韬主持召开了各区委、市商业、公安、卫生、水利、化工、物资部门及萌山、马尚、路山公社党委负责人参加的紧急会议，要求搞好防治工作，坚决防止流行。

6月21日，市卫生局转发了山东省卫生厅《关于防治二号病几个具体问题的通知》，要求发现二号病人立即留验，对无或丢失预防接种证的外来旅客给予预防注射，严防外地病例输入本市。

根据市委和市卫生局的部署，市防疫站和临淄、周村区防疫站的三支防治机动小分队分别对3处疫点、疫水附近的21个重点村（队）挨门挨户进行疫情检索。其中，对临淄区大路村3008人进行了三次粪检，周村区对重点人群检验粪便4792份，均为阴性。同时，对霍乱病人路光明所在的大路村3008人进行了两次霍乱菌苗接种。鉴于路光明是在南定电池厂干临时工期间发病，市、区二号病防治小分队在南定两次检测水样158份，对重点人群采集化验大便标本15172人（份），均为阴性。同时，对514眼水井、7238间房屋和111600㎡院落进行消毒，对4，657人进行了预防注射。

7月19日和22日，市防疫站在对张店区黄土崖水库周围重点人群进行疫源检索时，发现位于该水库东侧的马尚宰兔厂工人张建远的大便中，先后查出2株小川型霍乱弧菌，立即对其进行隔离治疗。对该疫点周围的河崖头、马尚、大套、小套、班家、周家6个重点村（队）的全部人群和马尚宰兔厂的65名职工、家属，全部进行了霍乱菌苗预防注射，连续3次全部进行粪检，均为阴性。对马尚宰兔厂内外环境进行消毒处理。

经过市防疫站及疫点所在区防疫站、公社卫生院的积极防治，发生在临淄和张店区的2例病人痊愈，经检索未发现新发病例，疫点相继解除。

1978年5月9日和11日，市防疫站在对全市重点河流和水库进行疫源检索时，分别在淄川区商家公社红旗大队附近的范阳河和磁村水库上游的水样中，查出10株爱尔托稻叶型霍乱弧菌。6月7日，又在博山区神头拦河坝水样中，检出1株爱尔托稻叶型霍乱弧菌。市及淄川、博山区防疫站立即采取了严密地预防和检索措施，均未发现霍乱病人。

1981年，继续加强二号病防治工作。3月，市防疫站印发了二号病防治意见。全市建立二号病防治机动小分队18个，队员共175人。有36处医院建立了肠道门诊，5—10月份共接诊处理腹泻病人52629人，未发现霍乱病人，对全市13处重点水源进行疫源检索，化验水样135份，均为阴性；对招待所、旅馆的115名疫情报告员进行了业务培训。

1977年—1983年，本市未发生霍乱疫情。

1983年—1984年，本市周边地、市均发生霍乱疫点、疫情，淄博市被疫区包围。为防止霍乱传入，市政府由一位副市长亲自分管领导霍乱防治工作。市卫生局于4月份召开区、县卫生部门负责人会议，强化了防治措施；各医疗卫生单位充分利用广播、黑板报、宣传车等形式进行防治知识的宣传。在霍乱流行季节，市站先后组织三次流动宣传小分队到人群集中的地点设点宣传，同时，利用《讲卫生》报宣传肠道传染病防治知识。

以预防霍乱、副霍乱为重点，开展“三管（即管理好粪便垃圾、饮食、饮水）一灭（大力消灭苍蝇）”为内容的爱国卫生运动。一是在农村建沼气池，大力推广粪便垃圾无害化处理；二是认真贯彻《中华人民共和国食品卫生法》，加强食品卫生管理；三是在农村推广手压机井和土自来水，改善群众饮水卫生条件。同时，市、区成立了8个消杀队。1984年5—9月，对重点地区12个居委会（村）的5条街道、136户、132个粪池、290个垃圾箱和4个车站进行重点药物灭蝇，降低苍蝇密度。

全市乡镇以上医院共136所（含厂矿医院），1984年有134所医院建立了肠道门诊。霍乱流行季节，全市肠道门诊就诊41328人（次），对19319名腹泻病人进行了镜检，其中SPA快诊1681份，大便培养1246份，均未发现霍乱病人及带菌者。

当年全市区以上医疗卫生单位建立起11支霍乱防治机动小分队，计324人，并做到人员、物资、设备、技术“四落实”。

加强疫源检索。一是培训义务疫情报告员。全市各招待所、大型旅馆、饭店原有疫情报告员123人。1984年，市区防疫站又培训了120人，复训63人。1984年，通过疫情报告员发现腹泻病人161例，对来自疫区的外来流动人员进行登记和预防服药1263人（次）；二是加强水源检索。对与人群生活、生产密切的9条河流和2个水库建立检疫点17处。5—10月份，由市防疫站负责每半月一次采集水样进行化验。1984年，共采集检疫点水样401份，采集饮用水水源标本135份，经SPA快诊和霍乱细菌培养，均为阴性。

通过采取综合防治措施，1984年未发生霍乱病人。对1例输入和4例在外地施工时感染副霍乱的病人，及时采取措施，防止了疫情的扩散和传入。其具体情况是：

1984年8月16日晚，市防疫站接到天津市塘沽区卫生防疫站的疫情报告，称该区一名轻型副霍乱病人于8月15日赴淄博齐鲁石化公司出差。接到疫情报告后，市防疫站与临淄区防疫站立即派出两支二号病防治小分队，奔赴齐鲁石化总公司第二化肥厂招待所疫情现场。在齐鲁石化公司、临淄区政府的大力协助下，迅速封锁疫点，组织卫生防疫和医务人员，对患者和密切接触者共36人进行流行病学调查，采集大便标本114份，经SPA快诊和细菌培养，均为阴性。对齐鲁石化公司第二化肥厂招待所的住所旅客、职工和家属全部给予强力霉素300毫克预防服药；对该招待所所有的房间、走廊、院落、食堂等，分别用敌敌畏、来苏、过氧乙酸实施灭蝇、消毒；对所有客房的床单、被套等全部用漂白粉精浸泡消毒。临淄区政府于8月17日召开由区爱卫会、卫生局、城建局、饮食服务公司等单位参加的紧急会议，于8月18日、19日两天，在疫区（辛店城区）广泛开展一次以“三管一灭”为主要内容的群众性卫生运动。该疫点经封锁、观察7日后，未发现新发病例，疫点疫情予以解除。

同年9月1至5日，在惠民县油棉厂施工的桓台县起凤镇建筑队，相继发生4例轻型副霍乱病人及1名带菌者。接到疫情报告后，由桓台县卫生局、公安局、防疫站迅速派出工作人员赶赴惠民施工现场，与惠民县有关部门配合，采取有效措施，扑灭了疫情。对2名在疫点封锁期间返回本市的密切接触者，立即实施疫源检索，进行家庭消毒和灭蝇。同时，采集大便标本和苍蝇污染物标本共15份，经SPA快诊和副霍乱菌培养，均为阴性。

1985年7—8月，本市先后发现了3例传入性副霍乱病人。

是年7月27日下午6点40分，市防疫站接德州地区卫生防疫站疫情报告称：乐陵县水利局小学教师王向军（女，21岁）于7月22日发病，7月25日经乐陵县医院SPA快诊阳性，7月26日确诊为轻型副霍乱（小川型）。该病人于7月26日赴博山原山林场探亲。接到疫情后，市防疫站与博山区防疫站迅速组织防疫人员赶赴现场，将病人隔离于山东机器厂职工医院。27日采便培养，病人仍排菌。

7月28日晚8时，市防疫站接疫情报告：张店长途汽车站司机孟涛（男，22岁）在胜利油田河口指挥部出车期间，于7月25日晚8时发病，未诊治。返回淄博后，由于病情加重，于7月28日早8：30左右到市第二医院就诊，被确诊为中型副霍乱（小川型），遂立即住院隔离治疗。

对以上两例副霍乱病人在实行住院隔离治疗的同时，市、区防疫站对病家内、外环境、病人发病后可能污染的物品进行了消毒，对所有密切接触者全部进行预防服药。

同年，8月1日上午，市防疫站接驻军148医院疫情报告：河南省项城县袁营毛刷厂工人张玉春（男，32岁）于7月29日中午12点左右乘武昌—青岛的214次旅客列车抵周村，7月30日发病，31日就诊于148医院，SPA快诊阳性，疑为副霍乱病人。后经市防疫站进行大便培养，确诊为轻型副霍乱（稻叶型）。市及周村区防疫站在148医院大力配合下，对病人进行隔离治疗；对病人所在的148医院传染病房进行消毒、灭蝇；对密切接触者进行预防服药并进行医学观察，未发现新发病例。

1985年，全市建立31支霍乱防疫急救小分队；100个乡镇以上医院设立了肠道门诊，培训霍乱防治、检验专业人员423人；对全市重点河流、水库进行疫源检索，采集化验水样317份，均为阴性；对疫区来淄人员进行检疫登记，其中，预防服药570人（次）；对3例传入的副霍乱病人及时采取隔离治疗和预防措施，疫情迅速被扑灭。

1986—1994年9年间，无霍乱疫情，但预防工作始终没有松懈。例如，1986年在继续采取综合预防措施的同时，全市加强了疫源检索。1986年全市在一百多处乡镇以上医院建立了肠道门诊，流行季节共诊疗腹泻病人34464人次；SPA快诊3707人次；镜检19112人次；粪便培养2752人（次），均为阴性。在全市设水源检索点28个，5—10月份每半月采水样一次进行疫源检测，同时，加强医院污水监测，共采样597份进行SPA快诊和病原菌培养，均为阴性。另外，对1985年3处疫点的43名密切接触者进行四环素预防服药，对其中7名与病人接触最密切者连续进行了大便培养，均为阴性。流行季节，还对来自疫区的2，070名流动人员进行重点检索。其中，用强力霉素进行预防服药1658人（次）。

1994年8—9月，周边地区青岛、德州、潍坊、滨州、烟台、东营6个市地的24个县（区）相继发生霍乱疫情。9月19日，市政府办公厅转发了《山东省人民政府办公厅关于加强霍乱防治工作的紧急通知》，市卫生局印发《关于进一步加强霍乱防治工作的紧急通知》，全市31支霍乱防治机动小分队和148处腹泻门诊坚持昼夜值班，霍乱防治工作处于高度戒备状态。

1995 年 8 月，发生新中国成立以来发病强度最高的一次霍乱暴发流行。

首例病人王永辉，男 35 岁，系本市周村区王村镇西铺村农民，于 8 月 19 日 19 时发病。此后，该村又先后出现 36 例病人（其中 1 例为莱芜来淄博打工者），经 SPA 快诊阳性，省、市防疫站鉴定，病原菌为小川 1b 型霍乱弧菌。37 例霍乱病人中，男 15 例，女 22 例；年龄最小者 12 岁，最大者 80 岁，主要分布在 25~29 岁之间；职业分布：农民 34 人，中学生 3 人。

疫情发生后，各级领导非常重视。市及周村区卫生防疫站组织力量，迅速成立了流调、消杀、水源勘察采样 3 个专业组，分头展开工作。在镇政府的配合下，对该村 12 家饮食加工业及松龄书馆、学校、村办企业采取暂停业、停课处理；对出入村民进行强制劝阻，防止疫情扩散蔓延；对重症病人就近住院隔离治疗；对易感人群连续服药 3 天进行预防，并全部进行大便培养；对该村外环境和所有饮用水水源进行消毒。通过采取以上综合措施，至 8 月 27 日，疫情得到控制。经流行病学调查，确认该村 2 眼饮水井被霍乱弧菌污染。该村共有 1056 人，发病 36 人，罹患率 3.41%。这次霍乱疫情特点为点状暴发，主要发病原因是饮用水被污染。由于监测报告及时，防治措施得力，该次霍乱暴发虽强度较大，但无死亡病例，也未造成传播蔓延。针对这次霍乱暴发疫情，市卫生局于 8 月 28 日发出《关于进一步做好霍乱防治工作的紧急通知》，加强全市的控制措施。

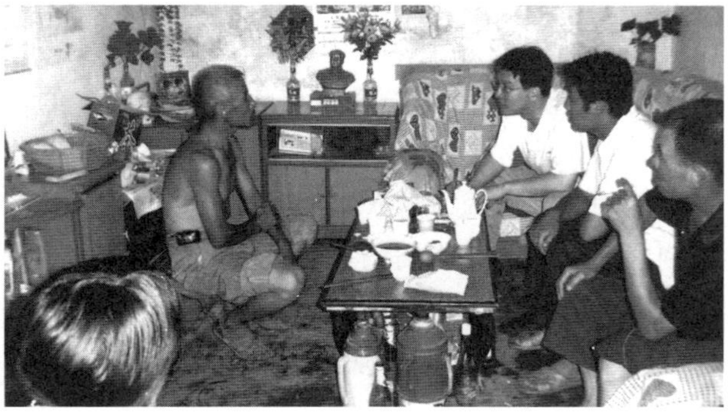
疾控专家深入农户进行流行病学调查

9 月 6 日，桓台县起凤镇夏五村发生 2 例霍乱病人。桓台县卫生防疫站和起凤镇卫生院及时采取了预防控制措施，疫情未扩散。

9 月 7 日至 11 日，齐鲁石化总公司办公大楼建设工地先后发现 8 例霍乱病人，经市防疫站采集病人粪便标本检验，均检出霍乱弧菌（小川型）。8 例患者为外来打工人员，其中江苏 6 人、安徽 1 人、山东平阴县 1 人。疫情发生后，临淄区成立了由副区长李建美任组长的“霍乱病防治领导小组”，划定了疫区、疫点范围；对现症病人进行隔离治疗；对重点人群进行粪便检验和预防服药；加强饮用水源的保护和消毒。通过市、区卫生防疫人员的共同努力，共在疫区、疫点采集粪便标本 243 份，水样 32 份进行疫源检索，预防服药 800 人（次）。在对病人和密切接触者连续两次粪检阴性后，于 9 月 24 日宣布疫点、疫区解除。

1995 年，发生的三起霍乱疫情，经流行病学调查分析，均呈点状暴发，且均为环境卫生状况较差的农村和建筑工地，主要传播因素是饮用水源污染以及日常生活密切接触经口传播。由于乡、镇医院肠道门诊认真把住了“有泻必检”关，经 SPA 快诊阳性并及时报告疫情，市、区（县）卫生防疫站快速反应，及时采取预防控制措施，使三起霍乱疫情很快就地扑灭。

1996 年至 2003 年 8 年间，霍乱疫情基本呈间断性点状散发态势。1998 年发生 4 例，1999 年发生 16 例，2001 年发生 3 例；其他年份无霍乱疫情发生。其中，散发病例较多的年份是 1999 年。自 7 月 18 日—8 月 25 日，本市共发生霍乱疫情 11 起，发病 16 人，经采集病人粪便检验，均检出小川型 1b 霍乱弧菌。流行病学调查分析，16 例患者均为食物型传播；病人分布在周村区 4 个乡镇（7 例）和淄川区 4 个乡镇（4 例）、两个学校（4 例）和一个煤矿（1 例），呈典型的点状发病特征；人群分布：学生 1 例、干部 1 例、工人 2 例、外来民工 3 例、农民 9 例。疫情发生后，市及周村区、淄川区防疫站及时派防疫人员赶赴疫区、疫点，进行流行病学调查并采取预防控制措施，就地扑灭疫情，防止了传播蔓延。

1996年—2003年，本市霍乱防治工作始终坚持“标本兼治、治本为主”的原则。一是加强水源保护和饮食卫生工作，消除霍乱传播因素；二是加强对腹泻病门诊的监测、管理工作，充分发挥腹泻门诊“前哨阵地”作用。全市乡镇以上医院和厂矿企业医院全部开设肠道门诊，严格执行每年5—10月份开诊和对可疑病人SPA快诊规定。例如，2003年全市各肠道门诊共检测腹泻病人11438例，镜检9475人（次），SPA快诊2021人（次），未发现霍乱病人。三是加强水源检索。每年5—10月份，市防疫站对全市重点水源进行定点采样，每半月一次检测化验，例如，1999年采集检测水样517份，2002年检测826份，均未发现霍乱弧菌。四是建立健全霍乱防治机动小分队，做到组织、人员、技术、物资四到位。为提高全市各防治机动小分队的技术水平，市防疫站于1996年4月，举办了“全市霍乱防治及诊断技术培训班”，为区、县以上医院和厂矿企业医院培训专业防治人员127人；2000年3月29—31日，市防疫站举办“全市霍乱及腹泻预防与控制技能培训班”，区、县以上医疗单位和卫生防疫站霍乱、腹泻病防治专业人员、检验人员106人参加了培训；2003年4月16—18日，市防疫站举办“全市霍乱及腹泻病预防与控制培训班”，全市66个区、县医疗单位、卫生防疫站专业防治人员、检验人员共112人参加了学习培训。与此同时，市卫生局在每年夏秋季节，都不定期组织全市机动队的拉练或演练，使霍乱防治工作做到了常备不懈。1996年—2003年8年间，虽然分别在1998年、1999、2001年出现霍乱疫情的点状散发，但由于综合防治措施到位，尤其是市、区防治机动小分队反应迅速，技术过硬，疫情发生后，均能及时赶赴疫区、疫点，严格按照卫生部制订下发的《霍乱防治方案及法定传染病处理常规》进行预防、控制，杜绝了二代病例的发生，有效地预防了霍乱的传播蔓延和疫情的扩散。

2004年，举办霍乱及腹泻病预防与控制技能培训班，200余人参加了培训；对1265份重点水源水样进行了定期、定点、定量检测，5—10月共监测腹泻病人11538例，检出O139霍乱弧菌3株；入户调查1728户，个案调查5812人次，预防服药2088人份，发放消毒剂18Kg，杜绝了二代病例的发生。

2004年5—10月份，全市各腹泻病门诊共报告监测肠道腹泻病人10998人次，其中菌痢2633例、共进行SPA快诊4，889例，细菌培养3420例，检出霍乱O139病人1例，培养出O139霍乱弧菌4株。市及各区县防疫站对重点水源及其他外环境进行了定点、定时、定量监测1265份，经检验均未发现霍乱弧菌。

9月2日，张店区报告了一例霍乱疑似病人，市、区防疫工作人员立即赶赴现场进行流行病学调查处理工作。通过采集病人样品进行检验，经多次传代培养，于2004年9月5日上午9点20分，病人大便培养的菌株初定为霍乱O139，诊断为疑似霍乱病人。9月6日9时55分省疾病预防控制中心做出鉴定：确定为O139霍乱确诊病例。通过采取积极果断的控制措施，这次水源爆发疫情得到迅速的控制，没有发生二代病例。此次疫情处理，共入户调查1728户次，个案调查5812人次，预防性服药2088人份，发放氯代异氰脲酸钠消毒剂18公斤，1200余袋，使用DDV60公斤。

市防疫站大力整治了建设工地流动人口的卫生防病工作。以建设工地食品卫生管理为突破口，与建委等部门配合，对辖区建设工地的职工食堂、饮用水、职工宿舍等卫生进行了监督检测，建设工地职工食堂办证率达80%以上，炊事人员查体办证率89%以上，辖区内建设工地全部使用安全卫生的饮用水，使用无害化厕所。

2005年，市及各区县卫生防疫站对重点水源及其他外环境进行了定点、定时、定量监测912份，水产品、食品检测708份，经检验均未发现霍乱弧菌。

肠道门诊监测：5—10月份腹泻病人13742例，比去年同期上升了19.11%，其中菌痢2551例，SPA快诊3791人份，细菌培养3820人份。未检出霍乱弧菌。

在有关领导的协调下，在张店区设立了国家级霍乱监测点，这是本市首次接受国家级传染病监测点任务。

2006年5—10月份，全市各腹泻病门诊共报告监测肠道腹泻病人8761人次，其中菌痢2614例、进行水样便病人金标快诊1453份；对重点水源进行霍乱弧菌检测501份，均未检出霍乱弧菌。

8月9日15时50分，市第四人民医院预防保健科工作人员报告一例腹泻病患者查霍乱O139快速诊断（金标法）阳性。接到疫情后，市、区疾病预防控制人员立即赶赴现场进行流行病学调查处理工作。通过采集病人样品进行检验，经多次培养，最后排除疫情。

2007年4—5月，举办“淄博市霍乱及感染性腹泻病防治知识培训班”“全市霍乱专报系统师资培训班”两期培训班，共计200余人受训。

5—10月共检索腹泻病人9366人，细菌培养1433人，快检492人，均为阴性。各种标本检索1433份，均为阴性。

7月31日市疾控中心举办了全市疾控系统卫生应急实战演练，各区县9支应急机动队共110余人参加了演练。进一步加强和促进了全市疾控系统的卫生应急工作，提高了现场实战能力，为做好奥运疾控保障工作奠定基础。

2008年5—10月共检索腹泻病人7851人，细菌培养1164人，快检376人，各种标本检索3641份，均为阴性。

2009年5—10月共检索肠道门诊腹泻病人6302人，细菌培养803人，快检262人；重点人群检索1722人，细菌培养752人，快检40人；检索食品805份；水检测485份；水源地霍乱弧菌检测24份，其他外环境监测185份，均未检出霍乱弧菌。

2010年5—10月共检索肠道门诊腹泻病人7237人，细菌培养304人，快检74人；重点人群检索379人，细菌培养156人，快检7人；检索食品675份；水检测464份；其他外环境监测156份，均未检出霍乱弧菌。

2011年5—10月共检索腹泻病门诊腹泻病人10509例，细菌培养629例，快检483例，均为阴性；检索食品892份，均为阴性；水样检测574份，均为阴性；其他外环境监测150份，均为阴性。

2012年6月28日9时许，张店区人民医院电话报告一例霍乱可疑病例。患者为一年轻厨师，6月26日21时与同事至露天大排档吃烧烤，晚24时许出现腹泻症状，6月27日10时30分在东张村卫生室就诊，19时前往张店区人民医院就诊，经霍乱金标快检显示O1霍乱菌群阳性。知悉疫情后，疾控部门立即展开相关调查。在调查的同时，张店区疾控采集患者入院后第一次粪便标本，23时进行检测同样显示霍乱金标快检O1群阳性、O139群阴性，另外进行碱性蛋白胨水增菌的同时，取粪便直接接种庆大霉素琼脂选择性培养基未见菌落生长，镜下观察粪便标本动力实验阳性，致动实验阴性。28日10时市疾控中心到达，对该粪便标本进行再次快检，结果依旧显示O1群阳性、O139群阴性；同时对采集的用药后粪便标本进行快检，结果全部为阴性。市、区疾控按照霍乱疑似病例疫情采取了病例就地隔离治疗、密切接触者医学观察、疫点消毒、患者、家属、医务人员防病健康教育等一系列措施，要求张店区做好一切应急准备，一旦病例确诊，立即启动相关预案，开展各项应对工作。后经市疾控中心实验室复核，未检出霍乱弧菌，未检到致泻菌。病人经住院治疗痊愈出院，成功排除可疑霍乱疫情。

2012年5—10月共检索腹泻病门诊腹泻病人8305例，细菌培养912例，快检733例，均为阴性；检索食品766份，均为阴性；水样检测566份，均为阴性；其他外环境监测190份，均为阴性。采集25份水源地水样进行霍乱弧菌培养，均为阴性。

2006年以来，市疾控中心每年在霍乱监测季节前期及时下发关于加强霍乱等肠道传染病防控工作的相关通知；举办全市霍乱、感染性腹泻病等肠道传染病防治技术师资培训班，各区县疾控机构及市属、市管和各区县医疗单位以及部分乡镇卫生院从事肠道传染病防制工作的管理人员、业务人员累计1000余人参加了培训。每年五一前后都组织对医疗机构腹泻病门诊开诊情况进行检查，对预检分诊制度落实、腹泻病门诊设置和院内感染控制等情况进行技术指导，对腹泻病门诊及开诊过程中存在的问题及时提出整改措施。市疾控中心专业人员还多次走进本市电视、广播直播间，向广大群众宣传肠道病防制知识，提高了群众的卫生意识，降低了肠道传染病的发病率。

第三节　白　喉

白喉属于中国法定传染病中的乙类传染病。

新中国成立前后，本市均有白喉疫情发生。据《淄博市卫生志》记载，新中国成立前一次较重的流行是1932年，“民国二十一年（1932年），博山县瘟疫，白喉诸症甚烈。南博山一村，小儿死者百余人。”

1953年，开始接种白喉类毒素预防白喉。接种对象是托幼单位、小学、机关和厂矿的6个月至8岁儿童，但接种范围不广泛。据史料记载，1953年至1959年，白喉类毒素接种免疫率最高年份（1957年）为15%，最低年份（1959年）仅为0.8%。

1959年以前，白喉呈散发状态，病人发病、转归及具体疫情情况无记述资料。

1959年10月，博山区发生1例白喉病人。患者，系郭庄公社北博山大队农民肖成英之子，10月27日发病，11月2日由淄博市第一医院确诊并报告疫情。患者被转入市传染病医院隔离治疗。市防疫站派人前往疫源地调查，未发现其他病例。遂对该村6个月至8岁的儿童以及邻村南博山大队的重点人群进行白喉类毒素注射，疫情未引起传播。

1960年至1964年连续五年，是新中国成立以来白喉高发年份。

1960年，张店区发生白喉局部流行，发病214例，占全年白喉病人的79.55%。10月17日，市防疫站与张店区卫生防疫站组织45人的白喉防治队，进入疫区防治。防治队分预防接种、交通巡回检疫、消毒、治疗小组，分头行动。严格隔离治疗，对225户病家的486间房屋消毒；控制儿童聚集，对易感者接种白喉类毒素共24616人（次），预防服药29437人（次）。经过40余天防治，至11月底，控制了白喉流行。调查发现，这次白喉流行以张店城区为主，城区患者占发病人数的62.1%；发病年龄最小者6个月，最大者35岁，10岁以下儿童占70.09%。病人中，学龄前儿童93人，占43.4%，学龄儿童91人，占42.5%。经对10411人进行锡克氏试验，认为这次白喉流行的主要原因与白喉类毒素接种不广泛、人群易感者增多有关。

1961年，白喉在本市再次暴发流行。全市发病2627例，发病率高达198.28/10万；死亡82例，病死率3.12%，是本市历史上白喉发病率最高的一年。

同年8月，淄川区王村公社白喉暴发流行，发病1000余人。市卫生局组织50人医疗队防治，历时3个月，共治疗1275人。

1962年1月，农村白喉暴发流行。全市发病439例，发病率34.18/10万。农村病人占86.7%。患者年龄最小者仅出生10天，最大者74岁。

1963年，全市发生白喉272例，年发病率20.89/10万；1964年，全市发生白喉215例，年发病率16.11/10万。

1962年，市防疫站用锡克氏试验方法对不同地区人群的白喉免疫力进行调查。结果：农村非流行地区试验阳性率最高67.9%，最低42.7%，平均54.5%；流行地区试验阳性率最高27.7%，最低10%，平均24.1%；散发地区试验阳性率最高26.8%，最低5.8%，平均11.1%。白喉类毒素历年来在农村接种率低，人群免疫水平低，是农村白喉暴发流行的主要原因。

据对1960年至1962年疫情资料分析，白喉发病年龄向大年龄组发展，发病地区逐渐趋向局限，疫源地范围缩小。1962年，调整白喉预防策略，扩大白喉类毒素接种范围，由原来的6个月至8岁，扩大为6个月至15岁。1962年组织两次白喉类毒素接种，共接种314933人（次），二次全程接种率85.3%。

1963年，开始使用精制白喉类毒素接种预防白喉。1964年以后，白喉发病率呈逐年下降趋势。1964年至1971年的8年间，白喉年发病率依次为：16.11/10万、5.72/10万、3.71/10万、1.82/10万、1.24/10万、0/10万、0.27/10万、0.11/10万。

1972年，省里开始供应淄博市百白破三联疫苗。在博山区、临淄区对7~45岁人群接种百白破三联疫苗7万人份，接种精白类60万人份。

1972年至1974年3年中，共发生5例白喉病人。1972年发生2例，发病率1.0/10万；1973年发生1例，发病率0.05/10万；1974年发生3例，发病率0.15/10万。

1974年5月，张店区石桥公社南石村发生1例白喉。患儿王立波，男，2岁，5月7日发病，5月10日由市第二医院确诊，在该院传染病科治愈。

1977年，按照山东省《关于调整四种生物制品划片免疫规划的通知》，每5年对在百白破三联疫苗基础免疫后的3~12岁儿童加强注射一次精制白喉类毒素。本市安排：1979年，张店、周村、临淄区和齐鲁石化总公司、淄博铁路系统普遍接种一次精白类；1980年博山、淄川区普遍接种一次精白类。

1978年，卫生部下发《关于加强计划免疫工作的通知》，要求“三年之内在全国普遍实行计划免疫，力争尽快消灭白喉、脊髓灰质炎、麻疹等传染病”。根据上级统一部署，本市将百白破三联疫苗作为基础免疫，在全市城乡对12岁以下儿童按免疫程序接种。

1980年4月，对博山、临淄区1703名15岁以下儿童进行锡克氏试验监测白喉免疫水平，阴性率为79.5%。随机抽取469人微量血做间接凝集试验测定其抗体，阳性率89.34%，两项试验符合率为81.63%。

1983年，在张店、周村两个区1~20岁人群中，随机抽样调查1143人进行锡克氏试验，阴性率80.31%。从同一人群中随机抽取312人做间接血凝定量分析测定抗体，阳性率82.37%，两项试验符合率83.65%。以上两次白喉抗体水平监测结果说明，儿童和部分青年人对白喉的免疫力维持在较高水平。

1986年之前，就已在全市城乡广泛开展了白喉疫苗（百白破三联疫苗）的免疫接种。1986年以后，根据省卫生厅要求，在市、区（县）各级卫生防疫站建立健全计划免疫管理机构和专业队伍，加强计划免疫“冷链”建设，使包括百白破疫苗在内的“四苗”接种率不断提高，对预防白喉发生发挥了重要作用。

1989年3月10日，山东省卫生厅下达《山东省消除白喉方案》，要求全省在1992年实现消除白喉的指标。

各级卫生防疫机构通过狠抓计划免疫技术措施的落实和“冷链”建设，使百白破三联疫苗接种率不断上升，接种质量不断提高。

1989年12月，市卫生局组织力量对五区一县1260名12~24月龄的适龄儿童进行调查，“四苗”（含百白破三联疫苗，下同）接种率均达95%以上。1990年5月，省卫生厅组织专家对淄博市部分区县计划免疫工作进行审评，“四苗”全程接种率均达99%以上。1990年至2003年14年中，全市百白破三联疫苗单苗接种率一直保持在96%以上的高水平，有效控制了白喉的发生。

2000年8月，针对白破（白喉、破伤风）二联制剂加强免疫相对薄弱的情况，按照省卫生防疫站印发的《山东省儿童白破二联制剂强化免疫实施方案》，自8月~10月，以区县为单位，同时开展了一次对7岁、12岁儿童的白破二联的加强免疫。

2005年，卫生部下发《预防接种工作规范》，按照新的免疫程序仅对6岁儿童进行白破二联疫苗的加强免疫。

淄博市在坚持“冷链”系统正常运转的同时，开展适龄儿童计划免疫保偿制度，推广集中式接种和规范化接种门诊建设，推进儿童预防接种信息化建设。1990年至2012年23年中，全市百白破三联疫苗单苗接种率一直保持在96%以上的高水平，有效控制了白喉的发生。截至2012年连续38年无白喉发生。

第四节　流行性脑脊髓膜炎

流行性脑脊髓膜炎（简称“流脑”，下同）属于中国法定传染病中的乙类传染病。

自新中国成立初期至2012年63年中，本市几乎每年均有流脑病人发生，但高发流行年均发生在1980年以前，大致4—6年左右出现一个流行周期。本市流脑的流行史大体可分为4个阶段：

第一阶段为新中国成立初期1950年—1960年11年间，流脑发病率波动在2.43~42.2/10万之间，年平均发病率为13.89/10万。1959年为流行高峰年（发病率42.20/10万），持续2年，为中度流行强度。博山区的博城、八陡、域城公社，张店区的张店公社、周村区的周村、萌水公社，淄川区的淄城、昆仑、洪山公社，临淄区的边河公社，是该流行周期流脑发病较多的重点发病公社。

第二阶段为 1961 年—1969 年，流脑发病率波动在 7.96~213.94/10 万之间，年平均发病率为 77.94/10 万，此间，发病率逐年上升，由 1961 年的 12.91/10 万到 1965 年发病率上升至 132.0/10 万，1966 年升至为 190.90/10 万，1967 年达流行高峰，发病率为 213.94/10 万，是本市历史上流行强度最高、发病率最高的一次流脑大流行。其流行特点是：流行面广、波及全市城乡、流行强度大，发病率在 100/10 万以上的公社有 51 个，占全市公社数的 73.91%。发病率在 300/10 万以上的公社有周村区张坊、萌水、大姜、南闫公社，博山区八陡、五龙、源泉、域城、龙门公社，张店区房镇、沣水、卫固公社，淄川区淄城、昆仑、岭子、黑旺、口头、西河、洪山公社，临淄区金岭、大武、边河公社等 36 个公社。发病率在 500/10 万以上的公社有周村区周村、南营、贾黄、彭阳公社，张店区马尚公社，博山区博城、山头、池上公社，淄川区黄家铺、二里、龙泉公社共 11 个公社。有的公社因发病率高，病人多，影响了学生上学和教学秩序的正常进行。

分析认为，1961 年—1969 年期间，中国发生“文化大革命”，尤其是 1966 年和 1967 年，正值“文革”初期的“红卫兵”大串联阶段，造成前所未有的全国性人口大流动。本市 1967 年的流脑大流行，与当时的社会人口大流动不无关系。

第三阶段为 1970 年—1979 年。10 年间，流脑发病率波动在 16.58~44.87/10 万之间，年平均发病率为 29.07/10 万。1975 年为流行高峰年（发病率 44.87/10 万，死亡率 0.99/10 万）。流行强度为中度流行，流行曲线峰谷较平，流行时间较长，前后历时 4 年。1975 年—1978 年，年发病率分别为：44.87/10 万、36.13/10 万、44.85/10 万和 30.85/10 万，1979 年，下降为 18.06/10 万。这次流脑流行发病率最高的公社是临淄区王寨公社（发病率 539.39/10 万）和博山区乐疃公社（发病率 484.32/10 万）。发病率在 100/10 万以上的公社有 9 个，发病率在 40/10 万以上的公社有 17 个，占全市公社数的 21.25%。

第四阶段为 1980 年—1986 年。7 年间，流脑发病率波动在 1.48~21.39/10 万之间，年发病率平均为 6.20/10 万。在此期间，本市流脑发病特点是：①发病率呈逐年下降的趋势，由 1980 年的 21.39/10 万，下降至 1986 年的 1.48/10 万；②流脑发病由小范围的暴发逐步变为散发，其暴发时的流行强度较弱，发病人数少，且流行时期短；③流脑死亡率大大降低。1980 年为 1.16/10 万，1986 年为 0.04/10 万，达历史最低水平。

淄博市于 1974 年对重点人群首次接种精制吸附流脑菌苗。自 1980 年开始，对 15 岁以下儿童接种流脑疫苗。1982 年以后，对 1~15 岁少年儿童采用冻干流脑多糖体菌苗进行预防接种，主要在流脑发病地区和疫情预测可能引起流行的地区实施接种。流行病学分析认为，流脑菌苗的接种和医疗技术水平的提高，是这一阶段流脑发病率和死亡率逐年大幅度降低的根本原因。

自 1987 年开始，本市流脑发病进入历史最低发病率阶段。1987 年至 2005 年，流脑发病率连续 19 年被控制在 1/10 万以下。此间，发病率最高 0.85/10 万（1987 年），最低 0.02/10 万（2002 年），年平均发病率为 0.19/10 万，达历史最低水平。19 年中，每年流脑病人均为零星散发，连续 19 年控制了流脑的暴发和流行。自 2006 年至 2012 年，已连续 7 年无流脑病例发生。

60 余年的疫情资料显示，流脑的流行呈现以下特点：①具有明显的季节性。根据 28 个流行年度的疫情分析，可分为流行前期（11、12 月和下年 1 月）、流行期（2、3、4 月）、流行后期（5、6、7 月）和间歇期（8、9、10 月），呈现明显的季节性特点。病人一般从上一年的 11 月开始逐渐增多，2、3、4 月发病人数达高峰，5 月以后迅速下降，流行曲线峰峪陡峭。大流行年时，流行期发病人数占全年病人的 74.85%，一般流行年时占 64.43%，非流行年约占 50%。据 28 个流行年资料统计，有 18 个流行年的流行高峰出现在 4 月份，占 64.29%；有 6 个出现在 3 月份，占 21.43%；有 3 个出现在 5 月份，占 10.71%；有 1 个出现在 12 月份，占 3.57%。流脑呈现大流行时，其流行季节和流行高峰月均呈现明显前移的现象。②发病年龄及职业特征。资料显示，任何年龄均有发生。年龄最小者为 2 个月，最大者为 80 岁，15 岁以下占

67%；职业特征表现为中小学生和学龄前儿童为主要发病人群。

1976 年 3—4 月，市防疫站在张店和周村两个区对 1326 名健康人进行健康人群流脑带菌和菌群分布调查，共查出带菌者 521 人，健康人群带菌率为 39.29%。带菌者中，以 10~14 岁中小学生和农民的带菌率最高。521 株菌中，鉴定出 7 个血清菌种，以 B 群最多，占 66.20%，A 群占 23.03%，C 群占 7.67%，其他血清群占 2.30%，4 株未定群。未检出 D 群和 1486、1811 及 1890 群。

淄博市流脑流行年主要发病年龄统计表

表 5-3-4-1

流行年	< 7 岁		8~15 岁		> 16 岁		合　计	
	例数	%	例数	%	例数	%	例数	%
1959—1960	506	48.47	355	34.00	183	17.53	1044	100.00
1966—1967	1507	26.31	1602	27.97	2619	45.72	5728	100.00
1975—1978	1513	58.71	781	30.31	283	10.98	2577	100.00
总　计	3526	37.72	2738	29.29	3085	33.00	9349	100.00

对流脑的主要防治措施：1980 年以前，主要采取加强疫情报告和疫情分析，掌握流行规律，开展预测预报，抓好“苗头病人”的隔离和治疗。同时，充分利用各种形式，开展广泛的卫生宣传教育，教育群众在流脑流行期间不到病家串门，不到人群集中的场所，经常用淡盐水漱口或生吃大蒜，用 2‰ 新洁尔灭喷喉、滴鼻等进行预防，尽量做到早期发现病人，早报告疫情，早隔离治疗，努力降低发病率及病死率。

1980 年以后，本市开始接种流脑菌苗，重点做好 15 岁以下少年儿童的免疫接种工作，使流脑的暴发流行得到有效控制，发病率逐年大幅度降低。

随着 A 群流脑疫苗的广泛使用，中国一些省、市 A 群流脑发病所占的比例逐步下降，而 C 群和 B 群所占的比例有上升的趋势，2003 年 9 月，省疾病预防控制中心下发了《山东省 A+C 群脑膜炎多糖疫苗免疫接种试点实施方案》，修订推荐流脑疫苗的免疫程序为：6—18 月龄初免 1 针（基础免疫），3、6、9 岁各 1 针（加强免疫）。初免必须使用 A 群流脑疫苗，加强免疫推荐使用 A+C 群流脑疫苗。从 2004 年开始，流脑疫苗纳入常规免疫，全年接种。2004 年 3—4 月，本市在流脑疫苗纳入常规免疫之前，在群众自愿的基础上，对 2~15 岁儿童进行一次 A+C 群流脑疫苗的免疫接种，接种率达到 90% 以上。

2005 年，市疾控中心按照卫生部制定的《全国流行性脑脊髓膜炎防治指南（试行）》开展全市的流脑防控工作。流脑的防治采取以加强个人防护、预防接种、加强监测、早发现病人、积极隔离治疗为主的综合防治措施。2006 年按照《山东省流行性脑脊髓膜炎监测方案》开展流脑病例的监测工作。

2006 年起，采用国家统一推荐的流脑疫苗免疫策略，常规免疫：6~18 月龄初免 2 针（基础免疫），3、6 岁各 1 针（加强免疫）。其中初免使用 A 群流脑疫苗，加强免疫使用 A 群或 A+C 群流脑疫苗。

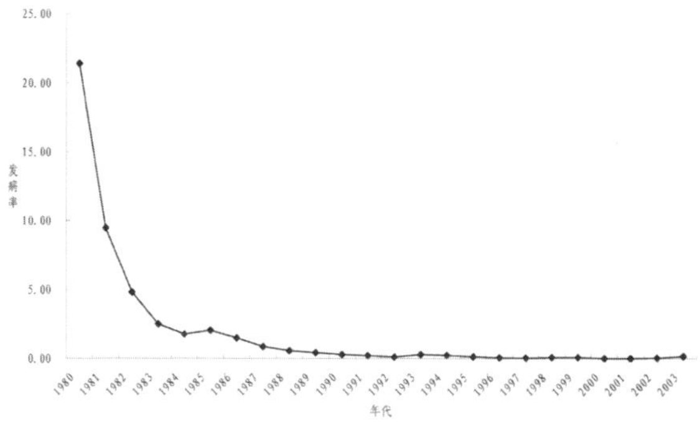

淄博市1980-2003年流脑发病率（1/10万）

2006年12月5日，对4岁以下儿童开展了一次流脑疫苗的查漏补种，接种率90%以上。

2007年，根据省免疫预防专家咨询委员会的咨询论证意见，在逐步推广冻干A+C群脑膜炎球菌结合疫苗。冻干A+C群脑膜炎球菌结合疫苗为完全抗原疫苗，具有更好的免疫原性，尤其适合于6个月~2岁儿童。

2008年，本市按照国家及省的要求实施扩大国家免疫，对辖区内儿童按照新的免疫程序进行接种。流脑疫苗的免疫程序改为接种4剂次，儿童6~18月龄接种2剂次A群流脑疫苗，3周岁、6周岁各接种1剂次A+C群流脑疫苗。

自1987年以来，流脑发病率降至历史最低发病率水平，1987年至2005年，流脑发病率连续19年被控制在1/10万以下。自2006年—2012年连续7年无流脑病例，流脑的发生在淄博市已得到有效的控制。

第五节　百日咳

百日咳属于中国法定传染病中的乙类传染病。

自1950年以来，每年均有百日咳病例发生，但主要高发流行年份是在20世纪的50年代和60年代。发病季节集中在冬春季，患者以4岁以下的婴幼儿为主。

百日咳的发病流行状况大体可以分为三个阶段：

1950年至1969年是高发流行阶段。此间，发病率最低为1952年（4.07/10万），最高为1963年（205.06/10万）。20年间，出现6次高发流行年，分别为：1954年，发病793例，发病率115.63/10万；1957年，发病1395例，发病率178.29/10万；1958年，发病1059例，发病率104.05/10万；1963年，发病2670例，发病率205.06/10万；1964年，发病1617例，发病率121.19/10万；1965年，发病2480例，发病率181.76/10万。其中，1957年—1959年曾出现一次连续3年的高发流行年，发病率依次为：178.29/10万、104.05/10万、80.29/10万，平均发病率为120.88/10万。1963年—1965年，本市又出现一次连续3年的高发流行年，发病率依次为：205.06/10万、121.19/10万、181.76/10万，平均发病率为169.37/10万。

自1963年开始接种百白二联疫苗，接种百日咳疫苗前的14年间（1950—1963年），百日咳年平均发病率为70.59/10万。1963年虽然开始接种百白二联疫苗，但由于接种范围很小，且无免疫程序，未形成有效的免疫屏障，是这一时期百日咳高发流行不止的主要原因。

1970年—1985年是百日咳发病率被有效控制阶段。这一时期，百白破三联疫苗接种范围逐步扩大，接种人数逐年增多，使百日咳高发流行的趋势得到有效地控制。1972年，省供给本市百白破三联疫苗70000人份，主要在博山、临淄两区进行接种。1975年起，执行《山东省生物制品预防接种方案》，提高了百日咳疫苗使用的计划性和科学性。同年，开始使用上海生物制品研究所供应的百白破浓配方三联制剂，市卫生防疫站专门下发通知，规范注射剂量，要求第一针0.25毫升，第二、三针各为0.5毫升，强调准确掌握注射剂量，防止预防接种差错。

1978年9月13日，卫生部下达“关于加强计划免疫工作的通知”。市卫生局下达了“1979年计划免疫工作意见”，要求按照卫生部和省制订的新的免疫程序实行计划免疫。1979年，全市接种百白破三联疫苗51158人份，接种率64%；1980年接种69868人份，接种率90.42%；1981年接种66589人份，接种率91.43%；1982年接种63701人份，接种率89.60%。1985年，市卫生局组织力量抽查了 180 个基层单位，百白破接种率为 64.99%。

1970 年至 1985 年的 16 年间，是逐渐扩大百白破疫苗接种和实施预防接种时期，随着预防接种工作的不断强化，百日咳的发病得到有效地控制。在此期间，百日咳发病率波动在 2.34/10 万（1971 年）至 57.14/10 万（1973 年）之间，平均发病率为 24.01/10 万，百日咳高发流行的状况已被有效地控制。

1982 年，卫生部颁布《全国计划免疫工作条例》。

自 1986 年起，通过贯彻《全国计划免疫工作条例》，加强了计划免疫和“冷链”建设，制订了中、长期儿童全面免疫规划，使百日咳的预防措施进一步加强并落实。

1986 年，制订了到 1987 年实现 85% 以上儿童全面免疫的规划，即第一个 85% 目标。

1987 年 1 月，市防疫站印发“关于进行疫苗紧急接种的通知”，要求对 1986 年 1 月 1 日至 10 月 31 日出生的儿童，必须于 1987 年 3 月底以前，按照新的免疫程序完成 4 种基础制品的接种任务，以保证在 1987 年年底以前实现全市 85% 以上儿童的全面免疫。是年 12 月底统计，全市“四苗”（含百白破疫苗，下同）接种率达 96.9%，百白破疫苗接种率比未实现“冷链”建设前的 1985 年提高 31.91%。

自 1989 年至 2003 年，每年 11—12 月份都对计划免疫工作进行一次全面检查。15 年中，全市“四苗”接种率最低时为 95%，最高时 99.6%。百白破疫苗接种连续 15 年保持 95% 以上的高接种率。

实施计划免疫达标活动，1987 年实现了“四苗”接种以市为单位达 85% 的目标，即第一个 85% 目标；1990 年实现了第二个（即以区、县为单位）85% 目标；1992 年实现了第三个（即以乡、镇为单位）85% 目标。

2002 年，在部分区县推广无细胞百白破三联制剂，在群众自愿的基础上，用无细胞百白破取代和部分取代全细胞百白破三联制剂。

2008年，在全国范围内实施扩大国家免疫规划，按照国家及省的要求利用三年的时间将无细胞百白破三联制剂全部取代全细胞百白破三联制剂对适龄儿童进行免费接种。

2008 年，对张店区、临淄区、沂源县的健康人群进行百日咳抗体水平监测。免疫水平血标本采集 283 份。全市百日咳抗体总阳性率为 63.60%；男性为 43.10%，女性为 56.89%。从年龄分布看，阳性率随年龄的增加而降低，1 岁以下年龄组抗体阳性率为 100%，20 岁以上抗体阳性率最低，仅 41.05%。

自 1994 年建立常规免疫接种率的报告系统，由各级接种单位，按照规定的报告程序和要求，连续地、系统地收集和评价疫苗接种完成情况，20 年来通过报告接种率的监测，百白破疫苗接种率都在 95% 以上。

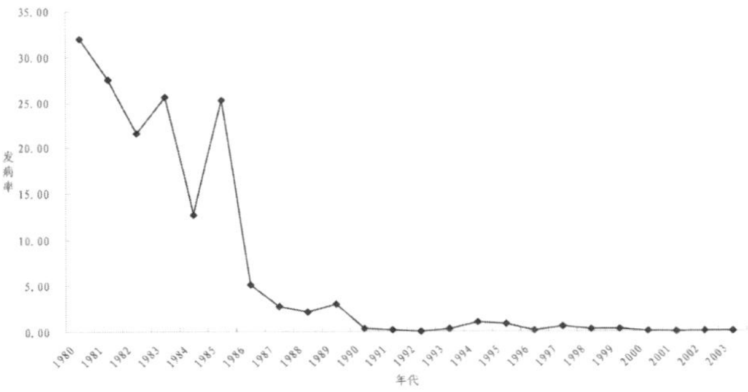

图5-3-5-1　　淄博市1980-2003年百日咳发病率（1/10万）

全市计划免疫工作制度化、程序化、规范化及信息化的管理和高质量的实施，使百日咳的发生得到有效的控制。自 1986 年开始，全市百日咳发病率呈明显逐步下降的趋势。近 27 年来，最高发病率为 5.09/10 万（1986 年），最低发病率为 0.02/10 万（2001 年），年平均发病率 0.67/10 万，降至历史最低水平。1995 年以后，年发病率一直被控制在 1/10 万以下，近 20 年来百日咳的年发病率一直控制在 0.6/10 万以下，百日咳的发病已被基本控制。

第六节　猩红热

猩红热属于法定传染病中的乙类传染病。新中国成立前后，均有猩红热暴发流行的记载。

1946年3月3日，据新华社山东分社鲁中急电：淄川县茶叶村发生猩红热，鲁中行署派出医务人员抢救。

1948年春，博山县岳阳区、夏庄区、原山区发生猩红热，县生产救灾委员会组织医生赶赴抢救。

新中国成立后，自1954年—2003年的50年间，均有猩红热病例发生，年平均发病率为12.43/10万；年发病率最高为70.47/10万（1972年），最低为2001年和2002年，均为0.51/10万。

1955年11月28日—12月18日，淄川区昆仑西坡地村猩红热暴发流行，全村共发病114人，呈典型的临床经过。并发中耳炎、淋巴腺脓肿和肾炎者共8例，并发症发生率7.02%，其中死亡1例。

1971年—1973年和1979年—1981年，先后两次出现猩红热灶型流行，疫情波及张店区城区、山东铝厂、齐鲁石化公司、博山区博城公社、周村区周村公社等。

1982年以前，猩红热发病率波动在1.34/10万和70.47/10万之间，除1972年发病率为历史最高年份外，其他发病率较高的年份分别为：1959年（发病率32.37/10万）、1964年（发病率37.10/10万）、1973年（发病率48.40/10万）、1979年（发病率33.39/10万）和1981年（发病率30.09/10万），基本呈现每隔4~7年出现一次高发年的态势，高发年前后，猩红热年发病率也往往高于一般年份。

自1982年起至2003年，本市猩红热发病率呈波浪式下降的态势，1982年—1989年8年间发病率徘徊在10.71/10万和6.09/10万之间；1990年—1998年9年间，年发病率徘徊在4.33/10万至1.17/10万之间；1999年—2003年，连续五年发病率降至1/10万以下的历史最低发病率水平。

近20年来（1984年以来），猩红热疫情呈现以下特点：①发病率呈波浪式下降的趋势。年发病率最高10.68/10万（1989年），最低0.51/10万（2001年和2002年）。1999年至2003年，连续五年发病率降至1/10万以下的历史最低水平。②猩红热病人主要以散发为主，临床症状有逐渐减轻的趋势，且病程短，并发症少。③近20年来共发生2501例，无死亡病例发生。④小型暴发频率大大降低，多呈灶型暴发，流行强度小，范围局限，病例少，流行持续时间较短。

从近20年来猩红热年发病率曲线分析（图5-3-5-1），猩红热的发生已被有效地控制，发病率降至历史最低水平，杜绝了死亡病例的发生。

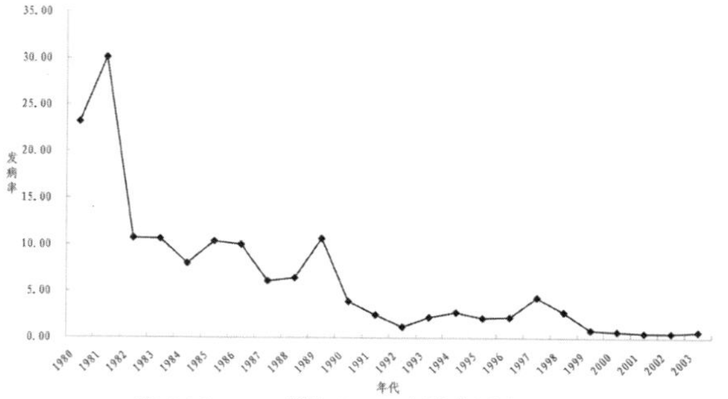

图5-3-6-1　　淄博市1980-2003年猩红热发病率（1/10万）

2004—2011年，猩红热发病维持在较低水平，未出现较为集中的暴发，呈现低发、散发状态。防控策略重在关注聚集疫情。

2012年，猩红热处于近10年以来高发态势，为了解本市猩红热高发原因、潜在危险因素和病原谱分布，12月，根据市卫生局《关于印发2012年淄博市重大公共卫生服务项目专项补助资金疾病控制项目管理方案的通知》《2012年中央补助淄博市其它重点传染病项目管理实施方案》中猩红热防治项目要求，市2012年要完成200份猩红热病例标本采集任务。鉴于上级部门任务下达较晚，要求上年度报告猩红热病例较多的淄川、张店、博山、临淄、周村、高新区疾控中心，桓台县卫生防疫站要按照项目任务分配表，自2013年1月1日开始对报告的全部猩红热病例采集咽拭子标本。

第七节　麻　疹

麻疹属于中国法定传染病中的乙类传染病。

新中国成立以来，每年均有麻疹病人发生。

据史料记载，1951年桓台县惠民地区麻疹流行，死亡1050人，淄博专区组织抢救队，现场救援。

1952年春，淄博地区麻疹流行。据邹平县、长山县、张周市和淄博市4个县、市报告，共发现238人，死亡7人。是年11月—12月，临淄、章丘等县麻疹流行。其中，临淄县发生 60 余例，章丘县 20 余例，兵工总厂 97 例。患者多为 5 岁以下儿童，无死亡。是年，淄博专区共发生麻疹 1004 例，发病率为 157.11/10 万。

自 1950 年至 2003 年的 54 年中，麻疹防治工作大体可分为三个阶段，并呈现不同的特点。1950 年至 1966 年的 17 年间，为麻疹疫苗接种前阶段。此间，是麻疹发病率频频高发阶段；1967 年至 1986 年的 20 年间，是实施麻疹疫苗预防接种阶段。此间，麻疹高发病率的频发态势得到有效控制，发病率明显降低；1987 年至 2003 年的 17 年间，是实施计划免疫“冷链”运转阶段。此前，大面积的麻疹暴发流行得到有效控制，麻疹发病率降至历史最低水平。

1967 年以前，为麻疹疫苗接种前阶段。此间（1950 年—1966 年），由于缺乏有效的预防疫苗，加之卫生防疫队伍薄弱，是历史上麻疹发病率高、流行广泛的阶段。17 年中，麻疹发病率除 1950 年—1952 年和 1960 年较低外，其他年份发病率均在 300/10 万以上，其中，1954 年、1957 年、1959 年麻疹发病率分别高达 1004.66/10 万、1335.74/10 万和 1350.46/10 万。1950 年—1966 年，麻疹年平均发病率为 616.77/10 万。

1953 年春，淄博地区麻疹流行，共发生病人 3015 人，死亡 73 人。其中，淄博市发生 928 例，死亡 33 人；淄川县 1—2 月发生 156 人，死亡 11 人；3—4 月份发生 542 人，死亡 26 人；该县吕家河村发病 29 人，死亡 2 人；西河煤矿发生 82 例，死亡 4 人；博山县发病 53 人，死亡 4 人，死亡原因多是并发肺炎。

1959 年，是新中国成立以来麻疹发病人数最多，发病率最高的一年。共发生 17441 例，发病率达 1350.46/10 万。是年 1 月，周村区郑家庄麻疹流行，并蔓延至张店、洪山、博山等地。17 天内，全市发生麻疹病人 2212 例，死亡 44 例，病死率 1.99%。市卫生局下达《关于动员医药卫生人员立即投入控制传染病流行战斗紧急通知》，全市组织了 118 人的防治专业队。淄博卫生医士学校二年级学生医专班学生停课一周，参加防治工作。防治人员深入病区各村，采取边调查、边宣传、边服预防药、边治疗的防治措施，力破“三关”（易感儿童关、防止并发症关、减少死亡关），有病治病，无病防病，先后完成了 108113 名易感儿童的调查。并对易感儿童采取服用胎盘粉、尿泡鸡蛋、贯众粉、紫草根等预防。

在接种麻疹疫苗之前，由于没有有效地特异预防药物，麻疹发病率连年居高不下，1952—1966 年 15 年内，呈现不规则高发的态势。1962 年，市防疫站曾对本市麻疹的流行进行阶段性分析，认为发病率高低与易感儿在儿童人群中的所占比例有关。当易感儿童比数超过 50% 时，则可能引起流行；低于 40% 时，表现为散发。麻疹流行季节高峰在 4 月份，但流行年时，流行季节可提前；3 岁以内幼儿发病数占较高比重；患者病死率呈逐年降低趋势。

1966 年开始试用麻疹疫苗，反应小，效果好。自 1967 年开始，在全市范围内普种。自 1967 年至 1986 年 20 年间，是实施麻疹疫苗预防接种阶段。此间，本市多年来麻疹发病率连年居高不下的状况得到有效地遏制。1967 年至 1986 年的平均年发病率为 57.99/10 万。

1967 年，麻疹发病率为 279.77/10 万，而到 1968 年和 1969 年急剧下降至 21.15/10 万和 5.22/10 万。分析认为与以下因素有关：⑴ 1967 年开始使用麻疹疫苗，对降低麻疹发病率起到一定作用；⑵ 1967—1969 年正处于“文化大革命”期间，基层疫情报告网受到严重冲击和影响，疫情不报或漏报对发病率计算造成影响；⑶ 1969 年 7 月，市防疫站被撤销，疫情收集受到严重影响。

1970 年 7 月 9 日，市防疫站恢复，全市疫情报告逐渐恢复正常。

1967 年—1986 年 20 年间，麻疹发病率高发年分别是：1967 年（279.77/10 万）、1970 年（203.66/10 万）和 1971 年（263.09/10 万）。自 1972 年至 1986 年 15 年中，麻疹发病率降至 100/10 万以下。此间，发病率较高的分别是：1973 年（83.87/10 万）、1974 年（52.91/10 万）、1977 年（66.12/10 万）、1984 年（49.86/10 万）。

1973 年，山东省卫生厅印发《山东省生物制品预防接种方案》，1978年制定下发《山东省预防接种免疫程序》，逐步将预防接种纳入传染病控制轨道，在全市范围内对适龄儿童建立预防接种卡片，按预防接种免疫程序开展包括麻疹疫苗在内的6种疫苗的预防接种。1973年—1986年，麻疹发病率进一步呈明显下降趋势，发病率最高为1973年（83.87/10万），最低为1986年（7.8/10万），平均为29.17/10万。在此期间，分别发生几次麻疹局部暴发，均与麻疹疫苗接种工作不落实或接种质量差有关。

1976年冬至1977年5月，博山区海眼公社国家大队发生麻疹流行，发生麻疹病人63例。市防疫站于5月5日至7日派员赴现场调查，发现该大队卫生室无专人负责预防接种工作。该大队基础免疫率低，传染病漏报率高达63%，麻疹易感儿逐年积累增多，是引起这次流行的主要因素。1982年冬，淄川区峨庄公社麻疹暴发流行，共发病300余人。疫情波及该公社山桥、杨家、紫峪、上崔峪、前沟、后沟、土泉、秦家、纱帽、王家10个大队。市及淄川区防疫站组成调查组进行调查，仅纱帽村243户、883人，自11—12月就发生麻疹88例，死亡1例。患者年龄最大者24岁，最小6个月。全村14岁以下儿童170人，发病76人，占44.71%。流行病学分析认为，该公社麻疹暴发流行的原因是基层卫生组织计划免疫工作不落实，接种率低，有的大队近几年从未接种过麻疹疫苗，易感儿逐年积累、增多，以致造成暴发流行。

1983年，博山区麻疹流行。自1月2日至5月共发346例，疫情波及全区16个乡、镇的82个大队（单位）。其中，八陡镇、福山镇发病人数较多，南博山乡的下瓦村和北博山乡的天津湾村则呈暴发流行。调查发现，麻疹流行村的卫生室处于关闭或名存实亡状态，部分乡村医生因经济待遇不落实而弃医经商或务农，影响了预防接种工作的开展。本次麻疹流行地区普遍存在麻疹疫苗接种率低或接种质量差的问题。

1984年3月，淄川区蓼坞公社东井大队、西井大队麻疹暴发流行，两村共发生354例，死亡3例。患者均为15岁以下少年儿童。市、区防疫站组织专业队进行调查防治，对与病人密切接触的297名15岁以下少年儿童注射丙种球蛋白被动免疫，对1850名15岁以下少年儿童应急接种麻疹疫苗，历时半个月，疫情得到控制。调查发现，该公社东、西井大队此次麻疹暴发，与这两个大队多年不进行疫苗接种，麻疹易感人群积累增多有关，1984年，淄川区蓼坞、商家、罗村以及博山区的山头、域城、蕉庄等8个乡镇发生麻疹暴发疫情。经调查，发病者多集中在1~9岁年龄组，94.92%的患者未接种麻疹疫苗。根据《山东省计划免疫实施细则》和《山东省计划免疫程序》的要求，自1986年开始实施计划免疫"冷链"建设，至1987年年底，全市城乡实现了"冷链"系统全面运转，麻疹预防工作进入计划免疫"冷链"运转时期。此间，区（县）卫生防疫站和乡、镇卫生院建立了预防接种门诊，实行定期（按周或按月）接种。自1987年起，在全市范围内开展建设规范化预防接种门诊，截至2002年年底，全市122处预防接种门诊中，达到省、市级接种门诊标准的有114处，占93.44%。

1987年全市实现计划免疫"冷链"管理以后，麻疹疫苗接种率和接种质量大大提高。1985年，全市麻疹接种率为71.4%，1987年以后，达到96%以上，1997年至1999年，达98%以上，2000年至2003年，达99%以上。

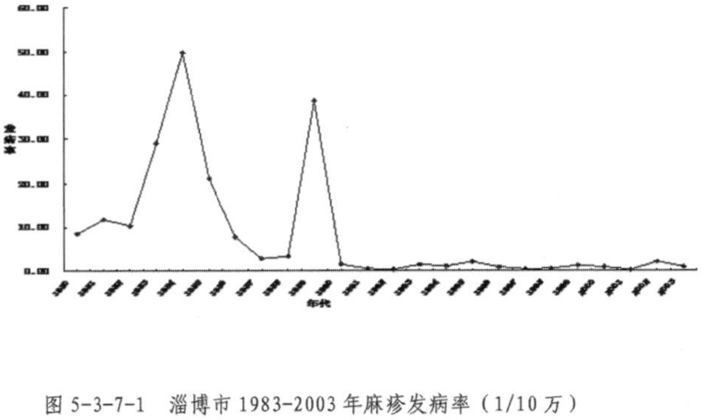

图 5-3-7-1　淄博市1983-2003年麻疹发病率（1/10万）

自1987年至2003年，麻疹发病率除1989年出现一次高峰年（发病率为38.67/10万）外，17年中麻疹发病率总体呈显著下降的趋势，（图5-3-7-1），此间，年平均发病率降至3.51/10万。

1989年2月，淄川区东坪乡上台村、山头村、山西村、小东坪村等9个村发生麻疹疫情，共发生 37 例，均为幼儿园儿童和小学生。调查发现，这些麻疹患儿大多是在接种麻疹疫苗时外出或因当时有病而未接种，以后又没有补种。对发生麻疹病人的村庄的学校和幼儿园采取停课 2 周的措施，对 1734 名易感儿童进行麻疹疫苗应急接种。

1989 年，全市共有 91 个乡镇发生麻疹流行，淄川、张店、周村三个区疫情较为严重。张店区沣水镇四角方村一个村就发生 66 例麻疹。是年，全市共发生麻疹 1115 例，发病率为 38.67/10 万，是实施计划免疫冷链运转以后，发病率最高的一年。

1989 年—2003 年，麻疹发病率波动在 0.29/10 万至 2.19/10 万之间，平均年发病率为 1.06/10 万，降至历史最低水平。2003 年，全市麻疹发病率为 0.99/10 万，被控制在 1/10 万以下。

自 1993 年开始，按照省里的统一部署，将麻疹疫情报告纳入脊灰疫情专报系统，开展了麻疹病例的报告和调查工作。

1997 年 7 月，张店区南定镇郭新村瓦厂发生麻疹暴发，7 月 13 日至 8 月 2 日共发生 11 例病人。8 月 2 日，张店区卫生防疫站接到郭新村卫生室疫情报告后，对麻疹暴发点进行了流行病学调查及麻疹疫苗应急接种，疫情未扩散。经调查，11 例病人中，5 例为该村瓦厂外地民工，另有该村学生 2 例，散居儿童 4 例；年龄分布：10 岁以下儿童 6 例，15 岁 2 例（死亡 1 例），20 岁以上 3 例。首例病人为该瓦厂民工，在何处感染不详。发病后被该村瓦厂辞退回德州原籍。其余 10 例病人均未注射过麻疹疫苗。

1999 年 3 月，被卫生部列为全国与世界卫生组织（WHO）和美国疾病控制中心（CDC）开展麻疹监测合作项目的 10 个地、市之一，本市开展了全方位的麻疹监测工作，对发生的麻疹病例进行了快速报告、及时调查、及时采样、及时检测、暴发控制等全面麻疹控制工作。是年，全市报告麻疹疑似病例 60 例，全部进行了及时报告和及时调查。共采集血清标本 58 例，麻疹 IgM 阳性者 46 例，阳性率 79.3%。

1999 年 1—5 月，对临淄区发生的两起麻疹暴发及时采取控制措施（其中，北羊乡南卧石村发生 15 例，皇城乡五路口村发生 14 例）。据疫情分析，该区两处麻疹暴发点的发生原因是：⑴儿童基础免疫接种率低；⑵疫苗储运有问题，影响疫苗效价；⑶疫情迟报或不报，未能及时采取有效预防措施。疫情发生后，对全区所有 7~14 岁儿童全部进行麻疹疫苗应急免疫，共接种儿童 4 万余人，疫情未扩散。

为全面落实卫生部《加速麻疹控制规划指南》和《山东省麻疹监测方案》，进一步控制麻疹的发生和流行，按照国家规定的免疫程序，连续几年开展了麻疹疫苗强化免疫。1996 年，全市开展麻疹疫苗强化免疫，共接种 197977 人，接种率为 99.7%。1999 年 3 月 15 日，市卫生局转发省卫生厅“关于开展麻疹疫苗强化免疫活动的通知”，按照省卫生厅的部署，于 4 月份在全市范围内对 8 月龄至 7 岁的儿童进行麻疹疫苗强化免疫，共接种 224439 人，接种率为 94.27%。

2000 年 3 月 13 日，市防疫站印发“关于开展麻疹疫苗加强免疫的通知”，决定在 3 月份集中对 1.5~2 岁、7 岁、12 岁适龄儿童开展麻疹疫苗加强免疫。要求接种记录上卡、上证，相应年龄组儿童接种率必须达到 95% 以上。

2001 年 3 月 12 日，市防疫站印发“关于开展麻疹疫苗加强免疫活动的通知”，决定在 3—4 月份在全市统一开展麻疹疫苗加强免疫活动。对 1.5~2 岁、7 岁、12 岁三个年龄组的儿童，无论以往免疫史如何，是否患过麻疹，户口是本地还是外地，临时居住还是长期居住，一律在规定时间内接种一针次麻疹疫苗。

2001 年 7 月 3 日，山东省卫生防疫站印发“关于下发《山东省部分地区学龄儿童麻疹疫苗强化免疫活动实施方案》的通知”，淄博市被列为这次麻疹疫苗强化免疫活动的范围。

是年 9 月 29 日，市防疫站印发“关于开展学龄儿童麻疹疫苗强化免疫和白破二联加强免疫活动的通知”，要求按照省卫生防疫站“鲁防免（2001）8 号”文通知，在沂源、高青、周村三个区、县开展麻疹疫苗强化免疫，其余区县根据本地实际情况自行决定。麻疹疫苗接种对象为 7~14 岁学龄儿童，无论以往免疫史如何，是否患过麻疹，户口是本地还是外地、临时居住还是长期居住，一律在规定的时间内（10 月上、中旬）接种一针次麻疹疫苗。据统计，这次开展麻疹疫苗强化免疫的周村、沂源、高青三个区、县 7~14 岁应接种儿童 160408 人，实际接种 159368 人，接种率为 99.35%。

2003 年，继续贯彻实施《山东省麻疹监测方案》，认真开展了麻疹的旬、月报告和主动监测工作。对发现的麻疹疑似病例及时报告、及时调查并全部采集了血清标本，所有标本均进行麻疹 IgM 和风疹 IgM 监测。是年，全市共报告麻疹疑似病例 65 例，确认麻疹 41 例。

2003 年 11 月 24 日—25 日，世界卫生组织（WHO）和美国疾病控制中心（CDC）专家 B.Hersh 博士和 J.Spike 博士在中国疾病控制中心和山东省疾病控制中心的领导和专家的陪同下，对淄博市麻疹监测合作项目完成情况进行终期评审。专家们分别对市防疫站和张店、博山区卫生防疫站以及博山区石马镇和开发区卫生院进行考察，对计划免疫工作和麻疹监测工作给予较高的评价。

2004 年，为巩固麻疹控制工作取得的成果，根据世界卫生组织消除麻疹免疫策略、卫生部加速麻疹控制规划及《山东省学龄前儿童麻疹疫苗强化免疫活动实施方案》的有关要求，结合实际情况，制定了《淄博市学龄前儿童麻疹疫苗强化免疫活动实施方案》，决定对全市 8 月龄至 6 周岁儿童开展一次麻疹疫苗后续强化免疫活动，全市适龄应种儿童 231962 人，实际接种 211113 人，接种率 91.01%。

2005 年，全市麻疹专报系统共报告麻疹疑似病例 96 例，法定报告系统共报告麻疹病例 66 例。其中 7 个区县报告了麻疹病例，其中高青县确诊 21 例，张店区确诊 12 例，周村区确诊 7 例，淄川区确诊 3 例，博山区和沂源县各散发 2 例，桓台县麻疹风疹混合发病 1 例；临淄区无确诊病例 .

2006 年全市麻疹专报系统共报告麻疹 25 例，法定报告系统共报告 23 例，法定报告发病率为 0.54/10 万，较 2005 年下降 69.12%。两个不同报告系统报告的病例数无明显差异。淄川区麻疹专报数比法定报告数少了 2 例，其原因是专报系统已将这 2 例病例排除（确诊为风疹）。

2007 年，共报告麻疹疑似病例 408 例，较法定传染病报告系统（包括风疹，341 例）多 19.65%。流动人口病例为 165 例，占 40.44%。麻疹疑似病例暴发点 3 个，其中麻疹暴发点 2 个、风疹暴发点 1 个，暴发病例数分别为 108 例、20 例，分别占总报告数的 26.47%、4.9%，尽管报告麻疹疑似病例数较往年显著增加，但各项流行病学监测指标均保持在 98% 以上的较高水平。

2008 年，全市麻疹专报系统共报告麻疹疑似病例 184 例，其中麻疹确诊病例为 159 例，占总报告病例的 86.41%，其中实验室确诊病例所占比例为 59.78%，临床诊断病例、临床符合病例占 5.43%，13.59% 的排除病例中风疹所占比例为 16.00%。是年，按照省卫生厅统一部署，联合下发了《淄博市 2008 年麻疹疫苗强化免疫及 2008/2009 年度脊髓灰质炎疫苗查漏补种活动实施方案》的通知，对全市范围内 8 月龄至 6 周岁儿童（即 2002 年 1 月 1 日以后出生至本次强化免疫日满 8 月龄的儿童）。无论以往免疫史如何、是否患过麻疹、户口为本地还是外地、临时居住还是长期居住，一律在规定的时间内接种一针次麻疹疫苗。为了活动的顺利实施，市疾控中心印制了近 40 万份的麻疹疫苗强化免疫和脊灰疫苗查漏补种通知单，逐级下发了宣传材料，及时将疫苗和接种器材进行了充分的供应，同时也在市电视台、市交通文艺广播电台、《淄博日报》《淄博晚报》、淄博信息港等各种宣传媒介都进行了大力的宣传，利用广播、电视、专家访谈、报纸等进行广泛宣传，共 697 次，张贴宣传画 2161 副，发放宣传单 12 万余张，制作宣传横幅 403 幅，制作墙报 311 版次，动用车辆 209 辆，接种适龄儿童 268073 人，接种率 96.83%。为做好城区儿童的及时接种，临时设立了 200 余个接种点，并对临时接种门诊和接种点进行了验收，对接种人员进行了系统的培训，持证上岗，根据接种点的布局合理安排接种时间，使各接种点的工作有条不紊，保证了应种儿童接种率的提高。

2009 年 4 月，张店区沣水镇第一小学发生风疹流行，报告疑似病例20例。接到报告后，市疾控中心立即成立专家组赴现场调查，首先对病例所在医院沣水镇卫生院进行现场督导，要求其设立预检分诊，对发热、出疹的疑似病人采取隔离措施，定期开窗通风，做好院内空气、地面、物品的消毒，防止交叉感染及暴发流行。然后要求病例所在学校，加强在校学生晨检制度，对密切接触者进行潜伏期观察和相对隔离措施，做好开窗通风和室内物品的消毒，减少集体活动防止交叉感染及暴发流行，对易感人群、密切接触者进行麻疹及风疹疫苗的应急接种，降低易感人群发病几率。最后对20例疑似病例进行流行病学调查，发现该病例均无风疹疫苗接种史，由于近几年未对风疹疫苗进行强化和查漏补种，风疹易感儿童逐年积累增多，是引起这次流行的主要因素。全年麻疹病例为73例，其中实验室确诊病例52例、临床诊断病例21例，发病率为1.346/10万。

2010年上半年，为如期实现2012年消除麻疹的目标，市卫生局、市教育局、市高等教育办公室联合下文组织开展了7~14岁儿童麻疹疫苗强化免疫和高中、大中专院校和其他社会办学的在校学生麻腮风疫苗的免疫接种工作，全市应接种麻疹疫苗314330人，实际接种297088人，接种率达到95%。大中专院校接种麻腮风疫苗1万余人。

2010年，全市共报告麻疹疑似病例31例，其中实验室确诊病例8例，临床7例、排除16例，排除病例中排为风疹5例，排为其他疾病11例，麻疹发病率为0.3476/10万。是年，根据省里要求组织举办了免疫预防综合技术培训班，共培训计免相关人员133人。培训内容包括计划免疫针对疾病的监测、免疫预防及接种反应的监测等。8月底，根据全国统一部署及省厅下发的《2010~2012年山东省消除麻疹行动方案》及《山东省2010年麻疹及脊髓灰质炎疫苗强化免疫活动实施方案》的要求，结合本市工作实际，在全市范围内开展了对8月至6岁儿童麻疹疫苗强化免疫，同时对7至14岁儿童开展麻疹疫苗查漏补种工作。全市8月龄至6周岁麻疹强化免疫摸底应种人数为264622人，实际接种人数为254453人，未接种儿童中接种禁忌症540人，拒绝接种人数1271人，缓种及其他情况为8117人，全市总接种率为96.16%，7~14周岁查漏补种率为97.33%。

2011年，为实现2012年消除麻疹目标，9月26日，卫生厅组织制发了《2011年山东省麻疹疫苗强化免疫活动实施方案》。根据该方案要求，市疾控组织召开了《全市特殊人群麻疹疫苗强化免疫及流感监测工作会议暨培训班的通知》，培训相关专业人员80余人。10月10日召开新闻媒体记者座谈会，宣传本次强化免疫内容，沟通强化免疫中出现接种不良事件的宣传报道，并在《淄博晚报》《鲁中晨报》等报刊发表宣传麻疹防病知识、消除麻疹及麻疹强化免疫实施等内容的文章。此次活动共印发接种通知单15余万份，利用广播、电视、专家访谈、报纸等进行广泛宣传，共1235次，张贴宣传画1782副，发放宣传单13万余张，制作宣传横幅966幅，制作墙报683版次，动用车辆135辆，接种大中专院校在校学生92176人，外来务工人员29248人。接种率达到97.72%。

2011年，全市共报告麻疹疑似病例73例，无爆发点，无死亡病例。确诊病例44例，其中实验室确诊43例，临床诊断1例，排除病例29例，麻疹发病率为0.9712/10万。麻疹确认病例中，外地输入病例为7例，均为省内流动。

2012年，市卫生局联合市教育局等八部门下发《关于印发2011年淄博市麻疹疫苗强化免疫接种活动实施方案》，对2011年全省麻疹强化免疫期间漏种的大中专院校学生及35岁以下流动人群开展麻疹疫苗查漏补种工作。共印发接种通知单10余万份，利用广播、电视、专家访谈、报纸等进行广泛宣传，共1199次，张贴宣传画1940副，发放宣传单10万余张，制作宣传横幅1391幅，制作墙报289版次，动用车辆142辆，全市麻疹疫苗强化免疫暨查漏补种共应种74488人，实种73336人，接种率为98.45%。通过近几年开展全市范围内的麻疹疫苗强化和查漏补种活动，麻疹发病率也显著下降，全年共报告麻疹疑似病例17例，确诊病例3例，较2011年同期下降93.33%，报告发病率为0.07/10万。

2012年淄博市麻疹监测病例分类情况表

表5-3-8-1

市（区、县）	监测病例数	实验室	临床诊断病例		排除病例	
		诊断病例	临床诊断	流行病学联系	风疹	其他
淄博市	17	3	0	0	1	13
淄川	2	1	0	0	1	0
张店	6	1	0	0	0	5
博山	2	0	0	0	0	2
临淄	1	0	0	0	0	1
周村	1	0	0	0	0	1
高新	0	0	0	0	0	0
桓台	2	0	0	0	0	2
高青	3	1	0	0	0	2
沂源	0	0	0	0	0	0

第八节　流行性感冒

流行性感冒简称“流感”，属于中国法定传染病中的丙类传染病。

1952年春，淄川县发生流行性感冒，600余人发病，死亡20人。

1953年1月，黑山工人学校发生流感流行，1月上旬至中旬为发病高峰，每日门诊量约200人。疫情发生后，市防疫站立即组织专业人员赴疫区调查，配合校医进行防治，于1月下旬流行终止。

1957年3月，发生流感大流行，全市共发生81，120例流感病人，发病率高达10，367.92/10万。其中，山东新华药厂流行较为严重。自3月15日—4月7日，发病643人，其中228人入院治疗。该厂制剂车间片剂工段有55%的工人因病停产，全厂损失劳动日达812天。据3月26日—27日16个工厂、2所中学的不完全统计，流感患者达2，471人。淄博矿务局双山煤矿（博山）患者占该矿职工的13.25%。其中，利达工区患病率达22.5%，矿井下有三个“迎头”的工人因病而停产。两所中学几乎全部停课。3月28日，市长张哲民下达了六条指示，全市采取了积极防治措施。

1958年1月，本市农村发生流感流行。1月10日—23日共发生910例，淄川区傅家乡60%的村庄都有病人发生，有的村（红星三村）患病率达13%，其中成年整劳力的患病率占42%，严重影响了农业生产。这次流行特点是从农村蔓延到城市，蔓延快、病程短，但合并症多，老年、儿童、青状年均易感。上年春天曾得过流感的人这次仍有被感染者。这次流感流行共发生6700例，发病率为658.29/10万。

1959年2月，淄博矿务局洪山煤矿一立井（淄川洪山）发生流感暴发，2月中旬至28日，共发生711例，占该矿职工总数的24.8%，因病休假525人。此次流感流行给该矿造成重大经济损失，共损失1705个工时，少产煤1627吨，经济损失达24.6万余元。疫情发生后，市防疫站、市煤炭局中心医院均派医务人员协助进行防治，于2月底流行终止。这次流感流行共发生3415例，发病率246.42/10万。

1960年，全市发生流感病人2801例，发病率206.48/10万。

1961年—1963年，本市流感呈局部轻度流行态势。3 年中，年发病率波动在 13/10 万 ~33.25/10 万之间。

1964 年，又发生一次流感大流行，其发病人数（24019 例）和发病率（1800.23/10 万）仅次于 1957 年。1965 年，发生 1054 例，年发病率 77.25/10 万；1966 年，呈中度流行，共发生 7086 例，发病率 506.08/10 万。

1980 年，发生一次较为严重的流感流行，全市共报告流感患者 13541 例，发病率为 629.75/10 万。通过积极开展防治，1981 年发病率降至 1.52/10 万。

1982 年—1985 年，每年均有流感局部暴发或流行。1982 年，全市发生 160 例，发病率 7.23/10 万；1983 年，全市发生 654 例，发病率 29.08/10 万；1984 年，全市发生 167 例，发病率 6.13%；1985 年全市报告 33 例，发病率 1.20/10 万。

1957 年—1985 年的 29 年间，除 1967 年、1968 年、1973 年、1974 年、1976 年和 1979 年无流感发生外，其余年份均有流感发生或流行。其中，发病人数较多和发病率较高的年份分别是：1957 年，发生 81120 例，发病率 10367.92/10 万；1964 年，发生 24019 例，发病率 1800.23/10 万；1980 年，发生 13541 例，发病率 629.75/10 万。

2003 年 8 月，卫生部印发了《中国流行性感冒疫苗预防接种指导意见（试行）》，随后，开始逐步推广应用流感疫苗。同时，随着卫生防疫工作的加强，健康教育工作的深入开展，对流感的预防起到至关重要的作用。

2004 年—2012 年的 9 年间，除 2005 年、2008 年无流感发生外，其余年份均有流感发生或流行。其中，发病人数较多和发病率较高的年份分别是：2009 年，发生 267 例，发病率 6.20/10 万；2011 年，发生 53 例，发病率 1.17/10 万；2012 年，发生 94 例，发病率 2.06/10 万。

2005 年，市中心医院、市第一医院、桓台县医院被确定为省级流感监测哨点医院，并于第 44 周开始开展流感监测工作。根据《全国流感 / 人禽流感监测实施方案（2005~2010 年度）》要求，每年的 4 月至次年的 3 月为一个流感监测年度。北方省每年自 10 月 1 日所在周开始监测，至次年 3 月 31 日所在周结束。2005 年 10 月—2006 年 3 月，3 所省级流感监测医院共报告内科（儿内科）门诊病例数 33565 例，其中流感样病例 1，082 例，流感样病例占门诊就诊总数的 3.22%。2005 年 11 月，为切实做好应对流感大流行的准备工作，根据省卫生厅有关精神，结合实际，制订了《淄博市应对流感大流行准备计划与应急预案（试行）》。

2006 年 9 月 25 日，召开了全市流感 / 人禽流感防治技术培训班，三个流感监测点监测正式启动。2006 年 10 月—2007 年 3 月，3 所省级流感监测医院共报告内科（儿内科）门诊病例数 53142 例，其中流感样病例 3612 例，流感样病例占门诊就诊总数的 6.80%。2007 年 10 月—2008 年 3 月，全市 3 所省级流感监测医院共报告内科（儿内科）门诊病例数 62510 例，其中流感样病例 1595 例，流感样病例占门诊就诊总数的 2.55%。2008 年 10 月—2009 年 3 月，3 所省级流感监测医院共报告内科（儿内科）门诊病例数 81290 例，其中流感样病例 3292 例，流感样病例占门诊就诊总数的 4.05%。

2009 年 6 月，根据《卫生部办公厅关于进一步增设全国流感监测网络实验室和哨点医院的通知》，增设淄博市疾病预防控制中心为全国流感监测网络实验室，增设淄博市中心医院、淄博市第一医院为全国流感监测哨点医院。自 2009 年 5 月份开始在全市范围内开展全年监测。每年 4 月 1 日所在周至次年 4 月 1 日所在周前一周为一个流感监测年度。2009—2010 年度监测流感样病例 6226 例，占门急诊就诊病例总数的 3.14%。市流感监测网络实验室自 2009 年 34 周开始对标本进行核酸检测，并逐步开展病毒分离工作。据中国流感监测信息系统统计，2009—2010 年度流感网络实验室共检测标本 667 份，流感病毒阳性 316 份，阳性率为 47.38%。其中以 A 型未分型流感病毒、甲型 H1N1 流感病毒为主，分别占检出阳性标本的 60.44%、31.65%。同期，共报告 14 起流感、甲型 H1N1 流感、流感样病例突发公共卫生事件相关信息。2010—2011 年度，全市监测流感样病例 3842 例，占门急诊就诊病例总数的 1.50%、检测标本 489 份，流感病毒阳性 48 份，阳性率为 9.82%；其中以甲型 H1N1 流感病毒、B 型流感病毒为主，分别占检出阳性标本的 70.83%、

27.08%。2011 - 2012年度,监测流感样病例6799例,占门急诊就诊病例总数的2.45%、检测标本691份,流感病毒阳性101份,阳性率为14.62%;其中以BV型流感病毒居多,占检出阳性标本的94.06%。2012—2013年度,本市监测流感样病例6353例,占门急诊就诊病例总数的1.74%、检测标本717份,流感病毒阳性77份,阳性率为10.74%;病毒为季节性H3流感病毒、甲型H1N1流感病毒,分别占检出阳性标本的88.31%、11.69%。

2010年,根据年初省、市工作意见要求,在张店区、桓台县进行了人群流感抗体专项调查。两区县共采集医院就诊病例血清104份,每份标本分别对新型H1N1、季节性H1N1、H3N2、B型流感抗体进行检测,其中新型H1N1抗体阳性率为23.64%,季节性H1N1阳性率30.77%,H3N2抗体阳性率为20.19%,B型抗体阳性率为50%。同年,还完成了应对流感大流行市级能力调查。根据省统一部署,对市卫生局应急管理负责人、市疾病预防控制中心和国家、省级流感监测哨点医院及所在的张店区、桓台县卫生局应急管理负责人、区县疾病预防控制中心进行了相关情况调查,并对调查工作进行了质量控制,对调查资料进行审核、汇总、录入数据库和上报等工作。2012年3月,起草了《淄博市流感大流行应急预案》,制定了《淄博市流感监测及暴发疫情处置工作方案》并于2012年12月下发实施。

第九节 细菌性痢疾

细菌性痢疾简称“菌痢”,属于中国法定传染病中的乙类传染病。

细菌性疾病是一种发病率较高的传染病,也是一种常见、多发的传染病,历年均有大量病人发生。一年四季均可发生,但以夏秋季节发病为多。其菌型分布主要为福氏痢疾杆菌。

据史料记载,1953年—1973年的21年间,本市菌痢年发病率波动在21.36/10万~536.44/10万之间,其中,有12年位居各类传染病发病率的第二位。1974年—1983年的10年中,发病率波动在248.66/10万~1062.24/10万之间,位居各类传染病发病率之前。其中,1980年至1983年为历史上菌痢高发年,4年的发病率依次分别高达850.80/10万、1062.24/10万、1011.55/10万和905.03/10万。1984年—2003年20年中,自1984年开始,菌痢发病率呈逐年下降的态势。1990年以后,除个别年份外,年发病率均下降至100/10万以下。

由于细菌性痢疾病原菌的广泛存在,加之传播途径多且容易实现,同时,缺乏有效的预防疫苗,多年来,对该病的预防主要依靠抓好饮食卫生和饮水卫生工作,大力开展卫生宣传教育,使广大群众掌握预防“病从口入”的知识并养成良好的卫生习惯,积极开展灭蝇等。

在做好经常性预防工作的同时,市防疫站还积极开展细菌性痢疾的流行病学调查和预防药物以及菌苗的研究。

1956年—1957年,市防疫站在5个居民委员会和3个厂矿进行菌痢流行病学调查,共对707人进行粪便细菌学检验,发现菌痢患者473人,患病率为59.35%;同时,对当地水果摊贩销售的15种水果共174份标本进行病原菌污染状况调查,阳性24份,阳性率13.79%。其中,对切开出售的西瓜标本进行对比,无纱罩的西瓜标本阳性率17.8%,有纱罩的为10.7%。经对两年的发病资料进行分析,本市一年四季均有菌痢病人发生,但以9—10月份发病率最高,分别占发病人数的30.9%和31.9%,12月份最低,占1.5%。

1957年,市防疫站在市传染病医院和其他市级医院的门诊病原体中共采集粪便标本500份,进行菌型调查。经细菌培养,阳性198份,感染率为39.6%。经对204株痢疾杆菌菌型进行分析,以福氏痢疾杆菌为主,共184株,占90.2%;其他分别为:志贺氏9株,占4.41%;宋内氏9株,占4.41%;舒密氏2株,占0.98%。

是年,市防疫站进行了痢疾噬菌体预防家庭散发痢疾的效果试验:共观察了一个工厂、一个居委会和一个乡镇共673人。其中,试验组325人,对照组348人。发病率分别为2.8%和2.6%,经统计学处理,两组发病率无显著差异。

1961年,张店区江西公社发生菌痢和腹泻流行，自6月中旬开始发现病人，至7月中旬达到高峰（45.8%），经用合霉素治疗，9月下旬发病人数剧降，继而发病停止。经对该公社隽山、马庄、曹村、于林4个大队672户进行调查，发病户数510户，占75.89%。4个村共调查2607人，其中，痢疾患者524例，患病率20.1%，腹泻患者618例，患病率23.71%。经采集患者粪便培养，病原为志贺氏痢疾杆菌。调查发现，4个大队的环境卫生都很差，尤其是隽山村，大便到处是，苍蝇密度高，社员个人卫生差且多有饮生水习惯。在该村调查983人，痢疾患者338人，发病率34.38%，腹泻病人251人，发病率25.53%。痢疾和腹泻发病率居该公社之首。

1962年，市防疫站对1956年—1962年全市菌痢发病情况进行流行病学分析，7年间，菌痢发病率在84.6/10万至400/10万之间；发病季节主要集中在7、8、9三个月份，发病人数占全年发病数的69%；发病年龄：儿童以0~4岁发病率最高，成人以20~24岁发病率最高；职业人群分布：儿童发病人数最多，工人次之，农民较少。地区分布，1960年以前以工矿及城镇发病为主，1960年以后，农村发病人数剧增，并以灾区为多。

1964年，市防疫站对皮肤过敏试验在菌痢诊断上的应用进行了观察。试验人群共设菌痢组、腹泻组、非肠道疾患组和健康对照组。菌痢组共观察菌痢患者115例（急性菌痢81例，慢性菌痢34例），共计试验149人次（其中34例接受2次试验），阳性88例，阳性率76.52%；腹泻组（肠炎、消化不良）观察32例，皮试阳性3例，阳性率9.38%；非肠道疾患组（外伤、结核、疟疾患者）观察38例，皮试阳性4例，阳性率10.53%；健康对照组均为健康儿童，共观察230人，阳性20人，皮试阳性率为8.7%。

1977年10月，本市曾发生一起污染食品引起的菌痢暴发流行。是年10月中旬，市第一招待所接待了全国中小型电子计算机设计技术交流会196名参会人员，为集体就餐。10月22日下午4时发生首例病人，23日发病人数达高峰，24日下降，27日终止，5天内共发病70例，罹患率35.71%。经过流行病学调查、临床症状和病原学证明，此次菌痢暴发系由福氏痢疾杆菌变种菌株污染了10月20日早餐供应的剔骨肉引起。

1977年—1981年，市防疫站为有效做好细菌性痢疾的防治，对菌痢的防治药物和菌苗进行了实验研究。

1977年—1980年，市防疫站科技人员对以TMP增效中药—复方消痢菌防治细菌性痢疾效果进行了实验研究，研究主要包括菌型组成、流行病学效果和临床效果。⑴菌型组成：四年间，共对3695份大便标本进行检查，其中，对肠道门诊患者做粪便细菌培养2454份，痢疾病原菌阳性者596份（占24.29%）；对有慢性菌痢病史者培养635份，阳性者27份（4.25%）；健康人群培养606份，阳性者13份（2.15%）。菌痢病原菌以福氏为主，其中1b及2a占优势（28.11%）。⑵流行病学效果：选择了博山区两个陶瓷厂进行实验对照观察，两个单位的环境条件、生活条件基本一致。博山陶瓷厂作为实验组、博山美术陶瓷厂作为对照组。采用复方消痢菌片试验预防前，即1977年，实验组（博陶）菌痢发病率为23.24%，对照组（美陶）菌痢发病率为18.37%。1978年，实验组（博陶）有慢性菌痢史的患者用复方消痢菌片进行预防服药，对照组（美陶）不做任何处理。结果：实验组（博陶）菌痢年发病率下降为8.63%，而对照组（美陶）菌痢年发病率为21.9%。经统计学处理，两组发病率有显著差异。1979年，对实验组和对照组均用复方消痢菌片进行预防服药，结果：实验组（博陶）菌痢年发病率降为4.25%，对照组（美陶）发病率降为6.24%。两组在同时接受预防服药后，年发病率均较上一年下降了50%以上。1980年，实验组（博陶）继续接受预防服药，对照组（美陶）则停止预防服药，结果：实验组（博陶）年发病率降为2.0%，发病率比1979年下降52.94%，而对照组（美陶）年发病率则又回升为9.53%，比1979年上升53.36%。从季节发病率分析，1978年—1980年3年间，两单位菌痢发病率季节高峰基本一致，即发病人数主要集中在7、8、9三个月，实验组（博陶）经连续3年进行预防服药，虽然每年7、8、9三个月发病人数较多，但3个月的平均发病率连续3年呈逐年递降50%以上，而对照组（美陶）1980年未进行预防服药，7、8、9三个月发病率则比 1979 年上升 37.62%。⑶临床效果：1978 年—1980 年共治疗观察菌痢患者 305 例（其中，志贺氏菌属感染者 141 例，占 46.23%），经服用复方消痢菌片，临床治愈 206 例，治愈率 67.54%，好转 92 例，好转率 30.16%，总有效率 97.70%。另外，从服用后的消菌率对比看，服用复方消痢菌组 3 天消菌率为 88.5%，6 天为 97.35%；而服用痢特灵加 TMP 组的 3 天消菌率为 75%，6 天为 89.28%。服用复方消痢菌片对血象均无影响。

1980 年—1983 年，市防疫站科技人员进行了痢疾杆菌多糖—蛋白复合物菌苗预防菌痢效果的实验研究。该项研究分别在博山陶瓷厂、山东铝厂（南定）、淄博渔轮柴油机厂（湖田）进行，三个单位（地区）的菌型调查显示，以福氏痢疾杆菌占优势。经三地 1980 年、1981 年和 1983 年共观察 5001 人，其中，免疫组 2619 人，发病 17 人，发病率为 0.65%；对照组 2382 人，发病 127 人，发病率为 5.33%，经统计学处理，两组发病率差别有极显著意义。用痢疾杆菌多糖—蛋白复合物菌苗进行人群免疫，保护率可达 87.8%。

据 1980 年—2003 年痢疾疫情资料分析，近 24 年来，细菌性痢疾的发病呈现以下特点：⑴ 20 世纪 80 年代初期，尤其是 1981 年和 1982 年，是历史上菌痢的高发年份，年发病率分别高达 1062.24/10 万和 1011.55/10 万，自 1983 年开始，发病率逐年下降，至 1989 年，降至 128.99/10 万；⑵ 20 世纪 90 年代以后，随着经济的发展和人民生活水平的提高，尤其是环境卫生的改善以及食品卫生、饮水卫生工作的加强，细菌性痢疾的高发态势得到有效地遏制。1990 年—2003 年，除个别年份外，细菌性痢疾的年发病率大部分被控制在 100/10 万以下。14 年间，年发病率最高为 113.79/10 万（1996 年），最低为 41。55/10 万，（1993 年），平均为 79.77/10 万。

自 2001 年开始推广口服痢疾菌苗。

2001 年 5 月 31 日，市防疫站印发《关于开展口服痢疾活菌苗免疫工作的通知》，通知决定在全市范围内开展口服痢疾活菌苗免疫工作，并制定实施方案。“方案”要求：各区县卫生防疫站要制定相应的工作计划，各预防接种门诊具体承担免疫工作。重点免疫对象是 3~15 岁的儿童少年、饮食从业人员、经常在外就餐人员及痢疾疫点周围人群。“通知”要求到 2001 年年底，重点人群免疫率达 60% 以上，疫点免疫率达 80% 以上。

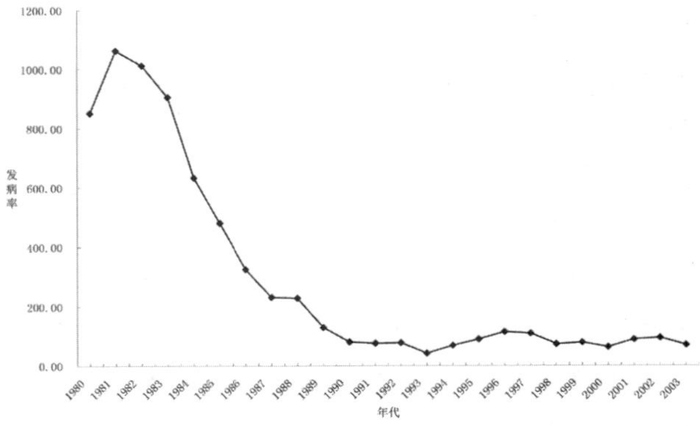

图 5-3-9-1　淄博市 1980-2003 年痢疾发病率（1/10 万）

2003 年 5 月 29 日，市防疫站印发《关于继续推广使用口服痢疾活疫苗的通知》，并制订《淄博市口服痢疾活疫苗实施方案》。⑴免疫对象：各年龄人群均可服用，重点人群是 3~15 岁儿童少年、饮食从业人员、经常在外就餐人员及痢疾疫点的周围人群。⑵免疫方法：全程服用 3 次，每次间隔 5~7 天；成人，每次 4 粒；6~17 岁，每次 2 粒；5 岁以下儿童服用成人量的 1/3 是（第一、二次各服 1 粒，第三次服 2 粒）；空腹或半空腹时服用。⑶禁忌症：免疫功能不全、胃肠道及心、肝、肾疾患、急性传染病病人及发热病人忌服。⑷保存：–20℃保存，有效期一年；2~8℃保存，有效期 6 个月。这次免疫活动要求 6 月上、中旬学校放假以前完成。

截至 2003 年年底，全市共报告痢疾病人 2861 例，发病率 69.34/10 万，低于 1990 年—2003 年的年平均发病率（79.77/10 万）。

2004 年后，细菌性菌痢总体上呈现逐年下降的趋势。

2004—2008 年，菌痢年报告病例数均在 2000 例以上，尤其是博山区和周村区报告病例数最多，年报告病例数均在 500 例以上。

2009 年后，年报告病例数均维持在 2000 例以下。2009—2011 年，周村区和博山区病例数仍居全市之首，年报告病例数在 400 例左右。

2012年，全年报告病例数较往年下降幅度较大，较2011年减少39.10%。

第十节　伤　寒

伤寒属于中国法定传染病中的乙类传染病。

新中国成立以来，每年均有伤寒、副伤寒病人发生。根据1951年以来的疫情资料分析，20世纪50—60年代，是淄博市伤寒发病率较高、疫情流行较重的时期。历史上伤寒、副伤寒有几次较大的暴发流行，分别发生在1957年、1959年—1963年和1973年。

1957年秋，周村区发生伤寒流行。自8月4日至11月19日，共发生伤寒108例。病人主要集中在城区丝市街以北的36条街道，发病年龄多集中在11岁以下儿童。这次流行分别在9月中旬、10月1—5日、10月21—25日呈现三个发病高峰，但发病趋势呈缓慢上升、缓慢下降，平均潜伏期为15天左右。

疫情发生后，周村区非常重视，及时召开会议，采取综合防治措施。对病人隔离治疗；对病家进行消毒、灭蝇，对易感人群预防服药。并利用各种形式进行卫生宣传，开展爱国卫生运动。11月19日以后，未再发生伤寒病人。

1959年，发生新中国成立以后流行最严重、发病人数最多的一次伤寒暴发流行。全市共发生伤寒病人2062例，发病率159.66/10万；死亡17人，病死率为0.76%。其中，博山区发生1027例，占全市发病人数的52%。据该区的疫情资料显示，1959年7月上中旬至8月25日，该区就发生伤寒病人210例。其中，男性138人，女性72人。年龄最小15个月，最大62岁。工人占36.6%，儿童占36.4%。病人分布在28个大、小厂矿、8个机关、企事业单位、学校，35个村镇（街道）。另据疫情记载，张店区伤寒发病较重的沣水公社，收容住院治疗的伤寒病人就有122例。

据分析，1959年发生伤寒流行的主要因素是：对1958年的伤寒病人管理不善，饮食卫生、环境卫生和个人卫生差，预防接种差，传染病报告不及时，病人不能及时隔离治疗等。

针对流行因素，市、区及时召开了防治会议，成立防治小组，广泛开展了卫生宣传，大搞群众性的爱国卫生运动，搞好环境卫生，加强饮食管理，开展突击灭蝇。同时，制定伤寒防治常规，严格隔离患者，加强疫情报告，大力开展伤寒三联疫苗预防注射。1960年—1962年，全市伤寒发病率分别为29.27/10万、25.89/10万和18.45/10万，呈缓慢下降趋势。

1973年，淄川区发生一次伤寒局部爆发流行。自5月20日至9月27日，该区太河公社余粮大队发生111例伤寒病人。其中，余粮东队39例，余粮西队72例。病人主要是学龄前儿童和青年人，占73.85%。市、区防疫站经采取隔离治疗病人、消毒、灭蝇等综合防治措施，疫情于9月27日终止。

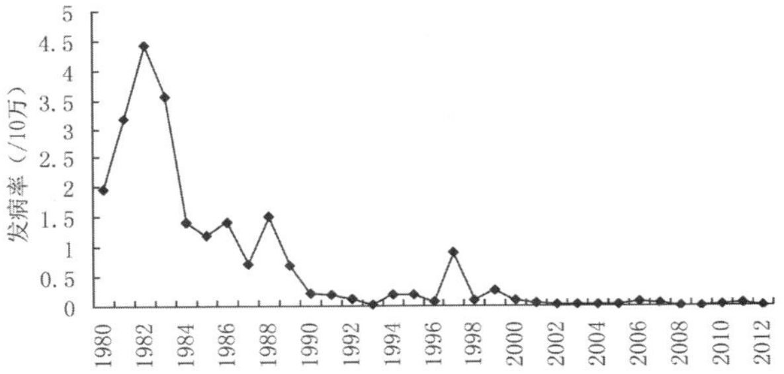

图5-3-10-1　淄博市1980-2012年伤寒发病率（/10万）

1974年，省、市、区防疫站对淄川区太河公社余粮大队1973年这次伤寒局部爆发流行进行流行病学调查和带菌者调查时发现，该大队东余粮村有一位伤寒慢性带菌者李自花，女，62岁。1942年，李自花逃荒至吉林省舒兰县时，曾患过伤寒，后返回淄川。1972年，该大队曾发生过伤寒。分析认为，该大队这次伤寒爆发与李自花慢性带菌和慢性排菌有关。111例伤寒病人中，98例接受带菌情况检查，受检率88%。其中，发现14例带菌，带菌率0.14%。对带菌者进行了治疗，发现用TMP、SMZ联合治疗，以及用氨苄青霉素治疗，近期效果较满意。

1974—1989年，伤寒与副伤寒发病率在0.69/10万~4.43/10万之间波动，未出现大面积流行。1990年至1999年，随着人民生活水平的提高，城乡环境卫生、饮食卫生、饮水卫生条件的改善，以及卫生防病知识的普及，尤其是大力开展伤寒疫苗的免疫接种，本病的发生得到有效的控制。例如：1979年全市接种伤寒三联疫苗19595人份，占应接种人数的93%；1980年接种15730人份，占应接种人数的83.63%；1981年接种10618人份，占应接种人数的84.22%；1982年接种71924人份，占应接种人数的84%。1990年至1999年的10年中，除1997年博山区出现一次小范围的暴发流行，并及时扑灭，全市其他年份均未出现流行。

1997年，博山区山头镇发生伤寒暴发流行。自5月2日至29日，共发生27例伤寒病人及12例疑似病人。疫情发生后，市卫生局及防疫站立即组织专业技术人员奔赴现场，会同当地政府及卫生部门进行调查防治。按照传染病处理常规，成立了疾病控制领导小组，分设流行病学调查、食品卫生治理、环境卫生治理三个专业组，按研究制订的预防与控制实施方案开展工作。市、区卫生防疫站对伤寒病人及可疑病人全部进行流行病学调查和预防控制；对175名密切接触者用复方新诺明连续7天预防服药；对密切接触者以及当地饮食单位、食品摊点142名重点从业人员采集粪便标本448份，血液标本17份进行细菌培养，水源检测26份，均为阴性。对70余家饮食业户进行了整顿，对疫区的环境卫生进行治理，清除垃圾、污物30余吨；治理疏通河道1500米；用20吨生石灰对环境进行消毒；用200瓶DDV开展集中灭蝇；对5000余名易感人群进行伤寒菌苗免疫接种。同时，利用会议、广播、传单等形式对该地区居民进行预防知识的宣传。通过采取以上措施，控制了疫情的扩散和蔓延，至5月29日后，未再出现续发病例。流行病学调查显示，此次伤寒暴发局限在山头镇。患者中，男性11例，女性16例；职业分布：农民12例，工人9例，学生6例；年龄在4~45岁之间。由于该地区食品摊点较多，从业人员构成复杂，加之伤寒带菌者往往为间歇性排菌，此次伤寒爆发流行的传染源调查搜寻十分困难，最终未能找出。

疫情资料显示，2000年—2012年，伤寒呈现高度散发态势，发病率在0.02/10万波动，年最高发病数4人，2008、2009、2012年没有病例报告。2010年昆明市报告张店区1例伤寒确诊病人，发病后返回，经市及张店区疾控中心调查，病人系在昆明出差期间感染。市、区疾控中心采取传染源住院隔离、疫点消毒、密切接触者医学观察和疫点周围人群健康教育等措施，未出现续发病例。2011年济南市报告张店区1例副伤寒确诊病人，经流行病学调查，确定病人长期居住外地，在外感染、发病、住院。2000年后报告的确诊病例主要是外地感染病例，本地病例以临床诊断为主，未经实验室确诊，流行病学调查无明确感染来源。伤寒、副伤寒疫情在淄博市得到有效控制。

第十一节　病毒性肝炎

病毒性肝炎属于中国法定传染病中的乙类传染病。

病毒性肝炎是淄博市发生的各种法定传染病中的发病率较高的疾病之一。自1959年有疫情记载以来至2012年，年发病率最高年份是1982年发生10853例，年发病率为490.35/10万；其次是1975年，发生9291例，年发病率为459.64/10万。另外，有四个时段连续3年发病率超过100/10万，分别是：1975年—1979年，年发病率依次为：459.64/10万、113.17/10万、126.65/10万、273.58/10万和178.51/10万；1981年—1983年，年发病率依次为：178.75/10万、490.35/10万和218.91/10万；1987年—1989年，年发病率依次为：182.50/10万、152.73/10万和121.53/10万，2006年—2008年，年发病率分别为：134.37/10万、102.86/10万、104.40/10万。其余年份年发病率12.00/10万至99.27/10万之间波动。

1994—2003年，病毒性肝炎呈现以下发病特点：⑴发病率基本上呈逐年缓慢上升趋势。1995年发病率44.89/10万，2003年上升至88.68/10万。⑵患者以乙型肝炎为主，约占10年来累计发病人数的79.17%；甲型肝炎约占11.44%，其他（丙型、戊型）约占9.39%。自1992年开始，淄博市疫情资料对病毒性肝炎进行分型统计。1992年—2012年21年中，除1992年甲肝发病率（45.36/10万）高于乙肝（29.99/10万）外，其他年份均为乙肝发病率高于甲肝。1992年—2003年，本市甲肝发病率呈波动下降趋势，由1992年最高45.36/10万，下降至2003年最低2.49/10万。而乙肝发病率与甲肝恰恰相反，呈波动上升的趋势。疫情资料显示，1994—2003年，本市甲肝发病人数与乙肝发病人数之比分别为：1∶1.98、1∶3.35、1∶5.38、1∶2.78、1∶5.72、1∶9.30、1∶15.47、1∶18.66、1∶20.94、1∶31.84，呈现以乙型肝炎发病为主。甲肝和乙肝发病人数之比最低为1∶1.98（1994年），最高为1:31.84（2003年），平均为1∶6.92；(3)自1995年开始，乙型肝炎发病率呈明显上升趋势。1995年乙肝发病率29.7/10万，至2003年升至79.49/10万，是1995年的2.68倍

2004年—2012年，病毒性肝炎发病呈现以下特点：(1)发病依然以乙型肝炎为主，甲肝发病人数与乙肝发病人数之比分别为1：57.14、1∶41.15、1∶89.90、1∶54.13、1∶119.43、1∶188.36、1∶169.85、1∶104.41、1∶133.28，甲乙肝发病率双双呈现波动下降趋势。(2)丙型肝炎发病呈现锯齿状波动上升趋势。(3)未分型肝炎发病率总体呈现下降趋势。(4)戊型肝炎发病趋势比较平稳，发病率在0.79/10万至1.25/10万之间波动。

病毒性肝炎在本市主要呈现散在发生，无明显的季节性，但时有暴发流行。

1963年，博山区福山镇及福山陶瓷厂发生一次传染性肝炎暴发流行。自7月10日至12月31日，共发生病人228例。其中，黄疸型169型，无黄疸型59例。市组织了临床、流行病、护理人员共17人赴疫区进行防治。调查发现，当地775户中有180户发生病人，户发病率23.2%。其中，每户1例的142户（79%），每户2例的31户（17.2%），每户3例的1户（0.56%）。职业分布：工人72例（31.58%），家属78例（34.21%），市民48例（21.05%），农民30例（13.15%）。调查分析认为，此次肝炎暴发系饮水污染造成。主要防治措施：⑴普查发现病人。共普查3307人，查出可疑患者207人，经肝功化验，确诊89人；⑵设立简易病房，就地收治病人；⑶对当地饮用水源及病家进行消毒；⑷对重点人群注射丙种球蛋白预防。结果证明，在甲肝爆发区，对同户密切接触者，在14天内注射丙球，预防效果明显。

1976年，张店区房镇公社彭家大队发生肝炎暴发，自9—11月共发生54例。其中黄疸型30例，无黄疸型24例。发病年龄最小1岁，最大30岁，多数是5~13岁的儿童。疫情出现后，淄博市卫生防疫站和张店区卫生防疫站立即组织防疫人员赴现场进行调查防治。对病人均收容、隔离，并用淄博市卫生防疫站研配的方剂“复方丹（参）茵（陈）糖浆”治疗，至11月底，未再出现新发病人。

1982年，张店区大张公社刘东、刘西、小庄三个大队发生肝炎暴发，8月中旬至9月中旬一月内发病41人，患者以中小学生和幼儿园儿童为主。8月25日，市及张店区防疫站组织防疫人员进行调查防治。在三个大队共查体1644人，对350名可疑患者采血进行肝功和SGPT检测，阳性16人。对肝炎病人设立简易病房，由公社医院和大队赤脚医生负责治疗。流行病学调查分析，三个大队的饮用水源均为封闭式压水机井，病人中以同班、同位发病为主，其中，每户发病2例以上的有4户，认为该次肝炎暴发流行以密切接触传播为主。

1989年，淄川区部分乡镇发生肝炎暴发流行，6—9月份，共发生170例。其中，甲型肝炎约占2/3，乙型肝炎约占1/3。患者多为3~7岁儿童。发病比较集中的乡镇是峨庄、杨寨、龙泉、昆仑等。9月6日，市防疫站派流行病学医师及有关防疫人员，会同淄川区防疫站专业人员赴疫情较重的峨庄乡进行调查防治。经调查，该乡共发生34例病人，分布在6个自然村。其中，学龄前儿童25例，占73.5%；学龄儿童（8~11岁）8例，占23.5%。根据临床表现及化验结果，确认为甲型病毒性肝炎暴发流行，发病主要原因是由于饮食卫生不良造成，市、区防疫站将病人及时送市传染病医院隔离治疗；对易感人群提供4000支丙球（其中，淄博市卫生防疫站无偿支援500支）进行被动免疫预防；对疫区饮水进行消毒（淄博市卫生防疫站无偿支援漂白粉精片12瓶），对粪便加强无害化处理；乡政府发文，严禁在流行期间举行聚餐，防止食物型暴发。

1996年，沂源县土门镇芝芳村发生甲肝暴发。

3 月 26 日发生首例病人，4 月 27 日又陆续发生多例病人。至 8 月份，该村共发生 27 例病人。经调查，这次甲肝的传播途径以日常生活接触为主，其暴发的主要原因是疫情报告不及时，未及时采取防治措施而造成。

1997 年 5—10 月，沂源县再次发生甲肝暴发流行。共发生病人 199 例，占当年全市甲肝病人的 35.47%。这次甲肝暴发流行波及三个乡镇 30 个自然村，其中，梭背岭乡 128 例；东里镇 53 例；中庄乡 18 例。首例病人为梭背岭乡中心幼儿园 6 岁男童董方斌，于 5 月 7 日发病。至 5 月 21 日，该幼儿园又发生 5 例病儿，6 名儿童分布在 5 个自然村。5 月 30 日，县卫生防疫站才接到疫情报告，与首例病人发病时间相隔 24 天。199 名患者中，以中小学生和学龄前儿童为主。其中，小学生占 57.99%，学龄前儿童占 13.7%。疫情发生后，沂源县防疫站在疫区逐村进行流行病学调查；对水源、内外环境、排泄物进行消毒；对部分密切接触者注射了丙种球蛋白或甲肝疫苗。据分析，该县这次甲肝暴发流行的主要原因是：⑴疫情报告不及时，错过最佳防治时机；⑵县防疫站对疫区处理不彻底，致使疫情流行 5 个月之久；⑶免疫球蛋白作为甲肝被动免疫，效果是肯定的；应急接种甲肝疫苗也可扑灭甲肝疫情。但相当部分群众对此不能接受，以致感染后发病，继续传播。

对病毒性肝炎的防治，1990 年以前采取综合防治措施是：⑴加强传染源管理，及时处理疫点；对病人进行隔离治疗；对环境、饮水进行消毒；对与病人密切接触者进行查体，严格控制疫源性传播。⑵对饮食、公共场所、托幼机构等重点人群每年均进行健康查体，发现乙肝表面抗原阳性者，立即调离饮食、公共场所或托幼工作岗位，最大限度地减少传播机会。1988 年 1 月，上海发生甲肝暴发流行，

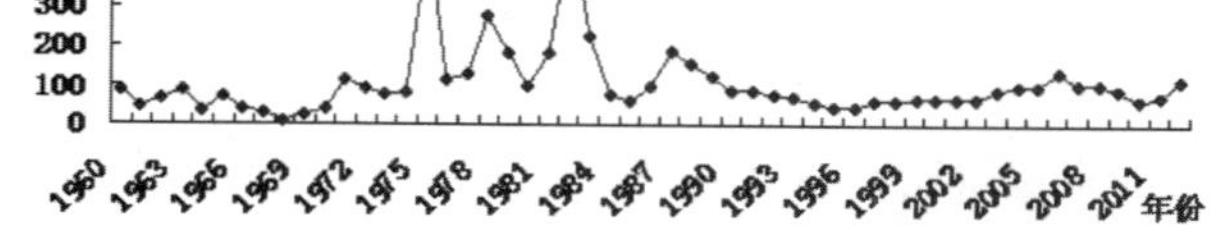

淄博市加强了肝炎防治。7 月，市卫生局下发了《淄博市托幼机构病毒性肝炎防治暂行规定》，印制保育人员健康卡片及档案卡薄 1000 余份，对保育人员进行查体和乙肝检测。1990 年抽查，淄博市托幼机构保育员 HBsAg 阳性者调离率达 100%。⑶在各级医疗单位推行“一人一针一管”和化验采血实行针、管双消毒制度，积极推广和普及使用一次性注射器；加强对供血员的定期查体管理，预防血源性传播。1984 年，市防疫站科研人员研制成功检测乙型肝炎核心抗体酶联免疫吸附药盒，用于对供血员进行乙肝核心抗体检测，具有使用简便、准确、灵敏度高的特点。淄博市当年对 2620 名供血员进行体检，筛选掉一大批不合格者，对 840 名合格者发放供血员证，控制了乙肝血源性传播。⑷对重点易感人群采用注射丙种球蛋白进行预防。⑸积极开展健康教育，普及病毒性肝炎防治知识。

1988 年 1 月，上海甲肝暴发流行引起了市政府的高度重视。市财政局 1989 年和 1990 年分别增核病毒性肝炎专项补助经费 30000 元，用于肝炎暴发点的调查处理。

1990 年以后，根据病毒性肝炎以乙型肝炎为主的发病特点，重点落实了以切断传播途径、免疫预防、加强疾病监测、做好培训为主的综合防治措施。

一是积极做好传染源管理和疫源管理，切断病毒性肝炎传播途径。

采取的主要措施是：⑴对病毒性肝炎疫点及时进行流行病学调查及处理；⑵对肝炎病人进行就地或转传染病医院隔离治疗；⑶对肝炎病家内外环境以及病人用品等进行消毒；⑷对患者调离饮食、公共场所、托幼机构岗位；⑸对密切接触者用丙种球蛋白进行免疫预防。1992 年以来，病毒性肝炎疫点及时处理率不断提高。1992 年，城区肝炎暴发点疫点处理率达 100%，农村疫点处理率达 55.42% 以上。1996 年前后，针对农村疫点处理率较低的情况，进一步加强了对农村肝炎暴发点的调查处理力度，同时在全市城、乡实行了“病毒性肝炎疫点处理回执单”制度，促进了肝炎疫点处理措施的落实。1997 年，全市城区肝炎疫点处理率达 100%，农村达 90% 以上。1999 年统计，全市对 1800 个病毒性肝炎疫点及时

进行了处理。其中，城市473个，处理率100%；农村1327个，处理1254个，处理率94.5%。至2012年，全市城区重点疫点处理率100%，农村疫点处理率达98%以上。

二是认真做好乙肝疫苗接种工作，保护易感人群。

1992年，卫生部制订下发《全国乙肝疫苗接种实施方案》，将乙肝疫苗纳入计划免疫管理。1994年7月25日，淄博市卫生局下发“关于印发《淄博市乙肝疫苗免疫接种实施方案》的通知”。“通知”指出：根据《中华人民共和国传染病防治法》有关规定和山东省卫生厅通知要求，将乙肝疫苗纳入计划免疫管理，自1994年9月1日起，对新生儿及学龄前儿童实施免疫接种。是年，全市县级以上综合医院陆续开展了新生儿乙肝疫苗接种。1995年以后，新生儿乙肝疫苗接种工作走上正规，县级以上综合医院全部在24小时内为新生儿接种乙肝疫苗。1995年城区接种率达98%以上，农村接种率83.45%。1996年，新生儿乙肝疫苗接种率城区100%，农村达90.2%。1997年—2000年，全市城乡新生儿乙肝疫苗接种率达98.82%~99.16%，2001年—2003年，全市城乡新生儿乙肝疫苗接种率达99.95%~100%。

2003年7月29日，市卫生局转发了山东省卫生厅印发的《山东省乙型肝炎疫苗免疫接种实施方案》，同时要求，“为保证新生儿乙肝疫苗首针及时接种率，乙肝疫苗第1针由接生医院负责，在新生儿出生24小时内予以接种，第2、3针由县级疾病预防控制机构指定的预防接种门诊接种”。同时，市防疫站自2003年8月1日开始统一供应全市计划免疫所用的乙肝疫苗。

2004年3月15日，市防疫站《关于进一步加强甲型肝炎防治工作的通知》要求大力宣传甲肝卫生防病知识，提高群众自我防病意识，自觉养成良好的卫生习惯。要求防疫部门密切关注疫情动态，采取切实可行的措施做好疫点处理。要进一步做好易感人群的预防接种工作，逐步推广使用灭活甲肝疫苗，提高人群免疫水平，阻断甲肝的传播流行。

2005年3月31日，市防疫站下发《关于进一步做好我市甲型和乙型肝炎疫苗免疫接种工作的实施意见》，确保重点人群的免疫接种工作，再次强调要按照“谁接生，谁接种”的原则，保证新生儿首针乙肝疫苗及时接种，做好首针乙肝疫苗与第2、3针乙肝疫苗的衔接工作，提高全程接种率。同时要求从2005年起，要将1岁儿童甲肝疫苗的免疫接种纳入常规冷链运转，接种情况纳入常规接种率监测系统进行统计报告。各区县要按照《淄博市甲肝疫苗查漏补种实施方案》的要求，做好适龄儿童甲肝疫苗的查漏补种。加强与其他部门的紧密合作，充分利用入托入学查验接种证、入校查体、婚前查体、服务业健康查体等机会，对甲乙肝易感人群、高危人群进行甲乙肝疫苗免疫接种。

2006年2月28日，市卫生局下发《关于印发<淄博市15岁以下儿童乙型肝炎疫苗查漏补种实施方案>的通知》，决定对1991年1月1日以后出生的儿童进行乙肝疫苗查漏补种，体现政府对广大儿童身体健康的关心爱护和对乙肝防治工作的重视。方案对本次查漏补种的工作目标、技术要求、时间进度、保障措施均作了明确规定，要求各级防疫站、疾控中心严格按照方案要求，细化工作流程，做好组织发动、人员培训、摸底调查、后勤保障、资料保存上报。

2009年9月23日，淄博市卫生局、淄博市财政局联合下文《关于印发2009年补种乙肝疫苗项目实施方案的通知》，决定2009—2011年在全市范围内，为1994年1月1日至2001年12月31日出生的未接种或未完成乙肝疫苗全程接种儿童实施免费接种，为加快项目实施，按照省卫生厅统一部署，淄博市将原定2010年和2011年补种任务合并实施，并于2010年度全部完成。此次项目惠及淄博市38936名适龄儿童，实际接种38557人，接种率99.03%，进一步降低了该年龄组儿童乙肝病毒感染率和乙肝表面抗原携带率，2009年≤15岁儿童乙肝发病率3.36/10万，2010年≤15岁儿童乙肝发病率2.64/10万，2011年≤15岁儿童乙肝发病率1.64/10万，2012年≤15岁儿童乙肝发病率0.76/10万，≤15岁儿童乙肝发病率逐年下降。

2010年5月1日，根据山东省疾病预防控制中心《关于对乙型肝炎病毒感染孕妇所生新生儿免费接种10ug/支乙肝疫苗的通知》要求，对2010年5

月1日以后在淄博市内各医疗保荐机构出生乙肝病毒表面抗原阳性孕妇所生新生儿由接生医院在24小时内免费接种首针10ug/支乙肝疫苗，其余2针分别在儿童1月龄、6月龄再免费接种10ug/支乙肝疫苗，提高本市乙肝病毒母婴阻断率，体现党和政府对特殊健康人群的关心爱护。

三是加强病毒性肝炎监测工作。

建立全面、科学、系统、完善的病毒性肝炎系统，可以准确掌握淄博市乙肝发病情况，及时发现乙肝疫情，采取有效防治措施，控制疫情蔓延，降低发病率。通过准确分析病毒性肝炎的流行特征和流行因素，为制订和调整预防控制策略提供科学依据。

自1956年开始通过法定传染病报告系统对病毒性肝炎病例进行报告，1990年又开始进行病例分型报告，初步建立起病毒性肝炎报告系统。1991年，本市将乙肝疫情纳入以急性弛缓性麻痹（AFP）监测为核心的计划免疫监测系统，乡级以上医院防保站、防疫站、疾控中心每旬到相应感染科、消化内科开展乙肝主动监测、主动搜索、病例报告工作。

2004年，根据《山东省病毒性肝炎监测方案（试行）》理顺管理渠道，要求将病毒性肝炎管理、监测工作纳入防疫站计划免疫科（所）管理，明确了卫生行政部门、防疫站、医疗机构职责范围，规定了各级卫生行政部门负责方案的组织实施、督导及考核评价；防疫站负责业务培训和技术指导，并具体负责疑似病例的疫情报告、调查处理、病例随访、标本采集及实验室检测；医疗机构负责做好病例的门诊和出入院登记及疫情报告，积极协助疾控机构做好个案调查及标本采集工作。同时对15岁以下儿童甲乙肝病例进行个案调查，并采集部分血清进行实验室检测。从下表可以看出，2005年至2012年，15岁以下儿童甲乙肝病例个案调查率、血清标本采集率逐年提高，监测水平也逐步提高。

2005—2012年淄博市15岁以下儿童甲、乙型肝炎个案调查表

表5-3-12-1

甲型肝炎						乙型肝炎				
年度	应调查数	实调查数	调查率（%）	血标本采集数	采集率（%）	应调查数	实调查数	调查率（%）	血标本采集数	采集率（%）
2005	6	1	16.67	0	0.00	23	10	43.48	0	0.00
2006	4	4	100.00	0	0.00	39	28	71.79	32	82.05
2007	6	6	100.00	3	50.00	32	19	59.38	13	40.63
2008	3	3	100.00	3	100.00	32	26	81.25	18	56.25
2009	0	—	—	—	—	3	3	100	3	100
2010	0	—	—	—	—	18	20	111.11	10	111.11
2011	3	3	10.00	3	100.00	9	10	111.11	9	100.00
2012	0	—	—	—	—	5	5	100.00	5	100.00

从2005年5月1日起，按照山东省疾病预防控制中心《关于对病毒性肝炎监测工作进行调整的通知》的要求，对监测对象范围进行调整，对所有乡镇级以上医疗机构诊断为病毒性肝炎的病例均作为监测对象，不再强调首次就诊病例，同时开始使用、上报病毒性肝炎旬报、月报（电子版），启用病毒性肝炎专用电子邮箱报送旬报、月报表、15岁以下儿童甲乙肝个案数据库。

2006年1—2月，市疾控中心通过疫情网络监测发现高青县病毒性肝炎报告发病上升幅度大，立即会同高青县卫生防疫站调查分析原因。经调查，高青县医院加强了对法定传染病的报告管理工作，疫情管理员除搜索门诊医生报道卡片外，对化验室化验报告与卡片相核实，对没有经过门诊诊断的随诊病人也进行了登记，另一方面，忽略了病毒性肝炎诊断标准的掌握。针对出现的原因，下达监督意见书，要求高青县医疗机构加强培训法定传染病诊断、报告标准，提高传染病监测质量。

2006年7月6日，市疾控中心确定在淄川区、高青县开展乙肝疫苗免疫效果评价研究，对大年龄组儿童和成人接种不同乙肝疫苗的免疫效果进行比较，对低免疫应答和无免疫应答者再免疫方法及其效果进行评价。共采集淄川区太和乡、峨庄乡7~15岁大年组儿童401人，高青县青城镇成人290人，县城城区7~15岁儿童375人，成人44人的免疫前血清标本。为淄川区太河乡104人接种5微克乙肝疫苗，峨庄乡66人接种10微克CHO乙肝疫苗，为高青县7~15岁儿童接种10微克汉逊酵母乙肝疫苗82人，10微克CHO乙肝疫苗96人，成人接种20微克CHO乙肝疫苗149人。

2006年9月7日，卫生部确定在沂源县开展全国乙肝血清学调查工作。按照调查方案确定的抽样原则，此次调查共抽取鲁村、西里镇412户，1~4岁儿童121人，5~14岁儿童186人，15~59岁322人，采用入户调查的方法、现场采样的方法，对每个调查对象按照统一调查问卷进行个案调查、血样采集（血清分离），数据库录入，圆满完成全国人群乙肝等有关疾病血清学调查。

2010年起，按照省疾控中心的要求，开始对甲肝和戊肝聚集性病例进行调查处置，要求同一乡镇、街道办事处在甲肝或戊肝的一个最长潜伏期内发生2例甲肝或戊肝病例的，必须对病例基本情况、临床症状、体征、实验室检查、流行病学特征进行调查，及时发现聚集性病例，及时采取预防控制措施。随着监测水平的提高，本市甲戊肝聚集性病例流行病学调查率逐年提高，有效预防了甲戊肝暴发疫情的出现。

甲型肝炎					戊型肝炎	
年度	应调查数	实调查数	调查率（%）	应调查数	实调查数	调查率（%）
2010	1	0	0.00	3	1	33.33
2011	1	1	100.00	6	4	66.67
2012	0	—	—	8	8	100.00

2011年，按照省疾控中心《关于调整我省病毒性肝炎监测要求工作的通知》的要求，对甲乙肝病例个案调查表、数据库、乙肝专用疫情报告卡附加信息”进行了修订，以适应病毒性肝炎监测实际工作需要。

四是做好病毒性肝炎防控技术培训，提高工作人员病毒性肝炎综合防控技术水平。

1995年4月3日至7日，市防疫站根据山东省卫生厅《山东省乡、村级计划免疫工作人员培训行动计划》的要求，举办区县级计划免疫师资培训班，要求选派中专以上学历，从事计划免疫2年以上，语言表达能力强，可独立承担计划免疫培训、教学工作的计划免疫专业人员参加培训。培训班具体学习了计划免疫管理、预防接种、疾病监测等新形势下计划免疫工作，为各区县培养了一批计划免疫师资力量，成为各区县计划免疫培训到乡、到村的专业技术能手、中坚力量。自1995年至今，已连续举19届计划免疫综合技术培训班，培训对象也由区县防疫站、大企业预防保健科扩大到乡镇级预防保健科，培训内容进一步丰富，为做好病毒性肝炎防控工作奠定了了坚实的技术储备。

2002年9月25日至27日，为配合中国将乙肝疫苗纳入儿童计划免疫工作，市防疫站举办一期乙肝疫苗免疫预防与安全注射培训班，培训对象涵盖防疫站计划免疫科、乡镇卫生院防保站及县级以上、各大企业医院预防保健科、产科工作人员，重点学习乙肝病原学及流行病学知识、乙肝预防措施重点介绍乙肝疫苗的应用，大大提高了计划免疫工作人员乙肝免疫预防业务水平。

2003年8月14日至15日，市防疫站举办了“全市乙肝疫苗免疫预防培训班”，全市县级以上医院、大企业医院预防保健科主任、产科护士长以及区、县卫生防疫站计划免疫科主任73人参加培训，学习了《山东省乙型肝炎疫苗免疫接种实施方案》《乙型肝炎的预防措施及乙肝疫苗的应用》《预防接种安全注射》等知识和技能，进一步规范了淄博市乙肝疫苗的预防接种工作。

五是进一步做好病毒性肝炎宣传教育活动，提高全民病毒性肝炎防控意识。

根据卫生部《关于成立全国儿童计划免疫工作协调小组暨开展儿童预防接种日活动的通知》的规定，确定每年的4月25日为全国儿童预防接种日。主动与宣传、文化、教育、新闻媒体联系，利用电视、广播、报刊、宣传栏（板、画）、横幅、流动宣传车、网络、短信等宣传工具，通过开展形式多样、内容丰富的计划免疫宣传和咨询活动，着重宣传计划免疫国家政策、工作意义，普及计划免疫科学知识，重点介绍计划免疫工作特别是病毒性肝炎防控方面取得的巨大成绩，营造全社会共同关注计划免疫工作的良好氛围。

2011年世界卫生组织确定每年的7月28日是“世界肝炎日”，淄博市卫生局下发《关于开展2011年全市世界肝炎日宣传活动的通知》和《淄博市2011年世界肝炎日宣传活动方案》，明确要求各级卫生行政部门、疾控机构、医疗单位一定要本着“做好肝炎防控，福泽子孙后代”的高度负责的态度，做好“世界肝炎日”宣传活动，营造出全社会共同宣传、参与传染病防治的良好氛围。2011年7月28日，市卫生局副局长孙辉参与主题宣传活动，向过往群众发放肝炎防治资料，对各型病毒性肝炎的传播途径、免疫预防、感染后的自我保健等进行了宣传。市疾控中心副主任崔峰在淄博电视台都市频道做了专家访谈，接受了淄博电台记者现场采访，详细介绍了病毒性肝炎防治工作取得的成就和预防控制措施，解答了现场群众比较关注的肝炎防治问题。《淄博晚报》《鲁中晨报》等媒体记者也同时参与了“世界肝炎日”宣传报道活动。通过宣传“世界肝炎日”，进一步提高了公众对肝炎预防、诊疗、宣传教育的认知度、参与度，唤起全社会对肝炎防治工作的重视，有利于全市的病毒性肝炎防控。

第十二节　脊髓灰质炎

脊髓灰质炎简称“脊灰”，俗称“小儿麻痹症”或“婴儿瘫”，属于中国法定传染病中的乙类传染病。

自1956年起，始有脊髓灰质炎文字记载。是年，疫情报告全市发生脊髓灰质炎病人29例，发病率为3.92/10万。

自1956年至1977年的21年间，每年均有“脊灰”病人发生。此间，发病率较高的年份分别为1959年（发生157例，发病率12.16/10万）、1960年（发生162例，发病率11.94/10万）和1963年（发生205例，发病率15.74/10万），其他年份发病率均在8.77/10万以下（1964年）。1968—1977年10年间，发病率显著降低，此间，发病率最高为1970年（发生31例，发病率1.69/10万），1971年以后，发病率降至1/10万以下，患病人数每年最多时16例（1973年，发病率0.82/10万），最少时5例（1976年，发病率 0.24/10 万）。

1957 年—1966 年 10 年间，是历史上脊灰病人发病较多的年份，脊灰发病率较高，10 年中，发病率最低的年份是 1965 年，发病率 3.52/10 万；发病率最高的年份是 1963 年，为 15.74/10 万。10 年中，发病率较高的年份分别是：1959 年，发病率 12.16/10 万；1960 年，发病率 11.94/10 万；1963 年，发病率 15.74/10 万；1964 年，发病率 8.77/10 万。

1958 年位于周村区的淄博制丝厂发生脊灰流行。自 6 月 25 日至 7 月 11 日，17 天内共发病 13 例，占当年全市脊灰发病人数的（13/51）24.5%；患者分布在该厂幼儿园、托儿所和家属居住区；年龄最小 7 个月，最大 4 岁。当时采取的措施是：对患儿进行隔离；对病人周围 5 岁以下的儿童进行检诊并进行被动免疫；对病人用具以及粪便用 1%~3% 氯胺溶液进行消毒；在疫区开展爱国卫生运动。7 月 11 日以后，未再发生脊灰病人。

自 1967 年至 1976 年 10 年间，脊灰发病率呈波浪式下降的趋势。1967 年，脊灰发病率为 1.82/10 万，到 1976 年，降至 0.24/10 万；发病人数由每年最多时 31 例（1970 年），减少至每年最少时 5 例（1976 年）。

1978 年—1991 年 14 年间，本市脊灰疫情呈间断性出现，但发病人数显著减少。此间，1983 年曾发生 14 例，发病率 0.63/10 万，1980 年发生 5 例，发病率为 0.23/10 万，1982 年、1986 年、1990 年和 1991 年各发生 1 例，发病率为 0.03~0.04/10 万，其他年份均未发生。

1982 年 3 月 25 日，临淄区孙娄公社耿王大队发生 1 例脊灰患儿，系该大队农民王信义之女王玲，15 个月龄。经采集患儿血液和大粪标本送省卫生防疫站检验，分离出脊灰 II 型病毒，确诊为脊灰患者。该患儿发病前未服过脊灰疫苗。市及临淄区卫生防疫站对该村易感儿童采取应急服用脊灰疫苗预防措施，以后未出现新发病人。

1983 年 1—3 月，出现一次强度较大的脊灰散发，共发生 14 例脊灰病儿，分布在张店（6 例）、博山（4 例）、淄川（3 例）和临淄（1 例）4 个区。发病年龄：不足 12 个月龄 6 例，1 周岁 3 例，2 周岁 4 例，3 周岁 1 例。14 例病儿中，除 1 例曾服过脊灰疫苗外，其他患儿均未服用脊灰疫苗。

1982 年 3 月，曾组织力量对 5 个区、10 个公社、50 个村和 20 个厂矿机关单位的计划免疫工作进行检查，用随机抽样的方法检查了 24 个月龄以内的儿童 490 人，脊灰疫苗全程正规服苗率仅为 34.1%。分析认为，农村基层卫生组织不健全，易感儿童未服或漏服脊灰疫苗，以及未全程、正规服苗，是造成脊灰散发的主要原因。

1982 年，卫生部颁布《全国计划免疫工作条例》以后，本市计划免疫工作进一步加强，脊灰糖丸疫苗预防接种率逐年增高，至 1985 年，脊灰疫苗接种率达 78.2%。

1986 年，实施计划免疫“冷链”建设，市、区防疫站建立健全了计划免疫科，包括脊灰疫苗在内的“四苗”预防接种工作逐步走上制度化、程序化、规范化管理的轨道。

1987 年，脊灰疫苗接种率达 85% 以上。

1988 年 4 月 22 日，市政府颁发《淄博市儿童计划免疫保偿合同制实施细则（试行）》，进一步强化了包括脊灰疫苗在内的基础免疫工作。

1989 年，全市脊灰疫苗接种率以县为单位达到 95%。

1990 年 4 月，卫生部下发《全国消灭脊髓灰质炎实施方案》的通知，要求“确保按期实现 1995 年全国消灭脊髓灰质炎的目标”。

为实现卫生部提出的 1995 年消灭脊灰的行动计划，市卫生局于 1992 年 2 月 15 日下发《淄博市消灭脊髓灰质炎行动计划（1992—1995）》，要求 1992 年年底全市达到无本地野病毒引起的“脊灰”病例；1995 年全市消灭“脊灰”野病毒传播。1992 年 7 月 6 日，根据卫生部制订的《消灭脊髓灰质炎技术方案》的要求，市防疫站印发“关于对脊髓灰质炎麻痹后遗症调查的意见”，调查对象为：年龄在 1951 年 1 月 1 日至 1991 年 12 月 31 日出生的人群中所有瘸、拐、瘫的病人，为摸清脊灰在使用脊灰疫苗前后的发病情况和考核疫苗使用效果，以及积累消灭脊灰技术资料打下了基础。

1993 年 10 月 4 日，市卫生局及时转发了山东省卫生厅“关于下发《山东省 1993—1994 年度脊髓灰质炎疫苗强化免疫实施方案》的通知”，市、区卫生防疫站组织力量并落实了组织、宣传、技术措施，对全市所有适龄儿童分别于1993年12月5日—8日和1994年1月5日—16日，分两批进行脊灰疫苗强化服苗免疫。

市委、市政府领导对这项工作十分重视。市政府于11月22日印发了《淄博市消灭脊髓灰质炎强化免疫日活动行动计划》，并专门召开了各区、县分管区、县长、卫生局局长和市直有关部门分管领导会议，副市长关玛莉亲自部署并强调目标任务。1994年1月5日，市领导杜祥荣、李新泰、康寿美、关玛莉、刘喜敏、段杰等分别深入各区、县，参加了向适龄儿童送服脊灰糖丸疫苗的强化免疫活动。

1993年—2001年，连续8年开展了8次15轮全市范围内的脊灰疫苗强化免疫，全市适龄儿童累计服苗率约300万人（次），历次强化免疫服苗率均达到98%以上。

2000年4月3日，市卫生局转发了省卫生厅“关于开展消灭脊髓灰质炎‘扫荡式’免疫活动的通知”，“通知”要求，在“4·25”预防接种宣传日期间，在部分市、地及县（市、区）开展一轮脊灰疫苗“扫荡式”免疫接种活动。高青县和周村区被列入这次免疫接种范围。根据省卫生厅活动方案要求，对高青、周村辖区内0~4岁的儿童，以乡镇或城区办事处为单位，给予口服脊灰糖丸疫苗一次。4月22日至23日，省卫生厅派督导团对开展消灭脊髓灰质炎“扫荡式”免疫活动进行督导评价。督导团先后对高青县和周村区随机抽查了2个乡镇6个行政村和1个集贸市场的180名适龄儿童，服苗者176人，服苗率97.78%。未服苗儿童主要是集贸市场流动人口中的儿童。省督导团对这次脊灰“扫荡式”免疫活动给予高度评价。

为保证消灭脊灰目标的如期实现，在认真实施脊灰疫苗预防接种和强化免疫的同时，还加强了脊灰监测工作。自1991年开始，在市、区（县）、乡三级建立了脊灰疫情专报系统，各级设立专职脊灰疫情报告员，实行脊灰疑似病例快速报告和零病例报告制度。同时，每年对各级脊灰疫情报告员和医院相关科室的医生进行专门培训，使之了解消灭脊灰的有关知识，主动进行脊灰疑似病例的报告。另外，市、区（县）、乡镇的专业防疫人员，每旬一次到辖区的综合医院的儿科、神经内科、传染病科等相关科室，进行AFP（急性弛缓性麻痹）病例的主动监测，增强医疗单位对消灭脊灰和主动监测报告AFP病例的自觉性。1996年，全市报告15岁以下AFP病例23例，发病率2.56/10万，1997年报告23例，发病率2.56/10万，1998年报告19例，发病率2.11/10万，所有病例均按要求进行了及时报告，及时调查，及时采便，及时送检和及时随访，使脊灰疑似病例的监测报告落到实处。

由于各级政府的高度重视和市、区（县）防疫站认真落实消灭脊灰行动方案和计划免疫各项措施，自1992年至2003年，连续12年无脊灰病例发生。提前3年实现了卫生部提出的1995年消灭脊灰的目标，并连续8年巩固了无本地野病毒引起的“脊灰”病例的成果。

2003年10月22日，市防疫站文件印发“关于转发卫生部‘关于印发《2003~2010年全国保持无脊髓灰质炎状态行动计划》的通知’的通知”，要求各区、县卫生防疫部门按照卫生部保持无脊髓灰质炎状态行动计划的要求，克服松懈麻痹和厌战情绪，提高并保持高水平的脊灰疫苗常规免疫接种率，认真做好AFP监测，及时发现疑似病例，确保消灭脊灰的各项技术措施的落实和无脊灰状态。

2004年，继续巩固消灭脊灰工作的成果，加强AFP病例快速报告、常规报告、主动监测和病例筛检工作，提高报告、调查和随访及时率，认真抓好标本采集、送检工作，提高合格采便率；加强督导和检查，切实防止AFP病例漏报、调查采样弄虚作假等现象的发生。以市为单位，各项监测指标要达到卫生部及世界卫生组织（WHO）的要求。2004年，全市共报告AFP病例18例，15岁以下儿童AFP病例报告发病率2.35/10万，病例报告后48小时调查率100%，合格标本采集率94%，标本7天送达率89%，病毒分离结果28天反馈率100%，60天及时随访率83%，阳性分离物14天送达国家率100%；除高青、博山没报病例，其他区县均达到国家监测指标。18例AFP病例中，5岁以下儿童组所占比例较高，共16例，占88.89%，其中，又以3岁组发病最多，发病9例（50%）。全年AFP病例中男性多于女性，比例为2 ∶ 1（12 ∶ 6）。全年2月份发病较多，有个较明显的发病高峰，发病5例，占27.78%；全程免疫的15例占100%。继续做好适龄儿童脊灰疫苗常规免疫特别是4岁加强免疫的接种工作，提高并保持高水平的免疫接种率，防范脊灰野毒株的输入和疫苗衍生株的传播和流行。

2005年，贵州省发现的脊灰疫苗衍生株病毒（VDPV）循环与传播事件，给消灭脊灰工作提出了新的任务。因此，继续加大消灭脊灰的免疫、监测与管理三大措施，防范脊灰野毒株的输入和VDPV的传播和流行。省防疫站以鲁疾控免发（2005）13号“关于转发中国疾病预防控制中心《关于进一步加强AFP检测工作的通知》的通知”，要求对高危病例和死亡病例必须采集接触者标本；加强督导和检查，切实防止AFP病例漏报、调查采样弄虚作假等现象的发生；充分发挥AFP病例临床筛检专家小组的作用，切实做好报告的AFP病例筛检和初步诊断工作，防止出现报告的AFP病例数量虚高和高危AFP病例漏检迟报的现象。2005年，全市共报告AFP病例15例，15岁以下儿童AFP病例报告发病率1.94/10万，病例报告后48小时调查率100%，合格标本采集率95.3%，标本7天送达率92.9%，病毒分离结果28天反馈率100%，60天及时随访率92.3%，阳性分离物14天送达国家率100%；除桓台、周村、博山没报病例外，其他区县均达到国家监测指标。15例AFP病例中，5岁以下儿童组所占比例较高，11例，占73.33%，其中，又以3岁组发病最多，发病4例（26.67%）。2005年AFP病例中男性多于女性，比例为2 ∶ 1（10 ∶ 5）。全年10月份发病较多，有个较明显的发病高峰。发病3例，占20%；全程免疫的14例，占93.33%。1例病例接种史不详，占6.67%。

2006年8月6日，市卫生局转发了卫疾控发卫生部关于加强急性迟缓性麻痹病例检测与管理工作的通知，要求各区县进一步加强AFP病例监测工作，规范医疗机构儿童麻痹病例诊断，妥善处理疫苗相关病例，加强宣传和预防接种普及工作。为进一步落实《2003—2010年全国保持无脊髓灰质炎状态行动计划》，更好地发挥急性弛缓性麻痹监测系统的作用，市卫生局转发了省卫生厅关于转发《关于印发我省乙脑等3种传染病监测方案的通知》的通知，按照方案要求，组织各区县认真学习了监测方案监测目的、监测病例定义与分类、监测的内容。2006年全市共报告AFP病例18例，15岁以下儿童AFP病例报告发病率2.33/10万，病例报告后48小时调查率100%，合格标本采集率94%，标本7天送达率89%，病毒分离结果28天反馈率100%，60天及时随访率83%，阳性分离物14天送达国家率100%；除高青、博山没报病例，其他区县均达到国家监测指标。18例AFP病例中，5岁以下儿童组所占比例较高，14例，占77.78%，其中，又以2岁组发病最多，发病9例（50%）。2006年AFP病例中男性多于女性，比例为3.5 ∶ 1（14 ∶ 4）。全年4月份发病较多，发病4例，占22.22%。全程免疫的18例，占100%。

为巩固消灭脊髓灰质炎工作成果，提高并保持高水平的脊灰疫苗免疫接种率，11月21日，市卫生局针对实际情况提出了具体要求。4岁以下第一轮服苗常住应种儿童数176138人，实种儿童数170731人，接种率为96.93%。流动儿童应种人数6834人，实种人数6700人，接种率为98.04%，第二轮常住应种人数181130人，实种儿童数176561人，接种率为97.48%，流动儿童应种人数为7664人，实种人数为7597人，接种率为99.13%。两轮脊灰疫苗强化免疫接种率达到95%以上。

2007年，全市共报告AFP病例18例，15岁以下儿童AFP病例报告发病率2.33/10万，病例报告后48小时调查率100%，合格标本采集率100%，标本7天送达率94.4%，病毒分离结果28天反馈率100%，60天及时随访率90%，阳性分离物14天送达国家率100%；除周村没报病例外，其他区县均达到国家监测指标。18例AFP病例中，5岁以下儿童组所占比例较高，16例，占88.89%，其中，又以2岁组发病最多，发病10例（55.56%）。2007年AFP病例中男性多于女性，比例为2 ∶ 1（12 ∶ 6）。全年1月份发病较多，有个较明显的发病高峰。全程免疫的16例，占88.89%。2例未全程免疫，占11.11%。

2008年，全市共报告AFP病例19例，15岁以下儿童AFP病例报告发病率2.28/10万，病例报告后48小时调查率100%，合格标本采集率100%，标本7天送达率89.5%，病毒分离结果28天反馈率100%，60天及时随访率90%，阳性分离物14天送达国家率100%；除博山没报病例外，其他区县均达到国家监测指标。19例AFP病例中，5岁以下儿童组所占比例较高，15例，占78.95%，其中，又以2岁组发病最多，发病8例（42.11%）。2008年AFP病例中男性多于女性，比例为1.38 ∶ 1（11 ∶ 8）。全年7、12月份发病较多，各发生4例。占42.11%。全程免疫的17例，占89.41%，1例病例接种不详，占5.26%，未全程接种的1例，占5.26%。

2008年，出现一例疫苗相关病例。基本情况：边景昀，男，2007年12月18日出生，家庭住址：临淄区凤凰镇鲁家村，父亲：边文海。家长自述：边景昀于2008年3月25日在路山医院预防接种门诊口服一粒脊髓灰质炎疫苗，4月17日出现双下肢无力，先后到区医院、市妇幼保健医院、省立医院就诊，4月25日省立医院诊断为弛缓性麻痹。5月28日到北京市第一人民医院就诊，诊断为弛缓性麻痹，住院33天，出院诊断：迟缓性麻痹（脊髓前角病变）。该疫苗属第一类疫苗，由省、市、区疾控中心逐级免费供应，疫苗储存运输条件符合《疫苗储存运输管理规范》要求；接种单位及接种人员资质等均符合《预防接种工作规范》要求；省疾控中心脊灰监测实验室对其4份大便检验，3份阴性、1份待定，送国家实验室，检测结果：1份阴性，1份检出P3疫苗相关株。预防接种异常反应专家组诊断为VAPP(疫苗相关病例)。

2009年，全市共报告AFP病例26例，15岁以下儿童AFP病例报告发病率4.47/10万，病例报告后48小时调查率100%，合格标本采集率96%，标本7天送达率100%，病毒分离结果28天反馈率100%，60天及时随访率100%，阳性分离物14天送达国家率100%；除高青没报病例外，其他区县均达到国家监测指标。26例AFP病例中，5岁以下儿童组所占比例较高，22例，占84.62%，其中，又以2岁组发病最多，发病11例（42.31%）。2009年AFP病例中男性多于女性，比例为2.25 ∶ 1（18 ∶ 8）。全年3月份发病较多，发生6例。占23.08%。全程免疫的22例，占84.62%，2例病例接种不详，占7.7%，未全程接种的2例，占7.7%。2009年按照AFP监测方案要求继续做好各项监测。

2010年10月，为确保维持无脊灰状态，市卫生局转发了关于转发省卫生厅《卫生部关于防范脊髓灰质炎野病毒输入我国的通知》的通知，关于转发《中国疾病预防控制中心关于进一步加强维持无脊髓灰质炎及防范野病毒输入工作的通知》的通知一系列文件。要求对近年来保持无脊灰工作进行认真梳理、总结及科学评价，明确存在的问题及其发生原因，认真研究改进工作的方法及措施，加以整改，切实维持高水平的脊灰疫苗及时接种率和全程接种率。为切实保障广大人民群众身体健康，促进经济社会协调发展，根据国家五部委联合下发的《山东省2010年麻疹及脊髓灰质炎疫苗强化免疫活动实施方案》以及脊髓灰质炎防控有关文件要求，市卫生局、市发展和改革委员会、市教育局、市财政局、市食品药品监督局五部门联合印发了关于印发《淄博市2010年麻疹及脊髓灰质炎疫苗强化免疫活动实施方案》的通知，有计划地对4岁以下儿童开展强化免疫工作，重点是常规免疫薄弱地区，尤其是流动人口集中的地区、计划外出生儿童。同时还加强对各级医疗卫生机构特别是医院儿科、传染病科、内科等相关科室医生及防保人员的培训工作，进一步明确AFP病例监测要求，提高病例报告意识；确保消灭脊灰各项措施的有效落实。本次强化免疫第一轮常住应种人数179540人，实种人数169852，接种率为94.6%。流动应种人数18534人，实种人数17894人，接种率为96%。第二轮常住应种人数为191568人，实种人数为174192人，接种率为95.9%。流动应种人数17099人，实种人数16207人，接种率为94.8%。两轮脊灰疫苗强化免疫接种率达到90%以上。脊灰强化免疫期间，市卫生局转发《关于做好2010年麻疹及脊灰疫苗强化免疫相关信息报告工作的通知》的通知（鲁卫疾控函〔2010〕52 号），做好脊灰强化免疫接种及疑似预防接种异常反应发生汇总统计日报表的填写，及时上报。为确保 2010 年全市麻疹和脊髓灰质炎疫苗强化免疫工作顺利开展，切实落实工作细则、提高工作质量，根据市卫生局等五部门联合下发的《关于印发〈淄博市 2010 年麻疹及脊髓灰质炎疫苗强化免疫活动实施方案〉的通知》要求，市卫生局组织制订了《淄博市 2010 年麻疹及脊髓灰质炎疫苗强化免疫督导方案》和《淄博市 2010 年麻疹及脊髓灰质炎疫苗强化免疫宣传方案》。并与 2010 年 10 月 26 日—11 月 5 日对全市六区三县的麻疹、脊灰疫苗强化免疫工作进行了考评。此次考评共抽取六区三县的 19 乡镇的 57 个村进行麻疹、脊灰强化免疫接种率评估。0~4 岁儿童脊灰强化免疫接种共调查 453 人，实际接种 438 人，接种率为 96.7%。城区市场共调查脊髓灰质炎疫苗适龄儿童 570 人，实际接种 544 人，接种率为 95.44%。

2010 年，全市共报告 AFP 病例 17 例，15 岁以下儿童 AFP 病例报告发病率 2.79/10 万，病例报告后 48 小时调查率 100%，合格标本采集率 94%，标本 7 天送达率 100%，病毒分离结果 28 天反馈率 100%，60 天及时随访率 100%，阳性分离物 14 天送达国家率 100%；除高青、博山没报病例外，其他区县均达到国家监测指标。17 例 AFP 病例中，5 岁以下儿童组所占比例较高，15 例，占 88.24%，其中，又以 2 岁组发病最多，发病 8 例（47.06%）。2010 年 AFP 病例中男性多于女性，比例为 4.67 ∶ 1（14 ∶ 3）。全年 2、5 月份没有病例，其他月份均有病例。4 月份 3 例，占 17.65%10 月份 3 例，占 17.65%。全程免疫的 15 例，占 88.24%，1 例病例接种不详，占 5.88%，未全程接种的 1 例，占 5.88%。

2010 年，淄川区出现一例疫苗相关病例。基本情况：患儿孙誉源，男，2010 年 3 月 1 日在淄矿集团中心医院出生，足月顺产。发病情况：患儿孙誉源于 5 月 11 日口服第一粒脊髓灰质炎减毒活疫苗，5 月 29 日出现无明显诱因的发热，6 月 3 日患儿仍发热并伴双下肢肌张力减弱，右上肢明显，腱反射消失，左上肢和左下肢肌力均为Ⅱ级，右上肢肌力为 0 级，右下肢肌力为Ⅲ级。家长要求出院，随后去山东省立医院、齐鲁医院、北京儿童医院、市妇幼保健院治疗，诊断为急性驰缓性麻痹。经治疗后目前患儿右上肢肌力Ⅰ－Ⅱ级，左上肢肌力Ⅲ级、右下肢肌力Ⅲ级、左下肢肌力Ⅱ－Ⅲ级；肱二头肌肌腱反射（－）、右膝腱反射（＋）、左膝腱反射（－）、右侧巴氏征阳性。双份大便标本国家脊灰实验室检测到 P1 疫苗相关株。患儿所用疫苗的储存、运输、分发使用符合相关要求，接种人员资质合格。最后诊断：脊灰疫苗相关病例。

2011 年，针对新疆和田地区发生的输入性脊髓灰质炎（脊灰）Ⅰ型野病毒疫情。为快速应对、有效控制脊灰野病毒输入性疫情和脊灰疫苗衍生病毒传播等事件，最大限度地减轻脊灰相关事件造成的危害，维持无脊灰状态，本市启动了相应应急机制，下发一系列文件并采取应急防控措施。市疾控中心按照文件要求，立即组织开展县级及以上医院 AFP 病例的回顾性调查，于 9 月 14—23 日组织对全市区县级疾控机构及县级以上综合医疗机构的 2010 年以来 AFP 病例的回顾性调查，此次调查分三个督导小组对全市县级以上综合医院的儿科、神经内科、传染科进行了 AFP 漏报调查。对区县级疾控的 AFP 主动监测和病例筛检小组活动开展情况进行了调查，共查阅全市 18 处县级以上综合医院 2010 年以来儿科、神经内科、传染科的专家门诊记录 90 万余条和病房出入院登记 10 万余条。共报告病例 227 例，其中 AFP 24 例，排除病例 203 例。

对新疆维吾尔自治区学生集中的学校的学生采集了 50 份大便标本，经实验室监测均为阴性，最大限度的降低了脊灰疫情输入本市的危险。

2011 年，全市共报告 AFP 病例 17 例，15 岁以下儿童 AFP 病例报告发病率 2.61/10 万，病例报告后 48 小时调查率 100%，合格标本采集率 94%，标本 7 天送达率 100%，病毒分离结果 28 天反馈率 100%，60 天及时随访率 100%，阳性分离物 14 天送达国家率 100%；除淄川区没报病例外其他区县均达到国家监测指标。17 例 AFP 病例中，5 岁以下儿童组所占比例较高，11 例，占 64.71%，其中，2 岁组发病最多，发病 6 例（35.29%）。男性多于女性，比例为2.4 ∶ 1（12 ∶ 5）。全年2、5月份没有病例，其他月份均有病例。以5月份发病最多5例，占29.41%。全程免疫的17例，占100%。

2012年，为巩固2011年取得阶段性成果，市卫生局转发了卫生部《卫生部办公厅关于加强脊灰和麻疹防控工作的通知》，按照通知要求，加强急性弛缓性麻痹(以下简称AFP)病例的主动监测工作，一旦发现AFP病例，按照有关规定及时报告。进一步提高监测的敏感性，流行病学调查和实验室检测的及时性和质量。

为进一步提高AFP监测系统的敏感性，及时掌握病例发生情况，有效防控脊灰输入疫情，省疾控中心转发了《关于做好急性迟缓性麻痹（AFP）病例监测信息报告管理系统应用管理工作的通知》（鲁疾控免发〔2012〕3号）通知要求从今年1月1日起新就诊的AFP病例应纳入AFP病例监测信息报告管理系统报告和管理。要安排责任心强、技术过硬的专业人员具体负责，并每天及时浏览、审核辖区报告情况，确保该系统报告的及时性和敏感性。

2012年，全市共报告AFP病例19例，15岁以下儿童AFP病例报告发病率2.84/10万，病例报告后48小时调查率100%，合格标本采集率89.47%，标本7天送达率89.47%，病毒分离结果28天反馈率100%，60天及时随访率92.9%，阳性分离物14天送达国家率100%；除周村区没报病例外，其他区县均达到国家监测指标。19例AFP病例中，5岁以下儿童组所占比例较高，11例，占57.89%，其中，2岁组发病最多，发病6例（31.58%）。男性多于女性，比例为2.17 ∶ 1（13 ∶ 6）。全年除7月份无病例，其他月份均有发病，10月份有个较明显的发病高峰，发病4例，占21.05%。全程免疫的19例，占100%。

第十三节　流行性乙型脑炎

流行性乙型脑炎（简称乙脑，下同）属于中国法定传染病中的乙类传染病。

新中国成立后，1952年始有乙脑疫情报告。1952年—2012年的61年中，每年均有乙脑病例发生，主要表现为散在发生。新中国成立以来发病率最高的一年是1966年，全市共发生380例，发病率为27.14/10万；发病率最低的一年是2012年，全市发生3例，发病率为0.07/10万。1984年至2003年，淄博市乙脑发病率波动在0.10/10万和2.06/10万之间，年平均发病率为0.66/10万，1984年至2003年全市共发生乙脑病人575例，死亡48例，病死率平均8.35%。2004年—2012年，乙脑发病率0.07/10万至0.70/10万之间波动，波动范围大，共发病165例，死亡41例，平均病死率24.85%，与前十年相比较，虽然发病人数降低，但病死率上升明显，社会负担明显加重。

对乙脑的防治措施：

⑴1978年实施计划免疫以前，主要是加强对现症病人的抢救治疗，最大限度地减少死亡。一旦发现乙脑疑似病人，及时送医院确诊，隔离治疗。

⑵对疫点的处理：对发生乙脑的村庄或单位，均定为疫点。对疫点发生的病人，均进行个案调查，对病家及其周围，乃至整个疫点，进行彻底灭蚊。

⑶对病家及其周围的易感人群加强卫生宣传教育，采取灭蚊、防蚊措施，或采用服用中草药如大青叶、板兰根合剂、牛筋草等预防。

1955年7—9月间，淄川区、博山区先后共发生13例乙脑，死亡7例。市防疫站接到疫情报告后，均立即派防疫人员赶赴疫点进行防治。对可疑患者立即送市传染病医院确诊、治疗，对病家室内外进行灭蚊消毒，对疫点群众展开卫生宣传教育，发动群众大搞环境卫生和家庭卫生，消灭蚊子孳生地，同时做好防蚊措施，乙脑疫情未扩散蔓延。

2008年8月14日—9月10日，淄川区发生8例聚集性乙脑病例，2009年8月21日—9月19日、淄川区发生8例聚集性乙脑病例，2009年9月5日—16日，张店区发生8例聚集性乙脑病例，2010年8月30日—10月3日，淄川区发生8例聚集性乙脑病例。面对聚集性乙脑疫情，市疾控中心派人赴现场指导参与流行病学调查，了解人群发病、居住环境、疫苗接种以及人口流动等影响因素情况，掌握流行特征，指导区县疾控中心、各级机疗机构开展以下疫情监测：①强化疾控、医疗日常常规监测。②各级医疗机构开展日报告和“零病例”报告。③加强主动监测工作，定期到医疗机构核查门诊日志、入院记录，搜索疑似乙脑病例，定期到发生疫情的学校、集中用工场所开展病例主动搜索，到社区开展病例主动搜索。发现漏报病例，及时补报，并追踪调查。④指导发生疫情的学校和托幼机构开展晨检工作，每日对学生因病缺课或医疗机构学生集中就诊情况进行记录。各级疾控机构定期到辖区托幼机构、学校检查晨检措施落实情况，并进行相关流行病学分析，提出防控措施建议。发生疫情的工地和其他集体单位建立务工人员进出登记制度，掌握本工地人员流动情况，对务工人员健康状况开展监测。⑤开展健康宣传教育，宣传蚊虫的危害，普及灭蚊、防蚊的相关知识。⑥开展爱国卫生运动，充分发动群众积极开展环境卫生死角综合治理，改变生活习惯，优化人居环境，消除蚊虫孳生场所。通过强化监测、系统健康教育、大力开展爱国卫生运动等乙脑综合防治措施，有效控制乙脑疫情蔓延。

（4）规范、强化乙脑疫苗预防接种工作，保护易感人群。1963 年，本市开始接种乙脑疫苗，大多采取突击接种方式，接种范围多集中在城区或人群相对集中的单位如工厂、学校、托幼机构等。由于没有统一的接种计划，缺乏科学的免疫程序，重种、漏种的情况比较普遍。

1975 年，省卫生厅下发《山东省生物制品预防接种方案》，淄博市乙脑疫苗接种逐步走向正规。1978 年，卫生部下达“关于加强计划免疫工作的通知”，淄博市根据“山东省计划免疫程序”进行乙脑疫苗接种，即 1 岁时初种，以后 2 岁、6 岁、10 岁时各复种一次。

1986 年，将乙脑疫苗纳入儿童计划免疫，于每年乙脑高发季节前的 4—5 月份对适龄儿童进行常规接种，基础免疫对象为 1 周岁儿童，间隔 7~10 天接种两针，2 岁、7 岁、10 岁分别进行加强免疫；为减少乙脑疫苗接种反应，根据卫生部通知要求，自 1998 年起不再对 10 岁儿童安排加强接种（灭活乙脑疫苗）；2004 年引入乙脑减毒活疫苗，改流行季节前接种为常年接种（7—9 月除外），实现了乙脑疫苗的常规免疫。《预防接种工作规范》出台后，要求自 2006 年 1 月 1 日始，乙脑疫苗按照全国统一的免疫程序实施接种，即：8 月龄初免 1 针（基础免疫），18~24 个月龄、6 岁各加强 1 针（减毒乙脑疫苗），2008 年依据国家扩免方案的要求，修改为 8 月龄初免 1 针（基础免疫），18~24 个月龄加强 1 针。另外，根据人群的免疫状况和发病情况对高危地区的重点人群进行突击（应急）免疫。2006 年，淄博市按照山东省卫生厅、教育厅联合下发的《关于印发《山东省儿童入托入学预防接种证查验和疫苗补种活动月工作实施方案》的通知》，从 2006 年起每年秋季入托、入学时开展查验儿童预防接种证活动，通过疫苗补种，进一步提高在托（校）儿童（学生）国家免疫规划疫苗接种率，建立巩固的免疫屏障，防止相应疫苗针对疾病暴发流行。

1986 年以后，加强计划免疫管理，实施“冷链”建设并坚持常年运转，预防接种质量进一步提高。据史料记载，1979 年，全市乙脑疫苗应接种人数 199036 人，实际接种 140718 人，接种率 70.70%；1980 年接种率为 95.56%（174933/183060）；1981 年接种率为 92.92%（156073/167968），1982 年接种率为 94.73%（165541/174745），1983 年接种率为 93.42%（142133/152152）。2004 年—2012 年，乙脑接种率继续保持在高水平，接种率达到 95% 以上，成为保护广大儿童身体健康，免受乙脑侵袭的坚实免疫屏障。随着乙脑疫苗接种工作的普及和接种率的不断提高，乙脑发病率被有效地得到控制。例如，1980 年至 1984 年 5 年间，由于全市大规模的乙脑疫苗接种，乙脑发病率由 1980 年的 2.79/10 万，逐年下降，1981 年为 1.15/10 万，1982 年为 0.54/10 万，1983 年为 0.44/10 万，1984 年为 0.22/10 万。1986 年—2003 年，全市乙脑年发病率始终被控制在 2.06/10 万以下。1999 年以后，年发病率连续 4 年降至 1/10 万以下，2003 年发病率虽有回升，但仍保持在 1.02/10 万的低发病率水平。2004 年—2012 年，乙脑发病率均控制在 1/10 万，平均发病率 0.43/10 万。2007 年—2012 年，乙脑发病呈现缓慢上升后快速下降的趋势，2012 年发病率甚至在 0.07/10 万以下。

（5）加强乙脑疫情监测。建立完善的乙脑监测系统，可以准确掌握本市乙脑流行病学和病原学特征，及时发现乙脑疫情，采取有效防治措施，控制疫情蔓延，降低发病率。通过健康人群免疫水平监测和适龄儿童乙脑疫苗接种率监测，可以准确掌握健康人群乙脑免疫空白点，为制定健康人群查漏补种或补充免疫提供依据。通过建立乙脑监测点，可以了解本市媒介蚊虫的种类、数量、分布、季节变化和乙脑病毒携带状况以及动物宿主（家猪）乙脑病毒感染状况变化情况，为科学预判乙脑流行趋势提供基础性资料。

1991年，将乙脑疫情纳入AFP监测系统，在乙脑流行季节期间，乡级以上医院防保站、防疫站、疾控中心每旬到监测科室进行主动监测和主动搜索。

2004年4月21日，市卫生局下发《关于转发省卫生厅〈转发卫生部关于进一步加强流脑、乙脑等疫苗针对性传染病预防控制工作的紧急通知的通知〉的通知》，针对疾病监测、预防接种出现的问题，要求提高对乙脑预防控制工作重要性的认识，加强对乙脑疫情的监测报告管理、主动监测与搜索，及时进行病例个案调查与处理，防止乙脑疫情暴发流行。要将乙脑疫苗接种纳入常规接种、常年接种，提高乙脑疫苗接种覆盖率。

2005年5月31日，市防疫站根据淄博市卫生局《关于转发山东省卫生厅〈关于做好流行性乙型脑炎预防控制工作的通知〉的通知》，在乙脑流行季节期间安排专人负责疫情监测工作，认真组织开展乙脑疫苗预防接种工作，及时对乙脑病例进行流行病学调查。

2006年8月31日，开展乙脑监测工作，提高病例报告质量，做好病例调查与随访，加大主动监测和主动搜索力度，科学采集、规范存放、及时转运监测标本，提高免疫管理水平，淄博市乙脑监测逐步规范、灵敏、特异。

为了解本市媒介蚊虫的种类、数量、分布、季节变化和乙脑病毒携带状况以及动物宿主（家猪）乙脑病毒感染状况变化情况，综合考虑淄川区乙脑大年龄组人群发病、病死率高特点，结合淄川区丘陵地形地貌等因素，2007年淄川区被确定为山东省乙脑监测点。淄川区卫生局充分发挥卫生行政部门组织协调能力，组织协调疾控中心、监测医院、乡镇卫生院工作关系，为乙脑监测工作顺利开展提供组织保障。淄川区疾控中心领导高度重视乙脑监测工作，积极落实人员培训、物资、经费等各保障措施，成立由免疫预防科和消杀科、化验室组成的病媒微生物监测工作小组，全面负责淄川区乙脑监测点监测工作。淄川区严格按照《山东省流行性乙型脑炎监测方案》的监测要求，按时完成本年度淄川乙脑监测点监测任务。选择有代表性的人房、畜房和室外地点采用蚊帐法进行蚊虫种类、数量、分布及季节消长调查，统计、记录每旬平均气温、风速及平均降雨量，资料及时录入乙脑专病故管理系统。2007—2012年，共捕获中华按蚊164只，淡色库蚊5418只，三带喙库蚊44只，致倦库蚊1540只，其它蚊种455只。

（6）加强科研与合作。为了解乙脑疫苗广泛接种后发病的流行特征、危险因素以及疾病负担，特别是成人乙脑的疾病负担，更好地指导乙脑疫苗接种和成人乙脑的预防控制工作，国家疾控中心确定在本市开展乙脑流行病学特征及疫苗接种成本–效果调查工作，于2010年配合国家疾控中心完成了乙脑的流行病学特征分析和成本效益调查项目。此次项目共调查病毒性脑炎/脑膜炎621例，采集血清306份，脑脊液16份，筛检出乙脑新病例3例，说明脑炎脑膜炎监测病例中有可能因病例未做乙脑抗体检测而漏报乙脑。还调查2010年本市31例乙脑确诊病例住院费用，按照费用产生种类分门别类计算急性期、恢复期疾病负担情况。此次调查为摸清本市乙脑监测病例特别是脑炎脑膜炎病例流行特征提供了实验数据，乙脑疾病负担调查数据为科学制定本市乙脑防治规划提供了依据。

第十四节　斑疹伤寒

斑疹伤寒属于中国法定传染病中的乙类传染病。

1951年，始有斑疹伤寒疫情记载。1951年—1982年30多年间，本市斑疹伤寒疫情呈间断性发生的特点，发病年份主要集中在1951年—1955年、1961年—1966年两个阶段。此间，发病率最高的是1961年，共发生259例，发病率19.55/10万。

自1982年—2008年，每年均有斑疹伤寒病例发生。发病率较高的年份集中在1982年—1989年之间，发病率在3.02~33.43/10万之间波动。发病率最高的是1982年，全市共发生740例，发病率为33.43/10万，也是本市新中国成立以来，斑疹伤寒发病率最高的一年；发病率最低的一年是1998年，共发生4例，发病率为0.1/10万。

1990年以来，斑疹伤寒发病率基本呈现逐年下降的趋势。1990年以后，除1999年和2000年发病率超过1/10万以外，其他年份发病率均在1/10万以下。2003年，全市共发生斑疹伤寒4例，发病率为0.29/10万。

据疫情史料记载，1955年9月上旬至12月下旬，博山区桃花泉村发生斑疹伤寒流行。该村144户、664人，发病28人，罹患率4.22%。主要症状：患者发病突然，持续高热（39.5℃以上）、剧烈头痛、胸背部有出血性皮疹等，病程一般15~30天，长者达40天。流行病学调查发现，村民卫生状况很差，虱子多，病家一户发生多例，其中，何应庆家18口人，均发病住院。经灭虱后迅速控制了疫情。主要防治措施：所有患者用氯霉素治疗；发动群众搞好环境卫生，大力开展灭虱；用10%滴滴涕对病家进行灭虱。

1961年1—6月，发生流行性斑疹伤寒流行，共发病258例，发病率19.13/10万；死亡13例，病死率5.04%。这次斑疹伤寒流行波及面广，其中，淄川区107例，张店区99例，博山区43例，周村区9例。病例分布在56个厂矿企业、17个公社、13个城区街道、9个中等学校和4个劳教单位。本次流行以一户发病1例者为多，占发病单位的64%。一户中发病4例以上者有4户，分别为：张店区西市场街21号户发病6例，南市场街一户发病5例，北太康街11号户7人中发病6人，博山区峨嵋新村304号户，5人中发病4人。此次流行采取的防治措施：一是发动群众开展全民灭虱，全市共用“可湿性六六六”粉29.88吨；二是对病人及时隔离治疗，患者入院治疗率达96.5%。

1982年—1983年，发生新中国成立以来流行强度最高、涉及面最广的一次鼠型和虱型斑疹伤寒的交叉流行。

1982年7月，淄川区峨庄公社罗泉峪村发生流行性斑疹伤寒暴发，共发生19例病人，均为1户4例以上。追朔传染源时发现，病原是由山西省大同县带入而造成暴发。对患者18份血清进行补体结合分型试验，普氏抗体1 ：10++18份，其中1 ：20++者14份，占77.78%。普氏高于莫氏2个滴度以上者5例，无莫氏高于普氏者。

1982年9月—12月，全市斑疹伤寒发病人数迅速增多，至12月底，共发生740例，发病率33.43/10万，为历史上发病率最高的一年。疫情波及全市4个区、55个单位。以周村区流行强度最高，共发生461例，发病率达179.06/10万，占全市发病人数的62.3%；张店区次之，发病率为40.63/10万；淄川区为12.38/10万，临淄区为5.59/10万。据对周村区461例患者调查分析，病人主要分布在城乡交叉居住的周村公社，发病率为534.1/10万，其灶型流行村安子窝、莫家庄的发病率高达1459.68/10万，一户1例者占98.76%。

对209份临床诊断斑疹伤寒患者的血清进行补体结合分型试验，莫氏抗体阳性率84.69%，GMT为1 ：41.68；对102份密切接触者血清进行补体结合分型试验，莫氏抗体阳性率为68.63%，GMT为1 ：4.67。两者有显著差异（X^2=10.81，P<0.01）。对119份健康人血清进行补体结合分型试验，莫氏抗体阳性率为10.08%，GMT为1 ：1.47，远低于密切接触者。两者有显著差异（X^2=89.04，P<0.01）。在疫区捕获5只褐家鼠，取其血清做补体结合分型试验，莫氏抗体阳性2只，阳性率40%，其滴度为1 ：10++—1 ：80++，普氏抗体均为阴性。

取患者静脉全血做雄性豚鼠阴囊肿胀反应试验，有2组呈阳性反应。鞘膜涂片镜检，查到立克次体，其血清凝集抗体O×19为1:160++，莫氏抗体为1:40++，普氏抗体为1:10++，莫氏抗体滴度大于普氏2个滴度。

对这次鼠型和虱型斑疹伤寒流行采取的防治措施是：⑴进行广泛地卫生宣传教育，使广大群众了解斑疹伤寒的传播环节及预防对策。⑵发动群众开展全民灭鼠灭蚤、灭虱，切断传播途径。⑶积极隔离治疗患者。

1983年，全市发生斑疹伤寒452例，发病率20.09/10万，局部地区出现小型暴发流行。1983年—1989年6年间，发病人数基本上呈现波动式下降的趋势。随着本市经济的发展和城乡人民尤其是农村群众生活水平的提高，以及城乡环境卫生、居住条件的改善，自1990年起，斑疹伤寒的发病率大幅度下降。1983年—2012年30年间，发病率最高为15.89/10万（1986年），2002年后疫情得到有效控制，呈现高度散发态势，2009—2012年4年间，无病例报告，斑疹伤寒疫情在本市得到有效控制。

第十五节 狂犬病

狂犬病属中国法定传染病中的乙类传染病。

新中国成立以来，狂犬病呈现阶段性流行的特点，1953年—1954年有狂犬病发生，1953年发生18例，1954年发生14例，均死亡；1955年无病例发生；1956年—1958年连续3年有狂犬病疫情，1956年发生12例，1957年发生5例，1958年发生1例，均死亡。

1959年—1979年21年间，淄博市未发现狂犬病疫情报告。

1980年—1983年，又出现狂犬病疫情，1980年发生5例，1981年发生12例，1982年和1983年各发生1例，共19例，均死亡。

1984年—1986年3年间，无狂犬病疫情。

1987年—1994年，每年均有狂犬病人发生。8年间，共发生72例。其中，1989年发生36例，是历史上发生狂犬病最多的一年，年发病率为1.25/10万，但该年度狂犬病人病死情况无记述资料。1987年—1994年发生的另外36例狂犬病例均死亡。

自1995年—2003年，本市连续9年无狂犬病疫情。

据统计，自有狂犬病疫情记载以来，共发生狂犬病141例，其中，除1989年发生的36例病人死亡情况无记述资料，其他105例患者均在发病后死亡。

据史料记载，1952年首次发现狂犬病疫情。是年，市政府下达了“消灭狂犬病和进行灭犬工作的通知”，并召开会议，动员群众进行灭犬，预防狂犬病。

1953年6月24日，淄川县二区佛村出现一只狂犬，先后咬伤20余人，死亡2人，同时，还咬伤家犬47只。事件发生后，区政府组织调查小组，对被咬伤者进行了疫苗注射，并发动群众，大力开展灭犬活动。此后，该区未再出现狂犬伤人事件。

1954年—1979年26年间，无狂犬病疫情记载。1978年10月31日，市革委曾发出“关于大力预防狂犬病的紧急通知”。

20世纪80年代初，又出现狂犬病疫情。

1980年5月15日，周村区高塘公社刘家大队农民刘玉生之母（55岁），被狂犬咬伤手掌，因伤口表浅，未引起重视，也未注射狂犬疫苗，于5月24日发病，27日死亡。是年，全市共报告5例狂犬病人，全部死亡。疫情出现后，市政府召开了有农业、卫生、公安等部门参加的紧急会议，部署狂犬病预防工作，在全市进行家犬免疫注射。

1981年，全市报告狂犬病病人12例，全部死亡。为保障人民生命安全，市政府颁发《关于防治消灭狂犬病的布告》，制订了对城区养犬坚决进行捕杀、对农民养犬全部进行兽用狂犬疫苗免疫注射的防治措施。是年，全市被犬咬伤者1550人，全部进行了人用狂犬疫苗免疫注射。共对63775只家犬注射兽用狂犬疫苗，免疫率达86.19%。

1982年，市卫生、农牧等有关部门联合召开了狂犬病防治工作会议，部署狂犬病防治工作。市卫生局、农业局、公安局、供销社、外贸局联合下达了防治狂犬病的通知。采取的预防措施，一是在1981年对全市家犬进行大面积免疫的基础上，1982年对上年末进行免疫的家犬进行狂犬疫苗补充免疫注射；二是对被犬咬伤的病人进行人用狂犬疫苗注射。1982年被犬咬伤者共660人，都及时进行了免疫注射。是年，张店区潘庄曾发生1例狂犬病病人并死亡。经调查，该病人系在1980年时被犬咬伤过，未注射狂犬疫苗，于2年后发病死亡。

1983年，淄川区对4030只家犬进行免疫注射，其他区未进行。是年，全市被犬咬伤者共 787 人，均注射了人用狂犬疫苗。1983 年，临淄区路山公社一名农民因狂犬病死亡。经调查，该病例系 1981 年曾被恶狗咬伤，未注射人用狂犬疫苗，于 2 年后发病死亡。

1984 年，全省人用狂犬疫苗货源供应紧张，市防疫站积极派员赴北京、兰州等地购进部分人用狂犬疫苗，保障了预防措施的落实。是年，全市共有 707 人被犬咬伤，均注射了人用狂犬疫苗。

自 1984 年至 1986 年，连续 3 年未发生狂犬病疫情。

自 1987 年至 1994 年，出现新中国成立以来的第二次狂犬病流行。

1987 年上半年，被犬咬伤的人数剧然增多，引起了卫生部门的重视。

是年 7 月 11 日，市政府印发了《关于捕杀和控制养犬的布告》，该布告共 7 条，分别对家犬禁养区的范围、禁养区内家犬的捕杀、家犬伤人后犬主应承担的责任、农村准养犬的注册登记、注射兽用狂犬疫苗以及在禁养区强制捕杀中出现的问题的处理等，都作出了明确规定。

1987 年，全市共发生 2 例狂犬病病人，均死亡。

1987 年 7 月 11 日，桓台县唐山镇西马村从事贩卖狗肉的个体加工者荣超（男，39 岁），被一只来路不明的恶狗咬伤左臂，有咬痕，未出血；8 月 28 日，又被邻居养的狗咬伤右手指。两次被犬咬伤后均未进行伤口处理，也未注射狂犬疫苗。病人于 10 月 2 日发病，10 月 3 日、10 月 4 日分别在镇医院和县医院就诊，均未确诊。10 月 5 日转滨州医学院附院，疑为“病毒性脑炎”，住院，10 月 7 日出现典型的恐水、恐风、咬人等症状，诊为“狂犬病”，于 10 月 9 日死亡。

同年 7 月 28 日，桓台县起凤镇华沟村农民宋永柏（男，67 岁）被犬咬伤，于 10 月 26 日发病，10 月 29 日病情加重，10 月 31 日死亡。该患者被犬咬伤后未注射人用狂犬疫苗，潜伏期 90 天，病程 5 天。

疫情发生后，桓台县以及唐山镇、起凤镇有关部门立即采取措施，对病人所在村（西马村和华沟村）周围 5 公里内村庄的家犬进行全面捕杀；对被病人咬伤抓伤者和密切接触者注射人用狂犬疫苗；加强宣传教育，防止犬咬伤。

1987 年，全市被犬咬伤者共 4836 人。在人用狂犬疫苗供应极其紧缺的情况下，市防疫站积极主动在全国联系，争取货源，为 3407 人注射了狂犬疫苗，免疫率达 70.45%。1988 年 4 月，临淄区和桓台县发生 5 起可疑狂犬伤人事件。市、区、县防疫站与公安、兽医部门配合协作，赶赴现场，在当地群众支持帮助下，及时捕杀了伤人狂犬，并教育群众加强家犬管理。11 月 7 日，博山区白塔镇一只狂犬一天咬伤 12 人，后被群众捕杀。被咬伤者及时进行了伤口处理并注射了狂犬疫苗。11 月 16 日，张店区北焦宋村发现一只狂犬，被群众及时捕杀。是年，全市被犬咬伤者 9928 人，其中，注射狂犬疫苗者 9757 人，免疫率达 98.28%。同时，开展了抗狂犬疫苗血清注射的推广工作。

1989 年，是历史上狂犬病发生最多的一年。1—6 月份，全市有 2607 人被狗咬伤，其中，发病死亡者 15 例。7 月上旬，市政府采取紧急措施，积极控制狂犬病发生。一是印发“关于在城区范围内禁养家犬的通知”和“关于开展预防狂犬病活动的通知”。“通知”要求：⑴把禁止城区养狗列入城市管理工作议事日程，确定禁市管理、限养狗的范围，禁养区内一律在 7 月底前捕杀，对逾期未捕杀者强行捕杀，且每只收缴捕杀费 20 元；⑵限养区内每户准养一只，超者捕杀；⑶对获准留养的必须到有关部门登记，注射疫苗，挂牌圈养和栓养；⑷取缔狗市，禁止在市区进行家犬交易活动。二是由市物价部门确定人用狂犬疫苗价格，防止有人乘机抬高价格，干扰狂犬病防制。1989 年 9 月 6 日，市物价局对人用狂犬疫苗供应价格作出暂行规定：市（地）级卫生防疫站对县（市、区）级卫生防疫站执行的调拨供应价为：液体疫苗每人份 15 元，冻干疫苗每人份 21 元；各级卫生防疫站直接用于被犬咬伤者的价格为：液体疫苗每人份 30 元，冻干疫苗每人份 35 元。三是成立淄博市狂犬病防治工作领导小组，统一领导，协调全市的狂犬病防制工作。1989 年 11 月 25 日，市政府印发“关于成立淄博市狂犬病防治工作领导小组的通知”，“领导小组”由下列人员组成：组长：康寿美（副市长）；副组长：

刘峰（市政府副秘书长）、黄锡昌（市卫生局局长）、王振华（市公安局副局长）、李象勇（淄博军分区副司令员）、昃道庆（市畜牧办公室副主任）；成员：王爱存（张店区副区长）、王玉美（淄川区副区长）、赵德珍（博山区副区长）、聂观珍（周村区副区长）、李荷兰（临淄区副区长）、刘有先（桓台县副县长）、徐继华（市委宣传部副部长）、赵加洋（淄博日报社副总编）、陈春亭（市财政局副局长）、候志宏（市广播电视局局长助理）、周祖兴（市工商局局长助理）、张汉民（市卫生防疫站副站长）、徐增昌（市地方病防治办公室主任）。领导小组办公室设在市卫生局，徐增昌任办公室主任。

1989年，全市共发生狂犬病36例（不含沂源县、高青县），其中，31例被犬咬伤后未注射人用狂犬疫苗，另外5例注射人用狂犬疫苗不及时，有4例在注射过程中发病或未能注射抗狂犬病毒血清而发病。1989年，全市狂犬病发病率1.25/10万，为新中国成立以来发病率最高的一年。

1990年3月16日，市卫生局印发“关于认真做好被犬咬伤者的处理，控制狂犬病发生流行的通知”，实行“管、免、灭”防制狂犬病的综合措施，即做好家犬管理，防止犬咬伤；积极推行用兽用狂犬疫苗对家犬进行免疫，同时，对被犬咬伤者，及时注射抗狂犬病毒血清和人用狂犬疫苗进行免疫；发现狂犬及时组织捕杀。1990年，发生狂犬病17例，发病人数比1989年减少52.78%。

1991年至1994年，继续坚持“管、免、灭”防制狂犬病的综合措施。1991年全市被犬咬伤者17882人，用人用狂犬疫苗全程免疫15526人，免疫率86.82%。1992年全市被犬咬伤者共12306人，全程免疫苗12298人，免疫率99.93%。1993年，全市被犬咬伤者16350人，全程免疫16105人，免疫率98.5%。随着人用狂犬疫苗的普及和广泛、及时地应用，狂犬病的流行得到有效的控制。1991年—1994年，全市狂犬病发病例数逐年减少。4年中，依次为7例、3例、2例、1例，1995年无狂犬病例发生。

自1995年以来，本市各级防疫机构坚持大力开展防制狂犬病的健康教育，大大提高了广大群众对狂犬病的防范意识。同时，通过积极推广人用狂犬疫苗免疫注射，对预防狂犬病起到关键作用。例如，1997年，全市被犬咬伤者6350人，全程注射人用狂犬疫苗者6300人，免疫率达99.21%。1999年，全市被犬咬伤者5920人，全程注射人用狂犬疫苗者5860人，免疫率达98.99%。自1995年—2003年，连续9年未发生狂犬病疫情，狂犬病的发生和流行得到有效地控制。

2001年12月8日，国家药品监督管理局以“国药监注（2001）41号”文印发“关于人用浓缩狂犬病疫苗销售使用截止期限的通知”，《通知》规定：自2000年10月1日起，停止生产人用浓缩狂犬病疫苗，并注销该品种的批准文号。自2001年9月30日起，人用浓缩狂犬病疫苗不得再销售、使用。

2004年对3000余例犬咬伤者进行了免疫处理，对发生的1例狂犬病疑点进行了流行病学调查处理。

2004—2012年9年间，除2005、2011年以外，每年都有病例报告。

2004年，统计上报犬咬伤6083人，注射狂犬病疫苗5969人，免疫率达98.13%。（来源犬咬伤统计）

对发生的1例狂犬病疑点进行了流行病学调查处理。该病人为周村一中年女性，4月1日被无主犬咬伤左手指，未注射血清，5月2日发病，7日死亡。

2006年，全市统计上报犬咬伤14062人，注射狂犬病疫苗14028人，发病1人，死亡1人。

2006年10月16日下午4时许，临淄区疾控中心接到临淄区人民医院“发生一例疑似狂犬病病例，病人已转到市传染病医院治疗”的报告。经了解病人大约在两个月前被病犬咬伤，在槐务东村周庆古卫生室接种人用狂犬病疫苗（5针次）。病犬同时咬死一只羊，病犬被村民打死、埋葬，羊被卖掉，去向不明。

2007年，年内全市共报告动物致伤人数12356人，疫苗注射12292人，使用免疫球蛋白660人。发病1人，患者男性，56岁，沂源县西里镇人，2007年8月被儿媳捡回家的一只小狗咬伤右小腿前部后，未做任何伤口处理，未注射狂犬疫苗，于2007年11月20日发病，到沂水县医院就诊，因病情严重，11月24日自动出院，于11月25日死亡。

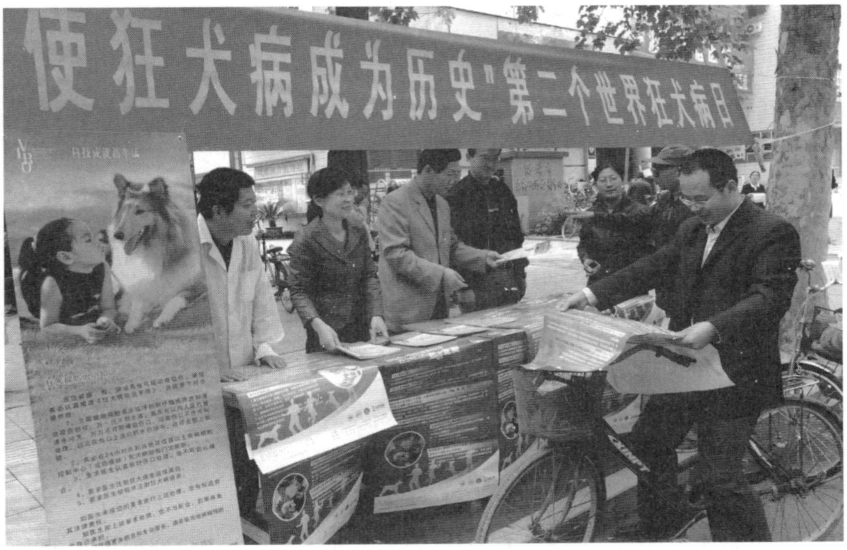

第二个世界狂犬病日宣传活动

同年10月，举办“全市狂犬病暴露处置门诊工作人员培训班”，各区县疾控机构从事狂犬病防治工作技术人员、已申报暴露处置门诊的单位中从事狂犬病暴露处置工作的医务人员共计200人参加了培训。11月，根据《关于进一步加强狂犬病暴露处置门诊规范化建设的通知》要求，积极做好狂犬病暴露处置门诊申报审核工作。全市共申报狂犬病暴露处置门诊105所，暴露处置门诊工作人员491人，暴露门诊审核验收工作陆续进行。

2008年，全市共报告动物致伤人数20102人，疫苗注射19824人，使用免疫球蛋白1555人。

全年报告狂犬病病例5例，均为男性，分布在沂源县四个乡镇的五个自然村；年龄均分布在54~69岁年龄组，职业均为农民。经调查5例狂犬病死亡病例除1例暴露于家养宠物犬外，其余4例均暴露于流浪犬，均为Ⅲ暴露，且伤口处理均不规范。疫苗注射情况：1例在村卫生室全程注射狂犬病疫苗（疫苗厂家及批号不详），1例未注射狂犬病疫苗，其余3例分别在乡镇卫生院或卫生室注射部分针（3针）次狂犬病疫苗；5例均未注射免疫球蛋白。

同年5月28日下午4时，市疾控中心接到卫固镇付山小学8名小学生被一只闯进校园内的狗咬伤的报告，其中5人Ⅲ度咬伤，3人Ⅱ度咬伤，高新区疾控中心立即对此事展开调查。8名学生经过简单处理后，被送往市疾控中心进行进一步的规范处置，所有被咬伤的学生都注射了狂犬病病毒血清和狂犬疫苗。28日下午6时许将狗处死，并于29日下午将狗头标本送往省疾控中心进行检验。后反馈检测结果为狂犬病病毒DFA、RT-PCR实验阳性。

同年9月，市疾控中心于举办了“淄博市狂犬病暴露处置门诊工作人员师资培训班”，对99名来自各区县疾控中心和狂犬病暴露处置门诊的专业技术人员进行了狂犬病防治技术培训。本次培训邀请到了有丰富狂犬病暴露处置经验的沧州市疾控中心狂犬病防治门诊主任岳振中给大家讲授了暴露后伤口处置技术、狂犬疫苗以及被动免疫制剂的正确应用，受到了参会人员的一致好评。

9月下旬，结合全国狂犬病防治知识竞赛选拔和“9·28”世界狂犬病防治日宣传活动，市及各区县开展了多种多样的宣传活动。市疾控中心与张店区疾控中心组成代表队参加了省选拔。全市疾控系统200余名35周岁以下工作人员参加考试。

2009年，全市统计上报犬咬伤24859人，注射狂犬病疫苗24677人，使用免疫球蛋白2403人。发病1人。

患者李元旬，男，1953年4月6日生人。农民，文化程度文盲。籍贯临沂市莒南县道口乡曹庄子村，2000年左右迁到张店区商家村居住。患者曾于2009年2月份被其所养家犬咬伤右手大拇指，遂将家犬打死后与家人煮食。过后未到医疗机构规范处理伤口，也未注射疫苗和免疫制剂。患者于2009年7月9日出现出汗、流涎等症状。7月11日至7月12日先后到张店区人民医院、区中医院、市职业病医院、市中心医院、市传染病医院就诊；7月13日山东省立医院确诊为狂犬病，建议回家隔离治疗。7月14日清晨患者在家死亡，在村委的监督下专车运往殡仪馆火化处理。疫情发生后，张店区及湖田镇有关部门立即采取措施，组织人员对疫区内所有可疑、流浪、无主和无免疫史的犬猫一律就地捕杀、焚烧，然后深埋，深埋应距离周围水源 50 米以外，距离地面 1 米以下；疫区内禁止犬只交易，禁止携带、运输犬猫，疫区内 3 年内禁止饲养任何犬猫；湖田镇各村排查半年内在商家村被狗咬伤未规范处理伤口和接种疫苗的人员，劝其到正规接种门诊全程接种狂犬病疫苗或免疫制剂；畜牧部门做好疫区处理工作的监督和检查；对狂犬病患者居住场所及全村公共环境彻底消毒，消毒应做到全面无缝隙，消毒液浓度达到要求。

年内发生两起一犬咬伤多人事件。4 月 12 日中午 12 时，张店区龙凤苑生活区一带有一只灰黄毛皮、80cm 长的无主犬，袭击出入生活区人员，咬伤多人后，被生活区保安击毙，埋于小区前绿化带。经调查共发现有 6 人被咬伤。对搜索排查到的 6 名伤员进行家访和电话访问，开展健康教育和说服动员工作，劝说伤员及时接种血清等被动免疫制剂；调查发现 2 名伤员在为非免疫接种定点单位的龙凤苑社区卫生服务站接种疫苗，该卫生服务站疫苗保存在隔壁超级市场的食品保鲜冰柜中，疫苗效用难以判定，遂说服 2 人到正规免疫接种定点单位重新接种疫苗；犬只尸体经消毒后深埋处理；5 月 3 日晚 19：30，淄川区疾控中心接诊 3 例犬咬伤患者，其中 2 人为该镇小东坪村、1 例为河湾村。3 人均为同一只犬咬伤。暴露人员情况：两女一男，最小 39 岁，最大 71 岁；3 人伤口均为三级暴露，两人伤及左下肢、一人为左上肢。用肥皂水冲洗伤口 30 分钟后用碘酊消毒，给予狂犬病免疫球蛋白和狂犬病疫苗注射处理。经调查伤人犬为流浪犬，5 月 4 日上午被毙于小东坪村一污水池中。取犬头送省疾控中心进行病毒分离（省疾控结果反馈：DFA（直接免疫荧光试验）\RT–PCR（逆转录 – 聚合酶链反应）均为阳性）。犬尸其它部分焚烧深埋。进一步措施建议：东坪镇政府、小东坪村委、河湾村委立即组织人员对其村内及周边可疑、流浪、无主和无免疫史的犬猫进行调查和捕杀；东坪镇卫生院负责被犬伤者进行密切观察。

2010 年，全市动物致伤 23807 人，第一针免疫人群 23801 人，全程注射狂犬病疫苗 16955 人，使用免疫球蛋白 2384 人。

全年报告狂犬病病例 1 例，为滨州市人民医院报告高青县病例。

患者李敬宝，男性，59 岁，农民，高青县黑里寨镇仁里村人。患者于 8 月 8 日不慎被一只流浪犬抓伤胸部、咬伤右手手指，当时伤口仅做常规消毒处理，未及时到狂犬病暴露处置门诊处理伤口、接种狂犬病疫苗和注射免疫球蛋白。9 月 5 日，患者开始出现发热、烦躁、恶心、呕吐等症状，于 9 月 8 日到高青县医院就诊，患者怕风、抽搐、不能饮食，当日转入滨州市人民医院住院治疗，于 9 月 10 日死亡。高青县疾控中心浏览到该疫情后，立即到现场展开了相关流行病学调查。联合有关部门采取了以患者家庭为中心，半径 2.5 公里的范围内，对所有可疑、流浪、无主和无免疫史的犬只全部捕杀、焚烧和深埋；对疫区一个月以内的犬咬伤病例进行搜索，动员未规范处理伤口和接种疫苗的人员，以及患者的密切接触者到正规接种门诊接种狂犬病疫苗或免疫制剂；对患者居住场所及全村公共环境彻底消毒；加强狂犬病防治知识的宣传教育等防控措施。

年内淄川区报告 1 起一犬伤多人事件，1 月 30 日上午 9 时左右，淄川区张庄乡北崖村砖厂一家犬挣断绳索，在短时间内连续咬伤 5 人，并咬伤犬一只。十余名村民自发组织，当场把两只犬（包括被咬犬）打死。调查处理措施：立即对患者规范清洗伤口，张庄乡卫生院派救护车，并由防疫科专人陪同护送被咬伤 5 人及时到淄川区疾控中心注射狂犬病免疫球蛋白和狂犬病疫苗；对两只死犬进行焚烧深埋；及时将情况通报给淄川区公安局、区畜牧局、张庄乡政府，立即组织人员对其村内及周边可疑、流浪、无主和无免疫史的犬猫进行调查和捕杀；张庄乡卫生院对被该犬咬伤的患者进行密切观察。后未出现任何可疑情况。

根据卫生部《狂犬病暴露预防处置工作规范(2009 年版)》和省卫生厅《关于印发山东省狂犬病暴露处置门诊设置规范（试行）的通知》要求，加强了对全市狂犬病暴露处置门诊的技术指导和督导检查，组织 47 处门诊完成了验收申报和换证工作。其中有19处（桓台县13处、高青县5处，张店区1处）完成了新证的验收申报，其他28处完成了复核换证。12月，按照省卫生厅关于人用狂犬病疫苗受种人群医学咨询和补种工作紧急会议的要求，认真积极地开展了质量问题人用狂犬病疫苗的咨询、补种及信息日报工作，接受电话咨询500余人次，疫苗补种192人。

2011年，全市动物致伤21073人，第一针免疫人群21073人，全程注射狂犬病疫苗15565人，使用免疫球蛋白2342人。全年无狂犬病病例报告。

年内报告两起犬咬伤事件：1.周村区南郊镇清泉村疑似狂犬咬伤事件。7月20日下午5时左右，南郊镇清泉村突然出现一只黄狗，长约40~50厘米，高约20~30厘米，体态较瘦，非常狂躁，先咬死村民张兆明家的狗（已掩埋），又咬伤了村民付桂红，接着又咬伤了村民苏金山家的狗，还又咬伤了左志豪，最后咬伤了徐卫信家的狗后向村南头跑去，不知去向。采取的措施及处置情况：左志豪在家长的陪同下，已及时到市疾控中心狂犬病接种门诊处理了伤口并接种了人用狂犬病免疫球蛋白和狂犬疫苗；疑似狂犬咬伤的两条狗已由主人拴牢；付桂红因家庭困难，不同意接种狂犬疫苗，经过镇卫生院和本村乡医两个多小时的耐心劝说，由镇卫生院派车，院长蔡海英陪同到区疾控中心狂犬病接种门诊消毒处理伤口并接种了人用狂犬病免疫球蛋白和狂犬疫苗（卫生院担保，病人日后付款）。2.高青县常家镇说约李村疑似狂犬咬伤事件。2011年8月24日晚上9点30分左右，县疾控中心接到县医院疫情报告电话，常家镇说约李村发生一起疑似狂犬咬伤群体事件。调查知悉，8月24日下午5时左右，常家镇说约李村突然出现一只黄狗，长约40~50厘米，高约20~30厘米，体态较瘦，非常狂躁，先咬伤本村村民梁树会，被村民赶跑，又先后咬伤村民吕胜贤、吕朝林和梁树德。随后在蓑衣樊村咬伤刘德慧。不知去向。疑似狂犬共咬伤5人，均为说约李村村民，其中3人Ⅲ度咬伤，2人Ⅲ度咬伤。据该村第一例患者梁树会叙述，该疑似狂犬为本村村民所养，但无人认领。采取的措施及处置情况：被疑似狂犬咬伤的5例患者（吕朝林除外，右下肢Ⅱ度咬伤）当晚均到县疾控中心狂犬病处置门诊采取了清洗伤口、注射免疫球蛋白及狂犬疫苗注射。

该两起一犬伤多人事件由于多种原因均未采集到犬头。

年内沂源县、淄川区、临淄区共对50处狂犬病暴露处置门诊进行审核换证。12月结合年终传染病工作考核对狂犬病暴露处置门诊规范化建设情况进行了检查督导。

2012年全市动物致伤25459人，第一针免疫人群25459人，完成全程注射狂犬病疫苗18558人，全程免疫率为72.89%，Ⅲ级暴露者12125例，使用免疫球蛋白3406人，使用率为28.09%。报告狂犬病病例2例，均已死亡。分别为沂源县1例73岁男性农民；桓台县1例39岁男性农民。两县疾控工作人员在浏览到疫情后均及时进行了个案流行病学调查，并对家属及相关人员进行了狂犬病预防知识宣传教育、建议相关部门加强犬只监测、管理及免疫工作等措施。年内周村区、高新区完成了辖区内10处狂犬病暴露处置门诊审核换证工作，12月市疾控结合年终传染病工作考核对狂犬病暴露处置门诊规范化建设情况进行了检查督导，促进了狂犬病暴露处置工作向规范化、制度化发展，提高了狂犬病暴露处置水平。

自1996年—2012年，连续16年利用9月28日“世界狂犬病日”之机，开展主题宣传活动。围绕“狂犬病防治一般知识、什么是狂犬病、被猫犬等咬伤后如何处理、狂犬病是怎样传播的、减少暴露于野生动物和流浪动物狂犬病的风险、狂犬病极为凶险”等相关知识，开展了形式多样、内容丰富的宣传活动。

第十六节 炭 疽

炭疽属于中国法定传染病中的乙类传染病。

淄博市1953年曾发生3起炭疽病疫情，1953年7月中旬，淄川县第三区（洪山区）龙口村发生炭疽病3例。患者牛长太（男，63岁）与其妻（62岁）因剥死羊而感染。同村韩发云之母，因去牛家串门也被感染。3例患者经治疗均痊愈。1953年9月中旬，淄川县第三区发生炭疽7例。该区土屋乡土屋村杨家仄（男，51岁），因食用病死猪肝、肺而感染炭疽病，6天内死亡。圈子乡台头村贾候氏（女，31岁），因食用病死羊肉感染炭疽病死亡。其余5例均经抢救而治愈。同年，淄川县第十一区（今临淄区边河乡）南术乡西太平村村民张希和，因剥死驴而感染炭疽病死亡。同村段永厚、傅明德、段仲喜3人因食用驴肉感染炭疽病，经抢救而治愈。

1953年—1984年32年间，炭疽病主要表现为无规律性散发，主要发病年份分别集中在1956—1966年、1970—1972年、1977—1984年，年发病率最高时为4.19/10万（1956），最低为0.05/10万（1981年），其中有4年无炭疽病发生，分别为1967年、1969年、1973年和1976年。

1984—1998年15年间，除1984年发生2例、1989年发生1例、1998年发生1例炭疽病人，其他年份均未发生。1998年发生的1例系淄川区峨庄兽医站工作人员司某某，男，50岁，为皮肤炭疽。病变部位为右手食指，症状表现为局部水疱，组织肿胀、溃疡、黑痂0.5×0.1厘米，全身症状有发热、头痛、不适和局部淋巴结肿大。给予青霉素和局部外用药物治疗14天后好转。

为有效预防炭疽病的发生，1979—1983年，曾开展4次炭疽疫苗的预防注射。1979年接种1896人份，1980年接种3966人份；1981年计划接种5032人份，实际接种4530人份，接种率90.02%；1983年，计划接种3100人份，实际接种2980人份，接种率为96.13%。

1980—2004年25年间，全市共发生炭疽病人18例，其中，1980年—1984年5年间共发生16例，1985年—2004年发生2例，1989年和1998年各发生1例。自1999年—2012年，没有病例报告，炭疽疫情得到有效控制。

第十七节　布鲁氏菌病

布鲁氏菌又称布鲁菌病，简称“布病”。该病属中国法定传染病中的乙类传染病，是省规定的按地方病管理的10种“地方病”之一。

自1954年始有布鲁氏菌病的记载。

1953年，山东耐火材料厂保健站发现该厂工人周克斌、周克泰、王钦军、刘月松和孙吉庆5人时常发热，并有关节疼痛、鼻衄等症状。经过一段时间的观察，5人的热型似波浪；1954年，该厂保健站让周克斌带其他4人的血样，前往山东省立二院检验。最后，周克斌及其他4人被确诊为羊型布鲁氏菌病。这是新中国成立后首次确诊布鲁氏菌病病人。经调查，5名病人均系博山区菠箕掌村人。该村农民历来有饲养牛羊习俗并多有兼做屠宰生意。

1959年，市防疫站对博山区菠箕掌村进行布鲁氏菌病流行病学调查，查出布病患者14人（恢复期病人3人，隐性感染者11人），疑似患者15人。

是年11月—12月份，全市首次进行布鲁氏菌苗预防注射，共4600人份。其中，淄川区6000人份，博山区2000人份，张店区1000份，周村区500人份，王村生建八三厂500人份，接种对象为经常接触牛、羊、猪皮毛及其生产加工人员。

1959年12月—1961年，市防疫站对张店、博山、周村、淄川4个区的重点单位及其牛羊皮毛加工人员进行检查，共查632人，查出布病患者36人，患病率为5.7%。检查5093只羊，带菌羊88只，羊只带菌率1.73%。

1970年4—5月，根据淄博市“三年消灭布鲁氏菌病”规划，市卫生局组织专业人员在全市进行布病防治工作检查。共查五个区的79个重点单位，检查301名重点职业人群，查出病人16例，患病率5.32%，可疑患者16人；检查奶牛155头，病牛8头，牛患病率5.16%，可疑病牛16头；检查羊362只，病羊8只，羊患病率2.21%，可疑病羊13只。人群中布病职业危害严重，如博山区白塔牧场有职工11人，6人患布病；博山皮革社有职工21人，查出6例患者。对这次检查新发现的5例病人进行了治疗。

1972年，对全市31个重点单位和23个生产大队（村）的布病发病情况进行了调查。共检查1023人，查出布病患者37人；检查奶牛132头，查出病牛11头；检查羊283只，查出病羊3只；另外，还检查了17匹马，查出病马3匹。对查出的病人、病畜均采取了相应措施。

1973 年 2 月，市卫生局、商业局、农林局联合成立了市布鲁氏菌病防治领导小组，办公室设在市防疫站。各区同时建立了相应的机构，开展防治工作。⑴ 1973 年实行群众报、医生查的办法，对有关单位 5 岁以上人群及用奶户进行线索普查，发现可疑病人由各区统一治疗。⑵对全市 11 万只羊按 20%~30% 的比例进行血清检查，对病区及周围社队给予菌苗预防检疫。⑶举办普查防治师资培训班。⑷开展群防群治。是年，淄川区对 22 处公社、471 个大队进行布鲁氏菌病调查，共调查 7871 人，皮内反应阳性 253 人；血清凝集试验 229 人，阳性 14 人，初步诊断病人 32 例，可疑患者 29 人，最终确诊患者 40 人，可疑患者 40 人。区革委生产指挥部统一安排病人治疗，大队记 I 分，生活困难者由公社协助解决药费，药品由卫生部门解决。

自 1975 年开始，市兽医部门坚持用猪 II 号疫苗对羊只进行免疫。1977 年至 1980 年，连续 4 年未发现布病新发病例。

1979 年至 1981 年，市、区防疫站对历年来的慢性布病患者共 167 人进行了复查，其中治愈 135 人，仍有慢性病人 32 例。全市五区有 18 个公社、26 个大队先后出现布病疫情，发病率为 2.10/10 万。

1982 年，全市报告 1 例布病患者。至 1982 年年底，除治愈的病例外，全市共有 32 例慢性布病患者，每年坚持随访治疗。1982 年全市共免疫监测 7105 只羊，阳性 42 只，阳性率 0.59%。

1985 年，对全市进行了布鲁氏菌病疫区调查，加强了对病人的治疗。对博山区域城、山头两镇的 502 只羊及山东机器厂、原山林场的 153 头奶牛进行了检疫，均为阴性；对 190 名从业人员进行布病血清凝集试验，均为阴性；对 9 人进行皮肤变态反应试验，均为阴性。

1987 年，市防疫站会同淄川区防疫站抽查该区重点人群 447 人，未发现阳性病人；抽查 251 只羊，阳性 7 只，对病羊做了妥善处理。

1983 年—1989 年 7 年间，无布病新发病人。

1990 年 5—6 月，淄川区太河乡东峪等村发生布鲁氏菌病暴发流行。

是年 3 月，太河乡东峪村村民陈守池喂养的一只孕羊流产，陈与其子陈虎均密切接触流产的羊羔。5 月 12 日和 5 月 16 日，二人先后出现发热、全身无力、关节疼痛等症状。6 月 21 日，经市防疫站血清学诊断，确诊为布鲁氏菌病。6 月 22 日，市、区防疫站及兽医站组织调查组，赴该村进行调查。经对 6 名有症状的牧羊者采血化验，结果均为阳性。6 月 23 日，省卫生防疫站派员赴疫村配合市、区调查组对 14 例可疑者进行采血检验，阳性 11 人。经检验和流行病学分析，确诊布鲁氏病病人 11 例（东峪村 10 例，后峪村 1 例），可疑病人 5 例（后庄 4 例，东峪村 1 例）。

疫情发生后，市、区采取了积极防治措施。一是卫生部门对东峪村 30 余个养羊户成员及其他有可疑症状的人员全部采血化验，及时进行常规治疗和个案调查。畜牧兽医部门对该村全部羊只进行了检疫，对羊圈、羊粪彻底进行消毒。共抽血化验 168 只羊，阳性 27 只，可疑阳性 1 只，阳性率 16.67%。二是限制畜群流动，严禁疫区羊只买卖、转移或自行宰杀；在检疫淘汰病羊前，太河乡内的集市严禁羊只交易。三是宣传布病的危害和防治知识，消除群众恐怖心情，认真做好预防工作。7 月 2 日，市常务副市长孙立义对淄川区太河乡东峪等村布鲁氏病暴发流行做出批示。批示称：“为杜绝布氏杆菌病暴发流行，市区卫生部门采取了一定措施，并提出了意见。这些意见是可行的，必须迅速落实。淄川区政府要责成有关部门各司其职，尽快控制疫情，本月 15 日前淘汰所有病羊，以后随时发现，随时淘汰。市区卫生部门要做好疫情监测，送医送药上门，畜牧、商业部门要根据建议要求做好工作。市区财政部门要对所需费用予以必要补助”。根据市领导的批示，为防止疫情蔓延，市、区继续开展了以下工作：⑴做好暴发点人群感染和发病情况调查的同时，扩大监测范围，对与太河乡邻近的黑旺乡峨庄乡进行流行病学调查。共调查 24 个村，做皮变试验 454 人，阳性 17 人；采集血标本 91 人份，做试管凝集试验，阳性 15 人。⑵组织医疗队赶赴疫区，对确诊的 15 例病人按规定的方法和疗程全部进行免费治疗。⑶对疫区内经检疫发现的所有病羊，于7月15日以前全部进行淘汰处理。⑷自7月份起，在淄川区范围内收集流产羊羔，检菌查源，开展布病检测。⑸兽医部门对布病暴发点内和周围村庄的羊只用猪型II号菌苗进行大面积、高密度的连续免疫。

1991年5月28日—6月1日，省、市、区、乡卫生和畜牧部门组织力量对淄川区太河乡和黑旺乡人间布鲁氏菌病进行调查监测，根据临床表现、血清学复检以及流行病学调查，共确诊5例病人，其中，太河乡赵家庄4例，太河乡粮管所1例，5例病人中，有2例系1991年发病，3例是1990年发病，1991年确诊。根据这次调查监测的疫情，市防疫站以书面报告向市卫生局提出了加强布鲁氏病防治的具体措施和意见。

同年10月5日，临淄区边河乡辛庄村白廷告等5人来市防疫站就诊，经血清学检查，其中4人被确诊为布鲁氏病。10月9日，市、区防疫站和兽医站联合组成调查组赴发病村进行调查防治：对已确诊的4例病人积极安排治疗；报请当地政府对该村现存的羊只禁止户外放牧、禁止买卖；有关部门迅速追查已卖出的病羊去向；积极做好宣传，防止群众引起恐慌；卫生和畜牧部门按各自分工扩大调查范围，查明人、畜疫情，迅速清除疫点。

1992年5月12日和6月8日，淄川区防疫站向市防疫站报告了寨里镇和太河乡的两起布病疫情：其中，寨里镇土山峪发现2例，太河乡北马鹿村发生4例，均经临床和血清学确诊。6例患者均为牧羊者。接到疫情报告后，市防疫站与淄川区防疫站派员赶赴现场进行了调查处理：对6例布病患者进行个案调查并及时安排治疗；经追查病家共120余只羊，去向不明；在两个病村共采集重点人群血样62人份（北马鹿37人份，土山峪25人份），经试管凝集试验，均为阴性；对当地群众开展了布病防治知识的卫生宣传教育。

1995年1—7月，经对全市布病重点发病区进行疫情监测，淄川区1—7月底共发生布病15例，其中，市防疫站确诊报告6例，淄川区报告9例，病人分布在太河、黑旺、寨里3个乡镇的7个自然村，患者年龄5~70岁，感染方式均为与羊只接触后感染。采取的防治措施包括：对病人进行正规治疗，对病羊进行淘汰，做好预防宣传教育。

1996年，沂源、博山两个县、区经省检查考核，布鲁氏菌病防治工作达到卫生部颁布的“稳定控制”的标准。

1997年，市防疫站对历年来发生的82例布病老病例进行了随访，对15例新病例进行了正规治疗，同时对310名重点人群进行了血清学检测，未发现阳性者。

1999年，对475名重点职业人群进行了血清学监测，阳性5例。对新老病人进行了治疗和随访。

2001年，市防疫站对全市463名重点职业人群进行布病血清学检测，未发现阳性者。

1990年至2003年的14年间，每年均有布鲁氏病病人发生，发病最多的是1996年，发生19例，发病率为0.48/10万；发病最少为2001年，发生1例，发病率为0.02/10万。从总的发病趋势看，发病率呈间断性、波浪式下降的态势。14年中，年发病率均为0.5/10万以下的低发病率水平。

2004年至2012年9年期间，布鲁氏菌病发病呈现逐年上升趋势。2012年发病达历史最高水平，发病率达17.29/10万。疫情的上升除了老疫区病情反弹和新病区的出现，还反映了近几年工作的积极主动。健康宣传使老百姓主动就医意识增强，培训学习使临床医生的诊疗习惯和方向转变，这都是布鲁氏菌病病例增多的原因。

2004年，全市共报告布病病例14例，发病率为0.34/10万。分别分布在张店6例，临淄4例，博山3例，淄川1例。这是历史记载以来张店区首次疫情报告。张店区病例均发生在付家镇黄家村。市防疫站有关人员对该村进行了流调，发现该村养羊户有销售未经消毒处理羊奶的现象，该村村民也有购买羊奶饮用的习惯。经分析均为食用羊奶经消化道感染所致发病。

2005年，全市共报告布病病例21例，发病率为0.49/10万。分布在临淄13例，淄川4例，张店2例，周村1例，沂源1例。

同年临淄南王镇布病暴发，实验室确诊8例。市区卫生防疫站与畜牧部门配合，处理病畜21头，强制免疫 600 头，并对疫区内畜及畜产品有密切接触史和有布病疑似症状者进行了调查，共完成 1200 人份血清学检测任务。

同年 12 月，市防疫站下发关于印发《淄博市布鲁氏菌病监测实施方案》的通知”对布病监测提出具体工作要求。2005 年布病疫情上升与本市畜牧业迅速发展，畜间检疫、疫情防治措施滞后有关。

2006 年，全市累计报告布病病人 7 例，发病率为 0.163/10 万。7 例布病病人中淄川区 3 例，周村区 4 例。

针对近年疫情有上升趋势，2006 年 6 月起草了《关于进一步加强布鲁氏菌病防治工作的紧急通知》，由市卫生局与市畜牧局联合下发，指导全市布病防治工作。

2006 年，配合各区县疾控机构对本市布病重点人群进行血清学检测。共采血 131 份，试管凝集试验血清学滴度在 1 ∶ 100++ 以上有 18 人，可疑 3 份。其中张店 64 份，阳性 7 份（得益奶牛二场 5 人，绿赛尔奶牛十一牧场 2 人）；周村 36 份，阳性 6 份（均为南郊镇苏孔村奶牛场养殖人员）；高青 31 份，阳性 5 份（均为高青示范奶牛场人员）。

根据国家布病诊断标准确诊 4 例，均为周村南郊镇苏孔村牧场养殖人员，首例确诊病人武 XX 入住市传染病医院接受正规治疗，其余病人，按照省疾控中心提供的治疗方案，由所在乡镇卫生院在区县防疫站的指导下进行院外规范治疗。其余 14 人均无临床症状和体征，这种情况在淄博市比较少见。经省疾控中心布病专家会诊，确定为隐性感染。根据省疾控中心专家意见，本着自愿的原则选择省疾控提供的治疗方案进行治疗。

周村苏孔村牧场为新发布氏菌病疫点，经过当地畜牧兽医部门对该疫点牛作布鲁氏菌检疫，发现 28 头牛为阳性结果。病牛由区、镇政府，畜牧部门，公安部门，周村区防疫站联合按规定捕杀、处理。

周村区、高青县、张店区四个牧场，均为得益、绿赛尔提供奶源，两个品牌奶制品占市场份额较大，直接与人民健康关系密切。对发现布病病人及隐性感染者的牧场，对其提出了防治措施建议。对牧场员工进行布病防治知识宣传教育，以提高员工自我保护意识，同时要求牧场做好栏圈现场消毒工作，定期用化学消毒剂对栏圈进行规范性消毒。

2007 年，全市累计报告布病病人 10 例，病人分布在临淄区 3 例，淄川区 2 例，张店区 2 例，高新区、桓台县、高青县各 1 例。

年内对临淄区安波牧场工人主动检测 32 人，阳性 8 人，可疑 5 例；高青县得益示范牧场主动检测 27 人，阳性 10 人，可疑 3 人；张店区房镇牧场检测 10 人，1 例阳性，3 例可疑；张店绿赛尔十一牧场检测 17 人，阳性 2 人，可疑 1 人。全年市疾控中心对来中心被动检测 65 人，阳性 13 人，可疑 3 人。根据国家布病诊断标准确诊 10 例，均通过疾病监测信息系统进行了网络直报。

2008 年，全市累计报告布病病人 15 例，发病率为 0.35/10 万。病人分布在临淄区 7 例，淄川区 6 例，高新区、周村区各 1 例 . 全年布病重点人群进行血清监测，共采血 152 份，阳性 24 份。其中对高青县得益示范牧场主动检测 36 人，阳性 1 人，可疑 3 人；张店区房镇牧场检测 4 人，全部阴性；年内来中心被动检测 98 人，阳性 27 人，可疑 3 人（含周边地市 2 人）。根据国家布病诊断标准确诊 15 例，均通过疾病监测信息系统进行了网络直报。通过个案病例随访，全部病例均按“治疗方案”进行了 1~3 个疗程的正规治疗。对发现布病病人及隐性感染者的牧场及个体养殖户，均提出了防治措施和建议。

同年 9 月，举办了布鲁氏菌病防治技术师资培训班。来自全市各区县疾控中心、市属、市管和部分乡镇医院的流行病学、临床医师和检验人员共计 145 人参加了培训。本次培训邀请临床专家授课，分别对布病病原学、流行病学及防治概况、布病临床表现及诊治、布病疫情的流行病学调查及处理、布病实验室检测技术进行了系统讲授。

2009 年，全市累计报告布病病人 21 例，发病率为 0.48/10 万，较 2008 年同期上升了 53.33%。23 例病人分布在淄川区 11 例，高青县 5 例，临淄区 2 例，周村区 2 例，张店区 1 例，博山区 1 例，高新区 1 例，其中 1 家有 2 例病人的有 2 个家庭（1 家为周村区屠宰和加工户，1 家为淄川饲养户），其余均为散发。

年内配合各区县疾控机构对本市布病重点人群进行血清学检测。其中指导高青县对该县得益示范牧场主动检测 34 人，阳性 1 人；淄川区疾控中心检测 36 人，阳性 5 人。全年来市疾控中心被动检测 140 人，阳性 30 人，可疑 8 人（含周边地市 1 人）。

市疾控中心根据国家布病诊断标准确诊 19 例，均通过疾病监测信息系统进行了网络直报。通过个案病例随访，该 19 例病例规范治疗。对其余外地报告淄博市 4 例病例（除 1 例未追踪到位外）均进行了相关流行病学调查。按照常规对病人及牧场进行健康宣教及现场消毒指导等相关调查工作。

同年 6 月，指导淄川区疾控中心会同区畜牧局防疫人员与区畜牧局监督所、昆仑镇农管站对布病发生病例较多的昆仑镇养羊户进行羊只抽血检疫，出动人员 35 人、车辆 4 部，对 3 户养羊户的 72 只羊全部进行检疫，随机抽取 15 份羊血进行布氏杆菌检测，未检测出布氏杆菌。同时，对昆仑镇重点养羊户下发监管通知书 5 份，对羊圈及周围环境进行大面积的消毒处理，并暂停羊只买卖，防止外来疫羊传播。在罗村镇也采取了同样的措施。

周村区疾控中心对 2 例病例及其家人进行了布病防治知识的宣传教育工作，以提高他们的自我防护意识；要求其做好消毒工作，对加工场所、运输工具、销售工具和住家进行全面彻底的消毒，并将人间布病有关情况通报给区畜牧局，建议畜牧局对收羊业户加强管理并对收购的羊进行进一步的检疫措施。

12 月，举办了自然疫源性疾病防治技术培训班。来自全市各区县疾控中心、市属、市管和部分区县属、乡镇医院的流行病学、临床医师和检验人员共计 100 余人参加了培训。

2010 年，全市累计报告布病病人 13 例，发病率为 0.30/10 万，较 2009 年减少了 8 例。13 例病人分布在高青县 5 例，淄川区 3 例，周村区 2 例，桓台县 2 例，张店区 1 例。博山区、高新区、临淄区、沂源县无病例报告。

全年市级血清学被动检测 107 人，阳性 37 人（含周边地市 10 人、复检 14 人），可疑 7 人。另有淄川区被动监测 13 人，阳性 3 人；高青县对得益乳业示范牧场 23 人进行主动监测，其中阳性 1 人，被动监测 7 人，阳性 3 人。

根据国家布病诊断标准确诊病例 13 例，均通过疾病监测信息系统进行了网络直报。

2011 年，全市累计报告布病病人 44 例，发病率为 0.97/10 万，较 2010 年上升了 2.22 倍。病人分布在淄川区 13 例，张店区 10 例、周村区 6 例、博山区 5 例、临淄区 5 例、桓台县 4 例、沂源县 1 例，高新区、高青县无病例报告。针对布病疫情的严峻形势，8 月份，市卫生局下发关于加强布鲁氏菌病防治工作的通知，对布病防控做了进一步要求。全年市级血清学被动检测 165 人，阳性 60 人（含外地 3 人、复检 10 人），可疑 6 人。

桓台县田庄镇元北村布病聚集疫情：首例病例庞允河，以贩卖羊为职业，所贩羊在家中短暂喂养后通过农村集市贸易进行交易，无任何检疫合格证明。病例自 2011 年 3 月 19 日左右出现以发热（发热持续 40 余天）、多汗为主的症状。经朋友介绍到于 4 月 26 日到市疾控中心进行检测，4 月 28 日实验室检测布病抗体阳性。遂于 4 月 29 日到市第四人民医院就诊，诊断为布鲁氏菌病。随后该村养殖户逯志华、耿庆民和王翠霞相继出现类似症状（持续发热、多汗、乏力、关节酸痛等），得知庞运河的情况后，陆续到市疾控中心和市第四医院进行检测就诊后网络报告。

首例病例庞允河多年来一直从事羊贩卖工作，也无羊只贩卖去向记录。病例在多年的从业过程中，除正常饲养羊外，也进行羊接生工作，日常有饮用生羊奶的习惯。在整个从业过程中，未采取任何的防护措施。

病例逯志华饲养奶羊一年多，羊群进行圈养，主要供应自己和村民喝奶。所饲养奶羊购进时无检疫合格证明，也未定期进行布氏菌苗的免疫，在整个养殖过程中未采取任何的防护措施。

病例耿庆民和王翠霞夫妇，从事绵羊饲养 5 年多。5 年来病例所饲养绵羊采取自繁自养方式，没有出现母羊的流产情况，定期对羊群进行口蹄疫免疫，但未进行过布氏菌苗的免疫。2010 年农历腊月病例从外地购进 5 只“杜泊羊”，所购 5 只羊无检疫合格证明，2011 年 2 月份 5 只养陆续出现流产症状。在处理母羊的流产物及羊毛采集过程中，夫妻俩人均未采取任何防护措施。对该起布病聚集疫情采取病例规范治疗，加强宣传教育，指导养殖户做好栏圈消毒清洁、个人做好防护等防控措施。建议病家家属有暴露接触史进行血清学检测。共检测 5 例，2 例阳性，1 例为庞允河女儿，1 例为其外甥，此 2 例拒绝到医疗机构就诊，经多方劝说无效，自购药品居家治疗，自认为疗效显著。

2012 年，全市共报告布病 83 例，列全省第 3 位。较 2011 年（44 例）上升 88.64%。发病特点有如下五点：其一，发病地区不断扩大，分布在除高新区之外的 8 个区县。出现家庭聚集的状况明显增多。临淄、周村、博山、桓台等陆续出现父子、母子、祖孙、夫妻等家庭聚集病例，绝大部分为家庭养殖户。其二，发病时间分布呈现一个典型的春季高峰，秋季高峰不甚明显。其三，发病年龄以农村中老年居多。农民比例高，40 岁以上年龄组占发病总数的 80.72%。因为暴露机会的缘故，男性病例明显高于女性病例。值得注意的是，低年龄组病例较前两年有所增多。2012 年 19 岁以下病例 4 例，其中学生 3 例，严重影响了青少年人群的身体健康。其四、本年度病例感染模式呈现多元化。除去养殖、屠宰等传统的感染方式以外，今年以饮用羊奶等消化道感染、或无明显暴露史因邻居养殖等可疑气溶胶感染、调查无暴露史，感染途径不明的病例比例亦不少，共占发病总数的 32.53%。2012 年养殖、屠宰、皮毛贩卖等感染方式病例 56 例；饮用羊奶或食用羊肉者 20 例，无明显暴露史邻居养殖发病 2 例，无暴露史感染途径不明 5 例。其五、发病病例普遍存在自我防护意识差、消毒剂使用少等情况。调查数据显示，2012 年病例中使用防护服者仅有 2 人（为一兽医和职业养殖者，2 人均为主动监测时发现，均无明显临床症状），使用消毒剂者仅有 3 人，完全防护比例不足 3%，说明广大群众对该病的自我防护意识很差，提示下一步工作重点应进一步加强暴露人群的宣传教育，提高他们尤其是山区、农村中老年群众的自我防病能力和水平。

针对布病疫情高发态势，积极加强与畜牧部门沟通，全市重新调整了人畜共患传染病防治工作协调小组和防治专家组，建立了部门间沟通协作机制，进一步明确职责，形成各司其职、各负其责的防控格局。根据疫情态势，年内编制 6 期布病疫情简报，就全市疫情形势和流行规律进行分析并通报畜牧部门。根据中央转移支付项目要求，市疾控中心下发《关于做好布鲁氏菌病职业人群干预工作的通知》，用以指导全市布病防控工作。

有效整合人力、物力资源，利用中华红丝带健康包发放项目，对 396 名布病职业人群进行血清学筛查、健康教育和行为干预工作。自 2012 年四季度开始，指导淄川区、临淄区、周村区对布病新发病例的治疗和服药督导管理工作全面铺开。对 24 例新发确诊病例，由三县区疾控中心为其建立档案，并将病例信息以病例管理卡片形式反馈至村督导员进行病例治疗督导，保证其规范用药，以达到有效治疗效果。全年对 324 例布病疑似病例进行了登记、检测和随访。11 月 15 日，市疾控中心举办了全市自然疫源性疾病防治技术师资培训班，来自全市各区县疾控中心的专业技术人员和二级以上医疗机构临床医师 50 余人参加了培训。

同时，为加大宣传力度，提高群众防病意识，市疾控中心整理完稿布病宣传知识要点，并出资印制 3 万份，分发各区县。

第十八节　流行性出血热

流行性出血热（简称“出血热”，下同）属于中国法定传染病中的乙类传染病。

1983 年以前，无流行性出血热疫情记载。1983 年 3 月 25 日，确诊首例流行性出血热病人。

1983 年 2 月—3 月，临淄区边和公社和周村区南闫公社先后各发生 1 例出血热病人。首例病人是临淄边河公社西崖大队农民孙玉文，经山东医学院吴士英副教授和市传染病医院会诊后确诊。市防疫站采集患者恢复期血清，用鼠肺抗原、间接免疫荧光法 (IFAT) 测定，2 例患者抗体效价分别为 1 ∶ 1280 和 1 ∶ 5120，于 3 月 25 日正式确诊为流行性出血热。这是新中国成立以后本市首次确诊报告的首例出血热病人。随后，防疫人员从患者所在村内、外捕鼠，取鼠肺用间接免疫荧光法检测流行性出血热抗原(EHF)，从61份褐家鼠的肺中检出12份阳性，阳性率为19.67%。其他鼠类为阴性。由此证实，确有流行性出血热疫源地存在，褐家鼠是流行性出血热的传染源。

1983年，全市共发生流行性出血热37例，病人分布在临淄、周村、淄川区和桓台县。重点疫区为临淄区边河公社西崖大队，共发生30例病人，占当年全市发病人数的81.08%。其余7例分别发生在临淄区边河公社东崖大队、周村区南闫公社黑土大队、贾黄公社张楼大队、淄川区太河公社马鹿大队和桓台县。经积极治疗，37例患者均治愈，无死亡。

1983年4—11月，市防疫站对五区一县（张店、周村、淄川、博山、临淄区和桓台县）进行了不同鼠种携带流行性出血热病毒（EHFV）情况的调查，结果，从311份褐家鼠肺中检出18份阳性，阳性率5.79%，其余鼠种均为阴性，进一步确认流行性出血热的传染源是褐家鼠。是年，在发生出血热的疫区公社和村庄，用敌鼠钠盐先后开展了三次灭鼠活动。

1984年春，市防疫站对1983年年底以前流行性出血热疫区发生的轻型出血热误诊情况进行了回顾性调查，其中，有20例有头痛、发烧等症状，被当地医疗机构以“感冒”诊疗的病人，经市防疫站血清学检验并结合临床症状，被确诊为轻型出血热患者。对误诊的原因进行了分析，主要是：⑴基层医疗单位的医务人员对流行性出血热认识不够，缺乏临床经验；⑵轻型病人多就诊于基层医疗单位，因缺乏血清学检验和辅助诊断的设备和技术而不能作出正确诊断。这项调查为出血热防治工作提供了第一手科学资料，引起了各级政府和卫生部门以及基层医疗单位的重视，为以后的出血热防治工作奠定了良好基础。

自1984年开始，流行性出血热发病人数急剧增多。至1986年达到高峰，发病人数由1983年的37例急剧上升至2118例，发病率由1983年的1.64/10万升至1986年的76.51/10万。

1984年，全市发生流行性出血热584例，发病率21.44/10万；死亡11例，病死率1.88%。疫区范围蔓延至全市五区一县的74个乡镇，占全市乡镇的79.5%。

1985年，全市发生流行性出血热729例，发病率26.59/10万。发病人数比1984年增加24.83%，发病率比1984年上升5.15/10万。

1986年，全市发生流行性出血热2118例，发病率76.51/10万，是历史上发病人数最多、发病率最高的一年。1986年发病人数比1985年增加190.53%，发病率上升49.92/10万，疫区扩大至全市91个乡镇和18个厂矿，发病较多的乡镇有：博山区的北博山、博城、岳庄、石马、蕉庄，周村区的周村、南闫、萌水、八里，淄川区的罗村、黑旺、商家，临淄区的朱台、高阳、王寨、边河，桓台县的果里、索镇、耿桥等。全市发病最多的乡镇是临淄区的朱台乡。

针对全市流行性出血热暴发流行的状况，各级政府和卫生部门积极采取了各项防治措施，一是大力开展卫生宣传教育，向广大群众宣传普及出血热防治知识；二是于1985年成立了淄博市出血热抢救小组，加强对区、县医疗单位医务人员的培训，提高诊断治疗水平，降低病死率。1984年，市站筹建流行性出血热实验室，1985年投入启用后，大大提高了流行性出血热的诊断水平。1984年，流行性出血热病死率为1.88%，1995年至1997年，分别降至0.96%、0.8%和0.43%；三是大力开展群众性灭鼠活动，消灭传染源。1985年，结合灭鼠，进行了鼠密度及不同药物灭鼠效果的观察。灭鼠前后的鼠密度，农村由10.2%下降为3.84%；城区由6.2%下降为2.4%。观察发现，以敌鼠钠盐的灭鼠效果为佳。1986年9月，为有效控制流行性出血热的发生，在全市范围内开展了“一役达标”灭鼠活动。使家鼠和野鼠的密度由开展统一灭鼠活动前的1.2%和9.3%，分别下降为0.65%和0.09%，达到了省里规定的鼠密度1%和2%以下的标准，实现了“一役达标”，为遏制出血热传播蔓延的势头发挥了关键作用。

1987年，继续加大流行性出血热防治措施：⑴继续加强卫生宣传教育，在全市开展了“流行性出血热防治知识宣传周”活动，采用电影、电视、报纸、宣传材料、宣传画等形式宣传流行性出血热防治知识，提高群众预防水平。⑵加强对流行性出血热的调查和科研工作，提高防治水平。市防疫站在博山区防疫站配合下，在该区池上乡东、西池村进行一年四季鼠种及带毒率调查，查明本市流行性出血热发病与老鼠带毒时间高峰均在4—5月份；本市主要以褐家鼠为主要带毒鼠种；出血热发病率的高低与鼠带毒率的高低呈正相关关系；同时查明，流行的出血热为家鼠性出血热。⑶在证实传染源的基础上，在全市开展了两次“一役达标”灭鼠活动，全市平均鼠密度由灭鼠前的7.42%，下降为0.76%。⑷举办流行性出血热防治培训班，提高基层医务人员防治水平。坚持“三早一就近”的治疗原则（“三早”即早发现、早报告、早诊断，“一就近”即就近治疗）。⑸1987年10月30日，市财政局、市卫生局为各区、县提供流行性出血热专项补助经费共2.9万元，以支持出血热防治工作。由于措施得力，1987年全市出血热发病人数（925例）比1986年减少了56.33%，病死率下降76.47%。

为指导群众性灭鼠活动的开展，市防疫站通过观察分析不同灭鼠药物的灭鼠效果，认为以敌鼠钠盐效果最佳。投药前后灭鼠效果：农村，投药前平均鼠密度10.2%，投药后下降至3.84%；城区，投药前平均鼠密度6.2%，投药后下降至2.4%。同时，摸索总结出科学有效的毒饵配制方法。

万分之五敌鼠钠盐配制方法（按配制100斤毒饵计）为⑴原料：玉米80斤，小麦20斤，敌鼠钠盐25斤，开水8斤；⑵配制方法：①将敌鼠钠盐放入容器，加开水溶解；②将玉米和小麦加入大缸或不透水的塑料布上，把溶解好的敌鼠钠盐溶液倒入玉米和小麦中，充分搅拌，直到药液全部被粮食吸收；③将搅拌均匀的粮食取出晾干，即为灭鼠毒饵。

1988年，全市发生流行性出血热696例，发病人数比1987年减少24.76%。是年，对全市83个发病2例以上的自然村进行了重点灭鼠。同时，在博山区岳庄镇岱北村坚持常年进行鼠带毒率监测，共检测鼠肺标本378份，带毒24份，带毒率6.35%，一只为小家鼠，23只为褐家鼠。

1989年，全市发生出血热463例，发病人数较1988年减少33.48%。死亡36例，病死率7.78%，是历史上流行性出血热病死率最高的一年。

1988年5月—1989年4月，市防疫站完成了对博山区岳庄镇岱北村和南博山镇下瓦村的鼠带毒率调查。共解剖大家鼠339只，经检验，带毒41只，带毒率12.09%。其中，雄鼠144只，带毒23只，带毒率15.97%。雌鼠195只，带毒18只，带毒率9.23%。雌、雄大家鼠带毒率无差异（X^2=3.54,P>0.05）

1990年3月17日，市防疫站从褐家鼠肺中成功分离出4株流行性出血热病毒，并通过了卫生部病毒研究所的鉴定和确认，证明市防疫站已具备流行性出血热病毒分离的技术和能力。

是年3月，根据省防疫站的要求，市防疫站对1989年1—6月份报告的流行性出血热的病人用免疫荧光抗体测定法进行复核。共采集病人血标本259份，占病人的71.94%（360/259），抗体测定阳性者210份，阳性率81.08%。

1990年，为有效控制出血热疫情蔓延，全市重点抓了疫点灭鼠。凡发生1例病人的村庄，在病家周围50米范围内进行疫点灭鼠。凡发生2例及其以上病人的村庄，对全村进行疫点灭鼠。1990年，全市共对发生疫情的107个村庄的9097个疫点进行了灭鼠，疫点灭鼠率100%。同时，加强了疫情报告和对出血热病人的血清学复核，1990年，全市共复核病例230人，复核率100%。是年11月20日，市财政局、市卫生局一次性补助市防疫站出血热防治专项经费6000元。

1990年，全市共发生流行性出血热163例，发病人数比1989年减少64.79%，发病率为4.26/10万，是1984年—1990年7年间发病人数最少、发病率最低的一年。

自1991年开始，流行性出血热发病率又呈现逐年上升的趋势，至1998年，由1991年的8.49/10万上升至26.64/10万。此后，又逐步下降，至2003年，发病率降至12.02/10万。

1991年，全市共发生流行性出血热326例，发病率8.49%/10万，比1990年上升近一倍。死亡9例，病死率2.76%，仅次于1989年。

1992年，本市流行性出血热发病人数比1991年又有较大幅度上升。1—7月份，全市报告出血热病人373例，发病比1991年同期上升152.03%。病人主要分布在沂源县，该县1—7月份发病266人，占全市同期发病人数的71.31%。其次是淄川区和博山区。针对出血热发病人数增多的趋势，市防疫站于4月14日至20日对发病人数较多的沂源县、淄川、博山、张店区进行灭鼠情况检查，共查7个乡镇、12个发病村的80户居民，室内平均鼠密度为7.25%，鼠密度最高的村达10.9%，大大超过省防治出血热密度低于1%的标准，说明鼠密度增高，是出血热疫情上升的主要原因。

据1997年统计，全市流行性出血热发病范围已累计全市的95个乡镇和9个厂矿单位，全市五区三县均有出血热疫情发生。

1991年—2003年13年中，发病人数较多、发病率较高的年份分别是1996年（发病人数1025例，发病率25.89/10万）、1998年（发病人数1072例，发病率26.64/10万）和1999年（发病人数1071例，发病率26.64/10万）。1999年以后，发病人数和发病率逐年下降，分别是：2000年发病人数871例，发病率21.41/10万；2001年发病人数756例，发病率18.47/10万；2002年发病人数587例，发病率14.27/10万；2003年发病人数469例，发病率12.02/10万。

多年来，采取的防治流行性出血热的主要措施是：

⑴积极开展流行性出血热防治知识的宣传教育，提高群众预防水平。⑵重点抓好出血热疫点的处理，防止疫情扩散、蔓延。例如：1993年11月至1994年1月，博山区源泉镇泉河村发生流行性出血热暴发。1993年11月19日发现首例病人，至1994年1月27日，48天内（最长潜伏期46天）发生11例，均经血清学特异性诊断确诊。其中男性8例，女性3例；年龄在23~50岁之间。经流行病学调查，该村有多户村民在村外养殖蒜黄，并经常在鼠类频繁出没的养殖棚内作业、就餐，其居住的沿河平房内的鼠密度大，11例病人均有野外养殖蒜黄史。疫情发生后，市、区防疫站及时赴疫村进行调查防治，对11例病人及时进行治疗（均痊愈）；卫生部门提供灭鼠毒饵，在全村进行了两次灭鼠；同时，提供流行性出血热疫苗，对重点人群进行预防接种，从而杜绝了新发病例发生。再如：1997年4月23日—5月15日，桓台县第二中学发生4例出血热，死亡1例。其原因主要是该校内老鼠多，且污染食物及用具所致。疫情发生后，县防疫站组织专业人员赶赴现场进行调查防治，对重点班级的57名学生进行查体，查出感染者1人，及时进行治疗；对该校1614名易感人群进行出血热疫苗应急接种；开展了疫点灭鼠；加强了出血热预防知识的宣传教育，使该疫点疫情迅速得到控制，杜绝了疫情扩散。据统计，1996年，全市共处理出血热疫点426个；1997年，全市发生出血热疫点521个，处理501个，疫点处理率96.16%；1999年，全市出血热疫点845个，处理821个，疫点处理率97.16%；2001年，全市出血热疫点620个，处理596个，疫点处理率96.13%。⑶大力开展灭鼠活动，降低鼠密度。1997年，市防疫站对7个区县的鼠密度进行监测，平均鼠密度为3.79%。是年，对出血热疫点和鼠密度较高的村庄进行灭鼠，全市共用毒饵1500公斤。2000年4月20日，市卫生局印发“关于进一步加强流行性出血热防治工作的通知”，要求各区、县切实做好灭鼠工作，家鼠密度控制在1%以下，野鼠密度控制在2%以下。2001年，市防疫站购进灭鼠毒饵2万余包，对410个疫点进行了彻底灭鼠。2001年10月29日，市政府办公厅印发“淄博市人民政府办公厅关于加强流行性出血热防治工作的通知”，要求各级人民政府切实加强对出血热防治工作的领导，大力开展群众性灭鼠活动，把家鼠密度控制在1%以下，野鼠密度控制在3%以下。2003年3月25日，市防疫站印发“关于统一开展春季灭鼠工作的通知”，“通知”称：根据全市鼠密度调查，全市总体鼠密度为2.28%，重点单位鼠密度达到5.01%，大大超过了全国爱卫会颁布的有关标准，增加了流行性出血热等疾病传播流行的机率。为此，决定在全市宾馆、饭店、食堂、超市、食品加工厂、酿造厂、粮库、火车站、汽车站等重点单位统一开展春季灭鼠工作。统一灭鼠时间为3月下旬至4月下旬，采取专业队伍和自行灭鼠相结合的方式。本次灭鼠由市防疫站统一供应毒饵，并提供技术指导，以确保灭鼠效果和用药安全。

⑷积极开展流行性出血热疫苗接种工作，保护易感者。自1994年开始供应流行性出血热疫苗，重点是对出血热疫点的易感人群进行接种。以后，随着疫点的不断出现和易感人群的增多，接种量也不断上升。1996年，全市对重点人群接种出血热疫苗1200人份；1997年接种5400人份；1999年接种7900人份。2000年4月20日，市卫生局印发“关于进一步加强流行性出血热防治工作的通知”中要求，要认真落实出血热疫苗接种工作，保证以区县为单位10~60岁人群接种率达总人口的30%以上，高发乡镇接种率达50%以上，以有效控制出血热的暴发或流行。2001年，市政府办公厅“关于加强流行性出血热防治工作的通知”中要求积极推广出血热疫苗接种工作。2001年，全市对疫点疫区重点人群接种出血热疫苗7520人份；2002年，全市接种12000余人份；2003年10月，市防疫站向张店、博山、周村、桓台、高青五个区（县）免费提供流行性出血热疫苗共5000人份进行预防接种，以控制出血热的暴发流行。

2004—2010年，报告出血热病例数呈逐年下降趋势，2011年、2012年有所上升。

2004年，累计报告527例出血热病例，死亡4例，发病率为12.74/10万，死亡率为0.10/10万。

2005年，累计报告386例出血热病例，发病率为9.07/10万，无死亡病例报告。

2005年5月，根据省卫生厅要求，市卫生局下发《关于对部分区县流行性出血热防治工作实行重点管理的通知》，确定对连续三年平均发病率高于10/10万，疫苗接种率<10%，带病毒鼠指数>0.1的高青县、博山区、桓台县、周村区的流行性出血热防治工作实行重点管理。为此，制定淄博市流行性出血热重点区县管理工作实施方案。

2005年12月，鲁疾控函（2005）39号《关于对山东省流行性出血热重点管理县进行中期考评的通知》要求，高青县、沂源县接受省考评。

全年对淄川、沂源两个省重点管理县的4个乡镇进行了出血热宿主动物检测：捕鼠夹4200个，捕鼠355只，鼠密度8.45%，经省疾控中心对鼠带毒率检测，家鼠带毒率9.5%，野鼠带毒率15.5%。积极推广出血热疫苗接种，全市共接种2万余人。

2006年，全市出血热发病数156例，发病率3.65/10万，无死亡病例。

2006年4月，分别对博山区域城、源泉、石马，周村区的王村、沂源县土门5个乡镇的5个村进行了鼠密度及带毒率监测，布鼠夹2531个，捕鼠45只，其中小家鼠15只，大家鼠30只。4只鼠带毒，带毒率8.89%。

2007年，全市累计报告90例出血热病例，发病率为2.10/10万，报告发病前两位的是淄川区、博山区，分别报告27例和25例，无死亡病例报告。

4月，对沂源县、淄川区的2个自然村进行鼠密度及带毒率监测，共布鼠夹1893只，捕鼠29只，鼠密度为1.53%，1只带毒，鼠带毒率为3.45%。

张店区在春季全民灭鼠工作开展前，3月底进行了全区鼠密度监测工作，共布放有效粉块1600块，阳性粉块数66块，计算综合平均鼠密度为4.13％。张店城区城区综合鼠密度为1.5%，张店区农村综合鼠密度为4.5%。

根据《中央补助山东省流行性出血热项目管理实施方案》要求，2007年分配淄博市出血热防治项目经费19.6万元。涉及市疾控中心、淄川区疾控中心及沂源县疾控中心，主要用于农村高危人群疫苗接种，疫情监测及健康教育三个方面。淄川区根据地理环境、人口构成、经济条件、发病率等情况选择张庄、太河、西河、商家等乡镇为出血热防治重点乡镇，接种疫苗3600人份。沂源县本着乡镇人口构成比例，分配到四个乡镇接种疫苗3600余份。

2008年，全市肾综合征出血热疫情报告66例，死亡1例（博山区）。发病率为1.60/10万，死亡率为0.02/10万。发病数最多的为博山区17例，其次为沂源县为13例、淄川区为10例、桓台县10例、周村区9例、高青县4例、临淄区3例，张店区、高新区无本地病例报告。

2008年，宿主动物监测情况：3月下旬在淄川区、博山区选择发病率较高的两个自然村进行鼠带毒率和鼠密度监测。用夜夹法每村连续布鼠夹3天，共布放有效鼠夹1557夹次，捕鼠27只，获取有效标本26份液氮保存送省疾控中心检测。其鼠肺标带毒检验结果全部为阴性。淄川区龙泉镇龙一村平均鼠密度1.82%，博山区源泉镇源西村平均鼠密度1.62%。沂源县在土门镇菜园、大坡两村连续3日夹夜法布有效鼠夹663个，捕鼠17只（其中大家鼠14只、小家鼠3只），密度为2.56%。

2009年，全市肾综合征出血热疫情报告35例，发病率为0.81/10万，全年死亡1例（淄川区），死亡率为0.02/10万。发病数最多的为博山区11例，其次为沂源县、淄川区各为8例，张店区4例、周村区2例、临淄区2例，高青县、桓台县、高新区无病例报告。

2009年，宿主动物监测情况：3月24日—4月2日，周村区萌水镇前坡村1793夹次，捕鼠16只，平均鼠密度0.89%，获取有效标本15份；淄川区寨里镇南佛村布鼠夹1800夹次，捕鼠24只，平均鼠密度1.33%，获取有效标本18份。2009年共获取有效标本33份液氮保存送省疾控中心检测，其中2份阳性，鼠带毒率为6.1%。桓台县3月份在周家镇李王村、荆家镇后刘村进行了鼠密度检测。李王村居民室内布鼠夹104个，收回104个，捕鼠4只，室内鼠密度为3.85%；野外布鼠夹125个，收回108个，捕鼠6只，野外鼠密度为5.56%。后刘村室内布鼠夹112个，收回107个，捕鼠3只；野外布鼠夹127个，收回113个，捕鼠7只，后刘村室内鼠密度为2.8%，野外鼠密度为6.19%。二者合计室内鼠密度为3.32%（7/211），野外鼠密度5.88%（13/221）。捕获的7只家鼠中，褐家鼠5只，占71.43%；小家鼠2只，占28.57%；捕获的13只野鼠中，黑线姬鼠9只，占69.31%，大仓鼠3只，占23.08%；其他鼠种1只，占7.61%。

2010年，全市共报告出血热病例32例，发病率为0.74/10万，死亡1例，死亡率为0.02/10万。发病数最多的为沂源县11例，其次为博山区8例，淄川区7例，张店区3例，临淄区、高青县、桓台县各1例，周村区、高新区无病例报告。

2010年，宿主动物监测情况：4月6—9日，市、县疾控中心联合在沂源县鲁村镇丁家庄室内布鼠夹1008夹次，捕鼠40只，平均鼠密度3.97%，获取有效标本38份，其鼠肺标本带毒检验结果1份阳性，鼠带毒率为2.63%；4月13—16日，市、区疾控中心在博山区南博山镇中瓦泉村室内布鼠夹822夹次，捕鼠37只，平均鼠密度4.5%，获取有效标本34份；室外布鼠夹302夹次，捕鼠0只。其鼠肺标本带毒检验结果均为阴性。

2011年，全市共报告出血热病例42例，发病率为0.93/10万。无死亡病例。发病数最多的为沂源县23例，其次为博山区5例，临淄区5例、高青县3例、淄川区3例，周村区2例，桓台县1例，张店区、高新区无病例报告。

2011年11月12日至22日，沂源县邵家峪村、张家坡中学有4例病例出现聚集现象。其中邵家峪村报告3例（2例张家坡中学学生、1例村民）、张家坡中学3例（2例为邵家峪村，1例为学生）。3名学生均为住校生，在学校食堂就餐，均无出血热疫苗接种史。经调查，张家坡中学环境卫生较好，学校食堂防鼠设施到位，未发现明显鼠活动痕迹，但不能排除有鼠类活动；三家没有亲属及交往关系，均无出血热疫苗接种史，三位患者家庭均有鼠类活动迹象。沂源县疾控中心采取有效措施，对邵家峪村居、住户和张家坡中学的环境卫生、室内外卫生进行彻底清理，充分调动群众积极性，加强灭鼠、防鼠，开展集中灭鼠活动。广泛开展出血热防治知识宣传活动，使群众养成良好的卫生习惯，掌握简便易行的防鼠措施。

针对张家坡镇聚集性疫情情况，积极联系省疾控中心，调拨部分疫苗，用于在该镇开展应急接种工作。

2008—2011年出血热疫苗接种工作：根据山东省卫生厅《山东省国家扩大免疫规划肾综合征出血热疫苗接种工作实施方案》的要求，我市淄川区、博山区、周村区、沂源县分别被列为项目实施区县。

2008年，在淄川（洪山镇、龙泉镇、双杨镇、寨里镇、磁村镇）、博山（开发区、白塔镇、石马镇、山头镇、源泉镇）两个试点区县选择疫情较重的10个乡镇，作为2008年实施出血热疫苗接种的重点地区。2008年10月7—8日，扩大国家免疫规划出血热疫苗接种项目实施启动仪式如期在淄川、博山两区举行，两区委区政府建立和完善督导考核制度，分别成立了出血热疫苗接种工作领导小组、督导小组和技术指导小组。与实施乡镇的镇长、分管镇长、卫生院院长签订目标责任书并多次层层召开会议进行部署安排。组织技术人员培训，博山区共培训乡镇卫生、村医等卫生人员70余人，淄川区共培训乡镇卫生、村医等卫生人员80余人，使其正确掌握接种对象、免疫程序、接种的部位、剂量、方法、禁忌症和注意事项、接种登记、统计、报告，接种异常反应判断、处理方法，预防接种安全注射的基本知识和操作技能等。各项目乡镇大力宣传，共发放宣传材料淄川区9万份、博山区10余万份。设立临时接种点，对项目实施乡镇重点目标人群进行摸底登记。区卫生局、区疾控中心有关科室负责人作为责任人挂包项目实施乡镇，实施技术指导和工作督导，区、乡都指定一名工作开展情况汇总的信息员，形成信息搜集的工作网络，各项目乡镇信息员做到一日一报，确保接种信息上下沟通及时准确。市区两级卫生部门数次到基层进行督导、技术指导和评估。淄川区第一针接种78067人，第二针次接种70260人，第三针接种61864人；博山区第一针共接种69278人，第二针共接种63818人，第三针接种52734人。

2009年，周村区开始实施出血热疫苗接种，首先组织召开了王村镇、萌水镇、南郊镇、北郊镇、经济开发区政府分管领导、区属医疗机构分管领导和各镇卫生院院长和有关单位人员参加的接种工作动员会，对出血热疫苗接种工作进行了安排部署，截至2010年，顺利完成出血热疫苗接种工作，第一针接种75000人，第二针接种61000人，第三针接种了53398人。

2009—2010年，博山区又对夏家庄镇、八陡镇、池上镇、南博山、北博山、南博山、域城七个乡镇实施了出血热疫苗接种，第一针共接种70843人，第二针共接种67620人，第三针接种了60286人。

2011年，沂源县被列为扩大免疫规划肾综合征出血热疫苗接种项目县，该县10个镇86个行政村的16~60周岁的重点人群2万人进行了免费接种。其中4月20日—5月10日第一针基础疫苗接种，共计接种86个村，应种23462人，实际接种20587人，接种率为87.75%；5月4日—5月24日第二针基础疫苗接种工作结束，应种20587人，实际接种20525人，接种率为99.70%；10月20日始接种出血热疫苗第三针强化免疫应种20525人，实际接种20525人，接种率达100%。

市疾控中心分别于3月份、5月份、12月份3次对沂源县基础免疫接种情况进行督导检查，督促项目区县做好出入库登记、人群摸底调查和疫苗接种登记工作。

2012年，全市累计报告出血热病例91例，发病率2.00/10万，死亡4例（沂源县2例，淄川区、周村区各1例），死亡率0.09/10万。

2012年11月份下旬，沂源县鲁村镇吴家庄先后报告3例出血热病例，该3例病例均从事果园种植，发病前正值秋收前苹果收获，2例住在果园，与老鼠有明显接触史，1例患者家人曾在院内用电线一晚电死10只老鼠。秋收时，患者曾在自家苹果园内电死8只老鼠，其中有一只黑线姬鼠。三家均位于本村的北面，临近田地，三家相距约300米，秋季居住以果园内为主，三家果园紧邻，果园内住所简陋，无防鼠措施。三人均无出血热疫苗接种史。经调查，吴家庄村环境卫生较差，防鼠设施不到位，有明显鼠活动痕迹。

2—4月和8月26日—27日，在沂源县鲁村镇、张家坡，选择出血热发病较高的6个村进行春季、秋季鼠带毒率、鼠密度监测工作。采用夹夜法捕获野外或居民家中鼠52只，获取鼠肺标本110份，与11年底沂源县聚集病例所在村镇鼠肺标本和临淄区春季鼠肺标本合计133份，送省疾控中心进行病毒检测，结果反馈：临淄区2份阳性，沂源县7份阳性。

11月份，举办了全市自然疫源性疾病防治技术师资培训班，培训班还邀请了临床专家，对重点自然疫源性传染病的临床特点和最新的治疗进展进行了介绍。为提高培训效果，各区县疾控中心检验人员在市疾控中心实验室进行了现场观摩和实际操作实践，提高了基层专业人员防控技术水平和能力。

2012年11月，结合秋冬季本市出血热疫情，市卫生局下发《关于加强肾综合征出血热防治工作的通知》，用于指导全市出血热防治工作。

2012 年，市及各区县利用多种形式，开展出血热防治知识健康教育宣传教育，进一步提高了公众知晓率，增强了公众自我防护意识。一是利用中心门户网站进行出血热有关防治知识宣传；二是印制 2 万份科普宣传材料用于在全市范围内开展出血热防治知识宣传教育，引导群众采取正确的防护措施科学防治出血热。其中 1.5 万份分发疫情较重的沂源县、博山县，其余分发其他区县。沂源县也采用各种形式对群众开展出血热危害及疫苗接种的宣传，进一步提高了公众知晓率，增强了公众自我防护意识。

第十九节　嗜伊红细胞增多症

1959 年以前，中国医学书籍及文献中无“传染性嗜伊红细胞增多症”的病名及疫情记载。1959 年 6 月，王村八三厂发生类似感冒症状的疾病流行，发病率高达 32.6%。因患者均有嗜伊红细胞增多的体症，且该病具有传染性，后定名为“传染性嗜伊红细胞增多症”，此病为全国首次发现的疾病。

1959 年 6 月 25 日至 7 月 12 日，位于淄川区王村公社驻地的王村生建八三厂先后发生 950 例“流感”病人。市防疫站接到疫情报告后，立即派防疫人员前往调查处理。同时，市传染病医院、市第一医院、市中医院、市第二医院均派医务人员到王村生建八三厂参加防治。

其发病特点：潜伏期短，具有传染性，儿童发病较成年人多，易暴发，也呈散发，无性别差异。临床症状：咳嗽、胸痛、咽部充血、呼吸困难等，午后至午夜前较重，呈全身中毒症状，发冷、发热（低热或中度热）、全身酸痛、无力、头痛、头晕，也有表现为亚临床型者。化验室检查：白细胞总数 10~24×109/L，最高者达 76×109/L，嗜伊红细胞高达 89%。细胞直径达 21 u m，具有明显的病理改变。淋巴细胞也相对偏高，可见 Turckft 细胞。骨髓造血功能呈亢进状态，增生明显活跃，嗜伊红细胞达 65%~74%，出现早幼细胞，呈高度左移现象。空泡型 53%，状核分裂 53%，均见于中幼细胞，可见未成熟的嗜伊红细胞颗粒。骨髓涂片：吞噬细胞内可见到包涵体物质，呈圆或卵圆型，边缘清楚，靠近细胞核，4~8 个不等，直径 1.5~2.5 u m，姬母萨染色体为紫色，周围有一环带。血沉增快，最高达 100mm/h，GMT 为 1:298.7。X 线胸片：可见呈间质性炎症病理改变。病程 1~3 周。用金霉素、复方大青叶注射剂加激素治疗有效。

自 1959 年 6 月至 1961 年 7 月，2 年间全市先后发生 14 起嗜伊红细胞增多症疫情，患病率最高为 80.65%，最低为 8.97%。

1959 年 6 月 25 日—7 月 12 日，王村生建八三厂矾硫 2 区发生 457 例，患病率为 30.2%（457/1513）。

1959 年 6 月 27 日—7 月 12 日，王村生建八三厂南坡 2 区发生 493 例，患病率为 34.67%（493/1422）。

1960 年 6 月上旬，王村生建八三厂苏李耐火材料厂发生 80 例，患病率为 8.97%（80/892）。

1960 年 6 月中旬，淄川区西河公社龙湾峪村发生 33 例，患病率为 11.0%（33/300）。

同期，淄川区磁村公社前曹峪村发生 63 例，患病率为 14.52%（63/434）。

同期，淄川区磁村公社吊虎峪村发生 61 例，患病率 11.21%（61/544）。

1960 年 11 月上旬，淄博市劳动技工学校发生 141 例，患病率为 33.33%（141/423）。

1961 年 2 月下旬，王村八三厂南坡 2 区家属院发生 29 例，患病率 48.33%（29/60）。

同期，王村八三厂南坡 2 区民警队发生 25 例，患病率 80.65%（25/31）。

1961 年 5 月下旬，博山区域城公社小桥庄发生 293 例，患病率 38.65%（293/758）。

同年 6 月中旬，博山区博城公社小柳行村发生 60 例，患病率 27.78%（60/216）。

同期，位于博山区博城公社小柳行的山东耐火材料厂发生 310 例，患病率 15.45%（310/2007）。

1961 年 6 月下旬，淄川区昆仑公社大海眼村发生 236 例，患病率 15.03%（236/1570）。

同年 7 月份，市第一医院医务人员和职工中发生 58 例，患病率 17.58%（58/330）。

此后，1962年—1964年，淄博制酸厂（驻博山）、周村水胶厂、博山区石马公社焦家峪村、乐疃公社北峪村、源泉公社源泉村、淄川区西河公社坡地村、张店区四宝山公社、桓台县北辛大队等均有发生与流行。

自1959年—1964年的6年间，该病在本市先后出现18次区域性流行，共发生疫情34起，累计患病人数3332人，患者无职业性特点，厂矿、机关、学校、城乡居民皆有发生。

1964年后，近10年时间本市无该病疫情。

1974年5—6月，淄川区查王公社、洪山公社出现“嗜伊红细胞增多症”流行，淄川区防疫站派员前往调查处理。本次流行主要发生在学龄儿童，该区查王公社查王小学、北石小学和洪山公社马家小学等学校患病率均在50%以上。

1975年以后，无嗜伊红细胞增多症的疫情报告。

据流行病学专业人员对该病多年的调查防治研究，分析认为：⑴传染源可能为病人；⑵传播途径为上呼吸道；⑶可能为病毒引起的传染病；⑷用金霉素、复方大青叶注射液加激素治疗有效。

第二十节　传染性非典型肺炎

传染性非典型肺炎（SARS）又称“严重急性呼吸道综合症”，是由传染性非典型肺炎病毒引起的一种呼吸系统疾病。本病以发热为首发症状，多有干咳、胸闷、气促等表现，以传染性强、传播速度快、病死率高为主要特点。

2002年以前，中国尚无此病疫情记载。

2002年冬至2003年春，传染性非典型肺炎（以下简称“非典”）在中国流行蔓延。除海南、贵州、云南、西藏、青海五个省（自治区）未发生外，全国大部分省、市、自治区均发生“非典”疫情，病例多达5000余例，死亡300余例，病死率约6%。

2003年4月8日，卫生部印发《关于将传染性非典型肺炎（严重急性呼吸道综合症）列入法定管理传染病的通知》，称：根据国务院会议精神，为加强传染性非典型肺炎（严重急性呼吸道综合症）防治工作，经研究，决定将其列入《中华人民共和国传染病防治法》法定传染病进行管理。按规定报告疫情；其控制措施可按照《中华人民共和国传染病防治法》第二十四条（一）款执行。

面对这场突如其来的重大灾害，本市贯彻落实中央确定的“沉着应对、措施果断、依靠科学、有效防治、加强合作、完善机制”的工作方针和省委、省政府提出的“堵住源头不输入、一旦输入不扩散、医护人员不感染、及时救治不死亡”的工作目标，按照市委、市政府提出的“科学、规范、持久、有效”的八字方针，全民动员，群防群控。在组织指挥、医疗救护、疫情监测、交通检疫、群防群控、物资保障、宣传教育和支援兄弟省、市等方面取得显著成绩。

市防疫站作为全市疾病预防控制中心，在全市抗击“非典”工作中，发挥了重要的作用。全站上下紧急动员，全力以赴投入抗击非典第一线，在疫情监测排查、交通检疫消毒、控制传染源、切断传播途径、保护易感人群等方面，做了大量卓有成效的工作，为遏制“非典”的发生和传播发挥了不可替代的作用，为保护广大群众的健康做出了积极的贡献。

一、建立防控机制

2003年4月7日，成立淄博市防治非典型肺炎工作领导小组和淄博市防治非典型肺炎技术指导组。总指挥：刘慧晏（市委副书记、市长）、副总指挥：周清利（市委副书记、副市长）、岳长志（市委副书记）、陈家金（市委常委、市政法委书记）、吴翠云（市委常委、市总工会主席）、郑　峰（市委常委、市委宣传部部长）、侯法生（市委常委、市委秘书长）、段立武（副市长）。指挥部有成员21人。下设办公室及防治检疫、科技科普、后勤保障、农村、宣传、治安交通、外事旅游、教育、市场管理9个工作组。分管副市长段立武兼办公室主任。

市防疫站于2003年4月16日，成立市防疫站非典防制大队，承担市非典防治指挥部办公室下达的有关非典防治的流行病学调查、消杀、卫生宣传和检验等工作任务。

大队长：胡　林

副大队长：李进贤　赵　华　杜本华　袁长河　翟慎永　徐逢昌

流行病学调查分队：

队　长：于宪良

副队长：崔　峰

队　员：刘伯雁　常建国　杨绪红　马丽霞

消毒分队：

队　长：贾元宏

副队长：李英春

队　员：石志恺　翟云丽　张淑青　王　玲

宣传教育分队：

队　长：李卫克

副队长：韩克之

队　员：范金荣　张洪岩　马　芳　朱丽华

检验分队：

队　长：殷茂荣

副队长：袁新华

队　员：李　玲　郭　茜　王　鑫

防制大队下设办公室，刘伟兼任办公室主任。

二、落实防控责任

抗击“非典”初期，市政府成立非典防控工作领导小组，启动联防联控工作机制，各部门职责明确，密切协作共同做好非典防治工作。全市新闻媒体打破常规，迅速在重要版面、节目和时段开辟“群防群治，挑战非典”“全民动员防治非典”“来自抗击非典一线的报道”“直面非典”“依靠科学抗击非典”等10余个专版、专栏、专题节目或系列节目。宣传“非典”防治的科学知识，解除群众恐慌、恐惧心理，提高群众自我保健意识和自我保健能力。市防疫站在抗击“非典”工作中，发挥专业队伍优势，组织大型防非宣传活动3次，出动预防医学专家50余人次，解答群众咨询2000余人次；举办防治“非典”培训班、讲座50余个，累计培训1万余人次。4月25日，市政府与各区、县以及市直机关各部门签订防治工作责任状；4月27日，市卫生局举行全市卫生系统防治非典型肺炎工作责任书签字仪式，市卫生局与市直各医疗卫生单位以及各区、县卫生局签订了责任状；截至4月28日，各区县政府、乡镇（街道办）、村（居委会）层层签订了责任状。

三、提高监测防控能力

“非典”疫情暴发后，市卫生局建立以市、区（县）卫生防疫机构为主的疾病控制体系和以市、区县医疗机构为主的疾病救助体系。确定市传染病医院、市结核病医院等11家医疗机构为“非典”医疗救助定点医院，全市核定159个发热门诊，均达到“三区两通道”国家标准。全市建立22支由920名医护人员组成的“非典”医疗救治队，组成一、二、三梯队，随时待命出发。各级疾病控制机构组建市、区县、乡镇共157支流行病学调查队，有队员1032名；全市建立村级协助流调队3399个，队员10404人，全市实行市、区县、乡镇（办事处）三级流调联网联动。同时，全市建立13支“非典”防疫机动队，共有229名卫生防疫专业人员组成，建立9支专业消杀队伍，各企事业单位成立消毒队伍300余支。全市157支流调队的成员坚守在本市各进出入口、火车站、汽车站、医院、居民区和公共场所，严格排查发热病人，依法对外来人员进行检疫筛查，严控“非典”传入本市。

四、疫情监测

自4月7日至6月底，全市建立健全疫情监测、

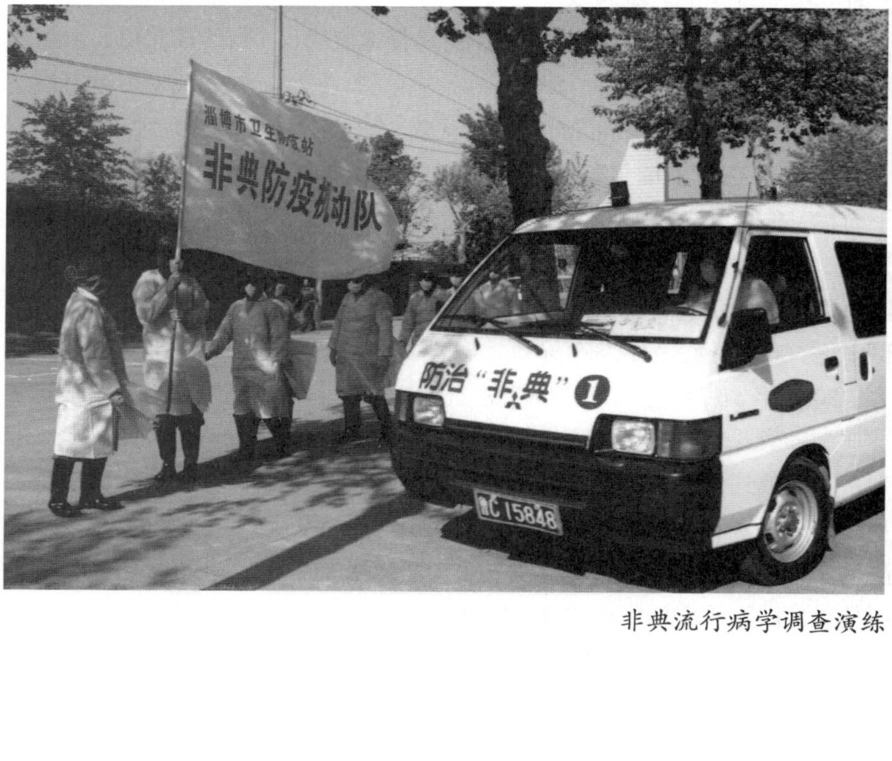

非典流行病学调查演练

报告和预防控制机制。建立957个监测点，28个道口健康检查站和5个留验站，实行零病例报告和严格24小时值班制度，依法加强对外来人员检疫筛查，及时掌握疫情疫情动态。全市设立咨询电话24部，其中一部为英语咨询电话，截至6月28日，全市接听、受理咨询电话和举报电话28577个。是年5月18日起，实行“非典”流调“关口前移”，疫情报告“零距离”工作制度。同时加强交通检疫，设立28个交通检疫站，自4月24日起，实行24小时上岗执勤，对省外入淄车辆和人员严格进行卫生检疫检查、登记，截至6月23日，全市共检疫检查登记外地入淄车辆92445辆（次），到淄博人员203329人（次），返乡人员36062人（次）；共发放“道路货物运输防疫检查合格证”46418份。“非典”期间市防疫站共对549457辆（次）公共交通车辆进行消毒、登记，承担淄博火车站、长途汽车站预防性消毒工作。

五、长效机制建设

6月23日，市“非典”防制指挥部印发《关于科学规范非典型肺炎防治措施的通知》，对“防非”工作中行之有效的措施不断完善并继续坚持；由全面防控向重点防控、由社会防控向专业队伍防控转变。指挥部内部工作机制调整为：指挥部办公室和防治检疫组仍采取集中办公，其他各工作组由集中办公改为分口办公；各部门在保证完成职能工作的前提下，酌情调减工作人员；市防非指挥部办公室对社会公布的值班电话仍实行24小时值班制，值班人员由防治检疫组安排人员负责值守；各工作组值班电话要求保持24小时畅通。全市保留“非典”防控定点医院11个，监测点496处，发热门诊109个，继续对外来人员中的密切接触者和发热病人进行检疫检测排查，并坚持日报和计算机系统上报制度。健全防治“非典”长效机制，建立突发公共卫生事件应急机制，制定实施《淄博市突发公共卫生事件应急办法》，加强疾病预防控制机构网络建设，加快市、区县疾病预防控制机构建设和传染病救治体系建设；建设覆盖全市的信息化、数字化疫情报告网络，确保疫情快速、准确的传递报告。确保非典防治机制长效化。

第二十一节　人禽流感

人禽流感，即人禽流行性感冒，是由禽甲型流感病毒某些亚型的毒株引起的急性呼吸道传染病。1997年5月，中国香港特别行政区1例3岁儿童死于不明原因的多脏器功能衰竭，同年8月经美国疾病预防和控制中心以及世界卫生组织(WHO)荷兰鹿特丹国家流感中心鉴定为禽甲型流感病毒H5N1引起的人类流感，这是世界上首次证实禽甲型流感病毒H5N1感染人类。之后相继有H9N2、H7N7亚型感染人类和H5N1再次感染人类的报道。

2004年2月，为切实做好人禽流感预防控制工作，根据卫生部、省、市有关会议精神，结合市防疫站实际，经站长办公会研究决定，成立站人禽流感预防控制工作领导小组，负责当前人禽流感的预防控制工作。要求：一、统一思想，提高认识；二、加强疫情监测，做好卫生宣传工作；三、切实做好各项准备工作；成立市防疫站人禽流感防控工作领导小组和预防控制人禽流感应急预备队和人禽流感防控工作领导小组：

组　长：胡　林

副组长：栾兆恺　李进贤　赵　华　杜本华
　　　　袁长河　翟慎永　徐逢昌

组　员：各科室主要负责人

应急预备队名单：

大队长：胡　林

副大队长：李进贤　杜本华　赵　华　袁长河
　　　　　翟慎永　徐逢昌

一分队：

队　长：赵　华（兼）

副队长：于宪良　贾元宏

队　员：刘伯雁　孙茂卓　秦爱玲　李玉华
　　　　袁新华　王　玲　王　萍

二分队：

队　长：李进贤（兼）

副队长：孟　强　陈恒杰　李英春

队　员：崔　峰　翟云丽　卢立云　张殿平
　　　　王　勤　李　玲

三分队：

队　长：袁长河（兼）

副队长：李国庆　原丽华　殷茂荣

队　员：张淑清　石志恺　曹明明　翟敏德

张　强　郭　茜

后勤保障分队：

队　长：杜本华（兼）

副队长：刘　伟　巩宜华　常洪凯

队　员：王守鸿　郑加玉　郭美霞　李新春

宣传教育分队：

队　长：翟慎永

副队长：李卫克

队　员：韩克之　范金荣　张洪岩　马　芳

朱丽华

2005年11月，市卫生局印发《淄博市卫生系统突发人禽流感疫情应急预案》。2005年11月，山东省卫生厅下发《关于进一步加强人感染高致病性禽流感防控工作的通知》、《关于开展全省防控人感染高致病性禽流感督查工作的通知》，淄博市及时转发了文件，并按照要求开展了疫情监测、培训演练、高暴露人群防护、医疗救护准备、应急准备、督导自查等相关工作。

自2008年冬季以来，中国禽流感疫情形势较为严峻。市疾控中心领导班子对人感染高致病性禽流感高度重视，对全球、国内人感染高致病禽流感疫情一直给予高度关注。尤其是2009年1月18日济南市报告山东省首例人感染高致病禽流感病例后，市疾控中心立即行动，部署监测、防控工作任务。

2009年1月20日下午省卫生厅“全省人感染高致病性禽流感防控电视会议”后，市疾控中心于2009年1月21日成立以中心主任胡林担任组长的“人感染高致病性禽流感防控工作领导小组”。

1月22日成立有3个小队30名专业人员组成的“人禽流感现场流行病学调查队”。

1月22日下午，举办“淄博市疾控系统人禽流感现场流行病学师资培训班”，市疾控中心流调队员、9区县疾控中心专业人员共60人参加了培训班。在培训班上，对毗邻地市发生人禽流感疫情情况进行了通报，对淄博市开展相关监测工作进行了周密部署，积极开展人禽流感预警病例和不明原因肺炎病例监测，3所流感监测医院每周一进行流感样病例网络直报和传真报告，春节假日期间报告正常进行。

2011年12月，中国香港地区发现禽流感疫情。12月13日，香港特区政府发现红嘴鸥体内禽流感病毒阳性，12月20日，从长沙湾临时家禽批发市场的一只死鸡尸体上，检测出H5N1高致病性禽流感病毒。山东省卫生厅下发了《关于加强人感染高致病性禽流感防控工作的通知》，市卫生局及时转发了文件，要求：一、严格落实疫情监测、报告制度；二、加强发热病例排查和管理工作；三、加强高危暴露人群的防护；四、做好健康教育和健康宣传。

2004年—2012年，本市无人感染高致病性禽流感疑似病例或不明原因肺炎病例报告。

第二十二节　甲型H1N1流感

2009年3月，墨西哥暴发“人感染猪流感”疫情，并迅速在全球范围内蔓延。世界卫生组织（WHO）初始将此型流感称为“人感染猪流感”，后将其更名为“甲型H1N1流感”。6月11日，WHO宣布将甲型H1N1流感大流行警告级别提升为6级，全球进入流感大流行阶段。此次流感为一种新型呼吸道传染病，其病原为新甲型H1N1流感病毒株，病毒基因中包含有猪流感、禽流感和人流感三种流感病毒的基因片段。卫生部将其纳入《中华人民共和国传染病防治法》规定的乙类传染病。

2009年，累计报告甲型H1N1流感病例113例，发病率2.62/10万，死亡2例，死亡率0.05/10万。市疾控中心按照“高度重视、积极应对、联防联控、依法科学处置”的原则，认真贯彻落实卫生部和省卫生厅防控技术方案要求，积极部署开展甲型H1N1流感防控工作。

4月29日，根据部分国家相继报告人感染猪流感疫情态势，市疾控中心高度重视，及时召开了各有关科室负责人参加的专题防控工作会议，介绍了全球疫情状况，就防控工作做了安排。

4月30日，对各区县卫生局、各区县疾控中心分管领导、市属及市管医院相关科室业务人员100余人进行了甲型H1N1流感防治知识培训。

为做好甲型H1N1流感疫情应对的各项准备工作，市疾控中心及时成立了甲型H1N1流感防控工作领导小组，并下设综合协调组、疫情监测分析组、现场流行病学调查指导组、消毒及医院感染控制组、学校及托幼机构防控技术指导组、健康教育宣传组、卫生检验组、后勤保障组等八个专业组。

下发《关于加强流感样病例、不明原因肺炎病例、不明原因死亡病例监测和流感大流行应急准备工作的通知》，要求各区县做好流感样病例、不明原因肺炎病例和不明原因死亡病例的监测工作，加强技术指导和物资储备，提高应对流感大流行的应急能力。

5月8日，举办有防控小组专业人员50人参加的甲型H1N1流感防控技术培训班。

5月18日，举办了全市疾控系统甲型H1N1流感培训班，各区县疾控中心分管主任、科室负责人及市疾控中心业务科室中层干部、甲型H1N1流感防控工作领导小组成员80余人参加了培训。

5月22日，市疾控中心举行了全市甲型H1N1流感疫情防控实战模拟演练。市疾控中心和部分区县从防护装备穿着、流行病学调查、标本采集、疫点终末消毒等程序进行现场演示，通过实战模拟演练锻炼了队伍、提高了疾控机构疫情处置能力，为下一步做好全市甲型H1N1流感疫情防控工作具有重要意义。

5月24日—25日，按照市卫生局《关于开展甲型H1N1流感防控措施落实情况监督检查的紧急通知》，对五区三县及高新区甲型H1N1流感防控工作进行了督导检查和技术指导。

为使各区县疾控机构和医疗机构全面掌握、正确把握卫生部、省卫生厅、市卫生局有关甲型H1N1流感防控的指导性文件，先后编印了900本《甲型H1N1流感防控工作资料汇编》。

为有效指导社区、乡镇和学校甲型H1N1流感防控工作，延缓疫情的蔓延和扩散，根据卫生部相关工作方案，结合实际情况，制定了《淄博市乡镇甲型H1N1流感防控工作方案》《淄博市社区甲型H1N1流感防控工作方案》和《淄博市学校甲型H1N1流感防控工作方案》，细化了各部门在甲型H1N1流感防控中的任务。

每日浏览中国卫生部、中国CDC、省卫生厅、省CDC及新华网、人民网等官方网站，随时了解最新的世界各地及国际、国内、省内甲型HINI流感疫情动态和工作动态。自5月6日，启动甲型H1N1流感疫情日报告和周报告工作，及时将疫情及相关工作信息报告市卫生局。自9月6日，每日为有关领导编发甲型H1N1流感短信700余条，及时报告国内、省内及淄博市最新疫情动态，为政府调整防控策略提供依据。根据疫情发展趋势，及时分析流感样病例及甲型H1N1流感动态，每周对全市流感、甲型H1N1流感及流感样病例占门诊就诊总数的比例进行重点分析，根据疫情的不同发展阶段，提出针对性的措施和建议，指导基层及时调整防控策略并督促落实。

为加强甲型H1N1流感疫情防控知识宣传，中心在门户网站上链接了卫生部和省卫生厅最新甲型H1N1流感防控相关信息，在中心网站上登载甲型H1N1流感防控知识，充分利用网络媒介对公众进行宣传。为提高公众对甲型H1N1流感知晓率，增强自我保护意识，中心多次派出专业人员到电台、电视台健康栏目讲解甲型H1N1流感防控知识，采取多种形式宣传甲型H1N1流感可防、可控、不可怕的知识。

2010年，本市圆满完成全国甲型H1N1流感病毒感染状况抽样调查和人群流感抗体专项调查工作。为了解不同时期中国各年龄段人群的感染水平，为完善疫情防控措施提供科学依据，国家制定调查方案在全国范围内开展甲型H1N1流感感染状况调查。本市作为中小城市代表承担此项调查工作，该项目调查采用多阶段分层随机抽样方法，分别于2010年1月、2010年3—4月、2010年8—9月，开展三次横断面调查，共完成5个年龄组，4500名调查对象的标本采集和问卷调查任务。根据反馈结果，本市甲型H1N1流感阳性率25.60%，自然感染率21.09%。

自2010年以来，甲型H1N1流感处于散发态势。2010年全市报告甲型H1N1流感病例1例。2011年累计报告甲型H1N1流感病例34例，发病率0.75/10

万，死亡1例，死亡率0.02/10万。2012年，无甲型H1N1流感病例报告。

第二十三节 手足口病

手足口病是由多种人肠道病毒引起的一种儿童常见传染病，2008年5月2日，卫生部将手足口病列入法定报告的丙类传染病。

本市自2005年始有手足口病报告。

2005—2006年报告发病数较少，除2006年高青县实验幼儿园报告一起聚集性疫情之外，报告病例均为散发。

2007年5月17日，印发了《关于成立手足口病防治工作领导小组的通知》，成立了手足口病防治领导小组和防治技术督导组，督导组下设综合协调组、现场流行病学调查指导组、学校及托幼机构技术指导组、健康教育组和检验组。

5月20日，启动手足口病“零”病例报告、病例聚集单位进程日报告制度和手足口病住院病例日报告制度，每日将各区县疫情进行汇总分析，及时上报市卫生局。

5月份，针对部分地区手足口病疫情呈现上升的趋势，市疾控中心多次派专业人员到各区县疾控中心进行手足口病防控工作检查和技术指导，深入疫情严重的乡镇和住院病例较多的医院进行调查和防控措施指导，对基层存在的防控技术问题及时发现、及时纠正。并多次派出有关专家到市卫生局和各区县举办的培训班上进行防治知识讲座，使全市手足口病疫情得到有效控制。

进入9月份以来，手足口病报告病例呈高度散发状态，9月21日开始进行手足口病病例周报告。

2008年4月22日，市疾控中心举办了全市手足口病、霍乱等肠道传染病防治技术培训班，对各区县疾控中心以及区县、乡镇医疗机构130余名医护人员进行了培训。5月9日，承担市卫生局组织的全市医疗机构手足口病暨肠道传染病培训任务，就手足口病病原学、流行病学、标本采集以及疫情的网络直报要求做了全面讲授。

5月1日下发了《关于加强霍乱、手足口病等肠道传染病防控工作的通知》。5月26日转发山东省疾控中心《关于加强以霍乱、手足口病为重点的肠道传染病防控工作的通知》，要求各区县按照省市有关要求重点做好手足口病疫情监测、病例报告、流行病学调查、标本的采集工作，及时将个案调查表录入数据库。6月29日，下发《关于进一步规范全市疾控系统手足口病防控工作的紧急通知》。

5月2日，卫生部将手足口病列入法定报告的丙类传染病。同日，启动手足口病“零”病例日报告制度，每日10时前将手足口病疫情日报表上报省疾控中心和市卫生局。每日编发手足口疫情手机短信，及时对上周传染病疫情尤其是手足口病疫情做出周分析。

市疾控中心专业人员于5月上旬对全市以手足口病为重点的传染病防治工作进行了督导检查。对全市8所区县疾控机构和14处二级以上医疗机构的手足口病防治工作开展情况、预检分诊制度落实情况、传染病报告质量等进行了专项督导检查。5月26日，以市卫生局名义及时下发督导检查情况通报。

5月20日—5月21日，配合市卫生局做好全市手足口病定点收治医院督导和技术指导工作，就手足口病预检分诊、病人隔离及消毒制度的落实等情况进行了督导检查，并提出具体整改措施。

2008年，按照山东省卫生厅《关于加强手足口病防治健康教育工作的通知》要求，淄博市疾控中心向各区县发放了8000余份《手足口病防治知识》《肠道传染病防治知识》宣传画，发放手足口病防治知识宣传单10万余份，将手足口病防治知识送到每一位托幼儿童家长手中。

2009年3月17日，召开全市手足口病等传染病防控工作会议，学习了卫生部最新的《手足口病诊疗指南》，明确了工作职责和近期传染病防控工作的重点。

3月23日，印发《关于切实做好手足口病预防控制工作的紧急通知》，调整了手足口病防控工作领导小组。

3月23日—7月24日，先后十几次召开会议部署、落实防控工作，对手足口病防控工作进行了再动员再部署。

4月份，组织专业人员对全市手足口病防控工作进行督导检查，并先后多次到各区县指导医疗机构和托幼机构就如何做好防控工作提供技术支持，指导防控措施落实。3 月—10 月，配合区县疾控机构处理疫情 40 余起，均得到及时控制，降低了疫情的蔓延和扩散。

4 月 3 日开始进行手足口病疫情日分析，至 6 月 28 日共编制疫情每日简报 84 期。

4 月 8 日，印发《淄博市托幼机构、农村、社区、家庭手足口病预防控制指南（试行）》的通知，为重点人群、重点场所的手足口病防控提供依据。

市疾控中心组织人员在五一节日期间，对基层手足口病防控工作进行暗访。

3 月 15 日—12 月 31 日，每日为有关领导编发手足口病疫情短信 2000 余条，及时报告最新疫情动态。

4 月 1 日—11 月 5 日，每日 9 点前将市手足口病疫情、住院及康复情况上报省卫生厅，同时每周报告手足口病疫情控制情况周汇总表，全年给省疾控中心发送日报告 220 份，周报告 18 期。

8 月 13 日，举办全市流感监测防控技术暨新版手足口病防控指南师资培训班。

2010 年 1 月 15 日，召开了全市手足口病疫情研判会，对近年来手足口病流行特点、流行规律、疫情形势进行了深入分析，对 2010 年手足口病疫情形势进行了预测，并提出了下一步防控措施建议。

2 月 23 日，在流行季节到来前，及时下发了《关于进一步做好手足口病防控工作的通知》《关于切实加强学校手足口病、甲型 H1N1 流感等春季传染病防控工作的通知》，结合疫情形势分析，对手足口病防控工作做出具体安排和部署。

4 月底举办全市霍乱、手足口病等重点肠道传染病防治技术培训班。并积极配合教育部门，给各区县教育局相关负责人和托幼机构教师讲授幼儿园手足口病防治知识和督导要点 50 余次。

5 月 19 日，下发《关于加强霍乱、手足口病等肠道传染病防控工作的通知》，对手足口病防控工作进一步强调和部署。

6 月份，市疾控中心多次组织流行病学、消杀、学校卫生专业人员组成手足口病专项督导组，由中心领导带队，深入各区县疾控机构、定点医院、乡镇卫生院、村卫生室及托幼机构等集体单位，对手足口病防控情况进行技术指导和督导检查。针对疫情高发区县进行实时督导 100 余次，对存在的问题和薄弱环节及时提出，指导区县防控工作开展。

为配合做好健康教育工作，淄博市疾控中心刻录《手足口病的预防与控制知识讲座》光盘、录音带 280 盒，分发到各区县疾控中心用于宣传培训。

2011 年 2 月，及时制定下发了《2011 年淄博市手足口病预防控制工作安排意见》。

3 月 24 日，召开全市手足口病防治工作会议，通报了全市疫情情况，结合全市疫情形势，对当年手足口病防控工作进行全面部署。各区县疾控中心负责人和相关科室业务人员 40 余人参加会议。

4 月 28 日，召开全市手足口病疫情研判会，对本市近年来手足口病流行特点、流行规律、疫情形势进行了深入分析，对 2011 年手足口病疫情形势进行了相关危险因素分析预测，制定下一步防控措施建议。

4 月份，举办了全市手足口病、霍乱等肠道传染病防治知识师资培训班，进一步提高了专业人员技术水平。按照属地化原则，各区县逐级落实培训任务，针对辖区内基层医疗机构专业人员、托幼机构教师分层培训，确保各项措施落实到位。

5 月份，组织对全市手足口病防控工作进行了专项检查。17 日，印发《关于对部分重点区县手足口病等夏季传染病防控工作开展情况的督导报告》。

2012 年 2 月 8 日，制定下发了《2012 年淄博市部分重点传染病防制工作意见》，对当年手足口病防控工作进行全面部署。

5 月 16 日—31 日，市疾控中心组织专业人员对全市手足口病防控工作进行了专项督导检查，并印发督导通报。

6 月份举办了全市手足口病疫情研判会议暨手足口病防控技术培训班，对各区县疾控中心负责人和相关科室业务人员 40 余人进行了手足口病防控知识培训。

第二十四节　人粒细胞无形体病和发热伴血小板减少综合征

人粒细胞无形体病和发热伴血小板减少综合征，分别是由嗜吞噬细胞无形体和新型布尼亚病毒感染引起的以发热伴白细胞、血小板减少和多脏器功能损害为主要临床表现的自然疫源性传染病，主要经蜱叮咬传播。人粒细胞无形体和发热伴血小板减少综合征分别于2006年、2010年国内首次报道，目前是非法定报告传染病，是卫生部纳入监测管理的其他传染病。

2004年5月，沂源县开始报告“不明原因发热病例”，2004年—2005年报告20例，2006年报告7例，2007年报告6例，2007年部分病人血样经国家疾控中心检测，初步定为人粒细胞无形体病。2008年开始通过疾病监测信息系统进行报告，2008年报告疑似无形体病22例，经回顾性检测，实验室确诊发热伴血小板减少综合征8例；2009年报告疑似无形体病21例；2010年报告疑似无形体病42例，实验室确诊发热伴血小板减少综合征病例9例；2011年报告疑似发热伴血小板减少综合征病例34例（含莱芜市1例），实验室确诊16例（含莱芜市1例）；2012年报告疑似发热伴血小板减少综合征病例30例（含滨州市1例），实验室确诊13例。

2004年9月，市防疫站接到沂源县关于发生多例“不明原因发热死亡病例”的报告后，立即向市卫生局进行报告，按市卫生局指示，组织相关专业人员赴沂源县调查，并将调查结果向省卫生厅、省疾控中心、市卫生局进行报告。

2004年9月15日、17日，省卫生厅、省疾控中心两次组织专家会同市卫生局、市防疫站有关人员到沂源县进行调查。事后，省、市、县三级卫生行政部门、疾控机构对此次调查没有得出明确结论。

2005年5月，沂源县再次报告类似病例，市防疫站在市卫生局的安排下，派出专业人员开展专题调查，采集相关标本送省疾控中心进行检测，未得出明确结论。

2006年7月12—15日，省、市、沂源县三级疾控专业人员组成联合调查小组，在沂源县开展了为期4天的现场流行病学调查和病例对照调查研究，采集人、畜以及相关病媒标本送浙江省疾控中心和中国疾控中心进行病原检测。病例临床资料、流行病学调查以及病例对照研究结果显示，与牲畜（尤其是羊）接触、林间劳动、接触草地是感染的危险因素，调查组根据该疾病特征，对沂源县不明原因发热病例（疑似无形体病）提出了针对性临床治疗建议。

2007年6月，国家疾控中心反馈检测结果：部分病例人粒细胞无形体血清抗体检测阳性。2007年7月，中国疾控中心传染病防制所立克次体研究室主任张丽娟带队，与省疾控有关专家共同到淄博，对沂源进行人粒细胞无形体病流行病学调查。

2008年，市疾控中心专程对沂源县有关医疗机构专业人员进行培训，提高沂源县医疗机构临床医师对人粒细胞无形体病的认识，优化对疑似无形体病例的治疗方案，切实提高沂源县疑似无形体病病例的治愈率，提出沂源县针对高危人群的防护措施建议。

2009年12月24日，举办全市自然疫源性疾病防治技术师资培训班，对全市各区县疾控机构专业人员、部分二级以上医疗机构和乡镇卫生院临床医师，进行人粒细胞无形体病监测和诊疗技术培训，提高了相关人员的专业技术知识，对临床诊断和预防控制提供技术支撑。

2010年，根据《山东省疑似无形体病调查方案》要求，沂源县被确定为调查点。8月30日至9月2日，传染病防制所、消毒媒介所一行8人和沂源县疾控中心组成调查组，在沂源县动物疫病控制中心、乡镇卫生院和村卫生室的大力配合下，完成既往病例调查和标本采集、健康人血清学调查、宿主动物和媒介生物调查。调查组制订《淄博市疑似无形体病调查方案》，补充完善了调查所需物品，对流调人员、化验员进行个案调查、样本采集、血清分离相关知识培训。本次调查涉及沂源县11个乡镇43村，采集2009年1月1日至2010年6月30日病人恢复期血标本30份，采集健康人群10~、30~和50~岁以上3个年龄组血标本78份，采集牛、羊、狗血标本43份，分离血清453份；布鼠夹900只，扑鼠9只，解剖7只，分别取鼠血、肝、肺、脾、肾标本35份；扑蚊340只、蜱330只；复印病历47份。为监测沂源山区疑似无形体病感染情况和检测动物宿主、媒介生物携带病原体情况，进一步研究该病提供了依据。2011年1月25日，根据省疾控中心反馈，确诊2008、2010年发热伴血小板减少综合征病例17例；健康人新型布尼亚病毒抗体阳性率1.28%（1/78）；羊阳性率95%（19/20）；牛采样21份，均阳性；狗采样2份，1份阳性。

2011年6月25日—31日，8月9日至11日，为进一步增强对发热伴血小板减少综合征的认识程度，摸清危险因素、传播机制及易感人群、宿主动物和媒介生物带毒率，中心传染病所、消毒媒介所、沂源县疾控中心与山东大学公共卫生学院微生物室28人组成调查组，在新型布尼亚病毒首次发现者——中国疾控中心研究员、美国德克萨斯大学终身教授于学杰带领下，2次在沂源县高发乡镇开展病例、健康人、宿主动物和媒介生物调查工作。此次调查涉及沂源县7个乡镇19个村，在乡镇卫生院和村卫生室配合下，采集病例血标本5份，健康人群血标本242份，羊血标本144份，分离血清1158份；捕鼠15只、蚊73只、蜱1100余只。此次调查工作拓宽了中心与高等院校之间的协作领域，为提升中心科研水平、流行病学调查能力和检验技术水平奠定了基础。2011年8月24日，根据山东大学反馈，健康人新型布尼亚病毒抗体阳性率1.27%（3/237），羊抗体阳性率82.8%（111/134）。

2011年8月20日，鲁中论坛网友反映“博山区源泉镇南坡村山上蜱虫成灾”，市疾控中心组织流行病学和消杀专业技术人员，赴南坡村针对蜱传疾病防控工作进行了现场调查和技术指导，查实蜱虫大量增多的原因，并采集部分蜱虫样本送检。

2012年2月，市疾控中心、沂源县疾控中心与山东大学公共卫生学院签订新发和重点传染病合作研究课题协议，于2012年2月21—25日、8月14—17日在沂源县高发乡镇开展2轮发热伴血小板减少综合征调查工作，此次调查主要在南鲁山镇、南麻镇野外山坡进行，重点采集野鼠、蜱虫等标本。现场布鼠夹1200余只，捕获野外鼠78只，获取鼠肺、肝、脾、肾、心脏标本390份，采集羊血标本64份，草地蜱、羊吸血蜱3000余只。

2012年11月15日，举办全市自然疫源性疾病培训班，各区县疾控机构和医疗机构共计50人参加了培训。重点讲解了发热伴血小板减少综合征的相关知识，邀请近年来报告病例较多的沂源县医院临床专家，系统讲解发热伴的诊疗知识。提高了医疗机构临床医师诊疗能力和疾控机构专业人员疫情处置水平。

第二十五节　基孔肯雅热

基孔肯雅热是由基孔肯雅病毒引起、经伊蚊传播、以发热、皮疹及关节疼痛为主要特征的急性传染病。

2011年之前，本市历史无该病记载。

2011年6月28日16:40分，市疾控中心接到市卫生局转省卫生厅传真：山东出入境检验检疫局函告，一名淄博籍旅客6月23日在广州机场经广东出入境检验检疫局检测，结果为基孔肯雅热病毒核酸阳性。流行病学调查：患者为张店区一中年男性，原为市建筑公司职工，2008年11月经聘请劳务输出前往非洲刚果布首都布拉柴维尔工作。该病例6月22日自刚果布乘ET606班次飞机经埃塞俄比亚回中国。23日晚约20:35到达广州机场，在机场出入境检疫时因发热被留观，25日经广东出入境检验检疫局实验室检测。

病人自述：自6月22日开始出现发热不适症状，自测体温38.5℃，自服感康、乙酰氨基酚片、头孢羟氨苄分散片后，自觉症状减轻。23日晚到达广州机场后，机场检测37.5℃，后自服乙酰氨基酚片，自觉退烧后未测体温。因未买到回淄博火车票在广州逗留3天，26日，四肢出现棘皮样红色皮疹，无出血等其他症状。当日15:21分乘坐T161次广州东—淄博列车于27日17:36到达淄博，由妻子前往接回家中，回家后未到医疗机构就诊，在家按过敏自服药物（马来酸氯苯那敏片）3次，截至28日19:00，病人体温37.2℃，皮疹已消失，无其他不适症状。

市及张店区疾控中心对对该病例进行了详细个案追踪调查; 根据卫生部《基孔肯雅热防控指南》《基孔肯雅热诊断和治疗方案》相关要求，该病例症状已基本消失，建议其居家观察，尽量责成区疾控中心专业人员按要求进行医学观察，并将医学观察情况每日定时报市疾控中心。其妻及其子一旦发现有临床症状出现，立即报告并送市第四人民医院隔离治疗；张店区疾控中心于29日对病例家庭及居住环境周边进行预防性的灭蚊消杀工作，以切断传播媒介。同时就相关注意事项向其本人和家人进行了详细的健康教育宣传。指导张店区进行了突发公共卫生事件相关信息的报告。

由于该患者为本市首例输入性基孔肯雅病病例，临床医生及流行病学人员的诊断、处置经验相对不足，而随着劳务输出等交流机会的增多，输入性基孔肯雅病例发生可能风险增大，市疾控中心结合发热伴血小板减少综合征等自然疫源性疾病培训，进一步提高认识，加强了全市培训；同时做好公众健康宣教和健康促进，防范虫媒传染病发生；加强对劳务输出人员及到疫区旅游者卫生防病知识培训，提高自我防范意识。

第四章　地方病、寄生虫病、慢性病

第一节　地方性甲状腺肿病

地方性甲状腺肿病简称“地甲病”（本市病区群众俗称“粗脖子病”），是山东省规定的按照地方病管理的10种地方病之一。

地甲病主要分布在鲁山山脉和淄河流域地区，以淄河上游、鲁山附近尤为严重，病区主要分布在博山、淄川、临淄、张店四个区的49个乡镇。其中，博山区、淄川区各15个乡镇、临淄区14个乡镇、张店区5个乡镇为地甲病病区。49个病区乡镇中，有23个乡镇为重病区，主要分布在淄川、博山区的南部山区以及临淄区的平原地带。

地甲病防治工作始于1959年。是年，市防疫站组织力量，对淄川区南部山区口头公社的9个大队地甲病发病情况进行调查，观察利用针灸和中药黄药子、昆布等治疗地甲病的效果，

1964年，组织调查防治专业队，统一采用“三型五度”诊断标准，在博山区李家、池上、源泉、南博山、郭庄和淄川区峨庄、口头、太河共8个公社进行地甲病普查。对查出的地甲病人给予碘化钾、中药海藻丸等治疗。1966年，在这8个公社实施碘化钾防治。博山区5个重点公社治愈大批病人，控制了新发。发病率从22.54%下降到1.16%。李家、池上两个公社，发病率分别从51.76%和41.08%下降到3.40%和1.93%。

1973年，全市地甲病发病率为4.85%。是年，对8个山区公社、252个大队154595人进行普查，对查出的地甲肿病人进行治疗。市科委拨专项经费研制食盐粉碎加碘机，安装在博山区盐业批发部，在病区推广食盐加碘的防治措施。

1976年，对临淄区地甲病发病情况进行普查，有14个公社被确定为地甲病病区。对博山区李家、池上、源泉、南博山、郭庄和淄川区峨庄、口头、太河8个公社进行10年食盐加碘防治效果观察。共查143353人，地甲肿患者13538人，患病率9.44%，比1996年下降60.12%。

1978年，根据全国统一的“三型四度”诊断标准，对全市尚未查清病情的地区进行全面普查，地甲病发病率超过3%的49个公社全部定为病区。截至1978年，全市确定博山、淄川、临淄、张店4个区为地甲病病区，共有病区公社51处，病人124813例，平均患病率14.17%。采取的防治措施：在病区采取全民食用1/万~1/3万的碘盐防治，对甲状腺肿大II度以上患者给予碘化钾片、海藻丸、中药消瘿片辅助治疗。

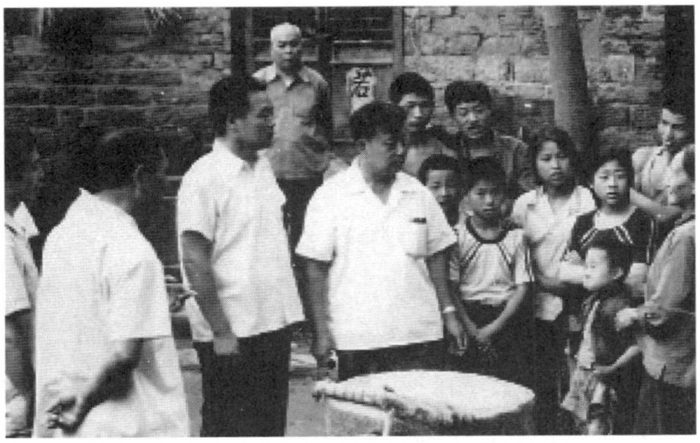

防疫人员深入农村开展地甲病防治工作

1979年，在全市所有病区采取碘盐防治综合措施。

1980年，全市有29个公社控制地甲病发生。全市累计治愈患者7万余人，患病率由1978年的14.17%下降至3.8%。

1981年，市卫生、盐业部门共同配合搞好碘盐供应。市果品公司盐业批发部安排专人负责，各区盐业批发部有专职加碘小组，建立碘盐供应制度。市、区卫生、盐业部门坚持定期检查食盐加碘及碘盐供应情况，病区公社坚持月月检查。1980—1981年，市、区两级共检测食盐8462份，平均含碘率63.7%。市、区卫生部门对地甲肿重点病人采用中、西药物治疗共3万多人（次）。到1981年年底，全市有45处病区公社基本控制了地甲病的发生，病人由原来的

12万余人下降到2万人。

1981年10月—1982年5月，组织80名专业人员，对50个公社、1078个大队约120万人进行给碘防治地甲病效果考核验收。共抽查151个大队、137663人，查出地甲病患者3598人，平均患病率2.61%，比1978年下降81.58%。考核表明，各年龄组患病率有明显下降：⑴7~14岁青少年甲状腺肿大率平均7.42%，以临淄区最高，为10.81%；45岁以前各年龄组平均下降80.17%；46岁以后各年龄组平均下降57.65%；46~50岁、51~55岁两个年龄组均高于46岁以前的各年龄组，显示甲状腺肿年限长、年龄大者，防治效果欠佳。⑵男性患病率由防治前的5.28%下降到0.95%，下降75.5%。男女患者之比由原来的1∶2.2变为1∶3.4，女性多于男性。患病率越低，男女之比差距越大。⑶患病率在20%以上的公社14处，10%~20%的公社8个，10%以下公社28处。三率段公社平均患病率，由原来的30.14%、16.26%和5.26%，分别下降到4.47%、1.94%和1.78%。至1982年年底，全市累计地甲病人124813例。患者多数为农民，女性多于男性，而且以青春发育期女性和哺乳期妇女为多。患者中，甲状腺肿大程度：I度108147例，占86.65%；II度14808例，占11.86%；III度1456例，占1.17%；IV度402例，占0.32%。甲状腺肿大类型：弥漫型106951例，占85.69%；结节型10328例，占8.27%；混合型7534例，占6.04%。

在国家全面实行碘盐供应前，对地甲病的防治措施主要是采取食盐加碘和推广食用加碘食盐。1980年以后，地甲病防治工作主要贯彻省政府“鲁政发（1980）第25号”文颁布的《山东省食盐加碘防治地甲病暂行办法》。经过坚持几年碘盐防治的综合措施，至1982年，全市原有的49个病区公社，已有46个公社发病率被控制在1%以下，达到基本控制标准。

1983年，全市51处地甲病发病乡镇均达到“基本消灭”标准。继续坚持碘盐检测，保证碘盐供应，巩固防治效果。

1985年3月，省组织考核团对地甲病防治工作进行考核，经抽查博山、临淄两个区的4个乡镇，检查中小学生896人，查出甲状腺肿大者79人，肿大率8.80%；查食盐120份，有碘率97%；尿碘检测51份，平均尿含碘量249微克/千克。考核结果：认为淄博市达到国家规定的地甲病控制标准。是年7月，中央考核团抽查博山区李家和南博山乡的4个村，各项指标均在国家规定的地甲病控制标准以内。同年，市对博山、淄川、临淄、张店4个区的碘盐供应进行检查。共查12个乡镇的14个村，食盐标本236份，户用盐有碘率77%，门市部销售的食盐有碘率100%。4个区食盐有碘率：博山区97.9%，淄川

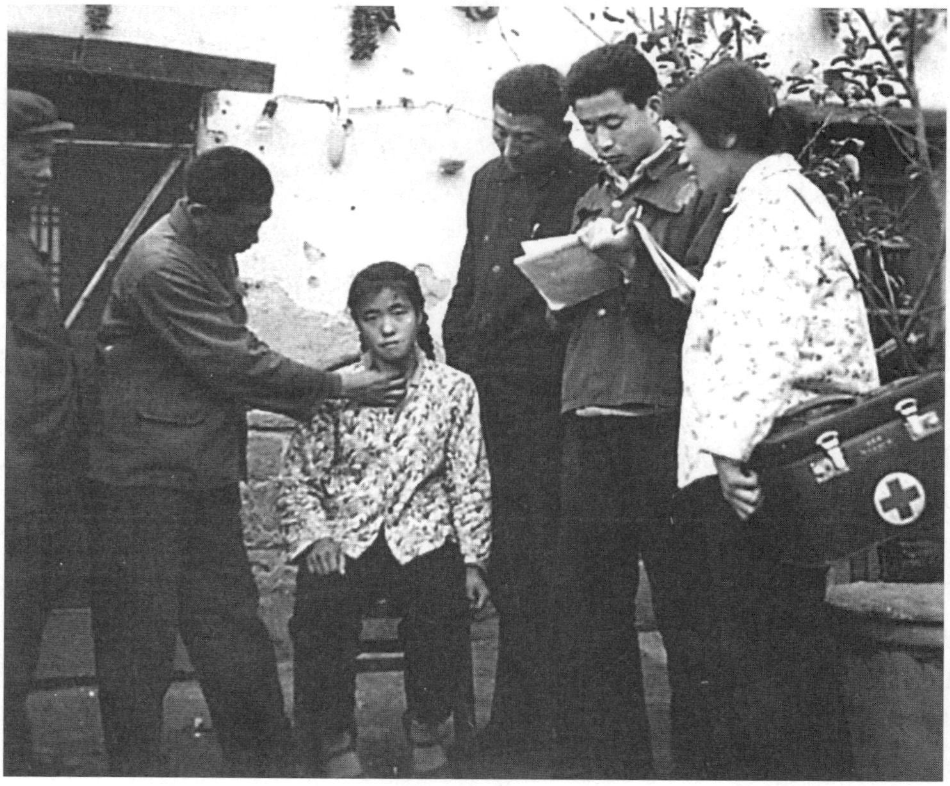

防疫人员深入农村开展地甲病防治工作

区 94.6%，张店区 74%，临淄区 40%。临淄区食盐有碘率低，主要是私盐流入市场所致。

1986 年监测，地甲病患病率 0.8%。1987 年监测，共检查 10407 人，查出地甲病患者 105 例（患病率 1.0%），生理性肿大 478 人，肿大率 5.6%。检测碘盐 8665 份，有碘 8255 份，有碘率 95.27%。

1988 年，继续落实地甲病综合防治措施，巩固基本控制地甲病的防治效果。是年，全市共检测食盐 10376 份，有碘 10204 份，有碘率 98.34%。地甲病监测：全市设立地甲病监测点 8 个，病情监测 7964 人，查出病人 75 例（患病率 0.94%），生理性肿大 364 人，肿大率 5.51%；检测尿碘 194 份，平均尿碘含量 104.2 u g/ 肌肝克；检测碘盐 374 份，有碘率 95.72%。以上三项指标，均符合地甲病基本控制的标准。

1989 年，市防疫站会同省地方病防治研究所对周村区塘坞村地甲病进行抽查，对青春期暂时碘缺乏者进行观察。是年，共监测食盐 374 份，有碘率 95.72%。为进一步搞好地甲病防治，印发预防地甲病宣传单 1 万份，在病区广泛散发宣传。

1990 年 6 月，市卫生局、公安局、供销社、工商局、税务局联合印发《关于进一步加强碘盐市场管理的通知》，并印发《关于进一步加强碘盐市场管理的规定》布告 2500 份，下发各有关单位，强化碘盐供应管理。先后对省、市、区三级地甲病监测点监测，共检查 7~14 岁中小学生近 800 人，地甲病患病率 2.41%。

是年 10 月，卫生部、山东省防治地方病办公室对地甲病防治工作进行检查，认为本市地甲病区碘盐供应好，病情已达到基本控制标准。

1991 年，由市卫生局牵头，市防疫站会同盐业、工商、税务、公安等部门开展查处私盐活动，共稽查、没收私盐 21259 公斤，强化碘盐市场供应。

1992 年，市防疫站对省、市、区三级监测点博山区池上乡花林村和土峪村的 360 名中小学生进行了甲状腺肿病调查。

1993 年 4 月 20 日，市长韩新民签发淄博市人民政府第 13 号令，发布《淄博市盐业管理办法》，第十七条规定：“对碘缺乏病区必须供应加碘食用盐，未经加碘或加碘不合格的食盐，不得在碘缺乏病区销售。”9 月，对各病区盐业公司批发部仓库内标有 0.5/ 万的碘酸钾食盐抽样检测，全市共抽查 23 份标本，各盐场加碘食盐浓度均不足二万分之一（0.5/ 万）。

1993 年开始，根据中央和省关于消除碘缺乏病的部署，开展以防治地甲病为重点的消除碘缺乏病工作。11 月 23 日，市政府召开实现消除碘缺乏病目标会议，传达中央关于消除碘缺乏病的重要指示。副市长关玛莉部署了今后工作任务，要求各级党委、政府和有关部门要按照“行动计划”要求，从人、财、物等各方面落到实处，切实做好碘缺乏病防治工作。市政府办公厅印发《淄博市消除碘缺乏病行动计划》。

1994 年开始，根据上级部署，开展利用碘油丸预防碘缺乏病。

1994 年 1 月，市卫生局、民政局、计生委、财政局、市医药工业公司、市残联转发省卫生厅等六厅局《关于在缺碘地区开展新婚育龄妇女、孕妇、婴儿补用碘工作的通知》。3 月 12 日，市防疫站印发《关于重点人群服碘油丸的几点意见》，规定服用的主要对象是 7~14 岁中小学生、新婚育龄妇女、孕妇和学龄前儿童；服用剂量为每人份 0.2 克，2 年服 1 次。

1994 年 8 月，国务院发布《食盐加碘消除碘缺乏危害管理条例》，将以防治地方性甲状腺肿病为主的消除碘缺乏病危害的工作列入卫生防病法制管理轨道。

在国家全面实行碘盐供应前，对以地甲病为主的碘缺乏病的防治主要采取食盐加碘和推广食用碘盐的措施。在全面实行碘盐供应，尤其是国家颁布《食盐加碘消除碘缺乏危害管理条例》之后，主要采取了病情监测和碘盐检测的综合防治措施。

1994 年 7 月 15 日，市政府在淄川区召开淄川、博山、沂源、临淄、张店 5 个病区区（县）卫生局长、防疫站长、供销社主任、盐业公司经理参加的淄博市消除碘缺乏病会议，部署食盐加碘、碘盐供应、私盐稽查等碘缺乏病防治工作。8 月 5 日—11 日，市防疫站组织力量深入五个碘缺乏病区区县的 10 个乡镇，对特需人群补碘工作进行全面检查。

1995 年 3 月 10 日，印发《关于进一步健全和完善碘盐监测制度的通知》，规定：对各区县盐业公司（批发部）每2个月监测一次；对各乡镇售盐单位每季度抽查监测一次；对居民户食用盐每季度定量抽查30户；对生产、销售食品和副食品的单位，不定期抽查监测。3月9日—4月14日，市防疫站对周村区、桓台县、高青县的碘缺乏危害程度进行调查。在三个区县共抽查34个乡镇8~10岁在校小学生9682人，甲状腺肿大者3997人，平均甲状腺肿大发生率为41.28%。根据国家碘缺乏地区划分标准，有28个乡镇的小学生甲状腺肿大率在30%以上，为重度碘缺乏地区；有6个乡镇小学生甲状腺肿大率在20%~29.99%之间，为中度碘缺乏地区。尿碘测定：共抽检8~10岁小学生尿样333份，尿碘（中位数）为82.40 u g/L，尿碘检测结果符合缺碘地区尿碘指征。根据这次调查情况，市防疫站决定立即对周村、桓台、高青三个区县的特需人群实施补服碘油丸措施，要求服丸覆盖率达90%以上。同时，要供应合格碘盐。

1995年4月和7月，分别对沂源、博山、淄川、临淄、张店五个区县的盐业公司库存碘盐运用批质量保证抽样法（LQAS）进行碘盐定量检测，结果：共10个批量，定量检测250个样品，不合格167个，占66.8%。根据LQAS法判定，只有沂源县盐业公司4月份库存碘盐合格，其余均不合格碘盐。为此，市防疫站向有关部门提出建议：⑴对不合格碘盐妥善处理；⑵严格进货质量关，明确责任；⑶对购进的每批碘盐由专人负责抽样监测，防止不合格碘盐流入市场。

1996年，检测碘盐共32批、800个样品，批量合格率为37.5%；合格样品数为683个，合格率为85.38%。是年11月，市卫生局、市供销社、市教委联合组织碘缺乏病检查，经对全市22个乡镇8~10岁学生疫情监测，共检查3128人，甲状腺肿大者443人，肿大率14.16%。

是年，各区县共监测基层经销点碘盐904份，合格640份，合格率70.8%；监测居民户碘盐3551份，合格2903份，合格率81.75%；全市抽查8~10岁在校儿童3784人，甲状腺肿大者362人，甲状腺肿大率平均9.57%。年内，全市共对27.2万名特需人群补服碘油丸。

1997年，市及各区县卫生防疫站对盐业公司及用盐单位碘盐共定量检测248单位（次），计1800份样本；对代销点及居民户检测1714份；对3101名8~10岁在校儿童进行病情监测，甲状腺肿大者175人，甲状腺肿大率为5.64%，肿大率较1996年有较大幅度下降。是年，共对46万特需人群补服碘油丸。

1997年12月和1998年1月，山东省卫生厅组织专家考评组，分两次对张店区、博山区、周村区、临淄区和沂源县五个区县消除碘缺乏病危害工作进行考核评审，根据《山东省消除碘缺乏病考核方案》，考评组认为这五个区县消除碘缺乏病的防治工作成绩显著，达到国家规定的防治标准。

1999年，按照《食盐加碘消除缺乏危害管理条例》要求，市防疫站加强对碘盐批发企业监督监测，全年定期监测碘盐76批，合格54批，合格率71%。10月19日至28日，根据卫生部等五部（局）《关于下发〈实现消除碘缺乏病阶段目标评估方案〉的通知》，市卫生局、市供销社、市教委组织力量，对全市碘盐供应消除碘缺乏危害工作进行检查。检查结果：全市共抽查15个乡镇，检查8~10岁在校儿童1161人，甲状腺肿大73人，平均甲肿率6.29%。其中，博山区甲肿率17.12%，其他区县均在10%以下；全市共采集8~10岁儿童尿样180人（份），尿碘中位数为207.4ug/L，尿碘含量小于100 u g/L的22人（份），占12.22%，符合国家消除碘缺乏危害的标准要求。

在被检查的乡镇各抽查5个碘盐代销点，共75处，经销碘盐的65处，占86.67%；共采集化验碘盐82份，合格78份，合格率95.12%；抽查居民户碘盐139份，合格130份，合格率93.53%；抽查五年级小学生共575名，进行消除碘缺乏危害知识测验，及格558人，及格率97.04%；消除碘缺乏危害行为及格者511人，行为及格率88.87%；抽查20~50岁家庭妇女150人进行测验，消除碘缺乏危害知识及格者141人，及格率94%；行为及格者147人，行为及格率98%。

2000年4月28日，市卫生局、市供销社、市教委、市计生委、市广电局、市工商局、市质监局以“淄卫字（2000）74号”文转发卫生部等八部（委、局）《关于开展第七届防治碘缺乏病日活动的通知》，要求在活动日期（2000 年 5 月 18 日）各区县、乡镇驻地要设 1~2 处宣传咨询站，利用挂过街横幅、设宣传版面、发放宣传单、播放录像等形式宣传。5 月 5 日，市防疫站会同市盐业公司开展“防治碘缺乏病日”宣传活动，设宣传咨询站 1 处，制作主题为“坚持食用合格碘盐，持续消除碘缺乏病”的宣传板 2 块共 4 ㎡，发放宣传单 6000 余份。

2001 年，落实卫生部等八部（委、局）《关于开展第八届防治碘缺乏病日活动的通知》，5 月 15 日，全市共设宣传咨询站 96 处，悬挂过街横幅 300 余幅，制作宣传板牌 28 块，办黑板报 630 期（块），发放宣传单 4 万余份。这次宣传活动日的主题是：“加强碘盐监督管理，持续消除碘缺乏病”。

2001 年 7 月 17 日，市卫生局转发省地方病防治领导小组《关于印发碘盐监测方案（试行）的通知》，对全市碘盐监测工作作出具体规定：⑴市卫生防疫站，要对全市碘盐批发企业，每月进行一次抽样检测，每批产品抽取 9 个样本；对直管的生产、销售添加碘盐的食品、副食品企业，每季度进行一次抽样检测，每批产品抽取 9 个样本。对各区县卫生防疫站（疾控中心）管辖的生产、销售添加碘盐的食品、副食品企业，每年进行一次抽样检测，每批产品抽取 9 个样本。⑵区县卫生防疫站（疾控中心），要对本区县的碘盐零售单位，每季度进行一次抽样检测，每次抽查 9 个零售单位，每个单位抽取 1 个样本。对本地区生产、销售添加碘盐的食品、副食品企业，每季度进行一次抽样检测，每批产品抽取 9 个样本。对辖区内的居民户，第 1、2、4 季度各随机抽取 2 个乡镇（街道），第 3 季度随机抽取 3 个乡镇（街道），每个乡镇（街道）随机抽取 4 个村（居委会），每个村（居委会）随机抽取 8 份居民户盐样，全年抽取 9 个乡镇（街道）36 个村（居委会）的 288 户居民盐样，检测结果于每季度最后一个月的 20 日前报市卫生防疫站。

2001 年 7 月，市卫生局、市经贸委、市教育局、市计生委、市广播电视局、市工商局、市质量技术监督局联合制订《关于进一步加强消除碘缺乏病工作的意见》，8 月 3 日，市政府办公厅印发《关于转发市卫生局等部门〈关于进一步加强消除碘缺乏病工作的意见〉的通知》。是年，全市加强碘盐监测监督管理，共检测碘盐 2300 份，合格率 95%；检测酿造用盐 630 份，合格率 75%。

2002 年，依据《食盐加碘消除碘缺乏危害管理条例》和《淄博市碘缺乏病防治规划（2001~2010 年）》，报请市卫生局批准，于 8 月 31 日成立市防疫站碘营养监测中心。主要职责：负责对全市育龄妇女、孕妇、哺乳期妇女及 0~14 岁婴幼儿和儿童等重点人群进行碘营养监测评价和科学补碘，消除碘缺乏危害。9 月 10 日，市防疫站召开防治碘缺乏病工作会议，决定对全市 1~6 年级小学生和初一至初二学生开展碘缺乏病流行病学调查，对调查发现的甲状腺肿大的学生，由站碘营养监测中心负责尿碘监测、B 超及甲状腺功能等检查，并做好相应的治疗。是年，共对 400 余名甲状腺肿大的中小学生进行诊治。同时，根据有关法规，对市、区县盐业公司库存碘盐全部进行监督监测，共检测碘盐 189 份，合格率 96%。

2003 年 8 月，市防疫站与张店区防疫站联合召开张店区托幼机构碘缺乏病防治工作会议。

2004 年，对全市 7~14 岁的中小学生 22737 人，进行了碘缺乏病流行病学调查，对调查中发现的甲状腺肿大 300 余例学生进行了碘营养水平的监测评价，对碘缺乏者给予科学补碘。4 月下旬在沂源县召开了碘缺乏病防治工作现场会，在集市上向群众进行相关知识的宣传，进入居民户和食盐零售单位进行现场食盐加碘情况调查和碘缺乏病防治知识宣传，查得食用合格碘盐率为 93.33%；抽查了一所学

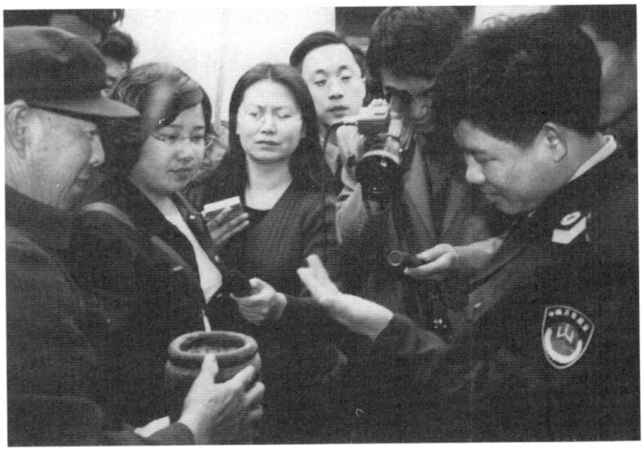

防疫人员在沂源县农村检查碘盐食用情况

校 8~12 岁的学生，查得甲状腺肿大率为 8.59%；电视台、报社、等新闻媒体对本次会议情况进行了报道，收到了较好的效果。5 月中下旬，根据卫生部等十部委局 " 关于开展第十一届防治碘缺乏病日活动的通知 " 精神要求，与盐业部门配合并指导各区县卫生防疫站开展宣传活动，共放映电影 20 余场、发放宣传材料 2.3 万余份，并通过新闻媒体给予报导，收效明显。在严格碘盐购销渠道的基础上，对各区县盐业公司库存碘盐进行定期监督监测。共采集碘盐 581 份，合格 578 份，合格率为 99.48%。区县站对食盐零售点、对居民户食盐定期采样，进行定量分析，共采集碘盐 1300 份，合格 1263 份，合格率为 97.15%。11 月初配合省地研所在高青实施“高碘地区食用非碘盐”项目研究，抽取了高青县水碘含量有代表意义的四个村，每村抽取 50 户进行非碘盐置换碘盐和尿碘检测，保证了该项目的顺利实施。

2005 年，按照国务院及省、市政府有关法规及文件精神，进一步强化批发、销售、添加使用等环节的食盐监督监测工作。对市、区（县）盐业公司库存碘盐每月监测一次；对用盐食品加工单位（包括糕点厂、酱菜厂、调味厂、饭店等）食品用盐进行不定期监督监测，确保合格碘盐覆盖率达 95% 以上。在全市加强食盐卫生监督规范食言市场秩序期间，共检查食盐经营单位、餐饮单位（含集体食堂）、酱、酱油、酱腌菜加工单位及其他食盐使用单位 5408 家；其中提出整改意见户数 1546，取缔户数 83 家，警告户数 89 家，吊证户数 9 家，罚款户数 25 家，罚款 26960 元。根据山东省地方病防治工作领导小组办公室《关于划定和调整我省高碘地区（病区）的通知》精神，高青县常家镇、高城镇、花沟乡、木李乡、唐坊乡、田镇镇六个乡镇被划为高碘地区乡镇，要求及时调整碘缺乏危害防治措施，切实做好高碘危害的防治和管理工作。是年 5 月 15 日，市防疫站在博物馆广场举办了第十二届防治碘缺乏病防病日宣传活动，活动主题是“控制碘缺乏，保护母婴健康”，共展出宣传版面 20 余块，发放宣传材料 2 万余份，现场咨询 30 余人次。同时配合上级业务部门完成了水源性高碘和地方性氟中毒调查工作，分别采集 3200 份高碘尿样和 2500 份水氟样品。

2006 年，对全市 7~14 岁的中小学生，进行了碘缺乏病流行病学调查，对调查中发现的甲状腺肿大学生进行了碘营养水平的监测评价，对碘缺乏者给予科学补碘。其中沂源县于 4 月 26 日组织专业人员对原碘缺乏病重病区三岔乡抽取三处小学对 8~12 岁的儿童进行甲肿调查，共调查男生 166 人，女生 160 人，查出肿大者 32 人，肿大率为 9.82%；临淄区 10 月份对城区中小学进行碘缺乏病调查，调查 1600 余人，其中临床Ⅰ° 以上人数达 42 人，肿大率为 2.63%；桓台县对 8~10 岁在校小学生进行甲状腺肿调查，共检查学生 2754 人，肿大者 263 人，肿大率为 9.55%，采取 100 份尿样，尿碘中位数为 220.19ug/l；淄川区调查学生 7747 人，其中临床Ⅰ° 以上人数达 341 人，肿大率 4.4%，Ⅱ° 肿大 20 名，肿大率 0.25%；博山区于 11 月对城区 306 名 7~14 岁学生进行甲状腺肿大率调查，共查出肿大人数 3 人，肿大率为 0.98%；周村区对 50 名小学生进行甲状腺调查，其中 32 名 8~10 岁小学生 B 超监测肿大 4 人，肿大率为 12.5%，尿碘中位数为 217.4 ug/l。通过调查，初步摸清人群碘缺乏状况和甲状腺肿病情流行情况，为下一步采取干预措施，科学实施防治提供了依据。从 6 月份开始，开展了居民食用碘盐检测工作，严格按上级文件要求，除高青县外在全市五区两县抽样，分东、南、西、北、中五个方位设点，各抽九个乡镇及街道办，每乡镇抽 4 个村，每村抽 8 户，共采集样品 2064 份，不合格份数 67 份，合格率为 96.8%。通过对居民食用盐的检测工作，提高了全市食用盐的合格率；确保全市人民的食品安全和身体健康。

2007 年 9 月 6 日至 10 月 20 日，对全市 9 个区县（含高新区）落实重点地方病防治规划及地方病防治工作进行了中期考核评估，深入到 30 个乡镇、100 个村居、1323 个居民户及 9 所小学中，对 1323 户居民的食用盐进行了含碘量的定性检测，750 名 8~12 岁学生甲状腺肿大率进行了调查、900 人次五年级学生及 300 人次家庭妇女碘缺乏病和氟中毒防治知识知晓率进行了问卷，同时还现场采集了 162 份居民户食用盐盐样和 422 份 8~12 岁学生尿样进行了实验室碘含量定量分析。

2008年，11月17日至27日对全市9个区县（含高新区）的地方病防治工作开展情况进行了督导考评。其间，督导考评组除了对五区三县及高新区地方病防治工作的组织领导、防治管理及卫生、发展改革、财政、水利、教育、广电、工商、质检、盐业等部门职责履行情况检查外，还深入到五区三县及高新区的9个乡镇、18个村居、180个居民户及9所小学，对180户居民的食用盐进行了碘半定量现场监测，对360名8~12岁学生甲状腺肿大率进行了现场调查。

2009年，承办了全国“5·15防治碘缺乏病日”山东主会场的具体工作，6月12日市地方病防治领导小组组织市卫生局、发展改革委、财政局、经委（经贸委、工业主管部门、盐务局）等有关部门、单位领导和专业人员组成了实现消除碘缺乏病目标县级考核评估组，分别对碘缺乏地区的8区县（含高新区）进行了考核评估。经对碘缺乏地区8个区县（含高新区）管理指标、技术指标综合分析判定，临淄、淄川、张店、博山、桓台、周村、沂源及高新区均达到了县级实现消除碘缺乏病目标的要求。11月15日至27日对全市9个区县（含高新区）地方病防治工作开展情况进行了督导考评，督导考评组对9个区县（含高新区）地方病防治工作的组织领导、防治管理及卫生、发展改革、财政、水利、教育、广电、工商、质检、盐业等部门职责履行情况检查，还深入到9个区县（含高新区）的乡镇、居民户及小学进行了碘缺乏病和氟中毒防治知识知晓率的问卷调查。

2010年，组织召开了全市重点地方病防治规划（2005—2010年）终期考核评估工作现场会，并派出专业技术人员参加省、市级考评组，4月18日—20日迎接并顺利通过了省考评组对“消除碘缺乏病目标”的考核评估。

利用全国“5·15防治碘缺乏病日”及“12·1盐业专营条例实施十周年纪念日”，与盐务部门共同到张店区南定镇田家村、市中心广场开展了健康教育活动。

11月8日至20日对全市9个区县（含高新区）地方病防治工作开展情况进行了督导考评。顺利完成了中央转移支付补助碘缺乏病防治项目工作。配合省地研所开展了碘营养调查工作。

2011年3月27日，省地方病防治工作领导小组办公室组织的考评组对执行《全国重点地方病防治规划（2004—2010年）》及《山东省重点地方病防治规划（2005—2010年）》情况进行了终期评估。之后，省地方病防治工作领导小组办公室印发了《关于山东省重点地方病防治规划（2005—2010年）终期考评情况的通报》，通报中我市以综合评分全省第一的优异成绩，被确认达到了《全国重点地方病防治规划（2004—2010年）》的标准要求。对五区三县及高新区的41个乡镇中，随机抽取了41所小学，1760名8~10岁儿童（男、女各半）进行了甲状腺大小触诊检查，并对其中的410名儿童男、女各半）现场进行了甲状腺B超检查；同时采集了820名儿童（男、女各半），410名育龄妇女，410名孕妇，410名哺乳期妇女及410名婴幼儿的随机尿样进行尿碘水平检测。对桓台县饮用水水碘含量超过150μg/L的村庄的碘营养水平及防治措施落实情况进行了专门调查。本次调查包括桓台县辖区内的田庄镇、陈庄镇、邢家镇、起凤镇、荆家镇、马桥镇内的22个村庄。一是在上述乡（镇）范围内，以自然村（居委会）为单位进行了水碘含量测定。二是在上述每个乡（镇、街道）随机抽取了1所小学（无村小学校的抽取乡中心小学校）；在抽到的小学中随机抽检了42名8~10岁儿童（男、女各半，8~10岁各占1/3）触诊甲状腺大小；并采集了其中24名儿童（男、女各半,8~10岁各占1/3）的尿样10ml检测尿碘水平，同时，定量测定了其家中食用盐碘含量；并从检测尿样儿童中抽取了12人（男、女各半，8~10岁各占1/3）进行了甲状腺B超检查。三是在上述被抽到的每个乡（镇、街道）随机分别采集了育龄妇女（20~45岁）、孕妇、哺乳期妇女及婴幼儿尿样各10份，检测尿碘水平。

2012年6月15日，与省地研所、高青县疾控中心共同完成了高碘地区的唐坊镇100名8~10岁的儿童甲状腺B超检查，并对其中的30名儿童进行了智力测试和尿碘监测；对50名五年级学生进行了高碘危害防治知识问卷调查；并按“方案”要求，采集了生活饮用水水样进行水碘监测。

12月完成了《淄博市持续消除碘缺乏病与控制高碘危害策略研究》课题，该课题通过分析淄博市1995—2011年居民户盐碘水平、8~10岁儿童甲状腺肿大率、重点人群碘营养状况、碘缺乏病知识知晓率及居民饮用水水碘水平，以及淄博市1995—2011年消除碘缺乏病与控制高碘危害技术、行政、法律干预措施落实情况相关资料，对消除碘缺乏病与控制高碘危害采取的“技术支撑、行政干预、法律保障”资源整合策略进行了效果评价，为消除碘缺乏病与控制高碘危害提供了理论依据和方法支持；并结合研究提出了科学性、针对性、可操作性的技术、政策、法律建议，具有较高的理论价值和现实意义。经市科技局组织鉴定，该课题研究属国内首创，达到了国内领先水平。

第二节　地方性氟中毒

地方性氟中毒（简称地氟病）是由于居民长期从生活中摄入过量的氟而引起的一种慢性全身性化学性疾病，是本省规定的按照地方病管理的10种地方病之一。

淄博市是全省受地方性氟中毒危害较重的市地之一，病区主要分布在胶济铁路以北的周村、张店、临淄区和桓台县的低洼地区，以桓台县为重。据调查，全市受氟中毒危害的自然村共454个，受害人口达291万。其中，氟斑牙患者337900余人，氟骨症患者6705人。

淄博市对地方性氟中毒的防治工作始于1977年。是年，市防疫站组织力量对全市78个公社、1009个大队的2239眼饮水井进行含氟量调查，氟含量超过1.0mg/L的有9个公社、47个大队，主要分布在本市北部平原低洼地带。其中，张店区有石桥、大张、房镇、卫固4个公社的26个大队；淄川区有洪山、冶头2个公社的2个大队；临淄区有路山、淮阳2个公社的16个大队；周村区有大姜公社的3个大队。47个大队的氟斑牙患病率均在80%以上，均被定为地方性氟中毒病区。

1980年，贯彻中共中央“中发（1979）67号”和省委“鲁发（1979）65号”文件，参照修订的《北方地方性氟中毒防治标准（试行草案）》，开展除氟改水消除氟危害工作。选择高氟区（饮水中氟含量1.10~3.20mg/L）的4个大队（即张店区于营大队、朱家大队，临淄区蒋家大队，周村区固玄庄大队）和低氟区（饮水中氟含量0.1~0.3mg/L）的博山区源泉公社源泉大队进行调查。结果：高氟区共查出氟斑牙患者2821人，平均患者为91.26%。经化验病区饮水中的氟含量，证实氟含量高低与氟斑牙的患病率呈正相关关系。在高氟区共查出可疑氟骨症患者112人，年龄均在21岁以上。经X光拍片检查，共确诊6例Ⅰ度硬化型氟骨症患者。对土壤、粮食、蔬菜中的含氟量进行检测，高氟区的土壤和蔬菜中的含氟量比低氟区偏高，粮食中含氟量差别不明显。

1981年，对张店、周村、临淄、淄川、博山区的健康人群进行尿氟正常值调查，确定本市正常人群尿氟正常值为0.4~4.0mg/L。

对地方性氟中毒的主要防治措施是改水降氟，即在病区打含氟量低的深层地下水饮用，代替含氟量高的浅层饮用水，以消除高氟水对人体的危害。

多年来，各级党委、政府非常重视地方性氟中毒防治工作，将改水降氟、保护人民群众健康纳入重要议事日程，做到工作上支持，政策上倾斜，投入上保证，有力地推动了地方性氟中毒防治工作的开展。

1982年，进行氟危害地区水质调查，确定病区3个区、9个公社、47个大队，病区人口5万人。查出氟斑牙患者27218人，一度硬化型氟骨症患者6人。在张店区石桥公社的3个大队进行改水试点，先后共有7个大队改水，受益人口1万多人，占总受害人口的22.9%。5月，市委召开地方病防治领导小组扩大会议，贯彻在高密县召开的山东省除氟改水现场会议精神，到张店区大张公社董家大队参观改水情况，访视病人。

1984年，除氟改水工作有较大进展，市、区（县）共投资26.5万元，对病区（含桓台县）176个氟病区村饮用水源进行改造，占全市应改水病区村的50%，使24.8万余人摆脱高氟水危害。

1985年，全市安排中氟区改水村33个，其中桓台县20个，张店区5个，临淄区5个，周村区3个。桓台县由省、市、县拨款和群众集资总投资

106.2万元，完成25个村的改水任务。其中，打井21眼，安装压水罐12个，建水塔供水点3个，配套供水到户的有7个村，受益群众2万余人。张店区由国家、村、群众投资共16.3万元，完成石桥和大张乡的于营、王南、王北、东孙、北黄5个村的改水任务，铺设输水管道7万余米，使4508人饮用上低氟水。临淄区9个村建了水塔，受益人口10372人，全区已有16505人饮用上低氟水，占该区受害人口的92.7%。

是年，省、市改水投资共17.4万元，完成29眼水井的改水工程。同时，对不同病区人群尿氟含量进行了改水效果评价：选择桓台县重、中、轻病区，并以张店区东南村正常含氟区为对照。共采集尿样502份，进行尿氟含量测定。结果：正常含氟区为1.3mg/L，轻氟区为2.46mg/L，中氟病区为4.35mg/L，高氟病区为6.5mg/L。高氟区改水后的尿氟含量为2.63mg/L。

1985年，全市完成除氟改水工程117个，均属地下深层水机井，其中水塔40个，压力罐52个，其他形式25个。

1986年，省防治地方病领导小组办公室分配淄博市17个地方性氟骨症病区村的防氟改水任务，省、市共拨款10万元。根据省里要求，分配桓台县防氟改水村15个，张店区2个。至12月底，17个村均按任务合同完成了防氟改水任务。

1987年5月20日至28日，省卫生厅、水利厅、省地办室防氟改水工作联合检查组对张店区、周村区和桓台县防氟改水工程进行检查，认定按期完成省下达的中氟区改水任务，成绩显著。

1987年7月20日，市卫生局、市财政局、市水利局、市地方病防治领导小组办公室联合下文分配1987年防氟改水任务专项补助费。1987年省防氟改水计划分配本市40个病区村的改水任务，按照省、市、区（县）3:3:4的投资比例，省、市两级政府对每村防氟改水工程补助人民币6000元，全市共落实24万元。其中，桓台县30个村，18万元；张店区6个村，3.6万元；临淄区3个村，1.8万元；周村区1个村，0.6万元。至1987年年底，全市40个村全部完成钻井工程。其中，有32个病区村实现自来水供水到户，6个村设供水点。

1988年4月，对36个防氟改水工程进行验收，其中，半数以上实现送水到户。对34眼改水后的水井进行水质化验分析，并对改饮低氟水10年的观察点进行观察分析，检查桓台县黄家村小学122名小学生，氟斑牙患病率37.74%，比1984年该校学生氟斑牙患病率下降69.13%。检测尿氟93份，均降至正常尿氟水平。

1989年，省分配40个病村防氟改水任务，至1990年5月底全部完成。

1990年，省分配30个病村防氟改水任务，市财政局按每个工程给予4000元的配套拨款，保证防氟改水工程的顺利完成。

据桓台县防疫站1989年—1990年连续两年对已改水井进行全水质、水氟监测，已改水井的枯水期、丰水期和平水期，水氟含量基本恒定，达到防氟改水目的。

据1991年统计，地方性氟中毒主要分布在桓台、高青、张店、临淄、沂源、周村6个区县的39个乡镇、433个自然村，受害人口46万余人。其中，尤以桓台县为重，有高氟病村304个，占全市病村的70.21%。全市改水降氟控制地方性氟中毒工作，经过各级政府和病区广大干部群众多年努力，至1991年，全市共完成病村防氟改水工程414处，使44万群众摆脱高氟危害，喝上清洁卫生的低氟水。

1991年5月30日至6月3日，山东省改水除氟考核验收组对张店区和桓台县的改水除氟控制地方性氟中毒工作进行考核验收，随机抽查张店区2个乡镇的6个病村和桓台县4个乡镇的30个病村的改水除氟工程，现场抽查6个病村氟斑牙患病情况。通过检查考核，省考核组认为，张店、桓台两区县改水除氟工程质量、水源卫生防护、供水到户、水质检测、管理制度以及宣传教育方面，在全省是高水平的。桓台县在全省5个重病区中，率先全部完成改水除氟任务。

至1991年年底，全市农村有229.7万人饮用上卫生水，占农村人口总数的87.4%。至1992年年底，全市农村改水普及率达90.93%，自来水普及率达76.8%；地方性氟中毒病区基本完成轻、中、重病区改水降氟任务。

2001年4月3日，市卫生局转发《山东省2001年地方性氟中毒防治工作现状调查方案》的通知，指出：随着时间的推移，有些改水降氟工程年久失修，已不能正常供水甚至饮水含氟量升高，使病区群众重新遭受氟害，病情回升，有些原非病区，由于缺乏必要的常识，为了改善当地群众的饮水卫生条件，盲目地打深水井，人为地造成新的地氟病区。为全面了解和掌握全市改水降氟工作现状，根据全省统一部署和要求，结合本市实际，决定对全市的降氟改水工作情况进行一次调查，以便为各级政府合理规划和改进防治措施提供科学依据。

根据市卫生局通知要求，市、区（县）卫生防疫站组织力量，对全市地方性氟中毒防治工作现状进行调查。调查结果：

⑴水氟含量调查

全市共采集地方性氟中毒病村和以8~12岁儿童氟斑牙患病率为线索查出新发现的地方性氟中毒病村居民饮用水水样490份，经市卫生防疫部门化验，合格（含氟量＜1.0mg/L）353份，合格率72.04%；含氟量＞1.0mg/L者107份，＞2.0mg/L者27份，＞4.0mg/L者2份，饮用水含氟量最高者达4.35mg/L。其中，原病区水样417份，合格者304份，合格率72.9%；不合格者113份，不合格率27.1%。原非病区水样73份，合格者49份，合格率67.12%；不合格者24份，不合格率32.88%。

2001年淄博市水氟检测统计表

表5-4-2-1

区县	水样（份）	合格（份）	不合格（份）	合格率（%）
张店区	20	16	4	80.00
临淄区	16	11	5	68.75
周村区	12	5	7	41.67
博山区	18	14	4	77.78
开发区	12	11	1	91.66
沂源县	23	8	15	34.78
高青县	66	23	43	34.85
桓台县	323	265	58	82.04
合　计	490	353	137	72.04

⑵工程设施运转情况

全市共计氟病区村庄505个，1981年至2001年，已完成改水降氟任务的村庄496个，打井454处。其中，联合工程19处；另有理化降氟工程1处，覆盖村庄2个计800人，于1989年（当年）报废。至2001年，原病区降氟改水工程能正常或基本正常运转的434处，不能正常运转的3处，停用的38处，完全报废的50处。经该次调查，对非病区部分水井含氟量检验，新发现饮用高氟水的村庄24个。

⑶地方性氟中毒病村及受害人口调查

各区县对辖区内在册的全部氟中毒村逐一进行调查，全市共有氟中毒病村505个。改水降氟前，全市受氟中毒危害的人口52万余人。经过开展改水降氟工程，氟病区居民基本杜绝氟病危害。但由于部分病村改水降氟设施停用或报废，仍有部分居民继续饮用高氟水，遭受氟病危害。

⑷改水降氟工程档案

各病区区县严格按照《山东省改水降氟工程档案》的填写说明和要求，在对辖区内所有改水降氟工程全面调查的基础上，为每一处改水降氟工程（包括新发现的高氟水井）建立起完整的工程档案，全市共建立改水降氟工程档案476份。

市卫生局根据省卫生厅要求，于2001年10月9—15日组织力量，对各区县降氟改水工作进行抽查。共抽查降氟改水工程130个，符合率达100%；抽查组还对部分8~12岁学生氟斑牙患病情况进行调查。共检查学生173人，患有不同类型氟斑牙者112例，氟斑牙患病率64.74%。

2004年，督促各地氟病区县严格按照改水降氟工程管理要求，做好了每年一次的工程水氟监测和数据上报工作，并将监测数据汇总上报，按照省地研所要求完成了2004年地方病防治统计工作，并及时将统计结果上报。

2005年，督促各氟病区县严格按照改水降氟工程管理要求，做好了每年一次的工程水氟监测和数据上报工作，按照省地研所要求做好地方病防治统计工作，并及时将统计结果上报。另外还协助省地研所对2000余份水样进行了氟含量测定。

2006年，督促各地氟病区县严格按照改水降氟工程管理要求，做好了每年一次的工程水氟监测和数据上报工作，按照省地研所要求做好地方病防治统计工作，并及时将统计结果上报。全市现症病人氟斑牙人数81246人，氟骨症人数56000人；全市已改水村数347个，正常使用村数230个，重病区正常使用村数5个，实际受益人口333529人；病情监测氟斑牙检查人数10296人，病人数2703人；病情监测氟骨症检查人数24487人，病人数29人。

2007年，9月6日至10月20日对全市9个区县（含高新区）落实重点地方病防治规划及地方病防治工作进行了中期考核评估，深入到30个乡镇、100个村居、1323个居民户及9所小学中，从本次考核评估结果看：全市现有病区村449个,2004年以前,改水病区村449个,改水率100 %,正常使用401个,正常供水率89.3 %，2004—2006年,改水病区村80个,正常使用63个,正常供水率78.84 %；考评发现有着304个病区村的桓台县，2006年正常供水的饮水工程中，含氟量达标率仅为77.54%，据“规划”要求的2010年目标相差7.46个百分点；全市地方性氟中毒病区中小学生和家庭主妇防治知识知晓率均为87%。

2008年，督促各地氟病区县严格按照改水降氟工程管理要求，做好每年一次的工程水氟监测和数据上报工作，并将监测数据汇总上报。

2009年，为掌握地方性氟中毒的病情变化情况和防治措施落实效果，为及时调整防治策略提供科学依据，在桓台和高青县开展了开展了地方性氟中毒的病情监测及地方性氟中毒的健康教育和健康促进工作。监测的168名8~12岁儿童的牙齿氟斑牙患病情况显示，其中的137名患有不同程度的氟斑牙，氟斑牙患病率高达81.55%，这标志着地方病氟中毒的防治任务仍十分严峻。

2010年，顺利完成中央转移支付补助地方性氟中毒防治项目工作。按省地研所调查方案要求，与高青县一起，配合省地研所完成了地方饮水型氟中毒的病情和水氟含量检测工作。对272名8~12岁儿童进行氟斑牙病情监测，病人数147人，氟斑牙患病率54.04%；并对139名成人X线氟骨症进行病情监测，病人数5人，氟骨症患病率为3.60%；对434名中小学生和521名家庭主妇进行了地方性氟中毒防治知识问卷调查，知晓率分别为95.63%、知晓率90.84%。

2011年，完成了2010年度、2011年度两年的中央转移支付补助地方性氟中毒防治项目工作。按省地研所调查方案要求，与高青县一起，配合省地研所完成了地方饮水型氟中毒的病情和水氟含量检测工作。在除淄川区外的8个县区（含高新区），开展了本辖区内的病区分布及改水情况，各年度的改水降氟工程任务数、完成率、工程的运转情况及受益人口数等调查工作；同时，在各区县开展了所有改水工程及未改水降氟居民饮用水源水质监测及氟中毒病情监测工作。有计划、有针对性地开展了经常性宣传教育活动，指导各区县疾病预防控制中心开展了上街宣传、进村下乡激发传单等多种形式地方性氟中毒防治宣传教育活动。

2012年9月，高青县作为项目县，严格依照《山东省饮水型地方性氟中毒监测方案》的要求，抽取了5个村作为固定监测点，定期开展了监测工作。抽取的5个监测村已全部改水，改水工程正常运转，监测覆盖率和改水率分别为100%，调查监测村受益人口数为10837，采集末梢水水样测定水氟含量分别为0.71、0.6、1.3、2.92和3.46mg/L。对监测村全部8~12岁儿童进行氟斑牙检查，共调查82人，其中可疑3人，极轻度14人，轻度29人，中度17人，重度2人，缺损3人。儿童氟斑牙检出率82.93%、氟斑牙指数1.62。监测村未发现氟骨症病人。

第三节 疟 疾

疟疾属于中国法定传染病中的乙类传染病。在本省，属于规定的按地方病管理的10种地方病之一。

本市为间日疟非稳定性疟区，以中华按蚊作为传播媒介。新中国成立后，在20世纪60年代和70年代曾发生过两次大流行，1972年发病为境内解放后最高水平，发病率达245.34/10万，占全市传染病总发病数的48.74%，高发村的发病率甚至达到了4000/10万。1950—2003年8月，全市累计发生疟疾32620例，休止期根治累计72512人次。1977年至2003年，累计重点人群及流动人口预防服药395599人，灭蚊：人房1202810间、牛棚172808间、地窖118648个、水湾844430 ㎡、疏通沟渠43827米；1985年至2003年累计血检发热病人107512人次。几十年来，落实以管理传染源为主的综合性防治措施，使疟疾疫情逐渐得到控制，发病率大幅度下降，至1985年发病率降至0.58/10万。1986年，经省级考核，达到基本控制标准。基本控制疟疾后，1987~2003年17年间，全市共报告疟疾27例，其中新发6例，复发21例。27例病人均来自流动人口，无本地感染病例，其中外来流动人口外省市感染19例，本地居民赴疫区感染8例。

1950年至2003年，疟疾发病流行情况和防治工作分五个阶段：⑴1950年至1959年，是本市疟疾散发流行阶段。10年间，发病率最高年14.44/10万（1954年），最低年0.78/10万（1951年）。此间，平均年发病率为5.57/10万，是疟疾发病率较低的阶段。⑵1960年至1969年，是疟疾中度流行阶段。10年间，发病率最高115.27/10万（1966年），最低34.56/10万（1963年），平均年发病率为68.59/10万。⑶1970年至1979年，是疟疾高发流行阶段，也是疟疾重点防治阶段。此间，疟疾发病率达历史最高水平，1971年至1973年，连续3年呈现高发流行，发病率分别为231.51/10万、245.34/10万和235.83/10万，最低发病率20.41/10万（1979年），平均年发病率114.40/10万。⑷1980年至1985年，是全市疟疾发病被有效控制阶段。6年间，发病率逐年降低，由1980年的11.95/10万，下降至1985年的0.58/10万。⑸1986年至2003年，是基本消灭疟疾阶段，连续18年全市疟疾发病率控制在0.1/10万以下，疟疾发病人数和各项防治措施，均达到卫生部规定的基本消灭疟疾标准。

1950年至2012年63年中，疟疾流行主要集中在1960年至1979年的20年中。

1960年开始，中国处于三年灾害期间。淄博市疟疾发病率由1959年的7.43/10万，骤升至1960年的42.39/10万，1961年达95.40/10万。1960年8月，博山区石马公社芦家台大队疟疾暴发流行，新发病人136例，占当年全市疟疾发病人数的23.65%（136/575）。发病户占全村户数的31%。1963年至1964年，张店区部分公社实行大面积稻改，造成疟疾局部流行。

20世纪60年代，本市对疟疾的防治主要是采取“两治”“一灭”“一预防”的综合防治措施。“两治”就是在疟疾流行期（每年7—9月）对现症病人进行治疗；在疟疾休止期（翌年1—3月）对上年度的现症病人进行休止期治疗；“一灭”，就是大力开展灭蚊，切断疟疾传播途径；“一预防”就是在疟疾流行期间，对疟疾高发区或病家周围人群进行预防服药。例如，1962年，本市用环氯胍对历年发生的疟疾病人进行三次抗复发治疗，共治疗有疟史者6011人。1965年，市防疫站派专人在张店区开展疟疾联防工作：以该区房镇公社为中心，联合周围的大张、石桥、马尚、大姜、南营、张坊、南闫7个公社，组织8个公社医院的防疫医生，对各公社的疟疾病人进行逐个访视、检查，为各大队培训保健员，开展灭蚊工作。

1966年，“文化大革命”开始，疟疾防治工作处于停滞或瘫痪状态。至1972年前后，疟疾发病率骤升并达到历史最高水平。

1974年，根据卫生部开展苏（江苏）、鲁（山东）、豫（河南）、皖（安徽）、鄂（湖北）五省疟疾联合防治工作的部署，进一步规范疟疾防治技术措施，加大疟疾防治工作力度，加强疟疾防治队伍建设和对传染源的管理，采取的主要措施：⑴深入开展卫生宣传工作，教育疟区广大群众充分认识疟疾的危害、传播途径和预防方法。当时在疟疾流行区广泛宣传的一首“顺口溜”，以通俗易懂的文字和朗朗上口的语言，介绍了疟疾的危害和防治知识。这种宣传方式深受群众喜爱。其内容是："疟疾"又称"发脾寒"，这病本是蚊子传。得病发冷又发热，全身无力四肢软。大人小孩都能得，危害健康非一般。得了疟疾莫小看，赶紧治疗别拖延。连续吃足八天药，正规治疗不再犯。预防疟疾并不难，消灭蚊子是关键。晚上睡觉挂蚊帐，防止叮咬保平安。预防疟疾保健康，身强力壮搞生产。宣传的主要形式：会议、广播、黑板报、传单、小册子等。⑵建立疟防队伍，开展技术培训。市、区（县）卫生防疫站均有1~2名疟疾防治专业人员；公社医院、厂矿医院（保健站）均配备兼职疟防医生，负责疟疾防治工作。为落实苏、鲁、豫、鄂、皖五省疟疾联防任务，加强本市疟疾防治工作，1974年5月25日—6月2日，市防疫站与淄博医专联合举办疟疾防治学习班。各区县防疫站、重点公社和厂矿的防疫人员、市直医疗单位化验人员共52人参加学习。省寄防所应邀派员进行业务指导。1973—1983年，全市共举办疟原虫镜检培训班33期，培训基层卫生检验人员953人（次）；举办疟疾防治学习班12期，培训公社（乡镇）以上基层卫生防疫人员866人（次）。⑶加强对传染源管理。1974年开始，在疟疾流行季节（每年7—9月），要求公社卫生院、厂矿保健站对"四热"（临床诊断疟疾发热、疑似疟疾发热、感冒发热、不明原因发热）病人必须做好血检，以早期发现疟症病人；对现症病人建立个案调查卡片，及时、正规治疗，并做好随访；对现症病人周围的人群，采用乙氨嘧啶和伯氨喹啉连续三日进行预防服药。⑷自1974年开始，按苏、鲁、豫、鄂、皖五省疟疾联防要求，对有疟史者和现症病人进行正规抗疟治疗。1975年3月开始，对前二年有疟疾病史者，用乙氨嘧啶和伯氨喹啉八日疗法全部进行休止期治疗；对现症病人全部采用氯喹和伯氨喹啉进行八日正规治疗。要求做到服药"二不六到"，"二不"即不捎药、不留药；"六到"即人到、水到、药到、宣传到、登记表册到、看服到肚。是年，全市正规服药率95.7%，看服率85.1%。⑸大力开展灭蚊工作。主要通过开展城乡爱国卫生运动，消除蚊子孳生地。1973年至1975年，在疟疾发病较多的临淄区梧台公社开展为期2年的灭蚊防疟试点工作。在取得经验的基础上，于1979年至1981年在临淄区对近二年内有疟疾病人发生的大队用DDT乳剂进行大面积灭蚊工作。同时，在全市范围内，对病家（灶点）周围全部进行DDT乳剂灭蚊。1982年以后，改为每个灶点用1公斤敌敌畏，对周围环境进行灭蚊。

经过采取综合性防治措施，自1974年开始，本市疟疾发病率呈现逐年下降的趋势。由1974年的95.31/10万，下降至1979年的20.41/10万，疟疾高发流行的势头得到有效控制。

1981年，张店区发生疟疾47例，其中，输入病人24例，占51.06%。根据外地输入病例在本市疟疾病人中占相当比例的情况，进一步完善疟疾综合防治措施，加强对流动人口管理：⑴每年10月，以区为单位，对复员、退伍军人进行登记，翌年三月进行休止期治疗和复治；⑵对来自高疟区未发病者，采用乙氨嘧啶和伯氨喹啉三日疗法进行休止期和流行季节预防服药；⑶对大中专院校来自高疟区的学生进行登记，在入学时和暑假前、后进行预防服药。⑷对去高疟区出差返回的本市人员，采用乙、伯三日疗法预防服药。

1984年，共对1333名复员、转业军人进行了预防服药，对来自疟区的1581名大中专院校学生进行预防服药。另外，对病人、病家周围重点人群1422人进行预防服药。1984年，全市发生疟疾48例，发病率降至1.76/10万的低水平。

1985年，对复员、转业退伍军人和大中专院校重点人群进行预防服药4121人次。1985年，全市五区一县发生16例病人，分布在4个区、9个乡镇的15个大队。是年，全市有98个乡、镇（街道办事处）、1871个行政村无疟疾病人发生，全市疟疾发病率为0.59/10万，首次下降至1/10万以下，达到卫生部规定的"基本消灭疟疾"的发病率指标。

1986年，本市继续巩固疟疾防治成果，重点采取五项防治措施：⑴做好疟疾休止期治疗和抗复发治疗：3月对14例有疟史者进行休止期治疗，对其周围重点人群2142人进行预防服药；5月对上年度发生的17例现症病人进行抗复发治疗，对其周围的重点人群2095人进行预防服药。服药按乙、伯三日疗法，全程足量，并做到送药看服，正规服药率100%。⑵加强现症病人管理：86年确诊2例疟疾患者，均及时进行个案调查和灶点处理，对灶点周围人群885人预防服药。对5例疑似病人也按灶点要求进行正规治疗和处理。⑶继续做好流动人口管理：在继续做好复、转退伍军人和大中专院校学生预防服药工作的同时，要求全市各旅馆、招待所对高疟区来本市出差的人员全部进行登记并进行预防服药，1986年共对外来人员3741人预防服药。对本市至疟区出差返回的人员共2783人预防服药。⑷加强对发热人员的血检工作：1986年，全市共举办疟疾血检培训班15期，为乡镇卫生院、厂矿医院（保健站）培训检验员329人次。全市1—10月共血检32870人，阳性2人，阳性率0.06‰。这项工作为及时发现、确诊疟疾病人发挥重要作用。⑸开展灭蚊、防蚊：1986年，在疟疾灶点进行灭蚊，对2168间住房、252个牲畜棚和296个猪羊圈药物喷洒灭蚊。市防疫站组织力量在张店、临淄、博山三个区、9个乡镇的18个村庄中访问村民540户计2319人，共有蚊帐876顶，保护率分别为：张店区100%，临淄区98.6%，博山区95.6%。

是年，全市发生疟疾病人2例，疟疾发病率降至0.07/10万的历史最低水平。

是年11月15日至20日，省卫生厅、省地方病防治领导小组办公室组织考核组对本市疟疾防治工作进行全面考核后宣布：淄博市已达到卫生部规定的“基本消灭疟疾”的各项指标要求。

1987年，疟防工作以巩固基本消灭疟疾的成果为重点，强化流动人口管理、重点人群预防服药、“三热”病人血检等关键性预防措施。一是加强流动人口管理，严防疟疾传入本市。1987年4月27日，市卫生局、公安局、商业局、城乡建委、供销社印发《淄博市疟疾防治流动人口管理暂行办法》，加大对流动人口疟防管理力度。对151个200张床位以上的旅馆、招待所的服务员进行疟防知识培训，共培训453人。对来自疟区的流动人口进行登记并实行预防服药，共预防服药6147人次，占来自疟区流动人口数的80%。二是做好重点人群预防服药。1987年，对来自疟区的转、复退伍军人进行预防服药1295人，占应服退伍军人的97.3%；对驻地大中专院校中来自疟区的669名学生全部进行预防服药，占应服人数的100%；另外，对建筑工地外来人员745人、在淄博服刑和劳教的外来人员2375人，以及赴疟区的劳务人员297人进行预防服药。是年3月和5月，在对上年度2名疟疾病人和1名疑似病人分别进行休止期治疗和抗复发治疗的同时，对病人家庭成员及周围重点人群共281人进行正规预防服药。1987年，全市接受预防服药的外来人员和重点人群共计11809人。三是对“三热”病人进行血检。全市共血检15205人，总血检率0.55%，未发现疟原虫阳性者。继续保持“基本消灭疟疾”成果。

1988年，各级卫生防疫机构继续落实疟防措施。对全市227家旅馆、招待所来自高疟区的13284人次流动人员进行预防服药，全年共完成预防服药23554人次，占应服药人员的99.65%。举办疟疾镜检培训班19期，培训基层检验人员330人次。全市共设58个基层镜检站，1—10月底共血检“三热”病人17465人次；全市设7处中心镜检站，负责血片复检。1988年未检出本土疟原虫阳性者。对外来流动人员进行血检777人次，疟原虫阳性1人，为外地感染者。至10月底，连续二年保持无本土疟疾病人发生的防治成果。

1988年8月，顺利通过了卫生部组织的“基本消灭疟疾”工作考核验收。

1988年以后，根据全市基本消灭疟疾的现况，将流动人口管理和检索传染源作为疟防工作重点，继续巩固“基本消灭疟疾”成果。

1989年，全市完成预防服药3200人次，主要对象为疟区来的建筑工人和劳教人员。全市共血检15475人份，血检率0.53%，未检出疟原虫阳性者。

1990年2月，修订《淄博市疟疾防治流动人口管理暂行办法》。2月24日，市卫生局、公安局、城乡建委、商业局、工商局联合印发《淄博市疟疾防治流动人口管理办法》。该管理办法进一步完善了管理内容，强化了管理措施，分总则、管理内容及办法、附则共三章十五条，自公布之日起实行。

1990年，发生3例输入性疟疾病例，均为原铁道部第二十工程局驻淄承修济青公路外来施工人员。

市防疫站经镜检疟原虫阳性确诊后，立即进行个案调查和灶点处理，对47名外来施工人员均进行疟原虫镜检并全部进行正规预防服药，对现症病人进行全程正规治疗，未出现疫情扩散。是年，全市共开展流动人口预防服药20674人次，血检发热病人17416人次，未发现本土病例发生。

1993年6月，降雨量比往年偏多，气温偏高。同时，在对外来发热病人进行传染源血检时发现3例疟疾现症病人。7月15日，印发《关于加强疟疾流行季节防治工作的紧急通知》，要求各区县加大防疟措施，巩固取得的“基本消灭疟疾”的疟防成果。是年，共对进出淄博市的流动人口预防服药13699人次；对505名外来发热病人进行血检，查出疟原虫阳性者5人；对发热病人共血检14445人次，查出疟原虫阳性者1人。对6例疟原虫阳性者均进行正规治疗，对病人周围人群进行预防服药共640人，对病人住处及其周围的2369间房屋进行药物喷洒灭蚊。

自1986年，实现“基本消灭疟疾”目标以后，至2012年，本市疟疾发病率一直被控制在0.1/10万以下，其中，有9年无疟疾病人发生（1987年、1989年、1990年、1991年、1994年、1997年、1999年、2000年和2002年），连续28年保持“基本消灭疟疾”的疟防成果。

2001年8月，按照省卫生厅要求，对淄川区和沂源县疟疾防治工作进行检查。共抽查淄川区洪山镇、昆仑镇和沂源县鲁村镇、土门镇4个镇。被查镇均按疟防要求开展“三热”病人血检工作，并登记齐全。经抽检血片20张，涂片和染色合格率为100%，未发现疟原虫阳性者。

2003年9月，苏、鲁、豫、皖、鄂五省疟疾联防检查团对疟防工作进行检查，对巩固“基本消灭疟疾”的成果给予充分肯定和高度评价。

2004年，全年共收到疟疾疫情报告1例，并做出了及时处理，对“二热”病人镜检情况进行了统计，完成了报表工作。

2005年，加强了发热病人镜检工作，全年报告疟疾病人9例，均为输入型疟疾病例，并及时给与正规治疗，并进行个案调查和疫点处置工作。

2006年，为进一步加强疟疾防治工作，市疾控中心下发《淄博市2006年地方病、寄生虫预防控制工作意见》，积极开展疟疾人员培训，休止期治疗，疟原虫镜检，病例治疗以及流动人口管理等工作。

2006年，开展疟疾防治督导检查工作。抽取了淄川区的1个乡镇（昆仑镇）及临淄区1个乡镇（金岭），并对每区2个卫生院的疟防工作进行了考核，总计抽查22张血片，未见疟原虫阳性；5名镜检员均基本能识别疟原虫。走访了4个村卫生室，均未发现疟疾漏报，群众疟防知识知晓率普遍较高。2区39个血检单位共血检发热病人598名，未发现疟原虫阳性；抽查的昆仑、金岭2乡镇均开展了血检工作，分别血检发热病人30例和42例，未发现疟原虫阳性，登记齐全；该区加强了流动人口管理工作，疟防制度健全。

2006年，全年共报告6例疟疾病人，均为间日疟，所有疟疾病例，均按照要求进行了网络直报，流行病学调查、个案调查、规范治疗及疫点处理等规范处置工作。为防止疟疾疫情造成流行，下发了《关于加强流动人口管理、预防疟疾流行的通知》，通知要求加大疟疾防治监测力度，加强对来自疟区流动人口和自疟区返回的当地居民的疟疾病例侦查和管理，落实各项疟防措施，稳定、巩固疟防成果。

2007年，淄博市共报告疟疾病例7例，均为间日疟，3例为输入性间日疟，4例为四十年前曾患间日疟现又发病，7例患者均接受了氯喹加伯氨奎八日正规治疗。

2008年8月份，淄博市根据省卫生厅《关于开展全省疟疾防治工作检查的通知》要求，对疟疾防治工作进行了全面的检查，本次检查抽取了周村区的2个乡镇及博山区的2个乡镇，并对4个乡镇卫生院的疟防工作进行了考核。并代表山东省迎接了苏、鲁、豫、皖、鄂五省疟疾联防检查组的检查，且取得了优异成绩，受到了检查组的充分肯定和好评。

2008年，淄博市根据卫生部《2006—2015年全国疟疾防治规划》要求，对疟疾采取了综合防治措施。继续加强了中心境检站及有镜检条件和能力的乡镇镜检站的镜检工作，对当地居民“二热”病人、来往疟区的流动人口“三热”病人开展镜检工作。

2008 年，淄博市共报告疟疾确诊病例 4 例，其中 3 例为二十年前曾患间日疟，现又发病的本土病例，该 3 例患者确诊后均接受了氯喹加伯氨喹八日正规治疗。另外 1 例为输入型恶性疟，患者为赴尼日利亚从事建筑工作回国人员，确诊后给予了口服科泰复治疗；4 例报告病例呈散发状态，3 例间日疟分布在博山 2 例、高青 1 例，沂源 1 例为恶性疟。

2009 年，淄博市根据卫生部《2006—2015 年全国疟疾防治规划》、上级指示精神及疟疾防治需要，在全市对疟疾采取了综合防治措施。继续加强了中心境检站及有镜检条件和能力的乡镇镜检站的镜检工作，对当地居民“二热”病人、来往疟区的流动人口“三热”病人开展镜检工作。

2009 年，加强了对经常往返疟区的当地居民、来自疟区的个体经营者的管理，特别是加强了对劳务输出回国人员的管理和来自疟区流动人口的管理，积极开展病情侦察，以及时发现病人，给予治疗。

2009 年，全市共报告疟疾确诊病例 7 例，其中 5 例为无明显外出史的间日疟本土感染病例，该 5 例患者确诊后均接受了氯喹加伯氨喹八日正规治疗；2 例为输入型恶性疟，分别为海南旅游回淄人员和坦桑尼亚塔宝拉省中国援非医疗队回淄队员的输入性恶性疟，确诊后给予了口服科泰复治疗。

2010 年 7 月，依据《中国全球基金疟疾项目执行指导手册》《全球基金项目管理与技术方案》《中国全球基金财务管理手册》《中国全球基金财务管理规定》《中国全球基金物资管理和使用规定》及《山东省全球基金疟疾项目管理细则》的要求，淄博市全球基金疟疾项目在淄博市正式实施，为保证淄博市全球基金疟疾项目主要任务目标的实现，确保项目各项活动顺利实施，淄博市四个项目执行单位制定了详细的项目实施方案、细则和计划。

2010 年 9 月 13 日，为全面贯彻落实卫生部等 13 部委印发的《中国消除疟疾行动计划（2010—2020 年）》，在淄博全市范围内如期实现消除疟疾目标任务，根据《山东省消除疟疾工作实施方案》的要求，淄博市制定了《淄博市消除疟疾工作实施方案》，并成立了“淄博市消除疟疾工作领导小组”和“淄博市消除疟疾技术指导组”。

2010 年，淄博市共报告疟疾病例 6 例，3 例间日疟，3 例恶性疟，所有疟疾病例，均按照要求进行了网络直报，流行病学调查、个案调查、规范治疗及疫点处理等规范处置工作。

2011 年 4 月 8 日，为全面贯彻落实《中国消除疟疾行动计划（2010—2020 年）》《山东省消除疟疾实施方案》及《淄博市消除疟疾实施方案（2010—2020 年）》目标要求，规范淄博全市消除疟疾工作，结合实际，淄博市制定了《淄博市消除疟疾工作 9 个技术规范》。

2011 年 5 月，按中央转移支付补助疟疾防治项目及《中国消除疟疾行动计划（2010—2020 年）》《全球基金疟疾项目》的工作要求，编制了《淄博市消除疟疾九个技术规范》，并通过卫生局行文下发，为全市消除疟疾工作的规范开展，起到了强有力的保障作用。

2011 年 6 月 24 日，举办了全市消除疟疾技术规范暨疟原虫镜检技术师资培训班，培训疟疾防治人员 26 人；培训疟原虫镜检人员 11 人，通过培训提高了疟疾防治人员和镜检人员的防治水平。

2011 年，全年共报告疟疾病例 7 例，均进行了个案调查、规范治疗及疫点处理等工作。7 例疟疾确诊病例呈散发状态。

2012 年 4 月份，对辖区 2011 年登记、报告的张店区、高青县和高新区的 4 例间日疟病人均采用伯氨喹八日疗法，进行了休止期根治，防止了病人复发，清除了传染源，防止了本土感染病例的发生。

2012 年 4 月，迎接了全球基金疟疾项目山东省项目办对张店、博山、桓台、高青四个项目县的督导检查；8 月 21 日，迎接了省卫生厅委托青岛市卫生局成立的疟防检查组，对疟疾防治工作进行的督导检查。

2012 年全年，共报告疟疾病例 1 例，实验室确诊病例，为塞拉利昂务工回国的输入型恶性疟，是外来流动人口，户籍为吉林省，发病时住周村区青年路办事处金马社区。该例病例发生后，按照规范要求进行了网络直报、流行病学调查、个案调查、实验室诊断及双氢青蒿素哌喹片规范治疗等工作。

2012 年，针对流动人口输入性疟疾每年均有发生的现象，各区县疾控中心加强了对往返疟区流动人口的登记管理，特别是出国务工往返人员的登记和疟疾病例主动侦查工作。对与确诊输入型疟疾病例一同返淄人员，及时进行了随访，凡发热者均及时采血镜检了疟原虫。

2012年，全市各区县共培训县、乡及村级疟疾流行病学人员123人，疟原虫镜检人员172人，媒介53人，其他人员320人；4月份，承办了省寄研所交办的淄博片区（含淄博、东营、聊城、滨州、潍坊）疟原虫镜检、疟疾防治知识技术培训班；9月份，市疾控中心在博山区举办了2012年度淄博市消除疟疾业务培训班，培训人数36人。通过培训，提高了疟疾防治人员和镜检人员的防治水平，为下一步工作的开展打下了坚实的基础。

2012年，全市卫生及相关部门部门在积极开展经常性疟疾等寄生虫病健康教育的基础上，于“4·26全国疟疾日”举行了“消除疟疾，共享健康”“出国归来防疟疾”为主题的宣传活动，在组织各区县开展了上街宣传的同时，市疾控中心与桓台县疾控中心一起到县博物馆广场现场开展了多种形式的健康教育活动。全市通过悬挂横幅、摆放展板、发放宣传材料等形式积极宣传疟疾防治知识，设置了专家咨询台解答群众的咨询问题。此次活动摆放宣传板68块，悬挂横幅42条，出动宣传车2辆，发放疟疾宣传材料1.3万余份，接受群众咨询2000人次，电视专题宣传1次，均收到良好的社会效果。

2012年，按照《中国消除疟疾行动计划（2010—2020年）》《全球基金疟疾项目》及中央补助公共卫生专项资金疟疾项目等要求，2012年共血检24332人，其中当地未外出居民24068人，当地外出返回居民64人，均未发现阳性病例；血检外来流动人口200人，发现阳性人数1例。开展血检的区县登记齐全，血片制作、染色较规范。

2012年，根据《全国疟疾防治技术方案》和《山东省消除疟疾工作实施方案》，在全市设置高青县1个媒介监测点，开展蚊媒监测调查，共捕获81只蚊子，其中中华按蚊数45只。动态反映蚊媒密度的消长和变化趋势，为采取有效的媒介防制措施提供依据。

第四节　丝虫病

丝虫病属中国法定传染病中的丙类传染病，是山东省规定的按地方病管理的10种地方病之一。

淄博市为斑氏丝虫病低度流行区，主要分布在博山区和沂源县，流行乡镇18个，流行村庄379个，流行区人口49.24万人。

1957年以前，淄博市未做过丝虫病感染率调查，也无丝虫病病例报告。

1957年，位于博山区的山东制酸厂和新博煤矿报告14例丝虫病病人，患者为来自江南和山东南部的职工家属。接到疫情报告后，对新博煤矿进行丝虫病普查，共查1653人，查出微丝蚴阳性者47人，阳性率2.84%。

1958年，市防疫站组织力量，对6个煤矿和2个工厂进行重点调查，共查22115人，查出微丝蚴阳性者384人，感染率1.74%。

1959年，在市卫生局的统一领导和指挥下，全市组织146名卫生人员，对全市4个区（博山、淄川、张店、周村）的43个公社，以及省、市属大企业五O一厂、淄博矿务局所属单位进行丝虫病普查，共查89616人，微丝蚴阳性者728人，感染率0.81%。其中，农村人口共查48740人，查出微丝蚴阳性者20人，感染率0.04%；厂矿企业共查40876人，查出微丝蚴阳性者708人，感染率1.73%。分析认为，大企业丝虫病感染率显著高于农村地区，与大企业的职工和家属中有相当一部分来自南方丝虫病流行区有关。

1959年，经过大面积普查后，对查出的728例微丝蚴感染者全部用海群生进行治疗。

1965年至1975年，市防疫站联合周村区、临淄区、博山区防疫站对部分重点厂矿进行4次调查，均未查出微丝蚴阳性者。

1977年，配合山东省寄生虫病防治研究所对1957年省丝虫病普查过的博山区源泉公社泉河头和郑家二个大队进行丝虫病调查复核，均未查出感染者。

1979年7月，省、市、区三级对博山区李家公社9个大队进行丝虫病普查复核，共查2984人，未查出微丝蚴阳性者。

据疫情记载，沂源县丝虫病感染率最高时为4.5%，博山区为1.3%。几十年来，卫生防疫人员在病区落实普查普治、预防服药等防治措施，人群微蚴阳性率显著下降。1977年、1980年经省两次复查、考核，沂源县和博山区的微丝蚴阳性率以村为单位均在1%以下，达到基本消灭丝虫病部颁标准。

1983年8月，为迎接山东省组织的达部颁“基本消灭丝虫病标准”考核，对丝虫病重点发病区的博山区源泉公社的源一、源二、源三3个大队7岁以上居民进行普查，共采血查微丝蚴3293人，均未查出阳性者。

1983年年底，经省考核验收，淄博市消灭丝虫病。

1996年，经省再次考核，淄博市丝虫病防治工作达到卫生部《消灭丝虫病标准（试行）》要求。

2001年，市卫生局转发省卫生厅《关于切实做好消灭丝虫病工作的通知》，要求按照卫生部正式颁布的《消灭丝虫病标准》，加大监测力度，积极治疗慢性丝虫病患者，确保本市在2003年如期实现消灭丝虫病的目标。

2003年7月21日，市卫生局印发《关于做好丝虫病县级审评工作的通知》，要求博山区和沂源县按照《淄博市消灭丝虫病工作实施细则》要求，做好消灭丝虫病审评准备工作。2003年10月，市卫生局组织力量，对有丝虫病流行的博山区和沂源县进行考核审评，两区县的各项审评指标均达到卫生部《消灭丝虫病标准》要求，顺利通过市卫生局消灭丝虫病审评组的县级审评。

2003年，根据山东省卫生厅《关于做好全省消灭丝虫病省级审评有关工作的通知》，配合省里专家对博山区、沂源县消灭丝虫病历史资料整理归档工作及消灭丝虫病审评前期准备工作进行了督导检查。2003年10月，卫生局对淄博进行审评。2003年12月28日，经山东省卫生厅消除灭丝虫病审评专家组审评确认淄博市达到了卫生部《消灭丝虫病标准》。

第五节　黑热病

黑热病属于中国法定传染病中的乙类传染病，是本省规定的按地方病管理的10种地方病之一。

据史料记载，淄博市黑热病疫情主要发生在20世纪50年代，流行时间比较短暂，至1958年已基本消灭。

1950年，华东黑热病防治所医生王兆俊率员到博山县源泉、北博山一带调查黑热病。1951年，淄博专区建立10个黑热病防治站，组织力量对淄川县进行黑热病普查普治。

1953年3月，淄川县统计报告黑热病初诊人数42人，复诊人数216人，完成疗程的28人。病人集中在30岁以内，其中1~10岁初诊39人，复诊182人，分别占初、复诊报告人数的95.12%和84.26%，完成疗程的28人。淄博专署卫生科1953年统计，黑热病初诊人数420例，治疗完成疗程的343例，占81.67%。死亡11例，占报告人数的2.62%。

1955年，淄博市卫生局下达《关于黑热病防治工作计划的四项规定》。⑴任务：分配全年治疗任务400人，其中，博山区20人、张店区20人，周村区20人，黑山区20人，昆仑区120人，洪山区30人；⑵实行重点控制，由点到面，消灭传染源；⑶加强黑热病报告制度；⑷治疗中的收减免规定。收费：治疗1人收取1元、1元5角、2元。贫苦者，由乡政府证明酌情减免，烈军属免费。对医疗单位，每治疗1人，发给消毒、化验费各3角，并发症药品补助费6角，合计1元2角。

1956年5月19日至31日，市防疫站在淄川区佛村、夏禹河、千峪三个乡进行黑热病调查。在1622户8140人中，共检查20岁以下的青年和儿童3612人，发热黑热病人73例（其中已愈33人），患病率8.97‰。调查中发现千峪乡陈家教之子注射斯锑黑克46针，患儿脾肋下11厘米，肝肋下5厘米，抗锑主要原因是疗程剂量不足。省黑热病防治所派确诊小组深入现场进行了复核。

自1952年至1957年6年中，全市共治疗初诊病人178例。至1957年，初诊病例已显著减少。

1958年3月12日至23日，市防疫站在博山区召集乐疃、东石马、西石马、桃花泉、岳庄5个乡卫生所所长会议，会后用10天时间进行黑热病普查试点工作。5个乡共有15岁以下儿童36188人，查出可疑患者9人。其中，乐疃、桃花泉、岳庄乡各有一名水试验阳性者，但均无脾肿大体症。4月10日，在淄川区召开淄川、洪山、博山的区、乡卫生所长会议。淄川区由区卫生所抽出8人，乡卫生所44人共52人，分成24个普查队，在重点学习了普查、灭蛉和治疗方法后，由市、区卫生防疫站共同参加巡回确诊。5月扪脾400318人，约占51.32%。发现可疑者12人，后确诊7人，发病率0.89/10万。对确诊的7例患者进行治疗，全部治愈。对发生病人和可疑者的10个村的12户，由10名乡村医生执行“六六六”粉灭蛉，共用12公斤，平均每户1公斤。另外，对历年黑热病发生较多的博山区乐疃乡尖古堆村、淄川区佛村乡南佛、葫芦台、北佛、仙佛4个村共培训28名农业生产合作社保健员，对淄川区佛村乡的4个重点村的1180户进行灭蛉，共用“六六六”粉剂1170公斤。

经1958年大面积的普查普治和对重点流行村庄进行大面积灭蛉后，未发现黑热病现症病人。后对历年来黑热病流行严重的淄川区佛村乡进行考核，已无现症病人，证实黑热病在淄博市已基本绝迹。

第六节　肝吸虫病

肝吸虫病属于地方性流行的寄生虫病，是山东省规定的按地方病管理的10种地方病之一。

自1975年始有肝吸虫病史料记载。该病主要分布在张店、周村两区北部平原低洼地带和桓台县的湖洼地区。

1975年5月，山东省寄生虫病防治研究所到淄博市进行肝吸虫病调查，市防疫站派员会同一并调查。共查张店区大张、房镇两个公社的4个大队，临淄区梧台、路山两个公社的4个大队和博山区石马公社的2个大队。除博山区石马公社的2个大队未查出肝吸虫病感染者外，另外两个区的4个公社均查出感染者，并在临淄区梧台公社一只猫的胆管中剖检出大量的肝吸虫。此后，市防疫站组织力量重新进行调查，调查范围为张店区大张公社、房镇公社和周村区大姜公社、南营公社，均发现肝吸虫病感染者，感染率2.25%。感染者大多无自觉症状，少数仅有轻微的消化道症状。

1978年12月，对周村区南营、南闫、张坊、贾黄4个公社的1450名在校中小学生进行调查，经粪检肝吸虫卵阳性者2例（南营公社和大姜公社各1例），感染率0.14%。

1980年10月，对张店区大张公社小张大队的328名小学生、天乙大队的183名学生和房镇公社范家大队的258名村民进行粪检，查出肝吸虫卵阳性者7人（范家1人，大张公社6人），感染率0.91%。

1981年，对张店区大张公社于营大队165名小学生和解营大队253名学生进行粪检，查出阳性感染者9例（于营6例，解营3例），感染率2.25%。

防治措施：⑴在病区开展卫生宣传教育，教育群众不要捕捞水洼中的鱼虾，不要吃半生不熟的鱼虾；⑵加强粪便管理，不随地大小便，粪便实行堆肥无害化处理；⑶对感染者采用“血防–846”四日疗法治疗。

1982年10月，在肝吸虫病流行区张店区房镇公社进行调查，共对580名村民进行粪检（范家大队399人，和家大队181人），均未查出感染者。

1987年3—10月，对桓台县马踏湖湖区人群肝吸虫感染率及危害情况进行调查。共做皮试6160人次，发现阳性557人，阳性率9%；粪检513人，虫卵阳性者4人，感染率0.78%。同时，调查发现，长年积水区感染率0.96%，半积水区为0.4%，无积水区未查到虫卵阳性者。对查出的阳性者，用“血防--846”四日疗法治疗，同时，对当地群众进行了预防肝吸虫病的宣传教育。

第七节　慢性非传染性疾病

慢性非传染性疾病（以下简称“慢性病”）指长期的，不能自愈的，几乎不能被治愈的疾病。当前主要指心脑血管疾病、恶性肿瘤、糖尿病、慢性阻塞性肺部疾病、精神心理性疾病等一组疾病。

市防疫站慢性病防治工作始于1992年，是年，市防疫站成立慢性病防治科，翟慎永担任科长。

1993 年，经市卫生局批准同意，市防疫站与市中医院开设“中西医结合防治慢病门诊”，对慢性肝病、变态反应病、心血管病、肾病、糖尿病和肿瘤等进行中西医治疗。

2006 年，卫生监督体制改革，市疾控中心挂牌成立，原地方病防治科与慢性病防治科合并为地方病慢性病防制所，孟强任所长，王忠德、刘素春担任副所长。

2008 年，市疾控中心向市卫生局提交了《淄博市慢性非传染性疾病防制现状分析与建议》调研报告。

2010 年，市疾控中心指导沂源县认真做好卢森堡乡医培训与慢性病干预项目终期评估、全国第三次慢病危险因素监测及中小学生慢病行为干预项目。

2010 年年底，沂源县被省卫生厅列为全省首批创建慢性非传染性疾病综合防控示范县之一。

2011 年 11 月，卫生部考评专家组一行 6 人，在山东省卫生厅、市卫生局有关领导的陪同下，对沂源县创建国家慢性病综合防控示范县工作进行了考评验收。考评专家组通过听取汇报、查阅资料、现场考评、座谈交流、随机抽查等方式，深入社区、医院、学校、企业、超市，对沂源县创建国家慢性病综合防控示范县工作进行了全面的考评验收。专家组考评意见认为，沂源县创建国家慢性病综合防控示范县各项工作达标或超过工作规范和标准，成为全国首批、全市唯一的国家级慢性病综合防控示范县。

2011 年 12 月，张店区通过了卫生厅专家组省级慢性病综合防控示范县考评验收。

2012 年 12 月，市疾控中心起草并通过卫生局等 23 部门下发了《淄博市慢性病防制工作规划（2012—2015 年）》，对慢性病防控工作全面规划。

一、高血压防控

2002 年，市卫生防疫站以高血压防治为重点，开展糖尿病防治工作，在开展高血压、糖尿病抽样调查 6500 余人，高血压网络报告患者 280 人。

2006 年根据卫生部要求，市疾控中心制定、印发了《关于加强防制高血压宣传教育工作的意见》，对基层防制高血压宣传教育进行规范和指导。

2007 年沂源县被山东省卫生厅列为卢森堡—WHO—山东省慢性病综合干预项目试点县。开展以高血压防控为主的健康教育、患者管理、健康生活方式促进和行为干预等慢性病综合防控工作，该项目持续到 2011 年。

2011 年，成立了以市卫生局局长为组长，宣传、发改、经信、教育等 14 个有关部门分管领导为成员的淄博市减盐防控高血压项目工作领导小组，下设淄博市减盐防控高血压项目办公室在市卫生局，各成员部门设立联络员制度，定期召开工作会议，以保证减盐防控高血压项目顺利开展。

2011 年 3 月，卫生部疾病预防控制局副局长孔灵芝、世界卫生组织促进健康司官员邵瑞太、中国疾控中心慢病中心常务副主任赵文华、中国疾控中心慢病社区处副处长施小明等组成的减盐防控高血压项目调研组在省卫生厅疾控处处长宗玲、省疾控中心毕振强等有关人员的陪同下到沂源县进行现场调研。卫生局局长李敏介绍了淄博市卫生基本情况，县委县政府主要领导分别就沂源县卫生工作开展情况和慢病防治工作情况作了汇报，调研组一行还参观了新城宾馆、沂源一中玉泉餐厅等首批“全民健康生活方式行动示范餐厅”，考察了南麻镇社区卫生服务中心四网合一（慢病管理信息系统、新农合管理系统、医院管理系统、居民健康档案信息系统）的慢病管理信息管理网络，查看了居民健康和慢病患者随访规范化管理工作，前往北刘村和南官庄村村卫生室及慢病患者家庭了解村级慢病防治工作开展情况和询问慢病患者相关健康状况、慢病防治知识及盐勺的使用情况等。副局长孔灵芝就沂源县政府对慢病防治工作大力支持及慢病防治取得成绩给予高度评价。

2011 年 6—7 月，沂源县、张店区共计 1200 人参与了省部联合减盐防控高血压项目人群基线调查，了解居民食盐摄入量及相关行为危险因素。

2011 年 10 月 8 日，市疾控中心地慢所协同各区县疾控中心在全市范围内通过报纸、广播、电视等途径广泛开展了第 14 个“全国高血压日”宣传。全市医疗机构共设立 147 个高血压宣传点，发放宣传材料2611份，设立免费测血压点161个，为7901人免费测血压，并接受11505名群众咨询；118个超市参与公益宣传，摆放低盐膳食宣传品2500份，张贴标语115个，设置95个电子屏幕；585个餐饮单位参与公益宣传，发放宣传材料6763份，设置42个电子屏幕，培训员工4887人。

2012年，食药监局制定印发了《关于开展餐饮服务环节减盐防控高血压活动的实施意见》，并与市卫生局联合下发《关于开展餐饮单位减盐行动及示范餐厅（食堂）创建的通知》，认真部署减盐控压工作，并组织召开了全市餐饮服务环节减盐项目工作会议。市疾控中心作为技术指导部门，联合市食药局利用淄博市专兼职食品安全管理人员培训考试系统、召开减盐防控高血压专项会议等多种培训形式积极面向餐饮服务单位开展低盐膳食宣传培训，宣传倡导低盐饮食、健康餐饮，加大从业人员培训力度，把低盐膳食知识纳入食品从业人员上岗前培训，减盐培训率逐渐提高，从业人员减盐意识不断增强。

2012年，食品药品监督管理局在全市大型以上餐饮服务单位开展健康餐厅和健康食堂示范创建活动，通过健康餐厅、食堂评选活动，吸引餐饮单位主动参与减盐行动，为群众营造健康安全的就餐环境，市疾控中心作为技术指导部门积极参与其中，是年，共创建健康示范食堂12家，示范餐厅14家。

2012年，卫生局联合商务局积极面向食品销售单位开展低盐膳食宣传培训，把低盐膳食知识纳入食品从业人员上岗前培训；组织食品销售单位积极开展低盐膳食宣传，通过在调味品专柜摆放低盐膳食宣传品和低盐膳食提示标牌等方式，提醒广大消费者科学选择含盐食品。多家食品销售企业设立了低盐食品专柜，引导和帮助消费者识别、购买低盐食品。

2012年，减盐防控高血压项目办公室下发《关于印发市减盐防控高血压知识“七进”活动实施方案的通知》，市疾控中心提供师资和物品在全市范围内广泛开展了减盐防控高血压知识进机关、进乡村（社区）、进餐饮单位、进食品生产企业、进学校、进医院、进食品商场（超市）“七进”宣传活动，对教师、领导干部、医务人员和家庭成员等重点人群开展了以减盐为内容的培训。

2012年，卫生局、市妇联联合下发《关于开展健康厨房行动的通知》，市疾控中心提供师资利用“阳光大姐”妇联组织对家庭妇女和家政人员开展了广泛培训，提高了家庭妇女和家政人员的减盐知识知晓率。

2012年，市疾控中心通过淄博市卫生人才中心网上培训系统，对全市医务人员进行了减盐培训，培训覆盖率100%。

2012年5月，根据《山东省人民政府办公厅关于印发山东省减盐防控高血压项目实施方案的通知》《关于印发山东省2012年减盐防控高血压项目工作方案的通知》文件的要求，市疾控中心起草并通过市卫生局等15部门制发《关于印发淄博市2012年减盐防控高血压项目工作方案的通知》。

2012年10月8日，市疾控中心地慢所协同各区县疾控中心在全市范围内通过报纸、广播、电视等途径广泛开展了中国第15个“全国高血压日”宣传。

2012年10月，由市卫生局等十五部门组织，市疾控中心承办了在银座超市五里桥店广场举行的淄博市“大家一起来减盐”广场宣传暨“健康减盐大赢家”知识竞赛活动，广泛宣传了减盐防控高血压核心知识宣传活动，并向现场群众发放减盐控压工具和宣传材料数百套。

2012年11月，淄博市联合东营市举办了减盐防控高血压项目重点人群干预县级师资培训班（淄博片区），为减盐防控高血压项目培训了一批基层师资，进一步推动了减盐防控高血压项目的深入开展。

二、疾病监测

疾病监测是长期地、连续地收集、核对、分析疾病的动态分布和影响因素的资料，并将信息及时上报和反馈，以便及时采取干预措施。

1994年，市卫生防疫站完成全国恶性肿瘤死亡抽样调查任务，共调查1545980人，死亡病例8905人，死亡率5.76‰，经初步分析恶性肿瘤、心脑血管疾病和呼吸系统疾病是其主要死因，为今后开展慢病防治提供了依据。

2004 年，市卫生防疫站指导配合沂源县完成了全国成人慢性病相关危险因素监测工作。

2004 年 9 月，市卫生局根据《山东省贯彻落实〈中国癌症预防与控制规划纲要（2004—2010）〉的意见》精神，为进一步加强本市癌症预防与控制工作，减少癌症危害，提高全市人民健康水平，印发了《淄博市癌症预防与控制实施意见》。

2006 年，在市疾病预防控制中心的指导下，沂源县、博山区圆满完成了全国第三次死因回顾性调查工作。

2007 年 12 月，沂源县被列入淮河流域癌症综合防制工作方案，开展了淮河流域环境与癌症调查监测。

2008 年 7 月，市疾控中心制订《淄博市肿瘤死亡及现患回顾调查实施方案》，在全市范围内启动了全人群肿瘤死亡及现患回顾性调查工作。

2008 年，市疾控中心制定并下发了《淄博市死因登记信息网络报告工作规范》（试行），对死因监测工作进行规范，死因监测工作在全市全面铺开。

2010 年 4 月，市卫生部门联合公安部门、民政部门印发《关于使用〈居民死亡医学证明书〉、〈居民死亡推断书〉及加强死因统计工作的通知》，健全了社会人口、死亡原因报告网络，提高了死亡登记工作的法制化、规范化管理水平，死因登记报告工作的多部门联合机制自此建立。

2010 年 6 月，召开市卫生局、公安局、民政局三部门工作协调会，三部门就进一步开展死因监测工作、加强部门之间的工作协调配合进行了交流探讨，三部门达成一致共识。

2010 年 6 月，举办全市死因监测技术培训班，来自全市各级医疗卫生单位近 200 名专业人员参加培训，进一步提高了本市专业人员的整体素质，为扎实开展死因监测工作奠定良好的基础。

2010 年，沂源县被新增为胃癌早诊早治监测点和肿瘤发病登记项目工作点，开展胃癌早诊早治与肿瘤随访登记报告工作

2010 年 9 月，市卫生局、市公安局、市民政局对死因登记报告工作进行了第一次联合督导，督导成果显著，2010 年累计报告死亡病例 22619 例，全人群死亡率达到 5.24‰。

2011 年，召开市卫生局、公安局、民政局三部门工作协调会，对 2010 年死因监测工作情况进行通报，并就进一步开展死因监测工作、加强部门协调配合进行了交流探讨。

2011 年 10 月，市疾控中心举办了全市肿瘤早期筛查技术推广培训班，邀请首都医科大学李鸿筠教授就国内外肿瘤防治现状、防治策略、社区常见恶性肿瘤的筛查方法、筛查技术、空腔脏器隐血阳性高危人群的处理原则等内容进行了讲授。各区县疾控中心分管主任、慢病科科长、肿瘤监测工作人员，各级医疗机构、社区卫生服务中心专业技术人员 100 余人参加了培训。

2012 年 6 月 1 日，市疾控中心举办了全市肿瘤随访登记工作技术培训班，并邀请到省疾控中心专家付振涛对肿瘤随访登记报告技术进行讲解，全市的肿瘤随访登记报告工作全面启动。

2012 年 6 月，卫生局、市公安局、市民政局联合督导组对全市五区三县、高新区、文昌湖区死因监测统计暨肿瘤随访登记工作进行了督导考核工作，并进行了通报。

2012 年 6 月，市疾控中心对 2011 年死因监测统计工作数据进行了汇总分析，撰写印刷了淄博市历史上第一本死因监测分析报告：《2011 年淄博市死因监测分析报告》，初步摸清本市死因现状及死因顺位，截至 2012 年 3 月 31 日，全市报告死亡病例 26066 例，按 2010 年第六次全国人口普查淄博市人口数据计算全人群报告粗死亡率达到 575.33/10 万，按 2011 年户籍人口数据计算全人群报告死亡率达到 609.92/10 万。慢性病占总死亡构成的 87.30%，总人群的前五位死因分别为：心血管疾病、恶性肿瘤、脑血管疾病、伤害和呼吸系统疾病。恶性肿瘤前五位分别为：肺癌、胃癌、肝癌、食管癌和结直肠癌。

2012 年 8 月，市疾控中心起草并以卫生局名义下发《淄博市肿瘤随访登记工作规范（试行）》，作为淄博市肿瘤随访登记的规范性文件。

2012 年 11 月，对全市 28 所二级及以上公立医院进行了死因监测在内的公共卫生检查。

2012 年 12 月，对全市五区三县、高新区疾控

中心和抽取的部分乡镇卫生院进行了死因监测工作督导。

三、慢病健康教育

2007 年 11 月 14 日，卫生系统在全市范围内通过报纸、广播、电视等途径同步开展了第一个“联合国糖尿病日”，宣传主题是“糖尿病和儿童青少年”

2009 年，市疾控中心制定、印发了《关于做好 2009 年全民健康生活方式行动工作的通知》，并于 9 月 1 日在市及各区县同时开展广场健康血压主题宣传活动。普及健康血压、健康生活方式相关知识，提供健康生活方式行为指导，培养民众健康血压、健康意识和健康行为能力。

2011 年 10 月 12 日，“健康山东行动·为健康加油”走进淄博市活动启动仪式在张店区世纪花园社区服务中心举行。市卫生局副局长孙辉、市疾控中心主任翟慎永、张店区卫生局局长黄传营等领导出席启动仪式，世纪花园社区 100 余名居民参加了活动，并现场体验了“健康加油站”。

2012 年 4 月，省卫生厅组织的“健康山东”巡展活动走进淄博，地慢所相关人员参加并向现场群众讲解慢性病防制知识。

2012 年 9 月 20 日，市疾控各中心结合第 24 个“全国爱牙日”开展了“健康口腔，幸福家庭”“关爱自己，爱护牙周”为主题的现场宣传活动。

第五章　皮肤病、性病、艾滋病

第一节　防治机构

一、市属组织机构

1956年，为完成《全国农业发展纲要》中提出的12年内消灭性病的任务，成立淄博市性病防治组。1958年3月，命名为淄博市卫生局性病防治组，编制6人。4月，淄博市人委下发《淄博市1958年性病防治规划（草案）》。5月，市卫生局设立3人麻风病防治组。10月，市卫生局性病和麻风两个防治组合并，成立淄博市卫生局皮肤性病防治站，共8人。11月，淄博市麻风病防治管理委员会成立，下达了《淄博市麻风病防治工作规划》。

1960年，市卫生局皮肤性病防治站撤销，在市卫生防疫站设立皮肤性病防治科。

1964年，建立淄博市皮肤病防治站，地址在周村区马鞍山疗养院。同期，市防疫站皮防科撤销。

1969年2月5日，市皮肤病防治站撤销，业务人员及医疗设备调往各区麻风病院。

1970年7月9日，恢复市皮肤病防治站，编制5人，隶属于市卫生局，住周村马鞍山疗养院。1972年11月16日，淄博市皮肤病防治站更名为淄博市皮肤病防治所。

1973年，淄博市革命委员会撤销淄川区宝山皮肤病防治院和博山区尚家峪麻风院，合并于周村区马鞍山疗养院，于1974年4月5日建立淄博市皮肤病防治院。市皮防所和市皮防院为两个机构、一套班子，既管院内治疗又管社会预防。

1989年，淄博市人民政府成立淄博市性病防治领导小组。副市长康寿美任组长，市政府副秘书长刘峰、市卫生局副局长赵亦成、市公安局副局长王振华任副组长，市司法局、财政局、工商局、民政局、团市委、市妇联、市总工会等有关部门负责人为成员。领导小组办公室设在市皮防院，袁长河兼办公室主任。

2000年5月17日，市政府批复：鉴于市皮肤病防治院已并入市中医院，市政府同意将原由市皮肤病防治院管理的麻风村划归周村区卫生局管理。麻风村现有房地产及市皮肤病防治院小方村旧址（占地3.29亩，建筑面积672㎡）无偿划拨给周村区政府；原市财政每年补助麻风村5万元经费，划拨周村区使用。

2000年6月23日，市政府通知，根据市委第52次常委会议研究的意见，决定对市属有关医疗机构调整如下：撤销淄博市皮肤病防治院，将其整建制并入淄博市中医院，原市皮肤病防治院承担的皮肤病社会预防职能并入市防疫站。

同期，市卫生防疫站成立皮肤病防治科，编制5人。原市皮肤病防治院社会预防职能移交该科负责。

二、区级组织机构

1958年11月，淄博市人民委员会下达《淄博市麻风病防治工作规划》，市、区成立麻风病管理委员会。由卫生、民政、工会、银行、供销社、文教、农业、公安、法院、妇联、共青团及麻风病防治机构的负责人组成，由市长、区长任主任。管理委员会的任务：根据上级指示，研究解决防治麻风病的重大问题，提出防治规划，监督麻风病调查、建院、收容、治疗、管理病人等措施的实施。

1959年—1960年，博山、周村、张店、淄川4个区民办公助，先后建立麻风病防治院。

博山区杨家峪麻风病院

院址在博山区南博山杨家峪，周围泉水长流，环境幽静。1958年由博山县筹建，同年12月划归博山区续建，1959年5月竣工。有房屋25间，工作人员3人（业务2人，管理1人）。1959年6月1日收容第一批病人共12人。以后，多时达41人。至1977年，共治愈麻风病人126人。1977年，合并于市皮肤病防治院。

周村区马鞍山疗养院

位于周村区孟家堰村东马鞍山南坡，占地 30 余亩。1960 年 3 月建成，房屋 33 间。1960 年 4 月开始收容病人。病人多时达 130 余人。共有工作人员 8 名人（业务 6 人，行政管理 2 人）。

1964 年，市皮防站建立，地址在周村区马鞍山疗养院西侧的小方村村南，同时，上级拨款 36500 元扩建该院房屋 50 间，负责收治张店和周村两区的麻风病人。医疗工作由市皮防站和周村马鞍山疗养院共同承担。1973 年，淄川区宝山皮肤病防治院并入市皮防站，更名为市皮肤病防治院，1974 年，临淄区在益都麻风病院住院的病人转入该院治疗。1977 年，博山区杨家峪麻风病院并入市皮防院。

张店区麻姑营麻风病院

位于房镇公社麻姑营村西北，占地 26.5 亩，1960 年 6 月建成，房屋 70 间，收治病人最多时达 73 人，有工作人员 2 人。因该院地势低洼，房屋在雨季时有倒塌，于 1962 年 10 月解散。对散居的麻风病人，定期送医送药上门治疗。

淄川区圣水寺麻风病院

1960 年 3 月，淄川区在口头公社圣水寺建立麻风病院。该寺原有庙房 6 间，水井 1 眼。寺周围 3 条山峪中的农民于 1960 年 3 月迁出，新盖房屋 57 间，于同年 6 月收治病人，到 11 月，共收治病人 109 人。由于该院收治的病人居住分散，不便管理，于 1964 年迁往王村镇南的宝山。

宝山皮肤病防治院

1964 年，淄川区政府与淄博矿务局协商，将原淄博矿务局宝山煤矿职工宿舍改为宝山皮肤病防治院。院址在宝山南坡，有砖瓦房 162 间，山顶有一座庙，房屋 15 间，作为办公室。职工 10 人。将口头公社圣水寺麻风病院住院病人迁入该院，住院病人多时达 178 人。由于该院设备较好，管理正规，省皮防所和省医科所多次来该院开展临床治疗研究工作。1973 年年底至 1974 年初，淄博市皮肤病防治院建立时，宝山皮防院并入。

1974—1977 年各区麻风病院并入市皮防院后，各区卫生防疫站先后建立 2~3 人的皮防组，负责本区麻风病调查、散在病人治疗、治愈病人康复送药和追踪观察、病人家属和密切接触者的随访以及麻风病防治知识宣传等工作。

三、综合医院皮肤科

市第一医院、第二医院、齐鲁石化总厂医院、周村区医院、驻军 148 医院、淄川区医院、山东铝厂医院等医疗单位，先后在 20 世纪 70 年代—80 年代设立皮肤科。市第一医院皮肤科是淄博 20 世纪 50 年代—60 年代皮肤病防治的业务技术中心，为淄博市防治梅毒、防治头癣和麻风病防治做了大量工作。

第二节　麻风病

一、防治概况

麻风病属于中国法定传染病中的丙类传染病。

新中国成立前，本市麻风病蔓延不断。

新中国成立后，自 1958 年开始调查防治，实行领导、群众、专业人员“三结合”方法，贯彻“积极防治、控制传染”原则，采取“查、收、治、管、研”综合防治措施。至 1981 年，经过 20 多年的防治，全市累计发现麻风病人 1114 人，治愈 806 人，除去死亡、外迁等自然减少，时年有现症病人 14 人。1976—1981 年，近五年平均年发病率下降至 0.1/10 万，从中度流行区降为低度流行区，达到卫生部“基本消灭”麻风病标准。

1982 年 7 月 14 日，市卫生局在全市卫生工作会议上宣布：淄博市基本消灭麻风病。

桓台县于 1983 年划入淄博市。自 1957 年开始，该县设立麻风病防治机构。30 多年来，贯彻“积极

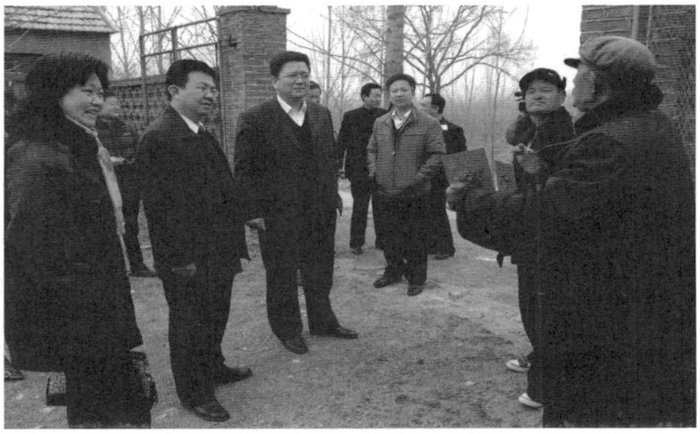

市卫生局副局长孙辉（左三）、市疾控中心主任翟慎永（左二）看望麻风病人

防治，控制传染”原则，采取综合防治措施，取得显著防治效果。至1989年年底，全县累计发现麻风病人233名，治愈7人，外迁4人，死亡90人，时年尚有现症病人1例（复发者）。该县1984年麻风患病率已控制在0.004‰以下，1965—1969年五年平均年发病率为0.34/10万，比流行高峰年（段）发病率下降91.15%，患病率下降98.89%，自然村流行范围缩小97.83%。经5年以上观察，全县发病率和患病率无回升现象。1989年11月，经省、市专家考核验收小组考核，达到卫生部规定的基本消灭麻风病指标。

到1990年，全市累计发现麻风病患者2116例，治愈1479例，除去死亡、外迁等减少外，全市有现症病人17例。

三十多年来，由于采取积极的管理措施和技术治疗，发病率和患病率逐年下降。1990年，全市五区三县均已达到卫生部规定的基本消灭麻风病指标（患病率≤0.01‰；近五年平均年发病率≤0.5/10万）。较全国规定“基本消灭”麻风病的时间提前10年，较全省规定“基本消灭”时间提前2年达标。

1990年，市卫生局组织麻防专业人员并邀请省有关专家，进行基本消灭麻风病的考核验收。

二、调查

本市麻风病调查始于1958年。主要调查方法包括：线索调查、过滤性调查、专业性调查、家属调查、门诊发现、查治皮肤病发现、报病奖励发现等。

1. 线索调查：把麻风病症状归纳出10大线索，作为调查的依据。1958—1982年25年间，先后于1958、1959、1960、1965、1970、1971、1972、1974、1975、1977、1978、1979、1980、1981、1982年，进行了15次线索调查。据1958、1959、1960年和1972、1975年5年的统计，全市培训医务人员和赤脚医生2831人（次），反复开展麻风病防治知识和症状线索的宣传、普及，以发现病人。

2. 过滤性调查：由基层医务人员对社员或居民进行皮肤和周围浅神经干检查，检出麻风可疑患者，由专业医生复查确诊。

1964年，全市进行全民过滤性普查。各区成立皮肤病普查办公室，抽调634名医务人员组成普查队。全市受检人数1132060人，受检率93.37%，确诊麻风病患者106人，患病率9.36/10万（0.0936‰），这次普查基本摸清了本市麻风病的发病情况和分布情况。

1976年，为贯彻落实1975年国务院提出的“力争在两三年内控制麻风病的流行”的指示，于5—11月进行全民过滤性普查。全市共培训医务人员455人，赤脚医生4082人。张店、淄川、博山、周村、临淄五个区共检查1819467人，占应查人数的91.47%，确诊麻风病人15名，患病率0.82/10万（0.0082‰）。

3. 专业性普查：1963年，市卫生防疫站麻防专业人员到淄川区二里公社七里店村和罗村公社的于家、上黄、下黄、南韩、洼子、罗村等村队进行麻风病普查。共检查8096人，占应查人数的91.8%，查出麻风病人5人。1977年和1983年，博山区卫生防疫站麻防人员对原博山区尚家峪麻风院处的一河流流经的杨峪村进行普查，均未发现病人。1982年，市、区对淄川区峪林公社南石村、周村区彭阳公社上沙村和张坊公社官庄村进行普查，未发现病人。

4. 家属调查：1980年，调查1109例麻风患者家属2146人，累积患病率41.47%，说明定期进行家属检查是发现病人的重要途径。

5. 其他形式调查：多年来，市、区麻防专业机构门诊以及市第一医院皮肤病科发现病人较多。20世纪80年代，还采取从调查皮肤病入手，发现麻风病人。为早期发现病人，1982年实行报名奖励办法。规定报告一条线索，经确诊为新发现的病人，奖励报告者人民币20元。

三、收住隔离

收住隔离即将麻风病患者收容入麻风病院，进行隔离治疗。

最早建立的麻风病院（又称麻风村），是博山区尚家峪麻风病院，于1959年6月开始收容病人。1960年上半年，各区大部分麻风病人被收入该院隔离治疗。

1960—1982年，对大部分麻风病人采取收容隔离治疗，对控制麻风病传染起到重要作用。

1960年以后，对麻风病人的治疗采用口服砜类药物3~4个月，服用利福平3~7天，体内麻风杆菌杀灭率达99.9%，达到与隔离同样的目的。自1982年起，对多菌型（瘤型和界线类）麻风病人采取收容入院隔离治疗3~6个月后，转为院外治疗；少菌型（结核样型）患者实行在家治疗。

四、治疗

对麻风病的治疗，大体为三个阶段。

1.1958—1964年为氨硫脲治疗阶段。多数病人服用氨硫脲，剂量为100毫克~1500毫克/日，由25毫克开始逐渐增至足量，每周服药6天，停药1天，连续服药3个月，停药2周。此疗法对结核样型麻风皮损消退快，对瘤型疗效差。单服此药临床治愈的病人，复发率为31.6%。

2.1965—1980年为氨苯砜治疗阶段。用法：每日服50~100毫克，连服6天，停药1天。服用3个月后，停药1~2周。少数服氨苯砜剂量超过150毫克/日的病人，出现贫血、失眠、食欲不振，个别发生药物性皮炎。此药对各类型麻风有较好疗效。结核样型服药2年左右临床治愈，早期瘤型和界线类服药4年左右、中期瘤型服药6年左右、晚期瘤型服药10年左右可临床治愈。治愈病人复发率2.41%。

3.1981年以后，均用氨苯砜、利福平联合化疗。

⑴多菌型麻风（包括瘤型、界线类偏瘤型及中间界线类）：利福平每天600毫克，连服7天后改为每月2次，每次600毫克（10毫克/千克/月）。体重小于35公斤者，每次服450毫克，监服；氨苯砜每日100毫克（6~10毫克/千克/周），自服。治疗直到临床治愈，再按以上方案巩固治疗3年或单用氨苯砜巩固治疗5年。巩固治疗期满，随访10年。

⑵少菌型麻风（包括查菌阴性的未定类、结核样型和界线类偏结核样型）：氨苯砜100毫克/日，自服；利福平每天600毫克，监服。治疗半年后单用氨苯砜治疗，直到临床治愈。愈后用氨苯砜巩固治疗3年，以后每年做一次临床和细菌复查，连续5年。

五、病人管理

1.住院病人管理

入院收容治疗的病人，主要是病人自己管理自己，各麻风病院（村）有一名领导成员分管病人工作。病人中设院务委员会，负责病人的生产、生活、财务、妇女、卫生、文娱、保卫等工作。医院建立一系列有关隔离治疗、病人外出、探视、医疗以及生产、生活管理等规章制度。

病人入院后，每人每月定量成品细粮36斤，食油1.5斤。生活费标准：1981年以前每人每月10元；1982年后每人每月14元。各院组织有劳动能力的病人在院周围开展生产劳动。据不完全统计，1958—1982年20多年共生产粮食18.5万斤，生产蔬菜4.1万斤。淄川、周村、博山麻风病院的病人还进行养猪、养鸡和其他副业生产。劳动收入用于改善病人生活，部分分发给病员。病人的生活物资和日用品，由职工专人购买。医院为病人购买了缝纫机、洗衣机和电视机等，用于改善住院病人的生活和娱乐条件。

2.院外病人管理

对散在社会上的现症病人，由各区麻防机构建立病历、卡片和登记册，麻防人员每3个月到病家送药和检查一次，并做好记录，各型麻风病临床治愈后，继续观察15年。

六、经费

新中国成立后，据1958~1982年统计，全市用于麻风病防治的经费共计149.8万元，其中，院、站基建经费18.3万元，职工宿舍基建费12万元，业务费95.9万元，病人生活救济费23.6万元。经费来自上级和地方政府拨款以及卫生事业费。院内外病人均免费治疗，据1984年测算，平均治愈一例病人，国家投资1856.25元。

七、巩固麻风病“基本消灭”成果

至1990年年底，已达到卫生部规定的“基本消灭”麻风病指标，较全国规定“基本消灭”麻风病的时间提前10年，较山东省规定“基本消灭”的时间提前2年。1990年，市卫生局组织麻防专业人员并邀请省有关专家，进行基本消灭麻风病验收之后，麻防工作转入巩固“基本消灭”麻风病成果的阶段。

至1990年，全市还有麻风现症病人17名，其中，12例在周村马鞍山麻风院继续住院隔离治疗，5例在家隔离治疗。

2000年5月，市政府批复撤销市皮肤病防治院，原市皮防院承担的麻风病社会防治职能，由同期建立的市防疫站皮肤病防治科负责。

2001年3月13日—16日，省皮防所在淄博市举办全省麻风病防治和畸残康复技术培训班。培训麻防专业人员150余人，其中，五区三县皮肤所90余名皮防专业人员参加培训。

2001年，对近5年内有麻风病现症病人的村庄进行检查，共调查5000余人，发现可疑麻风病人10人，并确诊1例外地病人。

2002年，对近10年发现的现症病人以及治愈后的病人进行传染源调查，发现2例新发病人。至2002年年底，全市共有10例现症病人，均实行联合化疗，规则服药率、监服率、联合化疗率均达100%。

2003年，继续追踪观察现症麻风病人，对现症麻风病人以及治愈者取皮肤组织液涂片查菌14人次。对报告的1例已治愈30年后又复发的麻风病患者进行临床检查和皮肤组织液涂片查菌，为强阳性，皮肤切片病理检查证实该患者为治愈后复发。确诊后，按联合化疗要求给予规则联合化疗。

2003年，与市残联配合，开展“爱心助行”活动，为全市7名溃疡治愈康复的麻风病人安装假肢，其中，桓台、周村、沂源县各2名，张店区1名。为临淄区1名治愈后下肢长期溃疡的病人争取治疗资金3500元，使该患者很快康复。

2004年，对4例麻风现症病人进行规则治疗，对年内新发1例瘤型麻风病人给予联合化疗，对其家属进行监测；继续做好麻风病人监测工作，组织液涂片85份，随访治愈者及其密切接触者120人次，未发现新发和复发病人。

2005年，对5例麻风现症病人进行规则治疗，对其家属及密切接触者30人次进行查体观察；年初下发麻风病十大线索材料，做好新发病人发现工作，每月实行零报告制度；利用“世界麻风病防治日”，进行麻风病防治知识宣传。

在年初开展的“情暖万家”慈善救助活动中，与市慈善总会联系，帮助一位特困麻风愈后病人获得救助款300元。临淄区卫生防疫站在“保持共产党员先进性教育活动”中开展救助特困麻风病人活动，全站党员向两名麻风特困家庭捐款1950元。

2006年，共有现症病人7人，年内新发1人，复发1人。复发病人为周村麻风村内DDS单疗的愈后病人，因出现可疑皮损，经皮肤采菌查见抗酸杆菌，确定为复发病例。

2006年麻风节期间，市卫生局副局长王立春、市疾控中心副主任袁长河等到周村区、桓台县麻风村看望慰问麻风愈后病人。是年周村、桓台、沂源县3处麻风村共有驻村病人20人。

2007年，新发麻风病人2人，复发1人，年内现症病人10人，年底判愈1人，死亡1人，年底尚有现症病人8名。

2007年，聘请省皮肤病防治研究所专家为沂源县一名因麻风致左足部溃疡多年不能愈合的74岁孤寡老人实施截肢手术。为实施手术，市及沂源县疾控中心协调有关部门筹集资金3000元。

2007年度中央补助地方公共卫生专项资金项目——麻风病防治项目在本市首次实施，周村、沂源、淄川、桓台四个项目区县承担麻风可疑者筛查及密切接触者检查工作。

是年，承办山东省中央转移支付麻风病防治知识技术培训班，来自全省7地市的68名皮肤病防治工作者参加培训。

2008年，新发麻风病人1人，年底判愈1人，年底现症病人8人。

2008年，开展麻风病防治数据库资料专项调查，对全市所有愈后存活和现症麻风病人的基本情况、生活状况、家系感染情况及生活需求等方面进行调查，全市共调查403人，建立了数据库。

2009年，新发现麻风病人1人，现症死亡1人，年内联合化疗病人3人，年底现症病人8人。是年，为5例现症病人提供自我护理防护用具包，为40例溃疡病人提供溃疡换药敷料包，向300例麻木足患者提供防护鞋，防止发生创伤。

2010年，新发1人，复发1人，年内现症病人9人（桓台3人，沂源3人，淄川2人，临淄1人）。

2011年，复发1人，死亡1人，现症病人8人。年内对需要MDT的4例病人均按联合化疗标准进行规则治疗。

2012年，新发1人，判愈2人，年内现症病人

7人（桓台3人，沂源2人，临淄2人）。

完善麻风防治信息系统，对1949年以来的所有复发病例病历信息及历年随访及死亡信息全部录入系统，并对所有麻风病人的病例随访全面进行审核，补全所有病人的随访记录。

继续做好中央转移麻风病防治项目重症医学处置及麻风防治技术培训工作。

第三节　性　病

根据卫生部1991年发布的《性病防治管理办法》，中国法定乙类传染病中的梅毒、淋病、艾滋病均属性病范畴。性病还包括软下疳、性病性淋巴肉瘤肿、非淋菌性尿道炎、尖锐湿疣、生殖器疱疹。

新中国成立前，本市性病（主要是梅毒）发病猖獗，延绵不断。新中国成立后，人民政府严厉打击卖淫嫖娼活动，坚决取缔娼妓，有效遏制了梅毒的传播蔓延。

1956年，根据《全国农业发展纲要》提出的12年内消灭性病的任务，于1956年3月成立淄博市性病防治组。4月，在淄川区西河村进行梅毒防治试点。5月，在全市开展性病普查普治。

1958年3月，市卫生局成立性病防治组，编制6人，负责全市性病防治工作。10月，该组与市卫生局麻风病防治组合并，成立淄博市卫生局皮肤性病防治站，编制8人，负责全市性病和麻风病防治工作。

1960年4月，淄博市宣告消灭性病。淄博市人民委员会向山东省人民委员会报捷。

1961—1980年20年间，无性病疫情。

20世纪80年代开始，梅毒、淋病等性病在中国死灰复燃，迅速蔓延。性病防治形势也十分严峻。

1989年，市政府以“淄政发（1989）第95号”文批复建立淄博市性病防治领导小组，副市长康寿美任组长。印发《关于加强性病疫情报告制度的通知》，要求各级医疗单位发现性病患者要在一周内报当地皮防机构。实行监测报告的性病有淋病、梅毒、非淋菌性尿道炎等。

1990年2月8日，山东省人民政府发布《山东省性病防治管理办法》，自发布之日起施行。

1991年8月12日，卫生部发布《性病防治管理办法》，自发布之日起施行。

1992年12月12日，山东省卫生厅、公安厅、工商行政管理局、司法厅、财政厅、民政厅六厅（局）联合发布《山东省性病防治管理办法实施细则》，自公布之日起执行。

根据国家和省政府一系列法规，淄博市认真开展性病防治工作。

1990年6月，市皮防院协助省皮防所在本市举办了“全省性病防治检验培训班”，全省各市、地以及本市各区、县皮防所共110余人参加了学习培训。同年9月，市卫生防疫站卫生宣教科完成了“性病艾滋病防治知识展览”的设计制作。该展览用24幅2米×1米的大型展板制作成可灵活拆装的流动展览，用120余幅大型彩色图片组成，较为详细地介绍了国内外性病、艾滋病的流行现状、各种性病的危害及防治知识等，图文并茂，内容翔实。该展览先后在各区以及齐鲁石化公司等厂矿展出，参观者累计10万人次。同期，由市卫生防疫站编印的《讲卫生》报编辑出版《性病、艾滋病防治知识》专版，印刷1万份进行社会宣传。

1999年9月28日，市卫生局印发《关于加强性病防治监督管理工作的通知》，要求认真贯彻《中华人民共和国传染病防治法》和《山东省性病防治管理办法》及其《实施细则》，规范性病诊疗市场秩序，实行“性病防治卫生许可证”制度，加强性病疫情报告，严格性病广告管理，坚决取缔非法诊治性病的医疗单位和游医、野医。

2000年5月，市政府批复撤销淄博市皮肤病防治院。同期，市卫生防疫站成立皮肤病防治科，原市皮防院承担的性病社会防治职能和业务工作由市防疫站皮防科负责。

2000年12月5日，市长张建国签署第15号政府令，发布《淄博市性病防治管理办法》。该办法共分总则、预防、治疗、疫情报告、罚则、附则共6章38条，对本市性病防治工作的领导、组织实施、业务管理、防治措施、相关责任及处罚办法等作出明确规定。该办法自2001年1月1日起施行。

2001年，对国家规定的8种性传播疾病进行监测。全市共报告各类性病1995例，其中，非淋菌性尿道炎1086例，占54.44%；淋病491例，占24.61%；其次是尖锐湿疣。对公共娱乐场所重点人群进行监测一万余人次，未发现阳性病人。

2003年，全市性病疫情报告2548例，其中，非淋菌性尿道炎1697例，占66.6%；尖锐湿疣378例，占14.84%；淋病363例，占14.25%；生殖器疱疹71例，占2.79%；梅毒39例，占1.53%。

市卫生防疫站自1994年起始有性病疫情报告资料，疫情报告的性病主要是淋病和梅毒。疫情资料显示，近10年来，本市淋病发病率自1996年开始上升，至2000年达高峰（21.9/10万），以后呈下降趋势，至2003年，发病率降至12.7/10万。本市梅毒发病率自1998年起开始上升，1999年达高峰（4.27/10万），以后呈逐年下降趋势，至2003年，降至1.65/10万。2004年，报告性病疫情2514例，其中非淋菌性尿道炎1479例，占58.83%，其次为淋病596例，占23.71%，尖锐湿疣326例，占12.97%，生殖器疱疹40例，占1.59%，梅毒73例，占2.90%。

2004年6月14日市人民政府签署第43号令，发布《淄博市人民政府关于修改〈淄博市妇幼保健保偿管理办法〉等15件市政府规章的决定》修订），其中包含对《淄博市性病防治管理办法》的修订。修订后的管理办法自2004年8月1日起施行。

2005年，报告性病疫情1874例，其中非淋菌性尿道炎1129例，占60.25%，其次为淋病406例，占21.66%，尖锐湿疣190例，占10.14%，梅毒117例，占6.24%，生殖器疱疹32例，占1.71%。

2006年，报告性病疫情1532例，其中非淋菌性尿道炎报告749例，占49.08%，其次为淋病439例，占21.73%，尖锐湿疣227例，占14.82%，梅毒报告73例，占4.76%，生殖器疱疹报告60例，占2.48%。

2007年，共报告性病疫情1248例，其中非淋菌性尿道炎报告614例，占49.20%，其次为淋病269例，占21.55%，尖锐湿疣208例，占16.67%，梅毒报告115例，占9.21%，生殖器疱疹报告42例，占3.37%。

2008年，报告性病疫情748例，其中非淋菌性尿道炎报告302例，占40.37%，其次为淋病164例，占21.93%，尖锐湿疣147例，占19.65%，梅毒报告107例，占14.30%，生殖器疱疹报告28例，占3.74%。

2009年，报告监测性病727例。其中报告梅毒234例，占32.19%；淋病166例，占22.83%；尖锐湿疣117例，占16.09%；非淋菌性尿道炎180例，占24.76%，生殖器疱疹30例，占4.13%。梅毒较上年同期（107例）增加118.7%。

2010年，根据省皮研所下发的《山东省性病监测方案（试行）》监测性病病种调整为：淋病、梅毒、尖锐湿疣、生殖器疱疹、生殖道沙眼衣原体感染5种。并对性病疫情由纸质版上报改为网络直报。

9月举办了全市医务人员性病诊疗与疫情管理培训班，各医疗卫生机构80余人参加了培训。年内开展了2次性病疫情漏报调查工作。根据漏报调查情况，调查应报告性病112例，漏报8例，总漏报率7.14%。同年复制翻印了100余份《中国梅毒预防与控制规划（2010—2020年）》及《性病诊断标准与实验室检测方法》600余份，分发至各区县性病疫情管理机构。

2011年，制定下发《淄博市预防与控制梅毒规划（2010—2020年）》，提出我市梅毒预防控制工作新目标及未来十年防治措施。

9月举办了中央补助2010年艾滋病防治项目性病诊疗与监测培训班，150余人参加了培训。开始对性病门诊性病就诊者发放干预服务包，张店区及桓台县性病诊疗机构各500个。

2012年，报告梅毒573例，淋病117例，尖锐湿疣88例，生殖道沙眼衣原体感染45例，非淋菌性尿道炎30例，生殖器疱疹4例。梅毒报告比例逐年提高。

规范性病诊疗及疫情报告制度，及时转发《性病诊疗机构建立健全性病疫情报告管理制度工作要求》和《性病病例报告指南》规范辖区内性病诊疗和报告。

完成2011年中央转移支付项目性病干预服务包909个发放，由淄川区、临淄区和桓台县3个区县实施。完成2012年中央转移支付项目性病干预服务包700个发放，由张店区、博山区完成。

组织开展梅毒检测能力验证考核，全市共上报二级以上医疗机构、性病预防控制机构23家，参与梅毒实验室质量控制 22家，参与率96%，合格率91.77%。

市防疫站自1994年起始有性病疫情报告资料，疫情报告的性病主要是淋病和梅毒。疫情资料显示，近10年来，淋病发病率自1996年开始上升，至2000年达高峰（21.9/10万），以后呈下降趋势。梅毒发病率自1998年起开始上升，1999年达高峰(4.27/10万),以后呈逐年下降趋势，至2003年，降至1.65/10万，之后，梅毒病例报告开始上升，至2012年达12.58/10万（表5-5-3-1）。

1994年—2003年淄博市淋病、梅毒发病率统计表

表5-5-3-1

年份	淋　病		梅　毒	
	发病人数	发病率（1/10万）	发病人数	发病率（1/10万）
1994	74	1.90	—	—
1995	157	4.00	—	—
1996	55	1.39	1	0.03
1997	186	4.66	1	0.03
1998	468	11.63	38	0.94
1999	685	16.93	173	4.27
2000	891	21.90	143	3.51
2001	631	15.42	107	2.61
2002	652	15.81	92	2.24
2003	524	12.70	68	1.65
2004	596	14.41	73	1.76
2005	406	9.54	117	2.74
2006	439	10.22	73	1.71
2007	269	6.27	115	2.68
2008	164	3.81	107	2.49
2009	166	3.85	234	5.43
2010	108	2.50	311	7.21
2011	129	2.85	396	8.74
2012	117	2.57	573	12.58

第四节　艾滋病

艾滋病又称“获得性免疫缺陷综合症”；英文缩写为AIDS，该病属于中国法定传染病中的乙类传染病。

1985年，中国发现首例艾滋病患者。

1987年12月26日，经国务院批准，卫生部、外交部、公安部、国家教委、国家旅游局、中国民用航空局、国家外国专家局七部（委、局）于1988年1月14日联合发布《艾滋病监测管理的若干规定》。

淄博市艾滋病防治工作始于1989年。

1990年9月，卫生宣教科设计完成了“性病、艾滋病防治知识大型流动展览”，该展览有效展面48㎡，由24块2米×1米展板组成，用120余幅大型彩色图片，较为详尽地介绍了国内外性病、艾滋病流行现状以及防治知识。在五个区和齐鲁石化公司等厂矿企业展出，参观者累计10余万人次。同期本站《讲卫生》报编辑出版《性病艾滋病防治知识》专版，印刷1万份进行社会宣传。

1992年3月17日，以“淄卫防字（1992）第16号”文印发《关于开展艾滋病监测工作的通知》。自1992年开始，本市正式对海外归国人员、涉外服务人员、出租车司机、献血员、个体户等重点人群开展艾滋病监测工作。

1993年，建立健全艾滋病监测报告制度。年内对出国归来的劳务人员、涉外服务人员、出租车司机、献血员等高危人群1704人进行血检，未发现HIV阳性感染者。

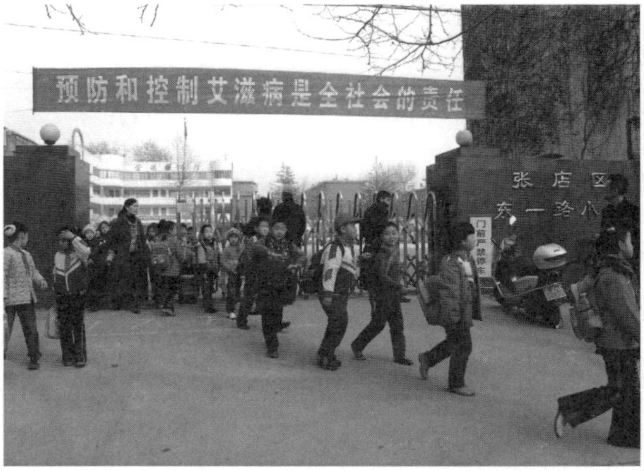

艾滋病宣传进校园

1995年4月26日，省卫生厅“鲁卫函字（1995）第20号”文通知：批准淄博市卫生防疫站艾滋病检测实验室为“艾滋病病毒初筛实验室”。

1995年6月，首次发现艾滋病病毒感染者：感染者吴XX，女，47岁，系胶州市李哥庄镇双京村人，与其丈夫陈XX（35岁，吉林省人）暂住淄博高新区石桥镇王南村，在淄博、滨州以供血为生。6月19日，吴某在滨州医学院附院供血时，被检为HIV感染者。6月23日，市防疫站派员赴滨州医学院附院，协同省艾滋病检测中心调查。经省、市分检监测，吴某与丈夫陈某均为HIV感染者。市卫生局、市公安局遂根据有关规定，责令吴、陈二人停止供血，返原籍，并通知胶州市卫生防疫站接管。

1996年11月19—20日，市卫生局在张店举办预防和控制血源性传播疾病师资培训班，市、区县以及100张床位以上的厂矿医院的业务院长、医务科、传染科、血库负责人等78人参加，学习《中华人民共和国传染病防治法》《消毒管理办法》以及包括艾滋病在内的血源性传染病防治知识。1996年，市防疫站检测血液及其制品33份，未发现HIV阳性者。

1997年，对血液及其制品以及高危人群进行艾滋病监测，共抽检采样10份，HIV均为阴性。

1998年，对艾滋病高危人群进行监测，共血检375人，HIV均为阴性。

1999年，对艾滋病高危人群进行监测，共血检123人，对可疑艾滋病病毒感染者开展防治知识咨询。

1999—2000年，共采样检测高危人群血样3540份，发现可疑艾滋病病毒感染者10例，经省艾滋病监测中心复检，排除6例，确认4例。其中，献血员2例，暂住人口1例。4例中返回原籍3例，均通知当地卫生防疫站接管。

2000年11月25日，《淄博卫生》报在12月1日“世界艾滋病日”前夕，编辑出版“世界艾滋病日”专版，总标题是：“12月1日是世界艾滋病日，世界卫生组织呼吁：全世界都来关注艾滋病”。《专版》共刊出“我国艾滋病感染者已达50万”“艾滋病离我们有多远？”“父母染病、殃及后代”“预防艾滋病，从珍爱生命开始”等共9篇有关艾滋病防治知识的科普文章。

2000年12月6日—8日，举办艾滋病防治知识师资培训班，区县以上医院分管业务副院长、预防保健科和检验科负责人，各区县、各大企业卫生防疫站（疾控中心）防疫科、检验科负责人，各区县结防所、皮防所负责人，市中心血站检验科负责人参加培训。

2001年，贯彻国务院办公厅印发的《中国遏制与防治艾滋病行动计划（2001—2005）》和省政府印发的《山东省贯彻实施中国预防与控制艾滋病中长期规划（1998—2010年）》，加强对高危人群监测。是年，监测献血员及高危人群214份，未发现新感染者。

2002年，根据卫生部和省艾滋病预防控制中心要求，开展全市艾滋病疫情、高危人群基数、HIV感染率以及HIV感染人数估计调查。全市共调查统计443348人，其中，性病病人2242人，暗娼218人，嫖客307人，娱乐业服务人员919人，归国人员8561人，长途卡车司机71210人，吸毒者2人，受血者25000人，输入血液制品者5120人，小于6岁的婴幼儿264139人，义务献血者26000人，孕产妇39630人。依照上级要求，采取分层抽样的方法，对高危人群计1600余人进行流行病学调查和检测工作。其中，性病病人500例，结核病病人200例，综合医院就诊病人600人，娱乐性服务从业人员300人。按省艾滋病哨点监测方案要求，建立艾滋病监测哨点，采血检测350余份，未发现艾滋病病毒感染者。

2002年，依照《全国艾滋病监测工作规范》和《山东省地市HIV初筛实验室考核验收方案》要求，市防疫站设立单独的艾滋病检测实验室，投资3万余元，配备了检测所必需的仪器设备，充实检验专业人员。

2003年12月24日，山东省疾病预防控制中心、山东省艾滋病预防控制中心以“鲁疾控艾（2003）9号”文印发《关于公布山东省艾滋病检测实验室单位名单的通知》，淄博市卫生防疫站为“山东省艾滋病筛查中心实验室单位”，另外，全市有10家医疗卫生单位为“山东省艾滋病筛查实验室单位”，分别为：市中心医院、市第一医院、市第四人民医院（市传染病医院）、市妇幼保健院、山东侨联医院、淄矿集团中心医院、市中心血站、张店区卫生防疫站、周村区卫生防疫站、临淄区卫生防疫站。

1999—2005年，每年12月1日“世界艾滋病日”，都组织专业人员在闹市区街头设立艾滋病宣传咨询站，向广大群众宣传普及艾滋病防治知识。例如，2001年12月1日，围绕“预防艾滋病，你我同参与”的宣传活动主题，组织防疫专家在街头设宣传咨询站。市及各区县共制作展出宣传板牌32块、宣传栏46期、黑板报36期，出动宣传车9辆（次），发放艾滋病预防与控制宣传资料20余种3500余份，印发宣传单1万余份。在《淄博晚报》《鲁中晨报》刊登艾滋病预防知识4期，在淄博人民广播电台直播间做艾滋病预防知识直播节目一期，受教育者达50万人次。

2004年根据工作需要，于10月中旬成立艾滋病防治科，科长于宪良、副科长杨绪红，科员李翠波、王磊，负责全市艾滋病防控工作，并按照上级要求组建了艾滋病高危人群行为干预工作队；对全市的暗娼、吸毒人员、既往有偿献血员、输血人员等高危人群进行了基数摸底调查；完成了省级哨点监测及中美合作GAP项目，对1768名自愿监测者进行了HIV抗体检测；利用“12·1”第17个世界艾滋病宣传日组织专家咨询，展出宣传牌6块，发放宣传单1.6万余份，宣传册11种2100余份，宣传画2000余张，与山东理工大学联合举办“预防艾滋病，人人共参与”红丝带签名活动。

2005年开展高危人群摸底调查，对驻淄博监狱、劳教所羁押、收教人员艾滋病流行情况及其重要危险行为因素进行筛查，共调查8649人，采血样8346份，初筛后有6例被省CDC确认为HIV阳性；对90年代以前既往有偿供血人员进行艾滋病排查，共查出383人、采血128人；对2855名农村“外来媳妇”进行摸底调查，其中检测603名；加强哨点检测，对879名性病、结核病等人员进行艾滋病抗体检测；通过在全市大、中学校中广泛开展艾滋病“换水游戏”试验，提高艾滋病防治知识的知晓率，增强自我保护意识；加强艾滋病初筛实验室建设，至2005年年底全市共有艾滋病初筛实验室19处。

2005年1月，淄博市艾滋病网络直报信息系统正式启用。

3月，淄博市第一例病人开始抗病毒治疗。邓某，女，1952年1月13日出生于云南瑞丽县，汉族，1993年10月来桓台农村结婚定居。服药方案:d4T+3TC+NVP,服药12天死亡，服药期间无异常。

市防疫站、高青县、沂源县、博山区、临淄区为第一批免费自愿咨询（VCT）检测点。咨询点均设置宣传资料、安全套等，向来咨询者提供咨询服务和抗体检测

12月1日，农民工艾滋病防治知识宣传活动举行开幕式，市委、市人大、市政府领导参加了启动仪式，副市长关玛丽作了讲话，农民工代表作了宣誓发言，从此，农民工艾滋病防治知识宣传活动正式启动。

三大专项调查：淄博市卫生局、市司法局联合下发《淄博市监狱、劳教所羁押及收教人员艾滋病病毒抗体筛查实施方案》，对驻淄博的7个监狱、劳教所的所有羁押收教人员进行专项调查。此次，共调查羁押收教人员8649人，现场采血8346份，8份血清复核阳性，经省CDC实验室确认，6例为阳性。同月，市卫生局下发《淄博市既往有偿供血（浆）人员艾滋病病毒抗体筛查实施方案》，本市既往献血员艾滋病筛查工作正式启动。登记造册324人，筛选符合条件的134人进行抗体检测，无阳性。同年开展外来妇女艾滋病专项调查。本年度摸底普查103个乡镇（办事处）、3146个村（居委会），登记造册外来媳妇2641人，样品采集2408人。复检126余份，其中阳性13人，阳性率0.54。在13例阳性者中，沂源6例、高青2例、张店2例，临淄、桓台、淄川各1例，来自云南（10例），缅甸、辽宁、陕西各1例。

2006年3月份，《艾滋病防治条例》实施之际，组织驻张店区的市、区级医疗卫生单位32家，举行了大型的艾滋病防治知识一条街宣传活动， 共悬挂横幅118条，发放宣传材料25280份，设置宣传广告牌91块，面对面接受宣传教育12122人次。

7月10日，市人民政府防治艾滋病工作委员会办公室下发了认真贯彻实施《艾滋病防治条例》的通知，全市掀起了学习、宣传和贯彻落实“条例”的热潮。其中，张店区在131个村庄、74个居委会设制了大型艾滋病防治知识宣传教育橱窗205个，艾滋病防治知识进社区活动广泛展开。

10月15日，市艾滋病防治工作委员会办公室下发淄博市艾滋病健康教育与行为干预工作考评方案，抽调教育、卫生、公安、计生等成员单位分管领导与业务人员，组成3个检查组，对各区县艾滋病防治工作进行督导检查。

自2006年起，对所有新进入监管场所的被监管人员进行常规艾滋病监测工作。淄博市卫生局、市公安局、市司法局明确规定了检测规范。

2007年3月8日，本地报告首例男男同性恋艾滋病感染者，24岁，因隐球菌脑膜炎医院就诊确认，桓台县外出打工者异地感染；13日，首例抗病毒治疗药物（一线）治疗失败患者，更换二线药物（克力芝+TDF+3DC)。临淄区，男，33岁，血液传播。

9月24日，山东省鲁中强制戒毒所在周村区挂牌成立，负责收治来自全省各地的男性强制戒毒人员。

自9月始，中美合作艾滋病男同干预项目首次在淄博市实施，每年一轮。在能力建设方面进行了经费支持，对艾滋病防治工作的开展奠定了物质基础。

11月9日，在山东理工大学成功举办了以“预防艾滋，共建美好家园”为主题的大学生预防艾滋病宣传教育演讲比赛，评出优秀奖1名。此次活动受到了省、市领导的高度评价，在大学生中引起了强烈的反响，取得了很好实效。

2008年1月，搜集2003—2007年艾滋病防治工作经验、亮点，编制淄博市艾滋病光辉历程成就展板两块，参加全省评选，获得三等奖。以大型宣传、工作现场干预活动照片为引线，描述了淄博市艾滋病防治工作发展成长过程。

2009年针对高青县外来妇女集中的特点，发动乡村卫生室的力量，对近几年外来打工、已婚、未婚妇女进行了一次大规模普查，血清检测2089份，

无阳性。

7—9 月，开展了男性同性恋人群艾滋病综合防治模式研究。按照一般人群调查估计，淄博市 MSM 人群规模为 3.8 万 ~4 万人，占淄博市男性人群的 1.806%。按照 MSM 人群调查估计淄博市 MSM 人群规模为 0.94 万 ~1.14 万人，占淄博市男性人群的 0.43%~0.52%。

2010 年，首轮全球基金艾滋病项目实施。市疾病预防控制中心、张店区、沂源县疾病预防控制中心，共同承担本轮全球基金项目任务。主要包括高危人群（暗娼、男同）干预及感染者 / 病人的随访与管理，支持项目单位办公运转和能力建设。

6 月 13 日，市卫生局下发文件，对自愿咨询检测点进行调整。每个区县确保 3 个以上自愿咨询检测门诊，经省疾控中心审核通过 26 处，涵盖了 9 个疾控中心和 17 处综合医疗卫生单位。

6 月 18 日，市疾控中心与淄博彩虹组签订《淄博市 MSM 社区艾滋病健康干预》项目工作委任书，提出了业务工作目标，并提供活动经费 1.2 万元。为培养同伴教育员，提高 MSM 人群艾滋病防治知识知晓率及性安全防护意识提供了物质基础。19 日，召开淄博市艾滋病高危人群干预工作部门协调会议，有 24 个成员单位 ,45 名代表参加了协调会议，对高危人群干预工作进行了经验交流。

12 月，献爱心，送温暖。市疾控中心开展了为艾滋病家庭献爱心募捐活动，30 多名职工捐献了衣物 100 余件，筹集了部分救助金、慰问金，购买生活用品。中心工会主席率队看望、慰问特困艾滋病家庭。

2011 年 3 月 30 日，国家疾控中心委派毕马威华振会计事务所审计人员对淄博市中美合作男同（GAP）项目进行了全面审计，对 2009—2010 年度男同防治项目工作给予了较高的评价。

4 月 25 日，完成淄博市《中国遏制与防治艾滋病行动计划（2006—2010 年）》终期评估工作，对淄博市前期的艾滋病防治工作进行了客观的总结和评价，各项指标基本上达到了行动计划的要求。

4 月 29 日，省疾控中心、市疾控中心及周村区疾控中心联合对鲁中强制隔离戒毒所进行艾滋病感染情况专题调查。为所内 529 名强制戒毒人员进行了血样采集、行为问卷调查，并对部分感染者进行了心理咨询与指导。

8—10 月份，市卫生局下发《2010 年中央补助淄博市艾滋病防治项目监管场所抗体筛查和知识培训工作方案》。分期分批对公安、司法监管场所的管理人员、医务人员进行艾滋病防治知识培训，更好的促进羁押人群的艾滋病防治工作。针对戒毒所等部门连续出现职业暴露案例，及时印发《淄博市艾滋病病毒职业暴露应急预案》，制订了明确的处置规范，大大提高了职业暴露处理的及时性。10 月份，市艾滋病防治工作委员会办公室，下发《淄博市监管场所艾滋病防治分工协作机制》，修订了监管场所艾滋病防治管理模式。

12 月 30 日，完成了山东大学与市疾控中心联合开展的艾滋病唾液检测接受程度问卷调查项目，有 6 个娱乐场所的 200 余名性工作者参加了本次调查，人们对唾液检测的认知度和接受度偏低。

2012 年 1 月，淄博市全球基金项目县，在张店区和沂源县的基础上又增加了周村区和高青县，与市疾控中心共同承担 2012 年度全球基金项目任务。包括高危人群（暗娼、男同、吸毒人群）干预及感染者 / 病人的随访与管理，支持项目单位办公运转和能力建设。

4—10 月份，淄疾控字〔2012〕47 号文，关于拨付淄博市全球基金艾滋病项目经费的函，下拨 2011 年度第四季度及 2012 年第一季度全球基金项目经费 131367 元。年内又连续下拨经费 3 次，合计 523673.56 元，支出 526157.27 元，支出率 100.47%。根据对全球基金艾滋病项目工作的要求，项目组两次对项目单位工作进行全面检查，及时解决工作中存在的问题与不足并撰写项目督导报告。

7—9 月份，市疾控中心对全市艾滋病防治数据质量进行了核查，包括病例报告、哨点监测、感染者 / 病人管理、检测咨询、抗病毒治疗及高危干预等相关工作。7、8 月份各单位自查、核实、修订，在市疾控中心核查后，周村区代表淄博市迎接了省疾控中心复核。

11 月 29 日，市人民政府防治艾滋病工作委员会办公室，召开2012年市人民政府艾滋病防治工作座谈会议，27家成员单位全部参加了会议，各成员单位对前期工作进行了总结，并对全市“世界艾滋病日”活动进行了安排。

9—12月，作为山东省6个试点城市之一，分别对吸毒和男男性行为人群开展规模估计。吸毒人群用普查法，估计2012年年底1173人，男男性行为人群用捕获再捕获法，估计截至年底有2023人。本次基数调查将为下年度全市疫情规模估计，制定淄博市艾滋病重点人群高危干预计划提供基础。

第六章　结核病

第一节　防治机构

一、淄博市结核病防治院

市结核病防治院，前身是淄博专区干部休养所，建于1950年6月。1954年6月改为淄博专区疗养院。1958年7月，改为淄博市结核病防治所。所址先后在张店火车站天主教堂、张店洪沟村、博山北孙家小庄、博山北域城、淄川城里、博山区赵庄等地。

1958年7月建院初期，共有职工66人。其中，医务人员33人（医师、医士7人，护士19人，护理员2人，药剂2人，检验2人，放射1人），行政管理人员18人，工勤人员15人。科室设置有：结核门诊、药房、化验室、X光室、预防组、院部。病房设病床100张，并在博山区赵家后门设门诊。

1965年，赵家后门门诊部撤销。市结防所职工共76人，其中卫生技术人员46人，行政管理和工勤人员各15人。科室设置：党支部、办公室、总务股、医务处、结核门诊、综合门诊、药房、化验室、X光室、供应室、病房办公室、预防组。

1968年12月31日（文化大革命时期），淄博革命委员会发文，撤销淄博市结核病防治所。

1970年4月6日（文化大革命时期），淄博革命委员会发文，恢复淄博市结核病防治所。

1982年12月，淄博市结核病防治所改为淄博市结核病防治院，设病床130张。

1985年，市结核病防治院共有职工161人，其中，卫生技术人员100人，行政管理25人，工勤人员36人。科室设置有：党支部办公室、院部办公室、财务科、总务科、预防科、结核门诊、综合门诊、检验科、放射科、药房、供应室、病案室、住院处及一、二、三病区。共设病床150张。

二、淄博市卫生防疫站

2000年6月23日，市政府正式通知：根据市委第52次常委会研究的意见，决定对市属有关医疗机构合并调整如下：撤销淄博市结核病防治院，将其整建制并入淄博市第一医院。原市结核病防治院承担的结核病社会预防职能并入市卫生防疫站。

2000年5月，市卫生防疫站成立结核病预防控制科，原市结核病防治院预防科部分专业人员调入该科，设置专业技术人员3人。

2006年1月1日，市疾病预防控制中心成立，原结核病防治科更名为结核病预防控制所，专业人员8人。

三、三级防痨网

1. 市级防痨组织

1958年7月，市结核病防治所建所时即设有预防组，负责社会防痨工作。

1982年，市结防所改为市结核病防治院，原预防组改为预防科，有专业防痨人员6人，负责全市结核病的社会预防工作。

1986年11月，经市科委批准，成立“中国防痨协会山东省淄博市分会”。经过民主选举，产生中国防痨协会山东省淄博市分会理事会，共有理事22人，黄锡昌任理事长。

1992年7月，实施世界银行贷款“结核病控制项目”，成立了“淄博市实施世界银行贷款结核病控制项目领导小组”和结核病控制项目办公室，该“办公室”设在市结核病防治院预防科。

2000年5月，市政府调整部分市级医疗卫生机构，市结核病防治院撤销，该院原来承担的结核病社会预防职能并入市卫生防疫站。同期，市防疫站建立结核病预防控制科，承担全市防痨工作。

2003年8月7日，市防疫站印发“关于成立全市结核病疫情登记报告协调委员会的通知”，“协调委员会”由胡林任主任，袁长河、陈晋国、曹培刚任副主任，各区、县结防所所长、卫生防疫站分管副站长任委员；协调委员会下设办公室，由市防疫站结防科科长曹培刚兼任办公室主任。该“协调委员会”的职责是：⑴协调结核病流行病学调查工作及结核病归口管理检查；⑵完善本市结核病疫情登记报告和监督体系；⑶定期召开会议，交流总结经验，整体推动我市结核病控制工作。

2003年10月20日，为全面贯彻国务院办公厅印发的《全国结核病防治规划（2001~2010年）》和“山东省人民政府办公厅贯彻《全国结核病防治规划（2001~2010年）》实施意见”，市卫生局印发《关于调整“淄博市结核病防治规划办公室成员名单的通知”，“通知”称，办公室组成人员为：主任：王大伟；副主任：曹家清、胡林（常务副主任）；李伟、孟玲、袁长河；成员：齐昌成、曹培刚、周莉莉、韩蔚、李玲、张峰；办公地点挂靠市防疫站。

2007年5月28日，市政府办公厅“关于调整有关临时机构负责人并更名、成立部分临时机构的通知”，对市结核病防治领导小组进行调整，组长：段立武（副市长）副组长：张鲁辛（市政府副秘书长）李敏（市卫生局局长）。

2012年1月10日，市预防医学会结核病控制专业委员会成立。主任委员：殷茂荣，副主任委员：李源、徐吉进、王茂义、于永峰、赵亮、鲍泽亮、王丽丽、田茂彬、张汝卿、王谦、高峰。

2. 区（县）级防痨网

1960年，全市开办基层单位及农村结核病疗养院。1970年，博山区由青龙山结核病疗养院改建为博山区结核病防治站；1976年，周村区建立结核病防治站；1978年，淄川区建立结核病防治站；同年，临淄区在区卫生防疫站建立结核病防治组；1980年3月，张店区在区医院建立结核病防治科，分别承担各区的结核病防治任务。1984年，桓台县划入淄博市时，该县已建立结核病防治站。至1985年，全市区（县）级防痨人员由1980年的33人，增加至59人。1990年，高青县、沂源县划入淄博市，两县均已建立县级结核病防治机构。

2006—2012年，区县结核病防治工作分别由博山区结核病防治所、桓台县结核病防治所、高青县结核病防治所、张店区疾病预防控制中心、淄川区疾病预防控制中心、临淄区疾病预防控制、周村区疾病预防控制中心、沂源县疾病预防控制中心、高新区疾病预防控制中心承担，共有结核病防治专业人员97名，本科学历30人，专科36人，中专及以下21人，高级职称8人，中级职称39人，初级职称51人。其医疗、预防、检验、放射等专业人员基本配备合理。全市现有X光机10台，显微镜（包括乡镇痰检点）46台，项目督导车3辆，能基本适应当前结防工作的需求。

3. 基层防痨网

1959年，开始建立基层防痨组织。全市共建立市第一医院、周村区医院、市第二医院、淄川区医院、淄博矿务局中心医院、昆仑医院、新博医院、博山区医院、山东铝厂职工医院、省安装公司卫生所、山东机器厂卫生科、金岭铁矿医院12个中心防治点。市结核病防治所负责业务领导，分片进行团体体检、卡介苗接种、防痨宣传、开设结核病门诊、对结核病人实施管理。

1979年，举办全市防痨训练班，建立健全了区、公社、大队3级防痨网。1980年4月，举办防痨训练班。至1981年，全市共培训区、公社、大队3级防痨人员224人，化验员33人，“赤脚医生”2963人。至1995年，公社医院均配备有专职的“三病”（结核病、麻风病、精神病）防治医生。

2006—2012年，按照《中国结核病防治规划实施工作指南》的要求，乡镇卫生院、村级医生负责对肺结核可疑症状者或疑似肺结核病人的转诊及疫情报告，对结核病人进行规范管理等工作。本市自2006年三级防痨网建设逐步建立，到2010年结防机构与医疗机构紧密配合的结核病控制服务体系逐步完善。非结防机构每年转诊可疑肺结核患者数逐年提高。

2009年，非结防机构共报告肺结核及疑似肺结核患者1215例，总体到位率80.49%。

2010年，非结防机构共报告肺结核及疑似肺结核患者1350例，总体到位率92.30%。

2011年，非结防机构共报告肺结核及疑似肺结核患者1451例，总体到位率91.95%。

2012年，非结防机构共报告肺结核及疑似肺结核患者1279例，总体到位率94.32%。

第二节　卡介苗接种

本市卡介苗接种工作始于1952年，是年，为粉碎美国发动的细菌战，省分配淄博地区4000人卡介苗接种任务。其中，淄博市1000人，由淄博市卫生科、工人医院负责接种；张周市1500人，由张周市卫生院及中心卫生院负责接种；厂矿1500人，由淄博劳工大队负责接种。卡介苗由专区中心卫生院发放。

1954年6月2日，淄博专区人民医院、淄博专区工人疗养院分别建立卡介苗接种站，卡介苗接种业务与山东省结核病防治所联系。

1958年7月，淄博专区疗养院改为淄博市结核病防治所，卡介苗接种工作由市结核病防治所负责实施。是年，对15岁以下的儿童做结核菌素试验42768人次，接种卡介苗3万余人次。以后，每3~4年接（复）种一次。全市建立了5处区级卡介苗接种站和12个新生儿接种点。

1973年以前，卡介苗的接种工作由接种站、接种点、防疫站、妇幼保健站、医院等医疗卫生机构共同协作负责。

1973年以后，随着各区结核病防治机构的建立，卡介苗接种工作采取组织人员突击接种方式。以区（县）为单位，组织基层卫生人员，经过集中培训后，集中时间，对15岁以下儿童进行突击普种，间隔3~4年再普种一次。全市每年接种数量平均达10万人次以上。全市每年接种数量平均达10万人次以上。新生儿接种实行以公社为单位，每3~6个月一次，组织乡村医生对各村新生儿进行突击接种，接种率一般可达90%以上。

到1982年，全市15岁以下儿童普种3遍以上。自1982年开始，新生儿接种每半年普种一次，接种率为80%。据统计，1958—1982年，全市共做结核菌素试验2349802人次，皮内卡介苗接种1429355人次，皮上接种145548人次。

1982年11月29日，卫生部颁布《全国计划免疫工作条例》，将卡介苗接种列入计划免疫程序。1984年，根据省卫生厅通知，卡介苗接种工作由市结核病防治院移交给市卫生防疫站管理、实施。根据《山东省计划免疫程序》，卡介苗接种方法为：新生儿出生后接种一次（初种），到7岁和12岁时，各复种一次。1995年，全市抽查180个单位，卡介苗接种率62.1%。

1986年，市、区、县卫生防疫站相继建立健全了计划免疫科，并加强了“冷链”建设，使包括卡介苗在内的“四苗”接种质量和接种率不断提高。1986年，全市“四苗”接种率达85%以上；1987年达96.9%；1988年达94.76%；1989年达98.41%，同年，全市计划免疫实现第一个（以市为单位）85%目标；1990年，经市卫生局组织全面检查考核，全市“四苗”全程接种率达96.07%；1991年，经全市检查考核，“四苗”接种率达99.4%，同年，计划免疫实现第二个（以区、县为单位）85%目标；1992年—1995年，“四苗”接种率每年均达95%以上。1996年以后，每年年底均由市卫生局组织一次全市性的计划免疫检查考核。1996年，“四苗”接种率达96.8%，同年，实现计划免疫第三个（以乡镇为单位）85%目标。1997年—1999年，全市卡介苗单苗接种率分别为99.03%、97.44%和99.08%。2000年，全市卡介苗接种率100%，卡疤率98.32%；2001年，卡介苗接种率97.98%，卡疤率97.17%；2002年，卡介苗接种率100%，卡疤率95.8%；2003年，卡介苗接种率99.62%，卡疤率98.15%。

2004年卡介苗接种率为99.05%；2005年卡介苗接种率为98.56%；

2006年卡介苗接种率为98.97%；2007年卡介苗接种率为97.17%；

2008年卡介苗接种率97.17%；2009年，卡介苗接种率99.97%；

2010年卡介苗接种率99.97%；2011年，卡介苗接种率99.97%；

2012年卡介苗接种率99.99%。

第三节　普查普治

结核病的普查普治工作，大致可以分为五个时期。

一、面向工矿查治时期（1958—1960 年）

1958 年，市结核病防治所深入工矿企业，进行结核病的普查普治。是年，共调查 29 个单位、22261 人次。1959 年，全市 6 个结核病防治点共检查 50032 人次。同年 10 月，市第二医院、周村区医院、市结核病防治所组成调查组，对博山、张店、周村区的居民进行抽样调查，共调查 700 户、2877 人，发现肺结核患者 113 例。其中，活动性结核病人 79 例，患病率 2.75%。到 1960 年 2 月，全市共普查厂矿 39 个，受检者 38292 人次，查出病人 810 例，患病率为 2.12%。

二、开办结核病疗养院时期（1960—1962 年）

1960 年 5 月，全市共办农村结核病疗养院 36 处，厂矿办疗养室 55 处。1961 年，大部分疗养院（室）解散。据对 14 处疗养院调查，共收容病人 323 人，经治疗后能从事一定工作者 139 人，占 43.03%。

三、重点管理时期（1962—1965 年）

为解决调查量大的问题，1962 年在五〇一厂进行了查、管、治相结合的试点。厂里成立了防痨委员会，下设办公室，各分厂保健站有专人分管防痨工作；医院设结核门诊、肺科病房，建立了查体卡片和结核病卡片和结核病人卡片。当年，在淄博电热厂、淄博制酸厂、博山电机厂、博山电池厂等厂矿推广了这一经验。以后，扩大到全市其他大型厂矿。至 1965 年，全市有 15 个大型厂矿实行了这一做法，各厂矿肺结核患病率均有下降。

四、区级防痨网时期（1966—1979 年）

1966 年，组建了厂矿和农村防痨网。有 X 光机和放射人员的厂矿，自查自管；没有 X 光机的厂矿，由市结核病防治所负责查、管、治。

1973 年，市卫生局在夏庄煤矿召开现场会，35 个厂矿单位参加，会后开展了普查。自管厂矿检查 6011 人，发现活动性肺结核 1206 人，患病率为 1.83%；市结核病防治所对厂矿检查 33470 人，发现活动性肺结核 1002 人，患病率 2.99%，全市厂矿检查平均患病率 2.22%。对查出的活动性肺结核患者进行了治疗管理。

农村防痨网建设最早始于博山区，以青龙山结核病防治站为主，组成区级防痨网。1972 年，博山区卫生局召开了各公社、厂矿防痨会议。对北博山公社和源泉公社进行了重点调查，对麻峪大队进行了普查。源泉公社检查 1933 人，发现 26 例病人，患病率 1.35%，对病人进行了登记管理。麻峪大队发现病人 40 例，患病率为 8.95%，系暴发流行，拨专款进行了防治。经 1978—1987 年连续 10 年观察，该大队未发现新发病人。另外，还对郭庄公社部分大队进行了重点调查。

1974 年，周村区对南闫公社 7 岁以上的人群进行了普查。1974—1975 年，对周村区 10 个公社进行了重点调查，共检查 49724 人，发现活动性肺结核病人 1271 人，患病率 2.56%。对病人进行了登记、管理、治疗。

在此期间，市结核病防治所先后组织专业人员，对博山区的李家公社、域城公社、蕉庄公社，淄川区的寨里公社、张店区的沣水公社、临淄区的梧台公社和金岭公社进行了普查和重点调查。

五、扩大普查普治时期（1980—1985 年）

1980 年 4 月—1981 年，开展了农村结核病普查工作。各区、公社成立了普查领导小组，大队赤脚医生配合市、区防痨人员进行。全市组织了 75 名专业人员、2963 名赤脚医生组成普查队伍，用 91 部 X 光机，对 80 个公社进行了普查或重点调查。共查 1707174 人，胸透 269518 人次，查出结核病人 2244 例，平均患病率 1980 年为 0.3%，1981 年为 0.25%。市卫生局拨专款 7 万元，对查出的病人进行了治疗。

1982 年，对城区 152 个居委会进行普查和重点调查。普查 2951 人，受检率 93.24%，发现肺结核病人 14 人，患病率为 0.47%；重点调查居民 7265 人，发现病人 73 人。对发现的病人进行了管理与治疗。

1983 年 4 月，全国选定博山区博城新村、张店区东南村和临淄区桐林村 3 个村为全国结核病流行病学调查点，共调查 3372 人，受检率为 97.56%，发现活动性肺结核 3 例，患病率为 0.09%，比 1980 年普查时的平均患病率（0.3%）有了明显的下降。相继，对 13 个厂矿进行了普查。

2010 年 5—6 月，组织开展全国第五次结核病流行病学调查，博山区秋谷社区，临淄区交运小区与光明小区作为流调点。博山区抽样人口 1881 人，应检人口 1599 人，实检人数 1534 人，受检率 95.93%，所有调查者中胸部拍片检查 1527 人。临淄区抽样人口 1833 人，应检人口 1410 人，实检人数 1347 人，受检率 95.53%，所有调查者中胸部拍片检查 1344 人。2010 年 9 月，本市结核病流行病学调查工作通过省级部门的验收，圆满结束。

第四节　世界银行贷款结核病控制项目（1992—2001 年）

一、项目简介

“世界银行贷款中国结核病控制项目”，是由中国政府通过世界银行贷款，实施结核病控制的国际合作项目。项目实施期间，国家每年对项目实施地区拨付一定的配套资金用于结核病防治工作，实施地区必须积极推行世界卫生组织先进的结核病控制策略(即“定用药时间、定用药地点、定医务人员，在医务人员的直接面视下，送药到手，看服到口，咽下再走，规范用药”策略，简称 DOTS 策略)，应用新的肺结核病人登记报告系统，控制结核病的传染和蔓延。同时，要求实施“项目”地区的各级政府，每年必须投入相应的资金用于结核病防治。该项目实施期限为 1992—2001 年共 10 年时间。

二、项目实施概况

1992 年 7 月启动实施世界银行贷款结核病控制项目。市里成立了由分管副市长任组长、各有关部门为成员的“淄博市结核病控制项目领导小组”，下设办公室，由市卫生局分管副局长兼任办公室主任。同时，在市结核病防治院组建 8 人的结核病控制项目科。是年，市卫生局、市计委、市财政局联合印发 -《关于实施世界银行贷款“结核病控制项目”的通知》，召开了全市各区县结防所（科）负责人会议，举办了项目工作技术培训班。

1992 年 7 月 1 日，博山区“项目”工作首先启动。1993 年，沂源县、临淄区、周村区“项目”工作相继启动。

1994 年 5 月，副市长关玛莉代表市政府与各区(县)分管副区(县)长签订了“执行项目协议书”，并要求各区(县)政府成立“项目领导小组”及区(县)结核病控制项目科，具体负责“项目”工作的实施。截至 1994 年年底，全市五区三县均启动了“项目”实施工作。

三、经费投入

在“项目”实施期间，得到各级政府的重视与支持，“项目”配套资金逐年增加，特别是“项目”中期调整后，配套资金明显提高，到位及时，对推行 DOTS 策略起到了保障作用，1992—2001 年，市级共投入结防经费 82 万元，区县级结防机构共投入结防经费 772.3 万元；1992—2001 年地市级项目配套经费 65 万元，区县及项目配套经费 302.3 万元。

四、病人发现及管理

1992 年“项目”实施以后，对涂阳肺结核病人全部实行免费检查和免费治疗管理，使肺结核病人的发现，特别是新发涂阳肺结核病人的发现，比“项目”实施前有了较大的提高。1986—1992 年 7 年间，全市新登记痰涂片阳性肺结核病人 1915 例，1995—2001 年 7 年间，全市新登记痰涂片阳性肺结核病人 3606 例，是“项目”实施前的 1.88 倍。1992—2001 年病人发现见表 5-6-3-1。

自 1992 年 7 月开始启动“项目”以后，病人接受免费治疗的人数逐年增加。1994 年，“项目”覆盖全市各区、县后，接受免费治疗的人数迅速增加。1992—2001 年，“项目”实施期间，逐年接受免费治疗的各类病人累计 6143 例。“项目”实施以后，逐年各类涂阳病人接受治疗督导化疗管理质量明显提高，1992 年登记涂阳病人治愈率为 85.7%，1993—2000 年各年度登记涂阳病人治愈率均在 92% 以上，均取得满意的治疗管理效果。复发涂阳病人治愈率亦呈曲线上升趋势，除 1992 年治愈率为 57.1%，其他年份治愈率均在 83% 以上。1996 年以后，每年治愈率均在 93% 以上，1992—2000 年平均治愈率达 92.9%。

1992—2001 年淄博市可疑肺结核病人检查及肺结核病人发现情况表

表 5-6-3-1

年份	可疑者检查人数	新发涂阳	其他初治	新发涂阴	复发	其他复治	合计
1992	1055	14	0	19	7	5	45
1993	3447	109	0	65	52	75	301
1994	6685	190	0	218	59	86	1084
1995	8614	411	3	418	113	108	1053
1996	9132	487	2	533	127	80	1229
1997	10346	562	2	413	184	52	1213
1998	10662	609	0	450	171	62	1292
1999	10779	535	0	454	113	62	1164
2000	9899	540	0	359	130	29	1058
2001	9814	462	0	312	82	31	887
合计	80432	3919	7	3241	1038	590	8795

第五节　结核病防治规划及实施

1992 年实施“世界银行贷款结核病控制项目”之前，结核病防治工作主要贯彻、实施卫生制订的《全国结核病防治规划（1981~1990 年）》，全市建立、健全了市、区（县）、乡（镇）、村四级结核病防治网络，基本形成了全面开展结核病防治工作的运行体系。在结核病防治工作中，实施“网、查、治、管、卡”综合防治措施，对逐年登记的各类病人，经宣传教育，使其接受治疗。1986 年，突出了疫情报告和病人管理，使初治排菌病人基本上做到了发现一个，及时落实治疗一个。1986 年，全市初治排菌病人发现率为 7.6/10 万，超过了省里提出的发现率 3/10 万 ~6/10 万的要求。经治疗，病人的痰菌阴转率达到 97%。截至 1986 年年底，全市结核病患病率控制在 239/10 万。到 1988 年，全市结核病患病率下降至 191/10 万。

1986 年—1991 年，全市登记谈涂片阴性肺结核病人 1530 例，治愈 1381 例，治愈率 90.26%。

1986 年，全市加强计划免疫“冷链”建设，卡介苗接种率逐年提高。1986 年为 85%，1987 年—1991 年，每年卡介苗接种率均达 94% 以上。

1992 年 7 月，开始启动“世界银行贷款结核病控制项目”，至 2001 年“项目”结束，全市共筛选可疑肺结核病人 80433 例，发现活动性肺结核病人 8795 例。其中，初治涂阳肺结核病人 3919 例，复治涂阳肺结核病人 1628 例，初治涂阴肺结核病人 3919 例。初治涂阳病人治愈率达 96.4%，复治涂阳病人治愈率达 92.9%，有效地控制了结核病的传染和蔓延。

2000 年 10 月 13 日，国务院办公厅印发《全国结核病防治规划（2001—2010 年）》，2000 年 4 月

19日，山东省人民政府办公厅印发《贯彻〈全国结核病防治规划（2001~2010年）〉实施意见》。于2001年圆满完成“世界银行贷款结核病控制项目”工作的各项指标后，继续贯彻卫生部1991年颁布的《结核病防治管理办法》，继续加强结核病综合控制措施，认真落实《全国结核病防治规划（2001~2010年）》，进一步巩固了实施“项目”10年取得的结核病防治成果。

2000年12月5日，市长张建国以第16号政府令签署发布《淄博市结核病防治管理办法》，将结核病防治工作纳入法规管理轨道。该办法分总则、预防接种、疫情管理与诊治、控制传染、罚则、附则共6章24条，详细规定了预防、控制结核病发生与流行的措施，管理办法和相关责任。该办法明确规定，市、区、县卫生行政部门是本行政区域内结核病防治工作的主管部门，其所属的疾病预防控制机构负责结核病防治的业务管理。该《办法》自2001年1月1日起实行。

2001年1月9日，市卫生局印发“关于认真贯彻执行《淄博市结核病防治管理办法》的通知”，要求各级卫生行政部门和医疗卫生单位认真学习、贯彻“管理办法”，依法加强结核病防治工作管理。

2001年3月24日，是“世界防治结核病日”，由市防疫站健康教育所主办的《淄博卫生》报以第二版的篇幅编辑出版《世界防治结核病日》专版，总标题为：关注结核病。“专版”详尽介绍了全球和我国结核病疫情状况，并刊登了淄博市防痨协会秘书长、副主任医师曹培刚等专业人员撰写的6篇有关结核病防治的科普文章。

根据全国结核病防治规划（2001~2010年）》和省政府“实施意见”以及《淄博市结核病防治管理办法》，对肺结核病人实施归口管理。2001年4月，市卫生局成立结核病归口管理执法检查领导小组，于4月28日至5月18日对全市二级以上综合医院及部分厂矿医院进行了肺结核病人归口管理检查。检查结果：共查52家医院，其中50家医院放射科发现可疑肺结核病人757例，转入结防机构474例，转诊率62.62%；内科住院肺结核病人42例，转入结防机构治疗6例，转诊率14.29%；按规定报告疫情的医院48家，占92.31%。

2001年，全市胸部透视检查9829人，可疑肺结核人数9239例，初诊查痰2665人，查痰人数占胸透人数的27.11%。拍胸片1696人，全市共发现活动性肺结核病人887例，其中，新发涂阳病人462例，复治涂阳病人113例，新发涂阴病人312例。全市共治疗管理活动性肺结核病人887例，对符合“项目”免费的病人全部免费检查和免费治疗，病人治疗覆盖率100%。初治涂阳病人治愈率97.5%，复治涂阳病人治愈率95.20%。

2002年，“世界防治结核病日”的主题是：“遏制结核，消除贫困”。3月24日，市防疫站主办的《淄博卫生》报编发“世界防治结核病日”专版，刊登了“结核病的危害及预防”“怎样发现肺结核”、“肺结核病人归口管理及意义”等6篇有关结核病防治的科普文章。是年9月24日，市防疫站举办“全市结核病规划培训班”，培训内容包括：结核病防治规划实施工作指南、肺结核病人发现与管理、痰检技术等。各区县结防所及防疫站结防科负责人、分管副站长、督导医生等共50余人参加了学习、培训。

2002年，全市共管理肺结核现症病人362例，对新发涂阳病人和空洞型肺结核病人全部给予免费

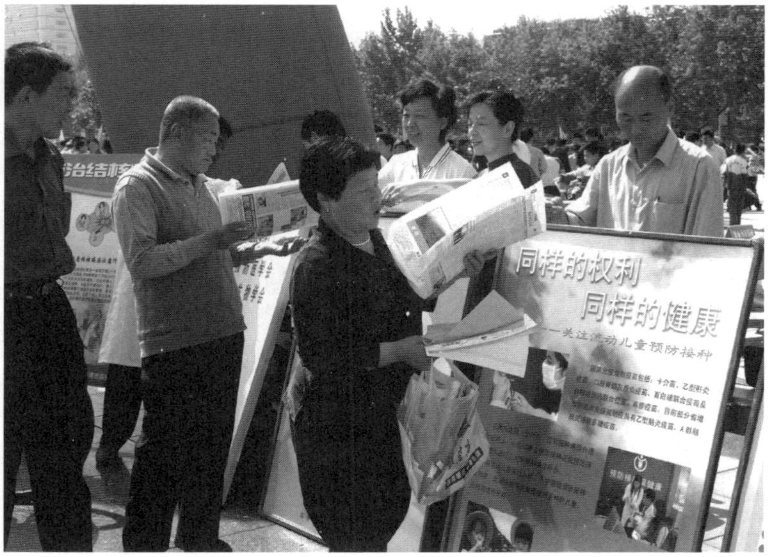

科技宣传周活动

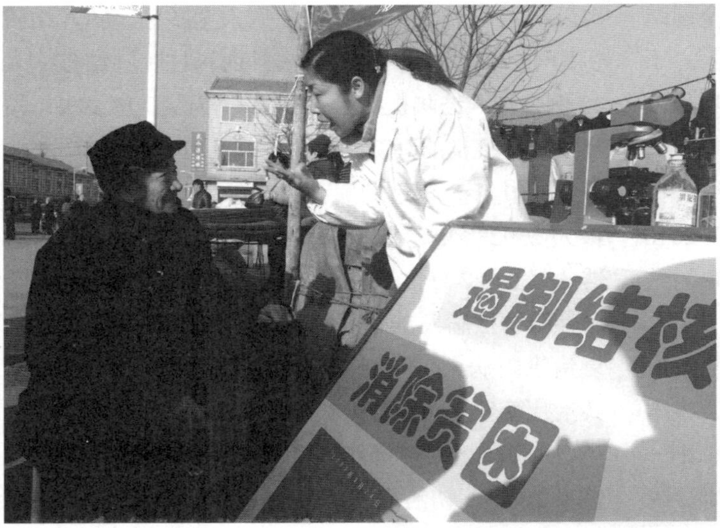

结核病防治街头宣传

日印发《关于调整"淄博市结核病防治规划办公室"成员名单的通知》，该"办公室"由王大伟任主任，曹加清、胡林（常务副主任）、李伟、孟玲、袁长河任副主任，其办公地点挂靠在市卫生防疫站。

为进一步落实《全国结核病防治规划（2001~2010年）》，2003年，本市先后举办2期"结核病防治规划"技术培训班，培训基层结防人员60余人。2003年，全市可疑肺结核病人筛选人数7153例，全市累计发现活动性肺结核病人筛选人数727例，其中，涂阳病人422例，涂阳病人全部给予免费治疗，治疗覆盖率100%。严格执行DOTS管理，督导管理率95%以上。同年，市防疫站结防专业人员深入区、县访视肺结核病人65人，验收病历163份，完成督导报告81份。

检查和免费治疗，治疗覆盖率达100%。严格执行DOTS管理，督导管理率达95%，病人痰菌阴转率和治愈率均达95%以上。

2002年12月19日，市政府办公厅转发省政府办公厅贯彻《全国结核病防治规划（2001~2010年）》实施意见"，要求各级政府和卫生部门提高认识，加大结核病预防控制工作力度；加强队伍建设，确保结核病预防控制工作有效运行；加强健康教育，进一步增强全民的结核病防治意识。

为更好地执行国家有关疫情报告制度，规范专科医院、大企业医院结核病疫情报告工作，推进结核病防治工作的规范化，市防疫站于2003年8月7日印发"关于成立全市结核病疫情登记报告协调委员会的通知"，该"协调委员会"的职责是：⑴协调结核病流行病学调查工作及结核病归口管理检查；⑵完善本市结核病疫情登记报告和监督体系；⑶定期召开会议，交流总结经验，整体推动我市结核病控制工作。

为全面贯彻《全国结核病防治规划（2001—2010年）》及省政府"实施意见"，市卫生局于2003年10月20

2003年10月24日，省卫生厅、省计委、省财政厅联合组织检查团对本市检查《全国结核病防治规划（2001—2010年）》及"山东省贯彻《全国结核病防治规划（2001—2010）》实施意见"贯彻、落实情况，检查团听取了市卫生局有关负责人的工作汇报，到市卫生防疫站和有关区、县检查了本市贯彻、落实"规则"的政府文件、经费落实、结防工作措施、宣传、培训等资料，对淄博市的结防工作表示满意，对贯彻落实《全国结核病防治规划

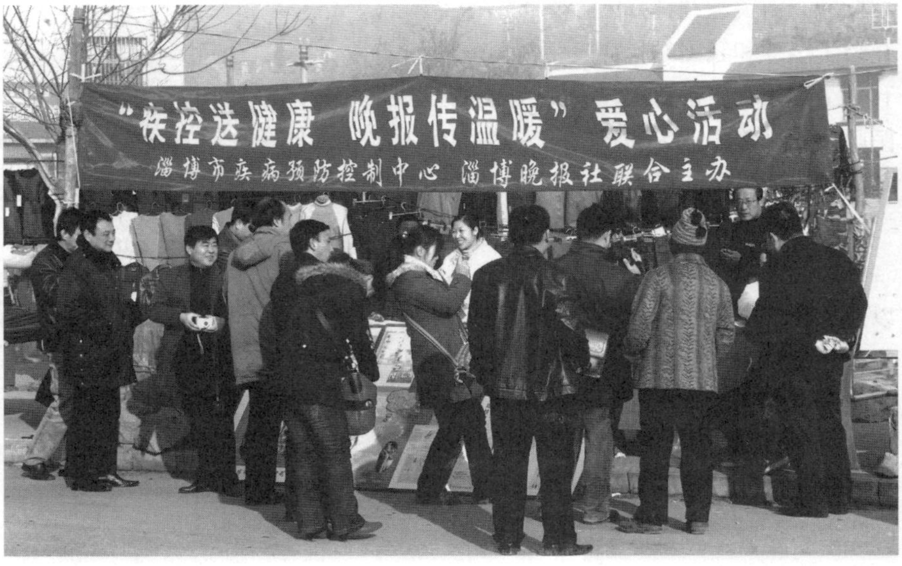

结核病防治赶大集活动

（2001~2010 年）》和省政府“实施意见”所做的工作给予充分的肯定和较高的评价。

1997 年，卫生部要求将肺结核列入乙类传染病疫情报告。是年，全市各级卫生防疫机构开始报告肺结核疫情。1997—2003 年疫情资料显示，肺结核病的发病率基本呈平稳下降的态势。7 年间，发病率最高为 30.55/10 万（1998 年），最低为 19.14/10 万（2002 年）。2003 年，全市累计报告肺结核患者 836 例（其中，活动性肺结核 727 例，涂阳病人 422 例），发病率被控制在 20.26/10 万的低水平。

2004 年，全市共筛查活动性肺结核病人 1168 例，涂阳肺结核病人 814 例，涂阴肺结核病人 373 例。9 月份，召开全市贯彻落实全国结核病防治电视电话会议。共举办 4 次结核病防治业务培训班，包括：结核病防治知识师资培训班、痰检质量控制培训班、结核病防治规划经费测算培训班、免费抗结核病药品管理培训班。

2005 年 3 月 15 日，共筛查可疑肺结核病人 11195 例，涂阴肺结核病人 380 例，涂阳肺结核病人 1144 例，其中新涂阳肺结核病人 1030 例。3 月，WHO、卫生部、中国 TB–CDC 对淄博市落实《全国结核病防治规划（2001—2010）》结核病防治工作进行全面督导。2005 年 11 月份对区县乡镇痰检点设置情况进行督导检查。

2006 年 9 月 5 日，全市共登记初诊病人 10176 例，活动性肺结核病人 1724 例，其中涂阳肺结核病人 1308 例，新涂阳病人 1180 例，涂阴肺结核病人 410 例，未查痰病人 6 例。 是年，开展了《全国结核病防治规划（2001—2010 年）》中期评估工作。成立卫生局《规划》中期评估领导小组领导小组。组长：王立春；副组长：曹家清、胡林；成员：孟玲、袁长河、曹培刚、周莉莉、刘西美、李源、张峰。全市自 2001—2005 年年底共检查可疑肺结核病人 58695 人，共登记活动性肺结核病人 3560 例，其中新发涂阳肺结核病人 3043 例，复治涂阳肺结核病人 450 例。涂阳新登记率从 2001 年 14.05/10 万上升到 2005 年的 27.47/10 万。对 3560 例涂阳肺结核病人实施了免费治疗和督导管理。治疗覆盖率达 100%，截至 2005 年年底，已治愈肺结核病人 2335 例，治愈率达 96.65 %。

2006 年 4 月，召开了淄博市 2006 年免费抗结核药品需求计划工作会。10 月下旬，对 2005 年中央转移支付经费到位及使用情况进行专项检查。

2006 年市疾控中心被卫生部授予“全国结核病防治先进集体”荣誉称号。

2007 年 5 月 28 日，市政府办公厅“关于调整有关临时机构负责人并更名、成立部分临时机构的通知”，对市结核病防治领导小组进行调整，组长：段立武（副市长）副组长：张鲁辛（市政府副秘书长）李敏（市卫生局局长）。3 月 20 日，市卫生局、市教育局印发《关于做好学校结核病健康教育活动的通知》。3 月 21 日，市疾控中心制定下发“关于印发《淄博市 2007 年结核病防治工作计划》的通知”。

2007 年，全市共发现新涂阳肺结核病人 973 例，完成任务指标的 114.5%，涂阳病人治愈率达 90%。全国耐药基线调查项目在周村区疾病预防控制中心实施。2007 年 03 月 24 日，在淄博职业学院开展结核病防治知识宣传活动，发放宣传品 3000 份。

2008 年，全市共登记可疑肺结核病人 9278 例，登记率 35.47/10 万，活动性肺结核病人 1511 例，其中涂阳肺结核病人 944 例，新涂阳肺结核病人 834 例，涂阴肺结核病人 528 例。查痰人数 4447 例，查痰标本 12936 份。3 月 24 日，开展结核病防治知识进村入户，赶大集活动，现场咨询台 5 个，条幅 15 条，宣传版面 28 个，印发宣传单 1 万余张，医务人员 30 余人，共咨询义诊 1000 余人次。

2008 年 4 月，博山区结核病防治所、淄川区疾控中心启动省级结核病防治“五率”项目。6 月，开展《2007 年中央补助淄博市结核病防治项目管理实施方案》培训。2008 年结核病宣传赶大集活动获全国科普宣传“二等奖”。

2009 年，全市共登记报告各类活动性肺结核病人 1442 例，涂阳肺结核病人 939 例，其中新涂阳肺结核病人 820 例，涂阴肺结核病人 501 例。新涂阳肺结核病人完成全年任务指标的 95.79%，2008 年登记新涂阳肺结核病人治愈率达 93.35%，实验室复检覆盖率达 100%。3 月 24 日，市疾控中心开展“控制结核，人人有责——关注农民工，共享健康”为主题的“六进”活动。活动共出动宣传车10辆，宣传展板112块，义诊506人咨询1万人次，宣传单（册）10万余份，《山东科技报》《山东结核病控制报》共5200份，“致家长的一封信”800份。

2009年，承担省级“创建结核病防治规范县”项目；“结核病防治乡村一体化”课题研究；省级“三轮五率”项目，对110名校医进行结核病防治知识培训，免费向教育系统捐赠结核病防治知识书籍、光盘等资料5000余份。4月，举办中央转移支付与药品管理人员培训班。6月，举办淄博市结核病实验室工作会议及实验室痰涂片盲法复检活动。7月，举办全市结核病防治知识培训，邀请省结防中心预防控制科主任李芳授课，参会人数50余人。9月，开展全市结核病信息管理系统网络优化专报培训。11月，承接山东省结核病防治中心在本市举办的全省结核病实验室培训班。

2009年12月8—10日，省结核病防治中心对本市免费抗结核药品管理情况和中央转移支付项目执行情况进行督导检查，市卫生局副局长孙辉，市疾病预防控制中心副主任翟慎永陪同。

2009年10月，市卫生局开展全市结核病防治工作督导检查并通报。2009年共开展结核病防治督导4次，集中检查1次，盲法复检活动4次，访视肺结核病56名。

2010年，全市共接诊初诊可疑患者11559例，免费拍片7547例，免费查痰5797例，累计发现活动性肺结核病患者1553例，涂阳肺结核病患者992例，其中新涂阳肺结核患者885例，涂阴肺结核患者561例。非结核病防治机构共报告肺结核及疑似肺结核病例1350例，转诊追踪总体到位率为92.30%，治愈去年同期涂阳肺结核病人877例，治愈率为95.40%。

2010年03月24日，在高新区鲁泰纺织集团开展“关注企业、遏制结核”宣传活动。现场为女工免费查体，发展“结核病宣传志愿者”10名，发放调查问卷500余份。

2010年10月30日，举办淄博市“结核病健康教育与健康促进”培训班，邀请省结防中心主任刘志敏，宣教科主任王仕昌授课，参训人数97人。

2010年5—6月，组织开展全国第五次结核病流行病学调查，博山区秋谷社区，临淄区交运小区、光明小区作为流调点。博山区抽样人口1881人，应检人口1599人，实检人数1534人，受检率95.93%，所有调查者中胸部拍片检查1527人。临淄区抽样人口1833人，应检人口1410人，实检人数1347人，受检率95.53%，所有调查者中胸部拍片检查1344人。2010年9月份淄博市结核病流行病学调查工作通过省级部门的验收，圆满结束。

2010年，组织开展了“2001—2010年结核病防治规划终期评估”工作。成立市卫生局《规划》终期评估领导小组，依据卫生部和省卫生厅终期评估的具体要求，由市卫生局及市疾病预防控制中心结核病防治所负责本次评估工作的技术指导。2010年9月6日，举办结核病防治十年规划终期评估培训工作会；2010年10月底，汇总2001—2010年结核病防治规划终期评估资料，撰写终期评估报告，报市卫生局与省结核病防治中心。十年间，新发涂阳肺结核病人由2001年11.25/10万上升到2010年的21.81/10万。截至2010年年底，全市共检查可疑肺结核病人89482人，初诊病人就诊率平均为2.4‰，共登记活动性肺结核病人11488例，其中新发涂阳肺结核病人7007例，复治涂阳肺结核病人972例。对涂阳肺结核病人实施了免费治疗和督导管理，治疗覆盖率达100%，截至2010年年底，已治愈肺结核病人7624例，治愈率达93.96%。市级对区县共督导354次，同时访视病人708例，完成了《全国结核病防治规划（2001—2010年）》要求和目标。2010年11月18—20日，接受省卫生厅终期评估考核组对淄博市“2001—2010年结核病防治规划终期评估”工作的考核验收。

2010年4月，完成省结核病防治中心“二轮五率项目”“乡村一体化项目”实施效果评价与结题报告。7月1日，省结核病防治中心“淄博市专科医院项目”正式启动。7月，开展全市县级结核病实验室质量控制与实验室人员技能培训。8月，淄博市卫生局下发《关于进一步加强肺结核病人归口管理的通知》，10月，市卫生局发文开展结核病归口管理大检查，市疾控中心副主任殷茂荣带队，市疾病预防控制中心曹培刚、李源、张峰，市第一医院赵庄分院李营参加检查。12 月 3—4 日，接受省卫生厅对绩效考核组的督导检查。

2011 年，继续保持以县为单位 DOTS 覆盖率 100%，共接诊初诊病人 9852 例，痰涂片检查 4560 例，共发现活动性肺结核患者 1564 例，涂阳肺结核病患者 925 例，其中新涂阳肺结核患者 831 例，涂阴肺结核患者 638 例。治愈 2010 年同期新涂阳肺结核病人 849 例，治愈率 95.93%。全市非结核病防治机构共报告肺结核及疑似肺结核患者 1451 例，到位 1143 例，总体到位率 91.95%。

2011 年 2 月份，配合全球基金项目办对监狱与鲁中监狱进行督导，并对鲁中监狱在押人员及狱警进行结核病防治知识培训。

3 月，博山区结核病防治所成功创建省级“规范县”，被省卫生厅命名为“结核病防治规范县”。

3 月 24 日，市疾控中心在淄博客运总站开展“健康淄博，结核病防制宣传进车站”活动，发放宣传品 1.2 万余份，接受咨询 500 余人，200 余人参加现场有奖问答活动。5 月 27 日，市疾控中心与市第一医院赵庄分院联合召开“省级专科医院项目推进会”，密切医防合作关系。

2011 年 6 月 21—24 日，市疾控中心在原山大厦承办山东省“十二五”规划结核病防治健康促进策略研讨及培训班。省卫生厅副调研员胡传刚，省教育厅体卫艺处副处长于波，山东大学医院与卫生管理处处长李士雪、副处长赵增科和山东理工大学校医院院长徐强，市卫生局副局长孙辉，市疾控中心主任翟慎永参加会议。中国结核病控制中心副主任陈明亭、中国结核病控制中心健康促进部与培训部主任吕青和于兰女士、卫生部中国健康教育中心主任助理田向阳教授、北京大学医学部公共卫生学院社会医学健康教育系副主任钮文异教授、北京国中健康教育所田本淳教授、盖茨基金会北京代表处项目高级官员张璟女士和媒体关系助理唐晨女士共八名国内知名专家前来授课，研讨暨培训班上，召开了山东防痨协会科普专业委员会第二届全体会议，举办了山东省首届结核病防治公益作品评选及颁奖活动，启动了山东省全球基金项目大专院校结核病健康促进试点项目，举办“十二五”规划结核病防治健康促进策略培训班。国家级健康促进领域的知名专家，卫生厅和教育厅两部门领导，山东大学、山东理工大学等大专院校和全省结防系统的分管领导及专业人员，共同参与了这次防治健康促进大会，与会人数达 220 人。

2011 年，市疾控中心在参加省结核病防治中心结核病防治科普作品评选活动中获一等奖 2 个，二等奖 1 个，三等奖 2 个。10 月份，市疾控中心 2 件结核病科普作品在“全国第二届结核病防治公益科普作品评选”中获优秀奖。在“第三届《山东结核病控制》报评选”中以全省第二名的成绩获市级优秀组织奖。在全省结核病临床诊疗技能大赛中获优秀组织奖。

2011 年 9 月 28 日，省卫生厅疾控处副处长胡传刚，省结防中心主任刘志敏，综合管理科科长耿红、医师李永文一行到张店区、高新区对“山东省结核病新型防治体系项目”启动前的筹备情况进行了现场督导。

2011 年 10 月 26—27 日，市疾控中心承接的“全球基金大专院校结核病健康促进项目”基线调查工作在山东理工大学进行。

2011 年 11 月 01 日，淄川区承接的“肺结核患者治疗手机管理系统研究项目”正式启动。

2012 年，全市共发现活动性肺结核患者 1521 例，其中，登记涂阳患者 767 例，占 50.43%；登记涂阴患者 754 例，占 49.57%。累计治愈 2011 年新登记涂阳患者 794 例，全市平均治愈率达 95.66%。非结防机构共报告肺结核及疑似患者 1527 例。其中，重报 171 例，重报率 11.2%；到位 1245 例（转诊到位 326 例，追踪到位 887 例，其他到位 32 例），总体到位率 94.89%。

2012 年 1 月 11 日，市疾控中心在济南签署了山东省结核病暴发流行监测预警工作任务委托书。把高青县确定为省结核病预警系统哨点县，委托书的签署，标志着高青县成为淄博市唯一的省结核病流行监测预警系统哨点县。

2012 年 2 月 14 日，国家疾控中心结核病防治中心政策规划部主任姜世闻及省结防中心科长程俊对淄博市手机管理信息系统研究项目试运行情况进行调研。

2012年2月23日，市疾控中心副主任殷茂荣带队对第一医院赵庄分院专科医院项目进行了督导。

2012年3月24日，第17个“世界防治结核病日”，市疾控中心与临淄区疾控中心在齐陵牛山管仲庙会三月三活动日，联合开展“结防宣传赶庙会，健康行动送新风”活动。

2012年4月1日，全市结核病防治工作培训会在山东理工大学国际交流中心召开。来自全市9个区县疾病控制中心（结防所）、市第一医院赵庄分院、张店区医院、高新区四宝山医院等等单位的相关领导及门诊医生、疫情管理、药品管理等工作人员共52人参加会议。

2012年4月11日，市疾控中心对省强制戒毒所进行结核病、艾滋病联合督导。4月13日，市疾控中心、高新区疾控中心及时有效处置淄博市国利新能源企业职工结核病疫情，对企业职工开展结核病预防培训。4月17—26日，市疾控中心副主任殷茂荣带领专业人员对区县结防机构的结核病防治督导工作。5月13日，市疾控中心结防人员到桓台县某石化公司开展结核病现场调查与职工培训。5月23日—25日，对齐鲁石化医院等部分综合医院进行了结核病归口管理检查。9月7日，市疾控中心对“肺结核患者治疗手机系统管理研究项目”进行督导。9月11日，市疾控中心对张店区结核病“三位一体”（疾控机构、定点医疗机构、基层医疗卫生机构协调配合的结核病防治服务体系）新型防治服务体系试点项目进行督导检查。11月19日—11月30日，对全市28所二级以上公立医院组织开展了结核病归口管理督导检查。重点对医疗机构结核病归口管理工作相关制度的建立情况；医疗机构相关科室发现肺结核病人时的登记、报告和转诊情况进行仔细查看。

2012年5月22日，东营市与垦利县疾控中心考察组一行6人对淄博市“三位一体”结核病防治工作进行交流。

2012年7月5日，举办高校志愿者结核病防治知识培训班，来自山东理工大学各院系的学生志愿者代表80多人，在理工大学图书馆报告厅参加了“百千万志愿者结核病防治知识传播行动”培训班。山东省结核病防治中心主任王仕昌、山东大学的副处长赵增科、科长罗司军分别对“百千万志愿者结核病防治知识传播行动”的活动要求与意义、志愿者义务、结核病防控的基本知识等内容进行了详细的讲解，现场解答学生提出的问题。7月7日，市疾控中心、周村区疾控中心联合山东理工大学结核病防治知识宣传志愿者在周村区人民广场开展了结核病防治知识宣传活动。

2012年8月10日，“依托居民健康档案建档查体，开展老年人结核病筛查”项目在桓台县正式启动。

2012年10月17—18日，山东省结核病“三位一体”新型防治服务体系项目一期总结暨二期启动培训会议在淄博市召开。省胸科医院相建农总会计师主持会议，省结核病防治中心主任高大川、综合管理科主任耿红、办公室主任汤伟、市卫生局副局长孙辉、市疾控中心主任翟慎永出席会议。省结防中心有关人员，7个项目市卫生局、疾控中心分管领导，12个项目县结防机构、定点医院的分管领导及相关人员共计90余人参加了会议。

2012年10月29—31日，省卫生厅结核病防治专项督导组一行6人在省结核病防治中心预防控制科主任张修磊的带领下，对淄博结核病防治工作进行督导检查。

2012年10月17日，市卫生局与省结核病防治中心签署“山东省结核病新型防治服务体系（三位一体）项目工作任务委托书”。

2006—2012年中央补助经费投入：

2006年9月5日，市卫生局下发“关于印发《中央补助山东省淄博市结核病防治项目管理实施方案》的通知”。中央补助本市结核病防治经费共507660元。

2007年7月4日，市卫生局下发“关于印发《中央补助山东省淄博市结核病防治项目管理实施方案》的通知”。中央补助淄博市结核病防治经费共502230元。

2008年10月23日，淄博市卫生局下发“关于对中央补助淄博市结核病防治经费使用检查情况的通报”。中央补助淄博市结核病防治经费共551640

元，需方补助经费314026元，工作经费237614元。

2009年4月1日，市卫生局下发“关于印发《2009年中央补助淄博市结核病防治项目管理实施方案》的通知”。中央补助淄博市结核病防治经费共58.32万元，需方补助经费31.48万元，工作经费26.84万元。

2011年3月27日，市卫生局下发“关于印发《2010年中央补助淄博市公共卫生专项资金项目管理实施方案》的通知”。中央补助淄博市结核病防治经费共95.02，其中患者发现及治疗管理费用49.29万元，密切接触者筛查1.51万元，免费抗结核药品费用36.09万元，疫情管理追踪8.13万元 。

2012年11月28日，市卫生局下发《关于印发淄博市2012年重大公共卫生服务艾滋病、结核病防治和扩大免疫规划监测项目等管理方案的通知》。中央补助淄博市结核病防治经费共54.95万元，用于结核病患者发现检查费用28.71万元，患者治疗管理费用17.01万元，密切接触者流行病学检查1.2万元，肺结核疫情与追踪3.9万元，结核病临床诊疗质量控制4.13万元。

第六节　结核病的治疗

20世纪50年代，市干部疗养院对肺结核的治疗是以营养疗法和卧床休息为主，同时采用体育疗法和精神疗法。抗痨药物以异烟肼为主，每次0.1毫克，日3次；少数病人配合链霉素、PAS治疗。

1955年，有空洞的患者到市第一医院做人工气胸腹治疗，重病人一律住院治疗。

1956年开始，对有空洞的肺结核病人采用针刺法、气管滴入异烟肼、链霉素治疗；对骨结核采用狼毒素治疗法。

1958年，市结核病防治所以异烟肼、SM、PAS治疗为主，少数病人结合人工气胸腹疗法。住院病人配合中药治疗。

20世纪60年代初，除常规用异烟肼、PAS、SM外，还应用了黄连素、铁破汤、白芨以及其他润肺止咳的中药治疗，推行气管滴入疗法，针刺法改为鼻导管法。开展过奇穴、耳区、封闭疗法、蒸气疗法、强化器、肺导管等新疗法。同时收治肺结核合并矽肺病人，采用静脉注射枸橼酸钠和枸橼酸钠雾化吸入、鼻导管滴入并用抗痨药物。

1963年开始，贯彻“早期、足量、不间断、联合、长期”化疗五点原则。1965年，抗痨药物的应用从日量3次服改为2次服，气管滴入代替了人工气胸腹。

20世纪70年代初，以抗痨药物为主，停止了气管滴入和人工气胸胸腹，增加了中药抗痨I、III号、三柏片、侧柏片、狼毒注射液配合治疗，开展了耳封疗法。

1978年，贯彻全国结核病防治会议决定，改化疗五项原则为“早期、联合、适量、规律、全程”。预防工作贯彻“查出必治，治必彻底”的原则，开展家庭监督化疗，增加了利福平、乙胺丁醇、吡嗪酰胺治疗。

20世纪80年代，肺结核的治疗以化疗为主，常用药物为：异烟肼、利福平、链霉素、乙胺丁醇、PAS、TB等，常规治疗采取两种以上药物联合应用。农村病人一般采用“三强二继”的治疗方法：异烟肼0.3毫克/日+SM0.75毫克/日+TB1100~150毫克/日，强化治疗三个月后改为：异烟肼0.3毫克/日+TB1100~150毫克/日巩固治疗九个月，疗程一年时间。有的采用异烟肼+SM，每日用药，三个月后改为异烟肼+SM，隔日用药。采用这种疗法，痰检阴转率一般均可达85%以上。

1985年以后，市内初治涂阳肺结核病人全部采用九个月短程化疗，即先用3个月的链霉素、异烟肼和利福平后，再用6个月的异烟肼和利福平（简称3SHR/6HR），或者先用3个月的异烟肼利福平和异胺丁醇后，再用6个月的异烟肼和利福平（简称3HRE/6HR）。采用督导管理方式有三种：⑴全疗程督导：建立医疗责任制，由医生管理药品，送药到手，看服到口；⑵部分督导：病人按期取药，要求病人家属认真管好药品，督促服药，医生定期进行家庭走访，检查药品存留数量;⑶医患签约:由结防机构与病人签订合同书，收取一定的管理费用。合同中写明双方应遵守的事项及违约的处理原则，以增强医生的责任心和病人坚持治疗的信心。

自 1985 年起推行督导化疗方案，病人坚持治疗率大有提高。1985—1989 年涂阳肺结核病人督导化疗规则服药率达 90% 以上。疗程结束，痰菌阴转率均达 95% 以上。

1992—2001 年，本市实施"世界银行贷款结核病控制项目"，1995—2000 年登记治疗新发涂阳病人 3144 例，治愈 3041 例，治愈率达 96.7%。

2004—2010 年，市肺结核患者一直使用国家免费提供的板式组合药品。

治疗方案：① 初治涂阳（含重症涂阴）病人化疗方案：2H3R3Z3E3/4H3R3；② 复治涂阳病人化疗方案：2H3R3Z3E3S3/6H3R3E3 ③ 初治涂阴病人化疗方案：2H3R3Z3/4H3R3。

2011 年始，本市被纳入到固定剂量复合剂（FDC）药品试点中，全市肺结核病人治疗过渡到使用国家免费提供的 FDC 药品，包括 HRZ(R120mg、H80mg、Z250mg)、HRZE(R150mg、H75mg、Z400mg、E275mg)、HR(H100mg、R150mg)、HR(H150mg、R300mg) 三个品种。治疗方案由原来的隔日治疗方案改为每日治疗方案。

2012 年，继续推广使用固定剂量复合剂（FDC）药品，治疗方案：

方案一：2HRZE/4HR

强化期使用固定剂量复合制剂 HRZ(R120mg、H80mg、Z250mg)+ 散装乙胺丁醇（E250mg），根据患者体重确定每次药品用量，共 2 个月，见下表：

FDC	患者体重（kg）	30–39	40–49	≥ 50
	片数	3	4	5

乙胺丁醇按体重 15mg/kg，每日一次顿服（说明书）或按以下指南方案给予治疗：

乙胺丁醇	患者体重（kg）	< 50	≥ 50
	片数	3	4

继续期使用 HR，可选择使用两种规格：H100mg、R150mg/H150mg、R300mg。建议对于体重 < 50Kg 的患者，使用 HR(H100mg、R150mg)，每日 3 粒，共 4 个月；对于体重 ≥ 50Kg 的患者，使用 HR(H150mg、R300mg)，每日 2 片，共 4 个月。

方案二：2HRZE/4HR

强化期使用固定剂量复合制 HRZE(R150mg、H75mg、Z400mg、E275mg)，根据患者的体重确定每次药品用量，共 2 个月，见下表：

患者体重（kg）	30–37	38–54	55–70	≥ 71
片数	2	3	4	5

继续期使用 HR，可选择使用两种规格：H100mg、R150mg/H150mg、R300mg。建议对于体重 < 50Kg 的患者，使用 HR(H100mg、R150mg)，每日 3 粒，共 4 个月；对于体重 ≥ 50Kg 的患者，使用 HR(H150mg、R300mg)，每日 2 片，共 4 个月。

第七章　消毒、杀虫、灭鼠

第一节　概　述

一、消毒、杀虫、灭鼠组织机构

1986年以前，淄博市无专门的消毒、杀虫、灭鼠机构。有关消杀灭工作分别由政府及其卫生部门和爱国卫生运动委员会负责牵头，组织协调，市防疫站有关业务科室负责实施或进行技术指导。

例如：新中国成立初期，为改变旧中国遗留下来的不卫生面貌，政府组织群众开展卫生扫除活动，清除垃圾、污物，保持街道、室内及公共场所整洁。1950年春，桓台县建立爱国卫生组织，户户动员，消灭苍蝇、臭虫、老鼠、蚊子，铲除孳生场所，教育群众讲究卫生。1951年，淄博专区开展了以灭虱、改良水井、饮水消毒为重点的爱国卫生运动。

1952年，美国侵朝战争失利，公然采用细菌战。为粉碎美国的细菌战，淄博专区建立防疫委员会，所属县、市、区、乡、厂矿等纷纷建立防疫委员会。据统计，共建专区、县防疫委员会10个，区防疫委员会66个，乡镇、街道卫生委员会1947个，卫生小组23681人，负责组织发动，开展捕鼠、扑蝇、灭蛆、捕捉昆虫活动。

1953年，根据政务院《关于开展爱国卫生运动的指示》，淄博专区防疫委员会改为淄博专区爱国卫生运动委员会，负责领导包括消灭蚊蝇、老鼠在内的群众性爱国卫生运动的开展。

1953—2012年60年间，全市各级爱国卫生运动委员会在领导、组织和协调“除四害”（消灭苍蝇、蚊子、老鼠、臭虫）等病媒动物和病媒昆虫工作中，发挥了极其重要的不可替代的作用。

1986年5月，根据疾病预防控制和消毒、杀虫、灭鼠工作需要，经市卫生局批准，市防疫站建立消杀科，负责全市消毒、杀虫、灭鼠工作的规划、组织实施、技术指导和调查研究等。

1986年7月，市防疫站成立蚊蝇消杀队，由消杀科负责日常工作管理。消杀队采取有偿服务形式，主要负责市驻地（张店区）城区的蚊蝇消杀工作。

至1987年年底，市、区（县）卫生防疫站相继建立消杀科（组），全市共建立专业消杀队22个，共409人。

根据消毒、杀虫、灭鼠工作的业务发展和社会需要，2002年5月，经市卫生局批复同意，市防疫站增设病媒昆虫科，编制6人，主要负责宾馆、餐饮、学校等企事业单位蚊、蝇等病媒虫害的消杀工作。全市疾病预防控制中的消毒、杀虫、灭鼠工作，仍由站消杀科负责。

2003年4—7月，根据市委、市政府抗击“非典”的指示和部署，本市各级卫生防疫机构组建专业防治队伍。其中，市、区（县）成立了9支专业消毒杀虫队伍，全市各企事业单位成立消杀队伍300余支，并做到人员、消杀药品、器械、技术“四落实”。

根据上级部署，市防疫站于2003年4月16日成了“非典”防制大队，下设流行病学调查、消杀、卫生宣传、检验4个分队。消杀分队由贾元宏任队长，李英春任副队长，队员由石志恺、翟云丽、张淑青、王玲组成。“非典”防治期间，消毒分队共对549457辆（次）公共交通车辆进行消毒、登记，并承担了淄博火车站、长途汽车站的预防性消毒工作。

2005年12月31日，市疾控中心设立消毒媒介生物防制所，主要承担全市消毒与感染控制的风险监测和技术指导；负责全市传染病及突发公共卫生事件的消毒处置、感染性疾病的控制等工作的预案、计划的制定和技术指导及实施；负责消毒、灭菌等消毒产品的检验和安全性评价工作；负责消毒从业人员的专业技术培训工作；负责一次性卫生用品生产厂家生产环境及产品的卫生学监测、检验工作；负责全市病媒生物防制工作，负责鼠、蚊、蝇和蟑螂等主要病媒生物防制预案和计划的制定及实施和技术指导与咨询工作；负责病媒生物性传染病暴发流行的处置工作；负责基层病媒生物专业技术人员的培训工作。

2010年起，根据省卫生厅文件，确定全市消毒与医院感染控制工作为省级监测哨点，并确定一家三级医院和一家二级医院为监测哨点医院。

2010年—2012年，病媒生物防制工作被省卫生厅确定为省级监测点。

二、消杀工作法规依据

新中国成立以来，中央和省、市各级政府及其卫生主管部门，先后制订、发布了有关消杀工作的文件、规定、法规，是指导消杀工作健康开展的重要法规依据。

1953年，淄博专区制订第一个五年计划（1953年~1957年）时期爱国卫生运动计划，提出不同时间的行动目标。例如：三、四月间，发动妇女、学生开展挖蛹运动；端午节前后，开展以“除四害”为中心的爱国卫生运动，本着“打早、打小、打了”的原则消灭苍蝇。

1955年7月5日，卫生部颁布《中华人民共和国传染病管理办法》，对传染病防治中的消毒、杀虫、灭鼠工作提出了要求。

1956年，中共中央发布《全国农业发展纲要》，该纲要规定：“除四害，讲卫生，消灭疾病，保护妇女儿童，发展医疗卫生事业”，“12年内基本消灭四害及消灭危害人民健康最严重的疾病”。

1957年，制订《淄博市传染病管理办法实施细则》，对消杀工作作出具体规定。

1958年，中共中央印发《关于开展以除四害为中心的爱国卫生运动的通知》，中共中央、国务院印发《关于除四害、讲卫生的指示》。

1960年3月18日，中共中央发出《关于卫生工作的指示》。其中，修正了“除四害”的内容，改为除掉老鼠、臭虫、蚊子、苍蝇。当时，毛泽东主席指示：“麻雀不要打了，代之以臭虫”。

1973年，卫生部颁布《中华人民共和国急性传染病管理条例》，对传染病防治中的消杀工作作出规定。

1976年11月，省爱卫会、省卫生厅下达《关于“五五”期间除害灭病工作上〈纲要〉的意见》，要求淄博市在1980年前达到“纲要”要求。

1977年7月，市委、市革委制订《淄博市除害灭病工作上〈纲要〉规划》，提出全党动员，全民动手，奋战三年，力争提前一年实现“三洁”、“四无”，即除四害工作到1979年，全市城乡基本消灭苍蝇、蚊子、老鼠、臭虫，达到“四无”要求。

1985年，卫生部发布《食用工具、设备用洗涤剂、消毒剂、洗涤消毒剂卫生管理办法》。

1987年，卫生部发布《消毒管理办法》，将消毒工作纳入法制管理范畴。

1989年2月21日，全国七届人大常委会第六次会议审议通过《中华人民共和国传染病防治法》，自1989年9月1日起施行。第九条规定：“各级政府应当开展预防传染病的卫生健康教育，组织力量消除鼠害和蚊、蝇等病媒昆虫以及其他传播传染病的或者患有人畜共患传染病的动物的危害”。第十七条规定：“被甲类传染病病原体污染的污水、污物、粪便，有关单位和个人必须在卫生防疫机构的指导监督下进行严密消毒后处理；拒绝消毒处理的，当地政府可以采取强制措施”。

1990年5月，省卫生厅印发《山东省卫生用杀虫药剂安全监督管理暂行规定》，将本省卫生用杀虫药剂的质量、安全管理，纳入卫生法制管理轨道。

1992年8月31日，卫生部重新发布《消毒管理办法》，1987年发布的《消毒管理办法》作废。新的《消毒管理办法》对消毒药、械的生产、经营、使用以及疫源地消毒、预防性消毒、医疗卫生用品的消毒提出具体要求，对消毒工作的监督管理作出明确规定。

1993年3月，省卫生厅印发《山东省医疗用品和卫生用品卫生监督管理暂行办法》。

1993年6月6日，市政府办公厅转发淄博市爱国卫生运动委员会《关于搞好全市建立城区除害防病工作的意见》。提出除害灭病标准：

1. 灭鼠标准

家鼠密度夜夹法控制在1%以下，粉迹法控制在5%以下。

2. 灭蚊标准

⑴在城市居民区内，随机抽查100米地段，可

排除的闲置积水容器或积水坑、池、沟等小型积水处应低于 5 个（5%）。

⑵住户居室 100 间，有蚊房间不超过 5%，阳性房间的成蚊不超过 3 只。

⑶傍晚在 10 户人住所诱蚊 15 分钟，平均每人次诱获成蚊不超过 3 只。

⑷当地蚊媒传染病得到基本控制，并逐年有明显下降。

3. 灭蝇标准

⑴食品行业、餐厅、厨房、熟食店和加工车间，党政机关、企事业单位办公室、学校教室应无蝇。

⑵居民住房、职工和学生寝室、普通工作间的有蝇房间不超过 3%，阳性房间蝇数不超过 2 只。

⑶单位院内无散在暴露的蝇类孳生物，厕所、垃圾箱（桶）有活三龄幼虫的检出率应低于 2%。

4. 灭蟑、臭虫标准

⑴灭蟑标准：卵鞘阳性率不得超过 2%。平均密度每间不得超过 2 只；成若虫阳性率不得超过 5%；平均密度每间不得超过 3 只。

⑵灭臭虫标准：有臭虫户数不得超过 2‰，臭虫新鲜血迹的阳性率不得超过 2%。

1995 年 10 月 5 日，市卫生局印发《淄博市消毒药械、一次性医疗用品、卫生用品管理暂行规定》。该规定共分十三条，分别对消毒药械、一次性医疗用品、卫生用品的生产、包装、销售、经营以及市、区卫生监督机构对相关产品的监测、监督等作了具体规定。自 1995 年 10 月 5 日发布之日起实行。

2000 年 12 月，卫生部发布《消毒产品生产企业卫生规范》，自 2001 年 1 月 1 日起实施。2001 年 2 月 14 日，市卫生局转发省卫生厅《关于贯彻落实〈消毒产品生产企业卫生规范〉的通知》，要求按照“规范”要求开展卫生监督工作，严格按照“规范”组织生产，对达不到“规范”要求的生产企业，坚决予以取缔。

三、综合性消毒、杀虫、灭鼠活动

新中国成立以来，在爱国卫生运动和疾病预防控制工作中，开展一系列综合性消毒、杀虫、灭鼠活动，取得明显成效。

1951 年，淄博专区开展以灭虱、改良水井、饮水消毒为重点的爱国卫生运动，其中，张周市建公共厕所 23 个，淄川县灭虱 20236 人（次），改良饮水井 20 眼，改变了环境卫生和机关卫生。

1952 年，响应中央“粉碎美帝细菌战”的号召，男女老少齐上阵，大搞卫生，开展捕鼠、灭蝇，大搞环境卫生，掀起反对细菌战热潮。经过一年奋战，全专区捕鼠 1990316 只，堵塞鼠洞 19630 处，捕蝇 44928 市斤，灭蛆达 1065 ㎡；改良水井 3990 眼。

1953 年—1957 年，淄博专区（市）实施第一个五年计划时期的爱国卫生运动，分两个阶段。第一阶段（1953~1955 年），发动群众，围绕生产，结合群众卫生扫除习惯，开展卫生突击和消杀工作。据不完全统计，这个阶段扑蝇 8154 斤，挖蛹 18734 斤，烟熏房屋 887328 间，扑鼠 111798 只，堵鼠洞 2[illegible]935 个。第二阶段（1956—1957 年），开展灭蚊蝇和灭鼠活动。全市共扑蝇 17371 斤，挖蛹 2411 斤，扑鼠 444575 只；同时，实行粪便统一管理，消除蚊蝇孳生地。

1953—1957 年五年中，全市共扑蝇 25525 斤，挖蝇蛹 37745 斤，扑鼠 556373 只，堵鼠洞 72264 个，清除垃圾 4655011 吨。

1958 年，全市先后开展 7 次卫生突击活动，捕鼠 411926 只，堵鼠洞 18256 个，捕蝇 6870 斤，挖蛹 24738 斤，改良饮水井 136 眼。

1959 年，3 月和 5 月全市开展两次卫生突击活动，据 6 月 30 日统计，共捕蝇 25917 斤，挖蛹 9191 斤，捕鼠 18843 只，堵鼠洞 325565 个。

1960—1965 年，结合卫生治本建设，在全市农村实行“四改造”（改造厕所、鸡鸭窝、猪圈、牲畜栏）、“六统一”（人粪尿、牲畜粪、猪栏粪、鸡鸭粪、杂肥、干灰统一管理），消除蚊蝇孳生场所。

1966—1972 年（文化大革命前期），消杀工作基本处于停滞状态。

1973—1976 年（文化大革命后期），开展以除四害为中心的爱国卫生运动，农村一批公社大队，基本达到消灭“四害”的要求。1975 年春季，结合爱国卫生运动，消灭越冬蚊蝇。全市烟熏住房 89800 间，地瓜井窖 489 个，水井 2542 眼，牲畜棚 5795 间，有不少社队对发病较多的村队的牲畜棚进行药物滞留喷洒。1976 年上半年，全市发动 24 万人参加卫生突击活动，采取烟熏和药物喷洒杀灭蚊蝇，共烟熏住房 74607 间，山洞 8 条，药物喷洒牛棚 5068 间。

同时，在全市广大农村开展“两管”（管理饮水、粪便）“五改”（改造水井、炉灶、厕所、栏圈、环境）为内容的爱国卫生运动，铲除蚊蝇孳生地。

1976—1980 年，全市开展“三洁”“四无”和除害灭病工作上《纲要》，要求 1979 年全市城乡基本消灭苍蝇、蚊子、老鼠、臭虫，达到“四无”要求。1977 年，全市烟熏住房 89780 间，牛棚、猪圈 5795 间，地下防空洞 18 万立方米。1979 年，在市驻地张店区大搞卫生突击活动，春季灭鼠 4904 只，挖蛹 212 万斤；夏季设灭蝇诱杀点 598 处，用药 3571 斤，发放蝇拍 28491 把，降低了蚊蝇密度。

1981—1983 年，全市开展以“五讲四美三热爱”为内容的爱国卫生运动，治理“脏、乱、差”。1982 年，全市开展灭鼠防病活动。是年，全市培训灭鼠技术骨干 1100 余人，对 35.7 万多亩农田和 37.4 万余户住户进行大面积灭鼠。参加灭鼠人数达 62 万人（次），共使用灭鼠药 38400 余斤，投放毒饵 118.5 万余包，全年累计灭鼠 184 万余只。

1986 年至 1996 年，先后开展创建卫生城镇以及省级和国家卫生城市活动，按照省级和国家卫生城市标准，市政府与各区签订目标责任书，明确灭鼠、灭蚊蝇、臭虫、蟑螂等病媒虫害的任务和指标。1986 年，本市实现灭鼠“一役达标”，1989 年灭鼠工作达到家鼠密度 1% 以下，野鼠密度 2% 以下的无鼠害城市标准，被省政府命名为“无鼠害城市”。

1994 年 9 月，经山东省爱卫会除四害考核鉴定组检查鉴定，淄博市的灭蚊、灭蝇、灭臭虫、灭蟑螂工作达到“国家卫生城市”标准要求。

为巩固在创建国家卫生城市活动中取得的“除四害”成果，1999 年 4 月 20 日，以“淄卫防字（1999）第 49 号”文印发《关于在全市餐饮、公共场所单位开展 “除四害”活动的通知》，要求各有关单位在 5~10 月，抓住有利时机，有计划地投放“消、杀、灭”药品，开展“除四害”活动。站市场卫生管理科负责这次“除四害”活动的药械供应并提供技术指导。

2004 年，对 20 家承包单位及居家提供灭鼠、灭蟑技术服务 200 余次，接受咨询 300 余次，直接上门指导 50 余次；对 8 家单位进行灭蟑知识培训。

2005 年春季灭鼠前，对部分区县、乡镇（办事处）、卫生院有关人员进行培训；开展消毒、杀虫、灭鼠技术咨询和服务工作，对 21 家单位及居家提供灭鼠、灭蟑服务，提供服务 200 余次，接受咨询 300 余次，上门指导 60 余次。

2006 年 5 月，召开全市消毒媒介生物防制业务工作会议，举办病媒生物监测培训班一期，培训学员 60 余人，授予中华预防医学会继续医学教育学分 5 分。并积极配合传染病防制所开展鼠带毒率调查，解剖鼠心、肝、脾、肺、肾及时送省疾控中心。

2007 年 7 月，召开全市消毒媒介生物防制业务工作会议，举办病媒生物监测培训班，培训学员 80 余人，并配合传染病防制所开展鼠带毒率调查，解剖鼠心、肝、脾、肺、肾及时送省疾控中心。

2008 年 5 月，抽调 2 两名消毒媒介生物防制专业技术人员赴四川抗震救灾。

2009 年 3 月份成功处理张店区东货站摇蚊事件，接受淄博电视台等媒体采访 5 次，平息了周围居民的恐慌心理。

2010 年 6 月起，参与由国家疾控中心和山东大学联合组成的发热伴血小板减少综合征疾病调查课题组在沂源县的流行病学调查工作，2010 年采集动物血样 20 余份，病人和健康人的血样 242 份，抓获蜱 1100 余只，捕获野鼠 2 只和成蚊 53 只，圆满完成了调查任务。

2011 年元旦开始（淄川区于 1 月 9 日启动，电视新闻媒体等进行了全程跟踪报道），各区县先后举行了病媒生物监测启动仪式。全市除个别区县外，绝大多数按期开展监测工作，共监测病媒生物 15099 只，其中鼠抓捕 188 只，蚊 10976 只，蝇 3485 只，蟑螂 450 只，全市病媒生物密度监测工作走上了常态化。

2012 年，根据省卫生厅、省疾控中心要求，确定本市张店、淄川和高新区为病媒生物省级监测哨点。

第二节 消 毒

一、传染病防治中的消毒措施

消毒是传染病防治中的一项重要措施。新中国成立以来，结合传染病防治工作，开展一系列饮水和环境消毒工作。

1958 年 6 月 25 日—7 月 11 日，淄博制丝厂发生脊髓灰质炎局部暴发，在防治工作中，对重点发病单位（托儿所和幼儿园）以及疫区范围内的粪便用 1%~3% 氯胺溶液消毒。

1960 年 10 月—11 月，张店区发生白喉局部流行，市、区防疫人员对病家及其周围住户共 225 户消毒。

1963 年 7—12 月，博山区福山公社和福山陶瓷厂发生一次由饮水污染引起的传染性肝炎暴发流行，在防治过程中，对饮用水源用漂白粉消毒。

1976 年 7 月，张店区马一大队杀鸡厂发生一例副霍乱病人，市防疫站派员调查处理，对该加工厂周围环境和仓库按疫源地彻底消毒。

1985 年 7 月 27 日—8 月 1 日，先后发现 3 例输入性副霍乱病人，在防治工作中，对病家内外环境及可疑污染物彻底消毒。

1988 年，贯彻卫生部《消毒管理办法》，对张店区 4 家较大旅馆开展预防性消毒 12 次。对 4 处传染性肝炎疫点进行终末消毒。

1989 年 8—9 月，淄川区峨庄乡发生肝炎暴发流行，市防疫站无偿支援漂白粉精片 12 瓶，开展疫区饮水井消毒工作。

1994 年 8 月，桓台县、高青县连续遭受水灾，市、区（县）立即组织医药卫生人员赶赴灾区救灾防病。市卫生局及时将 1 吨净水消毒剂运送灾区，市防疫站派出防病小分队急赴高青，协助灾区消毒生活饮用水 14250 立方米，净化水体 5 万立方米。

1995 年 8 月，周村区王村镇西铺村霍乱暴发流行，经流行病学调查，与该村两眼饮水井污染有关，遂对水源井和外环境消毒。

1996 年 9 月，齐鲁石化公司办公大楼工地发生 8 例霍乱病人，市及临淄区防疫站派员积极开展防治，加强饮水水消毒。

2003 年春天，中国部分省、市暴发“非典”，山东省也出现“非典”疫情。为切实做好预防和消毒工作，于 4 月 20 日举办“非典”消毒技术培训班，为各区、县和各大企业培训专业消毒技术人员 20 余人。

2003 年 4 月 26 日，组织部分流行病专业人员深入张店区科苑办事处开展“非典”防治宣传咨询活动，并免费为该社区的老年公寓和幼儿园进行空气消毒 3000 ㎡。

2003 年 11 月，举办“非典”消毒及医院感染控制培训班，为各区县卫生防疫站、市属医院培训消毒专业人员 50 余人。

2003 年 4 月—7 月，在全市抗击“非典”工作中，共对公共场所、医疗单位、“非典”检疫检查站、点等消毒 82 万 ㎡，对各种公共交通工具、车辆共消毒 500 余辆（次）。据不完全统计，抗击“非典”期间，全市市、区（县）卫生防疫站共建立 9 支专业消毒队伍，各企业、单位建立消毒队伍 300 余支，定期对中小学、幼儿园、农贸市场、文化娱乐场所、客运车辆等人口密集和人口流动频繁的场所用次氯酸钠消毒液进行强制性消毒，全市共对 549457 辆（次）公共客运车辆进行了定期消毒。

2006 年—2009 年，每年召开一次全市托幼机构消毒工作会议，同各托幼机构负责人签订责任书，实行责任制，责任到人，使全市托幼机构消毒质量明显提高。市级托幼机构的监测率达 100%，市属厂矿企业中托幼机构的监测率达 97% 以上，各区县属托幼机构的监测覆盖率达到 96% 以上。现场监测内容为室内静态空气，物体表面和工作人员手三项。

2010 年—2012 年，全市确定市属 10 家托幼机构作为市级监测点，每年定期进行消毒质量监测，促进了市属托幼机构的消毒质量，有效遏制了手足口病等传染性疾病的传播流行。

自 2010 年起，全市各区县疾控中心也相继开展了托幼机构消毒质量监测工作，通过对县级、乡镇级和村级托幼机构的连续监测，使基层托幼机构消毒质量进一步提高，消毒意识进一步增强。

2009 年—2011 年，消毒与医院感染控制工作被列入全市第一批适宜卫生技术推广项目——卫生强基工程，消毒媒介生物防制所根据培训方案要求，制定详细培训计划，培训分两个阶段进行，第一阶段为制定计划、宣传发动和对各区县疾控中心消毒（科）所相关专业人员的师资培训。第二阶段由中心组成专家组巡回到各区县对各基层消毒从业人员进行现场培训授课，范围从区县级医院、乡镇卫生院到社区卫生服务中心实现全覆盖。抽调精干力量组成授课专家组，巡回全市五区三县授课，历时近三年共培训基层专业技术人员700余人，发放培训教材500余本，圆满完成培训内容，达到预期目的。

二、消毒监测与管理

1983年7月，市防疫站对全市14家医院环境中HbsAg污染状况进行调查，用RPHA定性方法检测标本775份，阳性212份，占27.35%。调查结果表明，医院各科HbsAg检出率为：内科36.36%，外科33.06%，中医科31.55%，传染病科29.55%，儿科20.0%；医院外环境HbsAg检出率为：桌面47.92%，挂号取药窗口41.18%，更衣架40.0%；诊疗器械中以器械消毒液和金属器械检出率最高，分别为55.0%和24.07%。调查认为，医院中HbsAg交叉感染严重，加强医院消毒是控制病毒性肝炎医源性传播的一项重要措施。

1986年，市防疫站建立消杀科，负责全市消毒工作的监测监督和管理工作。

1987年，卫生部发布《消毒管理办法》。1988年，市卫生局下发《关于加强医院消毒管理的通知》和《关于发放消毒监督员证书的通知》，开展了预防性消毒工作。

1992年，根据卫生部发布的《消毒管理办法》和山东省卫生厅印发的《关于预防医院内感染的暂行规定》，3月28日印发《淄博市1992年消毒、杀虫工作意见》，要求所辖区内的乡镇以上医疗、幼托和区属厂矿企事业单位内的医疗、保健、幼托机构的消毒监测率达100%，医疗机构的监测项目主要包括：紫外线消毒灯、压力蒸汽消毒器、常用化学消毒剂、手术室、婴儿室的细菌总数及无菌医疗用品的灭菌效果。幼托机构的消毒监督监测项目主要有：消毒器械的配备、使用和消毒效果。

1992年8月31日，卫生部重新发布《消毒管理办法》，自发布之日起施行。卫生部发布的《消毒管理办法》同时废止。

1993年4月5日，市防疫站公布1992年对本市78个医疗单位的消毒监测结果 共对手术室、治疗室、注射室、换药室、供应室的无菌间空气采样692份，染菌超标475份，超标率47.5%；对物体表面采样1625份，染菌超标963份，超标率59.26%；个别医疗单位物体表面检出沙门氏菌和化脓菌。监测医院内紫外线消毒灯共512支，其中，155支强度低于70vm/mm以下，不合格率30.27%；监测205份消毒液，其中，细菌污染超标51份，占20.1%。针对有的医院消毒制度不健全，对消毒工作不够重视以及消毒药械不足等问题，向有关医疗单位下达了卫生监督整改意见书。

同年4月6日，公布1992年对市属托幼机构的消毒监测结果：对托幼机构活动室、睡眠室、哺乳室进行空气采样1775份，不合格958份，空气细菌污染超标率为53.97%；物体表面采样1925份，不合格986份，细菌污染超标率为51.22%；儿童玩具采样875份，不合格593份，细菌污染超标率29.62%；炊具采样267份，不合格47份，细菌污染超标率为17.6%。其中，有2家托儿所查出致病菌。针对监督监测中发现的幼托机构消毒意识淡薄、消毒药械和消毒人员配备不足等问题，市防疫站及时向有关幼托机构提出了卫生监督整改意见。

1995年10月5日，市卫生局印发《淄博市消毒药械、一次性医疗用品、卫生用品管理暂行规定》，其中，对消毒药械的生产、包装、销售、经营以及市、区卫生监督机构对相关产品的监测、监督等作出具体规定。该规定自发布之日起实施。

1996年，根据市卫生局卫生监督监测分级管理的意见和相关文件，对53个市管医疗单位和托幼机构全部进行了消毒监测，共采样1436份。

1997年4月16日，印发《淄博市一九九七年医院消毒工作意见》，要求各医疗单位严格按照《传染病防治法》和《消毒管理办法》要求，做好院内消毒，防止交叉污染。

同年4月20日，印发《一九九七年托幼机构消毒管理工作意见》，要求各托幼机构认真贯彻《消毒管理办法》和《淄博市托儿所、幼儿园卫生保健管理办法》，切实做好消毒工作。市防疫站对市管托幼机构每年进行一次消毒效果监测，同时进行不定期抽检。监督监测内容：消毒规章制度建立及执行情况，保教人员卫生及消毒知识；消毒药械配置、紫外灯强度；活动室、哺乳室、睡眠室的空气污染情况；玩具及保育员手册的污染情况等。

1999年1月9日，印发《淄博市医院污水卫生监督管理实施意见》，对医院污水卫生管理制度、医院污水处理设施、医院污水净化消毒及其卫生指标、医院污水定期监测等提出具体要求。

同年，对全市39家市管医疗机构消毒效果进行监督监测，采样3239份，监督监测率95.12%。对28家市管托幼机构消毒效果进行监督监测，采样1087份，监督监测率90.32%。

2001年2月9日，市卫生局印发《关于加强全市消毒管理工作的通知》，要求：全面做好医疗、托幼机构消毒效果的监督监测工作。乡镇以上医疗机构消毒效果监测率要达到95%以上；市属单位中的托幼机构监督监测率要达到100%。区县机关及企事业单位托幼机构，百人以上的监督监测率要达100%，其他要达90%以上。

2001年，对39家医疗单位进行消毒效果监测，监测率97.5%。对医疗单位室内空气、物体表面、医务人员的手、消毒液等共采样2278份，合格1946份，合格率85.43%。对31所市属及厂矿企业幼儿园的消毒效果进行监测，监测率达100%。对托幼机构室内空气采样62份，合格50份，合格率80.65%；物体表面采样1303份，合格1110份，合格率85.19%。

2002年，对40家医疗单位、26家托幼机构和23家消毒产品生产企业进行监督监测。

2003年“非典”防治期间，于5月8日以“淄卫防字（2003）第56号”文印发《关于加强医院污水消毒管理的紧急通知》，要求各医院严格按照《传染病防治法》和《医疗机构污水排放要求》（GB18466—2001），加强医院污水消毒管理，并按要求及时填写每日污水消毒记录。指定防治“非典”的医疗单位必须在每天上午9：00以前将上一日污水消毒记录书面报市卫生防疫站。

2003年，4月—11月份举办“非典”消毒技术及医院感染控制培训班8期，为县以上医疗卫生单位培训专业消毒人员720余人（次）。

2005年，共完成30家医疗机构、16家托幼机构消毒效果检测，分别采样1468份、170份，合格率分别为75%、83%；对12家卫生用品生产企业进行生产环境卫生学检测，采样64份，合格率96.87%，对6家消毒剂、消毒药械生产企业进行杀菌因子和PH检测；加强市属医院、托幼机构食品卫生监督管理，从业人员查体126人，餐具、食品分别采样380份、42份，合格率分别为94.7%和95.2%，市实验幼儿园食堂通过了省A级单位认定；卫生用品生产人员健康查体304人，“五病”调离4人，对青州一家水厂的100级灌装车间、威海一家医院供应室净化环境进行了检测。

2006年，对58家单位进行消毒与感染控制监测，其中医院30家，一次性卫生用品生产企业17家，托幼机构8家，医院食堂3家。配合市卫生局卫生监督局完成省卫生监督所消毒产品抽检任务。

2007年，全市共监测各级各类医疗卫生机构1277家，监测覆盖率93%，市属医疗卫生单位监测率100%，区县监测覆盖率90%以上，淄川、临淄、张店区对医疗卫生单位监测覆盖率95%以上。

2008年，监测医疗卫生机构41家，托幼机构9家，一次性医疗卫生产品生产企业10家。

2009年，监测各级各类医疗卫生机构、村卫生室等3041家。集中时间，集中人力，对全市23家手足口病定点收治医院进行发热门诊、病房、治疗室空气细菌菌落总数、物体表面致病菌和医护人员手等影响院内感染的因素进行监测。

2010年，淄博市消毒与感染控制监测工作被省卫生厅列为省级监测点，全年共监测省级消毒与医院感染监测哨点医院2家，洗涤机构省级消毒质量监测哨点2家、市属医疗卫生单位10家，监测覆盖率100%；区县疾控中心监测各级各类医疗卫生机构1265家，监测覆盖率100%。监测市属托幼机构11家，区县疾控中心监测托幼机构313家，监测覆盖率100%；监测市属医疗卫生单位10家，省级消毒与医院感染监测哨点医院2家，洗涤机构省级消毒质量监测哨点2家，监测覆盖率100%；区县疾控中心监测各类医疗卫生机构1265家，监测覆盖率100%；托幼机构监测市属单位11家，各区县监测313家，监测覆盖率100%。

2011年，监测市属医疗卫生单位12家，监测样品392份；对2家省级消毒与医院感染控制监测哨点医院每季度进行现场监测，监测样品224份，监测医疗器械清洗效果80余件，年内调查医务人员手卫生依从性200多人次。区县疾控中心全年监测各级各类医疗卫生机构、村卫生室、个体诊所等2519家，实现省、市、区（县）、乡镇、村、社区消毒监测工作全覆盖。

2012年，消毒与感染控制监测市属医疗卫生单位12家，监测样品416份，2家省级哨点医院监测样品226份，监测医疗器械清洗效果80余件，调查医务人员手卫生依从性200多人次。全市各区县疾控中心监测各级各类医疗卫生机构、村卫生室、私营及个体诊所2519家，实现省、市、区（县）、乡镇、村、社区消毒监测工作全覆盖。

第三节　杀　虫

一、病媒虫害调查监测

1957年，首次进行户外蝇种及消长季节调查。

是年7月—11月，对户外蝇种及消长季节进行调查。调查结果：本市主要蝇种为：大、小家蝇（占51.5%）、绿蝇（占24.1%）、厩腐蝇（占2.5%）和褐尾麻蝇（占11.9%）。其季节消长情况为：家蝇高峰在8、9、10月份；绿蝇在8、10月份；麻蝇在8月份。苍蝇密度与气温和相对湿度有密切关系。

1963年5月—11月，第二次对本市蝇种和消长季节进行调查。共捕蝇9581只，分9属、13种。其中，家蝇占35.5%，绿蝇占32.7%，厕蝇占9.1%，麻蝇占6.5%，金蝇属占4.8%；蝇类消长季节：5月份开始出现，以厕蝇为多，6—7月份为第一高峰，8月份下降；9—10月呈现第二高峰，以家蝇为主；11月后蝇类消失。

1994年5月，完成第三次对城区蝇种、密度和消长季节调查。经分类鉴定，本市蝇类共有4科22属35种。其中，丝光绿蝇、大头金蝇和家蝇为主要优势种。全市常见蝇类的总密度4—5月逐渐增高，6月和8月分别出现两个密度高峰，9月密度下降。10月至次年3月无蝇。

2010年6月，国家疾控中心和山东大学联合组成的发热伴血小板减少综合征疾病调查课题组在沂源县开展流行病学调查工作。市疾控中心密切配合，采集动物血样20余份，病人和健康人血样242份，抓获蜱1100余只，捕获野鼠2只、成蚊53只，完成调查任务。

2011年，两次派人参与由国家疾控中心和山东大学联合组成的发热伴血小板减少综合征疾病调查课题组在沂源县的流行病学调查工作，共采集动物血样40余份，病人和健康人的血样300份，抓获蜱3000余只，捕获野鼠20只，圆满完成调查任务。

二、病媒虫害消杀

新中国成立以来，对病媒昆虫（苍蝇、蚊子、臭虫、蟑螂等）的消杀工作大体分为两种形式，一是开展群众性消杀活动，主要结合爱国卫生运动进行（详见本章第一节），二是结合传染病防治开展蚊蝇等消杀活动或由专业消杀队伍开展专项消杀活动。

1953年9月—12月，博山区桃花泉村发生斑疹伤寒流行，卫生部门在积极治疗患者同时，发动群众，用10%滴滴涕协助病家灭虱，至12月下旬，无新发病人出现。

1957年8月—11月，周村区发生伤寒暴发流行，周村区积极开展综合防治，对病家进行消毒、灭蝇，疫情得到及时控制。

1958年，全市开展以“除四害”（除掉苍蝇、蚊子、老鼠、麻雀）为中心的爱国卫生运动，共灭苍蝇6798市斤，夯实蛹地83940㎡，使苍蝇密度降低。

1960年1月18日，市委召开全市除害灭病会议，全市开展以消灭苍蝇为主，大搞治本工作的春季爱国卫生运动。

1960年6月16日—7月4日，淄川区太河水库工地发生副伤寒流行，市、区卫生防疫站派员进行防治，在对饮用水源及污染物进行消毒的同时，采用药物喷洒灭蝇，控制了传播、蔓延。

1961年1月—6月，全市发生斑疹伤寒流行，发病人数258例；全市共用可湿性六六六粉29.88吨，开展全民灭虱。

20世纪70年代，本市在农村深入开展“两管”、“五改”，实行粪便无害化处理，铲除蚊蝇孳生地，以此降低蚊蝇密度，减少蚊蝇危害。

1970年—1973年，是历史上疟疾高发年，发病率高达186.49/10万~245.34/10万。从1974年开始，实行苏、鲁、豫、皖、鄂五省疟疾联防。本市实施灭蚊治本等措施，使发病率大幅度下降，由1972年的245.34/10万，下降为1974年的95.31/10万。

1976年，市防疫站派出卫生工作队在张店区房镇公社开展“两管”“五改”工作，经过几个月的努力，改造厕所1738个，建立健全积肥专业队，实行了粪肥统一管理和无害化处理。

1977年，配合淄川区卫生防疫站在杨寨公社开展“两管五改”工作，共改造厕所2224个，消除垃圾5000余吨，积肥4700立方米，建大型无害化肥库3个。

1978年，全市1598个大队，共改良厕所81898个，建立积肥专业队11836个，建无害化肥库1576个，沼气池392个。

1979年，开展以“两管五改”为重点的爱国卫生运动，全市改良厕所144660个，改栏圈5484个，改鸡窝9084个，改炉灶5430个，粪便实行统一管理的大队897个。

1986年5月，经市卫生局批准，市防疫站设置消毒杀虫科，负责病媒虫害消杀、灭鼠、消毒等项消杀工作的监测管理。

1986年7月，市防疫站成立蚊蝇消杀队，采取承包形式，开展有偿服务。至1987年年底，在不到两年的时间内，为市驻地的105个单位、11处公共厕所、114个垃圾箱（点）、98处污水沟（坑）、14条街道共1343个蚊蝇孳生地进行定期药物喷洒灭蚊灭蝇，获得满意效果。1986年与1985年同期相比，室内蝇密度下降92%，环境蝇密度下降83%；1987年与1986年同期相比，室内蝇密度下降93%，环境蝇密度下降83.1%。尤其是公共场所和饮食行业，消杀效果尤为明显。

1987年，全市共成立专业消杀队伍22个，专业消杀人员409人。

1987年—1988年，全市加强消杀队伍建设，扩大消杀承包单位，2年共用敌敌畏、凯素灵等消杀药品2.9吨，对承包单位环境定期喷洒，使城区蚊蝇密度大大降低。

1989年5月，市防疫站与张店区体育场办事处联合成立蚊蝇消杀有偿服务站，与市驻地84个单位签订服务合同。至9月底，先后用敌敌畏150公斤、溴氰菊酯75公斤、奋斗呐19公斤，对承包单位进行药物喷洒灭蚊灭蝇，使室内蚊蝇密度大幅度下降。

1991年6月19日，市政府印发《关于开展创建省和国家卫生城市活动的通知》。8月30日，市爱卫会印发《关于创建国家卫生城市活动的实施方案》，将灭蝇、灭鼠等消杀工作指标层层分解到区县、单位。

1992年8月，卫生部发布新的《消毒管理办法》以后，市防疫站逐步将消杀工作的重要转移到宏观规划、监督监测和技术指导方面。

1992年3月—9月，淄博矿务局在局机关8个单位开展创建“无蚊蝇单位”活动。组织2.9万余人参加，共出动车辆650辆（次），清除垃圾4609立方米，疏通下水道9090米，平整场地1.3万㎡，清理“死角”12处，封闭楼房垃圾道78处，新设密闭垃圾箱，120处公共厕所增设防蝇设施。组织100余人的专业消杀队伍，每天早、中、晚定时定点喷洒药物灭蝇灭蚊，使蚊蝇密度明显降低。

是年9月，省爱卫会专家鉴定组对淄博矿务局灭蚊灭蝇工作进行检查考核，各项指标均达到全国爱卫会无蚊蝇单位标准，成为经省爱卫会认定的全省第一个“无蚊蝇单位”。

2002年3月，山东省硅酸盐研究设计院办公大楼出现大批蟑螂，影响正常业务办公。根据该单位求助要求，市防疫站派专业技术人员前往该单位进行调查，并制订出用氟氯溴氰菊酯分时段喷酒灭蟑方案，经4月6日和4月30日两次喷洒灭蟑，该单位办公大楼未再发现蟑螂，双方对灭蟑效果均非常满意。是年，根据单位的求助和要求，市防疫站派专业人员对12家单位进行灭蟑服务，均取得满意的灭蟑效果

2009年3月中旬，有市民反映张店城区东部涝淄河一带部分河段发现“大黑蚊子”聚集的情况，严重影响居民生活。接到电话后，市疾控中心立即组织相关专业人员到现场进行调查处理，同时联合

张店区疾控中心工作人员对涝淄河沣水镇张赵村桥至城区新村东路桥沿沿岸5公里距离内的蚊虫密度进行监测，并将蚊种送往省疾控中心进行鉴定，经省疾控中心专家鉴定“大黑蚊子”是摇蚊，不会吸食人血，一般不会传播疾病。随后，市、区疾控中心联合制定周密处置方案，发动社区居委会、居民等进行集中杀灭，区环卫局、区水务局等部门及时对涝淄河洪沟路段周边环境进行清理，接受淄博电视台等媒体采访5次，平息了周围居民的恐慌心理。

2006年第22届省运会期间，为省运会医疗卫生保障部起草“第22届运动会消毒应急处置方案”等五个工作预案，分别对第22届省运会和省残运会的定点接待宾馆、比赛场馆的传染病防控与消毒工作落实情况进行督导和技术指导，对发现的问题和存在的薄弱环节及时提出整改意见，共下达督导意见书近20份、发放传染病防控材料500余份。

2008年4月，积极参与了“4·28”火车相撞事故地点善后消毒工作，指导周村区疾控中心对事故现场进行了消毒，消毒持续三天，消毒面积达两万平方米。

第四节　灭　鼠

1964年4月2日—12日，在张店区保安街居委会进行鼠密度调查，并用磷化锌毒饵进行一次性灭鼠，灭鼠率达93%。

1979年4月，市爱卫会、市防疫站在临淄区召开全市灭鼠工作会议，在全市推广使用敌鼠钠盐灭鼠。

1981年11月10日—15日，在周村区南营公社孙寨大队进行鼠密度调查，居室鼠密度为46.8%，杂物室为37.6%。

1983年，首次出现流行性出血热疫情。市防疫站在流行性出血热病区采用夹夜法进行主要传染源调查。病区野外平均鼠密度为8.57%，室内平均鼠密度为9.93%，主要鼠种为褐家鼠、小家鼠、黑线姬鼠。经检验，只有褐家鼠带毒，故认为本市流行性出血热传染源为褐家鼠。调查结束后，在疫区用敌鼠钠盐先后开展三次灭鼠活动。

1986年9月，为控制流行性出血热流行，开展全市性灭鼠“一役达标”活动。经考核验收，家鼠和野鼠密度由灭鼠前的1.2%和9.3%分别下降为0.65%和0.09%，达到省里规定的1%和2%以下标准，实现“一役达标”要求。

1986年，开展灭鼠达标活动。9月15日副市长王裕民代表市政府分别与博山、张店、周村、淄川、临淄区和桓台县政府负责人签订灭鼠达标承包合同。是年，全市开展两次灭鼠活动，灭鼠率达95%。经考核验收，家鼠和野鼠的密度由灭鼠前的1.2%和9.3%，分别下降为0.65%和0.09%，达到省里规定的1%和2%以下的标准，实现“一役达标”。

1987年，市及博山区防疫站对出血热发病较多的池上乡东池和西池村进行了一年四季鼠种及带毒率调查。结果表明：出血热发病与鼠带毒时间高峰均在4—5月份；主要以褐家鼠为带毒鼠种；本市流行性出血热为家鼠型出血热；出血热发病的高低与鼠带毒率的高低呈正相关关系。

1987年，在调查研究证实流行性出血热为家鼠型出血热的基础上，开展两次“一役达标”灭鼠活动，使出血热疫区的鼠密度由灭鼠前的7.42%，下降为0.76%。

1988年，结合全市除害灭病工作，全市共发放灭鼠毒饵69万余斤，配制毒饵盒112万余个，经考核，五区一县均达到规定的灭鼠标准。齐鲁石化公司成为本市第一个无鼠害企业。由于鼠密度下降，出血热发病率比1987年下降27.33%。

1989年年初，市委、市政府根据国务院和省委、省政府关于“灭鼠防病保粮”的指示，在过去灭鼠的基础上，确定了创建“无鼠害城市”的奋斗目标。各级政府把灭鼠工作作为两个文明建设的大事来抓，逐级建立灭鼠领导组织，多次召开专题会议，层层实行灭鼠承包责任制。卫生、农业、粮食等有关部门密切配合，发动群众大力开展灭鼠。12月26—29日，省爱卫会办公室、省无鼠害考核鉴定委员会对淄博市创建无鼠害城市工作进行考核、鉴定。鉴定委员会在听取了全市灭鼠工作汇报，查阅相关资料以后，深入五区一县进行实地考察。用随机抽样方法抽取16个乡（镇）、办事处的32个行政村（居委会）。室内共布鼠夹2775夹夜，捕鼠2只，室内夹夜鼠密度为0.07%，查有效粉区2761块，发现阳性16块，室内粉区阳性率为0.58%；野外共查2400夹夜，捕鼠6只，野鼠密度为0.25%；踏查1.5万米，发现鼠洞7个，平均千米鼠洞为0.47个；流行性出血热近年发病情况：1988年比1986年下降67.13%，1989年比1988年下降31.47%。省无鼠害鉴定委员会依据以上检查考核结果，确认本市已经达到无鼠害市标准。

1990年，狠抓了巩固“无鼠害城市”措施的落实，全市家鼠和野鼠密度分别在1%和2%以下，巩固了无鼠害城市成果。

20世纪90年代，结合开展创建省级和国家级卫生城市，按照卫生城市标准中灭鼠指标要求，层层建立无鼠责任制，广泛发动群众，开展经常性灭鼠活动。灭鼠工作实行“块块领导，条条保证，逐级承包”的责任制，市、区成立灭鼠技术指导小组，培训投药员，每50户配备一名投药员。全市推广毒饵盒灭鼠，基本做到投药到位，第一天投饵后，第二天随查随补，保证了灭鼠效果。在省和国家爱卫会组织的多次卫生城市检查、考核中，淄博市灭鼠成果均达到创建省和国家卫生城市灭鼠标准要求。

1990年3月，从褐家鼠中成功分离出4株流行性出血热病毒（EHF），并经卫生部病毒研究所鉴定后确认。

1992年4月，组织力量，对沂源、博山、淄川、张店4个区县流行性出血热疫点的灭鼠情况进行检查，共检查7个乡镇的12个发病村。80户居民，疫点居民户灭鼠率70%，疫点村的平均鼠密度为7.25%，最高达10.9%。

是年1—7月份，流行性出血热发病373例，比1991年同期上升152.03%。其中，沂源县发生266例，占全市同期发病人数的71.31%。造成出血热疫情大幅度上升的原因是灭鼠措施不落实，鼠密度增高。

1993年11月—1994年1月，博山区源泉镇泉河头村发生流行性出血热暴发。全村进行两次灭鼠。

1997年4—5月，桓台二中发生4例流行性出血热病人，1例死亡。全校开展了疫点灭鼠。

1997年7月，针对全市流行性出血热疫情上升，个别区县出现暴发的情况，印发《关于进一步做好流行性出血热防治工作的紧急通知》，要求各区县切实抓好灭鼠这一关键措施，做好出血热预防工作。

2001年10月29日，市政府办公厅印发《淄博市人民政府办公厅关于加强流行性出血热防治工作的通知》，要求各区县要切实加强对出血热防治工作的领导，大力开展群众性灭鼠活动，把家鼠和野鼠密度分别控制在1%和3%以下，以尽快遏制出血热流行蔓延的趋势。

为巩固创建国家卫生城市取得的灭鼠成果，2003年3月25日，市防疫站印发《关于统一开展春季灭鼠工作的通知》。要求自3月下旬至4月下旬，采用专业队伍和自行灭鼠相结合的方式在全市宾馆、饭店、食堂、超市、食品加工厂、酿造厂、粮库、火车站、汽车站等重点单位统一开展春季灭鼠工作，市防疫站负责供应毒饵并提供技术指导。

2007年，市卫生局下发《淄博市病媒生物密度监测方案》，全市病媒生物密度监测工作走向正规。各区县均开展鼠、蚊、蝇和蟑螂等主要病媒生物的密度监测工作。

2010年，本市病媒生物监测工作被省卫生厅确定为省级监测点，病媒生物防制和密度监测工作走向正规。

2012年，全市国家卫生城市复审，政府重视，发动群众，全民参与，重点区域、重点部位安放毒饵站，集中灭鼠，治理环境，促进了病媒生物防制工作的开展。

2012年，病媒生物密度监测统计，全年鼠密度0.43%，较往年呈平稳态势。

7月18—19日，省疾控中心病媒生物防制所所长王学军一行5人，到淄博市检查督导病媒生物省级监测点工作。督导组深入淄川区龙泉镇龙二村监测点现场指导鼠密度监测工作，布放野外鼠夹200只，捕获野鼠2只，家鼠6只。对野外生境的蜱虫和蚊虫滋生地幼虫进行采集，省疾控中心有关专家对捕获的鼠、蚊、蝇等病媒生物进行鉴定，分别从其习性、外部特征和种类鉴别以及传播疾病等方面进行细致讲解，对工作人员提出的问题耐心解答。

第五节 消杀药械管理与感染控制监测

1986年5月，经市卫生局批准，市防疫站建立消毒杀虫科，简称消杀科。

消杀科的职责是：负责全市消毒、杀虫、灭鼠工作的计划、组织、实施和传染病防治、公共卫生管理过程中消杀工作的技术指导，同时，根据卫生部（85）卫防字第58号文颁发的《食品工具、设备用洗涤剂、消毒剂、洗涤消毒剂卫生管理办法》，对消杀药品进行卫生管理。

1987年，卫生部发布《消毒管理办法》，进一步明确了各级卫生防疫部门对消毒工作及消杀药械进行卫生管理的职能。

1988年，贯彻卫生部发布的《消毒管理办法》。3月，专门召开了全市消杀工作会议，重点强调组织建设。至1988年年底，多数区县卫生防疫站建立消杀科，配备专职人员，加强了消杀力量。市、区卫生防疫机构在继续抓好消杀技术培训、技术指导的同时，逐步开展了对消杀工作的监测和消杀药械的卫生监督管理。

1990年3月9日，市防疫站印发《关于对卫生杀虫制剂办理统一批号的通知》，规定，凡新上的卫生杀虫制剂必须经市防疫站审查批准，由本站发给统一批号后方可生产销售；对已获得生产批号的产品，本站定期进行质量监测，达不到质量标准的，将责令生产厂家停产改进，改进后仍达不到要求者，取消其批号，并不准再生产和销售；对无统一批号的卫生杀虫剂，禁止生产和销售，对擅自生产、销售的，视情节给予经济制裁。

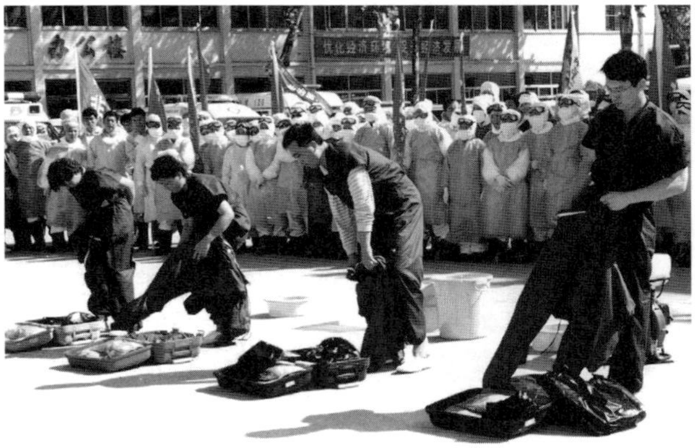

卫生应急演练

1990年4月，市防疫站受理审批了4家消杀药品生产厂家的产品批号，分别是：淄博市张店西郊社会福利化工厂生产的“特效新型蚊蝇威”，生产批号为“淄卫防（90）第01号”；淄博日用化工厂生产的“高效灭蚊蝇香露”，生产批号为“淄卫防（90）第02号”；淄博日用化学制品厂生产的“吉乐牌高效卫生杀虫剂”，生产批号为“淄卫防（90）第03号”；淄博日用化工二厂生产的“特效灭蚊蝇香露”，生产批号为“淄卫防（90）第04号”。

1990年5月29日，省卫生厅印发《山东省卫生用杀虫药剂安全监督管理暂行规定》，该规定共七章三十一条，对卫生用杀虫药剂的生产获准、生产管理、销售管理及其法律责任作出详尽规定。自1990年5月29日发布之日起试行。

1992年3月28日，根据卫生部和省卫生厅有关消杀工作的法规，印发《淄博市一九九二年消毒杀虫工作意见》，决定对医疗机构的紫外线消毒灯、压气蒸汽消毒器、常用化学消毒剂的消毒灭菌效果进行监测管理；加强流通领域和使用单位内消杀药械的管理。根据上级有关文件规定，经销和使用的消杀药品必须是省级以上卫生行政部门许可的产品。要求各区县卫生防疫机构要不定期地对市场经销和医疗卫生单位使用的消杀药械、药品进行监督检查。是年，市防疫站共对本市9家消毒药械、医疗卫生用品生产厂家进行了监测监督，采样120份，监督监测率达100%。

1993年4月5日，市防疫站公布1992年对医疗卫生单位和幼托机构消毒情况的监测结果，对存在问题的单位提出了卫生监督监测整改意见。

1995年10月5日，市卫生局印发《淄博市消毒药械、一次性医疗用品、卫生用品管理暂行规定》，该规定共十三章，分别对消毒药械、一次性医疗用品、卫生用品的生产、包装、销售、经营以及市、区卫生监督机构对相关产品的监测、监督等，作出具体规定。自1995年10月5日发布之日起施行。

根据市卫生局发布的《淄博市消毒药械、一次性医疗用品、卫生用品管理暂行规定》，市防疫站于1996年印发《关于加强卫生用杀虫药械监督管理的通知》。同年，对全市27个医疗卫生用品、消毒药械和卫生用杀虫剂生产厂家全部进行了监督监测，共采样920份。另外，对市售的47家外埠生产厂家的消杀及卫生用药械进行了抽样监测。

1997年3月16日，市防疫站印发《淄博市医疗用品、卫生用品、消毒杀虫药械管理工作意见》，要求各生产、经营医疗用品、卫生用品、消毒杀虫药械的单位，必须建立健全质量保证体系，严格执行产品卫生及质量管理制度；及时更换卫生许可证；严格执行健康查体制度；对无证生产、经营医疗用品、卫生用品、消毒杀虫药械的单位或个人，依据《传染病防治法》《消毒管理办法》查处。是年，对本市23个医疗卫生用品、消毒杀虫药械和卫生用杀虫剂的生产厂家进行卫生监测监督，共检测样品321份，对7家生产厂家换发了卫生许可证。同时，根据卫生部发布的《蚊香卫生监督暂行规定》和山东省卫生厅发布的《山东省卫生用杀虫药械安全监督管理暂行规定》，积极开展对外埠卫生消杀药械的卫生监测监督。是年，对61个外省、市生产厂家的消杀药械产品依法进行审验，对其杀虫效果进行监测。对21种监测合格产品发放《淄博市消毒杀虫药械医疗卫生用品监测合格证》，防止了假冒伪劣产品流入淄博市场。

1999年4月12日，市防疫站印发《关于对九八年度消毒剂、杀虫药械、一次性医疗、卫生用品卫生质量抽样监测合格产品的通报》，公布了市防疫站1998年对消杀药械、一次性医疗、卫生用品的监督监测结果和经监测合格的85种产品的名单。

1999年，对25家一次性医疗、卫生用品、消毒剂生产企业进行监督监测，共采样312份，其中4种卫生用品不合格。对1535箱不合格卫生巾进行灭菌处理，经检测合格后投放市场。

2001年2月14日，市卫生局转发省卫生厅《关于贯彻落实消毒产品生产企业卫生规范的通知》，称：卫生部《消毒产品生产企业卫生规范》自2001年1月1日起施行，标志着中国对消毒产品生产企业的卫生管理纳入法制化、规范化管理轨道。要求所有消毒产品生产企业的有关人员要在短时间内掌握《规范》内容，按照《规范》要求开展工作，严格按照《规范》组织生产，对达不到《规范》要求的，坚决予以取缔。

同年，继续加强外埠消毒产品的监督管理，共检查4大类116个品牌的431种消毒用品，对不合格产品进行了查处。

2002年11月14日，由省卫生厅组织的消毒产品检验机构资质认定专家组对消毒产品检验工作进行审查。专家组经听取汇报、检查百级洁净室、动物房等基础设施，对10名检验人员进行盲样测试，认为市防疫站已具备消毒产品检验能力，达到《山东省卫生厅消毒检验机构认定管理办法》要求，同意市防疫站通过消毒产品检验机构的资质认定。

2002年，对107个外埠生产的消毒产品进行查验和监督管理。

2003年全市抗击“非典”期间，市防疫站进一步加强消杀药械的卫生监督管理。先后查处临淄区醒龙化工有限公司非法生产“84消毒液”、临淄天德精细化工研究所非法生产过氧乙酸的行为，对本市12家口罩生产企业的产品进行微生物和毒理学检验监测，对2家不合格生产企业进行查处。

为保障本市消毒剂供应，市防疫站与省卫生监督所联系，对有生产能力的新华制药厂、万通精细化工厂进行验收并为其办理过氧乙酸生产企业卫生许可证，保证了本市“非典”防制工作中消毒剂的生产和供应。

2006年起，市疾控中心作为唯一有消毒产品检验资质的监测机构，在加强对一次性使用卫生用品及消毒器械生产企业监测的同时，努力通过提高自身素质，完善委托服务流程为企业提供优质服务，受到企业好评。

2009年经过省卫生厅复评，顺利通过了消毒产品检验资质的续展工作。

2010年通过评审，顺利通过消毒产品检验国家实验室认可。并顺利取得血液透析用水、洁净室和生物安全柜等项目工程检验资质。

第六节　其他活动

一、首届全市传染病疫情现场处置消毒技能大赛

2008年，组队参加全省卫生应急消毒技术比武

大赛。获团体三等奖，1人单项二等奖和2人单项三等奖，3名队员获全省卫生消毒技术能手称号。2010年8月举办全市首届传染病疫情现场处置消毒技能大赛，全市9个区县代表队27名选手经过理论考试和现场模拟操作等环节决出应急消毒、消毒质量监测和卫生检验三个专业组的名次，按照市总工会、市卫生局的文件精神，每个专业组第一名被授予振兴淄博劳动奖章。

二、重大活动保障和突发公共卫生事件消毒

2008年，市疾控中心与周村区疾控中心对淄博"4·28"火车相撞事故地点进行善后消毒工作，消毒持续三天，消毒面积两万平方米。

2010年，山东省运会在淄博开幕。市疾控中心为医疗卫生保障部起草《第22届运动会消毒应急处置方案》等5个工作预案，对第22届省运会和省残运会的定点接待宾馆、比赛场馆的传染病防控与消毒工作落实情况进行督导和技术指导，对发现的问题和存在的薄弱环节及时提出整改意见，共下达督导意见书近20份、发放传染病防控材料500余份。市疾控中心有3人参加中心成立的省运会传染病疫情处置保障小分队。

三、重点传染病疫点消毒

2006年开始，配合传染病防制所等科室做好手足口病等重点传染病疫点消毒工作，培训有关单位消毒专业人员1600余人。应市实验幼儿园等11家托幼机构的邀请对在托儿童家长进行手足口病防控知识专题培训，培训幼儿家长600余人。对市属十余家托幼机构和小学手足口病防控与消毒工作落实情况进行督导检查和技术指导；购置手推式大型喷雾器等消杀器械一批，含氯消毒药品7000瓶；参与万杰医学院、市实验中学等甲型H1N1流感聚集性疫情现场处理近30期，培训消毒技术人员400余人，指导消毒面积约70万㎡，动用大型消毒器械2台，机动喷雾器11台，气溶胶喷雾器5台，电动喷雾器5台，背负式手动喷雾器100余台。

2010年，对市属10家托幼机构进行消毒质量监测，监测内容包括室内动静态空气、物体表面、饮水机水、餐饮具、教护人员手以及消毒液的使用和配比等7项，监测内容增多，覆盖面广。对消毒薄弱环节和隐患提出整改意见。

四、消毒从业人员资质管理

2007年，率先推行消毒员持证上岗制度，同市劳动局职业技能鉴定中心联合发文，开展淄博市消毒员培训及职业技能鉴定工作，使全市消毒职业走上了正规化、法制化建设的轨道。年内有60名学员经考试取得劳动部门颁发的消毒员资格证书。

第六篇

DILIUPIAN

卫生监督监测

WEISHENGJIANDUJIANCE

第六篇 卫生监督监测

第一章 劳动卫生

第一节 机构、队伍及法规建设

一、机构、队伍建设

1951年10月，山东省卫生厅和山东矿务局共同筹备成立山东省卫生厅劳工卫生工作队,16人组成，队长魏守敬,驻淄川区洪山。行政、业务直属省卫生厅领导，党的关系隶属洪山煤矿医院。工作范围主要是在淄博工矿区开展井下劳动保护，培训卫生员，举办卫生展览等。1953年3月，改为淄博劳工卫生工作队。

1953年12月，淄博专区卫生防疫站建立，1954年3月，淄博劳工卫生工作队与淄博专区卫生防疫站合并。

1955年7月，淄博专区卫生防疫站改为淄博市卫生防疫站，站内设劳动卫生科，负责全市劳动卫生和职业病防治工作。

1955年，临淄县卫生防疫站建站，1956年，张店、周村区卫生防疫站建站。工业卫生工作由各站卫生组分管。

1956年2月，淄川区卫生防疫站建站。1972年设劳动卫生组。

1957年7月，博山区卫生防疫站建站，设工业卫生组。

1960年1月，市卫生局建立工业卫生科，主管厂矿企业的“六防”（防病、防伤、防尘、防毒、防暑、防火）工作。

1961年4月，市防疫站设立劳动卫生科，业务工作受市卫生局工业卫生科领导。同时，市成立防暑降温工作委员会，下设办公室，负责全市厂矿企业防暑降温的协调、检查、指导工作。

1963年6月20日，成立淄博市矽肺防治小组。

1964年，市第一医院建立职业病防治科。

1970年，建立淄博市职业病防治院。

1974年，建立博山、淄川、南定、张店、周村、临淄地区劳动卫生职业病防治协作组，协调专业技术力量，开展工业职业危害防治工作。

1982年5月1日，市职业病防治院因博山峨嵋山下的院址移交给市工人疗养院而停诊。按市卫生局、市总工会协议，住院病人留市工人疗养院治疗。同时，市第一医院设立职业病防治科，负责博山地区职业病的诊治。由于市职业病院另选新址筹建，使全市职业病防治工作受到一定影响。

1984年，市卫生局撤销工业卫生科。此时，市卫生防疫站劳动卫生科分设防尘、防毒、物理、放射组；市职业病防治院设社会预防科；市第一医院恢复职业病科。各区防疫站设劳动卫生科。另有淄博矿务局职业病防治所、山东铝厂职业病科、山东机器厂职业病科、新华药厂职业病科、齐鲁石化公司医院职业病科共五家企业职业病防治机构，设职业病床共300张。同年，市职业病防治院由博山迁张店南郊马庄山,6月23日接诊,7月10日接收病人。年内门诊、查体共8765人次。其中,尘肺科4864人次;毒防科3519人次。拍片、透视6331人次，住院95人次。

1987年9月14日，市卫生局印发《关于设立淄博市劳动卫生监察监测所的通知》。该所设在市防疫站劳动卫生科，实行“一个机构，两个牌子”，对外行使淄博市劳动卫生监察监测所职权。

1988年9月2日，市卫生局公布成立淄博市尘肺和中毒诊断组。市尘肺诊断组由14人组成，组长：李德伍，副组长：陈世荣、孙志杰；市中毒诊断组由14人组成，组长：李德伍，副组长：袭献祥、张仲平。

2002年5月24日，市卫生局党委印发《关于同意你站增设矿山卫生监测等科室的批复》。矿山卫生监测科主要负责矿山职业卫生监督监测工作。编制6人，其中，设正、副科长各1人。

2006年3月，市疾病预防控制中心设立职业卫生与中毒控制所。主要职能是制定全市职业病防治地方性的法规、规章及规范等提供技术支持，并为依法行政提供技术支撑；开展全市重点职业病监测和专项调查，职业健康风险评估，研究提出职业病防控对策。开展职业卫生技术服务工作：包括职业病危害预评价；职业病危害控制效果评价；职业病危害现状评价，职业病危害因素检测等。开展职业中毒信息咨询、中毒应急救援工作。开展职业卫生培训与教育工作，推动工作场所职业卫生健康促进工作及全市职业病网络直报工作。

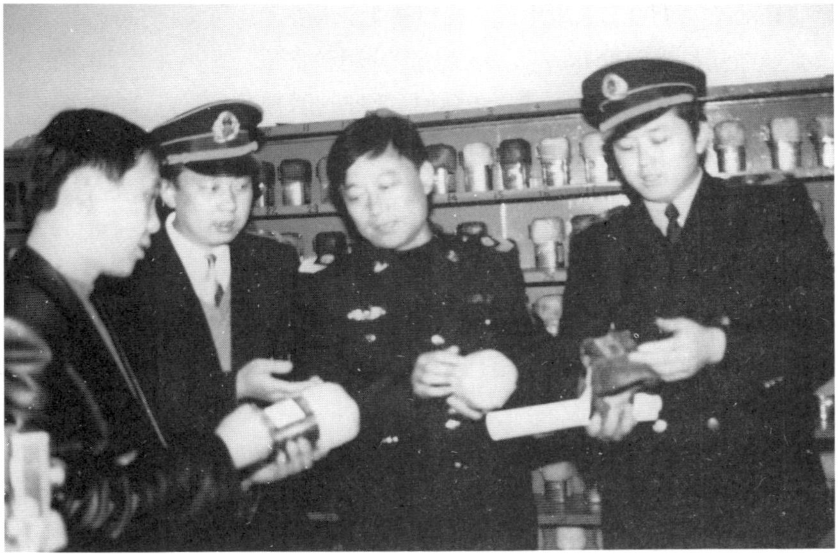

矿山粉尘检测

二、法规建设

新中国成立以来，国家和省、市政府及其主管部门制定、颁布一系列有关劳动卫生和职业病防治的法律、法规，主要有以下内容。

1. 国家颁布的劳动卫生和职业病防治法规

1953年1月2日，政务院修正发布《中华人民共和国劳动保险条例》。

1954年4月26日，国务院印发《关于女工作人员生产假期的通知》。

1956年，国务院颁布《关于防止厂矿企业中矽肺危害的决定》。同年，劳动部颁布《关于防止沥青中毒的办法》；劳动部和卫生部共同颁布《职业中毒和职业病报告试行办法》。

1957年，国务院颁布《关于领导工业卫生工作的分工办法》。卫生部颁布《职业病范围和职业病患者处理办法的规定》《橡胶业汽油中毒预防暂行办法》《批准工人、职业病、伤、生育假期的试行办法》《医务劳动鉴定委员会组织通则》。

1958年，卫生部颁布《矿山防止矽肺尘危害技术措施暂行办法》《工厂防止矽肺危害技术措施暂行办法》《矽肺作业工人医疗预防措施实施办法》《生产矽尘的厂矿企业防痨工作暂行办法》。

1959年，卫生部颁布《关于加强农药安全管理的规定》。

1960年，卫生部颁布《防暑降温措施暂行办法》。

1962年，国家颁布《工业企业设计卫生标准》。

1963年，卫生部颁布《防止矽尘危害工作管理办法》。

1973年，卫生部颁布《工业“三废”排放试行标准》《防止企业中矽尘和有毒物质危害的规划》。

1974年，国家颁布《五种职业中毒诊断标准及处理原则》。

1979年，农业部颁布《农药安全使用试行标准》。卫生部颁布《慢性三硝基甲苯中毒诊断参考标准及处理原则》。

1980年，国务院颁布《中华人民共和国工业卫生监督条例》。卫生部颁布《全国职业病防治院（所）工作试行条例》，分总则、性质和任务、机构与编制、附则共4章20条。

1984年3月19日，卫生部颁布《职业病诊断管理办法》，分总则、诊断机构与职责、管理工作、附则共4章26条。7月18日，国务院以“国发（1984）97号”文印发《国务院关于加强防尘防毒工作的决定》。

1987年7月9日，卫生部、农牧渔业部颁布《乡镇企业劳动卫生管理办法》，分总则、管理和监督、防护措施、监测与健康监护、奖励与惩处、附则共6章25条，自1987年10月1日起试行。11月5日，卫生部、劳动人事部、财政部、中华全国总工会修订《职业病范围和职业病患者处理办法的规定》，于1988年1月1日起施行。1957年2月28日卫生部发布的《职业病范围和职业病患者处理办法的规定》同时废止。同年12月3日，国务院颁布《中华人民共和国尘肺病防治条例》，分总则、防尘、监督和监测、健康管理、奖励和处罚、附则共6章28条，自发布之日起施行。

1988年7月21日，国务院颁布《女职工劳动保护规定》，自1988年9月1日起施行。1953年1月2日政务院修正发布的《中华人民共和国劳动保险条例》中有关女工人、女职员生育待遇的规定和1955年4月26日《国务院关于女工作人员生产假期的通知》同时废止。同年8月25日，卫生部颁布《农村农药中毒卫生管理办法（试行）》，分总则、卫生监督、宣传教育、急救治疗、报告制度、奖惩、附则共7章22条，自1989年起试行。

2001年10月27日，第九届全国人民代表大会常务委员会第24次会议通过，中华人民共和国第60号主席令公布《中华人民共和国职业病防治法》，分总则、前期预防、劳动过程中的防护与管理、职业病诊断与职业病保障、监督、检查、法律责任、附则共7章79条，自2002年5月1日起施行。

2. 山东省颁布的劳动卫生和职业病防治法规

1964年，山东省颁布《山东省女工保护工作暂行规定（草案）》。

1978年，山东省颁布《矽（尘）肺病理诊断分期标准（试行方案）》。

1981年，山东省颁布《接触矽尘工人健康检查实施办法》《防止矽尘危害工作管理办法》。

1991年12月28日，山东省卫生厅颁布《山东省劳动卫生监测管理暂行办法》。

1997年4月9日，山东省人民政府发布《山东省实施〈中华人民共和国尘肺病防治条例〉办法》，分总则、防尘、监督和监测、健康管理、奖励和处罚、附则共6章42条，自1997年5月1日起施行。

3. 淄博市颁布的劳动卫生和职业病防治法规

1949年9月，淄博工矿特区颁布《淄博工矿区职工劳动保险福利事业办法》。

1957年，市政府颁布《淄博市工厂通风装置管理办法》。

1983年3月，市卫生局制定《淄博市社队工业劳动保护工作暂行规定》，在公社、大队、街道工业中施行。

1986年，颁布《淄博市劳动卫生监测暂行规定》。

1987年5月22日，市卫生局、市乡镇企业局联合颁布《淄博市贯彻执行〈乡镇企业劳动卫生管理办法〉实施细则》。6月19日，市经委、市劳动局、市总工会、市卫生局联合颁布《淄博市接触生产性有害因素工人查体工作暂行规定》。

1992年3月31日，市卫生局印发《淄博市贯彻执行〈山东省劳动卫生监测管理暂行办法〉实施细则》，共19条，自发布之日起施行。

1999年5月16日，市人民政府第11次常务会议审议通过《淄博市职业病防治监督办法》，5月25日，市长张建国签署第15号政府令发布。分总则、监督管理、预防、职业性健康监护、罚则、附则共6章37条，自发布之日起施行。

1999年10月25日，山东省政府发布公告，《山东省职业病防治条例》经山东省第九届人民代表大会常务委员会第11次会议通过，公布施行。

2002年3月15日，卫生部发布《国家职业卫生标准管理办法》，自2002年5月1日起施行。

2002年5月12日，国务院公告，《使用有毒物品作业场所劳动保护条例》经2002年4月30日国务院第57次常务会议通过，自公布之日起施行。

2002年7月31日，卫生部发布《职业卫生技术服务机构管理办法》，自2002年9月1日起施行。

2003年5月9日，国务院发布公告，《突发公共卫生事件应急条例》2003年5月7日经国务院第7次常务会议通过公布，自公布之日起施行。

2006年7月27日，发布49号卫生部令，《建设项目职业病危害分类管理办法》经卫生部讨论通过，予以发布。该办法自发布之日起施行。

2009 年 8 月 24 日，国家安全生产监督管理总局公布《作业场所职业危害申报管理办法》，自 2009 年 11 月 1 日起施行。

2010 年 10 月 8 日，中央机构编制委员会办公室发布《关于职业卫生监管部门职责分工的通知》，对职业卫生监管职能再作重大调整。调整后卫生部承担的职业卫生职能包括：（一）负责会同安全监管总局、人力资源社会保障部等有关部门拟订职业病防治法律法规、职业病防治规划，组织制定发布国家职业卫生标准。（二）负责监督管理职业病诊断与鉴定工作。（三）组织开展重点职业病监测和专项调查，开展职业健康风险评估，研究提出职业病防治对策。（四）负责化学品毒性鉴定、个人剂量监测、放射防护器材和含放射性产品检测等技术服务机构的资质认定和监督管理；审批承担职业健康检查、职业病诊断的医疗卫生机构并进行监督管理，规范职业病的检查和救治；会同相关部门加强职业病防治机构建设。（五）负责医疗机构放射性危害控制的监督管理。（六）负责职业病报告的管理和发布，组织开展职业病防治科学研究。（七）组织开展职业病防治法律法规和防治知识的宣传教育，开展职业人群健康促进工作。随后，山东省机构编制委员会办公室和淄博市机构编制委员会办公室也发布内容相同的当地职业卫生监督分工通知。

2011 年 2 月 16 日，《危险化学品安全管理条例》由国务院第 144 次常务会议修订通过，修订后的《危险化学品安全管理条例》公布，自 2011 年 12 月 1 日起施行。

2011 年 12 月 31 日，《全国人民代表大会常务委员会关于修改“中华人民共和国职业病防治法”的决定》由中华人民共和国第十一届全国人民代表大会常务委员会第二十四次会议通过公布并实施。

2012 年 4 月 27 日，国家安全生产监督管理总局公布《建设项目职业卫生“三同时”监督管理暂行办法》。2012 年 6 月 1 日公布并施行。

2012 年 4 月 27 日，国家安全生产监督管理总局公布《职业卫生技术服务机构监督管理暂行办法》，2012 年 7 月 1 日起施行。

2012 年 4 月 27 日，国家安全生产监督管理总局公布《工作场所职业卫生监督管理规定》，自 2012 年 6 月 1 日起施行。国家安全生产监督管理总局 2009 年 7 月 1 日公布的《作业场所职业健康监督管理暂行规定》同时废止。

2012 年 4 月 27 日，国家安全生产监督管理总局公布《用人单位职业健康监护监督管理办法》，自 2012 年 6 月 1 日起施行。

2012 年 7 月 31 日，为贯彻落实《职业卫生技术服务机构监督管理暂行办法》（国家安全监管总局令第 50 号），推动职业卫生技术服务机构资质认可和监督管理工作，加快提高职业卫生技术服务能力和水平，国家安监总局职业健康司组织制定、印发了《职业卫生技术服务机构专业技术人员培训考核办法》，对职业卫生技术服务机构专业技术人员培训考核作出具体规定。

2012 年 11 月 12 日，国家安全监管总局根据《职业卫生技术服务机构监督管理暂行办法》（国家安全监管总局令第 50 号）的规定，为加强对职业卫生技术服务甲级机构的监督管理，规范甲级机构跨省（自治区、直辖市）开展职业卫生技术服务，制定了《职业卫生技术服务甲级机构跨省（自治区、直辖市）服务备案管理办法》，对职业卫生技术服务甲级机构跨省（自治区、直辖市）服务备案作出具体规定。

第二节　劳动卫生综合管理、监督执法及特色专科建设

一、劳动卫生综合管理

1950 年 1 月，成立淄博工矿区劳动保护工作委员会，9 人组成，特区总工会副主任许光明任主任委员。组织实施劳动保险“办法”，对各厂矿检查监督。

1951 年秋，成立淄博工矿区安全卫生委员会。专区中心卫生院、劳动局、工会联合开展卫生安全检查。

1952 年，淄博工矿区安全卫生委员会共检查发现安全卫生问题 10907 条，解决 3150 条。

1953 年，卫生、劳动、工会三个部门配合，加强厂矿企业劳动卫生职业病防治监督。

1954年以后，重点开展防尘、防毒和防暑降温工作。7月，淄博专署劳动局、工矿区工会联合会、卫生防疫站等组成安全卫生检查组，对6个厂矿的通风、防水、高温、粉尘等进行检查。淄博矿务局推广水式风钻、山东制酸厂在粉尘作业场所安装收尘、排尘设备，提高了除尘效率。

1955年，市劳动局、工会联合会、市卫生防疫站、市工业局、市电业局组成联合检查组，省有关部门派员参加，历时50天，对41个厂矿企业进行劳动保护大检查。博山电池厂蓄电池车间铅尘浓度超过国家卫生标准37099倍；新华药厂玻璃配料车间安装密闭化设备，减少了粉尘飞扬。

1956年，对粉尘、高温、有毒气体进行调查，发现存在的问题严重：⑴粉尘：张店农药厂“六六六”车间进料口粉尘浓度超过苏联最高允许浓度134倍；五〇一厂东山矿粉尘超标596倍。⑵高温：山东耐火材料厂自行规定85℃为出窑温度。⑶有害气体：博山电池厂问题突出，山东制酸厂二氧化氮超过允许浓度11倍。

1957年2月，市卫生局下达《关于医院对厂矿保健站实行业务指导的实施办法》，开展以医院为中心扩大预防的工作。4月，对博山电池厂进行铅作业危害调查。该厂铅尘浓度超过国家卫生标准745倍，工人铅中毒患病率为35.77%。6月，执行卫生部颁布的《职业病范围和职业病患者处理办法的规定》。

1958年，全国大炼钢铁期间，“小、土、群”工业上马，敞开式生产，污染危害严重。5月，由市劳动局、卫生局、工会、工业局等单位组成防暑降温办公室，负责开展厂矿企业防暑降温工作。

1959年5月，省卫生厅在淄博市召开防尘、防暑降温现场会，全市有8个厂矿介绍经验。同年，加强预防性卫生监督工作，要求各厂矿企业在新建、改建、扩建厂房时，同时设计安装排风、通风、防尘、防毒设备。

1960年1月，市卫生局建立工业卫生科，开展厂矿企业“六防”（防病、防伤、防尘、防毒、防暑、防火）工作。市防疫站设立劳动卫生科。是年，召开全市工业卫生工作会议，总结推广一批先进经验，如博山北岭玻璃厂、张店宏兴铁二厂、博山慎昌铁工厂的简易密闭防尘，山东耐火材料厂、博山鼎丰窑厂的综合除尘，夏庄煤矿的水式除尘，淄博瓷厂、山东新华医疗器械厂的车间医师负责制，以及市第一医院、淄博矿务局昆仑医院扩大预防工作等劳动保护经验。

1961年8月，市防疫站对张店农药厂、新华药厂和淄博蓄电池厂进行环境及工人健康调查，对生产环境存在的问题及时提出相应措施。

1962年5月，市防疫站对张店农药厂苯作业进行卫生学调查。9月，配合省卫生防疫站，对新华药厂非那西丁车间进行全面调查。10月，对淄博蓄电池厂、新华医疗器械厂、博山电机厂、淄博制丝厂、淄博制酸厂的生产作业环境进行调查测定，检查防毒措施。

1963年，市防疫站先后对新华药厂苯及衍生物进行调查，对山东机器厂接触三硝基甲苯作业工人进行健康检查，对博山电机厂生产环境进行全面检查测定，对博山印刷社接触铅作业工人进行健康检查。针对调查结果，向生产单位提出防毒改进意见。

1964年，市防疫站对6个公社、26个农机站、园艺场、苗圃进行农药防护调查，培训农业技术人员和基层医务人员，讲授农药安全使用和储存知识。对神头电厂、洪山电厂、南定热电厂、五〇一厂、淄博蓄电池厂等单位的汞作业环境进行调查。对受汞危害的23名工人进行妥善处理。对张店农药厂敌百虫车间进行调查测定，对19例中毒工人积极治疗。9月，敦促该厂改进车间生产设备，使该厂敌百虫车间空气中敌百虫浓度下降。

1966年5月—1976年10月，文化大革命使全市劳动卫生工作受到严重干扰和破坏，劳动卫生工作基本处于停滞状态。

1971年，对煤炭、陶瓷、耐火材料行业作业环境进行调查，粉尘平均浓度44.25毫克/m^3，有的作业点高达1133.7毫克/m^3。

1973年，对全市183个厂矿尘、毒进行测定。测尘901个点，超标点占82.4%；测毒1321个点，超标点占49.3%。

1974年，建立博山、淄川、南定、张店、周村、临淄地区劳动卫生职业病防治协作组，协调专业技术力量，开展劳动卫生和职业危害防治工作。

1975 年 1 月，市卫生局、市防疫站、市机械局组织 16 名专业人员组成调查组，对 14 个厂矿企业的“三漆”（喷漆、涂漆、浸漆）作业环境进行调查，对 148 名“三漆”作业工人进行健康检查。

1977 年，对全市 9332 名接触毒物的工人进行健康检查，初步摸清全市各种毒物引起的急、慢性中毒发病情况。

1979 年，市卫生局牵头，联合组织全市防尘工作大检查。同年，全市进行铅、苯、汞、有机磷、三硝基甲苯 5 种毒物普查。

1980 年 10 月，市防疫站对市机械、冶金、纺织、轻工、化工、建材、陶瓷、电力八个行业所属的 77 个厂矿生产环境噪声进行调查。

1981 年 3 月，市防疫站与金岭铁矿医院、市第二医院对金岭铁矿井下风动凿岩噪声危害进行调查。是年，全市进行职业病普查。

1982 年下半年，市防疫站对金岭铁矿噪声源进行治理，取得明显效果。

1983 年 3 月，市卫生局制定《淄博市社队工业劳动保护工作暂行规定》，在公社、大队、街道工业中施行。全市加强 “五小”工业劳动卫生工作。是年，市防疫站完成全市 293 个区以上厂矿企业劳动卫生和职业病建档工作。

1984 年，市卫生局工业卫生科撤销。此时，市防疫站劳动卫生科分设防尘、防毒、物理、放射 4 个专业组，市职业病防治院设社会预防科。是年，市防疫站对 11 个厂矿的防尘进行全面调查。

1985 年，本市加强“五小”工业劳动卫生，对 612 个乡镇企业建立劳动卫生档案。全市共监测尘、毒点 4500 个，粉尘点合格率 50.1%，毒物点合格率 57.8%。

1986 年，市防疫站制定《淄博市劳动卫生监测暂行规定》，全市有专职监测队伍 300 余人，初步形成以厂矿为主体、市区（县）防疫站为技术指导核心的监测网，定期监测上报。是年，全市扬尘点监测率达 96%，散毒点监测率达 85%。

1987 年，市、区防疫站相继建立劳动卫生监察监督所，加强防尘防毒工作的监督监测力度。

1988 年，市政府转发国务院颁布的《中华人民共和国尘肺病防治条例》，市卫生局会同劳动局、工会等部门印发贯彻《尘肺病防治条例》实施意见。市防疫站于 4—5 月，连续举办三期工业通风防尘防毒技术培训班，培训厂矿企业测尘测毒员 300 余人。对区属以上企业的 5572 个尘毒点实行月（季）测报制度，共测尘毒点 41785 点（次），合格点数 70.88%。

1989 年 1 月，市防疫站印发《关于贯彻落实〈尘肺防治条例〉加强电焊烟尘治理的通知》。6 月 24 日，市卫生局印发《关于进一步加强职业性有害因素监测报告制度的通知》，自是年第三季度起，实行尘、毒监测季报制度。

1990 年 5 月 21 日，根据《山东省乡镇工业企业劳动卫生管理办法实施细则》规定，市防疫站印发《关于发放乡镇工业劳动卫生许可证副本的通知》，6 月—7 月，市防疫站会同省劳动卫生职业病防治研究所专家对全市部分实行尘、毒自测自报的厂矿企业进行检查。

1991 年 11 月 1 日，市防疫站与中国人民银行淄博分行联合印发《关于贯彻执行〈进一步加强保健食品管理〉的通知》，指出：凡未经防疫部门审核、劳动局、卫生局批准而擅自发放保健费的单位，一经查出，视情节给予批评、处罚。10 月 22 日—25 日，市卫生局组织力量，对山东机器厂、山东铝厂等 7 个大型厂矿企业的劳动卫生和职业病防治工作进行检查。10 月 29 日—11 月 6 日，对各区县以下厂矿企业劳动卫生和职业病防治工作进行检查。针对检查发现的问题，提出改进措施和意见。

1992 年 1 月 3 日，市防疫站印发《关于对全市乡镇企业进行换发劳动卫生许可证的通知》，卫生许可证由市防疫站统一印制、编号、盖章，区县防疫站负责发放。是年，市防疫站举办厂矿劳动卫生监测人员培训班，对全市厂矿企业 300 余名监测人员进行培训，颁发“山东省劳动卫生监测员工作证”。

1993 年，卫生部在张店区开展全国乡镇工业职业病卫生服务对策试点工作，市防疫站予以积极配合。

1995年5月29日，市防疫站对山东淄博机器厂不执行测尘制度的违法行为通报批评。12月31日，市政府对22家水泥生产企业粉尘污染严重的42条生产线查封，责令停产，限期治理改进。

1997年9月，市防疫站根据《淄博市贯彻执行〈山东省劳动卫生监测管理暂行办法〉实施细则》，以“淄卫防字（1997）第89号”文印发《于公开职业卫生监测频率的通知》，规定：⑴具备自我测定能力，并取得劳动卫生监测许可证的单位，矽尘、石棉尘每6个月测定一次；水泥尘、煤尘、木尘、电焊尘、碳化硅尘、铝、氧化铅、铝合金粉尘、腈纶尘等每年测定一次；各类毒物、噪声、高频、微波、局部振动每年测定一次。⑵对不具备测定能力的单位（或项目），必须按规定委托市防疫站进行测定。矽尘、石棉尘每3个月测定一次；水泥尘、煤尘、棉尘、木尘、电焊尘、碳化硅尘、铅、氧化铝、铝合金粉尘、腈纶尘每6个月测定一次。各类毒物每3个月测定一次；噪声每6个月测定一次；局部振动、高频、微波，每年测定一次。10月，市防疫站对取得“劳动卫生监测许可证”、自行进行尘毒监测的单位进行复核，对监测人员轮训。

1999年，深入贯彻《尘肺病管理条例》，加强有害作业因素监测，强化三级预防措施落实。年内测尘1428点（次），合格率83.5%；测毒944点（次），合格率89%。

2000年2月24日，市卫生局开展卫生监督执法日活动，组织力量对有关厂矿企业职业卫生进行执法检查，邀请市人大常委会、市政府、市总工会有关领导及新闻媒体参加。

2001年1月9日，市卫生局印发《关于印发〈淄博市2001年职业卫生与职业病防治工作意见〉的通知》，主要内容包括：强化职业卫生法律法规学习和宣传工作；依法做好职业卫生“三同时”工作；切实做好职业卫生测定工作；建立健全职业卫生管理制度和管理组织，落实人员，做好职业卫生建档和职业病报告工作；全面做好有害作业职业的职业性健康检查工作；加强乡镇、个体私营企业职工危害治理和职业病防治工作；认真做好职业病病人（包括尘肺病患者）年度复查审核换证工作。7月5日，市人大科教文卫人口委员会、市卫生局、市政府法制办公室联合发出《关于开展〈山东省职业病防治条例〉执法调研的通知》，要求各级政府和卫生行政部门提高认识，认真贯彻执行好《条例》，进一步加强《条例》宣传工作，进一步加大执法力度。以“淄卫字（2001）240号”文印发《关于〈贯彻中华人民共和国职业病防治法〉建立健全职业卫生档案的通知》，要求自2001年11月27日起至2002年3月底，在全市开展有害作业单位职工卫生档案建立工作。是年，市防疫站对市管厂矿企业单位实施监督监测123厂（次），监测粉尘点775个，合格率95.7%；监测毒物点951个，合格率99.9%；监测噪声点1449个，合格率81.3%。

2002年4月16日—19日，市卫生局在市职业病防治院培训中心举办三期全市职业卫生监督员学习《中华人民共和国职业病防治法》培训班和厂矿企业分管厂长（经理）及安全、卫生负责人学习《中华人民共和国职业病防治法》培训班，培训职业卫生监督员100余人，培训企业管理干部200余人。4月27日，市卫生局组织市防疫站、市职业病防治院和全市200余家大中型厂矿企业开展了大型的《中华人民共和国职业病防治法》宣传活动。5—6月，市防疫站组织开展全市使用苯及其化合物行业的职业卫生专项检查活动，对检查发现的问题提出改进意见。9月，市防疫站与市总工会、市安监局、市国土局、市煤炭局联合对全市矿山行业职业病危害因素进行普查，年内有165家矿山企业职业病危害项目完成申报。对42家矿山企业的840个作业点进行监测，对3家严重违法企业行政处罚，共罚款19.5万元。是年，全市共监测有害作业点4814点（次），其中，粉尘1755点（次），毒物1375点（次），噪声1684点（次）。

2003年4月23日，市防疫站举办市管厂矿企业防治“非典”培训班。5月5日，市防疫站印发《关于做好矿山行业传染性非典型肺炎防治工作的通知》，布署矿山行业“非典”防治工作。10月21日，市卫生局、劳动保障局、公安局、农业局、工商局、国家税务局、地方税务局、安监局、环保局、总工会联合转发卫生部等九个部门《关于开展乡镇企业、农村个体工商户职业病危害专项整治工作的通知》。是年，市防疫站共对150个市管厂矿企业进行监测，尘、毒监测率100%。其中，监测粉尘点1452个，合格率86.3%；监测毒物点996个，合格率95.2%；监测噪声作业点1793个，合格率82.4%。

2005年，结合全省卫生监督执法2号行动，对全市40余家煤矿、非煤矿山、水泥、陶瓷制造等行业进行专业检查，检测职业危害因素作业点2390户次，其中粉尘作业点5662点次，合格率80.6%。

2006年，卫生监督体制改革后，市疾控中心成立职业卫生与中毒控制所，职能转变为技术服务为主。

二、劳动卫生监督执法

1985年，市防疫站针对周村农药厂因长期无防护措施，引起该厂数名男性工人慢性农药中毒并导致不育的严重情况，令其停产整顿。

1987年，市、区防疫站相继建立劳动卫生监察监督所，加强防尘防毒工作监督监测力度，实行"劳动卫生监督意见书"制度。是年，市防疫站对经监测，尘毒危害严重超标的67家企业下达"劳动卫生监督意见书"，提出245条限期整改意见。同年5月，市防疫站根据有关劳动卫生法规精神，对淄博建筑陶瓷厂、山东工业陶瓷研究所、淄博粮食机械厂、博山标牌厂、淄博丝绸机械厂、博山防爆电器厂、淄川玻璃厂、博山制药厂尘毒危害逾期不测报的行为通报批评，给予经济制裁。

1991年，市卫生局组织力量，10月22日—25日对山东机器厂、山东铝厂7个大型企业，10月29日—11月6日对21个区县厂矿企业的劳动卫生和职业病防治工作进行检查，针对多数企业职业病一级预防措施不落实，预防性查体胸片质量不高，以及对查出的可疑职业病人不及时上报等问题进行了通报，提出改进措施和意见。

1992年2月20日，市防疫站印发《关于1991年全市尘毒监测报告情况的通报》，称"淄博家具厂、淄博矿务局水泥厂、淄博电焊机厂、博山农药厂、博山标牌厂等单位不按国家有关劳动卫生法规监测上报，受到经济处罚并予以通报批评。"

1995年5月29日，市防疫站印发《关于山东淄博机器厂不执行测尘制度的通报》，称："山东淄博机器厂从1993年1月~1994年9月20日，拒不执行测尘制度，未定期测报其工人作业场所的粉尘浓度，严重违犯了有关劳动卫生法规。市防疫站调查核实后，依法给予限期改进、罚款4800元的行政处罚，并经市中级人民法院强制执行交纳罚款而结案。为此，本站发出通知，予以通报。"同年12月31日，经市劳动、卫生、环保职能部门监测、提请，市政府对本市22家水泥生产性粉尘污染严重的42条生产线查封，责令停产，限期治理整顿。

2000年2月24日，市卫生局组织卫生监督执法活动，对有关厂矿企业单位的职业卫生工作进行执法检查，邀请市人大常委会、市政府、市总工会领导及有关新闻单位参加。6月，根据上级部署，市防疫站组织力量开展全市使用苯及其化合物行业职业卫生专项检查，共检查27家相关企业，对检查发现的问题提出卫生监督改进意见。是年，市防疫站对42家矿山企业的840个作业点依法进行监督监测，下达责令整改书37份、监督意见书12份，对3家严重违反劳动卫生法规的企业实施行政处罚，共计罚款19.5万元。7月17日—18日，山东省卫生厅职业卫生督导组对贯彻落实《职业病防治法》情况进行调研。督导组先后检查了张店区和桓台县的纺织、水泥、化工等4家有害作业企业，对生产性粉尘、噪声、毒物、高温等作业环境进行现场监督、检查，对本市职业病防治、职业卫生监测和预防性卫生监督、职业卫生建档工作进行检查、调研。通过听取汇报和现场检查，督导组对本市职业卫生工作给予较高评价。

三、劳动卫生特色专科建设

市防疫站劳动卫生科自1991—1997年，每年都有10余篇专业论文在国家级刊物发表。先后完成五项科研项目。其中，《腈纶粉尘对工人健康危害的研究》《工业企业高频电磁辐射危害及屏蔽防护措施的研究》《淄博矿区煤矿尘肺防治二十四年预后状况研究》分别于1991年、1994年、1995年获山东省科委科技进步三等奖；《淄博市乡镇企业粉尘治理措施的研究》1993年获得省卫生厅科技进步三等奖；《二溴氯丙烷致男性不育与累计接触水平关系的研究》1995年获市科委三等奖。该科先后有3名专业技术人员被市委、市政府授予市级专业技术拔尖人才，1人享受国务院政府津贴。该科参与的张店区《乡镇工业职业卫生防护对策试点》工作，1996年被卫生部授予“特等奖”。

1997年，山东省卫生厅公布全省30个重点学科和21个特色专科，市防疫站劳动卫生科被确定为“山东省医药卫生特色专科”（A级）。是年12月该科被市卫生局评为“淄博市卫生行业重点学科”。

1997—1999年，市防疫站劳动卫生科共在国家级学术刊物发表学术论文34篇，在省级专业杂志发表论文6篇。该科专业人员为市政府起草的《淄博市职业病防治监督管理办法》，1999年以第5号政府令发布实施。同时，该科专业技术人员参加了《山东省职业病防治条例》起草工作。

2000年5月11日，由山东省卫生厅组织的省内外9名专家组成的全省重点学科、特色专科建设检查评估小组对市防疫站劳动卫生科近3年的建设情况进行阶段性评估，认为市防疫站对学科建设非常重视，制度健全，保障到位，规划目标明确，学术研究方向稳定，处于国内领先水平。其劳动卫生特色专科建设较好地完成了阶段性和周期性规划。同年12月，由市防疫站劳动卫生科专业人员主研的《淄博市主要工业噪声危害状况的调查及综合评价方法研究》通过市科委组织的专家鉴定。该项研究摸清主要工业企业噪声危害的基本情况，首次提出并应用平均等效声级的理论和概念，并用于评价和比较整个企业的噪声危害程度，为噪声危害程度的评价提供一个科学、准确、直观的评价指标，填补国内噪声评价理论空白。该研究成果达国内领先水平，2000年获市科委二等奖。

2002年4月，经过考试、现场考核和盲样监测，省卫生厅向市防疫站劳动卫生科颁发“职业病危害因素检测评价资质和职业病危害评价乙级资质证书”，为今后劳动卫生和职业病的合法检测评价提供了资质依据。

2003年10月，市防疫站劳动卫生科被淄博市卫生局授予“淄博市卫生行业首批名科”称号。

2005年8月，市防疫站夏猛参加山东省科协代表团赴新疆乌鲁木齐市参加中国科协2005年学术年会，交流了题为《新时期基层职业病防治目标管理指标探讨》的学术论文。

2007年3月，市疾控中心收集、整理、编辑出版《职业卫生创新与实践》暨职业卫生与职业病学术论文集，胡林任主编，杜本华、翟慎永、殷茂荣任副主编，郭平、夏猛任执行副主编。收录112篇学术论文，其中46篇在中文核心期刊发表。

2007年10月，市疾控中心工会主席翟慎永率职业卫生有关人员参加第十七次全国职业病学术交流会，夏猛、王龙义、王晓芳撰写的《某药玻公司高档白色瓶生产职业病危害调查分析》等三篇论文在会上交流。

2009年4月，市疾控中心夏猛等参加第十次全国劳动卫生与职业病学术会议，《某化纤厂聚丙烯腈纤维粉尘对作业人员健康影响的调查分析》等三篇论文在会上交流。

2009年7月，市疾控中心职业卫生与中毒控制所被市卫生局授予淄博市卫生行业第二批名科。

2010年12月1日，市疾控中心职卫所夏猛被中国工业医学杂志编辑部聘任为《中国工业医学杂志》山东特约编辑部第二届编辑委员会常务编委。

2010年12月4日，市疾控中心职卫所夏猛当选为山东预防医学会第七届劳动卫生与职业病专业委员会委员。

至2012年，市疾控中心职卫所专业人员在各种专业学术刊物上发表或在专业学术会议交流学术论文100篇。

第三节　防尘及尘肺病防治

一、防尘工作

1951—1953年，山东省淄博劳动卫生工作队，几次对淄博矿区粉尘作业进行调查。1951年调查，煤矿井下设备简陋，生产落后，粉尘浓度高达5000毫克/立方米，工人健康受到严重威胁；1952年调查，山东耐火材料厂粉碎车间的粉尘浓度为4275~4530毫克/立方米；1953年调查，博山北岭窑厂石英粉碎车间的粉尘浓度为214~1800毫克/立方米。

1954 年，山东省第一届工业卫生会议确定以搞好防尘为重点。7 月 23 日，淄博专署劳动局、工矿区工会联合会、专区卫生防疫站、鲁中电业局淄博营业所等单位组成检查组，对 6 个厂矿防尘工作进行检查。山东制酸厂在粉尘作业点安装收尘、排尘设备，对粉碎原料的大碾实行密闭。

1955 年，市劳动局、工会联合会、市防疫站、市工业局、市电业局组成联合检查组进行全市防尘工作大检查，历时 50 天，共检查了 41 个厂矿。张店新华制药厂的玻璃配粉车间安装了密闭设备，减少石英粉尘的危害。

1956 年，贯彻国务院颁布的《关于防止厂矿企业中矽尘危害的决定》。市防疫站对博山区山头地区 5 家陶瓷厂进行调查，均采用简陋的大碾粉碎原料。淄博矿务局所属 7 个煤矿，井下掘进实行湿式作业，煤尘平均浓度由 83mg/m³ 下降到 20mg/m³。

1957 年 6—8 月，市防疫站对博山鼎丰耐火耐酸材料厂的粉尘作业进行调查。在大碾周围、出料口、加料口及车间周围环境采样测定，粉尘浓度最低为 20~30 毫克 / 立方米，最高达 734 毫克 / 立方米。该厂对粉尘发生源密闭不好、排尘不够。市防疫站提出建议：粉尘源严格密闭，加强工人个人防护、健全防尘制度等措施。

1958 年，市防疫站会同省卫生防疫站对本市 7 个厂矿的防尘措施的效果进行调查，各厂矿经采取防尘措施后，粉尘浓度均有明显下降（表 6-1-3-1）。

1959 年，省卫生厅、省劳动局、省总工会在本市进行防尘措施试点，总结出改（改革工艺）、湿（湿式作业）、密（密闭）、滤（滤尘吸尘）、防（通风防护）、宣（宣传教育）、管（日常管理）、查（督促检查）八字综合防尘经验，并召开了全省防尘工作淄博现场经验交流会。

淄博市 7 厂矿防尘措施效果调查结果（1958 年）

表 6-1-3-1

单　位	扬尘点	粉尘浓度（mg/m³）	
			采取防尘措施后
山东耐火材料厂	粉碎车间	4275~4530	66~116
博山北岭窑厂	石英粉碎车间	213~1800	19~124
博山陶瓷厂	粉碎车间	126~3688	39~51
博山水泥厂	碾料车间	2239	495
新华制药厂	玻璃车间	1460	5
博山铝矾土矿	煅烧车间	2097	56
山东金岭铁矿	砂轮炭棒车间	4469	114

1962 年，市防疫站对山东耐火材料厂砖料车间进行卫生学调查。生产环境的粉尘浓度平均在 88.6mg/m³，粉尘分散度：5 微米以下者占 59% 以上，游离二氧化矽含量 20.7%。同年，淄博矿务局推行井下湿式凿岩。全局 184 个全岩掘进源头，有 163 个实行水式风钻，占 83.58%。

1963 年，淄博瓷厂试制成功“水浴除尘”装置，除尘率达 99.8%，其进料口粉尘浓度达到国家规定标准以下。同年，全市进行防尘大检查，并推广了山东耐火材料厂、鼎丰窑厂、王村耐火材料厂的机械除尘经验。是年，省劳动厅、省卫生厅在淄博市召开劳动保护现场会议，寨里煤矿介绍防尘经验。

1976 年，加强乡镇工业防尘工作。5 月，市、区防疫站对泉子煤井、五七二煤井、临淄煤井、岭子 1 号井、2 号井共 5 处小煤井进行粉尘概况、粉尘浓度、分散度、二氧化矽含量以及微小气候调查测定，发现这些小煤井通风、防尘措施差，作业环境恶劣，粉尘及有害气体浓度大大超过国家标准。同年，市防疫站对淄博陶瓷厂自行研制的 130 单机修坯除尘的除尘效果进行调查评价，认为该机具有制造简单、投资小、除尘效果好等优点，值得推广。

1980 年，市防疫站对淄博陶土矿的生产环境和矿工尘肺发病情况进行调查。该矿位于博山山头镇，有陶土井和焦宝石井各一个。经测定，陶土中游离二氧化矽含量为 29%。该矿 1966 年以前采用自然通风，自 1966 年采用机械通风，1976 年始改为水式电煤钻打眼，劳动条件虽有改善，但粉尘浓度仍很高。1978 年、1979 年粉尘浓度除大巷回风道接近国家标准外，其主要工作面均高于国家标准 8 倍左右。

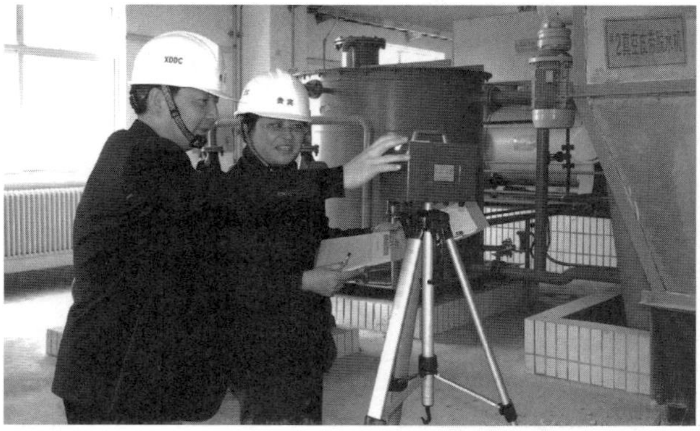

防疫人员深入工矿企业现场粉尘采样

1984 年，市防疫站加强粉尘危害监测和技术指导。全市测尘 151 个厂矿，1678 个点，合格 752 个，占 44.8%。

1985 年，市防疫站会同市建材局对 12 家建材企业进行防尘检查，提出改进措施。会同山东省陶瓷公司制定陶瓷系统防尘工作规划。是年统计，全市有粉尘危害的厂矿企业共 465 个，扬尘点 4286 个。其中，全民企业 90 个，扬尘点 2699 个；集体企业 325 个，扬尘点 245 个；乡镇企业 325 个，扬尘点 1016 个。经检测，扬尘点粉尘合格率：全民企业为 51.6%，集体企业为 24.7%，乡镇企业为 19.8%。

1986 年，全市有粉尘危害企业 186 个，扬尘点 4627 个，年内共测扬尘点 4443 个，监测率 96%。另有乡镇企业 612 个，扬尘点 612 个。是年，实施《淄博市劳动卫生监测暂行规定》，对有职业危害的厂矿进行定点挂牌，共定扬尘点 2558 个，列为每年必测点。

1987 年 5 月，市防疫站对尘毒危害逾期测报的淄博建筑陶瓷厂、山东工业陶瓷研究所、淄博粮食机械厂、博山标牌厂、淄博丝绸机械厂、博山防爆电器厂、淄川玻璃厂、博山制药厂 8 个单位通报批评，给予经济制裁。9 月，经市卫生局批准，在市防疫站成立淄博市劳动卫生监察监督所，并实行“劳动卫生监督意见书”制度。年内，对经检测尘毒危害严重超标的 67 家企业下达“劳动卫生监督意见书”，提出 245 条限期改进意见。是年，全市监测粉尘作业点合格率达 61.8%。

1987 年 12 月 3 日，国务院颁布《中华人民共和国尘肺病防治条例》。

1988 年，市政府转发了国务院颁布的《尘肺病防治条例》，市卫生局会同市劳动局、市总工会等有关部门联合下发贯彻“条例”意见，对全市 78 个厂矿企业防尘工作进行检查。4 月，市防疫站举办三期工业通风防尘防毒技术培训班，每期 10 天，全市各有关厂矿企业 300 余名测尘员参加培训。对全市区属以上企业实行尘、毒月（季）测报制度，共测尘毒 41785 点（次），合格点（次）占 72.23%。

1989 年 1 月 13 日，市防疫站印发《关于贯彻落实〈尘肺病防治条例〉，加强电焊烟尘治理的通知》，要求各有关企业逐点落实电焊排烟除尘器，使电焊

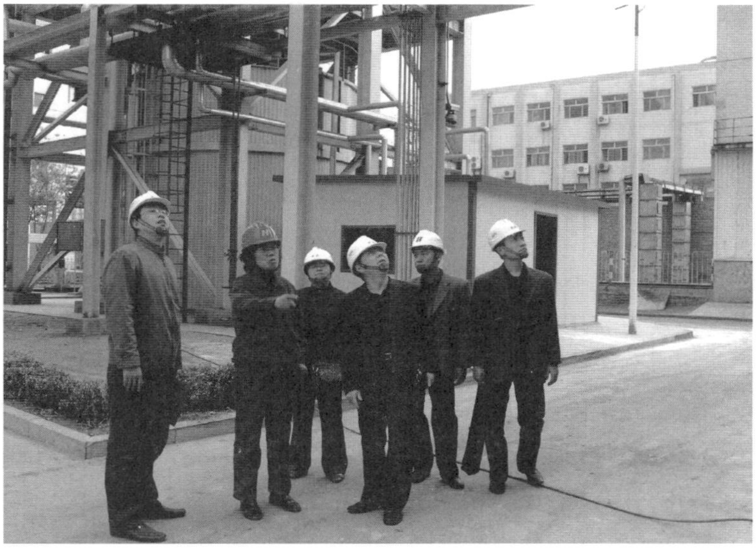
防疫人员进行职业卫生现场检查

作业点的烟尘、锰浓度在1989年11月底以前达到国家卫生标准。

1990年7月7日，市防疫站公布1989年全市工业粉尘监测情况：《中华人民共和国尘肺病防治条例》颁布实施后，全市各厂矿企业认真贯彻执行，积极治理粉尘危害，粉尘监测合格率逐年提高。从系统看，建材系统领先，1989年粉尘合格率上升为79.3%；其次是冶金系统，自60年代开始积极采取综合防尘措施，许多企业粉尘浓度下降。如山东耐火材料厂，60年代粉尘合格率47%，80年代达90%。但有的单位粉尘合格率停滞不前，山东铝厂、张店钢铁厂粉尘合格率一直处在全市冶金系统的落后位置。全市粉尘合格率较低的系统是机械、煤炭、陶瓷，其合格率在65%以下。是年，全市尘毒监测共33783点（次），全市70%以上的尘毒点做到了季测季报。

1991年10月22日—11月6日，市卫生局组织力量对7个市属以上厂矿和21个区属企业进行劳动卫生和职业病防治工作检查，在防尘及尘肺病防治方面，多数企业仍停留在二、三级预防上，向一级预防过渡的速度和比重不够快。针对检查发现的问题，提出改进措施和意见。是年，全市共监测尘、毒点24437点（次），合格20058点（次），监测合格率82.08%。博山水泥厂、淄博水泥厂、博山陶瓷厂、淄博制酸厂、山东农药厂、山东耐火材料厂、淄博钢厂、淄博矿务局等单位监测质量高、上报及时，受到表扬。淄博家具厂、淄博矿务局水泥厂、淄博电焊机厂、博山农药厂、博山标牌厂等单位不按国家有关劳动卫生法规监测上报，受到经济处罚并予以通报批评。

1991年12月21日，市防疫站印发《关于进一步强化完善生产场所尘、毒、噪声定点挂牌管理的通知》，要求各厂矿企业对尘、毒、噪声作业点实行定点挂牌管理和定期监测报告制度。尘、毒、噪声监测点的认可、变动和取消，必须经同级劳动卫生监察监督机构审核和批准，企事业单位不得擅自更改。

1992年，市防疫站举办厂矿企业劳动卫生监测人员培训班，对全市各厂矿企业300余名尘、毒监测员进行正规化培训，颁发“山东省劳动卫生监测员工作证”。是年上半年统计，市防疫站共监测厂矿企业尘、毒点5357个，监测率为95.8%，监测合格率达84.6%。

1995年5月29日，市防疫站印发《关于山东淄博机器厂不执行测尘制度的通报》，称：山东淄博机器厂从1993年1月至1994年9月20日，拒不执行测尘制度，未定期测报其工人作业场所的粉尘浓度，严重违反了有关劳动卫生法规。市防疫站调查核实后，依法给予限期改进，罚款4800元的行政处罚。在有效时限内，该厂拒不缴纳罚款，市防疫站遂申请淄博市中级人民法院强制执行。9月，建立淄博市职工健康监护监督所，设在市职业病防治院。同时，对全市、区县以上的接触尘毒有害作业的情况进行全面摸底调查。区县以上企业中，共有接尘作业企业362个，97095人；乡镇、村办企业接触有害作业127661人，其中，接触粉尘作业的79850人，占接触有害作业人员的62.55%。12月31日，经市劳动、卫生、环保等职能部门监测、提请，市政府对22家水泥生产性粉尘污染严重的42条生产线查封，责令停产，限期治理改进。

1997年，依据《山东省实施〈中华人民共和国尘肺病防治条例〉办法》《山东省劳动卫生监测管理暂行办法》《淄博市贯彻执行〈山东省劳动卫生监测管理暂行办法〉实施细则》等有关劳动法规规定，市防疫站于9月11日印发《关于公开职业卫生监测频率的通知》，规定：具备自行测定能力、并取得劳动卫生监测许可证的单位，矽尘、石棉尘每6个月测定一次；水泥尘、煤尘、木尘、电焊尘、碳化硅尘、铅、氧化铅、铝合金粉尘、腈纶尘等，每年测定一次。对不具备测定能力的单位（或项目），必须按规定委托市防疫站进行测定。矽尘、石棉尘每3个月测定一次；水泥尘、煤尘、棉尘、木尘、电焊尘、碳化硅尘、铅、氧化铝、铝合金粉尘、腈纶尘每6个月测定一次。是年，本市对具备自行测定能力的单位实行了"劳动卫生监测许可证"制度，并对各企业劳动卫生检测员进行了统一的业务培训。

1999年，继续深入贯彻《尘肺病防治条例》，重点抓好防尘和尘肺防治的三级预防措施落实。年内共监测粉尘点1428点（次），监测率达100%，监测合格率达83.5%。

2001年，市防疫站按照市卫生局卫生监督分级管理的规定，监测市属以上企业粉尘点775个，粉尘合格率达85.7%。是年11月27日，市卫生局印发《关于贯彻〈中华人民共和国职业病防治法〉建立健全职业卫生档案的通知》，要求自2001年11月27日起至2002年3月底，在全市开展有害作业单位职工卫生档案建立工作。

2002年4月27日，本市在中心城区（张店）繁华路段开展《中华人民共和国职业病防治法》宣传活动，市防疫站、市职业病防治院和200余家大中型厂矿企业共700余人参加宣传活动。9月，市防疫站与市总工会、市安监局、市国土局、市煤炭局等部门配合，对全市矿山行业职业病危害因素进行普查，对42家矿山企业的840个作业点进行监督监测，下达责令整改书37份、监督意见书12份，对3家严重违反劳动卫生法规的企业实施行政处罚，共计罚款19.5万元。年内，市防疫站共监测市管企业粉尘点1755点次）。

2003年，市防疫站共对150家企业进行尘毒监测，监测粉尘作业点1452点（次），合格率86.3%。同时，对100个矿山单位进行卫生监督，监测粉尘589点（次），监测粉尘中游离二氧化矽918份。

2005年，结合全省卫生监督执法2号行动，对全市40余家煤矿、非煤矿山、水泥、陶瓷制造等行业进行专业检查，检测职业危害因素作业点2390户次，其中粉尘作业点5662点次，合格率80.6%。

2006年，卫生监督体制改革后，市疾控中心成立职业卫生与中毒控制所。

二、尘肺病防治

1956年，市防疫站贯彻国务院颁布的《关于防止厂矿企业中矽尘危害的决定》，对博山区山头地区的5家陶瓷厂进行调查，在140名接尘工人中发现疑似矽肺和矽肺病患者44人。

1957年5月，市卫生局组织专业人员对10460名接尘作业工人进行肺部X光拍片，查出矽肺患者111人，分别安排调离工种或业余疗养。

1958年，根据山东省防尘工作规划要求，加强防尘措施监督，对重点厂矿的接尘工人进行普查。全市共有粉尘作业单位29个，接尘作业工人12655人。经对818人查体，发现矽肺患者30人，观察对象24人。全市累计矽肺患者200人。其中，观察对象91人，Ⅰ期76人，Ⅱ期33人（表6-1-3-2）。

1960年，会同省有关业务单位进行矽肺早期诊断研究，选择矽肺病人66人（0~Ⅰ期28人，Ⅰ期10人，Ⅱ期24人，Ⅲ期4人）和接尘工人130人，与非接尘健康者的胸片进行分析，对1958年卫生部颁布的《矽肺X线诊断标准》提出修改意见。是年，全市共对17，735名接尘工人进行健康检查。

1961年，省、市卫生防疫站对洪山煤矿一立井工作5年以上的218名掘进工人查体，查出矽肺病人44人，检出率20.18%。

1962年，淄博矿务局对接尘工人进行查体，503名接尘工人中，查出煤矽肺0~Ⅰ期42人，Ⅰ期25人，Ⅱ期7人，共32人，检出率6.36%。同年，市防疫站对山东耐火材料厂103名接尘工人进行查体，查出0~Ⅰ期矽肺患者13人，Ⅰ期16人，Ⅱ期2人，Ⅲ期2人，检出率20.39%。

1963年，卫生部颁布《防止矽尘危害工作管理办法》。是年组织36人的矽肺普查队，对13个单位1492名接尘工人进行查体，发现矽肺0~Ⅰ期142人，Ⅰ期22人，Ⅱ期7人，Ⅲ期3人，共32人，检出率

21.3%。同年，淄博矿务局对所属黑山、寨里、洪山、西河4个煤矿的掘进工龄5年以上的4333名接尘工人进行体检，受检者4238人，受检率达97.8%，发现矽肺病人252人，检出率5.95%。是年，根据山东省成立矽肺诊断小组的原则，对矽肺诊断实行“基层诊断小组滤诊，地市诊断小组把关，疑难病例送省会诊”的办法。淄博地区设淄博市矽肺诊断小组和淄博矿务局矽肺诊断小组，淄博矿务局诊断的病例及有关统计资料报备案。6月，淄博市建立矽肺防治小组，丛树洪任组长，孙斗南、张荣祥任副组长，办公室设在市防疫站，负责全市矽肺防治诊断的组织工作。

1972年，市职业病防治院设尘肺科，床位60张。组织中西医会诊，采用中西医结合治疗矽肺病人。同年，市防疫站对山东耐火材料厂接尘工人进行健康检查，矽肺发病率1.7%。

1974年12月，五〇一厂承担山东省电解铝职业危害及氧化铝尘肺的研究任务。

1974年–1976年，全市进行连续性的矽肺普查。共检查接尘工人8080人。拍片18373张，受检者6747人，受检率83.5%。查出0~I期矽肺354人，I期135人，II期35人，III期10人。对查出的矽肺病人协同有关单位和部门进行妥善安排或治疗。

1977年，山东铝厂对多年从事氧化铝作业的90名工人进行查体，确诊氧化铝尘肺2例，其接尘工龄分别为18年和24年。经动物实验证明，氧化铝粉尘可以引起尘肺样病理改变，病灶周围的肺泡呈现轻度肺气肿。

1979年，市防疫站对陶瓷公司下属11个厂2172名工人进行回顾性调查，矽肺观察对象占10.22%，总患病率为3.59%。调查发现：⑴工种与患病率关系密切。原料工患病率最高，为10.50%；成型与烧成工低，分别为1.97%和1.36%；混合工居中，为5.88%。⑵平均发病工龄以原料工最短，为17.7年；成型工最长，为34.7年。总平均发病工龄为25.5年。平均发病年龄：原料工为49.7岁；成型和烧成工为57岁；原料工多在20~25年内发病，成型和烧成工多在25年以上发病。⑶陶瓷工尘肺由I期升到II期，以原料工的进期率最高，为51.7%，成型工次之，为35%，仅原料工有III期病例。⑷尘肺合并结核率随级别的增高而升高，总合并率为34.7%。1965年—1979年15年间，陶瓷工业尘肺死亡11例，病死率14.1%。

表6-1-3-2

1958年淄博市矽肺病人调查统计表

单　位	矽肺分期及患者人数			合　计
	疑似矽肺	I期矽肺	II期矽肺	
淄博矿务局	29	38	19	86
山东耐火材料厂	26	18	5	49
淄川窑厂	5	1	0	6
鼎丰窑厂	1	1	1	3
淄博石粉厂	7	4	0	11
博山神头电厂	0	1	0	1
山东金岭铁矿	0	2	1	3
山东新华药厂	0	2	1	3
张店砂轮厂	8	3	0	11
淄博制酸厂	2	0	0	2
淄博钒土矿	0	0	1	1
淄博陶土矿	1	3	2	6
淄博陶瓷厂	11	2	3	16
博山红土矿	1	1	0	2
合　计	91	76	33	200

1980 年，市防疫站对淄博陶土矿尘肺发病情况进行调查。1979 年，该矿粉尘浓度主要工作面均高于标准 8 倍左右，陶土中游离二氧化矽为 29%。该矿井下工人 382 人，查出尘肺观察对象 32 人，尘肺患者 66 人，患病率 16.49%。其中，合并结核者 14 人，合并率 21.21%。至 1980 年，该矿尘肺病人死亡 16 例，病死率 24.24%；尘肺合并肺癌者 10 人，其接尘工龄最短 10 年，最长 49 年，平均 31 年。

1981 年，山东省颁布《接触矽尘工人健康检查实施办法》和《防止矽尘危害工作管理办法》。

1982 年，贯彻省有关接尘工人体检和防尘工作管理法规，全市接尘工人查体 3876 人。

1984 年，全市接尘工人查体 10771 人，查出矽肺 293 人，尘肺检出率 2.72%。同年，市职业病防治院进行矽肺健康查体，共查 9435 人，查出矽肺观察对象 206 人，矽肺 181 人（其中：I 期矽肺 152 人，II 期 24 人，III 期 5 人）。对博山陶瓷厂查体 216 人，确诊矽肺 22 人，占受检人数的 9.8%。对淄川区小煤井查体 1436 人，确诊矽肺 146 人，占受检人数的 10.7%；观察对象 112 人，占受检人数的 7.8%。所查单位生产中尘毒危害严重。是年，市防疫站对 11 个厂矿防尘工作进行全面调查，发现 85% 的矽肺病人系 1959 年以前参加接尘工作；1959 年以后，由于加大防尘措施，矽肺病人数仅占 14.9%。

1987 年，经市卫生局批准，在市防疫站成立淄博市劳动卫生监察监督所，同时，加大厂矿企业防尘及尘肺病防治工作力度。是年全市监测粉尘作业点合格率达 61.8%，比 1986 年提高 15.13%。

1987 年 12 月 3 日，国务院颁布《中华人民共和国尘肺病防治条例》。

1988 年，市政府转发国务院颁布的《尘肺病防治条例》。市防疫站 4 月份连续举办三期工业通风防尘防毒技术培训班，每期 10 天，为全市各厂矿企业培训测尘员 300 余人。是年，对 260 个厂矿 28349 名接触尘毒作业的工人进行查体，完成 1028 人的尘肺流调任务，为落实一级预防提供依据。同年 9 月 2 日，市卫生局公布成立淄博市尘肺诊断组，由 14 人组成，组长李德伍，副组长陈世荣、孙志杰。

1989 年 4 月 24 日，市卫生局印发《关于进一步明确市劳动卫生监察监测所和市职业病防治院工作分工的通知》，根据“通知”精神，市防疫站主要承担厂矿企业职业危害的监察、监测、监督和职业危害防治措施的落实以及技术指导工作，市职业病防治院主要负责厂矿企业接触有害作业（粉尘、毒物等）工人的查体和职业病诊断、治疗工作。同年，按照卫生部和省卫生厅要求，按时保质保量完成尘肺流行病学调查任务，全市共调查登记尘肺病人 4068 例。是年 8 月，该项调查通过卫生部组织的考核验收。全市尘肺病例建卡率和卡、证符合率均达 100%，列华东六省、市之首。

1990 年以后，市防疫站根据市卫生局 1989 年 4 月 24 日通知精神和《尘肺病防治条例》有关规定，以粉尘作业监测为工作重点，主要抓好防尘措施的落实以及相应的卫生监督工作。

1995 年 9 月，建立淄博市职工健康监护监督所，设在市职业病防治院。同年，对全市尘毒危害情况进行全面摸底调查。至年底，全市历年累计确诊（不包括淄博矿务局系统）疑似尘肺 4162 人；I 期尘肺病人 1980 例，II 期尘肺病人 314 例，III 期尘肺病人 35 例。

1999 年 5 月，《淄博市职业病防治监督管理办法》颁布实施，本市加大粉尘治理和尘肺病防治力度。2000 年，对全市接尘作业工人查体 14344 人次。

2002 年 12 月，召开全市职业卫生工作会议，全面贯彻实施《中华人民共和国职业病防治法》。

2003 年，全市新发职业病人 274 例，其中尘肺患者 236 例，占 86.13%，说明尘肺防治工作仍是本市职业病防治工作的重点。

2012 年 12 月，职卫所对 2006 年 1 月 1 日至 2012 年 11 月 27 日期间尘肺病报告统计信息进行流行病学分析：

淄博市 2006—2012 年报告新诊断尘肺病病例 1043 例，其中男性病例 980 例，占 94.0%；女性病例 63 例，占 6.0%。病例总数中，一期尘肺 905 例，占 86.79%；二期尘肺 97 例，占 9.30%；三期尘肺 41 例，占 3.93%。一期尘肺男性 866 例、女性 39 例；二期尘肺男性 75 例、女性 22 例；三期尘肺男性 39 例、女性 2 例。病例集中在 35~54 岁及 65 岁以上，45~54 岁年龄组病例数最多，占 43.05%。见表 1。

2006—2012年淄博市不同年龄组别新发尘肺病病例情况

表6-1-3-3

诊断年龄（岁）	一期尘肺		二期尘肺		三期尘肺		合计	
	例数	构成比（%）	例数	构成比（%）	例数	构成比（%）	例数	构成比（%）
<15	0	0	0	0	0	0	0	0
15~	0	0	0	0	0	0	0	0
25~	8	80.00	2	20.00	0	0	10	0.96
35~	178	83.18	30	14.02	6	2.80	214	20.52
45~	391	87.08	35	7.80	23	5.12	449	43.05
55~	91	85.85	9	8.49	6	5.66	106	10.16
60~	52	96.30	1	1.85	1	1.85	54	5.18
≥ 65	185	88.10	20	9.52	5	2.38	210	20.13
合计	905	86.79	97	9.30	41	3.93	1043	100

淄博市2006—2012年新报告尘肺病种类中，以煤工尘肺与矽肺为主，煤工尘肺占62.51%，位居第一，矽肺占30.01%，其次陶工尘肺、电焊工尘肺等占1.92%。详见表2。

新发病例的尘肺病种类

表6-1-3-4

尘肺种类	发病例数	百分比（%）
矽肺	313	30.01
煤工尘肺	652	62.51
石墨尘肺	1	0.10
碳黑尘肺	2	0.19
石棉肺	9	0.86
滑石尘肺	1	0.10
水泥尘肺	9	0.86
陶工尘肺	20	1.92
铝尘肺	1	0.10
电焊工尘肺	20	1.92
铸工尘肺	15	1.44

根据结果分析，全市2006—2012年新发尘肺病1043例，新发尘肺病例数依然较高，尘肺病防治形势比较严峻，控制尘肺病的重点在煤炭系统和建材行业。建议加强粉尘作业人员个人防护、实施全面的职业健康教育，严格执行国家关于企业防尘监测和接尘工人按期体检的规定，提高健康监护覆盖率，努力做好尘肺防治工作，减少尘肺病发生。

第四节　防毒及职业中毒防治

厂矿企业生产性毒物及职业中毒预防工作始于1954年。

1954年7月，淄博工矿区卫生防疫站会同淄博专署劳动局、工矿区工会联合会、鲁中电业局淄博营业所等有关部门对6个重点厂矿进行安全卫生检查，发现毒物作业岗位有的没有防护设备，有的企业虽有防护设备，但不使用。山东制酸厂焚矿炉SO_2外溢，建议该厂采取闭密化生产措施。

1955年2—3月，山东省卫生防疫站和市防疫站联合对博山电池厂的生产环境、安全防护、个人卫生及医疗卫生工作进行调查。

该厂蓄电池生产原料，铅的用量居多。生产中除制铅用球磨机外，其他工序多系手工操作生产。熔铅无密闭设施，熔炉房铅浓度超过最高允许浓度的274倍；球磨机附近的最低浓度超过允许浓度的1866倍；自然烘丹空气中铅浓度最低超过允许浓度282倍；黄丹、红丹磨粉机旁铅浓度超过标准1194倍；干燥室空气中铅浓度超过标准2625倍。经对87名铅作业工人进行体检，铅中毒检出率为38.27%。铅中毒者以涂板工段最多，铅粉工段次之，化成工段较少。同时，对该厂的锰危害进行调查：锰粉生产吸尘工序无密闭设备，拌粉与打电室无系统通风。打电室锰浓度为1383mg/m³，超过安全允许浓度的4.6~7.86倍（苏联标准）。接触锰作业的14人中，有早期中毒现象者2例，观察对象4例。

1957年4月，省、市卫生防疫站与淄博市劳动局、工会等11个部门对博山电池厂进行铅中毒全面调查。经测定，该厂生产环境中铅浓度为0.0007~0.00746mg/L，超过允许浓度69~745倍（苏联标准）。作业环境中，锰浓度高达0.02287mg/L，超过允许浓度75倍（苏联标准）。酸作业环境中浓度最高为0.06963mg/L，超过允许浓度231倍（苏联标准）。对该厂123名铅作业工人进行体检，铅中毒检出率35.77%。在刚入厂一个月的22名工人中，有3例铅中毒，6例疑似铅中毒，发病率13.64%。根据调查情况，对该厂提出建议：将蓄电池车间滤袋密闭，安装打袋工具；采取机械自动治板；以自动灌粉机代替手工操作，对二级铅中毒患者进行住院治疗，一级铅中毒者安排业余疗养。经对20例一级铅中毒患者进行驱铅治疗，有效率85%，治愈率40%。同年4月20日，博山电池厂要求在原址进行扩建。市防疫站经调查后认为，该厂位于博山区繁华街道，与周围居民区无防护地带，生产过程中产生的大量铅尘，危害工人及周围居民健康，故不适于在原址基础上扩建，并向该厂提出“关于博山电池厂不适于在原址扩建的意见”。

1958年5月，市防疫站与市第一医院、上海第一医学院对博山电池厂铅中毒情况进行联合调查。该厂接触铅作业工人有180人，对176人进行健康检查，受检率91.8%。其中，铅中毒8例，检出率4.55%；可疑中毒22例，占12.5%，铅沉积43例，占24.43%。该厂不正常铅沉积共73人，大多分布在治板、化成、涂板、丹粉、灌粉及加工车间。调查之后，市防疫站向该厂提出搬迁建议。之后，该厂由博山城区内迁至张店南定新址，并改善防毒措施。随后，市防疫站会同该厂安技科、职工医院对铅中毒的危害进行了长期动态观察。

同年，全国大搞大炼钢铁运动，一批“小土群”企业由于设备简陋、生产中有害物质的“跑、冒、滴、漏”严重。国营企业的防毒措施也出现放松现象，不少企业处于开放式生产状态，毒物泄漏严重。如张店农药厂的“六六六”农药生产岗位，尘毒浓度超过国家允许卫生标准的2500倍。是年，开始贯彻卫生部、劳动部1956年颁布的《职业中毒和职业病报告施行办法》。

1959年，全市接触毒物的工人1550人，毒物20余种。是年，对博山电机厂、淄博制酸厂、新华药厂、张店农药厂生产性毒物进行调查，提出预防措施。

1960年1月，对全市100多个厂矿企业进行调查，发现全市有毒作业企业共74个，接触毒物的工人9638人。有毒物质共30余种，危害较严重的是铅、苯、一氧化碳、氮氧化合物等。是年1—2月，对新华药厂苯的衍生物、硝基苯、硝基氯苯、乙醚氨基苯和乙醚的生产环境进行调查，并对作业工人进行查体。该厂开展技术革新，改造硫酸二甲酯和氰化物生产为管道反应，解决了毒气外溢；同时，进行了“割苯”工艺改造，用水煮、酸提的方法代替苯，避免了苯的危害。同年，对15个厂矿的48个作业岗位进行有毒气体监测。

1961年8月，对张店农药厂、新华药厂、淄博蓄电池厂进行调查。共对284名苯作业工人进行查体，有61人为慢性苯中毒，发病率21.4%。检查发现，张店农药厂硝基苯浓度为0.0356毫克/立方米。针对生产环境存在的问题，向有关单位提出改进措施。

1962年5月，对张店农药厂苯作业进行卫生学调查。该厂硝基苯作业岗位的浓度为0.0036毫克/立方米。对15名接触苯、五氯硝基苯、敌百虫等作业的工人查体，发现轻度苯中毒7人，观察对象1人。9月，对新华药厂非那西汀车间进行调查，硝基氯苯浓度平均超过国家卫生标准的3.2倍。对139名接触苯和苯的衍生物作业工人查体，发现观察对象35人，苯中毒19人，发病率13.67%。年内，新华药厂通过技术革新，改革生产工艺，防止了毒物的跑、冒、滴、漏。生产中实行生产流程中循环用水，减少硝基苯、乙醚等毒物危害。在改进咖啡因、氨基比林生产工艺后，除固相苯提取作业岗位有3人接触苯以外，其他120名作业工人全部脱离苯的危害。

1962年年底至1963年年初，市防疫站为总结防毒措施的效果，对新华药厂苯及苯的硝基氨基化合物生产岗位进行调查。经测定五个车间的51个散毒点，有34个达到国家卫生标准，有11个接近国家卫生标准，占88.24%。对该厂168名苯作业工人进行查体，查出轻度中毒14例，中度中毒1例，患病率8.93%。

1963年，市防疫站联合市第一医院，会同山东机器厂安技科和职工医院，对该厂接触三硝基甲苯的73名作业工人进行健康检查，发现观察对象14例，轻度苯中毒者6例，中度苯中毒2例，患病率10.96%；职业性白内障21例，患病率28.8%。此后，对该厂连续进行10年的跟踪观察，确定该厂不少接触三硝基甲苯的工人的眼晶状体混浊，是由于三硝基甲苯慢性中毒引起的白内障。为探讨致病原因，做了家兔试验，提出内中毒可能性的结论。此项研究在全国领先，获全国卫生科学大会奖。同年，对淄博蓄电池厂进行全面测定，分析该厂生产环境中铅尘浓度和发病率动态。1955年—1958年，该厂铅浓度大幅度下降，铅中毒发病率呈逐年下降趋势，1955年为38.27%，1956年为35.77%，1957年为16.57%，1958年为5.11%；1959年、1961年，该厂铅浓度有所回升，铅中毒发病率随之回升。1959年为10%，1961年为9.74%，1962年~1963年为14.12%。同年，对博山印刷社接触铅作业的31名工人进行健康查体，查出轻度铅中毒3人，疑似铅中毒5人。生产环境空气中的铅浓度除铸字工序稍高外，其他都在国家卫生标准以下。

1964年年初，对本市26个农机站、园艺场和苗圃进行了农药使用、储存和防护情况调查，举办安全使用农药培训班，培训农技员和基层卫生人员，普及农药安全使用和储存方法。对博山神头电厂、洪山电厂、南定热电厂、五〇一厂、淄博蓄电池厂等单位的汞作业环境进行调查。车间空气中汞浓度最高者超过国家卫生标准13倍。对66名汞作业工人进行查体，轻度汞中毒3例。对20名受汞影响的工人作了妥善处理。对张店农药厂敌百虫车间生产环境进行测定，敌百虫浓度高达3毫克/立方米。全工段22人，中毒者19人，患病率高达86.36%。病人经治疗后痊愈。是年9月，该厂改进车间设备，其浓度下降至0.9毫克/立方米。

1965年年底统计，新华药厂有生产性毒物6大类61种，有毒作业岗位104个，直接从事有毒作业工人642人，接触有毒物质和接近有毒物质的作业工人1300余人。该厂采取用热水代替苯提取法，非那西汀生产改为自动化遥控操作，降低了毒物的职业危害。是年8月，在全省劳动卫生职业病防治会议上，肯定了该厂防毒措施和经验。是年，根据卫生部颁布的有关规定，全市执行统一的职业病诊断标准。

1966—1971 年，无职业中毒防治资料记载。

1972 年，全市进行“三废”（废气、废水、废渣）污染状况调查。省石油化工劳动卫生协作组对胜利炼油厂的职业危害进行调查。该厂刷车岗位的汽油含量为 5289 毫克 / 立方米，超过标准 16.9 倍；生产作业场所的硫酸雾浓度平均 3.49 毫克 / 立方米，超过国家标准。对 1517 名工人进行查体，均有急、慢性汽油中毒发生。

1975 年 1 月，市卫生局、市防疫站、市机械局等单位抽调 16 名专业人员，对 14 家厂矿的喷漆、涂漆、浸漆作业环境进行调查，并对从事“三漆”作业的 148 名工人进行查体。共检测样品 41 个，其中，苯 9 个，均值为 75.34 毫克 / 立方米，超过卫生标准 0.56 倍；甲苯样品 17 个，均值为 824 毫克 / 立方米，超过卫生标准 7.2 倍；二甲苯样品 12 个，均值为 44 毫克 / 立方米，超过卫生标准 34 倍；汽油样品 3 个，均值 862 毫克 / 立方米，超过卫生标准 1.9 倍。14 个单位中，淄川汽车制造厂生产环境空气中甲苯浓度高达 6000 毫克 / 立方米，苯浓度高达 372 毫克 / 立方米。对 148 名“三漆”作业工人查体结果：以神经系统症状比较突出，其次为消化系统症状。有 5 例作业工人白细胞低于 4000/L，调查发现，接触甲苯和二甲苯作业的工人，其症状和白细胞减少情况均低于接触苯的作业工人，说明用低毒的甲苯、二甲苯替代苯，是减少工人职业危害的有效措施。

1977 年，对 9332 名接触毒物的工人进行查体，基本摸清了全市毒物引起的急、慢性中毒的发病情况。

1979 年，根据山东省卫生厅要求，建立淄博市职业中毒诊断小组，执行《山东省职业病诊断试行办法》。市诊断小组设在市职业病防治院。对职业中毒的诊断，由市职业病防治院专业技术人员滤诊，市诊断小组确定后出具证明，其他任何医疗机构对本市的职业中毒无权作出有效诊断。同年 6~12 月，市、区防疫站和市职业病防治院抽调专业人员组成专业调查队伍，对全市区属以上厂矿企业进行铅、苯、汞、有机磷、三硝基甲苯五种毒物的普查。经过普查、复查、补查三个阶段，共调查 188 个单位，应查 5344 人，实查 5169 人，受检率 96.8%。查出观察对象及毒物吸收者 143 人，慢性中毒 83 人，检出率 1.6%；既往中毒未愈者 45 人，患病率 2.4%。据对 136 个厂矿调查，散毒点 677 个，接触毒物的工人 8715 人。测定散毒点 408 个，毒物浓度达到国家卫生标准的 282 个，合格率 69%（表 6–1–4–1）。

1979 年淄博市厂矿企业五种毒物普查结果统计表

表 6–1–4–1

地区	单位数	散毒点数					小计	接触毒物人数								
		铅	苯	汞	有机磷	三硝基甲苯		铅	苯	甲苯	二甲苯	苯基的衍硝生基物氨	有机磷	三硝基甲苯	汞	小计
博山区	40	57	80	15	3	17	172	511	859	149	60	300	82	235	360	2556
张店区	48	25	132	13	90	7	267	373	969	693	31	522	529	38	70	3225
周村区	16	12	43	8	—	4	67	105	194	2	—	—	—	14	26	341
临淄区	5	5	16	—	1	—	22	25	—	58	22	—	3	—	—	108
淄川区	15	26	18	2	—	4	50	215	193	4	4	8	—	29	5	458
南定片	12	71	20	7	—	1	99	866	190	47	—	24	—	3	357	1487
合　计	136	196	309	45	94	33	677	2095	405	953	117	854	614	319	818	8175

1980年3月，根据上年度全市五种毒物普查中发现的问题，市卫生局、劳动局、总工会联合对张店电池厂、博山工具厂的铅、苯作业危害进行专题调查。张店电池厂的铅作业岗位，无一个散毒点达到国家卫生标准。有的点铅浓度超过国家标准707倍。对该厂接触铅作业的96名工人查体，发现铅吸收、铅中毒34人，占35.4%。其中，铅吸收12人，检出率12.5%，高出全市铅吸收检出率（2.2%）近5倍；铅中毒22人，检出率22.92%，高出全市铅中毒检出率（2.7%）7倍多。根据该厂铅危害的严重情况，在向市政府提出的报告中，提出了处理措施。⑴实行转产，以保护工人健康；⑵未转产前，立即采取相应的防护措施；⑶安排好对铅吸收、铅中毒患者的治疗。对被辞退的临时工、合同工中的中毒病人，按有关规定负责到底；⑷对仍然从事铅作业岗位的铅吸收、铅中毒工人，立即调离铅作业岗位；⑸未转产前，炼铅作业不准包给农村生产队转嫁铅毒危害。

1980—1983年，齐鲁石化总公司医院，对该公司所属的山东省5个城市的25个单位接触石油沥青的1541名工人进行调查。经对496人斑贴试验，证实国产石油沥青对皮肤的主要损害为皮肤搔痒、痤疮、毛囊炎、色素沉着和扁平疣损害。

1983年，桓台县棉区农药中毒1221人，死亡7人。全市加强了农药中毒防治工作，召开专门会议，举办培训班，积极组织抢救农药中毒病人。

1984年，市防疫站对周村精细化工厂进行检测，该厂生产环境中二溴、氯丙烷超标60~242倍。经市劳动局、市总工会、市卫生局决定，停产整顿。

同年，对桓台县棉区加强专业人员培训，加大农药中毒预防的宣传教育。是年，农药中毒发生52人，较1983年大幅度下降，无死亡。

1985年统计，全市有毒物危害的厂矿企业277个（其中，全民企业68个，集体企业75个，乡镇企业134个）；散毒点1246个（其中，全民企业652个，集体企业389个，乡镇企业205个）。经市、区防疫站检测，散毒点合格率分别为：全民企业62%，集体企业50.9%，乡镇企业28.6%。说明防毒工作的重点在乡镇企业。是年3月，市防疫站与淄博蓄电池厂联合开展“蓄电池行业预防铅中毒措施”调查。年内，市防疫站共检测尘毒点4500个，其中，散毒点卫生检测合格率57.8%。

同年，进一步加强对农药中毒的防治，召开全市农药中毒防治工作会议，对桓台县产棉区的乡镇医院、供销社等单位进行农药中毒预防工作检查，举办防治农药中毒培训班，市、区（县）共培训乡镇医院医生、乡村医生1733人（次），全市成立农药中毒抢救小组15个，防止农药中毒死亡病例发生。同年，市防疫站针对周村农药厂因长期无防护措施，引起该厂数名男性工人慢性农药中毒并导致不育的严重情况，令其停产整顿。

1986年，贯彻实施《淄博市劳动卫生监测暂行规定》，对全市有职业危害的298个厂矿实行定点挂牌，共确定毒物危害企业120个，散毒点1027个。年内，共测散毒点873个，监测率85%。

1987年，市及博山、淄川、张店、周村、临淄区先后成立劳动卫生监察监督所，强化厂矿企业尘毒卫生监测、监督工作。市防疫站实行“劳动卫生监督意见书”制度，与市经委等有关部门配合，将尘、毒治理纳入企业安全生产内容，规定：省、市先进企业散毒点合格率必须达到70%以上。年内，共测尘毒点41923次，对67家尘、毒点严重超标的企业，下达“劳动卫生监督意见书”，共提出245条限期改进意见。同时，对8家不执行尘毒危害检测、报告的企业给予经济制裁并通报批评。

1988年4月，市防疫站举办3期工业通风防尘防毒技术培训班，为全市各厂矿、企业培训测尘测毒员300余人。对全市区属以上企业的5572个尘毒点实行月（季）检测、报告制度，年内共检测41785点（次），合格率70.28%。

1989年4月24日，市卫生局印发《关于进一步明确市劳动卫生监察监测所和市职业病防治院工作分工的通知》；6月24日，市卫生局印发《关于进一步加强职业性有害因素监测报告制度的通知》。根据市卫生局通知精神，市防疫站主要对厂矿企业毒物危害做好监督检测、检测报告管理及预防措施的落实工作。是年，新华药厂、张店农药厂、淄博制酸厂等企业积极采取措施，控制毒物污染，取得较好成绩，生产车间空气中毒物的监测率与合格率都比较高，淄博合成纤维厂的毒物监测率和合格率较低，在55%以下。

1990年6—7月，市防疫站会同省劳动卫生职业病研究所专家对全市部分自测自报尘毒浓度的重点企业进行检查。是年，监测尘毒点33783点（次），70%以上的尘毒点做到了季测季报，尘毒点合格率达77.52%。年内，全市共发生农药中毒712例，生产性农药中毒仅有1例。

1991年8月18日，张店东方化学厂三聚氯氰车间通气管道破裂，造成506人集体氯气中毒，经20余天的综合治疗后痊愈。10月，市卫生局组织力量对区属企业劳动卫生进行检查，各区县、各单位贯彻国家劳动卫生和防尘防毒法规意识增强，职业危害治理取得明显成效；主要问题是多数单位的预防工作多停留在二、三级预防上，向一级预防和治本工作的过渡较慢，农药中毒防治工作在个别区（县）仍然是薄弱环节。是年，市防疫站组织职业病漏报调查工作，全市职业病漏报率10.53%。全市共监测尘毒点24437个（次），合格20058个（次），合格率82.08%。12月21日，市防疫站印发《关于进一步强化完善生产场所尘、毒、噪声定点挂牌管理的通知》，要求各厂矿企业对毒物作业点定点挂牌，定期监测报告。

1992年，市防疫站举办厂矿企业劳动卫生监测人员培训班，对全市300余名尘毒监测员进行正规化培训，颁发“山东省劳动卫生监测员工作证”。对有监测能力的单位，由测毒员按规定定期监测、上报。对不具备监测能力的单位，由市防疫站接受企业委托、并按规定定期检测。1—6月，市防疫站共监测厂矿企业尘毒作业点5357点（次），监测率达95.8%，合格率84.6%。

1995年9月，淄博市职工健康监护监督所建立，设在市职业病防治院。是年调查全市接触有毒物质的厂矿276个，作业工人4376人；乡镇、村办企业中接触有害作业127661人，其中，接毒作业人员16515人，占接触有害作业人员的12.94%。是年年底统计，全市职业中毒病人共601人。

1997年，市防疫站印发《关于公开职业卫生监测频率的通知》，规定，具备自行监测能力、并取得劳动卫生监测许可证的单位，各类毒物每年测定一次；对不具备监测能力的单位（或项目），必须按规定委托市防疫站进行测定，各类毒物每三个月测定一次。

1999年，市防疫站重点抓好厂矿企业防毒和职业病防治的三级预防措施的落实，年内共监测散毒点946点（次），合格率达89%。

2001年，市防疫站根据卫生监督分级管理的原则，对市属厂矿企业监测散毒点951点（次），合格率94.9%。

2002年4月，市防疫站配合市卫生局举办三期学习《中华人民共和国职业病防治法》培训班，共培训职业卫生监督员100余名，厂矿企业管理人员200余人。8月，根据省卫生厅的通知，市防疫站组织开展全市使用苯及其化合物行业职业卫生专项检查活动。共调查11个工业企业，其中，皮革加工业8个（皮鞋厂7个，皮革制衣业1个），家具制造业2个，其他行业1个。对11个工业企业作业现场的苯及苯系物进行检测，共检测样本33个，浓度最高者达85.70毫克/立方米。检测样本中，苯浓度合格者占63.6%。针对检查发现的问题，向有关单位提出卫生监督改进意见。年内，市防疫站共对市管厂矿企业的散毒点检测1375点（次）。

2003年，市防疫站共检测市管企业散毒点996点（次），合格率95.2%。年内，全市共发生农药中毒78例，其中，生产性中毒8例，占10.26%，无死亡病例发生。全市新发职业病人274例，其中，急性职业中毒21例，占7.66%。

2007年，市疾控中心职卫所调查处理2起急性职业中毒事件；2008年调查处理3起；2009年调查处理3起。

2009年7月，临淄区朱台镇大夫店村5名儿童突发原因不明性四肢青紫、口唇发绀、头晕、头痛、乏力、胸闷、呕吐等症状，市疾控中心会同张店区、临淄区疾控中心工作人员，迅速开展调查，发现5名儿童在村口玩耍过程中，不慎吸入村民随意扔在村口的废弃有毒化学品二硝基苯，导致急性中毒。经医院抢救一周后痊愈。事故不属于职业中毒事故，有关单位和人员对有毒化学品保管和处理不善是这起事故的主要原因。

2010 年 1 月，对 17 个企业共 1486 名接触与不接触苯及苯系物的人员采用职业健康检查表的形式，调查其职业史、性别和生活习惯等，对接触人员的主要疾病进行分层分析。结果显示，接触苯及苯系物人员的主要疾病为神经衰弱综合征、周围血白细胞减少和慢性苯中毒，其患病率分别为 29.6%、15.9% 和 8.5%，其次为女性的月经异常、皮炎和骨骼关节疾病。患病率主要与接触工龄和性别等影响因素有关。

2011 年 6 月 12 日，张店区某动漫室工作人员在用稀料清洗缝纫机台面过程中，先后出现头痛、头晕、乏力、胸闷、兴奋、失眠、步态不稳、双眼流泪、咽部不适等症状，市疾控中心会同张店区疾控中心迅速开展调查。发现动漫工作室缝纫生产车间约 130 ㎡，安置 15 台缝纫机，车间窗户用塑料膜密封，中毒当天气温较高，室内通风不好。清洁缝纫机用的稀料是从某五金商店购买，无产品名称、生产厂家、生产日期、生产地址等标签内容。调查人员对作业现场进行通风处理，采集剩余稀料进行检验分析，测得主要成分为正硅酸甲酯和甲醇。造成 7 人先后吸入正硅酸甲酯和甲醇混合气体中毒，后经医院对症治疗痊愈。

2012 年 4 月 9 日，淄博济维泽化工有限公司发生氯气泄漏，造成多人发生气体接触反应。市疾控中心立即组织人员携带个人防护用品、现场采样设备等前往调查。据了解，4 月 8 日晚 12 时左右，淄博济维泽化工有限公司库区一氯气罐发生不明原因泄漏，造成其下风向车间及周围村庄及路过人员共 226 人中毒反应。经现场监测，泄漏点氯气浓度 4.3mg/m^3。收治病人的 6 家医院分别对病人进行吸氧、雾化吸入、静脉输液等对症治疗，未出现死亡病例。

第五节　物理因素职业危害防治

一、防暑降温

1955 年 7 月，山东制丝厂 30 余名工人因中暑晕倒。9 月，市劳动局、工会联合会、市防疫站、市地方工业局、淄博供电所组成联合检查组，对 41 个厂矿高温作业和防暑降温进行检查。淄博矿务局建风桥 11 座，风门 20 个，增主扇 34 台，风筒 4000 米。五〇一厂二车间烧成工段温度达 40℃以上，该厂安装降温设施冷水墙 3 处，并在其他车间安装半身淋浴设备。南定玻璃厂安装玻璃熔炉隔热罩，使作业岗位温度由 55℃降至 49℃。其他厂矿也安装了降温设备，采取了变更班次、缩短工时、屋顶刷白、车间放冰、供给工人清凉饮料及防暑药品等措施。

1957 年，市防疫市成立防暑降温办公室，召开防暑降温工作会议。各厂矿企业采取机械通风、空气淋浴、喷雾风扇、隔热设备、自然通风等措施。山东机器厂、第四砂轮厂、山东耐火材料厂、南定热电厂、鼎丰窑厂共安装电风扇 100 余台。山东新华药厂在高温车间安装冷却设备。山东制丝厂投资 13 万元，安装水喷雾冷却送风装置，使车间温度保持在 32~33.5℃之间，相对湿度 60%~74%，产生一定降温效果。是年，市防疫站对博山玻璃厂铁皮走水隔热罩及麻布走水隔热罩进行效果评价，隔热效果显著，比石棉和其他方法隔热效果好。

1958 年，各厂矿企业成立防暑降温办公室或领导小组。5 月，市组织 4 个小组深入 24 个厂矿对防暑降温进行调查测定，市防疫站有 25 人参加，协助厂矿企业采取综合防暑降温措施，健全了气象条件和防暑降温工作报告制度。市防疫站还在厂矿企业放映科教电影片，受教育者 3 万余人次，编印防暑降温宣传材料 1 万余份。

1959 年 8 月，市防疫站对山东耐火材料厂简易隧道窑进行卫生学调查。隧道窑全长 44.5 米，其构

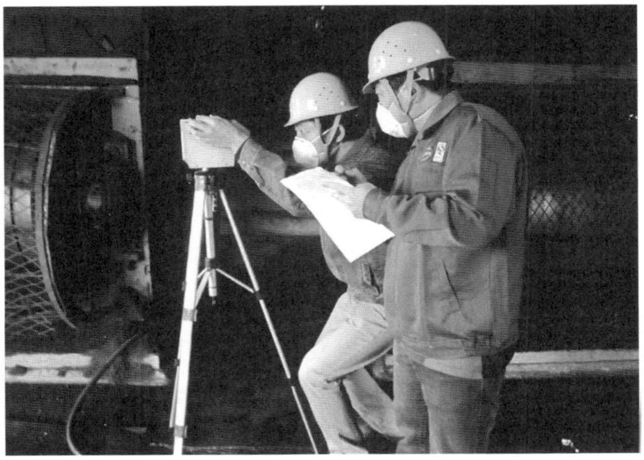

防疫人员深入工矿企业进行尘毒检测

造分预热带→烧成带→冷却带三部分。冷却带是利用大气风流与烧成带切开进行冷却，减少了高温辐射热的危害。同年，山东省卫生厅、劳动厅、总工会、冶金局联合在淄博市召开防暑降温工作会议，推广淄博防暑降温经验。其中，有博山北岭窑厂扩大大拉窑门快速冷窑法，降低出窑温度；山东耐火材料厂、山东新华药厂采用自然通风、自制土风扇，以及土法隔热、疏散热源等防暑降温措施。

1960年入夏以后，全市组织防暑降温大检查，共有273人参加，共检查325个厂矿企业。全市厂矿企业共建立防暑降温委员会104个，领导小组335个，培训防暑急救员5723名，卫生员290名，建立卫生站25个。陶瓷、玻璃、耐火材料业继续推行双层窑门隔热、大拉窑门快速冷却、窑炉水幕、扩大“天字”眼等降温措施。淄川昆仑铁厂经过试验，利用通风炉前降温，辐射热强度由原来的10卡/平方米/分，下降到5卡/平方米/分，温度下降20℃。炉前采取滑杆堵眼，喷水撒砂，避免烧烫伤发生。淄川铁厂推行打铁口盖砂和喷水，炉前温度从80℃降到50℃。化工、电力系统充分利用自然通风、机械通风等降温措施。

1961年4月，市成立防暑降温委员会，下设办公室。入夏后，组织防暑降温大检查，共检查136个厂矿，全市共安装电风扇1047台，高温车间增开天窗、侧窗192个，搭凉棚667个，设饮水站441处。部分厂矿安装了水幕，使用强化器降温。全市中暑总人数较1960年大幅度降低，杜绝了中暑死亡。

1962年6月，全市组织对46个厂矿企业进行检查。市防疫站分别对博山陶瓷厂、博山鼎丰窑厂进行高温作业调查。是年，全市厂矿企业共成立防暑降温委员会28个，领导小组125个，安装水幕8台，电风扇140台，土风扇173台，增开天窗、侧窗184个，搭凉棚565个，设饮水点489处，培训不脱产防暑员579人。对8216名高温作业工人进行体检，发现高温作业禁忌症者216人，对208人调离高温作业岗位，调离率为96.3%。

1963年5月，全市组织防暑降温大检查。是年，培训不脱产防暑员479人，张贴防暑降温宣传材料6000余张，对6185名高温作业工人进行健康检查。

1964年，对14个公社、30个生产大队进行农业防暑检查，761名基层医务人员进行田间巡回医疗。7月，对27个厂矿企业进行防暑降温检查，召开21个单位的防暑降温工作经验交流会议。是年，五〇一厂安装电风扇146台，增添空气淋浴2处，对1201名高温作业工人进行健康检查。

到20世纪80年代，全市各厂矿企业的高温作业实现机械化操作，作业工人基本上脱离高温辐射危害。

二、噪声防护与治理

1979年，市防疫站对山东金岭铁矿风凿工人及作业现场的噪声危害情况进行劳动卫生调查。

1980年10月，市、区防疫站按省统一要求，对本市的机械、冶金、纺织、轻工、化工、陶瓷、建材、电力共8个行业进行噪声危害摸底调查。全市共有噪声作业的厂矿77个，职工89717人，其中，接触噪声作业16084人，占17.93%。各厂矿企业中，接触噪声的工人以机械系统最多，有5732人；纺织系统次之，有4251人。经对58个厂矿进行工人作业环境噪声强度测量，中心声压级80分贝以上的工人作业环境监测616个点，其中90分贝以上者417个，占监测总点数的67.7%。调查表明，机械、冶金、纺织业噪声危害严重。三个行业中接触噪声的工人有12654人，占全市接触噪声作业工人的78.67%。

1981年，市防疫站对金岭铁矿18名井下风动凿岩工人进行生产性噪声危害和防护效果调查。证明噪声可导致以听觉器官改变为主的全身性疾病。用棉纱堵耳进行防护，对听力保护效果显著。同年4月，对99名脱离宽频带强噪声作业3年以上的凿岩工人进行健康状况调查，结果表明：脱离噪声作业3年以上的凿岩工人，其听力损害和其他症状、体征均未见明显恢复。

1982年，对金岭铁矿的局扇、主扇、空压机、电动机、引风机等噪声源进行治理，取得明显效果。完成1980年全市噪声普查资料分析，重点对噪声性耳聋提出防护措施，加强了生产性噪声的监督和治理。

1991年，市防疫站印发《关于进一步强化完善生产场所尘、毒、噪声定点挂牌管理的通知》，其噪声监测点标志牌由市防疫站统一制备发放，生产性噪声监测点的认可、变动和取消必须经同级劳动卫生监察监测机构审核和批准，企事业单位不得擅自更改。

1997年9月，市防疫站印发《关于公开职业卫生监测频率的通知》，规定有自行测定能力并取得劳动卫生监测许可证的厂矿企业，其噪声每年测定一次。对不具备测定能力的单位或项目，按有关规定由市防疫站测定。

1999年，市防疫站共监测噪声等物理因素作业点1784个。

2000年12月，由市防疫站劳动卫生科专业人员主研的《淄博市主要工业噪声危害状况及综合评价方法研究》通过市科委组织的专家鉴定。该研究摸清了全市工业噪声危害的基本情况，首次提出并应用平均等效声级的理论和概念，用于评价和比较整个企业的噪声危害程度，为噪声危害程度的评价提供一个科学、准确、直观的评价指标，填补国内噪声评价理论空白，为政府制定生产性噪声防护措施和政策，提供了科学依据。

2001年，市防疫站监测市管厂矿企业噪声作业点1449点（次），合格者占81.3%。

2002年，市防疫站监测噪声作业点1684点（次）。

2003年，市防疫站监测噪声作业点1793点（次），合格率82.4%。是年，全市所发职业病人共274例，其中，噪声性听力损害17例，占6.2%。

2004年，市防疫站检测噪声作业点6336个，合格率64.3%。

第六节　乡镇企业劳动卫生管理

乡镇企业的劳动卫生管理工作始于1983年。是年3月，市卫生局制定《淄博市社队工业劳动保护工作暂行规定》，在公社、大队和街道工业中施行。

1985年，市防疫站对乡镇企业进行登记建卡，对600余个乡镇企业建立了劳动卫生卡片。

1986年统计，全市乡镇企业中，有612个单位产生粉尘作业危害，扬尘点612个。

1987年年初，为解决乡镇企业粉尘危害，优选最佳通风防尘措施，聘请中国预防医学科学院环境与卫生工程研究所专家刘光铨等，对淄博市的日用陶瓷、建筑陶瓷、耐火材料行业进行通风防尘措施研究。先后在博山东顶陶瓷厂、淄川泉头建材厂、杨寨耐火厂和张店大旦村瓦厂进行通风防尘措施试点，优选出最佳通风防尘措施方案，在全市乡镇企业中推广使用。7月，卫生部、农牧渔业部联合颁布《乡镇企业劳动卫生管理办法》。同年，市卫生局、市乡镇企业局联合印发《淄博市贯彻执行〈乡镇企业劳动卫生管理办法〉实施细则》。是年，市防疫站在对全市五千多个乡镇企业进行建档、立卡的基础上，实行了乡镇企业“劳动卫生许可证”制度，将乡镇企业防尘防毒工作纳入劳动卫生法制管理轨道。

1989年调查监测，大多数乡镇企业粉尘合格率达不到50%，张店区乡镇企业粉尘合格率仅为24.6%。为对乡镇工业提出切实可行的职业卫生服务模式，有效保护乡镇企业工人健康，根据卫生部、农业部，以及省卫生厅、省乡镇企业局的部署，是年5月—8月，由省、市、区三级劳动卫生专业机构抽调专业人员组成调查组，按照卫生部下达的“乡镇工业职业卫生调查及服务对策研究”方案，对张店区乡镇工业进行职业卫生调查。调查人员共完成了对张店区15个乡镇（街道办事处）、30个行业、共915家乡镇企业的调查，乡镇（办事处）调查覆盖率达100%，乡镇企业调查覆盖率达94.74%。先后对乡镇企业的795个生产作业点的有害物质浓度、有害因素强度进行监测，有害作业点监测率达99.2%，对1180名接触有害作业的工人进行健康体检，查体率达96.8%。同时，对223名乡镇工业企业领导干部和职工进行职业卫生服务需求情况意向调查，基本摸清了该区乡镇企业的有关资料以及为乡镇工业企业提供卫生服务的实际能力。通过调查验证，对卫生部制订的“乡镇工业职业卫生调查及服务对策研究”的总体方案及分题方案提出修改意见，为搞好乡镇工业劳动卫生工作提供了经验，找出了措施。

1990年5月，市防疫站根据上级部署，印发《关于发放乡镇工业劳动卫生许可证副本的通知》，规定每年七月份以前为验证、发证时间。

1991年，张店区按照卫生部、农业部以及省、市的部署，承担全国“乡镇工业职业卫生服务需求与对策研究”试点工作。区政府对乡镇工业劳动卫生工作列入议事日程，成立由分管副区长任组长的领导小组，区及乡镇经委设立安全卫生科，充实劳动卫生工作人员，落实劳动卫生管理措施。区防疫站和各乡镇卫生院加强劳动卫生监测，对作业工人积极开展职业卫生服务。年内，共对全区乡镇企业监测尘、毒点1288个，职工查体3880人。深入开展劳动卫生法规和职业病防治知识的宣传、普及，协助乡镇企业建立健全劳动卫生管理制度，使乡镇企业劳动卫生工作逐步走上法制化、规范化管理轨道。职工自我保护意识大大提高，乡镇企业劳动卫生状况显著改善。是年，张店区获卫生部、农业部“乡镇工业职业卫生服务奖”表彰。同年，市卫生局在召开的1991年全市劳动卫生职业病防治工作会议上，明确提出乡镇企业尘毒点监测率必须达60%以上，职业性查体率达80%以上。

1992年1月3日，市防疫站印发通知，从1992年3月份开始对全市乡镇企业换发劳动卫生许可证。卫生许可证由市防疫站统一印刷、盖章、编号，各区县防疫站负责发放。6月，博山区劳动卫生监察监测所举办两期乡镇企业劳动卫生知识培训班，各乡镇政府的经委主任、乡镇企业的厂长、经理以及安全卫生员共200余人参加有关劳动卫生法规、政策和劳动卫生职业病防治知识的培训。

1993年3月17日—21日，卫生部在张店区召开全国乡镇工业职业卫生服务对策试点工作会议，总结推广张店区乡镇工业职业卫生服务的经验和做法。卫生部卫生监督司副司长李清安、省卫生厅厅长张青林、市政府副市长关玛莉出席会议。

1995年9月，建立淄博市职工健康监护监督所，并对全市接触有害作业情况进行调查。全市乡镇企业、村办企业接触尘毒危害作业的有127661人。其中，接尘作业79850人，占62.55%；接触毒物的16515人，占12.94%，接触物理因素作业的31296人，占24.51%。12月18日，市卫生局印发《淄博市卫生监督监测工作分级管理实施办法》，根据分级管理的规定，市防疫站不再具体负责乡镇企业劳动卫生监督管理工作，相关乡镇企业劳动卫生监督管理由所在区县的防疫机构、劳动卫生监督监测机构负责。

1996年，张店区防疫站获“全国乡镇工业职业卫生对策试点工作”特等奖，受到卫生部卫生监督司的表彰奖励。

2001年1月9日，市卫生局印发《淄博市2001年职业卫生与职业病防治工作意见》，要求“加强乡镇、个体私营企业职业危害治理和职业病防治工作”。

2003年10月21日，市卫生局、劳动保障局、公安局、农业局、工商局、国家税务局、地方税务局、安全生产监督管理局、环保局、总工会联合转发了卫生部等九部门《关于开展乡镇企业、农村个体工商户职业病危害专项整治工作的通知》。是年，市防疫站矿山卫生科对包括乡镇办的矿山企业在内的各类矿山开采业共监督监测100矿（次），监测职业危害作业点2069点（次），其中，粉尘589点（次），噪声441点（次），有毒有害气体918点（次），针对监测情况，向相关矿山单位提出卫生监督和改进意见。

2004年，市防疫站对631家企业进行抽检，共监测职业危害作业点15463点（次），总合格率74.9%，其中粉尘5662点（次），噪声6336点（次），有毒有害气体3465点（次）。同时对11个在建项目进行预评价和控制效果评价。

2005年，结合全省卫生监督执法2号行动，对全市40余家煤矿、非煤矿山、水泥、机械、陶瓷制造等重点行业进行专项检查，对其中20余家企业进行行政处罚；做好职业卫生监测与建设项目评价工作，共监测用人单位2390户次，覆盖率98%，监测职业危害因素作业点15463点（次），总体合格率74.9%，其中粉尘作业点5662点次，合格率80.6%；有毒物质作业点3465点次，合格率85%；噪声作业点6336个，合格率60.3%，对6个建设项目进行职业危害预评价和控制效果评价。

2011年3月，市疾控中心根据《中华人民共和国职业病防治法》要求，开展企业职业健康促进试点工作。成立淄博市中小企业职业健康促进试点工作技术指导小组。

2011年8月，市疾控中心探讨职业病防治工作新模式，在查阅了100余篇国内外相关文献的基础上，对国内外中小企业工作场所职业健康促进工作进行了全面的描述和研究。

2011年，市疾控中心与淄川区疾控中心、淄川区安监局等部门，对某化工企业开展职业健康促进试点工作，通过对职业危害现场督导、专家现场讲座、组织企业有关人员听课，对保障作业工人健康起到积极作用，取得良好效果和经验。这是山东省唯一的成功试点，也是至2012年国内唯一的国家级中小企业职业健康促进试点。

第七节 职业病网络报告和管理

2006年9月，市疾控中心派员参加山东省职业病防治院举办的职业病网络统计报告培训，当年正式开始网络直报工作。职业病网络直报的内容：职业病报告、有毒有害作业工人健康监护报告等。

2006年11月3日，市疾控中心举办职业病报告统计管理培训班，各区县卫生局及疾控中心，各级医疗机构、大企业卫生处100余人参加。培训班上就职业病报告卡种类、填报范围、报送时限，各相关部门职责，报告统计程序，以及“尘肺病报告卡”等6种报卡的填卡要求作了详细讲解。

2006年，全市共报告各类病例数218例，其中尘肺新发138例，尘肺晋级5例，死亡6例；职业病（不含尘肺）43例，农药中毒23例。作业场所职业病危害因素检测卡198个厂次，有毒有害工人健康监护卡7个厂次。

2007年，全市共报告各类病例426例，其中尘肺新发284例，尘肺晋级5例，死亡1例；职业病（不含尘肺）97例，其中慢性中毒37例，急性中毒8例，物理因素等职业病52例，农药中毒39例。作业场所职业病危害因素检测卡15个厂次，有毒有害工人健康监护卡290个厂次。

2008年3月，市疾控中心被评为山东省职业病统计报告工作先进集体。

2008年，全市共报告尘肺病例184例，职业病病例35例，农药中毒病例26例，报告378个企业健康查体情况，报告13个企业工作场所职业病危害因素监测情况。

2009年，全市共报告尘肺病例156例，职业病病例26例，农药中毒病例53例，报告309个企业健康查体情况，报告16个企业工作场所职业病危害因素监测情况。

2010年，全市共报告尘肺病例67例，职业病病例26例，农药中毒病例53例，报告309个企业健康查体情况，报告16个企业工作场所职业病危害因素监测情况。

2011年11月14—23日，按照省卫生厅《关于进一步做好全省职业病报告统计工作有关问题的通知》要求，受市卫生局委派，市疾控中心专业人员组成检查组，对全市五区三县及高新区职业病网络直报工作开展情况进行专项检查，内容涉及网报管理的组织机构、设备人员设置、业务培训、技术方案与总结、直报单位报告及时率和准确率等。

2011年，全市共报告职业病病例133例（包括尘肺病例102例），农药中毒病例30例，报告897家企业健康查体情况，报告19家企业工作场所职业病危害因素监测情况。

2012年，全市共报告职业病病例197例（包括尘肺病例146例），农药中毒病例27例，报告977家企业健康查体情况，报告44家企业工作场所职业病危害因素监测情况。

2012年12月，市疾控中心职卫所对2006年1月1日至2012年11月27日期间本市尘肺病报告统计信息进行流行病学分析，结果：2006年至2012年报告新诊断尘肺病病例1043例，其中男性病例980例，占94.0%；女性病例63例，占6.0%。其中，一期尘肺905例，占86.79%；二期尘肺97例，占9.30%；三期尘肺41例，占3.93%。一期尘肺男性866例、女性39例；二期尘肺男性75例、女性22例；三期尘肺男性39例、女性2例。病例集中在35~54岁及65岁以上，45~54岁年龄组病例数最多，占43.05%。

2012年12月，汇总2006至2012年职业病信息网络报告和职业病报告卡数据，以确诊职业病病例为分析对象，按职业病种类、地区分布、经济类型、行业分布、企业规模等方面进行分析。结果：2006—2012年淄博市职业病新发病例1391例，主要疾病为尘肺病，共1076例，占所有病例的77.4%；重点职业危害因素是粉尘（矽尘、煤尘）、化学毒物和噪声；发病重点行业为煤炭行业和建材行业，重点地区为淄川区、张店区和博山区；公有经济有1117人，占80.3%；中型规模的企业676例，占50.0%；职业病的诊断年龄多集中在35~54岁之间。2006至2012年煤工尘肺、矽肺、职业中毒和职业性噪声聋为重点职业病，淄川区、张店区和博山区为重点地区，煤炭、建材、冶金、化工、石化和机械行业列为重点行业，国有经济和私有经济的中型企业为重点企业；重点地区、重点行业和重点企业的作业场所和从业人员列为重点监控对象。

第八节　职业卫生技术服务和甲级资质建设

一、职业卫生技术服务

2006年，开展工业企业职业病危害因素监测评价工作，全年监测30家企业、1350个有害作业点；对8个建设项目进行职业病危害评价。

2007年，检测评价用人单位60余家，检测职业病危害因素5750余点次；完成建设项目职业病危害预评价2项、控制效果评价6项。

2008年，检测评价用人单位30余家，检测职业病危害因素3000余点次；完成建设项目职业病危害控制效果评价4项，其中3个项目通过专家评审。

2009年9月18—22日，市疾控中心职卫所派员前往广东省惠州市，对中海油某炼油厂和运输码头进行职业病危害因素检测，为中心承接的中海油东营港5万吨级液体化工码头扩建工程和中海油东营港项目油库区工程作预评价类比。这是中心首次出省开展职业卫生技术服务工作。

2009年，检测评价用人单位35家，检测职业病危害因素3100余点次；开展职业病危害评价14项，其中8项通过专家评审。

2010年，检测评价用人单位45家，检测职业病危害因素5430余点次；开展职业病危害评价7项，全部通过专家评审。

2011年，检测评价用人单位50家，检测职业病危害因素5000余点次；开展职业病危害评价6项，其中职业病危害预评价1项，控制效果评价3项，现状评价2项。3项通过专家评审。

2012年2月，撰写、汇编50余万字的职业卫生法律法规汇编、技术标准汇编6册和作业指导书等。

2012年12月12日，市疾控中心夏猛、王淑田、王晓芳被市安全生产监督管理局聘任为市安全生产监督管理局安全生产专家，夏猛任淄博市安全生产专家库职业健康专家组副组长。

至2012年12月，市疾控中心有建设项目职业病危害评价、职业病危害因素检测与评价工作专业技术人员29人。其中评价人员10人（公共卫生人员8人，卫生工程人员2人），卫生检测人员16人，质量管理人员3人；高级职称11人，中级职称8人，初级职称10人；博士1人、硕士8人；17人通过卫生部组织的职业卫生技术服务资质培训并取得合格证书，其余人员经过省卫生厅专业培训；各专业技术负责人均具有高级专业技术职称，从事相应工作均在20年以上。

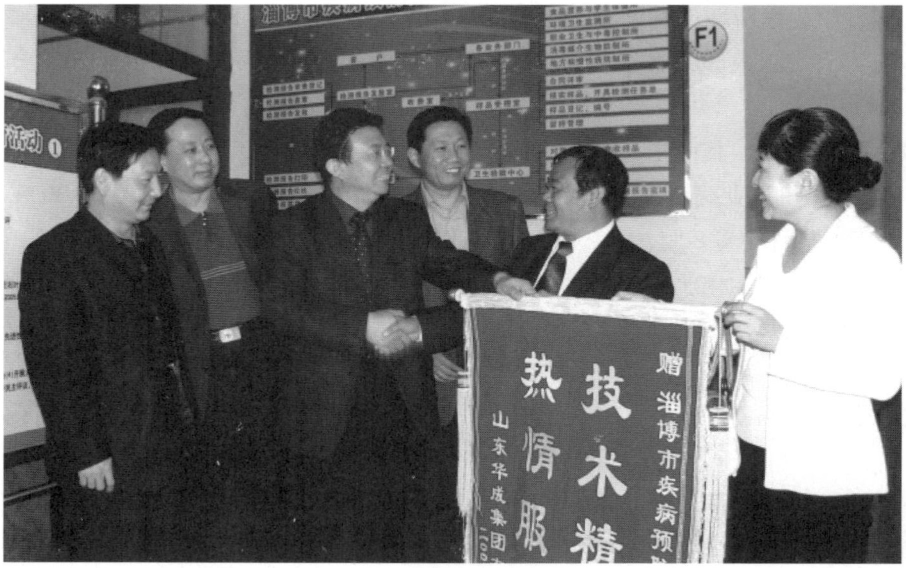

被服务企业向市疾控中心赠送锦旗

自2008年取得建设项目职业病危害评价甲级资质到2012年12月，市疾控中心积极开展建设项目职业病危害评价工作，先后完成中粮黄海粮油工业有限公司4000T/D大豆蛋白项目、金晶（集团）有限公司太阳能导电膜玻璃改造项目、山东省滨州港正海生态科技有限公司年产20万吨特种树脂及配套工程搬迁改造项目、华能辛店电厂改扩建工程、青岛百发海水淡化项目、中海油东营港5万吨级液体化工码头扩建工程等30多项建设项目职业病危害评价工作。

市疾控中心平均每年对50余家用人单位作业场所职业病危害因素进行检测评价，平均年检测采集样品5000余份，共计提出职业病危害防治建议近千条。

二、甲级资质建设

2007年8月，市疾控中心工会主席翟慎永率职卫所人员，赴兵器工业卫生研究所参观学习职业卫生技术服务工作和职业卫生技术服务甲级资质管理经验。

2007年12月，市疾控中心通过山东省卫生厅建设项目职业病危害因素（放射卫生）检测与评价乙级资质续展评审。

2007年12月，市疾控中心主任胡林带领有关人员，赴济南市疾控中心和胜利油田疾控中心参观学习职业卫生工作，获取有关职业卫生技术服务机构甲级资质创建经验。

2007年，职卫所有关人员编写职业卫生检测评价作业指导书以及建设项目职业病危害评价质量管理作业指导书，使职业（放射）卫生各项工作步入标准化、规范化轨道。

2008年5月12日，市疾控中心通过卫生部组织的职业卫生技术服务机构甲级资质现场考核。

2008年7月21日，市疾控中心通过省卫生厅卫生监督所对中心职业卫生技术服务机构监督检查。

2008年8月15日，市疾控中心通过卫生部组织的职业卫生技术服务机构甲级资质评审，取得卫生部编号为卫技字（2008）A003号的职业卫生技术服务机构甲级资质证书，成为当时全国唯一一家具有职业卫生技术服务甲级资质的地市级疾病预防控制中心。

2011年9月29日，市疾控中心经过省安全生产监督管理局代表国家安监总局组织的专家组现场考核，通过对职业卫生技术服务甲级资质的年检评审，2012年1月6日取得(国)安职技字(2011)第A-0040号职业卫生技术服务机构资质证书。

2012年2月，职卫所组织对职业卫生技术服务的作业指导书全面修订，对职业卫生技术服务质量管理体系进行补充完善，修订编制职业病危害因素检测评价相关作业指导书102个、记录表格126个，组织撰写、汇编50余万字的职业卫生法律法规汇编、技术标准，加强检测评价报告和有关样品采集、接收、流转、保存和安全处置等管理，强化现场检测采样仪器的检定核查及管理。

2012年7月18~20日，市疾控中心通过国家安监总局对建设项目职业病危害评价甲级资质续展的现场评审。考核组由国家安全监督管理总局职业安全健康监督管理司处长张宏元带队，山东省安监局职业健康处副处长张东、市卫生局副局长孙辉等参加现场考核。

第九节　职业病危害因素和重点职业病调查

2006年6月22日至10月31日，市疾控中心对某药玻公司高档白色瓶生产线进行职业卫生学调查，对生产过程和工作环境产生或存在的职业病危害因素进行测定，对生产作业工人进行健康查体；发现药玻公司高档白色瓶生产工作场所职业病危害因素的测定中,35%的粉尘、16.67%的CO、45.89%的噪声检测结果超过职业接触限值；最高热辐射强度达2.74KW/㎡。176名作业工人健康检查，疑似尘肺样改变2人、高频听力损伤52人。提示该企业所采取的各项职业卫生的防护措施，仍不能充分保护广大接触职业病危害的作业人员，需全面整改。

2010年1月，对17个企业共1486名接触与不接触苯及苯系物的人员采用职业健康检查表的形式，调查其职业史、性别和生活习惯等，并对接触人员的主要疾病进行分层分析。结果显示，接触苯及苯系物人员的主要疾病为神经衰弱综合征、周围血白细胞减少和慢性苯中毒，其患病率分别为29.6%、

15.9% 和 8.5%，其次为女性的月经异常、皮炎和骨骼关节疾病。患病率主要与接触工龄和性别等影响因素有关。

2010 年 1 月，对市内某化纤厂毛条生产车间职业卫生基本情况和接触者健康体检进行分析，结果显示：该厂工作场所空气中平均粉尘浓度为 4.2（0.1~24）mg/m^3；粉尘分散度 < 5um 的占 92%；游离 SiO2 含量均值为 1.02%。体检接触组的 99 名操作工，并用 33 名行政人员作对照，接触组咳嗽、咳痰、胸部紧束感、鼻腔干痒感和皮肤瘙痒感等检出率明显高于对照组（$P < 0.01$）。接触组胸部 X 射线表现，肺纹理增多和紊乱分别为 14.56% 和 19.42%，肺纹理增粗和伸展的占 6.80%；接触粉尘工龄较长者肺影呈毛玻璃样感，有的工人在中或下肺区出现密集Ⅰ级的不规则小阴影“S”，在此背景下有的有散在的“P”小阴影，均发生在不吸烟的女性工人中，其接尘的平均工龄为 12.3 年。肺通气功能测定，接触组与对照组 8 项测定指标进行比较，其差异均有统计学意义（$P < 0.05$），表明调查组的肺通气功能受到明显损伤。提示在平均浓度为 $4.22mg/m^3$ 环境中工作，工人不受损害的工作年限较短。

2010 年 10 月，对某拟建液体化学品码头项目进行职业卫生学调查和分析，结果显示该拟建项目可能存在的职业病危害因素为苯、甲苯、二甲苯、甲醇、丙酮、氯仿、苯酚、液体硫磺和液碱、噪声、高温、工频电磁场等，关键控制点为物料的装卸、码头接驳口、手动阀门、清洗储罐、更换过滤器的筛网、检维修泵、罐顶化验采样、清管取球、吹扫完毕后拆管。提示该拟建项目的职业病危害因素比较复杂，应从职业病危害发生的关键控制部位加强防治工作。

2010 年 12 月，对某大豆蛋白饲料扩建项目建成后可能产生的正已烷、氢氧化钠、磷酸、一氧化碳、粉尘（大豆粉尘、煤尘、白土粉尘等）、噪声、高温等职业病危害因素的危害程度及其拟采取的各项职业病防护措施进行职业病危害预评价，针对存在的不足提出相应建议。

2011 年 8 月 2 日，根据卫生部办公厅等九部门联合下发的卫办监督发〔2011〕40 号文和山东省卫生厅等 10 部门联合下发的《关于开展全省职业健康状况调查工作的通知》精神，淄博市卫生局等 10 部门下发了《关于开展全市职业健康状况调查工作的通知》和实施方案，成立市职业健康状况调查工作领导小组和技术指导小组，李敏、勾东升任领导小组组长，孙辉、王瑛、朱拥军、马瑞才、纪召永任副组长，翟慎永等 11 人为领导小组成员，负责组织和指导全市职业健康状况调查工作，对本市职业病危害分布、职业病危害接触人群、职业病发病人数分布及主要职业病病种及特点进行调查、分析和研究。

2011 年 9 月 5 日，省职业健康状况调查专家组一行 5 人在市卫生局副局长孙辉陪同下，对职业健康状况调查工作进行督导。

2011 年 12 月 13 日，国家安监总局副局长杨元元带领国务院督查组到淄博市督查职业病防治和职业健康普查工作。市长周清利汇报全市工作情况，副市长许建国汇报本市职业病防治工作。督查组对临淄区疾控中心、齐都药业职业病防治情况进行现场检查，并到市安监局、省煤监局鲁东分局座谈调研。副省长张建国、省长助理周齐、省安监局局长袁策，市委书记刘慧晏陪同参加有关活动。杨元元对本市安全生产工作给予充分肯定，要求加大职业健康调查力度，彻底摸清职业健康现状，做到早预防，早治疗；要落实责任，健全机制，安监、卫生等部门要加强沟通，形成联合工作机制，协同努力，防治结合，共同推进各项工作开展。

2012 年 2 月，为迎接卫生部和全国职业健康状况调查工作技术指导小组对本市的抽查，市疾控中心主任翟慎永带领有关人员，对各区县职业健康状况调查工作开展情况进行督导和技术指导，对调查中发现的问题及时给予指导和解决。

2012 年 2 月 20 日，市疾控中心副主任郭平、职卫所所长夏猛参加卫生部职业健康状况技术指导组对山东职业健康状况调查重点调查区县临淄区职业健康状况调查情况进行抽查和验收。

2012 年 5 月 21 日，对职业卫生健康状况调查工作数据进行汇总上报。

2012 年 5 月 30 日，对职业健康状况调查工作进行数据处理。全市共调查企业 1523 家，调查接触职业病危害因素总人数 86063 人；接触矽尘、煤尘、苯、正己烷和铅及其化合物等5种主要职业病危害因素的人数为15966人；各区县调查存在职业病危害的企业数和接触危害人数具体情况见表6–1–9–1；各区县调查接触5种主要职业病危害因素详细情况见表6–1–9–2。

各区县调查存在职业病危害的企业数和接触危害人数

表6–1–9–1

地区	存在职业病危害因素企业	接触职业病危害因素人数
临淄区	694	35688
淄川区	142	11912
张店区	130	11748
博山区	87	3005
周村区	158	6605
沂源县	60	5766
桓台县	204	6217
高青县	48	5122
高新区	—	—
合计	1523	86063

淄博市各区县调查接触5种主要职业病危害因素情况

表6–1–9–2

地区	接触矽尘作业人数	接触煤尘作业人数	接触苯作业人数	接触正已烷作业人数	接触铅及其化合物作业人数
临淄区	1278	2293	3682	681	—
淄川区	1082	1715	330	—	2
张店区	220	—	1224	—	604
博山区	320	31	—	—	—
周村区	209	12	53	—	—
沂源县	1385	500	69	—	—
桓台县	38	43	118	—	—
高青县	19	44	14	—	—
高新区	—	—	—	—	—
合计	4551	4638	5490	681	606

第二章 环境卫生

第一节 概 述

一、机构、队伍建设及沿革

1953年市防疫站建站初期，无专门环境卫生管理科室。环境卫生管理工作由当时的淄博专区卫生防疫站（淄博市卫生防疫站前身）卫生防疫股负责。

1955年，淄博专区卫生防疫站改建为淄博市卫生防疫站，并设置卫生科，负责公共卫生（包括劳动卫生、环境卫生、食品卫生、学校卫生等）管理工作，科内有3名卫生防疫人员（医师1人，卫生防疫员2人），负责环境卫生工作。

文化大革命期间本市卫生防疫机构受到严重破坏。1969年7月，淄博市革命委员会下文撤销淄博市卫生防疫站，人员下放、调离。1970年7月下文恢复，由于防疫人员未到位，当时只有一名卫生医士负责环境卫生工作。

1973年，市防疫站设置卫生科，主要负责食品卫生、环境卫生和学校卫生工作。卫生科内有3名防疫人员负责环境卫生工作。

1980年8月，经市卫生局批准，市防疫站建立环境卫生监测科，除负责全市环境卫生监测管理工作外，还担负预防性卫生监督工作。科内有8名卫生防疫人员。至1986年，增至13人，其中，主管医师1人，医师3人，医士9人。下设四个专业组：大气卫生组、水质卫生组、公共场所卫生组和预防性卫生监督组。1987年，站内机构改革，设立环境卫生理化和细菌检验室，全科人员增至23人，占全站人员10.8%，其中，副主任医（技）师3人，主管医（技）师4人，医（技）师5人，医（技）士9人，洗刷工1人。同年11月，建立环境毒理实验室，1989年建立苯并（a）芘实验室。至1990年年底，全科发展至24人。

1992年12月，经市卫生局批准，市防疫站建立预防性卫生监督科，原环境卫生监测科的预防性卫生监督工作交该科管理。

2002年1月30日，市卫生局批复同意市防疫站增设饮用水卫生科等科室，其中，环境卫生科编制10人，设科长1人，副科长2人；饮用水卫生科编制10人，设科长1人，副科长2人。

2005年12月31日，市疾控中心将原环境卫生科和饮用水卫生科合并成立环境卫生监测所，承担公共场所、饮用水、化妆品卫生监测与评价工作。

2009年7月，环境卫生监测所被命名为淄博市卫生系统名科。

至2012年年底，环境卫生监测所在岗业务人员6名，其中主任医师1人、副主任医师2人，研究生学历1人，本科学历3人。

二、环境卫生法规建设

1952年4月14日，淄博市人民政府颁布《公共卫生管理规定（草案）》，是新中国成立后本市颁布的第一个地方性公共卫生规章。

1955年10月—12月，淄博市人民政府先后颁布6个行业的卫生管理暂行办法，其中，有3个管理办法属于环境卫生领域，分别是《淄博市澡堂业卫生管理暂行办法》《淄博市旅店业卫生管理暂行办法》《淄博市理发业卫生管理暂行办法》。

1957年，市卫生局颁布《淄博市环境卫生管理试行办法》。

1961年4月，颁布《粪便管理暂行办法》。

1985年，市卫生局印发《淄博市公共设施卫生管理暂行规定》。

1986年，市卫生局印发《淄博市游泳场所卫生监督行政处罚实施办法》。

1987年4月1日，国务院发布《公共场所卫生管理条例》，这是新中国成立后中国颁布的第一部国家公共卫生管理法规。8月16日，淄博市人民政府颁布《淄博市公共场所卫生管理暂行标准》。

1988年，市卫生局印发《淄博市生活饮用水卫生管理暂行规定》；以“淄卫字（1988）第108号”文印发《淄博市化妆品卫生管理暂行规定》。

1989年9月28日，国务院批准《化妆品卫生监督条例》，卫生部11月13日发布。

1990年8月27日，卫生部出台《全国城市生活饮用水卫生监测方案》，淄博正式加入158个地级市、全国448城市联网监测。

1990年9月11日，国家计划委员会出台《建设项目（工程）竣工验收办法》；1991年2月27日卫生部下发《关于明确国家计委〈建设项目（工程）竣工验收办法〉中卫生部门必须参加竣工验收的通知》。

1991年3月11日，卫生部发布《公共场所卫生管理条例实施细则》。3月27日，卫生部发布《化妆品卫生监督条例实施细则》。12月30日，卫生部发布《公共场所卫生监督工作程序（试行）》。

1993年6月28日，市长韩新民签署淄博市人民政府第14号令，发布《淄博市城镇生活饮用水卫生管理暂行办法》。

1995年6月14日，市人大常委会颁布《淄博市公共场所禁止吸烟的规定》，自1995年8月1日起施行。

1996年7月9日，建设部部长侯捷、卫生部部长陈敏章签发中华人民共和国建设部、卫生部第53号令，发布《生活饮用水卫生监督管理办法》，自1997年7月1日起施行。卫生部随后下发《关于贯彻〈生活饮用水卫生监督管理办法〉的通知》（卫监发〔1997〕2号），省卫生厅下发《关于认真贯彻〈生活饮用水卫生监督管理办法〉加强生活饮用水管理的通知》。

1997年2月28日，市卫生局印发《淄博市生活饮用水卫生许可核发标准》。

1997年12月23日，市政府下发《关于修改〈淄博市城镇生活饮用水卫生管理暂行办法〉等十八个规章、规范性文件及废止〈淄博市平时开发利用人防工程的规定〉等八个文件的决定》。将卫生管理执行主体统一修改为卫生行政部门。

1998年5月11日，卫生部印发《关于印发生活饮用水输配水设备及防护材料安全性评价规定等四个文件的通知》。

2000年9月10日，市公用事业局、市防疫站联合下发《淄博市二次供水卫生监督管理实施意见》。

2001年6月7日，卫生部印发《生活饮用水卫生规范》，自2001年9月1日起实施。

2004年6月11日，市政府第18次常务会议讨论通过《关于提请审议〈淄博市生活饮用水卫生监督管理办法（草案）〉的议案》。

2004年10月27日，市人大常委会向省人大常委会提交报告《关于报请批准〈淄博市生活饮用水卫生监督管理办法〉的报告》。

2004年11月25日，山东省第十届人民代表大会常务委员会第十一次会议批准通过《淄博市生活饮用水卫生监督管理办法》；2004年11月29日，淄博市第十二届人民代表大会常务委员会第十三次会议发布公告，正式公布《淄博市生活饮用水卫生监督管理办法》，自2005年1月1日起施行。这是中国继北京市后第二部、山东省首部有关饮用水卫生管理的地方性法规。

2005年8月12日，卫生部制定《生活饮用水消毒剂和消毒设备卫生安全评价规范（试行）》，自2005年12月1日起实施。

2006年2月10日，《公共场所集中空调通风系统卫生管理办法》颁布实施。

2006年12月16日，卫生部印发《公共场所集中空调通风系统卫生规范》《公共场所集中空调通风系统卫生学评价规范》和《公共场所集中空调通风系统清洗规范》。

2007年6月21日，卫生部、国家体育总局联合印发《游泳场所卫生规范》，自发布之日起施行。

2007年6月25日，卫生部、商务部以卫监督发〔2007〕221号文联合印发《住宿业卫生规范》《沐浴场所卫生规范》和《美容美发场所卫生规范》，自发布之日起施行。

2008年6月20日，市卫生局印发《淄博市生活饮用水卫生监督监测实施方案》。

2009年5月4日，全国爱卫会、卫生部印发《农村饮用水水质监测管理办法（试行）》。

2011年3月10日，卫生部部长陈竺签发卫生部第80号令，发布《公共场所卫生管理条例实施细则》，自2011年5月1日起施行。

2012年5月24日，省卫生厅印发《山东省婴幼儿游泳场所卫生规范（试行）》。

2012年9月14日，省卫生厅印发《关于印发〈山东省公共场所预防性卫生审查管理办法〉的通知》。

2012年9月19日，卫生部发布通告：新版《公共场所集中空调通风系统卫生规范》《公共场所集中空调通风系统卫生学评价规范》和《公共场所集中空调通风系统清洗消毒规范》自2013年4月1日起试行。

三、环境卫生工作重点及沿变

环境卫生工作始于1953年。1953年至1955年，主要是针对城区的环境卫生污染因素如垃圾场、污水、居民坑式厕所等进行卫生指导和管理，对饮用水源进行一般性卫生调查。1955年市政府颁布澡堂业、旅店业和理发业卫生管理暂行办法后，市防疫站将浴池、旅店、理发业的卫生管理纳入环境卫生工作范畴。

1956年至1966年期间，环境卫生工作主要结合以"除四害、讲卫生"为重点的爱国卫生运动，开展城市卫生清扫和粪便、垃圾无害化处理，同时，对集中式和分散式饮水卫生状况进行卫生学调查评价，对工业废水及其污染状况进行调查。

文化大革命期间本市环境卫生工作受到严重干扰破坏，这一时期的环境卫生工作主要是结合爱国卫生运动，在农村开展"两管"（管理水源、粪便）、"五改"（改良水井、厕所、畜圈、炉灶、环境）工作，在城区主要是对"三废"（工业废水、废渣、废气）污染进行监测。

1977年至1985年，环境卫生工作主要开展了城乡饮水卫生改良及管理、工业废水污染调查及卫生学评价、影剧院卫生状况调查评价以及大气采样监测和环境流行病学调查，有针对性地开展预防性卫生监督工作。

1987年，市防疫站根据国务院颁布的《公共场所卫生管理条例》和市政府颁布的《淄博市公共场所卫生管理暂行标准》，对旅店业、公共浴室、理发店、游泳场（馆）、车站、影剧院等进行卫生监督监测管理。

1988年，根据市卫生局颁发的《淄博市生活饮用水卫生管理暂行规定》和《淄博市化妆品卫生管理暂行规定》，市防疫站将城区生活饮用水卫生管理和化妆品卫生管理纳入环境卫生监督监测工作的重要内容。

1989年以后，市防疫站根据国家颁布的有关环境卫生工作的法规和市政府、市人大常委会颁布的相关地方性法规，进一步确定了环境卫生监督监测工作的内容和重点。

1. 根据国务院颁布的《公共场所卫生管理条例》、卫生部颁布的《公共场所卫生管理条例实施细则》、市政府颁布的《淄博市公共场所卫生管理暂行标准》等有关法规规定，对公共场所进行卫生监督监测管理。

2. 根据建设部、卫生部颁布的《生活饮用水卫生监督管理办法》和市政府颁布的《淄博市城镇生活饮用水卫生管理暂行办法》等相关法规，对全市城镇饮用水进行卫生监督监测管理。

3. 根据卫生部颁布的《化妆品卫生监督条例》《化妆品卫生监督条例实施细则》等有关法规，对生产和流通领域的化妆品进行卫生监督监测管理。

4. 根据国家和省市的有关卫生法规，有针对性地开展预防性卫生监督工作。

5. 按照《全国疾病预防控制机构工作规范》（2001）确定的范围，开展医院污水、涉水产品、居室环境等卫生监测。

2003年以后，随着"非典"等新发传染病的发生，环境卫生工作适应疾病预防控制需要，将公共场所环境危害因素监测、饮用水卫生安全监测作为工作重点，进一步加强公共环境健康危害、介水疾病和饮用水污染危害管理。根据国务院《公共场所卫生管理条例》、卫生部《公共场所卫生管理条例实施细则》，开展公共场所卫生监测和新、改、扩建项目卫生学评价；根据《淄博市生活饮用水卫生监督管理办法》对全市集中式供水、二次供水、桶装饮用水（矿泉水、纯净水、一般饮用水）、食品生产和餐饮用水、医药加工用水进行卫生监督管理。

2006年至2008年，强化环境卫生监测在疾病预防控制中的作用和地位，重点突出与公共环境因素相关的空气传播疾病、介水疾病（特别是水性传染病）的预防控制。

2008 年以来，按照卫生部《各级疾病预防控制机构基本职责》《疾病预防控制工作绩效评估标准》和《疾病预防控制工作绩效评估标准》（2012 年版）要求，组织开展环境危害因素监测和干预工作，实施公共场所、饮用水等公共环境污染健康危害事件的调查，参与现场应急处置，开展相关技术指导。及时对监测评价资料进行综合分析，适时开展公共环境健康风险评估，对年度工作绩效进行考评。

第二节　环境卫生管理

一、城区垃圾、粪便卫生管理

20 世纪 50 年代，本市环境卫生工作的内容之一，就是对城区的垃圾、粪便进行卫生管理，对城区的街道进行保洁，保持城市环境清洁卫生。

1952 年 4 月，淄博专区所辖的淄博市政府颁布实施《关于公共卫生管理规定》，其中对垃圾的清除提出明确要求：⑴垃圾箱内，禁止倾倒污水及抛掷动物尸体；⑵垃圾箱禁止顽童随便敲砸，不得移动或损坏，人人有看管之责；⑶凡满担之垃圾，需担到指定的垃圾堆上，不得倒入垃圾箱内；⑷垃圾满箱后，立即集中运往郊外；⑸居民应将垃圾倒入垃圾箱内，不得沿途抛弃；⑹凡小贩杂摊者，不得将果皮等随便乱抛，要抛于垃圾箱内；⑺全市垃圾必须运到指定地点。市内（不包括郊区）垃圾的运送一律集中到孝妇河下游，按指定地点倾倒，其他地区一律禁止堆积。

1955 年以前，淄博市政府驻地（博山区）无垃圾场，博山城区日产垃圾 9 万余斤，造成环境严重污染。同时，居民使用的厕所大多为露天、坑式厕所，不仅大量孳生蚊蝇，而且大雨之后粪便常被雨水冲刷带走，进一步污染环境。是年 3 月，市防疫站配合市卫生科、建设科对博山区的环境进行勘察，选定博山区水沟等两处垃圾场，共 70 余亩，可供倾倒垃圾十余年之用，解决了博山区的垃圾乱倒问题。同时，建议居民改良厕所，粪坑加盖，以防苍蝇孳生。居民院内挖修渗水坑，防止污水乱倒乱流污染环境。

1954 年以前，市政府驻地（博山区）粪便清理无专业队伍，均系城郊农民进城清挖粪便，亦有城区无职业者清挖粪便，晒粪干出售，故城区粪便管理比较混乱。

1954 年，博山区将 52 名清挖粪便的单干户组成“金汁业社”。其中，一部分人组成清道队，负责城区街道清扫和垃圾的收集、清运。据资料记载，清道队共有 31 人，有马车 9 辆，地排车 17 辆。其业务受市防疫站领导，经费由市城建局掌握。由于当时清道队运输工具少，人力缺乏，只能将城区 45% 的生活垃圾运往肥料场，另有部分垃圾由附近农业生产合作社运走一部分做肥料。各厂矿企业和机关单位的垃圾则由各单位负责清运到垃圾场。城区粪便的清运，除“金汁业社”的清挖人员掏挖一部分，用特制的粪车运往肥料场晒成粪干外，也有城郊农业社或单干户进城掏挖粪便。由于缺乏统一管理，城区的垃圾、粪便的清运管理基本处于无序状态。

1957 年，省卫生厅转发卫生部“总结城市卫生清扫工作”的通知，市防疫站于 6 月 5 日提交了《淄博市卫生清扫工作情况的报告》，指出本市环境卫生清扫工作存在的问题和困难，提出改进意见。是年，市防疫站在肥料场进行垃圾粪便沤肥方法无害化处理，在杀灭虫卵和细菌方面有一定效果。但因各地普遍存在晒粪干习俗，故粪便垃圾的无害化处理未能推广。

自 1957 年始，博山、张店、周村三个城区的“金汁业社”或“金汁业小组”改建为区卫生管理所，划属卫生部门领导。同时，加强城区垃圾、粪便的统一清运、管理。

1959 年，加强粪便无害化处理技术指导，在全市各肥料场（厂）推广高温快速堆肥法，并训练粪便管理员 61 人。

1961 年 4 月，颁发《粪便管理暂行办法》，城区私挖、乱挖粪便的现象有所好转。粪便管理初步实现专业化，全市粪便管理队伍发展为 551 人，马车 38 辆，地排车 60 辆，城乡粪肥月产量 528 万斤。粪便实行统一管理的单位占 36%，集体管理的占37%，单位自行管理的占12%，私人管理的占15%。

1962年，市防疫站在博山、张店卫生管理所粪场进行人粪尿与马粪混合嫌气堆肥和晒粪干的粪便无害化处理和肥效试验。结果证明，人粪尿和马粪混合嫌气堆肥能够很快提温，杀灭虫卵和细菌见效显著，虫卵减少62%，大肠菌下降100倍。可增高氮肥16.1%~21.9%，速效氮肥增高16.2%~22.5%，全磷增高5.9%~100%，钾无损失。晒粪干则氮肥损失41.5%，速效氮肥损失67.5%，钾损失67.5%，磷损失较少。同年12月，市防疫站进行粪便垃圾泥封堆肥无害化处理效果观察。结果表明：堆肥后10天内温度达高峰。其中，不加马粪的肥堆内温度达39℃，可持续6天；加10%马粪的肥堆内温度达48℃，可维持17天。高温堆肥与晒粪干比较，虫卵计数减少61.2%，发育虫卵由78.5%降至15.4%。同时，泥封堆肥后，粪肥中的氮、磷均增高，而晒粪干的粪肥中，氮、磷、钾均减少。

“文化大革命”开始后以及在以后的数年中，全市垃圾、粪便卫生管理工作处于无序状态，亦无资料记载。

1973年8月，建立淄博市环境卫生管理处和各区环境卫生管理所。市、区环卫处（所）列卫生事业编制及卫生事业费开支，隶属于卫生部门领导。建立环境卫生管理处以后，市、区卫生防疫机构不再负责城市垃圾粪便的卫生管理工作。

1980年6月，市环境卫生管理处以及全市的城市环境卫生管理工作，移交市城建局管理。

二、农村“两管”“五改”工作

农村卫生“两管”“五改”工作始于1965年。10月—11月，根据卫生局指示，由市防疫站和市结核病防治所、市传医、市中医院、市第二医院等单位抽调医疗卫生人员组成“社教”医疗队赴张店区大张、房镇两公社开展农村卫生工作。市防疫站医疗队队员在开展巡回医疗同时，推广日照县“五改造”“六统一”的农村积肥卫生工作经验，为各大队培训卫生员，开展饮水卫生、卫生宣传等工作。

1976年—1980年，农村“两管”“五改”是环境卫生工作的一项重要工作内容。主要是配合“除四害、讲卫生”和爱国卫生运动。“两管”是指管理好水源、粪便；“五改”是指改良水井、改良厕所、改良畜圈、改良炉灶、改善环境。对农村垃圾、粪便卫生管理的要求：⑴垃圾、粪便要日产日清；⑵对粪便、垃圾提倡高温堆肥发酵，无害化处理，以杀灭寄生虫卵，提高粪肥肥效。“五改”基本要求：改造水井，即水井清淘，筑高井台，加设井盖，最好设公用取水桶，防止污物、污水进入井内。提倡建手压机井和土自来水（水塔）。改良厕所的要求：改造农户厕所，要求有棚有墙，防雨防晒；粪坑用砖、石和水泥砌成，并加盖，不渗不漏；前罐后坑，粪、尿分集，要求做到粪便垃圾日产日清。改良栏圈，即对集体畜圈，提倡建于村外，保护环境，不污染水源。农家栏圈（猪圈）与农厕分开，彻底改变猪吃人粪现象，防止人畜共患疾病传播；改造鸡窝，要求建在院落偏僻处，通风、干燥，不渗不漏，便于清理鸡粪，防止蚊蝇孳生和污染环境。改良炉灶：使之燃烧完全，节省柴草能源，便于通风和清理草木灰，提倡用草木灰积肥，防止乱倾乱倒污染环境，积极推广沼气和沼气灶做饭。

1976年“两管”“五改”工作开始实施，市防疫站组织农村卫生工作队，配合张店区在房镇公社开展“两管”“五改”工作。经几个月努力，改良饮水井200眼，建压水井80个，在农村开展土自来水2个；改良农家厕所1738个；改良栏圈39间，整修街道6850米。建立健全积肥专业队，实现农村粪便垃圾统一管理和高温堆肥无害化处理。同年，市卫生局在房镇公社召开“两管”“五改”现场会，要求在全市由点到面逐步推广。

1977年，市防疫站配合淄川区防疫站在杨寨公社开展“两管”“五改”工作。改厕所2224个，改水井250眼，修路65000米，粉刷墙壁8.5万㎡，清除垃圾5000余吨，积肥4700多立方米，建大型肥库3个。组建积肥专业队，采用“土保氮”积肥法。市爱卫会在该公社召开现场会，编印“两管”“五改”技术资料2500册，举办“两管”“五改”学习班，培训“赤脚医生”和基层卫生人员。各区都树立了自己的典型并逐步推广。

1978年，在全市农村继续开展“两管”“五改”

工作。据年底统计，全市1598个生产大队，改良水井的大队607个，共改井12145眼，其中，建“土自来水塔”184个，水柜262个，建手压机井10576个；改良厕所81898个；成立管肥专业队11836个；建肥库1576个，建沼气池392个。

1979年，全市开展以“两管”“五改”为重点的爱国卫生运动。据统计，全市78个公社，共改良水井7608眼，建手压水井14978眼，自来水塔923个；改良农户厕所144660个，改良栏圈5484个；改造鸡窝9084个；改良炉灶5430个；整修街道1387条，填平坑洼4125个；建沼气池735个；“两管”“五改”已配套的大队55个；实行粪便垃圾统一管理的大队897个。是年，全市共派出农村卫生工作队45个，计329人（次），协助农村社队开展农村卫生“两管”“五改”工作。年底，经检查验收，全市基本达到“五洁四无”的城镇2个，公社驻地12个，机关单位204个，全市农村卫生面貌大为改观。

1992—1994年，在临淄区西单村、宋桥村开展了生态农业对卫生影响的调查研究。

三、医院污水管理

全市医院污水管理工作始于20世纪80年代。据1983年统计，全市55所医院，只有7所有液氯消毒设备，且运转不正常，很少达到卫生标准。1984年6月，市卫生局转发卫生部《关于加强对医院污水消毒工作的通知》。市防疫站组织部分市、区以及厂矿医院负责人，赴武汉、南京、石家庄等地参观学习医院污水消毒处理经验。当年，中石化十化建医院、王村八三厂医院安装次氯酸钠污水消毒设备。市防疫站在十化建医院召开全市医院污水消毒处理现场会，推广两个医院的经验。年内，市防疫站对区以上（含厂矿医院）医院污水排放情况进行监测，共抽检93次，达到国家排放标准的只有4家医院。

1985年，市防疫站加大医院污水处理监督监测力度。全市100张床位以上的医院28所，其中22所医院购置安装了次氯酸钠污水消毒设备。另有7所100张床位的医院也安装了污水消毒处理设备。市防疫站对年内投入使用的9所医院的污水净化设施进行监测，化验水样94份，医院污水消毒净化初见成效。

1986年以后，市防疫站将医院污水处理监督监测工作纳入环境卫生工作常规管理内容，将100张床位以上医院作为监测重点。

1992年，市防疫站对百张床位以上医院污水共采样化验53份，合格率92.5%。

1993年11月18日，市防疫站以“淄卫防字（93）第087号”文印发《关于表彰医院污水卫生管理先进单位和先进个人的决定》，淄博市中心医院、新华药厂职工医院、山东铝厂职工医院、齐鲁石化公司中心医院、山东省王村生建八三厂医院、淄博矿务局中心医院、中石化第十化建公司医院被评为全市医院污水卫生管理先进单位。

1993年以后，根据市卫生局卫生监督监测分级管理的意见，市防疫站负责对市属以上以及中央和省属企业厂矿医院的污水处理进行监督监测。1997年，市防疫站对21所市属以上医院污水进行消毒效果监测，合格率76%；1999年1月19日，市防疫站印发《淄博市医院污水卫生监督管理实施意见》，共八条，对医院污水的卫生管理制度、医院污水处理设施、医院污水净化消毒、医院污水定期监测以及卫生指标等提出具体要求。1999年，市防疫站对市管医院污水消毒效果进行监测，共采样84份，合格61份，净化合格率72.62%。

2001年，市防疫站监测医院污水99份，合格72份，合格率72.73%；2002年，市防疫站监测医院污水54份，合格44份，合格率81.48%。

2003年，中国发生“非典”疫情，市防疫站加大医院污水消毒管理措施。5月8日，市防疫站印发《关于加强医院污水消毒管理的紧急通知》，要求各医院要严格根据《传染病防治法》和《医疗机构污水排放要求》（GB18466–2001），加强医院污水消毒管理。要求各医疗单位必须按时、足量对所有排放污水进行无害化消毒，保证消毒设备正常运转，备足应急消毒药品，根据需要对排放污水随时强化消毒，并按要求及时填写每日污水消毒记录。同时，对指定防治“非典”的医疗单位，必须在每天上午9点以前将上一日污水消毒记录书面报告市防疫站。是年，市防疫站对全市各类各级医院，特别是对市政府确定的11所“非典”定点收治医院的污水消毒处理工作提出具体要求并进行监督检查，对三家有问题的医院提出限期整改意见。年内共收到各级医院在防治“非典”时期污水处理上报资料985份。监测医院污水样品120份，合格108份，合格率90%。

2004年，贯彻《中华人民共和国传染病防治法》《医疗废物管理条例》，加强医院污水卫生监测工作，对包括11家“非典”定点收治医院在内的27家医疗单位进行现场监督监测，先后两次通知全部医疗单位送检处理前后医院污水。配合市卫生局开展医疗固体废弃物监督检查，落实及时毁型处理、分类回收包装、集中统一焚烧等措施，防止医疗废物流失、泄漏、扩散和病原污水超标排放，切实杜绝“前门看病、后门排毒”现象。全年共抽检和送检医院污水样品85份，合格样品75份，合格率88.2%。

2009年，市卫生局下发《关于进一步加强污水消毒处理工作的通知》；与消毒所共同举办全市消毒与医院感染控制技术培训班。全年监测医院污水61份。

2011年，根据环保部、卫生部《关于进一步加强危险废物和医疗废物监管工作的意见》、市卫生局《转发省卫生厅〈转发卫生部办公厅关于加强医疗卫生机构医疗废物监督管理工作的通知〉的通知》和市卫生局《关于进一步加强污水消毒处理工作的通知》，3月1日，召开全市医院污水消毒处理与卫生监测工作会议，全市43家市属医院、市管医院和区县医院分管负责人和污水管理人员共67人参加会议。会议总结了全市医院污水消毒处理与卫生监测工作情况，部署了2011年工作任务；学习相关的法规标准；市第一医院作医院污水消毒处理工作经验介绍；淄博恒泰环保工程有限公司专家就污水处理工艺技术和应用进行专题讲解。是年监测医院污水样品74份，合格样品68份，合格率91.9%。11月，对市属市管和区县综合医院进行污水消毒处理专项督导，制定《淄博市医疗机构污水卫生监测实施方案》。

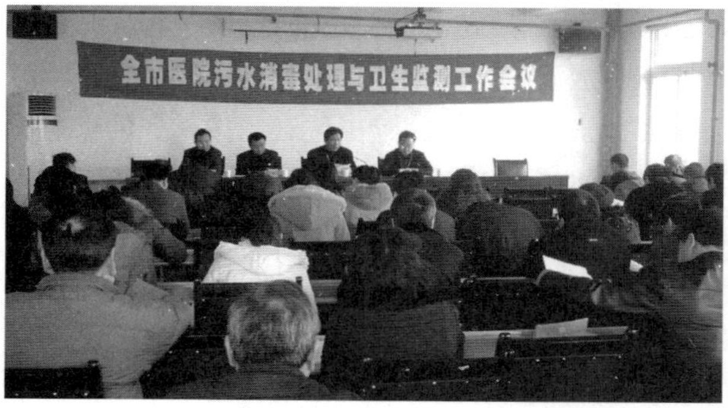

全市医院污水消毒处理与卫生监测工作会议

2012年，对38家市属及市管医院进行污水消毒效果监测，监测样品98份，合格样品96份，合格率98%。

第三节　工业“三废”污染调查

在国家尚未建立环境保护机构之前，工业“三废”调查监测工作由各级卫生防疫机构负责。

1954年5月上旬，市防疫站接神头发电厂卫生所报告，称该厂饮用水源被污染，影响工人健康。市防疫站遂派员调查。发现该厂生产用水、废水和泉水混合引入白杨河，并在河中建水闸屯水，供生产、生活两用。由于该厂在白杨河屯水段两岸有多处粪场，并有生活污水流入，河水污染严重，经检验每毫升水样中细菌总数达35万个，超过卫生标准3500倍。为此，市防疫站向该厂提出生活、生产用水分开，饮用泉水的建议。

1959年6月，市人民委员会组织进行工业废水调查。由省卫生防疫站、市城建局、市防疫站、山东新华药厂、山东农药厂、五〇一厂、南定电厂、淄博卫校、张店区卫生科等单位共同派员，组成19人调查小组。中央建工部给排水设计院钱工程师陪同驻该院苏联专家科来列娃到淄博市指导调查工作。调查结果表明，山东新华药厂、山东农药厂及南定热电厂工业废水日排放量达33156吨，主要注入猪龙河，主要有害物质为铅、酚等。调查发现，排入猪龙河的工业废水呈现变化不一的颜色，带有刺鼻异味，河道内无任何水生动植物，沿河80~120米内水井水质变坏，失去饮用条件。用猪龙河水灌溉农田后，庄稼枯萎歉收，萝卜、山芋、白菜均死亡。冶金企业五〇一厂无完整的上下水设施，日污水排放量21851吨，主要有害物质是碱，浓度为2~3mg/

L。采矿企业主要有新博、夏庄、双山三个煤矿，其废水主要是开矿过程中形成的渗透水（矾水），不经任何处理即排入孝妇河，日排放量38214吨，废水中铅和硫酸盐类浓度较高，使孝妇河的清水变为黄色，污染严重。该河水由博山流至张店马尚，近50公里流程，水体自净作用使水质改善，但河水中有害物质酚浓度仍超标一倍以上。根据调查结果，调查组提出了孝妇河、猪龙河上游企业，必须对工业废水进行处理，回收废水中的有害物质并达到相关标准后方允许排入等建议。

1966年，对猪龙河工业废水危害情况进行调查，张店区约有一万多亩农田使用猪龙河河水灌溉，由于工业废水含有多种有害物质，毒性强，致使6230亩小麦受害减产。

1967年10月1日，齐鲁石化公司胜利炼油厂建成投产，大量炼油废水排入淄河，日排放量达6000吨以上。据检测，废水中酚含量为101.88mg/L，超过国家标准五万倍以上，平均含油量为162.85mg/L~488.4mg/L，超过国家标准542~1628倍，其他有害物质如硫化物、氨氮等也大大超过国家标准。该厂处于重要饮用水源地辛店水源地上游5~6公里，对辛店水源存在极大污染威胁。市有关部门建议炼油厂加强废水处理措施，要求市防疫站经常进行水质检查监测，加强水源卫生监督。

1971年，对工业废水危害及综合利用情况进行调查，发现工业废水主要来自采矿、冶炼、化工、机械等工矿企业，每年废水排放量达7000万吨。其中，采矿业矾水3600万吨，冶炼业（以胜利炼油厂和五〇一厂为主）工业废水1600万吨，化工业（以山东农药厂、新华药厂为主）1348万吨，机械及其他企业共约500万吨。1970年，新华药厂从废水中回收大苏打、硝基酚钠、醋酸等各种原料2751.17吨，化肥4040.8吨。

1971年，淄博石油化工厂从工业废水中回收氰化钠20多吨，使排入猪龙河的工业废水的毒害减轻。但不少单位的废水对农业和人民群众健康造成了严重危害。如博山地区的矿区矾水和机械制造业的电镀废水，由于含强酸、氰化物、酚等有害物质，排入孝妇河后，使博山至淄川段的河水中鱼虾绝迹，昆仑地区的井水受污染，影响饮用。胜利炼油厂的污水处理能力不足，致使含有硫化物、酚、油及各种盐类的废水直接排入淄河，使该厂水源地两眼深水井受到污染不能饮用，位于辛店的淄博主要饮用水源地也受到极大威胁。张店区每日约有5万吨工业废水排入猪龙河，致使河水严重污染，水生动植物绝迹。沿河两岸400米内的饮水井受到污染，两岸农田严重受害，据1966~1970年期间三次调查统计，危害农田共18530亩，减产达500万斤。为此，市防疫站与有关部门提出建议，市成立统一管理办公室，加强领导，全面规划，有计划地做好本市工业废水的处理和综合利用，减少污染危害。

1972年，市卫生局从市及张店区防疫站、有关厂矿抽调23人，组成工业“三废”调查及职业病防治调查组，对南定地区工业“三废”及危害情况进行调查。调查组对五〇一厂、淄博石油化工厂、南定电厂、四八一厂等厂矿的工业废水进行检验分析，在14个工业企业设粉尘测定点185个，设毒物（铅、苯、汞、锰、氟、氰化物等）测定点66个进行监测，对1452名接尘工人和2951名接毒工人进行健康检查。调查结果表明，南定地区工业废水、废气污染相当严重。工业污水中氰化物超标154倍，重油超标1230倍。83%的扬尘点粉尘浓度超标，铅尘浓度有的高达80毫克/立方米，超标7999倍。对工人进行体检发现，铅中毒占受检人数10.2%；玻璃钢工人中有刺激症状的占57.33%；某企业汞作业工人18人，其中汞中毒（汞吸收）9人，占50%；电解铝作业受氟损害的占14.4%。

1973年1月，对工业“三废”情况及其危害进行调查。

1. 废水：全市工业废水每日排放量达26万吨，分别排入猪龙河、孝妇河、淄河，最后汇入小清河。

⑴猪龙河：全长40公里。有20多家厂矿企业废水排入，每天排放量约9万吨~10万吨。据抽样化验，河水全程耗氧量18.9~25.9mg/L；有机氯含量9~22.1mg/L，超过国家标准1.999倍；酚含量0.25~1.37mg/L，超标136倍；甲醛含量12mg/L，超标42倍；有机碱1.52~9mg/L，超标7倍。由于河水被工业废水严重污染，致使水生动植物绝迹，两

岸农田严重受害。据不完全统计，1965~1972 年春，受害农作物达 4.7 万亩，粮食减产 476 万余斤。该河下游的锦秋湖、马踏湖水生物基本绝迹，芦苇减产。由于大量污水渗入地下，致使张店城区地下水受到严重污染。经化验检测，该河流域的地下水中，有机氯含量高达 88.57mg/L，有机磷达 6.2mg/L，有明显刺鼻臭味。

⑵孝妇河：全长 136 公里。其中上游有煤矿、机械、印染、造纸等几十个厂矿企业排入废水，日排放量约 64000 余吨。博山农药厂每日约有 800 吨含有剧毒的工业废水排入河水并通过河床渗入地下，致使孝妇河流域的五龙公社和附近的井水污染；四八一厂每日约排放含有大量硫酸、氰化物、氯化物、铅、铬、砷、汞等毒物的废水 2000 吨，经检测，河水中氰化物含量为 200mg/L，超标 2000 倍；山东机器厂、淄川酒厂、淄川造纸厂、周村印染厂等大量废水亦排入孝妇河，致使河水污染日趋严重。

⑶淄河：全长 178 公里，流经博山、淄川、临淄区，最后在惠民地区注入小清河。上游的淄博矿务局五二五厂和胜利化工总厂，每日向该河排入工业废水 2 万余吨。五二五厂于 1970 年 10 月投产，每天排入含有剧毒的污水 8~10 吨，经检验，废水中氨基苦味酸含量达 4816mg/L。该厂投产两个月后，就将附近 5 华里的郑家庄饮水井污染，水质由清变黄，苦味酸超标 10 倍，群众饮此水后，出现胃肠病。据对淄河水质抽样化验，河水中酚含量 12.5~26mg/L，超标 1249~2399 倍；石油含量 21.5~193.9mg/L，超标 1~3 倍。两岸地下水源也受到严重污染，经对淄河沿岸 200 米以内的 85 眼水井调查，井水中出现油花和明显油味的有 13 眼，水质变坏的有 65 眼，不能饮用的 2 眼。经检验，井水中酚含量 0.01~0.33mg/L，超标 12~32.5 倍；含油 0.1~1.47mg/L。张店、临淄城区主要生活饮用水水源地辛店水源受到污染，经对该水源地二、四、五、六、八、九号水井进行水样化验，酚含量 0.0007~0.04mg/L。

2. 废气：据对新华药厂、山东农药厂、淄博制酸厂、淄博颜料厂、山东铝厂和博山、昆仑、洪山三个硫磺厂的调查，每天排放有害气体量达 5265 立方米。新华药厂 5 条烟囱每天排放带有硝基氯苯、二氧化硫和硫酸钠的废气 45000 立方米，距厂区 1000 米处空气中含氟量达 0.0352 毫克 / 立方米，致使农作物不生长，树木枯死，1000 米外的农田小麦氟含量达 0.96 微克 / 公斤。厂内职工受氟化氢毒害而出现头晕、四肢酸痛和心动过缓者达 42~47% 以上。山东农药厂每天向大气中排放含有“六六六”、三氯乙醛、氯苯、二氯甲烷等有毒气体 1880 立方米，致使厂区周围树木死亡，张店城区空气经常出现刺激性异味。张店化工厂排出的废气中含有氯甲醚、甲醛、甲醇等物质，厂周围树木枯死，工人和居民普遍患有气管炎、头痛、失眠、视力减退等症状。四八一厂溶炼车间排放的烟尘浓度超过卫生标准 7999 倍，该厂职工铅中毒发生率达 5.6%。淄博颜料厂每天排放二氧化硫气体达 4.8 万立方米，1972 年造成周围 17200 亩农作物受害，该厂职工患气管炎者达 80% 以上。昆仑硫磺厂职工受该厂废气影响，患气管炎、眼炎、鼻炎者 80% 以上，老工人中患肺气肿的占 10%。据统计，全市有锅炉 557 台，加上其他窑炉，每年约向大气中排放含有煤灰粉废气 3.9 万吨，排放含有二氧化硫废气 2600 吨。

3. 废渣：主要是采煤产生的煤矸石、赤泥等。至 1973 年 1 月，全市工业废渣积存数量 4479 万吨，占地 3400 余亩。其中，煤矸石积存 3000 万吨，赤泥积存 500 万吨。

1975 年，市防疫站根据省卫生厅《〈关于生活饮用水卫生规程〉科研计划的通知》，针对淄河流域以及胜利炼油厂排放污水污染地下水的状况进行定点动态监测和污染危害调查。经连续 5 年监测调查，至 1979 年，共对淄河流域 122 公里范围内的 132 个采样点进行 541 次抽样化验测定，共化验水样 6694 个，其中理化 6134 个，检出有毒物质水样 3948 个，检出率 64.4%，毒物超标样本 300 个，占 7.6%。通过调查，基本摸清了淄河水系工业废水污染状况及污染来源，为工业“三废”治理和保护淄河水系深、浅地下水提供了依据。

1978 年，市卫生局、市环保局牵头，对南定地区氟污染以及对人体健康的影响进行调查研究，历时 3 年。由省卫生防疫站、青岛医学院、青岛市卫生防疫站、淄博市环境监测站、山东铝厂医院组成协作组；南定热电厂、淄博铝厂、淄博蓄电池厂、淄博市及各区防疫站、中国第四砂轮厂卫生科、山东冶金矿山机械厂保健站、张店电池厂保健站、市第一医院、第二医院、张店区崔军公社医院等单位参加。调查内容包括对该地区大气、水、土壤、粮食、蔬菜、水果中氟含量进行检验；对污染源0.5~5公里范围内的农村居民、职工及其家属进行体检和尿氟测定、斑釉齿检查、生长发育调查，同时，与30公里外的对照组进行检查对比。调查结果如下：

1. 氟对环境的污染：

⑴氟污染源：主要是山东铝厂电解分厂和淄博铝厂电解车间。据统计，山东铝厂每年排入大气中的氟化物达452.32吨。淄博铝厂于1971年投产，1977年安装湿式净化设备，使工业废气中氟化物回收率达85%~90%，但仍有10%~15%的氟化物排入大气。

⑵大气中氟化物检测：

1978年10月第一次检测：在下风向100米处，氟化氢日平均浓度为0.1333毫克/立方米；300米处为0.0746毫克/立方米；2000米处为0.0096毫克/立方米。

1979年7月第二次检测：在下风向2公里内氟浓度为0.0084毫克/立方米；10公里处为0.0075毫克/立方米；15公里处为0.0067毫克/立方米。

1980年1月第三次监测：在污染源下风向5000米处，氟化物浓度多数在卫生标准以内。

⑶地下水含氟量测定：对污染源周围78眼饮水井含氟量进行检测，浓度0.102~2.04mg/L，中位数0.47mg/L，平均0.54mg/L。丰水期氟含量在0.18~2.30mg/L，中位数0.53mg/L，平均数0.6mg/L。枯水期和丰水期均超过1.0mg/L以上的只有2眼水井。

⑷土壤中氟含量测定：山东铝厂正南方向100米处，土壤中氟含量1538ppm，东北方向300米处，土壤中氟含量820ppm。

⑸粮食、蔬菜含氟量测定：1978年检测，在污染源正南方向100米处，小麦含氟量18.6ppm；500米处5.2ppm；东北方向2000米处6.3ppm。玉米的含氟量较低。蔬菜中含氟量：在山东铝厂电解厂西侧500米处，韭菜含氟量6.25毫克/公斤，菠菜6.45毫克/公斤，东北方向5000米处韭菜含氟量1.602毫克/公斤，莙汤菜1.33毫克/公斤。说明污染源下风侧农作物受污染较重。

2. 氟污染对人体健康的影响

⑴在南定地区四个大队体检1039人，其中以山东铝厂附近的崔军大队为主，共743人。共查出Ⅰ~Ⅱ斑釉齿患者288人，患病率38.76%。其中，20~29岁占60.23%。男性中，14.3%出现牙龈压迫出血，44.96%出现牙龈肿胀；女性中，28.16%出现牙龈压迫出血，53.88%出现牙龈肿胀。被检查者中，患咽炎、鼻炎者占50%以上。血常规检查，崔军大队受检者中，26.7%~35.9%的女性血红蛋白偏低。

⑵氟骨症：检查255人，未发现典型的氟骨症病人，但有骨赘、椎体边缘增生、肥大等症像。

⑶尿氟测定：检测污染区崔军大队352人，尿氟为0.5~10.0mg/L；检测山东铝厂职工家属198人，尿氟为0.26~2.4mg/L；检测非污染区博山区源泉公社源泉大队95人，尿氟为0.2~2.0mg/L。

⑷儿童生长发育调查：污染区和非污染区儿童生长发育指标无显著差别，但污染区儿童中的斑釉齿患病率（55.61%），明显高于山东铝厂职工子弟学校患病率（11.7%）和博山郊区对照组儿童患病率（20%）。

调查认为，南定地区浅层地下水含氟量不高，说明氟对水的污染不大。而大气污染是污染环境的主要方式。山东铝厂电解分厂每天排入大气的氟化物为1.26吨，经高120米的烟囱和厂房门窗高、低空排放约各占一半，大气中氟化物浓度与距污染源的距离明显相关，污染源的下风向氟化物浓度较高，在污染源下风向5公里处，空气中氟化物含量仍达不到卫生标准要求，10公里处接近卫生标准。另外，土壤污染主要是由大气中氟化物的沉降所致。根据有关报道，土壤中含氟量在101~500ppm时，氟化物开始被植物吸收，定为Ⅰ级污染；501~1000ppm可定为Ⅱ级污染；1000ppm以上定为Ⅲ级污染。根据此标准，这次调查认为：山东铝厂正南100米处为Ⅲ级污染，东北方向300米处为Ⅱ级污染，正南方300米处和东北方向1300米处为Ⅰ级污染，周围700~2000米以外属于正常范围。而淄博铝厂正南和东北方向100米处为Ⅰ级污染，500米以外属正常范围。

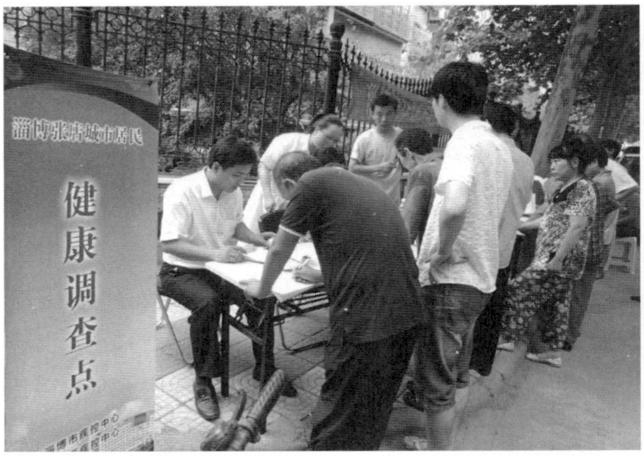

城市居民健康调查

1981 年以后，随着国家各级环境保护及环境监测机构的建立，依据国家有关环保法规要求及职责界定范围，卫生防疫机构不再负责工业“三废”调查监测工作。此后，市防疫站主要开展环境与健康相关调查研究。

1980–1985 年，在博山、张店、周村、临淄四个区布点 13 处，开展大气环境监测，并进行居民全死因回顾性调查。

1981 ～ 1982 年，市防疫站在博山区进行“博山大气污染与肺癌发病关系的调查研究”。调查范围为博山区 1977 ～ 1980 年 4 年中，五个城区公社和四个农村公社 109658 人中的 6998 例死亡者的全死因调查，同时检测冬、春两季大气污染物二氧化硫、飘尘和苯并（a）芘含量。1981 年在博山区设 5 个监测点，1982 年，又在张店、周村、临淄区增设 8 个对照监测点。通过调查，博山区八陡、山头、博城三地的空气中，二氧化硫、飘尘和苯并（a）芘浓度相当高。调查发现，该地区的肺癌发病率也相当高，居全省、全国发病率首位。调查结果显示，博山区城镇居民肺癌死亡率（男、女合计）33.72 ／ 10 万，标化死亡率 27.79 ／ 10 万；临淄区肺癌死亡率 9.23 ／ 10 万，标化死亡率 11.40/10 万；淄川区洪山、昆仑、淄城三镇肺癌死亡率 24.38/10 万，标化死亡率 20.12 ／ 10 万；罗村、寨里、龙泉三镇肺癌死亡率 28.96 ／ 10 万，标化死亡率 23.69 ／ 10 万；张店区肺癌死亡率 17.01 ／ 10 万，标化死亡率 15.84 ／ 10 万；周村区肺癌死亡率 18.28 ／ 10 万，标化死亡率 14.48 ／ 10 万。资料显示，博山区肺癌死亡率居全市之首。1983 年 3 月，该项调查研究圆满结束。市卫生局组织科研鉴定，全国 14 个大专院校和科研单位的专家、教授一致认为，此项研究成果达到国内同类专业调查研究的领先水平。

1985 年 7 月 ~1986 年 1 月，市防疫站与市环境监测站共同完成博山城区大气中悬浮颗粒物监测，并参与修订国家大气悬浮颗粒物卫生标准工作。监测结果表明，博山城区居民区大气中总悬浮颗粒（TSP）平均值 0.598 毫克 / 平方米，超标 100%；可吸入颗粒物（IP）平均值 0.4238 毫克 / 平方米，超标 100 %；二氧化硫（SO2）24 小时连续样品平均值 0.5977 毫克 / 平方米，居民室内可吸入颗粒物（IP）冬季平均 0.799~0.9508 毫克 / 平方米；二氧化硫（SO2）冬季平均 2.0567 毫克 / 平方米，说明大气污染比较严重。

1981–1992 年，市防疫站与山东医学院、山东省卫生防疫站、博山区卫生防疫站合作，进行了“博山地区肺癌高发原因及经济损失研究”，1986–1989 年，对博山城区居民 1981–1988 年肺癌死亡情况进行了回顾性调查，进行了环境污染监测，开展了环境大鼠诱发肺癌实验、飘尘悬液致畸实验、Ames 实验、人胚肺成纤细胞（HEL）毒性实验和转化实验；

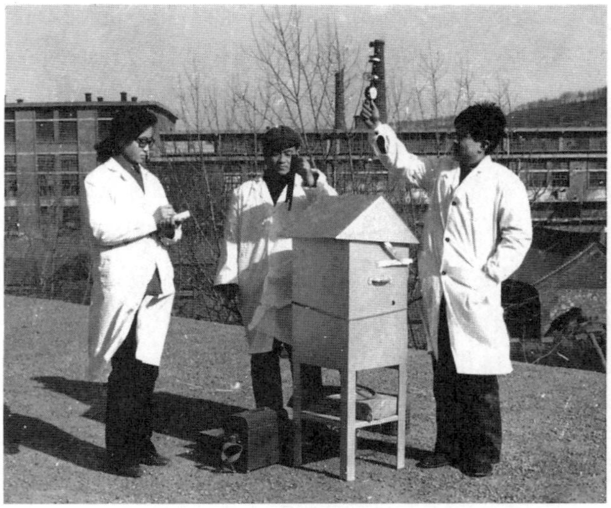
防疫人员进行室外大气污染检测

应用人力成本法对博山地区归因于大气污染的肺癌所造成的经济损失进行了分析研究。

1988–1989 年，市卫生防疫站与上海医科大学合作，进行临淄区水体污染与居民健康关系专题调查研究。开展了5个乡镇45个自然村1983–1988年居民全死因回顾性调查，并对7岁以上1701名农村居民进行了健康检查。调查结果显示污染区恶性肿瘤、消化系统恶性肿瘤死亡率均高于对照区；健康人群中哮喘、肝大率、中性粒细胞核突等体征污染区明显高于对照区。

1989–1994年，开展了张店城区居民肿瘤流行病学和居民健康状况调查，调查分1986–1988年、1990–1992年两个时间段，分析了张店区恶性肿瘤死亡的分布特征和变化趋势，并对健康人群进行了体检。

2012年，承担了环保部、卫生部全国重点地区环境与健康专项调查淄博东部化工区试点调查任务，调查内容包括全人群死因分析、人体内暴露水平检测、污染区和对照区常驻居民健康问卷调查和健康体检等。

第四节　饮用水卫生管理

一、生活饮用水管理

1954年5月上旬，市防疫站对博山神头发电厂饮用水源进行调查，发现水源周围污染源（大粪场、垃圾堆）十几处，生活污水流入该厂白杨河水源，河水污染严重。经采样化验，细菌总数超标3500倍。为此，市防疫站向厂方提出生产、生活用水分开，饮用泉水的建议。

1957年，根据省卫生厅关于水源卫生防护地带的调查通知，市防疫站与市城建局组成调查组，对生活饮用水供水及卫生防护情况进行调查。调查结果：全市721483人，大多饮用泉水、井水，少数饮用河水。只有博山城区、淄博矿务局、洪山煤矿、五〇一厂和周村局部采用集中式供水。博山城区主要水源为神头泉水，涌出量每小时800~5000吨，水质良好；淄博矿务局水源是淄川渭头河下游的井水和龙口泉水的混合水，水质差，不适于生活饮用。后该局在龙口泉修建给水工程，每天出水量2800~3000吨，作为生活用水；洪山煤矿井下160米处有泉水，每天涌水量6600吨；五〇一厂水源是张店沣水的泉水；周村区主要是饮用21眼井水。本市集中供水主要是水质优良的泉水，但因缺乏管理，时被污染。据此，市防疫站向有关单位提出避免水源污染建议。

1962年，市防疫站对张店、博山城区和大型厂矿的饮用水进行水质检验，分别于二月、八月、十月进行化学分析，每月对主要水源进行一次细菌检验，共检水样126份，合格率44%，说明水源污染严重，污染季节以5—9月为重。孝妇泉供水系主要是中途污染，龙泉水主要是水源被污染，无名泉是水源和中途均被污染。张店水源氮化物含量微小，到加压中途蛋白氮、氨氮含量剧增，被有机物污染。各水源污染状况，夏秋季较春季严重。据此，市防疫站向有关单位提出加强季节性水源卫生防护和饮水消毒的建议。

1963年，对全市城区进行饮用水调查和水井水质检验以及消毒试验。博山区1957年建立龙泉下河水厂，1958年增设神头水厂。2处水厂每天供水量4360吨，其中生活用水占60%；张店饮用水源是深层水，月供水量2.7万吨。博山和张店城区饮用自来水的人数分别占全区人口的49.5%和55%，其次是饮用井水或泉水。调查555眼井，其中机井56眼，占10.09%。用水人数117130人。调查发现，饮水井的构造、设备、环境较差，大多无密闭措施。30米内有污染源的占84%，无井盖的占85.4%。同年，加强饮水卫生管理。市属2处水厂自4月份实行消毒，供水采取防护措施。6月，检验水样69份，合格率达73.9%，较1962年提高37.80%，大肠菌群合格率由46%提高到89.86%。全市35个设有自备水源的厂矿，有15个实行饮水消毒。对分散式供水，训练消毒员226人，消毒水井、水池2179眼（个），饮用消毒井水人数163450人，占全市饮用分散式水源水人数的16.32%。年内，共改良水井116眼。经对本市主要水源多次理化分析，总硬度小于25度，多数属于中硬度水，没有软水。

1964年，重点开展集镇交通线和农村水井防护消毒，加强自来水厂和厂矿水源地防护监督。张店水质合格率由1963年的50%上升为78%；博山水厂水质合格率由73.9%上升为95.3%；周村区水质卫生检验，细菌指标合格率52.4%。全市49个重点厂矿的水源，有33个开展消毒工作。淄博矿务局所属单位和山东机器厂定期向市防疫站送水样。对城区、集镇、公社驻地以及交通沿线农村饮用水井消毒，共培训消毒员588人，消毒水井2607眼，消毒水网1194处，饮用消毒水的人数133208人。同年，配合省卫生防疫站对博山区郭庄公社天津湾村进行“囤水消毒方法”试点。对试点村2430人调查，1963年痢疾发病率7.6%，腹泻9.6%；经对饮用的“囤水”消毒，1964年痢疾发病率下降1.6%，腹泻下降3.4%。

1976年，市防疫站派卫生工作队配合张店区在房镇公社开展“两管”“五改”工作。经几个月努力，共改良水井200眼，建手压机井80个，建土自来水2个，改善了群众饮水卫生条件。

1977年，全市改良水井7419眼，建手压机井9915个，建水柜144个，建水塔109个。是年，市防疫站对城镇集中式给水水源水质进行调查，对农村饮水氟化物及危害进行调查分析。结果：全市78个公社，有1024眼饮水井，饮水中氟化物在1.0mg/L以上的水井107眼，主要分布在张店、临淄、淄川、周村4个区的9处公社47个村（队）。

1978年12月统计，全市通过加强饮水卫生管理，在农村开展“两管”“五改”，全市1598个大队，共改良饮水井12145眼。其中，建水塔184个，水柜262个，建手压机井10576个，改水井1123眼。1979年统计，全市农村已建成“自来水塔”923个，建手压机井14978个，改良饮用水7608眼。

1975年—1979年，对孝妇河水系的泉水、沿河深井和自来水，以及淄川区自来水进行检验分析，合格率为100%。

1981年2月，召开五区饮水卫生管理人员会议，制订全市饮用水调查计划。每年按枯水、丰水、平水三期进行调查。淄川区按水系调查，博山区按公社调查。是年，全市共调查21个公社，采样464份，检验231份，其中，检验理化指标195份，检验细菌指标36份。同年，根据省卫生厅关于参加“国际饮水供应和环境卫生10年活动”要求，自1981年开始，市防疫站对城乡集中式和分散式饮用水水源建立水质档案，定期采样化验。

1984年，继续参加WHO国际饮水十年活动，完成省站分配淄博市60个饮水监测点监测任务，全年完成水样抽查、监测296份。同时，对水性氟病、地方性甲状腺肿和介水传染病进行了摸底调查，分析了氟病区分布及原因。

1985年，对市自来水公司辛店水源地污染情况和辛店101油库自身污染问题进行调查处理，开展预防性卫生监督。

1987年，市防疫站会同有关部门起草《淄博市生活饮用水卫生管理暂行办法》。5月下旬，市防疫站与市自来水公司对该公司水质及供水系统卫生防护情况进行调查，12月14日向市政府写出专项调查报告，针对调查发现的饮用水源防护带污染问题提出改进意见和措施。

1988年1月，市卫生局印发《淄博市生活饮用水卫生管理暂行规定》。根据该规定，市防疫站开始实行集中式供水单位水质监测结果上报制度和“饮用水卫生许可证”制度。对集中式供水和企业自备水源进行监督监测。年内，集中式供水监测率100%，合格率96.6%；企业自备水源监测率达98.9%，合格率96%。在农村，大力推广土自来水，普及率64.18%。举办管水人员学习班3期，培训区县及企业管水人员共173人（次）。加强生活饮用水消毒，在集中式供水单位安装消毒设备63台。

1989年7月14日，市卫生局、市公用事业局联合下达《关于对城市集中式供水卫生管理及水质状况进行检查的通知》。市防疫站组织力量，于7月20日—25日，依次对博山、淄川、周村、临淄、桓台和张店六个区（县）进行检查。

1991年2月，市防疫站根据卫生部制订的《全国城市生活饮用水卫生监测方案》和《山东省城市生活饮用水监测规划》要求，制订《淄博市城市生活饮用水水质监测实施方案》，确定全市共布53个采样点，每年“全分析”检验2次，对城镇自来水管网末梢水，每月进行一次浑浊度、余氯、大肠菌群和细菌总数监测。3月4日，市防疫站召开全市供水单位和自备水源单位会议，部署全市生活饮用水水质监测工作。8月1日，市防疫站印发《淄博市接触生活饮用水物质卫生管理暂行规定》，共10条，包括接触生活饮用水物质的卫生监督、生产接触生活饮用水物质企业的审批程序，以及违反该规定的处理办法等。明确提出：“凡与饮用水接触的给水设备所用原料和净水剂均不得污染水质”，“接水物质是指与生活饮用水接触的给水设备、输水管材、净水剂、消毒剂、防腐涂料等”。

1991 年 12 月，经全国爱卫会和省爱卫会考核，张店、临淄、桓台三个区（县）被评为全国自来水达标区（县）；张店、临淄、桓台、周村、淄川、博山六个区（县）被省爱卫会评为自来水和改水先进区（县）。至 1991 年，全市农村饮用自来水人数 229.7 万人，占全市农村人口的 87.4%。

1992 年，对新建、改建、扩建的饮用水工程进行预防性卫生监督，经验收合格后，颁发“饮用水卫生许可证”。对现有供水单位，经水质监测合格后，颁发“饮用水卫生许可证”。对集中式供水和企业自备水源供、管水人员进行卫生知识培训，并每年进行一次健康体检，合格者颁发“健康合格证”。对查出的传染病患者调离供水工作岗位。1989—1992 年，累计办管水人员卫生培训班 6 期，受培训者计 350 人（次）。1992 年 7 月 9 日，市防疫站印发《关于加强生活饮用水消毒监督管理的意见》，要求市、区（县）自来水公司必须配备消毒设施，并经监测合格后方可使用；企业自备水源和二次供水单位要落实消毒措施，尚未安装消毒设备且水质不合格者，限期落实消毒措施。年内，加强全市集中式供水和企业自备水源的卫生监督监测和消毒管理，全市二次供水水箱均有专人负责管理，水箱加盖加锁，每年清洗、消毒一次。在全市五区三县布点监测，共对 35 个企业自备水源和市自来水公司所属 5 个水源、17 个末梢水点进行监测，全市集中式供水和企业自备水源 4 项监测指标（细菌总数、总大肠菌群、游离性余氯、浑浊度）的合格率均达 98% 以上。重点加强净水剂管理，在省卫生防疫站帮助下，对本市 11 家净水剂生产厂产品进行卫生学评价，颁发了“生产卫生许可证”，建立管理档案，对其产品每年抽样监测 2 次，保证净水剂的安全使用。

1993 年 6 月 28 日，市长韩新民签发淄博市人民政府第 14 号令，颁布《淄博市城镇生活饮用水卫生管理暂行办法》，分总则、管理和监督、奖惩、附则四章二十七条，自发布之日起施行。

1994 年 3 月 15 日，市防疫站印发《淄博市二次供水卫生管理实施意见》，提出：⑴对本市二次供水及有关设备的生产实行卫生许可证制度；⑵市、区（县）按照分级管理的原则实施对二次供水及有关设施的卫生监督监测；⑶对二次供水或有关设施（备）达不到卫生要求的单位，卫生监督机构可按照《淄博市城镇生活饮用水卫生管理暂行办法》的有关规定进行处罚。

1996 年 7 月 9 日，建设部部长侯捷、卫生部部长陈敏章签发建设部、卫生部第 53 号令，发布《生活饮用水卫生监督管理办法》，自 1997 年 1 月 1 日起施行。

1997 年，市防疫站对市管集中式供水单位的 56 个监测点全部进行监督监测，共采集水样 118 份，市政供水和企业自备水源 4 项监测指标合格率分别达 100% 和 86.4%。

1998 年 1 月 6 日，市卫生局召开会议，对评选出的 23 个饮用水管理先进单位和 50 名先进个人进行表彰。

1999 年 4 月 13 日，市防疫站印发《关于加强涉及饮用水卫生安全的产品卫生监督管理的通知》，要求：任何单位和个人不得销售和使用未取得卫生许可批准文件的涉及饮用水卫生安全的产品，包括在饮用水生产和供应过程中与饮用水接触的联接止水材料、塑料及有机合成管材、管件、防护涂料、水处理剂、除垢剂、水质处理器及其他新材料和化学物质。对已取得批准文件并许可生产的产品，每年进行一次指标监测。是年，市防疫站对市管集中式供水和企业自备水源水质进行监测，共采样 356 份，合格 266 份，合格率 74.72%，四项监测指标合格率 98.44%。

1996—1999 年，应用模糊数学理论开展饮用水卫生监测综合评价；利用 YQ MIS 开发了基于 FoxPro 的评价系统软件，将 TOPSIS 法与秩和比法应用于饮用水安全风险评估和公共场所卫生管理综合评价中。

2000 年 3 月 14 日，省卫生厅批准涉及饮用水卫生安全产品获准生产的产品及单位。淄博市有16家企业涉水产品获准生产：淄博净水剂厂生产的聚合硫酸铁聚合氯化铝；淄博市临淄环保产业开发公司生产的聚合氯化铝；淄博市临淄恒兴化工厂生产的聚合氯化铝；淄川区方正社会福利陶瓷厂生产的固元牌防垢片；淄博市汇源实业公司生产的装配式不锈钢焊接水箱；淄博开发区清源环保设备有限公司生产的组合式不锈钢焊接水箱；万杰集团公司生产的镍 锡磷合金镀管（环氧涂层）；桓台县活性炭厂生产的JS型果壳活性炭；淄博给水设备厂生产的装配式不锈钢给水箱；临淄阀门厂生产的（涂环氧树脂）蝶阀；新华医药集团淄博制酸有限责任公司生产的水处理剂硫酸铝；淄博春丰化工有限公司生产的聚合氯化铝；淄博净洁净水剂有限公司生产的聚合氯化铝；淄博市临淄鲁临蝶阀厂生产的鲁临牌D371XP-10对夹式蝶阀；淄博汤臣塑胶实业有限公司生产的硬聚氯乙烯管材、管件；淄博鲁洁工贸有限公司生产的鲁洁牌聚合氯化铝。是年9月10日，市防疫站与市公用事业局联合印发《淄博市二次供水卫生监督管理实施意见》，共15条，对境内二次供水单位、涉及供水卫生安全产品的生产、二次供水蓄水设施清洗消毒的卫生要求、监督监测办法等作出具体规定。

2001年5月24日，市政府市民投诉中心转市防疫站"（2001）第1393号"关于淄博五中教工反映教工宿舍楼二次供水异常，市防疫站于5月28日派卫生监督员到现场进行调查，发现该校二次供水蓄水池观察口较低，封闭差，达不到防尘、防鼠、防废水回流的目的，且供水设施锈蚀严重。蓄水池30米内有化粪池2处，距蓄水池3米左右有污水管道经过。上述情况均不符合国家二次供水卫生设施规范要求（GB17051-1997）。针对以上问题，市防疫站对该校违法行为提出警告，并限7日内进行整改。

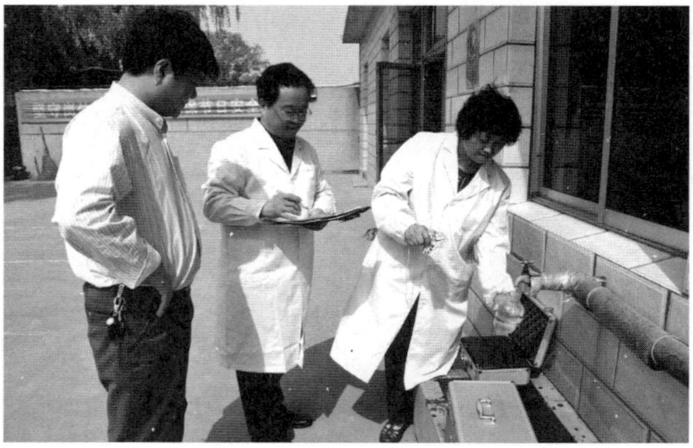

自来水水质监测采样

至2001年，全市集中式供水170处，二次供水38处，全部实行档案化管理，对水质每年进行2次以上监测化验。是年，共采集化验生活饮用水186份，合格率91.4%。

2002年，为确保引黄供水卫生质量，保证供水安全卫生，市防疫站于2月20日印发《淄博市引黄供水卫生监督管理实施意见》和《淄博市引黄供水卫生监测实施方案》，规定：引黄供水取水点，每半年进行一次水质全分析，输水渠道沉沙条渠进出水口、明渠虹吸管进出水口每半年进行一次浊度、COD、三氮、细菌和酚的监测；对大芦湖水库和新城水库，每半年进行一次常规项目分析；净水厂进出水口每季度进行一次水质全分析；配水厂出厂水每季度进行一次水质全分析；计量站管网水每季度进行一次常规项目分析。3月22日，市防疫站印发《关于贯彻落实〈涉及饮用水卫生安全产品生产企业卫生规范〉的通知》。4月对全市涉水产品开展一次专项检查。年内，开展了全市城区自来水专项大检查、学校饮水卫生专项治理、涉水产品市场整治等工作，生活饮用水卫生监督覆盖率达100%；全年共监测集中式供水水样88份，合格率97.7%；监测二次供水水样64份，合格率87.5%；监测单位自备水样34份，合格率92.4%；监测涉水产品19份，合格率94.7%。

1999—2002年，市防疫站共新发饮水卫生许可证110个，复核467项，集中式供水发证率97.5%，按时复核率98.2%；对供水人员健康查体1466人（次），卫生培训1387人（次）。从业人员健康证持证率98.1%，卫生培训率96.9%。实施饮用水卫生监督执法1108次，提出监督、整改意见共674条。全市饮水卫生合格率达93.5%，涉水产品合格率91%。

2002年1月29日，市卫生局在长城宾馆召开全市生活饮用水卫生监督管理工作会议，总结工作，表彰全市40个饮用水卫生管理工作先进单位和92

名先进个人。

2003年1月，市自来水公司临淄大武水源地受到化学污染，严重危及群众饮用水卫生安全。市防疫站立即派员进行全面调查，共采集水样128份，询问调查10余家生产企业，并及时与市自来水公司、市引黄供水公司、辛店电厂、临淄区大武镇西夏村进行联系、沟通，为市政府制定应急处理方案，防止事态扩大提供了科学资料和依据。

2月29日，市防疫站印发《关于开展对餐饮和公共场所单位生活饮用水卫生监督检查的通知》，决定对大型宾馆、饭店、酒店的二次供水、蓄水池卫生防护和定期消毒情况进行监督检查；对各类公共场所、浴室和小型餐馆、饭店经营用水进行抽样检查。会同市自来水公司稽查大队对全市16家洗浴单位和22家餐饮单位的生活饮用水进行监督检查。责令5家有问题单位限期整改。年内共监测饮用水样品164份，合格158份，合格率96.3%；监测涉水产品37份，合格35份，合格率94.6%。

2004年，共抽检城市集中式供水样品112份，自备集中式供水64份，合格率分别为98.2%、90.6%；对17所市属中学、24家城区餐饮单位、11处加压站供水进行检测，抽检水样60份，合格率93.3%；对10家涉水产品企业进行初评。

2004年8月3日—4日，市人大常委会副主任关玛莉带领市人大科教文卫人口委员会视察全市饮用水卫生监督管理工作，到张店区、临淄区和桓台县调研。2004年10月27日淄博市第十二届人大常务会第十三次会议通过，2004年11月25日经山东省第十届人大常务会第十一次会议批准，由市人大发布了《淄博市生活饮用水卫生监督管理办法》，自2005年1月1日起施行。

2005年，以《淄博市生活饮用水卫生监督管理办法》正式颁布实施为契机，全年共检查集中式供水企业62家次、二次供水单位43家，分别抽检样品122份、66份，合格率分别为93.4%、93.9%，从业人员查体388人；继续对大武水源污染进行调查监测，并增加四氯化碳、氯仿、石油、阴离子合成剂以及氰化物等检测项目，17个监测点累计采样89份，检出样品54份，超标4份；对张店城区餐饮服务业供水水质以及淄矿集团矿区饮用水进行专项检查；对涉水产品生产原料和环境进行初审评价。

2006年起，按照卫生监督体制改革和疾病防控体制改革要求，饮用水卫生监督管理转至市卫生局卫生监督所，饮用水卫生监测、评价工作由市疾控中心负责。

2006年，对城市集中式供水企业监测覆盖率达到100%，监测各类供水单位296家次，水样检测合格率95.27%。组织从业人员体检325人，办证323人。

2007年4月23日，举办110人参加的全市生活饮用水卫生标准体系与卫生监测技术培训班；9月7日，市暨张店区和15家供水企业开展全市饮用水卫生安全宣传周活动；12月8日，全省农村环境卫生状况调查暨饮用水卫生监测座谈会在桓台县召开。

2008年，对96家供水单位的607个水样进行卫生监测，其中城市集中式供水230份、二次供水25份、农村饮用水监测352份。

2008年4月9日，市爱卫会、卫生局下发《关于加强全市农村饮水安全工程和水质卫生监测工作的通知》。将城镇饮用水卫生监测体系建设列入市卫生局2008年创建文明城市为民办实事之一。起草本市公共卫生监测方面第一个监督监测实施方案——《淄博市饮用水卫生监督监测实施方案》，2008年6月20日，市卫生局以淄卫字〔2008〕143号文下发方案，明确在饮用水管理方面公共卫生监测与卫生监督执法职责分工，理顺部门工作关系。

2008年7月11日，召开全市饮用水卫生监测工作会议，全市疾控机构和市管供水企业负责人参加。

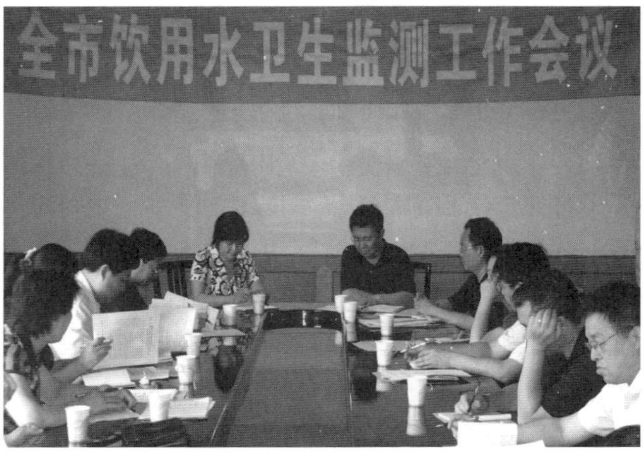

全市饮用水卫生监测工作会议

2009年9月18日，市深化医药卫生体制改革领导小组下发《关于启动公共卫生服务项目的实施意见》，农村饮水安全工程监测纳入淄博市首批启动实施的6个重大公共卫生服务项目之一。市疾控中心随后正式启动全市农村饮水安全工程水质监测项目。配合市水利局完成审计署对淄博市饮水工程中央国债资金使用审计，督导张店、沂源两区县完成农村饮用水水质监测任务。

2008—2009年，饮水工程监测点达到162个和140个，全市完成农村饮水监测1192份，调查工程点298个，涵盖人口541266人，占全市农业人口（2364875人）的22.89%。

2009年2—3月，市疾控中心在对张店区沣水镇东高村饮用水水质卫生监测过程中，连续发现其水源井四氯化碳含量超标，且上升速度较快，2月11日、3月6日、3月18日三次监测结果分别超过国家标准0.72倍、2.6倍和9.75倍。市疾控中心会同张店区疾控中心和沣水镇卫生院对污染区域进行卫生学调查，发现东高村东北方向300米至1000米处，建有3个化工企业，均无外挂厂牌，最远处企业附近有两处渗坑，坑内可见黄色化学结晶状固体；中间化工企业院内存放大量不明化工原料；村东2000米处为淄博光华环境工程公司。据村民反应，公司西侧经常倾倒存储来自齐鲁石化的化工废弃物，再和外来医疗废弃物一同焚烧处理。初步断定东高村水污染事件与以上几个原因有关。基于以上调查结果，建议继续扩大监测范围，掌握污染趋势；有关部门对周围化工企业严格排查，清理周边化工废弃物；对村民进行定期体检；停用污染水源，采取紧急补源，解决村民饮用水问题。

2010年，根据市政府《医药卫生体制改革近期重点实施方案（2009—2011年）》部署，市疾控中心按时完成了枯水期、丰水期工程基本卫生状况调查，全年完成150个农村饮水安全工程现场调查与卫生监测任务，采样600份，采集监测点信息4500个。期间，省疾控中心专家3次对工作开展情况进行现场指导，对实验室水质检验工作进行了盲样比对和质控考核，均获好评。

2010年7月，启动全市农村饮水三项调查，调查行政村3105个；8月4日，召开农村饮水卫生监测工作会议，对全市农村国家饮水网点监测、国家饮水工程监测、省饮水系统监测三项工作进行部署。

2010年，完成市管大型集中式供水企业和自备供水单位定期监测，采样72份，采集二次供水样品28份，涉水产品样品17份。对市委机关二次供水卫生问题、金帝购物广场二次供水饮水安全投诉、世纪大酒店游泳池水质投诉和沣水镇四角方村饮水上访事件等进行现场调查、确认监测和卫生评价。

2011年，完成160处农村集中式供水和5处分散式供水的调查和监测任务。160处工程监测点涉及全市6区3县，包括桓台县域同源同网供水、高青农村城市化管理供水、临淄乡村一体化供水、淄川联村联片供水等多种供水形式，覆盖人口1253550人。全市完成基本情况卫生状况调查表165份，监测水样728份（含国家网点样品和复检样品），上报数据17860个。监测情况：枯水期320份样品中合格209份，合格率65.31%；丰水期320份样品中合格179份，合格率55.93%；总合格率60.63%。完成主城区引太入张供水工程现场调查和3批次供水水质卫生监测工作；完成桓台同源同网供水工程2号、7号、8号、15号、16号水源井卫生监测；完成高青县13个农村供水分公司515个行政村农村饮用水城市化管理模式的调查和评价；完成张店区中埠镇中心校等3处校园饮水工程卫生学评价工作。处理饮用水投诉和污染事件3起（政府投诉中心转办的桓公台餐饮加工用水卫生投诉、文昌湖度假区新韩水污染事件、金岭铁矿于家水源污染事件）。完成地表水扩项，开展日本核泄漏事故后地表水放射性污染监测。根据近年来饮用水水源类型的变化，特别是引黄供水覆盖范围扩大到新区、民营工业园和周村区，引太入张工程即将竣工使用，大芦湖水库、新城水库、田庄水库、红旗水库、萌山水库和炒米山水库作为饮用水水源相继修缮稳固或增量扩容，利用水资源量持续加大，鲁山、花山等地表泉水开发规模不断攀升等，适时调整饮用水卫生监测重点，提出并成功实现地表水监测扩项。在日本核泄漏事故后，及时对地表水源水、出厂水进行放射性污染监测，采集样品7份，均未发现异常改变。与山东大学公共卫生学院合作，建立全市矢量地图 GIS 信息平台，确立信息点唯一性对应标示，完成农村基本状况和水质监测数据、城区供水企业基本状况数据、水源保护区数据挂接，完成五年水性疾病信息（地氟、霍乱、饮用水污染事件）收集。

2012 年，市疾控中心下发《关于关于做好 2012 年淄博市农村饮水安全工程水质卫生监测工作的通知》，落实全市医改重大公共卫生服务项目饮水安全工程调查与监测工作。至 12 月 15 日，饮水安全工程监测水样 640 份，合格样品 519 份，合格率 81.09%，较上年提高 18.16%；监测工程点 160 处，合格工程 91 处，工程合格率 56.88%。引太入张供水工程和桓台同源同网城乡供水一体化供水工程是本市两个大型饮用水建设项目，负责淄博中心城区和桓台县城乡共计 110 万人口安全饮水。在省疾控中心指导下，市疾控中心与相关区县开展引太入张供水工程和桓台同源同网供水工程卫生学评价，完成引太入张工程地表水源、水库中心、取水口等 7 个位置的三段层采样工作，对赵庄管理所分水池进入二干渠输水、沣水水厂出厂水进行全项监测；完成桓台同源同网工程 17 处地下水源水和两个水厂出厂水水质检测工作。2012 年年底，完成两大供水工程的卫生学评价报告编制。

二、市售桶装饮用水卫生管理

桶装水包括桶装纯净水、矿泉水及其他桶装饮用水。1995 年开始，本市陆续将桶装水、瓶装水生产经营作为饮用水卫生监督管理的内容。

1997 年 4—7 月，市防疫站对本市 12 家纯净水生产厂家和外埠 6 个纯净水产品进行卫生监督检测，采样 25 份，合格 17 份，合格率 68%。其中，本市 12 个生产厂家共采样 19 份，合格 12 份，合格率 63%；外埠厂家采样 6 份，合格 5 份，合格率 83%。对 24 家矿泉水生产厂家共采样 24 份，按照国家颁布的《饮用天然矿泉水》（GB8537-1995）进行检测，结果：合格 9 份，占 37.5%；不合格 15 份，占 62.5%。15 个厂家不合格产品是：青岛城阳崂德食品饮料厂“崂德”牌矿泉水，青岛天宝饮料厂“即崂”牌矿泉水，青岛市智慧泉饮料有限公司“崂淼”牌矿泉水，青岛万事达集团利民食品厂“青利”

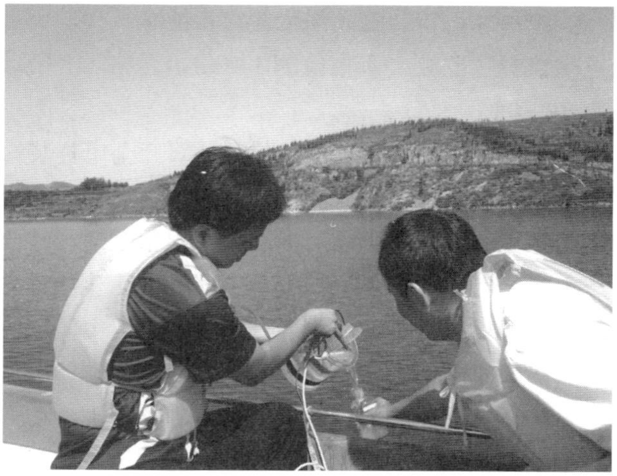

水源地水质监测采样

牌矿泉水，青岛市宏大东崂矿泉水有限公司“东崂”牌矿泉水，青岛汽水二厂“崂潭”牌矿泉水，青岛崂山巨峰饮料厂“崂青”牌矿泉水，青岛皇宝矿泉水有限公司“崂冠”牌矿泉水，青岛市城阳醒狮饮料有限公司“崂凌”牌矿泉水，青岛大洋食品集团“青崂”牌矿泉水，青岛崂山天然矿泉水饮料公司“崂塔”牌矿泉水，临朐啤酒厂“冶泉”牌矿泉水，德州东方矿泉水有限公司“慧碘”矿泉水，山东美陵天齐渊矿泉水公司“天齐渊”牌矿泉水，淄博华泉矿泉水有限公司“博港”牌和“禹王山”牌矿泉水。15 个厂家的 16 种不合格矿泉水产品，细菌超标 13 种，占 81.25%。例如，青岛宏大东崂矿泉水有限公司生产的“东崂”牌矿泉水，其细菌总数多到无法计数的程度；青岛巨峰饮料厂生产的“崂青”牌天然矿泉水，每 100 毫升中大肠杆菌多达 16 个。3 种产品达不到矿泉水质量要求。7 月 21 日，市防疫站举行首次饮用天然矿泉水卫生质量公告会，向社会和新闻媒体公告这次对市售饮用矿泉水卫生监测结果。1998 年，市防疫站在南定电厂纯净水厂召开贯彻国家纯净水卫生标准会议。根据国家颁布的纯净水卫生标准，对纯净水生产厂家以及市售纯净水产品依法进行卫生监督监测。5 月，为解决矿泉水、纯净水生产厂家在生产过程中对水桶的消毒问题，市防疫站引进并推广复合二氧化氯发生器。该产品产生的复合二氧化氯消毒液，具有稳定、可持久杀灭病原体、不受介质酸、碱度影响和脱色、去味效果好等优点。

1999年，市防疫站强化对市售纯净水和矿泉水卫生监督、监测，采集检测140份，合格115份，合格率82%。

2000年11月14日，市防疫站召开全市桶装饮用水卫生质量管理工作会议，针对市场上桶装饮用水的卫生质量，对照国家标准，提出整改措施，要求各生产企业加强自身管理，确保饮用水卫生质量。同时，通报了市防疫站对近百家桶装水卫生质量的监测结果，并通过新闻媒体向社会公告。

2001年，市防疫站开展桶装水专项治理活动，共采集桶装水样216份，经检测，合格187份，合格率86.57%。

2002年3月14日，省卫生厅以“鲁卫法监（2002）5号”文印发《关于下放纯净水生产企业卫生许可证管理工作的通知》，决定纯净水生产企业卫生许可证的发放工作由各市卫生部门负责。5月8日，市卫生局转发省卫生厅的通知，决定：今后本市新上桶装饮用水生产项目，一律由市卫生局核发卫生许可证；以往由区、县核发的桶装水生产企业卫生许可证到期收回，由市卫生局重新换发新证。桶装饮用水生产经营单位卫生许可证的发放，按《淄博市卫生监督监测工作分级管理实施办法》的规定执行。是年，市防疫站共监测桶装水水样320份，合格264份，合格率82.5%。

2003年，市防疫站率先在全省启动实施《桶装饮用水卫生监督量化分级管理制度》。9月1日以“淄卫防字（2003）第88号”文印发《关于在全市实施〈桶装饮用水卫生监督量化分级管理制度〉的通知》，自2003年9月起，在全市实施桶装饮用水卫生监督量化分级管理制度，旨在提高桶装饮用水的卫生质量，确保消费者饮水卫生安全。根据桶装饮用水生产企业的卫生条件、产品质量和信誉度，分为A、B、C、D四个信誉等级。对经检查监测判定为A级的企业，简化卫生监督监测（每年监测2次）；对判定为B级的企业，实行常规卫生监督监测（每年4次）；对C级企业，实行强化监督监测（每年6次），并可根据情况予以停业整顿，对仍然达不到卫生要求者，依法取缔；对判定为D级的企业，不予许可或不予验证。是年，市防疫站共监测桶装水样品356份，合格314份，合格率88.2%。

2004年，检测桶装饮用水生产企业140余家次，抽检桶装饮用水284份，合格率69%；对34家桶装水优秀企业通过新闻媒体进行社会公告。

2005年，检测桶装饮用水生产企业96家（次），抽检样品128份。

2005年起，桶装饮用水监管职责转移至质量监督部门，市疾控中心继续承担生产企业、经营网点和使用单位、个人委托监测事项。

第五节　公共场所卫生管理

全市公共场所卫生管理始于1955年。是年10月至12月，淄博市人民政府颁布9个卫生管理暂行办法，其中三个涉及公共场所卫生范畴，分别是《淄博市澡堂业卫生管理暂行办法》《淄博市旅店业卫生管理暂行办法》和《淄博市理发业卫生管理暂行办法》。这是新中国成立后本市最早颁布的公共场所卫生管理法规。

1962年，市防疫站结合淄博卫校卫生专业学生实习，对淄博影院、人民剧场、工人文化宫影院、市委礼堂、洪山影院、庆胜戏院共6个影剧院进行卫生学调查。主要调查了观众厅、通气、换气、微小气候等。调查发现，影剧院观众厅内座位密度大，通风面积不足，缺乏有组织的自然通风，换气次数和换气量不足，造成二氧化碳浓度和空气中细菌污染指标上升。针对调查发现的问题，市防疫站提出了卫生学改进意见。

1980年4月，市防疫站与张店区防疫站联合对淄博影院、淄博剧院、张店电影院进行一般卫生学调查。调查项目包括观众厅面积、容积、座位及排间距、银幕长短、室内外气温、气湿、气压、风速，以及室内空气中二氧化碳浓度、杂菌计数和溶血性链球菌计数。调查结果：⑴设计方面：座位所占面积，张店电影院最小，淄博影院最后一排至银幕距离，超出标准要求；⑵微小气候方面：室内空气湿度超过标准70%以上，厅内自然通风不良；⑶二氧化碳浓度：共采集14场（次）空气标本，其中9场二氧化碳浓度超标，而且随着场次增多而升高，晚场更为明显，张店电影院最为严重；(4)细菌学指标：张店电影院、淄博影院室内空气中检出甲型链球菌、肺炎球菌菌株，说明观众厅内空气已被细菌污染，易造成疾病传播。主要原因是观众厅内通风不良，又不消毒。针对调查发现的问题，市防疫站提出相应的改进建议。

1982年2月，市防疫站用“空气消毒盘香”对淄博剧院、淄博影院和青年剧院进行空气消毒试验。通过消毒前后空气中细菌计数对比，证实消毒效果良好，经消毒后，空气达到卫生要求。

1984年，市防疫站重点加强区以上公共场所卫生管理，建立公共场所卫生档案127份。7—9月，完成全国统一组织的吸烟调查和本市3000人的调查任务。

1985年夏，市防疫站对游泳池水乙肝表面抗原污染情况进行调查，共采样365份，HBsAg阳性率10.96%，是年，市防疫站完成旅馆、影剧院、理发店、浴池等8种公共场所757个单位的卫生建档工作，城区单位建档率90%，乡镇驻地单位建档率70%。

1987年4月1日，国务院发布《公共场所卫生管理条例》，本市公共场所卫生管理工作纳入法制管理轨道。8月16日，市政府发布《淄博市公共场所卫生管理暂行标准》。同年，市防疫站在全市旅店业推广用次氯酸纳消毒公用茶杯、刷牙杯等顾客用器具的方法，全市各大宾馆、旅店、招待所等单位共配备次氯酸钠发生器200余个。

1988年8月中旬，发生急性出血性结膜炎流行。据周村、临淄、淄川、博山四个区17个医疗单位不完全统计，仅8月份半个月内就发病5800余人。市防疫站根据市卫生局的部署，加强对公共场所、尤其是游泳池卫生监督管理，及时控制了疫情蔓延。

1989年3月，市卫生局印发“关于组织全市公共场所卫生执法监督检查的通知”。自3月27日至4月1日，检查历时五天，共检查各区、县、各大企业77个公共场所单位，对19家严重违反《公共场所卫生管理条例》的单位进行了行政处罚。市人大常委会副主任顾安娜、副市长康寿美分别随团进行视察和检查。据统计，全市各类公共场所共4847个，1989年颁发卫生许可证的单位3985个，办证率82.22%。全市公共场所从业人员29962人，年内培训查体人数27031人，体检培训率90.22%。查出“五病”患者204人，调离公共场所岗位198人，“五病”调离率97.06%。年内，共对2117个公共场所进行监测，各类公共场所主要卫生指标合格率87%。

1990年，张店、临淄、周村、淄川、桓台等区（县）列入创建省级卫生城市范围，促进了公共场所卫生管理工作。是年，全市公共场所监督监测率达100%，发证率100%，从业人员培训率94.7%，查体率95.6%，“五病”调离率98.7%，公共场所主要卫生指标合格率88.7%。

1991年，全市颁发公共场所卫生许可证4714个，公共场所单位颁证率100%；从业人员共28952人，培训28460人，培训率98.3%；体检28952人，体检率100%；查出从业禁忌症201人，全部调离公共场所工作岗位。公共场所监督监测率100%；公共场所主要卫生指标合格率90.2%。

1992年11月21日，市防疫站根据市卫生局《关于在全市开展核发公共场所卫生许可证的通知》精神，印发《关于对全市理发、美容行业进行核发卫生许可证的紧急通知》，规定：在1993年2月底以

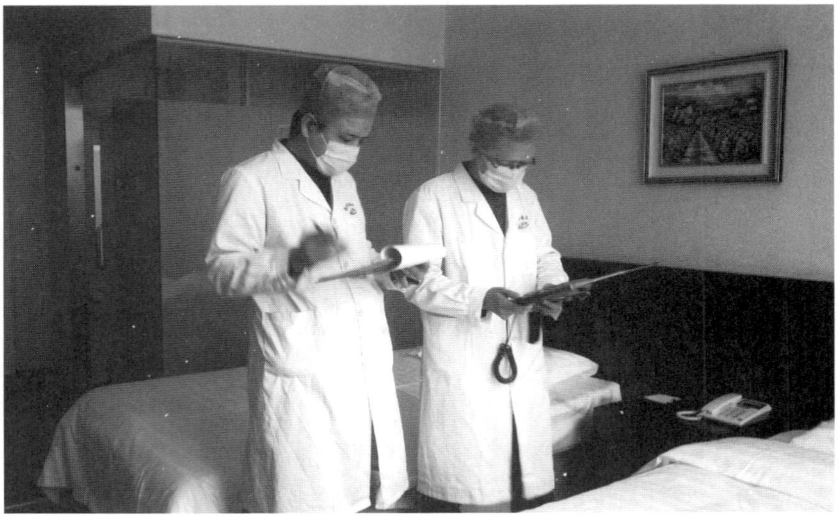

疾控人员对宾馆室内空气监测

前，未取得卫生许可证的理发、美容行业，一律按无证经营查处。

1993—1995年，本市通过开展创建国家级卫生城市活动，加强公共场所卫生管理。1995年1月12日，市防疫站以“淄卫防字（1995）第6号”文印发《关于加强旅馆业卫生用品监督管理的实施意见》，明确对生产、经营卫生用品的单位由市级卫生监督机构实施卫生审查制度，对旅馆业使用的卫生用品，必须送市卫生监督机构监测、审查合格后方可使用。同年3月28日，市防疫站印发《关于进一步加强食品行业、公共场所从业人员卫生知识培训的通知》，自4月1日起，对市管公共场所、饮食行业从业人员采取“统一组织、统一培训、统一考试、统一发证、统一考评、统一收费”的“六统一”培训管理办法。5月，市防疫站组织各区县防疫站自5月31日至6月6日，对小饭店、小旅馆、小理发店进行突击卫生检查，全市共查小理发店16个、小旅馆9个，对违反《公共场所卫生管理条例》的单位进行行政处罚。6月14日，市人大常委会发布《淄博市公共场所禁止吸烟的规定》，自1995年8月1日起施行。市防疫站8月1日在张店共青团路设立卫生宣传咨询站，制作戒烟控烟宣传牌3块，印发《淄博市公共场所禁止吸烟的规定》和戒烟标语口号各1万份，广泛散发宣传。据1995年统计，全市公共场所卫生许可证换（发）证率达100%，城区公共场所卫生监测合格率达96.26%。

1996年4月1日，市防疫站印发《关于对饮食、旅店业卫生用品进行检查整顿的通知》，4月3日—17日，对公共场所卫生用品进行监督检查。5月30日，市防疫站以“淄卫防字（1996）第40号”文印发《关于加强全市游泳、游乐场所卫生管理的通知》，要求游泳场所的池水、消毒设施、卫生设施必须符合卫生标准；游泳、游乐场所从业人员必须进行健康体检；经营单位必须经验收合格并取得卫生许可证后方可开放。

1997年8月20日，市防疫站印发《关于加强对证券交易场所卫生管理的通知》，证券交易场所人群集中，空气及卫生状况不良，带来了许多严重的卫生问题。要求各证券交易场所建立健全卫生管理制度，配备必要的设备，改善通风换气条件，以防止传染病传播。同日，市卫生局印发《淄博市旅店业客房顾客用品卫生标准》。该标准参照《旅游涉外饭店星级的划分及评定》（GB/T14308-1993）标准，对旅店业卫生用品主要包括毛巾、浴巾、面巾、地巾、脚巾、床上用品（床单、枕芯、枕套、毛毯、床罩、备用棉被等）、洗涤用品（香皂、浴液、洗发液、护发液、润肤霜、牙刷、牙膏等）、其他用品（漱口杯、卫生纸、卫生袋、拖鞋、污物桶、梳子、茶杯、茶叶等）分别提出卫生要求，规定，日用品必须是一次性的，即一天一换或一客一用一消毒。是年，市防疫站对市管公共场所单位共监测549点（次），监测项目6039个，合格5624项，合格率93.13%。加强公共场所禁止吸烟力度，商场、宾馆、影剧院等公共场所禁烟管理员上岗率达100%。

1998年10月21日，市防疫站印发《关于加强洗衣店、旧衣翻新店卫生监督管理的通知》，要求对洗衣店、旧衣翻新店实行“卫生许可”及从业人员“健康证”制度。要求营业场所、干洗剂、消毒剂、设备和有关材料必须符合国家有关卫生标准和要求；严格按照规定程序操作；从业人员必须接受卫生知识、消毒知识和职业危害防护知识培训并经考核合格后方可从事该项工作。

1999年5月5日—11日，市卫生局组织力量对包括小旅馆、小理发店在内的“五小”行业单位进行监督检查，共抽查各种“五小”单位69家，使小旅馆、小理发店无证经营和脏、乱、差状况得到有效治理。5月12日，市防疫站印发《关于开展全市公共场所卫生监督检查的通知》，检查范围包括旅店业、商场（店）、理发美容店、歌舞厅、游泳场所、公共浴室等。检查方法：以区县为单位自行组织检查，于5月25日前以书面形式将检查情况报市防疫站，市防疫站采取随机抽查方法对全市公共场所单位进行监督检查。市防疫站拟定各类公共场所卫生监督检查的内容、标准和记分方法。7月26日至8月6日，市卫生局组织力量，对全市强化公共卫生监督执法年活动情况进行检查，共检查13个区县（企业）卫生防疫站管辖单位以及36个乡镇的食品及公共场所（其中公共场所单位31个），进一步强化了公共卫生监督执法工作。

1999—2000 年，开展了公共场所环境对心理行为影响的调查研究；2000 年，开展了溶洞内环境对相关工作人员健康影响的调查。

2000 年 2 月 21 日，市防疫站印发《公共场所卫生许可证核发标准》，其中包括：《旅店业卫生许可证核发标准》《舞厅卫生许可证核发标准》《影剧院卫生许可证核发标准》《理发、美容店卫生许可证换发标准》和《公共浴室卫生许可证换发标准》。不同的公共场所的卫生要求均以不同的分值标识，总分均为 100 分。经监督、监测，总分达 95 分以上者为合格，方可准予换发卫生许可证。4 月 13 日，市卫生局印发《关于开展“五小”行业卫生专项治理的通知》，市防疫站组织力量，4 月 15 日至 8 月 31 日，对全市“五小”行业（面积在 30 ㎡以下、有固定生产经营场所的小饭店、小食品店、小食品加工点、小旅馆、小理发美容店）进行专项监督检查。全市共抽查五个区和高新区的 16 条街巷 227 个“五小”单位和 526 名“五小”行业从业人员，卫生许可证和健康证持证率分别为 65.2% 和 62.7%。

2001 年 3 月 1 日，市防疫站印发《关于对公共场所卫生质量实行主要指标评价公告的通知》，对公共场所卫生质量实行主要指标评价定期公告制度，公告形式采取在公共场所经营单位内部通报或通过新闻媒体向社会公告。公告时间为每年 2 次，上半年、下半年各一次。是年，共监测公共场所 7938 项（次），合格 7612 项（次），合格率 95.89%。

2002 年 3 月 27 日，市防疫站印发《关于加强对药品经营单位卫生监督监测的通知》，决定自 2002 年 4 月 1 日起，对所有药店进行卫生监督监测。各药店须办理公共场所卫生许可证后方可营业。3 月 29 日，市防疫站印发《淄博市网吧卫生监督管理办法》，共 15 条，对网吧环境卫生、消毒、戒烟、卫生监督等作出具体规定和要求。5 月 13 日，市防疫站印发《关于加强旅店业客房顾客用品卫生管理的通知》，规定对未取得卫生许可证的企业所生产的产品，外包装未标明厂名、厂址、卫生许可证编号、生产日期、保质日期的产品，以及不能提供卫生检验报告、证明其内在质量合格的产品，一律不得使用。是年，市防疫站率先在全省实行旅店业顾客用具用品卫生查验、登记制度。共监督监测市管公共场所 128 户（次），监测覆盖率 100%。共监测 7254 项（次），主要卫生指标合格率 91.4%。

2003 年春，全国发生“非典”疫情。市防疫站加强公共场所卫生监督、监测，严防“非典”传入境内。5 月 4 日，市防疫站印发《公共场所传染性非典型肺炎预防工作指导意见》，出台《淄博市公共场所传染性非典型肺炎预防控制工作指导》《淄博市客运交通工具传染性非典型肺炎预防控制指导》《旅店业传染性非典型肺炎预防控制工作指导》《商场（店）传染性非典型肺炎预防控制工作指导》和《公共场所从业人员每日健康状况申报制度》等，加大市管单位公共场所的卫生监督监测频率和力度。10 月 15 日，市防疫站印发《关于进一步做好公共场所集中式空调通风系统卫生监督管理工作的通知》。年内，市防疫站共核发公共场所卫生许可证 68 个，对 93 家市管公共场所单位进行监督监测，监测覆盖率 100%。监测点共 826 个，监测项（次）数 5149 个，合格 4737 个，合格率 92%。2003 年 4 月 17 日至 7 月底，在抗击“非典”期间，全市共出动公共场所卫生监督员 580 人(次)，监督、检查公共场所单位 230 家（次），消毒面积 150 万㎡；公共场所从业人员健康状况登记 210238 人（次）；市属旅店业旅客登记 22062 人（次）；长途客运旅客登记 206466 人（次）；公共交通工具消毒车辆登记 549457 辆（次）；监督、检查、验收建筑空调通风系统 80 套（次）；举办“非典”防治卫生知识培训班 20 余期，培训基层卫生人员和公共场所卫生管理人员 8000 余人次。

2004 年，全年核发公共场所卫生许可证 37 个，对 192 个单位的 836 个检测点进行抽样检测，合格率 93%，对 4995 名公共场所从业人员进行健康查体，49 名职业禁忌人员调离工作岗位。

2005 年，对 108 家市管公共场所单位进行监督监测，监督监测覆盖率 100%，监测点数 842 个，合格率 93%，公共场所从业人员健康查体 6082 人，

“五病”调离32人，并进行通报。11月8日—11日，市防疫站组织各区县卫生监督人员对全市旅店业、理发店、美容店、公共浴室及化妆品分别进行专项监督互查，主要发现问题如下：

㈠旅店业存在问题：

1. 许可项目不规范；

2. 消毒间不专用，设计不规范，不能满足消毒工作需要；

3. 部分单位不按照消毒规范操作，无消毒记录；

4. 洗衣房、备品库卫生问题突出；

5. 洗液、浴液等卫生用品外包装标示不全。

㈡美容店卫生监督检查情况：

1. 监督检测不到位，大部分单位未能提供出卫生检测报告和执法文书；

2. 许可项目不规范；

3. 美容工具消毒不规范；

3. 所用化妆品卫生问题严重。

㈢理发店卫生监督情况：

1. 卫生监督检测覆盖率低；

2. 许可项目不规范；

3. 染发、烫发间未设机械通风设施；

4. 皮肤病专用工具配置率低；

5. 所用化妆品问题严重。

㈣公共浴室卫生监督检查情况：

1. 从业人员持证上岗率低；

2. 许可项目不规范；

3. 卫生监督率低；

4. 消毒间不专用、消毒不规范、消毒记录不全；

5. 自行分装洗发液、沐浴液问题严重。

针对存在问题，进行全市通报。

2006年起，公共场所卫生监督管理职责转至市卫生局卫生监督所，公共场所卫生监测、评价工作由市疾控中心负责。

2006年，公共场所监测项目727项次，合格655项次，合格率90.10%。组织从业人员体检7995人，办证7946人。中心投资近20万元更新公共场所现场监测设备，使中心现场监测能力达到省内先进水平。先后5批6人次外出学习、考察、进修培训。11月初，通过省卫生厅组织的公共场所卫生技术服务资质考核验收，是继省疾控中心、青岛和济南疾控中心之后第四家获得省厅认可的公共场所建设项目卫生评价资质单位。

2007年，对26家（含22家集中空调评价场所）重点经营性公共场所单位进行监测；组织公共场所从业人员体检9635人；对沃尔玛超市、海泉购物中心两处大型公共场所新建项目进行预评价。开展家庭装修卫生安全监测与评价，对23家居民装修环境进行以甲醛为主的空气污染监测。承担市卫生局卫生监督12次抽检任务，配合完成23家公共场所中游泳场所单位、集中空调单位卫生监督抽检工作。

2008年，开展大型公共场所及集中空调通风系统卫生学评价，完成新建时代超市、嘉信茂购物广场、世纪之星酒店、金瑞源商务宾馆公共场所卫生学评价。

2009年，围绕胡锦涛总书记视察淄博、全运会、全国农业现场会议、全国人大食品安全调研等重大活动，按照市卫生局统一安排部署，对接待服务公共场所、体育场馆环境进行全面监测，对可能存在的公共环境卫生安全问题进行研判分析，作出卫生学评价，提出预警及应对措施建议，确保各项重大活动顺利进行。对财会培训中心憩园宾馆、淄博饭店、理工大学杏园宾馆、鲁中宾馆内宾楼、淄博宾馆、淄博体育中心、临淄体育场的公共场所质量、二次供水、瓶（桶）装饮用水、管道直饮水、游泳池水水质进行监测与评价。

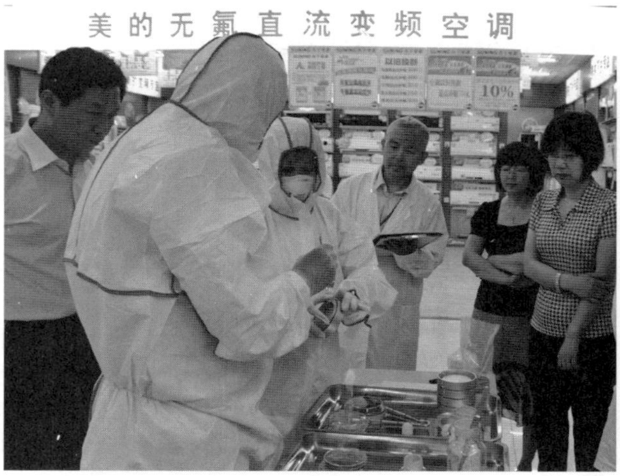

疾控人员进行空调检测

2009年，启动公共场所集中空调通风系统评价机构资质创建工作。市疾控中心成立创建领导小组，下发《关于做好公共场所集中空调通风系统卫生学评价机构资质争创工作的通知》。4月29日，市卫生局召开全市公共场所集中空调卫生安全监测与军团菌病防控工作会议。7月22日和7月24日，市疾控中心进行两次模拟监测演练，按照资质现场评估要求，对监测仪器操作能力进行实地考核评判。制作完成公共场所集中空调通风系统25项相关作业指导书。投入20余万元，备齐定量采样机器人、空气微生物撞击采样器、风压计等仪器设备。

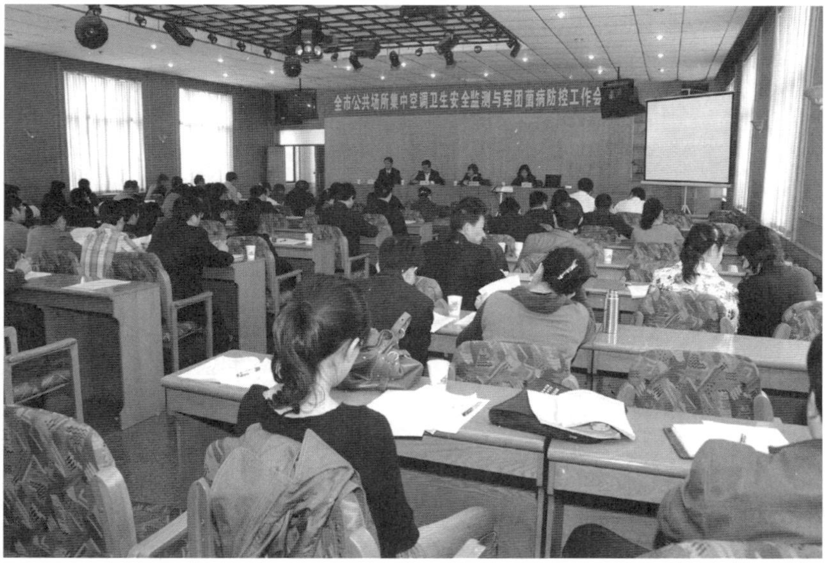

全市公共场所集中空调卫生安全监测与军团菌病防控工作会议

2009年9—12月，对4.5万座体育场和8万㎡运动员公寓进行环境本底监测，对施工设计进行审核，对卫生设施布局进行现场调查，对公共环境和二次供水进行监测，形成《淄博市体育中心集中空调通风系统和生活饮用水卫生安全状况分析报告》和《淄博运动员公寓集中空调通风系统预防性卫生学评价报告》。11月25日，与市建委、工程设计施工单位、鲁中宾馆联合召开工程项目卫生干预通报会。

2010年6月24日，通过专家评审组现场评估，获得省级集中空调通风系统卫生学评价机构资质证书。对36家公共场所空调冷却（凝）水、新风、送风、风管卫生学指标和12家公共场所空调清洗效果进行监测。监测省运会3个体育场馆，4个主要接待单位共14个功能间、合格12个，合格率85.71%。抽检口杯41份、毛巾14份，合格率均为100%，餐厅餐具、口杯54份，合格50份，合格率92.59%。公共场所二次供水监测23家次，样品数量26份，合格20份，合格率76.92%。完成8万㎡运动员公寓齐盛宾馆监测，对集中空调、联机空调、地源热泵、新风净化、排风系统、居住环境、直饮水、食用冰块生产用水进行全面卫生监测和评价。

2011年3月29日，由省卫生厅卫生监督所副所长刘振强带队的省卫生厅专家组一行7人对淄博市疾控中心公共场所建设项目卫生学评价资质续展进行现场审核。评审专家组根据《公共场所管理条例》及实施细则要求，从组织机构、专业人员数量构成与技能水平、现场监测与实验室检验仪器设备配置、建设项目卫生学评价管理情况、评价项目技术报告资料、质量管理体系文件及相关档案等几个方面，逐项进行审查考核。认为淄博市疾病预防控制中心具有专门从事公共场所建设项目卫生学评价工作场所和工作条件，专业技术人员适合开展工作需要，具备公共场所卫生学评价的技术服务能力。淄博市是全省两个同时具备建设项目评价资质和集中空调通风系统评价资质的地市之一。

2012年，市疾控中心下发《关于落实〈山东省公共场所健康危害因素监测方案〉的通知》，确立了涵盖住宿、商场超市、美容美发、游泳、洗浴和交通等侯六类场所共12个省级监测点，要求区县各设定3个共24个市级监测点。至2012年12月底，监测数据全部上报省疾控中心。2012年10月开始，恢复中断近7年的公共场所卫生许可（换证、发证）监测，严格按照法规、标准和技术规范要求，完善许可监测委托流程和技术服务承诺，遵循科学布点、全项足次、综合评估要求，制定监测方案，实施监测任务，确保按时完成，为公共场所卫生行政审批提供技术依据。

第六节　化妆品卫生管理

1989年9月28日，国务院批准实施《化妆品卫生监督条例》。卫生部11月13日发布，1990年1月1日起施行。

1989年12月13日，根据卫生部印发的《关于加强化妆品管理的通知》，市防疫站印发《关于禁止销售泰国进口的“爱求珍珠膏”和“爱求维他命E珍珠膏”的通知》。

1989年7月—1991年7月，承担了民用化学品环境污染对人体健康影响的调查任务，对室内装饰材料、各种内覆涂料、家用洗涤剂卫生安全性和家化品经营市场环境进行了卫生监测与评价。

1991年3月27日，卫生部以第13号令发布《化妆品卫生监督条例实施细则》。市防疫站自7月1日起，在全市实行化妆品销售登记制度，印发《关于实施化妆品销售登记证的通知》。

1992年3月，市防疫站对化妆品生产厂家进行卫生监测，共采样9份，经检验全部合格。

1994年3月10日，市防疫站印发《关于加强旅店业配用化妆品卫生管理的通知》，要求对宾馆、旅店使用的化妆品进行严格的监督检查，凡不符合《化妆品卫生监督条例》的，一律不准使用。发现卫生质量不合格的化妆品和引起消费者不良反应及危害健康的化妆品，将按照《化妆品卫生监督条例》及其实施细则的规定，严肃处理。5月12日，市防疫站印发《关于对进入我市的外地化妆品进行索证管理的通知》，对山东省以外的化妆品生产企业进入淄博市场销售的所有化妆品进行索证。索证范围：生产企业卫生许可证；特殊用途化妆品卫生许可批件；卫生部颁发的进口化妆品卫生许可批件；化妆品出厂合格证明；近期化妆品卫生检验报告；化妆品小包装。经市防疫站索证合格，取得市防疫站化妆品销售证明后，方可在全市范围内销售。对未办理索证手续而擅自经销外地产化妆品的单位，按《化妆品卫生监督条例》及其实施细则规定严肃处理。

1995年10月25日，市防疫站印发《关于对全市化妆品销售单位进行卫生执法检查的通知》。这次检查由市防疫站组织力量，10月31日—11月22日为检查时间，每个区县检查2天。检查范围主要是城区化妆品批发和零售单位。检查结束后，市防疫站于11月28日在长城宾馆召开市售化妆品卫生质量新闻发布会，对这次执法检查情况进行通报，对违法经营单位和个人进行严肃处理。12月26日，市防疫站以“淄卫防字（1995）第107号”文公布淄博市市售化妆品卫生质量认证单位。经检查考核认定，淄博百货采购供应站、淄川百货采购供应站、博山百货大楼、淄博精品商厦4个化妆品经销单位为本市首批化妆品卫生质量认证单位。

1996年7月3日至16日，组织力量对全市市售化妆品卫生质量进行全面检查。共查49家化妆品经营单位，随机抽查20272品种，合格率94.89%。9月14日，对5—8月份在卫生监督执法中依法没收的不合格化妆品125种，共1380件（盒、袋）集中销毁。

1997年1月，市防疫站公布淄博市第二批市售化妆品卫生质量认可单位：临淄利群超市、淄博光大商厦、淄博百货采购供应站、博山百货集团有限责任公司博山百货大楼、淄川百货采购供应站、淄川东方商厦、周村金桥商厦、淄博长城（集团）日化有限公司、淄博政通洗涤化妆品有限公司共9个单位。2月28日，市防疫站印发《关于对进入我市外埠化妆品、家用化学产品进行索证管理的通知》，要求自1997年3月1日起，对进入本市的外埠化妆品、家用化学产品实行索证管理制度。索证内容：生产企业卫生许可证、出厂合格证明、卫生质量检验报告等。其目的在于防止假冒伪劣化妆品流入本市，以保护消费者健康。

1998年1月12日，市防疫站与市消费者协会在张店长城宾馆联合召开1997年淄博市化妆品卫生管理总结会议，通报1997年全市化妆品卫生监督管理工作情况，聘任淄博市化妆品监督员，推荐市售化妆品卫生质量认可品牌，对化妆品卫生质量认可单位和化妆品卫生管理先进个人进行表彰。

1999年，对流通领域的化妆品进行卫生监测，共采样 62 份，检验合格 61 份，合格率 98.38%。

2001 年 1 月，市防疫站贯彻市政府《关于开展严厉打击制售假冒伪劣商品违法犯罪联合行动的通知》，深入开展化妆品卫生监督监测，查扣伪劣化妆品 68 个品种共 856 瓶（盒）。是年，全市在卫生执法中查封假冒伪劣化妆品共 4 万余件，价值约 50 万元。

2002 年，加强流通领域化妆品查验备案登记制度。年内共索取化妆品生产企业有效法定证件 216 套，审验化妆品 1 万多个品种，监测、抽检样品 116 份，合格 113 份，合格率 97.41%。

2003 年，对流通领域的化妆品实行执法检查。化妆品检查的范围及内容包括各区县化妆品销售单位，要求索取随化妆品同行的、并能证明化妆品是合法的有效法定证件，确定化妆品的有效法定证件的齐全性，同时检查化妆品的外在卫生质量。

2004 年，对终端和批发商经营的化妆品进行监督检查。继续对外埠化妆品和健康相关产品实行产品备案登记制度，共办理 173 份。对全市的美容业经营的化妆品进行监督检查，抽检诗维雅活肤祛斑霜、柔迪祛斑王、海丽尼克祛斑护理霜等品牌化妆品 10 种，抽检样品 128 份，合格率 100%。

2005 年 6 月起，在全市范围内组织开展化妆品卫生专项整治工作。印发《淄博市化妆品卫生专项整治活动实施方案》。组织召开全市化妆品生产企业、流通企业和经营单位负责人参加的卫生专项整治工作动员暨培训大会。各区（县）卫生监督机构的相关负责人参加会议。成立化妆品卫生专项整治工作领导小组和专门专项整治机构。此次专项检查整治活动共检查企业 508 家（次），其中商场（店）48 家（次），药店 25 家（次），批发企业 138 家（次），美容美发店 297 家（次）。共检查化妆品 17920 种（次），合格率 99%。查出不合格化妆品 79 种。其中特殊用途化妆品 63 种，占不合格化妆品的 79%；普通化妆品 16 种，占不合格化妆品 21%；化妆品生产经营单位监督覆盖率 94.3%。

2006 年起，化妆品卫生监督管理转移至市卫生局卫生监督所，市疾控中心承担生产企业、经营单位和个人委托监测任务。

第三章 食品卫生

第一节 组织机构及法规建设

一、组织机构

新中国成立后至1953年年底，食品卫生工作由淄博专区防疫委员会兼管。1953年12月，淄博专区卫生防疫站成立后至1955年，由淄博专区防疫委员会和淄博专区卫生防疫站共同管理食品卫生工作。

1954年10月20日，卫生部颁布《卫生防疫站暂行办法》；1956年，卫生部颁布《卫生防疫站工作条例》，明确规定各级卫生防疫机构负责辖区食品卫生管理工作。

1955年7月，淄博专区卫生防疫站改称淄博市卫生防疫站，站卫生科内有2名卫生防疫人员负责分管食品卫生工作。1966年，卫生科内4名防疫人员专职分管食品卫生工作。

1966年，卫生、商业、供销、轻工、粮食、饮食服务等11个部门联合成立淄博市行业卫生委员会，各部门基层单位成立卫生小组，并建立经常性的会议和检查制度，重点加强饮食服务业卫生管理。

1967—1976年（文化大革命时期），卫生防疫工作受到严重干扰和破坏。1969年7月，市革委下文撤销市卫生防疫站；1970年7月，市革委下文恢复市卫生防疫站。1973年，市卫生防疫站重新设立卫生科，4名卫生防疫人员专职负责食品卫生工作。

1975年5月，市革命委员会成立由卫生、商业、外贸、轻工、供销、粮食、饮食服务等17个部门组成的淄博市食品卫生领导小组，由市委常委、市革委秘书长李克良任组长。7月，市防疫站成立食品卫生科。是年，本市恢复食品卫生许可证制度，开展食品污染调查研究。

1982年，《中华人民共和国食品卫生法（试行）》颁布实施。根据该法的规定，1983年6月，成立淄博市食品卫生监督检验所，设在市防疫站内，实行一个机构，两个牌子，对内为市防疫站食品卫生科，对外为淄博市食品卫生监督检验所。充实了食品卫生专业人员，由1977年的4人增至1983年的14人。

1983年起，各区县防疫站相继建立食品卫生科，负责辖区内食品卫生监督管理工作。

1984年9月11日，市人民政府印发《关于重新建立市食品卫生领导小组的通知》。市食品卫生领导小组由王裕民、张启然、孟庆年、赵大明、张洪义五人组成。副市长王裕民任组长，市卫生局局长张启然任副组长。

1985年8月1日，全市64名食品卫生监督员首次统一着装上岗。

1988年6月份统计，自1983年贯彻实施《中华人民共和国食品卫生法（试行）》以后，至1988年上半年，市及五区一县均建立食品卫生监督检验所，全市食品卫生监督人员由立法前的36人增至81人。

1989年5月30日，市政府印发“《关于调整市食品卫生领导小组成员的通知》。副市长康寿美任组长，市政府副秘书长刘峰、市计委副主任王焕良、市经委副主任程远、市财办副主任高思明、市卫生局副局长赵亦成任副组长。下设办公室，赵亦成兼办公室主任，徐增昌任副主任。

2005年12月，市卫生监督体制改革，食品卫生监督管理工作交付市卫生局卫生监督所。增加的内容：市疾控中心成立“食品营养与学生保健所”，主要承担食品样品委托检测、食品企业卫生咨询服务、食品从业人员健康体检等工作，2010年增加食品安全风险监测任务。

二、食品卫生法规建设

1955年，市卫生局颁布《淄博市集体食堂卫生规则》。这是新中国成立后由市政府卫生部门制定的第一份食品卫生法规。

同年10—12月，市政府颁布九个有关公共卫生的“暂行办法”，其中，6个是有关食品卫生的法规《淄博市夏令清凉饮食业卫生管理暂行办法》《淄博市饭馆业卫生管理暂行办法》《淄博市肉食业卫生管理暂行办法》《淄博市乳制品业卫生管理暂行办法》《淄博市酱菜业卫生管理暂行办法》《淄博市饮食摊贩卫生管理暂行办法》。

1960年，卫生部、商业部颁布《食品加工、销售、饮食业卫生"五四"制》。1960—1978年，全市食品卫生管理工作主要贯彻、执行这项制度。

1977年5月5日，市革委食品卫生领导小组颁布《淄博市防止食品污染五年规定》，对1976—1980年防止食品污染工作提出十项指标。

同年6月，市革委批转市食品卫生领导小组《关于签发食品卫生许可证的报告》和《淄博市签发食品卫生许可证暂行标准》。

1978年，国务院颁布《中华人民共和国食品卫生管理条例》。

1979年，卫生部颁布《农村集市贸易食品卫生管理试行办法》。

1981年，山东省人民政府颁布《山东省食品卫生管理办法》。同年7月9日，市政府颁布《淄博市食品卫生管理试行办法》。

1982年11月，《中华人民共和国食品卫生法（试行）》颁布，自1983年7月1日起实施。1983年7月，全市深入开展宣传、贯彻《食品卫生法（试行）》活动。

1984年2月17日，市政府印发《淄博市人民政府关于冷饮管理的暂行规定》。

1985年1月26日，山东省第六届人民代表大会常委会第11次会议通过并颁布《山东省食品商贩和城乡集市贸易食品卫生管理暂行办法》。

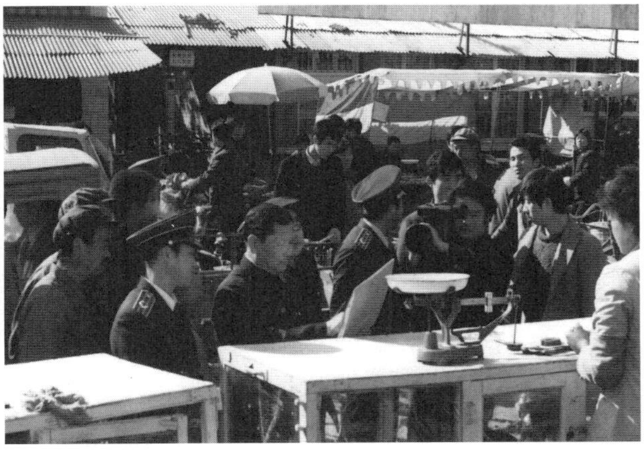
站长李庆祥（左三）带领防疫人员进行街头食品卫生监督检查

1985年11月15日，市防疫站发布《淄博市发放食品卫生许可证验收标准》，详细规定了饭店（食堂）、屠宰厂（场）、熟肉加工厂、罐头厂、冷饮厂、酿造厂、糕点糖果厂、食品门市部以及农贸市场、个体摊贩验收标准。

同年12月26日，市防疫站、市食品卫生监督检验所联合印发《淄博市食品卫生监督机构档案管理实施细则（试行）》和《淄博市食品卫生监督工作程序》，自1986年1月1日起在全市范围内施行。

1989年4月14日，市防疫站印发《关于贯彻实施〈罐头厂卫生规范〉等八项国家标准的通知》，要求各有关单位按照卫生部的要求，从1990年1月1日起全面实施。八项国家标准：《罐头厂卫生规范》《白酒厂卫生规范》《啤酒厂卫生规范》《酱油厂卫生规范》《食醋厂卫生规范》《食用植物油厂卫生规范》《蜜饯厂卫生规范》《糕点厂卫生规范》。

1990年1月30日，市卫生局颁布《淄博市食品卫生许可证发放验收标准（试行）》，该标准包括饭店（食堂）、屠宰厂、熟肉加工厂（户）、冷饮厂、食品门市部、农贸市场、个体摊贩等食品生产经营单位的卫生验收标准。

1993年11月14日，市卫生局、市工商局联合转发卫生部、国家工商局发布的《街头食品卫生管理暂行办法》。

1995年2月15日，市防疫站印发《淄博市外埠食品卫生管理规定》，共14条，分别对外埠食品的定义、适用本规定的食品和食品用产品、卫生监督管理制度等做出明确规定。该规定自发布之日起施行。

1995年10月30日，第八届全国人民代表大会常委会第16次会议通过《中华人民共和国食品卫生法》，自公布之日起施行。《中华人民共和国食品卫生法（试行）》同时废止。

自1982年《中华人民共和国食品卫生法（试行）》颁布实施至1995年《中华人民共和国食品卫生法》颁布实施，13年间，卫生部颁布55项有关食品卫生的部门法规。

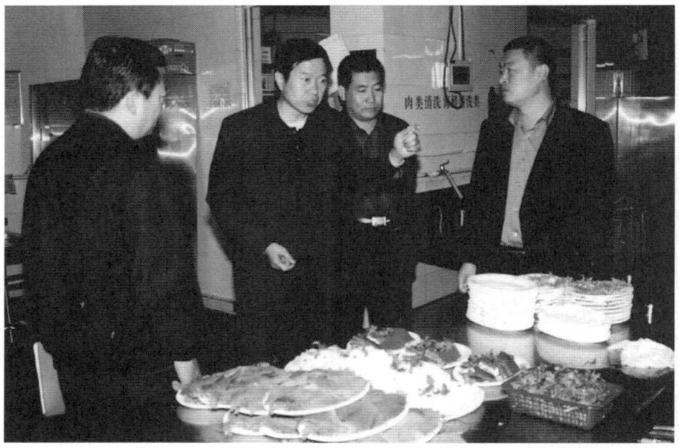

防疫人员进行食品卫生监督检查

1983年—1995年，全市食品卫生监督管理工作主要依据《中华人民共和国食品卫生法（试行）》和卫生部颁布的一系列食品卫生法规。

1996年1月19日，省卫生厅颁布《山东省食品卫生许可证发放管理办法》；1月26日，市卫生局转发该办法。

1996年2月14日，省卫生厅颁布《山东省采购食品索证管理办法》。

1996年3月15日，卫生部发布《保健食品管理办法》，自1996年6月1日起实施。

1996年4月5日，卫生部发布《辐照食品卫生管理办法》，自发布之日起施行。原《辐照食品暂行管理规定》同时废止。

1996年4月26日，省卫生厅印发《山东省饮食单位卫生许可证发放验收标准》，5月28日，市卫生局转发该"验收标准"。

1996年7月17日，市卫生局印发《淄博市采购销售食品卫生管理暂行办法》，共19条，自发布之日起施行。

1996年8月27日，卫生部发布《学生集体用餐卫生监督办法》。

1997年4月4日，山东省八届人大常委会第27次会议通过《山东省食品摊贩和城乡集市贸易食品卫生管理条例》，自1997年6月1日起实施。《山东省食品商贩和城乡集市贸易食品卫生管理暂行办法》同时废止。

1998年4月10日，市防疫站根据卫生部发布的《食品生产经营人员食品卫生知识培训管理办法》和市卫生局1996年3月6日，关于进一步做好食品生产经营人员健康体检、卫生知识培训管理工作的通知"要求，市防疫站印发《食品行业、公共场所从业人员卫生培训实施方案（试行）》，首先在市管食品生产经营单位开展规范化卫生培训工作。

"2003年11月14日，市卫生局下发《关于印发＜淄博市全面实施食品卫生监督量化分级管理制度工作方案＞的通知》，要求以学校食堂和餐饮业为切入点，全面实施食品卫生监督量化分级管理制度，广泛发动社会积极参与，定期公布企业的食品卫生监督量化分级信息，不断完善工作制度，严格按照量化分级要求实施监督。"

2009年2月28日，中华人民共和国第十一届全国人民代表大会常务委员会第七次会议审议通过了《中华人民共和国食品安全法》，自2009年6月1日起施行。《中华人民共和国食品卫生法》同时废止。对食品安全监管职责进行了明确：卫生行政部门承担食品安全综合协调职责，负责食品安全风险评估、食品安全标准制定、食品安全信息公布、食品检验机构的资质认定条件和检验规范的制定，组织查处食品安全重大事故。发生食品安全事故，县级以上疾病预防控制机构应当协助卫生行政部门和有关部门对事故现场进行卫生处理，并对与食品安全事故有关的因素开展流行病学调查。质量监督、工商行政管理和国家食品药品监督管理部门依照新《中华人民共和国食品安全法》和国务院规定的职责，分别对食品生产、食品流通、餐饮服务活动实施监督管理。

"2011年11月24日，为规范食品安全事故流行病学调查工作，根据《中华人民共和国食品安全法》和《食品安全法实施条例》等法律法规，卫生部制定并下发了《食品安全事故流行病学调查工作规范》。"

第二节　食品卫生状况及卫生学调查

1978年国务院颁布《中华人民共和国食品卫生管理条例》以前，卫生防疫机构的食品卫生管理工作主要通过食品卫生状况和食品卫生学的调查，发现存在的问题，及时给各级政府和有关部门提供相关信息，提出改进建议，促进食品单位做好食品卫生工作。

一、肉食品生产单位分布及卫生状况调查

1957 年，全市肉食引起的食物中毒起数占全年食物中毒的 69.6%。为预防食物中毒，给肉食卫生管理提供依据，是年对全市肉食机构分布及卫生状况进行了调查。

1. 调查结果：全市共有屠宰场 36 处，从业人员 271 人。市食品公司在博山区、张店区、洪山区各设商店一处，在周村区设门市部一处，在淄川区设收购站一处。全市平均每日消费肉品 17920 斤，以博山区最多，日销 7000 斤；周村区最少，日销 2000 斤。市食品公司为全市肉品管理机构。

2. 调查发现的主要问题：

⑴兽医卫生力量薄弱。全市仅有 7 名兽医人员，初级人员 6 名，仅 1 名中级人员。多数屠宰单位宰前不检验，致使猪瘟、猪丹毒、猪蹄疫不断流行，肉品卫生质量则更无保障。

⑵屠宰场建筑及设备差。36 个屠宰场仅博山秋谷一处有自来水和水泥地面，而多数单位用具不洁，污水粪便到处流，有的在院内晒猪毛，用水井、地窖储肉，肉品经常出现腐败变质现象。

⑶肉品运输无专用车辆，亦无铺席和盖布。另外，有 40 副挑担赶集下乡售肉，均给肉品的细菌污染造成机会。据采样化验，在肉品中检出大肠杆菌、变形杆菌和葡萄球菌。

二、淄博市乳品卫生调查

1957 年，市防疫站对全市乳品卫生进行调查，调查内容包括全市牛、羊乳业户分布及日产量、乳场环境卫生、操作过程卫生、从业人员健康状况等。

根据调查结果，市防疫站提出如下问题和建议：

1. 各出售乳业户无生乳消毒设备，应购置巴氏低温消毒机消毒，禁止出售生乳。牛、羊乳自用者应采取急火煮沸 5 分钟的消毒方法。

2. 检查发现的结核病牛及流产病牛应严密隔离。

3. 从业人员至少每年进行一次健康检查，特别要做心肺透视、康华氏反应和肠道带菌检查。

4. 各乳场操作过程中卫生状况都极恶劣，应逐步改进，做到“用具灭菌、双手消毒、工作服清洁、乳汁减少与手和空气的接触、挤出的奶应注意及时冷却降温”。

5. 各区卫生科及有关厂矿应积极改进乳场现状，对不合格的奶严禁出售。

三、营养性水肿发病情况调查

1960 年，市卫生局组织 73 名医务干部对 34 个公社营养性水肿发生情况进行调查，发现有营养性水肿病人的公社有 19 个，除淄川区 10 个公社未发现病人外，其他张店、博山、周村区均有病人发生，发生时间多在 1959 年的 10 月至 1960 年的 1 月。对象以老年及幼儿为多。从地区上看，以淄川区的金岭、洋水公社，张店区的江西、石桥、马尚公社，周村区的张坊公社较为严重。

1960 年 3 月份，淄博工业专科学校学生及教职员工中陆续发生 88 名浮种病人，市防疫站于 6 月 29 日派员调查，发现有 84 名为学生，占该校学生总数（447 人）的 18.79%，4 名为教职工，占教职工总数（110 人）的 3.6%。

四、淄博电池厂博山分厂铅作业工人营养调查

1963 年，市防疫站与淄博电池厂保健站共同组成调查组，对该厂铅作业工人营养状况进行调查。调查内容包括膳食调查、铅作业工人职业病和营养缺乏病体检以及化验工作。调查结果：1. 该厂各工作点空气中的铅尘浓度都高于国家标准，最高者高出国家标准 1000 倍。2. 膳食调查：每人每日摄入热量 3000 卡，与中国医学科学院制订的中等劳动强度成年男子标准（3000 卡 / 人 / 日）相当。热量来源主要是谷类，占 66%，其次是薯类，占 21%，来自动物性食物的仅占 4%。维生素 A、B2、PP 的摄入量均低于标准要求，调查发现，维生素缺乏组的铅中毒发病率（57%）显著高于非缺乏组（35%）。

五、水产品副溶血弧菌带染状况调查

1963 年 6 月—11 月，市防疫站对市售黄花鱼、带鱼、墨鱼、蟹、海蜇以及售鱼用具进行副溶血弧菌带染状况调查，共检验水产品 251 份，检出带菌标本 87 份，检出率 34.66%。其中，以蟹的检出率最高，占 83.3%。检查盛放工具 12 份，1 份被副溶血弧菌污染。

六、食用色素调查

1964年，市防疫站对4家糕点厂、三家冰糕厂和9个糕点门市部使用色素情况进行抽查。共采样37份，色素使用量均超出国家标准，最高者超标15倍。其主要原因是凭经验估计加入造成。另外，调查发现本市尚有库存的8种、366公斤非食用色素，通知停止使用。

七、农药在果品中残留情况调查

1976年，市防疫站对8个果园的农药施药和农药在果品上的残留情况进行调查。共采集苹果44份、梨14份、葡萄9份、桃子2份。检验结果：69份样品中检出9份残留农药“六六六”，7份残留“DDT”，1份残留“敌百虫”、5份残留“乐果”，1份残留“1605”。农药“马拉硫磷”因假阴性干扰未作统计。检验结果表明，水果中有机氯残毒阳性率（23.2%），显著高于有机磷农药残毒阳性率（10.1%）。调查还发现，使用有机磷90天，果品中仍检出残毒；在当年未使用有机氯的果品中仍可检出有机氯残毒，检出率高达31.3%，说明在果品和其他作物上禁用有机氯农药的问题应引起高度重视。

八、陶瓷用具中铅、镉溶出量调查

市防疫站对30个陶瓷食具进行铅、镉溶出量调查分析。调查结果：⑴共测定313份样品，除淄博瓷厂7625　7寸碟的镉溶出量多0.03ppm外，其他样品均未检出镉；⑵313件陶瓷食具中铅溶出量检出率高达47.6%，从构成比看，7ppm以上者占72.49%，超过了国家规定的试行标准；⑶釉上彩溶出量问题最大，检出率高达65.98%，7ppm以上者占20.62%，釉下彩防止铅溶出较为理想；⑷出口碟的盘花面大，既有喷彩又有贴花，故铅溶出量最高，而社队厂、内销厂的产品，花面小且少，故超标甚少。

九、熟肉制品杂菌、大肠菌、食物中毒病原菌带染情况调查

1980年12月—1981年11月，市防疫站与淄川区防疫站联合对全市个体、集体和国营肉食门市部及摊点的熟肉制品染菌状况进行调查，每周抽检一次，共抽检595份熟肉制品。调查检验结果：⑴集体和个体熟肉经营者卫生问题较多，特别是个体户和个体摊贩，多是提篮、挑担或推车出售，无防蝇防尘设备，个人卫生不良，销售时间长，其熟肉合格率显著低于国营单位；⑵猪头肉及猪下货、牛、羊肉出售时不合格者均在50%以上；⑶淄博地区熟肉制品的主要带染菌属为变形杆菌，其次是沙门氏菌，气温至25℃以上，熟肉制品合格率显著降低。

十、蒸馏酒卫生学调查

1982年，市防疫站对市售蒸馏酒进行卫生学调查。共采集42份酒样，检验酒液中乙醇、杂醇油、总醛的含量及其变化，结果发现，随着生产过程中流酒时间的延长，乙醇、杂醇油和总醛逐步降低。甲醇开始未检出，而在酒尾中出现，总酸缓慢升高，总酯基本相同。根据沸程分馏原理，各种成份应受温度影响。从以上规律分析，去掉酒头酒尾两段馏分，即可减少酒中甲醇、杂醇油和醛类的含量，以减少对饮用者的危害。

第三节　食物中毒预防控制

一、新中国成立以来全市食物中毒发生概况

1952年—1985年，淄博市有资料记载的食物中毒共524起，中毒人数30251人，死亡84人。据1958年—1985年25年（1967—1969年缺资料）食物中毒分析，共发生475起，21807人。其中，细菌性食物中毒336起，占70.74%，中毒者18193人，占食物中毒人数的83.43%；化学性食物中毒发生49起，占10.32%，中毒人数1566人，占7.18%；有毒动植物中毒发生56起，占11.79%，中毒人数754人，占3.46%；蚕蛹引起的食物中毒11起，占2.32%，中毒者832人，占3.82%；原因不明食物中毒23起，占4.84%，中毒者462人，占2.12%。因食物中毒而死亡的84人中，细菌性食物中毒死亡11人，占13.09%；化学性食物中毒死亡15人，占17.86%；有毒动植物中毒死亡45人，占53.57%。

据对25年食物中毒资料分析，食物中毒呈现以下规律和特点：

1. 食物中毒性质：以细菌性食物中毒为主，占食物中毒起数的83.43%；有毒的动植物中毒和化学性食物中毒次之，分别占11.79%和10.32%。

2. 中毒死亡特点：因食物中毒导致死亡的人数

中，有毒动植物中毒死亡人数占53.57%，其次是化学性食物中毒，占17.86%；细菌性食物中毒死亡者占13.09%。

3. 食物中毒发生季节：每年5月开始上升，10月下降，6—9月为食物中毒多发季节。

4. 引起食物中毒的主要食品：以肉类为主，占食物中毒起数的70%左右。据1981年统计，病死牲畜肉占肉类食物中毒的52%。

5. 食物中毒场所：1970—1973年统计，集体食堂发生的食物中毒占总起数的64.9%，其次是农村，占18.9%；1978—1981年统计，农村食物中毒发生的起数占57.14%，其次是集体食堂，占20%。资料显示，食物中毒主要发生在集体食堂和农村。

1983年，《中华人民共和国食品卫生法（试行）》颁布实施后，各级卫生防疫机构加大食品卫生监督管理力度，加强了食物中毒预防措施，1986—2003年的18年间，大型食物中毒事件显著减少。据统计，1986—2003年，全市共发生8起较大的食物中毒事件。其中，1987年发生食物中毒4起（化学性1起，细菌性3起）；1993年2起（化学性1起、细菌性1起）；1994年1起（细菌性）；2003年1起（化学性）。8起食物中毒事件中，5起为细菌性，中毒人数509人，无死亡；3起为化学性食物中毒，中毒人数250人，死亡2人。

二、新中国成立以来全市重大食物中毒事件

1.1952年6月25日，淄博专区章丘县瓦口岭村村民李学延等5人因制食一只因患炭疽死亡的病羊而致食物中毒，李于第二天（26日）死亡，其余4人经抢救脱险。

2.1952年6月26日，章丘县六区狮子口乡小张家庄村民张大仲的一头耕牛于当日早8点死亡。死牛由本村村民吴清海、宋纪康、张明云3人购买剥煮后卖给本村及附近三高村、小贾刘庄的村民，51人食用后2~3小时全部发病，重者5人，3小时后死亡。37人上吐下泻，头胀眼花，轻者9人只觉腹胀。经调查，食牛肉者未发病，凡食用牛内脏者均发病。据分析，该牛可能为食化学毒物而死。人食用牛的内脏后引起中毒。

3.1955年6月5日，周村驻军某部从食品公司购入猪肉4块，其中一块变质，又从鸡贩处购入腐败变黑的鸡肉60余斤。6月7日上午，将猪肉与变质鸡一锅炖后食用。36小时内先后中毒139人，经抢救及时脱险。

4.1959年9月15日—19日，淄川区昆仑镇11个单位相继发生食物中毒，中毒者736人。中毒食品系昆仑食品站出售的羊肉、羊杂、猪肉。因食品站无冷藏设备，屠宰场工具不洁，苍蝇密度高，生熟工具、用具不分，肉食品放置时间长，加之各食堂加工食用方法不当而酿成食物中毒。市卫生局、公安局、商业局及时组织调查处理，经积极救治，未造成死亡。

5.1962年6月4日，某矿自宰生猪5头，购进冻肉581斤食用。因食堂卫生条件差，生熟工具、容器混用，造成273人食用后食物中毒。经市防疫站调查、化验，为普通变形杆菌食物中毒。患者经用合霉素、氯霉素治疗后痊愈。

6.1963年8月28日，博山区八陡地区黑山熟肉合作商店因出售变质熟猪肉、下货引起322人食物中毒。市防疫站派员调查，发现该店8月27日剩余的175斤熟猪下货未经加热处理，28日在集市上出售，加之生熟工具、容器混用，造成此次食物中毒。经及时抢救，未发生死亡。

7.1972年5月5日，市第一招待所食堂从市食品公司购进一批冻猪肉，常温存放30小时后为会议就餐人员制作氽里脊时，用急火快氽，因加热不彻底导致食物中毒。当时18点30分食用后，19点30分出现病人，至第二天6~12点达发病高峰，共发生中毒者243人，主要症状为脐周疼痛、腹泻；患者3日内恢复，无死亡。经细菌学鉴定，为奇异变形杆菌引起的食物中毒。

8. 张店新华制药厂玻璃车间，生产中用碱、砷作配料。该车间工人邱某将拌有砷料的碱粉带回家蒸馒头时食用，1974年12月3日食用后全家5人均发病不适，误认为“煤气中毒”，至1975年2月，一直食用含碱砷馒头。先后去多家医院就诊，均诊断为“传染性肝炎”。直至1975年3月3日，该邱家炸“面鱼”送邻居食用，引起中毒，经送市防疫站化验，砷含量达290ppm，方确诊为砷中毒。经用二巯基丁二酸钠特效驱砷治疗后痊愈。

9.1981 年 4 月 15 日，博山区郭庄公社谢家店大队社员曹某因女儿出嫁请客 15 桌，下午 1 点进餐，4 点左右开始出现食物中毒。病人表现为发热、腹痛、腹泻，16 日中午发病达高峰，食物中毒者共 100 人。经积极救治，2 天内全部治愈。经细菌学鉴定，为沙门氏菌 B 群鼠伤寒血清型引起。

10.1981 年 6 月 6 日，周村区彭阳公社某大队 34 名社员因食用一只生下后三天病死的骡驹肉引起食物中毒。病人主要症状为头痛、头晕、腹痛、腹泻、发热、发冷，一名 14 岁女孩经抢救无效死亡。经细菌学鉴定，为沙门氏菌 B 群鼠伤寒血清型引起的细菌性食物中毒。

11. 两起自制臭豆腐引起的 B 型肉毒中毒。

1981 年 11 月 16 日，博山汽车附件厂工人赵红菊因头晕、恶心、视物不清到市第一医院就诊，被诊断为“早妊反应”入院治疗。

1982 年 1 月 17 日，博山化工厂司机李康文因吞咽困难，视物不清，大便不通，到博城公社医院就诊，被诊断为“干结”。

后因工人家属中均出现同样症状病人，疑与食物有关，即报告市防疫站。经流行病学调查和动物试验，确诊为 B 型肉毒杆菌毒素中毒。两户共中毒 15 人，经用肉毒抗毒素血清治疗，均痊愈。两户均共同食用过自制的“臭豆腐”，从病家的灶台土、环境土、刀板涂抹物以及患者大便中，均检出 B 型肉毒杆菌。

12.1982 年 3 月，发生首起霉变甘蔗食物中毒事件。临淄区果品商店出售越冬的霉变甘蔗，导致 116 例儿童食物中毒，造成 1 例硬瘫、3 例软瘫、1 例死亡的严重事故。此次霉变甘蔗食物中毒系山东省首次发生，山东省卫生防疫站派员协助进行调查处理，并确认系芽技霉菌、圆弧青霉菌和串珠镰刀菌产毒菌株所致。

13.1985 年 7 月 10 日—13 日，张店城区及淄川区罗村矿区相继发生食用马肉引起的食物中毒，共 102 人发病。经市防疫站组织调查，系临淄区王寨乡个体肉食加工户王能光出售的马肉所引起的奇异变形杆菌食物中毒。市、区防疫站积极组织救治，病人均痊愈。对造成这次食物中毒事故的责任人，按照《中华人民共和国食品卫生法》的规定，给予了行政处罚：⑴赔偿所有病人医药费、误工工资、生活补助费共计 3000 元；⑵罚款 4900 元；⑶吊销其“卫生许可证”。

14.1987 年 1 月 2 日，淄博市建筑公司教育中心集体食堂发生一起大面积食物中毒，中毒人数 205 人，经积极治疗，病人一周后恢复正常，无死亡。经调查，该起食物中毒系该食堂炊事员在制作馒头时误将氟硅酸钠当成碱粉使用而造成的化学性食物中毒。

15.1987 年 3 月 25 日，临淄区齐都镇葛家村个体肉食加工户于连海出售的猪下货污染沙门氏菌，导致 36 人食物中毒，26 人住院治疗。

16.1987 年 5 月 7 日，淄川区岭子镇崇山煤矿职工食堂购入个体肉食加工户毕德海的驴肉，导致该矿 98 人食物中毒，29 人住院治疗。经查，中毒原因系该驴肉被福氏志贺氏菌污染而引起。

17.1987 年 6 月 2 日，桓台县耿桥乡姜庙村个体肉食品加工户巩子晶销售的熟驴肉导致 31 人食物中毒，28 人住院治疗。经查，中毒原因系因该肉食加工户出售的驴肉污染葡萄球菌所致。

18.1993 年 6 月 3 日，临淄区齐都镇发生一起因食用个体饭店加工出售的蒸包而造成的 257 人食物中毒事件。事发当天适逢齐都镇大集，200 余名赶集群众在该饭店食用蒸包后出现食物中毒症状。事件发生后，市委副书记李延龄、副市长张守增以及临淄区委、区政府领导人先后到现场了解情况。市防疫站派出 4 名专业技术人员协助调查处理。市、区卫生局积极组织抢救，40 余名中毒者住院治疗。截至 6 月 7 日，90% 以上病人治愈，无死亡。经市、区防疫站采样化验，此次食物中毒系加工蒸包的猪肉被变形杆菌污染，蒸包在加工过程中未蒸透蒸熟而引起。

19.1993 年 11 月 24 日，淄博市肉联厂西二路经营部刘莲等 5 人误将亚硝酸盐当做食盐加入面条中，食用后导致 5 人全部食物中毒。其中，刘莲（女，18 岁）、王新立（女，19 岁）经抢救无效死亡。

20.1994 年 5 月 14 日，山东医药工业学校学生食堂因制作的香椿芽拌豆腐、卷心菜拌粉丝被致病菌污染，导致87名学生集体食物中毒。经市中心医院积极救治，至5月19日患者全部康复。中毒发生后，市防疫站立即采取应急控制措施。经查，该起食物中毒系该食堂卫生状况不良，生熟用具、工具不分，凉拌菜被致病性变异杆菌污染而引起的一起细菌性食物中毒。

21.2000年8月13日，淄川区昆仑天晟公司酒店发生一起食物中毒，中毒10人，3人入院治疗。经市防疫站调查，该酒店无卫生许可证，属无证经营，且酒店卫生条件差。经细菌学鉴定，该酒店使用的菜墩和剩余食品中均检出食物中毒病原菌变形杆菌。市防疫站根据《中华人民共和国食品卫生法》有关规定，将该酒店查封、取缔并罚款7000元。

22.2003年4月30日，张店区房镇中学接待处发生一起食物中毒，中毒学生30人。市及张店区防疫站立即赶赴进行调查，查明中毒原因系因该接待处误用亚硝酸盐所致。患者经及时治疗均痊愈。对事故责任单位和责任人依法进行了行政处罚。

23. 2008年5月2日，接到张店区雏鹰幼儿园3名幼儿疑似食物中毒急症入住淄博市第三人民医院的报告，中心立即组成流调小组赶往市第三人民医院，核实情况，进行流行病学调查。经查，三名患儿在相近时间内发病，2名呕吐、抽搐，无其他症状；1名腹泻、抽搐、呼吸困难、紫绀、昏迷。发病前1小时左右，3患儿曾共同饮用200毫升左右袋装鲜牛奶及含奶饮料；三日内，在幼儿园与3名患儿共同进餐的10名儿童均未发病；72小时食谱不能确定中毒食品；患儿不清醒，家人及其幼儿园老师不能提供患儿详情。立即采取紧急措施：（1）将3名患者呕吐物、洗胃液送市疾控中心实验室做检验分析；（2）由卫生监督人员到幼儿园就餐场所检查，尽快查明中毒食品；（3）征询院方医务人员及流行病专业人员，排除EV71感染可能。经初步检验，患儿胃内容物进行毒鼠强、氟乙酰胺定性检验，结果毒鼠强呈阳性反应，氟乙酰胺阴性。3患儿高度怀疑毒鼠强中毒，中心第一时间通知院方调整救治方案；不排除人为投毒，立即将调查结果报告市公安局。

24. 2008年7月15日，接市卫生局通知，山东欧亚电子大厦十余名员工疑似食物中毒住进山东侨联医院，市疾控中心立即组成流调小组赶赴山东侨联医院开展流行病学调查和采样检测工作，并于16日将初步调查情况上报省卫生厅。经查，山东欧亚电子大厦29名员工于7月13日早抵长岛旅游，于15日中午在蓬莱某酒店集体就餐后返济途中，出现恶心、呕吐、腹痛、腹泻等症状，至淄博路段病情加重，经120接至山东侨联医院救治。对11名患者进行个案调查，其发病时间接近，症状相似，根据流行病学资料和实验室检验结果，确定是一起副溶血性弧菌食物中毒。

25.2010年11月16日，淄博市体育运动学校发生一起食物中毒事件。16日上午，先后有70名淄博市体育运动学校的学生到淄博市社会福利诊所、淄博市商业医院就诊，其中淄博市社会福利诊所接诊43名学生，淄博市商业医院接诊27人。其中54人经静脉输液用药治疗观察，病情稳定，13例轻症病例取药后回校服药观察，3人转诊治疗。据调查，70名病例发病事件接近、症状相似、以腹痛、腹泻、恶心、呕吐为主要症状，发病前多数学生在本校食堂就餐，食堂卫生条件较差，对发病较重的35名学生进行了流行病学调查。根据流行病学调查，患者有共同进餐史，发病时间相近，临床消化道症状相似，符合细菌性食物中毒特点，结合实验室检验数据，确定为一起因食用食堂饭菜而引起的细菌性食物中毒事件。

26. 临淄区皇城镇淄东张村凯顺酒店接待婚宴，2011年6月25日12桌、6月26日9桌，每桌约10人，共210人就餐，就餐时间均为12：00—14:00。餐后7~46小时，陆续有90人出现腹痛、腹泻、恶心、呕吐等急性胃肠炎症状，部分病人伴有发热症状，到就近村卫生室进行诊疗。患者分布在东南羊村81人，石槽村2人，大篷村4人，西南羊村1人，郭家村1人，桓台索镇1人。病人应用抗菌素（丁胺卡那霉素）及对症、支持治疗后，1—3天康复，截至7月1日18:00时，90名患者均已治愈。未发生重症及死亡病例。6月27日下午15时45分接报后即赴现场调查，未采集到当餐剩余食品和病人呕吐物。病人大便系用药后采集，经细菌培养未检出致病性大肠杆菌、变形杆菌、沙门氏菌等肠道致病细菌。

根据现场流行病学及卫生学调查结合患者进餐情况及临床症状分析，当餐食品受肠道致病性细菌交叉污染的可能性较大。是一起不明原因的细菌性食物中毒。

27. 2011年周村区和平学校暑期放假，校舍租赁给李阳疯狂英语夏令营（第一期），共有夏令营学生271人、教师34人在该校食堂就餐，7月17日至19日先后69人出现恶心、呕吐、腹痛、腹泻，到周村区医院就诊，诊断为非感染性腹泻，输液并用抗生素药物治疗后痊愈。病例中无危重病人、无死亡。市疾控中心专业技术人员19日下午4点45分接报，5点40分到达和平学校食堂现场。和平学校食堂生熟食操作区无隔离措施，食堂用具不洁，可能是造成此次细菌性学生群体性食物中毒事件的主要原因。因食物原料已经用完，剩余食品、呕吐物、排泄物也已经处理，食品用工具、容器已洗刷，不能追溯中毒的具体原因和食品污染的具体环节。根据现场流行病学及卫生学调查结合患者进餐情况及临床症状分析，当餐食品受肠道致病性细菌交叉污染的可能性较大。是一起不明原因的细菌性食物中毒。

三、食物中毒预防及控制

针对食物中毒发生的原因和特点，市及区县卫生防疫（疾控）机构在不同历史时期采取不同的综合预防、控制措施。

1983年《中华人民共和国食品卫生法（试行）》颁布实施以前，食物中毒预防及控制措施：

1. 通过会议，层层宣传，贯彻中央和地方政府颁布的有关食品卫生的条例、办法、规定，落实预防食物中毒措施。1960年2月，卫生部、商业部联合颁发《食品卫生五四制》。1965年8月17日，国务院批转卫生部、商业部、第一轻工业部等部门制定的《食品卫生管理试行条例》。1965年10月22日，卫生部、商业部制定《肉、蛋及其制品的卫生管理试行办法》。1972年4月30日，商业部、卫生部联合下达《关于加强饮食卫生管理的通知》，要求“饮食生产、经营和公共食堂等单位对饮食的生产、加工、运输、贮存、销售等各个环节都要把住卫生关。加强饮食卫生检验工作，禁止使用有害色素、防腐剂等附加剂，不准腐烂变质、不洁的食物、瓜果、饮料、病死畜肉上市，未经卫生检验的肉类不得出售”。1974年6月21日—25日，市商业局、卫生局、外贸局、轻工局在淄川联合召开全市饮食品卫生工作会议，要求各饮食单位继续贯彻中央颁布的《食品卫生管理试行条例》和《食品卫生五四制》等食品卫生法规，切实把住食品卫生质量关，提高行业和集体食堂卫生水平，预防食物中毒发生，保障人民群众身体健康。1975年6月25日—27日，市革命委员会召开全市饮食品卫生工作会议，公社以上卫生、供销、食品、饮食等单位负责人共207人参加会议。会议贯彻国务院和有关部门以及省革委有关食品卫生工作文件和全省饮食卫生会议精神，要求进一步加强食品卫生管理，提高食品卫生质量，积极做好食物中毒预防工作。

2. 通过开展食品污染卫生学调查，掌握食品污染状况，及时制定食物中毒预防措施。1963年6月—11月，市防疫站对市售水产品（黄花鱼、带鱼、墨鱼、蟹、海蜇）副溶血弧菌带染情况进行调查，共检验水产品251份，带菌标本87份，检出率34.66%，其中，以蟹的检出率最高，为83.3%；1976年6月，对食品污染状况进行调查，经对15个屠宰场的肉食品进行卫生学调查，其中5个单位的肉食品中检出沙门氏菌，占33.3%；同年，对全市8个果园的果品农药残留情况进行调查，共采集苹果、梨、桃、葡萄样品69份，其中，检出“666”9份、“DDT”7份、“乐果”5份、“敌百虫”和“1605”各1份。有机氯残毒阳性率23.2%。1980年12月—1981年11月，对市售595份熟肉制品食物中毒病原菌带染状况进行调查。调查显示，熟肉制品主要带染变形杆菌，其次是沙门氏菌。气温在25℃以上时，熟肉制品的合格率显著降低；猪头肉、猪下货、牛羊肉出售时，不合格者在50%以上。通过食品卫生学调查，及时掌握引起食物中毒的重点食品，有针对性地进行卫生管理，并制定肉制品加工过程中严格执行生熟工具、容器分开，熟肉制品超过4小时必须回锅加热等卫生制度，以杜绝食物中毒发生。

3. 加强食品卫生管理。1974年，国务院印发（74）82号文件、省革委印发（74）176号文件，要求认真做好食品卫生工作。市革委及时召开会议，传达贯彻中央和省的文件，责成市防疫站负责做好食品卫生管理、监督工作。1977 年，市革委批转市食品卫生领导小组《关于签发食品卫生许可证的报告》和《淄博市签发食品卫生许可证暂行标准》。1978 年 3 月 31 日，市食品卫生领导小组办公室转发沈阳市和平区卫生防疫站对饮食从业人员进行五级健康管理的经验，并在博山区商业系统进行试点。市防疫站在食品卫生管理中，狠抓《食品卫生五四制》的贯彻落实，有效地减少了食物中毒的发生。

4. 开展食品卫生工作检查评比，促进食品卫生管理。1974 年国务院（74）82 号文件下达后，分别在 1974 年 6 月、1975 年 6 月召开全市食品卫生工作会议，部署食品卫生管理以及检查评比工作，夏季组织食品卫生检查，秋季进行总结评比，基本形成制度。

1983 年 7 月，《中华人民共和国食品卫生法（试行）》开始实施，食品卫生管理纳入法制管理轨道。针对食物中毒发生的原因和特点，市、区食品卫生监督机构采取以下综合预防措施：

1. 加强《中华人民共和国食品卫生法》和食品卫生知识宣传普及，提高食品企业卫生法制观念和食品卫生水平。1983 年《中华人民共和国食品卫生法（试行）》实施后，市政府先后召开会议和全市有线广播大会进行宣传贯彻，市、区食品卫生监督机构共举办学习班 235 期，培训 10647 人（次）；1986 年以来，市人大常委会每年都组织有关部门对全市贯彻实施《中华人民共和国食品卫生法（试行）》情况和食品卫生工作进行一次视察；市食品卫生领导小组、市卫生局通过举办大型《中华人民共和国食品卫生法》及食品卫生知识竞赛，举办全市食品生产、经营企业厂长（经理）培训班等形式，宣传贯彻《中华人民共和国食品卫生法》，不断提高食品生产、经营企业食品卫生管理水平，从源头上杜绝食品污染及食物中毒的发生。

2. 加强食品卫生制度及卫生设施建设。1989 年以来，开展创建省级食品卫生示范区（县）活动，加强对食品行业和单位卫生组织、卫生制度、消毒设施、工艺流程、查体培训等方面的监督管理，饭店、食堂、加工厂的食品加工车间（场所）基本实现四壁瓷砖化，城区饭店达到间、室齐全，并重点加强冷拼间冷藏设备的配备，生熟用具、容器的配备和严格生熟分开制度，减少食品污染和食物中毒。

3. 加大食品卫生监督监测力度。1983 年，《中华人民共和国食品卫生法（试行）》实施后，先后对淄川区城关公社国海宾、临淄区皇城公社杨五大队徐金升出售病死畜肉造成的食物中毒，以及市第一、第二招待所、市建筑公司食堂发生的食物中毒进行行政处罚，视不同情节，除赔偿中毒者损失外，分别给予责令停业、限期改进并给予 200~800 元罚款的行政处罚，对不重视饮食卫生导致食物中毒的单位和个人起到极大的震慑和教育作用。1987 年 6 月 23 日，市防疫站针对当年发生的 4 起食物中毒，以“淄卫防字（87）第 48 号”文发出通报，对进一步做好食物中毒预防提出要求。同年 7 月 29 日—8 月 4 日，全市开展为期一周的以搞好夏季食品卫生、预防食物中毒为内容的食品卫生大检查。以后，市、区（县）每年都组织多次食品卫生执法检查，如 1990 年，全市共监督检查 84276 户次，处理销毁不合格食品 167 种计 386645 公斤，对 2745 户违法经营户进行行政处罚。

4. 针对食物中毒原因和特点进行重点治理。1993 年—1994 年，连续发生两起较大的食物中毒事件，中毒原因主要是由于个体食品摊贩和集体食堂卫生状况不良与卫生管理不善造成。为此，市、区（县）食品卫生监督机构加强了对个体肉食品加工户的治理整顿和集体食堂的监督检查。按照市卫生局 1990 年发布的《淄博市食品卫生许可证发放验收标准（试行）》，对集体单位食堂、熟肉加工厂（户）和农贸市场个体食品摊贩进行严格的检查验收，凡不符合卫生标准要求的，一律停止食品生产经营。

1993 年 11 月 24 日，淄博肉联厂西二路经营部发生一起职工误食亚硝酸盐导致工人死亡的重大食物中毒。26 日，市卫生局发出《关于在肉食加工中严格使用亚硝酸盐的紧急通知》，同时，市卫生、工商、畜牧等部门统一行动，联合对全市范围内的食品生产、加工、储存、运输、经营等各类经营场所进行检查整顿，严格加强对个体食品加工户的管理，要求肉食加工户必须做到添加剂使用“五专”（即专人保管、专柜存放、专门衡器、专门进货、专门记录），方允许开业。

5. 通过开展食品卫生达标活动和实行卫生监督综合执法，提高食品卫生合格率。自1995年起，全市在卫生监督工作中推行综合执法管理模式，不仅使食品生产经营单位的卫生状况大为改善，而且通过加大对厂矿、企事业、学校的集体食堂的卫生管理和监督执法力度，食品卫生状况显著好转，食品污染和食物中毒隐患显著减少。

6. 贯彻落实上级有关预防食物中毒的通知，食物中毒预防控制工作常抓不懈。

2000年5月25日，市卫生局转发省卫生厅《关于加强食品卫生监督管理预防食物中毒的紧急通知》，要求突出抓好学校食品卫生工作，加大执法力度，确保不发生重大食物中毒事故。要求各级医疗卫生单位加强救治小分队建设，强化24小时值班制度，做到组织、人员、经费、物资“四落实”，一旦发生中毒事件，迅速准确处理，将危害损失降低到最小限度。

2001年1月10日，市卫生局转发省卫生厅《关于昌乐、历城两起学生集体中毒事件的通报》，要求各区县要从昌乐、历城两地发生集体中毒事件中吸取教训，举一反三，引以为戒，切实把食品卫生工作做深、做细，彻底清除各类食物中毒隐患。市、区县防疫站认真贯彻省、市卫生部门关于做好集体食物中毒预防的通知，加大对大、中型饭店、尤其是学校食堂、建筑工地集体食堂的检查、监督频率和力度。1995年—2003年，全市基本杜绝集体食堂大型食物中毒事故。

2003年5月10日，市卫生局转发省卫生厅《关于加强食物中毒预防与控制工作的紧急通知》，要求各级医疗卫生机构在预防和控制传染性非典型肺炎的同时，要充分认识预防和控制食物中毒对保障人民群众身体健康、维护社会稳定的重要作用，认真抓好各项食物中毒预防和控制工作。

2004年7月16日，市卫生局下发《关于切实加强夏季饮食卫生管理预防食物中毒事故发生的通知》，要求切实加强夏季饮食卫生监督管理，有效控制食物中毒发生。

2008年6月2日，市卫生局下发《关于印发<淄博市食物中毒事件卫生应急处置预案>的通知》，要求一旦发生食物中毒事件，严格按照预案进行应急处置。

2010年6月，市疾控中心举办全市食品安全事故应急处置培训班，对全市疾控系统食品卫生、流行病学调查、卫生检验专业技术人员进行了培训，全面提升了全市食品安全事故应急处置水平。

2009年7月1日，市食药安委下发《关于印发第十一届全运会淄博赛区食品安全应急预案的通知》，市疾控中心按照通知要求，做好第十一届全运会的食品安全应急处置工作。

第四节　食品污染及预防控制

一、食品污染状况调查

1976年6月，市防疫站组织力量对全市食品污染状况进行调查，汇总10个方面突出问题。

1. 农药污染：通过对60个生产大队调查，发现在粮食中留有残毒的农药有DDT、666、赛力散、砒霜等。经采样化验20份大豆样品中，有11份农药残毒超过国家规定标准3.58倍。

2. 工业废水和生活污水污染：孝妇河、猪龙河污染严重，大量有毒物质导致下游湖、河、池塘鱼虾死亡，两岸小麦减产甚至绝产，收获的粮食中均有较高残毒。金岭铁矿含放射物质的污水流入农田，致使地瓜地中镭的含量超过国家标准3.7倍，最高达17倍。

3. 粮油霉变污染：1975年上半年，市粮食局从东北调进大量玉米，因保管不善，仅周村区就有100万斤严重霉变不能食用。博山区粮食局进仓油脂不做酸败试验，致使博山糕点厂一批糕点因使用酸败油脂而不能食用。

4. 病畜污染：市防疫站对15个屠宰场肉食进行抽样检查，其中，5个屠宰场的食品中检出沙门氏菌，占33.3%；检验600份食品的杂菌计数，每克样品杂菌100万以上者39份，占6.5%，1000万以上者25份，占4.2%。博山食品商店奶牛场共有奶牛33头，其中8头奶牛患布鲁氏菌病。该牛奶场11名职工中，4名感染布氏菌病。

5. 运输包装过程中的污染：1971年秋，博山食品店从莱阳县调进32万斤猪肉被浓氨水污染，博山副食品商店调运的3吨红糖被“六六六”粉污染，周村区粮食局调运的30吨大米被酸类物质污染。1972年，张店面粉厂自杜科车站运往博山的70万斤面粉，被粘有矿棉毡的篷布污染而不能食用。

6. 食品生产加工过程中的污染：张店冷藏屠宰场生产设备不符合要求，滑肉轨道低，卫生条件差，猪肉时常拖到地上，全市糕点厂全靠手工包装，包装大都用学生和家属工，既不体检，也不进行卫生培训，难以保证食品生产中不被污染。

7. 饮食行业食品污染：一些饮食单位不遵守卫生法规，饭店餐具、旅馆茶具不消毒，出售熟食大把抓，生熟食品用具、存放不分开隔离，生产环境不卫生，从业人员不进行健康体检，均是食品污染的隐患。

8. 自来水污染：全市多数水厂常年不加氯消毒，自来水公司检验的水样记录合格者甚少，有的自然水管中途被社员砸开浇地。

9. 食品卫生管理机构不健全：市食品公司生产卫生科以生产为主，时常放弃卫生管理，食品站肉检员调作他用不作肉检。粮食污染中的霉变、生虫时常发生。

10. 食物中毒事故不断：1975年上半年，全市发生化学和细菌性食物中毒11起，中毒746人，68人住院，3人死亡。

二、食品污染事件调查处理

1.1972年12月10日，张店面粉厂发往博山区7车皮面粉，由于使用矿棉毡篷布苫盖，使16100袋面粉不同程度污染了矿棉毡。市革委组织市公安局、市防疫站、张北铁路局、面粉厂等单位，在省粮食局和省卫生防疫站协助下进行调查处理。根据中国医学科学院卫生研究所、山西医学院、山西省卫生防疫站介绍：矿棉毡系类玻璃纤维，食入后可损害消化道粘膜，吸入肺部可引起纤维化病变，故建议这些被污染的面粉全部作为工业用面粉。

2.1975年9月10日，市糖烟公司从肥城调麻包装白砂糖50吨（500包），搬运入库时发现麻袋上粘有玻璃纤维，细软成绺。1976年4月10日，市防疫站和市糖业烟酒公司组织10人逐包挑选，用放大镜逐包检查，查出80包可疑白砂糖，作为工业生产用糖。

3.1975年11月28日，由铁路装运的54吨面粉至黑山站，因用青岛铁路局1070671号篷布苫盖，卸车时发现有矿棉毡，当场根据污染轻重分别卸存。1976年1月24日，市食品卫生办公室和市粮食局对污染面粉进行调查处理：对657包外表污染轻微者经清扫后销售。对1498包污染较重者进行阳光下查选，外表有矿棉毡者作为工业用粮，外表看不到矿棉毡者全袋短暂浸水，让面袋四周受潮结团一指厚，及时拆袋将面粉倒出，大都可供食用。

4.1976年7月15日，张店马一大队杀鸡厂负责加工鸡兔供外贸出口的一工人张建远被确诊2号病。此前，张某一直从事扒皮工作。经查，该厂所存的20.66吨冻兔肉不分日期分别存放2、3、4号仓内，同时，2号仓库存有156吨猪肉、9吨下货；3号仓库存有280吨猪肉，4号仓库存有445.6吨猪肉和1.2吨鸡肉、40份冻兔肉等。处理意见：⑴患者张建远于7月15日发病，前推一个潜伏期，约为7月10日左右，因冻兔肉不分日期混存，令其加工点高温处理后可供食用；⑵猪肉虽紧靠冷兔肉箱，但低温下细菌不易繁殖，且进行了表面消毒灭菌，故库存猪肉仍可供应市场；⑶对该杀鸡场环境和仓库按2号病疫源地进行消毒处理，驻地生产队加工生产的65人进行霍乱疫苗预防注射，并经3次粪便检验为阴性后继续从事鸡兔宰杀加工。

5.1983年8—9月，市防疫站开展贯彻《中华人民共和国食品卫生法（试行）》检查监督，检查中发现张店区张店供销社饭店、博山区岳庄供销社饭店、临淄区胜利供销社饭店、周村区北门饭店、淄川区黄家铺、国际旅行社淄博支社等单位存在餐具消毒不彻底、食品“四隔离”存在严重问题、食品霉变、无防蝇防尘设备等食品污染隐患。这些单位被依法责令停业，限期改进，并分别给予罚款300元~500元的行政处罚。

6.1985年7月10日至13日，临淄区王寨乡个体肉食加工户王能光加工出售的马肉因被细菌污染，造成102人食物中毒。市、区防疫站积极组织救治，病人均痊愈。对造成这次食品污染和食物中毒的责任人王能光，按照《中华人民共和国食品卫生法》相关规定给予行政处罚：⑴赔偿所有病人的医药费、误工工资、生活补助费计3000元；⑵罚款4900元；⑶吊销其卫生许可证。

7.1993年6月3日，临淄区齐都镇一个体饭店因加工蒸包的猪肉被变形杆菌污染，加工蒸包时未蒸熟蒸透，致使当日赶集的群众食用后造成257人的食物中毒事件。事件发生后，市委副书记李延龄、副市长张守增以及临淄区委、区政府领导先后赶赴现场了解情况，市、区卫生部门积极组织抢救和中毒事件调查，40余名食物中毒较重者住院治疗，无死亡。至6月7日，90%以上的食物中毒者均痊愈。市、区卫生监督机构依据《中华人民共和国食品卫生法》有关规定，对该饭店和当事人给予行政处罚：⑴赔偿食物中毒患者医药费、住院费、误工费、生活补助费共计6300元；⑵罚款8000元；⑶吊销其卫生许可证。

8.1994年5月14日，山东医药工业学校学生食堂饮事员在加工香椿芽拌豆腐和卷心菜拌粉丝两份菜肴时，由于工具不洁，生熟不分，被变形杆菌污染导致87名学生食用后中毒。事件发生后，市防疫站立即派一名副站长并带领7名流行病学和食品卫生专家以及卫生检验人员赶赴现场进行调查处理，封存可疑食品，对该校食堂进行彻底消毒处理，迅速控制了食物中毒蔓延。食物中毒患者经积极治疗，均痊愈，5月19日该校中毒学生全部复课。市防疫站根据《中华人民共和国食品卫生法》有关规定，对该校作出以下处理：⑴责令该校写出书面检查，并在全市通报批评；⑵责令该校按照卫生监督机构提出的整改意见限期整改；⑶罚款2000元。

9.1996年5—7月，国内外先后报道O157:H7大肠杆菌污染食品导致疾病流行。为摸清O157:H7大肠杆菌在本市的食品污染状况，市防疫站8—9月组织各区县防疫站对食品中O157:H7大肠杆菌进行专项监测检验。共采集冷饮、鲜奶、生熟猪肉、生熟鸡肉、生熟牛肉等样品65份，经严格检验鉴定，未检出O157:H7大肠杆菌。

10.1999年6月17日，市卫生局转发卫生部、省卫生厅《关于禁止经销比利时等国受二恶英污染食品的紧急通知》。市防疫站立即组织力量，对全市范围内的食品经销单位进行紧急检查。经两周时间的突击检查，共查171家相关食品批发及零售单位，未发现有此次中国禁销的食品，但在个别单位发现了可疑被二恶英污染的原料制成的奶粉，如深圳产标有“以优质荷兰坦牛乳汁为主要原料”的一种奶粉，以及青岛产标有“以法国优质鲜牛奶为主要原料制造”的某品牌奶粉。所查可疑食品共220余箱计5941袋，其中流入本市某商场5箱，均被就地封存。

11.2000年12月22日，市卫生局转发省卫生厅《关于查处食品中掺入矿物油违法行为的紧急通知》，要求各级卫生监督机构结合深入贯彻市政府《关于开展严厉打击制售假冒伪劣商品违法犯罪联合行动的通知》，加大食品卫生监督和查处力度。市、区防疫站自2001年1月—4月，对假冒伪劣食品进行专项检查整顿，共查处非法制售假冒伪劣食品窝点55个，假冒伪劣食品20余吨，查扣废油脂14桶（约3吨），对600公斤严重污染、变质的鱼、肉制品、豆制品和油脂进行公开掩埋销毁。

12.2002年，市防疫站集中力量对全市面粉生产加工企业滥用增白剂（过氧化苯甲酰）现象进行专项治理。1—2月经拉网式突击检查，共检查面粉生产企业25家，抽取面粉、馒头样品55份，抽样检测结果表明，面粉中添加增白剂现象较为普遍。4—5月，对市属以上学校食堂所用面粉进行监测，20所学校中涉及13个面粉生产厂家，共采样15份，合格者2份，仅占13.3%。不合格的13份样品主要是增白剂添加量超标。根据检查结果，市防疫站向有关生产企业提出卫生监督处理意见。同年10月14日，市防疫站印发《关于加强对面粉生产经营单位监督监测的通知》，要求各区县防疫站加强对面粉中增白剂（过氧化苯甲酰）添加量的监督监测，小麦面粉中不提倡添加过氧化苯甲酰，若添加使用时，每公斤面粉不得超过0.06克（60mg/kg）。

三、食品污染预防控制

1977年5月5日，市革命委员会食品卫生领导小组以“（77）淄卫食领字第3号”文颁布《淄博市防止食品污染五年规划》，对1976年—1980年防止食品污染工作提出十大指标。据此，全市各区、各系统都先后制定本区、本系统防止食品污染五年规划。

1983年，《中华人民共和国食品卫生法（试行）》开始实施。市政府于5月9日召开各区分管副区长、市直有关部门负责人会议，副市长王裕民主持会议并全面部署贯彻实施《中华人民共和国食品卫生法》的各项准备工作，市防疫站加大对饮食行业的卫生管理，对部分卫生状况不良、食品污染严重的饮食单位进行查处并给予经济处罚。据统计，1983年全市因违反《食品卫生法》而被停业改进的食品生产经营单位共145家（次），限期改进109家（次），罚款460户（次），罚金累计20546.20元。

1983—2003年的21年间，本市主要通过深入贯彻实施《中华人民共和国食品卫生法》、开展食品卫生监督执法和专项治理、食品卫生达标等活动，提高食品卫生质量，做好防止食品污染工作。

第五节　法律宣传贯彻专项活动

1982年11月，全国人大常务委员会颁布《中华人民共和国食品卫生法（试行）》，自1983年7月1日起正式施行。

1983年5月9日，市政府召开各区分管区长和市直有关部门负责人会议，研究部署实施《中华人民共和国食品卫生法（试行）》的各项准备工作，副市长王裕民主持会议并部署《中华人民共和国食品卫生法（试行）》的宣传、贯彻工作。6月16日，市政府召开全市有线广播大会，全面部署贯彻实施《中华人民共和国食品卫生法（试行）》工作。

1984年，为贯彻实施《中华人民共和国食品卫生法（试行）》，市政府于6月30日召开第51次常务会议，确定成立市食品卫生领导小组。9月11日，市政府印发《关于重新建立市食品卫生领导小组的通知》，领导小组由王裕民、张启然、孟庆年、赵大明、张洪义五人组成，王裕民副市长任组长，市卫生局局长张启然任副组长。市食品卫生领导小组办公室设在市食品卫生监督检验所，张启然兼办公室主任，赵大明任办公室副主任。

1985年8月1日，全市64名食品卫生监督员首次统一着装。是年8—9月，市防疫站组织市、区（县）食品卫生监督所开展贯彻《中华人民共和国食品卫生法（试行）》执法检查，对酒类、罐头、奶粉、软包装饮料等定型包装食品进行监督、检查，对混浊、沉淀变质食品进行销毁处理。其中，酒类52144瓶，汽水、橘子汁及软包装饮料22732瓶（袋），酱油、食醋共1812斤，糕点、饼干4593斤，罐头5180斤，糖果1651斤，冰糕5000支。同时，下达处罚通知书534份，停业整顿170户（次），罚款28343.40元。

1986年7月，全市开展大型《中华人民共和国食品卫生法》宣传周活动。全市共设宣传站29处，制作展出宣传板（牌）1340块，悬挂大型过街横幅标语177条，出动宣传车辆16辆（次），组织放映卫生科教幻灯、电影96场次，印发食品卫生专刊1万份，制作发放塑料食品卫生宣传条幅2万份，累计受教育者达107万人（次）。

1987年，全市开展“纪念《中华人民共和国食品卫生法》实施四周年活动月”，7月29日—8月4日，对全市夏季食品卫生进行检查评比。全市五区一县共检查100个单位，90分以上单位占87%，70~89分单位占12%，70分以下单位占1%。张店区的食品卫生以平均97.35分的成绩列全市五区一县之首。

1988年，在《中华人民共和国食品卫生法（试行）》颁布实施五周年之际，全市开展贯彻实施《中华人民共和国食品卫生法（试行）》大型系列活动。6月18日，市人大常委会副主任肖永藩就纪念《中华人民共和国食品卫生法（试行）》颁布实施五周年发表电视讲话；6月2—24日，由市经委、市卫生局等10个局、委、办抽调20余名干部组成食品卫生检查团，对全市贯彻执行《中华人民共和国食品卫生法（试行）》情况和食品卫生进行执法检查；6月27日，市政府在张店鲁中宾馆举行新闻发布会，纪念《中华人民共和国食品卫生法（试行）》颁布实施五周年。副市长康寿美、市卫生局局长黄锡昌分别向省、市新闻界介绍了本市贯彻实施《中华人

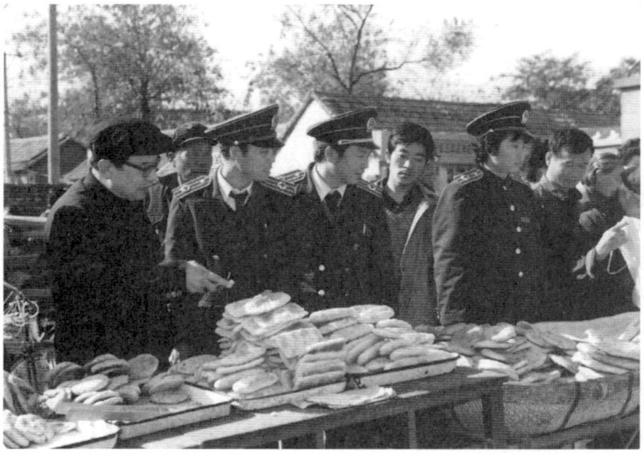

站党委书记杨明玉（左一）带领防疫人员进行街头食品卫生监督检查

民共和国食品卫生法（试行）》的情况和全市食品卫生状况。7月20日市食品卫生领导小组在张店召开全市贯彻《中华人民共和国食品卫生法》推行分餐制和餐具消毒现场会，副市长康寿美参加会议并讲话。与会代表赴周村区参观了周村区防疫站餐具消毒服务部。

1989年，为迎庆《中华人民共和国食品卫生法（试行）》实施6周年，市防疫站于2月25日印发《关于举办食品卫生法和食品卫生知识竞赛活动的通知》。8月3日—5日，淄博市首届《中华人民共和国食品卫生法》及食品卫生知识竞赛在淄博市老干部活动中心举行。全市五区一县、驻地四大企业从商业、粮食、供销、劳服、一轻等系统6万余名食品从业人员中经层层比赛选拔选派代表，共组成40个代表队参加比赛。经过紧张角逐，市商业局、市委接待处、桓台县经委、博山区经委、博山区粮食局代表队获前五名，市粮食局、周村区粮食局、临淄区供销社三个代表队并列第六名。副市长康寿美参加开幕式，淄博电视台播放开幕式、闭幕式和决赛过程，这次《中华人民共和国食品卫生法》及食品卫生知识竞赛，是中国食品卫生立法以后，全市规模最大、影响最深的一次《中华人民共和国食品卫生法》及食品卫生知识宣传活动。

1990年6月27日，在《中华人民共和国食品卫生法》实施七周年之际，市人大常委会副主任柴金起、王秀、副市长康寿美、张店区人大常委会副主任王爱存在市以及张店区卫生局、防疫站负责人陪同下，视察市驻地及张店区食品卫生工作。7月2日至9日，全市开展《中华人民共和国食品卫生法》宣传周活动，全市共出动宣传车11辆（次）、设宣传咨询站142处，悬挂食品卫生过街横幅标语230条，制作宣传牌830块，印发食品卫生宣传口号一千余张。

1991年，在《中华人民共和国食品卫生法（试行）》实施八周年之际，市卫生局组织了一次全市食品卫生易地执法大检查。7月8日—11日，检查五区三县8个城区、9个乡镇和三个大企业的食品生产经营单位共247家，其中饭店47个、食堂9个、冷饮生产单位15个、副食品门市部26个、农贸市场16个、个体劳动摊贩129人。对违反《中华人民共和国食品卫生法（试行）》的135个单位和个人依法进行处罚，处罚率54%。其中，警告并限期改进59家；罚款67家，罚款金额11275元；停业整顿6家。同时，销毁不合格食品15种计164公斤。

1993年6月29日，市卫生局在鲁中宾馆举行《中华人民共和国食品卫生法（试行）》实施十周年记者招待会。市卫生局党委书记张启然、局长徐寿庆、副局长赵亦成及市防疫站食品卫生专家回答了省、市12家新闻媒体记者提出的有关问题，介绍了贯彻实施《中华人民共和国食品卫生法（试行）》的情况。是日下午，市人大常委会副主任康寿美、副市长关玛莉、市政协副主席段杰及市委宣传部、市纪委有关负责人，在市卫生局党委书记张启然、局长徐寿庆、副局长赵亦成陪同下，对张店城区的部分食品生产经营单位和食品卫生状况进行视察。

1995年10月30日，第八届全国人民代表大会常务委员会第十六次会议审议通过《中华人民共和国食品卫生法》，该法自公布之日起施行。《中华人民共和国食品卫生法（试行）》同时废止。同年12月26日，市卫生局发布《贯彻实施〈中华人民共和国食品卫生法〉公告》。

1996年3月1日，市卫生局向市防疫站印发《中华人民共和国食品卫生监督委托书》，称："根据'省卫生厅鲁卫防函字（96）第32号'文通知精神，委托你单位在新的食品卫生监督执法体制建立之前，继续行使《中华人民共和国食品卫生法》第三十三条规定的食品卫生监督职责。"

1996年10月30日—11月10日，市防疫站对各区（县）贯彻执行《中华人民共和国食品卫生法》的执法程序、档案管理、城乡饮食卫生状况进行抽查。抽查结果：总分第一名为张店区（435.85分）；第二名为博山区（431.35分）；第三名为临淄区（418.33分）。乡镇卫生院总分第一名为博山区山头镇卫生院；第二名为临淄区齐陵镇卫生院；第三名为张店区南定镇卫生院。食品卫生工作管理单项第一名为淄川区防疫站食品卫生科；乡镇食品卫生管理单项第一名为桓台县耿桥乡卫生院防疫组。

2000年10月27日，市卫生局转发卫生部和省卫生厅《关于开展2000年全国食品卫生法宣传周活动的通知》，要求10月30日为集中宣传日活动；各区县要分别在驻地繁华地段进行宣传，并邀请当地领导对《中华人民共和国食品卫生法》宣传及执行情况进行视察。10月31日，市及各区县同时开展一次突击卫生执法检查，对查出严重问题的单位要通过新闻媒体坚决予以曝光，严厉打击食品生产经营中的违法行为。

2001年10月15日，卫生部办公厅印发《关于开展2001年全国食品卫生法宣传周活动的通知》，决定，全国食品卫生法宣传周时间为11月4日—10日，并要求各地认真组织好宣传周各项活动。根据通知精神，市及各区县因地制宜开展《中华人民共和国食品卫生法》及食品卫生知识宣传活动。

2002年之后，卫生部确定全国《食品卫生法》宣传周时间为每年11月1日—7日。其中，2002年宣传主题为“《食品安全法》就在你身边”，2003年活动主题为“食品安全我们在行动”，2004年活动主题为“关注农民工的食品安全”，2005年活动主题为“《食品卫生法》颁布十周年”，2006年活动主题为“保障农村食品卫生，维护农民健康权益”，2007年活动主题为“关注餐饮卫生，预防食物中毒”，2008年主题为“加强学校餐饮监管　保障师生用餐安全”。每年，市及各区县疾控机构均按照要求开展多种形式的宣传活动。

2009年《食品安全法》颁布实施后，市及各区县疾控机构按照通知要求，组织相关专业人员对《食品安全法》进行了认真学习和深入解读，为下一步做好食品安全工作奠定了坚实基础。

2011年6月13日–20日，淄博市暨张店区食品安全宣传周启动仪式在市博物馆广场举行，市疾控中心组织专家和志愿者参与活动。宣传周主题是：“人人关心食品安全，家家享受健康生活”。

2012年6月11日，按照市政府食安办通知精神，市疾控中心参加了在市博物馆举办的食品安全宣传周活动启动仪式。宣传周主题是“共建诚信家园，同铸食品安全”。在宣传周活动中，通过发放宣传材料、现场咨询等方式，针对《食品安全法》及其实施条例等法律法规、食物中毒预防及应急处理常识、食品安全风险监测相关知识等进行了宣传。

第六节　食品从业人员体检培训

一、食品从业人员健康体检

1972年4月30日，商业部、卫生部联合下达《关于加强饮食卫生管理的通知》，要求“坚持对饮食从业人员定期健康检查，患有活动性结核、传染性肝炎、肠道传染病的工作人员，应当调离，另行妥善安排工作”。

1978年3月31日，市食品卫生办公室转发沈阳市和平区卫生防疫站对饮食从业人员进行“五级健康管理”的经验，并在博山区商业系统进行试点。经过一年工作，办起防治站16处，培训卫生员32人，及时掌握从业人员的健康状况。

1983年，《中华人民共和国食品卫生法（试行）》实施。自1984年开始，本市根据《中华人民共和国食品卫生法（试行）》规定，对食品从业人员进行健康体检，合格者发放健康证。1984年全市共对39358名食品从业人员进行健康体检，查出各种传染病者214人，均及时调离食品工作岗位。1985年，全市查出614名“五病”患者，均调离食品生产经营岗位。1985年以后，本市每年都对食品生产经营人员进行一次健康体检，体检合格者发放健康证，体检不合格者及时调离食品工作岗位。食品从业人员健康检查成为贯彻《中华人民共和国食品卫生法》，加强食品卫生日常监督管理的一项常规性工作。

1987年10月6日，市防疫站根据山东省卫生防疫站《关于统一全省食品商贩及流动食品经营人员〈健康证〉的通知》精神，决定自10月份起，在全市范围内，对食品商贩和流动食品经营人员使用省卫生防疫站统一制作的健康证。

1991年，通过开展食品卫生达标活动，全市进一步加强食品从业人员体检培训。该年度全市食品从业人员85369人，接受健康体检和培训者84068人，体检、培训率均达98.48%，对检查出的624名不适宜从事食品工作的人员，均调离接触直接入口食品工作岗位。

1995年6月2日，卫生部发布，《预防性健康检查管理办法》。同年通过的《中华人民共和国食品卫生法》第二十六条规定了对食品生产经营人员进行健康检查具体要求。

1996年2月，市防疫站门诊部改建为健康监测科，充实人员，增置体检设备，承担全市市管单位饮食等从业人员健康体检工作任务。

1996年3月6日，市卫生局印发《关于进一步做好食品生产经营人员健康体检、卫生知识培训管理工作的通知》，进一步强调"食品生产经营人员（含管理人员、临时工、合同工）每年必须进行健康体检和卫生知识培训，取得健康检查、卫生知识培训合格证后方可上岗从事工作"。

1996年7月17日，市卫生局转发省卫生厅《关于转发卫生部〈预防性健康检查管理办法〉的通知》。根据省卫生厅要求，市卫生局决定全市预防性健康检查工作仍由市、区（县）、企业卫生防疫站和市职业病防治院按分级管理的原则，按管辖范围分别承担。

1991—1996年，在开展创建国家卫生城市工作中，将食品从业人员健康体检作为做好食品卫生工作重要措施之一，强化食品从业人员健康体检监督执法力度，使全市食品从业人员体检率每年保持在98%以上。2002年2月，市防疫站将健康检测科改建为查体科，专门负责市管单位从业人员体检。1997年—2003年，全市食品从业人员健康体检率每年保持在98%~100%之间。

自2006年始，市疾控中心不再承担食品卫生监督任务，主要职责为食品从业人员预防性体检。2006—2009年期间，食品从业人员每年体检人数都在10000余人，2010年起，食品从业人员体检人数逐年下降：2010年9121人，2011年6407人，2012年5579人。

二、食品从业人员卫生培训

1983年，市防疫站根据《中华人民共和国食品卫生法》的有关规定，对食品从业人员进行卫生知识宣传培训。1983—1988年六年间，全市接受卫生知识培训的食品从业人员累计达13万人次。

1988年，为做好食品从业人员卫生培训工作，市防疫站组织食品卫生科专业人员编写了《饮食从业者必读》，内容包括各类食品的卫生要求、食物中毒的防治、食品卫生法规知识等，全书分7章28节共11万字。1988年12月由山东省出版总社淄博分社出版，首次印数12000册，作为全市食品从业人员卫生培训的参考教材。

1989年2月，市防疫站对全市食品从业人员进行食品卫生法规和食品卫生知识抽查考试，市防疫站命题，各区县从商业、供销、粮食、轻工、乡镇企业各抽查10人参加闭卷考试，市防疫站统一阅卷。市防疫站于2月25日印发《关于举办〈食品卫生法〉和食品卫生知识竞赛活动的通知》。8月3日—5日，以市食品卫生领导小组名义，组织淄博市首届《中华人民共和国食品卫生法》及食品卫生知识竞赛，全市商业、供销、粮食、一轻、劳服五个部门共有40个代表队参加。

1989年12月5日，卫生部印发《食品生产经营人员食品卫生知识培训管理办法》，自1990年1月1日起执行。

1990年开始，本市贯彻《中华人民共和国食品卫生法》和《食品生产经营人员食品卫生知识培训管理办法》，加大对食品生产经营人员卫生培训工作力度。1991年统计，全市食品从业人员共85368人，培训84071人，培训率98.48%。

1995年3月28日，市防疫站印发《关于进一步加强食品行业、公共场所从业人员卫生知识培训的通知》。要求自1995年4月1日起，市防疫站对市管公共场所、饮食从业人员采取"统一组织、统一培训、统一考试、统一发证、统一考评、统一收费"

的“六统一”培训管理。培训工作由市防疫站健康教育所具体负责实施。同年，市防疫站共对72个市管食品企业的2506名食品生产、经营人员进行规范的课堂培训，达到“有课本、有登记、有测试、有成绩、有培训合格证”的“五有”要求。

1996年3月6日，市卫生局印发《关于进一步做好食品生产经营人员健康体检、卫生知识培训管理工作的通知》。市防疫站健康教育所加大对食品从业人员卫生培训工作力度。是年，市防疫站购进由山东省健康教育所编写、中国医药科技出版社出版的《饮食从业人员卫生培训教材》以及食品行业卫生培训录像带，由卫生医师或主管医师讲课。培训时间每人每次不少于8学时，培训结束后进行书面测试。为保证培训效果，市防疫站结合各饮食企业每年体检时间、人数和先后次序，对从业人员较多的单位，安排专人赴各食品生产经营单位进行卫生培训。食品企业从业人员少于50人的单位，采取提前通知，集中到市防疫站培训教室接受培训的方式。是年，市防疫站共对451个市管单位的9360名食品从业人员进行规范的卫生教育培训，培训合格率100%。

1997年2月，市防疫站编写《食品行业、公共场所从业人员卫生培训教材》，该书的食品卫生部分包括：食品营养知识、各类食品的卫生要求、常见食物中毒及预防、食品行业卫生管理制度、食品卫生法等。该书通俗易懂，既可作为食品从业人员的培训教材，也可作为从业人员学习食品卫生知识的科普读物。首版印刷发行一万册。

1997年，市防疫站共对483个市管食品企业的9056名从业人员进行卫生培训，培训合格率100%；1998年，对421个市管食品企业的9005名从业人员进行培训，培训合格率99.87%；1999年，对373个市管食品企业的7462名从业人员进行培训，培训合格率100%。

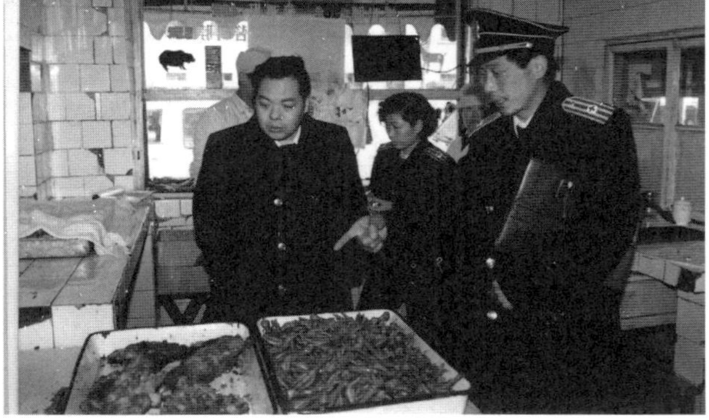

市卫生局局长赵亦成（左一）带队检查食品卫生

1996年10月—1999年3月，经市卫生局批准，市防疫站健康教育所举办7期市属以上食品生产经营企业厂长（经理）卫生培训班。每期培训班共24学时（3天），主要学习《中华人民共和国食品卫生法》《中华人民共和国行政诉讼法》《中华人民共和国行政处罚法》及食品卫生管理知识，培训结束经测试合格后，由市卫生局验发食品企业厂长（经理）卫生培训合格证。二年多时间内，全市共培训市管食品企业厂长（经理）312人，占应培训单位的98.73%。

1999年4月，根据市防疫站卫生监督体制改革的部署和要求，市防疫站健康教育所承担的食品从业人员卫生培训工作移交食品卫生科管理实施。

1999年4月—2005年，市防疫站将市管食品生产经营企业从业人员卫生培训与每年度健康体检工作结合起来同步进行。培训方式则根据《中华人民共和国食品卫生法》的要求，主要由各食品企业自行组织实施，食品卫生监督机构负责技术指导和督促检查落实。1999—2005年，市管食品企业从业人员卫生培训率保持在98%~100%。

2005年12月，市卫生监督体制改革，市管食品生产经营企业从业人员培训工作交付市卫生局卫生监督局。

第七节　食品卫生日常卫生监督管理和监测工作

1983年《中华人民共和国食品卫生法（试行）》实施以前，本市食品卫生管理机构不具备监督、处罚职能，食品卫生管理工作主要根据卫生部、商业部1960年颁发的《食品卫生五四制》和1965年卫生部、商业部、第一轻工业部等部门制定的《食品卫生管理试行条例》等有关规定，通过召开会议、宣传发动、检查督促、评比表彰等形式实施食品卫生管理。由于监管力度不强，食品卫生管理工作存在诸多漏洞和疑难问题。

1983年，《中华人民共和国食品卫生法（试行）》实施后，全市食品卫生监督管理工作进入一个崭新的历史时期，食品卫生管理工作实现了有法可依，监督管理力度空前加强，全市食品卫生状况逐年好转。

1984年，市、区防疫站以宣传贯彻《中华人民共和国食品卫生法》为重点，开展经常性卫生监督。在全市食品生产企业新建45个化验室，对产品进行理化或微生物检验。市饮食服务公司所属101个饭店，有99家设置餐具消毒设备，基本解决餐具消毒问题。是年，全市对170多家冷饮厂进行监督检查，对不合格者依法关闭，保留42家合格冰糕厂。对严重违反《中华人民共和国食品卫生法》的8家食品企业给予停业整顿和罚款处理。年内全市共停业整顿213家（次），限期改进231家（次），罚款162家（次），罚款金额22700余元。同年，全市食品从业人员健康体检39358人，对查出患有各种传染病、不宜从事食品岗位的214人调离食品工作岗位。

1985年，全市继续推广在食品生产企业建立化验室的做法，做到产品化验合格后出厂。食品卫生监督管理工作共监督检查2471家（次），其中，停业整顿317家（次），限期改进712家（次），经济处罚789家（次）。加强从业人员健康体检，全市共查出“五病”患者614人，均调离接触食品岗位。监测餐具消毒情况，对全市77家饭店759件餐具采样化验，合格率在28.6%~49.6%之间。抽检肉制品、冷饮、酒类、罐头、调味品、奶及奶制品，合格率在7.4%~70.6%之间，合格率最低的是奶及奶制品。同年7—8月，市、区（县）食品卫生监督机构对全市批发及零售单位的酒类、罐头、奶粉、软包装饮料等定型包装食品进行全面卫生监督检查，对混浊、沉淀、变质食品销毁处理，其中，酒类52144瓶，汽水、桔子汁及软包装饮料22723瓶（袋），酱油、食醋1812斤，糕点、饼干4593斤，罐头518听、糖果1651斤，冰糕5000支。同时，下达处罚通知书534份，其中限期改进189份，停业整顿170家（户），罚款共计28343.40元。

1985年11月15日，市防疫站印发《关于制订下发〈淄博市发放食品卫生许可证验收标准（试行）〉的通知》，“验收标准”包括饭店（食堂）卫生验收标准、屠宰厂（场）卫生验收标准、熟肉加工厂卫生验收标准、罐头厂卫生验收标准、冷饮厂卫生验收标准、酿造厂卫生验收标准、糕点糖果厂卫生验收标准、食品门市部卫生验收标准、农贸市场、个体摊贩卫生验收标准。根据临淄、淄川区先后发现7名儿童因食用霉变甘蔗中毒导致6人死亡、1人致残的情况，于同年11月18日转发淄川区食品卫生监督检验所《关于加强甘蔗购销卫生管理防霉变甘蔗中毒的通知》，要求各区县防疫站加强卫生监督，严禁销售霉变甘蔗。

1986年7月1日，市卫生局下发《关于发放兼职食品卫生监督员证书证章的通知》。市、区兼职食品卫生监督员由同级人民政府发证书，自1986年7月1日起，在所辖范围内执行食品卫生监督任务。

1987年3月10日，市防疫站印发《对地产食品实行定期送样化验检测制度的通知》，称：自1987年9月份开始，对全市地产品实行定期送样化验检测制度，同时，将定期向全市公布化验检测结果。4月25日，市防疫站下文确定对食品包装纸实行定点供应，确定桓台第二造纸厂为本市生产食品包装纸的定点生产单位，对生产食品包装纸厂家提出相关卫生要求和产品质量要求，同时公布全市五区一县10个食品包装纸定点销售供应单位。

1987年1月2日—6月2日，连续发生4起食物中毒。6月23日，市防疫站通报了1—6月份发生的4起食物中毒的情况，对进一步做好食物中毒预防工作提出意见。是年，在全市饮食行业实行“三级卡片”档案管理，对违反《中华人民共和国食品卫生法》的单位及时进行行政处罚，共限期改进382家，停业整顿227家，罚款626家，累计人民币31077.40元，销毁不符合卫生要求的酒类59609瓶，糕点51168斤，罐头2468听，饮料7862瓶，食品调料及小食品3244斤，甘蔗8吨。

1988年2月，针对同年1月上海甲肝暴发流行的情况，市卫生局组织市防疫站食品卫生监督员对市、区93家水产商店、冷库、饭店、农贸市场进行检查，严防疫区水产品进入本市。7 月 20 日，市食品卫生领导小组在张店鲁中宾馆召开全市贯彻《中华人民共和国食品卫生法》推行分餐制和餐具消毒现场会议，副市长康寿美参加会议。会议传达了山东省分餐制青岛现场会议精神，推广鲁中宾馆、齐鲁石化公司第一招待所分餐制和周村区防疫站餐具消毒服务部对餐具进行集中消毒的经验。

1990 年 1 月 3 日，市卫生局印发《淄博市食品卫生许可证发放验收标准（试行）》。该“标准”包括饭店（食堂）、屠宰厂、熟肉加工厂（户）、冷饮厂、食品门市部、农贸市场、个体摊贩的卫生验收标准。4 月 1 日，市防疫站印发《关于加强对食品索证管理工作的通知》，要求食品生产经营者在采购酒类、罐头类、固体和液体饮料、糕点、乳制品、油料等食品时，必须向经销者索取县以上食品卫生监督机构认可的同批食品的卫生检验合格证或检验报告单。7 月 13 日，市防疫站在齐鲁石化公司召开全市食堂食品卫生工作现场会，学习推广齐鲁石化公司烯烃厂食堂卫生管理经验。各区县防疫站分管副站长、食品卫生科科长、齐鲁石化公司所属企业的食堂负责人共 93 人参加会议并参观烯烃厂食堂卫生管理。是年，全市共开展食品卫生监督检查 84276 户（次），处理违法经营 2745 户（次），销毁不合格食品 167 种，计 386645 公斤，罚款 225.7 元。年内全市食品卫生合格率达 80%，杜绝食物中毒发生。

1991 年 6 月 19 日，市政府印发《关于开展创建省和国家卫生城市活动的通知》。市防疫站根据“创城”工作对食品卫生工作的要求和相关指标，加大食品卫生工作力度，7 月 8 日—11 日，全市开展食品卫生易地执法大检查。

1992 年 5 月，市防疫站对五区（全国卫生城市检查范围）所辖饭店随机抽样监测，每区抽查大、中、小饭店各 2 个，全市共 30 个。卫生监测结果：平均卫生合格率张店区 75%，周村区 68.3%，临淄区 65%，博山区 61.7%，淄川区 56.7%。卫生合格率达 80% 以上的单位：张店区 4 个、博山区 3 个、周村区和临淄区各 2 个、淄川区 1 个。全市五区餐具消毒平均合格率为 65.3%。6 月 9 日，市防疫站印发《关于加强对馒头、豆腐加工卫生管理的通知》，要求各区县组织力量对馒头、豆腐等食品的生产经营进行一次突击卫生检查，重点查处违法使用“吊白块”和“硫磺”等不法行为。1992 年，在全国组织的“质量万里行”活动中，市防疫站加强流通领域食品卫生监测，1—6 月份共检验监测食品样品 683 件（抽样 621 件，送样 62 件），卫生合格率 71%。8 月 26 日，市卫生局印发《关于加强对早市、夜市食品卫生监督管理工作的通知》，市防疫站组织食品卫生监督员起早贪黑，对食品早市、夜市突击检查。同年 9 月 26 日，市政府印发《淄博市人民政府关于进一步加强食品卫生工作的通知》。主要内容：1. 提高认识，加强综合治理；2. 加强监督力量，严格秉公执法；3. 加强制度建设，积极推行分餐制；严格餐具消毒，防止疾病传播；4. 继续开展争创“食品卫生先进区（县）”活动；5. 部门配合，通力协作，共同抓好食品卫生工作。

1993 年 6 月 29 日，市卫生局在鲁中宾馆举办淄博市实施《中华人民共和国食品卫生法》十周年记者招待会，向省、市 12 家新闻单位记者介绍淄博市贯彻落实《食品卫生法》情况。同年，全市 8 个区县，除沂源县外，有 7 个区县通过全省食品卫生示范区（县）达标检查。11 月 14 日，市卫生局、工商局联合转发卫生部、国家工商局颁布的《街头食品卫生管理暂行办法》。

1994 年—1995 年，全市食品卫生工作主要围绕创建国家卫生城市活动，重点开展从业人员健康体检、“五小”单位卫生治理、防止食品污染、预防食物中毒、提高食品卫生合格率等项工作。

1995 年 2 月 15 日，市防疫站印发公布《淄博市外埠食品卫生管理规定》，共 14 条，包括外埠食品的定义、适用本规定的食品和食品用产品、卫生管理制度等内容。该《规定》自公布之日起施行。3 月 28 日，市防疫站印发《关于进一步加强食品行业、公共场所从业人员卫生知识培训的通知》。5 月 31 日—6 月 6 日，市防疫站组织各区县对“五小”单位进行突击卫生检查，全市共查小饭店 28 个，对不符合卫生要求的单位进行行政处罚。

1995 年 10 月 30 日，第八届全国人民代表大会常务委员会第十六次会议通过《中华人民共和国食品卫生法》。12月26日，市卫生局发布《贯彻实施〈中华人民共和国食品卫生法〉公告》，在全市全面实施《中华人民共和国食品卫生法》。

1996年1月26日，市卫生局转发省卫生厅《关于印发〈山东省食品卫生许可证发放管理办法〉的通知》，规定，凡在本市行政区域内从事食品生产经营的单位和个人，都要严格按照《山东省食品卫生许可证发放管理办法》要求和分级管理规定，到县以上各级人民政府卫生行政部门领发、审验和换发食品卫生许可证。2月7日，市人大常委会主任陈庆照、副主任康寿美在市卫生局局长田锡富、副局长赵亦成陪同下，视察肉食品加工厂和个体屠宰场肉品卫生状况。3月1日，市卫生局向市防疫站印发《食品卫生监督委托书》，称：根据“省卫生厅鲁卫防函字（96）第32号”文件通知，委托你单位在新的食品卫生监督执法体制建立之前，继续行使《中华人民共和国食品卫生法》第三十三条规定的食品卫生监督职责。3月6日，市卫生局以印发《关于进一步做好食品生产经营人员健康体检、卫生知识培训管理工作的通知》，要求食品生产经营人员（含管理人员、临时工、合同工）每年必须进行健康体检和卫生知识培训，取得健康检查、卫生培训合格证后方可上岗从事食品生产经营工作。5月28日，市卫生局转发省卫生厅《关于印发〈山东省饮食单位卫生许可证发放验收标准〉的通知》。7月17日，市卫生局印发《淄博市采购销售食品卫生管理暂行办法》，共十九条，自发布之日起施行。7月25日，市卫生局印发《关于在全市开展食品卫生执法大检查的通知》，决定自8月14日至16日，在各区县之间采用定向、循环的联合检查方式进行食品卫生执法大检查。9月14日，对执法检查中依法没收的过期、变质食品集中进行销毁。10月3日，市防疫站印发《关于对全市熟肉食品及制品进行监督检验的通知》，10月8日至25日为集中监督监测阶段。10月30日至11月10日，市防疫站对各区县贯彻执行《食品卫生法》的执法程序、档案管理及城乡饮食卫生状况进行抽签检查。同年10—12月，市卫生局委托市防疫站举办三期食品生产经营企业厂长（经理）卫生培训班。培训班由市防疫站健康教育所实施，每期脱产培训三天，主要学习《中华人民共和国食品卫生法》《中华人民共和国行政处罚法》及有关食品卫生知识。参加培训的143名企业负责人经考核合格，由市卫生局颁发食品企业厂长（经理）卫生培训合格证书。

1997年1月3日—6日，市防疫站印发对大企业1996年度食品卫生先进单位和个人进行表彰的通知。受表彰的食品卫生工作先进单位：淄博矿务局卫生防疫站、中石化十化建公司卫生防疫站、山东铝业公司卫生防疫站。淄博矿务局系统有6个饮食单位、中石化十化建公司有3个饮食单位、山东铝业公司有2个饮食单位被评为1996年度食品卫生先进单位。对三大企业共21名食品卫生先进工作者进行了表彰。4月4日，市防疫站印发《关于印发〈全市饮食服务行业整顿治理方案〉的通知》。治理整顿内容：⑴加大对街头食品、早点、夜市综合治理力度；⑵整顿流通领域内食品卫生，重点是保健食品、婴幼儿食品和进口食品、外埠食品的索证管理；⑶积极开展对油条、豆腐加工单位（点）的监督管理；⑷加强城乡结合部、路边饭店和农村食品销售网点的卫生管理；⑸加强对食品卫生广告的管理。整顿治理为期二个月，4月1日至30日为治理整顿阶段，5月1日至5日为自查验收阶段。市防疫站成立治理活动领导小组，具体负责实施。4—10月，市防疫站对全市冷饮食品进行专项检查和治理整顿，对生产中卫生问题严重单位进行停业整顿并通过新闻媒体进行曝光。9月，市卫生局组织强化公共卫生执法检查，销毁变质食品4177.5公斤。10月20日，市防疫站印发《关于在全市饮食等服务业推广使用二氧化氯复合消毒剂的通知》，以确保公用餐具安全卫生。市防疫站在食品卫生监督管理中共抽检冷饮1084份，抽检肉及肉制品988份，乳及乳制品32份，酱油等调味品30份，粮油制品74份，酒类406份。经食品卫生检验，合格率85.36%。年内，组织各种形式的检查30余次，全市共行政处罚2548户（次），其中，警告1521户（次），责令整改43户（次），责令停止生产经营388户（次），销毁不合格食品239户（次）计2603公斤，罚款310户（次）计人民币 130347.00 元，吊销卫生许可证 13 户，取缔非法经营活动 16 户（次）。

1999 年 5 月上旬，市卫生局组织力量对“五小”行业重点检查治理，食品卫生工作重点监督检查小饭店、小食品店和小食品摊点，无证经营和脏、乱、差状况得到有效治理。6 月 15 日至 29 日，市防疫站根据卫生部和省卫生厅、市卫生局的紧急通知，组织力量对比利时等国可疑被二恶英（Dioxin）污染的原料制成的食品进行突击检查，171 家经销相关产品的单位未发现此次中国禁销食品，对可疑被二恶英污染的原料制成的 220 箱奶粉就地封存。7 月 26 日至 8 月 6 日，市卫生局组织全市强化公共卫生监督执法年活动，抽查食品生产经营单位 88 个。8 月 27 日，市防疫站印发《关于对食品容器、包装材料等进行检查的通知》，要求自 8 月 27 日至 11 月底，采取现场检查和样品抽样检查相结合的方法，对食品容器、包装材料、食品用工具、设备、食品添加剂、各类餐具消毒设备进行一次全面检查。

2000 年 8 月，市防疫站根据市卫生局部署，对全市“五小”中的小饭店、小食品店、小食品加工店重点检查治理。11 月 8 日，淄川区昆仑天晟公司酒店无证经营并造成 10 名就餐者食物中毒，市防疫站根据《中华人民共和国食品卫生法》有关规定，将该酒店查封取缔，并罚款 7000 元。12 月 28 日，市卫生局印发《关于在节日期间开展食品卫生监督检查活动的通知》，要求各区县卫生行政部门在 2001 年元旦、春节期间，开展一次突击性食品卫生监督检查，重点查处城乡结合部和城乡集贸市场酒类、水产品、大米、芥末油、色拉油、食用油和节假日大众食品的生产经营，对不合格食品和假冒伪劣食品要依法查处，确保广大消费者过一个安全、祥和的节日。

2001 年 1 月，市防疫站根据市政府《关于开展严厉打击制售假冒伪劣商品违法犯罪联合行动的通知》，组织力量查处非法制售伪劣食品窝点 55 个，查扣假冒伪劣食品 20 余吨。是年春节前，市防疫站组织力量对全市调味品生产经营企业重点监督检查，共抽检调味品生产企业和部分经营网点，采集酱油、食醋、酱腌菜等样品 102 份，经检验，合格 75 份，合格率 77.45%。对细菌总数、大肠菌群、防腐菌群、防腐剂等超标的不合格产品通过新闻媒体向社会通报。8—11 月，市防疫站对四大企业辖区内食品卫生进行全面检查，共检查饮食单位（含个体食品摊点）215 家，采集食品样本 302 份，经检测，合格率 85.66%。采集餐具样本 1125 份，卫生合格率 88.47%。9 月 10 日市卫生局、教育局、公安局联合印发《关于进一步做好学校食品卫生安全工作的通知》，要求各级各类学校加强学校食品卫生安全监督检查，做好食物中毒等公共卫生突发事件的预防和处理。12 月 4 日，市防疫站对市卫生局在山东铝业公司、淄博矿务局、齐鲁石化公司和中石化十化建公司等大企业一百余家食品生产经营单位设置的“食品卫生义务监督员”，进行食品卫生法规和食品卫生知识培训。12 月 20 日，市卫生局印发《关于做好节日期间食品卫生监督管理工作的通知》，要求元旦、春节期间，突出抓好食品生产领域无证经营、流通领域的假冒伪劣食品监督检查以及中、小饮食单位的食品卫生，进一步净化节日市场，保证节日期间食品卫生质量，防止食品污染及食物中毒事故发生。2001 年，市防疫站共监测食品 767 份，合格率 81.7%，监测餐具 7019 份，合格率 78.91%。年内共对 22 家食品生产经营单位进行处罚。其中，罚款 12 起计 14800 元，责令限期整改 22 家，没收并销毁变质食品 500 余公斤。对张店区房镇镇 5 家非法月饼生产厂家予以取缔并行政处罚。

2002 年 2 月，市防疫站组织力量对全市面粉生产加工企业进行拉网式检查，重点查处面粉中滥加增白剂（过氧化苯甲酰）及超标问题。5 月 24 日，市防疫站印发《关于改进和完善外埠食品卫生监督管理的通知》，要求推行《中华人民共和国食食品卫生法》规定的采购食品索证制度，对无同批检验合格证明的食品，实行委托检验制度。是年，市防疫站共开展食品卫生监督检查 1160 户（次），监测食品 552 份，卫生合格率 85% 以上；监测餐具 1300 余份，卫生合格率 82% 以上。对 26 家违反《中华人民共和国食食品卫生法》的食品经营单位下达责令改正通知书，共罚款 1.2 万元。处理食物中毒和疑似食物中毒 8 起，协助区县站处理食物中毒 3 起。

2003年3月12日，市防疫站召开各区县分管副站长及食品卫生科科长会议，贯彻落实省卫生厅关于食品卫生监督管理量化分级管理制度。5月6日，市防疫站印发《关于加强餐饮业预防传染性非典型肺炎工作的通知》。8月11日—29日，市防疫站组织力量对全市月饼生产经营单位进行专项检查，共抽查42个生产厂家的51份产品，合格9份，合格率94.12%。9月，举办食品卫生监督量化分级管理培训班，市、区（县）食品卫生管理人员及市属餐饮单位负责人共200余人参加培训。11月14日，市卫生局印发《关于全面实施<食品卫生监督量化分级管理制度工作方案>的通知》，称：食品卫生信誉度由高到低为A、B、C、D四级，其对应的监督频次从A级的2次/年至C级的10次/年，评为D级的，将不予许可或次年不予验证。要求2003年内全面启动此项工作，在所有学校（包括幼儿园、所）食堂实施此项管理制度，并配合省卫生行政部门完成全市A级单位的审核认定工作。2004年，在餐饮业中全面实施此项监管制度。至2003年年底，经过监督指导，全市共有29家食品生产经营单位申报A级信誉度。其中，市属单位15家，区县单位14家。

2005年1月，市防疫站印发《关于表彰四大企业食品卫生、公共场所卫生工作先进集体、先进个人的决定》，对2004年度四大企业食品卫生、公共场所卫生工作先进单位和个人进行表彰。食品卫生工作先进单位有山铝宾馆餐饮部等16家单位；先进个人有闫爱玲等39人。

2005年12月，市防疫站以“淄卫防字（2005）第84号”文印发《关于表彰四大企业食品卫生工作先进集体、先进个人的决定》，对2005年度四大企业食品卫生、公共场所卫生工作先进单位和个人进行了表彰。食品卫生工作先进单位有山铝宾馆餐饮部等8家单位；先进个人有盖德源等12人。

第八节　食品卫生专项监督管理

一、食品卫生专项执法检查

1.1989年5月20日，市防疫站印发《关于组织全市食品卫生执法检查的通知》，决定自6月12日至16日，采取对口循环检查的方法，对各区县食品卫生执法检查，顺序为：张店区检查桓台县，桓台县检查周村区，周村区检查淄川区，淄川区检查博山区，博山区检查临淄区，临淄区检查张店区。

2.1991年7月8日至11日，在《中华人民共和国食品卫生法》实施八周年之际，市卫生局组织一次全市食品卫生易地执法大检查，检查全市8个区县的城区、9个乡镇和三个大企业的食品生产经营单位共247家，对违反《中华人民共和国食品卫生法》的135个单位和个人进行行政处罚，处罚率54%。其中，警告并限期改进59家，罚款67家，停业整顿6家，销毁不合格食品15种164公斤。

3.1992年6月9日，市防疫站印发通知，要求各区县防疫站组织力量对馒头、豆腐等食品生产经营者进行一次突击卫生检查，重点查处违法使用“吊白块”和“硫磺”等不法行为。

4.1996年7月25日，市卫生局件印发《关于在全市开展食品卫生执法大检查的通知》，决定自8月14日至16日，在各区县之间采取定向、循环的联合检查方式进行检查。9月14日，市防疫站对在卫生监督执法中依法没收的过期、变质食品集中销毁。其中，糕点265公斤，食醋调料类342瓶，酒类133瓶，各类罐头214听，保健品60盒，矿泉水30瓶，奶粉70袋，饮料90听。

5.1997年4月10日至24日，市防疫站对已开业生产的25家冷饮生产经营单位进行专项检查和抽样监测。检查结果：达标11家，未达标7家，责令停业整顿4家。抽样检验33份，合格23份，合格率69.7%。不合格者均为细菌超标。至7月底，市防疫站共对全市52家冷饮生产企业进行卫生监督监测，达标22家，未达标23家，责令停业整顿7家。随机抽查样品75份，合格44份，合格率58.6%。抽检外埠8家冷饮生产企业的25份样品，合格23份，合格率92%。对卫生问题严重已被责令停业整顿的生产企业通过新闻媒体向社会公布。

6.1997年9月3日至5日，市卫生局根据省卫生厅《关于开展强化公共卫生和传染病防治监督执法检查工作的通知》组织力量，分8个检查组对各区、县进行异地循环执法检查，共检查食品从业单位13779户（次），销毁变质食品4177.5公斤。

7.1999年7月26日至8月6日，市卫生局组织力量，对全市强化公共卫生监督执法年活动进行检查，共检查食品生产经营单位88个。是年，市防疫站重点对全市冷饮、调味品、奶制品、饮料酒、肉制品及月饼等食品进行专项执法检查。检查结果如下（表6-1-8-1）。检查结果通过新闻媒介向社会公布。

1999年部分食品卫生企业监测结果

表6-1-8-1

被检企业	数量（家）	采样份数	合格份数	合格率（%）
冷饮企业	72	534	458	85.77
调味品企业	16	78	59	75.64
奶制品企业	7	37	34	91.89
饮料酒企业	14	62	59	95.16
熟肉制品企业	62	166	106	63.86
月饼生产企业	24	30	16	53.33
合　　计	195	907	732	80.71

8.2000年1月，根据市政府《关于开展严厉打击制售假冒伪劣商品违法犯罪联合行动的通知》要求，市防疫站先后查处非法制售食品窝点55个，查扣假冒伪劣食品20余吨，查扣废油脂14桶（近3吨）。

二、食品卫生达标

1989年，根据省卫生厅关于开展创建省级食品卫生示范县（区）达标活动的要求，成立领导小组，制定开展食品卫生达标活动实施意见。

1990年3月22日，市防疫站向市卫生局报告，确定临淄区、淄川区为本市首批创建省级食品卫生示范县（区）的区县。

达标活动中，各区（县）、各食品生产、经营单位从基本卫生设施建设入手，落实制度，软件舍得下功夫，硬件舍得花本钱。全市食品从业单位都建立了企业卫生管理档案，个体摊点有登记卡片，从业单位的卫生组织、卫生制度、消毒设施、工艺流程、查体培训等卫生管理都记录入档，规范卫生管理。基础卫生设施建设方面，饭店、食堂、食品加工企业的食品加工车间基本实现四壁瓷砖化，城区餐饮单位达到加工间、室齐全，并重点加强冷拼间冷藏设备的配备。大部分饮食单位达到门窗沙网化、制作间墙壁瓷砖化，地面水泥化，排水管道化，庭院绿化美化，彻底改变了本市食品卫生面貌。

各级食品卫生监督机构加大食品卫生监督力度。据1991年统计，全市食品从业人员共85368人，当年查体培训84071人，体检培训率98.48%。全年食品生产经营单位19313个，验、发证率100%。全市以查处假、冒、伪、劣食品为重点，加强卫生监督、监测。全市共监督检查68376次，抽检食品3966份，卫生合格率85.7%；监测抽检餐具2756件，平均合格率80.3%。

1991年11月5日至16日，省食品卫生达标考核验收组对高青、周村、淄川、张店4个区县考核验收。通过听汇报、观看卫生达标活动录像片、查看档案，抽查城区和乡镇食品生产单位40个，食品从业单位165个，认定四区县达到省级食品卫生示范县（区）标准。1992年1月24日，省卫生厅以“鲁卫防字（1992）第9号”文下达食品卫生达标县（市、区）称号的决定，张店区、周村区、淄川区和高青县被授予“山东省食品卫生达标县（区）”称号。同年，经省食品卫生考查团检查验收，博山区、临淄区和桓台县通过省级食品卫生达标验收。1997年，经市按照省级食品卫生达标县（区）标准检查验收，沂源县也达到省级食品卫生达标县（区）要求。

三、“五小”行业专项治理

“五小”是指“小饭店、小旅馆、小理发店、小食品加工点、小食品摊点”。“五小”行业由于卫生设施差，从业人员卫生法制观念淡薄，脏、乱、差状况尤其严重，是公共卫生治理的重点。1993年11月14日，市卫生局、市工商局转发卫生部、国家工商局发布的《街头食品卫生管理暂行办法》，在全市范围内开展以治理整顿“五小”行业为重点的卫生监督执法活动。

1995年5月26日，市防疫站印发通知，决定自5月31日至6月6日，对张店、淄川、博山、周村、临淄五个区的城区小饭店、小旅馆、小理发店全面进行检查，以迎接国家爱卫会对本市创城工作的检查验收。6月7日，市防疫站印发《关于对五区小饭店、小旅馆、小理发店卫生检查情况的通报》，称：五区共查小饭店28个、小理发店16个、小旅馆9个，对16个违法单位进行行政处罚并限期改进。

1999年5月5日至11日，市卫生局组织力量对五区三县和高新区行业卫生进行监督检查，共抽查“五小”单位69家（户），其中，张店区9家（户）、高新区4家（户）、淄川、博山、周村、临淄区和桓台、高青、沂源县各8家（户）。检查结果显示，各区县对“五小”行业治理整顿措施得力，富有成效。大多数经营业户基本达到“两证”（卫生许可证和健康证）齐全，“五小”行业无证经营和脏、乱、差问题得到有效治理。

2000年7月10日，市卫生局印发《关于对城区“五小”行业进行集中治理整顿的通知》。称：市卫生局决定自7月11日—9月30日，对“五小”行业及流动食品销售、饮食摊点进行集中治理整顿。要求各区县成立专业治理队伍，采取拉网式检查和加强日常监督监测相结合的方式，进行统一检查和治理整顿，彻底解决在“五小”行业中普遍存在的脏、乱、差现象以及占道经营问题。通过治理，要达到整洁、有序、卫生、安全的要求。7月23日至8月9日，市卫生局组织市防疫站等单位对五区和市高新区的“五小”行业的集中治理整顿情况进行督导检查，共抽查16条街（巷）、227家（户）“五小”单位和526名从业人员。督查结果：227家（户）“五小”单位中，无证经营79家（户），占34.8%；526名从业人员中，无健康证者195人，占37.1%。多数“五小”行业单位存在基础卫生设施不完善、基本卫生状况差、卫生法制观念淡薄、卫生知识缺乏等情况。针对发现的问题，市、区县防疫站加大卫生监督检查力度，进一步强化综合治理措施。

四、“齐鲁食品卫生世纪行”活动

2000年6月15日，山东省卫生厅印发《关于开展“齐鲁食品卫生世纪行”活动的通知》，要求6—11月份在全省范围内开展一次“齐鲁食品卫生世纪行”活动。其指导思想是：充分发挥卫生监督、舆论监督和社会监督相结合的优势，宣传普及食品卫生法律知识和食品卫生知识，宣传报道各地贯彻执行《食品卫生法》工作的好典型，对严重违反《食品卫生法》的行为依法进行处罚并公开曝光，以达到扶优治劣、确保人民群众饮食安全的目的。

2000年7月17日，市卫生局印发《关于对“五小”行业专业治理、“齐鲁食品卫生世纪行”两项活动开展情况进行督导检查的通知》，检查时间为7月19日至8月8日，由市卫生局党委委员、工会主席宋晓东任组长，市卫生局、市防疫站有关人员参加，每区至少检查一条主要街道、一个办事处，按照“五小”行业治理标准和齐鲁食品卫生世纪行活动要求，对有关单位进行拉网式检查。结合开展齐鲁食品卫生世纪行活动，以治理整顿“五小”行业为重点，抽查五个区和高新区的16条街巷、227个“五小”单位和526名“五小”行业从业人员，卫生许可证和健康证办证率分别为65.2%和62.7%。是年6—11月，在开展“齐鲁食品卫生世纪行”活动中，加大食品卫生监督、监测力度和频率，共依法查处食品卫生违法案件50余起，取缔地下食品加工窝点27处，销毁不合格食品48.5吨，罚款52万元。

五、卫生监督执法新世纪行动

2001年3月，省卫生厅印发《山东省卫生监督执法新世纪行动方案》，决定在全省范围内开展以食品卫生、公共场所和健康相关产品专项治理为主要内容的卫生监督执法新世纪行动。3月19日，市卫生局印发《关于贯彻〈山东省卫生监督执法新世纪行动方案〉及健康相关产品和公共卫生监督抽查计划的实施方案》，阐述了这次活动的目的和意义、范围和重点、方法和步骤等。全市卫生监督执法新世纪行动分三个阶段：准备阶段（4月份）、实施阶段（5—10月份）、总结阶段（11月份），同时制订包括食品卫生、保健食品在内的8个专项检查方案。5月—10月，加大食品卫生及健康相关产品卫生监督及监测力度，重点开展面粉、冷饮、肉及肉制品、糕点、油脂、酒类、调味品、奶及奶制品、膨化食品等食品的专项检查治理和抽样检测，共抽检各类食品1901份，合格1，651份，总合格率86.85%。各类食品抽检结果如下（表6-1-8-2）。该监督监测结果通过新闻媒体向社会公布。

同年6—9月，在开展“卫生监督执法新世纪行动”中，市防疫站对齐鲁石化公司、十化建公司、山东铝业公司和淄博矿务局四大企业辖区的食品卫生工作进行全面检查，共检查食品生产经营单位215家（户），采集餐具样本1125份，卫生监测合格率88.47%；采集各类食品样本302份，卫生检测合格率85.66%。同年10月，结合“卫生监督执法新世纪行动”，根据市政府《关于贯彻鲁改发（2001）74号文件依法取缔无照经营活动的通知》要求，市防疫站与张店区防疫站联合监督执法，对市驻地200多家餐饮和公共场所单位进行检查，查处并依法取缔无卫生许可证经营单位14个，查处无健康证从业人员158人。

2001年卫生监督执法新世纪行动食品监测结果

表6-1-8-2

抽检食品类别	采样份数	合格份数	合格率（%）
面粉	28	10	35.71
冷饮	81	48	59.26
肉及肉制品	68	45	66.18
糕点	52	49	94.23
植物油	8	7	87.50
酒类	78	78	100.00
奶及奶制品	121	103	85.12
其他食品	1465	1311	89.49
合　计	1901	1651	86.85

六、保健食品监督管理

2001年8月，市防疫站组织对保健食品市场进行监督检查，发现有9种假保健食品流入淄博市，分别是“康基”牌纤纤瘦身胶囊、“亿鑫”牌名模1号胶囊、雷鸟基因生长液、强力快速片、伊美美体胶囊、三七花珍珠茶、“星酒”牌酒友冲剂、“川奇”牌开胃消食片、壮骨增高糖片。这些产品未经国家卫生部批准，无批准文号，并在产品标签或说明书上宣传保健功效，被认定为假保健食品，责令经销药店和商店停止销售。

2002年1月，贯彻卫生部《关于开展集中打击制售假冒伪劣食品违法犯罪活动的紧急通知》，市防疫站组织卫生监督员在张店建联药店、众心大药店等处查处“名模1号”“虎豹胶囊”“振雄丹”“雷鸟口服液”“久战王力生胶囊”“泰哥尔胶囊”等一批假保健食品，全部予以没收。11月25日至26日，根据卫生部等四部、委、局《关于开展进一步做好保健食品专项整治督查工作的通知》，省卫生厅等四厅（局）督查组对淄博市保健品专项整治工作突击检查，共检查7家保健食品销售单位，一家批发企业和一家生产企业。督查组经检查后认为淄博市对保健食品治理效果明显，对淄博市卫生监督机构关于采购、销售保健食品的档案化管理和外埠保健食品的专项管理工作给予高度评价。

2003年11月5日，根据卫生部通知，市防疫站印发《关于立即查处北京纽海尔斯系列保健食品的紧急通知》，要求各食品销售经营单位对北京纽海尔斯科技发展有限公司经销的61种不符合卫生标准的“纽海尔斯”系列保健品立即停止销售并封存该系列保健品，并向市卫生监督部门报告有关情况。

七、查处废油脂

1999年9月6日，市防疫站印发《关于加强废油脂管理的通知》，决定对全市食品生产经营单位排放污水中的废油脂统一回收，集中处理，综合利用，要求凡排放含油脂废水的单位，必须安装油水分离装置，实现废水油脂达标排放；废油脂回收人员须持卫生防疫机构审批审发的“淄博市废油脂清运证”上岗，严防回收提炼废油售给加工食品的不法商贩。

2000年12月7日，市卫生局印发《关于加强全市餐饮业废油脂监督管理工作的通知》，称：为加强全市餐饮业排放废水中所含废油脂的监督管理，规范废油脂回收市场，防止餐饮单位排放的废油脂经加工后再次流入食用油市场，决定对全市餐饮业废油脂实行统一回收管理。市卫生行政部门统一对符合条件的单位颁发“淄博市餐饮业废油脂清运证”；废油脂精炼过程要符合卫生、环保要求；加工后的废油脂要集中管理，严把销售渠道关；所有认证单位必须定期向市卫生行政部门呈报废油脂生产量、销售渠道和用户基本情况。

2001年1月，市防疫站在卫生监督执法中，查扣废油脂14桶近3吨，防止伪劣油脂流入食品市场。

八、铁强化酱油项目

2011年初，与中国疾控中心食物强化办公室签订铁强化酱油调查推广工作任务委托书。到我市指定铁强化酱油生产企业进行调研，并派员参加省疾控中心组织的铁强化酱油项目工作会议。根据会议精神及中食强办《关于开展铁强化酱油项目工作的通知》要求，市疾控中心食品营养与学生保健所及时完成国家疾控中心布置的采样任务18份，并完成铁营养改善项目调查问卷490份。根据2012年9月省疾控中心通知要求，及时完成2012年铁强化酱油采样任务共12份送国家疾控中心监测。

第九节 食品安全风险监测工作

食品安全风险监测，旨在了解食品污染水平和变化趋势，及时发现食品安全隐患，进行风险预警，为开展食品安全风险评估、制修订食品安全标准及加强食品安全监管提供科学依据。

2010年，依据《食品安全法》，山东省食品安全风险监测工作正式启动，淄博市被列为山东省首批开展食品安全风险监测工作的七个市之一，食品安全风险监测在本市第一次开展。根据省卫生厅、省疾控中心和市卫生局的工作部署，市疾控中心为承担全市食品安全风险监测的技术机构。每年市疾控中心均按照省卫生厅下达的全省食品安全风险监测方案要求，起草并以市卫生局名义下发了淄博市食品安全风险监测实施计划及任务分配表。

一、工作开展情况

1、2010年，市疾控中心承担了全省食品安全风险监测工作中的部分化学污染物及有害因素监测、食源性致病菌常规监测及肉鸡专项监测工作。

2010年，共采集各类食品样品1121份。其中，化学污染物及有害因素监测粮食、蔬菜、酱腌制蔬菜、蛋类、肉类、猪肉、熟肉制品、食用菌、金针菇、乳制品、蜜饯、炒货、调味品、面包改良剂及膨化食品等15类食品704份样品，监测项目包括元素类、食品添加剂、非食用物质（三聚氰胺）、生物毒素等25项；食源性致病菌监测对象主要来自零售和餐饮环节的食品原料和各种产品，包括生畜肉、生禽肉、熟肉制品、速冻熟制米面制品、即食非发酵性豆制品、鲜冻水产品、生食类蔬菜、婴幼儿配方奶粉 / 米粉 / 谷粉 / 豆奶粉、冰激凌、中式凉拌菜、沙拉、鲜榨果汁等 14 类样品 237 份样品，监测 9 个微生物指标，包括 8 种致病菌（沙门氏菌、大肠杆菌 O157、单核细胞增生李斯特氏菌、金黄色葡萄球菌、副溶血型弧菌、阪崎肠杆菌、空肠弯曲菌、创伤弧菌）和 1 个卫生指标菌（大肠菌群计数）；专项监测采集鸡活体 90 份和鸡胴体 90 份，共 180 份样品，监测对象单位为桓台新盛食品有限公司和淄博贡德食品有限公司。

2010 年，监测结果总合格率为 96.56%，其中化学污染物及有害因素合格率为 99.03%，食源性致病菌常规监测合格率为 91.56%，鸡专项检测合格率 95.56%。12 月初，顺利完成数据报送任务。根据省疾控中心数据反馈情况显示，市疾控中心完成任务时间较早，数据退回数量少，食品安全风险监测任务完成质量较高。

2、2011 年，本市承担监测任务包括化学污染物及有害因素监测、食源性致病菌常规监测及肉鸡专项监测、农村食品安全风险监测及食用植物油监测。

2011 年，共采集各类食品样品 1288 份。其中，化学污染物及有害因素监测乳与乳制品、油类、冷冻饮品、食用菌、粮食及粮食制品、肉及肉制品、水产品、甜味料、调味品等 9 类食品 448 份样品，监测项目包括元素类、食品添加剂、非食用物质（三聚氰胺）、生物毒素等 19 项；食源性致病菌常规监测 15 类食品 300 份样品，监测的食品种类涉及种类较多，包括熟肉制品、蛋制品、速冻熟制米面制品、即食非发酵性豆制品、生食动物性水产品、婴幼儿配方粉、婴幼儿谷基辅助食品、糕点及饼干、凉拌菜、鲜榨果蔬汁、米粉、凉皮、米线、盒饭、生畜肉、生禽肉等，监测项目包括菌落总数、大肠菌群、沙门氏菌、大肠杆菌 O157、单核细胞增生李斯特氏菌、金黄色葡萄球菌、志贺氏菌、霉菌、副溶血性弧菌、阪崎肠杆菌、空肠弯曲菌等 16 项；专项监测采集鸡活体 90 份、鸡胴体 90 份、养殖场地面采样 30 份，共 210 份样品，监测对象单位为桓台新盛食品有限公司（淄博市最大的生禽屠宰公司）、桓台县唐山镇郭店永平蛋鸡场、桓台县淄博海王农牧科技有限公司、高青县淄博卓翔畜牧有限公司和沂源县鸿桥养殖场；农村食品安全风险共监测样品 270 份，理化指标主要涉及食品添加剂及重金属、非食用物质（三聚氰胺）等。

2011 年，监测结果总合格率为 92.76%，与 2010 年合格率 96.56% 相比，合格率下降，提示需要对淄博市食品的安全性进行进一步监测。其中化学污染物及有害因素监测铅、镉、汞、铬四个重金属含量，合格率为 100%；食源性致病菌常规采样 300 份，共获得数据 1525 个，其中阳性致病菌共 68 株，阳性率为 4.46%，合格率为 95.54%；鸡专项监测所有样品（210 份）均进行了沙门氏菌检测，共检出沙门氏菌 86 株，检出率为 41.0%，涉及 6 个血清型；鸡活体与鸡胴体样品（180 份）进行了空肠弯曲菌检测，检出结肠弯曲菌 3 株，检出率为 1.67%；空肠弯曲菌 1 株，检出率为 0.56%。

3、2012 年，本市承担的食品安全风险监测工作主要包括食品中化学污染物和有害因素监测、食源性致病菌监测、肉鸡专项监测、食源性疾病监测四部分，监测项目有所扩充，监测范围逐步扩大。2012 年全年共监测样本 2091 份。其中，化学污染物和有害因素监测共监测蔬菜及其制品、谷物及其制品、豆与豆制品、藻类及其制品、肉与肉制品、水产动物及其制品、乳与乳制品、饮料类、淀粉及淀粉类制品、焙烤油炸食品、可可制品、冷冻饮料类、特殊营养用食品、果冻等样品，涉及样品类别 15 大类 91 小类，监测项目包括元素类、食品添加剂、农药残留、非食用物质（三聚氰胺）等，共 519 份；食源性致病菌监测熟肉制品、婴幼儿配方粉及婴幼儿谷基辅助食品 2 类，7 个微生物指标，共 160 份；肉鸡专项监测 1412 份，主要监测肉鸡在孵化—养殖—屠宰—配送分销环节整个完整产业链中沙门氏菌的污染状况。

2012 年，获得有效数据 4042 个，合格 3723 个，总合格率 92.11%（因 2012 年鸡专项检出阳性份数较多，使合格率较往年降低），其中化学污染物及有害因素合格率为 99.23%，食源性致病菌常规监测样品合格率为 96.87%，鸡专项监测全年共完成专项监测样品1412份，其中1292份样品进行了沙门氏菌的定量、定性检验，检出沙门氏菌298株，检出率23.1%，孵化、屠宰、养殖、配送分销四个环节沙门氏菌的检出率分别为4.6%、8.4%、31.4%、31.3%；检出的298株沙门氏菌通过血清学鉴定，以印第安纳沙门氏菌和肠炎沙门氏菌为主，分别占48.3%和47.3%；120份样品进行了空肠弯曲菌的检验，检出空肠弯曲菌1株。

是年，及时完成省卫生厅紧急监测工作任务三项。其中，老酸奶及风味乳明胶样品5份（针对含铬胶囊），奶粉样品20份（针对伊利奶含汞），鲜奶吧鲜奶、酸奶各20份。

2012年，全市无食源性疾病（包括食物中毒）上报。

二、主要大事记

2010年7月26日，市疾控中心食品安全风险监测领导小组成立，中心主任翟慎永任组长。

2010年9月8日，省卫生厅刘玉芹巡视员率督导组对我市食品安全风险监测工作进行了调研督导，对市疾控中心食品安全风险监测工作给予了充分肯定。

2010年11月19日，根据省卫生厅统一安排，全省食源性疾病监测工作正式启动，市中心医院作为首批试点医院开展疑似食源性异常病例/异常健康事件监测工作。

2011年2月25日，市疾控中心举办了全市食源性疾病监测培训班，各区县疾控中心分管主任及食品卫生专业技术人员参加。淄博市中心医院、淄博市妇幼保健院为我市食源性疾病主动监测哨点医院。

2011年7月26日，省卫生厅副厅长袭燕率督导组对我市食品安全风险监测工作进行了调研督导，对市疾控中心食品安全风险监测工作给予了高度评价和充分肯定。

2011年8月19日，市疾控中心对食品安全风险监测工作领导小组进行了调整充实，将原小组成员吕健、刘西美调整为王淑田、郑凤芹，补充王淑田、杨光宏、杨洪波为办公室成员。

2011年9月初，省卫生厅对2011年食品安全风险监测工作进行了调整，用黄曲霉毒素B1、B2、G1、G2，DON及其衍生物NIV、ZEN，伏马菌素（FBI）代替2011年监测方案中玉米及其制品、小麦粉中真菌毒素的监测；增加小麦采样计划，在产地根据代表性原则进行布点，在收获期田间或者收购站采样；增加肉类沙丁胺醇、克伦特罗、莱克多巴胺的监测。为顺利完成小麦监测任务，市疾控中心食品营养与学生保健所及时到市统计局、市粮食局、市农业局了解本市小麦产地分布和产量，及时与省疾控中心沟通，确定新增小麦样品数量，并按照调整后的任务分配及时调整监测计划，按时完成了监测任务。

2011年9月，根据省卫生厅《山东省农村食品安全风险监测工作方案》和市政府办公厅《淄博市农村食品安全综合整治工作方案》精神，制定了《淄博市农村食品安全风险监测工作方案》，及时完成了监测任务，所有数据在规定时限内按时上报，走在全省农村食品安全风险监测的前列。

2011年9月，省卫生厅召开全省食品安全风险监测工作会议，市疾控中心在会议上作典型发言。

2011年10月，省卫生厅下达食用植物油专项监测任务，市疾控中心食品营养与学生保健所按照通知精神，在规定的时间内按照要求及时完成了工作任务。

2011年11月4日，市疾控中心举办了全市疾控系统食物中毒应急处置演练，各区县共9支应急处置机动队50余人参加了演练。本次演练采用情景模拟演示和现场操作考评相结合的方式，模拟了学校食堂疑似食物中毒事件情景，重点对应急物资储备、应急受理和报告、应急响应、指挥协调、个案调查和现场笔录等流行病学调查、现场勘验、初步诊断、样品采集和运送、现场卫生处理、报告撰写等环节进行了演练。通过此次演练，进一步规范了处置食物中毒突发事件的工作程序，提高了食物中毒事件处置过程中各关键点的应急处置水平，为做好淄博市食源性疾病预防控制工作奠定了基础。

2012年初，市卫生局印发了《淄博市食品安全风险监测方案》、《食品安全风险监测工作制度》、《食品安全风险监测工作程序》和《食品安全风险监测采样实施细则》。

2012年7月，省卫生厅组织的全省食品安全风险监测工作督导组到本市进行调研督导，本市在工作开展、任务完成、实验室和人才建设等方面受到督导组的一致好评。

2012年8月21日至23日，为贯彻落实国家和省委、省政府关于食品安全工作的决策部署，进一步加强全省食品安全风险监测工作，省卫生厅在烟台召开了2012年全省食品安全风险监测工作调度暨业务培训会议。本市就2012年上半年食品安全风险监测工作做了典型发言。

2012年10月29日至30日，市疾控中心作为全省两家市级疾控中心的代表之一，迎接了以国家食品安全风险评估中心党委书记侯培森为组长的卫生部食品安全风险监测工作督查组一行7人的现场检查，省卫生厅副厅长袭燕、省疾控中心毕振强主任陪同检查。督查组认为本市的食品安全风险监测工作领导重视，工作过硬，对本市食品安全风险监测工作给予了充分肯定和高度评价，为我省赢得了荣誉。省卫生厅对我市的食品安全风险监测工作进行了通报表彰。

2012年底，根据省卫生厅《关于开展山东省食品安全风险监测工作示范单位创建活动的通知》要求，市疾控中心食品营养与学生保健所积极开展省级食品安全风险监测工作示范单位创建工作，认真准备相关创建材料，按时提交申报表及自查报告，准备迎接省厅考核验收。

第四章 学校卫生

第一节 学生生长发育调查

1959年，市防疫站首次对本市中小学生进行身体发育状况调查，共调查中小学生4096人。

1961年，对4432名中小学生进行生长发育调查。调查结果：12岁以前，男生平均身高高于女生；12岁起，女生进入青春发育期后，即高于男生；15岁以后，男生进入青春发育期后，平均身高又高于女生。体重：13岁以前，男重于女，13~16岁，女重于男，16岁以后，男又重于女。胸围：14岁以前，男大于女，14~18岁，女大于男，18岁以后，男大于女。经分析，淄博市中小学生青春发育期开始年龄较济南中小学生迟2年。

1962年，为制定适合评定淄博地区儿童、青少年体格发育状况的“标准”，便于与以后儿童青少年发育状况进行比较，4—7月，市防疫站对6所中学、1所师范、8所小学以及市直属机关幼儿园共50个单位的9170名儿童、青少年的生长发育状况进行调查，调查项目包括身高、体重、胸围、坐高、头围。

1963年，对博山区南博山、石马，淄川区东平、龙泉、冶头，临淄区边河，张店区卫固，周村区张坊等8个公社的9所农村中学、11所农村小学共4166名中小学生进行生长发育调查，调查项目包括身高、体重、胸围、坐高、头围。将这次农村中小学生的生长发育指标与1962年调查的城区的中小学生的生长发育指标进行比较。身高：农村男生比城区男生低0.25~5.08厘米，女生比城区低1.24~2.62厘米；体重：农村男生比城区男生低1.004~2.16公斤，女生低0.33~2.36公斤；胸围：农村男生比城区男生大0.08~0.95厘米，女生大0.18~1.30厘米；坐高：农村男生比城区男生低0.04~1.43厘米，女生低0.01~1.19厘米。

1977年5—6月，对张店郊区的13所中小学和城区4所中小学共7196名儿童青少年进行生长发育调查。调查项目包括身高、体重、胸围。调查结果：身高，郊区男生8~18岁，每年增加1.09~6.91厘米，8~18岁女生每年增加0.03~7.69厘米；城区8~17岁男生每年增加0.3~7.69厘米，8~17岁女生每年增加0.47~6.97厘米。体重：郊区男生每年增加1.58~5.69公斤，女生每年增加0.55~4.78公斤；城区男生每年增加0.98~6.55公斤，女生每年增加1.16~4.13公斤。胸围：郊区男生每年增加1.19~3.75厘米，女生每年增加0.55~4.47厘米；城区男生每年增加1.24~4.51厘米，女生每年增加0.61~3.59厘米。本次调查的资料与1963年的调查资料进行比较，发现本市郊区中小学生身高、体重、胸围发育水平均超过1963年。其中，身高：男生比1963年增长3.88~7.23厘米，女生增长2.21~6.62厘米；体重：男生比1963年增长1.32~4.83公斤，女生增长0.35~2.87公斤；胸围：男生比1963年增长1.02~3.0厘米，女生增长0.22~2.91厘米。以上资料说明，随着人民生活水平的提高，青少年发育状况也有明显提高。这次调查发现，郊区与城区的学生比较，身高、体重、胸围的平均值，郊区学生一般都低于城区学生。分析认为，可能与城乡之间居民生活水平差异有关。

1978—1982年，市防疫站对张店区中心路小学1~5年级的140名小学生进行为期五年的生长发育动态观察。调查包括身高、体重、胸围三项发育指标。观察结果：身高：7~14岁男生，每年增长5.5~6.02厘米，平均5.8厘米；女生每年增长5.5~6.48厘米，平均6厘米。体重：7~14岁男生每年增长2.81~3.33公斤，平均3.04公斤。女生每年增长2.51~4.02公斤，平均3.09公斤。胸围：7~14岁男生，每年增长1.94~2.42厘米，平均2.19厘米；女生每年增长0.91~2.9厘米，平均2.18厘米。三项观察指标的年平均增长数随着年龄的增加而增长，且男生高于同龄女生的增长。

1981 年，对淄川城区和农村的 6636 名中小学生进行肺活量调查。7~12 岁学生的肺活量均值随年龄增长而增加，男高于女，13 岁以上者差异显著。肺活量均值，城区学生高于农村学生。

1985 年 4~5 月，根据国家教委、体委、卫生部、民委统一部署，对 12 所中小学校 8553 名 7~18 岁学生进行身体形态、机能、素质和常见病、多发病调查。身体形态发育调查指标包括身高、体重、胸围、坐高、肩宽、骨盆宽等。通过这次调查，积累了宝贵资料，制定了中小学生身高、体重、胸围、肺活量等发育指标的正常值及评价标准。

1986 年 3 月—1987 年 3 月，进行了锌对学龄前儿童生长发育影响的调查研究。结果表明：锌对学龄前儿童的生长发育有一定影响，补锌组儿童身高增长明显快于未补锌组，但体重增长两组无显著差异。

1989 年以后，中小学生生长发育情况主要通过开展全面的学生健康查体工作获取相关资料。

2000 年，对中小学生健康查体获得的生长发育指标进行统计分析，结果：⑴身高发育：男生在 11~15 岁增长较快，平均每年增长 5.94 厘米，13~14 岁增长最快，达 6.74 厘米，17~18 岁以后增长趋缓。女生在 11~13 岁增长较快，平均每年增长 4.37 厘米，14 岁以后增长趋缓。⑵体重发育：男生在 12~14 岁增长较快，平均每年增长 6.51 公斤，15 岁以后体重趋于稳定；女生在 11~14 岁增长较快，平均每年增长 3.86 公斤，15 岁以后增长趋缓。⑶胸围发育：男生在 12~15 岁增长较快，平均每年增长 2.99 厘米；女生在 11~14 岁匀速增长，平均每年增长 3.17 厘米。男女学生在 15 岁以后胸围增长趋缓。将 2000 年中小学生身体发育资料与 1985 年中小学生（11~18 岁）生长发育资料进行比较 2000 年各年龄组男生身高均值比 1985 年平均增加 6.2 厘米，女生平均增加 4.56 厘米；体重：男生平均增加 10.59 公斤，女生平均增加 7.14 公斤；胸围：男生平均增加 5.83 厘米，女生平均增加 5.68 厘米。

2006 年，对学生身体形态、机能发育情况进行全面对比分析。结果：6~18 岁学生身高发育随着年龄增长而增加；16~17 岁身高发育接近成年；男女身高发育在 10~13 岁年龄段出现生理性交叉；女生突增期年龄在 10 岁左右，男生突增期在 13 岁左右；男女突增期身高发育年增长值达 7.3~9.3cm；城区学生较乡村学生身高发育略显优势；成年身高均值男高于女，符合一般规律。

坐高、体重、胸围发育规律与身高发育基本一致；男女坐高在突增期发育最大值达 3.5~4.5cm；男女体重发育在突增期年增长达 6.6~9.1kg；乡村学生体重突增期迟于城区学生 2~3 年；男女胸围发育年均增加值达 2.13~5.99cm；城区学生体重、胸围发育较乡村学生有提前趋势，且有明显优势。与 1985 年本市学生体质调研资料比较，男女学生身体形态发育均明显增高、加重、胸围加大。对应各年龄组，城男、乡男身高均值平均增加 6.3cm；城女身高均值平均增加 5.4cm；乡女身高均值平均增加 5.6cm。2005 年 7~17 岁淄博市学生身高、体重、胸围三项形态发育指标检测数据与全省体质健康调研资料相比较，7~17 岁各年龄组学生身高、体重、胸围均值与全省同龄学生对应指标均值接近。除个别年龄组有较大差别外，同龄、同性别学生身高均值差异无显著意义（$P>0.05$）；经与全国学生监测资料相关指标比较，表明 7~17 岁本市学生身高、体重、胸围三项形态指标发育水平高于全国同龄、同性别相应指标均值水平，淄博人具有个高、体重的优势。

本市 6~18 岁男女学生血压均值基本上随年龄增长而增高，不同年龄段增高值具有一定差异，17~18 岁接近成年人水平。城男 6 岁血压均值 87mmHg/58.8mmHg，18 岁血压均值 125.5mmHg/78.8mmHg；城女 6 岁血压均值 85.6mmHg/56.7mmHg，18 岁血压均值 107.4mmHg/70.4mmH；乡男 6 岁血压均值 91mmHg/56.7mmHg，18 岁血压均值 122.6mmHg/76.2mmHg；乡女 6 岁血压均值 90.1mmHg/56.8mmHg，18 岁乡女血压均值 105.1mmHg/67.5mmHg。脉搏：城乡 6~18 岁男女学生安静时脉搏均值随年龄增长逐渐下降。6 岁男生脉搏均值为 92.8 次 / 分，女生为 92.9 次 / 分，18 岁分别下降为 77.3 次 / 分和 78 次 / 分，男女脉搏均值分别下降 15.5 次 / 分和 14.9 次 / 分。男女学生脉率均值城区与乡村总体无明显差异；男生多数年龄组城乡脉率均值差异无显著意义，少数年龄组脉率均值差异显著，但无明显规律；女生脉率均值呈现低龄组学生城区大于乡村，而高龄组学生乡村大于城区，原因有待探讨。

肺活量：城乡6~18岁男女生肺活量均值随年龄增长而增高，男女生肺活量水平未出现交叉现象。6岁学生男女分别为862.4ml和724.1ml，18岁男女分别为3905.8ml和2505.2ml。肺活量突增年龄男生在13~16岁，女生在10~13岁，17岁进入稳定状态。6岁男女肺活量均值相差138.3ml；18岁男女肺活量均值相差1400.6ml，男生肺活量均值水平始终高于同龄女生，男女肺活量发育水平无交叉现象，14岁以后男女生肺活量差距加大，肺活量发育有着明显年龄性别差异。男、女肺活量均值在多数年龄组同性别城乡之间无显著性差异。男生肺活量均值在少数年龄组城乡之间有差异，但无明显规律。城区6岁男女生肺活量均值分别为863.9ml和741.2ml，18岁男女分别为3879.1ml和2460.1ml，男生上升3015.2ml，女生上升1718.9ml，男高于女1296.3ml；乡村肺活量均值6岁男女分别为861.1ml和705.1ml，18岁男女分别为3935.9ml和2486.2ml，乡村男女分别增长3074.8ml和1781.1ml。

第二节　学生健康体检及常见病、多发病调查防治

一、学生健康体检

1961年，市防疫站对878名小学生进行营养状况调查，城区小学生蛋白质供应达到标准的占65.7%，脂肪达到标准的占23.7%，醣达到标准的为106.3%；农村小学生分别为58%、31.1%和62.38%。

1981年，对博山区城区及山区8所中小学的3506名学生进行扁平足调查，查出扁平足者1064人，平均发生率为30.3%，其中城区学生发生率33.2%，山区学生发生率25.5%，城区学生扁平足检出率明显高于山区。调查认为，这种差异与山区中小学生从小从事劳动有关。同年，市防疫站对淄川区城区和农村的6636名中小学生的肺活量进行调查测量。结果：7~17岁中小学生的肺活量（均值）随年龄增长而增加，且男生高于女生，13岁以后这种差异更为显著。城区中小学生各年龄组肺活量均值高于农村学生。

1982年5—8月，市防疫站对本市城区以及农村平原、农村山区共11所中小学8~17岁的5295名小学生进行血压测量调查。其中，高血压发生率男生0.43%，女生0.26%，经统计学处理，两者无显著差异。城区、平原农村和山区农村学生高血压发生率分别为0.32%、0.11%和0.85%。分析认为，山区农村学生中高血压发生率高于城区和平原农村，可能与山区学生生活中食盐量高有关。

1984年9月，对淄博第十八中学1480名在校学生进行体检，体检项目包括身高、体重、胸围、肺活量、握力、视力及常见病。

1985年4月5日，市教育局、卫生局、体委联合召开全市学生体质健康调研会议，贯彻教育部、国家体委、卫生部、国家民委印发的《关于进一步建立健全体质健康卡片，进行全国学生体质健康调查研究实施方案的通知》。

1988年，对淄博第十一中学的1000余名学生进行健康体检。

1989年开始，本市实行全面的学生健康查体工作。市卫生局、市教委联合组建学生健康查体队伍，对检查项目、标准、要求、时间、培训实行“五统一”，以保证学生健康查体质量。

1990年，《学校卫生工作条例》颁布实施后，本市加强学生健康体检工作，由重点学校扩大到普通学校，并逐步延伸到乡镇中小学校。对中学生健康查体工作纳入学校卫生管理的重要工作内容，每年组织力量进行一次健康体检，并按上级要求逐级完成统计汇总上报。

1992年，市卫生局、市教委联合印发《淄博市中小学生健康查体工作意见》，市、区（县）、乡镇按照分级管理原则，分别对辖区中小学生开展健康查体工作，并按要求对查体情况进行总结上报。

1994年，市防疫站印发《淄博市大中专、技工学校、职业中学学生健康查体工作意见》，对淄博

驻地大中专院校、技工学校、职业中学学生进行健康查体。

1996 年，市防疫站针对大中专院校、技工学校、职业中专学生普遍住校并在学校集体就餐以及乙肝病毒感染率上升的情况，印发《淄博市 1996 年大中专、技工学校学生健康查体工作意见》，对大中专院校在校学生进行健康体检时，增加乙肝表面抗原检测项目。

1998 年，市防疫站对 2 万余名中小学生进行健康查体，对 9716 名大中专及技校学生进行健康查体并检测乙肝表面抗原，结果：阳性者 416 人，阳性率 4.74%。

1999 年，对 2324 名大学新生进行健康体检和乙肝表面抗原检测。结果：阳性者 97 人，阳性率 4.17%。

2000 年，对学生健康查体所获得的资料进行统计分析，11~18 岁中小学生身高、体重、胸围发育指标均值均显著大于 1985 年测量结果，而且高于全省和全国同龄学生发育水平。11~19 岁中小学生肺活量均值，高于全省同年龄组学生水平。

2006—2008 年间，继续完善学生健康管理网络系统。

2009 年，依据《中共中央国务院关于加强青少年体育增强青少年体质的意见》，印发《淄博市中小学生健康体检管理实施办法》。

2009 年 8 月，市卫生局认定市疾控中心为学生体检机构。此后，每年按期为在校学生进行一次健康查体；按要求建立健全学生健康档案；统一使用学生健康体检管理系统进行体检数据的录入，市疾控中心食品营养与学生保健所指定专人收集汇总全市学生体检资料，并作统计分析，按要求上报有关部门。

2010 年 11 月、2012 年 3 月，分别协助高青县疾控中心、高新区疾控中心举办学生健康查体软件培训班，近百名专业人员参加培训。

2012 年 7 月，根据省卫生厅、教育厅《关于进一步加强中小学生健康体检工作的通知》和市卫生局《关于开展全市中小学生健康体检调研督导工作的通知》要求，市疾控中心组织力量，采用抽检方式，于 7 月 17~19 日对四区县卫生行政部门及其确定的医疗机构的中小学生健康体检工作的组织开展情况进行调研和督导。

2009~2012 年，根据《淄博市中小学生健康体检管理实施办法》，每学年进行一次常规健康体检。2009—2010 学年淄博市收集学生体检数据 130018 人，2010—2011 学年淄博市收集学生体检数据 164615 人，2011—1012 学年淄博市收集学生体检数据 91603 人，2012—2013 学年淄博市收集学生体检数据 199354 人。

二、学生常见病、多发病调查防治

1957 年，市防疫站对淄博第七中学学生近视眼发生情况进行调查，与 1950 年近视发生人数比较，增加 4.66 倍。同期对淄博第五中学学生沙眼患病情况进行调查，患病率为 44.1%。

1960 年，开展建立小学生“红领巾小医院”活动，全市共建立 50 多处，“小护士”“小大夫”用针灸、中成药治疗小伤小病。中学开展防治沙眼和预防近视眼的工作。

1961 年，市防疫站对中小学学生进行寄生虫病调查，共调查 878 人，蛔虫感染率 86.7%。

1961 年 12 月至 1962 年 9 月，对全市 1733 名儿童进行海群生驱蛔虫疗效观察，以每公斤体重 8 毫克的剂量排虫率最高。驱蛔后阴转率最高达 46.1%，一次性海群生驱蛔效果不彻底。

1962 年，对 15 所中小学 6636 名学生进行沙眼患病率调查，查出沙眼患者 3195 人，平均患病率 48.15%。其中，小学生沙眼患病率 44.73%，初中学生 52.28%，高中学生 50.11%。

1963 年，对 16 所中小学的 7145 名学生进行视力检查，查出视力减退者 1370 人，视力减退发生率 79.17%。

1964 年 8 月，在全市推广眼保健操，预防近视。年内有 60 余所中小学实施。

1976 年，市防疫站与市第二医院联合，对 2000 名中小学生进行口腔病调查，对患龋齿的学生进行治疗。

1977 年，对 2000 名中小学生进行白发调查。同年，市防疫站与市中心医院联合对 200 名近视眼患者进行水蛭注射液治疗近视的观察。5—6 月，对张

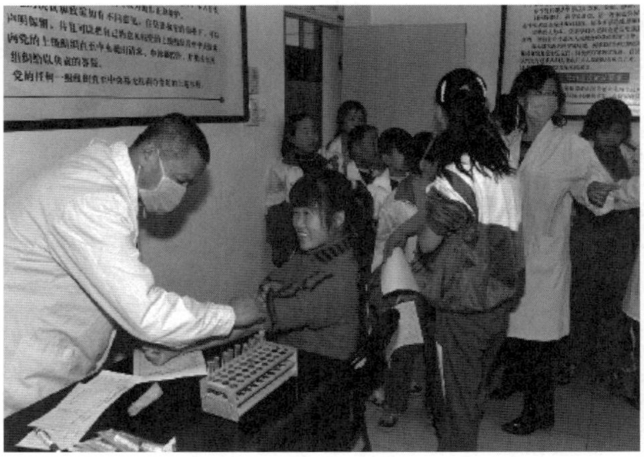

疾控人员对在校学生进行健康查体

店区13所郊区中小学和4所城区中小学共7196名中小学生进行视力减退、沙眼、龋齿、斑釉齿4种疾病患病情况调查。视力减退发生率，郊区中小学生为5.23%，城区中小学生为43.88%；斑釉齿发生率，郊区学生为69.27%，城区学生为33.5%。

1978年，对2273名城乡中小学生进行蛔虫感染调查和驱蛔治疗。城区学生1108人，蛔虫感染率61.2%；郊区学生1165人，蛔虫感染率85%。经用山道年和驱蛔虫灵治疗，郊区学生排虫率88.2%，城区学生排虫率84.5%。

1980年，对临淄区3所中小学的2704名学生进行药物驱蛔观察。经调查，城区学生蛔虫感染率54.5%，郊区学生71.1%。服驱蛔灵当天，排虫率4.2%，第二天51.4%，第三天31.6%，第四天9.9%，第五天2.9%。以服驱蛔药后第二天排虫率最高。

1981年5~7月，对博山区、张店区的城区、临淄区农村和博山区山区的5所中学、8所小学共7103名中小学生进行脊柱弯曲调查。结果：城区7~12岁中小学生3231人，脊柱弯曲者668人，患病率20.7%；农村中小学生2457人，脊柱弯曲401人，患病率16.3%。调查结果显示，中小学生脊柱弯曲患病率，山区农村学生高于城区学生，城区学生高于平原农村学生。

1982年5—8月，对本市位于城区、平原和山区的11所中小学8~17岁的5295名中小学生的血压进行调查测量，高血压检出率男生为0.43%，女生为0.26%。城区学生高血压检出率为0.32%，平原农村为0.11%，山区农村为0.85%。中小学生中高血压检出率，山区农村学生高于城区学生；城区学生高于平原农村学生。

1983年，对淄川区1786名中小学生进行多动综合症调查，检出病例40例，占2.24%。对桓台、临淄、张店、博山的5400名中小学生进行氟斑牙患病情况调查。是年，对22所大中小学校的19085名学生进行视力不良回顾性调查。1980—1983年4年中，大中小学生视力不良率逐年升高，分别为：21.21%、26.36%、30.83%和32.35%。同年12月，对博山二中、张店一中、桓台一中、临淄区孙娄联中、辛店小学共3600名中小学生进行口腔病调查。

1984年，通过测量学生身高、体重、皮脂厚度，进行学生肥胖症调查。共调查4314人，经统计分析，制订儿童肥胖症评价标准。

1986年9月，市防疫站与张店区防疫站、张店区口腔病防治所组成口腔病防治队，对张店区中心路小学、西二路小学、东一路小学的3064名小学生进行口腔病调查，查出患龋儿童2567人，龋齿患病率83.78%，对龋齿患者进行相应处理。是年，对张店城区4000余名小学生采用氟离子透入法预防龋齿。同年，对淄博第二中学、博山石炭坞小学、淄川蒲家庄小学、周村芙蓉街小学、淄博第十九中学共4900名中小学生进行全面查体。其中，视力不良者占21.20%，沙眼占33.57%，龋齿占31.84%，蛔虫病占29.22%，脊柱弯曲占5.18%。

1987年4月，市防疫站购进GM–2型近视治疗仪，在本站门诊部开展近视眼矫治，先后治疗516人，收到良好效果。此后，该项治疗工作推广到各区县和各大专院校，深受欢迎。同年，购进血红蛋白检测仪，对大中小学学生的贫血情况分别进行抽样检测。同年，市防疫站与市中心医院对临淄区边河乡4个自然村的3848人进行盲目与低视力调查，其中，20岁以下的青少年1400人。对盲目和低视力患病率及发病原因进行分析。同年，对桓台县果里联中、西果里小学、西义和小学共819名农村中小学生进行复方甲苯咪唑驱蛔效果观察。经调查，该地区中小学生蛔虫感染率83.2%。经服用复方甲苯咪唑后，排虫率达83.61%，平均每人排出3.86条。其药效可持续6天，以第二日排虫显著。观察认为，复方甲苯咪唑服用安全、副作用小，驱虫效果好。

1988 年，市防疫站在博山、淄川、张店、周村等区县的部分中小学校利用复方甲苯咪唑开展大规模驱蛔工作，共发放驱蛔药 5 万人份。同年，在张店东一路小学进行“读写姿势矫正架”预防近视眼效果观察。

1989 年，对 4000 余名中小学生进行防龋胶防龋效果观察。

1990 年，对农村 6 岁以下婴幼儿进行缺铁性贫血检测。在部分区县开展学生集体服药驱虫工作和近视眼治疗试点工作。

1991 年，在博山、周村、张店部分中小学开展利用“小孔眼镜”矫治近视眼；在淄博一中、四中、六中、七中、十七中五所中学应用“双星明”治疗近视眼；在淄博二中、三中两所中学进行学生集体驱虫；在淄川区部分中小学推广使用“洁口净”预防龋齿。

1992 年，对 1500 名大中小学生贫血患病率进行调查。结果：大学生贫血发生率 37.4%，中学生 56.4%，小学生 13.6%。是年，在中小学发放保健牙膏、牙刷近 10 万支，用于预防龋齿。同时，对 12 万人（次）中小学生进行驱蛔治疗。

1994 年—1997 年，对淄博卫校入校新生乙肝病毒感染情况连续 4 年进行检测，共检测 2680 人，共检出乙肝病毒携带者 108 人，检出率 4.03%；检出乙肝患者 11 人，检出率 0.41%。对 2571 名乙肝易感者进行乙肝疫苗的全程免疫接种，对查出的乙肝患者隔离治疗。

1995 年 3—5 月，对本市部分中专、技校的幼教、烹饪、旅游、餐饮专业学生进行乙肝表面抗原检测，阳性者占 4.49%。4 月 17 日，市防疫站印发《关于对全市中小学生普服驱虫药的通知》，要求在春季（3—4 月）或秋季（9—10 月）对全市中小学生进行一次驱虫工作。药品由市防疫站统一发放，并统一规定服药时间和服药方法，驱虫覆盖率要求达到 85% 以上。

1996 年 2 月，市防疫站决定在 1996 年“4・25”计划免疫宣传日活动中，对 1996 年度应进行 7 岁和 12 岁麻疹疫苗加强免疫的所有儿童以及所有在校的大中专学生进行一次麻疹疫苗强化免疫。

1997 年，按照《全国学生常见病综合防治方案》要求，完成学生常见病综合防治的阶段性工作。经对市、区县部分中小学生检测，蛔虫感染率由 1992 年的 26.73%，下降至 1997 年的 6.91%；沙眼患病率由 24.58% 下降 12.13%；贫血患病率由 10% 下降 5.7%；龋齿由 0.53% 下降 0.35%；视力不良和营养不良患病率得到有效控制。是年，对中小学生缺钙情况进行检测，缺钙率 61.4%。针对检测结果，在部分中小学开展补钙工作。

1999 年，对高校 2324 名入学新生进行乙肝表面抗原检测，阳性者 97 人，占受检人数的 4.17%。对本市部分中小学学生进行营养调查，营养性贫血检出率在 10% 左右。

2001 年 2 月 22 日，市卫生局、市教委联合印发《淄博市 2001 年中小学肠道蠕虫感染综合防治方案》和《淄博市 2001 年学生龋齿综合防治方案》，要求通过综合防治措施，年内中小学生肠道蠕虫感染率城市降至 5% 以下，农村降至 15% 以下；龋齿防治力争达到《全国学生龋齿防治方案》的要求，使患龋率逐年下降。同年，市防疫站与河南郑州嘉铖科技开发公司合作，采用“视欣三结合”疗法治疗中小学生近视、弱视，取得良好效果。是年，市防疫站对本市中小学学生常见病综合防治情况进行检测，结果：⑴蛔虫感染率：1991 年前后，经连续几年组织集体驱虫，蛔虫感染率由最高时的 86.7%，下降为 1991 年的 19.35%。1998 年 3 月“单县事件”发生后，集体服药驱虫工作受阻。2001 年检测，本市中小学生肠道蠕虫感染率回升至 37.00%。⑵学生龋齿患病情况：1986 年患病率 50%~80%。经积极开展防治，1991 年降至 31.24 %。2001 年检测，本市中小学生龋齿患病率 22.1%。⑶沙眼患病情况：1962 年患病率 50%，2001 年检测，患病率 5.04%。⑷视力不良患病率情况：1991 年检测，小学生近视患病率 25.03%，初中生 41.06%，高中生 56.66%；2001 年检测，小学生近视患病率 30.9%，初中生 61%，高中生 87.95%。⑸营养不良与肥胖：1991 年，本市中小学生营养不良患病率 14.74%，肥胖率 7.03%。2001 年检测，营养不良患病率 18.55%，肥胖率

11.59%。⑹贫血患病情况：1991年检测，患病率43.45%；2001年检测，患病率4.25%。检测结果表明，中小学生龋齿、沙眼、贫血患病率明显降低，达到《全国学生常见病综合防治方案》要求。其他常见病如视力减退、蛔虫病等也得到控制。

2002年，对3.3万余名大中专院校和市管中小学学生进行体检。其中，对9185名学生进行乙肝表面抗原检测，阳性率3.06%；抗体检测2597人，阳性率30.19%。对乙肝易感者建议注射乙肝疫苗预防。

2003年2月21日，市防疫站印发《关于进一步做好学生常见病、传染病防治工作的通知》，要求各区县、各学校配合“全民驱虫”做好学生肠道寄生虫病、龋齿、营养不良及肥胖的防治工作。4月23日，市防疫站与市教育局联合举办学校“非典”防治培训班，组织学习“非典”防治知识并部署学校“非典”防治工作。各区县教育局、市属以上学校卫生管理人员共70余人接受培训。

2005年5月，市卫生局、市教育局联合下发《关于对学校传染病防制工作情况的通报》。4月21日—28日，市卫生局、市教育局随机抽检全市17所中学、15所小学的传染病管理制度的落实、传染病防治知识培训、健康教育、冬春季传染病晨检、教职工、学生体检、学校卫生情况，发现存在如下问题：1.对学校传染病防治重要性认识不足、传染病管理制度流于形式；2.个别区县防疫站对学校传染病晨检制度指导不切合实际，晨检制度不知道如何操作；3.部分校医无执业医师证，有些学校无校医，校内传染病防制管理由任课老师兼任；4.学校“三无”食品依然存在。根据以上情况，提出三点意见：一是继续加强对学校传染病防制工作的领导，提高认识 规范制度、明确责任；二是加大对学校传染病管理监督检测，逐级培训有关人员，充实校医队伍，确保学校预防保健和传染病防治工作顺利开展；三是加大学校食品卫生监督管理力度，严格执法，加大对学校食品卫生违法案件查处力度，特别是对学校使用“三无”食品、“三精水”及滥用食品添加剂现象要严格查处。

2009年体检结果显示：市属学校33821学生中，男生身高上等、下等所占比例分别为：21.28%、2.41%，女生分别为22.47%、2.22%；学生视力不良率逐年上升，初、高中二阶段分别由2000年的66.51%、88.45%上升到2009年的77.57%和90.48%；小学、初中、高中龋患率分别为：30.77%、2.81%、5.35%。男女生龋患率分别为4.08%、6.55%，总龋患率5.32%。7~18岁男女生乳牙龋患率分别为0.56%、0.64%。男女恒牙龋患率分别为2.98%、4.85%。；小学、初、高中营养不良率分别为3.54%、5.77%、3.74%；小学、初、高中肥胖率分别为19.18%、22.39%、16.85%；中小学生男生营养不良率、肥胖率分别为5.37%、22.8%，女生营养不良率、肥胖率分别为3.22%、13.86%，男生均高于女生，差异非常显著（$p<0.01$）；沙眼男女生患病率分别为1.62%，1.03%；本次调查三个学校的新生740人做了结核菌素试验，90人呈阳性，阳性率12.2%。

2012年，完成《淄博市2009—2012年度中小学生健康体检资料分析报告》。显示：健康查体范围逐渐扩大到全市203所中小学校。其中，张店区监测学校最多，其次为高青县和淄川区。体检总人数506201人，男生占51.19%，女生占48.81%，接近1∶1，比例均衡。小学至高中各阶段身高计算平均值：小学男生平均137.33cm，女生平均136.35cm；初中男生平均162.92cm，女生平均158.95cm；高中男生平均174.08cm，女生平均162.80cm。6~12岁阶段，女生身高与男生基本一致或高于男生，12岁之后男生身高高于女生。15岁之后男女生身高增长趋于平缓，接近最高水平，男生稍晚于女生1~2年。变化趋势符合儿童青少年身高发育基本规律；小学至高中各阶段体重计算平均值：小学男生体重平均35.19kg，女生平均32.86kg；初中男生体重平均55.86kg，女生平均51.08kg；高中男生平均体重66.01kg，女生平均55.72kg；龋齿：2009年—2011年小学一年级至小学三年级患病率较高，在28%~34%之间；从小学三年级到初中一年级患龋率逐渐下降，至6%~8%；之后便趋于平缓，维持在10%以内。男女生龋患率无显著差异；沙眼：2009年—2012年男女生沙眼患病率均在1.5%以内；视力低下：2009年—2012年从小学至高中视力低下检出率持续上升。小学：2009年—2011年小学生视力低下检出率从一年级的20%增加至五年级的45%，逐年上升，2012年回落；初中：2009年—2011年初中生视力低下的检出率从初中一年级的55%增加至初中四年级的75%~80%，2012年回落；高中：除2012年最低外，2009年—2011年高中生视力低下的检出率从高中一年级的85%增加至高中三年级的90%。男女生变化趋势基本相同。本市中小学生近四年来从小学到高中视力低下检出率呈逐年上升趋势，与全国中小学生体质与健康调研报告所述基本一致；营养不良：中小学男生营养不良检出率在1.5%~9%之间，小学一年级至初中三年级逐渐增加，初中四年级至高中三年级呈下降趋势，但高中三年级营养不良检出率仍高出小学一年级1个百分点，与前三年基本一致；肥胖：从小学一年级至高中三年级男生肥胖检出率在6%~28%之间，显著高于全国水平。

第三节　学校健康教育

20世纪60年代初，在中小学校开展卫生宣传工作，主要形式有黑板报、宣传栏、卫生宣传橱窗、广播、班会、少先队卫生主题活动、组织少儿进行卫生文娱表演等。1981年，市防疫站在张店中心路小学开展卫生宣传工作试点，组织小学生用显微镜看苍蝇，讲解相关卫生知识，收到良好宣传效果。1982—1985年，市防疫站利用《讲卫生》报对中小学生进行卫生宣传，张店中心路小学、兴学街小学、东一路小学、杏园路小学等利用广播、宣传栏、班级黑板报定期开展卫生宣传。到1986年，学校卫生宣传工作已成为学校卫生工作的重要组成部分，学校卫生宣传工作逐步纳入各级中小学重要议事日程。

1990年6月，经国务院批准，国家教委、卫生部发布实施《学校卫生工作条例》，要求学校应当把健康教育纳入教学计划，普通中小学必须开设健康教育课。普通高等学校、中等专业学校、技工学校、农业中学、职业中学应当开设健康教育选修课或者讲座。淄博市自1991年开始，将学校健康教育工作纳入学校卫生法制化管理轨道。

1991年4月25日和6月16日，市防疫站组织两次学校卫生工作和学生“五病”防治知识专题宣传教育活动。

1992年调查，临淄、淄川两区的城区中小学健康教育课开课率达95%；张店、周村、博山三个区的城区中小学健康教育课开课率达80%；调查11个市管中学，初中部所有班级均按要求开设健康教育课，开课率100%。同年，市防疫站对11所市属中学和齐鲁石化公司、山东铝业公司、淄博矿务局所属中小学共420名中小学生进行卫生知识测验。

1996年，市防疫站总结推广淄博商校健康教育工作经验。该校按照《学校卫生工作条例》要求，开设健康教育课，由校卫生室医师定期开展卫生讲座，利用自编自印的卫生小报宣传卫生知识，开展青春期卫生教育和心理卫生教育，深受学生欢迎。

1997年调查统计，全市共有中小学2539所，有2465所开设了健康教育课，开课率97%。其中，全市城区共有中学66所，小学158所，全部开设健康教育课，开课率100%。健康教育“五有”率（“五有”：有课本、有教师、有教学计划、有考核成绩、有健康教育效果评价）达100%。

1998年，市防疫站先后利用5月20日“全国学生营养日”、6月6日“全国爱眼日”、9月20日“全国爱牙日”开展学校卫生健康教育宣传工作。

1999年以后，部分中小学进一步开展中小学生心理健康教育。淄博三中、淄博七中、临淄二中、周村实验中学、淄川区北关小学、淄博商业学校等利用心理教育室、校报、广播、师生对话、个别谈心等形式对学生进行心理健康教育，取得良好效果，促进了学生身心健康。

2000年，市防疫站举办学校卫生工作人员健康教育师资培训班。同年，举办近视眼防治专题讲座一次，电视台连续3天宣传讲解。6月30日，市防疫站与市教育局召开全市学校健康教育工作会议，来自全市各大专院校、市属中学、部分区县中小学代表共83人参加会议。淄博三中、淄博七中、临淄二中、周村区实验中学、淄川区北关小学、淄博商校在会上介绍了开展学校健康教育工作的经验。8月，市防疫站在淄博学院和山东医药工业学校举办夏秋季学校饮食卫生讲座，2200余名大中专学生听讲。同时，为200余名大学生播放了《预防食物中毒》

等卫生科教录像片。

2005年11月，市卫生局、市教育局联合下发《关于在全市中学以上学校加强预防艾滋病宣传教育 开展换水游戏活动的通知》，要求在全市中学以上学校中开展预防艾滋病换水游戏，其目的是引导参与者思考艾滋病传播的隐蔽性，了解换水游戏的真实意图，达到预防艾滋病宣传教育目的。要求11月底之前全面完成该项活动，活动情况上报市疾控机构。

2010年8月，市疾控中心专业人员赴青岛参加“学生营养与健康示范学校”经验交流会，本市唯一一所获得示范学校荣誉称号的学校——淄博五中在会上介绍了创建经验。

2012年5月，食品营养与学生保健所协助淄博五中，开展学生营养与健康知识讲座。

第四节 学校卫生管理与监督

一、学校卫生管理

1957年，市防疫站卫生科设专人负责学校卫生管理工作。是年，对博山区新村小学的课桌椅进行卫生学调查，符合卫生标准的仅占0.9%。

1960年，根据省里指示，在中小学开展“红领巾小医院”活动。通过培训后，组织学生试用针灸、中成药治疗常见病。全市共建“红领巾小医院”50余处。

1961年，对中小学校教学环境条件进行调查分析，突出的问题是课桌椅设置不合理，不合格率城、乡分别为57%和86.3%。

1963年6月，对本市11所中学校舍建筑中的卫生问题进行调查，包括校址、教室、实验室、宿舍的设计、采光照明、通风、以及运动场地、绿化等，调查后提出预防性卫生监督建议。

1973年，对中小学教室采光照明情况进行调查。

1974年—1975年，市防疫站与市教育局联合，在张店、临淄、淄川、博山区制作、推广纸浆课桌椅6552套。

1976年，市卫生局、市教育局联合举办培训班，培训中小学校保健教师96人。

1979年12月，教育部、卫生部联合颁布《中小学卫生工作暂行规定》。同年，市防疫站卫生科成立学校卫生组，加强全市学校卫生管理工作。

1980年，对本市40所中小学进行卫生学调查，结果：⑴学生占教室有效面积为0.96平方米/人，基本符合卫生要求。农村学生平均每人占1.1㎡，高于城区。调查发现，有26.5%的学生占教室面积不足0.8平方米/人。⑵教室自然采光情况：46.2%的教室自然采光较差，以农村学校为重。⑶学生课桌椅情况：小学合格率为10.5%，中学为38.2%。⑷照明：教室晚间照度达到50米烛光的占21.5%。⑸黑板：距前排课桌低于2米者占45.6%。根据调查结果，对不符合卫生要求的学校提出改进意见。

1983年4月，市防疫站对市内交通噪声影响下校址的选址进行调查研究。通过对主要交通干线和市内一般公路噪声的衰减趋势分析，提出学校教学主楼应设于公路常年主导风向的上风侧，距离主要交通公路边线不低于120米，距离市内公路边线不低于70米的建议。

1984年9月，对淄博十八中的1480名学生进行健康体检。对张店、博山两区的3000名学生进行吸烟情况调查。

1985年，市防疫站设立学校卫生科，有5名专业人员。市防疫站要求各区县防疫站建立学校卫生对口科室，加强学校卫生监督、管理。是年6月，市防疫站组织各区县、大企业卫生防疫站学校卫生工作人员赴济宁市参观学习学校卫生工作管理和建档工作。年内，全市完小以上大中小学校均建立学校卫生档案。

1987年前后，国家颁布一系列学校卫生标准、规定，市防疫站积极组织宣传贯彻落实。1988年4月，市防疫站与市教育局联合举办全市校医、保健教师培训班，培训时间一周，主要培训内容包括学生“五病”防治、学校卫生统计、校医及保健教师工作职责等，共28名校医或保健教师接受培训。同年5月和10月，按照省卫生防疫站部署，对张店一中、张店中心路小学、淄博十六中、淄川杨寨中心小学共220名中小学生进行膳食营养抽样调查。同年5月、9月、10月，分别对周村实验小学、淄博十九中学、博山石炭坞小学、淄博二中的4074名中小学生进行

“五病”监测。

1989 年 3 月，市防疫站与市教育局联合召开全市首次学校卫生工作会议，部署当年全市学校卫生工作任务，参观淄博五中学校卫生工作。年内，举办学校卫生培训班一期，培训在职校医和学校卫生专业人员共 40 人。年终，市防疫站与教育部门联合组织学校卫生工作检查考核，全市共评选出学校卫生工作先进单位19个，先进个人17名，由市卫生局、市教育局联合表彰。年内，市卫生局、市教育局联合印发《关于做好中小学生健康查体工作的通知》。市、区县分别按照“通知”要求，组建了学生健康查体队伍，印发《学生健康查体技术规范》，统一项目、统一标准、统一时间、统一培训、统一要求，以保证学生健康查体质量。自此，学生健康查体工作全面展开，并将此项工作列入学校卫生管理和学生常见病、多发病防治的重要议事日程。

1990 年 4 月，市防疫站与省卫生防疫站、济宁医学院联合，对省少管所在押的 15~20 岁男性犯罪者 249 人进行犯罪社会心理因素调查，表明学校和家庭教育方式不当是青少年犯罪的重要因素，对在校青少年进行心理卫生教育、适当的性教育和法制、道德教育，对预防青少年犯罪具有重要意义。

2007 年 6—7 月，对张店区范围内的 35 所托幼机构进行调查，结果：1. 托幼机构活动室面积参照小学教室面积，50 ㎡以上的仅为 59.41%，人均面积≥ 1.12 ㎡的有 90 间，占 90%，特别是城乡个体办学者，多为租用房屋，活动室面积小，影响孩子的活动和思维扩展。2. 活动室自然采光、采用双侧采光的 59 间，仅为 58.42%，采光系数达标率 50.50%，桌面平均照度达标率 77.23%，照度均匀度达标率 26.73%，玻地比达标率 55.45%。3. 课桌椅按大班、中班、小班分别为 52cm、46cm、40cm 和 29cm、25cm、21cm 为标准。考虑到测量误差和长期磨损，以 ±0.5cm 为符合。结果课桌大班符合率 12.5%，中班、小班均不符合；课椅大班符合率 12.5%，中班 8.57%，小班均不符合。4. 对 9 个托儿所的 153 人进行调查，结果写字姿势基本正确的有 67 人，占 43.79%；握笔姿势正确的有 90 人，占 58.82%。5. 调查中发现有 6% 的活动室 CO_2 浓度超标，这些超标的活动室均为开空调的房间，门窗密闭无通风换气设施，不能按时通风换气。

2011 年 2 月 11 日，市疾控中心抽调专业技术人员，对淄博十七中和山东工业职业学院考点进行传染病防控措施落实情况现场技术指导，对发现的问题提出书面建议。

2011 年 4 月 21 日，举办全市中小学生健康体检档案管理及统计人员培训班。各区县疾控中心、相关学校、部分体检机构负责学生健康体检数据报送人员共 20 余人参加培训。

2011 年 5 月和 2012 年 3 月，分别抽检市属 6 所中小学校教室卫生状况进行调查和评价。督促学校采取措施，加强学校卫生管理。

二、学校卫生监督执法

1990 年 4 月 25 日，经国务院批准，于同年 6 月 4 日国家教委以第 10 号令、卫生部以第 1 号令发布《学校卫生工作条例》，该条例共分总则、学校卫生工作要求、学校卫生工作管理、学校卫生工作监督、奖励与处罚、附则共六章四十一条，自发布之日起施行。

市防疫站贯彻落实条例，将学校卫生工作纳入卫生监督执法和法制管理轨道。是年 6 月，对中小学校建筑设计六项指标进行卫生学调查。调查表明，全市有 50% 的中小学靠近铁路和公路边线，有 28% 的学校与市场、娱乐场所、医院、排废工厂等毗邻，不符合《中小学校建筑设计规范》要求，对学生的健康和安全构成一定的潜在威胁。对学校饮水供应、住宿条件、教室面积、课桌椅卫生标准、采光照明等情况进行调查，对不符合建筑和卫生标准的，提出卫生监督改进意见。年内市防疫站在五区三县各选定一所小学作为常规学校卫生监督检测点校，分别是：张店区中心路小学、博山区石炭坞小学、周村区芙蓉街小学、临淄区大武小学、桓台县起凤小学、淄川区松龄小学、高青县实验小学、沂源县南麻五小。市防疫站为这 8 所学校建立健全学校卫生档案。同期，市防疫站对淄博十一中、淄博十七中、淄博十八中、张店中心路小学、张店公园新村小学的体育课进行安全卫生监督，提出建议。对 2000 余名城乡中小学生的个人卫生习惯和用眼卫生习惯进行调查和监测监督。对市属8所中学的1万余名在校学生进行健康查体并做了统计汇总。

1991年3月，举办学校卫生法规和知识培训，52名校医、保健教师和区县学校卫生管理人员参加。年内，市防疫站对11所市属中学的教室卫生、宿舍卫生、食堂卫生状况进行卫生监测监督。对全市3152所中小学校的基本情况进行调查摸底登记，建立卡片档案。同期，市教育局、市卫生局联合对市属中学学校卫生工作进行了检查督导。

1992年5月，市防疫站召开区县学校卫生负责人会议，深入贯彻落实《学校卫生工作条例》。同年，为深入贯彻卫生部、国家教委联合印发的《学生常见病综合防治方案》，进一步加强学校卫生管理和卫生监督，市防疫站学校卫生科组织专业人员编印《学校卫生工作指南》，供本市各级各类学校开展学校卫生管理工作参考。年内，对市属11所中学和三个大企业所属中小学进行防治近视工作的监督检查，抽取420名学生进行卫生知识测试，以评价中小学健康教育工作情况。

1994年，市防疫站把学校卫生作为卫生改革试点，施行专业卫生综合执法，即将校园内的学校卫生管理、食品卫生、公共场所卫生以及传染病防治统一纳入专业综合法制管理范畴，避免了“政出多门，重复监督”的弊端。市防疫站制定《专业综合执法监督实施方案》，将学校内有关学生健康的所有卫生问题均纳入卫生法制管理轨道。是年5月14日，山东医药工业学校学生食堂因生熟不分、交叉污染，造成87名学生食物中毒事件。事故发生后，市防疫站学校卫生监督员迅速介入，在积极组织抢治中毒学生同时，及时查封该校食堂可疑食品，进行流行病学调查，最后确认为致病性变异杆菌食物中毒。根据《学校卫生工作条例》《中华人民共和国食品卫生法》有关规定，市防疫站责令该校对食堂卫生限期改进，并处以2000元经济处罚，同时予以通报批评。是年12月，市防疫站对29所市属中学的98个教室进行了噪声、照明、采光等指标的卫生监测和卫生学评价，对不符合卫生要求的学校，以卫生监督执法文书形式提出整改措施并反馈各相关学校。年内，按照上级部署，市防疫站开展了眼镜卫生质量卫生监督。对学生配戴的眼镜的卫生质量进行专题调查。对眼镜卫生质量监督管理工作中的问题进行调查分析，提出对策及卫生监督措施，并付诸实施。通过对验光人员进行培训、考核和实施验光资格证制度，使眼镜卫生质量管理纳入卫生法制管理轨道，提高了眼镜卫生质量。

1995年，按照《专业综合执法监督方案》和卫生监督分级管理的规定，对市管33所学校的39个教工和学生食堂进行卫生监测、监督，对864名学校食堂从业人员进行查体、培训，对其中8名体检不合格者调离食品卫生工作岗位。对学校内、外无证经营的食品摊点取缔和处罚；对校办工厂、校内幼儿园以及图书馆等公共场所进行综合卫生监督。对学校食堂的公用餐具以及学校自备水源进行卫生检测；对23120名在校学生进行健康查体；对9所学校的烹饪、幼教、餐旅等专业的2345名学员进行乙肝表面抗原检测；年内举办不同层次的校医培训班3期，共培训校医200余人（次）。是年5月，在淄博警校召开学校食品卫生工作现场经验交流会议，在全市启动开展了学校食品卫生工作示范单位活动。

1996年4月，市防疫站制定并下发《学校卫生工作考核评分标准》，使学校卫生监测监督工作进一步标准化和规范化。

1997年，市防疫站更新学校健康体检器械，购置部分先进的学校卫生监督监测仪器、设备，改善了学校卫生监督监测条件，提高了卫生监督监测力度和水平。市管各学校按照卫生监督意见和要求，逐步对教学环境、设施、卫生室设备、饮食卫生环境、设施等进行改进、更新，学校教学环境和食品卫生状况大为改善。同年，市防疫站根据市售眼镜卫生合格率抽查结果，对眼镜市场进行卫生监督执法和治理整顿。对不符合卫生要求的眼镜加工销售单位，责令停业整顿并予以曝光。以区县为单位共举办眼镜验光人员培训班11期，对全市108家眼镜生产加工经营单位的验光人员进行培训，经考核合格者颁发“验光资格证”，对眼镜生产加工经营全面实行卫生许可证制度，有效遏制了劣质眼镜流入市场。

1998年，认真贯彻卫生部印发的《关于加强学校卫生防病工作的紧急通知》，省卫生厅、省教委联合印发的《关于在全省开展学生集体用餐卫生监督检查的通知》，集中于6月份在全市范围内开展了学校食品卫生专项监督检查，对饮食卫生搞得好的单位进行表扬，对个别学校查出的问题依法进行处理或通过新闻媒体予以曝光。年内，市管学校食品卫生监督工作按季监测率达95%以上，食品采样监测合格率达85%以上，学校食堂卫生检查合格率达90%以上。

1999年6月，按照市卫生局、市教委“关于对全市学校食品卫生进行监督检查的通知”要求，组成检查组，对全市大中专院校、技工学校、各中小学以及学校周边的饮食摊点、食品小卖部等进行全面的卫生监督执法检查。

2000年6月中旬，根据省卫生厅、省教委《关于对2000年学校卫生工作规划实施情况进行综合考评的通知》，市卫生局、教育局组织力量对各区县实施学校卫生工作规划情况进行监督抽查，促进“规划”的全面落实。年末，在省卫生厅、省教委组织的综合考评中，学校卫生实施规划情况受到充分肯定和高度评价。

2001年9月，市卫生局、教育局、公安局印发《关于进一步做好学校食品卫生安全工作的通知》，要求各级各类学校加强学校食品卫生安全的监督检查，做好食物中毒等公共卫生突发事件的预防和处理。

2002年4—5月，市防疫站对20处市属以上院校食堂所用的面粉进行卫生监督监测，共采样15个产品，涉及13个面粉生产厂家。检测结果：15份样品中，合格2份，占13.3%。不合格13份，占86.7%，主要是面粉中添加的增白剂（过氧化苯甲酰）超标。其中，邹平县长山恒昌面粉厂、邹平县青阳镇刘家面粉厂、桓台县唐山源丰面粉厂、广饶县天利面粉厂、张店面粉厂、桓台县恒通面粉厂、桓台城西万强面粉厂、恒台华中面粉厂、恒台县万缘制粉有限公司、淄博鲁星面粉有限公司、邹平齐强面粉厂共11个厂家的面粉中，均因增白剂超标而不合格。同年6月，根据省卫生厅、省教育厅《关于开展学校食品卫生联合检查的紧急通知》，市卫生局、市教育局组成联合检查组，对大中专院校和中小学校的食品卫生工作进行专项检查，共检查各类院校33处（其中大学1所，中专技校8所，中小学21所，幼儿园3所）。对检查发现的问题及时提出改进意见。

2003年4月30日，张店区房镇中学接待处发生一起因误食亚硝酸盐引起的30名学生食物中毒事件。接到报案后，市防疫站派卫生监督员及时赶赴现场，与张店区防疫站共同开展流行病学调查和实验室检验，很快查清了中毒原因，中毒学生及时得到救治。同时，依据《中华人民共和国食品卫生法》有关规定，对中毒事故责任者进行了行政处罚。

2004年，本市学校食品卫生全面实行量化分级管理，学校卫生条件和学校卫生环境有了较大改善。市防疫站对2004年度在学校卫生工作中作出突出贡献的淄博五中等19家食品卫生先进单位和于振俊等27个学校卫生先进工作者予以表彰。

2010年4月，参加全省中小学生健康体检档案管理及统计人员培训班。

2010年5月，市卫生局印发《关于加强全市中小学生健康体检数据报送管理工作的通知》，要求各区县卫生局、高新区地事局自2010年起全面实施中小学生健康体检数据上报工作，市疾控中心作为全市中小学生健康体检数据信息管理中心，负责全市中小学生健康体检信息的汇总统计工作。

2010年5月，市卫生局、市教育局联合印发《关于进一步加强学校、托幼机构卫生工作的通知》，要求切实做好本市学校卫生管理工作，预防食物中毒、传染病事件和水质污染等重大公共卫生安全事故发生，保护广大师生及幼儿身体健康，确保校园安全稳定。

第五章 放射卫生

本市放射卫生防护管理工作始于20世纪60年代。

1960年，贯彻卫生部、国家科委颁布的《放射性工作卫生防护暂行规定》。6月，省、市卫生防疫站、医学科学研究所对金岭铁矿铜选矿生产中的放射性污染进行全面调查。调查发现，矿井环境中，氡及其子体的浓度平均为39.6艾曼，最高达80艾曼，超过国家最高允许卫生标准的38.1倍。矿区的1622名居民中，未发现明显的受射线影响者。

1963年，省卫生防疫站对五〇一厂建立放射实验室进行审核，提出审核意见。11月6日，市卫生局、市科学技术委员会下达《关于五〇一厂建立放射实验室卫生防护的意见》，具体要求：

1. 铀及其衰变产物具有很强的放射性，建立防化实验室之前必须充分熟悉其放射性，引起足够的重视，确保工作人员的健康及周围人群的安全。

2. 根据放射性污染程度的不同，将实验室严格分为高、中、低三个区，并防止高活性区污染低活性区。室内应具备充分的防沾染及去沾染条件，废水、废渣、废气及污染物适当处理，做好工作人员卫生防护及从事工作前的体检。

3. 为使实验室工作顺利进行，根据《放射性工作卫生防护暂行规定》，结合具体情况，制定该实验室3区配置、室内设置废水、废渣、废气及污染物处理的详细方案，报省、市有关单位。经批准进行改进完毕，再经山东省卫生厅批准，向淄博市公安局登记后进行实验。

4. 从事放射性工作的人员，工作前要经过详细的体检，无放射性工作禁忌症者，才能作为该室的工作人员。

5. 在实验前，根据《放射性工作卫生防护暂行规定》，制定详细的卫生防护制度。

1964年，进行医用X线调查。全市有医用X线的医院26个，有X光机37台，接触放射线人员54名。经过5个医院从业人员及工作环境测定，共测定46人，其中4人超过国家允许剂量。5个医院中，从业人员所受剂量以市第二医院稍高，市第一医院和淄博矿务局医院次之，淄川区医院及淄博市结核病防治所最低。对专业工龄5年以上的42人进行查体，发现疑似病人7人，观察对象6人。疑似病人与工龄和工作量有关，5年以上工龄即有发生，10年以上工龄及日工作量大于4小时者发生率最高，其主要症状为神经衰弱症候群。

1965年1月，市防疫站与省有关部门联合成立查体小组，对金岭铁矿铜选矿矿山116名作业工人进行查体，对早期发现的禁忌症者调离工作和早期治疗。自1965年开始，省卫生防疫站、省医科所对金岭铁矿150名铜选矿开采和冶炼工人进行15年动态观察和20年随访，建立健康档案，以后未发现急慢性中毒者。

1972年，贯彻公安部、国家科委、卫生部颁布的《放射性同位素工作卫生防护管理办法》。市公安局、市科学技术委员会、市卫生局联合对使用放射性核素单位进行检查，核发使用许可证。此后，建立管理制度，按规定审核换证，常年实施监督，对发生的放射性事故及时调查处理。

1973年，经省核查，山东金岭铁矿铜选矿开采停产和淄博美术陶瓷厂以独居石为原料生产打火机停产后，其厂区、厂外农田、住宅区放射性污染物未作及时清除。

1974年7月—9月，市防疫站会同省有关部门，对金岭铁矿已停产的铜选矿环境和从事开采的工人进行放射性污染危害调查。共测1061个点，取得1306个数据。根据国家规定，提出处理意见：

1. 该厂约有1380㎡厂房，大部分污染较重，按规定要求进行彻底处理。对办公室等污染较轻的房间共400㎡，对地面、墙壁经清换、测量合格者，可作一般性使用。

2. 生产设备由于污染较重，由有关部门调至同类型的厂矿使用。

3. 对达到或超过放射性废物处理标准的场地，应按防护规定要求，进行必要的清除和掩埋处理。对现有尾矿（约6000吨，含铀3/万以下），必须严格按照防护规定要求进行掩埋、封存，尾矿池要做到不渗不漏，并被敷足够厚度的土层树标建档。采取严密措施，确保在任何情况下，都不溢出池外。

对过去从事放射性生产的工人，应定期查体和随访，除一般检查项目外，可每隔1~2年进行一次肺部拍片及支气管脱落细胞学检查，以便及时发现问题采取措施。

金岭铁矿为做好铜选矿矿区及污染物处理，成立由矿长领导的专门班子。经省、市主管部门批准，该矿从“营业外损失”项目开支20万元，进行非污染处理。原铜选矿生产设备已调往微山稀土矿，矿区被污染土方已进行断层深埋、筑坝立标，并经市公安、卫生、劳动、环保、冶金部门共同检查验收。对原开采作业的150名工人，继续进行健康动态观察。

1975年，市防疫站成立放射卫生组，有2名专业卫生人员负责放射卫生监测监督管理工作。

1977年，市防疫站测定有关厂矿放射作业点506个，取得数据2093个。对博山陶瓷厂相关的582名工人进行查体，对金岭铁矿原作业工人随访体检109人。在6个医疗单位推行X光机隔离透视和隔离室投照，减少医用X线职业危害。对山东铝厂湖田矿进行检测，发现该矿井下工人皮肤搔痒和湿疹发病多，与γ射线辐射水平较高有一定关系。

1978年，在省卫生防疫站协助下，采用“滤膜法”对山东铝厂、湖田石矿、田庄矿井下氡氢放射气体进行多次测定。氡子体γ潜能值超过4×104兆电子伏/升，超过国家规定标准。有6个点氡的浓度在1×10–11~5×10–11居里/升。其他测定点氡的浓度在4×10–12~6×10–12居里/升范围。所有测点的氢浓度均在防护规定标准以下。湖田矿井γ辐射剂量低于规定标准。同年，卫生部颁布《医用诊断X线卫生防护规定》，加强对医用诊断X线的卫生防护和管理工作。

1979年2月24日，卫生部、公安部、国家科委发布《放射性同位素工作卫生防护管理办法》。5月，山东新华医疗器械厂受省卫生厅委托研制的X线防护装置通过鉴定，认定具备推广应用价值。同年，淄川区医院岭子分院的医用X光机采取加大X光屏周围的有效防护面积，在X线发射窗口加铅板戴帽装置，限制X线照射野不超过荧光屏周围2公分的范围，在X线发射窗口加铅过滤片过滤散射线，形成了X光机防护装置系列，解决了多年存在的X光机不符合放射防护要求造成的危害。

1980年，实施《山东省放射性同位素工作卫生防护管理实施细则》。是年，市防疫站会同省卫生防疫站、省放射医学研究所完成对山东金岭铁矿原铜铁矿从事开采和水冶的150名工人的连续20年的随访观察。观察结果：⑴工人的神经衰弱与自觉症状发生率，入矿1年的工人为12.6%，工龄9年的为22.3%；⑵采矿工人的呼吸道疾病增加，入矿1年的工人为29.9%，9年者亦高；⑶铜铁矿作业工人的血压偏低，在脱离作业前未发现高血压，但在平均脱离8年后，高血压明显增高。

1982年，对使用放射性同位素的单位进行审查发证。

1983年，市防疫站建立放射防护科，负责全市放射防护卫生监督、监测及管理工作。

1984年，全市完成医用X光机防护改造，实行规范化管理。

1985年，省卫生厅颁布《山东省X线被检查者卫生防护暂行管理办法》。根据该管理办法要求，本市部分医院自制防护用品，使病人受照射线剂量减少。是年9月，省卫生防疫站对本市医用诊断X线工作人员，用热释光进行个人剂量监测试点。此后，该监测方法在全省推广。

1986年，对医用X线诊断机加强监督检测，对防护性能不好的限期改进。年内，全市改善合格X线机20台，全市X线机防护合格率由1985年的84.61%提高到90%。对全市96个乡镇计划生育办公室专供透查妇女宫内节育环的89台10~15mA的便携式X射线机全部配备成套防护装置。年内，与市公安局、市科委、市环保局、市劳动局、市工会对放射性同位素工作单位进行联合检查，对相关单位全部发放新的《放射性同位素工作许可登记制度》，全面完成全市放射卫生防护建档任务。

1987年3月17日，市卫生局、公安局、科委、劳动局、环保局、城乡建委、工会七个部门联合发布《淄博市放射卫生防护管理办法》。3月和10月，市防疫站举办两期工业应用X线人员防护知识培训班，相关厂矿企业共183人参加培训，学习《淄博市放射卫生防护管理办法》及放射防护知识。11月，市防疫站举办医用X线诊断人员防护知识培训班，市、区县医疗单位放射科450名X线从业人员参加培训，学习《淄博市放射卫生防护管理办法》和X线防护知识。是年，市防疫站根据有关放射卫生法规规定，对全市从事放射工作的单位实行“X线工作卫生许可证”制度，对从事X线放射工作的人员实行“放射工作人员防护证书”制度。

1988年3月5日，市防疫站印发《关于加强放射性建筑工程预防性卫生监督的通知》。4月20日，卫生部发布《放射工作人员健康管理规定》。该规定分总则、常见医学监督、放射工作人员健康要求、健康管理机构及其职责、事故受照人员医学管理、特殊受照人员健康管理、放射卫生人员保健、附则共八章二十九条，自1988年5月1日起开始执行。是年8月，市防疫站组织力量，按照国家新颁布的GB8279-87《医用诊断X线卫生防护标准》，对市属医疗卫生单位医用诊断X线工作进行放射卫生防护检查。9月，市防疫站下发通知，对各计划生育单位X线透环工作实行“卫生许可证”制度。11月1日，卫生部发布《射线防护器材防护质量管理规定》。该规定分总则、防护质量监督管理、防护质量监督机构共三章16条。自1989年1月1日起施行。

1990年3月1日，淄博市商业职工医院发生一起皮肤科用于放射治疗的锶-90敷贴器源被盗事故。在市公安局干警和市防疫站放射防护科共同努力下，于3月2日下午将敷贴器从淄川城关一居民家中完好追回，未造成人员放射损伤和社会危害。事故发生后，市公安、卫生部门及时召开事故分析会，认为该起事故系该院领导对严格执行放射源安全防护法规重视不够造成的，依据国家《放射事故管理规定》，属一般责任事故。经研究，作出如下处理意见：⑴立即封闭放射源，停止使用，待健全规章制度，审查合格后方可投入使用；⑵责令该院写出书面检查报告；⑶对事故主要责任人罚款50元；⑷向全市放射性同位素应用单位通报，引以为戒。3月17日，市卫生局下达《关于成立淄博市放射病诊断组的通知》，称：淄博市放射病诊断组负责全市范围内放射损伤病例的诊断处理。市职业病防治院为组长单位，市防疫站为副组长单位。市职业病防治院院长李德伍任组长，市防疫站成君方医师任副组长。5—6月，市防疫站联合市公安局，对放射性同位素工作单位进行年度检查。共检查45个单位，147个放射源，下达隐患通知书3份，责令有关单位对放射防护工作限期整改。7月2日—14日，市防疫站连续举办3期学习《放射性同位素与射线装置放射防护条例》培训班，全市放射性同位素、医用、工业用X线单位分管放射防护工作的负责人共93人参加培训。9月24—28日，市防疫站举办全市放射性同位素防护学习班，各有关单位76名放射防护管理人员参加培训，学习国务院颁布的《放射性同位素与射线装置放射防护条例》及射线防护知识。

1991年1月10日，卫生部发布《非医用加速器放射卫生管理办法》。4月26日，卫生部以第12号令发布《γ辐照加工装置卫生防护管理规定》。7—9月，市防疫站、齐鲁石化公司卫生处、博山区防疫站共举办11期放射防护法规与放射防护知识培训班，培训基层专业人员400余名。9月，市防疫站会同各区县防疫站，对本市生产磷肥的单位进行一次γ外照射和镭-226放射性水平检测，根据国家有关放射防护法规要求，对检测超标的磷肥进行了查处。11月，市防疫站对全市放射源执法检查时，发现沂源县水泥厂钴-60放射源被盗，经与公安部门密切协作，昼夜排查，历时7天时间，将被盗达2个月的放射源查明追回，减少了放射损伤范围。

1992年7月，市防疫站与放射工作人员个人剂量申请监测单位签订检测合同，按省卫生厅、省物价局、省财政厅颁布的收费标准收取监测费。10月，市防疫站被卫生部授予“全国放射卫生工作先进单位”。是年，市防疫站共举办医用X线、工业X线和放射性同位素应用单位放射防护培训班11期，培训放射工作人员520余人。

1993年1月15日，山东省卫生厅下达《关于认真做好放射卫生综合监督管理示范工作的意见》，称：根据卫生部在全国进行“放射卫生综合监督管理示范市、地”试点工作要求，确定在淄博市进行放射卫生综合监督管理示范工作试点，试点计划上报卫生部后已得到认可。“意见”对如期完成“示范市”任务指标提出相应要求。10月13日，卫生部发布《医用射线诊断放射卫生防护及影像质量保证管理规定》，该规定分总则、许可证件申请管理、受检者的防护、X射线诊断的质量保证、放射工作人员的管理与培训、罚则、附则共7章34条，自发布之日起施行。

1994年6月，市防疫站举办放射工作人员防护知识与法规教育培训班，全市医用X线、工业X线和放射性同位素应用单位相关工作人员76人参加培训。6月14日，山东铝业公司放射源贮库被盗。公司卫生处于1979年12月存入5个钴-60废旧放射源，其中3个小型源容器被盗，其放射性活度分别为0.91、2.74和3.65毫居里。公司召开有关处室紧急会议，成立由公安、卫生等部门参加的12人专案组。经分析，初步确定放射源大约在1994年4月下旬被盗。专案组对现场周围民工、装卸工、职工1000余人进行排查，同时用仪器设备探测并查询张店、淄川区域40余个废品收购站（点）以及流动收购废品人员22人、81户居民，至10月上旬，仍未查出下落。10月11日，市卫生局、市公安局印发《关于山东铝业公司放射源被盗事故的通报》，对该公司予以通报批评，并要求该公司以及全市相关单位，以此为鉴，强化管理，坚决杜绝类似事故发生。12月2日，市防疫站召开全市各建材生产经营企业会议，贯彻实施《建筑材料放射卫生防护标准》（GB6566-86）。根据《放射性同位素与射线装置放射防护条例》《中华人民共和国标准化法》以及《建筑材料放射卫生防护标准》，决定对本市建筑材料成品天然放射性核素及其γ放射水平进行卫生监督检测，对相关生产企业实行“建筑材料放射卫生许可证”制度。

1995年3月6日，市卫生局、市城乡建委联合印发《关于对建筑材料实施〈建筑材料放射卫生许可证〉管理的通知》，要求自1995年3月6日起，各建筑材料生产经营单位，必须到放射卫生防护部门市防疫站，办理“建筑材料放射卫生许可证”，对逾期不办的单位，按有关放射防护法规予以处罚。至年底，市防疫站会同区（县）防疫站，对全市建材企业进行γ外照射水平检测，对检测合格的310个单位发放“建筑材料放射卫生许可证”。3月29日至4月1日，卫生部放射卫生“示范市”试点验收组对淄博市历时2年的放射卫生综合监督管理“示范市”试点工作考核验收，认为淄博市放射卫生“示范市”试点工作各项指标均达到试点标准。5月15日，卫生部发布《放射治疗卫生防护与质量保证管理规定》。该规定共分总则、放射治疗工作场所、放射治疗装置、工作人员、放射治疗的实施、监督与管理、附则共七章31条，自1995年6月1日起施行。8月30日，卫生部、公安部联合发布《放射事故管理规定》。该规定分总则、事故的分类与分级、事故处理原则、事故报告与监督管理、罚则、附则共六章31条，自发布之日起施行。10月14日，卫生部发布《关于放射工作人员个人剂量监测管理规定》。该规定分总则、监测原则、评价的基本原则、个人剂量档案、管理工作共五章23条。

1997年4月9日，市防疫站印发《关于对放射工作人员进行特殊项目体检的通知》。5月，组织市属以上企事业单位从事医用X线、工业X线和放射性同位素应用单位的工作人员，到山东省医学科学院放射医学研究所体检。体检项目包括外周血染色体、淋巴细胞微核、T细胞亚群、血常规以及内、眼、皮肤科检查，共有216个单位530人体检。年内，完成全市放射工作人员6个监测周期个人剂量监测，共监测768人，监测率91.4%。在五区一县设点，举办放射工作人员复训班，对新颁布的21项放射卫生标准进行培训学习，共培训640人（次）。同年，按照市卫生局、市公安局《关于核发〈放射性同位素工作许可证〉和〈放射性同位素工作登记证〉的通知》以及市卫生局《关于换发〈射线装置工作许可证〉的通知》要求，市防疫站对243个市管单位全部进行监督监测，放射性同位素和射线装置卫生许可证换证率分别达96%和80%。

1998年1月，按照省卫生厅部署，对淄博市县以上13家医院的160名放射工作从业人员进行放射性肿瘤流行病学调查。6月，卫生部卫生监督司、人事司对全国放射卫生综合监督管理“示范市”项目进行总结表彰，淄博市“示范市”试点工作被授予“全国放射卫生综合监督管理示范工作达标单位”。9月，市卫生局、市公安局转发省卫生厅、省公安厅《关于转发〈卫生部、公安部关于开展放射源安全检查的紧急通知〉的通知》，市防疫站加大对放射源监管力度，使29枚闲置、退役的废弃放射源退回原生产单位作永久性处理，消除了放射事故隐患。

1999年1—3月，市防疫站根据省卫生厅《关于开展医疗照射调查工作的通知》，及时召开会议，讨论确定调查方案，对全市310个相关单位如期完成医疗照射调查工作任务。同年，市防疫站根据市卫生局《关于换发〈放射工作人员证〉的通知》要求，组织全市放射工作人员分期、分批、分类进行放射防护知识培训，共举办培训班10期，每期五天，共培训859人，受训人员全部领取到省卫生厅印发的“放射工作人员证”。

2000年5月10日，市卫生局转发省卫生厅《关于加强对建筑材料放射卫生防护管理工作的通知》，称：凡在本市生产砖、瓦、砌块、水泥、大板、混凝土多孔板、预制构件以及大理石、花岗石、建筑陶瓷等建筑材料成品的企业，其产品必须经市、区（县）级放射防护机构检测合格，取得市卫生局统一发放的《建筑材料放射卫生许可证》后，方可进行生产、经营。市属以上企业、中外合资、外商独资企业以及石材加工、水泥行业、主料用工业废渣生产建材的企业检测，由市级放射防护检测机构承担。6月6日，市防疫站印发《关于对建筑材料进行放射性检测管理的通知》，称：市防疫站已取得省卫生厅颁发的《建筑材料放射卫生防护监测实验室资格证书》，具备对市属以上企业石材加工、水泥行业、主料用工业废渣生产建材的企业检测资格，根据省卫生厅《关于加强对建筑材料放射卫生防护管理工作的通知》要求，决定开展建材放射性检测工作。7月，市防疫站联合省卫生防疫站，对全市24家医院使用的22台CT扫描机进行诊断质量项目的全面检测，对在用的17台用于介入放射诊断治疗的X射线装置进行防护检测评价。

2001年4月，市防疫站举办介入放射技术与辐射防护培训班，邀请山东省医学影像研究所、济南军区总医院、省医学科学院、驻军148医院的介入放射学专家、教授讲解神经介入、常用介入放射技术、急诊介入、辐射防护等专业知识，历时2天，共培训各级医疗单位介入放射专业人员45人。6—9月，市防疫站联合省医学科学院放射医学研究所，首次对全市医用诊断X线机进行诊断质量控制检测。检测项目：透视X线机为8个项目，摄影X线机为10个项目。共历时72天，实际检测56天，完成了全市X线影像质量控制检测工作，全市共检测203个单位，占应检单位的91.4%，检测X线机246台，占应检测X线机的90.8%。8月26日，卫生部、公安部发布《放射事故管理规定》，共六章33条，分别规定了放射事故的分级与报告、事故应急处理、事故立案调查、罚则等内容，自发布之日起施行。8月，市防疫站成立建筑材料卫生管理办公室，主要承担全市建筑材料放射物质水平监测、监督工作。年内，共办理生产企业“建筑材料放射卫生许可证”62个，开展个人居室放射物质水平监测50户次。

2002年，组织开展全市放射工作人员防护培训，570人参加复训。对全市255家射线装置使用单位进行卫生监督执法检查，监督监测率达93.8%。年内，实施了全市5个个人剂量检测周期的检测工作，受检率达90%以上。全市射线装置和放射性同位素许可证持证率达98.6%。同年，对全市110家建材单位进行了卫生监督年检和抽检，发放“建筑材料放射卫生许可证”36个，检测建材样品160份，合格率98%。开展居民家庭、室内环境放射物质监测，年内共检测150户。

2003年8月8日，省卫生厅组织专家对淄博市防疫站放射防护检测评价和建设项目放射性危害评价资质进行评估验收。经听取汇报、审核资料、仪器、现场考试、考核、答疑等严格的认证程序，专家组一致认为，淄博市防疫站检测评价服务机构设置、仪器设备、人员技术力量以及放射卫生检测评价水平，在省内市地级检测评价机构中是最好的，基本满足所申请的检测、评估资质认证项目的要求。

2004年，市防疫站对全市61个放射性同位素工作单位进行检测，换发许可证；对140个符合条件的射线装置单位进行换证，换证率达100%；监督检测放射工作单位270个，对820名放射工作人员进行个人剂量监测；对195名放射工作从业人员分批进行培训。

2005年，市防疫站对148家射线装置工作单位的310台射线装置进行防护监测评价，监测率91.4%；督促6个射线装置工作单位办理放射工作许可证；继续对84个放射性同位素源单位开展监督监测，切实保障辐射安全；个人剂量监测工作健康运行，完成放射工作人员1、4、7、10月份四个周期个人剂量计收、发及结果评价，签订个人计量合同书669人份；举办3期放射工作人员防护复训班，复训人员165人。

是年12月，市卫生监督体制改革。放射卫生监督工作交付市卫生局卫生监督所。

2006年，市疾控中心与省放射医学研究所联合开展放射防护检测和设备质控检测工作，对40个市管放射诊疗单位进行了检测，其中检测合格38家，合格率95%；不合格单位2家，经及时整改后复检，达到合格要求。

2007年，全市放射工作人员个人剂量检测，共检测68家单位650名放射工作人员，全年共检测2600人次，合格率100%。同年，中国军事医学科学院在全国范围内进行居室内氡活度水平调查，淄博市作为山东省三个调查检测点之一，积极配合上级科研部门，随机布测城市楼房居民40家，分布不同楼层、不同社区；随机布测农村平房居民100家，并进行了四次采样，圆满完成国家安排的居室内氡活度水平调查工作。与省放射医学研究所联合开展放射防护检测和设备质控检测工作，对39个市管放射诊疗单位进行了检测，检测合格39家，检测合格率100%。

2008年，市疾控中心与省放射医学研究所联合开展放射防护检测和设备质控检测工作，对34个市管放射诊疗单位进行了检测，检测合格34家，检测合格率100%。放射工作人员个人剂量检测78家单位765名放射工作人员，全年共检测3060人次，检测合格率100%。是年，举办全市疾控系统防化学中毒、防核与辐射恐怖事件培训班，各区县疾控中心及各大企业卫生处共150人参加，第一次在全市范围内进行针对性的防核与辐射恐怖事件培训，培训结束后进行了现场模拟实战演练，极大的提高了放射卫生人员处置突发事件的应变能力。

2009年，全市放射工作人员个人剂量检测89家单位、815名放射工作人员，全年共检测3260人次，检测合格率100%。

2010年，全年共开展个人剂量检测单位102个，检测2975人次，出具检测报告308份。

2011年，市疾控中心与全市149个放射工作单位，972名放射工作人员签订了年度个人剂量检测合同，全年检测3096人次，出具报告449份。对全市75个放射工作单位，90台设备进行了放射防护检测（其中张店区和桓台县对本辖区的放射工作单位的放射诊疗设备进行了防护检测）。3月份因受日本福岛第一核电站泄露的影响，本市出现“碘盐抢购”现象，市疾控中心及时为政府当好参谋，提供有关材料，并接受公众关于核污染及辐射防护安全等相关的咨询。

2012年3月，市疾控中心与全市149家放射工作单位，1309名放射工作人员签订了年度个人剂量检测合同，全年共检测4176人次，共出具报告421份。对全市58个放射工作单位72台设备进行了放射防护监测。市疾控中心3月份顺利通过了省卫生厅对中心放射卫生检测与评价及个人剂量检测资质续展及扩项申请评审。有三家区县疾控中心（防疫站）先后完成了放射防护检测资质续展。10月份，市疾控中心放射防护监测所宋丰江代表市卫生局参加全省卫生系统卫生应急大比武活动，取得了个人技术技能第三名的好成绩。同时，市疾控中心顺利完成了中心实验室“三合一”评审中放射卫生检测扩项申请工作。

第六章　预防性卫生监督

淄博市预防性卫生监督工作始于1954年。

1954年5月，博山神头发电厂的饮用水影响工人健康。市防疫站数次派员调查，发现该厂饮用水水源为神头泉河水，厂方将生产污水排入河内，居民亦在河内洗衣。经水样检验，细菌总数355000株/毫升，超过卫生标准35倍。调查后，市防疫站向厂方提出预防性监督意见，即生活与生产用水分开，饮用泉水的建议。

1957年，博山电池厂要求在博山城区内的原址扩建。同年4月20日，市防疫站提出了《关于博山电池厂不适于在原地址扩建的意见》，指出：⑴该厂生产过程中产生大量铅尘，不仅对职工有害，对周围居民亦有害。1956年，在该厂灌粉室外测量空气中铅浓度，超标305倍。根据暂行卫生标准、生产及防护地带的卫生分级，该厂应有300公尺的防护地带。但该厂不仅无防护地带，且与居民区紧邻，又位于博山区最繁华的街道上。再扩大生产，势必加大对群众健康的影响。我们的意见，该厂不适于在原址的基础上扩建。⑵为扩大生产，可考虑新建投资合并在市外适宜地点建设。同年8月，市防疫站对南定玻璃厂报送的建厂建筑设计进行预防性卫生监督。经审查该建筑资料，认为，厂区内建筑物的相互配置不合理，其生产车间位于附属建筑物及居住区的上风侧，按风向频率不符合《工业企业设计暂行卫生标准》的卫生要求。为此，提出审查意见：⑴加强车间与原有附属建筑物之间的卫生防护；⑵不得再在生产车间下风向建筑附属建筑及职工居住区；⑶厂内污水在不影响河水水质及农灌的前提下可以排注孝妇河；⑷建筑设计如有变更需再送市防疫站审查。

1959年6月，市人民委员会组织工业废水调查组，由省、市卫生防疫站、市城建局、新华药厂、山东农药厂、五〇一厂、南定热电厂、淄博卫校、张店区卫生科派出人员组成。中央建工部给排水设计院人员陪同苏联专家科来列娃到淄博市调查，提出指导意见。检验小组对8个单位的生产废水、生活污水、猪龙河、孝妇河的河水及张店地区的井水进行分析。其中以新华药厂、农药厂、五〇一厂排出的废水为检验重点。经过50天调查，基本摸清情况。存在的突出问题：1.有些企业、特别是化工厂的废水不经处理放入河内，对农作物灌溉和饮用水井造成威胁。电池厂废水含铅浓度高达2.86mg/L；新华药厂的硝基酸钠和部分大苏打排入下水道；农药厂下水道和新华药厂废水混合，渗水严重污染地下水源。五〇一厂污水流经南定、张店地段，含碱量为2~3mg/L。2.孝妇河自神头泉群北流，与范阳河汇合。博山地区各厂矿每日注入孝妇河废水约38214吨。新博、夏庄、双山三个煤矿的渗透矾水，不经处理排入孝妇河，铅及硫酸盐类浓度高。孝妇河水流50公里处，水中含酸仍超过卫生标准；铅浓度超标30倍；3.猪龙河流经南定后，成为五〇一厂、南定热电厂、新华药厂、农药厂等工厂的排污河，每日注入废水总量达33156吨。水浊异臭，河两岸120米内的水井中，主要有害物质是酚。在张店以北的闫桥村，井水中酚浓度超过标准1万倍以上。调查组根据调查情况，提出改进意见：①孝妇河、猪龙河为流经市区的主要河流，一切废水必须处理后排入；②加强废水中有害物质的回收利用。如从含酚废水中提取塑料、氯苯氨、钠粉盐等；③各厂废水包含酚、铅，按河水流量，其浓度要分别低于0.001mg/L和0.1mg/L；④城建、卫生部门，加强经常性卫生监督；水利部门加强河水流量的测定，提供有关统计资料；⑤新建厂时，同时安排对生产废水、废气的处理。

1968年7月，市有关部门对1967年10月投产的胜利炼油厂废水进行检验，该厂大量废水排入淄河，每日达6000吨。经检验，该厂废水中含酚量为101.88mg/L，超过国家规定标准（0.01mg/L）10187倍；含油量为162.85mg/L，超过国家规定标准（0.1~0.3mg/L）542~1628倍；其他如硫化物、氨氮等也超过国家卫生标准。该厂排污区距辛店饮用水源地上游5~6公里，河卵石渗透性强，易于污染水源。该水源地是张店地区供水源，日采量 40 万吨。据此，建议胜利炼油厂加强排污处理措施，要求市防疫站经常进行水质化验，加强预防性卫生监督。

进入 70 年代，逐步开展预防性卫生监督的调查。

1978—1980 年，市卫生局与市环境保护局、市环境监测站、省卫生防疫站、青岛医学院、青岛市卫生防疫站、山东铝厂医院成立协作组，进行南定地区氟污染对人体健康危害情况调查。结果表明：氟化物浓度由近及远逐渐降低，其浓度与排放距离明显有关。一般是污染源的下风向浓度较高，至 5 公里处仍超过卫生标准，至 10 公里处接近卫生标准。

1980 年以前，市防疫站预防性卫生监督工作无专人负责，由本站卫生科负责环境卫生工作的人员兼管。1980 年 8 月，市防疫站增设环境卫生监测科，固定专人负责预防性卫生监督工作。

1983 年 8 月，市防疫站配合省卫生防疫站，对国家重点项目“三十万吨乙烯工程”的环境质量进行预防性卫生评价，对周围人群健康状况和疾病谱作了细微调查，并参加了该项工程项目的总体设计审查会。同年，对淄博市良种厂奶粉车间设计图纸进行卫生审查，帮助其重新设计，使其做到了工艺布局合理，卫生设施齐全。

1984 年，市防疫站对临淄区敬仲食品厂进行卫生学审查，帮助修改不符合卫生要求的建筑设计。

1985 年，市人民政府颁布《淄博市基本建设项目预防性卫生监督管理办法》，预防性卫生监督工作逐步纳入法制化管理轨道。是年，市防疫站对市自来水公司辛店水源地的污染情况和辛店 101 油库的自身污染问题进行调查，开展预防性卫生监督。

1986 年 3 月，市城建规划管理部门实行“建筑工程许可证申请表”制度。同期，市防疫站对基本建设项目实行“三同时”预防性卫生监督，审查监督范围包括所有工厂、企业、食品生产加工经营企业、学校、医院、托幼机构及公共场所的新建、改建、扩建、翻建工程，审查项目主要是选址、设计审查、竣工验收等。8 月 10—20 日，市防疫站牵头举办预防性卫生监督学术讨论会，聘请青岛市卫生防疫站主管医师蒋福清主讲“预防性卫生监督”有关专业知识，各区县及省内部分地市卫生防疫站负责预防性卫生监督的专业人员参加。是年，市防疫站共完成预防性卫生监督建筑审查项目 207 项。

1987 年 4 月 1 日，国务院发布《公共场所卫生管理条例》。根据条例规定，市防疫站对公共场所的新建、扩建、改建的选址和设计进行预防性卫生监督、审查，并参加竣工验收。是年，市防疫站共对 285 项公共场所建设项目进行设计审查。

1988 年 4 月，市防疫站在全市实行建筑项目《选址征询意见表》制度。7 月 20 日—26 日，组织力量对全市预防性卫生监督工作及违章建筑进行专项检查。是年，市防疫站举办基建项目“三同时”和预监审批程序学习班，培训区县卫生专业人员和企业相关人员 150 人（次）。同时，对 487 个建筑项目进行审查，2000 ㎡以上的建筑项目审查率达 85%，审查总建筑面积为 378644 ㎡。

1989 年，市防疫站完成建筑选址、设计审查、竣工验收项目共 21 项。

1990 年，市防疫站共对全市 40 个建筑选址和 19 个改建、扩建项目进行预监审核、登记，对 16 个完成设计的项目进行建筑图纸审查，对 49 项竣工项目进行验收。其中，对预测污染较重的 3 个建设项目执行治理与主体工程“三同时”，并参加初审，保证了建筑工程卫生质量。

1991 年 2 月 27 日，卫生部印发《关于明确国家计委〈建设项目（工程）竣工验收办法〉中卫生部门必须参与竣工验收的通知》。3 月 30 日，省卫生防疫站、省环境卫生监测站印发《关于印发〈山东省建设项目（工程）竣工验收实施细则〉的通知》。9 月 7 日，市防疫站印发《关于印发〈山东省建设项目（工程）竣工验收实施细则〉的通知》，要求各区县防疫站按照上级要求，组织有关人员认真学习、贯彻、落实。要求各级卫生防疫部门要按照一口对外、分级管理的要求，切实做好设计审查和竣工验收工作。

1992 年 1—6 月，市防疫站完成预防性卫生监督可行性研究审查 3 项；完成初步设计审查 4 项；完成施工设计审查 8 项；完成选址项目 9 个；参与竣工验收 4 项。根据预防性卫生监督结果，适时提出合理建议，保证了建筑工程的卫生质量。

1992年以前，市防疫站预防性卫生监督工作主要由环境卫生监测科承担，有3名专业人员分管。是年12月，经市卫生局批准，市防疫站建立预防性卫生监督科，主要负责全市新建、改建、扩建、续建、技术改造、技术引进等建设项目的预防性卫生监督、管理及卫生学评价工作。

1993年5月3日，市防疫站建立重大建筑项目预防性卫生监督会审制度。要求全站所有的预防性卫生监督工作，以预防性卫生监督科一口对外。为使预防性卫生监督工作达到全面、科学和实际的要求，站内对重大建筑项目采取定期或不定期会审制度，由预监科填发《会审邀请书》，相关科室派专业分管人员参加会审。是年，市防疫站完成3个规划小区的初步设计方案的审查，6项重大建设项目或技术改造项目的初步设计方案的审查，以及54个建设项目和技术改造项目的预防性卫生监督。

1994年，全市共有建筑项目147项，市防疫站对133个项目进行卫生监督，监督率90.48%。对97个建设项目进行卫生学审查。其中选址33个，图纸审查44份，卫生学评价15项，初步设计方案论证3项，竣工验收2项。

1995年，市防疫站起草《淄博市建筑项目预防性卫生监督管理办法》。市卫生局于5月25日，呈报市人民政府法制局审批。

1996年3月18日，市防疫站印发《关于对建设项目进行预防性卫生监督审查的通知》。12月16日，市防疫站印发《关于加强建设项目卫生监督审查工作的通知》，要求市属及以上企事业单位凡新建、改建、扩建的基本建设项目和技术引进、技术改造项目的选址、设计、施工，都必须进行卫生审查和卫生学评价，并进行竣工验收。

1997年，市防疫站对市管单位43个新建、改建、扩建工程项目进行预防性卫生监督。其中，卫生审查21项，参与竣工验收6项，参加可行性论证4项，对12个建设项目进行了卫生学评价。

1999年6月7日，市防疫站对市中心医院新建竣工的病房大楼提出书面《建设项目验收意见通知书》，称：该单位病房大楼基本符合设计要求，初步认为可以投入使用，存在的问题须在正式启用前逐步解决，防患于未然。竣工验收存在的主要问题有：病员食堂无独立的洗刷消毒间、冷拼间；医院污水处理设备未达到“三同时”要求；二次供水为二级蓄存，容量达100m³，难以保证水质卫生标准；骨外科放射工作室为普通木质门，无任何屏蔽射线防护，不符合标准要求。

2001年9月，为了保证市引黄工程的水质不受沿途土壤的污染，确保市民饮用水安全，根据市委、市政府部署，市防疫站对引黄供水工程的高青县大芦湖水库、桓台县新城水库以及供水工程沿途的土壤本底进行卫生学检测。共采集土壤样本21（处）份，总重量100公斤，经中国预防医学科学院山东分院检测化验，未发现明显污染源和污染物。沿途及水库周围地表氟含量均符合国家卫生标准。对涉水土壤的微生物、残留农药及有害化学物质进行检测鉴定，结果表明，所有涉水土壤对该工程的水质不存在任何污染危害。11月4日—9日，市防疫站在博山区凤凰山庄主持承办全国建设项目设计卫生审查研讨会，聘请中国预防医学科学院研究员邵强、北京市疾病预防控制中心高级工程师吕林、山东省劳动卫生研究所主任范昭宾等专家、教授讲解《中华人民共和国职业病防治法》、建设项目设计图纸的卫生审查、建设项目可行性研究报告和初步设计卫生评价、实际建设项目卫生预评价分析等专业知识。来自全国26个省、市的近百名专业人员参加研讨会。

2002年5月9日，市防疫站预防性卫生监督工作在全省率先通过省卫生厅组织的“建设项目职业卫生评价资质”和“职业卫生检测资质”认定。7月，市防疫站预监科承担了地处潍坊市的山东海化股份有限公司三聚氰胺建设项目的职业病危害预评价工作。经过深入调查研究和细微的图纸审核，市防疫站出具了《山东海化股份有限公司三聚氰胺建设项目的职业病危害预评价报告书》，并顺利通过了专家组对该报告书的评审。专家组认为：“该项目组严格按照国家有关卫生法律法规，全面、科学、公正地进行预评价，结论正确、可靠，建议切实可行。”这是市防疫站首次在全省多家具备该项目预评价资质认证单位竞标中中标，开创了全省和市防疫站跨管辖区域职业病危害预评价工作的先河。年内，市防疫站共完成建设项目预评价和预防措施效果评价 32 项（其中市外项目 1 项）。

2003 年，市防疫站对全市 28 个建设项目进行预防性卫生监督。其中，完成预评价项目 16 项，参与竣工验收项目 8 项。

2004 年，对全市 28 个建设项目进行预防性卫生监督工作，完成预评价项目 7 项、控制效果评价项目 4 项，对外地 6 个建设项目开展预检和评价工作。

2005 年，市防疫站在潍坊、临沂、日照争取评价项目 6 个，其中已完成 4 个，对市内 15 个建设项目进行预防性卫生监督工作，完成预评价 7 项，竣工验收项目 6 项。

2005 年 12 月，卫生监督体制改革，预防性卫生监督工作交由市卫生局卫生监督局负责。

第七篇

DIQIPIAN

卫生检验、质量管理与技术服务资质

WEISHENGJIANYANZHILIANGGUANLIYUJISHUFUWUZIZHI

第七篇 卫生检验、质量管理与技术服务资质

第一章 卫生检验

第一节 卫生检验机构沿革

1953年12月，淄博专区卫生防疫站（淄博市卫生防疫站前身）成立。建站初期，站内编制设四个股室，其中包括检验股，有2名卫生检验人员。

1955年7月，淄博特区改为淄博市。7月20日，奉淄博市人民政府指示，淄博专区卫生防疫站改为淄博市卫生防疫站，内部设置五个科室，原检验股改为检验科，下设细菌检验室和化学检验室，共有卫生检验人员10人。细菌检验室可做一般卫生学细菌检验和肠道病原菌的检验，化学检验室只能做一般的水质分析和毒物化学分析。

1963年，检验科筹建副霍乱检验室，开展了副霍乱病原学检验。

1966年，检验科发展至13人。

1969年7月，淄博市卫生防疫站撤销，检验科卫生检验人员分别下放各区或公社基层医疗卫生单位。

1970年7月，淄博市卫生防疫站恢复。

1971年，淄博市卫生防疫站迁址张店。

1972年，随着卫生防疫人员归队，检验科人员陆续调回市卫生防疫站，检验科逐步恢复并开展工作。

1977年，市防疫站在检验科建立病毒室，并首次培养出流感病毒。

1982年，市防疫站建立地方病实验室，负责地甲病、地氟病、疟疾、流行性出血热、布氏菌病检验工作，隶属于地方病防治科管理。

1983年，检验科发展到38人，下设劳动卫生检验室、水质化学检验室、食品化学检验室、食品卫生细菌室、病原细菌室、病毒室、霉菌室、免疫室、色谱分析室。

1987年年底，市防疫站对检验科机构进行改革，撤销检验科，原检验科下属的各专业检验室和相关人员，根据业务分工，隶属于对口业务科室管理。同时，建立中心仪器室，将大型仪器设备集中管理，统一使用。

1989年3月16日，市防疫站以“淄卫防字（1989）第17号”文，决定将市防疫站中心仪器室改为计算机室，其气相色谱室及人员、仪器划归劳动卫生科。

1993年，为解决检验人员过于分散造成的人力、物力浪费和技术水平难以提升的问题，市防疫站于是年5月以计算机室为基础，建立中心实验室，购置部分先进检验仪器设备，充实了骨干检验人员，重点负责检验难度较大的检验项目，并负责卫生检验新技术、新方法的开发、推广和相关的科研工作。

2002年，为促进检验工作发展，提高市防疫站整体检验水平，实现全站检验仪器设备和检验力量的共享，更好地为卫生监督检测和疾病预防控制提供一流的检验服务，市防疫站于2月进行卫生检验体制改革，将市防疫站中心实验室及隶属于各业务科的检验室合并，成立检验科。检验科根据全站业务开展实施情况，通过整合和重新布局，设立食品理化室、水质理化室、色谱室、卫生微生物室、病原微生物室共五个检验实验室。10月，建立毒理学实验室，供毒理实验的动物房通过了省医科院实验动物中心验收。同年，设立放射检测实验室。

2003年，市防疫站建立生物安全三级实验室。

至2003年，市防疫站卫生检验人员发展至53人，占全站业务技术人员的21.72%；其中，高级职称（副主任技师以上）14人，占检验人员的26.42%；中级职称（主管技师）15人，占28.3%；初级职称（技师）

24 人，占 45.28%。

2005 年 12 月 31 日，市疾控中心挂牌成立，中心卫生检验科承担的工作任务主要是突发公共卫生事件危害因素应急检测和常见毒物、污染物的检验鉴定；疾病监测与常见病原微生物检测检验；食品卫生、职业卫生、放射卫生和环境卫生等领域健康危害因素监测检验；以及政府指令性任务与社会委托检测检验业务。

2006 年 3 月，在原市防疫站检验科基础上组建成立市疾控中心卫生检验中心。检验中心下设卫生微生物、病原微生物、食品营养与安全理化、环境与职业卫生理化四个实验室，实验室面积 3000 ㎡。2011 年 11 月，承办百万职工大练兵系列活动——全市疾控系统卫生检验技能大赛，卫生检验中心王延东获“振兴淄博劳动奖章”，魏滨、刘军、王钟、朱海宁，获“淄博市卫生系统技术能手”荣誉称号。

2012 年 12 月，王勤课题《淄博市疾病预防控制机构卫生检验资源配置现状与检验能力调查研究》获淄博市科技进步三等奖。

2013 年年初，卫生检验中心被团省委、省卫生厅授予“青年文明号”，被市总工会授予“工人先锋号”。

2012 年年底，卫生检验中心共有 28 人，其中，微生物检验人员 15 人，理化检验人员 13 人；高级职称（副主任技师以上）6 人，占检验人员的 21.43%，中级职称（主管技师）13 人，占 46.43%；博士 1 人，硕士 11 人。

第二节　微生物检验

建站初期至 1955 年，市防疫站检验科由于技术人员少，设备简陋，检验科细菌室只能开展力所能及的病原微生物如伤寒、痢疾和寄生虫的形态学检验。

1956 年至 1966 年 10 年间，检验科逐步配备显微镜、培养箱、电冰箱等细菌培养所需要的仪器、设备，微生物检验技术明显提高，先后开展病原微生物检测、细菌培养及其鉴定，例如白喉、链球菌、副溶血性弧菌、布鲁氏菌的检验；血清学可做肥达氏试验、冷凝集试验、布鲁氏菌凝集试验、康氏试验等。

1957 年，市防疫站首次对细菌性痢疾菌型进行调查，经对患者粪便 500 份样品进行细菌培养，阳性 198 份，占 39.6%。经对 204 株痢疾杆菌菌型分析，以福氏为主，为 184 株，占 90.2%；志贺氏和宋内氏各 9 株，分别占 4.4%；舒密氏 2 株，占 0.98%。

1959 年春，市防疫站检验科在全市疾病综合普查中，制订 9 种疾病普查检验常规，推荐了性病、丝虫病、黑热病等疾病的简易检验方法。同年，检验科在市防疫站开展的伤寒、痢疾流行病学调查中，改进和推广了血清学检验方法，试用“微量血浆凝集试验”，创用“血液快速培养基”确诊病人，为大面积普查和确诊提供了有效方法。

1963 年，市防疫站建立副霍乱检验室，开展副霍乱病原学检验。6—11 月，检验科对市售水产品副溶血弧菌带染状况进行调查，共检验水产品 251 份，带菌 87 份，检出率 34.66%。其中，蟹的带染率最高，为 83.3%。

1976 年 3—4 月，检验科配合防疫科进行流脑带菌和菌群分布调查。对 521 株菌检验，鉴定出 7 个血清菌种，以 B 群最多，为 66.2%；A、C 群次之，分别为 23.03% 和 7.67%。未检出 D 群和 1486、1811、1890 群。6 月，在临淄区路山公社路山村乌河桥下河水中连续检出 4 株霍乱菌，为及时采取防治措施、扑灭疫情提供了可靠依据。

1977 年，建立病毒实验室，首次培养出流感病毒。是年，开展了二倍体细胞麻疹疫苗免疫原性和持久性的实验观察，协助北京生物制品研究所进行了婴儿瘫乙型二倍体细胞疫苗的免疫效果观察。

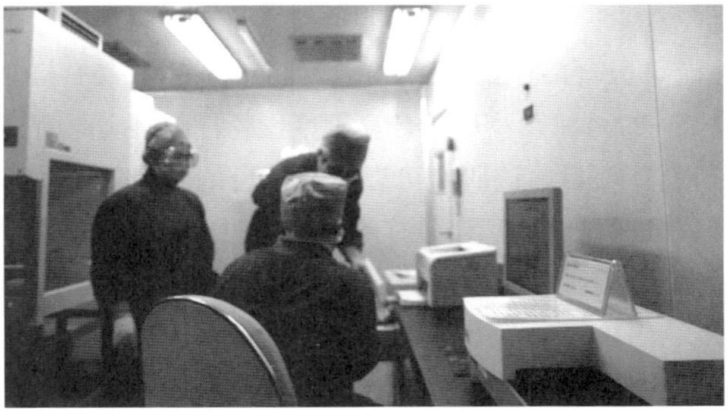

艾滋病实验室检测

1978 年 6 月，对张店、博山区的环卫工人乙肝病毒感染情况进行调查。经化验检查，掏粪工人 236 人，乙肝表面抗原阳性 16 人，阳性率 6.78%；街道清洁工人 174 人，乙肝表面抗原阳性 16 人，阳性率 9.2%。经统计分析，二者无显著差异。12 月，对周村区南营、南闫、张坊、贾黄 4 个公社 1450 名在校中小学生进行肝吸虫调查，经粪便检验，阳性 2 例，肝吸虫感染率 0.14%。

1977 年至 1978 年，市防疫站检验科完成“微量血清浓缩剂的制备及其应用效果观察”的科研项目。该浓缩剂制备删除了过去传统方法需要零下 20 度对试药的处理手续，经应用于乙肝表面抗原检测和肝癌甲胎球蛋白检测，敏感性大大提高，阳性检出率提高 26% 以上，促进了市防疫站乙型肝炎检测水平。

1980 年 4 月，配合防疫科对博山、临淄区 15 岁以下儿童白喉抗体水平进行监测。经对 469 人微量血清做间接血凝抗体定量分析，间接血凝阳性率 89.34%，说明 15 岁以下儿童的白喉免疫力维持在较高水平。10 月，对张店区大张和房镇公社 511 名中小学生和 258 名村民进行肝吸虫粪检，阳性 7 例，感染率 0.91%。是年，完成“改良微量快速生物试验鉴定肠杆菌的实验研究”，此项改良的生化试验经与常规试验方法同时对 594 株肠道菌进行检验，符合率达 99%，具有稳定性、特异性强，以及准确、快速、经济、简便、便于携带和易于保存等特点。该试验研究的成功，极大地提高了鉴定肠杆菌的效率，进一步提升了市防疫站微生物检验的技术水平。

1981 年，病毒实验室首次应用酶联免疫吸附试验检测抗—Hbe，发现肝癌患者与正常人群阳性率有明显差异。

1983 年，市防疫站购进日本产 PC—1500 电子计算机一台，用于卫生检验。同年，完成“SHARP PC—1500 袖珍型电子计算机鉴诊肠杆菌科病原菌的研究”项目。该研究可以对最常见的 10 属 35 型肠杆菌进行分属定型，并打印鉴定报告。经对 59 株国家标准菌种和 689 株地方菌种分别作属型鉴定，验证结果总符合率为 99.73%。该诊鉴系统较人工诊鉴省时、准确，操作简便，易于掌握，在数分钟内即可作出诊鉴报告。该科研成果开创了国内应用电子计算机技术诊鉴肠杆菌科的先河，使市防疫站肠杆菌检验诊鉴技术达到国内先进水平。

1983 年至 1984 年，市防疫站检验科完成“检测乙型肝炎核心抗体酶联免疫及吸附药盒的研制”课题，填补省内空白并达到国内先进水平。该药盒的制备工艺流程简短，技术方法先进，成本低，使用方便，经与美国 Abbot 公司生产的试剂盒比对，总符合率达 92.15%，假阳性率在国内同类试剂中为最低。该药盒的研制成功，对病毒性肝炎的防治和研究提供了一种特异性较强、敏感性较高的检测方法，使市防疫站对乙型肝炎核心抗体和核心抗原的检测技术，处于全省兄弟地市的前列。其间，市防疫站受省卫生厅委托，先后举办乙肝检测药盒推广培训班 5 期，为省内外卫生防疫机构、部队、厂矿医院、医学院校培训专业检验人员共 210 人（次）。

1983 年至 1993 年，市防疫站为检验科购置了日产三洋低温冰箱、日产奥林帕斯 CH 单目、双目生物显微镜、DG-1 多功能恒温培养箱、CR-2AX 数据处理机等一大批微生物检验仪器设备，促进了检验技术和科研水平的提高。

1984 年至 1994 年，检验科专业人员完成了与微生物检验技术有关的科研项目 13 项，通过推广应用，使市防疫站和全市卫生防疫系统的微生物检验、病毒分离、分型和病毒抗原分析等检验技术水平大大提高。

1984 年至 1987 年，市防疫站检验科引进酶联免疫技术，主研完成“流行性出血热酶联免疫吸附试验（ELISA）诊断试剂研究”项目。

1986 年至 1987 年，市防疫站检验科完成淄博市沙门氏菌型和志贺氏菌型调查，有 14 株痢疾杆菌被选为国家标准菌种。

1987 年，检验科化整为零，微生物检验工作和相关检验人员根据业务分工划归相关的防疫科、食品卫生科、环境卫生科等业务科室，主要根据各业务科室的防疫工作内容，开展病原微生物、食品卫生细菌、饮用水微生物等检验。

1987 年至 1992 年，市防疫站检验人员应用细菌培养技术进行流行性出血热病毒分离以及病毒分型和病毒抗原分析，流行性出血热显性感染和隐性感染人群血清中和抗体的实验研究。完成的“流行性出血热（EHF）病毒分型及病毒抗原分析的研究”和“流行性出血热（EHF）病毒分离的研究”均达到国内先进水平。

1992 年，市防疫站检验人员在省内率先引进 PCR 技术，开展性病病原体分子生物学检测。

1993 年，市防疫站在全省首批设立了艾滋病初筛实验室，开展 HIV 抗体检测。年内共对涉外人员、出国劳务人员、出租车司机、献血员等高危人群共 1704 人进行血检，抗 HIV 均为阴性。

1995 年 4 月，省卫生厅“鲁卫函字（1995）第 20 号”文通知：批准市防疫站中心实验室为艾滋病病毒初筛实验室。

1996 年 8—9 月，市防疫站组织各区县对食品中 O157：H7 大肠杆菌进行专项抽样检测。全市共采集冷饮、鲜奶、生熟猪肉、鸡肉样品 65 份，经严格检验鉴定，未检出 O157：H7 大肠杆菌。同年 9 月，市防疫站对齐鲁石化公司办公大楼建设工地民工中 8 例腹泻病人采集粪便检验，均检出小川型霍乱弧菌，为及时采取防治措施提供了科学依据。

1997 年 5 月，博山区山头镇发生伤寒暴发流行。市防疫站检验人员共采集患者和密切接触者粪便、血液标本共 465 份进行检验，对 26 份水源进行病源检测，配合防治人员及时扑灭疫情。同年 4—7 月，市防疫站食品、水质细菌检验室先后对 24 种市售矿泉水和 52 家冷饮生产企业的冷饮产品进行卫生微生物检验。24 种矿泉水中，细菌超标 13 种，占 54.13%；75 份冷饮食品中，不合格 31 份，占 41.33%。

2001 年 1 月，市防疫站食品细菌室对酱油、食醋、酱腌菜等 102 份调味食品的细菌指标进行检测，合格 75 份，合格率 77.45%。10 月，根据全省卫生监督执法新世纪行动，共抽检 52 份糕点、121 份奶及奶制品、68 份生、熟肉制品、81 份冷饮进行微生物等指标检测，检测结果向社会公示。

市防疫站申请通过了艾滋病筛查中心实验室，负责全市 HIV 抗体检测的复检与上送任务。同年，检验科建立动物房和毒理学实验室，开展卫生用品溶出性和非溶出性抑、杀菌材料的抑菌性能及消毒剂质量杀菌试验等新检验项目。11 月 14 日，市防疫站局部百级洁净室、动物房等检验基础设施以及消毒产品检验工作通过省卫生厅考核，确认市防疫站已具备消毒产品检验能力，并通过了山东省消毒产品检验机构资质认定。

2003 年，由于防制“非典”需要，市政府投资 100 万元为市防疫站建立生物安全三级实验室，配备实时荧光监测基因扩增仪、自动酶标检测仪、自动洗板机、冷冻离心机、微生物生化分析鉴定仪等一批先进检验设备，使市防疫站微生物实验室的条件走在全省前列。

是年 10 月 31 日，市防疫站举办全市实验室生物安全与 SARS 检测、标本管理培训班，为县以上医疗卫生单位培训“非典”检验人员 100 余人。年内，在上级业务部门的统一组织下，对艾滋病流行病学进行调查。12 月 24 日，省疾病预防控制中心、省艾滋病预防控制中心印发《关于公布山东省艾滋病检测实验室单位名单的通知》，共有 11 个单位，其中，市防疫站被确认为“山东省艾滋病筛查中心实验室单位”；市中心医院、市第一医院、市第四人民医院（市传染病医院）、市妇幼保健院、山东侨联医院、淄博矿业集团公司中心医院、市中心血站、张店区防疫站、周村区防疫站、临淄区防疫站共 10 单位被确认为“山东省艾滋病筛查实验室单位”。

2005 年，齐鲁石化医院等 12 家单位建成艾滋病筛查实验室并通过省卫生厅组织的专家验收。

2006 年，沂源县中医院等 10 家单位建成艾滋病筛查实验室并通过省卫生厅组织的专家验收。市疾控中心建成艾滋病确证实验室并通过了卫生部专家组考核验收，成为省内具此资质的四个地市之一。

2007 年，王延东参加全省卫生系统卫生应急消毒技能比赛获得二等奖，被授予“全省卫生系统技术能手”荣誉称号。

2008 年 5 月 27 日，通过省卫生厅专家组现场评审，取得了消杀产品检测资质。

2008 年，张店区妇幼保健院等 3 家单位建成艾滋病筛查实验室并通过省卫生厅组织的专家验收。至此，本市艾滋病筛查实验室达 36 家。

2009 年，开始参与国家食源性疾病病原微生物监测工作，通过了国家疾病预防控制中心组织的盲样考核，盲样检出了沙门氏菌、金黄色葡萄球菌和阪崎肠杆菌。每年对食品产品进行多种致病菌的监测检验，同时还承担鸡专项（沙门氏菌、空肠弯曲菌）的监测检验任务。

2009年，甲型流感暴发，中心购置了生物安全柜、PCR仪、实时荧光定量PCR仪、倒置显微镜、二氧化碳培养箱、厌氧培养装置、API微生物鉴定系统、低温高速离心机等仪器设备。

2009年，按照省卫生厅《关于建设国家级流感监测网络实验室的通知》要求，建立国家流感网络实验室，通过省级验收，及时开展了流感病毒的核酸检测工作。

2010年，成功分离出流感病毒毒株，分离毒株数量居全省前列。参与完成多次突发公共卫生事件应急处置，及时检出沙门氏菌与金黄色葡萄球菌、副溶血弧菌等污染物及毒物，为突发事件的处置及患者的救治提供了强有力的技术支撑。

2011年建立手足口病实验室并成功分离手足口毒株。

2011年，淄博莲池医院、148医院；2012年淄博万杰肿瘤医院、山东省生建八三医院等四家医院建成艾滋病筛查实验室并通过省卫生厅组织的专家验收。至此，本市的艾滋病筛查实验室达42家，艾滋病筛查实验室网络基本建成。

2012年，根据鲁医卫发【2012】36号《关于印发山东省性病实验室管理工作规范（试行）的通知》要求，卫生检验中心作为淄博市性病中心实验室对辖区内22家医疗机构的性病实验室具有管理、技术指导的职责。

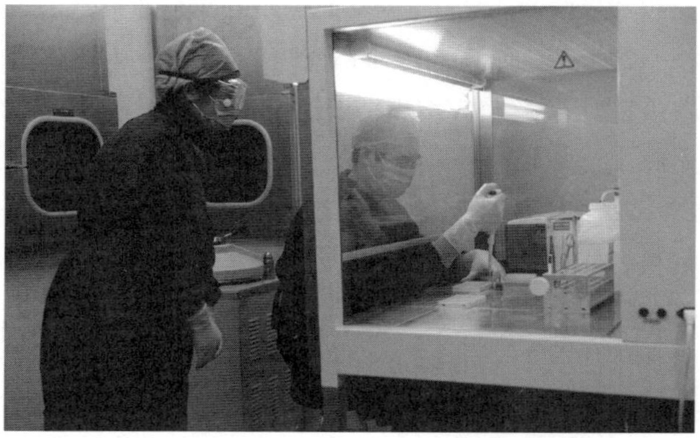

艾滋病实验室检测

2010—2012年，市疾控中心卫生检验中心作为山东省食品安全风险监测七个区域实验室之一，承担常规检测任务和肉鸡专项检测任务。此专项工作，由山东、河南、江苏、黑龙江四个养禽大省承担，每个省由两个地市承担，山东省的检测任务由济南、淄博完成。任务涉及肉鸡从孵化、养殖、屠宰、销售四个环节，样本种类复杂，数量过千，要求所有样本做沙门氏菌检验，120份做空肠弯曲菌检验。5月初~11月底，完成1292份样本的监测检验，分离出沙门氏菌菌株290余株，空肠弯曲菌1株。

至2012年年底，检验中心有局部百级洁净室3间，二级生物安全实验室10间。微生物（细菌）及病毒检验工作走在全省前列。

第三节 理化检验

1953年建站初期，市防疫站检验股先后配备分析天平、微量分析天平、电热鼓风干燥箱、箱式电炉、电冰箱等一批理化检验仪器设备，具备了一定的理化检验能力。

1955年，建立检验科以后，逐步配备鼓风干燥箱、鼓风烤箱、白金坩埚、二氧化碳测定仪、空气分粒器等检验检测设备，提升了市防疫站理化检验能力。

1955年2月、1957年4月和1958年5月，检验科三次参与省、市卫生部门对博山电池厂铅中毒调查，承担了部分空气中铅尘浓度和工人铅中毒的检验，改进尿铅检验方法，推广应用尿铅微量测定法。

1959年6月，市人委组织了全市工业废水污染调查。市防疫站检验科派员参加化学分析检验小组，承担部分理化检验项目。经对山东新华药厂、山东农药厂、五〇一厂的废水进行化学检验，主要污染物有硝基酚钠、铅、大苏打（碱）等，且排放浓度均严重超标。

1972年至1975年，市防疫站配备SP—2305型气相色谱仪、721型和751型分光光度计、DY—9型和JOY—75型电泳仪、百分之一的分析天平和全自动分析天平等一批先进的理化检验仪器设备，进一步提高了市防疫站检验科理化检验水平和能力，开始采用农药残留簿层色谱分析法和色素的双波长分光光度法等检验方法。

1972 年，市卫生局组织力量对南定地区工业废水和职业病进行调查，市防疫站检验科负责对淄博石油化工厂、五〇一厂、四八一厂等工业废水进行化学毒物检验分析，污水中氰化物超标 154 倍，重油超标 1230 倍，83% 的扬尘点粉尘浓度超过国家卫生标准，例如，铅尘浓度高达 80mg/m³，经对接触铅、汞、氟化物工人进行查体化验，铅吸收中毒人数检出率 10.2%，电解铝作业受氟损害的占 14.4%，有的单位汞吸收（汞中毒）9 人，占汞作业人数的 50%。

1973 年 1 月，对本市工业废水污染河水情况进行检验分析：⑴猪龙河污染检测结果：山东新华药厂、山东农药厂等 20 多个单位的废水排入猪龙河，据化验全程耗氧量 25.9~18.9mg/L，有机氯含量 9~22.1mg/L，超标 1999 倍；酚含量 0.25~1.37mg/L，超标 136 倍；甲醛含量 12mg/L，超标 42 倍；有机碱含量 1.52~9mg/L，超标 7 倍。该河全程 40 公里，水生物绝迹。经对该河沿岸张店城区浅层地下水检验，有机氯含量为 88.57mg/L，有机磷 6.2mg/L，证实张店浅层地下水受到严重污染。⑵孝妇河污染检测结果：博山农药厂、四八一厂、山东机器厂等厂矿废水大量排入孝妇河，经化验，河水中氰化物含量达 200mg/L，超标 2000 倍。⑶淄河污染检测结果：淄博矿务局五二五厂、胜利炼油厂等大量废水排入淄河，经化验，该河河水中酚含量达 12.5~26mg/L，超标 1249~2399 倍；含油 21.5~193.9mg/L，超标 1~3 倍；经对该河沿岸 200 米以内的 85 眼水井水质进行检验，井水含酚量 0.01~0.33mg/L，超标 12~32.5 倍；含油 0.1~1.477mg/L。经先后两次对市自来水厂辛店水源地的 2、4、5、6、8、9 号水源井进行检验，含酚量为 0.0007~0.04mg/L，超标 6~39 倍，说明张店城区生活饮用水也已受到严重污染。（此段与前重复，此处可略）

1975 年—1976 年，检验科化学实验室技师潘承荣主研完成“四种水溶性色素的定量方法”科研项目。该研究根据消光 E 的加和性原则，在国内首先提出不用分离的混合色素测定方法，而改用定量方法，

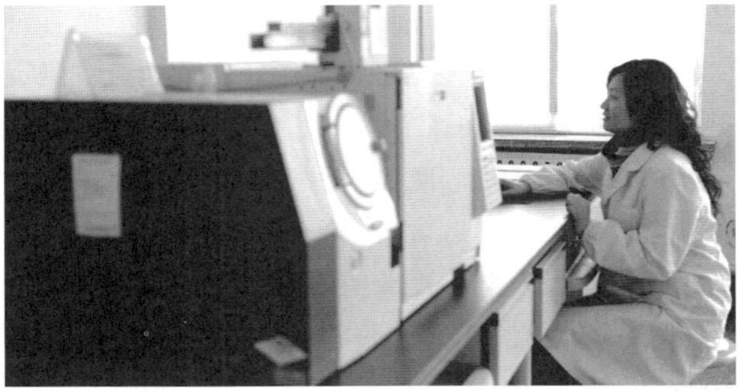

生化实验室检测

实验结果证明，其准确率达到 95% 以上。该项科研 1978 年 2 月通过科技鉴定，同年获淄博市科技大会奖。此法于 1979 年收录卫生部颁发的《食品卫生检验方法（理化部分）》，被确定为标准方法（乙法）。

1975 年至 1979 年，检验科根据省卫生防疫站部署，对淄河流域浅层地下水污染状况进行动态检测分析。五年间共对淄河水系 122 公里范围内的 132 个采样点进行 541 次测定，共检验样品 6694 个，其中理化 6134 个，占 91.60%，检出污染物样品 3948 个，检出率 64.36%，污染超标 300 个，占 7.6%。

1977 年，市防疫站对全市进行饮水氟化物调查检测。对 78 个公社 1024 眼饮水井井水氟化物检测，氟化物浓度 1mg/L 以上的水井有 107 眼，占 10.45%，主要分布在张店、临淄、淄川、周村四个区、9 个公社的 47 个村队。为以后开展除氟改水工作提供第一手资料。

1978 年至 1980 年，检验科参与了由市卫生局、市环保局等组织的淄博市南定地区氟污染调查，并承担对该地区大气、水、土壤、粮食、蔬菜中氟含量测定的部分检验项目。

1980 年，检验科潘承荣主研完成“双波长分光光度法测定食品色素的方法研究”。该研究用国产 721 型分光光度计对柠檬黄、胭脂红、苋菜红、靛蓝各种组分类型的色素溶液作定量分析，结果呈现良好的线性关系，回收率在 98% 以上，变异系数多在 1% 以下。该法用统计学方法求得各组分类型的回归方程 22 个，统计分析显示稳定、准确。通过斜方差推算出 4 个公用回归方程，据此绘制的标准曲线更便于实用。该研究对开展色素定量分析，提供了方便可行的方法，提高了理化检验工作效率。1981 年

该科研项目获市科委科研成果二等奖。

1981 年，市防疫站进行尿氟正常值调查，确定健康人群尿氟检验正常值为 0.4~4.0mg/L。

1981 年至 1982 年，检验科化学室配合相关业务科室完成了博山区大气污染与肺癌关系调查。在博山城区以及八陡、山头等设五个测定点，对大气污染物二氧化硫、飘尘和苯并（a）芘进行检验测定。1982 年，在张店、周村、临淄三个区增设采样点进行大气采样化验分析，为确定本市大气污染危害和制订治理措施提供科学依据。

1980 年至 1985 年，市防疫站陆续为检验科购置一批先进的检验检测仪器设备，如 103 型气相层析仪万分之一的分析天平和 TG332A 型微量分析天平、BTQ–74–2 型部分收集器、721 型分光光度计、SHARP PG—1500 袖珍计算机等，使市防疫站理化检验能力进一步提升，在省内率先用气相色谱仪对有机化合物进行分析，并且与裂解仪联用，研究开发了肠道杆菌鉴定的裂解气相色谱法，填补国内空白。用微机编制应用程序，对卫生检验数据进行处理，提高了卫生检验的工作效率。

至 1983 年，检验科已建立的理化检验室有劳动卫生检验室、水质化学检验室、食品化学检验室、色谱分析室等，先后开展了薄层测定有机氯、氟电极测定尿氟、水氟、土壤中氟、蔬菜中氟，以及水中砷、铅、汞、铬、酚、氰化物六种毒物的测定，新开展尿碘、水碘测定以及人发中锌、铁、铜、钙等重金属元素检测，使市防疫站理化检验技术水平走在全省前列。

1989 年 6 月，购进美国产 HP—5890A 气相色谱仪。

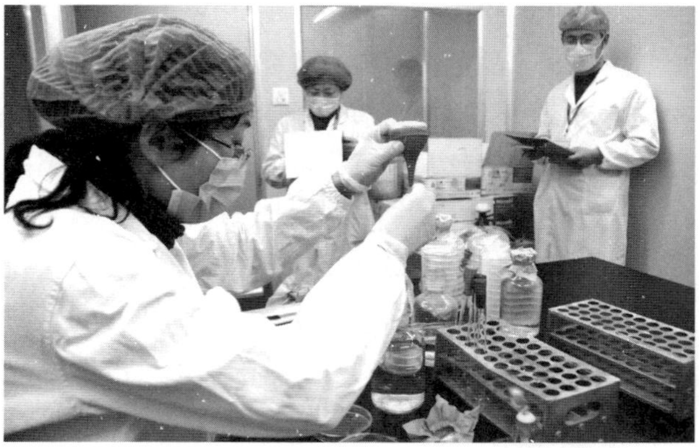

生化实验室检测

1992 年 4 月，购进日本产岛津 GC—14A 气相色谱仪和 AA—680 原子吸收分光光度计。

1997 年 11 月，购进美国产 HP—1100 液相色谱仪，国产高分辨 FS–3KIII 紫外投射分析仪。

同期，随着市防疫站理化检验仪器设备的更新，使市防疫站可以进行生活饮用水、食品、化妆品、水产品、一次性卫生用品、一次性医疗用品、职业卫生等多类样品的检测。

2002 年 2 月，市防疫站将隶属部分业务科室的检验室和检验人员集中，重新建立检验科，下设三个理化检验室：水质理化实验室、食品理化实验室和色谱实验室。年内，设立毒理室和放射检测室。

2002 年至 2003 年，市防疫站购置配备了瑞士和国产 AB204 –N 电子天平各一台、国产 PGTNO1 γ 能谱分析仪、FTC—2000PCR 荧光定量分析仪等。其间，检验科建立建材实验室，开展建筑材料的放射性核素比活度检测。同时，开展粮食、蔬菜等样品中的农药残留、食品、水中微量金属元素的检验分析。

2005 年，开展食品及饮用水中的农药残留、动物性食品中瘦肉精、食品中苏丹红染料、面粉增白剂过氧化苯甲酰、牛奶中三聚氰胺等涉及食品安全产品的检测。承担国家转移地方全国农村饮水安全工程检测项目、食品安全风险监测、尿碘普查项目。对毒鼠强、四甲氧基硅烷中毒事件及时定性检出。

2011 年，检验中心承担市卫生局第三批适宜卫生技术推广项目《食物中毒快速检测》，对区县微生物及理化检验人员进行理论及实验室技术培训，提高了区县检验人员的操作技能及应对突发食物中毒的能力。

2010—2012 年，检验中心作为山东省食品安全风险监测的七个区域实验室之一，除担负本市的检测任务外，还承担了潍坊、滨州、东营、莱芜等地市部分样品的检测任务，涉及汞、铅、镉、砷、苯甲酸、山梨酸、柠檬黄、日落黄、蔬菜中有机磷农药、氨基甲酸酯类农药、拟除虫菊酯类农药、塑化剂、硫氰酸钠等检测项目。

2005—2012 年，共投资 400 余万元，添置 10 多台套仪器设备，实验室配备有气–质联用仪、气相色谱仪、液相色谱仪、原子吸收分光光度计、离子色谱仪、低本底 αβ 测量系统、原子荧光光度计、顶空进样装置、吹扫捕及装置等大型仪器设备，具备生活饮用水 100 项指标的检验能力，每年均参加国家认可委、中国疾控中心、省技术监督局、省地研所、省疾控中心等部门组织的三十余项能力验证，大都取得满意结果。

第二章 质量管理

自1986年市防疫站开展卫生检验质量控制工作，至1994年，经持续努力，市防疫站乃至全市卫生防疫系统的卫生检验工作逐步走上标准化、规范化轨道，为计量认证的实施打下良好基础。

1994年，市防疫站逐步开展计量认证工作。10月10日至15日，市防疫站首次举办法定计量知识培训班，邀请省技术监督局、省卫生防疫站负责计量认证的专家讲授计量法规和计量认证基础知识。

1995年3月，市防疫站对中心实验室和各业务科的检验室检验人员进行全员培训，聘请省卫生防疫站检验专家和计量认证专家讲课，重点学习计量法规和计量认证知识。

1995年6月1日，市防疫站印发《关于计量认证工作的实施意见》，全面部署实施计量认证工作。

同期，市防疫站成立计量认证领导小组，组长：胡林；副组长：刘向前；成员：徐增昌、李进贤、翟慎永、安圣臣、解荣章、殷茂荣。计量认证小组设办公室，办公室设在中心实验室，殷茂荣兼办公室主任。

1995年6月19日至23日，市防疫站举办计量认证知识培训班，聘请省卫生防疫站主任技师稽明伦、主管技师于钦问讲授"计量法及实施细则""法定计量单位的应用""误差理论与数据处理""产品质量检验机构技术考核规范"等质量管理和计量认证知识，全站所有专业技术人员共180余人参加了五天的脱产培训。6—7月，组织有关人员编写并发布实施了《质量管理手册》等文件。根据计量认证要求，进一步完善检测检验人员上岗、上机考核及业务培训制度；检验过程中的质量控制制度、检测事故的分析报告制度、标准物质的使用制度；采购、保管、降级和报废制度；计量仪器检定、校验制度；档案管理及保密制度、检测原始记录及检验报告的规定等。同期，市防疫站投资10余万元，添置实验室防尘设施，购置2台微机，专门负责检验报告的打印，实现检验报告规范化，购置标准物质、技术资料；根据省技术监督局要求，对所有仪器设备重新进行登记建档，对所有计量器具进行检定校准，进一步规范检验程序。

1995年9月24日，市防疫站在张店东一路小学对全站业务人员进行计量认证知识考试，包括站长、副站长在内的180余名业务人员全部参加闭卷考试。聘请省站专家阅卷，考试成绩全部合格。

1995年12月27—28日，省计量认证评审组一行6人，在组长陈茂泉带领下，对淄博市防疫站进行为期2天的评审。评审组听取淄博市防疫站计量认证工作汇报、仔细查看淄博市防疫站的《质量管理手册》、检验报告、原始记录及各种标准和标准检验方法资料，认真检查各实验室的环境条件、仪器设备现状及管理档案、人员培训资料等，对检验检测人员进行现场操作考核，对部分检验人员进行了现场书面测试，均达到要求。经考核审查，市防疫站申报的九类共计311个检测（参数）符合计量认证有关规定。省评审组同意淄博市防疫站通过计量认证评审。

1996年3月28日，市防疫站印发《淄博市卫生防疫系统计量认证工作实施意见》，决定在全市范围内统一执行标准，统一检验方法，统一检验文书，统一标准试剂，按计量认证要求规范检验、检测工作程序。要求1996年8月—1997年5月，全市五区三县防疫站要分批完成计量认证申报和省级评审验收。

1996年8月至1997年年底，全市五区三县防疫站先后通过省级计量认证评审。

1999年7月9日，市防疫站印发《关于进一步做好检验和计量认证工作的通知》，称：我市各区县卫生防疫站于1997年全面通过计量认证。为进一步做好检验及计量认证工作，迎接省对我市计量认证工作的监督检查，要求各区县加强领导，提高认识，强化管理，落实措施，认真搞好自查和年度考核工作，查漏补漏，尽快整改，以优异成绩迎接省的考核。

2001 年，市防疫站进一步加强计量认证工作。

9 月，市防疫站印发《卫生检测工作质量方针》：“严肃认真的工作态度，实事求是的工作作风，标准规范的技术操作，正确及时的结果报告”。同期，市防疫站印发《关于卫生检测工作的公正性声明》。同期，市防疫站重新修订《质量管理手册》，分发各科室贯彻执行。3—11 月，共投资 8 万余元，购置 7230G 分光光度计 3 台、P20、P200 进口加样器 3 台以及 RGD–3B 热释光机、KQ–250B 超声波清洗机、SZ–1 快速混匀器、ZFQ–85A 旋转蒸发器等一批先进检验设备，提升了检验质量及质控水平。同期，重新建立样品室，规范样品管理程序。标准技术资料实现全站统一订购、分发，集中管理，保证了所有标准资料的现行有效。计量器具按周期检定校准，仪器设备档案实现规范管理，全站卫生检测检验工作按照有关规章制度执行，在质量保证体系内运行。11 月 1 日至 21 日，组织全站业务人员学习计量法规、法定计量单位等有关计量认证知识，学习内容：《质量管理手册》《计量法规手册》《产品质量检验机构计量认证考核技术规范》《法定计量单位在卫生检验中的应用》《误差理论与数据处理》等。

2001 年 11 月 21–23 日，省质量技术监督局计量认证专家组一行三人，在组长贾文萍带领下，对淄博市防疫站计量认证工作进行复核评审。专家组听取市防疫站有关计量认证工作汇报，依据《计量认证 / 审查认可（验收）评审准则》，对组织和管理、质量体系、人员、设施和环境等进行检查、审核，对 25 名专业人员进行计量认证法律法规、质量体系、检验规范等相关知识的理论考试，对 12 人、4 份样品、8 项参数进行了盲样测试。经复核评审，专家组认为淄博市防疫站计量认证工作达到了《计量认证 / 审查认可（验收）评审准则》的标准要求，同意淄博市防疫站通过省级计量认证复核评审。2002 年 1 月 24 日，取得了省质量技术监督局计量认证证书，确认具有（201 项）产品和项目向社会提供公证数据的资格和能力，并在出具检验报告时准予使用 CMA 标志。

2 月 21 日，山东省质量技术监督局印发《关于公布山东省计量认证和审查认可（验收）评审员名单的通知》。市防疫站中心实验室主任殷茂荣被聘为“山东省计量认证和审查认可（验收）评审员”。

2002 年 6 月 7 日，市防疫站印发《检测质量管理工作规范》《检验样品采样数量》和《检验收费执行标准》，进一步统一、规范了检测检验的质量管理工作。8 月 12 日，山东省质量技术监督局印发《关于公布实验室认可内审员名单的通知》，市防疫站质管科徐文杰被确认具备 ISO/IEC17025 实验室认可内审员资格。

2002 年 11 月，张店、淄川、临淄区防疫站通过省计量认证复核评审。

2006 年 8 月，市疾控中心向省质量技术监督局上报了《关于变更“计量认证合格证书”单位名称的申请》，申请将“《计量认证合格证书》（〔2002〕量认〔鲁〔定〔S0044〕）”和“关于通过计量认证的通知（〔2002〕鲁通过质技认评函第 041 号”的单位名称变更为“淄博市疾病预防控制中心”。

5 月，市疾控中心印发《计量认证、国家实验室认可工作实施方案》，成立了以中心主任胡林任组长的“认证认可”工作领导小组，专设办公室，由殷茂荣兼办公室主任，杨光宏兼办公室副主任。

8 月，市疾控中心印发《关于质量体系关键岗位人员任命的通知》，任命技术负责人为杜本华，质量负责人（技术负责人代理人）为殷茂荣，质量负责人代理人为杨光宏，质量监督员、样品管理员等。

9 月 22 日，市疾控中心印发《关于任命职业卫生技术服务授权签发人、技术负责人和质量负责人的通知》，任命授权签发人为翟慎永，评价技术负责人为郭平、王龙义，检测技术负责人为王勤，质量负责人为杨光宏，质量监督员为夏猛。成立建设项目职业病危害评价质量审核小组。

2006 年 6 月 1 日，按照新版《质量手册》和《程序文件》要求，逐步完成相关作业指导书及记录表格的更新和转换。

2006 年 7 月 8 日—8 月 11 日，对全体业务人员和各区县卫生防疫站相关业务人员进行了三期计量认证及国家实验室认可知识培训，进行考试考核，发放上岗上机证。

4 月 3 日，主任胡林主持召开疾控中心成立后第一次管理评审会议。主要针对卫生监督体制改革后人、财、物及职能的变化是否影响检测能力这一主题，做了分析和安排。

8月23日至31日，质量负责人殷茂荣组织完成中心第一次内部审核，覆盖了质量活动相关的所有部门、人员和质量体系的全部要素。

9月7日，为迎接计量认证复审和验证质量管理体系的有效性，主任胡林主持召开年内第二次管理评审会议。

2006年9月16—17日，省质量技术监督局组织的计量认证评审组一行6人，在组长史晓滨带领下，根据山东省质量技术监督局（2006）鲁质监认评函第159号关于计量认证/审查验收（授权）现场评审的通知，依据《产品质量检验机构计量认证/审查认可（验收）评审准则》要求，对市疾控中心进行为期2天的现场评审，这是中心成立以来的第一次评审。评审组听取市疾控中心计量认证工作汇报，审阅中心的法律地位证明文件及全部质量体系文件和质量体系运行记录；考察检测现场的设施和环境条件；审查申请项目的仪器设备配备、检定情况；查阅13台（套）仪器设备档案；查阅59份原始记录及检测报告存根；查阅17卷专业技术人员业绩档案；对4大类45个产品中的82个项目进行现场测试，其中盲样测试14项；利用实验室比对结果23项；能力验证17项；现场演示28项。选择26人进行法律、法规、评审准则、测量基本知识座谈会；对9名授权签字人进行考核。通过管理和测试能力的全面评审，评审组认为，中心已建立的质量体系与其活动范围相适应，质量体系运行基本有效，具备了按GB17400-2003等标准对7类产品2395个项目（参数）的检测能力，通过计量认证现场评审。获得了资质认定计量认证证书，证书编号：2007150002S，发证日期：2007.01.09，有效期：2010.01.08。

2007年5月28日，市疾控中心向中国合格评定国家认可委员会（CNAS）秘书处，递交了“实验室认可申请书”及相关材料。

2007年7月28—29日，中国合格评定国家认可委员会（CNAS）委派以仄向君为组长的4人评审组，对市疾控中心进行为期2天的国家实验室认可初次评审。评审组严格按照CNAS-CL01：2006《检测和校准实验室能力认可准则》（ISO/IEC17025：2005）及其相关领域应用说明的要求，审阅中心的管理体系文件和管理体系运行记录，考察检测现场的设施和环境条件，审查仪器设备配置、检定情况，查阅15套仪器设备档案、71份检测报告书存根及原始记录、26卷专业技术人员档案，对5大类产品44个项目进行现场试验（其中盲样测试18项），通过现场演示、提问考核或查看记录89项，选择32名关键岗位人员进行相关知识座谈会，对5名授权签字人进行考核。评审组认为：淄博市疾病预防控制中心的国家实验室认可工作，领导重视，人员素质高，技术能力强。依据CNAS-CL01：2006及其相关领域应用说明制定的管理体系文件涵盖了全部15个管理要素和10个技术要素，明确了质量方针和质量目标，管理体系运行有效，并能坚持内审和管理评审，持续改进管理体系，符合相关要求。在食品、保健品及食品添加剂、食品容器及食品包装材料、矿泉水、化妆品和消毒产品及消毒效果5大类产品133个项目的检测范围内获准使用国家认可标识的权利。结论为：通过国家实验室认可现场评审。（其中消毒产品及矿泉水中总β放射性等项目填补了淄博市认可检测项目的空白）。获得了“中国合格评定国家认可委员会实验室认可证书（No：CNASL3203）”，发证日期：2007.09.26，有效期：2012.09.25。

2008年10月11—12日，中国合格评定国家认可委员会（CNAS）委派以杜恒清为组长的3人评审组，对市疾控中心进行 国家实验室认可第一次监督评审。评审组认为：实验室认可期间的各项活动及质量体系运行持续符合CNAS认可规则、认可准则的要求，认可范围内的技术能力持续符合认可要求，认可标志使用以及授权签字人的工作均基本符合认可规定。对食品、化妆品、矿泉水、食品包装材料和消毒产品的检测能力进行重点监督，对中心获认可的5大类产品133个项目继续维持认可。

2009年对体系文件进行改版，《管理手册》《程序文件》（第二版）于7月20日发布实施。

2009年10月16日，中心派发《关于管理体系关键岗位人员任命的通知》”，任命技术负责人为翟慎永，质量负责人（技术负责人代理人）为殷茂荣，质量负责人代理人为杨光宏，同时任命了质量监督员、样品管理员等。

2009 年 11 月 25—26 日，由省质量技术监督局组织的实验室资质认定评审组一行 4 人，在组长张晓东带领下，根据山东省质量技术监督局 (2009) 鲁质监认评函第 447 号，关于“实验室资质认定复评审通知”要求，对市疾控中心进行现场评审（复评审）。评审中针对实验室建立的管理体系与评审准则适应性、体系运行的有效性、申请检验项目的符合性进行全面审核，通过实验现场察看、人员提问、试验考核等方式，对申请的资质认定产品和参数进行实验室资质能力评价。查阅设备档案 30 份；抽查检验报告 45 份；查阅人员培训、考核记录 25 份，对 2009 年内审和管理评审及专项监督报告进行审阅。利用食品、水质、公共卫生、职业卫生等方面实验室能力验证 38 项目和实验室间比对 12 项目，现场安排盲样考核 25 项，人员比对 6 项，仪器比对 2 项，留样再测 2 项，常规试验 56 项。收取现场试验报告 31 份。通过考核确认实验室的检测能力和技术水平。现场确认了食品卫生、学校卫生、水质、公共卫生、职业卫生、放射防护、消毒产品、化妆品、疾病检测等 9 大类 127 个产品和 130 个产品的 2248 个参数的检测能力。

2010 年 3 月 27—28 日，中国合格评定国家认可委员会（CNAS）委派以姜秀芬为组长的 3 人评审组，对市疾控中心进行国家实验室认可第二次监督评审。对食品、保健食品及食品添加剂、矿泉水和化妆品 3 大类产品进行重点监督，对变更的方法标准进行技术确认，对 4 名授权签字人员进行考核确认，完成 31 个检测项目的现场试验，对中心获认可的 5 大类产品 133 个项目继续维持认可。

按照《食品检验机构资质认定评审准则》《中华人民共和国食品安全法》的要求，质量管理科牵头，2011 年对中心《管理手册》《程序文件》（第二版）进行了修订，于 2011 年 10 月 30 日发布实施，同时完成了《食品检验机构资质认定评审准则》、体系文件修订后的全员培训。

2011 年 5 月 21—22 日，国家实验室认可监督评审专家组（组长寇亚平）、山东省实验室资质认定扩项评审 / 食品检验机构资质认定评审专家组（组长王建敏）和实验室资质认定监督评审专家组（组长万凯）共 6 人对市疾控中心进行“四合一”现场评审。在维持原有检测能力的基础上，增加 4 个产品（项目）及 11 个产品（项目）中 155 个参数的实验室资质认定，扩大了检测能力范围。

2012 年，按照中心的统筹安排，质量管理科牵头，依据《检测和校准实验室能力认可准则》《实验室资质认定评审准则》《食品检验机构资质认定评审准则》《检测和校准实验室能力认可准则在化学检测领域的应用说明》（2012 版）等要求，于 2012 年 7 月底完成换版并实施了第三版《管理手册》和 35 个《程序文件》，补充完善了《食品安全事故应急检验预案》《检验责任追究制度》《检验、技术资料档案管理制度》等 60 余个作业指导书。

2012 年 8 月 31 日，市疾控中心向中国合格评定国家认可委员会（CNAS）秘书处递交“实验室认可申请书”（复评审）及相关材料。

2012 年 10 月 27—28 日国家实验室认可评审组（组长周波）和山东省实验室资质认定评审专家组（组长王建敏）5 人对市疾控中心进行现场评审。专家组经考核，对食品、保健食品及食品添加剂、食品容器及食品包装材料、矿泉水、消毒产品与消毒效果检测 4 大领域、111 项，确认了国家实验室认可检测能力；确认了非食品类 44 个产品（项目）及 37 个产品中 842 个参数通过了实验室资质认定，其中包括扩项参数 32 个；确认了食品、食品相关产品 64 个产品（项目）及 107 个产品中的 1291 个参数通过了食品检验机构资质认定。中国合格评定国家认可委员会实验室认可证书注册号：CNAS L3203，有效期 2013.02.17—2016.02.16；资质认定计量认证证书编号：2012150475S，有效期 2012.12.24—2015.12.23；食品检验机构资质认定证书编号：F2012150094，有效期 2012.12.24—2015.12.23。

2012 年 11 月，中心引进卫生检验信息报告管理系统，试运行期间对部分标准及报告模板进行了维护，至 2012 年 12 月底已正式发放报告。

第三章 技术服务资质

第一节 资质认定（计量认证）

1995 年 12 月 27–28 日，省质量技术监督局计量认证专家组（组长陈茂泉）一行 6 人，对淄博市卫生防疫站进行了为期 2 天的现场评审，现场确认了九类产品共计 311 个参数的检测能力。1996 年 01 月 24 日取得计量认证合格证书，有效期至 2002.01.23。

2001 年 11 月 21–23 日，省质量技术监督局计量认证专家组（组长贾文萍）一行 3 人，对淄博市卫生防疫站计量认证工作进行复评审，现场确认了 201 项产品和参数的检测能力。2002 年 01 月 24 日取得计量认证合格证书，证书编号：（2002）量认（鲁）字（S0044），有效期至 2007.01.23。

2006 年 8 月，市疾控中心向省质量技术监督局申请将“《计量认证合格证书》（2002）量认（鲁）字（S0044）”和“关于通过计量认证的通知（〔2002〕鲁通过质技认评函第 041 号” 的单位名称变更为“淄博市疾病预防控制中心”。

2006 年 9 月 16–17 日，省质量技术监督局资质认定（计量认证）评审组（组长史晓滨）一行 6 人，对市疾控中心进行为期 2 天的复评审，现场确认了共计 7 类产品 2395 个项目（参数）的检测能力。2007 年 01 月 09 日取得资质认定（计量认证）证书，证书编号：2007150002S，有效期至 2010.01.08。

2009 年 11 月 25–26 日，省质量技术监督局实验室资质认定评审组（组长张晓东）一行 4 人，对市疾控中心进行为期 2 天的复评审，现场确认了共计 9 大类 127 个产品和 130 个产品的 2248 个参数的检测能力。2010 年 01 月 25 日取得资质认定（计量认证）证书，证书编号：2010150065S，有效期至 2013.01.24。

2012 年 10 月 27–28 日，省质量技术监督局实验室资质认定评审组（组长王建敏）一行 5 人，对市疾控中心进行为期 2 天的复评审，现场确认了非食品类 44 个产品（项目）及 37 个产品中 842 个参数，食品类 64 个产品（项目）及 107 个产品中的 1291 个参数的检测能力。2012 年 12 月 24 日取得资质认定（计量认证）及食品检验机构资质认定证书，证书编号：2012150475S、F2012150094，有效期至 2015.12.23。

第二节 国家实验室认可

2007 年 7 月 28–29 日，国家实验室认可评审组（组长仄向君）一行 4 人，对市疾控中心进行为期 2 天的现场评审，现场确认了 5 大类产品 133 个参数的检测能力。2007 年 09 月 26 日取得实验室认可证书，证书编号：CNAS L3203，有效期至 2012.09.25。

2012 年 10 月 27–28 日，国家实验室认可评审组（组长周波）一行 3 人，对市疾控中心进行为期 2 天的复评审，现场确认了 4 大类产品 111 个参数的检测能力。2013 年 02 月 17 日取得实验室认可证书，证书编号：CNAS L3203，有效期至 2016.02.16。

第三节 职业卫生技术服务资质

2002 年 4 月，市防疫站通过了省卫生厅职业卫生技术服务机构乙级资质评审组的现场评审，取得了山东省卫生厅建设项目职业卫生评价乙级资质证书。

2007 年 12 月，市疾控中心通过了省卫生厅职业卫生技术服务机构乙级资质评审组的续展评审，2008 年 01 月 14 日取得了山东省卫生厅建设项目职业卫生评价乙级资质证书及职业卫生检测资质证书。证书编号：鲁卫职评证字 [2008] 第 001 号、鲁卫职测证字 [2008] 第 004 号，有效期至 2012.01.13。

2008 年 5 月 12 日，市疾控中心通过了卫生部职业卫生技术服务机构甲级资质评审组的现场评审。

2008年08月15日取得了职业卫生技术服务机构甲级资质证书，证书编号：卫职技字（2008）第A-003号，有效期至2012年08月14日。

2011年9月29日，市疾控中心通过了省安全生产监督管理局代表国家安监总局组织的专家组年检评审。2012年01月06日取得了国家安监总局的职业卫生技术服务机构甲级资质证书，证书编号：（国）安职技字(2011)第A-0040号。

2012年7月19-20日，市疾控中心通过了国家安监总局组织的职业卫生技术服务机构甲级资质评审组的续展评审。2012年09月30日取得了国家安监总局的职业卫生技术服务机构甲级资质证书，证书编号：（国）安职技字(2011)第A-0040号，有效期至2014.09.30。

第四节　放射卫生技术服务资质

2003年8月8日，市防疫站通过了山东省卫生厅组织的放射防护检测评价和建设项目放射性危害评价资质的评估验收。

2006年，单位名称变更为“淄博市疾病预防控制中心”时，保留了检测资质。

2007年12月，市疾控中心通过了省卫生厅放射卫生技术服务机构资质评审组的续展评审。2008年01月14日取得了山东省卫生厅放射卫生技术服务机构资质证书，证书编号：鲁卫职测证字[2008]第004号，有效期至2012.01.13。

2011年，市疾控中心通过了省卫生厅放射卫生技术服务机构资质评审组的续展评审。2012年01月14日取得了山东省卫生厅放射卫生技术服务机构资质证书，证书编号：鲁放卫技字[2012]第002号，有效期至2016.01.13。

第五节　公共场所技术服务资质

2006年，市疾控中心通过了山东省卫生厅组织的公共场所建设项目卫生学评价资质现场评审，取得了公共场所建设项目卫生学评价资格证书，证书编号：鲁卫公证字[2006]第02号，有效期至2010.12.05。

2010年12月05日，市疾控中心通过了省卫生厅组织的公共场所建设项目卫生学评价资质续展评审，取得了省卫生厅公共场所建设项目卫生学评价资质证书，证书编号：鲁卫公评证字[2006]第02号，有效期至2014.12.04。

2010年7月1日，市疾控中心通过了山东省疾控中心组织的公共场所集中空调通风系统卫生学评价资质现场评审，取得了山东省公共场所集中空调通风系统卫生学评价机构技术评估合格证书，证书编号：PJ-2010-001，有效期至2014.06.30。

第六节　消毒产品检验资质

2002年11月14日，山东省卫生厅组织的消毒产品检验机构资质认定专家组（组长黄杰）一行5人，对市防疫站消毒产品检验工作进行了现场评审。2002年12月24日取得山东省卫生厅消毒产品检验机构资质认定证书，证书编号：鲁卫消检认字（2002）第004号，有效期至2006.12.23。

2008年5月，市疾控中心通过了消毒产品检验机构资质认定续展评审。2008年7月16日取得山东省卫生厅消毒产品检验机构资质认定证书，证书编号：鲁卫消检认字（2002）第004号，有效期至2012.07.15。

第七节　艾滋病检验资质

1995年4月26日，山东省卫生厅批准淄博市卫生防疫站为艾滋病病毒初筛实验室，批准文号为：鲁卫函字（1995）第20号。

2003年12月24日，市防疫站通过了山东省疾控中心组织的艾滋病筛查中心实验室验收评审，批准文号为：鲁疾控艾（2003）9号。自2004年起，市疾控中心每年均通过省疾控中心艾滋病筛查中心实验室考核验收。

2008年，市疾控中心建成艾滋病确证实验室并通过卫生部专家组考核验收。自2009年起，市疾控中心每年均通过卫生部艾滋病确证实验室考核验收。

第八篇

DIBAPIAN

卫生宣传与健康教育

WEISHENGXUANCHUANYUJIANKANGJIAOYU

第八篇　卫生宣传与健康教育

第一章　组织机构建设

第一节　机构及队伍建设

自1953年建站至1973年的二十年间，淄博市卫生防疫站无卫生宣传机构和专业卫生宣传人员，有关的卫生宣传业务由相关业务科室结合卫生防疫工作任务进行。

1974年，市防疫站建立宣传组；1980年，建立卫生宣教科；1983年以后，各区县防疫站相继建立卫生宣教科（股）；1992年，市建立健康教育所；1992—1996年，张店、淄川、博山、周村、临淄五区先后建立健康教育所，桓台、高青、沂源三县卫生防疫站健全健康教育科（组），全市健康教育机构日臻完善。

一、卫生宣传组

1974年，根据全省卫生宣传工作形势和全市卫生宣传工作需要，市防疫站建立宣传组，2人组成，其中，卫生宣传干部1人，图书资料管理员1人。卫生宣传组建立当年，编印淄博市首份卫生宣传小报《卫生宣传》，1974年3月~1975年8月共编印8期。1978年，卫生宣传组增至3人，其中，卫生专业2人（卫生医师、卫生医士各1人），图书资料管理员1人。是年，卫生宣传组创刊并主办《讲卫生》报。

二、卫生宣传科

1980年3月13日市卫生局以“淄卫（80）27号”文批准市防疫站建立卫生宣传科，编制5人。其主要任务是负责全市卫生防病宣传工作的计划制订、组织、实施等。

1981年，市防疫站卫生宣传科由5人组成。其中，副科长1人（兼文编），摄影、美工、电影放映员、图书资料管理员各1人。5人中，有卫生专业人员3人，美术专业1人，非专业人员1人。至1984年，卫生宣教科增至8人。其中，正、副科长各1人，文编1人，摄影2人，美工2人，电化教育1人。8人中，卫生专业人员4人，美术专业2人，摄影专业1人。

三、健康教育所

1992年，为适应全市创建国家卫生城市和全市健康教育工作的需要，市防疫站7月17日向市卫生局提出《关于建立淄博市健康教育所的报告》。

同年11月26日，市卫生局印发《淄博市区域卫生发展规划》。该规划拟将市防疫站宣教科建成健康教育所，一个机构，两个牌子，增加编制，落实经费，配备相应的宣传器材，负责抓好全市的健康教育工作。

1992年12月24日，市防疫站以“淄卫防字（1992）第64号”文印发《关于建立淄博市健康教育所的通知》，称：“经上级批准，决定在市防疫站宣教科的基础上，建立淄博市健康教育所。下设电化教育、摄影美术、文字编辑、社区教育四个室。赵大明同志兼任淄博市健康教育所所长职务。”

市健康教育所由14人组成，其中，所长1人（兼职），副所长2人，电化教育室2人，摄影美术室3人，文字编辑室4人，社区教育室2人。14人中，卫生专业技术人员9人，美术专业2人。具有本科学历1人，大专学历10人，中专学历1人。

四、全市卫生宣传网络

1980年，市防疫站建立卫生宣传科以后，强化全市卫生宣教队伍组织建设。

1983年，张店、淄川、博山、临淄、周村区防疫站均建立卫生宣教科。其中，张店、淄川区宣教科各有4名工作人员，博山、临淄、周村区宣教科各有2名工作人员。桓台县于1984年建立卫生宣教股，有2名工作人员。至1984年年底，市及五区一县专业卫生宣教机构和宣教队伍初具规模，全市共有24名专职卫生宣教干部。另外，齐鲁石化公司卫生防疫站、淄博矿务局卫生防疫站、山东铝厂卫生防疫站均配备1名兼职卫生宣教人员。

至1986年，全市卫生系统乡镇以上医疗卫生单位和市属以上厂矿企业医院（保健站）兼职的卫生宣教人员已达219人，全市城乡卫生宣传网络基本建成。

1988—1992年，市防疫站进一步强化专业健康教育机构和各级医疗卫生单位健康教育组织和队伍建设。至1992年年底，市及张店、淄川、博山、周村、临淄五区均建立健康教育所，桓台、高青、沂源三县防疫站建立健康教育科，全市卫生防疫机构中，专职健康教育专业人员增至26人，其中，市健康教育所14人，区县健康教育所（科）共12人。另外，齐鲁石化公司、淄博矿务局、山东铝厂、十化建四大企业卫生防疫站均配备1名健康教育兼职专业人员。

至1992年年底，全市乡镇以上医疗卫生单位共有专、兼职卫生宣教人员402人。其中，市、区县卫生防疫机构中专职卫生宣教干部26人；大企业卫生防疫机构中兼职卫生宣教干部4人；乡镇以上医疗卫生单位中兼职卫生宣教人员共372人，全市三级健康教育网络基本形成。

1992—1996年，全市深入开展创建国家卫生城市活动。全市各大厂矿、企业、区以上医疗卫生单位、城区中小学校、城市社区、（街道办事处）等单位，都普遍建立健康教育领导小组，相对固定了专、兼职健康教育人员。至1996年年底，全市卫生防疫系统（市、区县防疫站和乡镇防保站）共有专、兼职健康教育人员554人，全市上下形成了较为健全的健康教育组织网络。

第二节　宣教器材设备建设

1974年以前，市防疫站无任何卫生宣传器材和设备。

1974年，市防疫站成立宣传组后，于1979年购买了国产海鸥牌120照相机一个，陆续购置6吋印相盒、8吋上光机等黑白照片洗印设备。同年4月，由张店旧货委托部购入日产9930二手收录机一个。6月，购入上海产上海牌21吋黑白电视机一台。

1980年，市防疫站建立卫生宣教科以后，加强卫生宣教器材和设备建设。是年7月，购入国产立鹤牌（6×9）黑白相片放大机一个；11月，购入日本产理光5型照相机一个。

1981年，购置日本产理光10型135照相机一个，日本产135变焦（中焦）镜头和日本产28mm广角镜头各一个。

1982年11月，省卫生厅为市防疫站配备武汉产卫生宣传车一部，宣传车内配有16毫米电影放映机、幻灯机、扩音设备等宣传设施。

1986年，购入日本产密伦达135照相机一个。

1987年9月，市防疫站从市卫生局争取专项经费7万元，市防疫站投资1万元，为卫生宣教科购置比较先进的日本产摄录像设备。其中，3/4摄像机（1820型）一个，3/4背携式（5630型）录像机一个，3/4（4800型）台式录像机一个，日本产G10大1/2录像机一个，国产20吋彩色监视器一个，日产6吋彩色监视器一个。

1988年，购入日本产幸福牌G70彩色放大机一台，国产HQ彩色冲扩机一台，日本产美能达牌135型照相机一部。

1993年，市防疫站从市卫生局争取经费，购入价值12万元的日本产KY-27型摄像机，更新了摄录像设备。

1994年，购入日本产松下HD82和SD50大1/2录像机各一个，同时购入国产长虹牌21吋彩色电视机2台。

1995年，购入日本产理光2000型135照相机一个，美国产PK型广角变焦镜头一个。

2002年，购入国产长虹牌25吋彩电一台。

2006年，购入尼康D300照相机一部。

2006年，购入索尼DSR-PD190P摄像机一部。

第三节 健康教育办公大楼建设

1992年，开展创建“国家卫生城市”活动，健康教育机构建设列入市卫生局和政府重要议事日程。

1992年7月15日，市卫生局向市计委提出《关于申请市防疫站新建设健康教育所等基本建设立项的报告》，称：“新建健康教育所2000 ㎡”，“建议由市统筹解决经费，并争取省卫生厅予以补助”。

同年11月26日，市卫生局印发《淄博市区域卫生发展规划》，该规划“拟将市卫生防疫站宣教科改建成市健康教育所，一个机构两个牌子，增加编制，落实经费，配备相应的宣传器材，负责抓好全市健康教育工作”。

1993年，市政府第17次市长常务办公会讨论通过了“八五”期间建立淄博市健康教育机构的提议。

1993年8月17日，副市长王和先在市卫生局副局长赵亦成陪同下视察市防疫站创建国家卫生城工作时说：健康教育是卫生事业的一个重要组成部分，是提高全体人民健康卫生意识、预防疾病、消除危害因素、促进人民健康的一种重要手段。今年创建“国家级卫生城市”，建设健康教育所是必不可少的硬件，市政府积极帮助协调解决工作中的难题，使各种手续尽早齐备，资金落实到位，保证健康教育所顺利施工，确保“国家级卫生城市”顺利达标。

1993年10月11日，市政府在市防疫站召开市健康教育所新建工程协调会议。市政府副秘书长张志刚主持，市计委、市财政局、市规划局、市卫生局、市规划设计院、市防疫站有关负责人参加。会议决定，市健康教育所新建工程建筑面积由原定3000 ㎡增至4000 ㎡左右；同意市规划设计院的设计方案；要求有关部门协调办理房屋拆迁、土地使用等有关手续，尽快开工建设。

1994年，市政府将市健康教育中心大楼建设列入1994年为全市人民办的八件实事之一。5月3日，市政府副秘书长张志刚主持，再次召开市计委、建委、财政、规划、卫生等部门负责人参加的现场办公协调会议，要求将市健康教育中心大楼建设按“特事特办”的原则，抢时间，赶速度，一边施工，一边办理各种手续。

市健康教育中心大楼于1994年5月4日破土动工。施工队分两班日夜施工，在保证工程质量前提下，力争1994年内完成主体工程建设。

1996年7月12日，中国健康教育所所长、中国健康教育协会副会长王贺祥，在省爱卫会办公室副主任邹伟陪同下来市防疫站视察健康教育工作时，对领导班子抓机遇，积极争取筹建市健康教育中心大楼的决策，以及市政府领导高瞻远瞩，积极支持健康教育事业，拨款兴建健康教育大楼的举措，表示高度赞赏。据悉，为地市级健康教育机构兴建4000 ㎡的办公、业务大楼，在全国首屈一指。

1996年11月，市健康教育中心大楼竣工，建筑面积4680 ㎡，为六层拐角楼建筑，顶层为可容纳500人的大型多功能会议室。该大楼由市政府分期投资共240万元建设。

1996年11月底，市健康教育所和市防疫站党政工团及职能科室迁入新建的市健康教育大楼办公。

第二章　健康教育方式方法

第一节　文字宣传教育

一、传单、折页、标语

1980年至1990年，市防疫站结合卫生防疫工作重点，先后编印《积极行动起来，大力消灭苍蝇》《预防流行性感冒》《预防地方性甲状腺肿》《预防煤气中毒》《人人动手，消灭苍蝇》《给肝炎病家的一封信》《大家都来执行食品卫生法》《积极预防流行性出血热》《积极行动起来，大力开展灭鼠活动》《积极预防狂犬病》《积极预防甲型肝炎》《积极推广碘盐，预防地方性甲状腺肿》等卫生传单14种，共印发55万张。

1986年，市防疫站宣教科设计、印制4种卫生宣传折页，分别是《预防细菌性食物中毒》《预防流行性出血热》《预防病毒性肝炎》《谈谈计划免疫》，折页为16开对折，4版套色印刷。折页文字简明扼要，通俗易懂，配有插图或图表（计划免疫程序），便于携带传阅。每种折页印刷1万张，发放机关、厂矿、学校，居民社区，深受群众欢迎。

1995年，颁布《淄博市公共场所禁止吸烟的规定》。市防疫站宣教科设计、印制《公共场所禁止吸烟》不干胶贴标语3000份，供旅馆、商场、影剧院、车站等公共场所张贴宣传。

二、卫生科普读物

1.《卫生宣传黑板报资料》

1976年，市防疫站宣传组设计、印刷《卫生宣传黑板报资料》。该资料由12页组成，按照一年12个月设计。每页的宣传内容根据每个月所处的季节以及不同季节的卫生防病重点，编写出5~6条简明扼要的卫生宣传内容，适当配以插图。这份黑板报资料既是供基层单位出版卫生宣传黑板报的参考材料，也是一份卫生宣传的科普读物。该资料按普通黑板报横长方形设计版面，16开横式印刷，共印刷2000册，分发各厂矿、学校、居民委员会等单位。

2.《饮食卫生问答》

1981年编印，32开，62页，通过问答形式，介绍食品营养知识、食品卫生知识、食物中毒预防知识等。共印刷5000册。

3.《食品从业人员必读》

1985年编印，32开本，64页。配合宣传贯彻《中华人民共和国食品卫生法（试行）》，简要介绍《中华人民共和国食品卫生法》有关内容以及食品卫生知识、食物中毒防治知识等。主要对饭店、招待所、集体食堂从业人员发放。

4.《预防病毒性肝炎》

1986年由市防疫站宣教科编印，32开本，共65页，封面三色套印。介绍了病毒性肝炎的分类、病原、传播途径、主要临床表现，详尽介绍了各种预防方法。共印刷5000册，分发厂矿、机关、学校、社区居民等。

5.《工人健康指南》

1993年，为适应创建国家卫生城市对厂矿企业工人进行健康教育工作的需要，市防疫站组织卫生宣教科和劳动卫生科，编印了《工人健康指南》，由经济日报社出版发行，印刷1万册。该书由健康教育所副主任医师解荣章、赵大明主编，共12.6万字，内容包括《劳动与健康》《常见的工业职业危害及防治》《常见疾病防治》《女工卫生保健》《工人心理卫生保健》《现场急救常识》等。向全市各厂矿、企业发行，作为开展工人健康教育的科普读物和培训教材。

6.《从业人员卫生培训教材》

1997年2月由市防疫站健康教育所组织专业人员编写，由解荣章、赵佳芝、韩克之、刘伟主编。内容包括《营养知识》《各类食品卫生要求》《食物中毒及预防》《食品行业卫生管理以及公共场所卫生管理》《各类公共场所卫生要求》《公共场所常见病及防治》等，共7.2万字，由市新闻出版局批准出版，书号为“鲁淄新出准字（1997）B–12号”。先后印刷2万册。用于对食品行业和公共场所从业

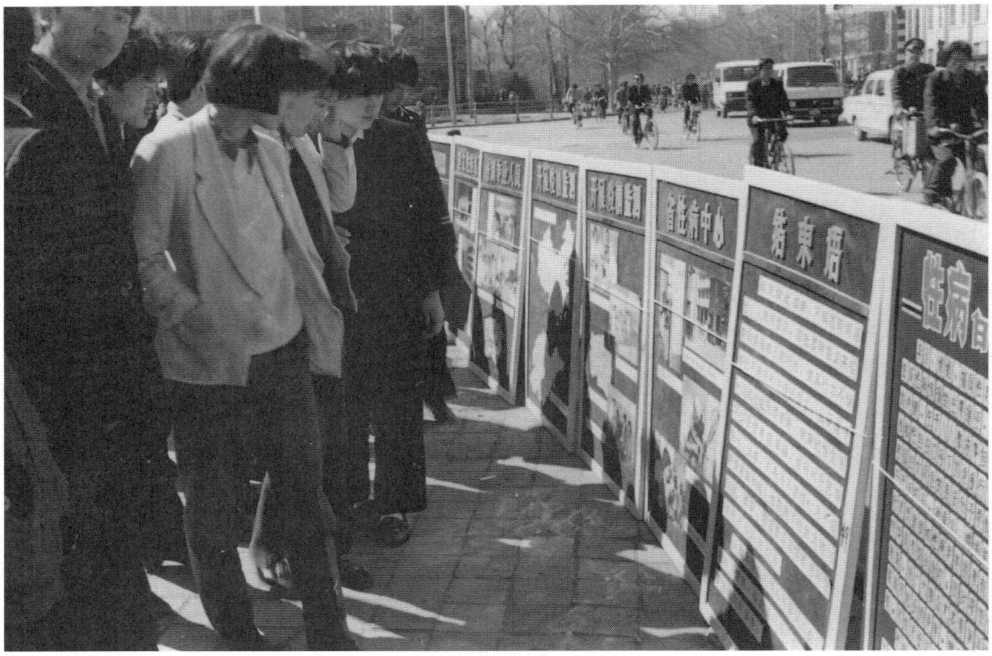

街头健康教育宣传

人员进行卫生培训教育，宣传普及食品卫生法规、公共场所卫生法规和有关卫生知识。

7.《厂矿企业接尘作业工人培训参考资料》

1998 年 6 月，市防疫站健康教育所组织专业人员编写了接尘工人科普读物《厂矿企业接尘作业工人培训参考资料》，介绍粉尘的种类、危害、防尘措施和粉尘所致职业病的防治知识。印刷 5000 册，用于市管单位接尘工人的健康教育及培训。

8.《居民健康教育手册》

1998 年 8 月由市健康教育所组织专业人员编写，由市爱卫会办公室、市防疫站、市健康教育所联合编印，印刷 2 万册，分发全市各区县城区街道、社区开展居民健康教育用。该手册为 64 开本，共 28 页，每页介绍一项居民卫生防病知识。

9. 其他卫生科普读物

市防疫站在结合淄博市卫生防病和健康教育实际自行编印卫生科普读物的同时，还积极购进省健康教育所出版的卫生科普读物，开展文字健康教育。

1995 年 3 月—1996 年 5 月，市防疫站从省健康教育所购进《饮食行业从业人员卫生培训》教材 2000 册，用于开展从业人员健康教育和卫生培训。

1996 年 10 月，市防疫站从省健康教育所购进《居民健康教育问答》卫生科普读物 6000 册，由各区健康教育所分发至各城区办事处和社区，用于开展居民健康教育。

10. 各区县编印的卫生科普读物

1992 年，临淄区防疫站编印《小学健康教育课本》1–6 册，印发 6000 套，供小学 1–6 年级学生开设健康教育课和课外阅读。

1995 年，桓台县编印《健康教育手册》，印发 35000 册。1996 年，张店区编印《居民健康教育手册》，印发 2 万册。

2009 年，市健教所设计编印《手足口病防治知识 12 问》《甲型 H1N1 流感防治知识 10 问》宣传单，印制 22 万份，发放到各区县疾控中心、市委、市政府、教育、托幼系统等相关部门、机构。向淄博市各区县健康教育所发送电子版《手足口病防治知识 12 问》《甲型 H1N1 流感防治知识 10 问》宣传单和省健教所设计的《手足口病防治知识》招贴画电子版邮件。

三、卫生报刊

1. 编印《卫生宣传》《讲卫生》《淄博卫生报》《淄博卫生》等开展文字宣传教育。

2. 发行《医学科普》杂志和《山东卫生报》。

自 1986 年开始，市防疫站卫生宣教科通过组织各区（县）、各大企业发行、订阅省卫生防疫站、省健康教育所、省卫生报刊社出版的《医学科普》杂志和《山东卫生报》，开展文字卫生宣传教育。自 1992~2001 年 10 年间，全市每年发行卫生报刊份数以及占当年全市人口的比例见表 8–2–1–1。

1992—2001 年淄博市发行《医学科普》《山东卫生报》统计表

表 8-2-1-1

年度	《医学科普》杂志		《山东卫生报》	
	发行订阅份数	占当年全市人口‰	发行订阅份数	占当年全市人口‰
1992	33461	8.72	3290	0.98
1993	34478	8.99	3792	1.00
1994	29497	7.61	1157	0.30
1995	27302	6.85	3673	0.92
1996	27824	6.98	2897	0.72
1997	7655	1.92	1680	0.42
1998	9169	2.36	2403	0.61
1999	8570	2.13	913	0.23
2000	6320	1.56	1538	0.38
2001	5267	1.31	653	0.16

3. 厅办“两刊”征订发行

2002 年，《山东卫生报》停刊，各区县疾控中心本着积极宣传、自愿订阅的原则，抓好厅办两刊——《山东卫生》《家庭健康》的征订发行。2006 年，《山东卫生》发行工作交由各地卫生行政部门负责，疾控中心负责《家庭健康》发行征订。至 2012 年，除个别区县外，都不同程度订阅部分《家庭健康》杂志，健教人员克服交通不便等困难，深入各基层单位和乡镇做好“两刊”征订发行的宣传发动和耐心细致的解释工作，为确保健康教育的文字覆盖做出积极努力。

第二节　卫生宣传画

1972 年，市防疫站自行设计《为革命搞好饮食卫生》宣传画一幅，为对开、彩色，印制 1 万张，供饭店、宾馆、招待所和集体食堂张贴宣传。

1976 年，印制 4 开、彩色《卫生光荣》年历卫生宣传画 1 万张。

1977 年，印制 4 开、彩色《预防为主》年历卫生宣传画 1 万张。

1978 年，印制 4 开、彩色《人人爱清洁，家家讲卫生》年历卫生宣传画 2 万张。

1979 年，印制 4 开、彩色《迎新春，讲卫生》年历卫生宣传画 1 万张。

同年，市防疫站宣教科自行设计对开、彩色《积极推广碘盐，防治地方性甲状腺肿》卫生宣传画一幅，印 2 万张，发至地甲病区和基层供销社、卫生院张贴宣传。

1980 年，印制 4 开、彩色《讲卫生，保健康》年历卫生宣传画 1 万张。同年，市防疫站自行设计对开、彩色《积极搞好饮食卫生》卫生宣传画一幅，印制 1 万张，发至各饮食单位张贴宣传。

1981 年，市防疫站印制 4 开、彩色《爱清洁，讲卫生》年历卫生宣传画 1 万张。

1984 年，市防疫站设计对开、彩色《大家都来执行食品卫生法》卫生宣传画一幅，印制 2 万张，发至各区（县）、饮食单位、招待所、商场、集体食堂张贴宣传。

1991 年，市防疫站印制《公共场所卫生管理条例》卫生宣传画6000套。每套由4幅长形对开彩色宣传画组成，用彩色照片图解，重点介绍公共场所卫生管理条例的要求、标准等，主要供饭店、宾馆、商场、火车站、汽车站、影剧院等公共场所开展卫生宣传用。

1998年，市防疫站健康教育所由卫生部卫生监督司购进《中华人民共和国食品卫生法》宣传图解200套。该挂图由4幅长形对开彩色宣传画组成，用彩色照片图解，重点介绍《食品卫生法》要点，包括食品卫生要求、食品卫生管理、食品卫生监督等。市防疫站专门订制透明塑料框800个，将该套宣传画镶嵌在可悬挂的塑料框内，供各饮食单位长期宣传教育用。

1980—1992年，市防疫站从省卫生防疫站、省健康教育所及济南、青岛、济宁等市地卫生防疫站购入《预防肠道传染病》《饮水卫生》《预防布氏杆菌病》《积极预防病毒性肝炎》《眼保健操图解》《讲卫生爱清洁》等卫生宣传画共14种，发放16.5万张。

1995年至2002年，市防疫站从省健康教育所购进《预防甲肝》《善待生命，请不要吸烟》等宣传画12000套下发基层；2003年到2012年，省疾控中心配发《预防非典型肺炎》《预防流腮》《预防甲型H1N1流感须知》《防治结核、健康和谐》《手足口病防治》《六部洗手法》《健康卫生三部曲》等25万张分发基层。2007年，与北京零号药业联合讲座，下发基层社区《预防高血压》宣传画5000余张。

第三节 卫生宣传橱窗

1985年，市防疫站宣教科在市防疫站原三层临街办公楼前设立《讲卫生》宣传橱窗，为木制4框玻璃橱窗，每版为60×80厘米。每期4版，每季更换一期。自1985年第四季度至1987年底，共制作出版9期、36块宣传版面。其中，有文字，有卫生宣传画，有卫生图片，内容根据卫生防疫重点而定。例如，1986年第4期的宣传内容分别是：《预防煤气中毒》《预防感冒》《预防狂犬病》《肝炎病人的家庭隔离》。

1988年，市防疫站与市科协协商，利用市科协设在张店共青团西路、淄博第十一中学大门东侧的6个科学宣传橱窗开展卫生宣传教育。双方商定：⑴市科协提供6个宣传橱窗供市防疫站无偿使用，并由市防疫站负责管理、维护；⑵市防疫站必须每季度更换一次卫生宣传内容，并保证卫生宣传内容的思想性、科学性。

1988年6月至1990年8月，市防疫站宣教科共编绘制作卫生宣传橱窗8期共48个版面，主要介绍常见传染病防治知识，食品卫生、学校卫生、饮水卫生、职业病防治知识等。该宣传橱窗位于市中心医院对面，与淄博十一中相邻，处于闹市区，流动人员较为密集，起到了良好的社会宣传作用。后因该橱窗所在地段重新规划建设，于1990年夏季拆除。

1994年，市防疫站健康教育所与园林部门协商，在张店东一路北首路东、市福利门诊部前的绿化地带内设置健康教育宣传橱窗一个。该橱窗由4个60×80厘米版面组成，市健康教育所摄影美术室负责编绘、制作，每季度更换一期。内容包括卫生防疫法律法规、疾病控制、卫生监督监测信息、传染病防治及公共卫生科普知识等。1994年3月至1997年5月，共编排卫生宣传橱窗12期共计48个版面。1997年，因张店区东一路铺设人行道，原绿化带取消，该宣传橱窗拆除。

1998年，市防疫站在市防疫站院内健康教育大楼北侧，重新制作安装长4米、高1.2米的玻璃宣传橱窗，共有80×120公分的版面4个，不定期编绘卫生宣传内容或张贴卫生宣传画、彩色卫生宣传图片等。

张店、淄川、周村、临淄、桓台等区县防疫站制作安装卫生宣传橱窗，定期或不定期地更换卫生宣传内容。

在开展学校、厂矿、医院和社区健康教育活动中，许多单位都利用宣传橱窗作为卫生宣传教育阵地，成为本市开展健康教育和卫生宣传的一种方式方法。

第四节　卫生展览

1980年5月，市防疫站举办地方病防治流动展览。由市防疫站卫生宣教科负责设计制作，有4部分8块展板组成。第一部分《党的温暖送万家》，介绍国家和省、市党政领导关心地方病防治工作；第二部分《群防群治送温神》，重点介绍本市地甲病的群防群治成果；第三部分《碘盐治瘿效果好》，介绍碘盐防治地甲病的方法和效果；第四部分《防治结合保健康》，简要介绍了本市常见的几种地方病如肝吸虫病、布鲁氏菌病的防治措施。展览配有真实照片和图画，文字简明扼要，通俗易懂。每块展板内容相对独立，组合方便，便于运输（每块展板100×60公分），在张店、淄川、博山城区人员集中的场所流动展出，深受群众欢迎。

1980年10月，市防疫站与市爱卫会办公室、张店区文化馆、张店区防疫站联合举办题为《卫生与健康》的美术、摄影、书法展览。收到全省各市地卫生防疫系统和本市美术、摄影、书法作者的作品216幅。其中，卫生宣传画72幅，卫生摄影作品96幅，卫生书法作品48幅。自10月1日—20日，在张店区文化馆二楼展厅展出20天，观众达万余人次。

1982年，市防疫站制作“地方病防治小型流动展览”，内容：⑴省市领导深入本市地甲病区访视病人情况；⑵卫生防疫部门深入病区开展普查情况；⑶各有关部门（卫生、农业、供销等）密切配合，开展地甲病防治情况；⑷本市防治地甲病的成果及防治效果。展览由8块60×80公分的版面组成，宣传内容全部用照片表示，全部为真人真事，在淄川、博山等病区流动展出，深受群众欢迎。

1983年10月，市防疫站制作一套“食品卫生知识流动展览”展板。该展览由8块1.2×2米的展板组成，每块展板宣传展出一组相对独立的卫生知识。内容包括《大家都来执行食品卫生法》《积极预防病毒性肝炎》《苍蝇与疾病》《预防细菌性食物中毒》《预防肠道传染病》《病死畜禽肉不能吃》《水与健康》《预防注射——人类战胜传染病的方法》等。这套流动展览主要结合全市重大卫生活动，在人员流动密集场所展出，深受观众欢迎。

1984年9月，为庆祝中华人民共和国成立35周年，由市卫生局牵头，市防疫站组织淄博市第二医院、张店区防疫站共同制作举办“淄博市医疗卫生事业成就展览”。内容分四部分：第一部分《预防为主，群防群治》，反映全市传染病、地方病、寄生虫病防治成果；第二部分《医疗事业，欣欣向荣》，反映全市医疗卫生事业基本建设、诊疗设备、专业人员队伍发展情况；第三部分《医学科研，成果辉煌》，反映中共十一届三中全会以来，全市医药卫生战线在科研方面取得的丰硕成果；第四部分《向医学科学现代化进军》，反映全市医药卫生战线的新技术、新方法、新成就。展览由10块2×1米展板组成，展出彩色及黑白照片24幅，配以简明扼要文字说明。展览由市卫生局办公室主任刘玉升负责组织协调，解荣章（市防疫站）、李东川（张店区防疫站）、张学成（市卫生局）撰稿，范金荣（市防疫站）摄影，张振峰（市第二医院）、高山（市第二医院）、王苏娜（市防疫站）、王新益（市防疫站）版面设计及绘画、制作。展出地点：淄博市第二医院画廊，展出时间：1984年9月30日—10月15日。

1985年9月，博山区防疫站与区爱卫会、区计划生育局在市工人文化宫联合举办《卫生与健康》摄影展，展出60余幅彩色或黑白摄影作品，普及医药卫生知识，从不同角度反映本市和博山区医疗保健、卫生防疫、体育健身和计划生育工作等取得的成绩。

1988年4月，为配合全站争创全省甲级站活动，市防疫站卫生宣教科设计、制作题为《改革前进中的

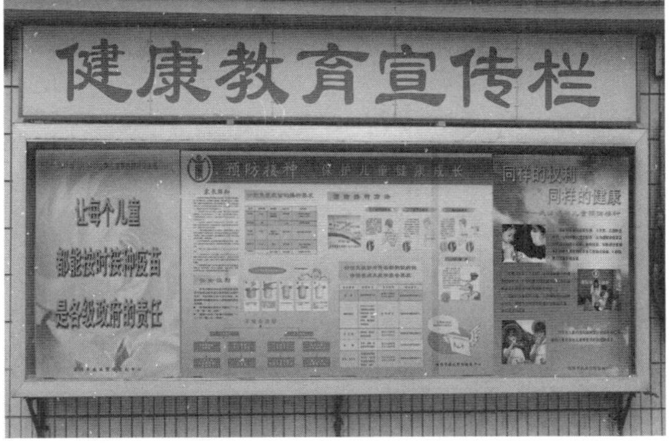

健康教育宣传栏

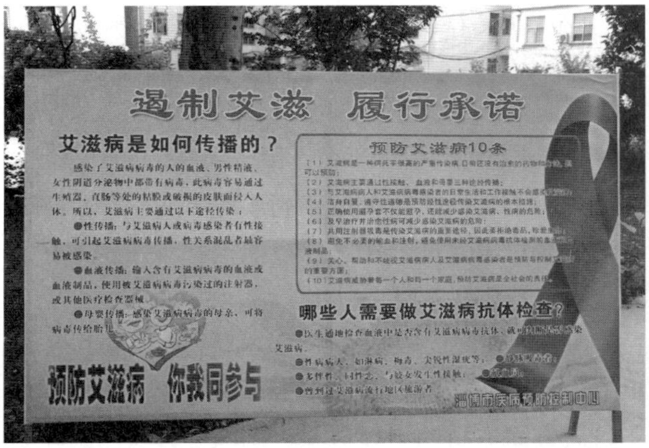

艾滋病宣传展板

淄博市卫生防疫站》小型展览。第一部分《在改革中发展，在改革中前进》，介绍改革开放以来，市防疫站防疫队伍、业务、房屋、设备的发展状况；第二部分《坚持卫生改革，增强内部活力》，介绍市防疫站精神文明建设、机构改革、实行站长负责制、目标管理、科学理站取得的成果；第三部分《深入开展卫生防病，防疫工作欣欣向荣》，介绍市防疫站自中共十一届三中全会以来，在开展疾病控制、监督监测、健康教育、科研培训方面取得的成绩。用大量照片和图表展示各项工作成果，文字简明，数据翔实，全面展示了市防疫站自改革开放以来站容站貌的巨大变化和在卫生防疫工作取得的各项成果。

1988年6月，为纪念《中华人民共和国食品卫生法（试行）》颁布实施五周年，市防疫站宣教科设计制作“食品卫生法流动展览”。展览由4块高1.2米、长2米的宣传版面组成。分4项内容：《深入宣传，家喻户晓》，介绍本市利用多种形式宣传贯彻《中华人民共和国食品卫生法》的情况；《监督队伍，茁壮成长》，介绍《中华人民共和国食品卫生法》颁布实施以来，本市食品卫生监督队伍的组织建设和业务建设情况；《秉公执法，严格管理》，介绍本市各级食品卫生监督机构以法开展食品卫生监督监测工作的情况；《食品卫生成绩显著》，介绍通过贯彻实施《中华人民共和国食品卫生法》，本市食品卫生取得的成绩。展览由简明扼要的文字和多幅彩色照片组成，可灵活搬动。先后在人员密集的闹市区和集贸市场、火车站等处展出。

1990年9月，市防疫站卫生宣教科设计、制作完成大型“性病、艾滋病防治知识展览”。分五部分：第一部分《历史的回顾》，介绍新中国成立前性病的泛滥情况和新中国成立后消灭性病的成果；第二部分《国外性病流行情况》，介绍性病、艾滋病在全球的流行状况；第三部分《性病在我国死灰复燃》，介绍性病的危害以及性病在中国、山东省和淄博市的发病情况；第四部分《几种主要的性病》，介绍了淋病、梅毒、性病疣、艾滋病等几种性传播疾病的病源、传染途径、临床症状、危害、治疗等知识；第五部分《性病的防治》，介绍性的一般知识，用较大篇幅介绍性病的个人防护、社会综合防制措施，以及性病患者的正确抉择。

该展览用100余幅大型彩色照片、翔实可靠的数据和资料，形象生动地展现了性病、艾滋病的防治知识。通过案例介绍，教育人们自珍自爱，净化社会环境。整个展览由20块展板组成，共48㎡，可流动展出。展览由市政府性病防治领导小组审查、监制。副市长康寿美观看展览后要求：“要认真做好巡回展出工作，以使更多的群众受到教育，为控制性病在本市的传播蔓延、增进人民健康，振兴淄博经济做出贡献。”

该展览由解荣章撰文，解荣章、王苏娜总体设计，范金荣摄影，王苏娜版面装饰，宣教科全体人员参加制作。自1990年9月—1991年5月，在齐鲁石化公司、临淄、张店等地展出62场次，参观群众达18万人次。展览期间，组织播放《性病的防治》《黄色瘟疫》《堕落与毁灭》等有关性病、艾滋病防治的科教片和电视剧。

1993年11月，市防疫站卫生宣教科设计、制作《淄博市卫生防疫站建站四十周年成就展览》。分六个部分：第一部分《建站四十年旧貌换新颜》，介绍市防疫站建站以来基本建设、队伍建设、业务建设等方面的巨大变化；第二部分《疾病防制成效大，卫生监督上台阶》，介绍淄博市40年来传染病防治取得的成绩，市防疫站卫生监督监测工作的发展状况；第三部分《健康教育蓬勃开展，科研培训硕果累累》，介绍市防疫站在开展全市健康教育和科研培训方面取得的成果；第四部分《加强政治思想工作，促进精神文明建设》，介绍市防疫站在思想政治工作和精神文明建设工作中取得的优异成绩；第五部分《亲切地关怀，巨大的鼓舞》，展现卫生部、省卫生厅、市委、市政府领导视察市防疫站的情况，市防疫站40年来获得的各项集体荣誉，如省级文明单位、全省“甲级站”荣誉、全国卫生防疫先进集体等；第六部分《承前启后，继往开来》，展示市防疫站的发展规划和“团结、奋进、务实、创新”的市站精神。展览用50余幅彩色照片以及大量的奖旗、奖杯、证书，以及图、表、数字等资料，展示市防疫站建站40年来取得的丰硕成果。展览在市防疫站五楼展室展出。

2001年7月6日，由省委宣传部、省卫生厅组织，淄博市委宣传部、市直机关工委、市卫生局主办，市爱卫会办公室、市健康教育所协办的“21世纪健康生活方式”大型科普展览在淄博市科技馆开展。市人大常委会副主任杨汝奎、市直机关工委书记刘峰、市委宣传部副部长王莲君、市卫生局局长赵亦成等负责人出席开展仪式并参观展览。

展览由128块可组装、分拆的展牌组成。分六部分，涉及生、老、病、死和衣、食、住、行等32项健康相关内容。第一部分《健康生活方式》，介绍世界卫生组织倡导的被称为“健康四大基石”的21世纪新的健康生活方式，即合理饮食，戒烟限酒，适量运动，心理平衡；第二部分《妇幼健康》，介绍儿童、妇女常见病、多发病的防治和妇幼保健知识；第三部分《疾病防治与健康》，介绍全球及中国疾病谱、死亡谱的变化，当前危害人类健康最严重的心脑血管疾病（高血压、冠心病、脑卒中）、糖尿病、癌症防治知识；第四部分《环境与健康》，介绍环境与健康的关系，环境污染的危害以及环境保护知识；第五部分《保健与健康》，介绍生活保健、饮食保健、体育保健知识，简易、可行、有效的保健方法；第六部分《心理健康》，介绍心理卫生、心理保健和心理疾病预防等；第七部分《意外伤害与急救》，介绍电击、溺水等意外伤害的预防以及心脏按压复苏、人工呼吸等急救知识和方法。该展览自7月6—13日在展出一周，市及张店区的机关干部、企事业单位职工、学生等参观了展览。

2012年5月29日，在张店区黄金国际D区建筑工地施工现场举行“淄博市暨张店区‘我要告诉你，因为我爱你’烟包健康警示图片展启动仪式”。现场展示烟包健康警示展板25块，在施工脚手架上悬挂“燃烧的是香烟，消耗的是生命，请您远离烟草”横幅。各区县在学校、广场、社区、商场开展烟包健康警示图片展和形式多样的戒烟控烟宣传活动。张店区在网通公司开展烟包展进企业和幼儿园；高青在第二中学组织领导、学生拒绝烟草签名，在学生文化衫上展示烟包健康警示，开展烟包展系列巡展活动，自5月29日开始，持续1个月在各单位展出；淄川区在职业教育中心举行大型地毯式世界地图烟包健康警示展+志愿者拒绝烟草演示；沂源县进社区、临淄区进广场、桓台县进纺织企业、高新区进公园和机关宣传控烟。活动中，健康教育工作者对300余人进行现场拦截调查。市、区县媒体相继报道。本次活动被省卫生厅授予全省“贡献奖”（最高奖项），淄博市代表在“山东省烟包健康警示图片展总结表彰会”上作典型发言。

第五节 声像宣传教育

声像宣传教育又称电化教育，主要是利用电影、电视、幻灯、录像、广播、录音等声音和图像形式开展卫生宣传教育。

1982年12月，省卫生厅为市防疫站配备专用卫生宣传车和16毫米电影放映机、扩音设备。1986年5月，市防疫站宣教科派员参加市电影公司举办的放映员培训班，取得放映资格证书。同年6月，经张店区文化局“张文发（86）第30号”文批复，同意市防疫站建立16毫米科教电影队。1987年9月，市防疫站购置摄像机、录像机等电化教育设备，1988年4月开始摄录电视专题资料片。1995年购置日产松下ND82、SD50大1/2录像机和国产长虹彩电2台。

本市卫生宣传电化教育主要通过以下途径实施。

一、结合全市各种卫生宣传月（周、日）和专项宣传活动开展声像宣传教育

1982年3月，在全国第一个“文明礼貌月”活动中，全市放映卫生科教片207场（次），观众累

计达16.6万人（次）。市电影公司提供影片拷贝，各区县爱卫会、防疫站会同各电影院组织专场观看，或由电影院等放映单位在放映正片前加映。放映的卫生科教片有《预防蛔虫病》《预防近视》等，加映的幻灯片有《预防食物中毒》《预防肠道传染病》等。

1983年7月，全市开展《中华人民共和国食品卫生法》宣传月活动，市防疫站、各区防疫站与市、区各电影院联系放映卫生科教片，主要有《饮水卫生》《餐具消毒》《防霉与防癌》以及幻灯片《预防食物中毒》《食品卫生法宣传口号》等。同时，市防疫站宣教科放映人员深入桓台县索镇，利用科教电影纳凉晚会的形式放映卫生科教片和幻灯片。据统计，宣传月活动中，全市共放映卫生科教片126场（次），观众达15万人（次）。

1986年7月，本市开展《中华人民共和国食品卫生法》大型宣传周活动，市及各区县防疫站组织放映有关饮食卫生的卫生科教片共96场（次），观众达10.7万人次。是年8月，省、市爱卫会下达《关于开展卫生科教电影放映活动的通知》，市防疫站和各区县防疫站与市、区各电影院、电影队协商、配合，在全市45个重点乡镇和单位放映《餐具消毒》《预防病毒性肝炎》《预防狂犬病》等9部卫生科教片，放映156场次，观众达15.8万人次。

1987年，市防疫站与市电视台协商、配合，由市防疫站提供大1/2录像片，通过市电视台科教栏目播放，每季度播放一次，先后播放卫生科教片《预防狂犬病》《计划免疫》和介绍流行性出血热防治的科教电视剧《婚礼前的悲剧》，预防药源性耳聋的电视剧《含泪的鲜花》。

1990年4月25日，在全国第五个“4·25”预防接种宣传日活动期间，市防疫站通过市电视台播放卫生科教专题片《脊髓灰质炎流行后的思考》。同年9月—1991年5月，市防疫站在全市举办《性病、艾滋病防治知识展览》。在有条件的厂矿、企业同时播放《黄色瘟疫》《艾滋病》等卫生科教录像片。共播放62场次，观众约1.8万人次。

1992年5月24—30日，全省第二个健康教育周期间，市及各区县共组织播放电视录像科教片14场次，观众约3000人次。

二、利用声像宣传形式向不同人群进行卫生宣传教育

1. 对农村社区和农民进行声像卫生宣传教育

1984年，淄川区卫生防疫站在6个乡镇的9个农村中小学校放映卫生科教影片《家庭饮食卫生》《预防狂犬病》《预防近视》等，放映45场次，农村群众和中小学生观众达5万人次。同年5—9月，桓台县在棉区的7个重点乡镇放映《预防农药中毒》卫生科教片及幻灯片165场次，观众达16万人次。

1990年6—12月，沂源县防疫站在全县放映《计划免疫》《防霉与防癌》《预防狂犬病》《买羊历险记》等卫生科教片，在有条件的乡镇播放《预防肠道传染病》《饮水卫生》等电视录像片。半年时间，放映卫生科教片287场次，播放电视录像片110场次，观众达29.8万人次。

1991年5月—6月，市防疫站宣教科赴临淄区大武镇开展“初级卫生保健”试点工作，通过镇电视广播站闭路电视播放《饮水卫生》《预防肠道传染病》《计划生育》等科教录像片22次。

1996年，为贯彻全国爱卫会、卫生部、广播电影电视部和农业部联合发起的“全国九亿农民健康教育行动”，市防疫站健康教育所与省健康教育所联系，由省健教所电教室协助复制部分农村卫生防病内容的录像带，分发各区县，开展声像宣传教育。1997年5月，市健康教育所向各区县发放“全国九亿农民健康教育行动”系列卫生科教录像片24盒。1998年9月，市健康教育所向淄博电视台、淄博有线电视台提供“全国九亿农民健康教育行动”系列

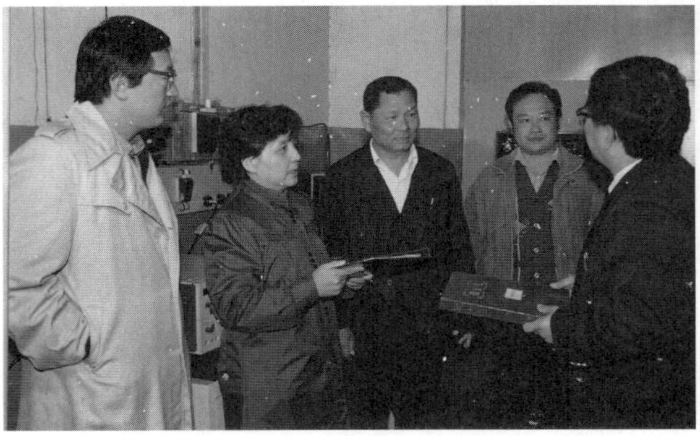

省健教所所长赵金凤（左二）检查健康教育工作

录像片和《吸烟有害》等卫生科教录像片，每周滚动播出12次，淄博人民广播电台在《卫生与健康》栏目播出“全国九亿农民健康教育活动”系列文娱节目录音，每周定期播出2次，每次15分钟。同时开办“空中卫生信箱”热线直播，围绕城乡居民关心的热门卫生话题、疾病防治等，请有关领导、医学和防疫专家与群众直接对话，提高了收听率和播出效果。

1999年5月，市健康教育所向五区三县防疫站提供《全国九亿农民健康教育活动》系列录像片共50盒，用于开展农村卫生电化教育工作。

2. 对城区公共场所和饮食从业人员进行声像卫生宣传教育培训

1995年，市防疫站专门购置大1/2录放机2个，21寸彩电2个，用于开展公共场所和饮食从业人员卫生宣传和培训教育。订购《公共场所卫生管理条例》《中华人民共和国食品卫生法》讲解录像带和宣传预防食物中毒、饮水卫生、食品卫生的电视剧短片，如《婚礼风波》《到底想谁》《假日》《顾此失彼》《游泳池风波》等，在培训从业人员时播放。

3. 对厂矿企业接尘接毒工人进行声像卫生宣传和培训教育

1992—1996年，开展创建国家卫生城市活动。1993年8月，市创城办印发《关于认真做好接尘接毒工人系列健康教育工作的通知》，要求利用广播电视、保健讲座等形式对接尘接毒工人进行健康教育培训。1993年9月—1994年10月，市防疫站在山东新华药厂、张店钢铁厂、淄博化纤总厂，用保健讲座和观看卫生科教录像片的方式对接尘接毒工人进行培训教育试点，播放《预防尘肺》《预防高温中暑》《预防苯中毒》等科教录像片共12场（次），培训接尘接毒岗位工作760余人次。至1995年3月，全市1326个厂矿企业，接触尘毒危害的工人共98701人，通过观看闭路电视、广播、录像接受卫生宣传教育的有96766人次，占98%。

1998年6月至2000年12月，市防疫站健康教育所对市管厂矿企业接尘工人进行卫生培训，培训期间，组织培训对象观看《中华人民共和国尘肺病防治条例》录像片和《预防尘肺》卫生科教片。有34家市管厂矿企业的3009名接触粉尘的作业工人接受电化教育培训。

三、通过摄制、录制电视专题资料片、科教片进行声像卫生宣传教育

1987年5月，市防疫站与淄博电视台配合，将《预防流行性出血热》和《计划免疫》两部卫生科教电影片复制成电视录像片，在市电视台科教节目中播放。

1988年4月—9月，市防疫站在省健康教育所、市卫生局、市电视台支持下，完成3部卫生专题资料片和2部卫生科教片的摄制、录制，播放后效果良好。

是年4月，市防疫站宣教科首次独立完成卫生系统第一部专题资料片《改革前进中的淄博市卫生防疫站》。片长28分钟，记述了市防疫站在振兴淄博预防医学事业，开展疾病控制、卫生监督、健康教育和科研培训方面取得的成果。该片由解荣章撰稿并编导，张洪岩摄像，李庆祥、赵大明监制。1988年5月山东省卫生厅组织全省甲级站考核时，进行汇报播放，受到考核团领导及专家一致好评。

同年5月，摄制完成《前进中的淄博厂矿医疗卫生事业》。片长17分钟，介绍了淄博市厂矿医疗卫生管理委员会组织横向联合，发掘内部潜力，发展专科优势，为社会服务的经验和做法。9月在华东地区厂矿医疗管委会协作会议上播放后，许多代表要求复制购买。该片由刘长斌（市卫生局）撰稿，解荣章（市防疫站）编导，张洪岩（市防疫站）摄像，盛传亮（南定热电厂医院）制片，徐寿庆（市卫生局）监制。

同年6月，市防疫站与山东省健康教育所合作完成科教片《忧患与希望》的摄制。片长24分钟，是介绍山东省优生优育咨询工作的专题科教资料片。该片由省卫生厅刘玉芹、省健教所李希明撰稿，导演李希明，副导演解荣章，摄像张洪岩（市防疫站）、制片马际芬（市卫生厅）、毛淑珀（省健康教育所）。该片摄制完成后在全国发行。

同年9月，市防疫站摄制完成反映本市卫生事业十年改革成就的专题片《卫生改革结硕果》。片长18分钟。张学成、张连会撰稿，解荣章、栾兆恺编导，张洪岩摄像，制片人黄锡昌、张锡云，监制张启然、初兆荣。该片参加淄博市十年改革成就电视展播，获纪念奖。

同年9月，市防疫站与省健康教育所合作，完成了介绍淄博市优生工作经验的资料片《遗传病家系分级监护》。片长14分钟。高洪凤（市卫生局）、朱爱英（张店区妇幼保健院）撰稿，李希明（省健康教育所）、解荣章（市防疫站）编导，张洪岩（市防疫站）摄像，黄锡昌、徐寿庆、赵亦成（市卫生局）制片，马际芬（省卫生厅）、毛淑珀（省健康教育所）监制。该片根据卫生部的要求摄制，在全国发行。

1992年，宣教科摄制完成了反映创建国家卫生城市活动的大型专题资料片《爱国卫生谱新片——淄博市创建国家卫生城市活动纪实》。片长24分钟，全面介绍了本市各行各业、各区县积极响应市委、市政府号召，全面发动，全民上阵，严格要求，扎扎实实开展各项创城工作以及取得的丰硕成果。该片受到省爱卫会创城工作检查团的高度评价，中央爱卫会有关领导作为评审依据将该录像片带回北京介绍汇报。该片由解荣章编导并撰稿，张洪岩、张振东摄像、录像；胡林、赵大明监制；徐寿庆、赵亦成制片。

2009年，市疾控中心健教所自行设计编印了《手足口病防治知识12问》和《甲型H1N1流感防治知识10问》宣传单22万份，并于第一时间发放到向各区县疾控中心、市委、市政府、教育、托幼系统等相关部门、机构。同时向各区县健康教育所发送了电子版《手足口病防治知识12问》《甲型H1N1流感防治知识10问》宣传单和省健教所设计的《手足口病防治知识》招贴画电子版邮件。同时还向各区县疾控机构发放了《手足口病防治知识讲座》与《甲流感防治》光盘40余张。

2011年，市疾控中心制作《疾控先锋　健康卫士》《我最喜爱的健康卫士》专题片2部。

2012年，市疾控中心制作专题片《淄博市急性氨中毒事故应急处置桌面推演》《淄博市群体伤员医疗救援应急演练》《淄博市钴-60辐射事故应急处置桌面推演》《淄博市黄热病疫情应急处置模拟演练》《淄博市疾控中心2012年元宵晚会》5部；制作PPT两部：青年文明号《奉献疾控　护航健康》、争创省级文明单位《一切为了人民健康》。市疾控中心徐彬获得由中国健康教育中心、卫生部新闻宣传中心主办的“以岭杯”全国医药卫生系统摄影和文学艺术作品大赛书法类优秀奖，也是山东省书法类唯一获奖者。

第六节　卫生文娱

淄博市利用卫生文娱节目开展卫生宣传工作是在20世纪80年代，大多是厂矿、学校、医院等基层单位利用春节群众性文娱活动或专项卫生宣传任务，编排卫生题材的文娱节目，进行社会卫生宣传。

1982年3月，在开展全市文明礼貌月活动中，全市共有13个单位组织卫生文娱宣传队，在街头演出54场次，观众达2万余人。张店区东一路小学、中心路小学、兴学街小学、博山区石炭坞小学、博山陶瓷厂子弟中学和淄博师范学校是全市教育系统中开展卫生文娱活动较好的单位。淄博市结核病防治院组织医护人员编排山东快书《不要随地吐痰》、独唱《戒烟歌》、表演唱《计划生育要记心》等卫生文艺节目，在博山区街头演出宣传。

1982年9月，为适应本市群众性卫生文娱活动的开展，市防疫站编印《卫生文艺》，收集了卫生题材的快板、相声、山东快书、歌曲、表演唱等30余个节目，编印1000册，发放至基层单位。

1983年1月，为深入贯彻中央和省市《关于开展计划生育宣传月活动的通知》，淄博市第一医院抽调9名医护人员，组成精干的卫生文娱宣传队，编排了《计划生育好》《独生子女一枝花》《计划生育要记心》等卫生文娱节目，在博山城区街头宣传演出。

1983年，在全国计划生育宣传月活动中，市防疫站与市文工团配合，派卫生宣传车和文娱小分队深入张店、淄川、博山、临淄、周村区的重点公社，利用录像、广播和文娱节目如歌曲、快板、相声、表演唱等形式宣传计划生育政策和知识，演出20余场次，观众达万余人次。

淄博市结核病防治院组织了业余卫生文娱宣传队，排演宣传卫生知识的山东快书《不要随地吐痰》、三句半《移风易俗树新风》、独唱《戒烟歌》、表演唱《俩妯娌》《计划生育要记心》、快板《怨谁？》等卫生文艺节目，并参加了1983年博山区文艺会演。

1984年2月，博山区卫生局、计划生育局、爱卫会、文化局联合举办卫生宣传计划生育专题文艺会演，来自驻地厂矿、机关、学校、医院等单位的一百余名业余演员演出30多个卫生文艺节目。会演在博山区人民剧场进行，观众约一千余人。

淄博师范、博陶子弟中学、张店中心路小学、博山石炭坞小学等，组织业余文娱宣传队，自编自演卫生文娱节目，宣传普及卫生防病知识。

2007年，在《淄博晚报》《音体美》报和淄博人民广播电台转载戒烟竞赛有关"通知"和参加戒烟竞赛报名登记表。共有300余人报名参加戒烟竞赛，7人获奖，淄博市获优秀组织奖。

2008年9月10日举办了由市卫生局、市爱卫会主办，市疾病预防控制中心、张店区良乡居委会、淄博绿赛尔乳业公司协办的"淄博市'良乡杯'农民健康知识竞赛"。五区三县及高新区的9支代表队27名选手，参加了竞赛。周村区代表队获得一等奖；张店区代表队、临淄区代表队获得二等奖；其他6个区县代表队获得优秀组织奖。随后市疾控中心、健康教育所精心组织，制定方案，从全市27名选手中选拔出4名优秀选手组队参加农民健康知识电视大奖赛。市健康教育所组织专人负责，专业人员全力以赴，力求使选手知识更全面、答题更准确，抢答更迅速。经过一个多月的紧张准备，最终在此次全省农民健康知识竞赛中勇夺第二名的好成绩，为全市人民争了光，为淄博卫生系统赢得了荣誉，为今后全市健康教育工作的开展奠定了更加坚实的基础。

2012年11月28日，市疾控中心组织各区县健康教育科进行科普演讲技能预选赛，选拔出张店区疾控李健、临淄区疾控邢艳玲、高青县疾控王春江为正式选手，淄川区疾控邢丽为预备选手，代表淄博市参加全省健康教育岗位培训暨科普演讲技能比赛。淄博市代表队获演讲比赛团体三等奖（前四名）。

第七节　卫生宣传及咨询活动

一、专题卫生宣传咨询活动

利用全国或世界性的卫生宣传日、卫生纪念日，组织有关单位开展卫生宣传咨询活动，例如：每年4月7日的"世界卫生日"，5月31日的"世界无烟日"，12月1日的"世界艾滋病日"，4月25日的"全国预防接种宣传日"，5月5日的"全国碘缺乏病防治日"等。根据上级部署或全市卫生防病工作需要，临时安排专题卫生宣传咨询活动，如《中华人民共和国食品卫生法》宣传周，《中华人民共和国传染病防治法》宣传活动等。

1984年3月，市防疫站在全国第三个"文明礼貌月"活动中，设街头卫生宣传咨询站2个，为群众义务查体910人次，发放卫生宣传材料2000余份。

1986年7月，本市开展大型《中华人民共和国食品卫生法》宣传周活动。全市共设宣传咨询站79个，制作展出宣传板牌1340块，悬挂大型过街横幅标语177条，出动宣传车16辆，放映卫生科教电影96场次，受教育者达10.7万人次。

1987年4月23日至29日，全市开展计划免疫宣传活动。共组织54个医疗卫生单位、599人次参加宣传工作，设宣传咨询站64处，印发计划免疫宣传单14万7千份，《讲卫生》报编印《计划免疫专刊》1万份，放映计划免疫科教电影《计划免疫》《预防小儿麻痹》等共16场次，出动宣传车74辆次，直接受教育人数达10万人次。宣传周活动期间，市防疫站在火车站、百货大楼、展览馆设立宣传咨询站，副站长、副主任医师张汉民接待群众咨询，解答有关传染病病症防治问题，受到好评。

1989年4月24日—26日，根据市卫生局《关于组织开展儿童预防接种宣传日活动的通知》，各区县、各大企业组织医疗卫生单位和专业技术人员，走上街头开展计划免疫宣传工作，重点开展消灭白喉和预防脊灰的防治知识宣传咨询。

1990年4月25日，是全国第五个"4·25"预防接种宣传日，市、区县防疫站出动宣传车25辆次，设咨询宣传站45处，悬挂大型过街宣传横幅40余条，制作展出宣传板、牌100余块，发放计划免疫宣传材料10万余份。淄博电视台同期播出《脊髓灰质炎流行后的思考》专题片。

同年7月2—8日，开展《中华人民共和国食品卫生法》宣传周活动。全市共出动宣传车11辆，设宣传咨询站142处，制作悬挂过街横幅标语230条，制作展出卫生宣传板、牌830块。

1992年12月1日，市防疫站开展"世界艾滋病日"宣传咨询活动。在张店东一路设宣传咨询站一处，展出艾滋病宣传画2幅，宣传牌(2*1米)2块，发放艾滋病防治传单、折页500余份。

1994年8月4日，市防疫站组织夏季肠道传染病咨询活动，设宣传站1处，制作预防肠道传染病、饮水卫生等宣传牌(2*1米)4块，发放卫生宣传单2600余份。

1995年5月5日，市防疫站开展消除碘缺乏病宣传咨询活动，在张店共青团路设宣传咨询站两处，展出预防碘缺乏病宣传板牌(2*1米)3块，发放宣传单3000余份，接受咨询近百人次。

同年5月25日，组织防疫人员参加全市首届科技周宣传活动。全站组织20余名技术骨干和副主任医师轮流参加宣传周咨询活动。共设卫生宣传咨询站2处，制作展出卫生防病宣传板牌(2*1米)4块，发放卫生防病宣传材料18种共6000余份。宣传周期间共接受咨询300余人次。

同年8月1日，市人大常委会颁布《淄博市公共场所禁止吸烟的规定》。市防疫站同日开展戒烟宣传活动，在张店共青团路设戒烟宣传咨询站1处，制作"吸烟有害" "吸烟与肺癌"等卫生知识宣传牌(2*1米)3块，发放戒烟宣传材料《淄博市公共场所禁止吸烟的规定》2000余份。

1996年4月7日，市卫生系统组织"世界卫生日"宣传活动。全市20余家县以上医疗卫生单位参加，设宣传咨询和义诊点20个，展出卫生宣传牌近百块，接受咨询、义诊千余人次。

同年6月3日，市防疫站健康教育所组织参加全省第六个健康教育宣传周暨全市第三届科技宣传周活动。设宣传咨询站1个，播放卫生电视科教录像片6部，制作展出卫生宣传牌(80*60公分)6块，发放卫生宣传材料12种3200余份。

1997年2月28日，为庆贺全市卫生工作会议召开，市防疫站组织20余名卫生监督员，着装参加卫生法规和卫生知识咨询站宣传咨询活动。

1998年5月8日，市防疫站组织《中华人民共和国献血法》卫生宣传咨询活动。

2000年10月8日是全国第三个"全国高血压日"，其宣传活动的主题是：《普及高血压知识，减少高血压危害》。9月21日，市卫生局转发省卫生厅《关于开展2000年全国高血压日宣传教育活动的通知》。市、区防疫站和市直医疗单位通过设立宣传咨询站，悬挂大型横幅标语，出版黑板报，宣传栏和印发卫生科普资料等形式开展高血压防治知识宣传。

同年12月1日，市防疫站组织参加市卫生局、市红十字会组织的"世界艾滋病日"预防艾滋病卫生宣传活动。制作预防艾滋病防治知识宣传板牌(1.2*1米)4块，横幅宣传标语2幅，发放宣传材料千余份。

2001年5月14—20日，中国首届"科技周"。市防疫站由副站长赵华带队，30余名卫生防疫人员携带16幅大型卫生宣传展板参加了在市中心广场举办的大型科技宣传活动，发放卫生科普宣传资料16种6000余份，现场接受群众卫生防病咨询200余人次。

同年5月31日，市防疫站组织"世界无烟日"暨全省第九个健康教育宣传周活动。市防疫站、淄博市中心医院、淄博市妇幼保健院在淄博商厦广场设立宣传咨询站，张店区防疫站、张店区中医院在公园商场设立卫生宣传站。市防疫站健康教育所与戒烟产品生产企业中脉烟克公司合作，印制大型吸烟有害及戒烟宣传标语22幅，戒烟宣传单2种2万份，发放各区县用于开展宣传活动。

同年6月6日，市防疫站组织"全国爱眼日"宣传活动，在张店东一路设宣传咨询站1处，组织防疫人员深入中小学校发放视力保护宣传单2000余份。

2002年4月27日，根据市卫生局部署，市防疫站与市职业病防治院以及200余家大中型厂矿企业联合行动，在市中心繁华路段共青团西路开展《中华人民共和国职业病防治法》宣传一条街活动，共设宣传咨询站100余个，接受群众咨询218人次，发放职业病防治宣传资料 1.1 万余份。

2002 年 10 月 9 日，市卫生局转发山东省卫生厅“鲁卫疾控函（2002）16 号”便函，要求根据卫生部印发《关于通报 2002 年 3—4 季度有关卫生宣传日主题的通知》，搞好几个卫生日活动。几个卫生日的主题分别是：9 月 20 日，全国爱牙日，主题是“关注牙周疾病”，中心口号是“预防牙周疾病，维护口腔健康”；10 月 8 日，全国高血压日，主题是“战胜高血压，从社区做起”；10 月 10 日，世界精神卫生日，主题是“精神健康，从了解开始”；11 月 14 日，世界糖尿病日，主题是“战胜糖尿病”。市防疫站在 9 月 20 日和 10 月 8 日，开展了“全国爱牙日”和“全国高血压日”宣传活动。

2003 年 4 月 26 日，市防疫站组织卫生防疫人员在淄博金帝广场设立“非典”防治宣传站，发放“非典”防制材料 2000 余份，解答 500 余名咨询者提出的问题。市健教所与当地媒体淄博晚报社合作共同组织禁烟竞赛活动，淄博晚报及时刊发了禁烟竞赛通知和作了跟踪报道，有力地推动了活动的开展。市及各区县健教所还充分利用各种卫生宣传日开展街头宣传活动。在科技宣传周、防治结核病日、儿童预防接种宣传日、防治碘缺乏病日、爱眼日、防治高血压日、艾滋病日等积极开展咨询、义诊、讲座、图片展览、悬挂条幅、发放宣传材料等活动，收到了很好的效果。

2006 年 9 月 7 日，在凤阳大厦五楼举办全市高血压防治健康知识培训班，市及各区县、乡镇卫生院健康教育人员 600 余人参加了培训。会议期间，共发放由洪昭光主编的《健康生活 从 0 开始—高血压患者知识手册》1000 余份。

2010 年，市疾控中心组织策划了“3・24”世界防治结核病日、“4・25”全国儿童预防接种宣传日，联合市电视台、广播电台、淄博日报、淄博晚报、鲁中晨报、交通文艺广播电台等媒体，通过刊发文章、现场采访报道、专家热线、走进直播间等形式，以科普和新闻、法规政策等为主要内容，对活动进行报道。在“3・24”、世界防治结核病日宣传活动直接与省广播电台连线直播，声势浩大，影响面广，造成轰动效应。

2012 年，策划和参与健康山东巡回展、结核病防治、计划免疫宣传日及查漏补种、碘缺乏病日、科技宣传周、艾滋病宣传日等。根据季节变换分别于入春、入夏之初在广播电台和鲁中晨报、淄博晚报和鲁中晨报网站上发布季节性常见传染病科学预防信息。至年底，市疾控中心在各媒体发稿 172 篇，其中国家级 12 篇，省级 59 篇，市级 101 篇。其中，中国新闻网《淄博第 27 个全国儿童预防接种宣传日》《市疾控中心举办“结核病预防宣传赶庙会”活动》、淄博日报《市疾控中心召开专题会议 贯彻落实市第十一次党代会精神》、齐鲁晚报《禁烟宣传到工地》、淄博新闻《结核病宣传赶庙会》等重量级稿件，产生轰动效应，进一步树立了疾控系统的良好社会形象。

9 月 21 日，举办以“预防高血压，从减盐开始”为主题的减盐控压宣传活动。发放《盐与健康》知识手册 500 余册、盐勺三件套 300 余套。桓台县利用各种宣传日发放盐勺 2 万把。临淄区在宣传活动中免费义诊 600 余人次，年内为各社区制作宣传栏展板 83 张，张贴主题宣传海报 900 余份。组织志愿者服务队伍开展宣传服务活动 10 次。全年在省级卫生网站报道 22 次，市卫生局网站报道 91 次，区政府网站报道 111 次，电视报道 21 次，营造了良好的社会声誉。

二、“全省健康教育宣传周”宣传活动

省爱卫会、省健康教育所自 1991 年起，发起“全省健康教育宣传周”活动，每年 5 月份的最后一周为活动时间，并要求各级爱卫会、卫生防疫站和健康教育所，要充分利用健康教育宣传周，组织厂矿、学校、医院利用各种形式，广泛、深入地开展健康教育活动，提高广大群众的卫生知识水平和自我保健意识。淄博市根据省里的通知与部署，积极参加全省健康宣传周活动。

1991 年 5 月 27 日—6 月 2 日，全省第一个健康教育宣传周。主题是“健康教育为人人，人人参与为健康”。全市组织街头卫生宣传咨询站 141 个，制作卫生宣传板牌 286 块，悬挂大型健康教育宣传标语口号 73 条，发放各种卫生宣传材料 1.6 万余份。博山区于 6 月 3 日组织文化、教育、商业、卫生、粮食、供销、劳服 7 个系统和 4 个街道办事处的 48 个单位在博山区新建二路和百货大楼附近设立卫生宣传站55个，制作展出卫生宣传板牌250块，悬挂大型宣传标语口号47条，印发各种卫生宣传单8000余份，各系统参加健康教育宣传周的人员达600余人，受教育群众达10万人次。

1992年5月24—30日，全省第二个健康教育宣传周，主题是“健康教育—全社会的责任”。市爱卫会办公室、市防疫站精心安排，要求以区为单位，开展“健康教育一条街”宣传活动。市防疫站宣教科专门设计制作了16㎡的宣传版面，在街头宣传咨询站展出。5月30日，市直和各区共126个单位、1669人参加宣传活动。张店区在共青团西路、淄川区在淄城一路、周村区在新建路、临淄区在辛四路、博山区分别在博山公园和百货大楼附近的街口公园设卫生咨询站共129个，展出卫生宣传板牌298块，悬挂大型横幅过街宣传标语136条，发放各种卫生宣传材料21种3.2万余份，播放卫生科教录像片14场次。博山区组织驻军医院和驻地医院的医疗专家开展健康咨询和义诊活动，组织中小学生在博山公园表演卫生文娱节目，向群众宣传普及卫生知识。这次活动全市直接受教育者达13万人次。

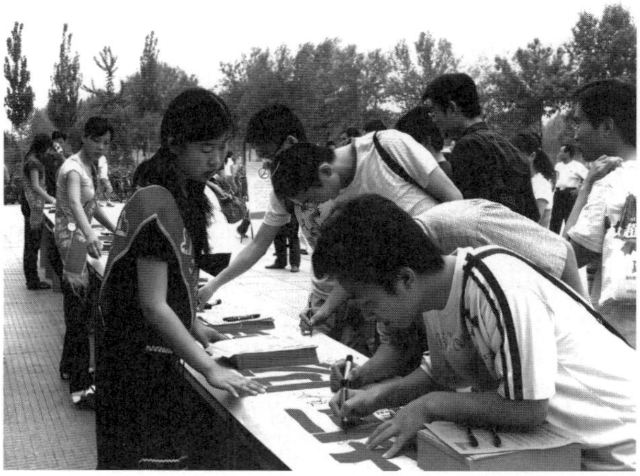

做拒吸第一支烟新一代签名活动

1994年5月30日至6月4日，全省第四个健康教育宣传周，主题是“善待生命——请不要吸烟”。市及各区县分别在5月31日、6月3日、6月4日组织驻地厂矿、机关、学校、医院等单位开展大规模宣传活动。全市出动宣传车5辆，设街头宣传咨询站71个，绘制展出各种宣传板、牌236块，制作悬挂大型过街横幅68条，印发、张贴各种戒烟标志、口号和宣传材料5800余份，直接受教育者约10.8万人次。

1995年5月29日—6月3日，全省第五个健康教育宣传周，主题是“农民健康教育——全社会的责任”。

同年5月25日，因本市开展首届科技周宣传活动，市防疫站将全省第五个健康教育宣传周与市首届科技宣传周活动合并进行，组织市防疫站20余名科技骨干参加宣传咨询活动，发放卫生宣传材料18种6000余份，展出卫生科普知识版面8㎡。

1996年5月29日—6月3日，全省第六个健康教育宣传周，主题是“口腔保健，从娃娃抓起”。

同期，市举办第二届科技周宣传活动。根据市爱卫会、市卫生局部署，将第六个全省健康教育宣传周与市第二届科技宣传周活动合并进行。组织市、区医疗卫生单位在张店区共青团路设卫生宣传咨询站21处，展出有关儿童卫生保健的卫生宣传板牌106块，接受义诊和咨询300余人次。市防疫站宣传咨询站轮流播放《口腔保健》《预防龋齿》等卫生科教录像片，发放预防龋齿、口腔卫生知识宣传材料4种共计3200余份。

1999年5月24日—29日，全省第九个健康教育宣传周，活动主题是“将健康生活方式带入二十一世纪”。市防疫站结合5月31日“世界无烟日”，组织市、区医疗卫生单位开展以宣传戒烟为主要内容的健康生活方式宣传活动，在人员密集、流动频繁的淄博商厦广场、公园商场等处设立卫生宣传咨询站5处，展出内容为“合理饮食，戒烟限酒，适量运动，心理平衡”的宣传板牌42块，发放饮食卫生、戒烟控烟宣传材料共1200余份。

2000年5月22日—28日，全省第十个健康教育宣传周，主题为“共创健康新世纪”。以区县为单位开展健康教育宣传活动。

2001年，全省第十一个健康教育宣传周，主题是“生命质量源于健康生活方式”。省委宣传部、省卫生厅组织了“21世纪健康生活方式”大型科普展览，在全省各市地巡回展出。淄博市7月6—13日在市科技馆展厅展出。市及张店区的机关干部，企事业单位职工和中小学生参观了展览。

2003年5月25—31日，全省第十三个健康教育宣传周，主题是《严防非典进农村》，宣传口号是："行动起来，远离非典"。市防疫站要求各区县在"非典"防制工作中，切实做好宣传教育和"非典"防制知识的普及，严防"非典"传入农村。

附：历年山东省健康教育宣传周及主题：

1991年（5月27日—6月1日），健康教育为人人，人人参与为健康。

1992年（5月25日—5月30日），健康教育－全社会的责任。

1993年（5月24日—5月29日），健康需要共同的努力。

1994年（5月30日—6月4日），善待生命，请不要吸烟。

1995年（5月29日—6月3日），农民健康教育—全社会的责任。

1996年（5月29日—6月3日），口腔保健－从娃娃抓起。

1997年（5月26—31日），控制吸烟－创建健康家庭。

1998年（5月25—30日），健康教育进入社区。

1999年（5月24—29日），将健康生活方式带入二十一世纪。

2000年（5月29日—6月3日），共创健康新世纪。

2001年（5月28日—6月1日），生命质量源于健康生活方式。

2002年（5月27—31日），健康农民，时代风尚。

2003年（5月25—30日），严防非典进农村。

2003年宣传周，市疾控中心与沂源县疾控中心、县科协联合，利用科普进农村这一契机，在全县200个大村的科技宣传栏内设立疾病预防控制园地，专门制作了以介绍流感防治知识、中心职责等内容的宣传栏，开辟了农民健康教育的新阵地。

2004年宣传周，市暨张店区疾控中心开展"健康教育进村居"活动。组织专家宣讲团和医疗服务队，定期开展活动，到农村、社区、企业、学校、家庭开展健康知识讲座、免费健康咨询、义诊、散发健康材料，在当地电视台开辟健康教育专栏。

2005年，各区县充分利用卫生宣传日和健康教育宣传周等时机，组织各种大型宣传活动，开展科普宣传，传播健康知识。

2006年宣传周，市及各区县疾控中心以宣传控烟知识为主，开展多种形式的宣传活动。

2007年宣传周，市及各区县以传染病预防、慢病防治知识为主，开展宣传活动，走上街头，走进农村，义务开展宣传和咨询。

2008年宣传周，各区县疾控中心根据不同人群的需求做好健康教育。

2009年宣传周，市疾控中心配合市卫生局在高青县木李镇结网刘村开展"卫生进农村，健康奔小康"为农民送健康活动。

2010年宣传周，市疾控中心在淄川区、沂源县、高青县、桓台县和临淄区推广"健康面对面——乡村行"活动。

2011年，在宣传周暨世界无烟日期间，市、区县爱卫办和疾控中心联动，开展集中宣传活动。

2012年，在宣传周暨世界无烟日期间，市疾控中心在建筑工地施工现场、学校、广场、社区、商场等地开展形式多样的戒烟控烟宣传活动。

第八节　健康教育培训

健康教育培训是指有组织地开展的针对不同社会人群进行的定期的或不定期的有关卫生知识的教育培训，其采取的主要培训形式是以课堂讲授为主，同时辅以观看卫生科教录像片、实物、模型、图片等。

一、定期健康教育培训

这种教育培训形式主要是在中小学校应用。

自1992年开始，全市开展创建省级和国家卫生城市活动，按照创建卫生城市对健康教育的要求，中小学校必须开设健康教育课。开设健康教育课要求每周最少不少于一节课（45分钟），主要由校医或保健教师按照健康教育课本的内容并结合学校和当地卫生防疫站的指导意见，面对面的对学生讲授卫生保健知识。据1994年统计，全市2539所中小学，有2465所开设健康教育课，开课率97.08%；城区中学66所、小学158所，全部开设健康教育课，定期进行卫生知识教育培训，做到有教学计划、有教师、有课本、有教案、有测试评价。

二、不定期健康教育培训

这种教育培训形式主要是根据全市卫生防疫工作的需要，不定期或临时安排的针对不同社会人群开展的卫生培训教育。

1991—1992年，市防疫站与中国健康教育研究所联合开展母乳喂养健康教育效果研究，对山东铝厂所属企业1991年3月—1992年12月底期间怀孕的147名孕妇开设健康教育培训班，讲授科学进行母乳喂养的知识。培训班分4批进行，每批约30余人。每次培训2~3学时，除讲课外，还向孕妇发放科学母乳喂养的彩色折页，组织观看科教录像片。授课教师分别由中国健康教育研究所曹晓源医师和山东铝厂医院妇幼保健科主治医师吕素芹担任。

1993年9—10月，根据市创建国家卫生城市领导小组办公室《关于开展接尘接毒工人系列健康教育的通知》，市防疫站卫生宣教科先后在张店钢铁总厂和山东化纤总公司开展接尘接毒工人健康教育培训试点，为两家大型企业培训健康教育师资78人。自1994年10月—1995年3月，市属以上厂矿、企业接受防尘、防毒健康教育培训的工人共计96766人次，占接触尘、毒作业总人数的98%。

1998年6—12月，市防疫站健康教育所对中国第四砂轮厂等17家市属以上厂矿企业的1536名接触粉尘作业的工人进行培训。1999年1—10月对山东耐火材料厂等11家市属以上厂矿企业的973名接尘工人进行培训。

自1995年4月—1999年3月，市防疫站健康教育所承担了市管食品工业行业、公共场所从业人员卫生培训任务。近4年的时间内，每年举办大型集中培训8~12次，平均每年培训从业人员1万余人次。

2000年5月和8月，市防疫站健康教育所分别在淄博学院和山东医药学校举办夏季学校饮食卫生讲座，2200余名大中专学生听讲，为200余名大学生播放了《预防食物中毒》等电视科教片。

2002年4月28日，市防疫站印发《关于在全市开展老年保健健康教育讲座活动的通知》，由山东省慢性非传染性疾病防治专家委员会成员副主任医师解荣章主讲《21世纪健康生活方式》《健康四大基石》和老年慢性病防治知识。自5月20日—6月23日，在全市五区三县和山东铝业公司、淄博矿务局、十化建等大企业共举办23场次，有1800多名机关、企事业离退休干部和职工听讲。

2003年3月24日，市防疫站与市预防医学会联合印发《淄博市农村心脑血管疾病调查及防治知识科普活动实施方案》，活动内容：举办心脑血管疾病健康知识讲座；对40岁以上中老年人进行心脑血管疾病监测；针对高危人群提供健康咨询、服务等。

2012年，开展淄博首届“健康山东·健康大使”系列巡讲活动。在五区三县和高新区举办10个专场，有7名健康大使、5名慢病专家、3000多人参与。每次巡讲前均播放30分钟的流感、肝炎、结核病、艾滋病等重大传染病防治知识宣传片。张店区组织机关各部门选派代表参加听讲。

第三章　卫生报刊

第一节　办报工作

一、《卫生宣传》报

1974年3月，市防疫站创办《卫生宣传》小报。8开单页双面（2版）印刷，不定期出版。主要刊登国家和省、市有关卫生防疫工作的政策、规定和重要消息以及卫生防病科学知识。每期印刷2000~3000份，免费向全市各厂矿企业和公社以上医疗卫生单位发放。1974年3—12月共编辑出版5期，1975年5—8月共编辑出版3期，共出版8期。1975年8月后停办。

二、《讲卫生》报

1978年3月，经中共淄博市委办公室同意，市防疫站宣传组创办《讲卫生》报。8开单面双色套红印刷，不定期出版，主要结合全市卫生防疫工作重点，刊登一些通俗易懂、简明扼要的卫生防病知识和本市卫生防疫工作要闻或工作动态。每期印刷3000~5000份，免费向各机关、学校、企事业单位、公社以上医疗卫生单位发放。1978年3—12月共出版8期，1979年1—9月共出版7期，共15期。

自1980年1月开始，经市文委批准，《讲卫生》报改版为16开4版小报，仍由市防疫站主办，每月出版一期，每期印刷1万份，内部赠阅。主要发放至全市各机关、企事业单位、学校以及公社以上医疗卫生单位。改版后的《讲卫生》报，一版主要刊登本市卫生防疫工作的动态或要闻，二、三、四版主要结合全市卫生防疫工作重点和传染病疫情情况，刊登有关防治知识。1980年共出版12期（第16–27期），1981年共出版13期（第28–40期）。其中，1981年6月16日出版增刊一期，重点报道了省委常委、副省长王众音到淄博市视察地方病防治工作的情况和全市响应省委、市委号召开展“五讲”“四美”，大搞爱国卫生运动的情况，四版整版刊登了各行各业二十万人上阵，开展卫生突击活动的图片和文字报道。自1980年1月—1981年12月，共编辑出版25期（第16–40期）。

根据市卫生局指示，《讲卫生》报自1981年8月第36期开始改由市爱卫会办公室、市防疫站联合办报，并由市爱卫会办公室每年向市防疫站增拨卫生宣传补助经费5000元。

1982年1月，经市委宣传部批准，《讲卫生》报扩大版面，由8开4版改为4开4版。市委副书记曲相升、副市长李克良分别为《讲卫生》改版题词题诗。

曲相升题词：《卜算子·讲卫生》“户户爱清洁，人人讲卫生，振兴中华齐奋进，环境展新容。处处有道德，个个美心灵，精神文明遍地起，四化驾长风。”

李克良题诗：“版面扩大是亟需，图文并茂办好它，两个文明一起抓，卫生宣传纳规划。重点突出靠经常，防治结合搞调查，卫生清洁环境美，激励人们奔四化。”

曲相升、李克良为《讲卫生》报的题词题诗，在1982年1月5日出版的《讲卫生》第41期第一版显著位置刊出。

改版后的《讲卫生》报报头套红印刷，仍由市爱卫会办公室、市防疫站联合办报，每月编印一期，不定期出版。每期印刷1万份，采用内部订阅（只收印刷工本费）和赠阅相结合发行办法。《讲卫生》报设编辑室，编辑人员由市防疫站宣教科抽调专业人员组成，办公地点设在宣教科。

1984年，市委宣传部根据中央宣传部和省委宣传部有关报纸管理的规定，对全市报刊整顿。

1984年6月1日，市委宣传部根据市卫生局党委4月26日《关于〈讲卫生〉报编印发行意见的申请报告》作出批复：“你局关于《讲卫生》报编印发行意见的申请报告收悉，经研究，同意《讲卫生》报作为内部小报继续编印发行，望认真贯彻执行中央和省委宣传部有关报纸管理的规定，坚持四项基本原则，不断提高该报的办报质量。”

1985年4月10日，市爱卫会、市卫生局印发《关于建立〈讲卫生〉报编辑部的通知》，称：《讲卫生》

报由市爱卫会办公室、市防疫站联合主办；《讲卫生》报编辑部设在市防疫站。总编：张启然（市卫生局党委书记）；副总编：吕升昌（市爱卫会办公室副主任）、赵大明（市防疫站副站长）；编辑部主任：解荣章（市防疫站宣教科副科长）。

《讲卫生》报办报宗旨：宣传党和国家卫生工作方针、政策；交流爱国卫生、卫生防病经验；报道卫生战线的好人好事，促进精神文明建设；宣传普及医药卫生科学知识，提高群众卫生知识水平和自我保健能力，为四化建设服务。

《讲卫生》报版面安排：第1版：方针政策，卫生信息，医德医风，经验交流；第2版：社会医学，大众保健，卫生防疫，诊疗指南；第3版：生活百科，咨询服务，康乐健美，业余情趣；第4版：医药纵横，珍闻趣谈，健康文摘，卫生艺苑。主要栏目有医药卫生信息、卫生简讯、健康寄语、医学顾问、门诊医生、医生的话、问问大夫、老年保健、育儿指南、衣食住行、生活顾问、小药房等。

《讲卫生》报自1978年3月创刊，至1986年11月，共编印发行100期。

1986年11月18日，市爱卫会办公室、市防疫站共同召开《讲卫生》报百期纪念会，庆祝《讲卫生》报创刊出版100期。副市长王裕民出席会议并讲话。世界卫生组织（WHO）健康教育专家组成员、中国卫生宣教协会副主任贾伟廉教授，山东省人大常委会委员、省卫生厅原厅长向克，副市长王裕民，中国书法协会会员、中国著名工人书法家韩绍玉，市政协原主席曲相升等分别为《讲卫生》报创刊百期题字或撰文祝贺。

贾伟廉教授题词："知者动，仁者静，知者乐，仁者寿。"

向克为《讲卫生》创刊百期撰文：《努力开创卫生宣传工作的新局面》。

王裕民题词："普及医疗卫生知识，提高人民健康水平。"

曲相升题词："卫生普及保健康，百期宣讲昭四方，改革建设意气足，精神文明著新章。"

工人书法家韩绍玉、篆刻书法家王玉书、书法家杜显震均为《讲卫生》百期纪念题词。韩绍玉题词："健康顾问，保健益友"；王玉书题词："良师益友"；杜显震题词："百期不懈利于健身强国，万卷尤喜益在康寿延年。"

《淄博日报》社、淄博电视台、淄博人民广播电台、《淄博科技报》《淄博公安交通报》《淄博商业报》《淄博环境报》《石化工人报》、山铝《前进报》《山机工人报》等报刊和新闻单位负责人到会祝贺。

1990年1月6日，市爱卫会办公室、市防疫站向市委宣传部提出《关于申请〈讲卫生〉报出版登记手续的报告》。同日，印发《关于加强〈讲卫生〉报办报工作的意见》，称：为加强办报工作，《讲卫生》报建立编委会，编委会由张启然（市卫生局党委书记）、黄锡昌（市卫生局党委副书记、局长）、秦茂云（市爱卫会办公室主任）、赵大明（市防疫站副站长）、解荣章（市防疫站宣教科科长）等人组成。张启然任编委会主任，黄锡昌任副主任。编委会下设编辑部，黄锡昌任主编，赵大明、秦茂云任副主编，解荣章任编辑部主任，刘伟、王苏娜、徐彬、范金荣任编辑。市卫生局每年从卫生事业费中拨专款2.5万元作为办报专项经费。

同年1月底，市委宣传部、市新闻出版局批准同意《讲卫生》报继续出版发行，办理登记手续，核发了出版准印证书，刊号为：鲁淄出准字1–17号。

1991年12月15日，市委宣传部公布全市内部报刊检查评比结果，《讲卫生》报获淄博市内部（专业、企业）报纸一等奖。

《讲卫生》报自1978年3月创刊，至1991年12月，持续办报14年，共编辑出版164期，累计发行120余万份。

三、《淄博卫生报》

《淄博卫生报》的前身是市爱卫会办公室和市防疫站联合主办的《讲卫生》报。

1991年10月7日，市委宣传部批准淄博市卫生局关于将《讲卫生》报更名为《淄博卫生报》的报告。更名时间定为1992年1月第1期开始。

《讲卫生》报更名为《淄博卫生报》后，该报由市卫生局主办，市防疫站健康教育所具体负责编辑、印刷、出版、发行工作。《淄博卫生报》为4开4版，半月报，每月3日、18日各出版一期，全年不少于24期，

1、4 版套红印刷，刊号仍沿用原《讲卫生》刊号（鲁淄出准字 1–17 号）。市卫生局每年由卫生事业费中拨款 5 万元作为办报专项经费。

1992 年 1 月，经市委宣传部批准，市卫生局成立“淄博卫生报社”和“淄博卫生报编辑部”，人员组成如下：

社长张启然（市卫生局党委书记），副社长徐寿庆（市卫生局局长）、赵亦成（市卫生局副局长）、李庆祥（市防疫站站长）。总编徐寿庆（市卫生局局长），副总编刘长斌（市卫生局办公室主任）、赵大明（市防疫站副站长）。编辑部设在市防疫站健康教育所，解荣章任编辑部主任。1992 年 1 月 3 日，《淄博卫生报》第 1 期出版，市领导杜祥荣、韩新民、陈庆照为《淄博卫生报》题词。

市委书记杜祥荣题词：“大力宣传科学卫生知识，为提高民族素质作贡献。”

市委副书记、市长韩新民题词：“普及卫生知识，保障人民健康。”

市人大常委会主任陈庆照题词：“普及卫生知识，提高人民健康水平。”

市领导为《淄博卫生报》的题词，在 1992 年 1 月 3 日出版的《淄博卫生报》第 1 期头版头条显著位置刊登。

《淄博卫生报》的出版总期数，延续了《讲卫生》报的总期数，故 1992 年 1 月 3 日出版的《淄博卫生报》1992 第 1 期，为总第 165 期。

1992 年 1—12 月，《淄博卫生报》共编辑出版 24 期。

1993 年 7 月，市委宣传部、市新闻出版局重新对全市内部报刊办理登记核准手续，《淄博卫生报》自 1993 年 7 月 18 日第 14 期（总第 202 期）开始，刊号变更为“淄新出准字 1–31 号”。

1993 年 9 月 1 日，市委宣传部、市新闻出版局印发“关于表彰全市内部（专业、企业）报刊的决定”。《淄博卫生报》获全市内部报纸综合评比一等奖。

1993 年 1—12 月，《淄博卫生报》编辑出版 24 期。

1994 年 1—12 月，《淄博卫生报》编辑出版 25 期。其中，1994 年 12 月 20 日编辑出版《妇幼保健专刊》（总第 237 期）一期。

1995 年 1 月，省委宣传部发出《关于整顿、压缩内部报刊的通知》，规定：凡未经省委宣传部批准、未取得省出版管理局内部准印证号的内部报刊，自 1995 年 1 月起，一律不得继续出版发行。根据省委和市委宣传部压缩内部报刊的要求，市卫生局决定《淄博卫生报》自 1995 年 1 月起停刊。为此，《淄博卫生报》编辑部在 1995 年 1 月 3 日出版的第 1 期（总第 238 期）第一版显著位置刊登《本报重要启事》称：“接上级指示，本报自 1995 年 1 月起停刊。本报自 1978 年创办以来，在市委、市政府和市爱卫会、市卫生局的正确领导和重视、关怀下，在广大读者、作者、通讯员、发行员的大力支持下，在办报工作中，坚持党的四项基本原则，坚持正确的办报方针和正确的舆论导向，积极宣传党和国家的卫生工作方针、政策，宣传淄博医药卫生事业成就，大力普及卫生科学保健知识，为提高全市人民卫生知识水平和健康素质，促进全市两个文明建设做出了积极贡献，并得到各级领导的肯定和广大群众的好评和厚爱。本报先后两次被评为全市内部专业优秀报刊，并受到市委宣传部、市出版局的表彰。在本报停刊之际，我们怀着十分惋惜的心情，向多年来已与本报建立了深厚友谊和感情的广大读者、作者和各界朋友告别。同时，向多年来关心、爱护、支持本报工作的各级领导、广大通讯员、发行员表示诚挚的感谢。向承担本报印刷和投递工作的淄博日报印刷厂、淄博日报发行部各位领导及全体员工表示深切地谢意！报纸停刊，友谊长存！”

1995 年 1 月 3 日，《淄博卫生报》编辑部编辑出版《淄博卫生报》1995 年第 1 期后停刊。自 1992 年 1 月—1995 年 1 月，《淄博卫生报》办报历时 3 年，共计编辑、出版 73 期，发行 87.6 万份。

四、《淄博卫生》（内部资料）

1997 年 8 月，经市卫生局党委研究并经市出版局同意，市卫生局自 8 月份开始编印内部资料性小报《淄博卫生》。该小报由市卫生局主办，由市防疫站健康教育所负责编辑出版发行。该报为四开二版，一版套红印刷，不定期出版，每期印发 2000~5000 份。该报主要任务是宣传党和国家有关卫生工作方针、政策、法规，报道全市卫生工作情况，交流全市卫生改革和卫生管理工作经验，促进全市卫生工作全面发展。主要发行对象是乡镇以上医疗卫生单位，免费赠阅。

1997年8—12月，共编辑出版5期，印发15万份。

五、《淄博卫生》报

2000年3月，经市卫生局研究同意，决定由市健康教育所主办《淄博卫生》报。

3月15日，市卫生局公布《淄博卫生》编委会组成人员名单：主任委员赵亦成，副主任委员周象玦、李忠泰、王立春、张锡云、宋晓东、张祝云、胡林，委员（以姓名笔画为序）马剑廷、王立春、牛爱霞、许阶、李伟、李娟、李全营、李进贤、李忠泰、宋晓东、张祝云、张锡云、昃春玲、周象玦、赵亦成、胡林、高玉明、徐德、曹源、董学农。主编李进贤，副主编解荣章、赵佳芝。

新出版的《淄博卫生》批准刊号为“淄博市内部资料准印证第007号”，由市新闻出版局批准核发。

《淄博卫生》由市健康教育所主办，市卫生局主管。4开4版、半月报，每月10日、25日出版，每期印数8000份，发行对象为机关、企事业单位、学校、厂矿以及乡镇以上医疗卫生单位，由《淄博日报》发行部负责投递。《淄博卫生》是专业卫生报纸，第一版“卫生新闻”，主要刊登国家和省、市政府有关卫生工作的方针、政策；全市卫生工作新闻、工作动态等；第二版“健康指南”，主要结合全市卫生工作重点和疾病控制要求，刊登传染病、地方病、慢性病等防治知识，以及食品卫生、环境卫生、劳动卫生、学校卫生知识。根据读者要求，刊登临床常见病、多发病防治知识。第三版“生活之友”，主要刊登日常生活中衣、食、住、行、体育运动、娱乐等方面与健康、防病、保健有关的科学知识；第四版“综合版”，包括综合新闻、健康文摘、医苑、专版等。

2000年4—12月，共编辑出版18期。同年9月1日，编辑出版4开2版慢性病防治专刊（增刊）1期，印发6000份。

2000年《淄博卫生》第1、6、10、11、12、13、14、16、17、18期一、四版为彩色印刷，其他期为一、四版套红印刷。每期印刷8000份，全年共发行15万份。

2001年起，《淄博卫生》一、四版均为彩色印刷。2001年共编辑出版24期，累计发行15万份。

2001年3月24日，为配合《世界防治结核病日》活动，《淄博卫生》第6期编辑出版“世界防治结核病日”专版（第2版），并将原定每月25日出版时间临时改为提前一天，即3月24日出版发行。同年10月，为配合全市流感防治工作，10月25日第20期编辑出版“流感防治”专版（第4版）。

2002年1—12月，《淄博卫生》共编辑出版24期，累计发行14万份。2002年3月25日第6期（总第48期）配合“世界防治结核病日”，编辑出版题为《遏制结核，消除贫困》专版（第二版）一期。同年4月25日，第8期（总第50期）配合《中华人民共和国职业病防治法》2002年5月1日正式施行，编辑出版题为《预防职业病危害，保护劳动者健康》专版（第三版）一期。同年5月10日第9期（总第51期）编辑《热烈庆祝5·12国际护士节90周年》专版（第四版）一期。

2003年1—12月，《淄博卫生》编辑出版24期，累计发行14万份。

是年，《淄博卫生》主要配合全市“非典”防制工作，发挥卫生报刊的宣传作用。2003年4月10日第7期（总第73期）开始，利用大幅版面及时刊发市委、市政府及市防制非典指挥部非典防制工作部署，以及非典防治科普知识。4—8月份，连续编辑出版“非典防制专版”6期，用大量篇幅宣传报道全市卫生工作者抗击非典的事迹。

是年4月25日第8期（总第74期）第4版，编辑“非典”防治专版一期，内容是：淄博市各卫生单位采取得力措施夯实防控基础，确保落实到位；5月10日第9期（总第75期）第4版，编辑“非典”防治专版一期，以“万众一心，众志成城，共战非典”通栏标题和彩色图片报道全市卫生人员抗击非典的一系列活动；5月25日第10期（总第76期），第2版和第4版，编辑“非典”防治专版两期，主要介绍各区县、各单位防制“非典”情况和典型人物 事迹。6月10日第11期（总第72期）第3版，编辑“抗非专版”一期，重点报道市及淄川、临淄区防疫站防疫工作者的事迹。7月25日第14期（总第80期）第4版编辑“非典防治专版”一期，刊登淄博市在抗击“非典”中，做出优异成绩，受到省委、省政府和市委、市政府表彰奖励的先进集体和先进个人名单。

《淄博卫生》自2000年4月创刊，至2003年12月，共编辑出版90期，累计发行58万份，月底报刊停办。

第二节　卫生报刊发行

1985年开始，市防疫站卫生宣教科通过组织各区县、各大厂矿企业发行订阅省卫生防疫站出版的《医学科普》杂志、省卫生厅主办的《山东卫生报》和市卫生局主办的《淄博卫生报》等卫生报刊，向城乡居民和广大群众提供医药卫生报刊和卫生科普知识，开展以卫生报刊为主要形式的卫生科普宣传教育。

1985年，全市发行《医学科普》杂志5672份，《卫生与健康》报5940份，《讲卫生》报9200份，共计20812份，占全市人口7.59‰。

1986年，全市发行《医学科普》杂志7292份，《讲卫生》报9500份，共计16792份，占全市人口的6.07‰。

1987年，全市发行《医学科普》杂志10720份，《卫生与健康》报5721份，《讲卫生》报9600份，共计26041份，占全市人口的9.28‰。

1988年，全市发行《医学科普》杂志23489份，《卫生与健康》报4492份，《讲卫生》报9680份，共计37661份，占全市人口的13.22‰。

1990年以后，省爱卫会办公室、省卫生防疫站、省健康教育所将组织发行、订阅《医学科普》杂志和《山东卫生报》作为实施健康教育、普及医药卫生科学知识的重要途径，列入健康教育文字宣传教育工作考核、评比范围。全市各级防疫站积极组织厂矿企业、学校、医院和城乡群众订阅《医学科普》杂志、《山东卫生报》等，扩大了全市健康教育文字教育的宣传覆盖面。淄川区1988~1996年，发行《医学科普》杂志连续9年超过一万份，发行覆盖面最低年份（1996年）占全区人口的17.08‰，最高年份（1993年）占全区人口的24.16‰，成为全省发行《医学科普》杂志过万份持续时间最长的区（县）。

1992—2003年，全市发行卫生科普报刊的情况见表8-3-2-1。

1992—2003年淄博市卫生科普报刊发行订阅统计表

表8-3-2-1

年份	《医学科普》杂志		山东卫生报		淄博卫生报		合　计	
	发行份数	占全市人口‰	发行份数	占全市人口‰	发行份数	占全市人口‰	发行份数	占全市人口‰
1992	33461	8.72	3290	0.85	11656	3.04	48407	12.58
1993	24478	8.99	3792	0.97	12939	3.38	41209	10.65
1994	29497	7.61	1157	0.29	9616	2.48	40270	10.35
1995	27302	6.85	5673	0.93	—	—	32975	841
1996	27824	6.98	2897	0.73	—	—	30721	7.76
1997	7655	1.92	1680	0.42	—	—	9335	2.34
1998	9169	2.36	2403	0.60	—	—	11572	2.88
1999	8570	2.13	913	0.23	—	—	9483	2.34
2000	6320	1.56	1538	0.38	5720	1.41	13578	2.34
2001	3932	0.97	653	0.16	6236	1.53	10821	2.64
2002	3610	0.88	—	—	8000	1.95	11610	2.84
2003	3765	0.92	—	—	8000	1.95	11765	2.86
2004	3726	0.91	—	—	8000	1.95	11.726	2.85
2005	3.750	0.90	—	—	—	—	3.750	0.90

注：1995—1999 年，《淄博卫生报》停刊；2002 年以后，《山东卫生报》停刊；2002 年开始，原《医学科普》杂志改为《家庭健康》杂志，2005 年，《淄博卫生》内部刊物停刊。

1986 年开始，省爱卫会、省卫生厅、省卫生防疫站、省健康教育所、省卫生报刊社每年均对全省卫生报刊发行先进地市、县（区）和单位进行表彰奖励。1984—2002 年 19 年间，市防疫站分别于 1986 年、1987 年、1988 年、1989 年、1990 年、1992 年、1993 年、1994 年、1996 年被评为全省医学科普工作先进集体，受到省爱卫会、省卫生厅表彰奖励；分别于 1998 年、1999 年、2000 年、2001 年、2002 年、2003 年、2004 年、2005 年被评为全省医学科普工作先进单位，受到省卫生防疫站、省健康教育所和山东卫生报刊社表彰奖励。

1990 年 6 月，市防疫站获“全国卫生报刊发行工作先进单位”荣誉称号，受到全国爱卫会、卫生部、中国健康教育协会联合表彰。

1997 年 7 月 22 日，山东卫生报刊社根据省卫生厅《关于成立各地市卫生报刊记者站的通知》以及市卫生局的推荐人选，印发《关于同意成立山东卫生报刊社淄博市记者工作站的函》，称：“经审查并报厅政策法规处备案，同意你局成立山东省卫生报刊社驻淄博记者站”。山东卫生报刊社淄博记者工作站组成：站长李永新，副站长解荣章、李全营，工作人员贾素英、韦国。

1997 年 9 月 26 日，山东卫生报刊社和淄博市卫生局在市妇幼保健院联合召开“山东卫生报刊社淄博记者工作站”成立大会，山东卫生报刊社社长邵小武、市卫生局党委书记李永新为“山东卫生报刊社淄博记者工作站”揭牌。

山东卫生报刊社淄博记者工作站办公地点设在市防疫站健康教育所，由市防疫站健康教育所负责日常卫生报刊发行和通联工作。

第四章　健康教育组织实施

第一节　城市社区健康教育

1974年，市防疫站编印《卫生宣传》小报，刊登卫生防疫和传染病防治知识，将小报发放至机关、厂矿、学校和居民委员会，向群众进行卫生宣传教育。

1980年，市防疫站成立卫生宣教科后，通过印发卫生传单、卫生宣传画、编辑、发行《讲卫生》小报等形式，向城市社区居民提供卫生知识。

1990年开始，在张店、淄川、博山、周村、临淄五个区开展创建省级卫生城市活动，有组织地开展城市社区健康教育。

1992年，张店、淄川、博山、周村、临淄五个区的城区街道办事处爱卫会均配备一名街道干部负责爱国卫生运动中的健康教育。各区因地制宜地开展了不同形式的城市社区健康教育工作。例如：张店区在城区主要街道和人群集中地段设置10个卫生宣传橱窗，共40个宣传版面，定期更换内容；周村区在城区主要街道及公共场所设置大型卫生宣传标语牌共44个；组织沿街商店、企事业单位在门前设置卫生标语宣传牌564块。各区街道办事处发挥居委会黑板报作用，定期更换卫生知识。

1985年开始，市、区防疫站发动城镇居民、企事业单位订阅《医学科普》杂志、《卫生与健康》报、《山东卫生报》等卫生报刊。

1993年，淄博市全面开展创建国家卫生城市活动。1994年10月13日，市创建国家卫生城市领导小组办公室印发《关于实施〈健康教育一、二、三、四、五示范工程〉的通知》，要求。每个区县要抓好一个健康教育社区示范点、二个街道办事处（居委会）、三处医院、四个中小学、五个工厂的健康教育，以这些单位作为示范，进一步推广。“通知”对社区居民健康教育的要求：⑴街道办事处要建立健康教育领导小组，有专人负责健康教育工作；⑵健康教育工作要有计划、有检查、有评比、有总结、有文字材料；⑶每个街道办事处至少要有一个健康教育宣传栏，每个居民委员会至少有一块卫生宣传黑板报，并定期更新卫生宣传内容；⑷要经常利用卫生宣传栏、黑板报、卫生科普报刊、卫生知识培训、卫生知识讲座等形式向居民进行健康教育，普及卫生知识，卫生知识入户率要求达到80%以上。

1994年10月统计，全市五区共有17个街道办事处、192个居民委员会，均按照市创建国家卫生城市健康教育工作的要求，落实了各项组织和实施措施。

1994年11月24—26日，市防疫站健康教育所在参加全市创建国家卫生城市健康教育工作检查中，用全市统一的卫生知识测试试卷，分别随机抽查了张店化工厂6名工人、张店洪沟办事处6名街道居民和临淄区大武镇8名街道居民。测试结果：20人答卷全部及格（60分以上），平均测试分数为90.5分。

1995年3月，市防疫站健康教育所调查统

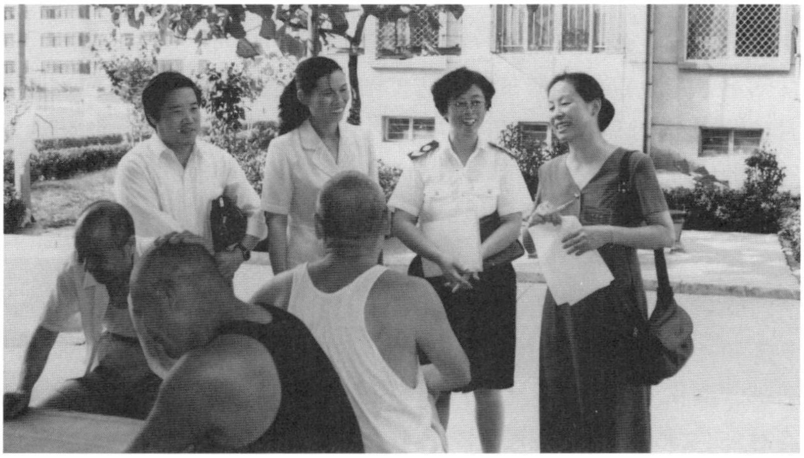

省健教所所长于文平（右一）在站长胡林（左一）陪同下开展健康教育调查

计，参加创建国家卫生城市的五个区均按市创建办（1994）6号文要求，实施了《健康教育一、二、三、四、五示范工程》。通过近半年努力，张店、淄川、博山、周村、临淄五个区均按照创建国家卫生城市要求，抓好一个社区、二个居民委员会、三个医院、四个中小学、五个工厂的健康教育示范点。至1995年3月底，全市共有5个社区、10个居民委员会、15个区以上医院、20所中小学和25个区以上厂矿企业全面落实了创建国家卫生城市的健康教育指标要求，组成了75个不同类型的健康教育示范单位。

1995年4月24—27日，市防疫站健康教育所在参加全市创建国家卫生城市健康教育工作检查中，用1995年居民卫生知识测试统一试卷和抽样测试方法，对淄川、周村、临淄、博山4个区共39名城市居民进行卫生知识测验，及格率（60分以上）100%，平均分数为85.92分。其中，淄川区10人，平均89.50分；周村区9人，平均87.00分；临淄区10人，平均83.80分；博山区10人，平均85.92分。

1995年6月14日，由全国爱卫会组织的全国创建国家卫生城市检查团成员、辽宁省健康教育所所长、主任医师刘瑞兰，对淄博市居民健康教育抽查考评。被抽查单位为齐鲁石化公司周村催化剂厂居民小区。用无记名方式入户抽查19位社区居民，测试试卷共6个问题：⑴什么是健康？⑵如何预防龋齿？⑶为什么不要在直射阳光下看书？⑷什么是“四害”？⑸吸烟容易得哪些疾病？（最少回答2种）⑹城市绿化的好处？测试结果，总答对率87.72%。

1996年5月，省健康教育所编印《居民健康教育问答》卫生宣传小册子。市防疫站健康教育所6月份购进6000册，10月份购进4000册，分发各区健康教育所，用于开展社区居民健康教育。

1998年7月8日，市创建国家卫生城市领导小组组织全市“创城”工作检查，市防疫站健康教育所对张店、淄川、博山、周村、临淄五个区的机关干部和社区居民用全市统一的测试试卷测试，机关干部共测试46人，及格率（60分以上）100%，总答对率74.56%；社区居民共测试41人，及格率（60分以上）100%，总答对率96.83%。

1998年8月，市爱卫会办公室、市防疫站、市健康教育所联合编印《居民健康教育手册》2万册，分发各区街道办事处和居民委员会用于开展社区居民健康教育。手册64开本，28页，每页介绍一项居民卫生防病知识，并配有插图。

2002年4月28日，市防疫站印发《关于在全市开展老年保健健康教育讲座活动的通知》。该通知安排：自5月20日开始，至6月20日结束，每区县安排2天，大企业安排1天，由市防疫站组织经验丰富的健康教育专家巡回讲课。至6月23日，共举办23场（次），五区三县和四大企业的1800多名离退休干部、工人和社区居民听讲。市健康教育所原副所长、副主任医师解荣章讲解了“21世纪健康生活方式”和“健康四大基石”等老年保健知识。

第二节　厂矿工人健康教育

1987年10月，市防疫站对全市各个行业卫生宣传覆盖面进行调查，周村、淄川、临淄三个区156个工矿企业，有152个单位开展不同形式的卫生宣传教育，卫生宣传覆盖率97.44%。主要宣传形式：黑板报、宣传栏、宣传橱窗、广播、厂报、卫生展览等。如山东铝厂《前进报》、淄博矿务局《淄博煤矿工人报》、齐鲁石化公司《石化工人报》，都开辟卫生栏目，不定期宣传卫生知识。山东金岭铁矿职工医院防疫人员，1985年起编印《卫生宣传》8开单页小报，每两个月出版一期，每期用腊纸刻版，油印100~200份，发至车间、班组。淄博服装一厂不定期出版《东都报》，刊登卫生防疫知识。

1990年9月，齐鲁石化公司爱卫会举办“性病、艾滋病防治知识展览”，用一个月时间在所属33个二级单位展出。同时播放了“艾滋病”“黄色瘟疫”等卫生防病科教录像片60场次，受教育者达10万人次。

1991—1992年，山东铝厂卫生处结合妇幼保健和劳动保护，举办优生优育、婴幼儿保健、更年期保健和心理卫生知识培训班12期，受教育者535人次。

1990年以来，市、区防疫站组织厂矿企业发行订阅卫生科普报刊。1992年，齐鲁石化公司发行《淄博卫生报》797份，淄博矿务局发行747份，山东铝厂发行376份，中石化十化建公司发行260份，驻淄博四大企业基本实现每个班（组）有一份卫生科普报刊。

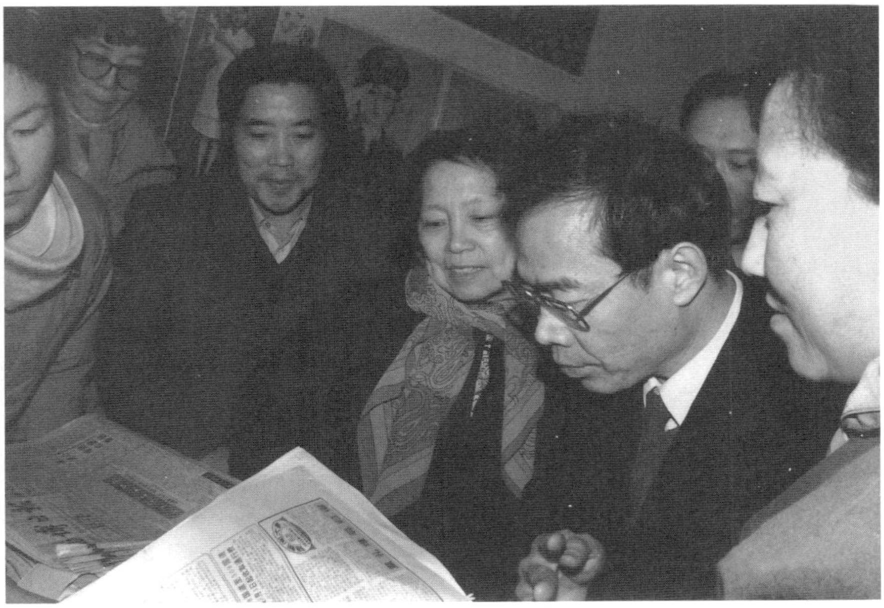
全国健康教育专家吕姿之（左三）检查学校健康教育工作

1992年始，全市组织开展创建省级和国家级卫生城市活动，工人健康教育被列入“创城”重要内容。

1993年8月，市创建卫生城市领导小组办公室印发《关于认真做好接尘接毒工人系列健康教育工作的通知》，要求各区、各大厂矿、企业将工人健康教育纳入安全生产和“创城”工作的重要内容。

同期，市“创城”办公室组织市防疫站、市健康教育所专业人员编写《工人健康指南》一书，用于开展全市工人健康教育。市健康教育所副主任医师解荣章、赵大明主编，经济日报出版社出版，印数1万册。全书共12.6万字，内容包括劳动与健康、常见的工业职业危害及防治，常见疾病防治、女工卫生保健、工人心理卫生保健、现场急救常识等。

同年9—10月，市防疫站健康教育所在张店钢铁总厂和山东化纤总公司开展接尘接毒工人健康教育培训试点工作，共培训健康教育骨干和师资78人。

1994年10月13日，市创建国家卫生城市领导小组办公室印发《关于实施〈健康教育一、二、三、四、五示范工程〉的通知》，要求每个区做好五个厂矿企业的健康教育试点示范工作，具体要求：(1)各厂矿要成立有领导参加的工人健康教育领导小组，负责抓好工人健康教育工作；(2)做到有培训计划、有课本、有教案、有考核成绩、有总结；(3)充分利用厂报、广播、黑板报、闭路电视、卫生保健讲座等形式，宣传、普及劳动保护、安全生产和其他卫生保健知识；(4)认真搞好接毒、接尘工人健康教育培训和女工卫生保健，要求培训率达95%以上。

1995年3月，市防疫站健康教育所统计，全市区以上厂矿企业共1326家，接触粉尘和毒物的职工98701人。自1994年10月开展工人健康教育活动，至1995年3月，接受不同形式防尘防毒教育的工人达96766人次，占98%。

1995年6月14日，全国爱卫会组织的国家卫生城市检查考核团对淄博市“创城”工作检查考核，检查团成员、辽宁省健康教育所所长、主任医师刘瑞兰对淄博第二棉纺厂20名工人进行卫生知识测试，总答对率为91.67%；对淄博毛巾厂21名工人进行卫生行为习惯调查，卫生行为形成率为99%。

1998年5月23日，市防疫站印发《关于对接尘工人进行卫生培训的通知》，要求市属以上厂矿企业要按照劳动卫生法规要求，对接尘工人进行规范化培训，建立培训档案。

1998年6月，市防疫站、市健康教育所编印《厂矿企事业接尘作业工人培训参考材料》5000册，用于工人健康教育和接尘工人卫生培训。

同年6月，市防疫站健康教育所组织市属以上厂矿企业开展接毒工人健康教育培训，市防疫站卫生主管医师、副主任医师到厂矿企业讲课，组织观看防尘电视录像片。至12月底，共对中国第四砂轮厂、南定热电厂等17个市属以上厂矿企业的1536名接尘工人进行课堂培训，每次培训不少于8学时。培训结束后，用全市统一的试卷进行测试，接尘工人培训率达95%，培训合格率达98%。凡经过培训的单位均建立了工人健康教育培训档案。

1999年，市防疫站健康教育所对师资力量较强、有培训能力和培训条件较好的厂矿企业，采取单位自行组织培训，由市卫生监督部门组织考核、验收的教育培训形式。同年1—10月，对山东耐火材料厂等11个厂矿企业的973名接尘工人进行健康教育培训，培训率达96.25%；经书面测试，合格率98.56%。经现场监督抽查，接尘岗位工人安全生产操作合格率达92%以上。

2000年5月，市防疫站编印《接触职业危害因素工人卫生知识培训教材》5000册，用于市属以上厂矿企业接触毒物、高温、放射性危害工人的健康教育培训。

同年12月，市防疫站对6家市属以上厂矿企业的500余名接触尘、毒危害的作业工人进行健康教育培训效果监测，用全市统一的测试试卷进行书面测试，及格率达98%以上。

第三节　学校健康教育

20世纪80年代初，本市在中小学校开展卫生宣传工作，主要有黑板报、宣传栏、宣传橱窗、班会、少年先锋队活动、文娱表演等。

1982年3月，在全市文明礼貌月活动中，淄博师范、博山陶瓷厂子弟中学、博山区石炭坞小学、张店区东一路小学、中心路小学、兴学街小学等组织学生演出“讲卫生、除四害”文娱节目，开展文明礼貌宣传。

1983年6月，市防疫站在张店中心路小学开展学校卫生宣传工作试点，由市防疫站宣传科提供《预防肠道传染病》《眼保健操图解》《用眼卫生》等卫生宣传画和卫生宣传材料，学校利用宣传橱窗、黑板报、小广播和编排儿童文娱节目宣传卫生防病和除四害知识，效果良好。到1985年，张店东一路小学、兴学街小学以及淄博五中、淄博十一中等市驻地中小学均建立卫生宣传橱窗、卫生版报等宣传阵地，学校卫生宣传工作已成为学校卫生保健工作的重要组成部分，逐步纳入各级中小学重要议事日程。

1990年4月25日，经国务院批准，1990年6月4日，国家教委以第10号令、卫生部以第1号令联合发布《学校卫生工作条例》，明令要求：学校应当把健康教育纳入教学计划。普通中小学必须开设健康教育课。普通高等学校、中等专业学校、技工学校、农业中学、职业中学应当开设健康教育选修课或讲座。本市自1991年开始，将学校健康教育纳入法制化管理轨道。

1990年始，在张店、淄川、博山、周村、临淄五个城区开展创建省级卫生城市活动，要求各级中小学按照《学校卫生工作条例》要求，开设健康教育课。1991年9月，临淄区防疫站组织专业人员编写《小学健康教育课本》1–6册，率先在城区小学开设健康教育课。至1993年，该区印发《小学健康教育课本》共12万册，供全区368所小学开设健康教育课试用。

1992年5月12日，市卫生局、市教育局、团市委、市妇联联合下文，拟定每年9月20日至26日为全市“爱牙宣传周”，重点是对在校学生及全社会进行口腔卫生宣传教育。

1992年12月，市防疫站宣教科对全市中小学健康教育开课情况调查统计，临淄、淄川两区的城区区属中小学健康教育课开课率达95%；张店、周村、博山三个区的城区区属中小学开课率达80%；调查市属中学11所，初中部所有班级均开设健康教育课。

1993年12月，市防疫站宣教科根据创建省级和国家卫生城市对中小学健康教育效果评价的要求，对淄博五中、淄博十一中、淄博十七中、淄博十八中4所市属中学初中部健康教育开课情况以及学生的卫生知识水平和卫生行为习惯进行卫生监测，4所中学共有初中62个班，健康教育开课率100%；初中学生卫生知识测试：93年度（学期）参加测试人数共3932人，满分（100分）者1210人，占30.77%；及格（60分以上，含60分）2600人，占66.12%；不及格（60分以下）122人，占3.1%。调查监测2602名中学生的6项卫生行为习惯，行为习惯正确平均在93%以上（表8–4–3–1）。

2602 名初中学生卫生行为习惯调查监测结果

表 8-4-3-1

卫生行为习惯	做到人数	%	说　明
1. 每天早 / 晚刷牙	2536	97.46	(1)“四勤”是指勤理发、勤洗澡、勤剪指甲、勤洗、换衣服； (2)“充足睡眠”是指每天睡眠不少于 7 小时； (3)“坚持用眼卫生”是指每天做眼保健操；读书、写字坚持做到“二要二不要”。
2. 坚持饭前、便后洗手	2538	97.54	
3. 坚持“四勤”	2479	95.27	
4. 坚持充足睡眠	2474	95.08	
5. 不挑食、不偏食	2431	93.43	
6. 坚持用眼卫生	2521	96.89	

1994 年 5 月，市防疫站健康教育所对五区三县城区的 660 名学校校医和保健教师进行卫生知识现状调查。其中，男性 110 人，女性 550 人。测试问卷成绩分三类，90 分以上（含 90）为优秀，80 分以上（含 80 分）为良好，80 分以下为一般，60 分以下为不及格。调查测试结果：优秀 150 人，占 22.77%；良好 160 人，占 24.24%；一般 350 人，占 53.03%；无不及格者。调查结果显示，中小学校的校医和保健教师的卫生知识多数处于一般水平。总体上看，对一般卫生知识较为熟悉，而对心理卫生知识、青春期卫生知识以及学生常见病防治知识掌握较差，显现出对中小学校医和保健教师进行系统地健康教育知识培训十分必要。

1994 年 10 月 13 日，市创建国家卫生城市领导小组办公室印发“关于实施《健康教育一、二、三、四、五示范工程》的通知”。“通知”对学校健康教育的要求：(1)各中、小学要建立健康教育领导小组，有领导分管、有专人负责健康教育工作；(2)有健康教育工作计划、总结、资料归档完整；(3)城区中小学要普遍开设健康教育课，做到有授课计划、有健康教育教师、有教案、有课本、有考核记录，开课率 100%；(4)除利用卫生课外，各级学校还要利用广播、黑板报、墙报、宣传橱窗、组织订阅卫生报刊等形式进行健康教育。要求每个班级至少有一块卫生宣传黑板报，至少有一份卫生科普刊物和卫生科普报纸。

1995 年 3 月 28 日，市防疫站印发《关于进行全市城区中小学健康教育课任课教师现状调查的通知》。调查结果：张店、淄川、博山、周村、临淄五个区的城区共有 58 所中小学，健康教育任课教师 173 人，其中小学 100 人，中学 73 人；任课教师中，专职 28 人，占 16.18%；接受过健康教育培训的 8 人，仅占 4.62%；兼课教师中，同时兼任 3 门功课（含健康教育课）的教师占 20%。针对本市中小学健康教育任课教师偏少、兼课较多以及素质亟待提高的现状，市防疫站健康教育所向市教育、卫生主管部门提出了进一步加强中小学健康教育任课教师专业培训的建议。

1995 年 4 月 27 日，市防疫站在“创城”工作检查中，对临淄八中初二（5）班 63 名中学生的卫生知识水平进行抽查监测，试卷内容：(1)肝脏位于人体哪个部位？(2)蚊子能传播哪几种疾病（至少写出 2 种）？(3)什么是健康？(4)什么是健康教育？(5)写出预防沙眼的几条主要措施（至少写出 2 种）。测试结果：63 人中，及格（60 分以上，含 60 分）62 人，占 98.41%，平均分：84.14 分。

1995 年 5 月 3 日，市防疫站健康教育所对张店二中初中学生卫生知识水平进行抽查监测，抽查该校初二（4）班的 58 名学生，试卷内容：(1)肝脏位于人体哪个部位？(2)什么是健康教育？(3)预防近视眼的“二要二不要”内容是什么？(4)写出预防沙眼的几条主要措施（至少写出 2 条）？(5)苍蝇、蚊子、老鼠传播的疾病（各写出 2 种疾病）。测试结果：58 人中，及格（60 分以上，含 60 分）30 人，及格率 51.72%，平均分数 56.74 分。

1995 年 6 月 13 日，全国爱卫会组织对淄博市“创城”工作检查考核，“创城”检查团成员、辽宁省健康教育所所长、主任医师刘瑞兰代表检查团对淄博市中小学健康教育情况进行考核测评。抽查张店区公园新村小学和张店二中，两校的健康教育开课率达100%，“五有”率（有健康教育课本、有健康教育任课教师、有健康教育教学计划、有考核成绩、有健康教育效果评价）达100%。测试张店公园新村小学四年级一班58名小学生，共8个问题，总答对率77.12%；抽查张店二中初一（1）班62名学生，共8个问题，总答对率85.89%。

1997年11月，市防疫站健康教育所对全市中小学健康教育课开课情况进行调查统计，至10月底，全市共有中小学2539所，有2465所开设健康教育课，开课率97%。其中，城区中学66所，小学158所，全部开设了健康教育课，开课率和健康教育开课“五有”率均达100%。

许多学校因地制宜开展其他形式健康教育活动。例如：1997年9月始，淄博三中建立心理健康教育指导中心，聘请省内心理学和临床心理专家作顾问，配备心理咨询室，购买大量心理学书籍，为学生设置“心理自助餐”室，制定学生心理健康教育工作纲要，编印《心灵之友》小报，在学生中开展心理健康教育工作，收到显著成效。淄博七中规定每周星期二下午为心理咨询时间，由校卫生室医生对学生进行个别谈心、辅导，发现学生心理障碍，及时与班主任联系，进行纠正。对学生的性心理问题，分别情况进行集体辅导、或通过宣传栏、广播等集中解答释疑，提高了学生的心理健康素质。淄博商校、周村实验中学、临淄二中等开展了学生心理卫生教育工作。

1999年12月8日，市预防医学会、市健康教育所联合举办淄博市首届健康教育优秀论文评选活动，共收到论文24篇。经专家组评审，淄博工业学校卫生室陈莲英、周村二中卫生室高雪玲的论文分别获一等奖；淄博商校卫生室孙立新、高青县实验中学卫生室张光良、周村区实验中学卫生室吴惠萍3人的论文分别获二等奖；临淄区实验中学卫生室刘玉玲、周村区实验中学卫生室付利、周村区新建路小学庄健美、淄博十九中卫生室宁雪、淄博实验中学卫生室王亦斌、临淄二中卫生室常玉芬、临淄区稷下小学朱秀华、周村区第三中学卫生室魏秀花8人的论文分别获三等奖。

2000年6月30日，市教育局、市防疫站、市健康教育所召开全市学校健康教育经验交流会议，来自全市各大专院校、市属中学和部分区县中小学代表共83人参加会议。淄博三中、淄博七中、临淄二中、周村区实验中学、淄川区北关小学、淄博商业学校作典型发言，分别介绍了经验。

2000年8月16日和20日，市防疫站健康教育所分别在淄博学院东校区和山东医药工业学校举办夏秋季学校饮食卫生讲座，2200多名大中专学生听讲，为200余名大学生播放了《预防食物中毒》等卫生科教录像片。

第四节　医院健康教育

医院健康教育始于20世纪80年代初，主要是在区县以上医院因地制宜开展卫生宣传工作。主要宣传形式：⑴在门诊候诊区悬挂卫生知识宣传板、牌；⑵在门诊候诊区或病房区利用黑板报或设置宣传栏、宣传橱窗等宣传卫生知识；⑶按照卫生行政部门部署，参加卫生宣传日活动，在街头设立卫生宣传站或开展义诊、咨询等。到1986年5月，全市有5所区县综合医院和8个市属医疗单位均开展了不同形式的医院卫生宣传教育工作。

1986年9月，市卫生局从各区县卫生局和医疗卫生单位抽调30人，分三个检查组对全市区县以上医疗单位和厂矿医院的卫生宣传工作进行循环对口检查，共检查市、区（县）医疗单位14个，厂矿医院9所。检查内容：卫生宣传组织领导；宣传形式和内容；宣传质量和效果等。采用百分记分法对23个医疗单位的卫生宣传工作进行评估，7个获90分以上的医院被列入市卫生局年终表彰奖励单位：淄博市结核病防治院（96分）、山东铝厂医院（95分）、博山区医院（94.5分）、淄博市中医院（94分）、淄川区医院（94分）、淄博市第一医院（91分）、周村区医院（91分）。

1986年10月27—30日，由山东省爱卫会办公室、山东省卫生防疫站组织的全省医院卫生宣传工作检查团一行5人，在青岛市卫生防疫站副站长王宝纯带领下，对淄博市24个县以上医疗单位（包括厂矿医院）的卫生宣传工作进行检查。

1987年9月11—13日，省爱卫会办公室、省卫生防疫站在济宁市召开全省医院健康教育经验交流暨表彰会议，淄博市有11个医疗卫生单位被评为"全省医院卫生宣传先进单位"：淄博市卫生防疫站、淄川区卫生防疫站、周村区卫生防疫站、淄博市中医院、淄博市结核病防治院、淄博市中心医院、淄博市第一医院、周村区医院、淄川区医院、博山区医院、张店区医院。

1990—1992年，淄博市在开展创建省级卫生城市活动中，各区县将医院健康教育列入"创城"工作，促进了医院健康教育工作。据1992年年底统计，全市县以上医疗卫生机构（含厂矿企业医院）共有89个，均开展了不同形式的门诊及住院病人的健康教育。医院健康教育主要形式：⑴门诊候诊区健康教育展牌，结合临床各科室的业务，用固定的卫生宣传板、牌宣传、普及卫生防病或就诊卫生常识；⑵在门诊或病房利用卫生宣传橱窗、宣传栏或阅报栏张贴、悬挂卫生宣传画、卫生科普报纸；⑶定期或不定期给住院病人上卫生课；⑷开展门诊咨询；⑸组织医务人员参加街头卫生宣传、义诊和保健咨询活动；⑹向住院或门诊病人推荐、提供医药卫生科普报刊，如《医学科普》杂志、《山东卫生报》《淄博卫生报》等。

1992年9月，淄川区医院在病区院墙建起一块高1.2米、长20米的黑板报，医院相关科室分段负责，定期更换卫生宣传内容，被誉为"全市医院卫生宣传黑板报之最"。

1992年10月起，淄川区医院率先在全市医疗机构中使用"门诊健康教育"处方，向病人及其家属进行健康教育。首批编印健康教育处方4种，内容分别是《脚跟防裂》《预防中风六大要素》《烧烫伤简易疗法》《治老年咳嗽痰喘简方》，免费向就诊病人发放。

1994年10月13日，市"创城"办公室印发《关于实施〈健康教育一、二、三、四、五示范工程〉的通知》。该通知对医院健康教育提出标准要求：⑴医院要建立、健全健康教育领导小组，有一名副院长分管，有专人负责健康教育工作；⑵要有健康教育计划，有检查、有总结、有图片等资料；⑶门诊和病房至少要有一块固定的卫生宣传阵地（如宣传栏、宣传橱窗、宣传版面），至少每季度更换一次宣传内容。要有明显的劝阻吸烟的标志。⑷充分利用卫生科普报刊（如《医学科普》杂志、《山东卫生报》、《淄博卫生报》等）及其他卫生宣传资料进行文字宣传教育，卫生报刊入室率达100%（指每个病室至少有一份卫生科普刊物或报纸）。

1995年，区以上医院均在门诊推广了《健康教育处方》，淄川区医院、市妇幼保健院设计、印制的以卫生防病、常见病防治知识及妇幼保健内容的《健康教育处方》达30余种，成为简便易行、群众喜闻乐见的医院健康教育方式。

1995年12月4日，省卫生防疫站、省健康教育所在聊城召开全省医院健康教育工作会议，各市地健康教育机构负责人和部分医疗单位负责人共60余人参加会议。淄川区医院和淄博市中心医院在会上作典型发言，介绍了他们开展医院健康教育工作的经验。

1996年，市中心医院、市中医院、市妇幼保健院、淄川区医院、桓台县医院等医疗单位在门诊候诊区安装了闭路电视，播放寻医问药、导医信息以及卫生防病电视录像。

1998年8月20日，市防疫站健康教育所根据国家卫生城市考核验收标准对医院健康教育的要求，举办全市医院健康教育师资培训班，区（县）以上医疗单位共34名师资参加培训。培训班邀请了省健康教育所钱跃生主管医师讲授《医院健康教育的组织实施及效果评价》等。

1998年12月2日，据市防疫站健康教育所监测统计，全市五个区医院以及11家市属医疗单位均已按照国家卫生城市对健康教育的考核验收标准，对2669名医护人员进行了健康教育专业和技能培训，占应培训人数的90.23%。

1995年以来，在区（县）以上医院积极推广《健康教育处方》。至1998年年底，全市已有21家区以上医院推行《健康教育处方》，种类达到300余种。1999年1月，市防疫站健康教育所对各医院编印的312种健康教育处方进行统计分析。其中，介绍简易疗法的26种，占23.31%；介绍疾病防治的51种，占45.54%；介绍妇幼卫生保健知识的23种，占20.54%；介绍日常生活卫生保健的7种，占6.25%；有关心理卫生保健的2种，占1.79%；其他3种，占2.68%。综合医院中，淄川区医院设计编印的健康教育处方种类最多，有38种。专科医院中，市妇幼保健院设计印刷的种类最多，有31种。据不完全统计，全市各级医院自1996年—1998年平均每年向就诊者发放《健康教育处方》约2万份。

自1998年开始，有条件的医院陆续办起了院报，开辟一定版面或设置专栏，介绍医疗卫生保健知识。桓台县医院编辑出版4开4版的《桓台县医院报》，每月一期；淄博市中心医院编印《杏林之声》，4开2版，不定期出版；淄博市第一医院编印《第一医院报》，4开4版，每月一期；淄博市妇幼保健院编印《健康导报》，4开2版，不定期出版。

1999年年底统计，全市89所区（县）以上医院（含厂矿企业医院），均开展了不同形式的医院健康教育，绝大部分医院将健康教育纳入医院科学管理轨道，向病人宣传普及医药卫生和防病知识，提高了医院的服务水平和服务质量。

2000年6月5日，市爱卫会办公室、市防疫站在淄博市第一医院召开全市医院健康教育工作经验交流会议，总结推广市第一医院在开展整体护理工作中做好住院病人健康教育工作的经验。

2010年，根据省疾控中心《关于开展第二十三个世界无烟日宣传活动的通知》，开展争创无烟疾控和无烟医疗卫生单位活动，各区县疾控中心、各级医疗卫生机构1146家报名开展创建无烟单位，完成省部署任务指标数的163%。

2011年，起草《淄博市推进全面创建无烟医疗卫生系统实施方案》，上报创建无烟医疗卫生单位名单。下发有关控烟的招贴画及禁烟标识，配合有关部门对部分市属医疗单位进行暗访，推动控烟工作开展，圆满完成《淄博市2010年中央补助地方烟草控制项目》。5月27日，举办由各市属医疗卫生单位健康教育科长、各区县疾控中心分管领导、健教所（科）长参加的控烟培训班，50余人参加培训，其间解读了《创建无烟医疗卫生单位标准》、淄博市创建无烟医疗机构具体方法步骤和标准要求。

第五节　公共场所及饮食行业从业人员卫生培训

1995年3月28日，市防疫站件印发《关于进一步加强食品行业、公共场所从业人员卫生知识培训的通知》，决定自1995年4月1日起，对市管公共场所、饮食行业从业人员采取“统一组织、统一培训、统一考试、统一发证、统一考评、统一收费”的“六统一”培训管理办法。由市防疫站健康教育所依据国家和省、市的相关法律、法规，行使卫生培训及其监督职能。

同年4—12月，市防疫站健康教育所将公共场所和饮食行业从业人员卫生培训与行业健康教育结合在一起，纳入全市健康教育规划，使从业人员培训工作走上了制度化、规范化、程序化管理的轨道。是年，共对89个市管单位的980名公共场所从业人员和2506名食品行业从业人员进行了正规的课堂培训，达到“有课本、有登记、有测试、有成绩、有培训合格证”的“五有”要求。

1996年3月6日，市卫生局印发《关于进一步做好食品生产经营人员健康体检、卫生

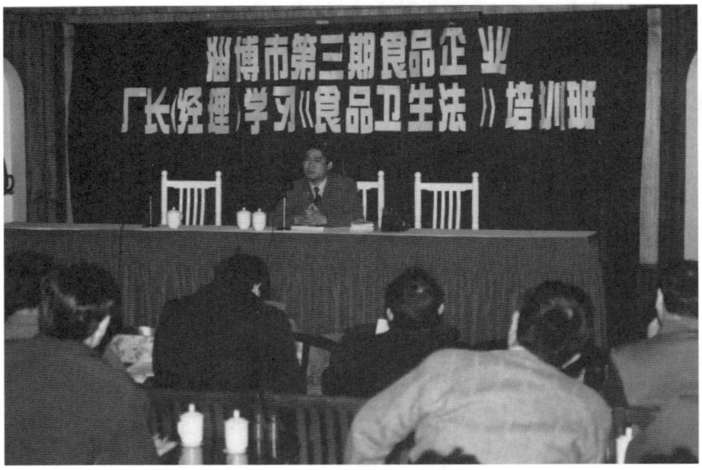

全市厂长（经理）学习《食品卫生法》培训班

知识培训管理工作的通知》。市防疫站健康教育所依据市卫生局通知要求，加大对从业人员卫生培训和健康教育力度，从省卫生防疫站、省健康教育所购进公共场所从业人员卫生培训教材、饮食食品行业从业人员卫生培训课本、教学录像带，组织市防疫站健康教育所主管以上的卫生医师讲课，设计印制不同行业从业人员的 A、B、C、D 四种测试试卷。培训时间按照卫生部的规定，每人每次不少于 8 学时，培训结束后进行书面试卷测试。同年 4 月 9 日—6 月 16 日，市防疫站健康教育所组织力量对淄博丝织二厂、淄博第二毛巾厂、王村生建八三厂等企业的集体食堂从业人员进行卫生知识培训。对培训测试成绩合格者，核发卫生培训合格证。至 1996 年年底，共对 451 个市管单位的 9360 名食品行业从业人员和 73 个公共场所的 1328 名从业人员进行了正规化的卫生培训教育。年内共计培训 10958 人，合格者 10951 人，培训合格率 99.94%。

1997 年 2 月，经市新闻出版局批准，市防疫站、市健康教育所组织专业人员编写了《食品行业、公共场所从业人员卫生培训教材》，书号为“鲁淄新出准字（1997）B–12 号”。内容包括营养知识、各类食品卫生要求、常见的食物中毒种类及预防、食品行业卫生管理制度、公共场所卫生管理制度、各类公共场所卫生要求、食品及公共场所常见疾病的防治知识等。共 7.4 万字。发行 1 万册。

1996 年 10 月—1999 年 3 月，市防疫站、市健康教育所先后举办 7 期市属以上食品生产经营企业厂长（经理）卫生培训班，培训市管食品企业厂长、经理312 人，占应培训人员的 98.73%。培训采取脱产、半封闭式管理模式。每期安排 3 天，学习《中华人民共和国食品卫生法》《中华人民共和国行政诉讼法》《中华人民共和国行政处罚法》《中华人民共和国国家赔偿法》等。采取互动、参与教育方法，将“头脑风暴”“角色扮演”等先进的教育理念和模式引入培训中。教学方法：⑴由经验丰富的卫生医师或卫生监督员重点讲解《中华人民共和国食品卫生法》和食品卫生管理知识，讲解过程中，学员可提问或提出质疑，或由教员组织学员抢答问题，最后由教员归纳总结正确答案；⑵组织学员观看卫生部卫生监督司提供的食品卫生培训录像片和食品卫生案例介绍，并组织讨论；⑶举办“食品卫生法和食品卫生知识有奖答题竞赛”活动，调动了学员认真学习和积极参与的兴趣；⑷对学员书面测试，成绩合格者核发市卫生局签发的卫生培训合格证书。312 人经考核测试全部及格，核发卫生培训合格证书。

1999 年 4 月，根据全站卫生监督体制改革的部署和要求，市防疫站健康教育所承担的公共场所和食品行业从业人员的卫生培训职能移交食品卫生科和环境卫生科。

自 1995 年 4 月市防疫站健康教育所承担市属单位公共场所和食品行业从业人员卫生知识培训工作，至 1999 年 3 月，累计培训食品行业从业人员 37383 人次，累计培训公共场所从业人员 7038 人次，合计共计 44421 人次，培训合格率达 99% 以上（表 8–4–5–1）。

1995—1999 年淄博市食品行业、公共场所从业人员卫生培训统计表

表 8–4–5–1

年度	食品行业				公共场所			
	单位数	培训人数	合格人数	合格率（%）	单位数	培训人数	合格人数	合格率 (%)
1995	72	2506	2497	99.64	17	980	980	100.00
1996	451	9360	9360	100.00	73	1328	1321	99.47
1997	483	9056	9056	100.00	81	1632	1632	100.00
1998	421	9005	8994	99.87	76	1716	1716	100.00
1999	373	7462	7462	100.00	50	1382	1382	100.00

第六节 农民健康教育

1985—1987年，本市开展农民健康教育的主要形式是利用卫生科教电影放映和卫生科普报刊发行。1987年10月临淄、淄川两区调查农户101户，订阅卫生报刊36户，占35.64%，共调查468名农民，阅读卫生报刊的158人，占33.76%；101户农民均有电视机，看过卫生科教电视片的405人，占86.54%；看过卫生科教电影片的212人，占45.30%。

1990年9月5日，根据省健康教育所开展农民健康教育和培训农村家庭保健员的要求，市防疫站下发《关于对农村家庭保健员进行健康教育效果试点调查的通知》，要求试点培训工作分别在周村、临淄同时进行，每区不少于50名，用省健康教育所编印的《农民健康教育课本》对农村家庭保健员培训，11月底以前进行效果调查，总结经验，以便在全市推广。

1990年10月，周村区防疫站在南闫镇西塘村开展农民家庭保健员健康教育培训试点。临淄区在齐都镇对36名农村家庭保健员利用上夜校的形式进行试点培训。

1990年下半年，沂源县在各乡镇利用卫生科教电影下乡放映的形式开展农民健康教育。7—12月，放映《预防狂犬病》《计划免疫》等7部卫生科教片共287场次，观众约29.8万人次。

1991年5月29日至6月30日，市防疫站配合临淄区卫生局在大武镇开展“农村初级卫生保健”和农民健康教育试点，协助该镇卫生院制作健康教育宣传牌14块，组织镇广播站利用闭路电视播放卫生科教录像片22次，组织乡村医生编写、更换卫生宣传黑板报112期（次），向村民发放《医学科普》杂志、《讲卫生》报等卫生科普报刊和卫生宣传材料1260余份。9月13日，市防疫站宣教科对该镇初级卫生保健的农民健康教育试点效果进行抽查监测。共抽查该镇西陈、矮槐两个自然村的9户农民共11人，用统一的卫生知识问卷测试，全部及格，最高者100分，最低者70分。对11名农民的卫生行为监测的结果：饭前便后洗手11人，不吸烟9人，坚持每天刷牙7人，个人卫生行为总形成率89%。

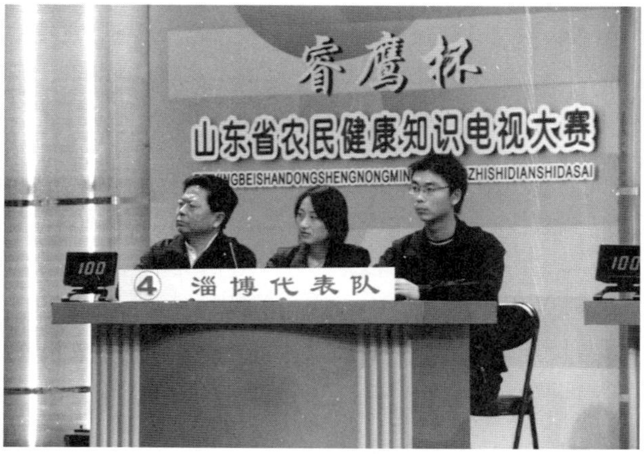

“睿鹰杯”省农民健康知识电视大赛

1996年6月10日，市健康教育所根据全省健康教育工作会议精神，下达了1996年全市健康教育工作重点，要求各区县结合农村爱国卫生运动和创建卫生乡镇活动，认真贯彻全国爱卫会、卫生部、广电部、农业部联合发起的“全国九亿农民健康教育行动”。

1997年5月，市健康教育所向各区县防疫站发放“全国九亿农民健康教育行动”系列卫生科教录像片24盒。

1998年9月，市健康教育所与淄博电视台、淄博人民广播电台合作开展“九亿农民健康教育活动”。市健康教育所向淄博电视台、淄博有线电视台提供大1/2“九亿农民健康教育行动”系列卫生科教录像带共16盒以及《吸烟有害》等卫生科教录像片，每周滚动播出12次；淄博人民广播电台在《卫生与健康》栏目播出“九亿农民健康教育行动”文娱节目录音和其他卫生科教节目，每周定期播出2次，每次15分钟。广播电台开办“空中卫生信箱”热线直播，围绕城乡居民关心的医疗卫生话题、疾病预防等，请有关领导与医疗或防疫专家与群众直接对话，提高了收听率和播出效果。

1999年5月，市健康教育所向五区三县防疫站提供“九亿农民健康教育行动”系列卫生科教录像片50盒。

2000年，本市采取多种形式开展农民健康教育。周村区开展“送卫生知识下乡”活动，在10个乡镇轮流放映卫生科教片，倡导文明卫生，破除封建迷信；淄川区利用农村集市，在边远山区乡镇峨庄乡、岭子镇等开展卫生科普赶集活动，向农村群众提供《医学科普》杂志和卫生宣传材料，普及卫生防病知识；临淄区与区爱卫会配合，将农民健康教育工作列入了全区 16 个乡镇评选市级文明卫生乡镇的重要内容，各乡镇利用“农村夜校”、闭路电视等形式向农村群众宣传普及卫生知识。市、区健康教育所积极组织农村群众订阅卫生科普报刊。2000 年，全市共发行《医学科普》杂志 6320 份，《当代健康报》1538 份，60% 订户在农村；市健康教育所编印的《淄博卫生》报，每期印发 6000 份，农村发行面占 70%。

2002 年 8 月 14 日，市委宣传部、市卫生局、市爱卫会、市广电局、市妇联、市教育局联合下达《淄博市〈亿万农民健康促进行动〉实施方案》，该方案包括工作目标、组织实施、保障措施等内容。工作目标要求：通过建立健全健康教育网络，探讨适合农村特点的健康促进策略和模式，普及卫生科学知识，倡导健康文明的生活方式，使农村居民的健康水平和生活质量不断得到提高。到 2005 年，农民健康知识知晓率达 90%，农民健康行为形成率达 80%，全面完成《山东省实施亿万农民健康促进行动规划》的各项指标。“方案”分宣传动员（2002 年 9 月—12 月）、组织实施（2003 年 1 月 —2005 年 10 月）、检查评比（2005 年 11 月—12 月）三个阶段。“方案”还提出了七项保障措施：⑴加强领导，部门分工负责；⑵加大新闻宣传力度；⑶多渠道筹集经费；⑷建立试点；⑸深入开展卫生下乡活动；⑹及时做好资料收集和经验总结；⑺加强督导检查。

2004 年，配合疾病预防控制和卫生监督工作，在市级以上新闻媒体发表卫生新闻稿件 158 篇，其中省级 13 篇；发挥《淄博卫生》宣传阵地作用，开辟专栏宣传卫生防病工作，年内发行《淄博卫生》6000 余份。

2005 年，配合业务科室加大宣传力度，及时采访、报道市疾控中心工作动态，先后完成卫生监督执法 1 号（餐饮卫生）、2 号（职业卫生）、3 号（学校、建筑工地食堂）行动和计划免疫等工作情况的宣传报道；年内共发表市级以上卫生新闻稿件 150 余篇；编辑出版《卫生专刊》20 期，刊发稿件 147 篇。完成山东大学和济宁医学院 11 名学员的实习带教工作。

2007 年，按照省厅统一部署，把“全国亿万农民健康促进行动”与“打造经济强镇”和“建设社会主义新农村”及“新农合”结合起来，制定下发《淄博市实施百万农民健康促进行动规划（2006—2010 年）》《淄博市百万农民健康促进行动实施方案》。市爱卫办组织专家深入区县及乡村调度指导。各区县制定按照统一部署，按照省级“行动”示范点考评细则，采取不同的健康干预方式，开展工作。

2008 年，按照全省统一部署，开展“全国亿万农民健康促进行动”，在 2007 年沂源县先行试点成功的基础上，3 月召开全市健康教育暨“全国亿万农民健康促进行动”业务工作现场会，参观沂源县省级“行动”示范点现场。年内张店区和沂源县及

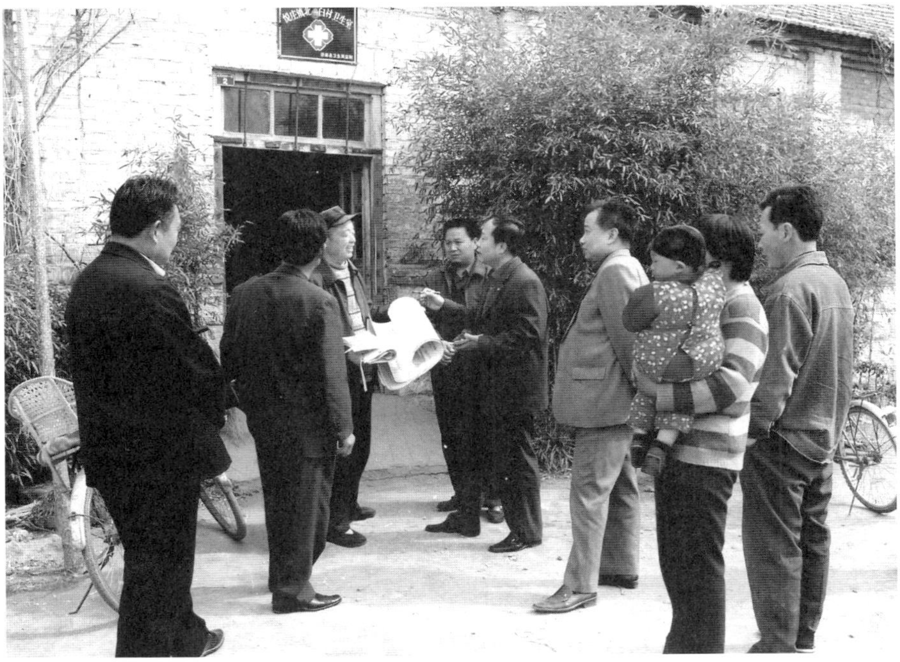

全市健康教育（双进）活动

14个乡镇被评为首批省级“行动”示范点。

2008年，首批确定沂源、淄川、高青为“健康面对面·乡村行”先行区县，7月，在淄川区双杨镇召开淄博市暨淄川区“健康面对面·乡村行”活动启动大会。在3个区县14个乡镇486个行政村进行基本卫生知识宣传，开展健康讲座486场次，发放宣传资料311040份，健康查体、咨询并建立健康档案39380份，悬挂条幅、展板2916次，出动车辆500多辆次，受益群众5.1万多人。开展活动的区县乡镇，群众对慢性非传染性疾病等健康知识的知晓率，淄川由原来的66%提高到85%，高青由原来的63%提高到81%，沂源由原来的59%提高到78%；健康行为形成率，淄川由原来的46%提高到68%，高青由原来的42%提高到66%，沂源由原来的41%提高到63%。

2009年，继续深入开展该项活动，到区县督导活动12次，“健康面对面·乡村行”活动取得阶段性成果。对3个县（区）的27个乡镇760个村和社区开展“健康教育活动”，举办乡村健康教育课堂760次，累计接受教育人数69270人次，发放各类宣传资料34.7万余份，展示健康知识展板4660块，悬挂宣传条幅2280条，出动宣传车辆1152次，免费健康初筛66720人次，建立村民健康档案66720份，进行公益活动19次、累计金额14700余元，收到锦旗9面、感谢信11封。“活动”开展的乡村群众对心脑血管等慢性非传染性疾病防治知晓率由原来的51%上升至72%，健康知识知晓率由原来的59%上升至81%，健康行为形成率由原来的46%上升至68%。淄博市该项活动被全国行动办评为“‘健康面对面·乡村行’活动先进地市”。

2010年，淄川区、沂源县、高青县、桓台县和临淄区全面推广“健康面对面—乡村行”活动。至年底，五个区县的37个乡镇1160个村和社区开展了“健康教育活动”，举办乡村健康教育课堂1160场次，累计接受教育人数97800多人次，建立健康档案97800人份，发放各类宣传资料586800余份，展示健康知识展板9280块，悬挂宣传条幅4640条，出动宣传车辆1200余次，免费健康初筛97800人次，进行公益活动20余次、累计金额11万余元，收到锦旗9面、感谢信11封。“活动”开展的乡村群众对心脑血管等慢性非传染性疾病防治知晓率由原来的51%上升至72%，健康知识知晓率由原来的59%上升至81%，健康行为形成率由原来的46%上升至68%。是年，张店区各镇每月举办一期健康教育活动讲座，各村宣传栏结合工作重点每季度及时更换一次宣传内容，健康教育网络人员随时接受群众的健康咨询，村医主动将宣传材料送至每家每户。全年共发放手足口病、麻疹、艾滋病、慢性病等宣传材料30余万份；周村区在巩固发展第一、二批160个农民健康促进行动示范点创建成果的基础上，圆满完成第三批55个农民健康促进示范点的创建工作。淄博市推荐淄川区、周村区、桓台县、高青县为第二批省级示范区县，8个镇办为第二批省级示范乡镇。8月31日至9月1日，省卫生厅妇社处处长黄杰一行8人到淄博市，对申报省级“亿万农民健康促进行动”示范点进行验收检查，对淄博市及区县开展的“行动”工作给予高度评价，通过省厅专家组考评验收。淄博市的规划纲要落实情况通过省专家组验收。

2011年，继续推广“健康面对面—乡村行”活动，淄川区、沂源县、高青县、桓台县和临淄区的46个乡镇逐村开展讲座、查体、咨询、问卷调查、发放宣传材料、展板展示等系列活动。在1520个村、社区开展“健康教育活动”，举办乡村健康教育课堂1520场次，累计接受教育人数129800多人次，免费健康初筛查体129600人次，建立健康档案129600人份，发放各类宣传资料84.6万余份，展示健康知识展板11440块，悬挂宣传条幅6080条，出动宣传车辆1590余次，进行公益活动30余次。“活动”开展的乡村群众对心脑血管等慢性非传染性疾病防治知晓率由原来的51%上升至74%，健康知识知晓率由原来的59%上升至82%，健康行为形成率由原来的46%上升至69%。桓台县巩固省级亿万农民健康教育行动示范县、乡镇创建成果。申报临淄区为第三批省级“亿万农民健康促进行动”示范区，其他区县的8个乡镇为省级“亿万农民健康促进行动”示范乡镇。

第五章　健康教育调研与培训

第一节　健康教育调查研究

一、健康教育调查

1. 学龄前儿童健康教育效果调查

1983年6—9月，市防疫站与省卫生防疫站合作，在山东新华药厂幼儿园和山东农药厂幼儿园开展学龄前儿童健康教育效果调查。

新华药厂幼儿园为实验组，农药厂幼儿园为对照组，实验前用统一问卷测试幼儿卫生知识水平，并用吃食物前自动洗手、不吸吮手指和寄生虫病（蛔虫、蛲虫）感染率作为幼儿卫生行为和教育效果观察分析指标。

试验仅对试验组儿童进行健康教育，分别采用教卫生儿歌、看图讲卫生故事、放卫生幻灯片三种形式轮流进行教育，教育内容以日常生活卫生、个人卫生为主。

调查结果表明，对学龄前儿童进行健康教育，对其学卫生知识和促进卫生习惯形成具有重要影响（表8–5–1–1，表8–5–1–2）。

学龄前儿童健康教育前后卫生知识测验成绩比较

表8–5–1–1

测验时间	分组	测验人数	60分以下		60~90分		100分	
			人数	%	人数	%	人数	%
教育前	试验组	185	84	45.4	90	48.7	11	6.0
	对照组	99	36	36.4	52	52.5	11	11.1
教育后	试验组	147	2	1.4	25	17.0	120	81.6
	对照组	55	17	30.9	24	43.6	14	25.5

学龄前儿童健康教育前后卫生习惯调查结果

表8–5–1–2

调查时间	分组	调查人数	吃食物前洗手		吸吮手指	
			人数	%	人数	%
教育前	试验组	185	22	11.9	62	33.5
	对照组	99	14	14.1	29	29.3
教育后	试验组	147	134	91.2	18	12.2
	对照组	55	22	40.0	6	10.9

试验结果表明，对学龄前儿童健康教育次数越多，收效越好，一旦终止教育，则效果明显下降，说明对幼儿进行健康教育必须坚持经常。另外，幼儿健康知识水平和教育效果，与年龄有密切关系，年龄越大，效果越好。对幼儿进行早期健康教育，从 2 岁开始是可行的。

该调查研究的专业论文发表在《中国健康教育》杂志 1987 年第 1 期。

2. 淄博市不同人群卫生知识水平调查

1983 年 9 月 10 日，市防疫站根据山东省卫生防疫站《关于开展卫生宣教调查研究工作的通知》要求，印发《关于开展各类人群卫生知识水平调查的通知》，根据该通知要求，市防疫站组织张店、淄川、博山、临淄、周村区防疫站的卫生宣教专业人员共同进行了这次调查，调查工作于 1983 年 9 月底前完成。

调查对象为淄博市五区的学生、工人、饮食从业人员和农村社员，共 1372 人，其中工人 251 人，饮食从业人员 201 人，农村社员 243 人，在校中小学生 677 人。用统一的卫生知识调查试卷对被调查人员进行卫生常识测试，满分为 100 分，60 分以上（含 60 分）为及格。调查结果表明，4 种职业人群中，以工人的卫生知识水平较高，满分人数所占比例最高，不及格人数最少，平均分数最高；而农村社员卫生知识水平最低，表现为平均分数最低（表 8–5–1–3），不及格人数所占比例在 4 种人群中最高，满分人数（100 分）没有。（表 8–5–1–4）。这次调查是首次对社会人群的卫生知识水平状况进行调查。调查结果显示，不同行业的卫生知识水平，以工人较高，农村社员最低；各类人群的卫生知识水平与年龄、尤其是文化程度有密切关系。整个调查表明，农村群众的卫生知识水平最低，说明卫生宣传工作的重点应该放在广大农村。这次调查的业务总结在省卫生防疫站 1985 年编印的《卫生宣教业务资料汇编》刊出。

淄博市不同职业人群卫生知识水平调查结果（1983 年 9 月）

表 8–5–1–3

职业	调查人数	平均分数	标准差	标准误
工人	251	82.98	14.25	0.88
饮食从业人员	201	77.94	15.37	1.08
农村社员	243	69.48	15.74	1.02
中小学生	678	75.13	11.02	0.42
合计	1373	76.01	14.05	0.38

淄博市不同职业人群卫生知识调查测试成绩（1983 年 9 月）

表 8–5–1–4

职业	调查	60 分以下		60 分 ~		70 分 ~		80 分 ~		90 分 ~		100~	
	人数	人数	%	人数	%	人数	%	人数	%	人数	%	人数	%
工　人	251	15	5.98	43	17.13	45	17.93	60	23.9	54	21.51	34	13.55
饮食从业人员	201	22	10.95	49	24.38	42	20.9	44	21.89	29	14.43	15	7.45

职业	调查	60分以下		60分~		70分~		80分~		90分~		100~	
	人数	人数	%	人数	%	人数	%	人数	%	人数	%	人数	%
农村社员	243	69	28.4	61	25.1	50	20.58	41	16.87	22	9.05	0	—
中小学生	677	71	10.49	150	22.16	205	30.28	230	33.97	20	2.95	1	0.15
合　计	1372	177	12.9	303	22.01	342	24.93	375	27.33	125	9.11	50	3.64

3. 万名城镇居民卫生知识需求调查

1987年9月—1988年3月，市防疫站宣教科组织各区县防疫站对本市一万余名城镇居民进行了卫生知识需求情况调查。采用山东省健康教育所统一印制的调查问卷，按照分层抽样方法，对五区一县的工人、干部、商业职工、农民、学生6类人群共10194人进行调查。经审查，实得有效问卷9448份，占被调查者的93%。

调查结果表明，在20项卫生知识中，对饮食卫生和食品营养、日常生活卫生保健、体育锻炼与健美知识、常用药物使用知识、心理卫生和精神保健、家庭护理和小伤小病处理等6项卫生知识的需求率，均在50%以上，在社会整体人群中的需求位次较高。

不同职业人群，对卫生知识的需求也不同。例如，心理卫生和精神保健知识，在干部和学生中的需求位次为第4位，而在农民中不到第10位；对学校卫生和青少年保护知识，学生的需求率占第1位，为73.24%，而在其他人群中仅占第10位（农民），在工人和商业职工中占不到第10位；老年卫生保健知识和心脑血管病、肿瘤防治知识，在整个社会人群需求中分别占14、15位，但在50岁以上老年人群中占第5位；婴幼儿卫生保健知识在已婚青年中需求位次占第2位，而未婚青年中占不到前10位。调查说明，不同年龄、性别、职业和婚姻状况的社会人群，对卫生知识的需求也存在不同的侧重。

这次调查为针对不同的社会人群开展针对性地健康教育提供了翔实的第一手资料，为科学、有效地开展健康教育提供了依据。这次调查的专业论文在《中国健康教育》杂志1989年第4期发表。

4. 淄博市城区中小学校医、保健教师卫生知识水平调查

市防疫站宣教科于1994年5—6月对全市五区三县城区中小学校医和保健教师的卫生知识水平进行调查。采用问卷法调查，共设计50个问题，每题2分，总分100分，主要内容包括一般卫生知识、心理卫生知识、青春期卫生知识等。测试得分为优秀（90分以上，含90分）、良好（80~89分，含80分）、一般（80分以下）。共调查700人，收回有效问卷660份，占被调查对象的94.33%。

调查结果表明，优秀者160人，占24.24%，良好者350人，占53.00%，一般者150人，占2.27%，说明本市中小学校医、保健教师卫生知识水平77.27%以上为良好，本市中小学健康教育师资有较好的卫生知识基础。

但调查也显示，中小学校医、保健教师对青春期卫生知识、常见病、传染病防治知识掌握情况较差，需要加强业务培训，拓宽他们的卫生知识面，以适应学校健康教育工作的需要（表8-5-1-5）。

淄博市中小学校医、保健教师卫生知识水平调查结果（1994年6月）

表8-5-1-5

卫生知识分类	优秀（90分以上）		良好（80~89分）		一般（80分以下）	
	人数	%	人数	%	人数	%
一般卫生知识	480	72.72	140	21.21	40	6.06
教学卫生知识	580	87.87	40	6.06	40	6.06
心理卫生知识	280	42.42	210	31.81	170	25.75
青春期卫生知识	240	36.36	180	27.27	240	36.36
常见病传染病防治知识	170	25.75	210	31.81	280	42.42

这次调查的专业论文在《山东健康教育》杂志1995年第1期发表。

5. 淄博市中小学健康教育课任课教师现状调查

1995年5—10月，市防疫站健教所对本市城区的58所中小学健康教育任课教师的现状进行调查，采用问卷调查法，调查内容包括任课教师的学历、专业背景、专业基础知识、任课年限和兼课情况。共调查173名任课教师，其中，小学教师100人，中学教师73人；男性75人，女性98人；年龄最小者19岁，最大者53岁。

调查结果表明，城区中小学健康教育师资队伍已初具规模，大部分任课教师基本具备了健康教育基础知识和任课能力。但也发现了教师队伍中存在的突出问题和薄弱环节：一是健康教育课教师队伍中，掌握儿少卫生和健康教育专业知识的较少。反映任课教师专业知识存在一定缺陷；二是任课年限较短，任课不足2年者占67.63%，且兼职者较多，小学中兼职者占93%；三是大多数任课教师未经健康教育专业培训，是目前中小学健康教育课任课教师先天不足的主要原因。

针对调查发现的问题，提出了在师范院校开设健康教育专业或设置健康教育课程以及对在职健康教育任课教师加强业务培训的建议。该调查的专业论文在《中国学校卫生》杂志1996年第17卷第5期发表。

6. 淄博市医院门诊健康教育处方调查分析

1999年1月，市防疫站健康教育所对市内21家县以上医疗机构门诊使用的健康教育处方进行调查分析。

调查结果：共收集21家医院的112种健康教育处方，其中，不同内容的处方所占比例见表8–5–1–6。

淄博市医院门诊健康教育处方内容分析（N=112）

表8–5–1–6

处方内容	份数	%
简易疗法	26	23.21
疾病防治	51	45.54
妇幼保健	23	20.54
心理卫生	2	1.79
生活卫生	7	6.25
其他	3	2.68
合计	112	100.00

调查认为，医院门诊健康教育处方，已经成为本市各医疗单位开展医院健康教育的重要方式，简便易行，群众喜闻乐见，教育效果良好，值得大力推广。但调查发现，健康教育处方中，心理卫生保健内容很少，仅占所有处方的1.79%，需要适当增加。再是，中医中药内容的防病保健处方基本缺空，有待进一步开发，以发挥祖国医学在预防保健方面的独到之处，使医院健康教育处方内容日臻完善。

7. 淄博市老年人自我保健观念调查分析

市防疫站健康教育所于2000年4月—10月，对全市不同行业离退休老年人进行了自我保健观念的调查。

调查对象为市内区县以上机关、厂矿企业单位的离退休干部、职工以及郊区农民，男性调查60岁以上者，女性调查55岁以上者。共发放调查问卷2068份，收回有效问卷1896份。被调查者中，机关干部612人，占32.28%；厂矿企业职工826人，占43.56%；郊区农民458人，占24.16%。性别：男性 1084 人，占 57.17%；女性 812 人，占 42.83%。年龄：男性最小者 60 岁，最大者 76 岁；女性最小者 56 岁，最大者 72 岁。

采用问卷调查法。调查内容：⑴最关心的问题；⑵对健康的理解；⑶健康体检意识；⑷主动求医意识；⑸对戒烟的态度；⑹对饮酒的态度；⑺合理膳食意识；⑻适量运动观念；⑼心理健康意识。

调查结果表明，老年人最关心的、且占第一位的问题是健康保健问题，80% 以上的老年人赞同“合理膳食、戒烟限酒、适量运动、心理平衡”的健康生活方式。

但调查中发现，72% 的老年人对“健康”的理解不够全面；75% 的老年人健康体检的意识不强；74% 的老年人主动求医意识不强；58% 的老年人对淡盐饮食认识不足。调查说明，大部分老年人虽然认识到健康的重要性，但对如何才能保持健康、即建立什么样的行为习惯还缺乏认识。调查建议，健康教育与老年保健工作者应针对性地对老年群体进行健康生活方式的强化教育和具体指导，以帮助他们建立科学、正确的健康生活方式，促进其自我保健能力的提高。

该调查专业论文在《中国健康教育》杂志 2003 年 12 月第 19 卷第 12 期发表。

二、健康教育科研项目

1991 年 5 月，市防疫站健康教育所与中国健康教育所、山东省健康教育所合作，承担了中健所健康教育干预效果研究的课题子项目——健康教育干预对哺乳行为影响的研究课题。

该研究采用跟踪调查、试验组前后对照、试验组与对照组平行对照的方法，研究健康教育干预措施对孕妇母乳喂养知识和哺乳行为的影响。

以抽签方式确定山东铝业公司为试验组，淄博丝绸纺织公司为对照组。根据研究对象要求，试验组确定研究对象 147 人，对照组确定研究对象 179 人。

研究方法分健康教育干预和效果追踪调查，通过举办孕妇学习班，由经过培训的妇幼卫生医师向孕妇讲解科学的母乳喂养知识，并传授母乳喂养的新知识、新观念。试验组孕妇至少接受 1 次培训；组织孕妇观看母乳喂养电视科教片，发放相关科普宣传画页等宣传材料，人手一份。试验组孕妇至少接受 1 次电视录像片教育。按观察对象怀孕时间的早晚，分期分批进行健康教育干预，分娩前接受干预最少一次，多者达 3 次；对照组孕妇不进行任何干预。

健康教育效果观察分母乳喂养知识知晓率和哺乳行为正确率。母乳喂养知识测试在健康教育干预前和健康教育干预后、孕妇预产期的前 10~15 天分别进行，测试内容：⑴母乳是婴儿最好的食物；⑵初乳中含有大量的抗病物质；⑶应给新生儿喂初乳；⑷分娩后要尽早开奶；⑸早期频繁吸吮有助乳汁分泌；⑹孕妇精神因素影响乳汁分泌；⑺母乳喂养有助于预防婴儿疾病；⑻ 2 月龄婴儿应按需哺乳。

哺乳行为观察指标包括纯母乳喂养率、开奶时间、初乳利用率、2 月龄婴儿按需哺乳率、母乳喂养持续时间等。

该研究自 1991 年 5 月开始，至 1993 年 7 月结束。研究结果表明，健康教育干预对提高孕妇科学的母乳喂养知识有重要影响，孕妇在健康教育干预后，8 项母乳喂养知识知晓率比干预前均有显著提高（$P<0.05$）。本次研究结果表明，健康教育干预对产妇的哺乳行为具有十分重要的影响：⑴试验组 4~6 月龄婴儿纯母乳喂养率显著高于对照组（$X2=85.24$，$P<0.01$）；⑵开奶时间。分娩后 1 小时内开奶者，试验组开奶率 48.48%，对照组为 0；24 小时以上开奶者，试验组开奶率为 20.45%，对照组为 95.39%。对照组开奶超过 24 小时者显著高于试验组（$X2=166.12$，$P<0.01$）；⑶ 2 月龄婴儿按需哺乳情况：试验组按需哺乳率为 72.73%，对照组为 33.55%（$X2=43.42$，$P<0.01$）；⑷初乳利用情况：试验组初乳利用率 96.21%，对照组为 51.32%，试验组显著高于对照组（$X2=70.92$，$P<0.01$）；⑸母乳持续喂养时间：试验组 4~6 个月断奶者 3.79%，对照组为 9.87%（$X2=3.99$，$P<0.05$）；12 个月以上断奶者，试验组占 63.64%，对照组为 54.61%（$X2=2.6$，$P>0.05$）。

本项研究证实，对孕产妇进行系统、规范的母乳喂养健康教育干预和指导，有利于提高孕产妇的母乳喂养知识水平，促使孕妇建立良好、正确的哺乳行为，提高母乳喂养质量。

本研究学术论文在《中国妇幼保健》杂志 1994 年 9 月第 9 卷第 5 期发表。

本研究课题经市科委组织上海医科大学、天津医科大学、山东医科大学等单位专家鉴定，其科研成果达到国内先进水平。

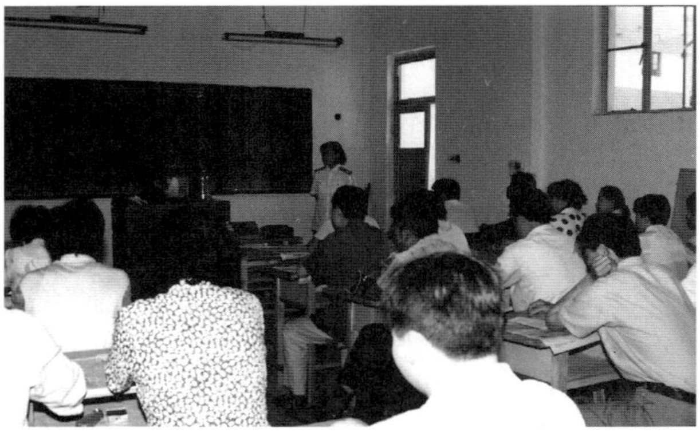

从业人员卫生知识培训

该科研项目主研人员：市防疫站健康教育所解荣章、赵大明、刘伟、韩克之；周村区防疫站吕则立。

第二节　健康教育专业培训

一、卫生宣传初级摄影培训班

1982 年 5 月 10—19 日，市防疫站受山东省卫生宣教第一协作组的委托，举办卫生宣传初级摄影培训班，协作组成员单位济南、青岛、淄博、枣庄四市所辖区县卫生防疫站的 21 名卫生宣教人员参加培训。市防疫站聘请淄博市工人文化宫和淄博市群众艺术馆的摄影技师讲授了摄影基础理论和基本摄影技能，组织学员到淄川蒲松龄故居和博山风景区进行摄影拍照实习。

二、山东省首届卫生宣教理论培训班

1985 年 4 月 29 日，山东省卫生厅以“（85）鲁卫防字第 17 号”文下达《关于举办卫生宣教专业培训班的通知》。市防疫站受省卫生厅委托，与省卫生防疫站在淄博共同举办山东省首届卫生宣教理论培训班。来自全省 14 个地市和五大企业卫生防疫站的 42 名卫生宣教干部参加学习。

学习班自 5 月 15 日—7 月 15 日共计两个月时间。为保证教学质量和培训效果，市防疫站与省卫生防疫站组织省内卫生宣教技术骨干编写了 40 余万字的《卫生宣教专业培训讲义》。办班期间，先后聘请了山东医学院、省卫生防疫站和青岛、济南、淄博资深卫生宣教主管医师和专家、教授授课。理论培训内容包括卫生宣教学、心理学、教育学、传播学、行为科学、科普学的基本理论、原则以及在卫生宣教工作中的应用；技能培训内容包括卫生宣教工作的组织指导、调查研究及其实施，卫生美术、卫生摄影、电化教育、卫生报刊编辑有关业务基础知识和基本技能等。

经过 2 个多月的理论学习和两周见习、实习，42 名学员圆满完成了学习任务。学习班进行 5 次理论考试和技能考核，学员平均测评成绩均在 84.2 分以上，其中，平均分在 90 分以上学员 15 人，占 37.5%。

培训结束后经测试合格，由省卫生防疫站颁发了培训结业证书。同时，培训班还评选出 21 名优秀学员，由省卫生防疫站进行了表彰奖励。

山东省卫生防疫站副站长解秉琛、省卫生防疫站宣教科科长毛淑珀、副科长刘龙云、淄博市爱卫会办公室副主任秦茂云、淄博市卫生防疫站副站长赵大明分别出席开学典礼和结业典礼。

三、山东省第二届健康教育理论培训班

1988 年 11—12 月，受省卫生厅的委托，市防疫站与省健康教育所在市防疫站卫生防疫人员培训基地举办山东省第二届健康教育理论培训班。来自全省各市地卫生防疫站、妇幼保健院的 21 名健康教育专业人员参加培训。培训班聘请山东大学、山东中医学院、济南教育学院、省卫生防疫站以及青岛、淄博市防疫站的教授和健康教育资深专家讲授了社会学、传播学、心理学、健康教育学等课程，经过一个月的理论学习和一个月的课题设计及调查研究，最后经过理论考试和课题设计考核，21 名学员成绩全部合格，由省卫生防疫站颁发了培训结业证书。

四、山东省卫生新闻记者培训班

1990 年 6 月，市防疫站宣教科受山东卫生报社的委托，在张店建设宾馆举办为期一周的山东省卫生新闻记者培训班。来自全省各市地卫生防疫站负

责卫生报刊编辑的专业人员和山东卫生报驻地记者共 34 人参加培训。学习班聘请《大众日报》、山东大学、济南电视台、淄博师专、淄博日报社的高级编辑、记者和大学教授讲授了新闻理论、新闻采访、新闻写作以及报刊编辑等技巧。培训结束后，专门组织学员到淄博驻地的中央企业、医疗卫生单位采访实习。省卫生防疫站站长赵世立、山东卫生报社总编王竹松、淄博市卫生局办公室主任刘长斌、市防疫站副站长赵大明出席开学典礼。

五、淄博市医院健康教育师资培训班

1998 年 8 月 20—21 日，市防疫站健康教育所根据市创建国家卫生城市办公室的部署，在市妇幼保健院举办全市医院健康教育师资培训班。全市县以上医疗卫生单位共 32 名医疗卫生专业技术人员参加培训。培训班聘请山东省健康教育所社区教育室主任钱跃升主管医师授课，重点讲授全国公共卫生院校教材《健康教育学》中《医院健康教育》《健康教育组织实施及效果评价》等章节，以及健康教育技能、技巧等实用技术。市爱卫会办公室副主任张祝云、市防疫站副站长赵大明出席开课典礼。

第六章 健康教育检查评比与协作活动

第一节 健康教育检查评比

一、市级检查评比

1.1980 年检查活动

1980 年 9 月 1 日，市卫生局印发《关于组织卫生宣传工作检查的通知》。9 月 8 日开始，9 月 13 日结束。检查人员由市区防疫站以及有关单位共 14 人组成，每区检查 1 天，检查内容：⑴全市卫生宣传工作会议贯彻情况；⑵中央八部委《关于进一步加强爱国卫生运动宣传工作的通知》贯彻执行情况；⑶各区、各单位卫生宣传工作开展情况。这次检查是本市首次组织的卫生宣传工作专业检查。

2.1982 年检查评比活动

1982 年 9 月 9 日，为迎接全省卫生宣传协作组的检查，市卫生局印发《关于组织卫生宣传工作检查的通知》。检查人员由市、区防疫站、淄博矿务局、山东铝厂分管卫生宣传工作的干部组成，自 9 月 20 日—25 日，每区检查 1 天，检查博山、淄川、周村、临淄、张店五个区的 49 个单位。其中，医疗卫生单位 18 个、工矿 7 个、商店 12 个、饭店 3 个、幼儿园 3 个、影剧院 1 个。检查采用百分记分法，全市平均分数为 87.36 分。其中，张店区平均分 90.55 分、博山区 89.38 分、临淄区 85.92 分、周村区 81.63 分、淄川区 80.84 分。49 个受检单位中，80 分以上的单位 35 个，占 71.43%，90 分以上的单位 16 个。是年 12 月 3 日，市卫生局印发《关于召开卫生宣传先进单位、积极分子授奖会的通知》。12 月 10 日，市卫生局在张店新华饭店召开表彰大会，对这次检查评选出来的 16 个 90 分以上的卫生宣传先进单位和 52 名卫生宣传积极分子进行了表彰。

淄博市 1982 年卫生宣传先进单位：淄博市结核病防治院、淄博市第二医院、山东铝厂医院、王村八三厂医院、临淄区朱台分院、临淄区敬仲公社医院、山东金岭铁矿医院、淄博丝织二厂、张店新华饭店、淄川饭店、博山区蔬菜公司立新商店果品门市部、博山陶瓷厂子弟中学、淄博师范、张店中心路小学、张店区卫生防疫站、博山区卫生防疫站。

1982 年受市卫生局表彰的卫生宣传积极分子共 52 人：

博山区（12 人）：蒋希亮（男，博山区蔬菜副食品公司）、郭爱民（男，淄博市第一医院）、韩玉峰（女，博山区食品公司大楼门市部）、宋忠兴（男，博山区五岭路商场）、杨磊（男，淄博市结核病防治院）、郝凤阁（男，博山第一百货商店）、钱生德（男，博山陶瓷厂子弟中学）、宋长荣（女，博山陶瓷厂子弟中学）、徐百兰（女，山东机器厂幼儿园）、刘丽霞（女，博山石炭坞小学）、孙启贞（男，博山区卫生防疫站）、王在坤（男，博山区饮食服务公司）。

临淄区（8 人）：钟殿庆（男，辛店食品店）、崔连城（男，临淄中医院）、毕义忠（男，临淄朱台分院）、史洪仁（男，临淄敬仲卫生院）、苏中胜（男，临淄饮食服务公司）、徐旭光（女，临淄区卫生防疫站）、李荣吉（男，临淄制药厂）、于炳南（男，临淄路山分院）。

淄川区（8 人）：李会三（男，淄川影剧院）、管纪兰（女，淄博师范）、高绍禄（男，淄川区医院）、王方田（男，淄博电焊机厂）、蒲章伦（男，淄川蒲家学校）、高波（男，淄川区卫生防疫站）、翟春平（男，淄川第一饮食服务商店）、芦怀柱（男，淄博电焊机厂）。

周村区（8 人）：宁廷举（男，淄博毛纺厂）、吕则立（男，周村区卫生防疫站）、周云萃（女，周村百货公司）、刘恩杰（男，周村区医院）、康庆云（男，王村八三厂职工医院）、彭滨（男，淄博丝织二厂）、赵修德（男，周村公社医院）、方会生（男，淄博市中医院）。

张店区（14 人）：王桂美（女，张店区南定蔬菜商店）、叶维镜（男，张店区食品公司）、单即霞（女，张店区向阳一路小学）、郭翠敏（女，张店区东一路小学）、张琦（女，淄博市传染病医院）、李荣（女，淄博轴承厂保健站）、盖树森（男，张店饭店）、耿群（男，张店新华饭店）、李继其（男，山东金岭铁矿医院）、张传岭（男，张店区医院）、张振奉（男，淄博市第二医院）、刘欣（男，张店区卫生防疫站）、孙其光（男，张店区文化馆）、柳培振（男，张店区中埠公社医院）。

山东铝厂（3 人）：姜元淑（女，山东铝厂职工医院）、仲素芬（女，山东铝厂职工医院）、张若珩（男，山东铝厂职工医院）。

淄博矿务局（3 人）：边道永（男，岭子煤矿卫生科）、郝希森（男，淄博矿务局中心医院）、张艳君（男，淄博矿务局 525 厂卫生所）。

3.1983 年检查评比活动

1983 年 8 月，市爱卫会、市卫生局联合印发《关于召开卫生宣传先进集体、先进个人表彰大会的预备通知》，同年 9 月，市防疫站印发《关于组织卫生宣传先进单位考核验收的通知》，组织力量对全市卫生宣传工作进行检查评比，重点检查考核各区、县推荐申报的卫生宣传先进单位。是年 12 月 23 日，市爱卫会、市卫生局印发“关于召开卫生宣传先进集体、先进个人表彰大会的通知”。是年 12 月 28—29 日，市爱卫会、市卫生局在市供销社招待所召开表彰大会，对 1983 年度省、市两次检查评选出来的 47 个卫生宣传先进单位和各行各业涌现出的 46 名卫生宣传先进个人进行表彰奖励。

淄博市 1983 年卫生宣传工作先进单位共 47 个：

张店区（12 个）：淄博市第二医院、淄博市妇幼保健院、淄博市传染病医院、淄博市卫生防疫站、金岭铁矿、淄博剧院、张店区卫生防疫站、张店新华饭店、张店中心副食商场、张店区医院、张店中心路小学；

博山区（8 个）：淄博市结核病防治院、淄博市第一医院、博山区卫生防疫站、山东机器厂托儿所、博山区石炭坞小学、博陶子中、博山食品大楼、博山蔬菜公司五路果品门市部；

临淄区（8 个）：临淄区卫生防疫站、临淄区中医院、临淄区医院朱台分院、临淄区敬仲公社医院、临淄区大武公社医院、辛店食品楼、临淄制药厂、临淄区辛店小学；

淄川区（5 个）：淄川区卫生防疫站、淄博师范、淄川饭店、淄博电焊机厂、淄川区蒲家小学；

周村区（5 个）：淄博市中医院、淄博丝织二厂、淄博毛纺厂、王村八三厂医院、周村公社医院；

桓台县（2 个）：桓台县医院、桓台县耿桥公社医院；

齐鲁石化公司（4 个）：第一化肥厂医院、第一化肥厂托儿所、第二化肥厂医院、第十化建公司医院；

淄博矿务局（2 个）：淄博矿务局中心医院、淄博矿务局岭子煤矿医院；

山东铝厂（1 个）：山东铝厂医院。

淄博市 1983 年度卫生宣传先进个人共 46 名，分别是：

张店区（9 人）：刘欣（张店区卫生防疫站）、张振峰（淄博市第二医院）、杨春和（淄博剧院）、司翠兰（女，张店中心路小学）、李继其（金岭铁矿医院）、王士娥（女，张店新华饭店）、范金荣（淄博市卫生防疫站）、刘同音（张店区商业局）、盖树森（张店饭店）；

博山区（8 人）：赵玉润（博山制药厂）、炅道海（博山区食品公司）、段京新（博山第二饮食服务商店）、胡希文（博山第一饮食服务商店）、宋长荣（女，博山陶瓷厂子弟中学）、薛希亮（博山区蔬菜公司）、周祖佩（博山乐疃公社医院）、孙启贞（博山区卫生防疫站）；

临淄区（8 人）：史洪仁（临淄区敬仲卫生院）、李荣吉（临淄制药厂）、周丽华（女，临淄区食品公司辛店食品店）、毕义忠（临淄区医院朱台分院）、刘永礼（临淄区中医院）、徐胜臣（辛店红旗饭店）、徐旭光（女，临淄区卫生防疫站）；

淄川区（6 人）：苏秀珍（女，淄川饭店）、李先江（淄川区卫生防疫站）、蒲章伦（淄川区洪山镇蒲家学校）、张先宝（淄博师范）、李长祥（淄博电焊机厂）、梁玉沧（淄川区医院）；

周村区（6 人）：彭斌（淄博丝织二厂）、康庆云（王村八三厂医院）、吕则立（周村区卫生防疫站）、高逢平（周村旅社）、王保治（周村公社医院）、郝桂英（女，淄博市中医院）；

桓台县（3人）：王宝生（桓台县人民医院）、毕立波（桓台县卫生防疫站）、耿庆珊（桓台县耿桥卫生院）；

齐鲁石化公司（2人）：任向朝（第一化肥厂职工医院）、许广继（第二化肥厂职工医院）；

淄博矿务局（2人）：刘铭常（淄博矿务局中心医院）、边道永（淄博矿务局岭子煤矿医院）；

山东铝厂（2人）：仲素芬（女，山东铝厂医院）、楚广交（山东铝厂医院）。

4. 全市医院卫生宣传工作检查评比

1986年9月15日，市卫生局印发《关于组织医院卫生宣传工作检查的通知》。市卫生防疫站牵头组织，抽调区县卫生防疫站站长、医院院长30余人，分为三个检查组，自9月22—26日，采取循环对口检查方式，共检查全市县以上医疗单位23个，其中，县以上医院14个，厂矿企业医院9个，根据统一检查标准和评分办法进行检查记分，检查结果如下：

张店区（共检查5个医院，平均分82.2分）：市中心医院：86分，市妇幼保健院：80分，市传染病医院：81分，张店区医院：82分，金岭铁矿医院：82分；

淄川区（共检查2个单位，平均分83分）：淄川区医院：94分，淄川区中医院：72分；

周村区（共检查3个单位，平均分91分）：淄博市中医院：94分，周村区医院：91分，王村八三厂医院：88分；

博山区（共检查4个单位，平均分90.1分）：市第一医院：91分，市结核病防治院：96分，博山区医院：94.5分，山东机器厂医院：79分；

临淄区（共检查2个单位，平均分76.3分）：临淄区医院：73分，临淄区中医院79.5分；

桓台县（共检查1个单位）：桓台县医院：89分；

齐鲁石化总公司（共检查2个单位，平均分85分）：齐鲁石化公司总院：86分，石化公司第二分院：84分；

淄博矿务局（共检查3个单位，平均分80.7分）：淄博矿务局中心医院：85分，淄博矿务局昆仑医院：76分，淄博矿务局岭子煤矿医院：81分；

山东铝厂（共检查1个单位）：山东铝厂医院95分。

1987年10月4日，市爱卫会办公室、市卫生局联合印发《关于召开医院健康教育工作表彰会议的通知》，对这次全市医院卫生宣传工作检查获得80分以上的单位进行了表彰奖励。

5.1994年11月24—26日，市防疫站健康教育所参加全市创建国家卫生城市健康教育工作检查，分别抽查张店化工厂、张店洪沟街道办事处和临淄区大武镇社员群众的卫生知识水平，参加测试的共20人，全部及格（60分以上），平均分为90.5分。

6.1995年4月24—27日，市防疫站健康教育所参加全市创建国家卫生城市健康教育工作检查，用全市统一的卫生知识测试问卷，对淄川、周村、临淄、博山4个区的39名城市居民进行卫生知识水平测试，及格率（60分以上）100%，平均分数为85.92分。其中，淄川区10人，平均89.50分；周村区9人，平均87.00分；临淄区10人，平均83.80分；博山区10人，平均85.92分。对临淄八中初二⑸班的63名中学生进行卫生知识抽查测试，及格率(60分以上)98.41%，平均得分84.14分。是年5月3日，在对张店创城健康教育检查时，抽查张店二中初二⑷班58名中学生，卫生知识测试结果：及格率51.72%，平均分数56.74分。

7.1998年7月8—12日，市防疫站健康教育所参加全市创建国家卫生城市健康教育工作检查，对张店、淄川、博山、周村、临淄五个区的社区居民和机关干部进行卫生知识测试，用全市统一的测试试卷共测试机关干部46人，居民41人，测试结果：机关干部及格率（60分以上）100%，总答对率74.56%；社区居民及格率(60分以上)100%，总答对率96.83%。

二、省级及协作区检查评比

1. 根据山东省卫生宣教第一协作组(济南、青岛、淄博、枣庄四市组成）枣庄会议协议，该协作组组织人力，于1982年10月3—10日，对本市卫生宣传工作进行了检查。检查团由济南市卫生防疫站书记陈亨熙带队，检查团成员分别由济南、青岛、枣庄市卫生防疫站宣传科专业人员组成。检查团检查了淄博市五个区的医院、厂矿、学校、商店以及区卫生防疫站等共35个单位，有16个单位获90分以上，分别是：市结核病防治院、博山陶瓷厂子弟中学、博山区卫生防疫站、博山蔬菜公司立新果品门市部、淄博师范、淄川饭店、张店区卫生防疫站、张店中心路小学、山东金岭铁矿、市第二医院、张店新华饭店、山东铝厂医院、淄博丝织二厂、王村八三厂医院、临淄朱台分院、临淄区敬仲公社医院。

上述单位在1982年11月16日受到山东省卫生宣教第一协作组表彰。12月10日，在市卫生局召开的卫生宣传先进单位、积极分子授奖会议上，受到市卫生局表彰。

2.1983年9月25日，山东省卫生防疫站印发《关于组织卫生宣传检查的通知》。根据通知要求，全省分13个检查团进行对口循环检查。淄博市由聊城地区卫生防疫站组成的检查团进行检查。自1983年10月22—31日，由聊城地区卫生防疫站副站长米瑞珍（女）为团长的全省第六检查团检查了淄博市的卫生宣教工作。共检查淄博市周村、博山、淄川、张店、临淄五个区和齐鲁石化总公司的35个基层单位。其中，厂矿企业6个、学校5个、商店（饭店）5个、影剧院5个、医疗卫生单位13个、幼儿园1个。根据全省统一制订的检查项目和记分标准，采用百分制记分法。35个单位中，有24个单位获得90分以上的优异成绩，占被检单位的68.6%。分别是：市中医院（97分）、淄博丝织二厂（93分）、博山区防疫站（95.8分）、淄博市结防院（98分）、博陶子中（93.8分）、博山蔬菜公司五路果品门市部（98分）、淄川区防疫站（95分）、淄博师范（97分）、淄川饭店（95分）、淄博电焊机厂（90分）、临淄区防疫站（96分）、临淄制药厂（94.8分）、临淄朱台分院（97分）、临淄区辛店小学（92分）、临淄区辛店副食品楼（96分）、张店区卫生防疫站（97分）、市第二医院（98分）、张店中心路小学（94.6分）、张店新华饭店（98分）、山东金岭铁矿（96分）、淄博剧院（94.8分）、齐鲁石化公司一化肥托儿所（95分）、齐鲁石化公司一化肥医院（92.5分）、齐鲁石化公司二化肥医院（94分）。这次检查评选出的24个90分以上的先进单位，在1983年12月28—29日市爱卫会、市卫生局召开的卫生宣教先进集体和先进个人表彰大会上，由市爱卫会、市卫生局联合给予表彰。

3.1985年9月，全省调整后的省卫生宣教第三协作组（由淄博、烟台、潍坊三市及齐鲁石化总公司组成）由烟台市卫生防疫站牵头，组织协作组内对口检查评比。1985年9月16—26日，由潍坊市组成的检查团，由潍坊市卫生防疫站宣教科王秀德医师带队，对淄博市卫生宣教工作进行全面检查。共检查了淄博市五区一县的23个单位，其中，包括14个医院、3个厂矿、2个学校、4个商店（饭店）等。检查成绩以区为单位记分，结果：张店区平均分96分，博山区平均84分，淄川区平均96分，周村区平均80分，临淄区平均86分，桓台县平均86分。1986年1月，在全市卫生宣教工作会议上，由市卫生局对这次检查获90分以上的张店区和淄川区防疫站进行了表彰。

4.1986年10月29日—11月1日，由省爱卫会办公室、省卫生防疫站组织的全省医院卫生宣传考核验收团到淄博。检查团由青岛市卫生防疫站副站长王宝纯带队，一行8人，检查五区一县和三大企业的医疗卫生单位共24个，经检查、考核、验收，有11个获90分以上的医疗卫生单位被确定为省级医院卫生宣传先进单位，这些单位是：市结核病防治院、市中心医院、市中医院、市第一医院、博山区医院、周村区医院、张店区医院、淄川区医院、市防疫站、周村区卫生防疫站、淄川区防疫站。1987年9月11日—13日，省爱卫会办公室、省卫生防疫站在济宁市召开山东省医院健康教育工作经验交流会议时，公布了1986年全省医院卫生宣传工作检查评比结果，淄博市上述11个医疗卫生单位受到省爱卫会办公室、省卫生防疫站表彰奖励。

5.1994年12月2~3日，由省爱卫会、省卫生厅组织的全省健康教育工作检查团第四分团一行6人，在团长、青岛市卫生防疫站站长于振生带领下，对淄博市健康教育工作进行重点抽查。检查团先后抽查了市第一医院、淄川区医院、淄博五中、张店公园小学、山东金岭铁矿、新华药厂等单位，对淄博市在创建卫生城市工作中的健康教育工作成绩给予充分肯定。

1995年3月2日，省爱卫会、省卫生厅联合印发《关于表彰健康教育工作先进单位的决定》，淄博市健康教育所被命名为“全省健康教育工作先进单位”。

6.1998年2月17日，省爱卫会印发《关于表彰“八五”期间全省健康教育先进集体、先进工作者的通报》，市健康教育所被授予“全省健康教育先进集体”荣誉称号。

7.1998年9月7日—8日，由省爱卫会组织的全省健康教育检查团由省健康教育所所长于文平带队，对淄博市“创城”工作中的健康教育进行检查。检查了市防疫站、抽查了张店区医院、公园商场、第一职业中专、市交警支队、新华药厂和临淄区防疫站、临淄区稷下小学、临淄区辛东居委会共9个单位，对淄博市健康教育取得的成果和推行“1、2、3、4、5健康教育示范工程”给予高度评价。

8.2000年2月22日—26日，由省爱卫会组织的全省健康教育检查团一行5人，在省健康教育所副所长武轶农带领下，对淄博市健康教育工作进行检查。检查团共检查医院、学校、厂矿、社区的23个单位，对淄博市近年来健康教育工作取得的成绩给予充分肯定。

2013年1月，省厅组织专家对全省各申报省级无烟医疗卫生单位进行了评审。根据现场评审结果，市疾控中心被授予省级无烟医疗卫生单位，并予以通报表彰。

三、国家级检查评比

1.1990年10月，在全国卫生报刊发行工作评比中，市防疫站被评为全国卫生报刊发行工作先进单位，受到全国爱卫会、卫生部、中国健康教育协会的联合表彰。

2.1994年12月19日—23日，国家卫生城市检查考核团对本市创建国家卫生城市工作进行全面检查。检查团成员、健康教育专家、北京医科大学健康教育室主任吕姿之教授对本市“创城”工作中的健康教育进行检查，12月19日，专程到市防疫站健康教育所，检查考核了全市健康教育计划、总结、组织实施等相关档案、资料，对开展的各项健康教育项目及取得的成效给予充分肯定。

3.1995年6月13日—14日，全国爱卫会组织检查考核团对创建国家卫生城市工作进行全面检查考核。检查团成员、辽宁省健康教育所所长、主任医师刘瑞兰代表检查团对“创城”中的健康教育工作进行检查考核。抽查张店公园新村小学、张店二中、周村催化剂厂社区、淄博第二棉纺厂、淄博毛巾厂五个单位，对中小学生、社区居民、工厂工人的卫生知识水平和卫生行为习惯进行考核测试。检查考核结果：小学生共测试8道题，总答对率77.12%，中学生共测试8道题，总答对率85.89%；社区居民共测试6道题，总答对率87.72%；工厂工人测试8道题，总答对率91.67%，卫生行为抽查21名工人，卫生行为形成率91.67%。检查团对淄博市“创城”中健康教育工作取得的成果给予充分肯定。

2006年，省爱卫会受全国爱卫会办公室委托，代表全国爱卫会对进行国家卫生城市复审，济南市爱卫会办公室主任欧阳桂庭对“创城”中的健康教育工作进行检查考核，抽查了淄博火车站、张店区医院、淄博饭店、淄博联通公司、潘庄社区等单位，对社区居民、企业工人的卫生知识水平和卫生行为习惯进行考核测试。检查考核结果：社区居民共测试6道题，总答对率88.70%；企业工人测试8道题，总答对率93.77%，卫生行为抽查22名工人，卫生行为形成率92.60%。检查团对本市“创城”中健康教育工作取得的成果给予充分肯定。

2009年以后，国家卫生城市复审工作改明查为暗访。不断摸索建立长效机制，创城健康教育主要以抓社区健康教育宣传栏的建设、窗口单位的控烟、新闻媒体的健康知识普及为主。在2009年、2012年的国家卫生城市复审工作中，全市各区基本做到了每个社区都有一处以上标准健康教育宣传栏（面积2㎡：1m×2m）且内容更新及时、窗口单位电子屏有健康教育内容、公共场所有控烟措施等要求，得到了国家暗访组专家的认可。为“创城”“保城”做出了贡献。

第二节　健康教育协作活动

1976年，在省卫生防疫站倡导和组织下，全省各地市卫生防疫站建立起了若干卫生宣教协作组。

每个协作组一般由3~4个地市卫生防疫站和驻地企业防疫站组成，协作组组长由成员单位轮流担任，并负责当年度协作会议的牵头召开以及协作活动的组织协调。省卫生防疫站对各协作组每年一次的协作年会给予500元会议补助，并派员参加协作会议，进行业务指导。

山东省卫生宣教第一协作组由济南、青岛、淄博、枣庄四市和胜利油田、齐鲁石化公司、济南铁路局三大企业卫生防疫站组成。

山东省卫生宣教第一协作组第一次协作会议由淄博市牵头组织，于1976年11月在淄博市博山区召开。会议商议了1977年的协作任务。

1977年6月29日—7月1日，省卫生宣教第一协作组在齐鲁石化公司召开第二次协作会议，共有成员单位以及所属的区县卫生防疫站25人参加。会议交流了协作经验，拟定了协作任务。

1978年4月25日—4月30日，北方八省市卫生宣传协作组在济南召开协作会议，卫生部部长江一真应邀参加会议。4月30日，参加会议的山东省卫生宣教第一协作组成员单位，由济南市卫生防疫站牵头召集召开协作组第三次协作会议。

1979年10月27日—31日，省卫生宣教第一协作组由青岛市卫生防疫站牵头召开第四次协作会议。参加会议的有协作组成员单位以及所属区县卫生防疫站站长共82人。会议交流了卫生宣教工作经验，参观了青岛市卫生宣教典型单位，商定了1980年协作任务。会议确定：1980年由枣庄市负责举办一期卫生宣教美术学习班，由济南市举办一期卫生摄影学习班。1980年第五次协作会议拟定在淄博市召开。

1980年10月7日—11日，省卫生宣教第一协作组在淄博召开了第五次协作会议。济南、青岛、淄博、枣庄市和胜利油田、济南铁路局、齐鲁石化公司卫生防疫站的站长、宣传科科长、各市所属区县卫生防疫站站长、宣传科科长共81人参加了会议。会议传达了北方十三省、市、自治区（包头）协作会议精神，14个卫生宣教先进单位进行经验交流。与会代表检查、参观了淄博市卫生宣教典型单位；参观了由市爱卫会、市防疫站、张店区文化馆、张店区防疫站联合举办的《卫生与健康》摄影、美术、书法展览；同时商定了1981年协作组的协作任务。

根据1980年协作会议精神，1981年3月，由青岛市卫生防疫站牵头召开卫生科普读物讨论会，第一协作组所属单位30余名从事卫生科普创作和文编人员参加会议。会议交流了各市、区县卫生科普创作经验，邀请青岛师专教师和有经验的科普作者讲授卫生科普创作和卫生报刊编辑知识。与会代表参观了青岛市立医院等卫生宣传工作典型单位。

根据1980年协作会议精神，1981年10月，由济南市卫生防疫站牵头召开卫生美术创作座谈会，第一协作组所属单位20余名卫生美术工作者参加了会议。会议期间传达了卫生部副部长王伟在南方五省、市卫生宣传协作区第二次会议上的讲话和北方十三省、市、自治区卫生协作区（沈阳）会议精神，交流了美术协作经验。会议邀请本省著名画家讲授了美术创作理论和技巧，组织进行了人物和风景写生。

1981年11月20日—24日，省卫生宣教第一协作组由枣庄市卫生防疫站牵头召开第六次协作会议。协作组成员单位卫生防疫站长、宣教科科长、各大企业代表共95人参加。会议传达了全国卫生宣教工作会议，北方十三省、市、自治区卫生协作会议和全省卫生宣教（潍县）会议精神，交流了协作区成员单位卫生宣教工作经验。同时举办了山东省卫生宣教第一协作组首届卫生美术、摄影、书法展览。该展览共展出作品378份，其中，美术作品107份，摄影作品116份，书法作品65份。会议研究了新形势下卫生宣教工作的新课题、新任务，商定了1982年的协作项目。

根据协作组1981年（枣庄）第六次协作组会议精神，1982年5月10日—19日由淄博市防疫站牵头，举办卫生初级摄影班，协作组成员单位的21名卫生摄影人员参加培训。学习班邀请了淄博市文化宫、淄博群众艺术馆的专职摄影技师讲授了摄影基础理论和摄影技能，到淄川蒲松龄故居、博山风景区进行摄影实习。

1982 年 10 月，根据协作组枣庄第六次协作会议精神，由济南市卫生防疫站牵头，在第一协作组市级协作单位中开展了卫生宣教工作循环大检查。是年 10 月 3 日—10 日，由济南市卫生防疫站组成的检查团对淄博市卫生宣教工作进行检查。由市防疫站组成的检查团对青岛市的卫生宣教工作进行检查。

1982 年 11 月 16 日—20 日，山东省卫生宣教第一协作组第七次协作会议在胜利油田召开。协作组各成员单位的卫生防疫站站长，市、区（县）卫生防疫站宣传科科长、部分厂矿医院及基层单位负责人共 160 余人参加了会议。省卫生防疫站宣教科科长毛淑珀，胜利油田副总指挥钱升旺、胜利油田卫生处处长张辉等出席会议。会议交流了各地卫生宣传工作经验，参观了胜利油田卫生宣教典型单位，对协作成员的基层卫生宣教先进单位进行了表彰奖励。

1983 年 11 月 25 日—27 日，由枣庄市卫生防疫站牵头，省卫生宣教第一协作组在枣庄市滕县召开农村卫生宣教工作座谈会，并参观了滕县农村卫生宣教工作典型单位。

1984 年 1 月 18 日—21 日，全省卫生宣传工作会议在济宁市召开。根据省卫生防疫站部署，全省卫生宣教协作组进行调整，淄博市与潍坊市、烟台市和齐鲁石化公司重新划分组合为山东省卫生宣教第三协作组。

1984 年 9 月 14 日—15 日，省卫生宣教第三协作组在潍坊市益都县召开协作会议。省卫生防疫站党委书记张综德、省卫生防疫站宣传科副科长刘云龙、潍坊市卫生防疫站站长张进甡参加会议。会议交流了卫生宣教工作经验，表彰了医学科普发行先进单位，重点商讨了协作任务和《医学科普》杂志发行、订阅工作。参加会议的有各协作成员单位宣教科科长、区县卫生防疫站宣教科科长共 30 余人。

1985 年 5 月 15 日—7 月 15 日，根据省卫生宣教第三协作组协作会议协议，受省卫生厅委托，由市防疫站举办“山东省卫生宣教干部理论培训班”，第三协作组成员单位以及全省其他市地卫生宣教干部共 42 人参加了为期 2 个月的理论培训。

1986 年以后，由于全省性的卫生宣教业务活动增多，加之协作组的活动经费紧缺，省卫生宣教第三协作组与省内其他协作组一样，未再举办大型的协作会议和协作活动。

第九篇

DIJIUPIAN

科研与教育培训

KEYANYUJIAOYUPEIXUN

第九篇　科研与教育培训

第一章　概　述

第一节　科研概述

资料记载，市防疫站预防医学科研工作始于1975年。1975—1976年，市防疫站检验科技师潘承荣完成了科研项目“四种水溶性色素的定量方法”。

1978年12月中共十一届三中全会以后，市防疫站进一步落实了知识分子政策。通过贯彻全国、全省和全市科学大会精神，调动了市防疫站专业技术人员钻研业务和深入开展预防医学科研的积极性。1978年，市防疫站成立科研领导小组，副站长姜吉昌任组长，专业技术人员张汉民任副组长，成员由主管医师以上的技术人员组成。科研领导小组负责从实际应用和业务实践中寻找科研课题，重要攻关项目由科研领导小组主持。市防疫站科技人员也可以根据自己的专业技术特长，选择课题进行研究。1979年，市防疫站制订科研规划，实行定向、定点、定题的科研项目，由上级拨专款进行专题研究。

1975—1980年，市防疫站专业技术人员共完成科研项目5项，1项科研成果获淄博市科技大会奖。其中张汉民等完成“复方消痢菌片防治细菌性痢疾的研究”，1980年11月通过省卫生厅和市卫生局组织的科研技术鉴定，达到国内先进水平，这是市防疫站首次获得国内先进水平的科研项目。

1988年1月21日，市防疫站印发《关于调整市防疫站科技委员会成员的通知》，主任委员张汉民（业务副站长、副主任医师），副主任委员潘承荣（中心试验室主任、副主任技师）。委员张洪义、张仲平、陈玉堂、孙启生、石楚南、袁向鼎、王玉尧。科技委员会负责全站科学研究、技术培训的领导、决策、协调等工作。

1989年12月20日，市科委批复，同意市防疫站成立淄博市预防医学生物工程研究所，批文称：“该所属民办性质科研机构，实行独立核算，自负盈亏。隶属市卫生防疫站领导。”

1992年12月24日，市防疫站成立淄博市卫生防疫站学术委员会，由13人组成。主任委员徐增昌（副站长），副主任委员张仲平、张洪义、刘素君。学术委员会的主要职责是：负责全站业务技术建设和科研、培训工作，包括科研立项、评估、学术活动、业务培训、专业技术考核、学术论文评选等。

1992年，市防疫站贯彻市委、市政府“科技兴市”和市卫生局“科技兴医”的战略方针，于12月24日成立市防疫站科技委员会，进一步加强了科研和培训工作。1993年4月15日，市防疫站任命王金孚为市防疫站科技委员会秘书长。

1993年10月，市防疫站科技委员会设立外文期刊翻译学部。学部主任张仲平，副主任唐学慧、于宪良，译员巩翠华、张一水、卢立云、李玉华、郭平、袁新华，顾问张汉民、潘承荣；资料员：张慧娟、王启珍。翻译学部办公室设在市防疫站信息资料科。

1993年11月22日，市防疫站科技委员会设立科研管理学部和学术活动学部，组成人员：科研管理学部，主任张仲平，副主任唐学慧，顾问张汉民、潘承荣。下设三个学组：疾病学组，组长梁传法；卫生学组，组长李进贤；检验学组，组长王玉尧。学术活动学部，主任刘素君，副主任王金孚，顾问张汉民、潘承荣，委员（以姓名笔画排列）丁桂芬、王玉尧、王玉金、孙启生、陈玉堂、陈玉芳、徐文华、张仲平、张洪义、张淑云、解荣章。

1981-1995年，市防疫站认真贯彻市委、市政府“科技兴市”和市卫生局“科技兴医”的战略方针，加大科技投入，充分调动专业人员的科研热情，科研工作空前活跃，15年间共完成科研项目55项，其中达国际先进水平1项，国内首创1项，国内领先17项，国内先进32项。获得省科技进步奖12项，部级奖励1项，省卫生厅科技成果奖12项，省经济委员会科技奖1项，市科技进步奖27项。1981年，张汉民等完成“复方消痢菌片防治细菌性痢疾的研究”获省科委科研成果三等奖，这是市防疫站首次获省科委奖励的科研项目。1983年，市防疫站专业技术人员张汉民等主研的”痢疾杆菌多糖—蛋白复合物菌苗的制备及人群免疫的研究”获得了省科技进步二等奖。1994年，市防疫站专业技术人员翟慎永等主研的“博山地区肺癌高发原因及经济损失的研究”获得了省科技进步二等奖。1984年和1985年，市防疫站专业技术人员潘成荣等完成的两个项目“SHARP PC~1500袖珍型电子计算机诊鉴肠杆菌科病原菌的研究”、“SHARP工作者PC—1500计算机在微量快速生化鉴定系统E~15中的应用”分别获得了淄博市科技进步一等奖。

2000年3月，市防疫站制定《科技学术活动管理暂行规定》。2001年10月，市防疫站设立科技基金，为预防医学科研奠定良好基础。

2000年12月，在市科委、市委组织部、市人事局、团市委联合开展的“淄博市第二届十大科技启明星”评选活动中，市防疫站翟慎永获“淄博市第二届科技启明星”荣誉称号。翟慎永自1982年参加工作以来，主持完成5项科研课题，有13篇论文在国家级刊物发表。其中，《博山地区肺癌高发原因及经济损失的研究》获省科技进步二等奖。

1996–2005年，市防疫站受当时政策影响，工作重心以经济创收为主，科技投入减少，专业人员的科研热情降低，科技工作受到一定程度的影响。10年间共完成科研项目8项，其中达国际先进水平1项，国内领先6项，国内先进1项。获得省科技进步奖1项，省卫生厅科技成果奖1项，市科技进步奖7项。

2007年8月21日，市疾控中心印发《关于成立淄博市疾病预防控制中心学术委员会的通知》。委员会组成人员：主任委员胡林，副主任委员栾兆恺、杜本华、赵华、袁长河、翟慎永、殷茂荣，委员崔峰、秦爱玲、于宪良、孟昭恒、孟强、曹培刚、汪春景、郭平、王龙义、原丽华、张殿平、王勤、娄灵源、唐学慧、吕兰珍，学术委员会办公室设在科教信息管理科，杜本华兼办公室主任。

2010年3月25日，市疾控中心印发《淄博市疾病预防控制中心科技工作管理办法（试行）》。确立中心科技工作的组织管理，规范了科技管理程序，加大对科研项目、论文、专著、专利的奖惩力度。

2010年4月27日，市疾控中心印发《关于调整淄博市疾病预防控制中心学术委员会的通知》。委员会组成人员：主任委员翟慎永，副主任委员郭平、李伟、殷茂荣、崔峰、李娟，委员刘伟、刘洁、杨光宏、王玲、秦爱玲、于宪良、孟强、石志恺、吕健、王龙义、张殿平、王勤、唐学慧、赵军溪，学术委员会办公室设在科教信息管理科，李娟兼办公室主任。学术委员会下设疾病学部、卫生学部、卫生检验学部和综合管理学部。

自市疾控中心成立以来，工作重心由以经济创收为主转移到业务建设上来，通过大力实施“科技兴业”战略，积极引进高层次人才，加大科研投入，充分发挥专业技术人员在科技工作中的主导与骨干作用，科技工作取得一定的成效。期间共完成科研项目9项，均达到国内领先水平。获得市科技进步奖2项。

至2012年，市防疫站（市疾控中心）专业技术人员共完成科研项目77项，全部通过科研项目技术水平鉴定。其中，达到国际水平的4项（国际先进2项，国际水平2项），占5.19%；国内领先30项，占38.96%；国内先进32项，占41.56%。另有国内首创和填补国内空白各1项。获得省级、市级科技进步奖共计64项，其中获得省科技进步二等奖2项、三等奖12项，中国船舶总公司科技二等奖1项，省卫生厅科技成果二等奖5项、三等奖7项，省经济委员会科技三等奖1项，市科技进步一等奖2项、二等奖13项、三等奖21项。

市防疫站（市疾控中心）高度重视预防医学科研成果的推广应用工作。多项科研成果被列入省卫生科技成果推广计划。科技成果的推广应用，提升了卫生防疫工作能力，为政府制定卫生防疫决策提供了科学依据。

第二节 教育培训概述

市防疫站卫生防疫培训包括社会卫生培训、专业卫生培训和医学院校毕业生实习带教三方面。社会卫生培训包括对乡镇、厂矿、学校、企事业单位的基层卫生人员、保健教师、卫生员和相关从业人员进行的一般卫生防疫技能和卫生防病知识的培训；专业卫生培训是指对市防疫站业务人员、区县、厂矿卫生防疫人员以及相关单位负责卫生防疫工作的专业人员进行的专业知识和技能的培训；实习、带教工作是卫生培训的一种形式，主要是针对医学院校应届毕业生进行的一种培训。

1952 年底至 1953 年春，淄博劳工卫生工作队（淄博市卫生防疫站前身之组成单位）在龙泉、新博、洪山、西河等煤矿以及山东制酸厂、山东铝厂、金岭铁矿、新华药厂、鲁新纱厂等单位，以《车间卫生员手册》为主要教材，举办 9 期车间卫生员脱产训练班，每期半个月，共培训厂矿企业工人学员 300 余人。

1966 年—1973 年，受文化大革命影响，市防疫站卫生防疫业务培训和实习带教工作处于停滞状态。

1973 年，根据上级疟疾防治工作部署，市防疫站开始培训基层医疗卫生单位的疟疾防治人员和疟原虫镜检人员。1974 年，全市培训疟原虫镜检人员 52 人次。

1979—1980 年，通过贯彻全国、全省、全市科学大会精神，市防疫站将卫生防疫业务培训工作逐步纳入卫生防疫工作重要议事日程。

1973 年—1983 年，全市举办疟原虫镜检培训班 33 期，培训基层卫生检验人员 953 人次；举办疟疾防治学习班 12 期，培训公社（乡镇）以上基层卫生防疫人员 866 人次。

1979 年，市防疫站首次接收高等医学院校学生实习任务。同年 7—9 月，四川医学院卫生系 6 名藏族应届毕业生在市防疫站完成 3 个月的专业实习。

1980 年以前，对基层和专业防疫人员的培训主要是根据每年或某项卫生防疫工作的需要，临时安排卫生培训；对医学院校毕业生的实习带教工作主要是根据上级卫生主管部门的部署或相关医学院校的安排，接收学生实习带教工作。据不完全统计，自 1959 年—2001 年，除文化大革命期间的 1966—1973 年市防疫站未接收学生实习外，其他年份几乎每年都接收淄博卫校应届毕业生的实习带教，36 年间，共有 36 批约 1000 余名学生在市防疫站完成毕业实习。

1981 年—1990 年，市防疫站接收山东卫生干校、济南卫校 8 批卫生检验专业学生共 100 余人次的毕业实习。

1985 年，是市防疫站举办各类专业培训班最频繁的一年。是年，举办霍乱防治培训班 6 期，培训基层防疫人员 423 人（次）；举办流行性出血热诊疗培训班 7 期，培训基层医疗预防人员 400 余人（次）；举办厂矿测尘员培训班 3 期，培训 139 人（次）；举办放射防护培训班 2 期，培训 78 人（次）；举办检验、流行病学、食品卫生、健康教育等专业培训班 11 期，培训 274 人。年内，市防疫站共举办专业培训班 27 期，培训基层专业人员共 1354 人次。

1986 年，省卫生厅投资 5 万元，安排市防疫站筹建山东省卫生防疫人员淄博培训基地，负责承担省以及淄博市各级卫生防疫人员的专业培训。

1987 年，市防疫站将专业培训列入全站业务工作重要议事日程，积极筹备建立卫生防疫人员培训基地，3 月底，筹建工作基本完成。4 月 13 日，市卫生局批复：经山东省卫生厅同意，建立山东省卫生防疫人员淄博培训基地。该基地设在市防疫站，由市防疫站负责日常培训管理工作。同期，经省教育厅、卫生厅批准，由市防疫站培训基地、省卫生防疫站和青岛医学院联合举办预防医学函授大专班，学制二年，业余函授学习，设疾病控制、卫生监督、卫生检验、健康教育 4 个专业。该大专班于同年 7 月开始报名招生。经入学基础理论考试，共招生 3014 名。

1988 年，市防疫站制订《在职人员三年（1988~1990）培训规划》，提出：利用三年时间，采取多层次、多渠道、多形式的培训达到以下目标：⑴对所有不同类型的人员采取业余教育，使之业务水平有较大幅度的提高；⑵培养各专业学科带头人；⑶在疾病控制、生态环境等方面，逐步应用近代医学科学方法和先进检测设备及手段。通过实施该规划，力争把35岁以下的中专专业人员通过培训达到大专专业水平。同年12月28日，由山东省卫生防疫人员淄博培训基地、省卫生防疫站、青岛医学院联合举办的预防医学专业证书函授班开学。经二年的函授培训，市防疫站有67名卫生防疫人员获大专专业证书。同年11月—12月，市防疫站受省卫生厅委托，在市防疫站培训基地成功举办山东省第二届健康教育理论培训班，为全省各地市培训专职健康教育人员21人。

1990年，市防疫站受山东卫生报刊社委托，举办山东省卫生新闻记者培训班，为全省各市地和大企业防疫系统培训卫生宣教干部和山东省卫生报记者34人。

1992年，市防疫站贯彻市委、市政府“科技兴市”和市卫生局“科技兴医”的战略方针，于12月24日成立淄博市防疫站科技委员会，进一步加强了科研和培训工作。

1992年—1994年，市防疫站29名中专学历的防疫人员，经过成人高考和山东医学院公共卫生专业函授培训，获得专科学历。

1994年7月，市防疫站开始接收济宁医学院卫生系应届毕业生的实习、带教工作。

1995年3月28日，市防疫站印发《关于进一步加强食品行业、公共场所从业人员卫生知识培训的通知》，要求自1995年4月1日起，对市管公共场所、饮食行业从业人员采取“统一组织、统一培训”的培训管理办法。

1996年10月—1998年8月，市防疫站受市卫生局委托，先后举办了7期食品生产企业厂长（经理）卫生培训班，共培训市管食品企业负责人312人，占应培训单位负责人的98%。经过系统培训和考核、测试，由市卫生局颁发“卫生培训合格证”。

1997年7月，济宁医学院在市防疫站聘请10名副主任医师作为该校卫生系兼职副教授，聘请9名主管医师为兼职讲师。被聘请人员主要负责或参与济宁医学院应届毕业生的实习带教工作。8月，经省卫生厅认可，济宁医学院确定淄博市防疫站为济宁医学院淄博教学基地。8月5日，济宁医学院副院长王林、淄博市卫生局局长助理王立春为济宁医学院淄博教学基地挂牌。

1994年—2001年，市防疫站接收济宁医学院卫生系8批共80余名应届毕业生的实习带教工作。

2000年6月—2001年4月，市防疫站在省卫生防疫站和省预防医学会的支持下，举办淄博市及周边地区卫生防疫人员继续医学教育培训班，培训内容包括劳动卫生、食品卫生、环境卫生、学校卫生、卫生统计、健康教育等，共培训卫生防疫专业人员550余人（次）。2001年12月，市防疫站获“全省继续医学教育组织奖”。

2002年6月28日，市防疫站成立淄博市卫生防疫站继续医学教育委员会。主任委员胡林，副主任委员李进贤、赵华，委员杜本华、袁长河、翟慎永、徐逢昌、唐学慧、李卫克、郭平、李国庆、殷茂荣。委员会办公室设在信息资料科，唐学慧兼办公室主任。

2004年，市防疫站组织专业技术人员200人参加人禽流感防治知识培训。根据淄继医教委发（2004）1号文件，共有184人获得Ⅱ类学分五分。

2006年5月27日，市疾控中心印发《关于成立淄博市疾病预防控制中心继续医学教育委员会的通知》。委员会组成人员：主任委员胡林，副主任委员栾兆恺、杜本华、赵华、袁长河、翟慎永、殷茂荣，委员崔峰、秦爱玲、于宪良、孟昭恒、孟强、曹培刚、汪春景、郭平、王龙义、原丽华、张殿平、王勤、娄灵源、唐学慧、吕兰珍，继续医学教育委员会办公室设在科教信息管理科，杜本华兼办公室主任。

2008年6月13日，根据市卫生局《关于开展手足口病等肠道病毒感染性疾病防控技术专题应急培训的通知》要求，市疾控中心举办手足口病等肠道病毒感染性疾病防控技术专题应急培训。培训市及区县基层卫生专业技术人员146人。通过培训，卫生专业技术人员对手足口病的传染源、传播途径、易感人群等知识有了更加深刻的了解。

2011年4月20日，市疾控中心印发《关于调整淄博市疾病预防控制中心继续医学教育委员会的通知》。委员会组成人员：主任委员翟慎永，副主任委员郭平、李伟、殷茂荣、崔峰、李娟，委员刘伟、刘洁、杨光宏、王玲、秦爱玲、于宪良、孟强、石志恺、吕健、王龙义、张殿平、王勤、赵军溪，继续医学教育委员会办公室设在科教信息管理科，李娟兼办公室主任。

2012 年 6—7 月，市疾控中心开展卫生应急知识竞赛和应急演练活动，对中心卫生专业技术人员进行全员卫生应急相关知识培训。

市防疫站（市疾控中心）通过举办各类培训，提高了专业技术人员卫生防疫技能和卫生防病知识水平，确保全市卫生防疫工作开展。

第二章　科学研究与专业调查

第一节　重要专业调查

建站以来，市防疫站卫生防疫专业人员结合不同时期的卫生防疫工作重点和卫生防病任务，开展了大量卓有成效的卫生防疫专业（专题）调查，及时总结了卫生防病工作经验，为制订疾病预防控制措施，开展各项公共卫生工作提供科学依据，积累了宝贵经验。这些专业调查，大致以两种形式总结反映出来，一是将调查资料统计整理，撰写专业调查报告或论文，另一种形式是写成调查总结。本节所叙述的专业调查，主要是各专业重要的调查总结，以论文形式的专业调查报告列入论文记述。

一、博山电池厂铅中毒调查

1957年4月，市防疫站会同省卫生防疫站等11个单位，对博山电池厂进行了铅中毒全面调查。经测定，该厂环境中铅浓度为0.0007~0.00746mg/L，超过允许浓度的69~745倍。经对123名接触铅作业工人体检，铅中毒患病率35.77%。在刚入厂一个月的22名工人中，有3例铅中毒，6例疑似铅中毒，发病率13.64%。调查之后，对二级铅中毒患者安排住院治疗，对一级铅中毒患者安排业余治疗。据对20例一级铅中毒治疗观察，治愈率40%，有效率85%。

二、淄博市儿童少年生长发育调查

1962—1963年，市防疫站先后对城乡中小学生身体发育情况进行了调查。1962年4—7月，对本市6所中学、1所师范、8所小学的9170名儿童少年发育状况进行调查。调查项目包括身高、体重、胸围、坐高、头围。1963年，市防疫站又对张店、博山、淄川、周村、临淄五区的9处农村中学和11处农村小学共4166名儿童少年进行生长发育调查，调查项目与城区调查相同。在取得淄博市城乡儿童少年生长发育指标及数据同时，对两次城、乡调查结果进行比较。结果：身高、体重、坐高测量均值，城市学生均高于农村，而胸围测量均值，农村均高于城区。同时，还对12所中学、4所小学7145名中小学生进行视力检查，检出视力减退者1370人，中小学生视力减退发生率19.17%。

三、三硝基甲苯慢性中毒性白内障调查

1963年，市防疫站会同市第一医院对山东机器厂有害作业环境进行调查。对该厂接触三硝基甲苯的73名作业工人进行体检，发现不少接触者的眼晶状体混浊，患病率10.96%，职业性白内障患病率28.80%。此后，经连续10年的观察，确定该眼病系由接触三硝基甲苯所致的职业性白内障。为探讨致病原因，做了家兔试验，提出了内中毒可能性的结论。该项调查研究在全国领先，获全国卫生科学大会奖。

四、淄博市医用X线调查

1964年，市防疫站对全市医用X线进行调查。全市应用X光线的医院26个，有X光机37台，接触放射线人员54名。经对5个医院从业人员及工作环境的测定，共测定46人，其中4人超过国家允许剂量。淄川区医院及淄博市结核病防治所的从业者所受剂量最低。对专业工龄5年以上的42人查体发现，疑似病人的发生与年龄及日工作量有关。5年以上工龄即有发生，10年以上工龄及日工作量大于4小时者发生率高，主要症状为神经衰弱症候群。

五、淄博市食品污染状况调查

1976年6月，市防疫站组织力量，对食品污染状况进行了调查，结果如下：

⑴农药污染：调查60个生产大队，农作物广泛使用的农药有DDT、666、赛力散、、砒霜等，经采样化验20份大豆样品，有11份样品农药残毒超过国家规定标准。

⑵工业废水污染：市内孝妇河、猪龙河污染严重，不仅使小麦减产或绝产，且粮食中含有较高残

毒。金岭铁矿含放射物质的污水污染农田，使地瓜地中镭的含量超过国家标准3.7倍。

⑶粮油霉变污染：1975年市粮食局从东北调进大批玉米，其中，周村区有100万斤因严重霉变而不能食用；博山区粮局供应的油脂因酸败，致使博山糕点厂生产的一批糕点无法食用；夏庄煤矿工人因食用供销社变质油脂造成37人食物中毒。

⑷病死畜肉污染：经对15个屠宰场肉食进行细菌学抽检，5个食品厂检出沙门氏菌污染；对600份食品进行杂菌计数，每克样品染杂菌100万以上者139份，占24.8%。张店区张店公社小河南大队村民因食用病死骡肉，导致149人食物中毒。

⑸运输包装过程中的污染：1972年，张店面粉厂运往博山的70万斤面粉，被粘有矿棉毡的火车苫布污染而无法食用；1971年秋，淄博市从莱阳调进的32万斤猪肉被浓氨水污染；博山副食商店调运的3吨红糖被农药“六六六”粉污染；周村区粮食局调运的30吨大米被酸类物质污染。

⑹食品加工过程中的污染：张店冷藏屠宰厂卫生条件差，生猪屠宰过程中存在多处污染环节。全市糕点生产厂家均为手工包装，大都用学生和家属工，既不体检，也不进行卫生培训，产品极易造成污染。

⑺饮食行业食品污染：加工制作环境不卫生、从业人员不进行健康体检，生熟食品不隔离，餐具、茶具不消毒，出售熟食大把抓，均对食品造成污染。

⑻自来水污染：多数自来水厂不进行加氯消毒，自来水公司检验的水样记录合格者甚少。

⑼食品卫生管理机构不健全，食品污染现象时有发生。

⑽食物中毒事故不断发生：仅1975年上半年，全市就发生食物中毒11起，中毒746人，其中，68人住院，3例死亡。

六、农药在果品中残留情况调查

1976年，市防疫站对全市8个果园农药施药情况进行调查，共采集69份样品，其中，苹果44份、梨14份、葡萄9份、桃子2份。农药残留检验结果：检出“六六六”9份、DDT7份、敌百虫1份、乐果5份，含“1605”1份。调查显示，果品中有机氯残毒阳性率23.2%，有机磷残毒阳性率10.1%。调查发现，使用有机磷农药90天后，果品中仍可检出残毒。当年未使用有机氯农药的果品，仍可检出有机氯残毒，且检出率高达31.3%。调查认为，在果品和其他农作物上禁用有机氯农药的问题应该引起重视。

七、南定地区氟污染对人体健康危害情况调查

1978—1980年，市防疫站参加了由市卫生局、市环保局组织的南定地区氟污染对人体健康危害情况调查。调查组对该地区的大气、水、土壤、粮食、蔬菜、水果中的含氟量进行检测，同时对污染源0.5~5公里范围内的有关村庄和职工、职工家属进行体检、尿氟测定、斑釉齿检查和发育调查，在30公里外选对照组进行对比。调查结果表明：南定地区浅层地下水含氟量不高，氟对水的污染不大。根据对污染源周围土壤中含氟量测定，山东铝厂正南100米处为Ⅲ级污染、东北300米处为Ⅱ级污染，正南300米、东北1300米处为Ⅰ级污染，700~2000米以外为正常范围。淄博铝厂正南和东北方向100米处为Ⅰ污染，500米外为正常范围。土壤污染主要是大气中氟化物沉降所致。山东铝厂电解分厂每天排入大气的氟化物达1.26吨，在污染源下风向5公里处仍超过卫生标准，10公里处接近卫生标准。对污染源周围农作物和蔬菜进行含氟量测定，小麦含氟18.6PPM，韭菜含氟量6.25毫克/公斤，菠菜6.45毫克/公斤，比正常蔬菜含氟量高。经对污染区居民进行健康检查，尿氟在0.26~10mg/L，非污染区为0.2~2.0mg/L。对污染区4个村庄1039人进行体检，Ⅰ~Ⅱ度斑釉齿患病率38.84%；儿童斑釉齿检出率，污染区为55.61%，博山郊区对照组为20%。南定地区氟污染源主要是山东铝厂电解分厂和淄博铝厂电解车间，山东铝厂每年排入大气中的氟化物为452.32吨；淄博铝厂1977年安装湿式净化设备，氟化物回收率达85%~90%，仍有10~15%排入大气。

八、陶瓷餐具中铅、镉溶出量调查

1978年前后，市防疫站对本市30个陶瓷生产厂家共计313份餐具产品进行铅、镉溶出量的调查。调查结果：(1)313份样品中，除淄博瓷厂7625七

寸碟中镉溶量为0.03PPM外，其他样品均未检出镉。⑵313份样品中，铅溶量检出率高达47.6%。其中，7PPM以上者72.49%，超过国家试行标准。⑶釉上彩餐具铅溶出量最大，检出率高达65.98%，7PPM以上者占20.62%，而釉下彩防止铅溶出较为理想。⑷出口餐具因盘面花大，既有喷彩，又有贴花，故铅溶出量高，而社队、内销厂生产的产品因花面小，铅溶出量超标者也少。

九、小学生生长发育动态观察

1978—1982年，市防疫站对张店中心路小学1~5年级的140名7~11岁小学生进行历时五年的生长发育动态观察，调查项目包括身高、体重、胸围三项。观察结果：身高：男性每年增长5.5~6.02厘米，平均为5.8厘米；女性每年增长5.5~6.48厘米，平均为6.0厘米。体重：男生每年增长2.81~3.33公斤，平均3.04公斤，女生每年增长2.51~4.02公斤，平均3.09公斤。胸围：男生每年增长1.94~2.42厘米，平均2.19厘米；女生每年增长0.91~2.9厘米，平均2.18厘米。三项发育指标的平均数随年龄增加而增长，男生高于同年龄女生。

十、陶瓷工人矽肺患病情况回顾性调查

1979年，市防疫站对陶瓷公司下属11个工厂、2172名陶瓷工中矽肺患病情况进行回顾性调查。结合1974—1978年该作业工人X光胸片资料进行分析，查出矽肺观察对象222名，占10.22%；查出各期尘肺患者78例（其中，Ⅰ期43人，Ⅱ期29人，Ⅲ期6人），总患病率3.59%。调查发现：⑴工种与患病率关系密切。原料工患病率最高，为10.50%；成型与烧成工较低，分别为1.97%和1.36%；混合工为5.88%。⑵平均发病年龄以原料工最短，为17.7年；成型工最长，为34.7年。总平均发病工龄为25.5年。平均发病年龄，原料工为49.7岁，成型和烧成工为57岁。原料工多在20~25年内发病，成型和烧成工多在25年以上发病。⑶陶瓷工尘肺由Ⅰ期升到Ⅱ期，以原料工的进期率最高，为51.7%，成型工次之，为35%，仅原料工有Ⅲ期病例。⑷尘肺合并结核率随级别的增高而升高，总合并率为34.7%。14年间，陶瓷工业尘肺死亡11例，病死率14.1%。

十一、淄博陶土矿尘肺患病与并发肺癌情况调查

1980年，市防疫站对淄博陶土矿的生产环境和382名矿工的尘肺发病情况进行调查。该矿1966年采用机械通风，1976年改为水式电钻，1979年粉尘浓度：矿井巷内主要工作面均高于标准8倍，陶土中游离二氧化矽为29%。井下作业工人共382人，查出观察对象32人，占8.38%。查出尘肺患者66人，患病率16.49%，（其中，Ⅰ期29人，Ⅱ期32人，Ⅲ期5人）。尘肺患者中，合并结核者14人，合并率为21.21%。合并肺癌者10人。文献报道，天然放射性氡与肺癌发病有一定关系。经对该矿两个矿井中放射性氡的浓度测定，均超过国家标准的1~27倍。10名合并肺癌患者中，其接尘工龄最短10年，最长49年，平均31年，其平均年龄为59岁。至1980年，该矿历年尘肺病人死亡16例，病死率24.24%。

十二、淄博市大气卫生监测以及大气污染与肺癌发病关系调查

1980—1985年，市防疫站对本市大气卫生状况进行监测，并对大气污染与肺癌发病关系进行调查。每年冬、夏对大气各进行一次监测；其中，1981年在博山区设5个监测点，1982年在张店、周村、临淄区共增设8个监测点，并对监测结果进行数据分析。其中，博山城镇大气中总飘尘（TSP）含量：冬季为0.6~1.0毫克/m^3，夏季为0.4~0.5毫克/m^3；二氧化硫：冬季平均为0.6~0.7毫克/m^3，超过标准率100%；苯并（a）芘冬季平均7~45微克/m^3，夏季0.5~10微克/m^3，博山城区大气污染严重，其他各区污染浓度也较高。同期，分别对全市进行了全死亡原因回顾性调查，累计调查死亡人数750万人，以肺癌死亡率最高。各城区肺癌标化死亡率以博山区最高，为27.75/10万，居全国之首。淄川、张店、周村、临淄区分别为20.12/10万、15.84/10万、14.48/10万和11.40/10万。

十三、综合医院乙肝表面抗原（HBsAg）污染状况调查

1983年7月，市防疫站对14家医院进行乙肝表面抗原（HBsAg）污染状况的调查。用RPHA

定性方法共检测标本775份，阳性212份，占27.35%。医院临床科室HBsAg检出率为：内科36.36%，外科33.06%，中医科31.55%，传染病科29.55%，儿科20.0%。医院外环境HBsAg检出率为：桌面47.92%，挂号取药窗口41.18%，更衣室架40.0%。诊疗器械中，以器械消毒液和金属器械检出率最高，分别为55.0%和24.07%。调查认为，医院中HBsAg交叉污染严重，加强医院消毒工作是控制病毒性肝炎医源性传播的一项重要措施。

十四、淄博市不同职业人群卫生知识水平调查

1983年9月，市防疫站组织各区县防疫站对本市各类人群卫生知识水平进行调查，由市防疫站设计不同人群的卫生知识问卷，以百分记分法统计分析。共调查各类人群1372人，其中，中小学生677人，工人251人，饮食服务201人，农民243人。调查结果表明，工人的卫生知识水平较高，及格率（60分以上）94.02%，满分率（100分）13.55%，而农民及格率最低，为71.6%，满分率为0，说明本市卫生宣传工作重点应放在农村。这次调查是本市首次进行的不同人群卫生知识水平调查。

十五、学龄前儿童卫生知识教育效果调查

1983年9—12月，市防疫站在张店两个工厂幼儿园开展儿童卫生知识教育效果调查，新华药厂幼儿园为试验组，农药厂幼儿园为对照组。实施卫生教育前后，分别对幼儿的卫生知识、卫生行为以及肠道寄生虫（蛔虫、蛲虫）感染率进行调查。调查结果表明，试验组与对照组卫生知识知晓率教育前后有显著差异，（X2=56.57，P>0.01）；试验组本身在卫生教育前后卫生知识知晓率也有显著差异（X2=45.66，P<0.01）；另外，试验组儿童卫生行为形成率明显高于对照组，说明在学龄前儿童中开展卫生教育非常必要。

1984年，在全市布设60个饮水监测点，开展了基本卫生状况调查和水质检测，并对水性氟病、地方性甲状腺肿和介水传染病进行了摸底调查，查明了氟病区分布。

十六、饮用水基本卫生状况调查

1984年，在全市布设60个饮水监测点，开展了基本卫生状况调查和水质检测，并对水性氟病、地方性甲状腺肿和介水传染病进行了摸底调查，查明了氟病区分布。

十七、小学生课间加餐营养效果调查

为了解决小学生早餐食入量不足及影响身体健康问题，1987年，市卫生局拨出专项调研经费3000元，由淄博第二卫校、市防疫站、市医科所联合组成调研组，对小学生课间加餐营养效果进行调查研究，参与调研工作的张店佳乐食品厂支援经费1500元。是年4—7月，联合调研组根据淄博第二卫校讲师杜希贤设计的课间加餐营养食品配方和生产工艺，由张店佳乐食品厂负责生产供应“夹馅面包”、“馅饼”等4种加餐食品，对张店东一路小学1–4年级的学生进行课间营养食品加餐效果试验观察。同时，选择另外一处小学的同年级学生作为对照研究。

试验学校接受加餐试验的学生共769名，分供应营养食品和普通食品两组进行。每日上午第二节课后，由生产厂家将加餐食品送到学校，由各班班主任分发给学生，每人一份，观察食入。加餐连续3个月。同时，联合调研组组织了有内科、外科、小儿科、五官科主治医师参加的查体组，试验前后对学生进行了两次全面查体。测定主要体检指标血红蛋白时，采用了最新的氢化高铁标准法。试验结束后，对试验前后两次查体结果进行标准化统计分析。

这项调查研究结果表明，加餐营养食品的摄入，增加了人体对优质蛋白质、热量和铁的供应量，提高了试验对象血红蛋白含量，减少了疲劳，对改善小学生的营养状况和促进儿童少年的身体发育具有较好作用。

十八、民用化学品环境污染对人体健康影响的调查

1989年7月—1991年7月，承担了民用化学品环境污染对人体健康影响的调查任务，对室内装饰材料、各种内覆涂料、家用洗涤剂卫生安全性和家化品经营市场环境进行了卫生监测与评价。

十九、全市地方性氟中毒防治工作现状调查

2001年4月3日，市卫生局根据全省统一部署和要求，结合本市实际，决定对全市的降氟改水工作情况进行一次调查，以便为各级政府合理规划和改进防治措施提供科学依据。市、区（县）卫生防疫站组织力量，对全市地方性氟中毒防治工作现状进行调查。调查结果：⑴全市共采集地方性氟中毒病村和以 8~12 岁儿童氟斑牙患病率为线索查出新发现的地方性氟中毒病村居民饮用水水样 490 份，经市卫生防疫部门化验，合格 353 份，合格率 72.04%。⑵全市共计氟病区村庄 505 个，1981 年至 2001 年，已完成改水降氟任务的村庄 496 个，打井 454 处。⑶全市共有氟中毒病村 505 个。⑷全市共建立改水降氟工程档案 476 份。

二十、全市艾滋病疫情、高危人群基数、HIV 感染率以及 HIV 感染人数估计调查

2002 年，根据卫生部和省艾滋病预防控制中心要求，开展全市艾滋病疫情、高危人群基数、HIV 感染率以及 HIV 感染人数估计调查。全市共调查统计 443348 人，其中，性病病人 2242 人，暗娼 218 人，嫖客 307 人，娱乐业服务人员 919 人，归国人员 8561 人，长途卡车司机 71210 人，吸毒者 2 人，受血者 25000 人，输入血液制品者 5120 人，小于 6 岁的婴幼儿 264139 人，义务献血者 26000 人，孕产妇 39630 人。依照上级要求，采取分层抽样的方法，对高危人群计 1600 余人进行流行病学调查和检测工作。其中，性病病人 500 例，结核病病人 200 例，综合医院就诊病人 600 人，娱乐性服务从业人员 300 人。按省艾滋病哨点监测方案要求，建立艾滋病监测哨点，采血检测 350 余份，未发现艾滋病病毒感染者。

二十一、碘缺乏病流行病学调查

2002 年 9 月 10 日，市防疫站召开防治碘缺乏病工作会议，决定对全市 1~6 年级小学生和初一至初二学生开展碘缺乏病流行病学调查，对调查发现的甲状腺肿大的学生，由站碘营养监测中心负责尿碘监测、B 超及甲状腺功能等检查，并做好相应的治疗。是年，共对 400 余名甲状腺肿大的中小学生进行诊治。同时，根据有关法规，对市、区县盐业公司库存碘盐全部进行监督监测，共检测碘盐 189 份，合格率 96%。2004 年，对全市 7~14 岁的中小学生 22737 人，进行了碘缺乏病流行病学调查，对调查中发现的甲状腺肿大 300 余例学生进行了碘营养水平的监测评价，对碘缺乏者给予科学补碘。2006 年，对全市 7~14 岁的中小学生，进行了碘缺乏病流行病学调查，对调查中发现的甲状腺肿大学生进行了碘营养水平的监测评价，对碘缺乏者给予科学补碘。

二十二、高危人群艾滋病专项调查

2005 年淄博市卫生局、市司法局联合下发《淄博市监狱、劳教所羁押及收教人员艾滋病病毒抗体筛查实施方案》，对驻淄博的 7 个监狱、劳教所的所有羁押收教人员进行专项调查。此次，共调查羁押收教人员 8649 人，现场采血 8346 份，8 份血清复核阳性，经省 CDC 实验室确认，6 例为阳性。同月，市卫生局下发《淄博市既往有偿供血（浆）人员艾滋病病毒抗体筛查实施方案》，本市既往献血员艾滋病筛查工作正式启动。登记造册 324 人，筛选符合条件的 134 人进行抗体检测，无阳性。同年开展外来妇女艾滋病专项调查。本年度摸底普查 103 个乡镇（办事处）、3146 个村（居委会），登记造册外来媳妇 2641 人，样品采集 2408 人。复检 126 余份，其中阳性 13 人，阳性率 0.54。在 13 例阳性者中，沂源 6 例、高青 2 例、张店 2 例，临淄、桓台、淄川各 1 例，来自云南（10 例），缅甸、辽宁、陕西各 1 例。

二十三、不明原因发热病例现场流行病学调查和病例对照调查研究

2006 年 7 月 12—15 日，省、市、沂源县三级疾控专业人员组成联合调查小组，在沂源县开展了为期 4 天的现场流行病学调查和病例对照调查研究，采集人、畜以及相关病媒标本送浙江省疾控中心和中国疾控中心进行病原检测。病例临床资料、流行病学调查以及病例对照研究结果显示，与牲畜（尤其是羊）接触、林间劳动、接触草地是感染的危险因素，调查组根据该疾病特征，对沂源县不明原因发热病例（疑似无形体病）提出了针对性临床治疗建议。2007 年 6 月，国家疾控中心反馈检测结果：部分病例人粒细胞无形体血清抗体检测阳性。2007 年 7 月，中国疾控中心传染病防制所立克次体研究室主任张丽娟带队，与省疾控有关专家共同到淄博，对沂源进行人粒细胞无形体病流行病学调查。

二十四、麻风病防治数据库资料专项调查

2008 年，开展麻风病防治数据库资料专项调查，对全市所有愈后存活和现症麻风病人的基本情况、生活状况、家系感染情况及生活需求等方面进行调查，全市共调查 403 人，建立了数据库。

二十五、全国甲型 H1N1 流感病毒感染状况抽样调查和人群流感抗体专项调查

2010 年，本市圆满完成全国甲型 H1N1 流感病毒感染状况抽样调查和人群流感抗体专项调查工作。为了解不同时期中国各年龄段人群的感染水平，为完善疫情防控措施提供科学依据，国家制定调查方案在全国范围内开展甲型 H1N1 流感感染状况调查。本市作为中小城市代表承担此项调查工作，该项目调查采用多阶段分层随机抽样方法，分别于 2010 年 1 月、2010 年 3—4 月、2010 年 8—9 月，开展三次横断面调查，共完成 5 个年龄组，4500 名调查对象的标本采集和问卷调查任务。根据反馈结果，本市甲型 H1N1 流感阳性率 25.60%，自然感染率 21.09%。

二十六、全国第五次结核病流行病学调查

2010 年 5—6 月，组织开展全国第五次结核病流行病学调查，博山区秋谷社区，临淄区交运小区与光明小区作为流调点。博山区抽样人口 1881 人，应检人口 1599 人，实检人数 1534 人，受检率 95.93%，所有调查者中胸部拍片检查 1527 人。临淄区抽样人口 1833 人，应检人口 1410 人，实检人数 1347 人，受检率 95.53%，所有调查者中胸部拍片检查 1344 人。2010 年 9 月，本市结核病流行病学调查工作通过省级部门的验收

二十七、全市枯水期、丰水期工程基本卫生状况调查

2010 年，根据市政府《医药卫生体制改革近期重点实施方案（2009—2011 年）》部署，市疾控中心按时完成了枯水期、丰水期工程基本卫生状况调查，全年完成 150 个农村饮水安全工程现场调查与卫生监测任务，采样 600 份，采集监测点信息 4500 个。期间，省疾控中心专家 3 次对工作开展情况进行现场指导，对实验室水质检验工作进行了盲样比对和质控考核，均获好评。

2010 年 7 月，启动全市农村饮水三项调查，调查行政村 3105 个；8 月 4 日，召开农村饮水卫生监测工作会议，对全市农村国家饮水网点监测、国家饮水工程监测、省饮水系统监测三项工作进行部署。

二十八、山东省疑似无形体病调查

2010 年，根据《山东省疑似无形体病调查方案》要求，沂源县被确定为调查点。8 月 30 日至 9 月 2 日，传染病防制所、消毒媒介所一行 8 人和沂源县疾控中心组成调查组，在沂源县动物疫病控制中心、乡镇卫生院和村卫生室的大力配合下，完成既往病例调查和标本采集、健康人血清学调查、宿主动物和媒介生物调查。调查组制订《淄博市疑似无形体病调查方案》，补充完善了调查所需物品，对流调人员、化验员进行个案调查、样本采集、血清分离相关知识培训。本次调查涉及沂源县 11 个乡镇 43 村，采集 2009 年 1 月 1 日至 2010 年 6 月 30 日病人恢复期血标本 30 份，采集健康人群 10~、30~ 和 50~ 岁以上 3 个年龄组血标本 78 份，采集牛、羊、狗血标本 43 份，分离血清 453 份；布鼠夹 900 只，扑鼠 9 只，解剖 7 只，分别取鼠血、肝、肺、脾、肾标本 35 份；扑蚊 340 只、蜱 330 只；复印病历 47 份。为监测沂源山区疑似无形体病感染情况和检测动物宿主、媒介生物携带病原体情况，进一步研究该病提供了依据。2011 年 1 月 25 日，根据省疾控中心反馈，确诊 2008、2010 年发热伴血小板减少综合征病例 17 例；健康人新型布尼亚病毒抗体阳性率 1.28%（1/78）；羊阳性率 95%（19/20）；牛采样 21 份，均阳性；狗采样 2 份，1 份阳性。

二十九、发热伴血小板减少综合征调查

2011 年 6 月 25 日—31 日，8 月 9 日至 11 日，为进一步增强对发热伴血小板减少综合征的认识程度，摸清危险因素、传播机制及易感人群、宿主动物和媒介生物带毒率，中心传染病所、消毒媒介所、沂源县疾控中心与山东大学公共卫生学院微生物室 28 人组成调查组，2 次在沂源县高发乡镇开展病

例、健康人、宿主动物和媒介生物调查工作。此次调查涉及沂源县7个乡镇19个村，采集病例血标本5份，健康人群血标本242份，羊血标本144份，分离血清1158份；捕鼠15只、蚊73只、蜱1100余只。2011年8月24日，根据山东大学反馈，健康人新型布尼亚病毒抗体阳性率1.27%（3/237），羊抗体阳性率82.8%（111/134）。2012年2月21—25日、8月14—17日在沂源县高发乡镇开展2轮发热伴血小板减少综合征调查工作，此次调查主要在南鲁山镇、南麻镇野外山坡进行，重点采集野鼠、蜱虫等标本。现场布鼠夹1200余只，捕获野外鼠78只，获取鼠肺、肝、脾、肾、心脏标本390份，采集羊血标本64份，草地蜱、羊吸血蜱3000余只。

三十、碘营养水平及防治措施落实情况调查

2011年对桓台县饮用水水碘含量超过150μg/L的村庄的碘营养水平及防治措施落实情况进行了专门调查。本次调查包括桓台县辖区内的田庄镇、陈庄镇、邢家镇、起凤镇、荆家镇、马桥镇内的22个村庄。一是在上述乡（镇）范围内，以自然村（居委会）为单位进行了水碘含量测定。二是在上述每个乡（镇、街道）随机抽取了1所小学（无村小学校的抽取乡中心小学校）；在抽到的小学中随机抽检了42名8~10岁儿童（男、女各半，8~10岁各占1/3）触诊甲状腺大小；并采集了其中24名儿童（男、女各半,8~10岁各占1/3）的尿样10ml检测尿碘水平，同时，定量测定了其家中食用盐碘含量;并从检测尿样儿童中抽取了12人(男、女各半,8~10岁各占1/3)进行了甲状腺B超检查。三是在上述被抽到的每个乡（镇、街道）随机分别采集了育龄妇女（20~45岁）、孕妇、哺乳期妇女及婴幼儿尿样各10份，检测尿碘水平。

三十一、全市职业健康状况调查

2011年8月2日，淄博市卫生局等10部门下发了《关于开展全市职业健康状况调查工作的通知》和实施方案，对本市职业病危害分布、职业病危害接触人群、职业病发病人数分布及主要职业病病种及特点进行调查、分析和研究。2012年5月21日，对职业卫生健康状况调查工作数据进行汇总上报。2012年5月30日，对职业健康状况调查工作进行数据处理。全市共调查企业1523家，调查接触职业病危害因素总人数86063人。；接触矽尘、煤尘、苯、正己烷和铅及其化合物等5种主要职业病危害因素的人数为15966人421。

三十二、全市免疫规划疫苗接种率专项调查

为及时掌握我市儿童2012年扩大国家免疫规划疫苗接种完成情况，全面评价我市免疫规划工作现状，确保高水平疫苗接种率和接种及时率，维持无脊灰状态，如期实现消除麻疹目标。2012年7月市卫生局下发了《淄博市2012年免疫规划疫苗接种率调查方案》，于7–8月份开展了全市免疫规划疫苗接种率专项调查，对9个区县、18个乡镇卫生院进行了工作检查，对36个行政村的小于1岁组、1–2岁组、2–4岁组共计1029名儿童的疫苗接种情况进行了调查。通过调查发现，我市儿童免疫规划疫苗接种率均保持在95%以上，有效降低了我市疫苗相关传染病的发生和流行，确保了我市儿童的身体健康。

三十三、全国八个重点地区环境与健康专项调查

2012年承担了环保部、卫生部全国八个重点地区环境与健康专项调查的试点调查工作，选择张店城区东部老化工区内的新华社区、洪沟一居和杜科社区、商场东路社区做为污染调查区，山东理工大学周边的恒兴花园、凯瑞安园生活区做为对照调查区，调查了区域内人口基本状况、三年人群死因、大气和饮用水环境质量，开展了污染区和对照区共1820人常驻居民健康问卷调查、600人健康体检和240人污染负荷水平的检测等。

第二节　重要科研项目

一、复方消痢菌片防治细菌性疾病的研究

张汉民、刘农行、于宪良等于1978—1980年完成。该科研利用传统中药（秦皮、苦参、诃子、黄岑、黄柏、葛根、滑石）与磺胺增效剂（TMP）制成复方消痢菌片剂，通过三年探索实践（1978—1980），证实对细菌性痢疾的疗效和降低细菌的耐药性有明显效果，治愈率达87.6%，总有效率为

97.8%。经实验测定，其杀菌效价在1:640~1:10240之间，TMP可增效20~80倍。该科研项目对防治细菌性痢疾具有现实意义。1980年11月通过山东省卫生厅和淄博市卫生局组织的专家鉴定，该科研项目达到国内先进水平。1981年获山东省科技进步三等奖。1983年该科研论文被收入由人民出版社出版的《中国内科年鉴》。

二、双波长分光光度法测定食品色素方法研究

潘成荣等于1980年主研完成。设计合理，测定数据准确，是目前国内食品色素检验的一种新方法。本法应用72型分先光度计，简便易行，便于基层应用。对其他色料分析也有一定意义。对不同组分所形成的线性关系，采用协方差分析，建立了公共回归方程，简化了多组分色素的定量方法，对开展色素定量分析，提出了一条方便可行的途径。1980年12月通过市科委组织的科研技术鉴定。1981年获市科技进步二等奖；1988年获省卫生厅科技成果三等奖。

三、痢疾杆菌多糖—蛋白复合物菌苗的制备及人群免疫的研究

张汉民、于宪良、刘农行、宋丽华等于1979—1982年完成。研究认为，该菌苗不仅具有良好的免疫原性，而且有多价的免疫作用。1982年1月山东省卫生厅组织科研技术鉴定，达国内先进水平。1983年获省科技进步二等奖。同年，该科研论文被收入人民卫生出版社出版的《中华内科年鉴》。1984年6月，主研者张汉民出席国际卫生组织在上海召开的西太平洋地区腹泻疾病控制规划会议，宣读、交流该项科研论文。

四、SHARP PC—1500袖珍型电子计算机诊鉴肠杆菌科病原菌的研究

在医学微生物中，肠杆菌科病原菌庞大繁多，生化反应和抗原式复杂，鉴定比较困难。1983年，潘承荣、陈玉堂从普及和实用角度出发，选用国内组装的SHARP PC—1500型袖珍电子计算机，以最大似然法为数学模型，建立一个肠杆菌诊断鉴别系统，输入28项生化指标和抗原式后，可以对最常见的10属35型肠杆菌进行分属定型，并打印输出鉴定报告。经对59株国家标准菌种和689株地方菌种分别作属型鉴定，验证结果总符合率达99.73%。该系统较人工鉴定省时、准确，操作简便、易于掌握，为在肠杆菌诊鉴中推广应用电子计算机技术提供了新手段。1983年3月完成，同年12月通过市卫生局组织的科研技术鉴定，达到国内先进水平。1984年获市科技进步一等奖。1985年获省卫生厅科研成果三等奖。1985年5月，市防疫站举办培训班，推广这一科研成果，来自全省各市地46名卫生检验人员和国内有关大专院校、科研单位的专业人员参加培训。

五、检测乙型肝炎核心抗体酶联免疫吸附药盒的研制

张启然、袁象鼎、吕兰珍、林国玲、李鲁宁于1983—1984年完成。检测乙型肝炎核心抗体和核心抗原，是诊断乙型肝炎病毒感染的重要指标。该研究研制成功的抗HBC酶联免疫吸附诊断药盒可用于对人群乙肝病毒感染的调查、供血员的筛选、征兵查体、饮食服务人员体检、临床乙肝病人诊断等。该试剂盒的制备工艺流程简短、技术方法先进，成本低，使用方便，便于推广，经与美国Abbot公司生产的试剂盒比较，总符合率达92.15%，假阳性率在国内同类试剂中为最低。该药盒的研制成功，对病毒性肝炎的防治与研究提供一种特异性较强、敏感性较高的检测方法。1984年2月通过省卫生厅组织的科研技术鉴定，达国内先进水平，填补省内空白。1985年获省科技进步奖三等奖。

六、淄博市环境天然辐射外照射水平调查研究

孙启生、成君方、孟强等于1983—1984年主研完成。本课题基本摸清淄博市环境天然辐射外照射水平，填补淄博市天然辐射外照射的空白，为淄博市核污染、城市建设和放射卫生学评价提供了可靠的重要数据，有长远的社会效益。本研究布点合理，质量控制严格，测量数据可靠，调查结果基本上反映出淄博市辐射水平分布实况，探讨了辐射水平分布规律。1984年7月通过市科委组织的科研技术鉴定，达到省内同类研究先进水平。1985年获省科技进步三等奖。

七、SHARP PC-1500计算机在微量快速生化鉴定系统E-15中的应用

潘成荣、隋英祝、徐文华、陈玉堂等于1984年主研完成。本课题将 E-15 的五位编码简表编成应用软件，储入 SHARp pC-1500 计算机，实现自动检索与自动打印鉴定报告，检索时间 5 秒，经 355 个细菌编码验证，准确率 100%，大大提高了检索的效率和准确性。选题合理，方法简便迅速，准确可靠，与 E-15 配套使用，可得到明显的经济效益与社会效益，在使用袖珍机配合 E-15 工作方面，具国内先进水平。1984 年 12 月通过省卫生厅组织的科研技术鉴定，达到国内同类研究先进水平。1984 年获市科技进步一等奖；1986 年获省卫生厅科技成果三等奖。

八、标记 SPA 协同凝集试验快速诊断伤寒病研究

陈玉堂、温芳莲等于 1980—1985 年主研完成。伤寒常规用的实验诊断方法需时长、操作繁、诊断阳性率低。本研究用 SPA 协同凝集试验诊断伤寒，与常规法相比，收到了简便、快速、特异和敏感等效果。检测尿中抗原可达预期早期诊断目的，具有取材方便等优点。设计严格，数据可靠，具有一定的科学性和先进性。经（1981—1983）实地考核，病原学诊断 98 例患者标本，检出结果阳性 96 例，符合率达 97.96%，表明具有实用价值。实际中采用美兰染色菌体，使反应更为清晰易见，制成冻干试剂，便于保存携带。采用含 SPA 菌体吸收离心沉淀或加热方法，降低了尿液的假阳性出现率。1985 年 6 月通过省卫生厅组织的科研技术鉴定，达到国内同类研究先进水平。1986 年获市科技进步三等奖；1987 年获省卫生厅科技成果二等奖。

九、便携式微机检测革兰氏阴性杆菌及其汉字输出系统

潘成荣、隋英祝、徐文华、陈玉堂等于 1984—1985 年主研完成。本课题用 PC-1500 机与《医学革兰氏阴性杆菌数值鉴定指南》配套，研制成功《便携型微机检索革兰氏阴性杆菌及其汉字输出系统》，使用数据压缩技术节约内存，能对邻单胞杆菌、弧菌等 16 个属 33 种发酵葡萄糖革兰氏阴性杆菌，假单胞菌属，不动杆菌属等 5 属 21 种不发酵葡萄糖革兰氏阴性杆菌进行鉴定，用本系统对《指南》索引中 200 个编码作验证，运行符合率 100%，对微生物教学、科研、质控等有重要应用价值，对微生物学科横向结合起到一定推动作用。应用 PC-1500 便携型微机自行编制汉字输出报告是该系统另一个突出优点，填补国内空白，便于国内推广，具有较大的社会效益和经济效益。1985 年 12 月通过市科委组织的科研技术鉴定，达到国内同类研究先进水平。1986 年获市科技进步二等奖；1987 年获省卫生厅科技成果三等奖。

十、淄博蓄电池厂三十年来铅中毒预防措施的研究及其效果评价

张仲平主持完成。该研究总结统计了 1955—1986 年间淄博蓄电池厂三十年的预防铅中毒的措施及效果，通过对多年监测资料和数据的统计、对比、分析，总结出了一整套预防铅中毒的可行、有效的措施，对指导铅中毒预防工作具有重要现实意义。1986 年 12 月通过由市卫生局组织的科研技术鉴定，达国内先进水平。1988 年获市科技进步三等奖和中国船舶工业总公司科技二等奖。

十一、微量元素提高蛋鸡产蛋率及其营养意义的研究

隋英祝于 1986-1987 年主研完成。该研究采用多种人体必需的微量元素作为饲料的添加剂，不但提高产蛋率，而且增加了鸡蛋中铁、锌、碘等微量元素含量，提高了鸡蛋的应用价值，具有明显的经济效益和社会效益。1987 年 1 月通过淄博市科委组织的科研技术鉴定，达国内同类研究的领先水平，1988 年获市科技进步二等奖。

十二、微型计算机疫情管理系统

潘承荣、徐文华于 1985 年—1987 年主研完成。该研究根据国家有关卫生法规、流行病学要求以及计算机应用水平，研究和设计了在 IBM PC/XT 上实现的疫情管理系统，该系统可对疫情资料进行贮存、检索、生成报表、分析疫情并打印图表，实现疫情处理自动化，并能根据流行病学理论分析，调取疫情的时间、空间和人群间分布的资料，提高疫情管理效率。该系统采用了一些关键技术，提高了有效数据存贮量以及保密功能和差错处理技术，确保了系统的实用性和安全性。该系统为县、市、省三级卫生防疫站通用，提高了疫情管理的现代化水平。1987 年 6 月通过山东省卫生厅组织的科研技术鉴定，达国内先进水平。1988 年获市科技进步三等奖、山东省科技进步三等奖。

十三、噪声性耳聋临床治疗方法研究

孙志杰、苗泉等于1986—1987年主研完成。生产性噪声的危害日益突出，已成为影响工人健康的主要职业性危害之一。选题方向正确、研究资料完整、数据可靠，采用四组对照的治疗方法，设计合理，对治疗轻度噪声性耳聋具有实际应用价值，社会效益明显。纯氧药物和高压氧药物治疗噪声性耳聋近期疗效较高，两组间无差异，纯氧加药物方法简便，费用低，易于掌握和推广应用。1987年9月通过市卫生局组织的科研技术鉴定，达到国内同类研究先进水平。1989年获省科技进步三等奖。

十四、淄博市沙门氏菌型调查报告

陈玉堂、温芳莲、张宇琴、吕立伟等于1986—1987年主研完成。沙门氏菌是重要的病原微生物，被定为国际食品检验的卫生指标菌，本位报告了淄博市卫生防疫站21年的资料，共鉴定沙门氏菌1360株，分为10型38群，其中有国内和省内首次检出的一些新菌型，并第一次建立了淄博地区沙门氏菌系统资料，为国家提供了生物资源和积累了菌种资料，为沙门氏菌防治、进出口贸易卫生监督、食品卫生管理提供了科学依据。1987年通过市卫生局组织的科研技术鉴定，达到国内同类研究先进水平。1990年获省科技进步三等奖。

十五、齐-12生化鉴定系统和数值分类法诊鉴肠道革兰氏隐性菌方法研究

陈玉堂、温芳莲、张宇琴、吕立伟等于1985—1987年主研完成。肠道革兰氏阴性杆菌种类繁多，绝大部分菌种可使人致病，鉴别诊断繁杂，亟需一种适合我国国情、简便快速和能满足供应的生化鉴定系统。该研究优选出最常用和较简便的12项生化指标和数值分类定量法相结合，对2172株肠道菌株进行鉴别诊断，补加以血清学诊断或必要的生化鉴别指标，能诊断17属、226型或亚型，获得与常规方法相同的满意结果，证实本法简便易行、准确可靠、经济高效，易于在基层推广应用。选题正确、设计合理、方法科学、数据可信，对肠道革兰氏阴性杆菌的诊断具有实用价值。1987年通过市卫生局组织的科研技术鉴定，达到国内同类研究先进水平。1988年获省卫生厅科技成果二等奖。

十六、淄博市志贺氏菌型调查报告

陈玉堂、温芳莲、张宇琴、吕立伟、张一水于1986-1987年主研完成。该调查报告在防治实践中积累了淄博地区21年志贺氏菌型资料，共鉴定志贺氏菌4873株，摸清了淄博地区菌型分布，并丰富了我国志贺氏菌种资源。该报告命题正确，设计合理，方法科学，数据可信，对细菌性痢疾的防治工作有实用价值。1987年通过市卫生局组织的科研技术鉴定，达到国内领先水平。1990年获省科技进步三等奖。

十七、氟对听力影响的研究

李进贤、徐逢昌、谷学兰、王静波于1984—1989年主研完成。研究结果发现，随“氟骨病”病人摄氟量的梯度增加和接触时间的延长，氟源性耳聋的检出率明显升高（$P<0.001$）。氟源性耳聋的轻重程度，也依附于摄氟量的增加而加重。研究认为，第八对颅神经为氟对人体危害的敏感器官之一，其危害先于骨骼系统，建议把“氟源性耳聋”列为氟中毒的早期诊断指标。该研究验证了氟对听力影响的存在，首次提出“氟源性耳聋”的新观点，探讨了氟源性耳聋的性质和机制，提出氟源性耳聋诊断标准，拓宽了氟对人体危害的研究领域。1989年5月通过市卫生局组织的鉴定，认为达国内领先水平。1990年获省科技进步三等奖和山东省卫生厅科技成果三等奖。

十八、致病性弧菌生化、形态鉴别项目的优化

徐文华、潘承荣、陈玉堂于1988-1989年主研完成。本研究用计算机技术和现代数学方法，对120株8种常见弧菌的26项生化、形态项目进行优化筛选，确定9项检测指标，取材和鉴别指标齐全，资料可靠，计算机设计合理，开发了快速合理的新方法，节省试剂、时间和人力，提高判别效果，使致病性弧菌鉴别规范化，在临床和预防工作中具有较好的实际应用和推广价值。1989年12月通过市卫生局组织的科研技术鉴定，达到国内同类研究的先进水平。1992年获山东省卫生厅科技成果二等奖。

十九、腈纶粉尘对工人健康危害的研究

张仲平、蒋绪亮以及淄博合成纤维厂、省劳研所张维德、王桂林、韩俊信等于1983年7月—1989

年 7 月主研完成。该研究通过劳动卫生学调查、工人健康监护和动态观察，以及长达 18 个月的动物实验，证实了腈纶粉尘能引起肺组织纤维化及肺功能损害。同时，结合调查研究资料、数据，提出了腈纶生产车间中腈纶粉尘最高容许浓度，为国家制订卫生标准提供了参考依据。1989 年 12 月通过市卫生局组织的科研技术鉴定，达到国内同类研究领先水平。1991 年获市科技进步二等奖和省科技进步三等奖。

二十、复方中药 1-1 号治疗慢性乙型病毒性肝炎和消除乙型肝炎带原者的研究

张汉民、唐学慧、贾元宏以及市药检所、淄博矿务局中心医院李冠三、朱维同于 1984 年 1 月—1990 年 10 月主研完成。该研究选用具有扶正固本、免疫调节和抗感染的中草药（灵芝草、黄芪、淫羊霍、白花蛇舌草、丹参、蒲公英、玄参等）制备 CCHM NQ1-1 制剂（简称复方中药 1-1 号），开展治疗研究。动物实验结果显示，BALB/C 小鼠不同途经单独或联合投药，毒理试验结果证明无毒副作用，确有增强 M ϕ 的吞噬功能和促进细胞功能免疫、细胞检测吞噬功能，增强率为 72.82%，吞噬指数为 1.54。当采用 PDS、CY 药物造成免疫抑制状态，吞噬指数下降为 0.38，吞噬率下降到 27.45%，口服或注射 CCHM NQ1-1 制剂，免疫功能显著回升，并具有启动诱生内源性干扰素的效果，其作用机理与药物中金属锗（Ge）有关，间接证实 CCHM NQ1-1 制剂具有抑制 HBV 复制作用。临床实验证实，临床确诊的乙肝病例，接受该制剂正规治疗服药三个疗程，停药后半年随访，HBeAg 阴转率为 75%，其近期疗效优于国内同类研究报告。该研究选题是中国肝炎研究攻关课题之一。1991 年 1 月通过省科委组织的科研技术鉴定，认为该研究对中国乙型肝炎防治工作取得突破性进展，居国内领先达国际水平。1992 年获市科技进步二等奖。

二十一、博山地区肺癌高发原因及经济损失的研究

翟慎永、原丽华于 1981—1992 年主研完成。该课题从肺癌流行病学、环境质量监测、环境毒理学和经济损失分析等方面对博山城区肺癌高发的环境病因及其危害程度进行了较系统的调查研究。研究表明：(1)博山城区 1981~1988 年居民肺癌死亡率为 46.25/10 万，标化死亡率为 43.01/10 万，危害的重要人群为中年组人群，其死亡水平呈逐年增高趋势，并与大气污染物呈显著正相关；(2)大气中 TSP 和 BaP 的日平均浓度超标率均为 100%，SO2 为 60.98%，且冬季室内空气污染严重；(3)大气中有机物和 BaP 在 7.0um 以下颗粒中的分布为 94.19% 和 98.31%；BaP 在肺泡区的沉积分布为 24%；(4)该城区大气飘尘有机提取物有较强的直接致突变能力；(5)大气飘尘对大鼠有较明显的致畸作用，经 24 个月的现场大鼠自然吸入空气诱发肺癌实验观察，187 只有效大鼠中发现肺癌 2 例；(6) 1981—1988 年归因于污染的肺癌造成的经济损失为 892.4 万元，1986— 1988 年较 70 年代同期增加经济损失 264.73 万元。从而揭示了大气污染为该城区肺癌高发的主要环境病因，及其由此造成的经济损失。该研究为当地政府制订城市发展规划，控制或减轻环境污染提供了科学依据。1993 年 1 月通过市科委组织的科研技术鉴定，达到国内同类研究的领先水平。1993 年获市科技进步二等奖，1994 年获省科技进步二等奖。

二十二、工业企业高频电磁辐射危害及屏蔽防护措施研究

孙志杰、苗泉、蒋绪亮、张倩等于 1987—1992 年主研完成。本研究严格控制各种因素，按齐同对比要求，采用配对对照方法进行研究。结果证实接触组神衰症候群，心电图学均较对照组有明显改变。但未发现高频电磁辐射对人体产生积累效应。同时，对高频热合机和高频淬火和高频焊管等分别采用电磁辐射抑制器和屏蔽，接地等防护措施，实践证明这些措施具有良好的防护效果，使射频辐射强度达到国家卫生标准。该成果具有明显的社会效益和经济效益。该研究以一个市为单位，从现场流行病学调查到治理措施的研究和全面推广，在全国是首次。本课题选题正确，设计合理，数据可靠，分析论证符合逻辑，结果推广应用价值大。1993 年 8 月通过省卫生厅组织的科研技术鉴定，达到国内同类研究领先水平。1994 年获省科技进步三等奖。

二十三、淄博矿区煤矿尘肺防治二十四年预后状况研究

尘肺是中国职业危害中最严重的职业病，至今尚无有效的治疗方法，因此，研究探讨其预后状况，评价其转归趋势，探寻其寿命损失的主要原因，有效地降低其病死率，延长患者寿命，对尘肺病防治具有重要的现实意义。郭平、胡林、孙志杰、李登久从1987年11月起，对淄博煤矿尘肺进行了24年的动态观察、研究，对24年中确诊的2929例病例、18个项目、5.4万个数据，通过回顾性定群研究、寿命表技术及减寿年数方法，并采用标化死亡率比、标化减寿率比、减寿年数、Fulfillment指数等15项先进的科学指标，研究探讨尘肺病的预后及评价。研究结果证实，煤矿尘肺患者健康水平明显下降，呼吸疾病、恶性肿瘤、心脏病及肺结核为主要死因；肿瘤（肺癌）对采煤工尘肺减寿作用明显，肺结核及肺心病对掘进工尘肺减寿作用突出；掘进工尘肺预后比采煤工尘肺差，后者平均死亡年龄较前者长达10年；各煤矿开展的防治工作取得明显成效，使尘肺平均死亡病程延长9年。该研究准确地评价了淄博矿区煤矿尘肺患者健康水平，提出了一套完整的尘肺病人预后状况评价指标，为制订和修订尘肺防治措施提供了科学依据。1993年11月通过市卫生局组织的科研技术鉴定，达到国内同类研究领先水平，其观察年限之长、病例之多，以及掘进工尘肺和采煤工尘肺定量对比分析达到国际水平。1995年获省科技进步三等奖、市科技进步三等奖。

二十四、犬用口服狂犬病减毒活疫苗中试研究

张汉民、唐学慧、李鲁宁、吕健等于1990—1994年主研完成。该课题以引进CHN~22减毒毒株，研制冻干犬用口服狂犬病减毒活疫苗。在研究中完成疫苗生产工艺规程及疫苗鉴定程序；犬用口服狂犬病减毒活疫苗中试研究、应用CTN–22减毒毒株进行及祖试验，获得满意效果。经现场服苗后82只犬血清，抗狂犬病毒中和抗体测试，中和抗体GMT：1个月1:42；3个月1:104；6个月1:76；15个月观察，少数犬仍达1:34。用该活疫苗的冻干疫苗和液体疫苗分别口服免疫5486只和19425只犬，连续观察2年，被免疫犬均健存，无任何异常反应，控制了狂犬病的发生，其安全、有效性优于国外同类研究。1994年6月通过省科委组织的科研成果鉴定，达国际先进水平。1995年获市科技进步二等奖。

二十五、张店地区大气污染对居民健康影响的调查研究

翟慎永、李玉华、张殿平、吕健、原丽华等于1989—1995年主研完成。对张店区的大气污染状况进行了较为系统的监测，对区内居民进行死因分析、恶性肿瘤死因调查、居民健康状况流行病学调查， 儿童肺功能和末梢血淋巴细胞微核测定，表明大气污染对居民健康的影响，具有十分重要的实际意义， 为开展环境治理，制定环境政策，改善环境质量， 保护居民健康提供了科学依据。选题实际，设计合理，工作量大，具有重要的社会效益。1995年2月通过由市科委组织的科研技术鉴定，达到国内同类研究先进水平。1996年获市科技进步奖二等奖；1997年获省卫生厅科技成果二等奖。

二十六、生态农业对农村卫生影响的调查研究

李进贤、谷雪兰、张殿平等于1992—1994年完成。调查研究结果表明：沼气燃烧不仅降低秸秆直接燃烧造成的环境污染水平，而且有效热值提高94%；沼渣还田增高肥效，减轻土壤重金属、寄生虫污染；生态农业改善农村环境卫生，居民呼吸系统、消化系统异常症状出现率和淋巴细胞微核率均明显低于对照区。该研究项目达到国内领先水平，被推荐到第二届全国环境卫生学会上作大会发言，1996年获市科技进步二等奖。

二十七、常见昆虫与呼吸道变态反应发病关系的研究

冯明礼、市中医院张桂荣、市皮防院胡林基、淄博人体生命研究所刘照、市中心医院徐利等于1994年1月—1997年6月主研完成。该研究首先从流行病学角度，查清淄博市家蝇密度及季节消长情况和支气管哮喘的发病关系，并应用家蝇变应原为支气管哮喘患者进行诊断、治疗观察。结果显示：不论从流行病学、实验室检测和临床观察， 均证实家蝇是哮喘发病的重要致敏原。进行特异性脱敏治疗，效果良好，从而对家蝇引起的支气管哮喘的防治，提供了科学的理论依据和有效的防治措施。1997 年 9 月通过省卫生厅组织的科研成果鉴定，达国内领先水平。1998 年获市科技进步三等奖和省医学科技进步二等奖。

二十八、卫生监测综合评价系统

张殿平、徐逢春、原丽华、崔峰、翟慎永于 1996 年 9 月—1999 年 9 月主研完成。该研究是以 Windows 9X 为运行环境，以 Foxpro2.5b for Windows 为开发工具而研制的应用软件。该研究应用数据库技术和组合评价模式实现了卫生监测综合评价的智能化，通过人机对话方式快速完成评价计算机结果报告，操作过程直观可视，界面生动，使用简便，功能齐全，适用于环境卫生、食品卫生、劳动卫生、学校卫生、放射卫生、计划免疫、防疫消杀、健康教育等多种类卫生监督管理和监测检验的多指标综合评价，还可以对不同地区、不同时段、不同行业间可比对象进行优劣排序和档次划分，通过科学分析获得客观评价数据，防止人为因素影响，减少工作中的失误，可更好地为实施卫生监督管理和监测检验提供科学评价依据，具有较高的实用价值。1999 年 12 月通过市科委组织的科研成果鉴定，达国内领先水平。2000 年获市科技进步二等奖。

二十九、淄博市主要工业噪声危害状况的调查及综合评价方法的研究

王龙义、孙志杰等于 2000 年主研完成。本课题在调查淄博市主要工业噪声危害基本情况与特点的基础上，首次创新性的提出并应用了平均等效声级的概念和理论，将平均等效声级作为本研究的主要指标，进而提出平均等效声级可用来评价和比较工业噪声危害程度，提出生产性噪声作业的分级标准。是对劳动卫生基本理论和应用研究的重要发展，也为政府制定工业噪声危害的防治规划和决策提供科学依据。2000 年 12 月通过市科技局组织的科研技术鉴定，达到了国内领先水平。2001 年获市科技进步二等奖。

三十、儿童少年肥胖筛选标准的研究

孟召恒于 1996 年—2001 年主研完成。儿童少年肥胖是一个严重的公共卫生问题，但是缺乏准确的儿童少年肥胖评价标准。主研者经过几年的努力和探索，在三个区县抽样调查中小学生 7377 人，完成大样本研究。该研究采用高难的水平下称重法测定儿童少年体脂含量（F%），创新皮褶指数新概念，提出判定儿童少年肥胖的公式“皮质贡数”（ISMB），将身高、皮褶厚度和体重三项指标有机结合，阐明了“皮质贡数”（ISMB）这一新概念及计算公式，突破了用单项指标判定肥胖的不足，对评价儿童少年营养状况有重要的理论意义和实用价值。2001 年 12 月通过省科技厅组织的科研技术鉴定，认为该研究在国内和国际上都是一种突破，其科研成果达到国际先进水平。2002 年获省科技进步三等奖和市科技进步三等奖。

三十一、苯及苯系物接触人员的工作相关疾病

王龙义、孙志杰等于 2002 年主研完成。本课题拓宽了劳动卫生学的研究领域，对苯及苯系物危害的防治，筛选苯及苯系物接触人员的职业禁忌症和易感人群，控制职业危害，保护作业人员的身体健康具有显著的社会效益和经济效益。2002 年 11 月通过市科技局组织的科研技术鉴定，达到了国内领先水平。2003 年获市科技进步二等奖。

三十二、介入治疗综合防护措施研究

成君方等于 2002 年主研完成。本课题通过分析介入放射诊疗中工作人员个人防护用品屏蔽厚度与防护效果的关系，对屏蔽材料的厚度选择提出了合理的推荐值；探讨了照射野面积、透视脉冲频率与照射剂量的关系，研制了使用于部分类型 X 射线机的介入防护装置，对开展介入防护的放射工作者进行了操作技术和防护知识培训。本课题对降低放射工作者受照剂量，保护其健康与安全具有重要意义。2003 年 7 月通过市科技局组织的科研技术鉴定，达到了国内先进水平。2004 年获市科技进步二等奖。

1975—2012年淄博市卫生防疫站科研项目一览表

表9-2-2-1

项目名称	主研人	工作起始时间	鉴定时间	组织鉴定单位	鉴定水平	获奖情况
四种水溶性色素的定量方法	潘承荣	1975—1976	1978.02			1984年获淄博市政府优秀科研成果奖
微量血清浓缩剂的制备及其应用效果观察	袁象鼎	1977—1978	1978			1978年获淄博市科学大会奖
复方消痢菌片防治细菌性痢疾的研究	张汉民 刘农行 于宪良	1978—1980	1980.11	山东省卫生厅 淄博市卫生局	国内先进	1981年获省科技进步三等奖
改良微量快速生化试验鉴定肠杆科的实验研究	陈玉堂	1980	1980.12	淄博市卫生局	优于目前国内同类方法	1981年获市科技进步三等奖 1981年获省卫生厅科技成果三等奖
双波长分光光度法测定食品色素的方法研究	潘承荣	1980	1980.12	淄博市卫生局	供修改国家标准方法时参考采用	1981年获市科技进步二等奖 1988年获省卫生厅科技成果三等奖 1981年获市优秀奖
淄博市南定地区环境质量评价	石楚南	1978—1981	1981.05	山东省环保局	具有一定水平，某些专题具有较高水平	
痢疾杆菌多糖—蛋白复合物菌苗的制备及人群免疫的研究	张汉民 于宪良 李云圃 刘农行 宋丽华	1979—1982	1982.01	山东省卫生厅	国内先进	1983年获省科技进步二等奖
博山区大气污染与肺癌关系的研究	石楚南	1981—1983	1983.03	淄博市卫生局	国内同类专业调查研究水平	1984年获淄博市政府优秀科研成果奖

项目名称	主研人	工作起始时间	鉴定时间	组织鉴定单位	鉴定水平	获奖情况
SHARP PC~1500袖珍型电子计算机诊鉴肠杆菌科病原菌的研究	潘承荣 陈玉堂	1983	1983.03	淄博市卫生局	国内先进	1984年获市科技进步一等奖 1986年获省卫生厅科技成果三等奖
检测乙型肝炎核心抗体酶联免疫及吸附药盒的研制	张启然 袁象鼎 吕兰珍 林国玲 李鲁宁	1983—1984	1984.02	山东省卫生厅	国内先进 填补省内空白	1985年获省科技进步三等奖
微生物裂解色谱“指纹”图谱研究	潘承荣 陈玉堂 李翠波 隋英祝 张宇琴	1982—1984	1984.11	山东省卫生厅	国内先进	1985年获市科技进步三等奖
淄博市环境天然辐射外照射水平的调查研究	孙启生 成君方 孟　强	1983—1984	1984.07	淄博市科委	省内先进	1985年获省科技进步三等奖
儿童少年肥胖评价标准的研究	孟召恒	1984	1984.10	淄博市卫生局	国内先进	
SHARP工作者PC—1500计算机在微量快速生化鉴定系统E~15中的应用	潘承荣 隋英祝 徐文华 陈玉堂	1984	1984.12	山东省卫生厅	国内先进	1985年获市科技进步一等奖 1986年获省卫生厅科技成果三等奖
“补血酥饼”的研制及临床应用	王金孚	1983—1984	1985.08	淄博市科委	国内先进	
标记SPA协同凝集试验快速诊断伤寒病的研究	陈玉堂 温芳莲 吕允武 吕力伟 张宇琴	1980—1985	1985.06	山东省卫生厅 淄博市卫生局	国内先进	1986年获市科技进步三等奖 1987年获省卫生厅科技成果二等奖

项目名称	主研人	工作起始时间	鉴定时间	组织鉴定单位	鉴定水平	获奖情况
市内交通噪声影响下校址选择的研究	孟召恒	1983—1985	1985.10	淄博市卫生局	省内领先并接近国内水平	
便携型微机检索革兰氏阴性杆菌及其汉字输出系统	潘承荣 隋英祝 徐文华 陈玉堂	1984—1985	1985.12	淄博市科委	国内先进水平	1986 年获市科技进步二等奖 1987 年获省卫生厅科技成果三等奖
淄博市蓄电池厂三十年来铅中毒预防措施的研究及其效果评价	张仲平	1955—1986	1986.12	淄博市卫生局	国内先进	1988 年获市科技进步三等奖 1988 年获中国船舶工业总公司科技二等奖
人发中锌、铜含量与动脉粥样硬化关系	隋英祝 张传云 高玉杰 杨光宏	1986	1986.12	山东省卫生厅	国内先进	1987 年获市科技进步三等奖
微量元素提高蛋鸡产蛋率及其营养意义的研究	隋英祝	1986—1987	1987.01	淄博市科委	国内同类研究的领先水平	1988 年获市科技进步二等奖
噪声振动联合作用对听力影响的研究	孙志杰 苗　泉	1985—1987	1987.03	淄博市卫生局	国内先进	
微型计算机疫情管理系统	潘承荣 徐文华	1985—1987	1987.06	山东省卫生厅	国内先进	1988 年获市科技进步三等奖 1988 年获省科技进步三等奖
流行性出血热酶联免疫吸附试验（ELISA）诊断试剂研究	袁象鼎 张启然 吕兰珍 李鲁宁	1984—1987	1987.07	山东省卫生厅	国内先进	
噪声性耳聋临床治疗方法的研究	孙志杰 苗　泉	1986—1987	1987.09	淄博市卫生局	国内先进	1989 年获省科技进步三等奖
计算机计量诊断出血热	潘承荣 徐文华	1985—1987	1987.10	淄博市科委	国内先进	1988 年获市科技进步三等奖 1988 年获山东省经济委员会科技三等奖
早期快速检查血液中伤寒病原菌的新方法	温芳莲 陈玉堂 张宇琴 吕力伟	1980—1987	1987.11	淄博市卫生局	国内水平	

项目名称	主研人	工作起始时间	鉴定时间	组织鉴定单位	鉴定水平	获奖情况
淄博市沙门氏菌型调查报告	陈玉堂 温芳莲 张宇琴 吕力伟	1986—1987	1987.11	淄博市卫生局	国内同类研究的先进水平	1990 年获省科技进步三等奖
齐 ~12 生化鉴定系统和数值分类法诊鉴肠道革兰氏阴性杆菌方法的研究	陈玉堂 温芳莲 张宇琴 吕力伟	1985—1987	1987.11	淄博市卫生局	国内先进	1988 年获省卫生厅科技成果二等奖
淄博市志贺氏菌型调查报告	陈玉堂 温芳莲 张宇琴 吕力伟 张一水	1986—1987	1987.11	淄博市卫生局	国内先进	1990 年获省科技进步三等奖
复方消痢菌片甲氧苄氨嘧啶含量测定法	张汉民 孔宪娥 钟云虎 唐学慧	1986—1987	1987.11	淄博市卫生局	国内首创	
氟对眼部慢性影响的研究	李进贤	1987	1987.11	淄博市科委	国内先进	
生物转化人体必须微量元素—锌的研究	隋英祝 王　群 张传云 高玉杰	1988	1988.08	淄博市卫生局	国内领先	
诊鉴致病性弧菌用简易快速综合生化培养基和数值分类法的研究	温芳莲 陈玉堂 张学庆 吕力伟 张宇琴	1986—1989	1989.05	山东省卫生厅	国内先进	
氟对听力影响的研究	李进贤 徐逢昌 谷雪兰 王静波	1984—1989	1989.05	淄博市卫生局	国内领先	1990 年获省科技进步三等奖 1990 年获省卫生厅科技成果三等奖
致病性弧菌生化、形态鉴别项目的优化	徐文华 潘承荣 陈玉堂	1988—1989	1989.12	淄博市卫生局	国内同类研究的先进水平	1992 年获省卫生厅科技成果二等奖

项目名称	主研人	工作起始时间	鉴定时间	组织鉴定单位	鉴定水平	获奖情况
腈纶粉尘对工人健康危害的研究	张仲平	1983—1989	1989.12	淄博市卫生局	国内同类研究的领先水平	1991 年获市科技进步二等奖 1991 年获省科技进步三等奖
临淄地区水体污染与居民健康关系的调查研究	翟慎永 石楚南 张殿平	1988—1989	1990.07	淄博市卫生局	国内先进	1993 年获市科技进步三等奖
医疗自助开发研究	潘承荣 徐文华	1987—1990	1991.01	山东省卫生厅	国内先进	1992 年获市科技进步三等奖
复方中药 1~1 号治疗慢性乙型病毒性肝炎和消除乙型肝炎带原者的研究	张汉民 唐学慧	1984—1990	1991.01	山东省科委	国内领先达国际水平	1992 年获市科技进步二等奖
淄博市乡镇企业粉尘治理措施的研究	张仲平 孙志杰 李登九 张德恩 王　桂	1989—1991	1991.07	山东省卫生厅	国内同类研究的领先水平	1993 年获省卫生厅科技成果三等奖
缝隙式工眼镜治疗青少年视力不良效果评价	王希忠	1990—1991	1991.07	淄博市卫生局	国内先进	
空气中致敏真菌的调查研究	冯明礼	1990—1991	1991.12	淄博市科委	国内先进	
流行性出血热（EHF）病毒分型及病毒抗原分析的研究	王育尧 孙茂倬 丁桂芬 盛美林 王连生	1990—1992	1992.09	淄博市卫生局	国内先进	1995 年获市科技进步三等奖 1996 年获省卫生厅科技成果三等奖
博山地区肺癌高发原因及经济损失的研究	翟慎永 原丽华	1981—1992	1993.01	淄博市科委	国内同类研究领先水平	1993 年获市科技进步二等奖 1994 年获省科技进步二等奖

项目名称	主研人	工作起始时间	鉴定时间	组织鉴定单位	鉴定水平	获奖情况
工业企业高频电磁辐射危害及屏蔽防护措施的研究	孙志杰 苗　泉 蒋绪亮 张　倩	1987—1992	1993.08	山东省卫生厅	国内同类研究领先水平	1994年获省科技进步三等奖
非遥控影像X线机防护技术研究	成君方 孙启生 孟　强 李玉清	1992	1993.09	淄博市科委	填补国内空白	1994年获市科技进步三等奖
水体污染与居民支气管哮喘发病关系的调查研究	冯明礼	1991—1993	1993.09	淄博市卫生局	国内领先	1997年获市科技进步三等奖
空气中气传致敏花粉的调查研究	冯明礼	1992—1993	1993.09	淄博市卫生局	国内先进	1997年获市科技进步三等奖
流行性出血热（EHF）病毒分离的研究	王育尧 孙茂倬 丁桂芬 盛美林 王连生	1987—1992	1993.12	淄博市卫生局	国内同类研究先进水平	
二溴氯丙烷致男性不育与累计接触水平关系的研究	付爱玲 张仲平 蒋绪亮 夏　猛	1985—1993	1993.10	淄博市卫生局	国内领先	1995年获市科技进步三等奖
淄博矿区煤矿尘肺防治二十四年预后状况研究	郭　平 胡　林 孙志杰 李登久	1987—1993	1993.11	淄博市卫生局	国际水平	1995年获市科技进步三等奖 1995年获省科技进步三等奖
犬用口服狂犬病减毒活疫苗中试研究	张汉民 唐学慧 李鲁宁 吕　健	1990—1994	1994.06	山东省科委	国际先进	1995年获市科技进步二等奖
家鼠型流行性出血热（EHF）病后免疫水平的研究	王育尧 丁桂芬 王连生 盛美林 刘景福	1993—1994	1994.08	淄博市卫生局	国内领先	1995年获市科技进步三等奖
对二甲胺基苯甲醛测定酒中杂醇油的研究	徐文华 潘承荣 张传云	1991—1994	1994.08	淄博市卫生局	国内领先	

项目名称	主研人	工作起始时间	鉴定时间	组织鉴定单位	鉴定水平	获奖情况
计算机辩证施治崩漏症的研究	徐文华 潘承荣	1987—1993	1993.12	山东省卫生厅	国内领先	
健康教育干预对哺乳行为影响的研究	解荣章 赵大明	1991—1994	1994.12	淄博市科委	国内领先	
张店地区大气污染对居民健康影响的调查研究	翟慎永 李玉华 张殿平 吕　健 原丽华	1989—1995	1995.02	淄博市科委	国内同类研究的先进水平	1996 年获市科技进步二等奖 1997 年获省医学科技进步二等奖
生态农业对农村卫生影响的研究	李进贤 谷雪兰 张殿平 胡晓霞 原丽华	1992—1995	1995.08	山东省卫生厅	国内领先	1996 年获市科技进步二等奖
流行性出血热（EHF）显性感染和隐性感染人群血清中和抗体的实验研究	王育尧 丁桂芬 刘景福 盛美林 孙茂倬	1993—1995	1995.09	山东省卫生厅	国内领先	
氢化物原子吸收分光光度法测定食品中的痕量砷	徐文华	1994—1996	1996.08	淄博市科委	国内领先	
常见昆虫与呼吸道变态反应发病关系的研究	冯明礼	1994—1997	1997.07	山东省卫生厅	国内领先	1998 年获市科技进步三等奖 1998 年获省医学科技进步二等奖
卫生监测综合评价系统	张殿平 徐逢春 原丽华 崔　峰 翟慎永	1996—1999	1999.11	淄博市科委	国内领先	2000 年获市科技进步二等奖
公共场所环境对心理行为影响的研究	李玉华 邵爱玉 翟慎永 徐逢春 原丽华	1996—2000	2000.09	淄博市科委	国内同领域研究领先水平	2001 年获市科技进步三等奖

项目名称	主研人	工作起始时间	鉴定时间	组织鉴定单位	鉴定水平	获奖情况
淄博市主要工业噪声危害状况的调查及综合评价方法的研究	王龙义 孙志杰 毕先伟 郭　平 张　文	1999—2000	2000.12	淄博市科委	国内领先	2001 年获市科技进步二等奖
儿童少年肥胖筛选标准研究	孟召恒	1996—2001	2001.12	山东省科技厅	国际先进	2002 年获市科技进步三等奖 2002 年获省科技进步三等奖
苯及苯系物接触人员的工作相关疾病	王龙义 孙志杰 李进贤 郭　平 郑贵新	2002	2002.11	淄博市科技局	国内同类研究的领先水平	2003 年获市科技进步二等奖
介入放射治疗综合防护措施研究	成君方 张　翼 张丹枫 胡　林 付爱玲	2001—2002	2003.07	淄博市科技局	国内先进	2004 年获市科技进步二等奖
蓄电池制造业铅中毒的预防控制与消除	王义龙	2004	2007.12	淄博市科技局	国家领先	
突发公共卫生事件应急处置技术对策研究	翟慎永	2007.01—2008.09	2008.11.01	淄博市科技局	国内领先	
医疗保险统筹基金风险预测与控制对策的研究	张殿平	2006.01—2007.12	2008.11	淄博市科技局	国内领先水平	2008 年获市科技进步三等奖
疾病预防控制机构卫生检验资源配置现状与检验能力评价研究	王　勤 殷茂荣 郑加玉 张存玲	2009.06—2010.10	2010.12	淄博市科技局	国内领先水平	2012 年获市科技进步三等奖
不确定度评定在生活饮用水标准检验方法中的应用	魏　滨	2009.03—2011.12	2011.11	淄博市科技局	国内领先水平	

项目名称	主研人	工作起始时间	鉴定时间	组织鉴定单位	鉴定水平	获奖情况
淄博市人粒细胞无形体病（发热伴血小板减少综合征）调查研究	崔 峰 王 玲 杨淑霞 张 玲	2010.08—2012.08	2011.11	淄博市科技局	国内领先水平	
淄博市甲型H1N1流感感染状况的动态研究及防控策略	王 玲 崔 峰 杨淑霞 张 玲	2010.01—2011.12	2011.11	淄博市科技局	国内领先水平	
淄博市持续消除碘缺乏病与控制高碘危害资源整合策略研究	孟 强 刘素春 宋代琴 张蓓贝	2011.02—2012.03	2012.11	淄博市科技局	国内领先水平	
淄博市疟疾流行特点与消除疟疾资源整合策略研究	刘素春 孟 强 宋代琴 张蓓贝	2011.02—2012.03	2012.11	淄博市科技局	国内领先水平	

第三章　培训与继续医学教育

第一节　培　训

一、短期卫生培训

1954年冬，市防疫站杨志民带医疗队赴长山县开展麻疹防治，历时3个月，同时对当地医生进行培训，提高诊疗水平。

1964年，市防疫站副站长丛树洪和防疫科科长杨志民带领6名防疫人员组成“社教工作医疗队”，到张店区大张公社、房镇公社和淄川区杨寨公社开展农村卫生防疫工作，并对当地“赤脚医生”进行专业培训。同年10—11月，市防疫站站长王仲彬与防疫科科长杨志民带队，赴张店区大张公社和房镇公社开展农村卫生工作，为各大队培训农村卫生员58人。

1974年5月25日—6月2日，市防疫站与淄博医专联合举办疟疾防治学习班，为各区（县）防疫站、市属医疗单位、部分厂矿和公社医院培训检验人员52人。

1976年10月16日，市防疫站与市教育局联合举办中小学保健教师培训班，培训保健教师96人。

1982年9月—1984年9月，市防疫站举办业余英语培训班。培训班分初级班和医学英语班，分别聘请市教育局外语教研室丛光和淄博师专外语教研组郝炳文授课。初级班每周一、三晚7:00~9:00学习，以陈琳主编的英语广播教材第一、二册为教材，自1982年9月—1983年7月，共培训英语350余学时。市防疫站职工报名参加初级班培训的共19人，参加闭卷结业考试的9人，其中6人95分以上，3人及格（60分以上）。医学英语班每周二、四晚7:00~9:00学习，以上海第二医学院主编的医学英语全国统编教材1~2册为教材，自1982年9月—1984年7月，共培训450余学时。市防疫站职工参加医学英语班学习者40余人，参加结业闭卷考试的12人，均及格（60分以上）。其中，90分以上8人，80分以上3人，70分以上1人。

1983年—1985年，市防疫站受省卫生厅和市卫生局委托，举办4次“乙肝检测酶联免疫吸附药盒”推广培训班，为全省和淄博市医疗预防单位、部队、医学院校、厂矿医疗单位培训检验人员110余人。

1985年3月，市防疫站受省卫生厅委托，举办全省首届卫生宣教干部理论培训班，为各地市培训卫生宣教干部42人；举办食品卫生检验培训班2期，培训54人；举办食品厂厂长学习班2期，培训80人；举办厂矿企业测尘员培训班3期，培训139人；举办全省SPA诊断伤寒科技推广培训班2期，培训40人；举办全市放射防护培训班2期，培训78人；举办PC—1500计算机微量快速生化鉴定系统E—15应用培训班，培训46人。3—12月，市防疫站举办霍乱防治、检验和疫情报告培训班共6期，为全市98个基层医疗卫生单位培训专业防治人员423人；举办全市流行性出血热诊疗培训班7期，培训基层医疗预防专业人员400余人。

1986年5月21日—22日，市防疫站与市公安局、市体委联合举办游泳池安全卫生救护培训班，共培训安全卫生救护人员20余名。8月10日—20日，市防疫站牵头主办预防性卫生监督学术讨论会，聘请青岛市卫生防疫站主管医师蒋福清讲授预防性卫生监督专业知识，淄博市各区县防疫站和省内部分地市卫生防疫站的60余名专业人员参加学习。举办疟疾血检培训班共15期，为乡镇卫生院、厂矿保健站培训疟防检验人员329人（次）。举办副霍乱防治培训班，培训基层卫生防治人员237人（次）。

1987年3月、10月，市防疫站在新建立的山东卫生防疫人员淄博培训基地举办两期X线人员防护知识培训班，每期3天，共培训区以上以及厂矿医疗单位放射人员183人。7月，在该培训基地举办医院污水处理操作人员培训班，培训30余人。11月16日—21日，举办医用X线诊断人员防护知识培训班，市、区（县）医疗单位放射科450名X线从业人员参加，学习《淄博市放射卫生防护管理办法》

以及有关X射线防护知识。举办市、区自来水公司和大企业管水人员卫生培训班3期，组织学习饮用水卫生管理条例、饮水消毒、饮水卫生管理等知识，共培训173人。举办霍乱防治及检验培训班3期，培训区县以上医疗卫生单位专业防治和临床检验人员111人，培训疫情报告员86人。

1988年4月，市防疫站举办三期工业通风防尘防毒技术培训班，每期10天，共为全市各厂矿企业培训测尘员300余人。与市教育局联合举办学校卫生培训班，为期7天，培训基层学校卫生专业人员、校医、保健教师28人。11月—12月，受省卫生厅委托，在山东省卫生防疫人员淄博培训基地举办为期一个月的全省第二届健康教育理论培训班，全省各市地卫生防疫站、妇幼保健院21名专职健康教育专业人员参加培训，经一个月的理论学习和半个月的实习、考核，全部合格，由省卫生防疫站向学员颁发结业证书。

1989年，市防疫站举办一期学校卫生培训班，培训区（县）学校卫生专业人员和校医40人。

1989年—1992年，市防疫站共举办集中式供水和企业自备水源单位管水人员卫生培训班6期，培训350人（次）。

1990年6月6日，省皮肤病防治所在淄博市举办全省性病防治检验培训班，全省各市地、区（县）皮防专业人员110余人参加培训。淄博市各区（县）皮防所皮防人员同时参加学习培训。6月，市防疫站受山东卫生报刊社的委托，在张店建设宾馆举办为期一周的山东省卫生新闻记者培训班。来自全省各市地、大企业卫生系统的34名卫生宣教干部和山东卫生报驻地记者参加培训。学习班邀请济南人民广播电台、淄博日报社、山东卫生报社有丰富经验的专职编辑、记者分别讲授新闻采访、卫生摄影等专业知识。7月2日—14日，市防疫站举办3期《放射性同位素与射线装置放射防护条例》学习班，培训相关企业、医疗单位放射工作人员93人。8月3日—8日，在桓台县举办行政执法与化妆品卫生监督讲座，邀请淄博市中级人民法院法官讲授有关法律知识，各区（县）、大企业卫生防疫站36名公共卫生场所卫生监督员参加培训。9月24日—28日，举办放射性同位素防护学习班，培训放射防护人员76人。10月25日—27日，在市防疫站培训中心举办市直公共场所单位负责人卫生知识培训班，组织学习《中华人民共和国公共场所卫生管理条例》和公共场所常见传染病防治和消毒知识，市管公共场所单位80余人参加培训。

1991年3月，市防疫站举办为期4天的学校卫生培训班，培训内容：弱视防治、甲肝防治、心理卫生及健康教育、学校卫生统计与档案管理等，共52人接受培训。7月—9月，市防疫站以及齐鲁石化公司卫生处、博山区防疫站等单位共举办放射防护与法规培训班11期，培训基层放射防护专业人员400余人。

1992年12月，市防疫站和市预防医学会受省预防医学会委托，由淄博市牵头在淄博举办全省食品卫生讲座。是年，市防疫站举办医用X线、工业X线和放射性同位素应用单位防护培训班11期，每期培训5天，共培训放射防护人员520人。举办厂矿企业劳动卫生监测人员培训班，对全市300余名监测人员进行正规化培训，颁发“山东省劳动卫生监测员工作证”。举办腹泻病监督人员培训班，市、区（县）以及大企业卫生防疫站共有32人获得卫生部、世界卫生组织腹泻病控制培训中心颁发的培训证书。

1993年6月16日，市防疫站举办全市消灭脊灰技术培训班，各区（县）、大企业卫生防疫站、区以上医院有关防治人员共80余人参加培训。

1994年6月13日—18日，市防疫站举办放射工作人员防护知识与法规教育培训班，培训厂矿企业、医疗单位等放射工作人员76人。6月—7月，先后举办霍乱防治知识培训班和霍乱O139型检验新技术推广应用学习班，培训霍乱防治和检验人员共120余人。6月19日—23日，举办计量知识培训班，聘请省卫生防疫站副主任技师稽明伦、技师于钦向授课。全站150余名专业技术人员参加脱产培训，经考核测试，全部达到培训要求。

自1995年4月起，市防疫站实行专业综合执法改革措施，加强了对市管单位食品和公共场所从业人员卫生知识培训。同年4—9月，市防疫站对89个市管单位的980名公共场所从业人员和2500余名饮食从业人员进行卫生培训，达到“有课本、有登记、有测试、有成绩、有培训合格证”的规范培训要求。举办不同层次的学校卫生培训班二期，培训大中专学校校医和中小学保健教师200余人（次）。

1996年4月，市防疫站先后举办二期霍乱诊断和防治技术培训班，市、区（县）以及厂矿医疗卫生单位的防疫和临床诊疗、检验人员共149人参加培训。4—10月，按照对从业人员进行规范化卫生培训的要求，对451个市管单位的9360名食品从业人员和23个公共场所单位1328名从业人员进行正规化卫生培训。10月—12月，受市卫生局的委托，举办二期市管食品企业厂长（经理）卫生培训班，培训企业分管负责人80余人。11月19日—20日，受市卫生局委托，牵头举办全市预防和控制血源性传播疾病师资培训班，培训区（县）以上及厂矿医院相关医疗卫生人员78人。

1997年3—11月，市防疫站受市卫生局委托，牵头主办三期市管饮食单位厂长(经理)卫生培训班，每期3天，共培训饮食单位负责人120余人。4—6月，对483个市管食品行业的9056名从业人员和81个市管公共场所的1632名从业人员进行了正规化的卫生知识培训。培训合格者颁发卫生培训合格证。

1998年1—12月，市防疫站组织对11家区以上医疗单位医护人员进行医院健康教育培训，按照国家卫生城市考核验收标准，共有2669名医护人员接受培训，占应培训人数的90.23%。6—12月，根据《中华人民共和国尘肺病防治条例》等劳动卫生法规要求，先后对中国第四砂轮厂等17家市管企业接尘作业人员进行防尘卫生知识培训，共培训1536人，占应培训人数的95%。8月20日，举办全市医院健康教育师资培训班，区（县）以上医疗单位共34人参加培训。培训班邀请省健康教育所主管医师钱跃生讲授了《医院健康教育的组织实施及效果评价》等专业知识。举办两期市管食品企业厂长（经理）培训班，培训食品企业分管负责人60余人。培训421个市管食品企业的从业人员9005人，培训76个市管公共场所单位的从业人员1716人。

1999年1—10月，市防疫站对山东耐火材料厂等11个市管厂矿企业接尘作业人员进行卫生培训，共培训973人，占应培训人数的96.25%。4~6月，市防疫站对373个市管食品单位的7462名从业人员和50个公共场所单位的1382名从业人员进行规范化卫生培训。对全市各厂矿、企业、医疗单位的放射工作人员分期、分批、分类进行防护知识培训，共举办培训班10期，每期5天，共培训放射工作人员859人。10月23日—11月7日，举办三期卫生监督员法律知识培训班，市及区（县）、大厂矿卫生防疫站共280名卫生监督员参加培训。

2000年3月29日—31日，市防疫站举办全市霍乱及腹泻预防控制技能培训班，区（县）防疫站、区县以上医疗单位临床专业人员和检验人员共106人参加培训。6月16日，举办劳动卫生和职业病防治学习班，培训专业人员80余人。8月30日—9月1日，举办全市计划免疫及麻疹监测培训班，共培训乡镇以上计划免疫专业人员116人。12月6日—8日，举办全市艾滋病防治知识师资培训班。区（县）以上医院分管业务工作的院长、预防保健科和检验科负责人，各区县、各大厂矿卫生防疫站（疾控中心）防疫科、检验科负责人，各区（县）结防所、皮防所负责人、市中心血站检验科负责人参加培训。同年，先后举办学校卫生人员继续教育学习班和学校健康教育师资培训班，培训学校卫生工作人员和校医、保健教师等50余人。

2001年3月13日—16日，市防疫站协助省皮肤病防治所在淄博市举办山东省麻风病防治和畸残康复技术培训班，来自全省各市皮肤病防治机构的150余名专业人员参加培训。淄博市五区三县皮肤病防治机构的90余名专业人员同时参加培训。3月28日—29日，市防疫站举办全市霍乱及腹泻病预防与控制技能培训班，培训专业防治和检验人员100余人。4月，举办介入放射技术与辐射防护培训班，为各级医疗单位培训放射工作人员45人。11月，牵头举办一次全国范围的职业病危害评价学习班，26个省（市）卫生防疫机构的30余名专业人员参加培训。12月12日—14日，举办计划免疫培训班，区（县）防疫站、区以上医疗单位预防保健科和乡、镇防保站负责计划免疫工作的专业人员共200余人参加培训。

2002年4月16日—19日，市防疫站和市职防院配合市卫生局在市职防院培训中心连续举办三期全市职业卫生监督员学习《中华人民共和国职业病防治法》培训班和企业厂长（经理）及安全、卫生负责人学习《中华人民共和国职业病防治法》培训班，共培训职业卫生监督员100余人，培训厂矿企业安全卫生管理人员200余人。4月26日—30日，市防疫站举办微机信息管理培训班，区（县）防疫站、疾控中心的疫情管理人员30余人参加了疫情信息网络管理知识及技术培训。9月24日，举办“全国、全省结核病规划指南”培训班，各区（县）结防所、防疫站结防科负责人、分管副站长、督导医生等50余人参加培训。年内，市防疫站组织全市放射工作人员防护知识培训，厂矿、企业、医疗单位570余人参加复训。

2003年4月16日—18日，市防疫站举办全市霍乱及腹泻病预防与控制培训班。全市66个县以上医疗卫生单位、厂矿医院的防治和检验人员共112人参加培训。

2003年在“非典”防治工作中，市防疫站承担疾病控制中心的培训任务。4月16日，市防疫站召开市属以上学校校长、校医院分管负责人会议，学习传达全国“非典”防治工作会议精神，印发学校、托幼机构预防与控制“非典”工作指导材料。4月17日，举办市管餐饮单位“非典”预防工作培训班，培训餐饮单位卫生负责人160余人。4月19日，对市防疫站150余名卫生防疫业务人员专门进行了传染性非典型肺炎防治知识培训。4月20日，举办全市“非典”防治消毒技术培训班，为各区（县）、各大企业培训专业消毒技术人员20余人。4—11月，举办“非典”消毒技术及医院感染控制培训班8期，为区（县）以上医疗卫生单位培训消毒专业人员720余人（次）。4月23日，市防疫站承担市卫生局组织的全市非典型肺炎防治师资培训班的培训工作，培训区以上医疗卫生单位临床医生和防疫人员200余人；同时，市防疫站举办市管厂矿、企业卫生负责人和食堂卫生负责人培训班；同日，市防疫站与市教育局联合举办学校“非典”防治培训班，培训市属以上大专院校卫生管理人员70余人。8月14日—15日，市防疫站举办全市乙肝疫苗免疫预防培训班，共培训区（县）以上临床和防疫人员73人。11月4日，举办全市非典防治技能师资培训班，培训区（县）以上医疗卫生单位专业防治人员150余人。11月7日，举办全市传染性非典型肺炎消毒技术与医院感染控制师资培训班，各区（县）、大企业卫生防疫站消毒专业人员、100张床位以上医院从事医院感染控制的专业人员共50余人参加培训。12月28日—29日，举办全市传染病报告与突发公共卫生事件信息系统培训班，各区（县）防疫站、疾控中心的疫情管理和计算机网络管理人员共20余人参加培训。

2003年，市防疫站举办2期结核病防治规划技术培训班，培训区（县）及基层结防专业人员共60余人。

2004年1月9日至11日，举办流行性出血热等地方病防治技术培训班，培训7 0人；4月15日至17日举办全市高血压、糖尿病专题讲座；10月14日至17日举办学校卫生研究进展与学生常见病防治培训班，培训75人。

2005年3月25日至29日，举办艾滋病防治知识师资培训班，培训257人；5月13日举办淄博市霍乱及感染性腹泻防治技术师资培训班，培训164人；同年举办8期慢性病防治培训班，培训409人。

2006年5—9月，举办3期计量认证及国家实验室认可培训班，培训428人； 6月21日举办全市艾滋病监测技术培训班，培训97人；9月28日至29日举办淄博市医务人员性病艾滋病防治知识师资班，培训194人。

2007年2月9日，举办疟疾检验与诊断及寄生虫病防治培训班，培训149人；7月16日举办淄博市病媒生物防制技术培训班，培训76人；8月6日至22日举办淄博市免疫预防培训班，培训480人；9月举办淄博市结核病防治规范化培训班，培训88人； 9月29日举办淄博市医务人员性病艾滋病防治知识师资培训班，培训182人。

2008年7月3日，举办淄博市扩大计划免疫规划培训班，培训186人；9月9日举办全市艾滋病检测技术培训班，培训94人；9月26日举办淄博市狂犬病暴露处置门诊人员师资培训班，培训99人。

2009年4月13日至19日，举办消毒与医院感染控制技术培训班，培训311人；7月27日至31

日举办淄博市免疫规划综合技术培训班，培训176人；12月5日至9日举办艾滋病防治知识师资培训班，培训218人。

2010年，举办食品安全事件应急处置培训班，培训78人；举办淄博市免疫规划综合技术培训班，培训173人；9月举办淄博市医务人员性病管理培训班，培训130人。

2011年，举办淄博市肿瘤早期筛查技术推广培训班，培训105人；举办淄博市免疫规划综合技术培训班，培训232人；举办淄博市艾滋病防治项目高危干预培训班，157人。

2012年11月28日，举办全市疾控系统实验室质量管理培训班，培训31人；2012年11月14日，举办全市常见化学性食物中毒理化检验技术培训班，培训18人；7—8月举办淄博市扩大计划免疫规划培训班，培训816人；11月16日至23日举办淄博市自然疫源性疾病防治技术师资培训班，培训52人。

二、各专业重点培训班简介

1. 山东省流行病学专业进修班

受山东省卫生厅委托，市防疫站于1982年5月—1983年7月，在淄川卫校举办了为期一年的流行病学专业进修班。来自全省各市地卫生防疫站的28名流行病学专业人员参加进修。先后聘请北京医学院、上海第一医学院、山东医学院、卫生部流行病学研究所及省卫生防疫站等院校和科研单位的60余名专家、教授授课。

2. 检测乙肝核心抗体酶联吸附药盒检验培训班

1983年12月，市防疫站受省卫生防疫站委托，举办全省卫生检验培训班，介绍推广市防疫站专业人员研制成功的“检测乙型肝炎核心抗体酶联免疫吸附分析药盒”及检验技术。各市地卫生防疫站、大企业防疫站、部队医院、医学院校有关检验人员共24人参加培训。学员在培训期间，用该“药盒”对287份样品进行检测，阳性率达22.6%。学习班还为各单位供应该“药盒”200多套，可用于8000多人份的乙肝调查、诊断检测。

3. 山东省首届卫生宣教干部理论培训班

1985年5月—6月，受山东省卫生厅委托，市防疫站在张店区举办了全省首届卫生宣教干部理论培训班，全省各地市、县42名卫生宣教干部参加培训。理论学习30天，实习20天，学员经理论考试和技能考核合格后，由省卫生防疫站颁发培训结业证书。

为提高培训质量，由市防疫站牵头，与省卫生防疫站联合省内经验丰富的卫生宣教专家，共同编写了近40万字的培训讲义，内容涉及卫生宣教、组织指导、卫生摄影、卫生美术、电化教育以及教育学、心理学、传播学、社会学、医学科普创作等理论和技能。学习班聘请了省、市卫生防疫站副主任医师以上的卫生宣教专家和山东医学院等相关院校教授授课。这次培训班是新中国成立以来山东省举办的首次时间最长、学员最多、规格最高的一次卫生宣教干部系统的理论培训。

4.PC—1500微型计算机应用培训班

1985年5月19日—29日，市防疫站在张店举办了一期面向全省、以推广市防疫站专业技术人员研究开发的科技成果“PC—1500计算机在微量快速生化鉴定系统E—15中的应用”为主要内容的微机应用培训班。来自全省各地市、县卫生防疫站、医疗机构和厂矿医院等共25个单位的46名卫生及临床检验人员参加培训。同时，中国军事医学科学院、武汉大学、上海第一医学院以及浙江省卫生防疫站、辽宁省卫生防疫站也派专业人员参加这期培训班。培训班由市防疫站负责PC—1500计算机科研课题的主研人潘承荣等授课，分别讲授了BASTC语言、PC—1500计算机的操作、使用以及“E—15”检索系统软件等内容。

5. 全市工业通风防尘防毒技术培训班

1988年4月19日—5月20日，市防疫站举办三期全市工业通风防尘防毒技术培训班，每期10天。聘请中国预防医学科学院教授刘光诠、邵强授课。共培训全市各厂矿企业300余名测尘员。

6. 山东省第二届健康教育理论培训班

1988年11月—12月，市防疫站受省卫生厅和省卫生防疫站委托，在山东省卫生防疫人员淄博培训基地举办全省第二届健康教育理论培训班。来自全省各市地卫生防疫站、妇幼保健院的21名专业人员参加学习。邀请山东大学、山东中医学院、济南教育学院以及省卫生防疫站的专家、教授分别讲授健康教育学、传播学、心理学、教育学、社会学等相关理论。经课题设计、调查研究实习和理论考试合格，省卫生防疫站向学员颁发了培训结业证书。

7. 全省食品卫生讲座

1992 年 12 月，市防疫站和市预防医学会受省预防医学会委托，由淄博市牵头在淄博举办全省食品卫生讲座，邀请中国卫生法学学会会长、卫生部公共卫生专家咨询委员会副主任委员、哈尔滨医科大学营养与食品卫生学教研室主任刘志诚教授讲授食品卫生法规建设、食品卫生监督与执法程序、食品卫生管理等。来自全省六个市（地）卫生防疫站的 150 余名食品卫生监督员听讲。

8. 食品行业厂长、经理卫生培训班

为深入贯彻执行《中华人民共和国食品卫生法》，提高食品卫生监督管理水平，市防疫站依据卫生部制定的《食品行业从业人员卫生培训管理办法》，于 1996 年 10 月—1998 年 8 月，对全市 300 余家市属以上食品生产经营单位的厂长（经理）进行规范化卫生培训。共举办培训班 7 期，每期 3 天，学员均脱产集中参加培训。培训内容包括《中华人民共和国食品卫生法》《中华人民共和国行政诉讼法》《中华人民共和国行政处罚法》《中华人民共和国国家赔偿法》等有关法律法规以及食品卫生管理和食品卫生知识。培训班采用课堂讲解、组织观看食品卫生监督执法案例录像片、举办“食品卫生法规和知识有奖竞赛”和书面测试等多种教学、培训形式，调动了学员的学习兴趣和学习热情。参加培训的食品行业厂长（经理）共 312 人，占应培训单位的 98.73%。经综合测试， 312 人成绩全部合格，颁发了由市卫生局统一印制的“卫生培训合格证书”。

9. 预防和控制血源性疾病师资培训班

1996 年 11 月 19 日—20 日，市防疫站协助市卫生局举办全市预防和控制血源性疾病师资培训班。市、区（县）以及 100 张床位以上的厂矿医院的院长、医务科、传染科和血库负责人共 78 名医务人员参加培训。市防疫站防疫专家结合《中华人民共和国传染病防治法》《消毒管理办法》等卫生法规，讲授了艾滋病、乙型病毒肝炎等血源性疾病的预防控制知识。

10. 卫生监督员法律知识培训班

1999 年，市防疫站分别于 10 月 23 日—24 日、10 月 30 日—31 日、11 月 6 日—7 日分三批举办全市公共卫生监督员法律知识培训班，市及各区县共有 280 名卫生监督员参加培训。邀请山东省高级人民法院庭长杨升、省卫生防疫站副主任医师张理、市政府法制局科长孙超授课，分别讲授《中华人民共和国行政处罚法》《中华人民共和国行政诉讼法》《中华人民共和国国家赔偿法》《中华人民共和国食品卫生法》以及国务院颁发的《行政复议条例》等。

11. 全市计划免疫及麻诊监测培训班

2000 年 8 月 30 日—9 月 1 日，市防疫站举办全市计划免疫麻疹监测培训班。各区（县）、各大企业卫生防疫站、县（区）以上综合医院以及乡镇卫生院负责计划免疫工作的专业人员共 116 人参加培训。主要讲授麻疹疫苗的接种知识以及麻疹的监测、预防。培训前后，用同一份试卷对学员进行考核测试，学员的平均分数由培训前的 61.25 分提高到培训后的 98.64 分。

12. 介入放射技术与辐射防护培训班

2001 年 4 月，市防疫站印发《关于举办介入放射技术与辐射防护培训班的通知》，对全市介入放射手术医生进行相关技术及放射防护知识培训。聘请山东省医学影像研究所、济南军区总医院、省医学科学院、驻军 148 医院等 6 个单位的介入放射学专家、教授，分别讲授常用介入放射技术以及辐射防护等 6 个专题。培训班历时 2 天，市、区（县）及厂矿企业医院共有 45 名介入放射工作人员参加培训，占应培训人员的 80%。

13. 全市计划免疫培训班

2001 年 12 月 12 日—14 日，市防疫站举办全市计划免疫培训班，区（县）防疫站、区（县）以上医疗单位预防保健科负责人、乡镇防保站负责计划免疫工作的专业人员共 200 余人参加培训。培训结束后，进行了业务知识考试。考试合格者颁发了《结业证书》，同时颁发了市卫生局印制的“淄博市预防接种门诊上岗证”。

14. 学习贯彻《中华人民共和国职业病防治法》培训班

《中华人民共和国职业病防治法》于2002年5月1日起正式施行。市防疫站配合市卫生局于2002年4月16日、18日和19日，在市职防院培训中心举办三期全市职业卫生监督员学习《中华人民共和国职业病防治法》培训班和全市厂矿企业分管厂长（经理）培训班。市防疫站和市职业病防治院有关职业卫生和职业病防治专家分别讲授了职业卫生监督、职业病防治法规和职业病防治知识，全市共有100余名职业卫生监督员和200余名厂矿企业厂长（经理）、安全卫生管理干部参加培训。

15. 全市乙肝疫苗免疫预防培训班

2003年8月14日—15日，市防疫站举办全市乙肝疫苗免疫预防培训班，全市县以上医院、大企业医院的预防保健科主任、妇产科护士长、区（县）防疫站计划免疫科主任共73人参加培训。由市防疫站计划免疫专家和专业人员分别讲授了《山东省乙型肝炎疫苗免疫接种实施方案》《乙型肝炎的预防措施及乙肝疫苗的应用》《预防接种安全注射》等预防接种知识和技术，进一步规范了全市乙肝疫苗的预防接种工作。

16. 全市非典防治技能师资培训班

为认真贯彻、落实全国“非典”防治培训工作计划，提高各级“非典”防治人员的应急反应能力和业务技术水平，市防疫站于2003年11月4日在淄博劳动大厦举办全市非典防治技能师资培训班，各区（县）、各大厂矿企业卫生防疫站分管副站长、流行病科主任、区（县）以上医院分管院长、预防保健科及发热门诊临床医师共150余人参加培训。市防疫站防疫专家讲授卫生部公布的《非典型肺炎临床诊断标准》《山东省传染性非典型肺炎控制应急处理预案》《山东省传染性非典型肺炎调查处理方案》以及检疫、检验、消毒等专业防治知识和技术。

17. 淄博、滨州、莱芜三市现场流行病学培训班

为进一步加强和完善突发公共卫生事件应急体系建设，提高疾病预防控制机构突发公共卫生事件应急反应能力和现场处置水平，2005年9月12日–9月18日在淄博市博山区凤凰山庄举办了淄博、滨州、莱芜三市现场流行病学培训班。来自淄博、滨州、莱芜三市疾病预防控制机构从事各类突发公共卫生事件现场处置的61名业务和管理骨干参加了本次培训。此次现场流行病学培训项目设计培训四部分内容，即现场流行病学概述、现场流行病学调查技术、现场调查中的相关问题和案例讨论分析。来自省疾控、淄博疾控和莱芜疾控的10名专家分别进行授课。培训过程中体现了现场流行病学培训特点，以培训业务人员解决实际问题能力为主要目的，理论讲授和案例讨论相结合。

18. 全市计量认证及国家实验室认可培训班

2006年5—9月，举办了3期全市计量认证及国家实验室认可培训班，来自全市疾控系统从事质量管理和卫生检验的专业人员共计220人次参加了培训。培训内容涉及检测和校准实验室能力认可准则、中心2006年版质量管理体系文件、检测技术规范、数据运算与有效数字修约规则及相关检测业务知识和关键岗位人员职责等，并组织了考试考核。

19. 全市医务人员性病艾滋病防治知识师资培训班

2007年9月29日—30日，市疾控中心举办了全市医务人员性病艾滋病防治知识师资培训班及自愿咨询监测、高危行为干预工作培训班。参加培训的人员有各区县、高新区、大企业疾控机构分管领导、性病艾滋病防治科科长、业务主管人员；各级医院分管院长，预防保健科主任、性病门诊主任、检验科科长；中心血站检验科科长、质控科科长；哨点监测负责人员、自愿咨询监测点咨询人员；各区县艾滋病高危行为干预工作队队员，共计84个单位189人参加了培训。培训班邀请省疾控中心艾滋病防制所所长、硕士生导师、主任医师傅继华主任医师进行了授课。培训班上，有关专家分别就艾滋病的流行概况、艾滋病预防控制、艾滋病的防治对策与措施、艾滋病病毒职业暴露与防护、艾滋病疫情信息报告管理规范、高危行为干预工作、艾滋病自愿咨询检测工作、艾滋病抗病毒治疗及注意事项及性病艾滋病主要法律法规、相关政策作了讲授，同时观看了艾滋病预防控制录像片，并对所学艾滋病防治知识进行了测试。

20. 全市疟疾防治与监测技术培训班

2008年4月25日，市疾控中心在山东理工大学

学术报告厅举办了全市疟疾防治与监测技术培训班，全市各级医疗卫生单位的153名疟疾防治专业技术人员参加了培训。省寄防所专家以及中心地慢所所长孟强副主任医师分别就疟疾流行病学、疟疾诊断与鉴别诊断、疟疾治疗与预防、恶性疟诊疗技术方案、疟原虫生活史及疟原虫各期形态识别和采血、涂片、染色、镜检等疟原虫检验技术、操作规程以及疟疾防治的法律法规、政策要求等内容进行了详细讲授。

21. 抗震救灾卫生防疫知识培训

为全力抗震救灾卫生防疫工作，确保大灾之后无大疫。市疾控中心开展一系列抗震救灾卫生防疫知识培训。

2008年5月22日，市疾控中心组织环境卫生监测所所长张殿平副主任医师和传染病防制所副所长王玲副主任医师两名专业技术人员，为市建委即将赶赴四川汶川地震灾区搭建简易居住板房的施工队伍进行了卫生防疫知识培训。两位专业人员分别从饮食安全、饮水卫生、病媒生物防制、消毒杀虫、污物污水处理以及灾后易出现的肠道和呼吸道传染病、急性结膜炎（红眼病）、乙脑等传染病防控和免疫预防等几个方面进行了讲解，使大家初步掌握了灾区卫生防病知识。

5月28日，市疾控中心对全体预备队员进行了卫生防疫知识培训，包括全体预备队员在内共有80余人参加了培训。中心环境卫生监测所所长张殿平副主任医师就灾区的环境卫生和饮用水卫生进行了讲解，传染病防制所副所长王玲副主任医师就灾区易发传染病的临床表现、预防控制措施、流调步骤以及个人防护措施等进行了讲解，消毒媒介所翟云丽副主任医师就消毒液的配制和使用进行了讲解，健康教育所副所长韩克之副主任医师就灾区健康教育工作的内容和方法进行了讲解。

6月21日，市疾控中心副主任郭平和传染病防制所所长崔峰应市公安局特警支队邀请，为正在鲁中教考中心进行出发前集训的特警队员们进行了有关传染病个人防护等方面知识的培训。

22. 全市死因及肿瘤监测培训班

为认真做好我市死因与肿瘤监测工作，有效预防和控制慢性病，保障广大人民群众身体健康，促进我市经济与社会和谐发展，2008年6月13日，市疾控中心聘请省疾控中心慢病所马吉祥所长等三名专家，在山东理工大学学术报告厅举办了全市死因及肿瘤监测培训班，全市各级医疗卫生单位的110余名慢病防治专业技术人员参加了培训。 本次培训班旨在进一步提高全市各级慢病防治人员死因及肿瘤监测的专业理论和实践技能，切实做好全市死因及肿瘤监测工作，省疾控中心慢病所专家以及市疾控中心地慢所副所长王忠德分别就慢病监测及综合防治、肿瘤病例发病报告、死因登记信息网络报告、根本死因的推断、死亡诊断证明的填写等内容进行了详细讲授。为巩固提高慢病防治专业人员死因及肿瘤监测的业务理论和实践技能，集中培训结束后，6月15日—22日市疾控中心还将对参加培训的专业人员进行为期一周的网上培训。

23. 全市消毒与医院感染控制技术培训班

2009年4月15日，市疾控中心在市第一医院举办了全市消毒与医院感染控制技术培训班及医院感染管理工作经验交流现场会，全市各有关医疗卫生单位100余人参加了此次培训班。培训班专门邀请了省疾控中心消毒与医院感染控制所崔树玉所长授课，崔树玉所长结合当前传染病防控工作形势，以手足口病防控工作中的消毒工作为主线，从消毒在疾病预防控制工作中的作用和手足口病的感染与控制两个方面结合大量的现场照片，阐述了消毒工作在传染病防控工作中的作用和意义，以及当前在疫区消毒工作中存在的问题，具有很强的指导作用。培训班还就实验室生物安全、医院污水管理、微生物检验和消毒、隔离、防护监测等内容进行了讲解。

24. 全市疾控系统甲型H1N1流感培训班

为切实做好我市甲型H1N1流感防控工作，2009年5月18日，市疾控中心举办了全市疾控系统甲型H1N1流感培训班，各区县疾控中心分管主任、科室负责人及市疾控中心业务科室中层干部、甲型H1N1流感防控工作领导小组成员80余人参加了培训。本次培训的主要内容为甲型H1N1流感临床表现及密切接触者判定标准与管理、疫情报告及管理、监测方案及疫情处理、消毒与医院感染控制、防控工作管理程序以及流行病学调查注意事项等。

25. 全市学校卫生防病工作骨干培训班

2009年8月12日，市疾控中心根据市卫生局、市教育局统一部署，举办了全市学校卫生防病工作骨干培训班，各区县卫生、教育部门学校卫生防病工作的分管领导、专业人员以及市属中学负责卫生防病工作的骨干人员参加了培训。培训班上，市疾控中心食品营养与学生保健所的专业技术人员分别对淄博市学校卫生防病工作规划方案、校舍环境卫生监测仪器使用方法及报告流程进行了系统培训，并传达了全省学生健康体检工作会议精神及卫生部关于进行“爱牙日”宣传工作的文件精神。通过本次培训班对我市学校卫生防病、环境卫生监测工作提出了规范化要求，为学生卫生保健工作奠定了基础。

26. 全市流感监测网络、防控技术暨新版手足口病防控指南师资培训班

2009年8月13日，市疾控中心举办了全市流感监测网络、防控技术暨新版手足口病防控指南师资培训班。各区县疾控机构专业人员以及市属和市管医院、流感监测哨点医院、区县医疗单位相关科室专业人员共计140余人参加了培训。培训班上，市疾控中心的专业人员分别就全省、全市国家扩大流感监测网络的概况及流感监测工作要求、甲型H1N1流感病例流行病学调查、社区暴发调查处置及病原学监测方法和技巧及2009版手足口病防控指南进行了系统培训，并对前期我市手足口病疫情状况进行了详细分析和总结，部署和强调了下一步甲型H1N1流感、手足口病的工作要求以及今年季节性流感疫苗预防接种工作。

27. 全省HIV抗体检测实验室消毒隔离与职业防护培训班

2009年12月14日—16日，全省HIV抗体检测实验室消毒隔离与职业防护培训班在我市举办，来自全省各地市的疾控、医疗、采供血、大企业和直属院校从事艾滋病实验室检测和消毒工作的专业人员参加了培训。本次培训班分别就实验室生物安全管理及职业暴露防护、医务人员手卫生规范、国内外消毒灭菌标准、医院隔离技术规范、实验室消毒灭菌、实验室医疗废物管理与处置等内容进行了讲解。此外，还组织参观了我市新华医疗股份有限公司压力蒸汽灭菌器生产线，重点对压力蒸汽灭菌器等消毒灭菌器材的生产、安装、调试等生产环节进行了实地参观。

28. 全市艾滋病筛查实验室检测技术与管理培训班

2009年12月17日—22日，市疾控中心举办了全市艾滋病筛查实验室检测技术与管理培训班，来自全市35家艾滋病筛查实验室的近100名检验人员参加了此次培训。培训班邀请了省疾控中心艾滋病确证中心实验室的专家分别就艾滋病实验室的检测技术与管理、艾滋病实验室质量控制等内容进行了重点讲解。随后，专家还就我市艾滋病筛查实验室存在的问题以及薄弱环节进行了重点剖析，并对下一步工作进行了技术指导。

29. 全市食品安全事故应急处置培训班

为规范疾控机构食品安全事故现场应急处置工作程序，切实提高专业技术人员现场流行病学调查和卫生处置技术能力和水平。2010年6月30日，市疾控中心举办了全市食品安全事故应急处置培训班，市及各区县疾控中心分管领导以及食品卫生和卫生检验等相关专业的业务骨干近100人参加了培训。培训班重点就疾控机构在食品安全事故应急处置工作中的职责、食物中毒的现场调查与处置、食源性疾病的流行病学调查、食品安全快速检测技术及常见细菌性食物中毒实验室诊断等内容进行了讲解。

30. 全市疾病预防控制工作绩效考核培训班

根据全市区县级疾病预防控制绩效考核工作的安排，2010年9月26日，市疾控中心举办了全市疾病预防控制工作绩效考核培训班，市疾控中心、市职防院及各区县疾控中心疾病预防控制工作绩效考核工作负责人、技术骨干110余人参加培训。培训班邀请了省疾控中心专家进行授课，7位专家分别就绩效考核的组织实施，资料准备和考核指标的含义、要求，绩效考核数据收集、整理、汇总和上报等方面的规定和要求及绩效考核数据信息系统的操作等内容进行了讲解，并对学员提出的问题及疑问进行了现场答疑。通过培训，市、区县两级绩效考核技术骨干对各项考核指标有了更加深入的理解，将对下一步全市绩效考核工作的组织实施、科学推

进、规范管理产生较大的促进作用。

31. 全市结核病防治健康教育与促进培训班

为有效地促进全市结核病健康教育和健康促进工作全面开展。2010年10月30日，市疾控中心举办了全市结核病防治健康教育与促进培训班，各区县疾控中心、结防所、市属及市管综合医院的分管领导及专业技术人员，市属大中专院校相关技术人员约80人参加了培训班。省结防中心主任刘志敏进行专题讲座，刘主任分析了当前结核病防治工作的形势、“十二五”结核病防治新政策，突出强调了健康教育与促进工作在结核病防治工作中的重要性。培训班还结合卫生部近期下发的《学校结核病防治实施方案》对学校结核病防治工作进行了重点讲解。殷茂荣副主任在讲话中要求各单位要保持健康教育队伍相对稳定，及时进行技术培训，组织和协调有关部门和单位，做好结核病健康教育与促进工作，切实提高结核病防治知识知晓率。通过培训，使各级结防机构进一步明确了结核病防治策略与新指向，促进了各单位的横向交流，对做好全市结核病健康教育与健康促进工作起到了积极的推动作用。

32. 全市食源性疾病监测培训班

2011年2月25日，市疾控中心举办了全市食源性疾病监测培训班。各区县疾控中心分管主任及食品卫生专业技术人员20余人参加了培训。会议主要是对食源性疾病监测工作方案，国家食源性疾病监测工作手册及疑似食源性异常病例/异常健康事件报告系统、食源性疾病（含食物中毒）报告系统进行培训。通过此次培训，提高了全市食品专业技术人员对食品安全风险监测工作的认识，掌握了食品安全网络直报相关政策，对做好我市食品风险监测工作打下了良好的基础。

33. 全市医院污水消毒处理与卫生监测培训班

2011年3月1日，市疾控中心举办了全市医院污水消毒处理与卫生监测培训班，共有市属、市管和区县医院分管科室负责人和岗位管理人员64人参加了培训，通过培训进一步明确了今后改进工作的重点，同时对现行的相关法律法规标准得到了更加准确的理解，学习了先进的污水消毒处理方法和组织管理经验，对进一步做好医院污水消毒处理工作，保障全市人民身体健康重起到了很大的促进作用。

34. 全市医学科普写作暨控烟培训班

为进一步提高我市健康教育工作人员写作水平，掌握医学科普写作知识与技巧，更好地宣传卫生防病知识，2011年5月27日，市疾控中心举办了全市医学科普写作暨控烟培训班。各区县疾控中心、市属医疗卫生单位相关工作人员50余人参加了培训班。培训班邀请了山东卫生报刊社法监版主任王海勇授课，王主任根据自己多年来科普写作、编辑工作经验，深入浅出地针对科普文章选题、写作技巧以及如何提高稿件录用率等方面等进行了详细的介绍。同时，在培训班上还解读了《创建无烟医疗卫生单位标准》，部署了创建无烟医疗机构的各项工作和标准要求。

35. 全市职业健康状况调查工作培训班

为了做好职业健康状况调查工作，2011年8月6日，我市举办了全市职业健康状况调查工作培训班，各区县卫生局、疾控中心、卫生监督所分管领导和相关职业健康工作人员共计50余人参加培训。市疾控中心的相关专家就职业健康状况调查目标、工作范围、内容及方法、组织形式及工作步骤、表格填写等内容进行了详细讲解。通过培训，进一步明确了职业健康状况调查的目标、内容、方法，为摸清我市主要行业职业病危害现状及特点，研究职业病的发病规律提供了技术和组织保障。

36. 全市肿瘤早期筛查技术推广培训班

为有效开展肿瘤早期筛查工作，根据市卫生局统一部署，2011年10月21日，市疾控中心举办了全市肿瘤早期筛查技术推广培训班。各区县疾控中心分管主任、慢病科科长、肿瘤监测工作人员，各级医疗机构、社区卫生服务中心专业技术人员100余人参加了培训。培训班邀请首都医科大学李鸿筠教授就国内外肿瘤防治现状、防治策略、社区常见恶性肿瘤的筛查方法、筛查技术、空腔脏器隐血阳性高危人群的处理原则等内容进行了讲授。此次培训班为做好我市肿瘤早期筛查技术的推广，有效的开展肿瘤预防控制工作具有指导意义。

37. 全市常见细菌性食物中毒致病菌检验培训班

为提高全市疾控系统常见细菌性食物中毒致病

菌的检测检验能力，进一步提高应对突发公共卫生事件的能力和水平，2012年3月26日—31日市疾控中心举办了全市常见细菌性食物中毒致病菌检验培训班。培训班本着专业理论与具体实践相结合的原则，将沙门氏菌、金黄色葡萄球菌、副溶血性弧菌、变形杆菌、肠出血性大肠O157等五种常见细菌性食物中毒致病菌进行了讲解培训。分别对增菌、分离、生化鉴定和血清分型、书面记录、结果报告等步骤进行了实验室操作和讲解。通过培训提高了细菌性食物中毒致病菌检测检验水平，为快速高效的应对细菌性食物中毒等突发事件奠定了基础。

38. 淄博片区“全科型”疾控业务骨干培训班

2012年6月8日—10日，淄博片区“全科型”疾控业务骨干培训班在山东理工大学学术交流中心举办。淄博、东营、莱芜三地县级疾控中心、精神卫生防治机构业务骨干180余人参加了培训。疾控专家根据全省全科型疾控业务骨干培训要求，以传染病防制法等法律法规和疫情网络报告管理、重点传染病防制、免疫规划管理与预防接种及结核病、艾滋病、性病、地方病、慢性病等重点疾病防制等为基本内容，重点讲授基本公共卫生服务工作规范等6个规范。此次培训为提升疾控机构专业技术人员业务水平、培养“全科型”疾控业务骨干、更好地落实基本公共卫生服务项目疾控工作任务具有重要意义。

第二节　技能比武

市疾控中心组建成立以来，认真落实省、市工会系统开展的“百万职工大练兵”素质提升活动，积极组织全市疾控系统技能比武，并在省级以上技能比武活动中取得优异成绩。通过技能比武，进一步了提升全市疾控系统专业技术人员的理论水平和实践技能。

一、全市疾控系统岗位练兵比武活动

1、淄博市传染病疫情现场处置消毒技能大赛

2010年8月12日—13日，举办了淄博市传染病疫情现场处置消毒技能大赛，大赛由市总工会、市卫生局联合主办、市疾控中心承办。4月28日，市总工会、市卫生局印发《关于举办全市传染病疫情现场处置消毒技能大赛活动的通知》，成立了淄博市传染病疫情现场处置消毒技能大赛领导小组，明确大赛组织准备（4月10日—30日）、岗位练兵选拔（4月30日—5月25日）、技能大赛（6月上旬）三个阶段。

经过选拔和考核，最后9支代表队27名选手参加了淄博市传染病疫情现场处置消毒技能大赛，根据应急装备展示、笔试及模拟操作三部分的得分综合得出个人成绩和团队成绩。张店区疾控中心获团体一等奖；淄川区疾控中心、桓台县卫生防疫站获团体二等奖；临淄区疾控中心、高青县疾控中心、博山区疾控中心获团体三等奖；沂源县疾控中心、高新区疾控中心、周村区疾控中心获优秀组织奖。根据竞赛成绩，市总工会、市卫生局授予崔雪莲、邢丽、刘玉朋、韦杰、王英、于莉莉、宋林林、李俊童、赵艳玲、王鹏、毕方贵、杨芳、马文栋、张亮、孙蕾、曹培义、齐海成、伊东18名同志“淄博市卫生技术岗位能手”荣誉称号；同时，传染病疫情现场应急消毒组第一名崔雪莲、消毒质量监测组第一名邢丽、消毒效果检验组第一名刘玉朋获得“振兴淄博”劳动奖章荣誉称号。

2、淄博市疾控系统卫生检验技能大赛

2011年11月30日—12月1日，举办了淄博市疾控系统卫生检验技能大赛，大赛由市总工会、市卫生局主办，市疾控中心承办。2011年9月，市总工会、市卫生局印发《关于举办全市疾控系统卫生检验技能大赛的通知》，市疾控中心印发《淄博市卫生检验技能大赛大纲》，成立了淄博市疾控系统卫生检验技能大赛领导小组。

经过初赛和选拔，共有市及8个区县代表队的64名选手参加了比赛。比赛设立理化检验、微生物检验、突发公共卫生事件应急检验三个项目，通过理论考试和实践操作技能两个环节的考评，决出大赛个人和团体成绩。张店区疾控中心获团体一等奖；高青县疾控中心、淄川区疾控中心获团体二等奖；临淄区疾控中心、周村区疾控中心、博山区疾控中心获团体三等奖；沂源县疾控中心、桓台县卫生防疫站获优秀组织奖。根据决赛成绩，市总工会授予

李延玲、于洁、王延东3名同志“振兴淄博”劳动奖章荣誉称号，并联合市卫生局授予三名同志“淄博市卫生技术岗位标兵”荣誉称号；同时，授予魏滨、曹媛媛、邱春梅 、刘军、李海霞、贾志凤、王钟、王春江、高玉梅 、朱海宁、刘萍、王彦杰12名同志“淄博市卫生技术岗位能手”荣誉称号。

二、参加上级岗位练兵比武

2008年11月7日—9日，参加山东省卫生应急消毒技能比赛，获得团体三等奖，王延东获个人成绩二等奖，石志恺、邢丽获个人成绩三等奖，三名同志均被省卫生厅、省医务工会授予“山东省卫生系统技术能手”荣誉称号。

2012年5月，参加首届全国卫生监督技能竞赛山东省预赛暨2012年全省卫生行政执法能力大赛，王延东同志获食品安全风险监测专项一等奖。8月31日～9月1日，王延东同志作为全省疾控系统和全市卫生系统的唯一一名代表参加了首届全国卫生监督技能竞赛，获个人综合二等奖，被卫生部、中华全国总工会联合授予“全国卫生监督技术能手”荣誉称号。

2012年9月28日—29日，参加全省传染病预防控制岗位技能大赛，获团体二等奖，曹海霞同志获个人第一名，被授予山东省“富民兴鲁”劳动奖章，黄振水同志获个人三等奖，被授予“全省传染病预防控制岗位技术能手”，滕宏培同志获得个人优胜奖。

2012年10月15日—16日，参加全省卫生系统卫生应急“大练兵大比武”决赛，获团体总分第四名，宋丰江同志获个人第三名，被授予“全省卫生应急技术能手”。

第三节　继续医学教育

市防疫站继续医学教育由来已久。1976年，市防疫站采取推荐进修形式，选派职工到医学院校脱产学习，接受继续医学教育。

1986年，省卫生厅投资5万元，安排淄博市防疫站筹建山东省卫生防疫人员淄博培训基地，承担省及淄博市各级卫生防疫专业人员的培训和继续教育。1987年4月筹备就绪。该培训基地设有两个可供50人上课的教室和可供100人就餐、住宿的餐厅和宿舍，设有教师办公、备课和住宿房间。1987年4月13日，市卫生局以“淄卫字（1987）第61号”文批复：经山东省卫生厅同意，建立“山东省卫生防疫人员淄博培训基地”。该“培训基地”设在市卫生防疫站，并由市防疫站负责日常管理工作。

1988年，市防疫站制订《在职人员三年（1988—1990）培训规划》，提出：利用三年时间，采用多层次、多渠道、多形式的培训达到以下目标：⑴对所有不同类型的人员采用业余教育，使之业务水平有较大幅度的提高；⑵培养各专业学科带头人；⑶在疾病控制、生态环境等方面，逐步应用近代医学科学方法和先进检测设备及手段。通过实施该《规划》，力争把35岁以下的中专专业人员培训达到大专专业水平。

1976年—2003年，市防疫站采取推荐职工脱产到大专院校进修、鼓励职工通过参加成人高考，参加对口院校函授学习、市防疫站举办长期（二年以上）函授和短期继续医学教育培训班等形式，对在职职工进行专业技术培训，收到良好的培训效果。

2000年，在省卫生防疫站和省预防医学会支持下，市防疫站先后举办4期继续医学教育培训班，共培训淄博市各区（县）防疫站以及周边地市、县卫生防疫专业人员438人（次），受到省卫生防疫站、省预防医学会高度评价。

2000年12月6日，省卫生防疫站副站长武秀兰、省预防医学会办公室主任李露霞到淄博市参加全市卫生防疫继续教育工作总结表彰会议，代表省卫生防疫站、省预防医学会对淄博市2000年度卫生防疫继续教育工作先进单位和先进个人颁发奖励证书。市防疫站、市预防医学会获“全省继续医学教育组织奖”；桓台县、周村区、博山区防疫站、沂源县卫生监督所获“全省继续医学教育先进集体”奖，陈翠萍等29人获“全省继续医学教育先进个人”奖励。

2002年6月28日，市防疫站印发《关于成立淄博市卫生防疫站继续教育委员会的通知》。委员会组成人员：主任委员胡林，副主任委员李进贤、赵华，委员杜本华、袁长河、翟慎永、徐逢昌、唐学慧、李卫克、郭平、李国庆、殷茂荣，继续医学教育委员会办公室设在市防疫站信息资料科，唐学慧兼办公室主任。

2006年5月27日，市疾控中心印发《关于成立淄博市疾病预防控制中心继续医学教育委员会的通知》。委员会组成人员：主任委员胡林，副主任委员栾兆恺、杜本华、赵华、袁长河、翟慎永、殷茂荣，委员崔峰、秦爱玲、于宪良、孟昭恒、孟强、曹培刚、汪春景、郭平、王龙义、原丽华、张殿平、王勤、娄灵源、唐学慧、吕兰珍，继续医学教育委员会办公室设在科教信息管理科，杜本华兼办公室主任。

2011年4月20日，市疾控中心印发《关于调整淄博市疾病预防控制中心继续医学教育委员会的通知》。委员会组成人员：主任委员翟慎永，副主任委员郭平、李伟、殷茂荣、崔峰、李娟，委员刘伟、刘洁、杨光宏、王玲、秦爱玲、于宪良、孟强、石志恺、吕健、王龙义、张殿平、王勤、赵军溪，继续医学教育委员会办公室设在科教信息管理科，李娟兼办公室主任。

多年以来，市防疫站（市疾控中心）采取对口进修脱产培训、函授学习，学历学位教育等形式开展继续医学教育工作，市疾控中心成立以来，先后有30人次经过函授学习，取得大学本科毕业证书，有10人次经过函授学习，取得硕士学位证书。

一、大专院校对口进修脱产学习

1976年9月，市防疫站推荐职工刘向前到山东大学化学系脱产学习二年，1978年9月毕业，取得大学学历，回市防疫站从事化学检验工作。

1981年，市防疫站推荐卫生医士焦方俊赴上海第一医学院卫生系进修，经过三年脱产学习，取得本科学历，回市卫生防疫站工作。

1985年，市防疫站宣教科美术技士王苏娜经推荐、考试，赴南京艺术学院美术系脱产学习2年，1987年9月毕业，取得专科学历，回市防疫站工作。

1985年—1987年，市防疫站先后有王淑田、吕术荣、程元伟、韩克之、翟敏德五名中专学历的专业人员通过成人高考，考取济宁医学院公共卫生专业，脱产学习三年，取得大专学历，回市防疫站工作。

1992年9月，市防疫站刘伟经推荐并通过成人高考，考取河北职工医学院健康教育系，脱产学习2年，取得专科学历，回市防疫站宣教科工作。

1998年8月，市防疫站郑加玉同志经推荐并通过成人高考，考取哈尔滨医科大学预防医学（地方病）专业，经过三年脱产学习，取得大专学历，回市防疫站工作。

2004年2月，市防疫站郑加玉经推荐并通过成人高考，考取哈尔滨医科大学预防医学（地方病）专业，经过两年脱产学习，取得本科学历，回市防疫站工作。

二、函授与业余培训

1.《医用英语电视讲座》

1985年9月，山东省卫生干校举办《医用英语电视讲座》淄博教学区，由市卫生局科协和淄博电视台协办。讲座采用上海第一医学院外语教研室主编的《医用英语》教材和上海电视大学录制的《医用英语》同步教学录像带，由淄博电视台早、晚定时播放，学员业余学习。1985年9月—1987年12月，共教授播放258学时，共三册，每册学习结束后，由省卫生干校统一命题、测试、阅卷。三次测试及格者，由山东省卫生干校发放“医学英语结业证书”。根据市卫生局1985年7月23日《关于举办医用英语电视讲座的通知》规定，“考试及格者，考试成绩载入本人技术档案，今后晋升主治医师及相应技术职称时（包括已晋升该职称而缓试外语考试者）可免试英语。”1985—1987年，市防疫站共有30名专业人员参加该次《医用英语电视讲座》的继续教育，经考核合格，23人获得“结业证书”。

2.预防医学专业证书班函授培训

1987年4月，经山东省教育厅、卫生厅批准，山东省卫生防疫人员淄博培训基地、省卫生防疫站与青岛医学院联合举办预防医学函授大专班，学制2年，业余函授学习，定期辅导授课，共设立疾病控制、卫生监督、卫生检验、健康教育四个专业，开设微生物与免疫、生理、病理、卫生统计、流行病学、环境卫生、营养与食品卫生、儿童少年卫生、核医学、健康教育学、监测检验等10余门课程，共计1500学时。学员来自从事卫生防疫工作五年以上、具有中专学历或相当中专、或有医士职称的在职人员。1987年7月报名招生，并经入学基础理论测试，共招生3014名，1988年12月28日开学。学业期满后，经考试考核合格者共2791人，由青岛医学院颁发大专专业证书，在预防医学岗位工作，享受大专学历待遇。市防疫站共有67名在职专业人员参加该函授班为期二年的继续医学教育，获大专班“专业证书”。

三、在职学历教育

1、*在职大专学历教育：*

1989年，崔晓田参加山东省委党校经济管理专业函授学习，学制3年，取得大专学历。

1990年，王守红参加山东省委党校经济管理专业函授学习，学制3年，取得大专学历。

1991年，刘西美参加山东财经学院会计学专业函授学习，取得大专学历。

1995年，殷茂荣、王晓方、苗泉、高玉杰、杨光宏、吴军、李亮、孙茂倬、张存玲9名专业人员参加山东医科大学公共卫生专业函授学习，学制4年，取得大专学历。

1996年，徐逢昌、赵锦云、陈恒杰、李旭梅、姚秀芬、杨金妹、赵永珂、张启光、翟云丽、张倩、王玉华、杨绪红、秦爱玲、李英春、蒋绪亮、王立志、高德禹17名专业人员参加山东医科大学公共卫生专业函授学习，学制4年，取得大专学历。

1996年，王立鸾、韩蔚参加山东财经学院会计学专业函授学习，取得大专学历。

1997年，翟慎永、张红、刘静、马丽霞、张淑青、李鲁宁、于春明、李玉清、张伟、于明、杨洪波、刘建珍、郭清峰13名专业人员参加山东医科大学公共卫生专业函授学习，学制4年，取得大专学历。

1997年，孟刚、刘素春、马立河参加滨州医学院临床医学专业函授学习，学制4年，取得大专学历。

1997年，李新春参加山东农业大学会统专业函授学习，取得大专学历。

1998年，陈兵、何漪、张玲3名专业人员参加山东医科大学公共卫生专业函授学习，学制4年，取得大专学历。

1998年，张红杰、张丽参加山东医科大学护理专业自学考试，取得大专学历。

1998年，宋雷刚参加滨州医学院临床医学专业函授学习，学制4年，取得大专学历。

1998年，夏猛参加山东医科大学公共卫生专业业余学习，学制3年，取得大专学历。

1999年，朱丽华参加山东医科大学公共卫生专业函授学习，学制4年，取得大专学历。

1999年，张学庆、王桂参加济宁医学院预防医学专业函授学习，学制3年，取得大专学历。

1999年，孙静华参加山东农业大学计算机专业函授学习，取得大专学历。

1999年，张振东、袁杨参加山东医科大学预防专业函授学习，学制1.5年，取得大专专业证书。

2000年，马娟、王莉2名专业人员参加山东医科大学公共卫生专业函授学习，学制4年，取得大专学历。

2000年，孟祥永参加山东省委党校经济管理专业函授学习，学制3年，取得大专学历。

2002年，郭茜、杨淑霞、李晓清、张茜4名专业人员参加山东医科大学公共卫生专业函授学习，学制4年，取得大专学历。

2003年，张静参加山东医科大学公共卫生专业函授学习，学制4年，取得大专学历。

2003年，高慧参加山东大学医学检验专业函授学习，学制4年，取得大专学历。

2005年，田承强参加山东广播电视大学法律专业函授学习，取得专科学历。

2007年，张峰参加北华大学临床医学专业的函授学习，取得大学专科学历。

2009年，孟超参加淄博科技职业学院预防医学专业的函授学习，取得大学专科学历。

2010年，国芳芳参加潍坊医学院预防医学专业的函授学习，取得大学专科学历。

2011年，胡浩东参加济宁医学院临床医学专业的函授学习，取得大专学历。

2、在职本科学历教育

1996年，鹿茂玉参加山东干部函授大学经济管理专业函授学习，学制3年，取得本科学历。

1997年，石志恺、商秀云、常洪凯参加山东干部函授大学经济管理专业函授学习，学制 3 年，取得本科学历。

1997 年，周晖参加山东财经学院会计学专业函授学习，取得本科学历。

1997 年，于跃参加山东经济学院统计与会计核算专业函授学习，取得本科学历。

1998 年，伊茂江参加山东干部函授大学经济管理专业函授学习，学制 3 年，取得本科学历。

1999 年，徐文杰、张存玲、李翠波参加山东农业大学计算机专业函授学习，取得本科学历。

1999 年，殷茂荣、刘伟、王晓方、王淑田、苗泉、孟强、王丹、程元伟、高玉杰、杨光宏、吴军、李亮 12 名专业人员参加潍坊医学院卫生管理专业函授学习，学制 3 年，取得大学本科学业证书。

1999 年，徐逢昌、蒋绪亮、刘洁、杜俊参加中央党校行政管理专业函授学习，学制 2.5 年，取得本科学历。

2000 年，翟云丽参加山东干部函授大学法律专业函授学习，学制 3 年，取得本科学历。

2000 年，齐元玲参加山东财经学院会计学专业函授学习，取得本科学历。

2001 年，侯学文参加山东理工大学计算机应用专业函授学习，取得本科学历，学士学位证书。

2003 年，翟慎永参加中国政法大学法学专业函授学习，取得本科学历。

2003 年，杨金妹、刘洁、张强 3 名专业技术人员参加山东医科大学公共卫生学院公共卫生专业函授学习，学制 3 年，取得本科学历。

2003 年，孟祥永参加中共山东省委党校经济管理专业函授学习，学制二年半，取得本科学历。

2003 年，于平参加滨州医学院临床医学专业专升本业余学习，学制二年，取得本科学历。

2003 年，孟刚参加滨州医学院临床医学专业函授学习，取得本科学历。

2004 年，张玲参加山东医科大学公共卫生学院公共卫生专业函授学习，学制 3 年，取得本科学历。

2005 年，孔军、汪洋 2 名专业人员参加山东医科大学公共卫生学院医学检验专业函授学习，学制 3 年，取得本科学历。

2005 年，张茜参加山东大学临床医学专业函授学习，学制 3 年，取得本科学历。

2005 年，赵永珂参加北华大学预防医学专业函授学习，取得本科学历。

2006 年，李源参加北华大学医学检验专业函授学习，取得本科学历。

2006 年，唐慧明参加北华大学预防医学专业函授学习，取得本科学历。

2006 年，杨斐参加中国农业大学计算机应用专业函授学习，取得本科学历。

2006 年，王磊参加滨州医学院临床医学专业函授学习，取得本科学历。

2007 年，张红杰参加山东大学护理专业函授学习，取得本科学历。

2007 年，李婷婷、王雪梅、吴莹、张群参加山东大学医学检验专业函授学习，取得本科学历。

2007 年，张蓓贝参加中央党校公共管理专业的函授学习，取得大学本科学历。

2007 年，张艳红参加山东大学会计学业余学习，取得本科学历 .

2009 年，李韬参加山东大学临床医学专业函授学习，取得本科学历。

2009 年，郭茜参加鲁东大学生物科学专业函授学习，取得本科学历。

2010 年，张峰参加山东大学预防医学专业函授学习，取得本科学历。

2011 年，高慧、何漪、韩超、杨淑霞、李智参加山东大学预防医学专业函授学习，取得本科学历。

2011 年，伊健参加山东大学卫生事业管理专业函授学习，取得本科学历。

2009 年，马娟参加济宁医学院预防医学专业函授学习，取得本科学历。

2010 年，王霆参加济宁医学院预防医学专业函授学习，取得本科学历。

2011 年，张虎、姜程参加济宁医学院预防医学专业函授学习，取得本科学历。

2008 年，李金伟参加省委党校档案文秘专业函授学习，取得大学本科学历。

2008 年，乔嘉参加滨州医学院临床医学专业函授学习，取得大学本科学历。

2008 年，田承强参加山东工商经济学院法律专业函授学习，取得本科学历。

2009 年，张雪莹参加市委党校财务管理专业函授学习，取得本科学历。

2010 年，郝俊峰参加泰山医学院医学检验专业函授学习，取得本科学历。

2010 年，刘泽参加潍坊医学院临床医学专业函授学习，取得本科学历。

2010 年，李岩参加省委党校经济管理专业函授学习，取得本科学历。

2010 年，孙翊参加山东省工商管理学院计算机专业的函授学习，取得本科学历。

2011 年，张雪莹参加山东理工大学会计学专业函授学习，取得本科学历。

2012 年，李胥镁完成山东大学社区护理学专业考试，取得本科学历。

2012 年，侯学文参加东北师范大学化学专业函授学习，取得本科学历。

3、在职硕士学位学习

2010 年，王勤、李玲、王钟、王延东 4 名专业技术人员参加山东大学公共卫生硕士函授学习，取得硕士学位证书。

2011 年，汪洋、刘军、王玲 3 名专业技术人员参加山东大学公共卫生硕士函授学习，取得硕士学位证书。

2011 年，杨斐参加山东理工大学计算机专业函授学习，取得硕士学位证书。

2012 年，王萍、伦华美参加山东大学公共卫生硕士函授学习，取得硕士学位证书。

第四节　学生实习带教

市防疫站 1959 年起开始接收医学院校大中专毕业生实习、带教工作。是年 7 月，淄博卫生学校首届卫生医士专业的 30 余名毕业生和山东省卫生干部进修学校检验专业的 13 名应届毕业生到市防疫站实习三个月。

1959 年—2001 年，除 1966 年—1973 年文化大革命期间淄博卫校未招收卫生专业学生和市防疫站曾一度被撤销等原因未接收学生实习任务外，在 36 年间，市防疫站每年都安排淄博卫校卫生医士专业应届毕业学生的实习任务。据不完全统计，淄博卫校共有 36 批约 1000 余名学生在市防疫站完成毕业实习。

1979 年，根据省卫生厅安排，市防疫站接受四川医学院卫生系 6 名藏族应届毕业生的公共卫生专业实习带教任务。这是市防疫站首次接受高等院校毕业生实习带教工作。该批学生在市防疫站实习 3 个月，圆满完成实习任务。

1981 年—1990 年，市防疫站接受济南卫生学校卫生检验专业 8 批应届毕业生实习带教工作，共约 100 余人（次）。

1994 年 7 月开始，市防疫站与济宁医学院达成协议，负责济宁医学院卫生系公共卫生专业应届毕业生实习带教工作。市防疫站安排卫生宣教科一名副主任医师专门负责大专院校毕业生实习带教的组织协调和管理工作。

1997 年 7 月 29 日，济宁医学院印发《关于聘任胡林等同志为兼职教师的通知》，称：经研究，决定聘任胡林、徐增昌、李进贤、赵大明、翟慎永、张洪义、解荣章、赵佳芝、孟召恒、梁传法同志为预防医学系兼职副教授；聘任杜本华、郭平、徐逢春、孟强、刘景福、于宪良、常洪凯、徐逢昌、贾元宏同志为预防医学系兼职讲师。

1997 年 8 月，济宁医学院经对淄博市卫生防疫站管理、技术、设备、教学等进行综合考核，并经省卫生厅认可，确定淄博市防疫站作为该学院教学基地。是年 8 月 5 日，济宁医学院副院长王林、淄博市卫生局局长助理王立春参加在市防疫站举行的“济宁医学院淄博教学基地”挂牌仪式，并为市防疫站挂牌。

1994 年—2001 年，市防疫站共完成济宁医学院卫生系公共卫生专业 8 批应届毕业生共 60 余人（次）的专业实习带教工作。其间，济宁医学院先后开展两次优秀兼职教师评选工作，市防疫站解荣章、赵佳芝被评为济宁医学院优秀兼职教师。

1985 年—1995 年，市防疫站接受山东医科大学、山西医学院、青岛医学院等大专院校临时安排的公共卫生专业和检验专业毕业学生实习带教工作。

建站以来，市防疫站先后接收并圆满完成山东医科大学、四川医学院、山西医学院、青岛医学院、济宁医学院五所高等院校和山东卫生干部进修学校、淄博卫校、济南卫校三所中等专业学校共约1200余名大中专应届毕业生实习带教工作。

2004年至2012年，市疾控中心先后接受山东大学公共卫生学院、潍坊医学院、济宁医学院等大专院校实习生共90余人的实习带教工作。

2011年，市疾控中心与山东大学公共卫生学院进行研究生联合培养试点工作，共有7名山大研究生在市疾控中心进行为期2个月的学习实践。他们在导师的指导下，基本了解了疾控中心的工作职责、业务特点，帮助科室完成一项科研工作。实习结束，由5名公卫学院专家组成的专家组对7名研究生进行实践学习答辩。

2012年，市疾控中心与山东大学公卫学院对本科生实习模式进行创新。以项目实习为载体，带动和促进市疾控中心整个实践教学工作。项目实习巩固了本科生的专业基础，培养了良好的动手能力。

2012年12月31日，潍坊医学院聘任翟慎永为潍坊医学院兼职教授；聘任殷茂荣、崔峰、刘伟、刘洁、杨光宏、赵军溪、王玲、秦爱玲、巩翠华、孟强、石志恺、王淑田、张殿平、夏猛、王勤等为潍坊医学院兼职副教授。

第四章 论文与著作

第一节 学术论文与调查报告

建站以来，市防疫站几代卫生防疫专业人员紧密结合业务，深入开展了科学研究和专业调查，总结、撰写大量有学术价值和指导意义的专业论文和调查报告，对总结淄博市卫生防疫科研成果和专业技术经验，推动淄博市卫生防疫技术的科学化、现代化和标准化，发挥了极其重要的作用，为贯彻落实“科技兴站”“科教兴医”的战略做出了积极的贡献。

2000年，为实施“科技兴站”战略，提高市防疫站综合学术水平，市防疫站3月27日制定《科技学术活动管理暂行规定》，鼓励专业人员结合卫生防疫业务和卫生防病实际，大力开展科研、论文撰写和学术活动。其中规定：在国家级学术刊物发表的论文，其论文发表费可报销80%；省级刊物可报销50%。

据不完全统计，1958年—2012年，市防疫站专业技术人员在国家和省、市各级医药卫生专业刊物上发表和交流的卫生防疫学术论文和调查研究报告共1321篇。其中，国家级或全国性杂志共发表1170篇，省级刊物发表117篇，市级和内部刊物发表9篇。

在学术会议交流的论文中，有两篇参加国际会议交流。张汉民等撰写的《痢疾杆菌多糖—蛋白复合物菌苗的制备及人群免疫的研究》科研论文，1984年6月在国际卫生组织西太洋地区（上海）腹泻疾病控制规划会议上宣读、交流。2001年1月，孟召恒撰写的《儿童少年肥胖筛选标准的研究》论文以书面形式参加第二届全球远程医疗与国际东西方医学（德国）会议交流，获优秀论文奖。

2012年，崔峰撰写的《Clinical and epidemiological study on seven Fever with Thrombocyt openia syndrome in YiYuan county》科研论文，被《American Journal of Tropical Medicine and Hygiene》收录，影响因子2.5，这是中心专业技术人员撰写的论文首次被SCI收录。

1958—2012年淄博市卫生防疫站发表交流论文统计表

表9-4-1-1

年份	专业期刊/杂志发表论文				专业学术会议交流论文				合计
	国家/全国性杂志	省级	市级	小计	全国性	省级	市级	小计	
1958—1962	6	7	—	13	1	—	—	1	14
1975—1979	6	5	1	12	1	—	—	1	13
1980—1984	16	9	—	25	—	—	—	—	25
1985	2	1	—	3	1	—	—	1	4
1986	8	7	1	16	2	—	—	2	18
1987	9	5	—	14	—	—	—	—	14
1988	3	7	—	10	—	—	—	—	10
1989	16	3	—	19	—	—	—	—	19
1990	18	10	1	29	3	—	—	3	32

年份	专业期刊/杂志发表论文				专业学术会议交流论文				合计
	国家/全国性杂志	省级	市级	小计	全国性	省级	市级	小计	
1991	27	1	—	28	—	—	—	—	28
1992	40	5	—	45	—	—	—	—	45
1993	45	9	3	57	4	—	—	4	61
1994	55	24	3	82	1	—	—	1	83
1995	75	6	—	81	6	—	—	6	87
1996	85	11	—	96	1	—	—	1	97
1997	78	2	—	80	1	—	—	1	87
1998	54	—	—	54	—	—	—	—	54
1999	65	—	—	65	4	—	—	4	69
2000	33	3	—	36	1	—	—	—	37
2001	58	—	—	58	—	—	—	—	58
2002	108	2	—	110	—	—	—	—	110
2003	151	—	—	151	—	—	—	—	151
2004	86	—	—	86	—	—	—	—	86
2005	38	—	—	38	——	—	—	—	38
2006	11	—	—	11		—	—	—	11
2007	9	—	—	9	—	—	—	—	9
2008	10	—	—	10	—	—	—	—	10
2009	15	—	—	15	—	—	—	—	15
2010	16	—	—	16	—	—	—	—	16
2011	11	—	—	11	—	—	—	—	11
2012	16	—	—	16	—	—	—	—	16
总计	1170	117	9	1296	25	—	—	25	1321

论文题目	第一、二位作者	发表时间	刊物名称（期号）	字数	备注
中西医结合治疗流行性乙型脑炎的效果分析	张汉民	1958.05	山东医药（7）		
柠檬酸钠治疗慢性铅中毒的疗效分析	王敬善 石楚南	1958.12	中华卫生杂志（5）		
博山电池厂1955~1958年防治铅中毒的动态观察	淄博市卫生防疫站 山东省卫生防疫站	1959.08	全国第一届劳动卫生与职业病学术资料汇编		内部交流资料
介绍一种快速培养伤寒杆菌和副伤寒杆菌的培养基	陈玉堂	1959	临床检验杂志（4）		
淄博地区（1957~1958）两年疾病菌型分布报告	陈玉堂	1959	生物制品通讯		
张店农药厂等工业废气的综合利用	张仲平	1960.05	城市建设		
细菌性疾病流行病学调查分析	张汉民	1960	山东医药		
传染性嗜伊红细胞增多症流行病学调查报告	张汉民	1960	山东医药		
流行性斑疹伤寒调查分析	张汉民	1961	山东医药		
布氏菌病流行病学调查分析	张汉民	1961	山东医药		
简易隧道窑卫生初步调查报告	淄博市卫生防疫站	1961	中华医学杂志（2）		石楚南执笔
传染性嗜伊红细胞增多症的流行病学及临床资料分析	张汉民	1962	山东医药		
传染性嗜酸粒细胞增多症的流行病学调查及临床资料分析	张汉民、陈玉堂	1962.08	中华内科杂志		
夏庄煤矿食物中毒调查分析	张仲平 杜希贤	1962	天津医学		
淄博市十四年食物中毒情况分析	王金孚	1975.04	山东医药（15）		
四种水溶性色素的定量方法	淄博市卫生防疫站检验科	1976	卫生研究（3）		
微量汞的研究（一）——吹气分离、扎氏管吸收一步法	淄博市卫生防疫站检验科	1976	卫生研究（3）		
243例奇异变形杆菌食物中毒	王金孚	1977.02	卫生研究		
粉尘浓度简易计算法	房　磊	1977	卫生防疫资料（3）		内部交流资料
肠杆菌鉴定用综合生化反应培养基	淄博市卫生防疫站检验科	1978	生物制品通讯（1）		陈玉堂执笔
尿中微量汞的测定	潘承荣 钟云虎	1978	分析化学（5）		
淄博市尿氟正常值调查	张仲平 赵福洪	1979.06	山东医药		
尿中总汞、无机汞和有机汞的测定方法	潘承荣	1979	山东医药（10）		

论文题目	第一、二位作者	发表时间	刊物名称(期号)	字数	备注
地方性甲状腺肿流行病学调查及防治效果分析	淄博市卫生防疫站	1979	全国地方性甲状腺肿防治资料汇编		内部交流资料张汉民执笔
克泻痢宁加黄连素治疗菌痢的效果观察	淄博市卫生防疫站	1979	山东卫生防疫		张汉民执笔
山东省疾病杆菌菌型的综合分析	山东省肠道病协作组	1979	山东医药		张汉民执笔
一起误诊为传染性肝炎砷食物中毒调查报告	王金孚	1979.11	新医学		
241 例普通变形杆菌食物中毒调查	王金孚 张一水	1980	中华预防医学杂志(1)		
福氏痢疾杆菌 X 变种引起食物性暴发菌痢的流行病学调查分析	淄博市卫生防疫站	1980	山东卫生防疫		张汉民执笔
改良微量血清浓缩剂的制备方法	袁象鼎	1980	中华医学检验杂志(4)		
高原山区细菌性疾病流行特点的探讨	焦方俊等	1981	日喀则医药(1)		
日喀则地区萨戈县布氏菌病调查报告	焦方俊等	1981	西藏医学(2)		
甲苯、二甲苯针管配气法的局限性	潘承荣 李翠波	1981	中华预防医学杂志(3)		
130——单机除尘修坯机除尘效果评价	孙志杰 李登久	1981	山东工业卫生(2)		
脱离噪声作业工人健康状况调查分析	孙志杰 李继其	1981	全国部分省市噪声普查资料汇编		内部交流资料
淄博市地方性甲状腺肿流行病学调查及防治效果的报告	淄博市卫生防疫站	1981.04	山东省地方病资料		
铝电解吊门密闭装置卫生学评价	张仲平 李进贤	1981.04	工业卫生与职业病		
矿山井下凿岩工听力保护效果评价	孙志杰 李继其	1982	冶金劳动卫生(3)		
复方消痢菌治疗菌痢的效果分析	淄博市卫生防疫站	1982.06	中华医学杂志		张汉民执笔
复方消痢菌治疗慢性菌痢与预防菌痢的流行病学效果观察	淄博市卫生防疫站	1982.08	中华医学杂志		张汉民执笔
铝尘污染大气对儿童健康的影响	张仲平 胡玉兰	1982.08	劳动卫生与环境医学		
社办磷厂生产工人健康调查	张仲平 李进贤	1982.08	山东工业卫生(20)		

论文题目	第一、二位作者	发表时间	刊物名称(期号)	字数	备注
痢疾杆菌多糖蛋白复合物菌苗的制备和人群免疫现场初步实验	淄博市卫生防疫站	1982.10	中华流行病学杂志		张汉民执笔
微量快速生化试验对肠杆菌科的鉴定的研究	省防疫站 市防疫站	1982	临床检验杂志		陈玉堂执笔
快速诊断伤寒病的染色 SPA 新方法	温芳莲 陈玉堂	1982	免疫学快报（4）		
霉变小麦实验性喂猪中毒的研究	徐逢春 张洪义	1982	山东畜牧兽医(4)		
淄博市中小学生脊柱弯曲的调查	孟召恒 边云秀	1982	山东卫生防疫(4)		
介绍一种鉴定沙门氏菌属“H”抗原的传代方法	张一水 刘农行	1983	中华医学检验杂志（1）		
应用 WHO · ELISA 药盒检测婴儿秋季急性腹泻大便中的轮状病毒	张启然 林国玲	1983	山东卫生防疫(3)		
ELISA 法检测医院外环境中的 HBsAg	张启然 袁象鼎	1983	山东卫生防疫(4)		
双波长分光光度法测定食品色素的方法研究	潘承荣	1983	分析化学（3）		
淄博电池厂二十年铅中毒防治动态观察	张仲平 王笏臣	1983.07	工业卫生及职业病		
淄博市流行性出血热疫源地鼠类带毒情况	夏　猛	1984	中华流行病学杂志	1000	
蒲松龄的医药科普著作	解荣章 洪　流	1985	中国健康教育(1)	3500	
某化工厂放射性污染水平调查	成君方	1985	山东卫生防疫(1)	2500	
两起被误诊的 B 型肉毒中毒调查	王金孚	1985		2300	全国营养学会交流
市内交通噪声影响下校址选择的探讨	孟召恒	1985	中华预防医学(1)	3600	
环境中水与废水的微生物学检验方法	范金荣	1986	中央爱卫会办公室交流资料	1500	译文(英文)
淄博市 1985 年法定传染病漏报调查	刘伯燕	1986	山东省流行病学会论文汇编		
游泳池水乙型肝炎表面抗原污染情况调查	石志恺 刘忠诚	1986	中国公共卫生(3)	2800	
维生素 E 在皮肤科的应用	栾兆恺	1986	淄博医药		
淄博市中小学生口腔病调查报告	刘金升 李旭梅	1986	山东卫生防疫(1)	6500	
淄博市 1786 名小学生多动综合症的调查	孟召恒 李旭梅	1986	山东卫生防疫(1)	2500	

论文题目	第一、二位作者	发表时间	刊物名称(期号)	字数	备注
淄博市蝇类幼虫孳生物质的调查	常洪凯 边云秀	1986	山东省流行病学术会议论文汇编		
急性 H2S 中毒事故报告	夏　猛	1986	工业卫生与职业病（2）	2000	
淄博市 X 射线透环放射卫生调查	成君方	1986	山东卫生防疫(1)	2000	
计划生育透环中存在的放射卫生问题	成君方	1986	山东卫生防疫(1)		
使用 XF 防护材料的一点体会	成君方	1986	山东卫生防疫(1)		
实验室测定大气 SO2 浓度质量控制报告	刘素君 宋月华	1986.01		1000	全省第三届卫生检验经验交流会议交流
儿童补血酥饼的研制及临床应用	王金孚	1986.04	食品科学	200	
陶瓷业 130——单机除尘器卫生学评价	李登久 杨紫燕	1986.06	劳动保护科学技术（3）	1300	
无机氟对听力影响的配对研究	李进贤 胡爱云	1986.07		4600	全国第三届氟素学术研讨会交流
山东耐火材料厂二十六年来防尘措施效果评价	张仲平	1986.10	工业卫生与职业病		
耶尔森氏菌的裂解——毛细管色谱行为	李翠波 张宇琴	1986.10	第四次裂解色谱学术论文集	3000	
陶瓷业除尘式修坯机卫生学评价	李登久 张德恩	1986.12	劳动医学（4）	1100	
儿童少年肥胖评价标准的探讨	孟召恒 李旭梅	1987.04	营养学报（2）	3800	
丙烯腈对眼部慢性影响的研讨	李进贤 丁云鹏	1987	眼外伤与职业眼病杂志 (1)	2500	
试述心理学与健康教育的关系	解荣章	1987	山东健康教育(1)	3000	
蒲松龄与医学科普	解荣章	1987	解放军健康杂志（1）	2800	
医院工作人员 HBV 感染标志的调查分析	冯明礼	1987	山东卫生防疫(1)	2000	
学龄前儿童卫生知识水平调查	刘伟	1987	中国健康教育(1)	2000	
学龄前儿童健康教育效果调查	解荣章 范金荣	1987	中国健康教育(2)	5000	
煤矿凿岩作业噪声对工人听力影响探讨	苗　泉	1987	劳动医学（3）	2500	

论文题目	第一、二位作者	发表时间	刊物名称(期号)	字数	备注
透环中存在的放射卫生问题	成君方	1987	中国农村卫生事业管理(7)	3000	
X 线透环放射反应 2 例报告	成君方	1987	山东工业卫生(4)	1000	
无机氟对听力影响的配对研究	李进贤 胡爱云	1987	中国地方病防治杂志(5)	4600	
淄博市 1462 例结核菌试验结果分析	高德禹	1987	山东省计划免疫资料汇编	2000	
山东省陶瓷业尘肺发病情况分析	张仲平	1987	职业医学		
由普通和希异杆菌引起的食物中毒	张一水	1987	山东卫生防疫	2000	
X 线探伤需注意的放射防护问题	成君方	1988.01	放射卫生(1)	3000	
影像增强 X 线和透视防护区照射量率测定	成君方	1988.02	山东工业卫生	3000	
打磨工尘肺及致病条件的分析	张德恩 李登久	1988.03	山东工业卫生(1)	1000	
工业高频对人体健康影响的研究	孙志杰 苗 泉	1988.04	山东工业卫生	3000	
对提高我省健康教育水平之我见	解荣章	1988	山东健康教育(1)	3000	
健康教育效果评价指标探讨	解荣章	1988	山东健康教育(2)	3200	
试述健康教育效果评价指标	解荣章	1988	中国健康教育(2)	3000	
淄博市儿童尿铅尿 S——ACA 正常值探讨	安圣臣	1988	山东工业卫生(3)	1500	
吸烟对铅作业工人尿铅含量影响的调查	夏 猛	1988	工业卫生职业病分册(4)	2000	
淄博蓄电池厂三十年铅中毒预防措施效果评价	张仲平	1988	中华劳动卫生与职业病		
检修停产两个月的设备所致急性硫化氢中毒	夏 猛	1988	化工劳动保护杂志	3000	
噪声振动联合作用下噪声卫生标准初步研究	苗 泉	1989.01	中华劳动卫生与职业病	4000	
一拍片铅隔室散射线对被检者的影响	成君方	1989.01	放射卫生(1)	3000	
4L—20/8 型变压机阀片撞击噪声的治理措施	苗 泉	1989.02	环境卫生	1500	
开展放射工作人员个人剂量监测的几点体会	孟 强 刘忠厚	1989.02	放射卫生	1500	
浅淡基层劳动卫生工作的管理	苗 泉	1989.03	山东工业卫生	2000	
淄博市乡镇劳动卫生监督管理	苗 泉	1989.05	中国卫生管理	2000	

论文题目	第一、二位作者	发表时间	刊物名称（期号）	字数	备注
非离杵双固相酶免疫法测定大分子	袁新华	1989.05	国外医学（临床生物化学与检验分册（5）	500	译文（英）
二溴氯丙烷致男性不育与接触水平	张仲平	1989	中国工业医学（4）		
万名城乡居民卫生知识需求调查	解荣章	1989	中国健康教育（4）	1500	
人发锌、铜与动脉硬化的关系	隋英祝	1989	营养学报（1）	3000	
微型计算机疫情管理系统	潘承荣	1989	中国公共卫生管理（1）	3500	
女工卫生室的卫生学评价	王桂凤	1989	化工劳动保护（2）	800	
浅谈基层劳动卫生管理工作	谭玉凤	1989	山东工业卫生（2）	1500	
关于腊样芽胞杆菌食物中毒及草药的最新进展	张一水	1989	国外医学（预防医学分册）	1500	译文（日）
煤尘工人耳血、指血 COHb 含量与呼出气中 CO 含量关系的探讨	安圣臣	1989	中国公共卫生（8）	2000	
变态原眼结膜激发试验检测鼻分泌物嗜酸细胞的意义	冯明礼	1989	佳木斯医学院学报（4）	3500	
淄博市盲目与低视力流行病学调查分析	孟　刚	1989	山东卫生防疫	2500	
预防性卫生监督工作的体会	徐逢昌	1989	中国公共卫生管理	1500	
从婴儿粪便及脐部渗出物中分离五株姆班延长沙门氏菌	吕力伟	1989	中华医学检验杂志		
X 线探伤工作者个人剂量水平的调查	孟　强	1990.02	山东工业卫生	1500	
农贸市场出售生肉携带沙门氏菌的调查	张宇琴	1990.04	中华预防医学会第三届全国卫生检验学术年会论文集	2500	
齐—12 生化鉴定系统和数值分类法诊鉴 G~ 杆菌方法的研究	陈玉堂 张宇琴	1990.04	中华预防医学会第三届全国卫生检验学术年会论文集	3500	

论文题目	第一、二位作者	发表时间	刊物名称(期号)	字数	备注
青少年犯罪心理因素初步探讨	赵佳芝	1990.04			全国性医学学术会议论文交流
矿山接触粉尘与低浓度氡子体的工人尘肺患病及并发肺癌情况的观察	张德恩 李登久	1990.09	劳动医学（3）	1500	
淄博市中小学生用眼卫生习惯调查	赵佳芝	1990.12			全国学校卫生保健管理研讨会交流
三种方法测定血清中 HBsAg 抗—HBC 的比较	冯明礼 曹温年	1990	中国公共卫生(1)	3500	
影像增强 X 线机透视防护区照射量率测定	成君方	1990	中华放射医学与防护（1）	1000	
所谓电视的放射线与辐射危害	成君方	1990	中国城乡企业卫生（1）	800	
高频电磁场对作业工人心电图的影响	苗　泉	1990	中华劳动卫生与职业病（1）	3000	
二十种粉尘中游离二氧化硅浓度的测定结果分析	安圣臣	1990	劳动医学（2）	1500	
对健康教育概念的再认识	解荣章	1990	华东健康教育(2)	5000	
腈纶粉尘对工人肺功能影响及症状分析	王桂凤	1990	山东工业卫生(2)	3000	
我们是怎样开展基层劳动卫生工作的	谭玉凤 张仲平	1990	中国城乡企业卫生（2）	1500	
淄博市麻疹三十年流行病学分析	谭玉凤	1990	淄博医药（2）	2000	
对区（县）放射防护监督工作实行考核的初步效果	成君方	1990	放射卫生（3）	2000	
噪声振动联合作用对听力影响的研究	苗　泉	1990	中国公共卫生(3)	3000	
铜火锅炊具微量元素流出量调查	王金孚	1990	食品科学（3）	1800	
淄博市建立健全劳动卫生档案和监测网的调查报告	夏　猛	1990	职业卫生与病伤（3）	3000	
汽车修理作业的铅危害调查	夏　猛	1990	工业卫生与职业病（3）	3000	
某村办红丹厂铅危害调查	王桂凤	1990	山东工业卫生(3)	1200	
某化工厂丙烯腈污染情况初步调查	夏　猛	1990	山东工业卫生(4)	2000	

论文题目	第一、二位作者	发表时间	刊物名称(期号)	字数	备注
乡镇办化工厂发生硫酸二甲酯急性中毒的教训	王桂凤 张仲平	1990	中国城乡企业卫生(4)	1500	
腈纶粉尘对作业工人的影响	王桂凤 张仲平	1990	化工劳动保护(4)	2000	
淄博市防尘效果分析	张文 张仲平	1990	山东工业卫生(4)	2000	
试论健康教育人材的培养	解荣章	1990	华东健康教育(4)	5000	
水中亚硝酸盐氮测定方法的改进	刘素君 孙毅志	1990	中国公共卫生(5)	2000	
一起由粪链球菌引起的食物中毒	张一水	1990	卫生研究(6)	2000	
高频热合机治理措施的卫生学评价	苗　泉	1990	工业卫生与职业病(6)	2000	
纺织噪声综合治理措施的探讨	张　倩 张德恩	1990	工业卫生与职业病(6)	500	
菌属菌型分布调查及药敏试验	刘农行 于宪良	1990	山东卫生防疫		
淄博市噪声污染情况调查	张　倩 张德恩	1990		3000	全国第二次物理因素危害防治学术交流会议
陶瓷生产成型修坯通风防尘措施的探讨及设计参数的选定	张德恩 李登久	1991.02	劳动保护	2000	
HI 和 ELISA 试验联合应用于近期风疹感染单份血清学诊断	袁新华	1991.02	国外医学(临床生物化学与检验学分册)	500	译文(英)
急性乙型肝炎病人对 HBsAg 的皮肤迟发型超敏反应与其肝脏的免疫组织病理学研究	袁新华	1991.03	国外预防医学进展	1500	译文(英)
浅谈 X 线探伤场所警戒标志制作及合理应用	成君方	1991.04	放射卫生(4)	2500	
工业 X 线探伤综合防护管理的效果初评	孟　强 成君方	1991.04	放射卫生(4)	1800	
噪声耳聋患者脱离噪声作业听力恢复的观察	苗　泉	1991.04	工业卫生与职业病	1500	
高频电磁场对作业工人心电图影响	苗　泉	1991.05	职业医学	2000	
试论卫生监督监测中的经济法律关系	孟　强	1991.07	中国公共卫生管理	2300	

论文题目	第一、二位作者	发表时间	刊物名称（期号）	字数	备注
清扫停用管线致氢氰酸中毒死亡事故的教训	郭　平 马　骥	1991.09	化工劳动保护（3）	1200	
乳糖发酵一步法检验大肠菌群的实验观察	张一水	1991	中国卫生检验（1）	2500	
不同行业噪声危害的调查	王龙义	1991	工业卫生与职业病（1）	300	
球磨机几种防噪声措施的效果分析	王龙义	1991	工业卫生与职业病（7）	300	
蒸气加热用多孔陶瓷消声器的效果分析	张　倩 张德恩	1991	职业医学（2）	1000	
锌对学前儿童生长发育影响的实验研究	孟　刚 王爱玲	1991	中国校医（2）	2600	
抗酸菌的新培养分离方法	张一水	1991	国外医学（临床生物化学与检验学分册）（2）	1000	译文（日）
临淄水泥厂以科技为先导，大搞综合防尘成效显著	郭　平 王　桂	1991	中国城乡企业卫生（3）	1600	
浅谈健康监护工作的新认识	付爱玲	1991	山东工业卫生（4）	1800	
正确理解经常性劳动卫生监督的内容	郭　平 张仲平	1991	中国城乡企业卫生（5）	800	
小型筛砂机噪声的治理措施	张　倩 孙志杰	1991	工业卫生与职业病（5）	1000	
淄博市学生吸烟调查	李旭梅 赵佳芝	1991	中国校医（5）	1000	
试用灰色事例模型预测粉尘监测合格率	夏猛	1991	化工劳动保护（6）	2500	
腈纶粉尘对作业工人肺功能影响调查	付爱玲 张仲平	1991	化工劳动保护（6）	3000	
健康教育问卷度量方法的探讨	解荣章	1991	健康教育论坛（7）	3500	
复方消痢菌片中甲氧苄嘧啶含量测定方法	孔宪娥	1991	药学通报	1800	
石油化工废水污染饮水对居民健康影响的调查研究	翟慎永 张殿平	1991	环境与健康杂志（5）	2800	
铜火锅炊具管帮结合建立良好规范（GMP）创部优产品的体会	王金孚	1991	全国交流资料	3000	
一起食源性成人轮状病毒腹泻的调查分析	张淑云 唐学慧	1991	中华流行病学杂志		

论文题目	第一、二位作者	发表时间	刊物名称（期号）	字数	备注
腈纶粉尘对工人健康危害的研究	张仲平	1991	中国工业医学		
淄博市市售化妆品卫生质量状况初步分析	刘素君 杨光宏	1992.01	山东卫生防疫	1700	
介绍一种简易快速诊鉴非O1群霍乱弧菌的综合法	吕力伟 刘　军	1992.01	微生物学杂志	1500	
市售鲜猪肉非O1群霍乱弧菌的调查	吕力伟 刘　军	1992.01	微生物杂志	1500	
某厂31人急性CO中毒重大事故教训	王桂凤 蒋绪亮	1992.01	化工劳动保护	1200	
淄博市1980~1990年农村食物中毒情况分析	王金孚	1992.01	山东卫生防疫（1）	1800	
开展放射工作的一些基本做法	成君方	1992.01	中国辐射卫生（增刊）	3000	
快速鉴定致病性弧菌培养基的研究	张学庆 温芳莲	1992.03	中国卫生检验杂志（2）	1300	
几种小型生产设备的噪声治理及效果评价	张　倩 张德恩	1992.03	职业医学（3）	1600	
高温与电磁场共存对工人心电图的影响	张仲平	1992.03	中国工业医学（1）		
一起成人轮状病毒腹泻流行病学分析	于宪良	1992.05	疾病监测	2000	
对职业健康监护工作的几点认识	付爱玲 张曰灵	1992.06	中国工业医学（2）		
吸烟与毒物的联合作用对工人的影响	夏　猛	1992.06	职业医学与病伤（2）	1500	
淄博市乡镇企业粉尘治理措施的探讨	张仲平	1992.06	职业医学（3）		
煤矿工人尘肺结核患者转归调查	郭　平 张仲平	1992.06	中国工业医学（2）	1000	
卫生行政机关如何在应诉中获胜	郭　平	1992.06	中国公共卫生管理（3）	4000	
公用电话细菌污染情况的调查	张一水 林国玲	1992.06	中国卫生检验（3）	500	
预监工作中需要注意的几个问题	张殿平 张启光	1992.07	山东卫生防疫（3）	1700	
交通噪声污染对身体健康影响及控制措施	孟召恒	1992.07	环境与健康（4）	3500	
乡镇建材釉砖厂防尘措施的探讨	李登久 张仲平	1992.07	职业医学（4）	1100	
加权综合预测法在预测尘肺发病趋势上的应用	蒋绪亮 张仲平	1992.08	工业卫生与职业病	3200	
儿童少年肥胖的判定方法及其应用	孟召恒	1992.08	中国校医（1）	3700	

论文题目	第一、二位作者	发表时间	刊物名称（期号）	字数	备注
淄博市职业病漏报原因分析	王桂凤 张仲平	1992.10	中国工业医学杂志	1200	
淄博市防尘工作监督管理对策初探	郭　平 李登久	1992.10	职业医学（5）	2300	
淄博市元宵污染真菌情况调查	王连忠 王　勤	1992.12	中国卫生检验杂志（6）	1100	
针织厂螨皮炎暴发流行的初步调查	唐学慧	1992	中国工业医学杂志（1）	2000	
对苯乙烯厂含苯废水污染地下水的监测分析	翟慎永	1992	山东卫生防疫（1）	1500	
一起学校内支原体肺炎爆发流行的调查	巩翠华 于宪良	1992	中华流行病学杂志（2）		
对偶式标题在卫生报刊中的应用	解荣章	1992	健康教育论坛（2）	2500	
水泥行业噪声危害现状分析	张　倩 张仲平	1992	劳动医学（4）	1000	
几种高频设备治理效果评价	张　倩	1992	职业医学（4）	1200	
急性丙烯腈中毒一例报告	夏　猛	1992	中国工业医学（4）	1000	
百日咳 69KDa 蛋白预防小鼠喷雾感染的研究	张一水 袁新华	1992	国外医学（生物制品分册）(4)	1000	译文（日）
接触高氟时的年龄对恒齿发生氟斑牙的影响	吕术荣	1992	中国地方病杂志 (4)		
炼铁工人血 COHb 水平的相关因素分析	安圣臣	1992	中华劳动卫生与职业病（5）	2000	
用减寿年和减寿率分析博山城区肺癌死亡分布特征及危害程度	翟慎永	1992	中国卫生统计（5）	500	
某厂职业中毒预防措施效果分析	付爱玲 王龙义	1992	工业卫生与职业病（6）	300	
鉴定食品中沙门氏菌生化培养基的研制	张一水	1992	中国卫生检验（6）	2500	
市售鲜猪肉致病性弧菌检验及药敏试验	吕力伟 张学庆	1992	中华流行病学杂志（特刊）	3000	
淄博市人用狂犬病疫苗免疫失败原因分析	翟云丽 张淑云	1992	医学理论与实践（1992—1993年卷）	1000	
采取综合防护管理措施依法开展个人剂量监测	孟　强 刘忠厚	1992	中华放射医学与防护杂志（1992 年增刊）	1000	
致病性弧菌生化形态鉴别项目的优化	徐文华 潘承荣	1992	医用微机应用学会第一届计算机应用技术资料汇编	3000	
车间空气中丙烯酸甲酯的测定	李翠波 张存玲	1992	中国卫生检验	1500	

论文题目	第一、二位作者	发表时间	刊物名称（期号）	字数	备注
淄博市麻疹疫苗接种前后流行病学资料分析	梁传法	1992	青岛医学院预防医学大专班论文集	2600	
淄博市预防职业中毒效果评价及其发生趋势的预测	蒋绪亮	1992	中华劳动卫生与职业病		
层次分析综合指标法在企业劳动卫生环境质量中的综合应用	蒋绪亮	1992	工业卫生与职业病		
淄博市工业高频防护措施的研究	王晓芳	1993.01	中国卫生工程学杂志（1）	3000	
谈对放射工作人员进行法规教育	孟　强 成君方	1993.01	中国辐射卫生（1）	1200	
淄博市近三十年斑疹伤寒流行病学分析	刘伯雁 张淑云	1993.02	中国人畜共患疾病杂志（2）	1800	
不同工业系统矽肺晋期率的比较	王晓芳 李登久	1993.03	中国工业医学杂志（增刊）	1000	
某矿矽肺和煤工尘肺预后的比较	郭　平 李登久	1993.03	中国工业医学杂志（增刊）	1600	
煤矿尘肺病人死因与预期生存年限的调查分析	郭　平 张曰灵	1993.03	中国工业医学杂志（增刊）	2000	
淄博市预防生活性农药中毒效果评价及发生趋势预测	蒋绪亮 王桂凤	1993.04	中国社会医学（2）	2000	
机器制修抛、喷丸清砂通风防尘措施的研究	张德恩 李登久	1993.04	劳动保护科学技术（4）	4000	
莫根氏和普通变形杆菌混合污染引起的一起食物中毒	林国玲 张一水	1993.04	中国卫生检验（2）	1000	
灰色数列模型预测食品合格率发展试用	吴　军 张洪义	1993.05	中国食品卫生杂志	500	
三氯氧磷对作业工人健康危害的研究	付爱玲 蒋绪亮	1993.05	中国工业医学（3）	3000	
杨尘点监测资料的灰色关联分析	蒋绪亮 谭玉凤	1993.06	中华劳动卫生与职业病	2000	
古方新用验案二例	马翠莲 张经香	1993.06	中国中医学院学报	1000	
甲硝唑治疗急性牙周炎 35 例观察	张经香 马翠莲	1993.06	淄博医药（2）	1000	
从疫情统计看防疫工作成绩	王启珍	1993.06	青医预防医学大专班论文汇编	3000	
从消毒牛奶中分离出一株　水气单泡菌	张一水 林国玲	1993.06	中华预防医学杂志（3）	1000	
淄博市中小学校舍建设现状分析	赵佳芝 李旭梅	1993.07	中国校医（4）	1500	
快速鉴定肠道革兰氏阴性杆菌及弧菌的研究	吕力伟 张宇琴	1993.07	中国卫生检验（3）	1100	

论文题目	第一、二位作者	发表时间	刊物名称（期号）	字数	备注
谈谈职业健康教育在食品卫生管理工作中的作用	韩克之 解荣章	1993.07	中国健康教育(4)	1700	
FOXBASE 与 SYSTA 相结合在环境流行病学中的应用	张殿平 胡晓霞	1993.09	预防医学论文集	500	
煤矿工尘肺患者死亡情况调查	郭　平 李登久	1993.09	劳动医学（3）	3200	
ELIS 和 HI 检测麻疹抗体结果分析	李鲁宁	1993.09	省建站 40 周年论文集		
流行性出血热（EHF）病毒分型	王玉尧 孙茂倬	1993.10	中国卫生检验(5)	2000	
空气中致敏真菌的调查研究	冯明礼	1993.10	中华流行病学杂志（5）	1000	
淄博市 1988—1991 年痢疾菌型监测及药敏试验结果分析	于宪良 刘农行	1993.11	中国公共卫生杂志（11）	2000	
结合实践谈劳动卫生监督机构的存在形式	谭玉凤 张仲平	1993.12	中国公共卫生杂志（12）	1200	
控制碘缺乏病管理工作初探	吕术荣	1993.12	中国地方病杂志（增刊）	1500	
计免前后 40 年麻疹疫情分析	梁传法 李国庆	1993.12	疾病监测	2500	
脊灰病毒感染控制和消灭	唐学慧 张汉民	1993	淄博医药（1）	2000	
脊灰病毒学	唐学慧 张汉民	1993	淄博医药（2）	3000	
急性丙烯腈中毒 108 例分析	夏　猛 安圣臣	1993	中国工业医学杂志（2）	2000	
1987~1992 年 IDD 病区尿碘监测	宋月华 吕术荣	1993	中国南方碘缺乏病杂志（2）		
试论卫生电视片的创作与拍摄	张洪岩	1993	山东健康教育(2)	2100	
淄博市 70 年代与 80 年代食物中毒对比分析	王金孚	1993	中国公共卫生管理（特刊）	1200	
家用压力锅作为突发事件灾区医疗预防消毒器具的实验观察	王金孚	1993	卫生防疫管理(4)	3000	
YGJ—158 型烟尘过滤净化器效果评价	王龙义 蒋绪亮	1993	工业卫生与职业病（4）	1800	
淄博市 1988~1991 年痢疾菌型及其耐药性分析	于宪良 刘农行	1993	山东卫生防疫(4)	2000	
鉴定食品中沙门氏菌属综合生化培养基的研制	张一水 林国玲	1993	卫生检验论文集（5）	4000	

论文题目	第一、二位作者	发表时间	刊物名称（期号）	字数	备注
乡镇企业劳动卫生管理初谈	张曰灵	1993		4000	中华医学会卫生事业学会研讨会交流
空气污染对居民肺癌造成的经济损失分析	翟慎永 杨长海	1993	中国慢性病预防与控制（6）	2500	
博山区城镇居民 1977~1988 年肺癌死亡及其影响因素调查分析	翟慎永 原丽华	1993	中国社会医学（6）	2500	
碘盐浓度、尿碘与甲状腺肿大率调查	宋月华 吕术荣	1993	中国地方病防治杂志（8）	1500	
淄博市布氏菌病疫情调查报告	刘景福 丁桂芬	1993	中国地方病防治杂志（8）		
博山区李家乡地方性克汀病调查分析	丁桂芬 王明美	1993	中国地方病防治杂志（增刊）		
大中专院校新生结核菌素试验观察与卡介苗复种初探	高德禹	1993	中华流行病学杂志（特刊）	1800	
流通纸巾的细菌学调查	刘　军 吕力伟	1993	四十周年预防医学论文集	2000	
淄博市区居室空气污染调查报告	原丽华 苏满琴	1993	山东卫生防疫（环境卫生专辑）	2000	
淄博市饮食行公共场所人员 HBsAg 携带情况分析	王启珍 张经香	1993	医学理论与实践（1993 年卷）	1500	
流行性出血热、流行因素相关性的探讨	孙茂倬 丁桂芬	1993	医学理论与实践（1993 年卷）	1500	
山东省 EHF 病毒分型及病毒抗原分析的研究	王玉尧	1993	中华流行病学研究	500	
淄博市 1974~1992 年传染病报告质量分析	刘伯雁 张淑云	1993	山东卫生防疫（增刊）	1200	
淄博市 1950~1989 年急性传染病谱变化分析	刘伯雁 张淑云	1993	山东卫生防疫（增刊）	1800	
读者阅读心理探讨	张慧娟	1993	百家论丛	4000	
张店区大气污染对儿童末稍淋巴细胞的影响	张殿平	1993			第二届环境卫生学术会议交流
脊髓灰质炎与其他急性弛缓性麻痹鉴别诊断和神经学方法	卢立云 李　黎	1993	山东省计划免疫文集 山东省消灭脊灰	4000	译文（英）

论文题目	第一、二位作者	发表时间	刊物名称（期号）	字数	备注
一株无动力鼠伤寒沙门氏菌的鉴定	吕力伟	1993			全国微生物学术会议交流
一次性无菌采样多用器	吕力伟	1993			全国微生物学术会议交流
流行性出血热病人血清中和抗体的研究	王育尧 丁桂芬	1993	中国预防医学杂志	2000	
官感判定一致性检验在地方病防治工作中的应用	吕术荣	1993	医学理论与实践（1993 年卷）	2000	
气传致敏真菌与真菌变态反应发病关系的调查研究	冯明礼	1993	全国卫生防疫 40 周年论文汇编	3000	
1988~1990 年淄博市痢疾杆菌菌型分型与变迁的调查分析	于宪良 刘农行	1993	综合临床医学（增刊）	200	
非遥控影像增强透视 X 线机防护测试方法的研究	成君方 孙启生	1994.02	中国辐射卫生（1）	2000	
判别分析对几种肥胖判定标准的评估	孟召恒	1994.02	中国公共卫生（2）	2000	
淄博市城区蝇种组成及季节消长调查	边云秀 张淑青	1994.02	中国公共卫生（2）	1000	
学校与火车噪声源防噪距离的探讨	孟召恒 姚秀芬	1994.04	中国公共卫生（4）	1200	
用切线迭代法计算法定传染病平均发展速度的初步探讨	巩翠华 丁桂芬	1994.05	中国公共卫生（5）	1200	
排气金属软管对手提式压力蒸气灭菌器灭菌效果的影响	王永和 李英春	1994.08	中国公共卫生（8）	1200	
淄博市厂矿保健站消毒状况调查	王永和	1994.09	中国公共卫生（9）	1100	
淄博市某城区肺癌环境病因学研究	翟慎永	1994.09	中国公共卫生（9）	3000	
影像增强 X 线透视操作姿式与受照剂量比较	成君方 孙启生	1994.12	中国公共卫生（增刊）	1000	
水体污染与居民支气管哮喘发病关系的调查	冯明礼 王桂莲	1994	中国公共学报		
淄博市生产性毒物作业分级调查	蒋绪亮 张曰灵	1994.07	中华劳动卫生杂志（4）	1400	
农村乡镇工业职业卫生服务资源现状调查分析	蒋绪亮	1994	中国卫生事业管理		
胶粒宝塔皮生产工艺的改进及效果评价	王桂凤 蒋绪亮	1994.04	中国工业医学杂志（2）	1000	
多次铅中毒病例临床特点分析	张曰灵 张仲平	1994.03	中国工业医学杂志（2）	800	
淄博矿区煤矿尘肺死亡回顾性队列研究	郭　平 胡　林	1994.07	中国工业医学杂志（4）	4000	
工业性不同状态锰毒物的职业危害分析	谭玉凤 张仲平	1994.10	中国工业医学杂志（5）	3000	

论文题目	第一、二位作者	发表时间	刊物名称（期号）	字数	备注
山东某耐火材料厂生产通风防尘措施的社会效益与经济效益的分析	张德恩 张仲平	1994	中国工业医学杂志（增刊）	3000	
71 株非 O1 群霍乱弧菌血清分型及药敏试验	张学庆 吕力伟	1994.01	中国卫生检验（1）	2600	
家鼠型 EHF 显性感染和隐性感染人群的抗体检出	王玉尧 丁桂芬	1994.06	中国卫生检验（3）	3200	
多孔玻吸收管质量检验报告	安圣臣	1994.08	中国卫生检验（4）	2000	
镀锡食具有害元素溶出量的检测结果分析	王金孚	1994.11	中国卫生检验（5）	2000	
JURBO—PROLOG 专家系统在细菌分类工作中的应用	徐文华 潘承荣	1994.12	中国卫生检验（增刊）	2800	
餐具消毒效果的检测分析	杨洪波 张宇琴	1994.12	中国卫生检验（增刊）	500	
青少年犯罪心理与健康教育	赵佳芝 孟　刚	1994	中国校医（5）	1600	
铁道噪声对室内语言干扰影响的研究	孟召恒	1994.12	中国校医（10）	1200	
健康教育干预对哺乳行为影响的研究	解荣章 赵大明	1994.09	中国妇幼保健（5）	2000	
健康教育干预对哺乳行为的影响	刘　伟	1994.11	中国健康教育（5）	3500	
灭疟后期 19 例疟疾个案调查分析	刘景福	1994.05	中国地方病防治（6）		
山东省桓台县改水降氟 8~10 年氟斑牙患病情况调查报告	丁桂芬 吕术荣	1994.09	中国地方病防治(增刊)		
淄博市碘缺乏病防治概况	丁桂芬 吕术荣	1994.12	中国地方病防治(增刊)	2000	
血清氟标准物测试试用报告	宋月华	1994.12	中国地方病防治(增刊)	1700	
周村区南营镇碘缺乏病现状调查报告	吕术荣	1994.12	中国地方病防治(增刊)	1200	
淄博市 1988—1991 年狂犬病监测情况分析	张淑云 江守军	1994.03	中国人畜共患病	3000	
淄博市布鲁氏菌病新疫区调查	刘景福 丁桂芬	1994.05	中国人畜共患病	1500	
中小学教室卫生现状分析	刘　洁 赵佳芝	1994	中国学校卫生	1000	
职业中毒相关因素的灰色关联度分析	蒋绪亮 王桂凤	1994	中国社会医学	2000	
农村乡镇工业危害影响因素的调查分析	蒋绪亮	1994.08	中国社会医学	2400	
博山城镇肺癌死亡率时间序列分析及预测	翟慎永 吕　健	1994.06	中国慢性病预防与控制（3）	3000	
煤矿尘肺患者死因资料减寿年数和减寿年分析	郭　平 胡　林	1994.11	中国卫生统计（6）	5000	

论文题目	第一、二位作者	发表时间	刊物名称（期号）	字数	备注
淄博地区气传真菌及其致敏性的调查研究	冯明礼	1994.10	中国医学荟萃	2000	
冰霜冷藏室细菌真菌污染情况调查	林国玲 张一水	1994.01	环境与健康杂志（1）	1500	
一起游泳池水中检出非 O1 群霍乱弧菌的报告	吕力伟 宋振亮	1994.03	环境与健康杂志（2）	400	
铝厂氟污染对儿童肺功能及染色体损伤作用的研究	翟慎永	1994.12	环境与健康杂志（6）	3000	
XLJI—1000 型硫化烟气净化装置净化效果评价	付爱玲 张德恩	1994.03	工业卫生与职业病（2）	2000	
煤矿尘肺病人期望寿命的调查	郭　平 李　亮	1994.07	工业卫生与职业病（4）	4500	
三氯氧磷对作业工人肺功能的影响	蒋绪亮	1994	工业卫生与职业病		
某厂 31 人急性 CO 中毒重大事故教训	王桂凤 蒋绪亮	1994	化工劳动保护（1）	1500	
淄博市 1953~1992 年麻疹疫情分析	梁传法 李国庆	1994.03	疾病监测	1200	
冰箱带菌不容忽视	林国玲 韩克之	1994.12	大众医学（12）	1000	
淄博市蝇类调查	边云秀 张淑青	1994.03	医学动物防制（1）	1500	
淄博市人体肠道寄生虫感染情况调查	刘景福 丁桂芬	1994	理论与实践		
试论食品卫生监督监测级级管辖中的几个法律问题	孟强 赵锦云	1994		2300	全国食品卫生学术会议交流
连接酶连反应——一种新的高敏感分子生物学分析方法	袁新华 刘建珍	1994	国外预防医学进展（1）	500	译文（英）
吸烟与血清中 LTB4 的关系	张一水 袁新华	1994.11	国外医学（6）	1800	
企业自身劳动卫生管理对策的探讨	李亮 张德恩	1994	山东劳动卫生（2）	3000	
车间中二氯丙烷的炭管采样——气相色谱测定方法研究	张存玲 李翠波	1994	山东劳动卫生（3）	2000	
试述中专卫校开设健康教育专业的必要性及可行性	胡　林 赵大明	1994.02	山东健康教育（1）	3000	
浅谈医院健康教育的几种形式	韩克之	1994.07	山东健康教育（3）	2000	
中专卫校开设健康教育专业刍议	解荣章	1994.10	山东健康教育（4）	3000	
肥胖对儿童少年生长发育血脂影响的研究	王远琴 孟召恒	1994.03	山东卫生防疫（2）	2000	

论文题目	第一、二位作者	发表时间	刊物名称（期号）	字数	备注
饮水锅炉除垢前后亚硝酸含量的监测分析	张　楠 翟敏德	1994.03	山东卫生防疫（2）		
淄博市市售家用矿泉壶抽样调查	张　楠 翟敏德	1994.04	山东卫生防疫（2）		
卫生防疫科技读者阅读心理浅释	张慧娟 刘景福	1994.12	山东卫生防疫（增刊）	3500	
淄博市碘酒缺乏病基本控制后尿碘检测分析	宋月华 吕术荣	1994.12	山东卫生防疫（增刊）	2000	
淄博市主要粮食中几种元素含量分析	刘素君 宋月华	1994.12	山东卫生防疫（增刊）	1200	
淄博市正常人群丙型肝炎抗原抗体检测	孔宪娥 刘农行	1994.12	山东卫生防疫（增刊）	3000	
淄博市地方病防治事业在前进	刘景福	1994	山东地方病防治		
淄博市 1953~1992 年 40 年综合防治疟疾对策及现场应用	刘景福 丁桂芬	1994	医学寄生虫学论文集		
试行放射防护监测工作分开的几点体会	成君方	1994.04	省放射防护学会优秀论文汇编	1600	
淄博市八十年代农村食物中毒情况分析	王金孚	1994.06	省预防医学会论文汇编	2000	
淄博市化妆品管理状况及对策的探讨	胡晓霞	1994.08	山东卫生管理论文荟萃	1000	
加强农村改厕管理防止环境污染	胡晓霞 李进贤	1994.08	山东卫生管理论文荟萃	1000	
推行综合目标管理责任制，搞好卫生防疫工作	胡林	1994.08	山东卫生管理论文荟萃	4000	
加强卫生监督管理，确保炊具符合卫生标准	王金孚	1994.10	山东省卫生管理论文荟萃	1000	
淄博市 1981~1992 年细菌性痢疾流行病学分析调查	刘伯雁 张淑云	1994	省第五次学术交流会议汇编	500	
空气中优势致敏真菌的季节分布与真菌变态反应的关系	冯明礼 张桂荣	1994	省建站 40 周年论文汇编	2000	
淄博市 1953~1992 年计划免疫相关疾病发病分析	梁传法 李国庆	1994	省建站 40 周年论文汇编	2800	
卡介苗与乙肝疫苗联合免疫效果观察	高德禹 梁传法	1994	山东省首届计划免疫学术交流会议论文汇编	2000	
淄博市近年来结核病流行病学分析	高德禹	1994	山东省首届计划免疫学术交流会议论文汇编	2500	
谈谈肉品的感官检验	陈维浩	1994	前卫医药杂志	1000	
脊髓灰质炎的流行病学	唐学慧	1994.01	淄博医药（1）		

论文题目	第一、二位作者	发表时间	刊物名称（期号）	字数	备注
淄博市空气中真菌及季节消长情况调查	王连中 王 勤	1994.02	淄博医药（1）	1500	
关于实行卫生监测综合执法制度的建议	王永和 常洪凯	1994.06	淄博社会科学（3）	2000	
学校与汽车噪声源的距离	孟召恒 张佩莲	1995.02	中国公共卫生（2）	3600	
市售矿泉水元素测定与质量分析	刘素君 张传云	1995.03	中国公共卫生（3）	400	
国内外几种肥胖判断标准的比较	孟召恒 王远琴	1995.04	中国公共卫生（4）	3500	
锆英砂应作为放射性物质实施卫生监督	孙启生 王希忠	1995.08	中国公共卫生（8）	2000	
用身高、皮脂厚度和体重评价肥胖的探讨	孟召恒 王远琴	1995.10	中国公共卫生（10）	4800	
双比色法测定酒中杂醇油国家标准方法的商榷	徐文华 潘承荣	1995.11	中国公共卫生（11）	3000	
浅谈学校卫生专业综合监督的几点体会	徐逢昌 李进贤	1995	中国公共卫生（增刊）	1000	
某企业中小学生 1992~1995 年营养状况追踪分析	李旭梅	1995.12	中国公共卫生学报（增刊）	1500	
煤工尘肺和煤矿矽肺病人预期生存年限的比较	郭 平 李 亮	1995.04	中国工业医学杂志（2）	4000	
噪声对敏感者损害一例报告	张曰灵	1995.04	中国工业医学杂志（2）	1000	
汽车修理作业铅危害调查	安圣臣 夏 猛	1995.09	中国工业医学杂志（4）	2000	
某电解铝车间职业危害程度的综合评价	王龙义 蒋绪亮	1995.10	中国工业医学杂志（5）	2200	
企业劳动卫生管理对策的研究	李 亮 张德恩	1995.10	中国工业医学杂志（5）	1500	
肥胖对儿童少年生长发育及血脂影响的研究	孟召恒 王远琴	1995.04	中国学校卫生（2）	3800	
中小学校校址的卫生学调查	赵佳芝 孟 刚	1995.06	中国学校卫生（3）	1000	
实行专业综合监督管理，全面提高学校卫生工作效益	徐逢昌	1995.12	中国学校卫生（6）	2000	
多味瓜子污染细菌、真菌、寄生虫卵的情况调查	王连中 林国玲	1995.10	中国卫生检验（5）	2000	
大肠杆菌作为餐具消毒卫生标准	林国玲 刘 静	1995.10	中国卫生检验（5）	1500	
淄博市部分粮店粮食真菌带染调查	林国玲 王连中	1995.12	中国卫生检验（6）	2000	

论文题目	第一、二位作者	发表时间	刊物名称（期号）	字数	备注
肠杆菌科分属诊断噬菌体用以沙门氏菌的检验	孔宪娥 刘农行	1995.08	中国卫生检验（增刊）	3000	
自一食物中毒患者样品中检出两株致病菌	张宇琴	1995.08	中国卫生检验（增刊）	1500	
谈对放射工作人员进行个人剂量监测原则的应用	成君方	1995.04	中国辐射卫生（2）	1000	
二氢化锆生产厂的放射卫生问题	孙启生 高亢	1995.08	中国辐射卫生（4）	2500	
建筑陶瓷釉面砖照射水平调查	汪春亮 成君方	1995.08	中国辐射卫生（4）	1200	
一起铯—137 源意外照射事件	王希忠 李玉清	1995.08	中国辐射卫生（4）	1000	
非遥控像增强透视 X 线机防护性能调查	成君方 孙启生	1995.04	中华放射医学防护(2）	3200	
铅当量误区与纠正措施	孙启生	1995.06	中华放射医学防护	1500	
论食品控制决定的法律意义	曲文轩 吴军	1995	中国卫生法律（2）	3500	
使用卫生纸引起感染一例	孔宪娥 刘农行	1995	中国临床医药（1995 年卷）	1500	
健康教育干预对初乳利用的影响	韩克之 解荣章	1995.01	中国妇幼保健（1）	2600	
影响劳动卫生工作的社会因素探讨	蒋绪亮	1995.03	中国社会医学（1）	2500	
顾客对宾馆内部设施的心理要求调查分析	李玉华	1995.06	中国社会医学（3）	3000	
论食品卫生监督机构的行政侵权责任	曲文轩	1995	中国食品卫生杂志	4500	
完善食品卫生许可证制度的探讨	曲文轩 陈恒杰	1995	中国卫生监督理论与实践	3000	
《食品广告管理办法》中有关食品卫生监督机构的几个法律问题	曲文轩 吴　军	1995	中国卫生监督理论与实践	3000	
红血球中汞浓度与性别、年龄的差别	孔宪娥 张一水	1995.03	中国预防医学进展	1100	
感官判定致敏性比较在医学上的应用	吕术荣	1995.04	中国卫生统计（特刊）	2500	
淄博市部分中小学生 1991 年与 1993 年口腔卫生状况	姚秀芬	1995.12	中国医疗卫生荟萃	1600	
淄博市大中专技校食堂卫生现状分析	张　强 姚秀芬	1995.12	中国医疗卫生荟萃	1400	
室内空气中化学耗氧量测定方法探讨	黄艳丽	1995.12	中国医疗卫生荟萃	2000	
加热破坏生豆浆皂戒素实验研究	张传云 王金孚	1995.12	中国医疗卫生荟萃	2400	
浅谈儿童少年心理卫生问题及培养教育方法	林国玲	1995.12	中国医疗卫生荟萃	1500	

论文题目	第一、二位作者	发表时间	刊物名称（期号）	字数	备注
农业废弃物的利用对农村卫生影响的研究	胡晓霞 李进贤	1995.12	中国医疗卫生荟萃	2500	
淄博市成人风疹抗体水平的调查及预防	李鲁宁 董恒兰	1995.12	中国医疗卫生荟萃	2000	
月饼酸价超标原因探讨	王勤 张传云	1995	中国医疗卫生荟萃	1500	
医用翻口橡皮塞对顶空色谱法测定水中苯系物结果影响的探讨	张存玲 李翠波	1995.05	环境与健康杂志（3）	400	
一起芳香烃类物质污染饮用水源的调查报告	翟敏德 袁丽华	1995.06	环境与健康杂志（3）	450	
公共场所环境条件对旅客的心理行为影响	李玉华	1995.10	环境与健康杂志（专辑）	300	
对市售矿泉壶卫生质量的调查分析	原丽华 苏满琴	1995.10	环境与健康杂志（专辑）	500	
生态农业对农村卫生影响的研究	李进贤	1995.10	环境与健康杂志（专辑）	3000	
博山大气飘尘对大鼠胚仔畸变影响的研究	王静波 曲宝恩	1995.11	环境与健康杂志（6）	1000	
淄博市 1994 年流行性出血热监测分析	巩翠华 苑胜永	1995	疾病监测（3）	2800	
淄博市 1988~1992 年健康人群白喉免疫水平调查分析	梁传法 高德禹	1995	疾病监测（10）	3000	
应用圆形分布法对使用冷链后麻疹发病季节性的分析	高德禹 王凤水	1995	疾病监测（10）	2100	
淄博市 1988~1993 年痢疾杆菌菌型监测及其耐药性	于宪良 曹家清	1995.11	疾病监测（特刊）	3000	
山东省流行性出血热地方株病毒抗原分析之研究	孙茂倬 杨光宏	1995.11	疾病监测（特刊）	2000	
淄博市 5049 例传染病报告及时率分析	刘伯雁 张淑云	1995.11	疾病监测（特刊）	2500	
淄博市 1983~1994 年流行性出血热流行病学分析	刘伯雁 张淑云	1995.11	疾病监测（特刊）	2500	
车间空气中二氯丙烷的测定	张存玲 李翠波	1995.03	卫生研究（2）	2500	
车间空气中环氧丙烷的气相色谱测定法研究	张存玲 李翠波	1995.03	化工劳动保护（2）	1500	
二苯碳酰二肼萃取光度法测定水中微量铜的研究	杨光宏 刘素君	1995.09	全国供水卫生（1）	3000	
市售矿泉水元素测定与质量分析	刘素君 张传云	1995.09	全国供水卫生	2500	
天然矿泉水元素测定与微生物含量分析	刘素君 张传云	1995	全国供水卫生（3）	2000	

论文题目	第一、二位作者	发表时间	刊物名称（期号）	字数	备注
流行性出血热患者血清学分型及流行特征研究	孙茂倬 刘景福	1995.09	理论与实践	2000	
山东省医药工业学校食物中毒调查报告	刘　洁 徐逢昌	1995.12	预防医学与临床医学论文集	1500	
我们是如何开展学校卫生工作的	孟　刚 徐逢昌	1995.12	预防医学与临床医学论文集	2100	
ELISA 和 HI 检测麻疹抗体结果分析	李鲁宁 董恒兰	1995.12	预防医学与临床医学论文集	800	
用 TURB—PROLOG 研制中医诊治崩漏证专家系统	徐文华 潘承荣	1995.04	医药信息处理与研究（1）	5000	
石油化工废水污染饮水与居民支气管哮喘的发病关系	冯明礼 王桂莲	1995	中华医学会第三届全国变态反应学会论文汇编	1500	
PCR 与 d2G 标记外对志贺样毒素大肠杆菌鉴定技术评价	袁新华	1995.02	国外医学	200	译文（英）
用气相色谱——质谱离子选择测定谷物和蔬菜中的 Buproflin 残留	刘素君	1995	国外预防医学进展（2）	700	
活性炭标吸附洗脱与浓缩原子吸收测定水中痕量铜	刘素君	1995	国外预防医学进展（2）	800	
咖啡茶与生活习惯	王　勤	1995	国外医学进展（3）	500	译文（英）
艰难梭状杆菌产生毒素机理的研究	孔宪娥 张一水	1995.06	国外预防医学	1000	
博山地区肺癌高发原因及经济损失的研究	翟慎永	1995.02	肿瘤（2）	1000	
犬用口服狂犬病减毒活疫苗中试研究	唐学慧	1995		6000	上海国际流行病学术会议交流
论食品卫生法中的刑事法律规范的内容和运用	孟　强 王玉金	1995		2800	全国食品卫生研讨会议交流
淄博市消除白喉工作的研究	高德禹	1995.06		2800	华东区计免学术交流会议交流
对 104 名大学生麻疹抗体水平的调查研究	李国庆	1995.06		2000	华东区计免学术交流会议交流
计划免疫保偿制存在的问题及建议	李国庆	1995.06		2000	华东区计免学术交流会议交流
浅谈计划免疫的法律关系	于　明	1995.06		1500	华东区计免学术交流会议交流
1990—1994 年淄博市痢疾菌型分布调查	孔宪娥	1995.02	齐鲁检验		

论文题目	第一、二位作者	发表时间	刊物名称（期号）	字数	备注
淄博市外环境空气中真菌调查	孔宪娥 王连中	1995	山东预防医学（1）	1500	
沙门氏菌的噬菌体鉴定	孔宪娥 刘农行	1995.12	山东预防医学（4）	400	
淄博市城区中小学校医保健教师卫生知识水平调查	赵佳芝 刘　伟	1995.01	山东健康教育（1）	3000	
陶瓷制坯工职业性浸渍的调查分析	王龙义 蒋绪亮	1995.10	山东劳动卫生	2000	
影响防尘工作社会因素对策探讨	李　亮 蒋绪亮	1995	山东劳动卫生（增刊）	2500	
某油漆厂混苯作业对女工白细胞影响的五年观察	夏　猛	1996	化工劳动保护杂志	3000	
淄博市学生体质与健康状况调查分析	刘　洁	1996.02	中国公共卫生（2）	1500	
一起违反《尘肺病防治条例》案例分析	李　亮 郭　平	1996.05	中国公共卫生（5）	1100	
生态农业对农村大气卫生质量影响的调查研究	原丽华	1996.10	中国公共卫生（10）	2000	
对比色法测定酒中杂醇油国家标准方法的商榷	徐文华	1996.12	中国公共卫生（12）	3000	
氢化物发生——原子吸收光谱法测定水中砷与汞	刘素君 徐文华	1996	中国公共卫生（增刊）	3000	
儿童少年肥胖诊断标准及分期研究	孟召恒 陈维浩	1996	中国公共卫生	3200	
眼镜卫生质量监督管理	徐逢昌 姚秀芬	1996.12	中国公共卫生学报（增刊）	1800	
流行性出血热病人病后抗体水平的研究	孙茂倬 杨光宏	1996.03	中华流行病学杂志（3~A）	2100	
浅谈计划免疫的法律关系	于　明	1996.04	中华流行病学杂志（4）	1500	
淄博市消除白喉工作研究	高德禹	1996	中华流行病学杂志（4~B）	1200	
淄博市1988~1992年正常人群白喉免疫水平调查	梁传法 高德禹	1996	中华流行病学杂志（4~B）	2000	
104名大学生麻疹抗体水平调查分析	李国庆 秦爱玲	1996	中华流行病学杂志（4~B）	1500	
计划免疫保偿存在的问题及其对策	李国庆 梁传法	1996	中华流行病学杂志（4~B）	1500	
洪涝水灾后的卫生防疫工作	娄灵源 杨光宏	1996.11	中华流行病学杂志（11）	2100	
农村婴幼儿缺铁性贫血影响因素分析	李旭梅 赵佳芝	1996.09	流行病学论文专辑	2400	

论文题目	第一、二位作者	发表时间	刊物名称（期号）	字数	备注
HBsAg 携带情况调查分析	姚秀芬	1996		500	96 年全国流行病学术会议交流
用 HI 与 MCAb 对地方株 EHF 病毒血清型别的研究	孙茂倬	1996.10	中国卫生检验（增刊）	1500	
HC—AAS 法测定化妆品中微量砷方法的研究	杨光宏 殷茂荣	1996.10	中国卫生检验（增刊）	3000	
浅谈卫生检验在卫生执法中的法律地位和作用	杨光宏	1996.10	中国卫生检验（增刊）	2000	
饮用天然矿泉水的质量分析	刘　军	1996.10	中国卫生检验（增刊）	3000	
淄博市化妆品卫生微生物学调查	吕力伟	1996.10	中国卫生检验（增刊）	2500	
结合淄博市实际谈 EG~6000 在车间空气中应用	张存玲 李翠波	1996.12	中国卫生检验（增刊）	1500	
流行性出血热病毒的分离及毒力的研究	孙茂倬 杨光宏	1996.12	中国卫生检验（增刊）	1500	
氢化物原子吸收分光光度法测定食品中的痕量砷	徐文华	1996.12	中国卫生检验	5000	
淄博市中小学生营养状况调查分析	刘　洁	1996.04	中国学校卫生（2）	1200	
淄博市中小学健康教育课任课教师现状调查	解荣章 刘　伟	1996.10	中国学校卫生（5）	2000	
《中国学校卫生》近五年论文分析	刘　洁 孙　辉	1996	中国学校卫生	2000	
校医保健教师卫生知识水平调查	赵佳芝 刘　伟	1996.02	中国校医（1）	2000	
淄博市学生青春期卫生及性心理状况调查分析	姚秀芬 李旭梅	1996.11	中国校医（增刊）	3000	
中小学健康教育任课教师任课现状分析	解荣章	1996.08	中国健康教育（8）	2000	
中专卫校开设健康教育专业刍议	解荣章	1996.12	中国健康教育（12）	2000	
两起违反《尘肺病防治条例》案例分析及思考	李　亮 郭　平	1996.12	中国工业医学杂志（6）	2500	
传染病监督执法中存在的问题及建议	李国庆	1996.03	中国卫生监督理论与实践	1500	
当前食品“索证”工作现状及对策	张洪义	1996.04	中国卫生监督理论与实践	3000	
《食品广告管理办法》中有关食品卫生监督机构的几个法律问题	曲文轩	1996.04	中国卫生监督理论与实践	2500	
完善食品卫生许可证管理制度的探讨	曲文轩	1996.04	中国卫生监督理论与实践	2000	

论文题目	第一、二位作者	发表时间	刊物名称（期号）	字数	备注
关于违法所得以及违法所得查证的探讨	曲文轩	1996.11	中国卫生监督（4）	2500	
公共场所主观环境评价标准	李玉华	1996.07	中国卫生质量管理（5）	3000	
应用混合血清法筛检流行出血热特异性抗体 IgG 的可行性研究	刘 洁	1996.08	中国媒介生物学及控制杂志	1400	
缺碘型与高碘型儿童甲肿率型规律分析	吕术荣	1996.08	中国卫生统计（增刊）	1500	
用注射器采样测定车间空气中丙烯酸甲酯	李翠波 张存玲	1996.09	中国临床医学（5）	1500	
饮水锅炉除垢前后亚硝酸盐含量监测分析	张 楠 谭琳琳	1996.07	中国临床医学	500	
淄博市饮用水水质状况分析	张 楠 崔 晶	1996.07	中国临床医学	1000	
关于违法所得以及违法所得查证法律的研究	曲文轩	1996.11	中国食品卫生杂志（4）	2000	
亚硝酸盐在肉制品中的使用现状调查	刘书奎 赵锦云	1996.10	中国食品卫生（4）	2000	
小动物腹泻及治疗方法	于 俭	1996.12	中国人畜共患疾病及防制	3000	
VA~90 气态原子化装置原子吸收法测定水中砷	刘素君 徐文华	1996	全国供水卫生（1）	2400	
淄博市眼镜卫生质量监督管理亟待加强	孟 刚 徐逢昌	1996	中国医疗卫生荟萃	500	
浅谈商校学生的健康教育	孟 刚 李旭梅	1996	中国医疗卫生荟萃	1000	
特殊专业学生 HBsAg 携带情况调查报告	孟 刚 张 强	1996	中国医疗卫生荟萃	800	
淄博市农村社会化供水存在的卫生问题及对策	翟敏德 徐逢春	1996.09	中国医疗卫生荟萃	1000	
淄博市眼镜卫生质量调查	张 强 孟 刚	1996.12	中国现代实用医学	500	
一起二次供水污染事故的调查	翟敏德 原丽华	1996.01	环境与健康（2）	300	
旅店业顾客一次性用品的卫生细菌学调查	刘 军	1996.10	环境与健康（5）	300	
农业废弃物的利用对农村卫生影响的研究	胡晓霞 李进贤	1996.12	环境与健康（6）	1500	
饮用水卫生监测中的模糊评判问题	张殿平	1996.12	环境与健康（6）	2500	
某钢管厂工业污水渗漏致井水污染	张 楠 崔 晶	1996.12	环境与健康（6）	260	
市售矿泉壶卫生质量调查分析	原丽华 苏满琴	1996	预防医学文献信息（2）	1500	

论文题目	第一、二位作者	发表时间	刊物名称（期号）	字数	备注
不同取暖方式对儿童肺功能影响的调查研究	翟慎永	1996	预防医学文献信息(2)	2500	
氢化物原子吸收分光光度法测定化妆品中的砷	杨光宏 刘素君	1996.07	预防医学文献信息(4)	2000	
地方性流行性出血热病毒的毒力及保护作用的研究	孙茂倬 杨光宏	1996.07	预防医学文献信息(4)	2000	
淄博市6株流行性出血热病毒地方株抗原与毒力分析	孙茂倬	1996.10	预防医学文献信息(5)	2000	
模糊综合评判法在卫生防疫站科室工作考评中的应用	娄灵源 杨光宏	1996.12	预防医学文献信息(6)	4000	
新盐法测定化妆品中微量砷	张　楠 崔　晶	1996.12	预防医学文献信息(4)	2000	
化妆品铅的测定—双硫凉水机直接光度法	张　楠 崔　晶	1996.12	预防医学文献信息(4)	1000	
肾综合征出血热中和抗体的对照研究	孙茂倬 杨光宏	1996	中华预防医学论文集	500	
肝Ca家庭成员乙型肝炎感染率的调查	唐学慧 于盛新	1996	中华预防医学论文集	1500	
企业内部公共场所卫生监督不容忽视	李玉华	1996.07	卫生管理信息（3）	400	
氢化物发生—原子吸收光谱法测定水中砷与汞	殷茂荣 刘素君	1996.07	全国现代医学研究论文集	3000	
论国内目前龋病的防治现状	韩克之	1996.08	中华医学大典	2000	
淄博市34家饭店用毒品罂粟加工食品的调查分析	王金孚	1996.01	食品科技动态	2000	
一株无动力鼠伤寒沙门氏菌的鉴定	吕力伟 刘建珍	1996.04	临床检验（2）	450	
淄博市食品印刷包装工检出挥发性毒物报告	李翠波 张存玲	1996.10	卫生检验	1000	
球磨机几种防噪声措施的效果分析	王龙义 毕先伟	1996.09	劳动保护（5）	2000	
纺织噪声治理措施的探讨	张倩 张德恩	1996.09	劳动保护（6）	2500	
放射科建筑设施的卫生学失误分析	孙启生	1996.09	放射卫生（增刊）	2500	
某厂钍钨车间放射防护状况调查	孙启生	1996.09	放射医学与防护（4）	2000	
车间空气氰化氢及氰化物的气相色谱	李翠波	1996.10	工业卫生与职业病(5)	4000	
淄博市非O1群霍乱弧菌菌型调查报告	吕力伟 刘　军	1996.10	全国中西医论文选	2000	
淄博市28株少见致病性弧菌的发现与鉴定	吕力伟 刘　军	1996.10	全国中西医论文选	2000	

论文题目	第一、二位作者	发表时间	刊物名称（期号）	字数	备注
淄博市 40 余所医院污水的细菌学调查	刘　军 王　欣	1996.10	全国中西医论文选	2000	
食品印刷包装袋中残留汽油及苯系物的测定	李翠波	1996.10	卫生研究（10）	3000	
车间空气中氟化物的气相色谱测定	李翠波 张存玲	1996.10	劳动医学（3）	3000	
某市中小学生营养现状调查	刘　洁	1996.10	济宁医学院学报	1000	
胆红素沉淀过程的探讨	于　俭	199612	中国生化药物	5000	
某油漆厂混苯作业对血细胞影响五年观察	夏　猛	1996.12	化工劳动保护（3）	2500	
棉纺织产业系统粉尘治理措施研究	张　倩	1996.12	山东劳动卫生	2000	
一起违反《尘肺病防治条例》案例分析及思考	李　亮 郭　平	1996	山东劳动卫生（4）	2000	
一起不熟豆浆引起的食物中毒调查	王金孚 张传云	1996.11	山东预防医学（3）	1500	
学校食品卫生监督管理新尝试	姚秀芬	1996.11	山东预防医学（3）	2000	
淄博市在校大学生 HBsAg 携带情况的调查	徐逢昌	1996.12	山东预防医学（4）	1200	
农村婴幼儿缺铁性贫血调查分析	李旭梅	1996.12	山东预防医学（4）	2400	
O139 霍乱弧菌所致霍乱的实验诊断与检验研究近况	袁新华	1996.08	国外医学（临床生物化学与检验学分册）	1500	
变态原在眼结膜激发试验在呼吸变态反应中的应用	冯明礼	1996.10	国外医学（临床生物化学与检验学分册）	1500	
原子吸收分光光度法测定酒中痕量锰	殷茂荣 徐文华	1996.12	省预防医学论文集	350	
气态原子化装置—原子吸收法测定水中砷	徐文杰 徐文华	1996.12	省预防医学会论文集	500	
一起因食用加热不够制作豆浆引起的中毒事件调查	张传云	1996.12	省预防医学会检验学术交流会论文摘要汇编	400	
塑料印刷食品包装袋中挥发性有机毒物调查	李翠波 张存玲	1997.01	中国食品卫生杂志(1)	2000	
论食品卫生行政处罚	曲文轩	1997.05	中国食品卫生杂志(5)	2500	
黑箱理论用于空气中氟化物的测定	李翠波 张存玲	1997.01	中国工业医学（1）	3000	
陶瓷制坯工职业性浸渍的调查分析	王龙义 蒋绪亮	1997.03	中国工业医学（1）	2500	
基层劳动卫生管理人员的职业危害及预防对策	李　亮 徐逢昌	1997.10	中国工业医学（5）	1000	
一次丙酮氰酸外漏事故的调查	夏　猛 王龙义	1997.12	中国工业医学（6）	600	

论文题目	第一、二位作者	发表时间	刊物名称（期号）	字数	备注
对二甲胺基甲醛比色法测定酒中杂醇油改进	徐文华	1997	中国公共卫生（2）	500	
气态原子装置—原子吸收测定食品铅	殷茂荣 徐文华	1997	中国公共卫生（7）	2000	
1990~1995 年淄博市细菌性痢疾菌型分布及耐药调查	孔宪娥 于宪良	1997.06	中国公共卫生（增刊）	1000	
氢化物—原子吸收法测定水中铅	殷茂荣 徐文华	1997.08	中国公共卫生（增刊）	1500	
淄博市 1996 年疑似性病患者病源学实验室检测报告	袁新华 王　勤	1997.10	中国公共卫生（增刊）	1000	
淄博市肥胖学生生长发育的配对研究	孟召恒	1997	中国公共卫生（增刊）	480	
依靠科学进步推动卫生防疫事业发展的实践与体会	娄灵源 翟慎永	1997.07	中国公共卫生管理（特刊）	4000	
淄博市 19 所学校食堂餐具消毒状况调查	姚秀芬 张玲	1997.03	中国学校卫生（1）	1000	
淄博市大中专技校教室卫生状况分析	姚秀芬 张玲	1997.03	中国学校卫生（1）	1500	
强化健康意识，落实健康教育	徐逢昌	1997.05	中国学校卫生（1~B）	1700	
眼镜卫生质量监督管理探讨	徐逢昌 姚秀芬	1997.05	中国学校卫生（1~B）	1000	
淄博市大中专和中学卫生技术人员状况分析	姚秀芬	1997.07	中国学校卫生（4）	1500	
中国石化建公司学生营养状况分析	李旭梅	1997.09	中国学校卫生（4）	1500	
卫生防疫工作实施综合目标管理责任制的思考与实践	娄灵源 程元伟	1997.01	中国卫生事业管理(1)	3500	
卫生监督实施专业卫生综合执法的实践与探讨	娄灵源 栾兆恺	1997.11	中国卫生事业管理(11)	3000	
加快我国健康教育专业人才的培养	解荣章	1997.06	中国卫生人力（3）	2000	
卫生防疫人力综合水平分析	栾兆恺	1997.12	中国卫生人力（4）	3000	
一株苯丙酸阳性奇异变形杆菌的检出	刘　静	1997.06	中国卫生检验	1000	
由溶藻弧菌和普通变形杆菌混合污染引起的食物中毒	袁新华	1997	中国卫生检验（1）	1000	
氢化物原子吸收分光光度法测定食物中痕量砷	徐文华	1997	中国卫生检验（3）	520	
一起金黄色葡萄球菌引起食物中毒的检验报告	刘　静 张宇琴	1997.12	中国卫生检验（增刊）	1000	
外环境水样中气单胞菌的检验	刘　军	1997.12	中国卫生检验（增刊）	1800	
119 份乙肝五项免疫学标志物阳性者的 HBV—PCR 结果分析	王　勤	1997.12	中国卫生检验（增刊）	1800	
一起学生食物中毒调查报告	刘　洁	1997.08	中国校医（4）	1000	

论文题目	第一、二位作者	发表时间	刊物名称（期号）	字数	备注
1992~1995 年城市学生因病缺课情况动态观察	刘　洁	1997.08	中国校医（4）	2100	
大学生吸烟与对策的研究	赵佳芝 马　芳	1997.10	中国校医（5）	1200	
张店区乡镇居民损伤和中毒外部原因的死亡分析	于　明	1997.08	中国初级卫生保健（增刊）	2500	
淄博市 1994~1995 年新生儿死亡回顾性调查分析	于　明	1997.08	中国初级卫生保健（增刊）	2000	
降低未婚先孕发生率的对策	程元伟 娄灵源	1997.12	中国初级卫生保健（增刊）	1200	
淄博市降低孕产妇死亡率措施的效果及对策	程元伟	1997.12	中国初级卫生保健（增刊）	1200	
初级卫生保健中的统计方法	程元伟	1997.12	中国初级卫生保健（增刊）	1350	
淄博市市售化妆品标鉴状况和内在卫生质量分析	胡晓霞 徐逢春	1997.08	中国现代医学	1500	
“三办”准则在卫生防疫工作中的实践与思考	胡林	1997.12	中国现代医学	2000	
流行性出血热病毒分离及抗原型别的调查	孙茂倬 巩翠华	1997.10	中国人畜共患病杂志（3）	2000	
淄博市 1996 年碘盐监测分析	吕术荣	1997.12	中国地方病杂志（6）	1500	
二千八百年前的卫生工程—齐国古都城建及排水工程	原丽华 翟慎永	1997.12	中国卫生工程学（2）	2000	
双胆囊培植牛黄的作用研究	于　剑	1997.12	中国生化药物杂志（1）	3000	
医院污水中致病性弧菌的调查	吕力伟 刘　军	1997.12	中国预防医学与临床	1000	
游泳池水的卫生状况调查分析	刘　军	1997.12	《中国临床诊疗与药学》论文集	800	
美容店使用化妆品卫生质量调查	张　楠 崔　晶	1997.01	环境与健康（1）	600	
淄博市天然矿泉水厂微生物指标监测分析	李鲁宁 原丽华	1997.04	环境与健康（2）	500	
TDPSIS 法用于公共场所卫生管理综合评价初探	张殿平 李玉华	1997.10	环境与健康（增刊）	3500	
应用圆形分布法分析淄博市流脑的流行特征	李国庆	1997.06	疾病监测（3）	2000	
应用圆形分布法对计免前后麻疹发病季节性的分析	高德禹	1997.07	疾病监测（6）	500	
O139 霍乱弧菌所致霍乱的研究	袁新华	1997.11	疾病监测（8）	3500	
正抗体阳性临床意义分析	栾兆恺	1997.12	临床医学	500	
水泥行业噪声危害现状分析	张　倩	1997.03	劳动保护科学技术（1）	2000	

论文题目	第一、二位作者	发表时间	刊物名称（期号）	字数	备注
某电厂充电室硫酸雾防治措施效果评价	夏　猛 王龙义	1997.06	劳动保护科学技术（3）	1000	
影响空气样品采样效果的几个问题	李翠波	1997.09	劳动保护科学技术（4）	2000	
黑箱理论用于空气中氟化物气相色谱测定方法	李翠波 刘向前	1997.11	劳动保护科学技术（5）	3000	
聚氢乙烯塑料管道生产通风防尘措施优化设计研究	张德恩 张　伟	1997.12	劳动保护科学技术（6）	3000	
谈劳动卫生监测中空气样品的采集	李翠波	1997.12	劳动保护科学技术（6）	5200	
关于空气样品的采集误差	李翠波 张存玲	1997.10	劳动医学（3）	2000	
棉纺织产业系统粉尘治理实验研究	张　倩 张德恩	1997.09	职业医学（4）	2000	
棉纺织厂生产防尘效果评价	张倩 张德恩	1997.10	工业卫生与职业病（4）	500	
浅谈氟化物的分析方法	李翠波	1997.08	工业卫生与职业病（4）	3000	
周村农药厂预防职业中毒措施效果评价	付爱玲 王龙义	1997.12	化工劳动保护（6）	1200	
孟加拉 O139 霍乱弧菌所致霍乱的研究近况	袁新华	1997.10	现代预防医学（2）	1000	译文（英）
淄博市供水人员四年健康监护状况分析	张殿平	1997.02	预防医学文献信息（1）	1500	
淄博市宾馆用一次性卫生用品卫生质量调查	原丽华 徐逢春	1997.04	预防医学文献信息（2）	800	
一起食用未煮熟豆浆引起中毒的检测报告	张传云 王金孚	1997.08	预防医学文献信息（4）	1200	
眼镜卫生质量监督管理工作中存在的问题及对策	孟　刚 贾元宏	1997.12	中华医学论文集	2000	
美籍日本人肝细胞癌患者的 HBV 和 HCV 的血清学	唐学慧 贾元宏	1997.04	山东预防医学（1）	1000	译文（英）
淄博市肥胖学生长发育的配对研究	张　伟 孟召恒	1997.07	山东预防医学（2）	3000	
淄博市建筑工地食堂卫生现状调查	张启光 孟召恒	1997.10	山东卫生防疫（2）	800	
100 例荨麻疹患者昆虫变应原皮试结果及发病特点分析	卢立云 冯明礼	1997.12	山东省医学论文总集	500	
实行专业卫生综合执法的做法和体会	胡　林	1997.04	预防医学论文集	2500	
用 Ainplicor PCR 法检测妇女衣原体感染与宫颈分泌物诊断性能比较	王　勤 殷茂荣	1997.10	国外医学（检验分册）（5）	1000	
淄博市学校食品从业人员 HBsAg 感染率动态观察	刘　洁	1997.11	国外医学（临床检验分册．增刊）	1000	

论文题目	第一、二位作者	发表时间	刊物名称（期号）	字数	备注
提高财会人员素质，促进会计工作发展	刘西美	1997.12	财会与会议（1）	2000	
论市场经济体制下如何做好财会工作	刘西美	1997.12	财经研究（9）	1500	
行政事业单位固定资产管理的新思考	刘西美	1997	财经研究	1500	
浅谈财会工作规范性研究	刘西美	1997		1500	全国会议交流
几起急性职业中毒原因分析	夏猛	1997.12	职业卫生与应急救援（4）	1600	
电机线圈浸漆工序改造及劳动卫生学效果评价	张倩	1997.12	职业卫生与应急救援（4）	700	
对儿童少年肥胖判定方法的评价	孟召恒	1998.03	中华预防医学杂志（3）	3600	
青少年吸烟心理因素调查分析	李旭梅	1998.01	中华流行病学杂志（1~A）	1600	
眼镜卫生质量监督管理工作中存在的问题及对策	孟　刚	1998.10	中国公共卫生学报（增刊）	2000	
淄博市学生集体用餐卫生现状及存在的问题	姚秀芬	1998.12	中国公共卫生学报（增刊）	1500	
相对人的法律义务和法律责任的对等问题	曲文轩	1998.01	中国食品卫生杂志（1）	900	
螺旋藻食用安全性的研究	张洪义	1998.03	中国食品卫生杂志（2）	2500	
螺旋藻营养液增强机体免疫调节功能的研究	张洪义	1998.05	中国食品杂志（3）	2500	
人毛滴虫引起慢性腹泻 93 例流行病学调查报告	娄灵源	1998	中国寄生虫病防治杂志	1800	
肾综合征出血热 R22 病毒对孕鼠垂直传播的试验	孙茂倬	1998.05	中国人兽共患病杂志（5）	1800	
淄博市旅店顾客用具消毒的调查	胡晓霞	1998.07	中国消毒学杂志（2）	500	
地方株 HFRs 病毒引起细胞融合的实验研究	孙茂倬	1998.10	中国卫生检验（增刊）	800	
氢化物发生原子吸收法测定化妆品中汞	徐文华	1998.12	中国卫生检验杂志（增刊）	2000	
从“智力碘”中检出两株致病菌	张宇琴	1998.12	中国卫生检验杂志（增刊）	2000	
淄博市学校食品从业人员 HBsAg 携带情况分析	刘　洁	1998.02	中国学校卫生杂志（1~B）	900	
淄博市中小学生健康状况监测分析	姚秀芬	1998.05	中国学校卫生杂志（4~B）	2400	
淄博市健康教育任课教师现状的调查	林国玲	1998.09	中国学校卫生杂志（6）	860	
皮脂贡数法判定儿童少年肥胖的探讨	孟召恒	1998.10	中国校医（5）	3500	

论文题目	第一、二位作者	发表时间	刊物名称（期号）	字数	备注
健康教育对中小学生口腔卫生状况的影响	姚秀芬	1998.12	中国校医（6）	1500	
粉尘、低浓度氡子体接触与肺癌患病关系的研究	张德恩	1998.02	中国工业医学杂志(1)	6000	
淄博市 1992~1996 年农药中毒情况分析	付爱玲	1998.02	中国工业医学杂志(1)	2500	
应用平均等效声级企业噪声危害的探讨	王龙义	1998.07	中国工业医学杂志(3)	3500	
生态农业卫生工程——生态农业试点村西单村卫生工程概论	胡晓霞	1998.06	中国卫生工程学	2600	
加强会计监督，发挥职能作用	刘西美	1998.12	中国卫生经济（12）	3000	
269 份熟食冷拼菜监测结果分析	吴　军	1998.04	中国卫生质量管理(2)	2500	
山东省乡村医生的现状与思考	于　明	1998.11	中国初级卫生保健（增刊）	3000	
淄博市食品中霉菌检测与分析	程元伟	1998.07	中国现代临床医学与卫生防疫	1100	
浅谈实验室内的空气污染	张存玲	1998.01	劳动保护科学技术(1)	2000	
乡镇企业砖瓦厂主要工序的通风防尘措施研究	李登九	1998.04	劳动保护科学技术(2)	3000	
衍生气相色谱法在劳动卫生监测检验中的应用	张存玲	1998.06	劳动保护科学技术(3)	4500	
分光光度法测定土壤中三氯化磷	李翠波	1998.08	劳动保护科学技术(4)	3000	
某大型耐火材料厂 40 年通风防尘工程预防效果分析	张德恩	1998.10	劳动保护科学技术(5)	4500	
乡镇瓦厂通风防尘措施的优化设计研究	张德恩	199812	劳动保护科学技术(6)	3500	
劳动卫生监督管理模式探讨	李　亮	1998.07	劳动医学（2）	2500	
工尘肺流行病学调查分析	张德恩	1998.10	职业医学（5）	4500	
淄博市现行的劳动卫生职业病监督统计报告办法介绍	张　倩	1998.03	职业卫生与应急救援（1）	2000	
关于车间空气中活性炭管采样及分析的几个问题	李翠波	1998.06	职业卫生与应急救援（2）	3500	
淄博市乡镇工业劳动卫生管理模式及效果分析	王晓芳	1998.06	职业卫生与应急救援（2）	2800	
工业企业建设项目卫生预评价规范在建设项目竣工验收中的应用	李登久	1998.09	职业卫生与应急救援（3）	3000	
关于车间空气监测检验的质量保证	李翠波	1998.09	职业卫生与应急救援（3）	3500	
一起乡镇企业急性丙烯中毒事故调查	夏　猛	1998.12	职业卫生与应急救援（4）	3000	
83 份外埠食品的卫生质量调查分析	王玉华	1998.05	实用预防医学（增刊）	1400	

论文题目	第一、二位作者	发表时间	刊物名称（期号）	字数	备注
居室空气中甲醛的气相色谱法分析	张存玲	1998.08	色谱（4）	2500	
顶空气相色谱法测定牙膏中氟	李翠波	1998.03	卫生研究（2）	700	
衍生气相色谱法测定车间空气中甲醛	张存玲	1998.03	卫生研究（2）	1200	
一起由砷引起的食物中毒调查	王玉华	1998.04	预防医学文献信息（2）	700	
犬用口服狂犬病减毒活疫苗的实验研究	唐学慧	1998.08	预防医学文献信息（4）	3000	
淄博市 1989~1997 年人群麻疹抗体水平监测分析	卢立云	1998.08	预防医学文献信息（4）	500	
用 HIV RNA 扩增早期检测国产期 HIV I 型病毒感染	王　勤	1998.05	国外医学（临床生化与检验分册（3）	500	译文（英）
淄博市厂矿食堂餐具消毒状况分析	张　文	1998.02	山东预防医学（1）	900	
两种方法计算体魄指数判定肥胖的探讨	张启光	1998.02	山东预防医学（1）	3500	
用 HIV RWA 扩增做围产期 HIV—I 感染的早期检测	王　勤	1998.03	山东预防医学（1）	600	
浅谈企业食堂卫生工作的管理与改革	李　亮	1998.06	山东预防医学（2）	1800	
试论淄博市劳动卫生监督管理对策	李　亮	1998.08	山东劳动卫生（3）	1500	
淄博市冷饮食品细菌学监测结果分析	刘　静	1998.09	山东省微生物与免疫学学术会议论文汇编	850	
肾综合征出血热亚中和水平抗全增强病毒感染的实验研究	孙茂倬	1999	中国公共卫生杂志	1800	
噪声对矿井凿岩作业工人健康影响的调查	王龙义	1999.10	中国公共卫生杂志（10）	1500	
致敏真菌与哮喘病的发病关系及真菌变应原脱敏治疗效果的研究	冯明礼	1999.11	中国公共卫生杂志（11）	3000	
肾综合征出血热病毒尿分离株生物学特性的研究	孙茂倬	1999	中国卫生检验杂志（2）	1500	
综合管初筛七项生化法分离鉴定气单胞菌的探讨	刘　军	1999	中国卫生检验杂志（6）	1800	
36 份鲜牛奶 HBV~DNA 检测结果报告	袁新华	1999.09	中国卫生检验杂志（增刊）		
淄博市实施放射卫生综合监督管理的做法与成效	成君方	1999.01	中国辐射卫生（1）	1400	
6 起放射事故调查分析	成君方	1999	中国辐射卫生	1800	
近七年学生营养调查论文的综合分析	刘　洁	1999	中国学校卫生	1700	
中学生心理障碍 37 例分析	解荣章	1999.02	中国学校卫生（1~B）	1600	

论文题目	第一、二位作者	发表时间	刊物名称（期号）	字数	备注
对乡村一体管理的民意测验及评价	于 明	1999	中国初级卫生保健（增刊）	2100	
娱乐活动顾客用具卫生状况调查	刘 军	1999.01	中国卫生工程学（1）	800	
对个体摊贩烧烤类食品卫生调查报告	刘 静	1999.08	中国卫生工程学（2）	1500	
新时期卫生财会人员应树立的新观念	刘西美	1999	中国卫生经济（增刊）	1200	
医院门诊健康教育处方分析	解荣章 马 芳	1999.07	中国健康教育（7）	2400	
计划免疫三个 85% 目标的实现对正常人群麻疹免疫水平的影响	卢立云	1999.02	中国计划免疫（4）	2600	
淄博市计划免疫集中式接种的实施与评价	李国庆	1999.10	中国计划免疫（5）	2800	
肾综合征出血热不同血清型毒株交叉免疫小鼠抗体介导早死的研究	孙茂倬	1999.12	中国人兽共患病杂志（6）	2000	
犬用口服狂犬病减毒活疫苗安全试验研究	唐学慧	199912	中国人兽共患病杂志（6）	3500	
氟污染对居民健康影响的动态观察	翟慎永	1999.01	中国地方病学杂志（1）	3000	
试论卫生监督员的监督艺术	李 亮	1999.04	中国卫生事业管理（增刊）	2000	
实施区域卫生规划，合理配置卫生资源	娄灵源	1999.10	中国卫生事业管理（增刊）	3500	
二溴氯丙烷致男性不育的动态观察	付爱玲	1999.06	中国工业医学杂志（3）	2100	
聚氯乙烯塑料管道生产粉尘治理实验研究	张 伟	1999.04	中国职业医学（2）	3000	
凿岩工听觉损伤与振动性耳损相关性探讨	苗 泉	1999	中国职业医学（6）	1500	
近距离用眼戴普通近视眼镜对近视程度的影响调查	孟 刚	1999	中国临床医药学与卫生学	1500	
一起急性硫化氢中毒事故报告	李登久	1999.03	职业卫生与应急救援（1）	1200	
大型腈纶纤维厂噪声分布及防治措施的探讨	张 倩	1999.03	职业卫生与应急救援（1）	2000	
关于车间空气监测检验质量保证	李翠波	1999.06	职业卫生与应急救援（2）	4000	
浅谈 PEG—6000 色谱柱在车间空气监测检验中的应用	张存玲	1999.06	职业卫生与应急救援（2）	1200	
某电厂球磨机的噪声治理及效果分析	张 文	1999.09	职业卫生与应急救援（3）	1100	
煤矿掘进工尘肺和采煤工尘肺的预后状况研究	巩翠华	1999.09	职业卫生与应急救援（3）	1500	
煤矿尘肺患者预期生存年龄的研究	巩翠华	1999.02	劳动保护科学技术（1）	2400	
感应加热在改良铸造作业劳动条件的应用	王龙义	1999.02	劳动保护科学技术（1）	1100	
热电厂球磨机噪声治理措施的研究应对	张 倩	1999.04	劳动保护科学技术（2）	2000	

论文题目	第一、二位作者	发表时间	刊物名称（期号）	字数	备注
聚氯乙烯管道生产线粉尘治理效果评价	张　伟	1999.06	劳动医学（2）	2200	
一起急性硫化氢中毒事故的调查分析	钱声芬	1999.04	劳动保护科学技术（2）	800	
煤矿尘肺病人死亡状况分析	巩翠华	1999.06	劳动保护科学技术（3）	2400	
乡镇企业排放粉尘的粒经分级组成	李登久	1999.06	劳动保护科学技术（3）	2500	
高效淬火设备电磁场的防护措施评价	王龙义	1999.08	劳动保护科学技术（4）	1200	
空气中痕量氟化物的气相色谱测定方法	李翠波	1999	工业卫生与职业病（3）	3000	
冲床噪声控制措施及效果评价	苗　泉	1999	工业卫生与职业病（3）	2000	
车间空气中已内酰胺的高效液相色谱测定法	张存玲	1999	工业卫生与职业病（6）	1400	
饮用纯净水卫生微生物学分析	刘　军	1999.12	实用预防医学（6）	1000	
淄博市公共浴室卫生状况调查	胡晓霞	1999.05	实用预防医学（增刊）	1600	
市售白酒中甲醇和甲醇油等含量的调查分析	王　勤	1999.05	实用预防医学（增刊）	1000	
一起鲜豆奶食物中毒调查报告	苗　泉	1999.12	实用预防医学（增刊）	900	
一株变异奇异变形杆菌检出的结果鉴定报告	刘　静	1999.12	实用预防医学（增刊）	1200	
月饼酸价超标影响因素的探讨	张传云	1999.12	实用预防医学（增刊）	1800	
淄博市 IDD 病区 10 年防治监测结果分析	宋月华	1999.05	实用预防医学（增刊）	2300	
淄博市宾馆、饭店牙签卫生质量结果分析	李鲁宁	1999.10	实用预防医学（10）	1200	
淄博市纯净水生产厂家卫生状况与管理对策	翟敏德	1999.04	预防医学文献信息（2）	1500	
肾综合征出血热显性感染人群中和抗体的实验研究	孙茂倬	1999	预防医学文献信息	3500	
淋病、肺结核两病在疫情报告系统中统计差异的分析及建议	刘伯雁	1999	预防医学情报杂志（2）	1500	
干法生产聚丙烯腈纤维职业有害因素调查分析	付爱玲	1999	化工劳动保护（3）	1000	
犬用口服狂犬病减毒活疫苗返祖试验和猴体安全性试验研究	唐学慧	1999.06	医学动物防制（6）	3400	

论文题目	第一、二位作者	发表时间	刊物名称（期号）	字数	备注
衍生气相色谱法在环境卫生监测检验中的应用	张存玲	1999.05	环境与健康杂志（3）	2500	
淄博市1995~1997年乙脑流行病学个案调查分析	卢立云	1999	疾病监测（7）	1100	
百日咳杆菌细胞壁多糖蛋白疫苗的免疫效能	唐学慧	1999	上海免疫学杂志（3）	3000	
学校卫生工作存在的问题及建议	李旭梅	1999	流行病学论文集	1000	
空气—乙炔还原火焰原子吸收法测定水中锶	徐文杰	1999.06	第四届检验学术年会学术论文集	1300	
应用圆形分布法对计免前后麻疹发病季节性的分析	高德禹	1999.11			全球远程医疗与国际东西方医学研究国际交流研讨会交流
皮脂贡数法判定儿童少年肥胖的探讨	孟召恒	1999			全球远程医疗与国际东西方医学研究国际交流研讨会交流
儿童少年肥胖筛查标准的研究	孟召恒	1999.12	国际东西方医学优秀成果经典	4000	
皮脂贡数法判定儿童少年肥胖的研究	孟召恒	1999.11	世界名医论坛（2）	5000	
儿童少年致肥胖因素及预防措施的研究	孟召恒	1999	全国现代医学科技优秀论文选编	2400	
有关医学继续教育的调查及对策	赵　华	1999.10		3000	中华医学会全国医学教育学术交流会交流
近七年学生营养调查论文综合分析	刘　洁	1999.05		2000	中华预防医学会第二届全国学生营养学术交流会交流
生物反馈治疗神经症疗效观察	赵　华	1999.12	心理卫生	2500	
致敏花粉与变应性鼻炎发病关系及花粉变应原免疫治疗效果的研究	冯明礼	2000.08	中国公共卫生（8）	4000	

论文题目	第一、二位作者	发表时间	刊物名称（期号）	字数	备注
衍生气相色谱法在食品卫生检验中的应用	张存玲	2000.03	中国食品卫生杂志（3）	2300	文献综述
卫生监测综合评价系统简介	张殿平	2000.06	中国环境卫生（2）	4000	
不同厚度铅胶板对介入手术操作位置散线的屏蔽效果观察	成君方	2000.08	中国辐射卫生（2）	4000	
淄博市中学及中专技校学生死因分析	李旭梅	2000.02	中国学校卫生(1—B）	1100	
儿童少年肥胖判定指标运用中的几个问题	孟召恒	2000.04	中国校医（2）	2800	
淄博市宾馆舞厅公共用具卫生状况调查分析	胡晓霞	2000.03	中国卫生工程学（1）	1500	
游泳场所卫生监测存在问题的分析	刘　军	2000.06	中国卫生工程学（2）	1300	
乡镇瓦厂两套通风防尘系统的优化设计与效果评价	张德恩	2000.08	中国职业医学（4）	3000	
淄博市20年劳动卫生论文发表情况分析	夏　猛	2000.04	中国工业医学杂志（2）	1600	
从《山东省职业病防治条例》浅谈职业卫生立法的基本原则	郭　平	2000.12	中国工业医学杂志（6）	3000	
浅谈如何提高劳动卫生监督员的监督水平	李　亮	2000.09	劳动医学（3）	1800	
家犬狂犬病毒隐性感染流行趋势分析	唐学慧	2000.04	中国动物检疫（4）	2000	
淄博市碘缺乏病10年防治效果分析	宋月华	2000.07	中国地方病学杂志（4）	900	
肾综合征出血热病人病后中和抗体调查	孙茂倬	2000.02	中国人兽共患病杂志（1）	1300	
淄博市1998~1999年一次性卫生用品卫生质量监测结果分析	张淑青	2000.09	医学动物防制（9）	3000	
淄博市杀虫气雾剂市场监测结果分析	张淑青	2000.10	医学动物防制（10）	3000	
瘤型麻风误诊为结节病1例	刘元会	2000.10	中国麻风皮肤病杂志（3）	600	
山东省11株肾综合征出血热病毒抗原分析及毒力测定	孙茂倬	2000.01	疾病监测（3）	2500	
乡镇企业耐火材料厂通风除尘措施的探讨	李登久	2000.02	劳动保护科学技术（1）	2000	
自动连续化硫酸二甲脂生产工艺职业危害预防与污染水平分析	张　伟	2000.04	劳动保护科学技术（2）	3000	

论文题目	第一、二位作者	发表时间	刊物名称（期号）	字数	备注
某洁具五金厂竣工验收卫生预评价	李登久	2000.10	劳动保护科学技术（10）	3000	
浅谈预防性放射卫生监督管理的基本做法与体会	孙秀玲	2000.12	职业卫生与应急救护（4）	2000	
食品卫生违法案件中依法承担民事赔偿责任问题的探讨	徐逢昌	2000	食品科技（2）	2300	
家蝇变应原特异性免疫治疗哮喘病疗效研究	冯明礼	2000.05	现代康复（5）	2100	
气传致敏及真菌变应原脱敏治疗效果的研究	冯明礼	2000.07	现代康复（7）	2100	
淄博市市售食品中部分添加剂使用现状调查	王　勤	2000.02	预防医学文献信息（1）	1000	
用“GN”增菌液检出金葡菌的初步探讨	张宇琴	2000.04	实用预防医学（2）	1000	
淄博市冷饮食品的卫生质量调查	王玉华	2000.04	实用预防医学（增刊）	1000	
大肠菌群纸片法监测餐具消毒效果观察	刘　静	2000.04	实用预防医学（增刊）	1100	
牙膏中氟化物的气相色谱测定方法研究	高元海	2000.01	职业与健康（1）	2000	
螺旋藻对降低动脉粥样硬化形成机理的探讨	王淑田	2000.03			全国食品技术学术研究会交流
医院健康教育方式初探	韩克之	2000	健康教育实践与研究（10）	1500	
关注青少年心理健康教育刻不容缓	赵佳芝	2000	山东健康促进与健康教育（1）	1000	
淄博市健康教育现状及对策	姚秀芬	2000	淄博医药（1）	1500	
青少年心理问题分析与对策	赵佳芝	2000	淄博医药（2）	1600	
有关医学继续教育的调查及对策	赵　华	2000.03	淄博医药（3）	2500	
某腈纶厂12年丙烯腈污染情况的调查	夏　猛	2001	中国工业医学杂志	3000	
淄博市学校卫生工作的回顾	孟　刚	2001.09	中国预防医学杂志（3）	4000	
放射防护卫生监督管理的策略	王启珍	2001.12	中国预防医学杂志（4）	1000	
食品委托加工监管几个问题的探讨—兼与吴小龙等同志商榷	曲文轩	2001.08	中国食品卫生杂志（4）	2600	
试论食品卫生犯罪的法律特征及疑似案件的移送	曲文轩	2001.10	中国食品卫生杂志（5）	3000	
试论卫生行政机关公布食品卫生情况的法律意义	曲文轩	2001.12	中国食品卫生杂志（6）	2300	
强噪声作业人员健康状况的调查	王龙义	2001.02	中国工业医学杂志（1）	3000	

论文题目	第一、二位作者	发表时间	刊物名称（期号）	字数	备注
某腈纶厂 12 年丙烯腈危害情况的调查	夏　猛	2001.08	中国工业医学杂志（4）	3000	
刍议用人单位职业卫生管理制度	郭　平	2001.08	中国工业医学杂志（4）	4000	
工业企业噪声危害的综合评价方法	王龙义	2001.12	中国工业医学杂志（6）	5000	
铬酸盐生产工人健康调查	李登久	2001.06	中国职业安全卫生（3）	3000	
《山东省职业病防治条例》实施后的职业卫生工作	李　亮	2001.08	中国职业安全卫生（4）	3500	
淄博市乡镇企业通风防尘措施研究	李登久	2001.10	中国职业安全卫生（5）	4000	
乡镇日用陶瓷厂通风除尘措施的探讨	郭　平	2001.08	中国职业医学（4）	2300	
儿童少年肥胖判定标准的综合评价	王远琴	2001.04	中国校医（2）	4500	
组群式城市开展社区卫生服务工作的实践与思考	娄灵源	2001.03	中国卫生事业管理（2）	6000	
加快职业卫生立法，促进职业病防治	郭　平	2001.10	中国公共卫生管理（4）	4000	
Triton X~100 增感—悬浮液进样原子吸收光谱法直接测定面粉中的微量铜锰	魏　滨	2001.04	中国卫生检验杂志（1）	2500	
气态原子化装置—原子吸收法测定水中硒	殷茂荣	2001.02	中国卫生检验杂志（1）	1500	
浅谈青少年心理素质教育	韩克之	2001.04	中国行为医学科学（1）	2500	
1989~2000 年淄博市布鲁氏菌病流行病学分析	郑加玉	2001.05	中国地方病学杂志（2）	4500	
由副溶血性弧菌引起食物中毒的分析	张宇琴	2001.04	中国现代临床医学与预防医学	1500	
某市 1999~2000 年麻疹实验室监测结果分析	李　玲	2001.08	中国医药卫生理论与实践	1300	
公共场所从业人员乙型肝炎表面抗原携带情况调查	胡晓霞	2001.09	中国卫生工程学（3）	2000	
小型 R 射线探伤机防护监测与评价	付爱玲	2001.09	中国辐射卫生（3）	1000	
淄博市介入放射学防护状况调查	成君方	2001.12	中国辐射卫生（4）	4000	
有关医学继续教育的调查及对策	赵　华	2001.12	中国现代医药（4）	3500	
外照射个人剂量监测工作管理探讨	王连生	2001.03	职业卫生与应急救援（1）	1200	
职业卫生防治机构如何适应卫生监督体制改革的思考	李　亮	2001.03	职业卫生与应急救援（1）	3000	
实施预防性放射卫生监督管理的做法与体会	王启珍	2001.06	职业卫生与应急救援（2）	1200	
析因分析吸烟对接铅工人尿铅含量的影响	夏　猛	2001.09	职业卫生与应急救援（3）	2300	
放射卫生监督管理中的几个问题与对策	王启珍	2001.09	职业卫生与应急救援（3）	1800	
淄博市外照射个人剂量监测结果	王连生	2001.09	职业卫生与应急救援（3）	2500	

论文题目	第一、二位作者	发表时间	刊物名称（期号）	字数	备注
一起急生环氧乙烷职业中毒的调查处理	李登久	2001.09	职业卫生与应急救援（3）	2000	
淄博市乡镇陶瓷厂通风防尘措施探讨	李登久	2001.12	职业卫生与应急救援（4）	2500	
X线介入放射学辐射场分布调查与分析	孙秀玲	2001.12	职业卫生与应急救援（4）	3000	
撰写劳动卫生学术论文的几点体会	夏　猛	2001.12	职业卫生与应急救援（4）	4000	
油漆生产对作业工人白细胞影响的探讨	夏　猛	2001.12	职业卫生与应急救援（4）	3000	
世界贸易组织与我国职业卫生	郭　平	2001.12	职业卫生与应急救援（4）	4000	
综合指数法在某建设项目卫生评价中的应用与探讨	李　亮	2001.12	职业卫生与应急救援（4）	4000	
高频设备电磁辐射防护措施及效果评价	苗　泉	2001.12	职业卫生与应急救援（4）	2500	
高频电磁场对作业工人神经系统影响的探讨	苗　泉	2001.12	职业卫生与应急救援（4）	2500	
气相色谱法测定车间空气中的异丁苯	殷茂荣	2001.05	工业卫生与职业病（3）	2500	
淄博市游泳场所卫生学调查分析	翟敏德	2001.06	职业与健康（6）	1600	
对桶装饮用水卫生质量监督管理的几点做法	徐逢春	2001.12	职业与健康（12）	2300	
介入放射学综合防护措施的研究	成君方	2001.04	生物医学工程与临床（2）	6000	
误食褐鳞小伞毒蕈中毒报告	赵锦云	2001.04	预防医学文献信息（2）	1300	
氢化物——原子吸收法测定食品中硒	殷茂荣	2001.08	预防医学文献信息（4）	2300	
淄博市桶装饮用水卫生监督管理问题探讨	徐逢春	2001.08	预防医学文献信息（4）	2200	
高效液相色谱法测定水发海参中掺甲醛	殷茂荣	2001.07	理化检验（7）	2500	
淄博市蝇类幼虫孳生物质的调查	边云秀	2001.09	医学动物防制（9）	2500	
蝇类综合防制措施的探讨	边云秀	2001.10	医学动物防制（10）	2500	
知识经济与卫生防疫走向	张淑青	2001.12	医学动物防制（12）	4000	
淄博市医疗单位消毒工作现状调查分析	翟云丽	2001.12	医学动物防制（12）	3000	
SD—1000型骨矿物测定仪对人骨矿物质的测定	张宇琴	2001.12	实用预防医学（6）	2500	
一起食物中毒处罚案的复议思考	王金孚	2001.04	实用预防医学（增刊）	1200	
下岗职工心理问题对策	唐学慧 韩克之	2001.12	健康心理学杂志（6）	2000	
浅述社区卫生服务在疾病控制中的作用	杜本华	2001.10	继续工程教育（5）	3000	
淄博市公共卫生监督员状况调查与分析	翟慎永	2001.10	继续工程教育（5）	3000	
吸烟与职业性毒物的联合作用	夏　猛	2002	中国行为医学科学	3000	
基层放射卫生管理中存在的问题与对策	王启珍	2002.03	中国预防医学杂志（1）	3000	

论文题目	第一、二位作者	发表时间	刊物名称（期号）	字数	备注
桶装饮用水中分离出铜缘假单胞菌	刘　军	2002.07	中国预防医学杂志（4）	1200	
车间空气中异丁苯测定的炭管采集—气相色谱法	殷茂荣	2002.02	中国劳动卫生职业病杂志（1）	2500	
青少年自杀及预防对策	解荣章	2002.03	中国健康教育（3）	3200	
卫生科普创作选题五忌	韩克之	2002.05	中国健康教育（5）	1500	
煤矸石砖 γ 辐射水平简易测量方法的探讨	成君方	2002.03	中国辐射卫生（1）	2000	
学习新《放射事故管理规定》提高放射防护执法水平	汪春亮	2002.06	中国辐射卫生（2）	3200	
一村办诊所开展介入放射治疗防护调查	成君方	2002.09	中国辐射卫生（3）	2000	
淄博市放射工作人员外照射个人剂量水平	孟　冰	2002.12	中国辐射卫生（4）	2000	
淄博市主要建筑材料所致室内 γ 辐射水平与管理	成君方	2002.12	中国辐射卫生（4）	2000	
某村办化工厂双乙烯酮生产线卫生学评价	夏　猛	2002.06	中国卫生工程学杂志（3）	3000	
玻璃厂新建生产线职业卫生学评价	李登久	2002.08	中国卫生工程学杂志（4）	2000	
粉尘监测合格率预测方法探讨	夏　猛	2002.08	中国工业医学杂志（4）	2200	
淄博市主要工业噪声作业人员损失情况的调查	王龙义	2002.08	中国工业医学杂志（4）	3500	
原子吸收分光光度法测定冷饮中锌	张传云	2002.04	中国卫生检验杂志（2）	2000	
一起学生食物中毒的调查报告	张　强	2002.08	中国校医（4）	1100	
儿童少年体脂含量与肥胖指数的相关分析	张　群	2002.10	中国校医（5）	3500	
地方株肾综合征出血热病毒生物学特性研究	孙茂倬	2002.07	中国人畜共患病杂志（4）	1500	
淄博市 1997~2001 年市直托幼机构消毒监测结果分析	张学庆	2002	中国热带医学（3）	3000	
淄博市卫生改革与发展的实践与思考	娄灵源	2002.07	中国卫生（7）	4000	
吸收与职业性毒物的联合作用	夏　猛	2002.04	中国行为医学科学（2）	4000	
淄博市学生身体形态发育水平分析	孟　刚	2002.08	中国行为医学科学（4）	2500	
职业卫生服务机构与人员违反职业病防治法应当承担的法律责任	巩翠华	2002.12	中国卫生监督杂志（2）	3000	
奶类的营养价值及保健作用	徐逢昌	2002.10	中国乳业（10）	1500	
乡镇卫生院 X 射线影像质量控制状况调查	成君方	2002.12	中国职业医学（6）	3000	
预算管理与防疫事业发展的矛盾及对策	周　晖	2002.12	中国卫生经济（增刊）	1500	

论文题目	第一、二位作者	发表时间	刊物名称（期号）	字数	备注
莘县农村居民膳食调查及贫血原因初探	徐逢昌	2002.10	中国食物与营养（5）	2600	
高效液相色谱法测定某些食品中糖精钠、苯甲酸、山梨醇等预处理方法的探讨	殷茂荣	2002.02	卫生研究（1）	3000	
淄博市除“四害”防制措施及体会	李英春	2002.01	医学动物防制（1）	3500	
淄博市市售消毒剂现状分析与对策	张淑青	2002.06	医学动物防制（1）	3000	
淄博市医院消毒工作状况调查分析	王　玲	2002.02	医学动物防制（2）	2800	
复方苯扎溴胺杀灭微生物效果的试验观察	李英春	2002.06	医学动物防制（6）	2500	
犬用口服狂犬病减毒活疫苗猴体安全性试验研究	贾元宏	2002.06	医学动物防制（6）	2800	
毛纺织厂灭蟑螂效果观察	边云秀	2002.07	医学动物防制（7）	1500	
一次性使用输液器、注射器车间洁净度与微小气候观察	贾元宏	2002.07	医学动物防制（7）	2000	
复方中药1—1制剂毒性试验分析	贾元宏	2002.08	医学动物防制（8）	3000	
三氯羟基二苯醚复方消毒剂毒性的试验观察	贾元宏	2002.09	医学动物防制（9）	3000	
淄博市蜚蠊种群组成及季节消长调查	边云秀	2002.09	医学动物防制（9）	1500	
淄博市市直医院食堂及门前食品摊点卫生状况调查	张学庆	2002.10	医学动物防制（10）	1400	
淄博市托幼机构食堂餐用具的细菌污染状况的调查分析	翟云丽	2002.11	医学动物防制（11）	2300	
淄博地区肾综合征出血热宿主动物带毒调查	巩翠华	2002.12	医学动物防制（12）	3000	
旅游业溶洞工作人员健康状况调查分析	徐逢春	2002.03	职业与健康（3）	2300	
溶洞的环境质量对人体健康影响的调查	徐逢春	2002.04	职业与健康（4）	3100	
淄博市美容美发厅常用化妆品卫生状况分析	张　楠	2002.04	职业与健康（4）	3500	
过硫酸钾消化—钼酸胺孔雀缘分光光度法测定洗衣粉中总磷	张　楠	2002.06	职业与健康（6）	2200	
食品中砷的快速水解测定法	张　楠	2002.07	职业与健康（7）	2200	
食品添加剂稀释过氧化苯甲酰的高效液相色谱测定法	王　勤	2002.07	职业与健康（7）	3000	
氢化发生原子吸收光谱法测定酒中铅	张传云	2002.09	职业与健康（9）	2000	
水中已内酰胺的高效液相色谱测定法	张存玲	2002.10	职业与健康（10）	2000	
桶装饮用水微生物检验中存在的问题与对策	刘　军	2002.10	职业与健康（10）	2500	
淄博市农村集中式供水的卫生学调查	翟敏德	2002.10	职业与健康（10）	1800	

论文题目	第一、二位作者	发表时间	刊物名称（期号）	字数	备注
锆英砂使用的放射卫生问题与管理对策	汪春亮	2002.11	职业与健康（11）	3000	
工业 X 射线探伤的放射防护	成君方	2002.11	职业与健康（11）	2300	
矿泉水中微量锶的二溴对甲基偶氮甲磺光度测定法	董恒兰	2002.11	职业与健康（11）	2000	
微波消化—偶氮氯膦Ⅲ分光光度计测定血清钙的研究	董恒兰	2002.12	职业与健康（12）	1800	
冰糕中糖精钠的高效液相色谱测定法	王　勤	200212	职业与健康（12）	2000	
学校中一起由芸豆引起的食物中毒调查	王　勤	2002.02	预防医学文献信息（1）	1800	
环境对公共场所从业人员睡眠质量的影响	李玉华	2002.03	预防医学文献信息（2）	4500	
淄博市中小学生肠道蛔虫感染现状调查	孟　刚	2002.05	预防医学文献信息（3）	2500	
淄博市医用 CT 影像质量控制及防护监测评价	成君方	2002.07	预防医学文献信息（4）	3000	
张店区城区大气污染对小学生鼻子患病与肺功能影响的调查	翟慎永	2002.09	预防医学文献信息（5）	2000	
一种钠米材料抑菌效果及毒性试验观察	贾元宏	2002.11	预防医学文献信息 (6)	1600	
一起食用歌乐山辣子鸡引起的亚硝酸盐食物中毒	张传云	2002.04	实用预防医学 ( )	1100	
农村食品卫生现状调查及管理对策	王忠德	2002.04	实用预防医学	2200	
1990~2000 年山东省布鲁氏菌病流行特征	孙茂倬	2002.08	实用预防医学 (4)	2000	
乳糖一步发酵法检验大肠菌群的实验观察	张学庆	2002.04	实用预防医学（增刊）	1500	
淄博市放射性同位素应用现状与管理对策	汪春亮	2002.04	实用预防医学（增刊）	3000	
浅谈同位素仪表应用的监督管理	王希忠	2002.03	职业卫生与应急救援 (1)	2000	
对多孔玻板吸收管的性能测验分析	侯学文	2002.03	职业卫生与应急救援 (1)	1500	
某厂抛喷丸清砂通风防尘措施效果评价	李登久	2002.03	职业卫生与应急救援 (1)	2800	
风机空压机噪声的控制措施及效果评价	苗　泉	2002.03	职业卫生与应急救援 (1)	1600	
几起引起生产设备职业危害案例的思考	苗　泉	2002.03	职业卫生与应急救援 (1)	2000	
淄博市放射治疗现状及防护对策	王希忠	2002.03	职业卫生与应急救援 (1)	2000	
淄博市各级医院消毒工作质量监测分析	董恒兰	2002.06	职业卫生与应急救援 (2)	1200	
宾馆用一次性卫生用品卫生质量调查分析	王连生	2002.06	职业卫生与应急救援 (2)	2800	
某稀土生产放射卫生学初步调查	成君方	2002.06	职业卫生与应急救援 (2)	2500	
淄博市废弃放射源管理情况调查与建议	汪春亮	2002.06	职业卫生与应急救援 (2)	3000	
水泥行业噪声危害状况调查	毕先伟	2002.06	职业卫生与应急救援 (2)	3200	

论文题目	第一、二位作者	发表时间	刊物名称（期号）	字数	备注
浅析用人单位职业病防治的法定义务	王晓芳	2002.06	职业卫生与应急救援 (2)	3000	
乡村打磨工矽肺调查	李登久	2002.06	职业卫生与应急救援 (2)	3000	
腈纶生产中职业危害的调查分析	夏 猛	2002.06	职业卫生与应急救援 (2)		
浅谈工业 X 射线辐射防护	王希忠	2002.06	职业卫生与应急救援 (2)		
介入放射学 X 射线辐射场分布阀量与分析	王连生	2002.09	职业卫生与应急救援 (3)		
公共场所从业人员 HBsAg 携带情况调查	张 静	2002.09	职业卫生与应急救援 (3)	1100	
某医院新建影像楼放射防护效果评价	汪春亮	2002.09	职业卫生与应急救援 (3)	2600	
二甲基甲酰胺对作业工人心电图影响的分析	范金荣	2002.09	职业卫生与应急救援 (3)	2000	
试论劳动者职业健康权益	王晓芳	2002.09	职业卫生与应急救援 (3)	2800	
加强职报网络建设做好职报工作	高德禹	2002.09	职业卫生与应急救援 (3)	2800	
粮食及其制品中放射性物质污染情况的调查分析	边云秀	2002.09	职业卫生与应急救援 (3)	1900	
淄博市一次性医疗器具使用情况现状调查	张淑青	2002.09	职业卫生与应急救援 (3)	2300	
二氧化锆生产放射卫生学调查与评价	成君方	2002.09	职业卫生与应急救援 (3)	4800	
使用苯及其化合物行业职业卫生调查分析	李登久	2002.12	职业卫生与应急救援 (4)	3000	
浅谈实施高毒作业特殊管理制度	隋海东	2002.12	职业卫生与应急救援 (4)	3000	
试论规范职业卫生服务	王晓芳	2002.12	职业卫生与应急救援 (4)	3000	
淄博市公共浴室卫生状况调查	胡晓霞	2002.12	职业卫生与应急救援 (4)	1300	
几种工业 X 线机防护性能监测与评价	孙秀玲	2002.12	职业卫生与应急救援 (4)	2100	
某村办化工厂双乙烯酮生产职业危害调查	夏 猛	2002.12	职业卫生与应急救援 (4)	3000	
淄博市 1992~2001 年结核病疫情分析	李 玲	2002.12	职业卫生与应急救援 (4)	1100	
职业病危害因素类比在纺织行业建设项目预评价中的应用	王淑田	2002.12	职业卫生与应急救援 (4)	2000	
淄博市放射性核素应用情况调查及管理	孟 冰	2002.12	职业卫生与应急救援 (4)	2000	
桶装饮用水微生物检测分析	王静波	2002.12	职业卫生与应急救援 (4)	1600	
高效液相色谱法测定面粉中过氧化苯甲酰	王 勤	2002.07	理化检验化学分册 (7)	2500	
青少年自杀 34 例分析	马 芳	2002.02	健康心理学杂志 (2)	3000	
开展职业放射防护培训的做法与体会	成君方	2002.08	卫生职业教育 (8)	3000	
张店区地方性氟中毒防治现状调查	郑加玉	2002.09	医学理论与实践 (9)	1100	

论文题目	第一、二位作者	发表时间	刊物名称（期号）	字数	备注
模拟定位机防护装置的研制	成君方	2002.06	海峡预防医学杂志 (2)	2500	
2000 年淄博市学生身体形态发育状况分析	孟　刚	2002.06	泰山卫生 (3)	1500	
某企业建设项目竣工验收卫生预评价及相关问题	李　亮	2002.10	环境与职业医学 (5)	2500	
腈纶粉尘对作业工人健康影响的调查	夏　猛	2002	安全、健康和环境（11）	4000	
合理膳食与癌症预防	徐逢昌	2002	山东食品科技（9）	1800	
肾综合征出血热病毒感染模型动物的实验研究	孙茂倬	2003.02	中国预防医学杂志（1）	2500	
一起职业卫生行政处罚案例分析及相关思考	李　亮	2003.02	中国卫生监督杂志（1）	3500	
浅议“一事不再罚”原则的适用问题	曲文轩	2003.09	中国食品卫生杂志（5）	2800	
桶装水生产企业卫生学调查	王静波	2003.02	中国卫生工程学（1）	2300	
喷漆作业职业危害防护措施与评价	张德恩	2003.05	中国卫生工程学（2）	2500	
出血热病毒引导 Vevo~E6 细胞产生 CPE 的观察	杨光宏	2003.05	中国卫生工程学（2）	1500	
气相色谱法测定车间空气中乙酸	侯学文	2003.05	中国卫生工程学（2）	1500	
氢化物原子吸收光谱法测定富马酸中砷	王玉华	2003.05	中国卫生工程学（2）	3000	
生态农业对儿童健康的影响	胡晓霞	2003.05	中国卫生工程学（2）	1800	
试论用人单位职业病防治行政责任	巩翠华	2003.02	中国工业医学杂志（1）	4000	
对一起急生职业中毒事件卫生行政处罚的分析与思考	王龙义	2003.04	中国工业医学杂志（2）	3800	
解读卫生行政部门在职业病防治中的职责和法律责任	王晓芳	2003.04	中国工业医学杂志（2）	2500	
棉纺织业噪声危害状况的调查	王龙义	2003.12	中国工业医学杂志（6）	3000	
淄博市老年人自我保健观念调查分析	解荣章	2003.12	中国健康教育（12）	3200	
医院感染与医院消毒工作管理	王　玲	2003.02	中国热带医学（1）	3300	
淄博市各级医院使用中消毒液微生物污染调查分析	翟云丽	2003.02	中国热带医学（1）	3300	
快速消解分光光度法测定化妆品中微量砷	唐学慧	2003.02	中国热带医学（1）	2500	
安瓿半固体保存菌种时间观察	李　源	2003.02	中国热带医学（1）	2000	
淄博市医院消毒管理模式及对策	张淑青	2003.02	中国热带医学（1）	3000	
浅谈 AIDS 防治难点及对策	杨绪红	2003	中国热带医学	1800	
淄博市城区中学生营养状况分析	张　玲	2003.04	中国热带医学（2）	3000	

论文题目	第一、二位作者	发表时间	刊物名称（期号）	字数	备注
淄博市学校健康教育现状调查与分析	姚秀芬	2003.04	中国热带医学（2）	2800	
强力消毒剂杀菌率及有效氯含量变化的分析	张学庆	2003.04	中国热带医学（2）	2000	
面粉中过氧化苯甲酰含量检测与分析	马　娟	2003.04	中国热带医学（2）	1800	
淄博市小学生三种常见病调查	张　强	2003.06	中国热带医学（3）	1600	
康迪消毒剂（KD~001）杀灭微生物效果的实验观察	张淑青	2003.06	中国热带医学（3）	2300	
一次性医疗用品生产企业生产环境与产品污染监测结果分析	翟云丽	2003.06	中国热带医学（3）	3000	
牙膏中氟化物的气相色谱测定方法	刘　静	2003.06	中国热带医学（3）	2500	
二氧化氯复方消毒剂杀菌效果的检测	王　玲	2003.06	中国热带医学（3）	2500	
淄博市学生月经初潮及对形态发育影响的分析	李旭梅	2003.08	中国热带医学（4）	1300	
淄博市医院消毒工作质量监测	唐学慧	2003.08	中国热带医学（4）	2100	
淄博市属中学生恒牙患龋调查	张　茜	2003.10	中国热带医学（5）	1600	
肠道革兰氏阴性杆菌及弧菌快速鉴定的研究	吕力伟	2003.10	中国热带医学（5）	2800	
淄博市某企业中小学生 1999~2002 年营养状况分析	石志恺	2003.10	中国热带医学（5）	2100	
食用曼陀罗中毒报告	徐文杰	2003.10	中国热带医学（5）	1300	
肾综合征出血热患者血清中和抗体的实验研究	苑胜永	2003.10	中国热带医学（5）	3000	
淄博市大中小学生 HBsAg 携带情况调查分析	张　玲	2003.02	中国校医（1）	2000	
用 BMI 筛选肥胖儿童少年的尝试	张　群	2003.06	中国校医（3）	2500	
卫生执法中存在的问题及对策	高德禹	2003.04	中国卫生事业管理（4）	3000	
卫生执法存在的问题及对策	李英春	2003.08	中国公共卫生管理（4）	3000	
新型疫苗的使用与管理	吴　军	2003.04	中国卫生质量管理（2）	2200	
外部环境条件对疫苗质量的影响	王　霆	2003.08	中国卫生质量管理（4）	2000	
灰色关联分析在食品卫生监督综合评价中的应用	吴　军	2003.12	中国卫生质量管理（6）	3000	
肾综合征出血热显性感染人群中和抗体的实验研究	孙茂倬	2003.11	中国媒介生物学及控制杂志（5）	2100	
淄博市基本消灭疟疾后 15 年疟疾流行情况分析	郑加玉	2003.04	中国寄生虫病防治杂志（2）	2200	

论文题目	第一、二位作者	发表时间	刊物名称（期号）	字数	备注
淄博市学生月经初潮及其对形态发育的影响	李旭梅	2003.06	中国自然医学杂志（2）	1500	
益母草卫生巾微生物污染检测和安全性试验	张淑青	2003.09	中国自然医学杂志（3）	3500	
医院污水中致病性肠道菌的种类及检验	刘　军	2003.06	中国卫生检验杂志（3）	2000	
几种微生物实验的简便实用快速方法	吕力伟	2003.07	中国误诊学杂志（7）	1500	
国家卫生标准中有关问题的探讨	徐文杰	2003.08	中国误诊学杂志（8）	1300	
淄博市建国后布氏菌病疫情分析	郑加玉	2003.04	中国地方病防治杂志（2~A）	3000	
双阳性鼠肺对肾综合征出血热病毒分离的研究	王　霆	2003.12	中国地方病防治杂志（SUP）	1800	
花生与人体健康	曹明明	2003.03	中国食物与营养（3）	3000	
合理膳食与癌症预防	徐逢昌	2003.12	中国食物与营养（4）	2000	
淄博市医用X射线影像质量控制检测评价	成君方	2003.02	中华放射医学与防护杂志（1）	2800	
致敏花粉与变应性鼻炎发病关系及花粉变应原免疫治疗效果的研究	刘建珍	2003.07	中华临床医学月刊（7）	3000	
热烟雾杀灭德国小蠊的现场试验	石志恺	2003.08	中华卫生杀虫药械（3）	2000	
小麦粉卫生指标的调查分析	王玉华	2003.01	职业与健康（1）	2000	
食物中痕量砷的氢化物原子吸收光谱测定法	张传云	2003.01	职业与健康（1）	3000	
淄博市张店区肺结核新登初治涂阳病例转归分析	周莉莉	2003.01	职业与健康（1）	1200	
淄博市中学及中专技校教室卫生学评价分析	李旭梅	2003.01	职业与健康（1）	2500	
综合生化管在初步鉴定肠道革兰氏阴性杆菌及弧菌中的应用	刘　军	2003.02	职业与健康（2）	2500	
食物中磷测定方法的改进	王玉华	2003.03	职业与健康（3）	1800	
淄博市从业人员高血压的调查分析	李　玲	2003.03	职业与健康（3）	2000	
山东省布鲁氏菌病监测分析	孙茂倬	2003.03	职业与健康（3）	2100	
职业病危害因素监测检验的质量保证	杨光宏	2003.03	职业与健康（3）	4000	
微量元素硒对健康的影响	杨光宏	2003.03	职业与健康（4）	3000	
陶瓷抗菌性能的试验观察	房学强	2003.03	职业与健康（4）	1100	
2001年淄博市部分市售食物卫生质量抽检结果	张传云	2003.03	职业与健康（4）	2100	
淄博市市售葵花子卫生状况调查	王玉华	2003.03	职业与健康（4）	2500	
副溶血性弧菌引起食物中毒的分析	王雪梅	2003.03	职业与健康（4）	1100	

论文题目	第一、二位作者	发表时间	刊物名称（期号）	字数	备注
2000~2001 年淄博市医院消毒质量监测结果分析	张学庆	2003.03	职业与健康（5）	2100	
淄博市 1994~2001 年淋病发病情况分析	杨绪红	2003.03	职业与健康（5）	1600	
农作物秸杆青贮对农业卫生影响的调查研究	胡晓霞	2003.03	职业与健康（5）	2800	
医院污水中致病性弧菌的调查	李　源	2003.05	职业与健康（5）	1000	
关于空气样品采样误差的探讨	刘　静	2003.03	职业与健康（5）	2000	
结核病与 HIV 感染情况分析	杨绪红	2003	职业与健康（　）	1800	
淄博市外埠饮料食品添加剂使用情况分析	侯学文	2003.06	职业与健康（6）	1300	
脑中风病人康复期的护理观察要点	张红杰	2003.06	职业与健康（6）	1500	
关于细菌性食物中毒实验方法的探讨	刘　静	2003.06	职业与健康（6）	1000	
饮用水中 96 株大肠菌群的分离研究	李　源	2003.06	职业与健康（6）	1500	
淄博市疑似麻疹患者的血清学诊断与分析	李　玲	2003.06	职业与健康（6）	1100	
淄博市旅店业公共用具消毒状况及管理对策	王静波	2003.07	职业与健康（7）	1100	
淄博市使用苯及其化合物行业职业卫生情况调查	侯学文	2003.07	职业与健康（7）	2200	
淄博市 1997~2001 年化妆品微生物监测结果分析	李　源	2003.07	职业与健康（7）	1000	
关于糖尿病的预防和治疗	王　鑫	2003.07	职业与健康（7）	1200	
复方氯羟二苯醚消毒剂的消毒效果及毒性测定	翟云丽	2003.07	职业与健康（7）	2000	
淄博市乡镇白酒市场卫生现状调查	马　娟	2003.08	职业与健康（8）	2000	
淄博市 3 所中专学校新生 HBsAg 检测结果分析	张　群	2003.08	职业与健康（8）	1200	
卫生检验在卫生监督工作中的作用	刘　静	2003.09	职业与健康（9）	1100	
淄博市中小学生常见病综合防治现状	李旭梅	2003.09	职业与健康（9）	2600	
淄博市大中专技校新生儿乙肝病毒感染情况调查分析	郝俊峰	2003.10	职业与健康（10）	2000	
淄博市外埠食品卫生监督管理中的问题及对策	高玉杰	2003.10	职业与健康（10）	2000	
某厂钍钨车间放射防护状况调查	马　娟	2003.10	职业与健康（10）	1600	
淄博市饮食行业冰箱（柜）使用卫生情况调查	王　莉	2003.10	职业与健康（10）	1300	
淄博市 2000~2002 年食品和公共场所从业人员 HBsAg 检测结果分析	郝俊峰	2003.10	职业与健康（10）	2400	
卫生防疫站站志编纂工作的初探	徐逢春	2003.11	职业与健康（11）	3200	
淄博市面粉中过氧化苯甲酰监测情况分析	曹明明	2003.11	职业与健康（11）	2000	

论文题目	第一、二位作者	发表时间	刊物名称（期号）	字数	备注
中专技校生的健康教育现状及对策	张　茜	2003.11	职业与健康（11）	1500	
泰铬熏蒸器灭蟑效果观察	石志恺	2003.11	职业与健康（11）	1500	
面粉中过氧化苯甲酰的间接测定方法	徐文杰	2003.11	职业与健康（11）	1300	
水中微量铜的二苯磺酰二肼萃取光度测定法	杨光宏	2003.11	职业与健康（11）	2000	
淄博市部分学校食堂面粉中过氧化苯甲酰检测结果	杜丽芳	2003.12	职业与健康（12）	1100	
1996~2002 年淄博市游泳场所卫生状况调查	刘　军	2003.07	环境与健康（4）	1100	
淄博市医院压力蒸汽灭菌效果生物监测结果分析	张淑青	2003.02	实用预防医学（1）	2100	
淄博市学生性发育对身体形态及常见病影响的研究	李旭梅	2003.02	实用预防医学（1）	3000	
食（炊）具洗涤、消毒效果的探讨	房　斐	2003.08	实用预防医学（4）	1000	
面粉增白剂过氧化苯甲酰产品质量的调查	王玉华	2003.12	实用预防医学（6）	2000	
淄博地区医疗单位消毒质量监测报告	房　斐	2003.06	实用预防医学（SUP）	1000	
一起因误食曼陀罗叶引起的食物中毒	张传云	2003.01	预防医学文献信息（1）	2000	
饮水机前后出水中微生物变化情况观察	李　源	2003.01	预防医学文献信息（1）	2000	
3 个皮褶体重指数筛选儿童少年肥胖的对比分析	张　群	2003.03	预防医学文献信息（2）	3100	
淄博市纯净水卫生现状调查	王静波	2003.02	预防医学文献信息（2）	1500	
淄博市卫生防疫站防疫档案达标及规范化建设的体会	刘蓓莉	2003.05	预防医学文献信息（3）	2800	
2003 年春季淄博市城乡鼠密度抽样调查	石志恺	2003.07	预防医学文献信息（4）	2000	
2000 年淄博市市直部分中小学生身体形态发育状况分析	孟　刚	2003.12	预防医学文献信息（6）	2000	
一起误诊为流行性出血热的爆发疫情	马丽霞	2003.08	医学动物防制（8）	1200	
淄博市 1994~2000 年食品卫生监测资料分析	王　莉	2003.03	职业卫生与应急救援（1）	2800	
淄博市 1991~2000 年职业病报告情况分析	张　文	2003.03	职业卫生与应急救援（1）	1800	
腈纶粉尘对作业工人健康影响的调查	刘蓓莉	2003.03	职业卫生与应急救援（1）	3500	
某厂喷涂危害预防措施的设计与效果评价	张　伟	2003.03	职业卫生与应急救援（1）	3500	
淄博市市医院消毒效果调查分析	李晓清	2003.03	职业卫生与应急救援（1）	2100	
淄博市 1999—2002 年学龄前儿童乙肝感染指标结果分析	张学庆	2003.03	职业卫生与应急救援（1）	2000	
消毒供应室控制医院感染的管理	王　玲	2003.03	职业卫生与应急救援（1）	2000	

论文题目	第一、二位作者	发表时间	刊物名称（期号）	字数	备注
淄博市 1992~2001 年布鲁氏菌病流行病学调查分析	杨绪红	2003.03	职业卫生与应急救援（1）	2200	
淄博市食品从业人员卫生知识与卫生行为调查	王　莉	2003.03	职业卫生与应急救援（1）	2000	
浅谈职业卫生监督管理中应注意的几个问题	李　亮	2003.03	职业卫生与应急救援（1）	3800	
宾馆、餐饮服务业鼠类综合防制技术	石志恺	2003.03	职业卫生与应急救援（1）	1200	
淄博市化妆品卫生状况分析	胡晓霞	2003.06	职业卫生与应急救援（2）	1100	
淄博市 2001~2002 年面粉中增白剂使用情况调查分析	曹明明	2003.06	职业卫生与应急救援（2）	2500	
冷水负荷前后接振工人手部红外摄像的研究	曹明明	2003.06	职业卫生与应急救援（2）	3000	
淄博市部分地区普通人群 HBsAg 流行病学调查	李　玲	2003.06	职业卫生与应急救援（2）	1200	
淄博市 2002 年麻疹疫苗免疫成功率监测结果分析	郭　茜	2003.06	职业卫生与应急救援（2）	2000	
淄博市 2002 年疑似风疹患者的血清学诊断	郭　茜	2003.06	职业卫生与应急救援（2）	2000	
淄博市健康人群麻疹抗体水平调查	郭　茜	2003.09	职业卫生与应急救援（3）	2000	
淄博市裱花蛋糕加工行业卫生现状调查分析	曹明明	2003.09	职业卫生与应急救援（3）	2500	
淄博市属中学生常见病调查	张　玲	2003.09	职业卫生与应急救援（3）	1600	
放射科建筑设施改建中卫生学失误分析	孙秀玲	2003.09	职业卫生与应急救援（3）	2000	
氢化物—原子吸收法测定作业场所空气中的铅	徐文杰	2003.09	职业卫生与应急救援（3）	1300	
淄博市建筑工地食堂食品卫生状况调查	马丽霞	2003.09	职业卫生与应急救援（3）	1100	
聚氯乙烯管道生产粉尘危害预防措施的设计与效果评价	张　伟	2003.12	职业卫生与应急救援（4）	2300	
乡镇瓦厂粉尘治理及效果评价	张　伟	2003.12	职业卫生与应急救援（4）		
高频淬火设备电磁场防护措施的评价与卫生学评价	吴　军	2003.12	职业卫生与应急救援（4）	1800	
一起食物中毒的诊断	孔　军	2003.12	职业卫生与应急救援（4）	1000	
从奶味钙片中检出金黄色葡萄球菌的报告	孔　军	2003.12	职业卫生与应急救援（4）	1000	
淄博市冷饮食品卫生质量调查分析	于春明	2003.12	职业卫生与应急救援（4）	1000	
淄博市美容美发厅常用化妆品卫生状况分析	谭琳琳	2003.12	职业卫生与应急救援（4）	1800	
一起村民状告某企业环境污染事件的调查	李　亮	2003.10	环境与职业医学（5）	2000	
职业病危害事故应急救援与调查处理的法律规定	王晓芳	2003.06	环境与职业医学（6）	3000	
氢化物发生原子吸收光谱法测定人发中硒	王玉华	2003.10	理化检验（39）	2000	

论文题目	第一、二位作者	发表时间	刊物名称（期号）	字数	备注
棉纺织业噪声危害状况调查	王龙义	2003.12	中国工业医学杂志	3000	
淄博市茶叶经营市场的卫生学调查	高玉杰	2004.01	职业与健康	2000	
淄博市1999~2001年中秋月饼细菌检测 结果分析	孔　军	2004.01	职业与健康	1700	
淄博市部分厂矿企业老年人自我保健观念调查	刘　伟	2004.01	预防医学文献信息	2000	
浅谈职业病防治中的刑事责任	郭　平	2004.02	中国工业医学杂志	2600	
淄博市肾综合征出血热疫源地类型变迁的研究	龚翠华	2004.02	中国预防医学杂志	2100	
食品中钙的微波消化—偶氮氯磷分光光度测定法	谭琳琳	2004.03	职业与健康	2000	
淄博市1998~2002年市售熟肉制品检测结果	谭琳琳	2004.04	职业与健康	2100	
淄博市1989—2002年布鲁氏菌病资料分析	郑加玉	2004.01	预防医学文献信息	3000	
影响人的压力因素分析及预防对策	刘　洁	2004.02	中华全科医学	2200	
从成功抗击非典谈健康教育在学校卫生工作中的应用	刘　洁	2004.03	职业卫生与应急救援	2500	
淄博市2003年疑似麻疹患者的血清学诊断	郭　茜	2004.03	中华全科现代医学杂志	1100	
灰色关联分析在食品卫生监督评价中的应用	吴　军	2003.12	中国卫生质量管理	3100	
高频淬火设备电磁场防护措施的设计评价	吴　军	2003.12	职业卫生与应急救援	1800	
淄博市疑似流行性出血热患者的血清学诊断	郭　茜	2004.03	职业卫生与应急救援	1000	
白内障患者摘除加入人工晶体后低视力原因分析	阎　琳	2004.03	职业卫生与应急救援	2000	
棉纺生产粉尘危害治理措施优化设计研究	张　伟	2004.03	职业卫生与应急救援	3000	
淄博市中专以上学校卫生状况分析	姚秀芬	2004.03	职业卫生与应急救援	1100	
计算机在气相色谱中的应用	侯学文	2004.04	中国卫生检验杂志	2100	
热释光个人剂量检测的质量控制	侯学文	2004.06	职业与健康	2200	
职业卫生监督工作中几个法律问题的谈探讨	随海东	2004.04	环境与职业医学	2200	
室内装饰材料对居室污染的调查	杨金妹	2004.06	职业与健康	2000	
小型蓄电池铅危害预防措施优化设计与评价	李鲁宁	2004.05	中国卫生工程学	2000	
淄博市碘缺乏病流行状况调查分析	孙茂卓	2004.04	中华当代医学	1800	
淄博市旅店业卫生状况与管理对策探讨	张　静	2004.07	职业与健康	1200	
一起食用未熟芸豆引起的食物中毒调查	杨淑霞	2004.06	中国热带医学	1100	
2003年淄博市公共浴室卫生状况调查	杨淑霞	2004.03	职业卫生与应急救援	1200	
常用建筑材料放射性水平测定	崔俊梅	2004.06	职业卫生与应急救援	1100	

论文题目	第一、二位作者	发表时间	刊物名称（期号）	字数	备注
计划免疫健康教育工作的探讨	王　霆	2004.04	职业与健康	2000	
双阳性鼠肺对肾综合症出血热病等分离的研究	王　霆	2003.12	中国地方病防治杂志	1800	
淄博市高考前非典及食物中毒防治的调查	张　茜	2004.03	职业卫生与应急救援	1500	
淄博市 2002~2003 年疑似风疹患者的血清学诊断	郭　茜	2004.07	职业与健康	1000	
淄博市主要工业噪声危害状况调查	王　桂	2004.06	职业卫生与应急救援	3500	
淄博市市售冷冻食品检测结果分析	高　慧	2004.08	职业与健康	1500	
淄博市市售冷饮中常用甜味素使用现状调查	于春明	2004.02	职业与健康	1200	
市售奶及奶制品卫生现状调查与管理对策	于春明	2004.05	职业卫生与应急救援	2000	
彩涂钢板生产职业危害预防措施与效果评价	于春明	2004.06	职业卫生与应急救援	3000	
淄博市新建口罩生产企业口罩卫生学调查	刘顺军	2004.05	预防医学交流文献	1100	
急性心肌梗死 40 李的观察与护理	张红杰	2004.06	职业与健康	1300	
化妆品卫生监督管理中存在的问题及改善措施的探讨	杨金妹	2004.06.8	中国热带医学	3000	
淄博市食品从业人员卫生素质调查相关分析	杨淑霞	2004.08	中国热带医学	1100	
淄博市学生眼镜卫生学质量调查分析	刘　洁	2004.08	中国热带医学	2000	
执业医师体检中主要疾病发展分析	刘　洁	2004.09	职业与健康	2000	
现行卫生防疫机构人力资源管理现状及改革思路分析	刘　洁	2004.03	中华全科医学	3000	
淄博市建筑材料放射性水平调查	崔俊梅	2004.08	中国热带医学	1300	
关于气相色谱柱的老化处理	侯学文	2004.09	职业与健康	1100	
淄博市中学生 2000~2002 年营养状况调查分析	张　茜	2004.08	中国热带医学	2500	
淄博市旅店业公共卫生状况调查分析	赵永珂	2004.08	中国热带医学	2000	
自拟化瘀明目汤治疗外伤性白内障 32 例体会	阎　琳	2004.09	职业与健康	1200	
牛奶中汞的氢化物原子吸收测定法	汪　洋	2004.10	职业与健康	2100	
淄博市 28 家理发美容店公共用具卫生学调查	张　静	2004.10	职业与健康	1400	
淄博市小型公共场所卫生状况调查	李鲁宁	2004.10	职业与健康	1600	
淄博市常用放射性核素平均含量调查	崔俊梅	2004.10	职业与健康	1000	

论文题目	第一、二位作者	发表时间	刊物名称（期号）	字数	备注
对狂犬病疫情现状的分析与思考	吴 军	2004.06	中国卫生质量管理	2300	
理发店空气菌落总数调查分析	王 霆	2004.06	中华临床医学月刊	1200	
淄博市企业粉尘作用卫生学调查	刘顺军	2004.11	职业与健康	1200	
儿童铅污染的途径与危害	王忠德	2004.04	中华全科医学	2600	
淄博市35岁以上居民原发性高血压患病危险因素研究	王忠德	2004.10	职业与健康	3000	
关于卫生监督行政诉讼应诉刍议	杨金妹	2004.12	职业与健康	2800	
2001年淄博市部分中小学身体型态发育指标调查	张 强	2004.05	预防医学文献信息	4200	
淄博市10所公共浴池卫生状况调查	张 静	2004.11	职业与健康	1600	
创建卫生城市活动对淄博市公共场所卫生质量的影响	杨金妹	2004.11	职业与健康	2300	
2003年淄博市旅店业顾客用品消毒状况调查	王 霆	2004.09	职业卫生与应急救援	1100	
2000~2003年淄博市旅店业茶具卫生检测结果分析	张 静	2004.09	职业卫生与应急救援	800	
淄博市大型企业餐饮具消毒状况调查	崔俊梅	2004.09	职业卫生与应急救援	1100	
游泳场所卫生状况调查分析	赵永珂	2004.09	职业卫生与应急救援	1300	
淄博市旅店业一次性使用化妆品卫生状况调查	赵永珂	2004.09	职业与健康	1200	
公共场所卫生质量管理中存在的问题与对策	赵永珂	2004.08	中国卫生质量管理	1300	
淄博市建筑材料放射性水平调查	侯学文	2004.10	中国公共卫生	1800	
绿色分析化学技术在我国卫生检验中的应用	张存玲	2004.10	中国卫生检验杂志	3500	
老年人、高龄老年人静脉采血方法与技术探讨	郝俊峰	2004.09	职业卫生与应急救援	1100	
淄博市1954—2003年布鲁氏菌病流行趋势分析	郑加玉	2004.12	中国热带医学	2000	
一起氯化碳污染水源的调查报告	张殿平	2004.02	中国环境卫生	1200	
介入放射工作者受照剂量及防护措施应用	孟 冰	2004.09	职业卫生与应急救援	1100	
放射性物质运输中的监督管理	孟 冰	2004.12	职业与健康	1300	
工业X射线衍射仪现场辐射环境剂量检测极限值估算	孟 冰	2004.11	职业与健康	1200	
360例老年手术病人心理护理	张红杰	2004.11	中华临床医药与护理	2100	
吸烟与职业性毒物的联合作用	夏 猛	2004.12	安全健康和环境	4000	
淄博市张店区乡镇居民恶性肿瘤死亡率分析	于 明	2004.12	职业与健康	1800	

论文题目	第一、二位作者	发表时间	刊物名称（期号）	字数	备注
淄博市乡镇小商店食品卫生调查分析	于　明	2004.07	中华预防与健康	1800	
淄博市中学生健康状况调查分析	姚秀芬	2004.06	中国校医	1100	
2003 年淄博市慢性病调查及影响原因分析	王忠德	2004.09	职业卫生与应急救援	2800	
淄博市地方性氟中毒防治工作现状调查	郑加玉 唐学会	2004.10	中国地方病防制杂志	2000	
某企业 3184 名知识分子慢性病发病危险因素调查	王忠德	2004.10	中国热带医学	1500	
儿童铅中毒与防治对策	王忠德	2004.12	中国热带医学	3500	
鲁中地区一次性使用卫生用具毒理学分析	刘顺军 张传云	2005.01	中国消毒杂志	2000	
铅对儿童智能发育的影响	李玉华	2005.03	职业卫生与应急救援	3000	
乙酰丙酮分光光度法测定酒中甲醛	王　钟	2005.04	职业卫生检验杂志	1600	
淄博市牙签卫生质量检测结果	李鲁宁	2005.01	职业与健康	1100	
一起由普通变形杆菌引起的食物中毒	马　娟	2005.06	职业与健康	1100	
苯及苯系物对接触人员健康状况的影响	王龙义	2005.04	中国工业医学杂志	2500	
2000~2004 年淄博市化妆品卫生质量检测结果分析	任　聪	2005.06	职业卫生与应急救援	1600	
2003 年淄博市企业饮食卫生现状调查	马　娟	2005.06	中国热带医学	2300	
新时期基层职业病防治工作目标管理指标探讨	夏　猛	2005.12	中国卫生质量管理	4500	
浅谈知识经济与财务管理创新的关系	刘义堂	2005.07	中国民康医学	1000	
某煤矿改扩建职业病危害预评价	王　桂	2005.06	职业卫生与应急救援	3000	
淄博市学校食堂餐具检测结果分析	姚秀芬	2004.06	中国校医	1000	
淄博市中小学生龋齿现状调查发现	姚秀芬	2005.07	中国校医	1000	
淄博市中学生健康状况检测分析	姚秀芬	2004.06	中国校医	1000	
医院感染的现状与对策	姚秀芬	2005.08	中国民康医学	3000	
2004 年淄博市部分歌舞厅卫生现状调查	张　静	2005.09	中国热带医学	1100	
旅店业公共用品卫生检测结果发分析	任　聪	2005.09	职业卫生与应急救援	1800	
淄博市桶装饮用水微生物检测结果分析	任　聪	2005.11	职业与健康	1600	
公共场所集中空调通风系统污染状况调查	王静波	2005.10	中国民康医学	2000	
浅谈社区卫生服务的发展	朱丽华	2005.08	中国卫生工程学	1800	

论文题目	第一、二位作者	发表时间	刊物名称（期号）	字数	备注
经营战略创新是民营医院成功的关键	刘义堂	2005.08	医药产业资讯	1900	
谈卫生事业单位固定资产审计	刘义堂	2005	医药产业资讯	1500	
淄博市 1995~2004 年流行性乙型脑炎流行病学分析	王　萍	2005.07	中国民康医学	3000	
淄博市 1999~2002 年麻疹流行病学分析	王　萍	2005.09	中国热带健康	2300	
重量法测定粉尘中 SiO2 含量的探讨	王　钟	2005.09	职业卫生与应急救援	2200	
影响粉尘中游离 SiO2 含量测定因素	何　毅	2005.02	中国卫生检疫杂志	1800	
双波长双光束风光光度法测定水中硝酸盐氮	何　毅	2005.09	中国卫生检疫杂志	3000	
淄博市学校卫生工作综述	姚秀芬	2005.10	中国热带医学	3800	
对用人单位职业卫生知识培训问题的探讨	随海东	2005.09	职业卫生与应急救援	1900	
淄博市 2001~2003 年流行性腮腺炎发病情况调查	王　萍	2005.07	中国热带医学	3000	
淄博市学校健康教育现状与思考	姚秀芬	2005.08	中国民康医学	3100	
新装修居室空气中甲醛的监测分析	孙　博	2005.10	中华医学与健康	2000	
淄博市 2005 年室内苯系物影响因素分析	孙　博	2005.10	中华医学与健康	2200	
上球管与下球管 x 射线介入放射学辐射场分布特征分析	孙秀玲	2005.12	中国辐射卫生	2600	
指数法评定儿童营养状况研究进展	张　群	2005.10	中国校医	3500	
浅谈卫生质量检测管理	高冰冰	2005.08	中国民康医学	3000	
城市饮用水发展趋势及监督管理对策	张启光	2005.06	职业与健康	3000	
气相色谱法测定冷饮中环已胺氮苯磺酸鈉的确定的评估	王　勤	2005.06	中国卫生工程学	2000	
2000~2004 年部分学校乙肝病毒感染情况分析	孟　刚	2005.09	中国科技信息	1600	
三起急性一氧化碳中毒事故分析	王　桂	2005.09	职业卫生与应急救援	1000	
2005 年淄博市学生身体形状发育状况分析	孟　刚	2006.01	中国民康医学	2000	
淄博市学生身体形态发育水平分析	孟　刚	2006.06	中国校医	2000	
石墨炉原子吸收法测定工作场所空气中的铅	何　漪	2006.08	中国职业医学	2200	
中国中小学生肥胖的三级预防模式和措施的研究	张　群	2006.08	中国校医	2500	
双光束分光光度法测定啤酒中的甲醛	何　漪	2006.09	预防医学论坛	2200	
农村疾病预防控制体系改革与思考	翟慎永	2006.09	预防医学论坛	2800	

论文题目	第一、二位作者	发表时间	刊物名称（期号）	字数	备注
儿童少年肥胖筛选标准的研究	张群	2006.09	中国体育科技	2500	
淄博市出疹性病例风疹抗体的检测分析	李　玲	2006.10	中国热带医学	2200	
淄博市开展痰涂片盲法复检工作情况分析	李　源	2006.12	中国热带医学	2500	
淄博市中小学生机能发育状况调查分析	孟　刚	2006.12	中国民康医学	2100	
聚丙烯腈纤维粉尘对工人健康的影响	夏　猛	2006.12	中国工业医学杂志	2000	
淄博市 1995~2005 年流行性乙型脑炎流行病学分析	张　丽	2007.02	疾病监测	2200	
淄博市 7~18 岁中小学生 20 年的形态发育动态分析	张　玲	2007.06	中国热带医学	2600	
基层职业卫生工作者的良师益友	郭　平	2007.10	中国工业医学杂志	2000	
山东淄博市 FIDELIS 项目实施情况评析	李　源	2007.10	中国卫生质量管理	2200	
山东省淄博市实施结核病归口管理工作情况分析	李　源	2007.10	医学动物防制	2400	
蓄电池制造业铅中毒的控制与消除	王龙义	2007.10	中国工业医学杂志	2700	
某小煤井改扩建项目职业病危害预评价分析	夏　猛	2007.10	中国工业医学杂志	2100	
青少年近视与颈椎病变的关系浅探	张　茜	2007.11	中国热带医学	2200	
蒲公英卫生巾、卫生护垫微生物污染检测和安全性试验	杜　俊	2007.12	中国卫生产业	2600	
淄博市 1996—2005 年结核病控制情况评析	李　源	2008.01	中国热带医学	2400	
某超白浮法玻璃建设项目职业病危害控制效果评价	王晓芳	2008.02	中国工业医学杂志	2000	
淄博市农村流行病出血热间带毒状况调查	杜　俊	2008.04	中国热带医学	2200	
家蝇对常用杀虫剂抗性状况及防治对策的研究	杜　俊	2008.08	中国卫生杀虫药械	2600	
淄博市 2007 年麻疹疑似病例血清学调查分析	郭　茜	2008.08	中国热带医学	2200	
某药玻公司高档白色瓶生产职业病危害调查分析	夏　猛	2008.08	中国工业医学杂志	2000	
淄博市 2006 年疑似风疹病人的实验室诊断结果分析	郭　茜	2008.09	中国卫生检验杂志	2400	
社区居民健康管理网络系统机制的探讨	孟　刚	2008.09	中外健康文摘	2000	
淄博市开展全国结核病耐药基线调查项目工作情况评析	李　源	2008.10	预防医学论坛	2100	
某泵业制造公司职业病危害调查分析	王晓芳	2008.10	中国工业医学杂志	2000	
淄博市托幼机构活动室卫生状况调查	张　茜	2009.01	中国热带医学	2100	
三个级别的高血压患者生存质量的证实性因子分析	张　艳	2009.01	现代预防医学	2600	
氢化物发生原子荧光法测定工作场所空气中的锑	魏　滨	2009.02	中国卫生检验杂志	3000	

论文题目	第一、二位作者	发表时间	刊物名称（期号）	字数	备注
新建高档棕色瓶项目职业病危害预评价	夏　猛	2009.02	中国工业医学杂志	2000	
石墨炉原子吸收法测定生活饮用水中的锑	魏　滨	2009.04	实用预防医学	2800	
汉坦病毒包膜糖蛋白细胞融合活性研究进展	曹海霞	2009.05	山东大学学报	3100	
某过氧化氢消毒液中和剂选择与杀菌效果观察	王延东	2009.05	中国卫生检验杂志	2400	
淄博市2007~2008年流行性腮腺炎血清学调查分析	郭　茜	2009.06	中国热带医学	2000	
浅谈档案专业人员的素质	伦华美	2009.06	中外健康文摘	2000	
淄博市2006~2008年585例尘肺现患病例分布情况分析	王晓芳	2009.06	中国工业医学杂志	2100	
浅谈电子政务与办公自动化的应用	杨　斐	2009.09	医药与保健	2000	
淄博市布氏菌落14年监测结果分析	郭　茜	2009.10	中国卫生检验杂志	2400	
某冷轧带钢项目职业病危害控制效果评价	张　玲	2009.10	职业卫生与应急救援	2100	
2007—2008年山东省淄博市布鲁氏菌病检测结果分析	李　玲	2009.11	中国病原微生物学杂志	2700	
浅谈网络环境下的档案创新服务	高玉霞	2009.12	医药与保健	2000	
某地区苯及苯系物接触人员疾病状况调查	王龙义	2010.01	工业卫生与职业病	2700	
淄博市艾滋病自愿咨询监测探析	杜　俊	2010.01	中华医学杂志	2100	
二硝基苯急性中毒事故一起	夏　猛	2010.03	中华劳动卫生职业病杂志	2000	
糖尿病患者三大营养素量表法及应用的探讨	张　群	2010.04	实用糖尿病杂志	2400	
氢化物发生原子荧光法测定工作场所空气中的铋	魏　滨	2010.06	中国职业医学	2600	
动物朊蛋白基因序列分析及系统进化研究	管廷龙	2010.07	四川动物	2900	
2009年淄博市手足口病 疫情监测分析	张　玲	2010.07	疾病监测	2300	
淄博市城市集中式供水单位实验室建设和水质检测的现状调查	张存玲	2010.08	中国卫生检验杂志	2400	
对市级疾控机构疾控文化建设的思考	伦华美	2010.09	中国保健营养	2000	
一起食物中毒中三种食源性致病菌的鉴定与分析	刘　军	2010.10	中国卫生检验杂志	2000	
某液体化学品码头项目职业病危害预测及关键控制点分析	夏　猛	2010.10	中国工业医学杂志	2100	
淄博市县级疾控机构卫生检验资源配置现状与检验能力评价研究	王　勤	2010.11	中国卫生检验杂志	3200	
淄博市2008年传染病网络直报信息质量评价分析	杨淑霞	2010.11	中国热带医学	2500	
某大豆蛋白饲料扩建项目职业病危害分析与评价	王龙义	2010.12	中国工业医学杂志	2100	

论文题目	第一、二位作者	发表时间	刊物名称（期号）	字数	备注
2007—2009 年淄博市涂阳肺结核病人密切接触者涂片检测分析	李　源	2010.12	预防医学论坛	2000	
2008 年淄博市临淄区手足口病疫情监测分析	杨淑霞	2010.12	中国热带医学	2300	
钢管防腐生产线职业病危害识别和关键控制点分析	王晓芳	2011.01	中国工业医学杂志	2100	
淄博市 2007—2009 年度流感监测及流行特征分析	王　玲	2011.03	中华疾病预防控制	3400	
一起急性非职业性二硝基苯中毒事故调查	夏　猛	2011.04	中国工业医学杂志	2100	
氢化物原子荧光光谱法同时测定血液透析用水中的砷和锑	汪　洋	2011.03	中国工业医学杂志	2800	
Excel 在不确定度评定中的应用	魏　滨	2011.04	中国卫生检验杂志	3400	
论如何加强事业单位财务管理	张艳红	2011.05	商业文化	2000	
国内外中小企业工作场所健康促进研究进展	夏　猛	2011.08	中国工业医学杂志	2800	
淄博市五中学生 2007—2010 年视力情况现状现状调查分析	于俊丽	2011.08	中国医学创新	2300	
淄博市甲型 H1N1 流感感染状况的调查	王　玲	2011.10	现代预防医学	3200	
2004 年—2010 年淄博市狂犬病疫情资料分析	杨淑霞	2011.11	中华疾病预防控制	3000	
一起急性一氧化碳中毒事故的调查研究	王晓芳	2011.12	中国工业医学杂志	2400	
2011 年淄博市医院污水消毒处理状况调查	张殿平	2012.05	预防医学论坛	3100	
淄博市实施全国结核病防治规划 2001—2010 年评价	李　源	2012.04	疾病监测与控制	3300	
2011 年淄博市农村生活饮用水水质调查	李　平	2012.05	预防医学论坛	3000	
高青县农村供水市政化管理模式对饮用水卫生的影响调查	张殿平	2012.02	环境卫生学杂志	3000	
某化学品仓储运输项目职业病危害预评价分析	夏　猛	2012.03	中国卫生医学杂志	2400	
淄博市 6 类食品中铅含量调查与分析	王玉华	2012.04	中国卫生检验杂志	3000	
2008—2011 年淄博市农村饮用水卫生状况分析	李　平	2012.06	预防医学论坛	3100	
淄博市医院消毒与感染控制监测现状与对策	杜　俊	2012.11	中国消毒学杂志	3100	
某超市餐饮区集中空调通风施工设计卫生学评价	张殿平	2012.07	中国卫生工程学	3200	
浅谈淄博市卫生应急服务能力建设现状与对策	伦华美	2012.02	社区医学杂志 10 卷	2000	
中小学生视力下降的影响因素预防及治疗	于俊丽	2012.07	医学前沿	2500	
淄博市 2005—2011 年疾病疫情分析	刘素春	2012.09	中国地方病防治杂志	3000	
黄原胶微生物学检验方案确认试验研究	袁新华	2012.10	中国卫生检验杂志	3000	
Clinical and epidemiological study on seven Fever with Thrombocyt	崔　峰	2012.10	AMERICAN Journal of Tropical Medicine and Hygirne	3000	

论文题目	第一、二位作者	发表时间	刊物名称（期号）	字数	备注
The spatial edidemiologh of tuberculoss in linyicity china	王　涛	2012.10	BMCPUBLIC HEALTH	3100	
淄博市发热伴血小板减少综合征监测分析	王　玲	2012.12	现代预防医学	3000	

第二节　著　作

1987 年市防疫站专业人员始有专著问世。至 2000 年，先后编著、出版预防医学相关专著和科普读物 17 部（本），累计印刷发行 141 ,650 册。其中，专著 8 部，发行 58900 册；科普读物 6 种，发行 51750 册；工具书（词典等）3 种，发行 3.1 万册。

一、专业著作

[实用健康教育学]

中国首部健康教育专著，由山东省卫生防疫站、淄博市卫生防疫站、青岛市卫生防疫站共同牵头并组织专业人员编写。1987 年 11 月由山东科学技术出版社发行，全国统一书号：ISBN–7–5331–0262–2/R.69。大 32 开。第一版印数 15900 册。全书十三章四十一节 37 万字，较为详尽地介绍了中国健康教育的历史、沿革，现代健康教育的基本理论、相关学科以及健康教育方式方法等，是中国首部公开出版的集健康教育理论与技术方法于一体的健康教育专著。主编王茂泽、毛淑珀、刘龙云。淄博市卫生防疫站解荣章参加多篇章节的编著并列第一编委，同时负责全书的统编。

主要读者对象为各级卫生防疫站、健康教育机构、医疗单位等专兼职健康教育专业人员、医学院校相关专业教师和学生等。

[实用学校卫生统计方法]

市防疫站孟召恒主编，山东省卫生防疫站刘桂刚任副主编，王守仓、元田恒、傅茂笋、张迎修参加编写。全书 17 章 27 万字，以例解形式，较为祥尽地介绍了学校卫生工作中常用的卫生统计学知识和卫生统计、计算方法，融统计知识于专业实用之中。读者对象为基层学校卫生工作者、校医、保健教师等。32 开本。1988 年 8 月由山东省出版总社淄博分社出版，书号为“山东省新闻出版局准印证（1988）1–048 号。第一版印刷发行 6000 册。

[实用建筑工程卫生审查]

淄博市防疫站李进贤和滨州市卫生防疫站崔殿祯主编，副主编：王殿襄、谷学兰、杨长海、宫庆月。全书 12 章 27 万字，主要介绍了城乡规划、工业企业、公共场所、住宅、学校等建筑工程的卫生审查技术知识。读者对象为预防性卫生监督及相关卫生专业人员，也可供厂矿、企业、学校等单位规划设计人员参考。32 开本。1989 年 12 月由山东科学技术出版社出版，第一版印刷发行 4000 册，全国统一书号：ISBN7–5331–0754–3/R.207。

[实用流行病学]

市防疫站牵头组织编写的大型流行病学专著，由北京医科大学著名流行病学专家魏承毓教授、淄博市卫生防疫站主任医师张汉民、省卫生防疫站主任技师李遂初、山东医学院卫生系教授李笠主编，国内各大专院校、科研单位等 25 名专家、教授组成编委会，国内百余名流行病学以及相关专业的专家、教授参与撰稿。分上、中、下三篇，共 199.5 万字。上篇《总论》，主要阐述流行病学方法和传染病的预防对策措施；中篇《各论》，分别介绍呼吸道、肠道、接触性传染病、动物源性传染病、寄生虫、地方病等共 87 种流行病的病因、病源、流行病学、诊断、治疗以及预防措施；下篇《与流行病学相关的基础知识和技术方法》，主要介绍流行病学的病原学基础知识、免疫学基础知识、流行病实验室诊断方法以及常用的医学统计方法等。卫生部原部长钱信忠、中国著名流行病学家何观清教授、山东省卫生厅原厅长向克分别作序，中国著名流行病学家何观清、蒋豫阁、王兆俊、刘秉阳教授担任该书评审并撰稿。16 开本。1989 年 4 月由甘肃科学技术出版社出版发行，首次印刷发行9000册，其中精装6550册，平装2450册。主要读者对象为各大院校流行病学教师，医学院校预防医学系学生、预防医学科研单位以及各级卫生防疫站流行病学专业人员等。全国统一书号：ISBN7–5424–0216–1/R.50。

[简明放射卫生防护法教程]

市防疫站孟强、成君方编著，较为全面地介绍了放射卫生防护方面的法规以及放射卫生防护知识和技术，读者对象为基层放射卫生防护工作者，以及厂矿、企业安全保护工作人员、医疗单位放射工作人员等。32开本，共14万字。1991年5月由山西科学教育出版社出版，第一版印刷发行1万册。全国统一书号：ISBN7–5377–0368–X/R.126。

[学校卫生工作指南]

市防疫站赵大明、赵佳芝、孟刚等编写，由山东省卫生防疫站徐明兴、淄博市卫生防疫站张汉民、解荣章编审。该书共9章23节11万字，较全面地介绍了儿童少年生长发育及心理特点，中小学生健康指标及健康教育、学校常见病、传染病防治、儿童少年营养等知识。读者对象为中小学校医、保健教师、中学生以及中小学生家长、基层学校卫生工作者。32开本。1992年3月由山东科学技术出版社出版，第一版印刷发行8000册。全国统一书号：ISBN7–5331–1018–8/R.271。

[实用流行病学]

市防疫站陈玉芳等编写，1992年1月由中国广播电视出版社出版。32开本，3.7万字。第一版印刷发行2000册。全国统一书号：ISBN7–5043–1383–1/R.44。

[健康教育调查研究技术指导]

淄博市卫生防疫站解荣章、山东省卫生防疫站毛淑珀、青岛市卫生防疫站于瑞龙编著，解荣章为第一作者兼统编。共6章30节18.3万字，详尽地介绍了健康教育调查研究的基本理论、课题设计以及具体的调查、统计、分析等技术方法。32开本。1993年5月由山东大学出版社发行，第一版印刷发行4000册。读者对象为各级卫生防疫机构、妇幼保健机构和健康教育机构的健康教育专业人员、医学院校相关专业师生、各级学校校医、保健教师等。全国统一书号：ISBN7–5607–0994–X/G.108。

二、科普著作

[饮食从业者必读]

市防疫站王金孚、徐逢春编写，张洪义编审，是针对饮食行业从业人员学习掌握食品卫生法规和食品卫生知识而编写的一本科普读物。共7章11万字。内容包括食品营养知识、食品卫生知识、食品添加剂、食物中毒预防等，同时收录国家有关部门颁发的食品卫生标准、管理办法。32开本。1988年12月由山东省出版总社淄博出版分社出版，书号：山东省新闻出版局“准印证（1988）82号”。第一版印刷发行1.2万册。

[狂犬病防治知识问答]

市防疫站于盛新编写，以问答形式，简明扼要地介绍了狂犬病的病因、流行病学、临床表现和预防措施。32开本，4万字。1989年12月由山东省出版总社惠民分社出版，书号为：山东省新闻出版局“准印证（1989）1–158号”。读者对象为社会各行业人群。第一版印刷发行1万册。

[中学生卫生保健咨询]

张店区卫生防疫站张传岭和淄博市卫生防疫站孟召恒主编，王守仓、张佩莲、姚树人为副主编。1990年7月由山东教育出版社出版发行。32开本。内容分心理卫生、生理卫生、饮食卫生、体育卫生、发育与健美、预防保健、常见病防治共七部分，17.3万字。是一本面向中等学校校医、保健教师、初、高中学生以及学生家长的科普性读物。第一版印刷发行9750册。全国统一书号：ISBN7–5328–0934–X/G.783。

[化妆品和实用化学品与保健]

市防疫站刘素君和淄川区卫生防疫站李其坤编写，1992年11月由知识出版社出版发行。介绍了日常生活中常用的化妆品以及与保健的关系和作用。32开本，17.4万字。第一版印刷发行6000册。读者对象为广大社会成年人。全国统一书号：ISBN7–5015–0822–4/R.37。

[工人健康指南]

市防疫站解荣章、赵大明主编，韩克之、蔡学义、王龙义、付爱玲参加编写。1993年8月由经济日报出版社出版发行。共 7 章 28 节 12.6 万字，较为全面地介绍了劳动环境与健康、常见的工业职业危害，厂矿企业中的常见病和职业病的防治、女工保健、心理卫生，现场急救等知识。读者对象为厂矿企业工人和基层卫生保健人员。32 开本。第一版印刷发行 10000 册。全国统一书号：ISBN7-80036-780-0/G.187。

[饮食行业、公共场所从业人员卫生培训教材]

市防疫站解荣章、赵佳芝、韩克之、刘伟主编，是为培训淄博市饮食行业和公共场所从业人员而编写的卫生培训教材。1997 年 3 月经淄博市新闻出版局批准印刷发行，准印证号："鲁淄新出准字（1997）B-12 号"。分食品卫生篇和公共场所卫生篇，共 7.4 万字。食品卫生篇 6 章 25 节，内容包括营养基础知识、食品污染及预防、食品腐败变质及预防、食物中毒及预防、各类食品的卫生要求、食品行业的卫生管理及卫生监督。公共场所卫生篇四章 20 节，内容包括公共场所卫生基础知识、公共场所常见疾病及防治、各类公共场所的卫生要求、公共场所的卫生管理及卫生监督。32 开本。第一版印刷发行 1 万册。该书既是供食品行业、公共场所从业人员进行卫生培训的教材，也是相关企业卫生管理人员和从业人员学习卫生法规知识和卫生保健知识的科普读物。

三、工具书

[实用健康教育词典]

中国首部健康教育词典类工具书。省防疫站毛淑珀、市防疫站解荣章、潍坊市防疫站官友生、青岛市防疫站于瑞龙主编，解荣章、孙毓统编，是一部具有普及性质的中型健康教育词典，共收入词目 1168 条，除包括健康教育专业词条外，还收录了临床医学、预防医学、社会医学、大众传播学、社会心理学、行为科学、人类文化学以及文学艺术等众多相关学科和边缘学科的词条。32 开本。1995 年 10 月由石油大学出版社出版发行。读者对象为健康教育、卫生保健工作者、医学院校师生及相关专业人员。第一版印刷发行 2000 册。全国统一书号：ISBN7-5636-0746-3/Z.58。

[五笔字型字和词组编码速查]

市防疫站潘承荣、潘鸣镝编写，是一本学习掌握五笔字型以及词组编码的工具书。16 开本，50.6 万字。1999 年 6 月由上海科学技术出版社出版发行，第一版印刷发行 6000 册。全国统一书号：ISBN7-5323-5099-1/TP.109。

[跟我学五笔字型]

市防疫站潘鸣镝、潘承荣编写，是一本学习五笔字型的工具书。16 开本，27.2 万字。2000 年 11 月由上海科学技术出版社出版发行，第一版印刷发行 23000 册。全国统一书号：ISBN7-5323-6070-9。

第三节　卫生防疫资料汇编

建站以来，市防疫站专业技术人员在卫生防疫工作中，结合卫生防病实践，总结、撰写了大批的调查报告和专业论文，成为总结、指导全市卫生防病工作的及其重要的科学依据和历史资料。这些调查报告和专业论文，除分别在国家和省、市及学术刊物发表外，市防疫站还根据不同历史时期和卫生防疫资料总结、管理的需要，编辑出版了数期《卫生防疫资料汇编》。

一、《卫生防疫资料汇编》

1964 年 10 月，首次编辑出版《卫生防疫资料汇编》。收集了 1955 年—1964 年市防疫站卫生防疫人员在卫生防病工作中撰写、总结的 43 篇专业调查论文和资料分析、检验方法等。其中，流行病学 20 篇，劳动卫生与职业病 10 篇，环境卫生 2 篇，营养卫生 3 篇，儿童少年卫生 2 篇，卫生检验 6 篇。16 开本，22 万字，共印刷 200 册。

二、《卫生防疫资料汇编》与《预防医学》

1977 年 3 月—1980 年 9 月，编辑出版五期卫生防疫资料，1-3 期为《卫生防疫》，4-5 期改为《预防医学》，以内部刊物的形式编辑出版。

1. 卫生防疫资料（两管五改专辑）

1977 年 3 月编辑出版。刊登中共中央、国务院 1974—1976 年有关卫生工作方针、政策、规定 7 篇，同时刊登饮水卫生管理、粪便卫生管理、五改（改良水井、厕所、畜圈、炉灶、环境）的技术资料和中国医学科学院卫生研究所有关评价粪便无害化效果的卫生指标。16开本，6万字，共出版印刷200册，分发区县卫生防疫站及公社卫生院，作为开展农村卫生工作的技术参考资料。

2. 卫生防疫资料（第二期，食品卫生专辑）

1977年10月编辑出版。收集市防疫站有关食品卫生的8篇调查报告和检验方法，同时开辟“国外预防医学摘译”栏目，刊登了市防疫站专业人员翻译的有关食品卫生的3篇译文摘要。10万字。共印刷300册，发放至区县卫生防疫站和市防疫站专业人员，与全国市级以上卫生防疫站进行交流。

3. 卫生防疫资料（第三期）

1979年4月编印，共刊登市防疫站专业人员撰写的调查研究、检验技术、经验交流等专业论文13篇。同时，在“国外预防医学摘译”栏目刊登市防疫站专业人员张汉民长篇译文（英文）两篇，潘承荣译文（英文）两篇，解荣章摘译（英文）四篇。9.5万字，共印刷300册。发至市防疫站专业人员、区县卫生防疫站，并在全国卫生防疫系统交流。

4.《预防医学》（卫生防疫资料第4期）

1980年，市防疫站将原《卫生防疫资料》更名为《预防医学》，不定期编辑出版。是年3月，市防疫站编辑出版第4期，共发表市防疫站专业人员的论文和调查报告8篇，译文和文摘（英文）6篇。9.3万字，共印刷300册，淄博市系统内分发和全国系统内交流。

5.《预防医学》（第5期）

1980年9月编辑出版，共发表市防疫站和周村区卫生防疫站专业人员的调查研究论文、报道以及检验技术方法等9篇，发表市防疫站专业人员翻译的国外预防医学译文、摘译7篇。13万字，共印300册，发行方式和范围与前相同。

三、《淄博市卫生防疫站青年优秀论文选》

1985年12月，市防疫站团总支组织举办“淄博市卫生防疫站青年论文研讨会”。是年，市防疫站共有专业技术人员132人，其中，35岁以下青年专业技术人员90余人，约占全站专业人员的70%。此次青年论文讨论会共收到卫生防疫专业论文30余篇，有27篇入选参加讨论会交流。经过论文交流、讨论和评选，其中有2篇获“论文讨论会”一等奖，4篇获二等奖，6篇获三等奖。会后，市防疫站对入选讨论会的27篇论文汇编为《淄博市卫生防疫站青年优秀论文选》，内容涉及流行病、地方病、劳动卫生、食品卫生、环境卫生、学校卫生和卫生检验等。

四、《淄博预防医学》（卫生防疫资料汇编）

1986年市防疫站编辑出版，收集了市防疫站1977—1986年市防疫站卫生防疫专业人员撰写、总结的56篇学术价值较高的调查报告和专业论文。其中，流行病学论文6篇、地方病1篇、劳动卫生14篇、食品卫生2篇、环境监测5篇、放射防护4篇、儿少卫生5篇、健康教育4篇、卫生检验13篇、文献综述及药物研究各1篇。16开本，共236页，约34万字，印刷发行500册。分发市防疫站和各区县卫生防疫人员，向全国地市以上卫生防疫站赠阅交流。

五、《检验资料汇编》

1986年编辑出版。16开本。共收录卫生防疫检验技术、方法和专业论文20余篇。

六、《预防医学论文汇编》

1995年1月编辑出版，收集了1992年—1994年在省以上专业刊物发表的调查报告和专业论文45篇。其中，疾病控制11篇、卫生监督监测19篇、健康教育2篇、卫生检验10篇、卫生防疫管理3篇。16开本，13万字，共印刷500册。分发各区县卫生防疫站和市防疫站各专业人员，向全国相关医学院校和市地级以上卫生防疫站赠阅交流。

七、《公共卫生监督论文汇编》

1999年9—10月，市预防医学会与市卫生防疫站在全市卫生防疫系统开展公共卫生监督论文评选活动暨学术交流会。这次活动共收到论文73篇，经评审委员会评审，获奖论文63篇，其中一等奖11篇、二等奖20篇、三等奖32篇。2000年3月，市预防医学会与市卫生防疫站从获奖论文中选出56篇，编辑印刷《公共卫生监督论文汇编》。16开本，14万字。分发全市各级卫生防疫机构赠阅交流。

八、《预防医学优秀论文集》

2000年—2001年，山东省预防医学会委托淄博市防疫站先后举办了淄博市及周边地市劳动卫生、食品卫生、环境卫生、学校卫生、卫生统计等学科的继续医学教育及学术交流活动。在预防医学学术交流活动中，共征集市及各区县、大企业卫生防疫站专业人员撰写的预防医学调查报告和论文291篇。经组织专家评审委员会评审，评选出优秀论文一等奖30篇、二等奖60篇、三等奖136篇。经专家评审委员会筛选，将87篇优秀论文汇编成册，以山东省预防医学会和淄博市卫生防疫站名义，于2001年6月编辑出版《预防医学优秀论文集》。对入选的专业论文，均全文发表。对其他139篇优秀论文，只刊发论文题目和作者。16开本，26万字。印刷发行500册。

九、《淄博医药疾控专辑》

2011年，市疾控中心与《淄博医药》合作出版疾控论文专辑2011年第3期（总第107期），收录2006年市疾控中心成立以来专业技术人员发表的论文30余篇。

第十篇

DISHIPIAN

精神文明建设

JINGSHENWENMINGJIANSHE

第十篇 精神文明建设

第一章 创建精神文明单位

第一节 精神文明制度建设

1986年，《中共中央关于社会主义精神文明建设指导方针的决议》公布后，根据省、市关于精神文明建设标准，市防疫站修订、补充、制定了站、科两级及个人精神文明标准、条件以及评比办法。评比标准分为五项内容：⑴政治思想；⑵社会公德；⑶组织纪律；⑷业务工作；⑸卫生。每项各占100分，满分为500分。是年9月19日，市防疫站制定《文明科室考核办法》，《办法》规定，文明科室每月考核一次，每月月底公布考核结果。具体考核方法：⑴凡单项评分达95分以上(包括95分)，挂达标红牌，不足75分（包括75分）挂黑牌；⑵当月五个方面均达标或总分在500分以上（包括500分），当月授予“文明科室”流动红旗；⑶连续三个月获得“文明科室”流动红旗者，站授予“文明科室”称号，给予适当物质奖励；⑷单方面连续三个月获得达标红牌，给予单方面奖励；⑸某方面三个月均是黑牌，给予适当处罚；⑹当月五个方面均是黑牌，给予适当处罚。

1987年10月，市卫生局制定、印发《淄博市卫生系统职业道德规范》。

1988年5月，市防疫站制定《建设廉洁卫生防疫站，争做廉洁干部、职工的八条措施》。

1991年5月，市防疫站制定《淄博市卫生防疫站公开办事制度》。

1991年9月4日，市防疫站党总支印发《关于深入开展创建文明城市及文明单位活动的实施方案》，该《方案》制订了《创建活动标准》和《文明单位检查验收细则》。《创建活动标准》包括五项指标：

㈠思想政治工作好。站领导班子团结合作，作风正派，各项自身建设制度落实，整体功能强，政治工作机构健全，思想政治工作责任制完善，经常对职工进行思想教育，效果明显，年度文明职工数量达职工总数的80%以上，文明科室达70%以上。

㈡职业道德好。广大干部职工要牢固树立全心全意为人民服务的思想，服务态度端正，专业技术纯熟，文明执法，礼貌待人，职工纪律严明，廉洁奉公，不徇私情，职业道德高尚，严格做到“四不”：不索要和无偿接受被监督单位的物品和宴请；不故意放宽验收标准，伪造更改监测数据，提供假情况，出具假报告；不乱收、多收费用和故意刁难打击报复被监督单位与个人，不索贿受贿、收受各种回扣和多采、截留样品。

㈢站容站貌好。各项卫生制度健全，责任明确落实，庭院实行净化、绿化、美化，科室走廊整齐、清洁、肃静、安全，工作人员着装整洁，站、科卫生达标。

㈣树立新风尚。职工自觉遵守社会公德，关心集体，团结友爱，助人为乐，见义勇为，积极参加健康有益的文化娱乐活动，自觉净化心灵，陶冶情操，无腐化蜕化现象发生，无虐待老人、妇女、儿童的现象。

㈤工作效率高、效益好。组织结构合理，工作关系理顺，岗位责任明确，工作指标清楚，刻苦钻研业务，积极开展科学研究，自觉坚持岗位学雷锋，在每个干部、职工思想中立足效益，追求效益，实现效益观念进一步增强，达到指挥灵、动作快、效益高的要求，保质保量完成各项工作任务，年内3~4个科室达到省同级先进水平。

《文明单位检查验收细则》内容如下表：文明单位检查验收细则（总分 100 分）

序号	内　　容	标分	评分办法
一思想政治工作	1. 思想政治工作有计划，有措施。	2	无安排意见扣 1 分，措施不利酌情扣分。
	2. 领导班子制度健全，落实目标责任制。	3	查看党总支（支部）目标责任书，一项不全扣 0.5 分，扣完为止。
	3. 认真贯彻党的路线、方针、政策和上级党委的指示，学习有记录，执行上级决议、决定，及时而坚决，经常向上级党委汇报工作。	3	查看班子和领导成员学习记录，听取群众反映，执行党的路线、方针、政策决议情况，无记录扣 1 分；执行不好此项不得分，按规定不及时汇报工作者扣 0.5 分。
	4. 领导班子团结合作，民主集中制执行得好，相互协调、领导核心作用发挥得好，在规定时间内完成上级党组织布置的任务。	3	完成临时任务不符合要求的扣 1 分，党政领导不团结，严重者不得分。
	5. 领导班子作风正派，廉洁奉公，勤政，主要领导以身作则，联系群众，不以权谋私。	4	主要领导不以身作则扣 1 分，领导班子中出现不廉洁现象扣 2 分。
	6. 思想政治工作机构健全，做到人员、制度、设施三落实。	2	无机构此项不得分，机构不健全或无工作职责酌情扣分。
	7. 充分利用单位教育阵地，对职工进行经常性思想教育，并结合单位实际，积极开展评优创佳及学雷锋、学白求恩活动和开展优质服务年等活动。	3	经常性教育制度不全，教育活动无记录酌情扣分，凡上级要求开展的活动一项延误的扣 1 分，落实不好酌情扣分。
	8. 落实思想政治工作责任制度，且成效显著： (1)各类人员自觉遵守职业道德规范，认真履行岗位职责。 (2)服务态度好，有较高的社会声誉。 (3)职工自觉遵守劳动纪律，出勤率高，单位秩序好。 (4)无刑事犯罪及违法乱纪现象。 (5)实行晚婚晚育和计划生育。	5	思想政治工作责任制不落实的扣 2 分，开展不好的酌情扣分，效果每项各占 1 分，无效果扣 1 分，不明显酌情扣分，发现问题严重等方面的情况此项不得分。
二职业道德	1. 职工牢固树立全心全意为人民服务思想，文明服务、礼貌待人。	4	查看有关资料，听取群众反映，职业道德规范监督制度不健全者扣 1 分。
	2. 秉公执法，尽职尽责，廉洁奉公，不徇私情。	5	故意刁难或索要财物一次扣 2 分，反映态度不好造成影响的扣 2 分。
	3. 遵守职业道德规范，严明纪律，努力防止工作失误。	4	擅离职守贻误工作扣 1 分，造成重大事故，此项不得分。
	4. 经常深入基层抓好卫生防疫和监督工作。	3	工作无记录者扣 1 分，搞得好且有影响的适当加分。
	5. 坚持经常系统地对职工进行丰富多彩的职业道德教育，制度健全。	3	查看记录，必须人员、制度、设施三落实，制度不健全扣 1 分，无记录扣 1 分。

三站容站貌	1. 各项卫生制度健全，且落实到科，落实到人，责任明确，分片负责。 2. 庭院净化、美化、绿化、整洁；办公室、检验室整齐、清洁、肃静、安全；走廊有痰盂。 3. 工作人员上下班要衣帽整洁，自觉维护本站、科室的卫生整洁。 4. 查体、买药等秩序优良、井然。 5. 食堂工作人员严格按食品卫生法办事，定期体检，且有文明公约。	3 2 2 2 2	无安排，制度未上墙，措施不利酌情扣分。 检查中发现有不符合卫生要求的可酌情扣分。 工作人员衣帽不整扣1分，若发现有不卫生行为酌情扣分。 发现吵闹与工作人员打架现象，此项不得分。 发现一处违反食品卫生法扣1分，无文明公约扣1分，发现就餐人员与工作人员打架扣1分，发生食物中毒此项无分。
四社会主义新风尚	1. 职工自觉遵守社会公德，爱护公物，节约水电，以站为家。 2. 关心集体，热爱本职工作，党团员的模范带头作用发挥得好。 3. 职工之间互相帮助，团结友爱，一方有难，八方支援，好人好事层出不穷。 4. 尊老爱幼，体现社会主义大家庭的温暖，无虐待老人、妇女和儿童的现象。 5. 积极开展“四、四”比赛活动，效果明显。	2 5 5 3 5	对有群众反映，查有违反社会公德的事扣1分。 实地查看，若有擅离职守、串科室、思想偏差大者酌情扣分。 发现打架、骂人或曾有此类事情发生此项不得分。 与群众交谈，了解全站情况，有虐待现象者此项不得分。 活动开展不好的不得分，效果不明显的酌情扣分。
五完成任务	此项参照科室业务工作考核评分标准占总分的25%。		

1992年1月，市防疫站印发《严禁用公款吃喝送礼“五一律”、“五不准”规定》。

1994年6月，市防疫站制定、印发《加强卫生监督队伍廉政建设十六条规定》。

1994年9月，市防疫站贯彻市文明办“开展争做文明市民活动”，并在“陶琉节”活动中，认真执行《十要十不要》行动规范。《十要十不要》行为规范的内容是：要文明用语、不说脏话、粗话；要讲究卫生，不随地吐痰；要礼貌待人，不轻侮他人；要爱护公物，不损坏公共设施；要爱护环境，不乱扔杂物；要遵守公共秩序，不在公共场所闹事；要美化市容，不攀折花木；要服从指挥，不我行我素；要热情文明，不冷淡蛮横；要团结友爱，不打架斗殴。

1996年6月，市防疫站制定《工作期间禁止饮酒的规定》。

1999年4月，市防疫站制定《卫生监督员风纪管理暂行规定》。

2000年5月，市防疫站制定《站务公开制度》。

2012年，市疾控中心制定《淄博市疾控中心劳动纪律管理办法》。

第二节　精神文明建设活动简述

1982年3月，市防疫站干部职工响应中央和省、市委的号召，踊跃参加全国第一个文明礼貌月活动。次年1月，市防疫站获市卫生局党委1982年精神文明建设优异成绩表彰。

1983年3月，市防疫站组织团员、青年走上街头，设立卫生服务站，积极参加全国第二个“文明礼貌月”活动。次年4月，市防疫站获市卫生局党委“83年全民文明礼貌月活动先进集体”。

1984年3月，是全国第三个“文明礼貌月”，根据市委、市政府和市卫生局统一部署，市防疫站组织职工参加4次文明礼貌月卫生服务和宣传活动。3月1日，组织全站职工开展卫生清洁活动，使站容站貌进一步改观；3月5日，组织团员青年在市驻地繁华街道设立两处卫生宣传和“为您服务”服务站，服务项目有免费理发、测量血压、身高、体重、开展卫生咨询、看显微镜、发放卫生宣传资料等，先后为300余名群众解答卫生防病咨询，为5000余人测量血压、身高、体重，发放卫生宣传材料1200余份；3月8日，组织14名女职工开展街头卫生宣传服务，测身高、体重1400余人次、发放卫生宣传材料千余份；3月12日，组织70余名职工到张店区傅家乡义务植树120余棵。同期，还利用宣传车开展流动广播宣传20余天。次年3月，市卫生局党委授予市防疫站“文明单位”称号。

1985年3月，市防疫站组织团员、青年参加全国第四个“文明礼貌月”活动，设街头卫生宣传站，共发放卫生防病宣传材料、《讲卫生》报等2万余份。9月，根据市委、市政府部署，市防疫站组织干部职工参加在全市范围内开展的“一要三禁”活动，建立健全卫生检查评比制度，使“一要三禁”活动落到实处，进一步改善了站容站貌。

1986年，根据中共十二届六中全会精神和中央关于加强精神文明建设的指示，市防疫站开展争创精神文明单位活动。措施：一、成立精神文明建设领导小组，由杨明玉、李庆祥、赵大明、刘向前、吴新宝、刘忠厚、张庆林、翟慎永、张洪义九人组成，下设办公室，由党办主任吴新宝兼主任、站办主任刘忠厚兼副主任。二、制定争创精神文明建设先进单位规划意见，组织全站干部职工深入学习、贯彻。三、制定《领导班子自身建设守则》，共8条，要求领导干部以身作则，率先垂范。四、层层组织发动，认真组织落实。党、政、工、团四条线齐抓共管，站、科、组分层负责，狠抓落实。11月13—23日，站精神文明建设领导小组根据文明科室标准对全站14个科室进行检查评比，地病科、监测科、宣教科、消杀科、食品卫生科、劳动卫生科共6个科室达到文明科室标准。11月底，市防疫站接受了市、区精神文明单位建设的检查验收。次年3月11日，市防疫站被市精神文明协调委员会命名为“市级文明单位”。

1987年，根据中共十二届六中全会《关于社会主义精神文明建设指导方针的决议》，市防疫站把精神文明建设摆在了重要议事日程。3月6日，站党总支召开“深入开展精神文明建设，搞好双增双节运动”动员大会，明确提出了“坚持改革、坚持预防为主、坚持两个文明一齐抓”的指导思想。4月1日，市防疫站以“淄卫防字（87）27号”文印发《87年深入开展精神文明建设规划意见》，要求全站干部职工认真贯彻实施。12月，按照文明科室检查评比标准对全站15个科室进行检查，政治思想、社会公德、组织纪律、业务工作、卫生五项评比标准，除组织纪律平均分数为88.53以外，其他四项全站平均分数均达到95分以上，其中，社会公德为100分。

1988年，市防疫站以中共十三大精神为指针，紧紧围绕“一个中心，两个基本点”，把精神文明建设和职业道德建设与贯彻党的基本路线结合起来。3月，市防疫站印发《1988年精神文明建设规划要点》，要求继续巩固市级文明单位成果，提出1988年精神文明建设四项指标：⑴向高层次发展，争创省级文明单位；⑵全站文明科室达标率达35%以上；⑶全站文明职工达标率达50%以上；⑷年内全站无违法乱纪、无重大事故发生，无以权谋私、无计划外生育。6月，市防疫站组织干部职工参加全市普法教育，做到人人学法、懂法、用法、守法，促进了职业道德建设和精神文明建设的深入开展。9月，全站90%的职工参加了全市开展的普法考试，全部及格，全站平均分达97分以上。是年，站长李庆祥被卫生部授予“1988年全国卫生文明建设先进工作者”荣誉称号。同时，经过严格地检查、考核，市防疫站被省卫生厅评选为全省市、地级“甲级卫生防疫站”。是年11月24日，市防疫站调整精神文明建设领导小组。组长李庆祥，副组长杨明玉、赵大明、刘向前，成员吴新宝、王吉礼、张庆林、宋晓东、巩宜华。领导小组办公室设在站办公室，由站办公室主任王吉礼兼领导小组办公室主任。次年1月，山东省精神文明协调委员会授予市防疫站“1988年度省级文明单位”称号。

1989年，市防疫站获山东省卫生厅“山东省卫生文明先进单位”荣誉称号。

1990年3月，山东省精神文明协调委员会授予淄博 市防疫站“1989年度省级文明单位”荣誉称号。5月，市防疫站制订《关于贯彻落实党的十三届六中全会决定的实施意见》，将进一步强化思想政治工作，加强精神文明建设作为重要内容之一。8—9月，市防疫站党总支结合“学党章，正党风”教育活动，提出了“四学”（学雷锋、学白求恩、学焦裕禄、学共和国卫士）、“三创”（创一支“四有队伍”、创一流业务工作、创一流管理水平）、“两提高”（提高省级文明单位水平，提高甲级站水平）、“一保证”（保证完成市卫生局下达的全年工作目标）的目标。年内，全站先后五次组织团员、青年100余人次上街，设立卫生便民服务站，开展义务查体和卫生宣传活动，先后查体共7000余人次，发放卫生防病宣传材料万余份；年内，全站职工先后做好事170余件（次），48名职工自发捐款500余元帮助困难职工解决经济困难；副站长张汉民将出版著作稿费1000元交站，作为青年科技人员奖励基金；站团总支参加团市委组织的“奉献在淄博—雷锋精神闪光日”活动，获团市委“优秀活动奖”，被市卫生局团委评选为“学雷锋活动先进集体”。

1991年3月，山东省精神文明建设委员会授予市防疫站“1990年度省级文明单位”荣誉称号。9月，市防疫站党总支印发《关于深入开展创建文明城市及文明单位活动的实施方案》。该方案制定了创建活动标准、方法步骤、文明单位检查验收细则，同时要求，全站年度文明职工数量达职工总数80%以上、文明科室达70%以上的奋斗目标。为切实保证创建活动卓有成效地开展，站党总支调整了创建活动领导小组，杨明玉（党总支书记）任组长，李庆祥（站长）任副组长，张汉民（副站长）、赵大明（副站长）、刘向前（副站长）、吴新宝（工会主席）、王吉礼（站办主任）、张伟（党办副主任）、徐逢昌（团委书记）、巩宜华（行政科长）为组员。创建活动领导小组办公室设在党总支办公室，由徐逢昌任联络员。“方案”规定，创建文明单位（科室）活动每半年进行一次检查评比，对活动突出、成效显著的给予表彰和奖励。

1992年，为确保“省级文明单位”光荣称号，市防疫站党总支结合精神文明建设，于1月18日印发《关于举办职业道德讲座的实施意见》，决定在年内3~4月和6—7月举办两期职业道德讲座，全站190余名干部、职工参加培训，并统一组织学员参加全省的职业道德命题测试。2月25日—27日，在全站范围内开展了一次作风、纪律整顿；5月，在全站开展了“比服务、讲奉献”竞赛活动。同期，根据张店区精神文明建设委员会的部署，市防疫站成立了文明市民学校，负责对全站干部职工进行精神文明建设的教育工作； 7月，为进一步促进市防疫站精神文明建设，市防疫站与淄博驻军55182部队开展军民共建活动，并签订军民共建协议书，定期开展座谈会、文娱联欢和拥军爱民活动，密切了军民关系，促进了精神文明建设。12月28日，站党总支印发《关于开展立志立功竞赛活动的决定》，要求全站立足卫生防疫工作，加强精神文明建设，加快改革开放，在全站广泛开展“立志立功”竞赛活动。年内，市防疫站组织干部、职工和团员青年踊跃参加各种精神文明建设活动，站团委先后7次组织团员青年共90人（次）参加街头卫生宣传、便民服务活动，为市民义务查体共4000余人（次），发放卫生宣传材料4万余份；参加全市卫生系统举办的卡拉OK歌手大赛、交谊舞比赛和张店区文明委组织的“新风杯”文艺汇演，分别获得优秀组织奖、交谊舞比赛一等奖和卡拉OK歌手大赛一等奖。年内，全站干部职工做好事180件（次）。站内绿化环境100多平方米，粉刷墙壁2000余平方米，站容站貌和环境卫生焕然一新。

1993年3月，市精神文明建设委员会为市防疫站记“建设淄博立志立功活动”集体三等功。是年，市防疫站的精神文明建设工作，主要结合反腐倡廉工作，深入开展职工道德教育和廉政建设活动。8月31日，站党委以“淄卫防党字（1993）第12号”文印发《关于进一步加强卫生监督队伍建设，不断提高依法管理水平的意见》，要求进一步学习贯彻党的十四大精神和中央一系列反腐败指示精神，进一步搞好廉政建设，深入职业道德教育，深入开展精神文明建设，强化业务培训，配套约束机制，完善奖励措施，提高秉公执法、文明监督和依法管理水平。10月11日，站党委印发《关于近期开展反腐败斗争的实施意见》，要求以科室为单位，联系实际，自查自纠，站、科两级要针对存在问题，制定整改措施，并付诸实施。年内，全站组织开展了正规化职业道德理论教育和普法考试，全站职工普法考试参加答卷率达91%，考试成绩均在95分以上。年内，市防疫站组织参加全市卫生系统纪念毛泽东诞辰100周年文娱演出，获演出节目二等奖。年内，全站职工做好事320件次，参加义务献血20余人次，参加社会募捐4000余元，参加街道社区组织的植树、修路、美化环境、义务劳动4000余人（次）。年终全站精神文明检查，文明科室21个，占80.77%；文明职工占全站职工总数的95%以上。

1994年3月22日，山东省精神文明建设委员会公布1993年度复查合格的省级文明单位名单，淄博市卫生防疫站被确认为1988~1993年度省级文明单位。同期，市精神文明建设委员会为市防疫站荣记“建设淄博立志立功活动”集体一等奖。3月31日，淄博市精神文明建设委员会印发《关于撤销、整顿部分省级、市级文明单位的通知》，称：“最近接到省文明委的通知，为了严肃一票否决制，维护文明单位的最高荣誉称号，省文明委研究决定，撤销张店陶瓷厂、山东新华制药厂……省级文明单位称号。对博山水泥厂、市卫生防疫站、博山陶瓷厂……给予限期整顿一年的处理，10月份进行复查。”经事后了解，这次市防疫站受省、市文明委限期整顿处理，系因年内市管食品单位君子来饭店发生严重食物中毒所致，根据一票否决规定，市防疫站被限期整改。站党委对此非常重视，立即召开会议，认真学习了《山东省文明单位建设管理条例》，逐条对照检查近年来市防疫站精神文明建设工作存在的问题，总结经验教训，采取了有力整顿措施。5月9日，站党委印发《关于进一步加强精神文明建设的意见》，提出了在精神文明建设中，要本着“贵在坚持、重在建设、服务中心、以立为本”的工作思路，继续发扬“团结奋进，务实创新”的市站精神，强化内部管理，完善运行机制，努力提高三大效益，保持省级精神文明单位荣誉。同日，站党委印发《关于充实调整精神文明建设领导小组的通知》，党委书记赵亦成任组长，党委副书记栾兆恺、站长胡林任副组长，成员由徐增昌、赵大明、李进贤、孙志杰、王立庆、翟慎永、崔晓田、丁桂芬、巩宜华、曹铁军、王忠德组成，办公室设在站党委办公室，由王立庆任办公室主任。年内，站精神文明建设领导小组狠抓班子建设、作风建设和廉政建设，制定《关于进一步加强监督执法队伍廉政建设的16条规定》，同时，聘请社会卫生监督员，实行双向监督，促进了职业道德和廉政建设。是年，站党委认真组织干部、职工学习中共十四届三中、四中全会精神，积极参加张店区组织的省级文明单位联谊会和体育场办事处举办的“新风杯”文艺汇演，通过贯彻实施争做文明市民活动和“十要十不要”行为规范，以及通过举办“三八”歌舞会、“五四”文娱联欢会、站乒乓球赛、军民联谊会等形式，开展丰富多彩、健康向上的文体活动，促进精神文明建设活动深入开展。年内，组织职工向希望工程捐款2400余元。

1995年3月，市文明委为市防疫站记“建设淄博立志立功活动”集体三等功。是年，市防疫站把精神文明建设纳入年度综合目标，本着“贵在坚持、重在建设、服务中心”的原则，与业务、经济指标捆在一起，实行责任制，做到目标同定、考核同步、奖罚兑现，使两个文明建设同步管理、同步发展。4月，市防疫站开展深入向孔繁森同志学习的活动，组织干部职工收看“孔繁森事迹报告会”电视转播节目，组织座谈讨论，进一步促进了精神文明建设活动的深入发展。

1996年，根据市卫生局党委部署，市防疫站党委结合精神文明建设，于3月15日印发《关于开展“我为创一流卫生防疫工作做什么”大讨论活动的实施意见》，要求在全站深入开展“争创一流，优质服务”活动。10月23日，站党委印发《学习六中全会精神，搞好“优质服务，为民造福”竞赛活动的通知》，要求：⑴加强学习，提高认识，把思想统一到六中全会精神上来；⑵深刻理解发展社会主义市场经济和对外开放条件下，加强精神文明建设的紧迫性和长期性，正确认识精神文明建设的战略地位；⑶狠抓落实，全面推进精神文明建设工作。同期，市防疫站进一步完善了《卫生防疫人员职业道德规范》，制定并实行《淄博市卫生防疫站社会服务承诺制度》，从社会被监督单位聘请15名社会监督员，加大服务承诺和道德规范的考核、监督力度，并与考核、评选文明科室、文明职工以及奖金发放挂钩，进一步完善了精神文明建设的考核、监督机构。

1996年以后，市防疫站的精神文明建设工作主要和思想作风教育、职业道德建设、行风建设、文明优质服务、反腐倡廉等活动密切结合，长期坚持。例如，1998年，站党委举办思想作风教育学习班，全站中层干部和所有党员共60余人集中参加学习培训；同年3月，站党委以毛泽东等老一辈无产阶级革命家为雷锋同志题词35周年为契机，号召全站职工和团员青年掀起“向雷锋同志学习”的热潮，要求通过这项活动，进一步立足本职岗位，勤勉敬业，开拓进取，推动市防疫站两个文明建设。2000年，市防疫站为进一步加强卫生监督队伍的行风建设和内部监督力度，成立了稽查科，负责对市防疫站卫生监督员在卫生执法过程中出现的违法违纪行为进行查处。

1999年4月，市精神文明建设委员会办公室、市卫生局授予市防疫站“1998年全市卫生系统文明服务单位”荣誉称号。

2001年4月，市卫生局党委、市卫生局授予市防疫站“全市卫生系统行业作风建设先进集体”荣誉称号。

为争创“市级文明单位”，中心党委制订工作计划，提出争创目标，做到思想到位、组织到位、制度到位，实行目标管理，把文明建设的任务落到每个科室，把目标分解到每个人，并纳入年度考核考评中，及时检查文明建设的完成落实情况，实行季度、半年、年终定期考核和不定期抽查。

坚持以人为本的创建理念，按照全面提高人的素质、把创建工作与创建“好班子”、开展认真、专业、务实作风效能活动结合起来，不断提高领导班子、党员干部、职工队伍素质，增强文明意识和服务能力。

坚持建设以人为本，打造个性鲜明、具有优良团队精神的中心文化，大力倡导“团结、奋进、务实、创新”的精神，以争创“文明示范窗口”、“文明单位”、“青年文明号”、“先进科室”、“岗位技术能手”为抓手，鼓励职工积极参与，激发全体职工团结进取、爱岗敬业、乐于奉献精神；强化职工合法权益，充分发挥职工在民主管理、民主决策、民主监督中的作用，努力为职工办好事办实事。

中心工会、共青团积极组织形式多样的文体活动，丰富职工的业余文化生活。组织职工开展健身长跑比赛、趣味运动会、乒乓球比赛、职工摄影美术书画展等活动。2007年举办了全市疾控系统“唱响山东疾控之歌”歌咏比赛和摄影美术书画展，充分展现了疾控系统广大干部职工的精神面貌与风采，展示了单位之间、代表队之间、人与人之间的协作精神、拼搏精神，树立团结协作意识，提高了团队成员的向心力和凝聚力；积极参与社会公益活动，参加全市的“慈善一日捐”活动和市红十字会发起的各项捐助活动，积极为灾区、特困家庭捐款捐物，并与淄河镇池坂村建立了长期帮扶结对；积极参加市举办的科普宣传活动。

2007年3月被市委、市政府授予“市级文明单位”荣誉称号。

2009年，市疾控中心继续以疾控文化建设为主线，全面加强精神文化、制度文化、形象文化和专业文化建设，并初见成效，中心面貌焕然一新，凝聚力和战斗力日益增强，社会影响力日益提高，逐步树立了淄博疾控的品牌形象。

2011年是全市疾控系统文化建设年，制作了有疾控特色的标语标牌，完成了中心会议室、接待室的装修和办公区域墙面粉刷和门窗改造，使中心面貌焕然一新。中心统一制作了具有疾控中心统一标志的办公用品、工作证件。中心所有办公场所（办公室）为无烟区，并达到四整齐、五清洁、六不准；对中心院落全部进行绿化、美化，做到了三季有花，四季常绿。中心确立了“团结、奋进、务实、创新”的疾控事业精神，“正德厚生、臻于至善”的疾控价值观，“建设一流领导班子，建设一流人才队伍，建设一流工作环境，争创一流疾控业绩”的事业目标，“以人为本、人尽其才、才尽其用”的用人理念，“科学严谨、求实创新”的工作理念。并将疾控文化建设与“三好一满意”、创先争优活动相结合，不断增强疾控人的主人翁意识和服务意识，进一步提升了淄博疾控的整体社会形象，努力打造淄博疾控品牌。

2012年12月，市疾控中心被省文明委授予2012年度省级文明单位称号，这是本市新增24家省级文明单位中唯一一家医疗卫生单位。

2012年，市疾控中心深入贯彻落实科学发展观，坚持把创建省级精神文明单位贯穿于疾控工作的全过程，以疾控效能建设年活动和疾控文化建设为载体，加强疾控中心专业文化、精神文化、形象文化和制度文化建设，全面提升疾控工作效能，打造淄博疾控品牌形象；以“三好一满意”和“创先争优”活动为载体，加强行风建设和民主管理，不断提高党员干部素质，提高优质服务水平；以“一切为了人民健康”为宗旨，“科学、高效、有序”开展工作，切实履行疾病防控、公共卫生技术管理与服务等政府公共职能；以“志愿服务活动”为载体，参加社会公益事业，开展“慈心一日捐”，与山区农村帮扶结对，开展志愿服务等活动，积极履行社会义务。通过开展扎实有效的创建活动，带动和促进了市疾控中心各项工作呈现快速、健康、协调发展的良好态势，全市传染病总发病率降至历史最低水平，连续37年无白喉、20年无脊灰、4年无流脑病例发生，连续6年手足口病“零死亡”，实现了确保全市重大传染病疫情平稳、无重大突发公共卫生事件发生的目标。团队凝聚力、执行力进一步增强，精神文明建设再上新台阶，初步形成了班子团结、队伍专业、环境整洁、业绩突出的淄博疾控品牌。2012年12月21日，省文明委授予市疾控中心省级文明单位荣誉称号。这是对市疾控中心各项工作的认可和肯定。

第二章 职业道德及行风建设

第一节 职业道德及行风制度建设

1988年5月28日，市防疫站根据市卫生局指示精神，为推动全站党风、站风进一步好转，制定《建设廉洁卫生防疫站，争做廉洁干部、职工的八条措施》，内容如下：

㈠坚持周一政治学习制度；

㈡党员、干部、职工要严格组织纪律；

㈢站、科两级领导干部在卫生监督中正确运用权力；

㈣工作中严禁索礼、受贿；

㈤对外接待一切从简；

㈥加强目标管理，提高工作效率；

㈦艰苦创业，养成勤俭作风；

㈧增强内部团结，巩固安定团结稳定局面。

1991年，为深入贯彻执行省、市卫生主管部门制定的《医德规范》和纠正行业不正之风的有关规定，市防疫站5月31日公布《淄博市卫生防疫站公开办事制度》，主要内容包括：⑴职责范围公开；⑵工作程序公开；⑶采样标准公开；⑷收费标准公开；⑸处罚权限公开；⑹办事结果公开。同时，制定了工作纪律和违反处理办法，内容如下：

㈠利用职务之便接受被监督单位宴请的，除退交应摊费用外，并处以一倍的罚款。

㈡索要或无偿接受被监督单位物品的，没收其物品，处以市场价一倍的罚款；情节严重的，给予行政警告直至撤职处分；

㈢利用职权索贿受贿，收受各种回扣、手续费归个人所有者，其非法所得一律没收，取消监督员资格，视情节给予以下处分；

1. 数额在500元以下的，除追回款额外，给予行政警告至降级处分；

2. 数额在500元以上不满1000元的，除追回款额外，给予行政记大过至撤职处分；

3. 数额在1000元以上的，除追回数额外，给予撤职至开除处分。

㈣卫生监督工作中，不按标准办事，故意刁难，情节较重的，取消监督员资格，扣发三个月奖金；给对方造成损失的，视情节轻重给予行政警告至撤职处分；

㈤随意放宽验收和监督标准，造成产品卫生质量问题或技术差错事故的，取消其监督员资格，扣发3~5个月奖金；造成重大责任事故的，给予行政撤职以上处分；

㈥伪造、更改监测数据，提供假情况、出具假报告，与经营生产单位共同作弊者，取消其监督员资格，视情节轻重扣发半年至一年奖金，并给予行政警告直至记大过处分；

㈦违反规定多采样品，截留或扣留样品者，取消监督员资格，扣发三个月奖金；以采样为名据为己有者，处样品价值一倍的罚款，并给予行政警告至记大过处分；

㈧不按标准乱收费者，多收费用要退还原单位；少收费者由个人补交欠款，视情节轻重扣发1~3个月奖金。

㈨对揭发、检举单位和个人进行打击报复的，视情节给予警告至撤职处分；

㈩党员有违反工作纪律者，除按上述规定进行处理外，同时给予相应的党纪处分。

同年，为强化卫生监督的社会约束机制，加强廉政建设和民主监督，提高卫生监督执法水平和质量，市防疫站于10月18日制定《卫生防疫特邀监督员实施办法（试行）》。该办法包括总则、特邀监督员的职责、机构设置、工作例会与程序共4章10条。

1992年，为切实加强廉政建设，认真落实中央和省、市有关规定，坚决杜绝用公款吃喝送礼等不正之风，市防疫站于1月20日印发《严禁用公款吃喝送礼的“五一律”“五不准”规定》：

㈠五一律

1. 上级、同级、下级单位因公来站确需就餐者，经站领导批准一律吃工作餐（每日每人不超过10元）。

2. 召开各种会议要按规定编制会议预算，经站领导批准后，与会人员一律吃工作餐。

3. 到下级站或被监督单位检查指导工作，一律吃工作餐，并按规定交纳食宿费。

4. 任何人在各种专业活动中，个人一律不准收取“好处费”或回扣，若在对方允许规定范围内，要如实列入合同，按数交公。

5. 各种茶话会、联谊会、联欢会等，一律清茶一杯，不准搞餐饮。

㈡五不准

1. 站、科不准以任何借口设小金库，以任何形式截留资金，私发钱物。

2. 任何人不准以任何名义接受下级站、被监督单位礼物，向其索要钱物或令其代购土特产品。

3. 任何人不准借出差、开会、参观、学习、培训等名义用公款旅游。

4. 任何人不准以任何形式推销、自销站管销售范围内的任何生物制品。

5. 以上规定不准变通放宽，弄虚作假，欺上瞒下，搞上有政策，下有对策。

1994年6月11日，市防疫站印发《加强卫生监督执法队伍廉政建设十六条规定》：

（一）为加强市防疫站卫生监督执法队伍廉政建设，提高卫生监督人员素质，根据山东省卫生厅《关于加强卫生监督执法队伍廉政建设十条规定》制定本规定。

（二）认真贯彻执行国家《卫生监督员管理办法》。站办公室要严格卫生监督员的资格审查、办证、工作考核制度。建立卫生监督员档案并予以管理。

（三）监督执法工作实行“五公开一监督”制度。将执行公务的法律法规、监督监测程序、收费项目及标准、处罚依据、处理结果公开。建立监督机制，实行双向监督。

（四）站内认真贯彻执行国家关于行政性收费，罚没收入实行“收支两条线”的管理规定，任何科室、个人不得擅自截留、挪用和私分。如有违反除如数追回损失外，还要视情节给予党纪政纪处分和经济制裁。

（五）各科室按规定进销与疾病管理和科室职能有关的药物价格要公开，一切经济手续必须经站财务科办理，任何科室和个人不得违反规定私自经营。

（六）产品监制一律用市卫生防疫站名义实行归口管理，由归口科室提出书面申请，站办公室严格审查，经站领导研究同意，与企业签订监制合同，按规定收取监制费，纳入有偿服务资金管理。凡未经同意，私自监制者，除追回非法所得，还要根据情节处以非法所得1~3倍的罚款。

（七）加强印章管理。各科室所有对外印章由站办公室统一集中管理，凡需盖章者必须由分管副站长签批。

（八）兼有监督执法和有偿服务双重职能的科室，不得从事有碍监督执法公正性的经商活动。卫生监督员要廉洁自律，不准参与被监督单位的经济活动，不准在被监督单位担任顾问或兼职，更不准从中领取报酬，也不准向被监督单位借款。

（九）卫生监督员在执行公务时要证件齐全，着装整齐，风纪严谨，依法监督，秉公执法，不徇私情。

（十）食品卫生要加大监督执法力度，管理工作到位。今后，市管单位凡因管理工作不到位发生食物中毒，要追究具体分管人员和科室领导责任，并根据具体情况分别给予罚款。

（十一）卫生监督员牢固树立为企业服务的思想，严禁以权对被监督单位刁难、勒索。严禁利用职权吃、拿、卡、要。

严禁以任何借口和理由在被监督单位报销应由自己承担的各种费用。如有违反以贪污论处。

严禁在被监督单位低价购物。严禁以牺牲站上的整体利益为交换条件，在被监督单位为科室、小组、个人搞福利，捞好处，违者除没收物品或与物品相当金额外，还要视情节给予1~3倍的罚款。

（十二）卫生监督人员不准在被监督监测单位就餐，特殊情况确需就餐时，要在职工食堂吃便餐。

（十三）卫生监督人员不准以任何借口和名义收取被监督单位的礼金和礼品，违者，除原价退赔外，视情节轻重每次罚款 50—100 元。

（十四）卫生监督员要严格执行省、市关于《卫生监督监测实行分级管理的有关规定》。不得滥用职权，超越权限，违者视其情节，严肃处理。

（十五）为保证卫生监督工作健康发展，站成立卫生监督稽查小组。组长胡林，副组长李进贤、王立庆，下设办公室（在站纪委），负责全站卫生监督稽查工作，对监督执法人员违反上述规定者，要严肃查处，对严重违纪者要吊销其监督员证书，调离卫生监督工作岗位。同时在站内大力开展优秀监督员评选活动，一年一次，评选工作与年终评比同步进行。

（十六）强化监督意识，虚心接受被监督单位乃至全社会监督，为确保监督效果，将把监督内容以公开信形式印发各被监督单位。

1996 年 6 月 15 日，市防疫站印发《淄博市卫生防疫站关于工作期间禁止饮酒的规定》：

㈠严禁在工作时间和工作日中午饮酒；

㈡严禁在任何时间到被监督单位饮酒；

㈢严禁到违反卫生法规单位和与查处违法行为有直接利害关系的人员饮酒；

㈣严禁与来站办理各类卫生审批手续的人员饮酒；

㈤严禁着卫生监督服装、佩戴卫生监督证章在社会公共场所饮酒；

㈥严禁机动车驾驶员出车前饮酒；

㈦严禁在任何时间、任何场所酗酒；

㈧正常接待工作严格按照市卫生局的规定执行。

该规定自 1996 年 6 月 25 日起执行，违反该规定者，按以下规定进行处罚：

㈠ 一次违反者，给予警告并罚款 50 元。对当事人所在科室负责人和分管领导罚款 20 元；

㈡第二次违反者，除给予罚款 50 元外，全站通报批评并调离工作岗位。对当事人所在科室负责人和分管领导罚款 50 元；

㈢对违反《规定》二次以上者，停职待业。待业期间只发生活费，不享受劳务提成和福利；

（四）对屡教不改，情节恶劣者，予以除名。

1999 年 4 月 1 日，市防疫站印发《卫生监督员风纪管理暂行规定》，共 10 条，包括对卫生监督员的着装要求、仪表要求、风纪要求等。例如：“卫生监督员工作期间按规定着监督服，佩带领带、帽徽、肩章和胸章”；“男监督员不准留长发、留长胡须、留大鬓角；女监督员在着装时不得描浓眉、涂深口红、染指甲、戴耳环”；“严禁卫生监督员着监督服在公共场所饮酒及参加各种娱乐活动；对违反风纪管理规定的卫生监督员，按情节给予扣发劳务提成、取消评选先进资格，直至行政纪律处分。”

2000 年 5 月，为加强民主管理和行业作风建设，市防疫站制定六项《站务公开制度》：㈠行政管理公开；㈡人事公开；㈢财务公开；㈣基建和物资采购公开；㈤继续教育和评先树优公开；㈥领导干部廉洁自律公开。

第二节　职业道德及行风建设活动简述

1987 年 10 月，市卫生局制定、印发《淄博市卫生系统职业道德规范》。市防疫站将贯彻执行《淄博市卫生系统职业道德规范》作为加强精神文明建设的重要内容，认真进行传达、贯彻和实施。

1988年，为推动市防疫站党风、站风进一步好转，市防疫站于 5 月 28 日制定、印发《建设廉洁卫生防疫站，争做廉洁干部、职工的八条措施》，并作为科室考核和职工评选先进的重要内容。

1989 年 5 月，市防疫站根据市卫生局关于在全市医疗卫生系统开展“学习白求恩”活动的通知要求，组织全站干部、职工，结合卫生防疫本职工作，深入开展“学习白求恩”，全心全意为人民服务，做好各项卫生防疫工作。12 月 20 日，在市卫生局召开的“纪念白求恩”活动表彰大会上，市防疫站团总支获“学习白求恩”先进集体荣誉称号，张汉民获“学习白求恩”先进个人荣誉称号。

1991 年 4 月 19 日，市防疫站印发《关于开展优质服务年活动的计划安排》。活动主要内容：(1)开展尊岗爱岗，岗位创优服务活动；(2)开展文明语言活动，做到心灵美、语言美、行为美；(3)开展树行业新风活动，清正廉洁，秉公办事，严格做到“四不”（不索要和无偿接受被监督单位的物品和宴请；不索贿受贿；不故意放宽验收标准；不乱收、多收费和故意刁难）；⑷开展助人为乐讲奉献活动；⑸开展讲究效益活动。同期，市防疫站成立“优质服务年活动”领导小组，杨明玉、李庆祥、赵大明、刘向前、张汉民、吴新宝、王吉礼7人组成，杨明玉任组长。具体措施：⑴实行卫生防疫办事公开制度。通过报刊或文件向社会和被监督单位公开，接受社会监督；⑵建立站内优质服务年活动督导员制度。每个科室推选一人，在全站轮流值班，负责检查、监督站内职工办公态度、服务质量、工作秩序，负责外来办事人员的引导、咨询等；⑶评选最佳卫生监督员、最佳防疫大夫、最佳检验员、最佳服务员、最佳领导干部、最佳服务科室、先进个人和先进集体，全站统一表彰，挂牌张榜公布，充分发挥典型作用。5月31日，市防疫站制定印发《淄博市卫生防疫站公开办事制度》，自公布之日起实行。同时，规定了一系列工作纪律和违纪处理办法。同年，为强化卫生监督的社会约束机制，加强廉政建设和民主监督，市防疫站于10月28日制定、印发《卫生防疫特邀监督员实施办法（试行）》。根据该办法规定，从社会被监督行业和单位聘请12名特邀监督员。11月2日，市防疫站召开聘任卫生防疫特邀监督员及卫生防疫特邀监督员委员会成立暨第一次会议。站长李庆祥向来自食品行业、公共场所和厂矿企业的12名特邀监督员颁发聘书，热情、诚恳地要求他们对卫生防疫工作及工作人员进行社会监督。

1992年，为认真贯彻落实中央和省、市反腐倡廉的规定，坚决杜绝用公款吃喝、送礼等不正之风，市防疫站于1月20日印发《严禁用公款吃喝送礼的“五一律”、“五不准”规定》。

1993年，为认真贯彻落实中央和省、市委、卫生局党委关于深入开展反腐败斗争，加强党风廉政建设的指示，加强反腐败斗争工作的领导，站党委于10月20日印发《关于成立站反腐斗争领导小组的决定》。组长赵亦成，副组长栾兆恺、胡林，成员徐增昌、赵大明、吴新宝、王立庆；王立庆兼领导小组办公室主任。

1994年，市防疫站贯彻市卫生局印发的《关于加强卫生行业作风建设的规定》，是年6月11日，市防疫站制定《加强卫生监督执法队伍廉政建设十六条规定》，进一步强化卫生监督队伍的廉政建设。9月10日，市防疫站党委印发《关于成立职业道德建设领导小组的决定》。栾兆恺任组长，胡林任副组长，成员由徐增昌、赵大明、李进贤、孙志杰、王玉金、王立庆、翟慎永组成，办公室设在站纪委。9月20日，站党委印发《淄博市卫生防疫站职业道德建设实施方案》，该方案包括指导思想、目标任务、方法步骤、要求共4部分。

1995年7月6日，市卫生局召开全市卫生系统职业道德建设工作座谈会，开展“敬业、爱岗、优质服务”活动。9月11日，市卫生局召开全市卫生系统反腐倡廉工作会议。为贯彻市卫生局有关反腐倡廉和职业道德建设会议的精神，促进全站卫生监督队伍廉洁建设，市防疫站决定，每周六下午2:30~5:30对卫生监督员进行卫生法规和职业道德培训，至1995年12月29日，共培训19次，约57课时，对强化卫生监督队伍廉政建设发挥了重要作用。

1996年3月16日至4月15日，市卫生局在全市卫生系统开展“我为创一流卫生工作做什么”大讨论，市防疫站以实际行动积极响应。是年3月，市防疫站实施“社会优质服务承诺”制度，并向被监督单位印发公开信，坚决杜绝吃、拿、卡、要不正之风，自觉接受社会监督。6月15日，市防疫站制定并实施《关于工作期间禁止饮酒的规定》。全站干部、职工认真贯彻执行，树立并维护了市防疫站良好的社会形象。

1998年3月5日，在毛泽东等老一辈无产阶级革命家为雷锋同志题词35周年之际，站党委号召全站职工和共青团员进一步掀起“向雷锋同志学习”的高潮，立足岗位，忠于职守，勤勉敬业，做好本职工作。

1999年4月1日，市防疫站制定《卫生监督员风纪管理暂行规定》，强化职业道德规范和文明监督执法纪律。4月13日，市文明委办公室、市卫生局表彰全市卫生系统文明行业创建活动先进集体和先进个人，市防疫站被授予“文明服务单位”荣誉称号；贾元宏、徐逢春、徐逢昌、刘伟4名同志被

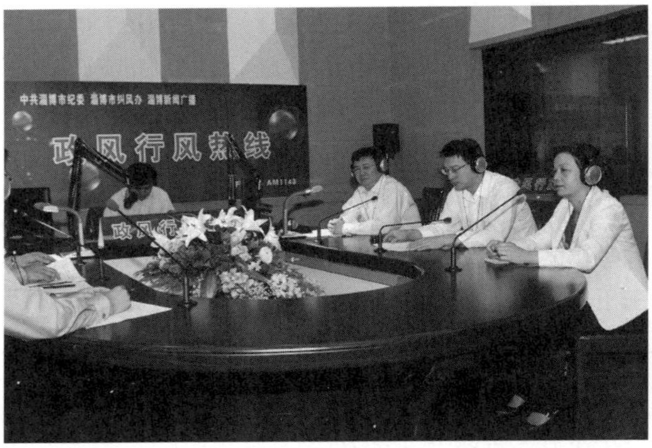

市疾控中心主任翟慎永（右三）走进政风行风热线直播间

授予“最佳服务明星”。

2000年，为进一步加强市防疫站卫生监督队伍廉政建设，市防疫站于4月7日设立稽查科。该科除负责处理群众举报和各科室移交的卫生违法及违纪案件外，还负责稽查卫生监督员在执法过程中的违法违纪行为。5月19日，站党委印发《关于推行站务公开、民主监督制度的实施意见》，同时成立民主监督小组，由纪委书记王立庆任组长，小组成员由刘同晓、巩宜华、刘西美、刘伟、陈继良组成。

2000年7月27日，市卫生局印发《万家企业评行风》实施方案，贯彻省、市政府开展的“万家企业评行风”活动意见。8月2日，市防疫站召开中层干部会议，部署迎接“万家企业评行风”活动。同期，站党委采取“走出去”和“请进来”的方法，两名站领导带队，主动登门拜访，到被监督单位征求意见，对存在的问题及时纠正。同时，邀请市属单位负责人参加市防疫站召开的行风建设恳谈会，认真听取他们对市防疫站卫生监督执法工作的意见和建议。8月7日，市防疫站印发《关于开展“万家企业评行风”活动的实施意见》，要求全站干部、职工认真贯彻、落实省、市政府《关于开展“万家企业评行风”活动的实施方案》，认真治理向企业乱收费、乱罚款和各种集资摊派，以及到企业“吃、拿、卡、要、报”等情况，履行职责，为企业服务。

2001年，市防疫站在“万家企业评行风”活动中，做到未评先改、边评边改、边整边改，采取“请进来”“走出去”以及向被监督单位发放《行业作风建设调查问卷》等方法，广泛征求社会和企业意见，及时发现问题，及时整改。从征求意见和调查问卷情况看，被监督单位对市防疫站行风建设满意度高达98%以上。4月28日，市卫生局党委、市卫生局联合表彰全市卫生系统行业作风建设先进集体和先进工作者，市防疫站被授予“全市卫生系统行业作风建设先进集体”荣誉称号；王立庆、刘伟、李卫克三人被授予“行业作风建设先进工作者”荣誉称号。

2003年春，市防疫站广大干部职工，积极响应省、市党委、政府号召，以忘我的精神投入抗击“非典”的战斗。

2003年5月20日，站党委印发《关于在全站开展“学英雄扬旗帜”主题教育活动的通知》。要求全站干部、职工在全国防治“非典”的严峻形势下，学习叶欣、吴登云、韦加宁、杨业超等同志的先进事迹，重温毛泽东同志《纪念白求恩》《为人民服务》等文章，努力弘扬无私奉献、全心全意为人民服务的精神，始终保持良好的精神风貌，以饱满的工作热情投入抗击“非典”的战役中。活动分动员学习、查摆问题、整改提高三个阶段，每阶段安排一周时间。通过这次活动，要求进一步加强思想作风建设，提高战斗力，圆满完成抗击“非典”和各项卫生防疫工作任务。7月，市防疫站被山东省委、山东省人民政府授予“全省防治非典工作先进集体”荣誉称号。

2004年5月，市防疫站被评为2003年度“全市卫生系统行业作风建设先进单位”，受到市卫生局党委、市卫生局的表彰。

2004年，市防疫站下发《关于开展民主评议行风工作的实施意见》，要求按照上级部门有关要求，认真开展行风评议工作。评议内容：1.执法公开、公正、公平情况；2.依法行政情况；3.治理吃拿卡要报和“四难”、“四乱”及不作为、乱作为情况；4.转变工作作风、规范服务行为、提高服务质量情况；5.工作效率情况；6.行政审批窗口服务情况。评议分准备、评议调查、问卷评议和工作考核四个阶段。成立站评议行风工作领导小组，胡林任组长，栾兆恺任副组长，成员由李进贤、杜本华、赵华、袁长河、翟慎永、徐逢昌、殷茂荣、刘伟、刘同晓组成。是年，市防疫站被评为“全市卫生系统行业作风建设先进单位”。

2009年，组织参加淄博市职业道德建设十佳单位评选活动，获淄博市第六届职工职业道德建设十佳单位。

是年10月10日，中心主任翟慎永、副主任崔峰、免疫预防所所长秦爱玲走进淄博人民广播电台《政风行风热线》直播间，现场解答了听众提出的问题，翟慎永介绍了市疾控中心概况，主要职责和近年来取得的成绩，市及区县疾控中心中层以上领导组织集体收听了本次热线直播。

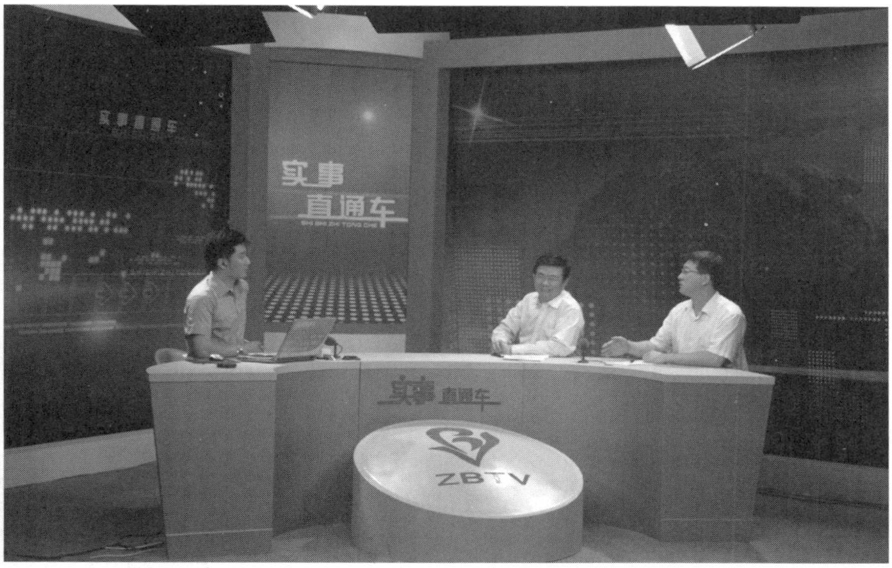

市疾控中心主任翟慎永（左二）、副主任崔峰（右一）做客淄博电视台“实事直通车”

第三章 卫生防疫支援及社会募捐

第一节 援藏、抗震、抗洪及卫生防疫支援

一、卫生防疫对口支援

1964年7月，河北省发生副霍乱流行。根据山东省卫生厅指示，淄博市从市防疫站和市第一医院、第二医院等医疗单位抽调40余名医疗和卫生防疫人员，由市防疫站防疫科科长杨志民、市第二医院内科主任郝伯彦带队，组成赴河北省防疫大队第四中队，前往河北沧州市参加副霍乱防治工作，于10月底扑灭疫情返回淄博。

1965年8月30日，根据淄博市防疫指挥部指示，从市属医疗单位和市防疫站共抽调一百余名医疗及卫生防疫人员组成防疫医疗队，由市第一医院院长亓达和市防疫站站长王仲彬带队，赴德州地区德州市、陵县和马颊河水利工程局，参加对口支援防治霍乱工作，历时一个月，9月29日返回淄博。

二、抗震救灾

1976年7月28日凌晨，河北省唐山丰南一带发生7.8级地震。

当日下午，淄博市革命委员会根据省卫生局的特急电报，迅速组织了由34名医疗卫生人员组成的赴唐山抗震救灾医疗队，市防疫站吕升昌作为医疗队中唯一一名卫生防疫人员参加唐山抗震救灾工作。经过23天紧张工作，在当地卫生防疫人员和赤脚医生配合下，共培训当地基层卫生人员15名，进行预防注射4500人次，采集马齿苋2000余斤，组织7600余人次进行痢疾预防服药，对4平方公里范围消毒2~3遍。8月24日，淄博赴唐山抗震救灾医疗队返回淄博。市防疫站吕升昌被评为“山东省抗震救灾医疗队积极分子”。

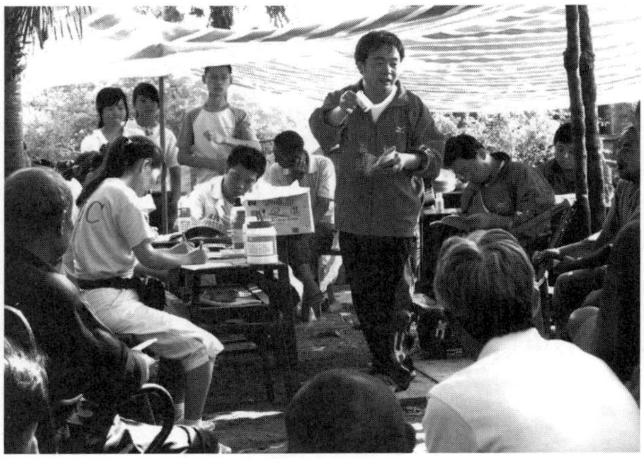

防疫人员给灾民讲解消毒药品使用方法

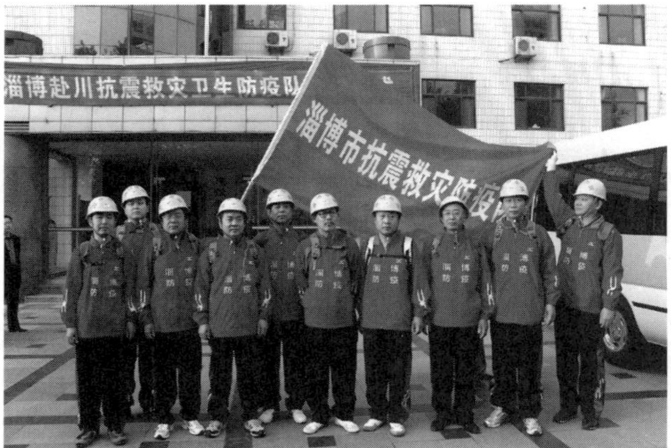

第一批赴四川绵竹抗震救灾防疫队出征

2008年，四川省汶川县发生8.0级特大地震，按照卫生部、省卫生厅、市卫生局统一部署，5月13日，市疾控中心党委召开扩大会议，研究成立由11人组成的抗震救灾防病预备队和临时党支部。会后，立即召开抗震救灾防病动员会，抽调23名45岁以下的卫生防疫专业技术人员组建市疾控中心抗震救灾预备队，随时准备奔赴灾区参加卫生防疫工作。

5月14日上午，全体党员干部职工捐款29800元，送至淄博市红十字会。

5月19日，市疾控中心郭平、于宪良（时年54岁）、石志恺、张学庆、张启光、李卫克6人，作为第一批抗震救灾卫生防疫队队员，带着近5吨重的消杀防疫物资，赶赴地震重灾区绵竹市参加卫生防疫工作。中心副主任郭平任队长、临时党支部书记。

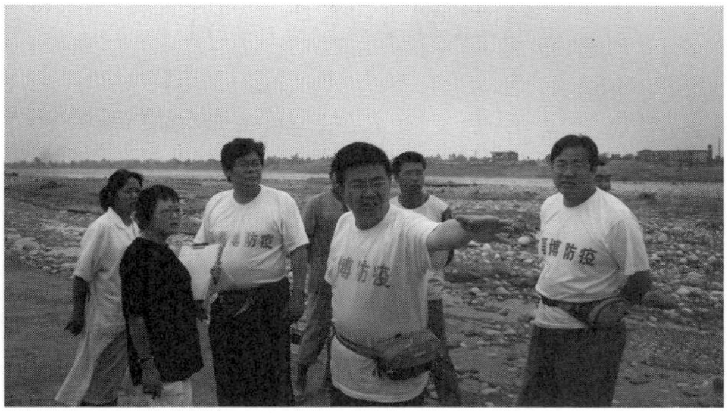

市疾控中心纪委书记翟慎永在绵竹开展灾后防疫工作指导

5月19日全国哀悼日第一天，市疾控中心举行集体悼念活动，全体干部职工在办公楼前为四川汶川地震遇难同胞默哀三分钟。

5月20日上午，市疾控中心党委组织全体党员以缴纳“特殊党费”形式支援抗震救灾，112名党员交纳“特殊党费”49800元。

5月21日，市疾控中心团委组织全体团员青年缴纳“特殊团费”3600元。全体工会会员向市总工会每人捐献1元钱来表达爱心。

5月22日至6月1日，组织公共卫生专家为市建委、公安等系统的赴川援建人员进行专题卫生防疫知识培训，从饮食安全、饮水卫生、消毒杀虫、污物污水处理以及灾后易出现的传染病防控和免疫预防等方面进行讲解，培训4批440余人，印发了抗震救灾卫生防疫“十要”口诀明白纸。

6月6日，市疾控中心派出翟慎永、韩克之（时年52岁）、宋雷刚、赵军溪、侯学文、周群6人作为第二批抗震救灾卫生防疫队队员，赴四川抗震救灾一线开展卫生防疫工作。中心纪委书记、工会主席翟慎永任队长。

6月27日，市疾控中心派出王忠德、汪洋参加淄博市第三批赴川医疗卫生队，对口支援香泉、擂鼓两地。

6月27日，市疾控中心召开抗震救灾事迹报告会，第一批抗震救灾卫生防疫队的6名队员为全市疾控系统干部职工作抗震救灾事迹报告。

11月23日，市疾控中心派出郑加玉、王玲、王萍、王钟、耿佃国5人对口援助北川县疾控中心。

2008年，市疾控中心累计派出4批19名队员参加绵竹市、北川县的抗震救灾和对口援建工作。队员们顶风雨、伴蚊虫、战酷暑、斗湿寒，在余震不断、生命随时受到威胁的恶劣环境下，积极开展疫情监测、环境消毒杀虫、水质检测和突发公共卫生事件应急处置等工作，环境消杀面积162.1万㎡，消毒车辆2621台次，使用消杀药液11631公斤，卫生宣教7.96万人次，卫生培训4500人次，疫情监测69.3万人次，流行病学调查6.05万人次，心理干预（疏导、关怀）6410人次，食堂卫生检查指导1633次，饮用水检测123次，发放明白纸与心理保健、危机干预知识资料13.1万份，防病宣传、饮食、饮水、消毒指导7398户次，尸体处理指导212具。工作涉及到绵竹市、北川县的14个乡镇50多个村680余个村民小组，涉及人口34.7万。受到当地政府及灾区百姓好评，卫生部党组书记、副部长高强和国家疾控中心首席流行病学专家曾光教授给予高度评价，参与抗震救灾的27人先后受到国家、省、市表彰奖励，两人荣立省卫生厅二等功、10人荣立省卫生厅三等功，4人在抗震救灾防疫工作中“火线入党”。

2010年4月14日青海玉树地震发生后，市疾控中心迅速组建防疫救援队，进行了鼠疫等灾区常见传染病防控技术培训，同时整理补充应急物资，做好随时赶赴灾区的各项准备工作。

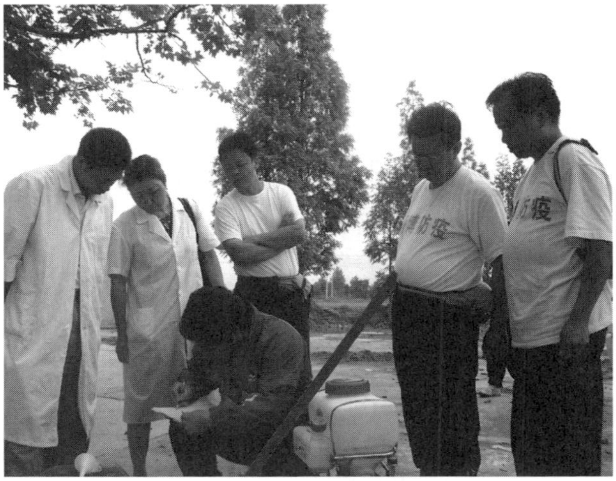

第二批抗震救灾防疫队在四川绵竹开展灾后防疫工作

三、援藏医疗队

根据山东省卫生厅部署，1979年9月，本市组织第二批援藏医疗队，由市防疫站焦方俊、张一水、王连生，博山区防疫站郇宜志、陈东禹，周村区防疫站吴维国，市皮肤病防治站张统纲，共7人组成卫生防疫工作队，焦方俊任队长。1979年9月3日出发，赴西藏日喀则地区协助开展卫生防疫工作。1981年8月26日返回淄博。

援藏期间，卫生防疫队员在海拔4500米高原上，克服风沙吹、烈日晒、缺盐生活不习惯等困难，深入乡村、牧区，为藏族同胞防病灭病，深受藏胞欢迎。两年间，卫生防疫工作队共进行各类疫苗的预防接种8600余人次，举办有17个县70余人参加的卫生防疫学习班；对日喀则地区3099名中学生龋齿患病情况进行调查；对6所中小学的2900名学生进行生长发育状况调查；对南木林县机关干部和学生640人进行肝炎流行病学调查，完成了扑灭6个生产队痢疾流行的防治任务。开展布氏菌病、麻风病、地方性甲状腺肿、地方性氟中毒的防治。

援藏工作中，援藏卫生防疫工作人员注意总结经验，先后写出《地甲病和地氟病综述》《定日县帕卓区嘎热公社细菌性痢疾流行病学调查报告》《日喀则地区2900名中小学生生长发育调查报告》《日喀则地区3099名中学生龋齿患病情况调查报告》《日喀则地区莎戈县布病调查报告》等论文，分别发表在《日喀则医药》和《淄博医药》杂志。

淄博援藏卫生防疫工作队被评为山东省援藏医疗队先进集体，分别受到中共日喀则地委、白朗县委和革委会嘉奖。

四、抗洪救灾

1998年9月，长江发生特大洪涝灾害。市防疫站于宪良、吕术荣获准参加山东省第二批、淄博市首批抗洪防灾医疗队，赴江西省九江市德安县帮助灾区人民救灾防病，并带去市防疫站支援的价值万余元的消杀药品。经过两周工作，完成救灾防病任务，先后被江西省卫生厅、山东省卫生厅、山东省民政厅授予“全省支援江西省救灾防病工作嘉奖”“查治血吸虫防治工作嘉奖”，被中共淄博市委、市政府授予“支援抗洪救灾工作先进个人”荣誉称号。

第二节 社会募捐

1986年，根据上级工会部署，市防疫站工会组织职工开展支援贫困地区募捐活动，几天内捐献各种衣物210件。

1989年，淄川区太河乡遇到大旱，根据市卫生局部署，市防疫站组织职工参加支援灾区募捐活动，共捐款2000元，粮票1000斤。

1990年，市防疫站48名职工自发帮助困难职工渡过难关，累计捐款500余元。

1991年，市防疫站职工向灾区捐款1265元。

1993年8月，山东省菏泽、聊城地区发生洪涝灾害。市防疫站职工闻讯后向灾区群众捐款，全站249名职工共捐款1801元。同年，市防疫站职工孙启生为贫困失学儿童贺作丽捐款，资助其小学毕业。

1994年8月，市防疫站职工参与支持“希望工程”，捐款资助贫困地区失学儿童重返校园。全站参加捐助者231人，共捐款2422元。同期，市防疫站职工孙启生通过团市委资助一名贫困失学儿童完成学业。

1998年9月，长江、嫩江、松花江发生百年不遇特大洪水灾害，市防疫站职工捐款捐物支援灾区人民抗灾自救。市防疫站向灾区捐赠一万余元的卫生防疫药品，全站职工共捐款2万余元。

2001年8月，沂源、高青、淄川、博山和周村五区县连续遭受大风、暴雨和冰雹袭击，受灾严重。市防疫站干部职工有220人（次）共捐款9020元。

2003年10月，市防疫站干部职工为菏泽市东明县受灾群众捐款5230元。

2005年6月，按照市红十字会、市卫生局关于开展慈心一日捐活动的通知要求，在全站范围内开展募捐活动，捐款提倡个人捐赠1天经济收入。共计捐款12650元。

2006年市疾控中心组建后，每年按照市红十字会、市卫生局关于开展慈心一日捐活动的通知要求，在中心范围内开展募捐活动，捐款提倡个人捐赠1天经济收入。

2006年慈心一日捐13550元。

2007年慈心一日捐21200元。

2008年，四川省汶川大地震发生后，市疾控中心除正常组织社会捐款28500元以外，还专门组织了为地震灾区捐款活动。5月19日下午，中心党委在接到上级关于“广泛动员基层党组织和共产党员进一步做好支援抗震救灾工作的通知”后，立即召开党支部书记会议进行动员部署，包括离退休党员在内的全体党员迅速行动起来，纷纷以“特殊党费”的形式支援抗震救灾，并表示：我们不能亲自到一线去帮助受灾的群众，希望这些爱心捐助能够帮助受灾群众尽快恢复生产，重建家园，渡过难关。

5月20日上午在短短的两小时内共收到112名党员交纳“特殊党费”49800元。许多离退休党员因身体原因无法前来，都委托子女前来交纳“特殊党费”，还有很多老党员在地震发生后已经向市红十字会捐过款，又再次以“特殊党费”的形式表达自己的爱心，希望能够向灾区尽一点微薄之力。中心离休干部原副站长姜吉昌已向红十字会捐款600元，又怀着对灾区人民的牵挂送来了1000元“特殊党费”。退休干部原副站长张汉民同志已在商业银行赈灾捐款绿色通道捐款1000元，又送来300元“特殊党费”。中心全体共产党员以自己的实际行动践行了“一方有难、八方支援”的优良传统。

2009年慈心一日捐18500元。

2009年大病救助捐款11600元。

2010年慈心一日捐11200元。

2011年慈心一日捐16050元。

2012年慈心一日捐24980元。

第四章 文化体育活动

第一节 文化活动

一、文娱活动

1989年春，市防疫站组织团员、青年参加张店地区精神文明建设活动之一的“文明杯”歌咏大赛，获“优秀组织奖”。9月16日，市卫生局组织市直卫生系统第五届文艺汇演暨首届院歌比赛，市防疫站选送的院（站）歌《卫生防疫战士之歌》获“院歌创作奖”。由市防疫站50名卫生防疫人员组成的合唱队在院歌比赛中获三等奖。

1990年6月28日，市卫生局举办市直卫生系统庆“七一”《党员之声》歌咏大赛，市防疫站选送的大合唱《爱我中华》获得优胜奖。7月，在市文明办和张店体育场办事处举办的“文明杯”文艺汇演中，市防疫站演出的节目《爱我中华》获二等奖。10月，市防疫站组织参加张店区文明办举办的“新风杯”文艺演出活动并获“精神文明奖”。

1992年，市防疫站组织职工参加张店区文明办举办的“新风杯”文艺汇演并获“优秀组织奖”。是年，在市卫生局组织的“市直卫生系统卡拉OK歌手大奖赛”和“友谊舞比赛”中，市防疫站均获一等奖。

1993年10月27日，市卫生局组织“市直卫生系统纪念毛泽东同志诞辰一百周年暨第六届职工文艺汇演”，市防疫站获优秀组织奖。市防疫站选送的文艺节目《英雄赞歌》（舞蹈）获二等奖，《采茶舞》（舞蹈）获三等奖。

1994年，市防疫站参加张店区体育场办事处组织的文艺汇演，选送的节目获二等奖。

1997年7月1日，市防疫站组织全站职工开展“庆祝建党76周年，迎接香港回归祖国”系列庆祝活动。7月7日，全站举办文艺联欢会，参赛节目32个，有19个获奖。同期，市防疫站先后参加张店区体育场办事处、张店区文明办、市卫生局和市总工会举办的文艺汇演，分获一等奖、组织奖和二等奖。

1999年12月10日，市卫生局在淄博电视台《齐天乐》直播栏目举办市直卫生系列《一切为了人民健康》为主题的庆祝澳门回归文艺会演，市防疫站选送的小品《假酒的报复》参加了直播演出。

2001年7月3日，市防疫站根据市卫生局安排，选拔40名文艺骨干，组成市卫生局合唱队，在市直机关庆祝建党80周年歌咏比赛中获一等奖。

2003年10月28日，在市卫生局组织的全市卫生系统第三届职工文艺汇演中，共有21个经过精心筛选的文艺节目登台演出。由市防疫站108人组成的合唱队，以一曲《爱我中华》获二等奖。

2005年2月，市防疫站举办第二届职工元宵联欢会。财务科的数来宝《市站新歌》、地方病慢病科和宣教科的小合唱《防疫站之恋》、食品卫生科的歌舞《欢乐中国年》、李翠波和刘伯雁表演的歌伴舞《我的老家在山东》获一等奖。

同年8月，为纪念反法西斯战争胜利60周年，组织职工参加淄博市卫生系统第五届职工文艺汇演。参演节目男女生小合唱《游击队之歌》《黄水谣》和小品《歪理》。小品《歪理》获优秀演出奖并代表市卫生系统参加山东省职工“五一”文化奖的评选。同年组织40名卫生监督人员参加市卫生系统“弘扬卫生行业新风尚”大型广场展示活动，获最佳组织奖。

2007年1月15日，市疾控中心举办淄博市疾控系统唱响“山东疾控之歌”大型歌咏比赛，市疾控中心组织了108人的大型合唱队进行表演唱。张店区和桓台县疾控中心获一等奖。

同年10月15日，组织专人赶拍的小品《玫瑰属于谁》，参加山东省疾控系统首届职工文艺汇演，获三等奖第一名。

2008年2月22日，市疾控中心工会举办“迎奥运、促和谐”文艺汇演，参演节目19个，财务科的双簧戏等3个节目获一等奖。中心工会组织11名文艺骨干参加市卫生系统职工文艺汇演。

2009年5月18日，市疾控中心分两批组织职工进行军训，市卫生局副局长王立春、中心主任翟慎永出席启动仪式并讲话。军训内容包括队列、行进等综合科目训练，同时还进行了国防知识和消防安全教育、现场演示等。本次军训活动是市疾控中心疾控文化建设的重要内容之一，是中心形象建设的重要举措，增强了职工凝聚力、向心力、激发培养了职工的团队精神、集团观念和艰苦奋斗，吃苦耐劳的品质，将职工素质工程建设融入到中心文化建设中，提升了中心的整体形象。

2011年1月17日，市疾控中心举办2011年春节联欢会，全体职工欢聚一堂，喜迎新春。参演节目有秧歌、歌曲、戏曲、小品以及三句半等，喜闻乐见的表演博得了阵阵掌声。市疾控中心副主任郭平代表领导班子致辞，市卫生局有关领导、中心领导及全体职工200余人观看了比赛。

2006年以来，市疾控中心根据市委组织部、市纪委、市纠风办统一安排，中心领导带领有关科室专业人员多次进入淄博电视台、淄博人民广播电台，鲁中晨报等媒体直播间，现场解答有关疾控方面的民生问题，使群众了解相关政策，现场答复群众关心的疾控方面热点难点问题，扩大了中心的社会影响力，提升了品牌形象。

2009年9月27日，根据市委组织部部署，中心主任翟慎永、副主任崔峰作为上镜嘉宾，走进市电视台直播间，参加大型直播访谈栏目——《实事直通车》，就有关政策和热点问题接受群众咨询，解答群众提出的问题。中心纪委书记李伟和部分科室负责人参加了节目现场录制工作，各区县疾控中心集中收看了直播节目。

中心把这次活动作为促进“两好一满意”活动和疾控文化建设的重要举措，高度重视，认真准备。走进直播间前，结合本市实际，对有关政策规定进行了详细整理，针对当前社会及群众关心的热点问题进行了认真梳理，精心准备。整个直播过程严肃而热烈，观众提问十分踊跃，在60分钟的直播时间里，现场回复了观众提出的十余个问题。此次活动群众打进的热线电话及短信反映比较集中的问题包括：甲流防控、计划免疫、艾滋病防治、结核病防治等方面。直播现场答复热线电话9个，短信7条。

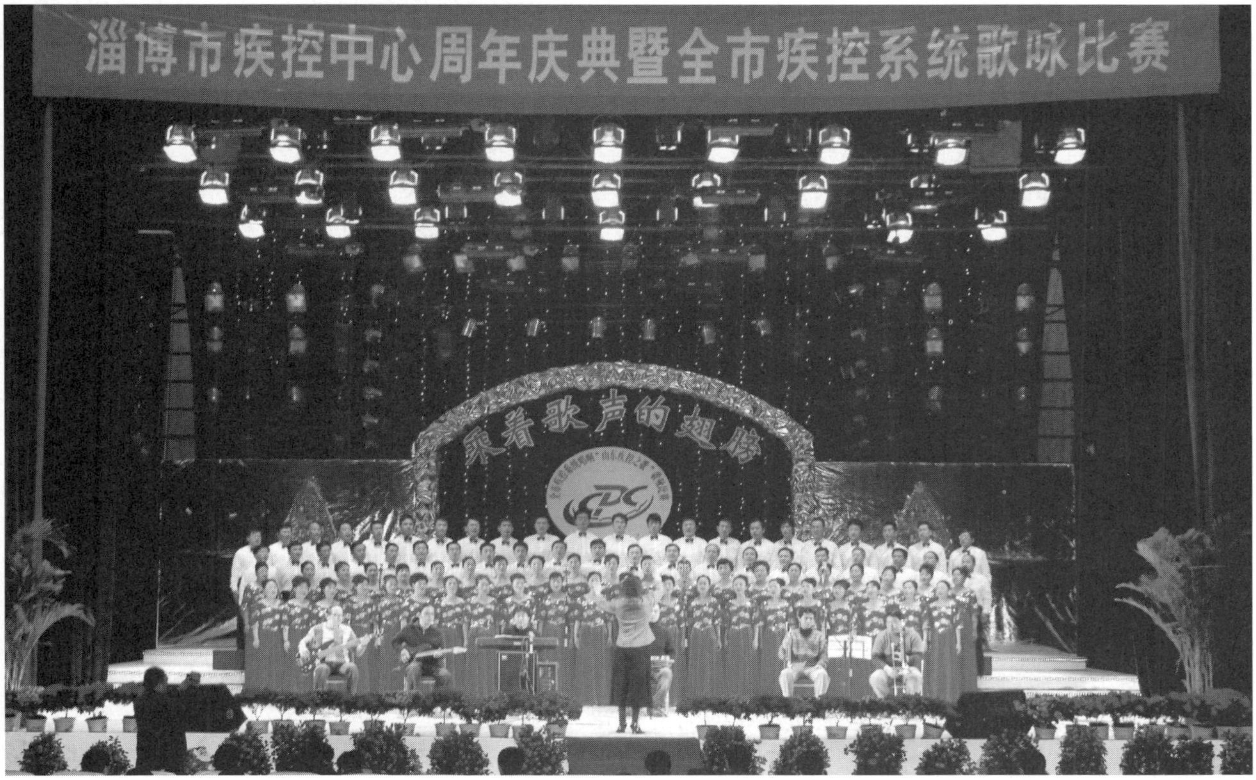

全市疾控系统歌咏比赛

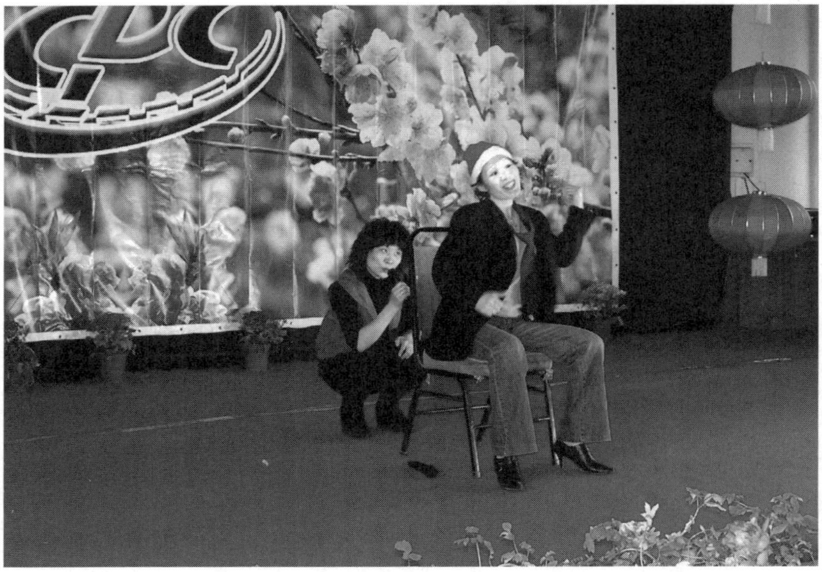

市疾控中心歌舞晚会

节目直播期间，同时开通市疾控中心服务热线，有关专业人员现场接听热线电话，现场未解决的问题，节目结束后汇总整理，分解下发到相关科室和区县疾控办理，确定办理时限，及时反馈办理结果，保证了“事事有回音，件件有着落”。

6月，中心工会组织职工参加“中生杯”山东省疾控系统庆祝建党90周年文艺汇演，获一等奖和最佳节目奖。

2012年2月3日，市疾控中心举办职工元宵晚会。参演节目有民族舞蹈、歌伴舞、小品、太极拳表演、歌曲和戏曲等，市疾控中心主任翟慎永作新春致辞。

二、文化艺术展览

1. 市防疫站首届职工书画展

1992年4月18日，市防疫站工会举办市防疫站首届职工书画展，全站干部职工共200余人的300余幅书法、绘画、摄影作品参展。作品从不同角度展示了淄博市卫生防疫工作取得的成绩和广大卫生防疫人员深入农村、社区、厂矿、学校开展卫生防疫工作的情景。市人大常委会副主任肖永藩，市政协副主席秦永文、王裕民，市委组织部副部长王行宏以及淄博市书画院院长曾宪国、淄博市书法家协会主席王颜山、市卫生局副局长赵亦成等分别为市防疫站首届职工书画展题词、赋诗、作画。

2. 市直卫生系统首届职工书画展

1992年9月中旬，市卫生局在市防疫站举办市直卫生系统首届职工书画展，市卫生局党委书记张启然、市总工会干部马瑞才等参加9月15日的开展仪式。书画展收到市直14个医疗卫生单位选送的80余幅作品。其中，书法作品57件，绘画作品23件。书画展评委会评选出书法一等奖3名，二等奖3名，三等奖6名；评选出绘画一等奖1名，二等奖2名，三等奖4名。

3. 庆祝建国五十周年职工书画摄影展

1999年8月7日，市防疫站工会举办庆祝建国五十周年职工书画展，展出作品60余幅。经评委会评选，刘忠厚、娄灵源、王连忠的书法作品分获一、二、三等奖；徐彬、常洪凯、张履强的绘画作品分获一、二、三等奖；范金荣、解荣章的摄影作品分获一、二等奖。8月26日，市防疫站选送9名职工的13幅美术摄影作品参加全市卫生系统庆国庆美术摄影作品展，徐彬的美术作品获一等奖，范金荣的摄影作品获二等奖，刘忠厚、娄灵源的书法作品获三等奖。

4. 全市疾控系统首届职工书画摄影作品展

2007年11月23日，市疾控中心举办全市疾控系统首届职工书画摄影作品展。省卫生厅医务工会副主任高岱、省疾控中心副主任周景洋、市委副书记侯法生、市人大常委会副主任关玛莉、市政协副主席尚秋云等出席揭幕式。市及各区县疾控中心选送作品367幅，其中书法作品22幅，硬笔书法193幅，美术作品17件，摄影作品135幅。经专家认真评选，评出7个优秀组织奖和39个优秀作品奖。张店区疾控中心、淄川区疾控中心、临淄区疾控中心、周村区防疫站、桓台县防疫站、高青县疾控中心、沂源县疾控中心获优秀组织奖；高青县疾控中心李洪德获美术类优秀作品一等奖；沂源县疾控中心杨胜利获书法类一等奖；张店区疾控中心刘欣获摄影类一等奖；孙启生获得市疾控中心美术类优秀作品一等奖；徐彬获书法类一等奖；韩克之获硬笔书法类一等奖；从小迪获摄影类一等奖。

5. 全省疾控系统职工书画摄影展

2008年，市疾控中心参加山东省疾控系统职工书画摄影展。经评选，市疾控系统获得一等奖1个，二等奖2个，三等奖5个，优秀奖5个。

三、其他文化活动

1986年“五四”青年节期间，市防疫站团总支组织团员、青年举办“五四”纪念老一辈无产阶级革命家诗歌朗诵会。

1990年6月11日，市防疫站团总支举办“新时代需要雷锋”征文演讲会，10名团员登台演讲。

1993年4月，市防疫站团委组织发起全市卫生防疫系统“防疫杯”卫生知识竞赛，参赛代表队共有6个区县防疫站的6个团支部和市防疫站的4个团支部。经过比赛，市防疫站监测团支部、博山区防疫站团支部、市防疫站防疫团支部分别以总分378.5分、364.5分和361.0分的成绩夺取前三名；参赛的50名团员、青年中，任国利（张店区）、王卫东（张店区）、杨立惠（临淄区）、纪淑英（淄川区）、杨立军（周村区）、苏俊峰（博山区）、刘强（市防疫站）、宋世博（博山区）、崔晶（市防疫站）获个人成绩前十名。

2006年5月　中心团委组织全体团员青年以学习、宣传“八荣八耻”为主题进行了座谈。座谈会上，13名团员青年结合各自的工作实际先后发言。

2007年3月2日　中心团委与工会联合举办迎“三八”健身长跑比赛。团委张虎获得青年组第一名。

2007年4月　“五四”青年节前夕，中心团委组织全体团员青年到位于博山西郊的博山区烈士陵园举行扫墓活动。

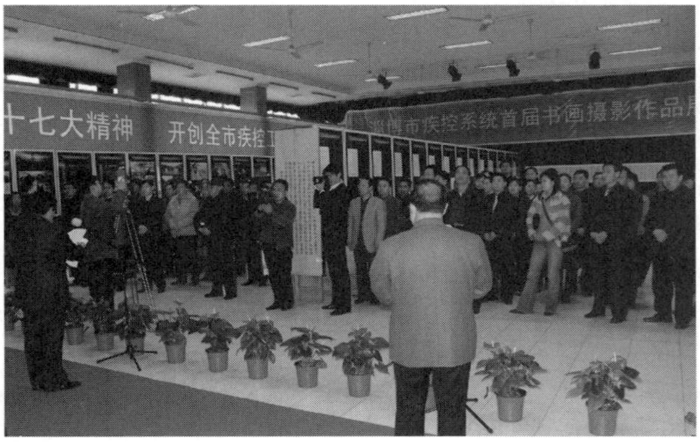

市疾控系统首届书画摄影作品展

2009年9月　吴莹、张雪莹两人代表中心参加“市直卫生系统庆祝建国60年演讲比赛”，发挥出色，获得本次比赛优秀奖。

2010年5月4日　中心团委开展了以“志愿服务，重塑自我”为主题的青年志愿者活动，组织二十余名团员青年到淄博商厦开展志愿服务。

2010年10月13日　中心团委举办“热爱疾控、珍惜岗位”演讲比赛，孙蓓蓓获一等奖。

2010年10月29日，中心团委承办全市疾控系统青年英语竞赛，曹海霞获一等奖。

2011年3月　中心团委组织青年志愿者参加由团市委、市志愿者联合会联合举办的以“携手共护碧水蓝天，齐心共建环保模范城市”为主题的青少年绿化基地揭碑暨青少年植树活动。

2011年4月27日　中心团委举办庆“五四”岗位成才恳谈会暨全市疾控系统青年读书会成立大会，选举产生了第一届青年读书会理事会。李娟当选为全市疾控系统青年读书会第一届理事会会长，郑加玉当选为副会长，12人当选为理事。

2012年3月5日　中心团委组织20余名团员青年到市长途汽车总站开展学雷锋志愿服务活动，向旅客宣传疾病防控知识，帮助旅客运送行李、协助维持候车秩序。

2012年4月1日清明节前夕　中心团委组织20余名团员青年到淄川马鞍山抗日遗址进行凭吊，寻访红色足迹，接受革命传统教育。

2012年五四前夕　市疾控中心青年志愿者服务队正式成立，共有35名团员青年报名参加。5月4日上午，中心团委组织青年志愿者服务队队员，身穿统一定制的崭新的志愿者服装，到市长途汽车总站开展志愿服务活动。同时，招募一批艾滋病高危干预志愿者，协助开展重点人群干预工作；推荐5名优秀志愿者，参加淄博市巾帼志愿者服务队。

第二节　体育活动

1987年5月，市防疫站举办职工运动会；同月，市防疫站组织职工参加市卫生局举办的市直卫生系统首届职工田径运动会，被评为精神文明代表队。

1989年5月下旬，市防疫站组织全市卫生防疫系统“防疫杯”职工篮球赛，市及各区县防疫站分别组队参赛。

1990年5月初，市防疫站工会举办第三届职工运动会。是年5月12日，市防疫站组队参加市卫生局工会举办的市直卫生系统男子排球赛，市防疫站代表队获第三名。10月，市防疫站在张店区体育场办事处文明委举办的“迎亚运庆国庆”篮球锦标赛中，获“精神文明奖”和“组织奖”。市防疫站职工吕健、刘伟（女）获“优秀运动员”奖。是年，市防疫站工会为活跃老年职工文体生活，先后举办“道引养身功”和“老年迪斯科健身舞”学习班。

1991年5月，市防疫站团员、青年组队参加市卫生局组织的卫生系统“五四青春杯”篮球赛，取得第4名并获“精神文明奖”。

1994年5月17—20日，市防疫站组队参加市卫生局举办的市直卫生系统乒乓球赛，在男、女团体、单打4个比赛项目中，市防疫站获男子团体第三名、女子团体第五名。是年，市防疫站组队参加张店区举办的省级文明单位篮球赛，获“组织奖”。

1995年4月29日，市卫生局举办市直卫生系统第二届田径运动会，市防疫站获团体总分第六名和“精神文明奖”。市防疫站职工张玲获女子200米短跑第一名，张强获男子200米短跑第二名。

1997年3月7日，为庆祝“三八”国际妇女节，迎接香港回归，全面实施“全民健身计划”，市防疫站工会、团委联合举办“庆三八，迎回归”春季越野长跑比赛，全站职工踊跃参加。经比赛，杜本华、孔宪娥、于剑、刘西美、李玲、梁传法分获6个参赛组第一名，全站共有18名职工分获各参赛组的前三名。

2000年3月4日，市防疫站工会在张店大满贯保龄球馆举办了首次职工保龄球友谊赛，200余名职工参赛。获男子组前五名：赵永珂、高德禹、崔峰、杨洪波、刘义堂；获女子组前五名：王立莺、王静波、刘伟、接铭娟、王鑫。9月28日—29日，市防疫站组织职工参加市卫生局举办的全市卫生系统第二届田径运动会。市防疫站16名参赛运动员，取得团体总分第五名。市防疫站职工江守军在男子100米和200米短跑中均打破上届记录，均获男子短跑第一名；孙晶获女子标枪第一名、铅球第三名，均打破上届记录。

2001年3月27日，站工会举办职工保龄球比赛，全站200余名职工参赛。孙茂倬以183分的成绩获得男子组第一名，张淑青以107分的成绩获得女子组第一名。站工会对获得男、女组前五名的职工进行奖励。

2002年3月，为庆祝“三八”国际妇女节，站工会举办第三届职工保龄球比赛。男子组前五名（两局总分）：李亮（292分）、李国庆（287分）、张伟（282分）、毕先伟（281分）、张振东（271分）；女子组前五名（三局总分）：张丽（320分）、王勤（317分）、高玉杰（313分）、郑凤芹（298分）、徐文杰（267分）。10月28日至29日，市防疫站组织职工参加市卫生局举办的全市卫生系统第三届职工运动会。市防疫站18名参赛队员，取得团体总分第三名。张玲在女子100米和200米短跑中获得两项第一名；张虎在男子800米赛跑中获第一名；徐逢昌在男子200米短跑中获第一名；李俊英在女子手榴弹掷准项目中获第

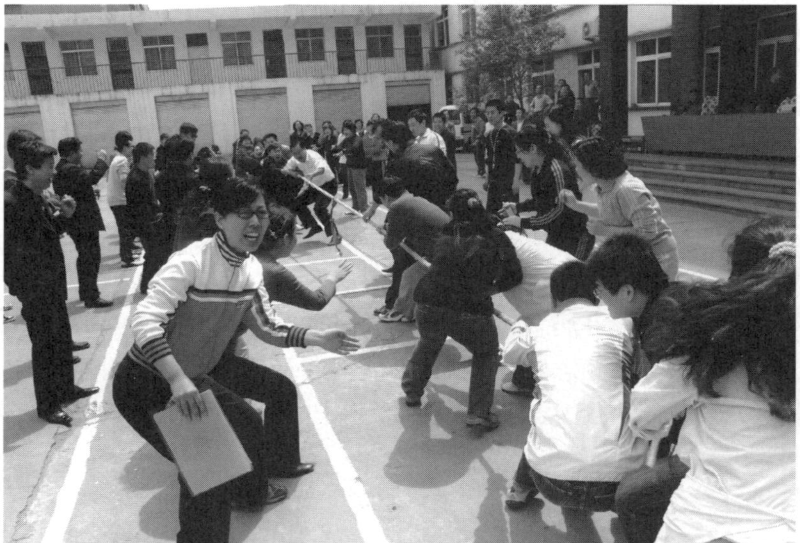
市疾控中心庆“三八”妇女节拔河比赛

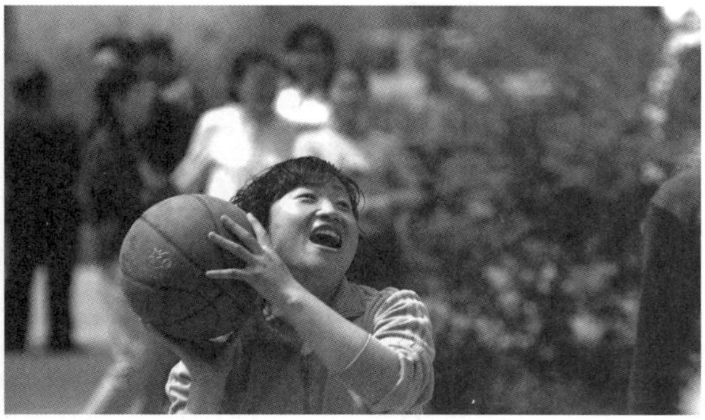

市疾控中心趣味运动会投篮比赛

一名；江守军在男子100米短跑中获第一名；王勤在跳绳比赛中获第一名。

2003年3月8日，市防疫站工会举办庆“三八”春季拔河比赛。全站共有4支代表队参赛，每队各有10名队员（男、女各5名）参加，经过循环淘汰比赛，卫生代表队获冠军。10月12日至13日，市防疫站举办首届“防疫杯”职工羽毛球比赛，全站共有卫生、疾控、行政和联队4支代表队、24名职工参赛，经过循环淘汰赛和激烈角逐，孙茂倬、牛力、张伟分获男子组一、二、三名；杨金妹、杨光宏、谭美霞分获女子组一、二、三名。疾控代表队和卫生代表队获团体比赛前二名。

10月25日，市防疫站团委承办由市卫生局组织举办的市直卫生系统“健身杯”男子篮球赛。11支代表队115名队员参赛。经过两天比赛，淄博市中心医院、淄博科技职业学院分获一、二名，市防疫站代表队与市妇幼保健院代表队并列第三名。

2005年3月，市防疫站工会举办庆“三八”职工乒乓球比赛。50名干部职工参加。男子甲组前三名：胡林、常建国、栾兆恺；女子甲组前三名：董恒兰、原丽华、孙秀玲；男子乙组前三名：李亮、孙茂倬、徐逢昌；女子乙组前三名：杨光宏、杨金妹、姚秀芬。

2006年3月，市疾控中心工会举办首届职工庆“三八”春季健身长跑比赛。男子甲组前六名：杜本华、王希忠、张启光、李卫克、孟刚、李国庆；女子甲组前六名：杨光宏、王启珍、马丽霞、任秀桂、李胥镁、王远琴；男子乙组前六名：张虎、孟超、杜俊、王磊、于平、王智永；女子乙组前六名：张靖怡、伦华美、张峰、王勤、王萍、张丽。同年，举办淄博市疾病预防控制中心首届职工乒乓球比赛，30名干部职工参赛，袁长河、刘元会、李卫克获男子中年组前三名；姜程、于平、张启光获男子青年组前三名；杨光宏、刘伟、任聪获女子组前三名。

2007年2月17日，市疾控中心工会举办职工第二届乒乓球比赛。袁长河、刘元会、李卫克获男子中年组前三名；杨光宏、刘伟、张慧娟获女子中年组前三名；姜程、于平、张启光获男子青年组前三名。3月2日，举办市疾控中心第二届庆“三八”职工春季健身长跑比赛。男子甲组前六名：张启光、徐慎元、孟刚、李玉清、尹茂江、于亦荣；女子甲组前六名：任聪、杨光宏、王启珍、任秀桂、赵锦云、王远琴；男子乙组前六名：张虎、孙翊、李智、杜俊、崔峰、姜程；女子乙组前六名：李玲、伦华美、张靖怡、张丽、张玲、张峰。4月27日，举办市疾控中心首届职工趣味运动会。市总工会民主管理部部长王福忠、市卫生局工会副主席向云前、市卫生局团委书记陈红出席开幕式。178名运动员参加比赛。质量管理科、健康教育所、健康检测所

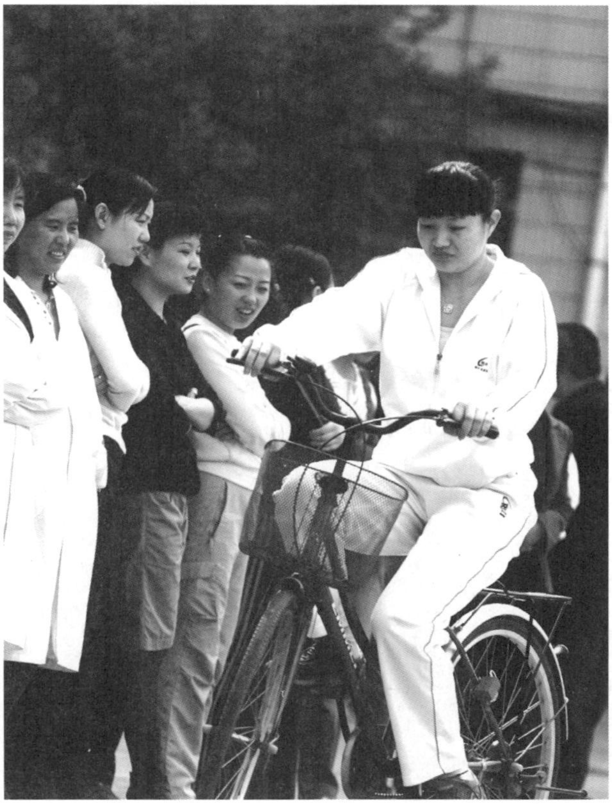

市疾控中心趣味运动会

代表队获拔河比赛前三名；王淑田、尹茂江、张殿平获男子中年组30米托球跑前三名；孟超、杨斐、汪洋获男子青年组一等奖；吕健、于宪良、李登九获男子中年组定点投篮比赛前三名；汪洋、杨斐、孟超获男子青年组定点投篮比赛前三名；原丽华、王玉华、王远琴获女子中年组定点投篮比赛前三名；王丹、张群、徐文杰获女子青年组定点投篮比赛前三名；踢毽子比赛前三名，女子中年组：杨旭红、王启珍、刘西美；女子青年组：何漪、王雪梅、郑凤芹。自行车慢骑比赛前三名，男子中年组：庞悦洪、李卫克、孟刚；男子青年组：孟祥永、刘顺军、丛小迪；女子青年组：何漪、张雪莹、孙蓓蓓。跳绳比赛前三名，女子中年组：刘蓓莉、郭美霞、刘西美；女子青年组：刘军、王勤、李玲；男子青年组：李平、任松涛、李智。沙袋投准比赛前三名，男子中年组：黄明禹、韩克之、孟刚；女子中年组：孙秋红、张传云、张曰玲。

2008年3月6日，庆“三八”妇女节，市疾控中心工会开展“学英模人物、创工作佳绩”主题实践活动。听取原山林场先进人物事迹报告，组织女职工进行春季登山活动。

2009年3月7日，市疾控中心工会组织女职工开展春季登山活动。

2010年8月，市疾控中心党委书记栾兆恺、工会主席殷茂荣带队参加山东省疾控系统“上生杯”乒乓球友谊赛，获优秀组织奖，女子团体第二名，男子团体第四名，男子单打第一名，女子单打第三、四、七名，总成绩第二名。

9月11—12日，举办市疾控系统庆祝建国六十周年乒乓球比赛。市及各区县疾控中心10支代表队、80多名运动员参加。团体总分前三名：高青县疾控、淄川区疾控、沂源县疾控。男子单打前三名：李成义（沂源县疾控）、姜程（市疾控）、翟淦绪（淄川区疾控）。女子单打前三名：陈霞（高青县疾控）、窦丽娟（高青县疾控）、时玉红（淄川区疾控）。优秀组织奖：张店区疾控中心、博山区疾控中心、临淄区疾控中心、周村区疾控中心、桓台县疾控中心、高新区疾控中心。

2010年3月6日，为庆祝“三八”国际劳动妇女节100周年纪念日，市疾控中心工会组织中心女职工开展“弘扬传统文化、打造疾控品牌”主题实践活动。5月17日，市疾控中心组织全体职工军训。7月，组织参加中国联通“兵临城下”乒乓球挑战赛淄博赛区比赛。

是年10月20日，淄博市疾控中心篮球队和乒乓球队成立。篮球队名单：李玉清（教练）、汪洋（队长）、孟超（副队长）、杨斐、张虎、韩超、孙继涛、侯学文、倪志信、胡浩东。乒乓球队名单：姜程（教练）、杨光宏（队长）、刘伟（副队长）、魏博（副队长）、赵军溪、孟祥永、张丽、于平。

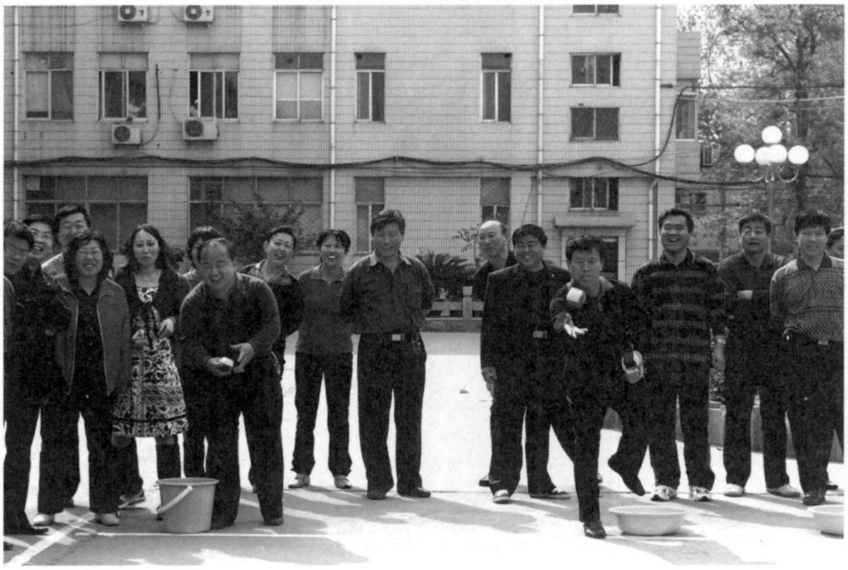
市疾控中心趣味运动会投沙袋比赛

2011年4月28日，市疾控中心举办庆“五一”职工广播操比赛，各科室组成8支代表队，125名职工参加。一等奖：办公室、结核病防制所、质量管理科联合代表队；财务审计科、环境卫生检测所、组织人事科、老干科联合代表队；卫生检验中心代表队；二等奖：性病艾滋病防制所、消毒媒介生物防制所联合队；传染病防治所、免疫预防所联合队；健康监测所、生物制品管理办公室联合队；食品营养与学生保健所组队；药品器械管理科、后勤保障科、科教信息管理科、职业卫生与中毒控制所联合队。为开展“健康淄博·工会在行动”主题活动，中心工会每天按时组织职工做广播操。5月27—29日，中心工会组织篮球队、乒乓球队参加淄博市卫生系统“齐都药业杯”职工球类运动会，获“道德风尚奖”。9月26—28日，中心工会组织参加山东省疾控系统第二届乒乓球比赛，获团体冠军、男子单打冠军和女子单打亚军。

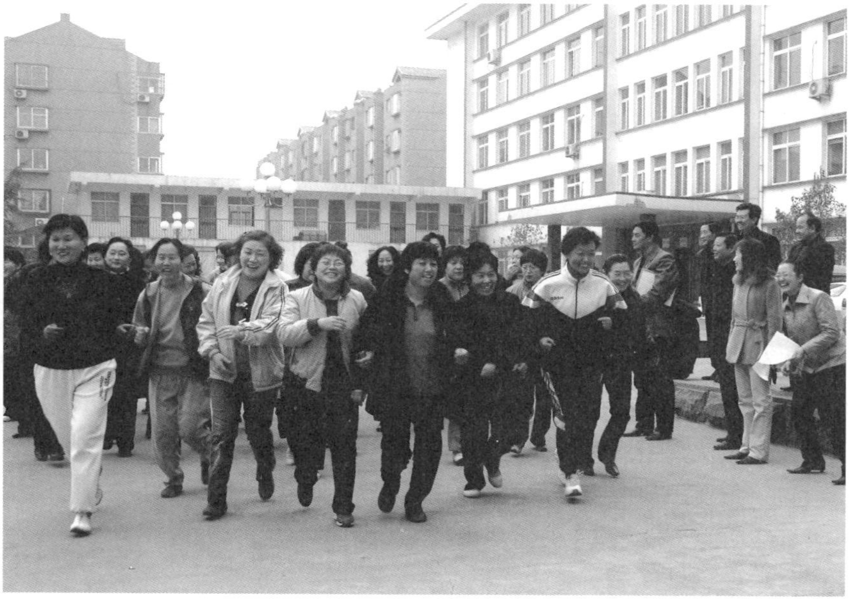
市疾控中心庆“三八”妇女节长跑比赛

2012年3月6日，市疾控中心举办庆“三八”职工趣味运动会。17支代表队参加集体跳绳，224人次参加定点投篮、定点投沙包、单人跳绳、踢毽子和自行车慢骑。集体跳绳一等奖：职业卫生与中毒控制所。集体跳绳二等奖：卫生检验中心一队和质量管理科、药品器械管理科联合队；集体跳绳三等奖：办公室、卫生检验中心三队和财务审计科、健康教育所联合队。定点投篮前三名：张学庆、于平、刘芳盈。定点投包前三名：杨洪波、任松涛、王淑田。单人跳绳前三名：王勤、孙云、李玲。单人踢毽子前三名：何漪、孙秋红、王玲。自行车慢骑前三名：薛文强、张虎、何漪。

6月4日，组织36名职工代表市卫生局在市体育中心参加淄博市第二届全民健身运动会第九套广播体操比赛，获省、市一等奖和全国三等奖。10月26日，中心工会组织10名职工参加淄博市全民健身小组举办的“走出健康生活，走出精彩人生”暨第五届四宝山山地健步走活动。

9月17日，中心工会邀请淄博市武术协会—陈式太极拳表演大师张延海，举办陈式太极拳（洪式太极81式）培训活动。

第五章　各类教育活动

第一节　先进性教育活动

2005年7月，按照上级党委统一部署，市防疫站在全体共产党员中开展了保持共产党员先进性教育活动。7月5日，中共淄博市卫生防疫站委员会印发《关于认真组织全体共产党员开展以实践“三个代表”重要思想为主要内容的保持共产党员先进性教育活动的实施方案》。主要内容：

指导思想：以邓小平理论和“三个代表”重要思想为指导，认真贯彻党的十六大精神，树立和落实科学发展观，按照立党为公、执政为民的要求，坚持党要管党、从严治党的方针，紧密联系全市卫生防疫事业改革发展稳定工作实际和党员队伍现状，以实践“三个代表”重要思想为主要内容，引导广大党员学习贯彻党章，坚定理想信念，坚持党的宗旨，增强党的观念，发扬优良传统，认真解决党员和党组织在思想、组织、作风以及工作方面存在的突出问题，着力解决影响改革发展稳定的现实问题，保持党员队伍的先进性和纯洁性，不断增强党组织的创造力、凝聚力、战斗力，为加快卫生防疫事业建设步伐，保障全市人民身体健康，提供坚强有力的政治保证和组织保证。

基本原则和要求：1.坚持突出实践“三个代表”重要思想这条主线；2.坚持理论联系实际、务求实效；3.坚持正面教育、自我教育为主，认真开展批评与自我批评；4.坚持发扬党内民主，走群众路线；5.坚持领导带头，发挥表率作用；6.坚持区别情况，分类指导；7.广泛深入地开展主题实践活动；8.坚持教育活动与推动各项工作紧密结合、相互促进。

活动分学习动员、分析评议、整改提高三个阶段。着力解决六个方面的问题：1.思想政治觉悟不高，理想信念不够坚定；2.党的意识和党员意识不够强，组织纪律观念较差；3.宗旨意识不够强，群众观念淡薄；4.思想观念落后，精神状态欠佳；5.民主作风差，依法办事能力不强；6.基层党支部创造力、凝聚力和战斗力不够强。

市防疫站成立保持共产党员先进性教育活动领导小组，组长栾兆恺，副组长胡林，成员李进贤、杜本华、赵华、袁长河、翟慎永、徐逢昌、殷茂荣。领导小组下设办公室，李进贤兼办公室主任，刘同晓任办公室副主任，成员刘伟、刘洁、韩克之、范金荣。

市防疫站7个党支部、89名共产党员在集中学习阶段，学习必读书目，认真讨论，撰写心得体会，支部之间进行交流，互相借鉴，共同提高。

7月19日，聘请市委党校教授张存礼为全站党员、干部作了实践“三个代表”、保持共产党员先进性专题报告。

8月2日，市卫生局副局长王大伟结合防疫站工作实际为市防疫站党员上党课；站党委书记栾兆恺围绕共产党员应成为学习型模范这一专题上党课；8月9日，站长胡林以《如何构建社会主义和谐社会》为题上党课。

8月9日，组织党员干部观看《中国国情与科学发展观》《任长霞先进事迹报告》录像片和警示片《扭曲的人生》等。开展爱国主义教育和纪念反法西斯战争胜利六十周年活动，组织党员、干部参观孟良崮战役纪念馆和孔繁森纪念馆。对学习动员阶段教育活动进行民主测评，综合评价满意率96%。

8月17日，活动转入分析评议阶段，各支部采取多种形式征求意见、广泛谈心，撰写党性分析报告，召开民主生活会、组织生活会等。设置征求意见箱，去基层查找问题，向社会各界发放征求意见表88份；收到建议78条，将征求到的意见按照不同层次、不同人员逐一反馈。

8月29日~9月4日，党员领导干部带头，领导班子成员之间、班子成员与分管科室负责人之间、党支部委员之间、普通党员之间，党员与群众之间，开展广泛谈心交心活动。

9月12日—18日，党员逐一汇报个人党性分析材料，总结分析近年来个人在思想观念、宗旨意识、组织观念、思想作风、工作作风、廉洁自律和立足本职发挥作用等方面存在的问题和具体表现，深刻剖析思想根源，制定切实可行的整改措施。

根据评议意见，对照党性分析材料，认真制定整改方案，落实整改措施。党政主要负责人的整改措施，由局督导组组长审阅；党员领导干部的整改措施，由站党委书记审阅，局督导组指导；其他党员的整改措施，由支部委员会审阅。党员的整改措施和领导班子、各支部的整改方案，通过情况通报会、公示栏等向党员群众公布，听取党员群众意见后修改完善，多数党员群众不满意的重新制定。

征求到站党委思想作风、工作作风、服务群众、廉洁自律等突出问题和建议9条：1.政治理论学习不够深入；2.有时存在吃请、收礼现象；3.领导干部深入基层调查研究不够；4.解决职称聘任；5.改善职工办公条件；6.内部管理有等靠思想，缺乏更有效的奖励激励机制；7.奖金分配有不合理的地方；8.春节福利低，取暖费补助低；9.托儿费不报销。

对以上问题，站党委提出整改措施：

1.职称聘任问题。整改措施：拟定专业技术职务竞聘方案（讨论稿），发至科室讨论后修改；提交职代会讨论通过后实施。整改时间：10月底前，责任人：胡林，承办科室：组织人事科。

2.改善职工办公条件。整改措施：拟定于卫生监督体制改革后，对科室、岗位、人员进行合理调整，解决改善办公条件问题。责任人：杜本华，承办科室：行管科。

3.内部管理有等靠思想，缺乏有效的奖惩激励机制。整改措施：拟定于卫生监督体制改革后，对科室、岗位人员进行合理调整，实行竞争上岗制度，结合工作实际，制定内部管理规定。责任人：胡林，承办科室：办公室。

4.领导干部深入基层调查研究不够。整改措施：党员领导干部要结合各自分管工作，经常深入基层调查研究，及时掌握基础工作情况及存在问题，坚持用发展和改革的办法解决前进中的问题。

先进性教育活动解决了多年以来困扰市防疫站发展和党员干部队伍中存在的问题和矛盾，受到党员和职工好评。

第二节　“认真专业务实”作风效能建设活动

2007年8月，按照市卫生局统一部署，市疾控中心开展了以践行“认真专业务实”为主题的作风效能建设活动。成立以党政一把手任组长，其他党委委员为成员的活动领导小组，抽调专人成立活动领导小组办公室。发放学习读书笔记本，编印学习资料汇编，集中学习十七大、省市党代会报告、各级领导讲话和专业业务知识；组织党员干部广开渠道听意见、深入基层查问题、公开评议、总结自查。开展岗位学习、岗位练兵、岗位比武活动，促进职工综合素质的提高，推动工作开展，使中心一个“确保”、两个“突破”（确保全年无重大传染病疫情流行，取得国家实验室认可资质，创建职业卫生技术服务甲级资质）目标圆满完成。

第三节　“两好一满意”活动

2008年4月—2009年3月，市疾控中心组织开展“两好一满意”活动。1.抓宣传营造氛围。利用宣传栏、信息简报等形式广泛宣传“两好一满意”活动的重要意义。2.抓学习提高素质。在党员干部中开展“做勤廉表率、促科学发展”主题教育活动，印发《实施意见》（学习配档表）和教育读本，明确学习内容、时间和形式，建立完善学习、考勤制度，合理安排学习时间。3.抓服务注重实效。5月12日，市疾控中心通过卫生部专家组职业卫生技术服务机构甲级资质现场考核，成为中国目前首家具有甲级资质的地级市职业卫生技术服务机构。4.抓技术提高水平。2008年5月，市疾控中心再次通过省卫生厅消毒产品检验机构资质认定复核。5.抓方式创新载体。利用“3·23”结核病防治宣传日和“4·25”预防接种宣传日，组织专业人员深入社区，走进学校，开展疾病控制知识宣传和咨询活动，普及卫生知识。

第四节　“学习实践科学发展观”活动

2008年9月，根据上级党委部署，市疾控中心被列为第一批深入学习实践科学发展观活动试点。中心制定《深入学习实践科学发展观活动实施方案》，确定以“争一流，树形象，增创疾控发展新优势”为实践载体，活动期间为民办六件实事。组织党员干部学习科学发展观系统理论知识，中心组集中学习4次，党员集体学习交流30余次，组织党员干部去鲁中监狱接受警示教育，邀请党校教授作专题报告，到外地市疾控中心参观学习，提高了中心全体党员干部学习实践科学发展观的自觉性和能力。

第五节　疾控文化建设

2009年，市疾控中心在全省疾控系统率先启动开展以精神文化、专业文化、制度文化和形象文化为主要内容的疾控文化建设。确定了“奉献疾控事业、共筑健康淄博”的形象口号，“预防疾病发生、控制疾病流行”的使命，“让人人远离疾病、保民众健康幸福”的愿景，“正德厚生、臻于至善”的价值观，“团结、奋进、务实、创新”的事业精神，“建一流领导班子、建一流人才队伍、建一流工作环境、创一流疾控业绩”的目标；明确了“以人为本、人尽其才、才尽其用”的用人理念，“认真、专业、务实”的工作理念，“科学、规范、高效”的管理理念，“服务至真、竭力至诚”的服务理念，提出了“科学严谨、求实创新”的工作作风；同时各科室确立科室工作理念，每位员工确立个人工作格言。达到了“单位有精神、科室有理念、人人有格言”的目标。各种疾控文化活动的开展，展现了中心良好的精神面貌，促进了中心各项工作的发展，逐步树立起淄博疾控的品牌形象。

第十一篇

DISHIYIPIAN

荣　誉

RONGYU

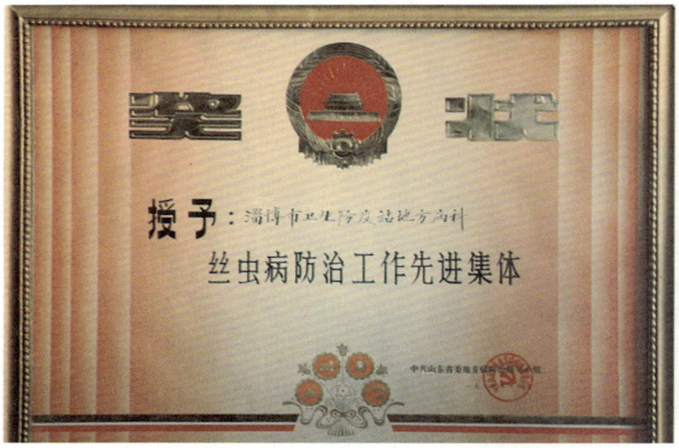
奖 状
授予：淄博市卫生防疫站地方病科
丝虫病防治工作先进集体

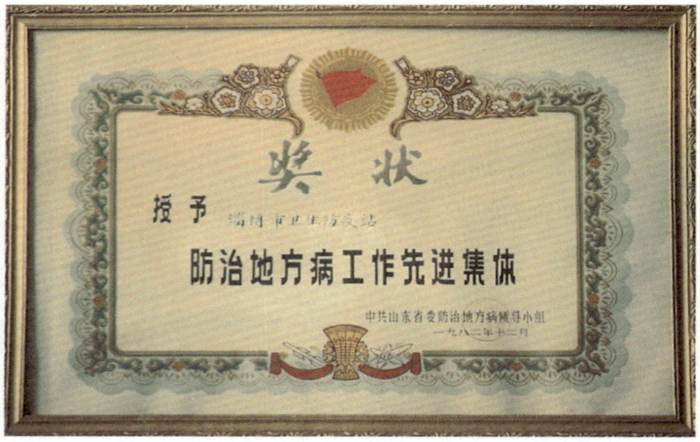
奖 状
授予 淄博市卫生防疫站
防治地方病工作先进集体
中共山东省委防治地方病领导小组
一九八二年十二月

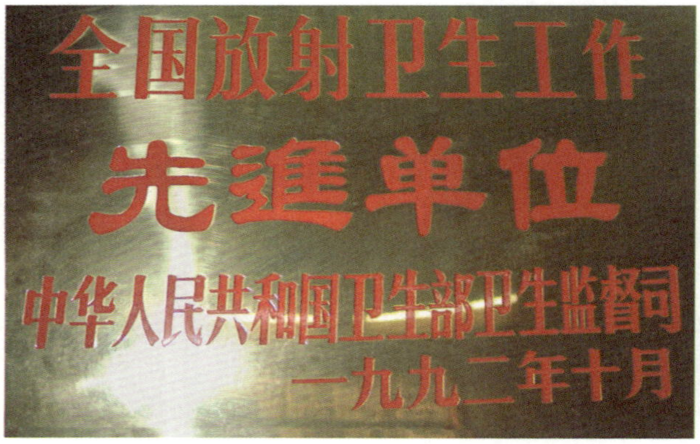
全国放射卫生工作
先進单位
中华人民共和国卫生部卫生监督司
一九九二年十月

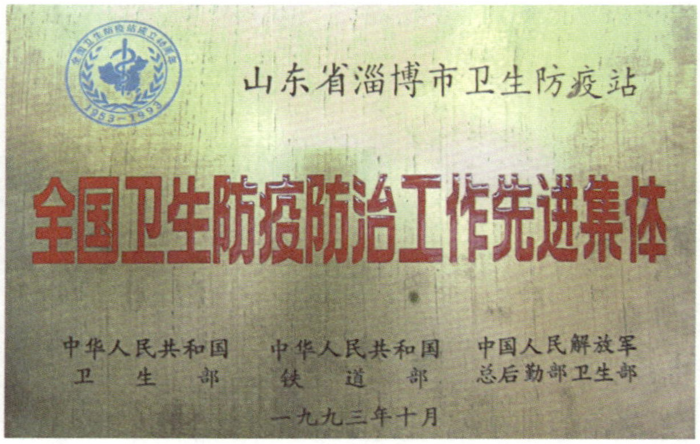
山东省淄博市卫生防疫站
全国卫生防疫防治工作先进集体
中华人民共和国 卫生部
中华人民共和国 铁道部
中国人民解放军 总后勤部卫生部
一九九三年十月

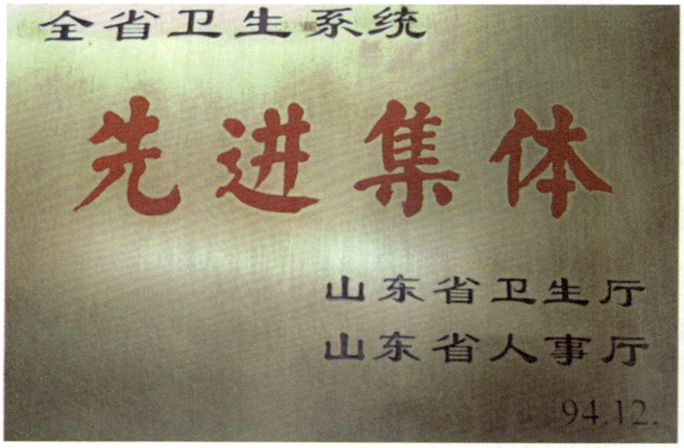
全省卫生系统
先进集体
山东省卫生厅
山东省人事厅
94.12.

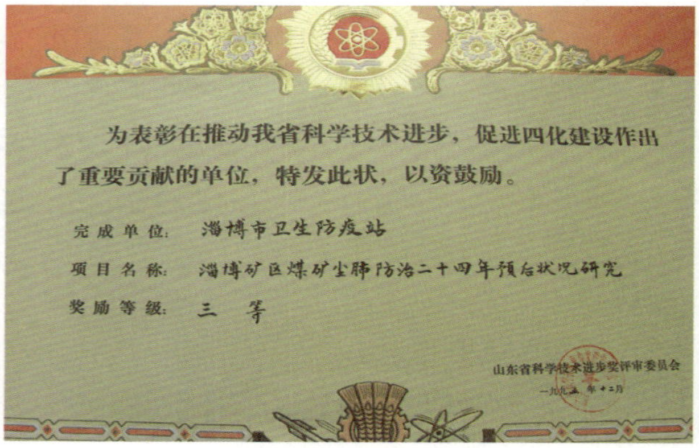
为表彰在推动我省科学技术进步，促进四化建设作出了重要贡献的单位，特发此状，以资鼓励。
完成单位：淄博市卫生防疫站
项目名称：淄博矿区煤矿尘肺防治二十四年预后状况研究
奖励等级：三等
山东省科学技术进步奖评审委员会

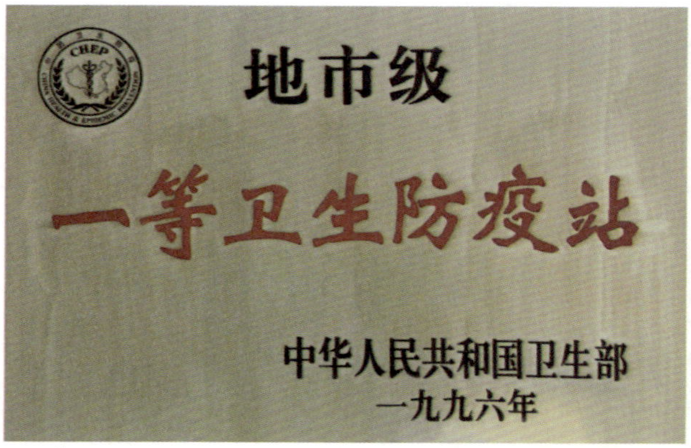
CHEP
地市级
一等卫生防疫站
中华人民共和国卫生部
一九九六年

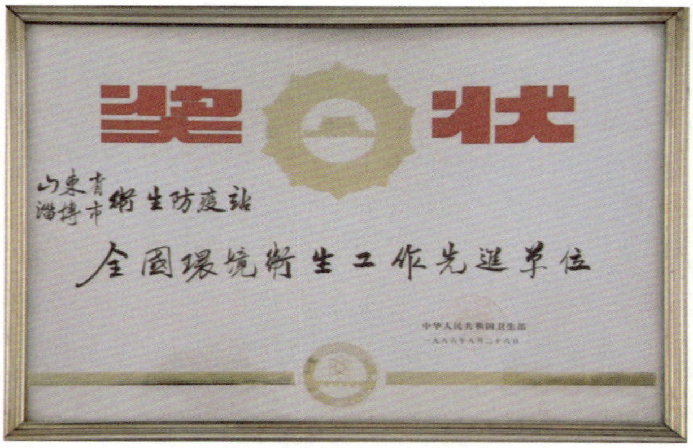
奖 状
山東省淄博市衛生防疫站
全國環境衛生工作先進單位
中华人民共和国卫生部

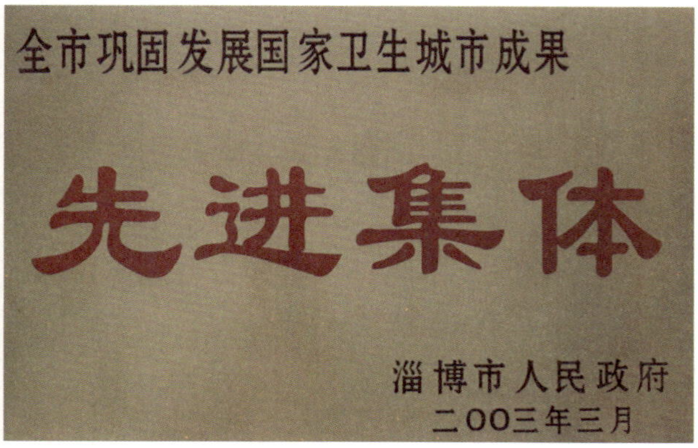
全市巩固发展国家卫生城市成果
先进集体
淄博市人民政府
二OO三年三月

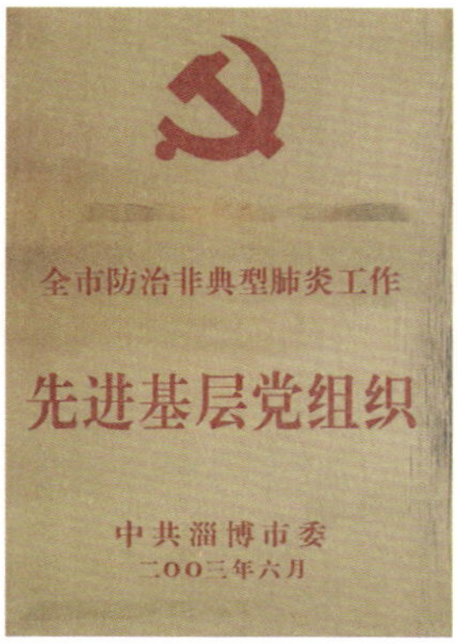
全市防治非典型肺炎工作
先进基层党组织
中共淄博市委
二OO三年六月

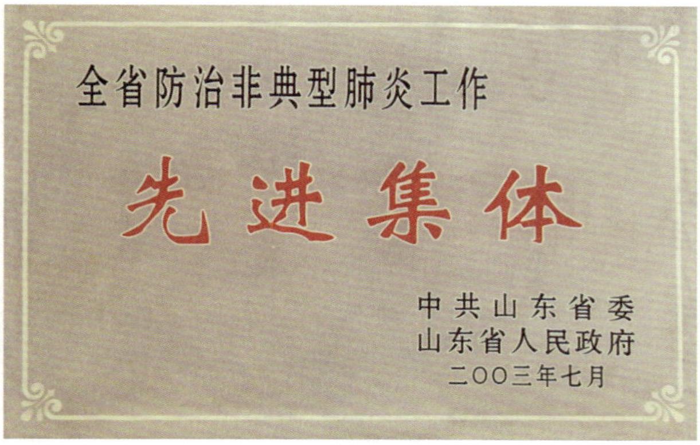
全省防治非典型肺炎工作
先进集体
中共山东省委
山东省人民政府
二OO三年七月

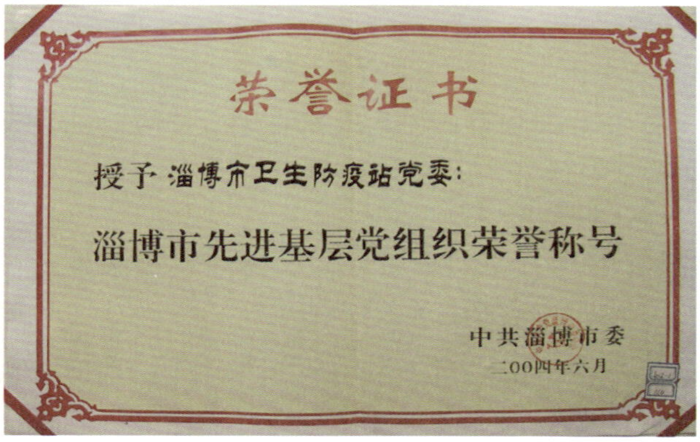
荣誉证书
授予 淄博市卫生防疫站党委：
淄博市先进基层党组织荣誉称号
中共淄博市委
二OO四年六月

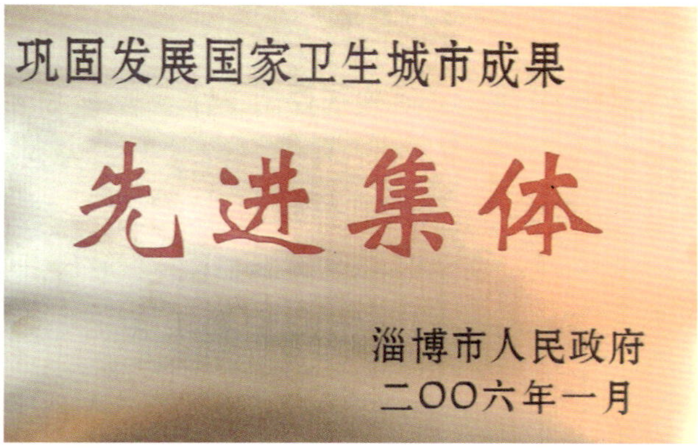
巩固发展国家卫生城市成果
先进集体
淄博市人民政府
二OO六年一月

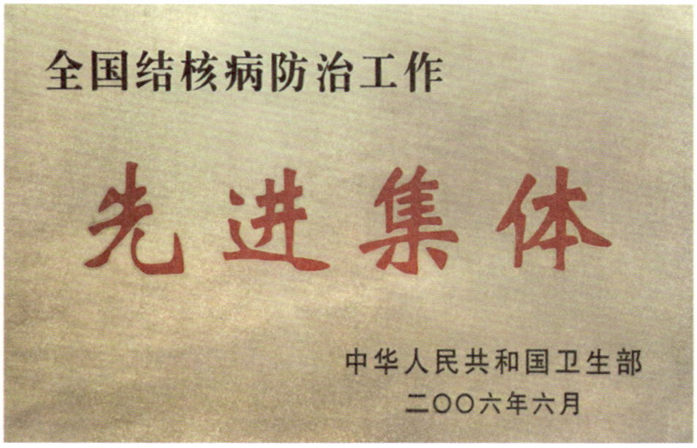
全国结核病防治工作
先进集体
中华人民共和国卫生部
二OO六年六月

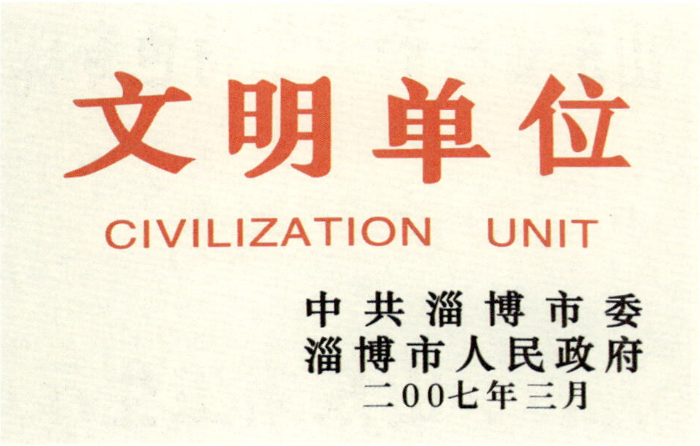
文明单位
CIVILIZATION UNIT
中共淄博市委
淄博市人民政府
二OO七年三月

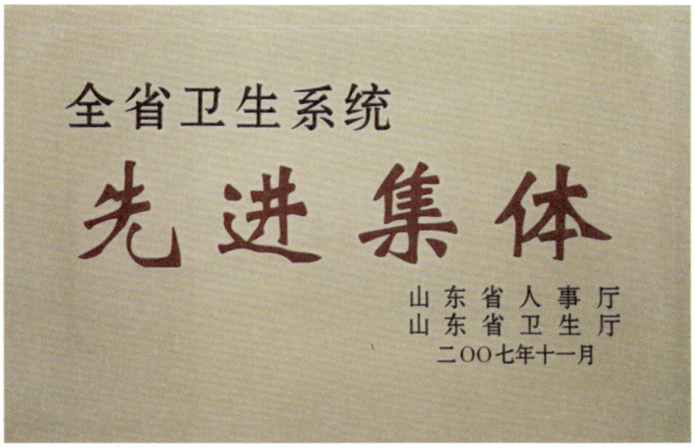
全省卫生系统
先进集体
山东省人事厅
山东省卫生厅
二OO七年十一月

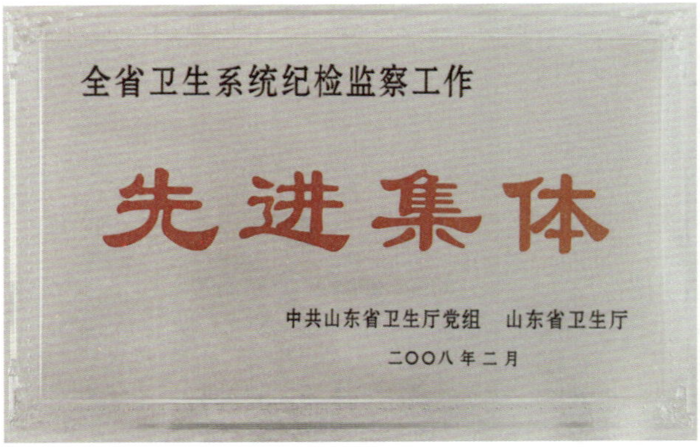
全省卫生系统纪检监察工作
先进集体
中共山东省卫生厅党组 山东省卫生厅
二〇〇八年二月

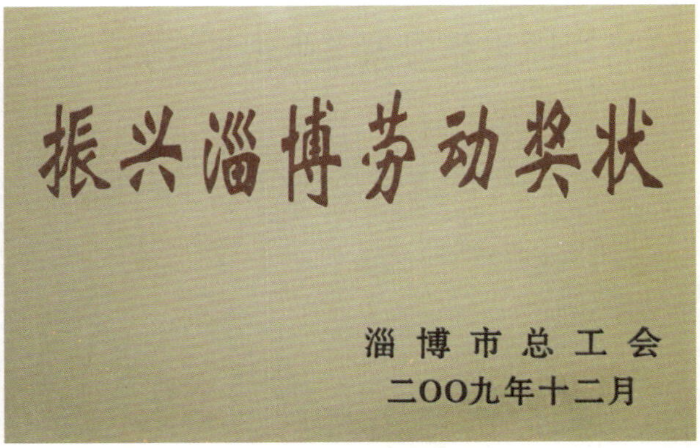
振兴淄博劳动奖状
淄博市总工会
二〇〇九年十二月

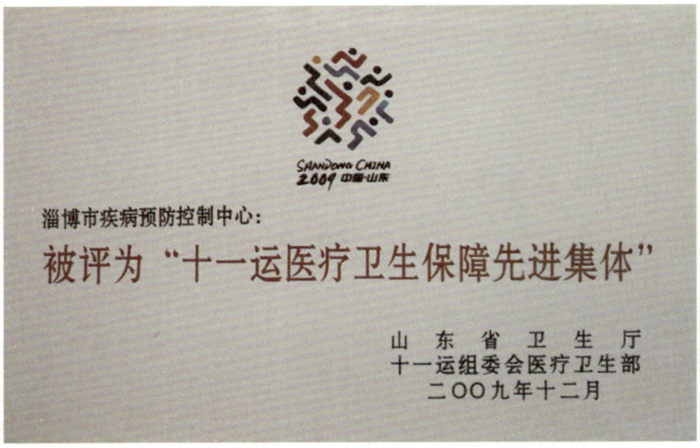
SHANDONG CHINA
2009 中国·山东
淄博市疾病预防控制中心：
被评为“十一运医疗卫生保障先进集体”
山东省卫生厅
十一运组委会医疗卫生部
二〇〇九年十二月

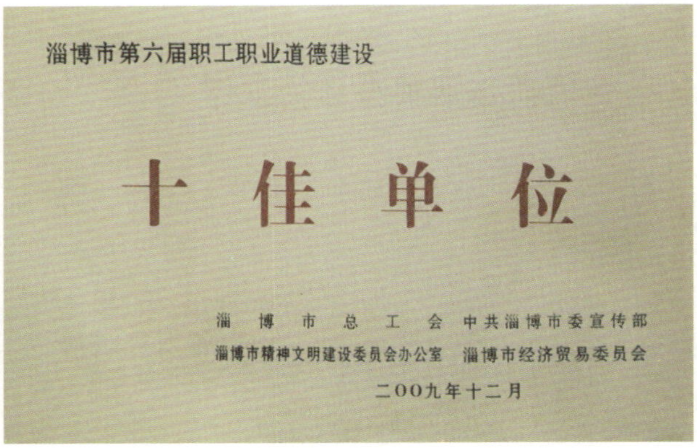
淄博市第六届职工职业道德建设
十佳单位
淄博市总工会 中共淄博市委宣传部
淄博市精神文明建设委员会办公室 淄博市经济贸易委员会
二〇〇九年十二月

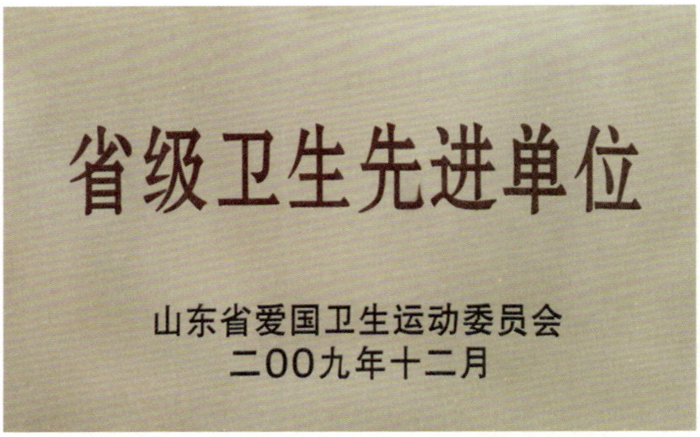
省级卫生先进单位
山东省爱国卫生运动委员会
二〇〇九年十二月

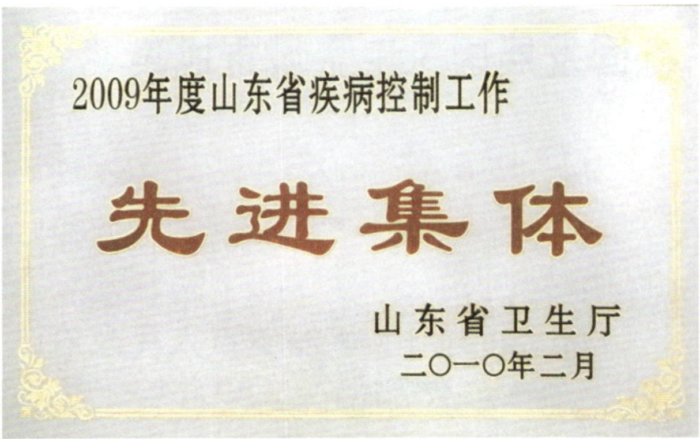
2009年度山东省疾病控制工作
先进集体
山东省卫生厅
二〇一〇年二月

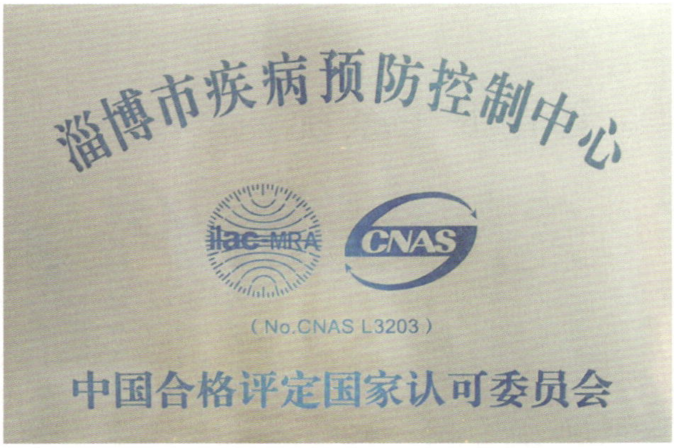
淄博市疾病预防控制中心
ilac-MRA
CNAS
（No.CNAS L3203）
中国合格评定国家认可委员会

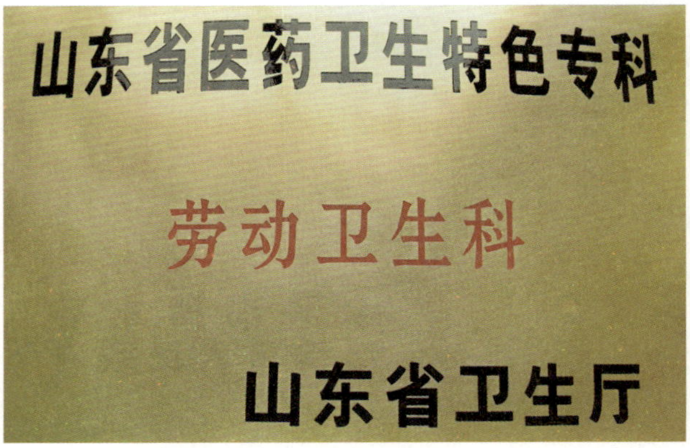
山东省医药卫生特色专科
劳动卫生科
山东省卫生厅

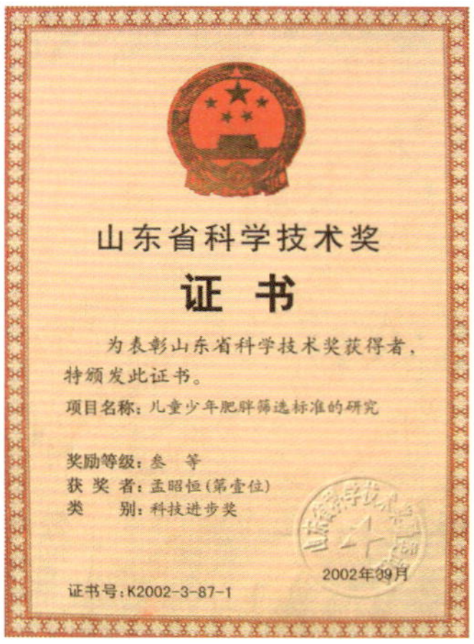

山东省科学技术奖

证书

为表彰山东省科学技术奖获得者，特颁发此证书。

项目名称：儿童少年肥胖筛选标准的研究

奖励等级：叁 等

获 奖 者：孟昭恒(第壹位)

类 别：科技进步奖

2002年09月

证书号：K2002-3-87-1

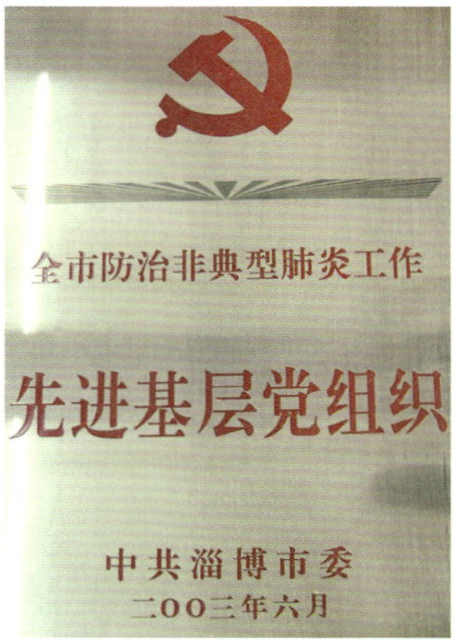

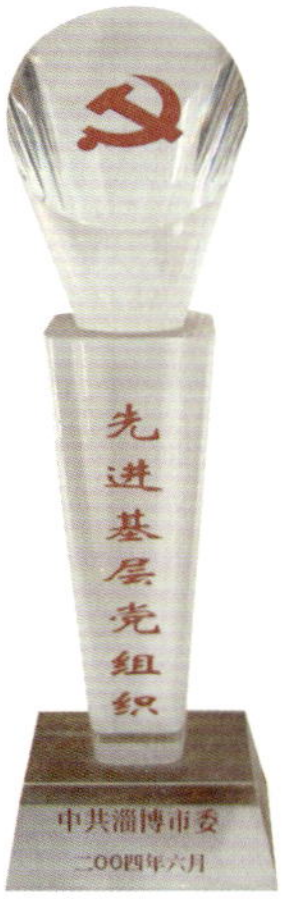

第十一篇 荣 誉

第一章 集体荣誉

一、国家级荣誉

表 11-1-1

受奖者	年 月	获奖名称	授奖部门	备注
淄博市卫生防疫站	1986.09	全国环境卫生工作先进单位	卫生部	
淄博市卫生防疫站	1990.06	全国卫生报刊发行工作先进单位	全国爱国卫生运动委员会 卫生部 中国健康教育协会	
淄博市卫生防疫站	1991.03	实现 1990 年普及儿童免疫目标先进集体	全国儿童免疫协调小组	
淄博市卫生防疫站	1991.04	全国计划免疫工作先进集体	卫生部	
淄博市卫生防疫站	1992.10	全国放射卫生工作先进单位	卫生部 卫生监督司	
淄博市卫生防疫站	1993.05	全国首届护苗工作二等奖	中国学生营养促进会	
淄博市卫生防疫站	1993.10	全国卫生防疫防治工作先进集体	卫生部、铁道部、解放军总后勤部	
淄博市卫生防疫站	1997.03	地市级一等卫生防疫站	卫生部	
淄博市卫生防疫站	1997.11	1996 年度全国疫情管理先进集体	中国预防医学科学院	
淄博市卫生防疫站	1998.06	全国放射卫生综合监督管理示范达标单位	卫生部卫生监督司 卫生部人事司	
淄博市卫生防疫站	2001.06	饮用水卫生监测先进单位	中华预防医学科学院环境卫生监测所	
市疾病预防控制中心	2006.06	全国结核病防治先进集体	卫生部	
淄博市抗震救灾卫生防疫队	2008	抗震救灾重建家园工人先锋号	中国教科文卫体工会	

二、省级荣誉

表 11-1-2

受奖者	年 月	获 奖 名 称	授 奖 部 门	备注
淄博市卫生防疫站	1982.12	地方病防治工作先进集体	中共山东省委防治地方病领导小组	
淄博市卫生防疫站	1983.12	全市城镇卫生检查先进集体	省爱国卫生运动委员会	
淄博市卫生防疫站	1986.08	山东省基本控制地方性甲状腺肿工作先进集体	中共山东省委防治地方病领导小组	
淄博市卫生防疫站地方病防治科	1986.08	山东省基本控制地方性甲状腺肿工作先进集体	省防治地方病领导小组	
淄博市卫生防疫站	1986.08	山东省医学科普工作先进集体	省爱卫会、省卫生厅	
淄博市卫生防疫站	1987.03	环境卫生工作先进单位	省卫生厅	
淄博市卫生防疫站	1987.09	山东省医学科普工作先进单位	省爱卫会办公室 省卫生防疫站	
淄博市卫生防疫站	1987.09	全省医院卫生宣传先进单位	省爱卫会办公室 省卫生防疫站	
淄博市卫生防疫站	1988	提前实现国家普及儿童计划免疫第一个目标	省人民政府	
淄博市卫生防疫站	1988	地市级甲级卫生防疫站	省卫生厅	
淄博市卫生防疫站	1988.08	爱国卫生工作先进单位	省爱国卫生运动委员会	
淄博市卫生防疫站	1988.10	山东省医学科普工作先进集体	省爱国卫生运动委员会 省卫生厅	
淄博市卫生防疫站	1989	基本消灭疟疾达标先进单位	省防治地方病领导小组	
淄博市卫生防疫站	1989.11	预防性卫生监督工作先进单位	省卫生防疫站	
淄博市卫生防疫站	1989	疫情管理工作先进集体	省卫生防疫站	
淄博市卫生防疫站	1989	消杀工作先进集体	省卫生防疫站	
淄博市卫生防疫站	1989.01	1988 年度省级文明单位	省精神文明协调委员会	
淄博市卫生防疫站	1989.05	全省基本消灭疟疾先进集体	省人民政府	
淄博市卫生防疫站	1989.09	山东省医学科普工作先进集体	省爱卫会 省卫生厅	
淄博市卫生防疫站	1990.02	山东省卫生文明先进单位	省卫生厅	
淄博市卫生防疫站	1990.03	1998 年度省级文明单位	省精神文明协调委员会	
淄博市卫生防疫站	1990.09	山东省医学科普工作先进集体	省爱卫会 省卫生厅	
淄博市卫生防疫站	1991	预防性卫生监督工作先进单位	省卫生厅	

受奖者	年月	获奖名称	授奖部门	备注
淄博市卫生防疫站地方病防治科	1991.12	全省疟疾防治工作先进集体	省寄生虫病防治所	
淄博市卫生防疫站	1991.03	1990年度省级文明单位	省精神文明建设委员会	
淄博市卫生防疫站	1992.06	全省疫情管理先进集体	省卫生防疫站	
淄博市卫生防疫站	1992.11	全省霍乱防治先进单位	省卫生防疫站	
淄博市卫生防疫站	1992.01	全省健康教育工作先进单位	省爱国卫生运动委员会办公室	
淄博市卫生防疫站	1992.03	全省环境卫生工作先进单位	省卫生厅	
淄博市卫生防疫站	1992.10	山东省医学科普工作先进集体	省爱卫会 省卫生厅	
淄博市卫生防疫站	1993.04	山东省建材工业职业危害调查优秀奖	省项目领导小组	
淄博市卫生防疫站	1993.09	山东省医学科普工作先进集体	省爱卫会 省卫生厅	
淄博市卫生防疫站	1994	全省健康教育工作先进集体	省爱卫会 省卫生厅	
淄博市卫生防疫站	1994.12	全省劳动卫生职业病监督报告工作优秀奖	省职业病防治研究所	
淄博市卫生防疫站	1994.12	94年《山东劳动卫生》杂志组稿发行工作二等奖	省劳动卫生职业病防治研究所	
淄博市卫生防疫站	1994.12	乡镇工业职业卫生服务对策研究试点工作先进集体	省项目领导小组	
淄博市卫生防疫站	1994.10	山东省医学科普工作先进集体	省爱卫会 省卫生厅	
淄博市卫生防疫站	1994.12	全省农村学校卫生工作先进县(市)	省卫生厅 省教育工作委员会	
淄博市卫生防疫站	1994.12	山东省卫生系统先进集体	省卫生厅 省人事厅	
淄博市卫生防疫站	1995.01	94年度劳动卫生职业病防治工作全优奖	省职业病防治研究所	
淄博市卫生防疫站	1995.06	全省公共场所卫生管理先进单位	省卫生防疫站	
淄博市卫生防疫站	1995.12	饮用水卫生监测先进单位	省卫生防疫站	
淄博市卫生防疫站	1995.10	全省卫生监督工作先进集体	省卫生厅	
淄博市卫生防疫站	1996.11	96年水质分析实验室技能评价先进单位	省卫生防疫站	

受奖者	年 月	获奖名称	授奖部门	备注
淄博市卫生防疫站	1996.12	全省公共场所卫生管理先进单位	省卫生防疫站	
淄博市卫生防疫站	1996	学校卫生工作综合评比先进单位	省卫生防疫站	
淄博市卫生防疫站	1996.04	全省霍乱防治工作先进集体	省卫生厅	
淄博市卫生防疫站	1996.11	山东省医学科普工作先进集体	省爱卫会 省卫生厅	
淄博市卫生防疫站	1996.11	计量认证合格单位	省技术监督局	
淄博市卫生防疫站	1997.10	全省疫情报告计算机通讯联网工作先进单位	省卫生防疫站	
淄博市卫生防疫站	1997.11	全省食品卫生工作先进单位	省卫生防疫站	
淄博市卫生防疫站	1997.12	全省媒介昆虫及鼠类防制工作先进集体	省卫生防疫站	
淄博市卫生防疫站	1997.12	全省第四次医用 X 线工作者恶性肿瘤随访调查奖	省卫生防疫站	
淄博市卫生防疫站	1997.12	95—97 年度全省放射卫生监督监测统计报表奖	省卫生防疫站	
淄博市卫生防疫站	1997.12	全省寄生虫病防治工作先进集体	省寄生虫病防治所	
淄博市卫生防疫站学校卫生科	1997.03	青年文明号	共青团山东省委 省卫生厅	
淄博市卫生防疫站	1998	全省计划免疫工作先进集体	省卫生厅	
淄博市卫生防疫站	1998.08	山东省医学科普工作先进集体	山东卫生报刊社 省健康教育所	
淄博市卫生防疫站	1998.12	全省食品卫生工作先进单位	省卫生防疫站	
淄博市健康教育所	1998.02	“八五”期间全省健康教育工作先进单位	省爱卫会 省卫生厅	
淄博市卫生防疫站	1998.09	山东省医学科普工作先进集体	省爱卫会 省卫生厅	
淄博市卫生防疫站	1998.12	省一级科技事业单位档案管理奖	省档案局	
淄博市卫生防疫站	1999	会计基础工作规范化单位	省财政厅	
淄博市卫生防疫站	1999.01	全省霍乱防治工作先进集体	省卫生防疫站	
淄博市卫生防疫站	1999.03	全省肝炎防治工作先进集体	省卫生防疫站	
淄博市卫生防疫站	1999.03	全省流行性出血热防治工作先进集体	省卫生防疫站	

受奖者	年月	获奖名称	授奖部门	备注
淄博市卫生防疫站	1999.03	学校卫生监督先进单位	省卫生防疫站	
淄博市卫生防疫站	1999.08	山东省医学科普工作先进集体	山东卫生报刊社 省健康教育所	
淄博市卫生防疫站	1999.09	全省环境卫生工作先进集体	省卫生防疫站	
淄博市卫生防疫站	1999	全省计划免疫业务工作先进集体	省卫生防疫站	
淄博市卫生防疫站	1999.12	干部人事档案工作目标管理二级标准	中共山东省委组织部	
淄博市卫生防疫站	1999.09	山东省医学科普工作先进集体	省爱卫会办公室 山东卫生报刊社	
淄博市卫生防疫站	2000.08	山东省医学科普工作先进集体	山东卫生报刊社	
淄博市卫生防疫站	2000.11	二〇〇〇年继续医学教育组织奖	省防疫站 省预防医学会	
淄博市卫生防疫站	2000.12	全省克山病防治先进集体	省地方病防治研究所	
淄博市卫生防疫站	2000.03	全省卫生防病先进集体	省卫生厅	
淄博市卫生防疫站计划免疫科	2001.06	全省麻疹监测项目先进集体	省卫生防疫站	
淄博市卫生防疫站	2001.09	山东省医学科普工作先进集体	卫生报刊社	
淄博市卫生防疫站	2001	全省健康教育工作先进集体	省卫生防疫站	
淄博市卫生防疫站	2001	全省碘缺乏病防治先进集体	省卫生防疫站	
淄博市卫生防疫站	2001	全省计划免疫工作先进单位	省卫生防疫站	
淄博市卫生防疫站	2001	全省食品卫生工作先进集体	省卫生防疫站	
淄博市卫生防疫站	2001	全省饮用水卫生监测先进单位	省卫生防疫站	
淄博市卫生防疫站	2001	全省放射防护工作先进单位	省卫生防疫站	
淄博市卫生防疫站	2001	全省放射卫生统计报告工作先进单位	省卫生防疫站	
淄博市卫生防疫站	2001.03	“2000 年齐鲁食品卫生世纪行”先进集体	省卫生厅	
淄博市卫生防疫站	2001.03	全省碘缺乏病防治工作先进集体	省地方病防治领导小组	
淄博市卫生防疫站	2001.12	全省消灭脊髓灰质炎先进集体	省卫生厅	
淄博市卫生防疫站	2002.03	全省介入放射防护工作先进单位	省卫生防疫站	
淄博市卫生防疫站	2002.03	全省放射卫生统计报表先进单位	省卫生防疫站	

受奖者	年月	获奖名称	授奖部门	备注
淄博市卫生防疫站	2002.12	全省健康教育工作先进集体	省卫生防疫站	
淄博市卫生防疫站	2002.01	中华人民共和国计量认证合格单位	省技术监督局	
淄博市卫生防疫站	2002.02	全省疾病控制工作先进集体	省卫生厅	
淄博市卫生防疫站	2003.06	全省预防接种门诊规范化建设工作先进集体	省疾病预防控制中心	
淄博市卫生防疫站	2003.10	《预防医学文献信息》杂志 2003 年发行工作先进集体	省疾病预防控制中心	
淄博市卫生防疫站	2003.11	全省麻疹监测先进集体	省疾病预防控制中心	
淄博市卫生防疫站	2003.03	全省卫生监督执法新世纪行动先进集体	省卫生厅	
淄博市卫生防疫站	2003.07	全省防治非典工作先进集体	省委 省人民政府	
淄博市卫生防疫站	2005.03	全省卫生监督先进集体	省卫生厅卫生监督所	
淄博市卫生防疫站	2005.03	全省食品卫生监督工作先进集体	省卫生厅卫生监督所	
淄博市卫生防疫站	2005.03	全省放射卫生监督工作先进集体	省卫生厅卫生监督所	
淄博市疾病预防控制中心	2006	全省医学科普工作先进集体	省卫生厅	
淄博市疾病预防控制中心	2006.03	全省免疫预防工作先进集体	省疾控中心	
淄博市疾病预防控制中心	2006	全省生物制品管理工作先进集体	省疾控中心	
淄博市疾病预防控制中心	2007	山东省首届戒烟竞赛优秀组织奖	省卫生厅 省控烟协会	
淄博市疾病预防控制中心	2007	2007 年度医学科普工作先进集体	省卫生厅	
淄博市疾病预防控制中心	2007.11	全省卫生系统先进集体	省卫生厅	
淄博市疾病预防控制中心	2008	山东省医学情报事业发展先进集体	省医学情报图书协会	
淄博市疾病预防控制中心	2008.02	全省卫生系统纪检检查工作先进集体	省卫生厅	
淄博市疾病预防控制中心	2008.04	医学科普工作先进集体	省卫生厅 省卫生报刊社	

受奖者	年 月	获 奖 名 称	授 奖 部 门	备注
淄博市疾病预防控制中心	2008	全省职业病统计报告工作先进集体	省职业病防治院	
淄博市疾病预防控制中心	2008.06	第一批支援抗震救灾先进基层党组织	省委组织部	
淄博市抗震救灾卫生防疫队	2008.06	全省援川抗震救灾先进集体并记集体二等功	省人事厅 省卫生厅	
淄博市疾病预防控制中心	2009	十一运会医疗卫生保障先进集体	省卫生厅 全运会组委会	
淄博市疾病预防控制中心	2009.02	省级卫生先进单位	省爱卫会	
淄博市疾病预防控制中心	2010.05	山东省第二十二届运动会医疗卫生保障工作先进集体	省运会执委会	
淄博市疾病预防控制中心	2010.12	2009 年山东省疾病控制工作先进集体	省疾控中心	
淄博市疾病预防控制中心	2010	全省重点传染病防治工作先进集体	省卫生厅	
淄博市疾病预防控制中心	2011.03	山东省免疫规划先进集体	省疾病预防控制中心	
淄博市疾病预防控制中心	2011.03	全省第三届《山东结核病控制》优秀组织奖二等奖	省防中心 省防痨协会	
淄博市疾病预防控制中心	2011.04	全省消毒与感染控制工作先进集体	省疾控中心	
淄博市疾病预防控制中心	2011.04	全省艾滋病防治工作先进集体	省疾控中心	
淄博市疾病预防控制中心	2011.06	“中生杯”全省疾控系统庆祝建党 90 周年文艺汇演 获一等奖、最佳节目奖	省疾控中心	
淄博市疾病预防控制中心	2011.09	全省疾控系统第二届乒乓球赛获最佳组织奖、团体冠军、男单冠军、女单亚军	省疾控中心	
淄博市疾病预防控制中心	2011.10	全省结核病临床诊疗大赛优秀组织奖	省结核病防治中心	

受奖者	年 月	获 奖 名 称	授 奖 部 门	备注
淄博市疾病预防控制中心	2012.01	全省卫生系统卫生应急“大练兵大比武”团体三等奖	省卫生厅	
淄博市疾病预防控制中心	2012.03	全省寄生虫病防治工作先进集体	省寄生虫病研究所	
淄博市疾病预防控制中心	2012.04	全省疾控系统思想政治工作先进集体	省思想政治工作促进会疾控分会	
淄博市疾病预防控制中心	2012.05	全省重点病毒性传染病防治工作先进集体	省疾控中心	
淄博市疾病预防控制中心	2012.05	全省消毒与感染控制监测先进集体	省疾控中心	
淄博市疾病预防控制中心	2012.06	全省卫生行政执法能力大赛食品安全风险监测专项一等奖	省卫生厅	
淄博市疾病预防控制中心	2012.09	全省传染病预防控制岗位技能竞赛团体总决赛二等奖	省卫生厅	
淄博市疾病预防控制中心	2012.11	全省职业卫生检测与评价工作先进集体	省疾控中心	
淄博市疾病预防控制中心	2012.12	全省健康科普演讲技能比赛团体三等奖	省卫生厅	
淄博市疾病预防控制中心	2012.12	全省烟包健康警示展“贡献奖”	省卫生厅	
淄博市疾病预防控制中心	2012.12	省级文明单位	省精神文明委	
淄博市疾病预防控制中心	2012.12	2012 年度麻风防治先进集体	省皮肤病研究所	
淄博市疾病预防控制中心	2012.12	2012 年度性病实验室质控管理先进集体	省皮肤病研究所	

三、市级荣誉

表 11-1-3

受奖者	年 月	获 奖 名 称	授 奖 部 门	备注
淄博市卫生防疫站	1983.01	八二年精神文明建设优异成绩表彰	市卫生局党委	

受奖者	年 月	获奖名称	授奖部门	备注
淄博市卫生防疫站	1983.04	八三年全民文明礼貌月活动先进集体	市卫生局党委	
淄博市卫生防疫站	1983.08	八二年保密工作先进单位	市委保密委员会	
淄博市卫生防疫站	1983.12	八二年保密工作先进单位	市卫生局党委	
淄博市卫生防疫站	1985.03	文明单位	市卫生局党委	
淄博市卫生防疫站党总支	1987	先进基层党组织	市卫生局党委	
淄博市卫生防疫站	1987	市级精神文明单位	市精神文明协调委员会	
淄博市卫生防疫站团总支	1987	“七五”立功杯	共青团淄博市委	
淄博市卫生防疫站团总支	1987	“七五”立功杯	市卫生局团委	
淄博市卫生防疫站地病科工会小组	1987	先进工会小组	市卫生局	
淄博市卫生防疫站党支部	1987.07	一九八六年度先进党支部	市卫生局党委	
淄博市卫生防疫站党总支	1987.08	“新时期共产党员如何发挥先锋模范作用大讨论”先进单位	市卫生局党委	
淄博市卫生防疫站	1987.10	疟疾流动人口管理工作先进集体	中共淄博市委防治地方病领导小组	
淄博市卫生防疫站	1988.01	计划免疫工作达标	淄博市人民政府	
淄博市卫生防疫站	1988.02	防氟改水工作先进集体	中共淄博市委防治地方病领导小组	
淄博市卫生防疫站地方病防治科	1988.02	防氟改水工作先进集体	中共淄博市委防治地方病领导小组	
淄博市卫生防疫站	1988.02	疟疾防治先进集体	中共淄博市委防治地方病领导小组	
淄博市卫生防疫站地方病防治科	1988.02	疟疾防治先进集体	中共淄博市委防治地方病领导小组	
淄博市卫生防疫站	1988.03	“建设淄博立志立功活动”集体二等功	中共淄博市委 淄博市人民政府	
淄博市卫生防疫站	1988.10	圆满完成八八全国城运会任务奖	全国城运会（淄博）组委会	
淄博市卫生防疫站	1989	1989年度市直卫生系统干部正规化理论教育先进单位	市卫生局党委	
淄博市卫生防疫站	1989	学校卫生工作先进集体	市教育局 市卫生局	
淄博市卫生防疫站	1989.03	一九八八年度先进集体	市卫生局党委 市卫生局	
淄博市卫生防疫站党总支	1989.03	八八年度市直卫生系统党组织活动竞赛先进单位	市卫生局党委	

受奖者	年 月	获奖名称	授奖部门	备注
淄博市卫生防疫站党总支	1989.03	八八年度先进基层党组织	市卫生局党委	
淄博市卫生防疫站	1989.04	“建设淄博立志立功活动”集体二等功	中共淄博市委 市人民政府	
淄博市卫生防疫站	1989.04	省级精神文明单位	市精神文明协调委员会	
淄博市卫生防疫站	1989.09	市直卫生系统第五届文艺汇演三等奖	市卫生局党委	
淄博市卫生防疫站	1989.12	红十字会工作先进集体	淄博市红十字会	
淄博市卫生防疫站团总支	1989.12	学习白求恩先进集体	市卫生局党委	
淄博市卫生防疫站	1990	儿童少年托幼工作先进单位	市儿童少年工作委员会	
淄博市卫生防疫站	1990.02	89 年度市直卫生系统干部统计工作先进单位	市卫生局党委	
淄博市卫生防疫站党总支	1990.03	89 年度党建工作先进单位	市卫生局党委	
淄博市卫生防疫站团总支	1990.03	89 年度先进团委	市卫生局团委	
淄博市卫生防疫站食品卫生科团支部	1990.03	青年文明服务达标示范岗	市卫生局团委	
淄博市卫生防疫站	1990.04	“建设淄博立志立功活动”集体二等功	中共淄博市委 市人民政府	
淄博市卫生防疫站	1990.10	1989 年度爱国卫生先进单位	市爱国卫生运动委员会	
淄博市卫生防疫站团总支	1991	1991 年度先进团委	市卫生局团委	
淄博市卫生防疫监测科团支部	1991	1991 年度先进团支部	市卫生局团委	
淄博市卫生防疫学校卫生科	1991.01	儿童少年工作先进集体	市儿童少年工作委员会	
淄博市卫生防疫站	1991.04	“建设淄博立志立功活动”集体二等功	中共淄博市委 市人民政府	
淄博市卫生防疫站	1991.04	爱国卫生先进集体	市爱国卫生运动委员会	
淄博市卫生防疫站	1991.07	文件管理工作达标	市卫生局	
淄博市卫生防疫站	1991.08	淄博市首届科技周活动优秀组织奖	市首届科技周活动领导小组	
淄博市卫生防疫站	1991.09	全国城市卫生检查先进单位	市爱国卫生运动委员会	
淄博市卫生防疫站	1991.10	第二届中国（淄博）陶硫艺术节先进单位	市陶硫艺术节组委会	
《讲卫生》编辑部	1991.12	全市内部报纸综合评比一等奖	市委宣传部 市新闻出版局	

受奖者	年 月	获 奖 名 称	授 奖 部 门	备注
淄博市卫生防疫站	1992.01	全市计划免疫工作先进集体	市卫生局	
淄博市卫生防疫站党总支	1992.02	1991 年度先进基层党支部	市卫生局党委	
淄博市卫生防疫站	1993	市直卫生系统党政领导班子政绩考核先进集体	市卫生局	
淄博市卫生防疫站卫生党支部	1993	1992 年度市直卫生系统先进基层党支部	市卫生局党委	
淄博市卫生防疫站团总支	1993.01	1992 年学雷锋先进集体	共青团淄博市委	
淄博市卫生防疫站	1993.03	“建设淄博立志立功活动”集体三等功	市精神文明建设委员会	
淄博市卫生防疫站	1993.03	市直卫生系统“纪念毛泽东诞辰 100 周年文艺演出”优秀组织奖	市卫生局党委	
淄博市卫生防疫站	1993.04	“创建全国十佳卫生城市”先进单位	中共淄博市委 市人民政府	
淄博卫生报	1993.09	全市内部报刊综合评比一等奖	市委宣传部 市新闻出版局	
淄博市卫生防疫站	1993.12	“93 淄博国际陶硫节”先进单位	中共淄博市委办公厅 市人民政府办公厅	
淄博市卫生防疫站团委	1994	先进团委	市卫生局团委	
淄博市卫生防疫站	1994.03	“建设淄博立志立功活动”集体一等功	市精神文明建设委员会	
淄博市卫生防疫站	1994.03	93 年度党政领导班子政绩考核先进单位	市卫生局党委	
淄博市健康教育所	1994.09	1994 年卫生报刊发行工作先进单位	市爱国卫生运动委员会	
淄博市卫生防疫站	1994.12	市直房产管理先进单位	市房地产管理局	
淄博市卫生防疫站纪委	1995	先进纪检监察组织	市委纪律检查委员会 市监察局	
淄博市卫生防疫站	1995	陶硫艺术节先进单位	市陶硫艺术节组委会	
淄博市卫生防疫站防疫团支部	1995.03	先进团支部	市卫生局团委	
淄博市卫生防疫站团委	1995.03	先进基层团委	市卫生局党委	
淄博市卫生防疫站党委	1995.03	1994 年度党建工作先进集体	市卫生局党委	
淄博市卫生防疫站防疫一支部	1995.03	1994 年度党建工作先进基层党支部	市卫生局党委	
淄博市卫生防疫站	1995.03	1994 年度党政领导班子政绩考核先进集体	市卫生局党委	

受奖者	年 月	获奖名称	授奖部门	备注
淄博市卫生防疫站	1995.03	“建设淄博立志立功活动”集体三等功	市精神文明建设委员会	
淄博市卫生防疫站	1995.08	全市饮用水卫生管理先进单位	市卫生局	
淄博市卫生防疫站	1995.12	全市公共场所卫生管理先进单位	市卫生局	
淄博市卫生防疫站	1996.02	市直卫生系统职业道德建设先进集体	市卫生局党委	
淄博市卫生防疫站党委	1996.03	1995 年度党建工作先进集体	市卫生局党委	
淄博市卫生防疫站纪委	1996.03	先进纪检监察单位	市委纪律检查委员会 市监察局	
淄博市卫生防疫站	1996.04	创建国家卫生城市先进单位	中共淄博市委 市人民政府	
淄博市卫生防疫站学校卫生科	1996.05	青年文明号	共青团淄博市委 市卫生局	
淄博市卫生防疫站防疫科	1996.05	局级青年文明号	市卫生局	
淄博市卫生防疫站	1996.09	“八五”期间科教兴医先进集体	市卫生局	
淄博市卫生防疫站	1996.11	“淄博市十佳党员活动室”三等奖	中共淄博市委宣传部	
淄博市卫生防疫站纪委	1997	先进基层纪检监察组织	市委纪律检查委员会	
淄博市卫生防疫站	1998.01	全市饮用水卫生管理先进单位	市卫生局	
淄博市卫生防疫站党委	1998.03	97 年度先进基层党组织	市卫生局党委	
淄博市卫生防疫站	1998.04	淄博市卫生系统第一届田径运动会体育道德风尚奖	市卫生局	
淄博市卫生防疫站	1998.10	支援抗洪救灾防病工作先进集体	市红十字会 市卫生局	
淄博市卫生防疫站	1999.01	迎接第四次全国城市卫生检查先进集体	中共淄博市委	
淄博市卫生防疫站	1999.03	全市地方病防治工作先进集体	市卫生局	
淄博市卫生防疫站学校卫生科	1999.04	全市卫生系统十佳青年文明号	共青团淄博市委 市卫生局	
淄博市卫生防疫站党委	1999.04	1998 年度先进基层党组织	市卫生局党委	
淄博市卫生防疫站	1999.04	1998 年度工会工作先进单位	市卫生局工会	
淄博市卫生防疫站	1999.04	1998 年全市卫生系统文明服务单位	市精神文明建设委员会办公室 市卫生局	

受奖者	年 月	获 奖 名 称	授 奖 部 门	备注
淄博市卫生防疫站	1999.04	市直卫生系统档案管理工作先进集体	市卫生局 市档案局	
淄博市卫生防疫站	1999.04	1998 年度全市卫生宣传工作先进集体	市卫生局党委 市卫生局	
淄博市卫生防疫站	1999.11	1999 年度全市卫生宣传工作先进集体	市卫生局党委 市卫生局	
淄博市卫生防疫站纪委	2000.03	市直卫生系统纪检监察工作先进集体	市卫生局纪委	
淄博市卫生防疫站档案室	2000.03	全市档案工作优秀集体	市档案局	
淄博市卫生防疫站	2000.04	全市红十字会工作先进集体	市人事局 市卫生局 市红十字会	
淄博市卫生防疫站	2000.04	全市卫生系统先进集体	市人事局 市卫生局	
淄博市卫生防疫站	2000.04	全市卫生防疫工作先进集体	市人事局 市卫生局	
淄博市卫生防疫站	2000.08	市直卫生系统思想政治工作先进单位	市卫生局党委 市卫生局	
淄博市卫生防疫站	2000.09	无偿献血工作先进单位	市人民政府	
淄博市卫生防疫站党委	2001.03	市直卫生系统先进基层党组织	市卫生局党委	
淄博市卫生防疫站纪委	2001.03	市直卫生系统纪检监察工作先进集体	市卫生局纪委	
淄博市卫生防疫站	2001.03	2000 年度全市卫生宣传报道先进单位	市卫生局党委 市卫生局	
淄博市卫生防疫站	2001.03	2000 年度综合目标考核先进单位	市卫生局	
淄博市卫生防疫站	2001.04	全市卫生系统行业作风建设先进集体	市卫生局党委 市卫生局	
淄博市卫生防疫站党委	2001.07	先进基层党组织	中共淄博市委	
淄博市卫生防疫站	2001.09	承办山东省第八届中学生运动会先进单位	市人事局 市教育局 市体育局	
淄博市卫生防疫站	2001.10	全市卫生系统“九五”科教兴医先进单位	市人事局 市卫生局	
淄博市卫生防疫站	2001.10	1999—2000 年实施人才工程工作先进单位	市卫生局党委 市卫生局	

受奖者	年 月	获奖名称	授奖部门	备注
淄博市卫生防疫站 计划免疫科	2001.12	淄博市消灭脊髓灰质炎先进集体	市卫生局	
淄博市卫生防疫站	2002.01	全市饮用水卫生管理先进单位	市卫生局	
淄博市卫生防疫站	2002.01	2001 年度市直卫生系统档案管理工作先进集体	市卫生局 市档案局	
淄博市卫生防疫站	2002.03	2001 年度卫生工作综合目标考核优秀单位	市卫生局	
淄博市卫生防疫站	2002.04	淄博市卫生监督工作先进集体	市卫生局	
淄博市卫生防疫站	2002.04	淄博市疾病控制工作先进集体	市卫生局	
淄博市卫生防疫站	2002.04	2001 年度全市卫生宣传工作先进集体	市卫生局党委 市卫生局	
淄博市卫生防疫站	2003.03	全国巩固发展国家卫生城市成果先进集体	市人民政府	
淄博市卫生防疫站 食品卫生科	2003.03	巾帼文明示范岗	市卫生局妇工委	
淄博市卫生防疫站	2003.03	2002 年度综合目标考核先进单位	市卫生局	
淄博市卫生防疫站	2003.04	2001—2002 年度市直卫生系统信访工作先进单位	市卫生局纪委	
淄博市卫生防疫站党委	2003.04	市直卫生系统先进基层党组织	市卫生局党委	
淄博市卫生防疫站 检验团支部	2003.05	市直卫生系统先进团支部	市卫生局团委	
淄博市卫生防疫站党委	2003.06	淄博市先进基层党组织	中共淄博市委	
淄博市卫生防疫站党委	2003.06	防治非典工作先进基层党组织	中共淄博市委	
淄博市卫生防疫站 防疫一支部	2003.06	市直卫生系统防治非典先进基层党组织	市卫生局党委	
淄博市卫生防疫站	2003.07	防治非典工作“三八”红旗集体	市妇联	
淄博市卫生防疫站	2003.08	全市贯彻《职业病防治法》先进集体	市卫生局	
淄博市卫生防疫站办公室	2003.08	全市卫生系统防治非典工作先进集体	市卫生局党委 市卫生局	
淄博市卫生防疫站防疫科	2003.08	全市卫生系统防治非典工作先进集体	市卫生局党委 市卫生局	
淄博市卫生防疫站 环境卫生科	2003.08	全市卫生系统防治非典工作先进集体	市卫生局党委 市卫生局	

受奖者	年月	获奖名称	授奖部门	备注
淄博市卫生防疫站	2003.10	全市卫生系统第三届职工文艺汇演二等奖	市卫生局	
淄博市卫生防疫站劳动卫生科	2003.11	淄博市卫生行业重点学科	市卫生局	
淄博市卫生防疫站环境卫生科	2003.11	淄博市卫生行业重点学科	市卫生局	
淄博市卫生防疫站	2004.02	2003 年度卫生工作综合目标考核优秀单位	市卫生局	
淄博市卫生防疫站	2004.05	全市卫生行业作风建设先进单位	市卫生局党委 市卫生局	
淄博市卫生防疫站	2004.05	全市卫生宣传工作先进单位	市卫生局党委 市卫生局	
淄博市卫生防疫站	2004.06	淄博先进基层党组织	市委	
淄博市卫生防疫站	2005.11	全市卫生系统“弘扬卫生行业新风尚”大型广场展示活动最佳组织奖	市卫生局	
淄博市疾病预防控制中心	2006	巩固发展国家卫生城市成果先进集体	市人民政府	
淄博市疾病预防控制中心	2006	淄博市职工代表大会先进星单位	市总工会	
淄博市疾病预防控制中心	2007	市级文明单位	市委 市政府	
淄博市疾病预防控制中心	2007	淄博市实施妇女儿童发展纲要示范单位	市妇女儿童工作委员会	
淄博市疾病预防控制中心	2007	全市统计工作先进集体	淄博市统计局	
淄博市疾病预防控制中心	2007.03	全市国家卫生城市重新确认先进集体	市委	
淄博市疾病预防控制中心环境卫生监测所	2007.12	全市卫生行业文明示范窗口	市文明办 市卫生局	
淄博市疾病预防控制中心	2008.12	年度考核先进单位	市卫生局	
淄博市疾病预防控制中心	2008.12	市见义勇为先进单位	市综治办 市见义勇为基金会	
淄博市疾病预防控制中心	2009.02	淄博市卫生系统抗震救灾先进集体	市卫生局	
淄博市疾病预防控制中心	2009.02	淄博市重大医疗救援工作先进集体	市卫生局	
淄博市疾病预防控制中心	2009	职工职业道德双十佳	市总工会	
淄博市疾病预防控制中心	2009.12	振兴淄博劳动奖状	市总工会	

受奖者	年 月	获 奖 名 称	授 奖 部 门	备注
淄博市疾病预防控制中心	2009.12	全市“优质服务迎省运”巾帼文明岗先进集体	市妇联	
淄博市疾病预防控制中心	2010	5.12 防灾减灾日淄博市应急管理暨人防知识电视竞赛优秀组织奖	市政府	
淄博市疾病预防控制中心	2010	青年文明号	团市委	
淄博市疾病预防控制中心	2011.05	淄博市卫生系统“齐都药业杯”职工球类运动会获道德风尚奖	市卫生局	
淄博市疾病预防控制中心传染病防制所	2011.08	全市卫生系统十大服务品牌	市卫生局	
淄博市疾病预防控制中心	2012.04	五四红旗团委	团市委	
淄博市疾病预防控制中心卫生检验中心	2012.04	工人先锋号	市总工会	
淄博市疾病预防控制中心卫生检验中心	2012.12	青年文明号	团市委 市卫生局	

第二章 个人荣誉

一、国家级荣誉

表 11-2-1

受奖者	年月	获奖名称	授奖部门	备注
盛美林	1984.04	苏、鲁、豫、皖、鄂五省疟疾防治先进个人	卫生部	
丁桂芬	1986.08	全国地方病防治工作先进个人	中共中央地方病防治领导小组	
付 军	1987.04	“从事卫生防疫工作三十年”荣誉证书	卫生部	
石楚南	1987.04	“从事卫生防疫工作三十年”荣誉证书	卫生部	
刘 敏	1987.04	“从事卫生防疫工作三十年”荣誉证书	卫生部	
任永昌	1987.04	“从事卫生防疫工作三十年”荣誉证书	卫生部	
吴桂华	1987.04	“从事卫生防疫工作三十年”荣誉证书	卫生部	
李庆祥	1987.04	“从事卫生防疫工作三十年”荣誉证书	卫生部	
张汉民	1987.04	“从事卫生防疫工作三十年”荣誉证书	卫生部	
杨志民	1987.04	“从事卫生防疫工作三十年”荣誉证书	卫生部	
李庆祥	1989.01	1988 年全国卫生文明建设先进工作者	卫生部	
张仲平	1990.10	全国尘肺流行病学调查先进个人	卫生部 卫生防疫司	
刘景福	1991	全国防治寄生虫病先进工作者	卫生部 卫生防疫司	
李进贤	1991.12	优秀环境卫生监督员	卫生部	
刘书奎	1993.10	“从事卫生防疫工作三十年”荣誉证书	卫生部	
张一水	1993.10	“从事卫生防疫工作三十年”荣誉证书	中卫生部	

受奖者	年 月	获奖名称	授奖部门	备注
解荣章	1993.10	“从事卫生防疫工作三十年”荣誉证书	卫生部	
张仲平	1993.10	全国卫生防疫工作先进工作者	卫生部	
赵亦成	1993.10	全国卫生防疫工作先进工作者	卫生部	
蒋绪亮	1995.04	全国第一届刘世杰教授预防医学奖励基金三等奖	刘世杰教授预防医学奖励基金会	
吕术荣	1995.12	全国地方病防治工作先进个人	卫生部	
胡　林	1995.12	全国地方病防治工作先进个人	卫生部	
张仲平	1996.02	国务院政府特殊津贴	国务院	
翟慎永	1996.04	全国第二届刘世杰教授预防医学奖励基金三等奖	刘世杰教授预防医学奖励基金会	
张洪岩	1997.08	第三届“白鹤杯”卫生影视作品一等奖（《放下您手中的香烟》）	中国健康教育协会	电视作品
张洪岩	1997.08	第三届“白鹤杯”卫生影视作品三等奖（《我市荣获国家卫生城市光荣称号》）	中国健康教育协会	电视作品
梁传法	1997.11	全国计划免疫工作先进个人	卫生部	
张　楠	2001.06	饮用水卫生监测先进个人	中国预防医学科学院环境卫生监测所	
张殿平	2001.06	饮用水卫生监测先进个人	中国预防医学科学院环境卫生监测所	
原丽华	2001.06	饮用水卫生监测先进个人	中国预防医学科学院环境卫生监测所	
徐逢春	2001.06	饮用水卫生监测先进个人	中国预防医学科学院环境卫生监测所	
李国庆	2001.10	全国消灭脊髓灰质炎工作先进个人	卫生部	
曹培刚	2001.10	全国结核病防治工作先进个人	卫生部	
胡　林	2002.09	全国地方病防治工作先进个人	卫生部	
赵　华	2003.07	全国先进科技工作者	中华医学会	
周莉莉	2006.09	全国结核病防治先进个人	卫生部	
袁长河	2006.09	全国结核病防治先进个人	卫生部	
翟慎永	2006.09	全国结核病防治先进个人	卫生部	

受奖者	年 月	获 奖 名 称	授 奖 部 门	备注
郭　平	2008.06	全国抗震救灾医药卫生先进个人	卫生部 总后卫生部 国家食药局 国家中医药局	
郑加玉	2008.06	全国丝虫病防治工作先进个人	卫生部	
孟　强	2009.03	2008 年全国地方病重点监测先进个人	中国疾控中心地病中心	
张振东	2012.06	《卫生健康广场》摄像编导三等奖	中国科教电影协会	
张振东	2012.06	《农村厕所换新貌》摄像编导三等奖	中国科教电影协会	
王延东	2012	首届全国卫生监督技能竞赛个人综合二等奖	中华总工会、卫生部	
王延东	2012	全国卫生监督技术能手	中华总工会、卫生部	

二、省级荣誉

表 11-2-2

受奖者	年 月	获 奖 名 称	授 奖 部 门	备注
刘景福	1984	全省丝虫病防治先进工作者	省防治地方病领导小组	
丁桂芬	1986.06	山东省基本控制地方性甲状腺肿工作先进个人	省防治地方病领导小组	
王连生	1986.06	山东省基本控制地方性甲状腺肿工作先进个人	省防治地方病领导小组	
吕术荣	1986.06	山东省基本控制地方性甲状腺肿工作先进个人	省防治地方病领导小组	
张汉民	1986.06	山东省基本控制地方性甲状腺肿工作先进个人	省防治地方病领导小组	
张汉民	1986.12	全省卫生先进工作者	省卫生厅	
解荣章	1987.09	全省医学科普优秀工作者	省卫生宣教协会 省卫生防疫站	
赵大明	1987.09	全省医学科普优秀工作者	省宣教协会 省防疫站	
赵大明	1987.09	全省医学科普优秀工作者	省宣教协会 省防疫站	
张汉民	1988.09	实现计划免疫第一个 85% 目标荣誉证书	省卫生厅	
张履强	1988.09	实现计划免疫第一个 85% 目标荣誉证书	省卫生厅	
高德禹	1988.09	实现计划免疫第一个 85% 目标荣誉证书	省卫生厅	
秦爱玲	1988.09	实现计划免疫第一个 85% 目标荣誉证书	省卫生厅	
李庆祥	1988.10	全省医学科普优秀工作者	省卫生宣教协会 省卫生防疫站	

受奖者	年 月	获 奖 名 称	授 奖 部 门	备注
解荣章	1988.10	全省医学科普优秀工作者	省卫生宣教协会 省卫生防疫站	
丁桂芬	1989.05	全省疟疾防治工作先进工作者	省防治地方病领导小组	
刘景福	1989.05	全省疟疾防治工作先进工作者	省防治地方病领导小组	
盛美林	1989.05	全省疟疾防治工作先进工作者	省防治地方病领导小组	
赵大明	1989.08	全省医学科普优秀工作者	省健康教育协会 省卫生防疫站	
解荣章	1989.08	全省医学科普优秀工作者	省健康教育协会 省卫生防疫站	
赵佳芝	1990.05	山东省先进儿童少年工作者	中共山东省委 省人民政府	
赵大明	1990.09	全省医学科普优秀工作者	省健康教育协会 省卫生防疫站	
王连生	1990.12	全省灭鼠工作先进个人	省爱国卫生运动委员会	
常洪凯	1990.12	全省灭鼠工作先进个人	省爱国卫生运动委员会	
秦爱玲	1991.03	山东省计划免疫先进工作者	省卫生厅	
解荣章	1991.09	全省医学科普优秀工作者	省健康教育协会 省卫生防疫站	
苗　泉	1992.03	全省环境卫生优秀监督员	省卫生厅	
赵大明	1992.03	全省环境卫生优秀监督员	省卫生厅	
赵永珂	1992.03	全省环境卫生优秀监督员	省卫生厅	
孙茂倬	1992.05	优秀团员	共青团山东省委	
王玉金	1992.05	全省首期职业道德教育讲座优秀学员	省总工会 山东省精神文明委员会	
王育尧	1992.06	全省首期职业道德教育讲座优秀学员	山东省总工会 省精神文明委员会	
吴新宝	1992.06	全省首期职业道德教育讲座优秀学员	省总工会 省精神文明委员会	
王立庆	1992.06	“全省首期职业道德教育讲座”先进个人	省精神文明委员会	
王吉礼	1992.06	“全省首期职业道德教育讲座”先进个人	省精神文明委员会	
潘承荣	1992.09	全省侨联系统先进工作者	省人民政府	
解荣章	1992.10	全省医学科普优秀工作者	省健康教育协会 省卫生防疫站	
丁桂芬	1992.12	全省卫生防疫工作先进个人	省卫生厅	

受奖者	年月	获奖名称	授奖部门	备注
刘素君	1992.12	全省卫生防疫工作先进个人	省卫生厅	
张汉民	1992.12	全省卫生防疫工作先进个人	省卫生厅	
袁长河	1992.12	全省卫生防疫工作先进个人	省卫生厅	
陈　兵	1993.03	全省公共场所优秀监督员	省卫生厅	
张仲平	1993.04	乡镇工业职业卫生服务需求与对策研究先进工作者	省劳动卫生职业病研究所	
张仲平	1993.04	全省建材工业危害调查先进工作者	省劳动卫生职业病研究所	
郭　平	1993.04	全省建材工业危害调查先进工作者	省劳动卫生职业病研究所	
吕力伟	1993.09	青年预防医学工作者	省预防医学会	
孟　强	1993.09	青年预防医学工作者	省预防医学会	
解荣章	1993.09	全省医学科普优秀工作者	省健康教育协会 省卫生防疫站	
郭　平	1993.10	山东省第一届青年优秀预防医学工作者	省预防医学会	
翟云丽	1994.04	全省霍乱防治工作先进个人	省卫生防疫站	
孔宪娥	1994.04	全省肝炎防治工作先进个人	省卫生防疫站	
刘农行	1994.04	全省腹泻病防治工作先进个人	省卫生防疫站	
赵佳芝	1994.09	全省医学科普优秀工作者	省预防医学会 省卫生防疫站	
张仲平	1994.12	乡镇工业职业卫生服务对策研究试点先进个人	省劳动卫生职业病研究所	
刘伯雁	1995	全省疫情管理先进工作者	省卫生防疫站	
李旭梅	1995	全省学校卫生先进工作者	省卫生防疫站	
孟　刚	1995	全省学校卫生先进工作者	省卫生防疫站	
姚秀芬	1995	全省学校卫生先进工作者	省卫生防疫站	
徐逢昌	1995	全省学校卫生先进工作者	省卫生防疫站	
王玉金	1995	全省先进食品卫生监督员	省卫生防疫站	
赵锦云	1995	全省先进食品卫生监督员	省卫生防疫站	
高玉杰	1995	全省先进食品卫生监督员	省卫生防疫站	
高玉杰	1995	食品卫生监督监测报表工作先进个人	省卫生防疫站	
宋振亮	1995.06	全省公共场所优秀监督员	省卫生防疫站	
杨金妹	1995.06	全省公共场所优秀监督员	省卫生防疫站	

受奖者	年月	获奖名称	授奖部门	备注
徐逢春	1995.06	全省公共场所优秀监督员	省卫生防疫站	
吕术荣	1995.06	全省地方病统计工作先进个人	省卫生厅	
李进贤	1995.07	全省优秀卫生监督员	省卫生厅	
张殿平	1995.10	生活饮用水卫生监督先进个人	省卫生防疫站	
原丽华	1995.10	生活饮用水卫生监督先进个人	省卫生防疫站	
翟敏德	1995.10	生活饮用水卫生监督先进个人	省卫生防疫站	
赵佳芝	1995.10	全省医学科普优秀工作者	省预防医学会 省卫生防疫站	
解荣章	1995.10	全省医学科普优秀工作者	省预防医学会 省卫生防疫站	
吕力伟	1995.12	全省第二届青年优秀预防医学工作者	省预防医学会	
吕术荣	1995.12	全省第二届青年优秀预防医学工作者	省预防医学会	
郭　平	1995.12	全省第二届青年优秀预防医学工作者	省预防医学会	
翟慎永	1995.12	全省第二届青年优秀预防医学工作者	省预防医学会	
李进贤	1996.01	全省爱国卫生工作先进工作者	省爱卫委会 省人事厅	记三等功
汪春景	1996.01	全省爱国卫生工作先进工作者	省爱卫委会 省人事厅	
徐逢昌	1996.04	全省青年文明医务工作者	省卫生厅 共青团山东省委	
于宪良	1996.04	全省霍乱防治工作先进个人	省卫生厅	
崔　峰	1996.04	全省霍乱防治工作先进个人	省卫生厅	
蒋绪亮	1996.07	第四届山东青年科技奖	省委组织部 省人事厅 省科协	
吕术荣	1996.08	全省地方病防治工作先进个人	省卫生厅	
刘　伟	1996.09	全省医学科普优秀工作者	省预防医学会 省卫生防疫站	
赵佳芝	1996.09	全省医学科普优秀工作者	省预防医学会 省卫生防疫站	
解荣章	1996.09	全省医学科普优秀工作者	省预防医学会 省卫生防疫站	
翟慎永	1996.11	《山东卫生防疫信息》优秀通讯员	省卫生防疫站	
张洪岩	1996.11	全省第三届医学视听教育学术会优秀奖	中华医学会山东分会	电视作品

受奖者	年月	获奖名称	授奖部门	备注
王　勤	1996.11	全省水质分析实验室技能评价先进个人	省卫生防疫站	
李玉华	1996.12	全省公共场所卫生工作先进个人	省卫生防疫站	
徐逢春	1996.12	全省公共场所卫生工作先进个人	省卫生防疫站	
张宏伟	1996.12	青春立功活动奖	共青团山东省委	个人三等功
边云秀	1997	全省媒介昆虫及鼠害防治工作先进个人	省卫生防疫站	
刘景福	1997	全省寄生虫病防治先进个人	省寄生虫病防治所	
崔　峰	1997.02	腹泻病监测工作先进个人	省卫生防疫站	
解荣章	1997.08	全省卫生宣传先进工作者	省卫生厅	
王　霞	1997.11	全省疫情报告计算机通讯联网工作先进个人	省卫生防疫站	
孙秀玲	1997.12	山东省第四次医用诊断X线工作者恶性肿瘤随访调查成绩显著个人	省卫生防疫站	
成君方	1997.12	全省放射卫生监督监测统计报表工作先进个人	省卫生防疫站	
李英春	1997.12	全省消毒工作先进个人	省卫生防疫站	
翟云丽	1997.12	全省消毒工作先进个人	省卫生防疫站	
张洪岩	1998.05	宣传人民代表大会制度好新闻三等奖	中共山东省委宣传部 省人大办公厅	
赵佳芝	1998.08	全省卫生宣传工作先进工作者	山东卫生报刊社	
韩克之	1998.08	全省医学科普优秀工作者	山东卫生报刊社	
解荣章	1998.08	全省医学科普优秀工作者	山东卫生报刊社	
吕术荣	1998.09	救灾防病荣誉证书	江西省卫生厅	
于宪良	1998.10	支援江西抗洪救灾嘉奖	省卫生厅	
吕术荣	1998.10	支援江西抗洪救灾嘉奖	省卫生厅	
陈恒杰	1998.12	全省食品卫生工作先进个人	省卫生防疫站	
赵锦云	1998.12	全省食品卫生工作先进个人	省卫生防疫站	
曹明明	1998.12	全省食品卫生工作先进个人	省卫生防疫站	
吕术荣	1998.12	寄生虫病防治工作荣誉证书	省寄生虫病防治所	
刘景福	1998.12	寄生虫病防治工作荣誉证书	省寄生虫病防治所	

受奖者	年月	获奖名称	授奖部门	备注
王静波	1998.12	全省档案管理工作先进个人	省档案局	
刘蓓莉	1998.12	全省档案管理工作先进个人	省档案局	
巩翠华	1998.12	全省档案管理工作先进个人	省档案局	
杜本华	1998.12	全省档案管理工作先进个人	省档案局	
周　晖	1998.12	全省档案管理工作先进个人	省档案局	
赵锦云	1998.12	全省档案管理工作先进个人	省档案局	
高玉霞	1998.12	全省档案管理工作先进个人	省档案局	
唐学慧	1998.12	全省档案管理工作先进个人	省档案局	
解荣章	1998.12	全省档案管理工作先进个人	省档案局	
高德禹	1999	全省计划免疫工作先进个人	省卫生防疫站	
崔　峰	1999.01	全省霍乱防治工作先进个人	省卫生防疫站	
崔　峰	1999.03	全省病毒性肝炎防治先进个人	省卫生防疫站	
吕术荣	1999.03	流行性出血热防治先进个人	省卫生防疫站	
巩翠华	1999.03	流行性出血热防治先进个人	省卫生防疫站	
刘景福	1999.03	流行性出血热防治先进个人	省卫生防疫站	
杜本华	1999.07	全省卫生系统计量认证工作先进个人	省卫生厅	
解荣章	1999.08	全省医学科普优秀工作者	山东卫生报刊社	
吕术荣	1999.08	全省碘缺乏病防治先进个人	省地方病防治研究所	
刘素春	1999.08	全省碘缺乏病防治先进个人	省地方病防治研究所	
刘景福	1999.08	全省碘缺乏病防治先进个人	省地方病防治研究所	
苑胜永	1999.08	全省碘缺乏病防治先进个人	省地方病防治研究所	
王　莉	1999.12	全省食品卫生工作先进个人	省卫生防疫站	
王远琴	1999.12	全省食品卫生工作先进个人	省卫生防疫站	
陈恒杰	1999.12	全省食品卫生工作先进个人	省卫生防疫站	
赵锦云	1999.12	全省食品卫生工作先进个人	省卫生防疫站	
曹明明	1999.12	全省食品卫生工作先进个人	省卫生防疫站	
程元伟	1999.12	全省食品卫生工作先进个人	省卫生防疫站	

受奖者	年月	获奖名称	授奖部门	备注
李玉华	1999.12	全省公共场所优秀监督员	省卫生防疫站	
宋振亮	1999.12	全省公共场所优秀监督员	省卫生防疫站	
赵永珂	1999.12	全省公共场所优秀监督员	省卫生防疫站	
胡晓霞	1999.12	全省公共场所优秀监督员	省卫生防疫站	
徐逢春	1999.12	全省公共场所优秀监督员	省卫生防疫站	
刘景福	2000	全省地方病防治工作先进个人	省卫生厅	
石志恺	2000.01	“三模一电“优秀辅导员	省体育运动委员会 省教育委员会	
李进贤	2000.01	爱国卫生整治月活动先进个人	省爱国卫生运动委员会	
徐逢昌	2000.03	全省卫生系统先进个人	省人事厅 山东省卫生厅	
胡　林	2000.03	全省卫生防病工作先进工作者	省卫生厅	
李进贤	2000.03	全省职业卫生先进工作者	省卫生厅	
郭　平	2000.03	全省职业卫生先进工作者	省卫生厅	
吕术荣	2000.05	查治血吸虫病工作嘉奖	省卫生厅 省民政厅	
于宪良	2000.07	全省自然疫源性疾病防治工作先进个人	省卫生防疫站	
赵　华	2000.07	全省自然疫源性疾病防治工作先进个人	省卫生防疫站	
石志恺	2000.07	山东省“希望杯”无线电测向及企业电台通讯赛优秀辅导奖	省体育局 省教育委员会	
韩克之	2000.09	全省医学科普优秀工作者	山东卫生报刊社	
崔　峰	2000.09	全省疫情工作先进个人	省卫生防疫站	
马　芳	2000.11	全省继续医学教育先进个人	省预防医学会 省卫生防疫站	
朱丽华	2000.11	全省继续医学教育先进个人	省预防医学会 省卫生防疫站	
刘　伟	2000.11	全省继续医学教育先进个人	省预防医学会 省卫生防疫站	
李进贤	2000.11	全省继续医学教育先进个人	省预防医学会 省卫生防疫站	

受奖者	年月	获奖名称	授奖部门	备注
汪春景	2000.11	全省继续医学教育先进个人	省预防医学会 省卫生防疫站	
张殿平	2000.11	全省继续医学教育先进个人	省预防医学会 省卫生防疫站	
胡　林	2000.11	全省继续医学教育先进个人	省预防医学会 省卫生防疫站	
赵佳芝	2000.11	全省继续医学教育先进个人	省预防医学会 省卫生防疫站	
郭　平	2000.11	全省继续医学教育先进个人	省预防医学会 省卫生防疫站	
韩克之	2000.11	全省继续医学教育先进个人	省预防医学会 省卫生防疫站	
唐学慧	2000.11	全省继续医学教育先进个人	省预防医学会 省卫生防疫站	
徐逢昌	2000.11	全省继续医学教育先进个人	省预防医学会 省卫生防疫站	
徐逢春	2000.11	全省继续医学教育先进个人	省预防医学会 省卫生防疫站	
解荣章	2000.11	全省继续医学教育先进个人	省预防医学会 省卫生防疫站	
刘景福	2001.03	全省碘缺乏病防治工作先进个人	省防治地方病领导小组	
胡　林	2001.03	全省碘缺乏病防治工作先进个人	省防治地方病领导小组	
李玉华	2001.03	2000年《齐鲁食品卫生世纪行活动》先进个人	省卫生厅	
刘　伟	2001.05	《山东卫生防疫信息》工作先进个人	省卫生防疫站	
刘蓓莉	2001.05	《山东省各级卫生防疫站年鉴》编辑先进个人	省卫生防疫站	
杨光宏	2001.05	《山东省各级卫生防疫站年鉴》编辑先进个人	省卫生防疫站	
卢立云	2001.06	全省麻疹监测先进个人	省卫生防疫站	
李　玲	2001.06	全省麻疹监测先进个人	省卫生防疫站	
解荣章	2001.09	全省医学科普优秀工作者	山东卫生报刊社	
郭　平	2001.12	全省职业病报告工作先进个人	省劳动卫生职业病研究所	
赵　华	2001.12	全省消灭脊髓灰质炎工作先进个人	省卫生厅	
秦爱玲	2001.12	全省消灭脊髓灰质炎工作先进个人	省卫生厅	
李进贤	2002.02	全省城市卫生工作荣立三等功	省爱国卫生运动委员会	

受奖者	年月	获奖名称	授奖部门	备注
王爱玲	2002.03	全省学校卫生工作先进个人	省卫生防疫站	
张　玲	2002.03	全省学校卫生工作先进个人	省卫生防疫站	
付爱玲	2002.03	全省介入放射学放射防护工作先进个人	省卫生防疫站	
成君方	2002.03	全省介入放射学放射防护工作先进个人	省卫生防疫站	
汪春亮	2002.03	全省放射卫生统计工作先进个人	省卫生防疫站	
袁　杨	2002.03	全省放射卫生统计工作先进个人	省卫生防疫站	
汪春景	2002.03	全省卫生监督执法新世纪行动先进个人	省卫生厅	
徐逢昌	2002.03	全省卫生监督执法新世纪行动先进个人	省卫生厅	
赵锦云	2002.04	全省食品卫生先进工作者	省疾病预防控制中心	
曹明明	2002.04	全省食品卫生先进工作者	省疾病预防控制中心	
王连生	2002.04	全省环境卫生工作先进个人	省疾病预防控制中心	
张启光	2002.04	全省环境卫生工作先进个人	省疾病预防控制中心	
赵永珂	2002.04	全省环境卫生工作先进个人	省疾病预防控制中心	
翟敏德	2002.04	全省环境卫生工作先进个人	省疾病预防控制中心	
胡　林	2002.04	山东省“富民兴鲁”劳动奖章	中共山东省委 省人民政府	
范金荣	2002.04	全省卫生宣传信息先进工作者	省卫生厅	
李英春	2002.05	全省消毒工作先进个人	省疾病预防控制中心	
张淑青	2002.05	全省消毒工作先进个人	省疾病预防控制中心	
赵　华	2002.05	全省消毒工作先进个人	省疾病预防控制中心	
贾元宏	2002.05	全省消毒工作先进个人	省疾病预防控制中心	
翟云丽	2002.05	全省消毒工作先进个人	省疾病预防控制中心	
赵　华	2002.05	全省地方病防治工作先进个人	省卫生厅	
孟　强	2002.05	全省地方病防治工作先进个人	省卫生厅	
刘　伟	2002.07	《山东省各级卫生防疫站年鉴》编辑先进个人	省疾病预防控制中心	
刘蓓莉	2002.07	《山东省各级卫生防疫站年鉴》编辑先进个人	省疾病预防控制中心	
韩克之	2002.09	山东省医学科普先进工作者	山东卫生报刊社	

受奖者	年月	获奖名称	授奖部门	备注
李卫克	2002.12	全省健康教育工作先进个人	省疾病预防控制中心	
韩克之	2002.12	全省健康教育工作先进个人	省疾病预防控制中心	
郑加玉	2002.12	全省寄生虫病防治先进个人	省预防医学会 省寄生虫病学会	
李卫克	2002.12	全省第三次医学教育技术学会三等奖	省医学会	
张洪岩	2002.12	全省第三次医学教育技术学会三等奖	省医学会	
张振东	2002.12	全省第三次医学教育技术学会三等奖	省医学会	
王　萍	2003.06	全省预防接种门诊规范化建设先进个人	省疾病预防控制中心	
张　丽	2003.06	全省预防接种门诊规范化建设先进个人	省疾病预防控制中心	
赵　华	2003.06	全省预防接种门诊规范化建设先进个人	省疾病预防控制中心	
徐　彬	2003.08	山东省艾滋病防治宣传画评选二等奖	省疾病预防控制中心	
宋振亮	2003.08	山东省防治非典先进个人	中共山东省委 省人民政府	二等功
栾兆恺	2003.08	山东省防治非典先进个人	中共山东省委 省人民政府	二等功
韩克之	2003.09	全省医学科普先进工作者	山东卫生报刊社	
李英春	2003.12	全省病媒生物防制工作先进个人	省预防医学会	
刘　伟	2003.12	《山东省各级卫生防疫站年鉴》编辑先进个人	省疾病预防控制中心	
刘蓓莉	2003.12	《山东省各级卫生防疫站年鉴》编辑先进个人	省疾病预防控制中心	
王　萍	2004.01	全省麻疹监测项目先进个人	省疾病预防控制中心	
卢立云	2004.01	全省麻疹监测项目先进个人	省疾病预防控制中心	
李　玲	2004.01	全省麻疹监测项目先进个人	省疾病预防控制中心	
郭　平	2004.12	全省卫生系统先进个人	省人事厅 省卫生厅	
刘蓓莉	2004.12	全省疾控年鉴编辑先进个人	省疾病预防控制中心	
李翠波	2005.03	全省 2004 年度艾滋病筛查实验室质量控制先进个人	省疾病预防控制中心	
杨绪红	2005.03	全省 2004 年度艾滋病筛查实验室质量控制先进个人	省疾病预防控制中心	
李　玲	2005.03	全省 2004 年度艾滋病筛查实验室质量控制先进个人	省疾病预防控制中心	

受奖者	年月	获奖名称	授奖部门	备注
赵自云	2005.03	全省2004年度艾滋病筛查实验室质量控制先进个人	省疾病预防控制中心	
杜本华	2005.03	全省2004年度艾滋病筛查实验室质量控制先进个人	省疾病预防控制中心	
刘　伟	2005.03	全省卫生监督综合管理先进个人	省卫生监督所	
张淑青	2005.03	全省卫生监督综合管理先进个人	省卫生监督所	
苗　泉	2005.03	全省食品卫生监督工作先进个人	省卫生监督所	
成君方	2005.03	全省放射卫生监督工作先进个人	省卫生监督所	
张德恩	2005.03	全省放射卫生监督工作先进个人	省卫生监督所	
张殿平	2005.03	全省公共场所卫生监督工作先进个人	省卫生监督所	
王静波	2005.03	全省公共场所卫生监督工作先进个人	省卫生监督所	
汪春景	2005.03	全省学校卫生监督工作先进个人	省卫生监督所	
崔　峰	2005.06	全省传染病防制工作先进个人	省疾病预防控制中心	
于宪良	2005.06	全省传染病防制工作先进个人	省疾病预防控制中心	
李　玲	2005.06	全省传染病防制工作先进个人	省疾病预防控制中心	
王　勤	2005.06	全省卫生检测检验工作先进个人	省疾病预防控制中心	
刘蓓莉	2005.09	全省各级疾控机构年鉴编辑工作先进个人	省疾病预防控制中心	
刘　伟	2005.12	全省疾控机构综合管理先进个人	省疾病预防控制中心	
郑加玉	2005.12	全省疾控机构综合管理先进个人	省疾病预防控制中心	
王　钟	2005.12	全省卫生系统卫生检测技能比赛一等奖	省医务工会工作委员会	
刘　伟	2006	山东省卫生系统法制宣传教育先进个人	省卫生厅	
李卫克	2006	全省医学科普先进工作者	省卫生厅	
李卫克	2006	全省健康教育工作先进个人	省疾病预防控制中心	
王　霆	2006	全省生物制品管理先进个人	省疾病预防控制中心	
乔　嘉	2006	全省免疫预防工作先进个人	省疾病预防控制中心	
孟　强	2006	全省地方病防治工作先进个人	省地研所	
李翠波	2006	山东省艾滋病检测先进个人	省疾病预防控制中心	
杨绪红	2006	山东省艾滋病检测先进个人	省疾病预防控制中心	

受奖者	年月	获奖名称	授奖部门	备注
于宪良	2006	山东省艾滋病检测先进个人	省疾病预防控制中心	
张殿平	2006.02	全省卫生监督工作先进个人	省卫生厅	
高玉霞	2006.12	全省各级疾控机构年鉴编辑工作	省疾病预防控制中心	
李国庆	2006.03	全省免疫预防工作先进个人	省疾病预防控制中心	
张　丽	2006.03	全省免疫预防工作先进个人	省疾病预防控制中心	
王　萍	2006.03	全省免疫预防工作先进个人	省疾控中心	
巩翠华	2007	2007 年度麻风病防治工作先进个人	省皮防所	
李卫克	2007	2007 年度医学科普工作先进个人	省卫生厅	
张殿平	2007.02	优秀学会工作者	山东预防医学会	
孟　强	2007.03	全省地方病防治先进工作者	省地方病防治研究所	
刘素春	2007.03	全省地方病防治先进工作者	省地方病防治研究所	
张殿平	2007.04	全省城乡饮用水卫生监测工作先进个人	省疾病预防控制中心	
韩克之	2007.02	2007 年度医学科普工作先进个人	省疾病预防控制中心	
崔　峰	2008	全省卫生系统优秀公共卫生工作者	省卫生厅	
崔　峰	2008.05	全省部分重点传染病监测工作先进个人	省疾病预防控制中心	
王　玲	2008.05	全省部分重点传染病监测工作先进个人	省疾病预防控制中心	
杨淑霞	2008.02	全省传染病信息网络直报工作考核先进个人	省疾病预防控制中心	
张　玲	2008.02	全省传染病信息网络直报工作考核先进个人	省疾病预防控制中心	
曹培刚	2008	结核病宣传赶大集科普影像作品二等奖	中国防痨协会	
张慧娟	2008.04	山东省医学情报事业发展优秀工作者	省医学情报图书学会	
刘蓓莉	2008.04	山东省医学情报事业发展优秀工作者	省医学情报图书学会	
李卫克	2008.04	全省健康教育先进个人	省爱卫会 省卫生厅	
韩克之	2008.04	全省健康教育先进个人	省爱卫会 省卫生厅	
张洪岩	2008.04	全省健康教育先进个人	省爱卫会 省卫生厅	
王龙义	2008	职业卫生监测与评价先进个人	省疾病预防控制中心	

受奖者	年月	获奖名称	授奖部门	备注
巩翠华	2008	省麻防协会先进个人	省麻防协会	
夏　猛	2008.03	全省职业病统计报告工作先进个人	省职业卫生与职业病防治研究院	
王晓芳	2008.03	全省职业病统计报告工作先进个人	省职业卫生与职业病防治研究院	
刘西美	2008.04	2005—2007年全省内部审计先进个人	省审计厅	
翟慎永	2008.06	全省卫生系统赴四川抗震救灾先进个人	省卫生厅	二等功
郭　平	2008.06	全省卫生系统赴四川抗震救灾先进个人	省卫生厅	二等功
郭　平	2008.06	第一批全省支援抗震救灾优秀共产党员	中共山东省委组织部	
于宪良	2008.06	第一批淄博市支援抗震救灾优秀共产党员	省卫生厅	
韩克之	2008.06	全省卫生系统赴四川抗震救灾先进个人	省卫生厅	三等功
周　群	2008.06	全省卫生系统赴四川抗震救灾先进个人	省卫生厅	三等功
于宪良	2008.06	全省卫生系统赴四川抗震救灾先进个人	省卫生厅	三等功
宋雷刚	2008.06	全省卫生系统赴四川抗震救灾先进个人	省卫生厅	三等功
李卫克	2008.06	全省卫生系统赴四川抗震救灾先进个人	省卫生厅	三等功
石志恺	2008.06	全省卫生系统赴四川抗震救灾先进个人	省卫生厅	三等功
张学庆	2008.06	全省卫生系统赴四川抗震救灾先进个人	省卫生厅	三等功
张启光	2008.06	全省卫生系统赴四川抗震救灾先进个人	省卫生厅	三等功
赵军溪	2008.06	全省卫生系统赴四川抗震救灾先进个人	省卫生厅	三等功
侯学文	2008.06	全省卫生系统赴四川抗震救灾先进个人	省卫生厅	三等功
刘西美	2008.10	全省先进会计工作者	省委宣传部 省财政厅 省总工会	
韩克之	2008.12	医学科普工作先进个人	省卫生厅	
刘蓓莉	2008.12	山东省疾控年鉴编辑工作先进个人	省疾病预防控制中心	

受奖者	年月	获奖名称	授奖部门	备注
杨 斐	2008.12	《山东省疾病预防控制中心》优秀通讯员	省疾病预防控制中心	
郑加玉	2008.12	《山东省疾病预防控制中心》优秀通讯员	省疾病预防控制中心	
王延东	2009	全省卫生系统检验技能先进个人	省医务工会	
刘 洁	2009.04	“全省卫生系统·两好一满意·示范标兵”并记三等功	省卫生厅	
王忠德	2009.01	全省疾病监测工作先进个人	省疾病预防控制中心	
李 源	2009.03	《山东结核控制》报优秀通讯员	省疾病预防控制中心	
郑加玉	2009.02	全省奥运医疗保障工作先进个人	省卫生厅	嘉奖
张启光	2009.04	环境卫生监测与评价先进个人	省疾病预防控制中心	
杨 斐	2009.01	省疾病监测工作先进个人	省疾病预防控制中心	
杨 斐	2009.12	《山东省疾病预防控制信息》优秀通讯员	省疾病预防控制中心	
孟 强	2009.02	全省丝虫病防治工作先进个人	省卫生厅	
郑加玉	2009.02	全省对口支援北川灾后恢复重建医疗卫生工作优秀共产党员	省卫生厅	
郑加玉	2009.02	全省对口支援北川灾后恢复重建医疗卫生工作先进个人	省卫生厅	
王 玲	2009.02	全省对口支援北川灾后恢复重建医疗卫生工作先进个人	省卫生厅	
王 萍	2009.02	全省对口支援北川灾后恢复重建医疗卫生工作先进个人	省卫生厅	
王忠德	2009.02	全省对口支援北川灾后恢复重建医疗卫生工作先进个人	省卫生厅	
夏 猛	2009	全省职业卫生检测与评价工作先进个人	省疾病预防控制中心	
王晓芳	2009	全省职业卫生检测与评价工作先进个人	省疾病预防控制中心	
伦华美	2010.10	山东省疾病预防控制机构年鉴编辑工作先进个人	省疾病预防控制中心	
刘 伟	2010.12	山东省第二十二届运动会医疗卫生保障工作先进个人	省运会执委会	

受奖者	年月	获奖名称	授奖部门	备注
王　勤	2010.12	山东省第二十二届运动会医疗卫生保障工作先进个人	省运会执委会	
刘　军	2010.12	山东省第二十二届运动会医疗卫生保障工作先进个人	省运会执委会	
马　娟	2010.12	山东省第二十二届运动会医疗卫生保障工作先进个人	省运会执委会	
石志恺	2010.12	山东省第二十二届运动会医疗卫生保障工作先进个人	省运会执委会	
张　玲	2010.12	山东省第二十二届运动会医疗卫生保障工作先进个人	省运会执委会	
伦华美	2010.12	山东省第二十二届运动会医疗卫生保障工作先进个人	省运会执委会	
杨淑霞	2010.12	山东省第二十二届运动会医疗卫生保障工作先进个人	省运会执委会	
王　勤	2010.12	山东省第二十二届运动会医疗卫生保障工作先进个人	省运会执委会	
张启光	2010.12	山东省第二十二届运动会医疗卫生保障工作先进个人	省运会执委会	
李卫克	2010.12	山东省第二十二届运动会医疗卫生保障工作先进个人	省运会执委会	
郑加玉	2010.12	第二十二届省运会执委会优秀共产党员	省运会执委会	
韩克之	2010.12	全省健康教育工作先进个人	省疾病预防控制中心	
夏　猛	2010	全省职业卫生检测与评价工作先进个人	省疾病预防控制中心	
王晓芳	2010	全省职业卫生检测与评价工作先进个人	省疾病预防控制中心	
王　萍	2011.03	全省免疫规划工作先进个人	省疾病预防控制中心	
张　丽	2011.03	全省免疫规划工作先进个人	省疾病预防控制中心	
黄振水	2011.03	全省免疫规划工作先进个人	省疾病预防控制中心	
崔　峰	2011.03	全省免疫规划工作先进个人	省疾病预防控制中心	
李　源	2011.03	山东省结核病控制报优秀通讯员	省疾病预防控制中心	
石志恺	2011.04	全省消毒与感染控制工作先进个人	省疾病预防控制中心	
杜　俊	2011.04	全省消毒与感染控制工作先进个人	省疾病预防控制中心	
张学庆	2011.04	全省消毒与感染控制工作先进个人	省疾病预防控制中心	

受奖者	年 月	获奖名称	授奖部门	备注
翟云丽	2011.04	全省消毒与感染控制工作先进个人	省疾病预防控制中心	
于宪良	2011.04	全省艾滋病防治先进个人	省疾病预防控制中心	
巩翠华	2011.04	全省艾滋病防治先进个人	省疾病预防控制中心	
杨绪红	2011.04	全省艾滋病防治先进个人	省疾病预防控制中心	
杨淑霞	2011.05	2010 年全省传染病信息网络直报先进个人	省疾病预防控制中心	
张 玲	2011.05	2010 年全省传染病信息网络直报先进个人	省疾病预防控制中心	
孟 强	2011.09	2009—2011 年山东省疾病监测工作先进个人	省疾病预防控制中心	
王忠德	2011.09	2009—2011 年山东省疾病监测工作先进个人	省疾病预防控制中心	
夏 猛	2011	全省职业卫生检测与评价工作先进个人	省疾病预防控制中心	
王晓芳	2011	全省职业卫生检测与评价工作先进个人	省疾病预防控制中心	
石志恺	2011.12	全省消毒医院感染控制工作先进个人	省疾病预防控制中心	
王延东	2011.12	全省消毒医院感染控制工作先进个人	省疾病预防控制中心	
杜 俊	2011.12	全省消毒医院感染控制工作先进个人	省疾病预防控制中心	
张学庆	2011.12	全省消毒医院感染控制工作先进个人	省疾病预防控制中心	
伦华美	2011.12	山东省《疾病预防控制机构年鉴编辑工作》先进个人	省疾病预防控制中心	
伦华美	2011.12	山东省 2010—2011 年度《山东省疾病预防控制信息》优秀通讯员	省疾病预防控制中心	
王晓芳	2011.12	全省职业病统计报告工作先进个人	省职防院	
张殿平	2012.02	山东省我最喜爱的健康卫士	省卫生厅	
张殿平	2012.02	省卫生系统五五普法先进个人（荣记三等功）	省卫生厅	
刘素春	2012.03	全省寄生虫病防治工作先进个人	省寄研所	
孟 强	2012.03	全省寄生虫病防治工作先进个人	省寄研所	
李 源	2012.03	山东省第五次结核病流行病学抽样调查先进个人	山东省结防中心	
张 峰	2012.03	山东省第五次结核病流行病学抽样调查先进个人	山东省结防中心	
刘 洁	2012.04	全省疾控系统思想政治工作先进个人	省卫生政促会疾控分会	
李 玲	2012.05	全省病毒性传染病防治工作先进个人	省疾病预防控制中心	
王 玲	2012.05	全省病毒性传染病防治工作先进个人	省疾病预防控制中心	

受奖者	年月	获奖名称	授奖部门	备注
石志恺	2012.05	全省消毒与感染控制监测先进个人	省疾病预防控制中心	
杜　俊	2012.05	全省消毒与感染控制监测先进个人	省疾病预防控制中心	
翟云丽	2012.05	全省消毒与感染控制监测先进个人	省疾病预防控制中心	
贾元宏	2012.05	全省消毒与感染控制监测先进个人	省疾病预防控制中心	
张学庆	2012.05	全省消毒与感染控制监测先进个人	省疾病预防控制中心	
王延东	2012.06	全省卫生行政执法能力大赛食品风险检测一等奖	省卫生厅	
郭　茜	2012.06	全省细菌性防制工作先进个人	省疾病预防控制中心	
杨淑霞	2012.06	全省细菌性防制工作先进个人	省疾病预防控制中心	
刘　军	2012.06	全省细菌性防制工作先进个人	省疾病预防控制中心	
王雪梅	2012.06	全省细菌性防制工作先进个人	省疾病预防控制中心	
石志恺	2012.07	山东省病媒生物防制工作先进个人	省疾病预防控制中心	
曹海霞	2012.09	全省卫生系统传染病预防控制岗位技术能手	省卫生厅 省医务工会	
黄振水	2012.09	全省卫生系统传染病预防控制岗位技术能手	省卫生厅 省医务工会	
宋丰江	2012.09	全省卫生应急“大练兵大比武”第三名， 山东省卫生应急技术能手	省卫生厅 省医务工会	
李　平	2012.11	全省环境卫生监测先进个人	省疾病预防控制中心	
曹海霞	2012.12	山东省富民兴鲁劳动奖章	省总工会	
李卫克	2012.12	全省烟包健康警示展活动先进个人	省疾病预防控制中心	

三、市级荣誉

表 11-2-2

受奖者	年月	获奖名称	授奖部门	备注
徐逢春	1975.06	农村卫生革命先进工作者	市革命委员会	
高玉杰	1985	优秀团员	市卫生局团委	
高玉杰	1985	优秀工会活动积极分子	市卫生局	
陈玉堂	1985.10	优秀知识分子	市人民政府	
张汉民	1985.10	优秀知识分子	市人民政府	

受奖者	年 月	获 奖 名 称	授 奖 部 门	备注
潘承荣	1985.10	优秀知识分子	市人民政府	
张汉民	1985.10	淄博市劳动模范	市人民政府	
高玉杰	1986.03	优秀团员	市卫生局团委	
高玉杰	1986.03	优秀工会活动积极分子	市卫生局	
杜尊三	1986.03	优秀共产党员	市卫生局党委	
丁桂芬	1987	“三八”红旗手	市卫生局	
张庆林	1987	模范职工之友	市总工会	
张庆林	1987	工会积极分子	市卫生局	
袁长河	1987	工会积极分子	市卫生局	
翟慎永	1987	工会积极分子	市卫生局	
杜本华	1987	市直卫生系统干部正规化理论教育先进个人	市卫生局党委	
高玉杰	1987	市直卫生系统干部正规化理论教育先进个人	市卫生局党委	
徐增昌	1987	市直卫生系统干部正规化理论教育先进个人	市卫生局党委	
翟慎永	1987	“七.五”建功奖章	共青团淄博市委员会	
翟慎永	1987	优秀青年工作者	市卫生局团委	
刘　伟	1987	文明青年	市卫生局团委	
杜尊三	1987.02	后勤先进工作者	市卫生局	
周莉莉	1987.04	结核病防治工作先进个人	市卫生局	
曹培刚	1987.04	结核病防治工作先进个人	市卫生局	
陈玉堂	1987.05	优秀科技工作者	市科学技术协会	
潘承荣	1987.05	优秀科技工作者	市科学技术协会	
丁桂芬	1987.07	优秀共产党员	市卫生局党委	
李庆祥	1987.07	优秀共产党员	市卫生局党委	
丁桂芬	1987.07	优秀共产党员	市卫生局党委	
李庆祥	1987.07	优秀共产党员	市卫生局党委	
丁　勇	1987.10	会计工作先进工作者	市卫生局	
刘景福	1987.10	疟疾流动人口管理工作先进个人	中共淄博市委防治地方病领导小组	

受奖者	年 月	获 奖 名 称	授 奖 部 门	备注
丁桂芬	1988.02	防氟改水工作先进个人	中共淄博市委防治地方病领导小组	
王明美	1988.02	防氟改水工作先进个人	中共淄博市委防治地方病领导小组	
吕　健	1988.02	防氟改水工作先进个人	中共淄博市委防治地方病领导小组	
李庆祥	1988.02	防氟改水工作先进个人	中共淄博市委防治地方病领导小组	
张汉民	1988.02	防氟改水工作先进个人	中共淄博市委防治地方病领导小组	
丁桂芬	1988.02	疟疾防治工作先进个人	中共淄博市委防治地方病领导小组	
王连生	1988.02	疟疾防治工作先进个人	中共淄博市委防治地方病领导小组	
王希忠	1988.02	疟疾防治工作先进个人	中共淄博市委防治地方病领导小组	
吕　健	1988.02	疟疾防治工作先进个人	中共淄博市委防治地方病领导小组	
刘景福	1988.02	疟疾防治工作先进个人	中共淄博市委防治地方病领导小组	
李庆祥	1988.02	疟疾防治工作先进个人	中共淄博市委防治地方病领导小组	
杨明玉	1988.02	疟疾防治工作先进个人	中共淄博市委防治地方病领导小组	
赵德东	1988.02	疟疾防治工作先进个人	中共淄博市委防治地方病领导小组	
张汉民	1988.02	疟疾防治工作先进个人	中共淄博市委防治地方病领导小组	
徐增昌	1988.02	疟疾防治工作先进个人	中共淄博市委防治地方病领导小组	
盛美林	1988.02	疟疾防治工作先进个人	中共淄博市委防治地方病领导小组	
张仲平	1988.03	1987 年度安全生产先进工作者	市人民政府	
张汉民	1988.03	建设淄博立志立功活动个人三等功	中共淄博市委 市人民政府	
孟召恒	1989	市直卫生系统干部正规化理论教育优秀学员	市卫生局党委	

受奖者	年 月	获奖名称	授奖部门	备注
杜本华	1989	优秀青年思想政治教育工作者	共青团淄博市委员会	
徐逢昌	1989	优秀团支部书记	共青团淄博市委员会	
杜本华	1989	优秀青年工作者	市卫生局团委	
吴新宝	1989	模范职工之友	市卫生局工会	
吕　健	1989	1988 年度优秀工会积极分子	市卫生局工会	
徐逢昌	1989	1988 年度优秀工会积极分子	市卫生局工会	
原丽华	1989	“三八”红旗手	市卫生局工会	
高德禹	1989	建设淄博立志立功活动个人三等功	中共淄博市委 市人民政府	
杨明玉	1989	思想政治工作先进个人	中共淄博市委	
孟召恒	1989	市直卫生系统干部正规化理论教育优秀学员	市卫生局党委	
杜本华	1989	优秀青年思想政治教育工作者	共青团淄博市委员会	
徐逢昌	1989	优秀团支部书记	共青团淄博市委员会	
杜本华	1989	优秀青年工作者	市卫生局团委	
吴新宝	1989	模范职工之友	市卫生局工会	
吕　健	1989	1988 年度优秀工会积极分子	市卫生局工会	
徐逢昌	1989	1988 年度优秀工会积极分子	市卫生局工会	
原丽华	1989	“三八”红旗手	市卫生局工会	
王吉礼	1989.03	1988 年度卫生系统明星服务员	市卫生局党委	
袁长河	1989.03	1988 年度卫生系统明星服务员	市卫生局党委	
李庆祥	1989.03	1988 年度优秀党员	市卫生局党委	
张汉民	1989.03	淄博市“科教兴市”先进个人	市人民政府	
刘元会	1989.03	“三病防治”工作先进个人	市卫生局	
张汉民	1989.04	“计划免疫第一个 85% 达标”个人三等功	中共淄博市委 市人民政府	
张履强	1989.04	“计划免疫第一个 85% 达标”个人三等功	中共淄博市委 市人民政府	
高德禹	1989.04	“计划免疫第一个 85% 达标”个人三等功	中共淄博市委 市人民政府	

受奖者	年月	获奖名称	授奖部门	备注
秦爱玲	1989.04	"计划免疫第一个85%达标"个人三等功	中共淄博市委 市人民政府	
张汉民	1989.12	学习白求恩先进个人	市卫生局党委	
张仲平	1989.12	淄博市第二批专业技术拔尖人才	中共淄博市委 市人民政府	
丁　勇	1990.01	财务工作先进个人	市财政局	
李玉梅	1990.02	1989年度市直卫生系统干部统计工作先进个人	市卫生局党委	
孙茂倬	1990.02	优秀团支部书记	市卫生局团委	
刘　伟	1990.02	优秀团员	市卫生局团委	
李　亮	1990.02	优秀团员	市卫生局团委	
殷茂荣	1990.02	优秀团员	市卫生局团委	
赵佳芝	1990.02	1989年度学校卫生工作先进个人	市卫生局、市教育局	
李庆祥	1990.03	建设淄博立志立功活动个人一等功	中共淄博市委 市人民政府	
丁桂芬	1990.03	建设淄博立志立功活动个人一等功	中共淄博市委 市人民政府	
刘景福	1990.03	建设淄博立志立功活动个人一等功	中共淄博市委 市人民政府	
杨志民	1990.03	建设淄博立志立功活动个人一等功	中共淄博市委 市人民政府	
杨明玉	1990.03	建设淄博立志立功活动个人一等功	中共淄博市委 市人民政府	
张汉民	1990.03	建设淄博立志立功活动个人一等功	中共淄博市委 市人民政府	
盛美林	1990.03	建设淄博立志立功活动个人三等功	中共淄博市委 市人民政府	
殷茂荣	1990.03	1989年度青年十佳服务明星	市卫生局团委	
吴新宝	1990.03	1989年度优秀党员	市卫生局党委	
袁长河	1990.03	1989年度优秀党员	市卫生局党委	
杨明玉	1990.03	1989年度党建工作优秀工作者	市卫生局党委	
王连生	1990.10	爱国卫生先进工作者	市爱国卫生运动委员会	
李春花	1990.10	爱国卫生先进工作者	市爱国卫生运动委员会	

受奖者	年月	获奖名称	授奖部门	备注
常洪凯	1990.10	爱国卫生先进工作者	市爱国卫生运动委员会	
解荣章	1990.10	爱国卫生先进工作者	市爱国卫生运动委员会	
夏　猛	1990.11	优秀科技工作者	市卫生局团委	
徐逢昌	1991	优秀青年工作者	共青团淄博市委员会	
蒋绪亮	1991	优秀团员	市卫生局团委	
陈　兵	1991	优秀团员	市卫生局团委	
高德禹	1991	计划免疫工作先进个人	市卫生局	
刘素君	1991.03	1990 年度优秀党员	市卫生局党委	
杨明玉	1991.03	1990 年度优秀党务工作者	市卫生局党委	
张洪岩	1991.03	全市普法先进个人	市委 市人大 市政府	
赵树村	1991.04	全市卫生计财工作先进个人	市卫生局	
赵佳芝	1991.04	个人三等功	市人民政府	
蒋绪亮	1991.12	淄博市第三批专业技术拔尖人才	中共淄博市委 市人民政府	
丁　玲	1992.01	全市计划免疫工作先进个人	市卫生局	
王立志	1992.01	全市计划免疫工作先进个人	市卫生局	
王吉礼	1992.01	全市计划免疫工作先进个人	市卫生局	
卢立云	1992.01	全市计划免疫工作先进个人	市卫生局	
石志恺	1992.01	全市计划免疫工作先进个人	市卫生局	
吕兰珍	1992.01	全市计划免疫工作先进个人	市卫生局	
刘向前	1992.01	全市计划免疫工作先进个人	市卫生局	
李庆祥	1992.01	全市计划免疫工作先进个人	市卫生局	
苗　泉	1992.01	全市计划免疫工作先进个人	市卫生局	
高德禹	1992.01	全市计划免疫工作先进个人	市卫生局	
梁传法	1992.01	全市计划免疫工作先进个人	市卫生局	
张洪义	1992.01	1991 年度优秀学会干部	市预防医学会	

受奖者	年月	获奖名称	授奖部门	备注
杨明玉	1992.02	优秀党务工作者	市卫生局党委	
王育尧	1992.02	1991 年度优秀党员	市卫生局党委	
刘素君	1992.02	1991 年度优秀党员	市卫生局党委	
吴新宝	1992.02	1991 年度优秀党员	市卫生局党委	
丁桂芬	1992.02	1991 年度工会优秀积极分子	市卫生局工会	
刘 伟	1992.02	“三八”红旗手	市卫生局工会	
王育尧	1992.03	卫生系统先进个人	市人事局 市卫生局	
原丽华	1992.03	卫生系统先进个人	市人事局 市卫生局	
蒋绪亮	1992.04	1991 年度新长征突击手	共青团淄博市委员会	
孙茂倬	1992.05	市直卫生系统“青年十杰”	市卫生局团委	
刘 洁	1992.11	优秀通讯员	市卫生局 淄博卫生报社	
胡 林	1993	市直卫生系统党政领导班子政绩考核先进个人	市卫生局	
吴新宝	1993	1992 年度市直卫生系统优秀党员	市卫生局党委	
原丽华	1993	1992 年度市直卫生系统优秀党员	市卫生局党委	
胡 林	1993	市直卫生系统党政领导班子政绩考核先进个人	市卫生局	
吴新宝	1993	1992 年度市直卫生系统优秀党员	市卫生局党委	
原丽华	1993	1992 年度市直卫生系统优秀党员	市卫生局党委	
张 丽	1993.01	1992 年学雷锋优秀团员	共青团淄博市委员会	
吴新宝	1993.01	1992 年度优秀工会工作者	市总工会	
徐逢昌	1993.01	1992 年度优秀工会积极分子	市总工会	
王立庆	1993.02	为政清廉先进个人	市人民政府	
王育尧	1993.03	“为政清廉、廉洁行医”先进个人	市卫生局党委	
赵大明	1993.03	“为政清廉、廉洁行医”先进个人	市卫生局党委	
张 伟	1993.03	纪念毛泽东诞辰 100 周年文艺演出先进个人	市卫生局党委	
张 丽	1993.03	纪念毛泽东诞辰 100 周年文艺演出先进个人	市卫生局党委	
胡晓霞	1993.03	纪念毛泽东诞辰 100 周年文艺演出先进个人	市卫生局党委	

受奖者	年月	获奖名称	授奖部门	备注
周　晖	1993.03	市直卫生系统财务工作先进个人	市卫生局	
李进贤	1993.04	“创建全国十佳卫生城市”先进个人	中共淄博市委 市人民政府	
解荣章	1993.09	全市内部报刊综合评比优秀图片一等奖	中共淄博市委宣传部	
范金荣	1993.09	全市内部报刊综合评比优秀图片三等奖	中共淄博市委宣传部	
王远琴	1993.12	“93 年淄博国际陶琉节”先进个人	市委、市政府办公厅	
王忠德	1994	优秀青年工作者	市卫生局团委	
刘　伟	1994	优秀青年工作者	市卫生局团委	
周　晖	1994	优秀团支部书记	市卫生局团委	
郭　平	1994	优秀团支部书记	市卫生局团委	
张　丽	1994	优秀团员	市卫生局团委	
原丽华	1994	先进工作者	市国际陶琉节组委会	
郭　平	1994.01	淄博市第三届优秀科技青年奖	市科协、共青团淄博市委员会	
胡晓霞	1994.01	优秀团员	共青团淄博市委员会	
孟　强	1994.02	淄博市第四批专业技术拔尖人才	中共淄博市委 市人民政府	
孟召恒	1994.02	淄博市第四批专业技术拔尖人才	中共淄博市委 市人民政府	
张仲平	1994.03	建设淄博立志立功活动个人一等功	市精神文明建设委员会	
郭　平	1994.03	建设淄博立志立功活动个人三等功	市精神文明建设委员会	
徐文华	1994.03	淄博市巾帼科技先进工作者	市巾帼建功竞赛活动领导小组	
孔宪娥	1995.03	建设淄博立志立功活动个人三等奖	市精神文明建设委员会	
刘农行	1995.03	建设淄博立志立功活动个人三等奖	市精神文明建设委员会	
陈玉芳	1995.03	建设淄博立志立功活动个人三等奖	市精神文明建设委员会	
袁长河	1995.03	建设淄博立志立功活动个人三等奖	市精神文明建设委员会	
刘　伟	1995.03	优秀青年工作者	市卫生局团委	
胡　林	1995.03	1994 年度政绩考核先进个人	市卫生局党委	
栾兆恺	1995.03	1994 年度政绩考核先进个人	市卫生局党委	

受奖者	年月	获奖名称	授奖部门	备注
周　晖	1995.03	1994 年度财务工作先进个人	市财政局	
王立庆	1995.04	1994 年度优秀党务工作者	市卫生局党委	
刘素君	1995.04	1994 年度优秀党员	市卫生局党委	
孟　强	1995.04	全市卫生系统第二批优秀青年医务工作者	市卫生局团委 市青年工作者协会 市医务学会	
郭　平	1995.04	全市卫生系统第二批优秀青年医务工作者	市卫生局团委 市青年工作者协会 市医务学会	
郭　平	1995.05	淄博市优秀青年新长征突击手	共青团淄博市委员会	
解荣章	1995.06	优秀教师	济宁医学院	
张殿平	1995.08	全市饮用水卫生管理先进个人	市卫生局	
徐逢春	1995.08	全市饮用水卫生管理先进个人	市卫生局	
原丽华	1995.08	全市饮用水卫生管理先进个人	市卫生局	
翟敏德	1995.08	全市饮用水卫生管理先进个人	市卫生局	
张学庆	1995.11	淄博市第四届优秀科技青年奖	中共淄博市委组织部 市人事局 市科学技术协会	
胡　林	1996	淄博市第五批专业技术拔尖人才	中共淄博市委 市人民政府	
蒋绪亮	1996	淄博市第五批专业技术拔尖人才	中共淄博市委 市人民政府	
翟慎永	1996	淄博市第五批专业技术拔尖人才	中共淄博市委 市人民政府	
王立庆	1996.02	卫生系统职业道德建设先进工作者	市卫生局党委	
王玉金	1996.02	卫生系统职业道德建设职业标兵	市卫生局党委	
郭　平	1996.02	全市安全生产先进工作者	市安全生产委员会	
丁桂芬	1996.03	1995 年度党建工作先进个人	市卫生局党委	
杨光宏	1996.03	女职工先进个人	市总工会	

受奖者	年月	获奖名称	授奖部门	备注
原丽华	1996.03	女职工先进个人	市总工会	
翟慎永	1996.03	全市优秀青年知识分子标兵	市青年联合会	
韩　蔚	1996.03	1995 年度先进工作者	市审计局	
吕术荣	1996.04	建设淄博立志立功活动个人二等功	市精神文明建设委员会	
赵锦云	1996.04	建设淄博立志立功活动个人三等功	市精神文明建设委员会	
王玉金	1996.04	“创建国家卫生城市”先进个人三等功	中共淄博市委 市人民政府	
李进贤	1996.04	“创建国家卫生城市”先进个人三等功	中共淄博市委 市人民政府	
汪春景	1996.04	“创建国家卫生城市”先进个人三等功	中共淄博市委 市人民政府	
赵大明	1996.04	“创建国家卫生城市”先进个人三等功	中共淄博市委 市人民政府	
徐增昌	1996.04	“创建国家卫生城市”先进个人三等功	中共淄博市委 市人民政府	
徐逢春	1996.04	“创建国家卫生城市”先进个人三等功	中共淄博市委 市人民政府	
解荣章	1996.04	“创建国家卫生城市”先进个人三等功	中共淄博市委 市人民政府	
李玉华	1996.04	创建国家卫生城市先进个人嘉奖	市人事局 市爱国卫生运动委员会	
张殿平	1996.04	创建国家卫生城市先进个人嘉奖	市人事局 市爱国卫生运动委员会	
原丽华	1996.04	创建国家卫生城市先进个人嘉奖	市人事局 市爱国卫生运动委员会	
贾元宏	1996.04	创建国家卫生城市先进个人嘉奖	市人事局 市爱国卫生运动委员会	
韩克之	1996.04	创建国家卫生城市先进个人嘉奖	市人事局 市爱国卫生运动委员会	
常洪凯	1996.04	创建国家卫生城市先进个人嘉奖	市人事局 市爱国卫生运动委员会	
边云秀	1996.04	创建国家卫生城市先进个人三等功	市人事局 市爱国卫生运动委员会	
陈　兵	1996.04	创建国家卫生城市先进个人三等功	市人事局 市爱国卫生运动委员会	
张洪岩	1996.04	创建国家卫生城市先进个人三等功	市人事局 市爱国卫生运动委员会	

受奖者	年月	获奖名称	授奖部门	备注
范金荣	1996.04	创建国家卫生城市先进个人三等功	市人事局 市爱国卫生运动委员会	
吕术荣	1996.04	建设淄博立志立功活动个人二等功	市精神文明建设委员会	
赵锦云	1996.04	建设淄博立志立功活动个人三等功	市精神文明建设委员会	
蒋绪亮	1996.05	团干部代表	共青团淄博市委员会	
张洪岩	1996.07	宣传人民代表大会制度好新闻一等奖	中共淄博市委宣传部	
蒋绪亮	1996.08	“八.五”期间科教兴医先进工作者	市卫生局	
王　莉	1997.02	淄博市政协会议服务奖	市政协	
张殿平	1997.05	卫生系统青年岗位能手	共青团淄博市委员会	
陈恒杰	1997.09	全市干部保健工作先进个人	市保健委员会	
栾兆恺	1997.10	全市卫生系统优秀管理干部	市卫生局 市人事局	
石志恺	1997.10	全市计划免疫工作先进个人三等功	市人事局 市卫生局	
高德禹	1997.10	全市计划免疫工作先进个人三等功	市人事局 市卫生局	
王　萍	1997.10	全市计划免疫工作先进个人	市人事局 市卫生局	
李国庆	1997.10	全市计划免疫工作先进个人	市人事局 市卫生局	
董恒兰	1997.10	全市计划免疫工作先进个人	市人事局 市卫生局	
徐增昌	1997.10	全市计划免疫工作先进个人	市人事局 市卫生局	
秦爱玲	1997.10	全市计划免疫工作先进个人	市人事局 市卫生局	三等功
栾兆恺	1997.10	全市卫生系统优秀管理干部	市卫生局 市人事局	
张殿平	1998.01	全市饮用水卫生管理先进个人	市卫生局	
原丽华	1998.01	全市饮用水卫生管理先进个人	市卫生局	
徐逢春	1998.01	全市饮用水卫生管理先进个人	市卫生局	

受奖者	年 月	获奖名称	授奖部门	备注
翟敏德	1998.01	全市饮用水卫生管理先进个人	市卫生局	
唐学慧	1998.01	1997 年度全市学会工作先进个人	市科学技术协会	
夏　猛	1998.03	淄博市第五届青年科技奖	市委组织部 市人事局 市科协	
李玉华	1998.03	淄博市第五届青年科技奖	中共淄博市委组织部 市人事局 市科学技术协会	
殷茂荣	1998.03	淄博市第五届青年科技奖	中共淄博市委组织部 市人事局 市科学技术协会	
王立庆	1998.03	卫生系统优秀纪检监察干部	中共淄博市纪委	
解荣章	1998.03	卫生宣传报道先进工作者	市卫生局党委 市卫生局	
刘　伟	1998.03	卫生宣传报道先进工作者	市卫生局党委 市卫生局	
赵大明	1998.03	1997 年度优秀党务工作者	市卫生局党委	
栾兆恺	1998.03	1997 年度优秀党务工作者	市卫生局党委	
刘伯雁	1998.03	1997 年度优秀党员	市卫生局党委	
何昌平	1998.03	1997 年度优秀党员	市卫生局党委	
徐逢昌	1998.03	1997 年度优秀党员	市卫生局党委	
袁长河	1998.03	1997 年度优秀党员	市卫生局党委	
孔宪娥	1998.05	全市卫生系统首批学科带头人	市卫生局 市人事局	
冯明礼	1998.05	全市卫生系统首批学科带头人	市卫生局 市人事局	
李进贤	1998.05	全市卫生系统首批学科带头人	市卫生局 市人事局	
孟召恒	1998.05	全市卫生系统首批学科带头人	市卫生局 市人事局	
郭　平	1998.05	全市卫生系统首批学科带头人	市卫生局 市人事局	

受奖者	年月	获奖名称	授奖部门	备注
解荣章	1998.05	全市卫生系统首批学科带头人	市卫生局 市人事局	
翟慎永	1998.05	全市卫生系统首批学科带头人	市卫生局 市人事局	
于宪良	1998.10	支援抗洪救灾工作先进个人	中共淄博市委 市人民政府	
吕术荣	1998.10	支援抗洪救灾工作先进个人	中共淄博市委 市人民政府	
于宪良	1998.10	支援抗洪救灾工作先进个人	市红十字会 市卫生局	
吕　健	1998.10	支援抗洪救灾工作先进个人	市红十字会 市卫生局	
刘元会	1998.10	支援抗洪救灾工作先进个人	市红十字会 市卫生局	
范金荣	1998.10	支援抗洪救灾工作先进个人	市红十字会 市卫生局	
胡　林	1998.10	支援抗洪救灾工作先进个人	市红十字会 市卫生局	
袁长河	1998.10	支援抗洪救灾工作先进个人	市红十字会 市卫生局	
曹培刚	1998.10	支援抗洪救灾工作先进个人	市红十字会 市卫生局	
程元伟	1999	“创建农工党星级支部”优秀党员	农工党淄博市委员会	
胡　林	1999.01	“迎接第四次全国城市卫生检查“个人二等功	中共淄博市委 市人民政府	
刘元会	1999.01	全市麻风病防治工作先进个人	市卫生局	
边云秀	1999.01	迎接第四次全国城市卫生检查先进个人	市人事局 市爱国卫生运动委员会	三等功
李进贤	1999.01	迎接第四次全国城市卫生检查先进个人	市人事局 市爱国卫生运动委员会	三等功
宋振亮	1999.01	迎接第四次全国城市卫生检查先进个人	市人事局 市爱国卫生运动委员会	三等功
赵锦云	1999.01	迎接第四次全国城市卫生检查先进个人	市人事局 市爱国卫生运动委员会	三等功
张洪岩	1999.01	迎接第四次全国城市卫生检查先进个人	市人事局 市爱国卫生运动委员会	三等功

受奖者	年月	获奖名称	授奖部门	备注
贾元宏	1999.01	迎接第四次全国城市卫生检查先进个人	市人事局 市爱国卫生运动委员会	三等功
徐增昌	1999.01	迎接第四次全国城市卫生检查先进个人	市人事局 市爱国卫生运动委员会	三等功
解荣章	1999.01	迎接第四次全国城市卫生检查先进个人	市人事局 市爱国卫生运动委员会	三等功
刘伯雁	1999.01	迎接第四次全国城市卫生检查先进个人	市人事局 市爱国卫生运动委员会	嘉奖
娄灵源	1999.01	迎接第四次全国城市卫生检查先进个人	市人事局 市爱国卫生运动委员会	嘉奖
高德禹	1999.01	迎接第四次全国城市卫生检查先进个人	市人事局 市爱国卫生运动委员会	嘉奖
韩克之	1999.01	迎接第四次全国城市卫生检查先进个人	市人事局 市爱国卫生运动委员会	嘉奖
刘　洁	1999.01	优秀先进个人	中共淄博市委组织部	
韩　蔚	1999.02	卫生系统审计工作先进工作者	淄博市审计局	
刘素春	1999.03	全市地方病防治工作先进个人	市卫生局	
宋月华	1999.03	全市地方病防治工作先进个人	市卫生局	
巩翠华	1999.03	全市地方病防治工作先进个人	市卫生局	
苑胜永	1999.03	全市地方病防治工作先进个人	市卫生局	
王晓芳	1999.03	全市劳动卫生职业病防治工作先进个人	市卫生局	
夏　猛	1999.03	全市劳动卫生职业病防治工作先进个人	市卫生局	
郭　茜	1999.03	全市地方病防治工作先进个人	市卫生局	
李进贤	1999.03	建设淄博立志立功活动个人一等功	市精神文明建设委员会	
陈恒杰	1999.04	1998 年全市卫生系统宣传报道先进个人	市卫生局党委 市卫生局	
陈继良	1999.04	1998 年全市卫生系统宣传报道优秀通讯员	市卫生局党委 市卫生局	
张殿平	1999.04	1998 年全市卫生系统工会活动积极分子	市医务工会	
原丽华	1999.04	1998 年全市卫生系统工会活动积极分子	市医务工会	
刘　伟	1999.04	1998 年全市卫生系统最佳服务明星	市文明办 市卫生局	

受奖者	年月	获奖名称	授奖部门	备注
贾元宏	1999.04	1998年全市卫生系统最佳服务明星	市文明办 市卫生局	
徐逢昌	1999.04	1998年全市卫生系统最佳服务明星	市文明办 市卫生局	
徐逢春	1999.04	1998年全市卫生系统最佳服务明星	市文明办 市卫生局	
刘　洁	1999.04	1998年市直卫生系统优秀党员	市卫生局党委	
巩宜华	1999.04	1998年市直卫生系统优秀党员	市卫生局党委	
何昌平	1999.04	1998年市直卫生系统优秀党员	市卫生局党委	
梁传法	1999.04	1998年市直卫生系统优秀党员	市卫生局党委	
王立庆	1999.04	1998年市直卫生系统优秀党务工作者	市卫生局党委	
刘同晓	1999.04	1998年市直卫生系统优秀党务工作者	市卫生局党委	
王立庆	1999.04	1998年市直卫生系统优秀工会干部	市卫生局工会	
原丽华	1999.04	1998年市直卫生系统优秀工会干部	市卫生局工会	
原丽华	1999.04	1998年市直卫生先进女职工	市卫生局工会	
栾兆恺	1999.04	全市卫生系统荣誉工会积极分子	市卫生局工会	
郭　平	1999.04	市级青年岗位能手	市青年文明号活动组委会	
郭　平	1999.04	劳动卫生职业病防治工作先进个人	市卫生局	
杨光宏	1999.04	市直卫生系统档案管理工作先进个人	市卫生局 市档案局	
陈恒杰	1999.04	1998年全市卫生系统宣传报道先进个人	市卫生局党委 市卫生局	
郭　平	1999.05	淄博市第十一届十大杰出青年提名奖	团市委 市青联 市人事局等	
张洪岩	1999.09	1998~1999公民无偿献血优秀组织者	市人民政府	
刘　伟	1999.11	1999年全市卫生宣传先进工作者	市卫生局党委 市卫生局	
张洪岩	1999.11	1999年全市卫生宣传先进工作者	市卫生局党委 市卫生局	
解荣章	1999.11	1999年全市卫生宣传先进工作者	市卫生局党委 市卫生局	

受奖者	年月	获奖名称	授奖部门	备注
陈恒杰	1999.11	1999年全市卫生宣传优秀通讯员	市卫生局党委 市卫生局	
刘素春	1999.12	全市碘缺乏病防治工作先进个人	市卫生局	
刘蓓莉	2000.01	档案管理工作先进个人	市档案局 市卫生局	
赵　华	2000.01	全市学会工作先进工作者	市科学技术协会	
徐文华	2000.01	全市学会工作先进工作者	市科学技术协会	
唐学慧	2000.01	全市学会工作先进工作者	市科学技术协会	
王立庆	2000.03	市直卫生系统纪检监察工作先进个人	市卫生局纪委	
于宪良	2000.03	全市卫生系统服务明星	市卫生局党委 市卫生局	
宋振亮	2000.03	全市卫生系统服务明星	市卫生局党委 市卫生局	
陈恒杰	2000.03	全市卫生系统服务明星	市卫生局党委 市卫生局	
殷茂荣	2000.03	全市卫生系统服务明星	市卫生局党委 市卫生局	
崔　峰	2000.03	市直卫生系统优秀青年	市卫生局	
刘　伟	2000.03	全市卫生系统实施形象工程先进工作者	市卫生局党委 市卫生局	
胡　林	2000.03	全市卫生系统实施形象工程先进工作者	市卫生局党委 市卫生局	
袁长河	2000.03	全市卫生系统实施形象工程先进工作者	市卫生局党委 市卫生局	
胡晓霞	2000.03	工会活动积极分子	市医务工会	
刘　伟	2000.04	红十字会工作先进个人	市人事局 市卫生局 市红十字会	嘉奖
袁长河	2000.04	红十字会工作先进个人	市人事局 市卫生局 市红十字会	嘉奖
胡　林	2000.04	全市卫生系统先进个人	市人事局 市卫生局	
栾兆恺	2000.04	全市卫生系统先进个人	市人事局 市卫生局	

受奖者	年 月	获 奖 名 称	授 奖 部 门	备注
贾元宏	2000.04	全市卫生系统先进个人	市人事局 市卫生局	
于宪良	2000.04	卫生防疫工作先进个人	市人事局 市卫生局	三等功
李进贤	2000.04	卫生防疫工作先进个人	市人事局 市卫生局	三等功
贾元宏	2000.04	卫生防疫工作先进个人	市人事局 市卫生局	三等功
李国庆	2000.04	卫生防疫工作先进个人	市人事局 市卫生局	嘉奖
汪春景	2000.04	卫生防疫工作先进个人	市人事局 市卫生局	嘉奖
赵锦云	2000.04	卫生防疫工作先进个人	市人事局 市卫生局	嘉奖
徐逢春	2000.04	卫生防疫工作先进个人	市人事局 市卫生局	嘉奖
郭　平	2000.04	卫生防疫工作先进个人	市人事局 市卫生局	嘉奖
殷茂荣	2000.04	卫生防疫工作先进个人	市人事局 市卫生局	嘉奖
翟慎永	2000.04	卫生防疫工作先进个人	市人事局 市卫生局	嘉奖
王龙义	2000.05	淄博市第六届青年科技奖	市委组织部 市人事局 市科协	
李　亮	2000.05	淄博市第六届青年科技奖	市委组织部 市人事局 市科协	
张存玲	2000.05	淄博市第六届青年科技奖	市委组织部 市人事局 市科协	
栾兆恺	2000.08	市直卫生系统思想政治工作先进工作者	市卫生局党委 市卫生局	
徐逢昌	2000.08	市直卫生系统思想政治工作先进工作者	市卫生局党委 市卫生局	
李进贤	2000.08	“全市党员素质工程教育”党课教案三等奖	中共淄博市委宣传部	

受奖者	年 月	获奖名称	授奖部门	备注
赵佳芝	2000.08	全市卫生系统第二批学科带头人	市人事局 市卫生局	
徐文华	2000.08	全市卫生系统第二批学科带头人	市人事局 市卫生局	
范金荣	2000.09	1999~2000 公民无偿献血优秀组织者	市人民政府	
张洪岩	2000.09	1999~2000 公民无偿献血优秀组织者	市人民政府	
翟慎永	2000.11	淄博市第二届十大科技启明星	市科委 市委组织部 市人事局 团市委	
李进贤	2001.03	2000 年全市卫生宣传报道先进工作者	市卫生局党委 市卫生局	
范金荣	2001.03	2000 年全市卫生宣传报道优秀通讯员	市卫生局党委 市卫生局	
解荣章	2001.03	2000 年全市卫生宣传报道优秀通讯员	市卫生局党委 市卫生局	
解荣章	2001.03	全市卫生好新闻三等奖	市卫生局 市新闻工作者协会	
吕兰珍	2001.03	市直卫生系统优秀党员	市卫生局党委	
杜本华	2001.03	市直卫生系统优秀党员	市卫生局党委	
李国庆	2001.03	市直卫生系统优秀党员	市卫生局党委	
张殿平	2001.03	市直卫生系统优秀党员	市卫生局党委	
刘同晓	2001.03	优秀党务工会者	市卫生局党委	
栾兆恺	2001.03	优秀党务工会者	市卫生局党委	
王立庆	2001.03	市直卫生系统纪检监察先进工作者	市卫生局纪委	
王守鸿	2001.03	2000 年度卫生系统最佳服务明星	市卫生局党委 市卫生局	
刘　伟	2001.03	2000 年度卫生系统最佳服务明星	市卫生局党委 市卫生局	
汪春景	2001.03	2000 年度卫生系统最佳服务明星	市卫生局党委 市卫生局	
郭　平	2001.03	2000 年度卫生系统最佳服务明星	市卫生局党委 市卫生局	
贾元宏	2001.03	2000 年度卫生系统最佳服务明星	市卫生局党委 市卫生局	

受奖者	年月	获奖名称	授奖部门	备注
殷茂荣	2001.03	2000年度卫生系统最佳服务明星	市卫生局党委 市卫生局	
李进贤	2001.03	2000年度全市卫生系统实施形象工程先进工作者	市卫生局党委 市卫生局	
王立庆	2001.04	全市卫生系统行业作风建设先进工作者	市卫生局党委 市卫生局	
刘　伟	2001.04	全市卫生系统行业作风建设先进工作者	市卫生局党委 市卫生局	
李卫克	2001.04	全市卫生系统行业作风建设先进工作者	市卫生局党委 市卫生局	
胡　林	2001.04	淄博市先进工作者	中共淄博市委 市人民政府	
殷茂荣	2001.04	淄博市明星服务员	中共淄博市委 市人民政府	
王　勤	2001.05	行业建设作风标兵	市卫生局	
刘　军	2001.09	淄博市第七届青年科技奖	市委组织部 市人事局 市科协	
刘　洁	2001.09	淄博市第七届青年科技奖	市委组织部 市人事局 市科协	
翟慎永	2001.10	全市卫生系统“九五”科教兴医先进个人	市人事局 市卫生局	
王　萍	2001.12	淄博市消灭脊髓灰质炎先进个人	市卫生局	
卢立云	2001.12	淄博市消灭脊髓灰质炎先进个人	市卫生局	
齐昌成	2001.12	淄博市消灭脊髓灰质炎先进个人	市卫生局	
郑现华	2001.12	淄博市消灭脊髓灰质炎先进个人	市卫生局	
杨光宏	2001.12	淄博市消灭脊髓灰质炎先进个人	市卫生局	
杨淑霞	2001.12	淄博市消灭脊髓灰质炎先进个人	市卫生局	
张　丽	2001.12	淄博市消灭脊髓灰质炎先进个人	市卫生局	
董恒兰	2001.12	淄博市消灭脊髓灰质炎先进个人	市卫生局	
高德禹	2001.12	淄博市消灭脊髓灰质炎先进个人	市卫生局	

受奖者	年月	获奖名称	授奖部门	备注
梁传法	2001.12	淄博市消灭脊髓灰质炎先进个人	市卫生局	
郑凤芹	2002	工会会计工作先进工作者	市总工会	
王连生	2002.01	全市饮用水卫生管理先进个人	市卫生局	
王静波	2002.01	全市饮用水卫生管理先进个人	市卫生局	
齐昌成	2002.01	全市饮用水卫生管理先进个人	市卫生局	
宋振亮	2002.01	全市饮用水卫生管理先进个人	市卫生局	
郑现华	2002.01	全市饮用水卫生管理先进个人	市卫生局	
杨淑霞	2002.01	全市饮用水卫生管理先进个人	市卫生局	
张启光	2002.01	全市饮用水卫生管理先进个人	市卫生局	
张殿平	2002.01	全市饮用水卫生管理先进个人	市卫生局	
原丽华	2002.01	全市饮用水卫生管理先进个人	市卫生局	
徐逢春	2002.01	全市饮用水卫生管理先进个人	市卫生局	
傅 旻	2002.01	全市饮用水卫生管理先进个人	市卫生局	
翟敏德	2002.01	全市饮用水卫生管理先进个人	市卫生局	
刘蓓莉	2002.01	2001 年度市直卫生系统档案管理先进个人	市卫生局 市档案局	
王远琴	2002.04	卫生监督工作先进个人	市卫生局	
成君方	2002.04	卫生监督工作先进个人	市卫生局	
宋振亮	2002.04	卫生监督工作先进个人	市卫生局	
陈 兵	2002.04	卫生监督工作先进个人	市卫生局	
苗 泉	2002.04	卫生监督工作先进个人	市卫生局	
孟 刚	2002.04	卫生监督工作先进个人	市卫生局	
郭 平	2002.04	卫生监督工作先进个人	市卫生局	
杨淑霞	2002.04	卫生监督工作先进个人	市卫生局	
张德恩	2002.04	卫生监督工作先进个人	市卫生局	
张殿平	2002.04	卫生监督工作先进个人	市卫生局	

受奖者	年 月	获 奖 名 称	授 奖 部 门	备注
原丽华	2002.04	卫生监督工作先进个人	市卫生局	
曹明明	2002.04	卫生监督工作先进个人	市卫生局	
王 勤	2002.04	全市疾病控制工作先进个人	市卫生局	
边云秀	2002.04	全市疾病控制工作先进个人	市卫生局	
卢立云	2002.04	全市疾病控制工作先进个人	市卫生局	
刘 伟	2002.04	全市疾病控制工作先进个人	市卫生局	
巩翠华	2002.04	全市疾病控制工作先进个人	市卫生局	
周莉莉	2002.04	全市疾病控制工作先进个人	市卫生局	
郑加玉	2002.04	全市疾病控制工作先进个人	市卫生局	
贾元宏	2002.04	全市疾病控制工作先进个人	市卫生局	
崔 峰	2002.04	全市疾病控制工作先进个人	市卫生局	
曹培刚	2002.04	全市疾病控制工作先进个人	市卫生局	
程元辉	2002.04	全市疾病控制工作先进个人	市卫生局	
李进贤	2002.04	全市卫生宣传先进工作者	市卫生局党委 市卫生局	
李卫克	2002.04	全市卫生宣传优秀通讯员	市卫生局党委 市卫生局	
范金荣	2002.04	全市卫生宣传优秀通讯员	市卫生局党委 市卫生局	
韩克之	2002.04	全市卫生宣传优秀通讯员	市卫生局党委 市卫生局	
赵佳芝	2002.05	教学管理先进个人	济宁医学院	
解荣章	2002.05	优秀教师	济宁医学院	
韩克之	2002.04	优秀教师	济宁医学院	
郭 平	2002.05	全市卫生系统优秀青年新长征突击手	淄博市卫生局	
高德禹	2002.07	第七届国际儿童电影节先进个人	淄博国际儿童电影节组委会	
李进贤	2002.09	承办第八届中学生运动会嘉奖	市人事局 市教育局 市体育局	
唐学慧	2002.12	淄博市科协系统先进个人	市人事局 市科协	

受奖者	年月	获奖名称	授奖部门	备注
刘　伟	2003.03	“巩固发展国家卫生城市成果”先进个人	市人民政府	二等功
栾兆恺	2003.03	“巩固发展国家卫生城市成果”先进个人	市人民政府	二等功
刘　伟	2003.04	2001~2002 年度优秀党员	市卫生局党委	
宋振亮	2003.04	2001~2002 年度优秀党员	市卫生局党委	
曹明明	2003.04	2001~2002 年度优秀党员	市卫生局党委	
刘同晓	2003.04	2001~2002 年度优秀党务工作者	市卫生局党委	
巩宜华	2003.04	2001~2002 年度优秀党务工作者	市卫生局党委	
刘　洁	2003.04	优秀团干部	市卫生局团委	
刘义堂	2003.04	优秀团干部	市卫生局团委	
宋雷刚	2003.05	优秀团员	市卫生局团委	
房学强	2003.05	优秀团员	市卫生局团委	
刘　洁	2003.05	巾帼建功先进个人	市卫生局妇工委	
郭　平	2003.06	第十五届淄博市十大杰出青年	团市委、市青联、市人事局等	
于宪良	2003.06	市直卫生系统防治非典工作优秀共产党员	市卫生局党委	
李进贤	2003.06	市直卫生系统防治非典工作优秀共产党员	市卫生局党委	
赵　华	2003.06	市直卫生系统防治非典工作优秀共产党员	市卫生局党委	
栾兆恺	2003.06	市直卫生系统防治非典工作优秀共产党员	市卫生局党委	
翟慎永	2003.06	市直卫生系统防治非典工作优秀共产党员	市卫生局党委	
翟慎永	2003.06	市直卫生系统防治非典工作优秀共产党员	市卫生局党委	
于宪良	2003.07	全市防治非典工作先进个人	中共淄博市委 市人民政府	二等功
杜　俊	2003.07	全市防治非典工作先进个人	中共淄博市委 市人民政府	二等功
胡　林	2003.07	全市防治非典工作先进个人	中共淄博市委 市人民政府	二等功
赵　华	2003.07	全市防治非典工作先进个人	中共淄博市委 市人民政府	二等功

受奖者	年 月	获 奖 名 称	授 奖 部 门	备注
崔　峰	2003.07	全市防治非典工作先进个人	中共淄博市委 市人民政府	二等功
石志恺	2003.07	全市防治非典工作先进个人	中共淄博市委 市人民政府	三等功
刘元会	2003.07	全市防治非典工作先进个人	中共淄博市委 市人民政府	三等功
刘伯雁	2003.07	全市防治非典工作先进个人	中共淄博市委 市人民政府	三等功
刘景福	2003.07	全市防治非典工作先进个人	中共淄博市委 市人民政府	三等功
吕术荣	2003.07	全市防治非典工作先进个人	中共淄博市委 市人民政府	三等功
李进贤	2003.07	全市防治非典工作先进个人	中共淄博市委 市人民政府	三等功
韩克之	2003.07	全市防治非典工作先进个人	中共淄博市委 市人民政府	三等功
唐学慧	2003.07	全市防治非典工作先进个人	中共淄博市委 市人民政府	三等功
张　峰	2003.07	全市防治非典先进个人	中共淄博市委市人民政府	三等功
秦爱玲	2003.07	全市防治非典工作先进个人	中共淄博市委 市人民政府	三等功
曹培刚	2003.07	全市防治非典工作先进个人	中共淄博市委 市人民政府	三等功
杜本华	2003.08	全市农村卫生工作先进个人	市人民政府	
马　娟	2003.08	全市卫生系统防治非典工作先进个人	市卫生局党委 市卫生局	
马丽霞	2003.08	全市卫生系统防治非典工作先进个人	市卫生局党委 市卫生局	
王　玲	2003.08	全市卫生系统防治非典工作先进个人	市卫生局党委 市卫生局	
王　桂	2003.08	全市卫生系统防治非典工作先进个人	市卫生局党委 市卫生局	
王　萍	2003.08	全市卫生系统防治非典工作先进个人	市卫生局党委 市卫生局	
王龙义	2003.08	全市卫生系统防治非典工作先进个人	市卫生局党委 市卫生局	

受奖者	年月	获奖名称	授奖部门	备注
王立庆	2003.08	全市卫生系统防治非典工作先进个人	市卫生局党委 市卫生局	
王静波	2003.08	全市卫生系统防治非典工作先进个人	市卫生局党委 市卫生局	
卢立云	2003.08	全市卫生系统防治非典工作先进个人	市卫生局党委 市卫生局	
白海利	2003.08	全市卫生系统防治非典工作先进个人	市卫生局党委 市卫生局	
刘　伟	2003.08	全市卫生系统防治非典工作先进个人	市卫生局党委 市卫生局	
刘同晓	2003.08	全市卫生系统防治非典工作先进个人	市卫生局党委 市卫生局	
孙茂倬	2003.08	全市卫生系统防治非典工作先进个人	市卫生局党委 市卫生局	
巩翠华	2003.08	全市卫生系统防治非典工作先进个人	市卫生局党委 市卫生局	
朱丽华	2003.08	全市卫生系统防治非典工作先进个人	市卫生局党委 市卫生局	
杜　俊	2003.08	全市卫生系统防治非典工作先进个人	市卫生局党委 市卫生局	
杜本华	2003.08	全市卫生系统防治非典工作先进个人	市卫生局党委 市卫生局	
李玉华	2003.08	全市卫生系统防治非典工作先进个人	市卫生局党委 市卫生局	
李英春	2003.08	全市卫生系统防治非典工作先进个人	市卫生局党委 市卫生局	
李鲁宁	2003.08	全市卫生系统防治非典工作先进个人	市卫生局党委 市卫生局	
庞悦洪	2003.08	全市卫生系统防治非典工作先进个人	市卫生局党委 市卫生局	
陈　兵	2003.08	全市卫生系统防治非典工作先进个人	市卫生局党委 市卫生局	
陈恒杰	2003.08	全市卫生系统防治非典工作先进个人	市卫生局党委 市卫生局	
陈继良	2003.08	全市卫生系统防治非典工作先进个人	市卫生局党委 市卫生局	
范金荣	2003.08	全市卫生系统防治非典工作先进个人	市卫生局党委 市卫生局	

受奖者	年 月	获 奖 名 称	授 奖 部 门	备注
苗　泉	2003.08	全市卫生系统防治非典工作先进个人	市卫生局党委 市卫生局	
郑加玉	2003.08	全市卫生系统防治非典工作先进个人	市卫生局党委 市卫生局	
孟　刚	2003.08	全市卫生系统防治非典工作先进个人	市卫生局党委 市卫生局	
赵永珂	2003.08	全市卫生系统防治非典工作先进个人	市卫生局党委 市卫生局	
杨绪红	2003.08	全市卫生系统防治非典工作先进个人	市卫生局党委 市卫生局	
张　文	2003.08	全市卫生系统防治非典工作先进个人	市卫生局党委 市卫生局	
张　强	2003.08	全市卫生系统防治非典工作先进个人	市卫生局党委 市卫生局	
张学庆	2003.08	全市卫生系统防治非典工作先进个人	市卫生局党委 市卫生局	
张淑青	2003.08	全市卫生系统防治非典工作先进个人	市卫生局党委 市卫生局	
张殿平	2003.08	全市卫生系统防治非典工作先进个人	市卫生局党委 市卫生局	
高德禹	2003.08	全市卫生系统防治非典工作先进个人	市卫生局党委 市卫生局	
徐逢昌	2003.08	全市卫生系统防治非典工作先进个人	市卫生局党委 市卫生局	
袁长河	2003.08	全市卫生系统防治非典工作先进个人	市卫生局党委 市卫生局	
袁新华	2003.08	全市卫生系统防治非典工作先进个人	市卫生局党委 市卫生局	
郭　平	2003.08	全市卫生系统防治非典工作先进个人	市卫生局党委 市卫生局	
殷茂荣	2003.08	全市卫生系统防治非典工作先进个人	市卫生局党委 市卫生局	
曹明明	2003.08	全市卫生系统防治非典工作先进个人	市卫生局党委 市卫生局	
翟云丽	2003.08	全市卫生系统防治非典工作先进个人	市卫生局党委 市卫生局	
翟慎永	2003.08	全市卫生系统防治非典工作先进个人	市卫生局党委 市卫生局	
王晓芳	2003.08	全市职业病防治工作先进个人	市卫生局	

受奖者	年月	获奖名称	授奖部门	备注
王　桂	2003.08	全市贯彻《职业病防治法》先进个人	市卫生局	
王龙义	2003.08	全市贯彻《职业病防治法》先进个人	市卫生局	
王晓芳	2003.08	全市贯彻《职业病防治法》先进个人	市卫生局	
李玉清	2003.08	全市贯彻《职业病防治法》先进个人	市卫生局	
李进贤	2003.08	全市贯彻《职业病防治法》先进个人	市卫生局	
汪春亮	2003.08	全市贯彻《职业病防治法》先进个人	市卫生局	
张　伟	2003.08	全市贯彻《职业病防治法》先进个人	市卫生局	
张存玲	2003.08	全市贯彻《职业病防治法》先进个人	市卫生局	
隋海东	2003.08	全市贯彻《职业病防治法》先进个人	市卫生局	
王　勤	2003.11	第八届淄博市青年科技奖	市委组织部 市人事局 市科协	
崔　峰	2004.03	淄博市明星服务员	市委 市政府	
王　勤	2004.05	行业作风建设标兵	市卫生局	
翟慎永	2004.12	优秀教师	济宁医学院	
韩克之	2004.12	优秀教师	济宁医学院	
刘　伟	2005.02	全市卫生信访工作先进个人	市卫生局	
于宪良	2005.04	全市疾病预防控制工作先进个人	市人事局 市卫生局	
崔　峰	2005.04	全市疾病预防控制工作先进个人	市人事局 市卫生局	
袁新华	2005.04	全市疾病预防控制工作先进个人	市人事局 市卫生局	
张　强	2005.04	全市疾病预防控制工作先进个人	市人事局 市卫生局	
吕术荣	2005.04	全市疾病预防控制工作先进个人	市人事局 市卫生局	
徐逢昌	2005.04	市卫生系统“廉洁行医树新风”先进和人	市卫生局	
原丽华	2005.04	市卫生系统“廉洁行医树新风”先进和人	市卫生局	

受奖者	年月	获奖名称	授奖部门	备注
刘　伟	2005.04	2003—2004 年度市直卫生系统优秀共产党员	市卫生局党委	
徐慎元	2005.04	2003—2004 年度市直卫生系统优秀共产党员	市卫生局党委	
巩宜华	2005.04	2003—2004 年度市直卫生系统优秀共产党员	市卫生局党委	
刘同晓	2005.04	2004 年度市直卫生系统优秀党务工作者	市卫生局党委	
李卫克	2005.04	2004 年度市直卫生系统优秀党务工作者	市卫生局党委	
刘　洁	2005.04	市直卫生系统纪检监察工作先进个人	市卫生局纪委	
陈继良	2005.04	市直卫生系统纪检监察工作先进个人	市卫生局纪委	
杨光宏	2006	全市基层科技系统先进个人	市人事局 市科协	
唐学慧	2006	全市基层科技系统先进个人	市人事局 市科协	
张殿平	2006.11	全市卫生系统“十五”科技兴医先进个人	市人事局 市卫生局	
郭　平	2006.11	全市卫生系统“十五”科技兴医先进个人	市人事局 市卫生局	
侯学文	2006.12	第九届淄博市青年科技奖	市委组织部 市人事局 市科协	
张　峰	2007	淄博市优秀共青团员	团市委	
刘　伟	2007	市直卫生系统纪检监察先进工作者	市卫生局	
陈继良	2007	市直卫生系统纪检监察先进工作者	市卫生局	
石志恺	2007.03	全市国家卫生城市重新确认先进个人	市委 市政府	
张　玲	2007.03	全市国家卫生城市重新确认先进个人	市委 市政府	
赵　华	2007.03	全市国家卫生城市重新确认先进个人	市委 市政府	
郑加玉	2007.03	全市国家卫生城市重新确认先进个人	市委 市政府	
秦爱玲	2007.03	全市国家卫生城市重新确认先进个人	市委 市政府	
袁长河	2007.03	全市国家卫生城市重新确认先进个人	市委 市政府	
韩克之	2007.03	全市国家卫生城市重新确认先进个人	市委 市政府	

受奖者	年月	获奖名称	授奖部门	备注
刘西美	2007.03	全市内部审计工作先进个人	市审计局	
刘西美	2007.04	全市建设节约型社会先进个人	市政府	
张殿平	2007.12	淄博市学会工作先进个人	市科学技术学会	
张　玲	2008	淄博市见义勇为先进工作者	市政法委 市治安委员会 市见义勇为基金会	
王　勤	2008.03	全市卫生系统优秀公共卫生工作者	市人事局 市卫生局	
郭　平	2008.06	第一批淄博市支援抗震救灾优秀共产党员	市委组织部	
刘　伟	2008.06	迎接国家卫生城市复审工作先进个人	市爱卫会	
刘西美	2009	全市行政事业单位资产清查工作先进个人	市财政局	
汪　洋	2009.01	市直卫生系统优秀团干部	市卫生局团委	
张　虎	2009.01	市直卫生系统优秀团员	市卫生局团委	
杨　斐	2009.01	市直卫生系统优秀团员	市卫生局团委	
刘西美	2009	全市收费及基金年审工作先进个人	市财政局 物价局	
郑加玉	2009.02	市卫生系统抗震救灾先进个人	市卫生局	
王忠德	2009.02	市卫生系统抗震救灾先进个人	市卫生局	
汪　洋	2009.02	市卫生系统抗震救灾先进个人	市卫生局	
王　萍	2009.02	市卫生系统抗震救灾先进个人	市卫生局	
王　玲	2009.02	市卫生系统抗震救灾先进个人	市卫生局	
王　钟	2009.02	市卫生系统抗震救灾先进个人	市卫生局	
耿佃国	2009.02	市卫生系统抗震救灾先进个人	市卫生局	
胡　林	2009.02	市卫生系统抗震救灾先进个人	市卫生局	
杜本华	2009.02	全市医疗卫生救援先进个人	市卫生局	
郑加玉	2009.04	淄博市优秀共青团干部	团市委	
杨光宏	2009	市科技工作先进工作者	市人事局	
张殿平	2009.06	生态市建设先进个人	市政府	
张　玲	2010.01	第十一届全运会淄博赛区筹办工作先进个人	市人社局 市体育局	三等功

受奖者	年月	获奖名称	授奖部门	备注
刘西美	2010.03	2009年度内部审计先进个人	市内部审计师协会	
张殿平	2010.10	实践教学优秀教师	潍坊医学院	
郑加玉	2010.12	第二十二届省运会等赛事筹办工作先进个人	市人社局 市体育局	三等功
郑加玉	2011.01	淄博对口支援北川灾后恢复重建工作先进个人	市委 市政府	三等功
杨光宏	2011.06	市直卫生系统优秀共产党员	市卫生局	
秦爱玲	2011.06	淄博市优秀共产党员	市委	
张振东	2011.06	市直卫生系统优秀共产党员	市卫生局	
秦爱玲	2011.09	卫生系统“两好一满意”服务明星	市卫生局	
夏　猛	2011.07	实践教育优秀教师	潍坊医学院	
王延东	2011.12	淄博市卫生技术岗位标兵	市总工会 市卫生局	
王延东	2011.12	振兴淄博劳动奖章	市总工会	
王　钟	2011.12	淄博市卫生技术岗位能手	市总工会 市卫生局	
刘　军	2011.12	淄博市卫生技术岗位能手	市总工会 市卫生局	
魏　滨	2011.12	淄博市卫生技术岗位能手	市总工会 市卫生局	
朱海宁	2011.12	淄博市卫生技术岗位能手	市总工会 市卫生局	
韩克之	2012.03	淄博市创建全国文明城市工作先进个人	市委 市政府	嘉奖
崔　峰	2012.03	创建全国文明城市先进个人	市委 市政府	嘉奖
王　勤	2012.06	淄博市卫生系统优秀共产党员	市卫生局	
李　平	2012.06	淄博市卫生系统优秀共产党员	市卫生局	
刘　洁	2012.06	淄博市卫生系统优秀共产党员	市卫生局	
闫先博	2012.06	淄博市卫生系统优秀共产党员	市卫生局	
王　勤	2012.07	淄博市青年卫生科技创新人才	市人社局 市卫生局	

第十二篇

DISHIERPIAN

人 物

R E N W U

第十二篇 人 物

人物传略

一、收录标准

自1953年12月建站至2012年12月31日六十年间，曾在市疾控中心（市防疫站）工作，2012年12月31日前已去世，且符合下列条件之一者：

1. 担任市疾控中心（市防疫站）党、政、工会组织实职的副县级及以上的领导干部；

2. 曾获得中共中央、国务院或国家部、委表彰、奖励者；

3. 曾获得全省英模荣誉称号或受到省委、省政府表彰、奖励者；

4. 有重大发明创造，或在疾病控制、卫生监督、健康教育、科研培训等方面有突出贡献，或在全国同类专业中有重大影响者。

二、排序方法

以参加工作时间先后排序。

吕立南 1925年2月生，男，汉族，籍贯：山东省淄博市淄川区，中共党员。

1939年10月入伍，任鲁中军区特务二团看护员；1940年任益都县大队卫生员；1945年任八纵72团看护员；1947年为八纵卫校学员；1949年8月任上海警备司令部防空处军医；1950年1月任华东空军司令部门诊部所长；1958年7月任空军第二预备学校卫生处副处长；1963年8月任市第二医院副书记；1973年任市药品检验所党支部书记；1975年11月—1980年1月任市防疫站党支部副书记。1980年1月由市防疫站离休。2000年3月去世。

王仲彬 1925年11月生，男，汉族，籍贯：山东省新泰市龙庭乡上演马庄。初中学历，中共党员。

1939年入伍，1946年调华东野战军十四医院二大队二中队，历任通讯员、战士、卫生员、护士、护士班长、医助、军医、卫生队副队长、队长。先后参加过莱芜、孟良崮、胶东长山岛和淮海等战役，曾荣立三等功、四等功各一次。

1951年12月转业在山东省分局青岛干部疗养院任所长。1952年1月调淄博专区中心医院任妇幼保健股股长。

1953年12月组建淄博专区卫生防疫站，先后任副站长、站长。1955年—1960年任市防疫站副站长；1960年—1981年任市防疫站党支部书记、站长。1981年5月—12月任市防疫站站级调研员。1982年1月去世。

李法珂 1922年5月生，男，汉族。籍贯：山东省淄博市淄川区寨里镇佛村。初中文化，中共党员。

1943年10月入伍，1943年10月—1945年11月任益都县大队战士；1945年11月—1946年7月任泰山军区警卫一团班长；1946年7月—1948年9月任鲁中警七团排长、连长；1948年9月—1950年5月任鲁中南荣校中队长。1950年5月转业。1950年5月—1954年7月任淄博专署疗养院副所长；1954年7月—1955年7月在市委党校工作；1955年7月—1956年8月任市市直机关门诊部副主任；1956年8月—1960年10月任市干部疗养院党支部副书记；1960年10月—1981年10月任市防疫站党支部副书记。

1981年10月，由市防疫站离休。2006年12月去世。

冯广真　1929年8月生，男，汉族，籍贯：山东省新泰楼德公社。大专文化，中共党员，副主任医师。

1944年8月入伍，任鲁南军分区看护员、护士；1949年1月任中国人民解放军第26军76师班长、司药；1954年8月为总后第六军医学校学员；1959年6月起，历任中国人民解放军第54军14师军医、卫生所所长、医院院长、卫生科科长。

1978年10月转业到市精神病医院工作；1981年5月—1984年7月任市防疫站站长，党支部副书记。

1990年10月由市防疫站离休，2004年1月去世。

付　军　1929年7月生，女，汉族。籍贯：山东省沂水县姚店子镇。大学学历，中共党员，副主任医师。

1945年7月参加工作，1946年调华东野战军十四医院任护士。曾参加莱芜、孟良崮、胶东长山岛和淮海等战役。1951年12月转业，1952年1月调淄博专区中心医院任办事员。1953年—1957年在上海医学院学习，毕业后分配到市防疫站工作，任医师。1969年市卫生防疫站撤消后，调周村区卫生局工作，1969年11月—1980年4月，先后任周村区卫生局医师、周村区妇幼保健站站长。1980年4月调回市防疫站工作，先后任市防疫站食品卫生科副科长、科长等职。1990年10月由市防疫站离休。2001年1月去世。

1987年4月，荣获卫生部授予的“从事卫生防疫工作三十年”荣誉称号。

王则渤　1926年8月生，男，汉族，籍贯：山东省烟台市福山区张格庄镇张格庄。初中文化，中共党员，主治医师。

1945年9月参加工作，历任护理员、卫生员。解放战争时期，曾多次被评为先进个人，并荣立个人三等功2次。1949年—1981年，先后在山东省工矿部卫生科、淄博市工矿区工人医院、市第一医院、博山区卫生局、市第二医院等单位工作，历任医保干事、医务主任、区卫生局局长、市级医院副院长、院长、院党委副书记、书记等职。1981年5月由市第二医院调市防疫站工作，任党支部书记。1985年6月由市防疫站离休。2012年1月去世。

杨明玉　1931年11月生，男，汉族。籍贯：山东省招远市杨家大沟村人。专科学历，中共党员，主治医师。

1946年6月参加工作。历任招远警卫营、公安中队卫生员、北海医院康复大队护士长、队长、山东新华药厂医院院长、淄博市爱卫会办公室副主任等职。1984年4月调市防疫站，历任党支部书记、党总支书记等职。1992年1月由市防疫站离休。2012年1月去世。

1989年，分别获山东省委防治地方病领导小组“灭疟先进个人”荣誉称号和淄博市委“思想政治工作先进个人”荣誉称号；1990年被市委、市政府记“建设淄博立志立功活动”个人三等功；1990年—1992年，连续三年获市卫生局党委授予的“优秀党务工作者”荣誉称号。

杨志民　1926年3月生，男，汉族，籍贯：山东省五莲县街头乡西城村。中共党员，副主任医师。

1946年于滨北中学入伍；1948年任滨北医院护士；1950年任山东省防疫大队中队长；1953年12月—1955年5月任淄博专区卫生防疫站副站长；1955年5月—1975年12月，任市防疫站防疫科副科长、科长；1976年—1990年任市防疫站副站长。1990年10月由市防疫站离休。1992年1月去世。

1987年4月，荣获卫生部授予的“从事卫生防疫工作三十年”荣誉称号；1989年在“建设淄博立志立功”活动中，荣立个人三等功，受到中共淄博市委、淄博市人民政府的表彰。

王敬善　1928年7月生，男，汉族。籍贯：山东省平度县。大专学历，中共党员，副主任医师。

1947年1月参加工作。1947年1月—1957年8月任部队卫生所三部后方医院护士；1957年8月—1960年8月任中山医学院学员；1960年8月—1990年10月先后任市防疫站医师、检验科副科长、劳动卫生科科长等职。1990年10月由市防疫站离休，1991年10月去世。

1987年4月，获卫生部授予的“从事卫生防疫工作三十年”荣誉称号。

吴桂华 1927年8月生，女，汉族。籍贯：江苏省镇江市。初中文化，医师。

1948年10月参加工作，先后任徐州贾汪煤矿医院护士、淄博劳工卫生工作队医士；1954—1969年任市卫生防疫站医士。1969年市卫生防疫站撤销后，调博山区龙门分院工作。1974年8月调回市卫生防疫站，1981年—1984年任医师。1984年5月由市防疫站离休。2012年7月年去世。

1987年4月，获卫生部授予的“从事卫生防疫工作三十年”荣誉称号。

陈玉堂 1930年7月生，男，汉族。籍贯：山东省曲阜市吴村镇陈洼村。专科学历，主任技师。

1949年3月参加工作，1952年毕业于山东医学院化验专科班，同年分配到省立二院工作。1955年7月调入市防疫站，从事微生物化验工作。历任技师、主管技师、副主任技师、主任技师。1990年10月由市防疫站离休。2012年8月去世。主要社会兼职：山东省微生物学会理事、市微生物学会副会长等。

从事检验工作30余年。1957年以来，在山东首先报告了“痢疾杆菌菌型分布”，在国内首次诊鉴报告4株沙门氏菌型，在省内首次诊鉴报告了8株沙门氏菌型，在国内首次诊鉴报告了鲍氏痢疾杆菌26型，在上送的痢疾菌种中，有14株被选为国家标准菌种。1981年以来，先后实验研究成功“快速检查血液中伤寒病原菌新方法”“改良微量快速生化试验鉴定肠杆菌科新方法”“诊鉴致病性弧菌用简易快速综合生化培养基和数值分类法”等多种检验新技术新方法，并在全市、全省推广应用。先后有13项科研成果获省科委、省卫生厅和市科委科技进步奖。在国家级刊物发表论文20余篇。

1982年以来，先后被市科协授予“先进学会干部”“先进科技工作者”“优秀知识分子”荣誉称号；1980年以来，先后荣获淄博市“四化建设优秀知识分子”“社会主义建设贡献证书”“建设淄博立志立功活动”个人二等功等荣誉称号，多次受到市委、市政府表彰。

石楚南 1928年2月生，男，汉族，籍贯：江苏省淮阴市。高中文化，中国农工党党员，副主任医师。

1949年7月参加工作，先后任徐州贾汪煤矿医院保健员、淄博劳工卫生工作队保健员；1953年1月—1969年9月任淄博市卫生防疫站医士；1969年市卫生防疫站撤销后，调到博山区龙门分院任医士；1973年5月调回市卫生防疫站工作。1981年9月—1990年10月，先后任医师、主管医师、副主任医师。1990年10月由市防疫站离休，2002年4月去世。

1978年—1981年主持完成“淄博市南定地区环境质量评价”科研课题，经省环保局组织鉴定，认为该项目为开展中等城市的区域性评价提供了依据，某些专题具有较高的水平。1981年—1983年主持完成“淄博市博山区大气污染与肺癌关系的研究”，经市卫生局组织鉴定，认为该研究为城乡规划、环境保护提供了科学依据，达到国内同类专业调查研究的水平。

1987年4月，被卫生部授予“从事卫生防疫工作三十年”荣誉称号。

张汉民 1932年12月生，男，汉族。籍贯：山东省乐陵市孔镇张文彩村。大专学历，中共党员，主任医师。

1950年10月参加工作，1956年毕业于华东白求恩医学院，1956年3月来市防疫站工作。1981年—1992年，任市防疫站副站长。1993年1月由市防疫站退休。2011年去世。

主要社会兼职：淄博市1至5届政协委员，省医学会、省预防医学会理事，山东省艾滋病专家咨询委员会委员，省流行病学会副主任委员，省免疫学会常务理事，省卫生厅科学委员会委员，省高级职称评委专业组成员，淄博市医学会常务理事，淄博市预防医学会副会长。

长期从事地方病、传染病防治工作。1989年—1990年主持开办了“青岛医学院预防医学大专班”，为本市乃至全省培养大专水平的防疫人才3000余人。1957年以来，先后在国家级刊物发表学术论文、译文20余篇，三次参加WHO和国际专业学术会议并进行论文交流。1980年以来，先后主持完成传染病、流行病科研项目4项，其中，2项分别获省科技进步二、三等奖，2项获市科技进步二等奖。1989年，组织主编200万字大型专著《实用流行病学》，并正式出版发行。

1985年以来，先后获“淄博市优秀知识分子”“淄博市劳动模范”“淄博市专业技术拔尖人才”“全国基本控制地甲病工作先进个人”“全省卫生工作先进工作者”等荣誉称号，荣立个人三等功2次，分别受省委地办室、省卫生厅、市委、市政府表彰。1987年，卫生部授予“从事卫生防疫工作三十年”荣誉证书。

吴新宝　1950年10月参加工作，任淄博专区人民医院挂号员；1956年11月任市立二院办事员；1963年11月—1984年8月任市卫生局政工科办事员；1984年9月—1987年12月任市防疫站党总支办公室主任；1988年1月—1994年12月任市防疫站工会主席。1994年12月由市防疫站退休，1996年6月去世。

1989年，获“市直卫生系统模范职工之友”荣誉称号，受到市卫生局工会表彰；1991年、1992年连续二年被评为“市直卫生系统优秀党员”，受到市卫生局党委表彰；1992年，获“淄博市优秀工会工作者”荣誉称号，受到市总工会表彰奖励。

李庆祥　1932年10月生，男，汉族。籍贯：山东省寿光市留吕镇陈斟灌村。大专学历，中共党员，副主任医师。

1953年毕业于上海卫校；1990年毕业于青岛医学院预防医学大专班。1953年分配至市防疫站并参与建站筹备工作；1958年调博山区防疫站任副站长；1980年调市爱卫会办公室任副主任；1984年7月调市防疫站任副站长、站长等职，1993年3月由市防疫站退休。2010年去世。

1958年，被评为“山东省第二届先进生产（工作）者”暨出席代表大会代表；1983年获卫生部首批“从事卫生防疫工作三十年”荣誉证书；1987年—1988年，连续2年获“全市卫生系统优秀党员”称号；1990年在“建设淄博立志立功活动”中荣立个人一等功；同年，被卫生部授予“全国卫生文明建设先进工作者”荣誉称号。1992年、1996年其业绩先后被淄博市委宣传部、中共淄博北方组织史资料编委会办公室入编《淄博群英》《新时期淄博人物》两书。

赵大明　1943年7月生，男，汉族。籍贯：山东省淄博市张店区城中西北村。大专学历，中共党员，副主任医师。

1963年9月毕业于淄博卫生医士学校，同期分配山东省定陶县卫生防疫站工作。1980年调市防疫站工作。1990年11月毕业于青岛医学院预防医学大专班。1981年—1984年，任市防疫站环境卫生科副科长、科长等职；1984年7月—1995年12月，任市防疫站副站长；1996年1月—1998年8月，任市防疫站工会主席。1998年8月去世·。

1987年—1990年，连续4年获“全省医学科普优秀工作者”荣誉称号，受到省健康教育协会、省卫生防疫站表彰；1992年获“全省环境卫生优秀监督员”荣誉称号，受到山东省卫生厅表彰；1993年和1997年，分别获“为政清廉、廉洁行医”先进个人和“市直卫生系统优秀党务工作者”荣誉称号，受到淄博市卫生局党委表彰；1996年，在全市创建国家卫生城市工作中，荣立个人二等功，受到中共淄博市委、淄博市人民政府的表彰、奖励。

人物简介

一、收录标准

自1953年12月建站至2012年12月31日六十年间，曾在市疾控中心（市防疫站）工作，且符合下列条件之一者：

1. 担任市疾控中心（市防疫站）党、政、工会实职的副县级及以上领导干部；

2. 曾获得市级及以上劳模荣誉称号或获国家部、委、省委、省政府表彰、奖励者，或市级及以上二等功荣立者，省级以上三等功荣立者；

3. 曾获得市级及以上“专业技术拔尖人才”“学科带头人”或“市级名医”荣誉称号者；

4. 曾获国家部委或省科委科研项目二等奖及以上科研奖励的首位主研人员。

二、排序方法

以参加工作时间先后排序。

丛树洪 1926年12月生，男，汉族。籍贯：山东省文登市大水泊镇金家庄。中共党员，副主任医师。

1940年1月入伍。1940年1月—1942年10月任胶东军区五旅卫生员；1942年10月—1944年4月在胶东军区任司药；1944年4月—1949年5月在胶东军区工矿部任医疗所所长。1951年5月转业。1951年5月—1957年7月在淄博制酸厂任保健站站长；1957年7月—1960年9月任市卫生局科长；1960年9月—1990年10月任市防疫站副站长。1990年10月离休。

1947年3月被陆军第十八集团军山东胶东军区授予二等功一次。

任永昌 1925年6月生，男，汉族，籍贯：山东省莱州市人。中专文化，检验士。

1944年10月入伍，先后任部队调剂员、山东第八康复医院司药、山东康复大队学员。1958年6月调市防疫站任检验士，1983年12月由市防疫站离休。

1987年4月，获卫生部授予的“从事卫生防疫工作三十年”荣誉证书。

刘　敏 1928年5月生，女，汉族。籍贯：山东省海阳市。中专学历，卫生检验技师。

1947年1月参加工作。1949年—1952年先后任山东省工矿部卫生科护士和西河煤矿医院护士；1952年9月—1953年12月在淄博劳工卫生队工作，1953年—1955年9月任市防疫站医士。1955年9月—1958年2月在山东卫生干部学校学习，毕业后回市防疫站工作，任检验士。1963年3月—1966年7月在市交通局职工医院任检验士，1966年7月—1980年10月任市卫生防疫站卫生检验技士、技师。

1987年4月，获卫生部授予的“从事卫生防疫工作三十年”荣誉证书。

姜吉昌 1931年6月生，男，汉族。籍贯：山东省乳山市冯家乡葛口村。中学学历，中共党员，主管医师。

1947年3月入伍，任胶东军区东海医院看护员；自1947年9月，任华东荣校医院看护员、护士；自1950年3月任第三野战军政治部护士；自1950年11月任华东军区司令部二局卫生所护士；自1952年10月任军委华东三局卫生所护士、助理军医；自1954年10月任总参三部三局助理军医、军医；自1962年5月任总参三部一局医务助理员、门诊部副主任。

1979年10月由部队转业分配至市防疫站工作，

任副站长。1990年10月离休。

潘承荣　1933年6月生，男，汉族。籍贯：江苏省苏州市。大学学历，中共党员，主任技师。

1954年毕业于山东医学院，1963年由市第二医院调市防疫站工作。历任中心实验室副主任、主任等职。1994年9月退休。主要社会兼职：市科协常委、市预防医学会常务理事、市分析测试学会常务理事、市医学会检验分会主任委员等。

长期从事理化分析。1998年以来，先后主持完成了“计算机诊鉴肠杆菌科病原菌”“计算机在微量生化系统E-15中的应用”“微型计算机疫情管理系统”等11项科研成果，分别获省部级科技进步奖和市级科技成果奖。自1976年以来，先后在国家级刊物发表学术论文8篇，其中，“四种水溶性色素的定量方法”被卫生部颁布的《食品卫生检验方法》（理化部分）作为标准方法（乙法）采用。1990年，编著、出版《医疗自助》专著1部。

1984年—1992年，先后获“淄博市技术革新能手”“全市优秀科技工作者”“优秀知识分子”等荣誉称号。1987年和1990年，分别获淄博市第一批和第二批“专业技术拔尖人才”荣誉称号，受到市委、市政府表彰奖励。1988年，市委、市政府给予记个人三等功奖励。1992年，被山东省人民政府授予“侨联系统先进工作者”荣誉称号。

张仲平　1936年5月生，男，汉族。籍贯：山东省莱西市水集镇封家沟村。中专学历，中共党员，主任医师。

1959年毕业于淄博卫校，同年分配至市防疫站工作。1984年—1996年任市防疫站劳动卫生科科长，主要社会兼职：山东省劳动卫生职业病学会委员，1996年7月退休。市劳动卫生职业病学会副主任；1987年—1997年，任市第九届、第十届人大代表、市人大科教文卫委委员。

从事劳动卫生和职业病防治工作36年。1986年—1991年，先后主持完成了“淄博市蓄电池厂三十年铅中毒预防措施的研究及其效果”“腈纶粉尘对工人健康危害的研究”“淄博市乡镇企业粉尘治理措施的研究”等科研项目，并分别获中国船舶工业总公司科技进步二等奖、省科委科技进步三等奖、省卫生厅科技进步三等奖。其间，参与编写《实用劳动卫生学》专著一部。

1989年—1993年，先后获“淄博市专业技术拔尖人才”“全省劳动卫生职业病防治工作先进工作者”“全省卫生防疫工作先进个人”“全国卫生防疫工作先进个人”荣誉称号，分别受到卫生部、省卫生厅和市委、市政府表彰。1995年，享受国务院“政府特殊津贴”。

张一水　1937年4月生，男，汉族。籍贯：山东省济南市天桥区桑梓店镇高王村。大专学历，中共党员，副主任技师。

1961年9月毕业于山东卫生干部学校，分配市防疫站工作，1990年毕业于青岛医学院预防医学大专班。1982年—1987年任市防疫站检验科副科长。1997年6月退休。

从事预防医学检验工作37年。1987年—1995年，先后在《中华医学检验杂志》《中华预防医学杂志》《中国卫生检验杂志》等学术刊物发表专业论文5篇，在医学外文文摘期刊先后发表译文（日文）医学文摘6篇。结合专业工作，研制开发了“快速检验大肠菌群试纸”，用于食品中大肠菌群的检验。

1965年，出席淄博市学习毛主席著作积极分子大会。1979年参加淄博市首批援藏医疗队，赴西藏日喀则市卫生防疫站工作2年。1995年，获卫生部颁发的“从事卫生防疫工作30年”荣誉证书。

苏满芹　1939年8月生，女，汉族。籍贯：山东省淄博市博山区。中专学历，副主任医师。

1961年毕业于淄博卫校，同年分配到山东省医防大队工作。1962年-1979年，先后在安丘防疫站、临朐防疫站及临朐人民医院工作，1979年3月调博山灯泡厂卫生科工作，1980年10月调淄博市防疫站工作，1998年8月退休。

1993年10月，卫生部授予“从事卫生防疫工作三十年”荣誉证书。

梁传法 1942年12月生，男，汉族，籍贯：山东省淄博市博山区白塔镇赵庄。大专学历，中共党员，副主任医师。

1961年入伍，1986年由部队转业至市防疫站工作。1990年毕业于青岛医学院预防医学大专班。自1986年—2002年，历任市防疫站防疫科副科长、门诊部副主任、计划免疫科副科长、科长等职。2002年12月退休。

1997年，获“全国计划免疫先进个人”荣誉称号，受到卫生部表彰奖励。2001年，被评为“淄博市消灭脊髓灰质炎先进个人”，受到市卫生局表彰奖励。

盛美林 1939年5月生，女，汉族，籍贯：山东省莱州市。大专学历，副主任医师。

1961年由淄博卫校毕业分配山东省医防大队工作，1963年8月调市防疫站。1990年毕业于青岛医学院预防医学大专班。1998年8月退休。

长期从事寄生虫病防治工作，1984年，被卫生部授予“苏、鲁、豫、鄂、皖五省疟疾联防工作先进个人”；1988年被中共淄博市委防治地方病领导小组和市卫生局授予“淄博市疟疾防治先进工作者”荣誉称号；1989年，获中共山东省委防治地方病领导小组授予的“全省地方病防治先进工作者”荣誉称号；同年，中共淄博市委、淄博市人民政府给予记个人三等功奖励。

丁桂芬 1939年10月生，女，汉族，籍贯：山东省邹平县大临池乡古城村。大专学历，中共党员，副主任医师。

1962年毕业于淄博卫校。1965年8月调市防疫站工作，1990年毕业于青岛医学院预防医学大专班。1981年—1998年，历任市防疫站地方病防治科副科长、科长，1998年8月退休。兼任市防疫站工会副主席、防疫党支部书记等职，主要社会兼职：山东省地方病学会委员、山东省寄生虫病学会委员。

长期从事地方病防治工作。在省以上刊物发表专业论文10余篇，组织并参与科研课题4项。

1986年，被山东省委防治地方病领导小组授予“山东省基本控制地方性甲状腺肿工作先进个人”荣誉称号。同年，被中共中央防治地方病领导小组授予“全国地方病防治工作先进个人”荣誉称号。1990年，在“建设淄博立志立功活动”中，被市委、市政府记个人三等功。1992年，被评为“山东省卫生防疫工作先进个人”，受到省卫生厅表彰奖励。

刘书奎 1942年7月生，男，汉族。籍贯：山东省淄博市淄川区杨寨镇西河村。大专学历，中国农工党党员，副主任医师。

1962年9月毕业于淄博卫校，同年分配到山东平阴县卫生防疫站工作，1972年12月调入市防疫站工作。1972—2002年历任卫生医士、医师、主管医师、副主任医师。2002年7月退休。其主要论文“亚硝酸盐在肉制品中的使用现状调查”发表于1984年《中国食品卫生》杂志。

1992年2月，被市委、市政府授予“陶琉节”先进工作者荣誉称号；1993年10月，获卫生部授予的“从事卫生防疫工作三十年”荣誉证书。

徐增昌 1942年8月生，男，汉族。籍贯：山东省淄博市博山区域城镇李芽村。大专学历，中共党员，副主任医师。

1962年9月毕业于淄博卫校，1990年毕业于青岛医学院预防医学大专班。1987年6月—1992年1月先后任淄博市卫生局办公室副主任、中共淄博市委防治地方病领导小组办公室主任。1992年2月调市防疫站工作，任副站长。2002年9月退休。

1988年2月，被中共淄博市委防治地方病领导小组授予“疟疾防治工作先进个人”荣誉称号。1996年4月，被市委市政府授予“创建国家卫生城市先进个人”荣誉称号，并记三等功。1997年10月，被市人事局、市卫生局授予“全市计划免疫工作先进个人”荣誉称号。

焦方俊 1942年9月生，男，汉族。籍贯：山东省淄博市博山区北博山镇郭庄村。本科学历，中共党员，卫生医师。

1962年7月毕业于淄博卫校。1972年5月调入市防疫站工作。1985年7月毕业于上海第一医学院。1972年5月—1982年8月，先后任市防疫站防疫科副科长、科长、副站长等职，1985年10月由市防疫站调市第一医院任院长。

1979年9月—1981年8月，参加山东省第四批赴藏医疗队，任队长，对口支援西藏日喀则地区卫生防疫工作，受到中共日喀则地委表彰。

王玉金　1945年1月生，男，汉族。籍贯：山东省胶南市铁山镇辛兴村。大专学历，中共党员，副主任医师。

1963年7月入伍，1964年—1967年在济南军区军医学校学习。历任部队军医、医务助理、卫生所长、师医院院长、师卫生科科长、师医院党委书记等职。1989年转业分配市防疫站工作，先后任食品卫生科副科长、科长、卫生第二党支部书记等职。2005年2月退休。

1996年，被市委、市政府荣记个人二等功。多次被上级党委评为“先进党务工作者”。

解荣章　1944年2月生，男，汉族。籍贯：山东省淄博市周村区王村镇。大专学历，中共党员，副主任医师。

1963年毕业于淄博卫校，1990年毕业于青岛医学院预防医学大专班。1981年—2003年，历任市防疫站卫生宣教科副科长、科长等职。2004年2月退休。主要社会兼职：山东省慢性非传染性疾病防治专家委员会委员、山东省健康教育协会理事、济宁医学院预防医学系兼职副教授、市科普作家协会副秘书长。

长期从事预防医学健康教育工作。1963—2003年，先后在《中华卫生杂志》《中国健康教育》等国家级刊物发表专业论文30余篇，其中，《对健康教育评价指标的探讨》等12篇先后获省预防医学会“优秀论文奖”。1978—2000年，先后主编、出版《工人健康指南》等健康教育专著4部，参编、统编、出版《健康教育学》等健康教育专著4部。1991—1994年，主研完成“健康教育干预对哺乳行为影响的研究”课题，经市科委组织国内专家鉴定，达国内领先水平。

1986年以来，连续16年被评为“全省医学科普优秀工作者”或“卫生宣传工作先进个人”；1996年—1999年，在创建国家卫生城市工作中，先后荣立个人二等功一次、三等功一次，受到市委、市政府表彰。1998年，被市人事局、市卫生局授予“全市卫生系统首批学科带头人”荣誉称号。

孔宪娥　1945年8月生，女，汉族。籍贯：山东省济南市历下区。大专学历，副主任技师。

1964年8月毕业于济南卫校，同期分配来市防疫站工作。1990年毕业于青岛医学院预防医学大专班。1964年—2000年，先后在市防疫站任技士、技师、主管技师、副主任技师。2000年8月由市防疫站退休。

长期从事预防医学检验工作，1990年—1991年参与市防疫站《复方消痢菌片中甲氯卞氨嘧啶定量测定方法的研究》课题，研究论文在国家级刊物《药物通报》发表。1991—1997年，先后在《药学通报》《中国卫生检验》《中国公共卫生》杂志发表专业论文4篇，在《山东预防医学》等省级刊物发表专业论文5篇。市级检验学会交流论文2篇。

1994年4月，获“全省肝炎防治先进个人”荣誉称号，受到省卫生防疫站表彰；1995年3月，荣获淄博市精神文明建设委员会授予的“建设淄博立志立功活动”个人三等功；1998年，获“全市卫生系统首批学科带头人”荣誉称号，受到市人事局、市卫生局表彰奖励。

王立庆　1947年12月生，男，汉族。籍贯：山东省桓台县索镇。大专学历，中共党员，助理政工师。

1965年入伍，1987年12月转业分配市防疫站工作。1990年毕业于青岛医学院预防医学大专班。1992年以来，历任市防疫站行政党支部书记、党委办公室主任、站纪委副书记、纪委书记等职。2007年12月退休。

多次被市卫生局党委授予“优秀党务工作

者”“优秀共产党员”荣誉称号。1992年，获山东省精神文明建设委员会“全省首期职业道德教育讲座先进个人”荣誉称号；1993年，获淄博市人民政府“为政清廉先进个人”荣誉称号。

赵佳芝 1947年6月生，女，汉族。籍贯：山东省莱州市平里店镇东北障村。大专学历，中共党员，副主任医师。

1966年8月毕业于山东卫生干部学校，1993年7月毕业于安徽医科大学卫生管理学院。1988年5月由市卫生局调市防疫站工作，历任学校卫生科科长、健康教育所副所长（正科级）、卫生第一支部党支部书记等职。2002年6月退休。先后在省以上刊物发表论文11篇，参与主编、出版《学校卫生工作指南》专著1部。2000年被评为全市卫生系统第二批学科带头人。1997年—2002年，被济宁医学院聘为预防医学系副教授。

多次立功受奖，被市卫生局、市教育局评为“学校卫生工作先进个人”；1990年，被省委、省政府授予“全省儿童少年先进工作者”荣誉称号；1994—1996年，连续三年被省预防医学会评为“全省医学科普优秀工作者”；2000年被省预防医学会评为“全省继续医学教育先进个人”；2001年，市政府给予荣记个人二等功奖励。

冯明礼 1949年9月生，男，汉族。籍贯：山东省诸城市舜王办事处。大专学历，中共党员，副主任医师。

1967年12月入伍，先后任济南军区67军卫生班长、军医助理、军医及医训队教官。1981年3月转业分配市防疫站工作。1996年—2003年，历任慢病科副科长、科长等职。2009年9月退休。主要社会兼职：中华医学会淄博皮肤科专业委员会主任委员、《中国实用免疫变态反应与哮喘杂志》编委、《中国现代康复医学杂志》编委。

1993年，完成《水体污染与居民支气管哮喘发病关系的调查研究》和《空气中气传致敏花粉的调查研究》两项科研项目，分别达到国内领先水平和国内先进水平，1997年，获市科委科技进步三等奖；1997年完成《常见昆虫与呼吸道变态反应发病关系的研究》，达国内领先水平，分别获省卫生科技二等奖、市科委科技三等奖；先后在省以上刊物发表学术论文30余篇，参与编写变态反应专业著作5部。

1998年，获市人事局、市卫生局授予的“全市卫生系统首批学科带头人”荣誉称号。

赵亦成 1951年3月生，男，汉族。籍贯：山东省桓台县。1973年5月加入中国共产党，大学学历，中共党员，副主任医师。

1969年12月参加工作，1988年以来，历任市卫生局副局长、局长、党委书记等职。1992年11月—1993年5月，兼任市防疫站党总支书记；1993年5月—1995年4月，兼任市防疫站党委书记。

1991年，被评为“全国计划免疫先进工作者”；1992年被市委、市政府记二等功；1993年被卫生部、铁道部、解放军总政治部授予“全国卫生防疫防治先进工作者”荣誉称号；1994年被市文明委记一等功；1995年被省人事厅、卫生厅记全省爱国卫生工作二等功；1996年被卫生部授予“全国卫生法制立法工作先进工作者”，被市委、市政府记二等功，被省总工会授予“富民兴鲁”劳动奖章；1998年被市委、市政府记二等功；1999年被省爱卫会记二等功；2000年被人事部、卫生部、国家中医药管理局授予“全国卫生系统先进工作者”。

胡　林 1952年2月生，男，汉族。籍贯：山东省五莲县汪湖乡。本科学历，中共党员，副主任医师。

1974年毕业于淄博卫校，1979年毕业于山东师范大学。1982年9月—1992年8月，历任淄博卫校办公室主任、党委副书记、校长等职。1992年9月调市防疫站任站长、兼任党委副书记，2005年年底卫生监督体制改革，市疾控中心成立，任市疾控中心主任。2009年7月离岗，2012年2月退休。

1995年以来，先后获“全国地方病防治工作先进个人”“山东省富民兴鲁劳动奖章”“淄博市劳动模范”“淄博市专业技术拔尖人才”“淄博市十佳院（站）长”荣誉称号，荣立二等功2次，多次受到卫生部、省委省政府、市委市政府表彰。

刘向前　1953年9月生，男，汉族。籍贯：山东省淄博市张店区，大学学历，中共党员，副主任技师。

1970年12月在市防疫站参加工作，1976年—1980年在山东大学化学系就读，毕业后回市防疫站从事分析化学检验。1984年8月—1995年12月任副站长职务，1996年1月由市防疫站调淄博卫校任副校长。

曹培刚　1954年2月生，男，汉族。籍贯：山东省淄博市博山区河东村。大专学历，中共党员，副主任医师。

1970年参加工作，1976年毕业于青岛医学院。2000年随机构改革由原淄博市结核病防治院并入市防疫站工作。自1995年以来，历任市结防院结防科副科长、科长，市防疫站结防科科长、市疾控中心结防所所长等职。主要社会兼职：山东省结核病防治监督员、山东省防痨协会理事、淄博市防痨协会秘书长。2001年，获“全国结核病防治先进个人”荣誉称号，受到卫生部表彰奖励。

2003年，被市委、市政府授予“防治非典工作先进个人”荣誉称号，并荣记个人三等功1次。同年，被山东省防痨协会授予“防治非典先进个人”荣誉称号。

周莉莉　1954年10月生，女，汉族。籍贯：山东省淄博市淄川区。大专学历，主管护师。

1978年8月毕业于淄博第二卫校，1990年12月年毕业于青岛医学院。1970–1976年，在淄博市结防所工作。1978年–2000年，先后在齐鲁石化总院、淄博市结防院、市卫生局三产服务中心、淄博市结防院工作。2000年6月调淄博市卫生防疫站工作，2006年9月，获全国结核病防治先进个人荣誉称号，受到卫生部表彰。2009年10月退休。

徐逢春　1953年2月生，男，汉族。籍贯：山东省淄博市临淄区皇城镇东南羊村．大专学历，中共党员，副主任医师。

1973年参加工作，1977年8月毕业于淄博卫校，分配市防疫站工作。1990年毕业于青岛医学院预防医学大专班。1988年以来，历任食品卫生科科长、站办公室副主任、主任、环境卫生科科长等职。主要社会兼职：山东省食品理事会通讯员、淄博市第二届食品理事会理事、济宁医学院预防医学系兼职讲师。

1982年以来，在省级以上刊物发表专业论文14篇。1999年参与设计主研“卫生监测综合评价系统”科研项目获市科技成果二等奖。

1996年—2003年，获“全市卫生系统最佳服务明星”“全省继续医学教育先进个人”“全国饮用水卫生监测先进个人”等荣誉称号，分别受到市卫生局、省预防医学会、中国预防医学科学院表彰奖励。1996年，在创建国家卫生城市活动中荣立个人二等功，受到市委、市政府表彰、奖励。

李进贤　1950年12月生，男，汉族。籍贯：山东省桓台县田庄镇文庄。大专学历，中共党员，副主任医师。2005年12月离岗，2010年12月退休。

1974年毕业于淄博卫校，分配市防疫站工作。1990年毕业于青岛医学院预防医学大专班。自1984年以来，先后任劳动卫生科副科长、站办公室副主任、环境卫生科科长、站长助理、副站长、纪委书记等职。

负责市防疫站劳动卫生和环境卫生工作期间，先后完成多项科研项目。其中，《二十年铅作业工人职业危害的研究》获省部级二等奖，《氟对眼部慢性影响的研究》获省科技进步三等奖，《丙烯腈对作业工人眼部慢性影响的研究》《生态农业对农村卫生影响的研究》《苯及苯系物接触人员的工作相关疾病》三项科研成果均获市科技进步二等奖。期间，参与起草制定《淄博市饮用水卫生管理办法》，编撰出版了《实用建筑工程卫生审查》。

1989年以来，获“全国优秀卫生监督员”“创建国家卫生城市荣立个人二等功”“全市卫生系统首批学科带头人”等荣誉称号，分别受到卫生部、市委、市政府以及市人事局、市卫生局表彰。

孟召恒 1954年1月生，男，汉族。籍贯：山东省淄博市高新区四宝山镇尚庄。专科学历，主任医师。

1974年毕业于淄博卫校，分配市防疫站工作。1984年以来，历任学校卫生科副科长、预监科科长、慢病科科长等职。主要社会兼职：山东省学校卫生中心研究组组长、淄博市首届青年医务工作者协会主席。

先后在国家级学术刊物发表论文、论著39篇；主编、出版学校卫生专著2部；主研科研项目3项，其中1项达国际先进水平，2项达国内先进水平。其中《少年肥胖筛选标准的研究》获省科技进步三等奖，2001年该科研项目获21世纪国际医药发展大会（泰国曼谷）“国际医药金象奖”；其专业论文获省自然科学优秀学术成果二等奖2项、三等奖4项，市自然科学优秀学术成果二等奖1项。

1989年，获“淄博市首批青年科技奖”；1994年和1998年，被市委、市政府授予淄博市第四批和第六批“专业技术拔尖人才”荣誉称号；1998年，获市人事局、市卫生局授予的“淄博市卫生系统首批学科带头人”荣誉称号。

汪春景 1951年9月生，男，汉族。籍贯：山东省淄博市临淄区皇城镇后下村。大专学历，中共党员，副主任医师。

1975年毕业于淄博卫校，同年分配市防疫站工作，1990年毕业于青岛医学院预防医学大专班。自1984年以来，先后历任市防疫站总务科副主任、食品卫生科副科长、学校卫生科科长、市疾控中心食品营养与学生保健所所长等职。2011年9月退休。

1996年，被评为“全省爱国卫生工作先进工作者”，受到省爱卫会、省人事厅表彰奖励；同年，被市委、市政府授予“创建国家卫生城市先进个人”，荣记个人二等功；2000年，获市人事局、市卫生局“卫生防疫工作先进个人”嘉奖；2002年，被省卫生厅授予“全省卫生监督执法新世纪行动”先进个人荣誉称号。

徐文华 1950年2月生，女，汉族。籍贯：山东省淄博市张店区马尚镇西寨。本科学历，主任技师。

1975年毕业于中国医科大学，分配市防疫站工作。2005年3月退休。

自1984年以来，先后完成多项科研课题并获奖。其中，《致病性弧菌生化、形态鉴别项目的优化》获省卫生厅科技成果二等奖；《微型计算机疫情管理系统》获卫生部优秀软件三等奖和省科委科技进步三等奖；《医疗自助开发研究》获“巴黎国际展发明奖”和市科技进步三等奖。在全国性学术刊物发表论文10余篇。其中，《计算机辨证施治崩漏症专家系统》获省科协优秀论文二等奖。

1994年，获淄博市妇联“淄博市三八红旗手”荣誉称号；同年，获市妇联、市人事局、市科委授予的“巾帼科技先进工作者”荣誉称号；1998年，获山东省档案局“档案工作目标管理工作突出贡献奖”；2000年，被市人事局、市卫生局授予“淄博市卫生系统第二批学科带头人”荣誉称号。

栾兆恺 1953年1月生，男，汉族。籍贯：山东省淄博市博山区北博山镇。大专学历，中共党员，副主任医师。

1975年8月毕业于淄博卫校，1989年毕业于山东大学党政管理专业。自1975年先后任淄博市中心医院干事、保健科副科长、市卫生局纪委科员、干部保健科副科长、市卫生局团委书记等职。1992年1月调入市防疫站，先后任站党总支副书记兼纪委书记、站党委书记兼副站长，2005年年底，卫生监督体制改革，市疾控中心成立，任疾控中心党委书记。2010年10月离岗。

1995年以来，先后获“山东省政府个人二等功”“山东省卫生系统疾病控制先进个人”“山东省卫生系统思想政治工作先进个人”“淄博市巩固发展国家卫生城市成果先进个人”“市直卫生系统党建工作先进个人”等荣誉称号。2003年，获“全省防治非典工作先进个人”荣誉称号，并记二等功受到省委、省政府表彰。

刘景福　1957年6月生。籍贯：山东省烟台市福山区。中共党员，副主任医师。

1975年参加工作。1979年毕业于山东莱阳卫校，同年分配到市防疫站工作。曾任市防疫站地方病防治科副科长、科长。

先后在国家级杂志发表学术论文10篇；主持和参与科研获成果3项，均达国内领先水平。1984年、1989年被中共山东省委地方病防治领导小组评为全省丝虫病、疟疾病防治先进工作者；1990年和2003年被淄博市委、市政府记三等功两次；1992年被卫生部评为“全国寄生虫病防治先进工作者”。

袁长河　1952年12月生，男，汉族。籍贯：山东省淄博市淄川区罗村镇牟家村。大专学历，中共党员，副主任医师。

1976年8月毕业于淄博医学专科学校，同年分配至市皮肤病防治院工作。1984年—2000年，先后任该院副院长、院长。2000年8月原单位机构改革撤并后调入市防疫站，任副站长，同时兼任淄博市政府性病防治领导小组办公室主任。2005年年底，市卫生监督体制改革、市疾控中心成立，任中心副主任。2008年7月离岗，2012年12月退休。

调任市防疫站工作后，主要分管皮肤性病和结核病防治工作先后被评为全省和全国麻风病防治工作先进个人，分别受到省卫生厅和卫生部表彰。1992年，被省卫生厅授予“全省卫生防疫工作先进个人”荣誉称号。

赵　华　1954年12生，女，汉族。籍贯：山东省博兴县陈户镇赵家村。本科学历，中共党员，副主任医师。

1977年6月毕业于淄博卫校，1993年毕业于安徽医科大学卫生管理学院。1984年—1999年，先后任市卫生局科教科科长、市职业病防治院副院长、淄博第二卫生学校副校长。1999年8月调市防疫站任副站长。2005年年底，市卫生监督体制改革、市疾控中心成立，任中心副主任。2009年12月离岗。

2001年以来，先后被省政府、省卫生厅、人事厅、农业厅等分别授予“全省艾滋病防治先进个人”“全省消灭脊灰先进个人”“全省出血热防治先进个人”，并荣立个人三等功2次。2003年7月，被中华医学会授予“全国先进科技工作者”荣誉称号，被市委、市政府授予“防治非典先进个人”荣誉称号，并荣立个人二等功。

于宪良　1954年11月生，男，汉族。籍贯：山东省淄博市临淄区南王镇左庄。大专学历，中共党员，副主任医师。

1977年毕业于淄博卫校，1990年毕业于青岛医学院预防医学大专班。1992年以来，历任市防疫站信息资料科副科长、防疫科科长，市疾控中心性病艾滋病防制所所长等职。

长期从事传染病防治工作，多次参与重大疫情事故的调查处理。1998年，参加山东省支援江西抗洪救灾医疗队，分别受到江西省卫生厅、山东省卫生厅嘉奖，被市委、市政府授予“抗洪救灾先进工作者”荣誉称号。1996年—2000年，先后获“创建国家卫生城市先进个人”“卫生防疫工作先进个人”“疾病控制工作先进个人”等荣誉称号，荣立个人三等功一次，分别受到市人事局、市卫生局表彰奖励。

2003年，被市委、市政府授予“全市防治非典工作先进个人”，并荣记个人二等功1次。同时，被市委授予“全市防治非典工作优秀共产党员”荣誉称号。2008年，被省卫生厅授予“抗震救灾先进个人”并记三等功一次。

杜本华　1954年8月生，男，汉族。籍贯：山东省淄博市淄川区龙泉镇。本科学历，中共党员，副主任医师。

1978年毕业于淄博卫校，1996年毕业于山东师范大学。1978—1995年在淄博卫校从事微生物教学并历任团委书记、党办主任、总务处主任等职。1996年1月调入市防疫站，任副站长。2005年年底，市卫生监督体制改革、市疾控中心成立，任中心副主任。2009年12月离岗。主要社会兼职：山东省微生物学会理事、淄博市微生物学会秘书长等。

先后在省级和国家级刊物发表专业论文、译文20余篇，在科普报刊发表科普文章50余篇。

1987年，被市卫生局党委授予“市直卫生系统干部正规化理论教育先进个人”荣誉称号；1998年，被省档案局授予“全省档案管理先进个人”荣誉称号；1999年，被省卫生厅授予“卫生系统计量认证工作先进个人”荣誉称号。2003年，被淄博市人民政府授予“全市农村卫生工作先进个人”荣誉称号；同年，被市卫生局党委、市卫生局授予“全市卫生系统防治非典工作先进个人”荣誉称号。

吕术荣　1960年4月生，男，汉族。籍贯：山东省招远市下甸镇大丁家村。大专学历，中共党员，副主任医师。

1979年毕业于莱阳卫校，分配市防疫站工作。1988年毕业于济宁医学院。1995年以来，历任市防疫站地方病防治科副科长、综合卫生监督科副科长等职。2006年到市卫生监督所工作。

1995年12月被中共中央地方病防治领导小组办公室授予“全国地方病防治工作先进个人”荣誉称号。在“建设淄博立志立功活动”中，被市政府记个人二等功。1998年，参与支援江西省抗洪救灾医疗队工作，获江西省卫生厅“抗洪救灾荣誉证书”和山东省卫生厅、民政厅嘉奖，被市委、市政府授予“抗洪救灾先进工作者”荣誉称号。在2003年抗击“非典”工作中，被市委、市政府授予“全市防治非典工作先进个人”荣誉称号，荣记个人三等功。

孟　强　1962年3月生，男，汉族。籍贯：山东省淄博市周村区南郊镇孟家埝村。大学学历，九三学社社员，副主任医师。

1982年毕业于淄博卫校，分配市防疫站工作。1989年自考获得法律大专学历，1992年考取律师资格，1998年考取法学本科学历。自2001年以来，历任市防疫站稽查科副科长、地方病防治科科长，市疾控中心地慢所所长等职。主要社会兼职：淄博市政协委员、张店区政协常委、九三学社淄博市委委员、九三学社张店区基层委员会主委。

先后在省以上刊物发表论文6篇，专业会议交流论文7篇，与他人合作先后完成3项科研项目并分别获省科技进步二等奖、三等奖和省医学科学技术进步奖。1991年出版专著《简明放射卫生防护法教程》，参与编著《卫生法学》一书部分章节。

1993年以来，先后获“淄博市第三届青年科技奖”“淄博市优秀青年医务工作者”荣誉称号。1994年被市委、市政府授予“淄博市第四批专业技术拔尖人才”荣誉称号。2002年获“山东省地方病防治工作先进个人”荣誉称号，受到省卫生厅表彰奖励。

翟慎永　1962年1月生，男，汉族。籍贯：山东省淄博市博山区源泉镇东高村。大学学历，中共党员，主任医师。

1982年7月毕业于淄博卫校，同期分配市防疫站工作。1997年毕业于山东医科大学，2002年毕业于中央电视大学和中国政法大学。1984年以来，先后任市防疫站团总支副书记、学校卫生科副科长、环境卫生科副科长、慢性病防治科科长、站办公室主任、站长助理、市疾控中心工会主席、纪委书记、副主任、主任等职。主要社会兼职：山东预防医学会理事、山东省医师协会理事、山东省防痨协会常务理事。

参加工作以来，一直在市防疫站从事预防医学专业工作和卫生管理工作。先后主持完成7项科研课题，并分别获省、市科技进步奖；参与起草制定省级标准一部；有数十篇专业论文在国家级刊物发表。其中，《博山地区肺癌高发原因及经济损失的研究》获省科技进步二等奖，《氟化物遗传及免疫毒性研究》获省科技进步三等奖，《张店地区大气污染对居民健康影响的调查研究》获省医学科技进步二等奖，《临淄地区水体污染与居民健康关系的调查研究》获市科技进步三等奖。

1995年以来，先后被卫生部、省爱卫会、省卫生厅、市委、市政府及有关部门授予“全国结核病防治先进个人”“全省爱国卫生工作先进个人”“全省卫生系统思想政治工作先进个人”并记三等功，

“淄博市优秀青年知识分子标兵”“淄博市专业技术拔尖人才”“淄博市卫生系统首批学科带头人”“淄博市十大科技启明星”“淄博市‘九五’科教兴医先进个人”“淄博市卫生系统防治非典先进个人”“振兴淄博劳动奖章”等荣誉称号。1997 年获“全国第二届刘世杰教授预防医学奖励基金”。2008 年汶川大地震发生后，作为全市第二批抗震救灾卫生防疫队队长，圆满完成灾区卫生防疫工作，被省卫生厅授予“全省卫生系统抗震救灾先进个人”并记二等功一次。

杨光宏　1963 年 1 月生，女，汉族。籍贯：山东省淄博市淄川区太河乡桐古平村。本科学历，中共党员，副主任医师。

1983 年 7 月毕业于淄博卫校，分配市防疫站工作。1997 年毕业于山东医科大学，取得专科学历。1999 年毕业于潍坊医学院，取得本科学历。1997 年 1 月—2002 年 1 月任市防疫站办公室副主任，2002 年 2 月起任质量管理科科长。

长期从事预防医学技术和卫生管理工作。先后参加“全国黄河水质调查”“人发中锌、铜含量与动脉粥样硬化关系”“临淄地区水体污染与居民健康关系的调查研究”等科研项目，在国家级杂志发表专业论文 20 余篇，参与主编《家庭医疗自助》《化妆品和家用化学品与健康》专著 2 部。1988 年，主持完成淄博市卫生防疫站档案管理省级达标工作。1999 年以来，多次被省卫生防疫站、市人事局、市档案局、市卫生局授予“先进工作者”荣誉称号。1999 年，被省人事厅、省档案局给予记个人二等功奖励。

蒋绪亮　1964 年 1 月生，男，汉族。籍贯：山东省淄博市博山区域城镇。大学学历，中共党员，副主任医师。

1983 年 7 月毕业于淄博卫校，分配市防疫站工作。1996 年 8 月毕业于山东医科大学预防医学专科，1999 年 12 月毕业于中央党校本科。1997 年 12 月—1999 年 12 月任市防疫站党委办公室副主任；1999 年 12 月—2001 年 12 月任党委办公室主任；2002 年 3 月到市卫生局工作。

从事职业卫生研究和监督管理工作 15 年，先后参加完成《淄博蓄电池厂三十年铅中毒预防措施的研究及效果评价》科研课题并获部级科技进步二等奖；参加完成《工业企业高频电磁场辐射危害》科研课题并获省科技进步三等奖。自 1992 年以来，先后在《中华劳动卫生与职业病》《工业卫生与职业病》等国家级学术刊物发表专业技术论文 19 篇。

1991 年和 1996 年，被市委、市政府命名为全市第三批和第五批“专业技术拔尖人才”，1992 年，被团省委评为“优秀团员”，被团市委授予“市新长征突击手”“市优秀青年”荣誉称号，获市第二届青年科技奖；1994 年，获北京医科大学刘世杰教授“预防医学奖励基金三等奖”；同年，荣获省委组织部、团省委、省科协授予的“省青年科技奖”。

刘　伟　1963 年 2 月生，女，汉族。籍贯：山东省桓台县邢家乡。本科学历，中共党员，副主任医师。

1983 年 7 月毕业于淄博卫校，同期分配市防疫站工作；1994 年毕业于河北职工医学院专科，1999 年毕业于潍坊医学院本科。1995 年以来，先后任市防疫站健教所文编室主任、站党委组织员、站办公室副主任、纪委监察室副主任、办公室主任、市疾控中心办公室主任等职。

1987 年—1996 年，先后在《中国健康教育》《中国校医》《中国学校卫生》等国家级刊物发表专业论文 4 篇；1995 年，参与主编、出版《从业人员卫生培训教材》一部。

1987—2011 年，先后获“全市卫生系统三八红旗手”“全市先进女职工”“卫生系统最佳服务明星”“全市红十字工作嘉奖奖励”“全市卫生系统实施形象工程先进工作者”“市直卫生系统优秀共产党员”等荣誉称号，分别受到市总工会、市人事局和市卫生局党委、市卫生局表彰奖励；获“全省医学科普优秀工作者”“全省继续医学教育先进个人”“全省卫生防疫信息工作先进个人”“全省卫生监督综合管理先进个人”“全省疾病控制机构综合管理先进个人”“全市疾病控制工作先进个人”“全市卫生系统防治非典工作先进个人”等荣誉称号，分别受到省预防医学会、省疾控中心、市卫生局表彰奖励。

2003年，在“巩固发展国家卫生城市成果”工作中，被市政府表彰为先进个人，荣记个人二等功。2006—2007年，被省卫生厅表彰为“法制宣传教育先进个人和国家卫生城复审先进个人”。

殷茂荣 1963年11月生，男，汉族。籍贯：山东省淄博市淄川区双杨镇杨寨村。大学学历，中共党员，主任技师。

1984年7月毕业于淄博卫校，分配至市防疫站工作。1995年1月起，历任市防疫站中心实验室主任助理、副主任、主任，站长助理，工会主席，市疾控中心副主任。

主要从事卫生检验及管理工作，主持建立了中心质量管理体系，1995年全省疾控系统首批通过实验室计量认证，2007年获得国家实验室认可资质，2011年首批获得食品检验机构资质认定资质。主持建立中心艾滋病确证实验室、国家流感网络实验室、手足口病检测实验室、Pulse Net China网络实验室。多次完成非典、甲流等传染病应急检测工作，荣获市卫生系统“明星服务员”、淄博市青年科技奖、淄博市计量管理先进个人、“淄博市明星服务员”、淄博市防治非典先进个人、山东省结核病防治先进个人、淄博市公共卫生工作先进个人等荣誉称号，受到市人社局、卫生局嘉奖。

徐逢昌 1963年1月生，男，汉族。籍贯：淄博市临淄区皇城镇东南羊村。本科学历，中共党员，副主任医师。

1985年7月由淄博卫校毕业分配市防疫站工作，1996年8月毕业于山东医科大学预防医学专科，1999年12月毕业于中央党校本科。自1989年以来，历任市防疫站团委副书记、书记、学校卫生科、食品卫生科科长、站长助理等职。2006年，到卫生监管所工作。

1993年以来，被评为“全省优秀工会积极分子”“全省学校卫生先进工作者”“全省食品卫生工作先进个人”，分别受到山东省总工会、省卫生厅、省卫生防疫站表彰奖励。1998年—2000年，被评为“市直卫生系统优秀党员”“卫生系统最佳服务明星”，分别受到市文明办、市卫生局表彰奖励。1994年被淄博市精神文明建设委员会荣记“建设淄博立志立功活动”个人三等功；2000年获“全省卫生系统先进个人”荣誉称号，被省人事厅、省卫生厅记个人二等功。

李　娟 1966年10月生，女，回族。籍贯：山东省德州市临邑县城东张庙村。大学学历，中共党员。

1985年7月毕业于淄博第二卫校，同期分配至市第二人民医院工作。1991年毕业于青岛电视大学，1995年毕业于中央党校，1998年毕业于潍坊医学院。1985年以来，历任市卫生局政工科科员、团委副书记、团委书记、科教科科长，1997年6月下派张店区房镇任镇党委副书记。2010年2月由市卫生局调任市疾控中心工会主席。

曾出席省九次和全国十三次团代会、市八次党代会。市七届政协委员。先后参与完成4项科研课题，分获市科技进步奖。1995年以来，先后被市政府及有关部门授予“淄博市无偿献血优秀组织者”“淄博市新长征突击手”“淄博市‘九五’科教兴医先进个人”“山东省优秀青年工作者”“山东省卫生宣传先进工作者”“山东省卫生系统工会工作先进个人”等荣誉称号。

李国庆 1963年12月生，男，汉族。籍贯：山东省潍坊市寒亭区东庄乡黄埠村。本科学历，中共党员，副主任医师。

1986年于山东医科大学毕业并分配市防疫站工作，1990年4月至今，先后任计划免疫科副科长、科长等职。

长期从事计划免疫工作，应卫生部邀请，曾参加“全国计划免疫中、高级教材”编审并担任预试验培训教师，多次承担全省计划免疫培训班授课任务。1996年、2000年先后两次与北京生物制品研究所合作完成了“麻疹、风疹、腮腺炎疫苗联合免疫研究”和“不同代次风疹疫苗免疫效果观察”等科研项目，在国家级刊物发表专业论文7篇，参编出版计划免疫专著一部，任副主编。

1991年被省卫生厅授予“全省计划免疫工作先进个人”，1997年被市人事局、市卫生局授予“全市计划免疫工作先进个人”并荣记个人三等功；2001年10月被卫生部授予“全国消灭脊髓灰质炎工作先进个人”荣誉称号。

徐 彬 1964年10月生，男，汉族，籍贯：安徽省临泉县。中专学历，工艺美术师。

1986年毕业于山东省轻工美术学校，同年分配市防疫站工作，担任卫生美术工作。主要社会兼职：中国卫生美术创作协会会员。

1989年3月，创作的卫生美术作品《愿天空永远晴朗》在卫生部、全国爱卫会、中国美协主办的全国第三届卫生美术作品展览中获三等奖；1996年6月，作品《害在其中》在中国健康教育协会、中国美术家协会主办的第四届全国卫生美术作品展览中获铜牌奖，作品《盾》获优秀奖，《绿色环境》入选，并在中国美术馆展出。1999年11月，作品《为了环保请您拎起菜篮子》在中国健康教育协会、中国美协主办的跨世纪全国卫生美术精品展中获银奖，并在中国美术馆展出。

郭 平 1966年1月生，男，汉族。籍贯：山东省邹平县焦桥乡东北村。本科学历，中共党员，主任医师。

1987年7月毕业于山东医科大学，非配至山东铝厂工作，1989年9月调市防疫站工作。1995年以来，先后任市防疫站劳动卫生科副科长、科长、市疾控中心副主任。2012年，调任120急救中心主任。主要社会兼职：山东省劳动卫生与职业病专科学会第三、四、五届委员，《中国工业医学杂志》编委，山东省职业卫生专业委员会、职业病诊断鉴定委员会委员。

任职期间，主持完成科研项目3项，其中，获省科技进步三等奖1项、市科技进步二等奖2项；其专业论文获市自然科学优秀学术成果一、二等奖各1项。在国家级学术刊物发表专业论文38篇。1993年以来，先后获“山东省优秀青年知识分子”“山东省高校毕业生创业先进个人”“山东省职业卫生先进个人”淄博市第一届和十五届“十大杰出青年”提名奖“全市卫生系统最佳服务明星”等荣誉称号。1999年，获省卫生厅“全省卫生系统先进个人”荣誉称号并荣立个人二等功；2003年，被市人事局、市卫生局授予“淄博市首批名医”荣誉称号。

2008年，被卫生部、总后卫生部、国家食药局、国家中医药局授予“全国抗震救灾医药卫生先进个人”荣誉称号；被省卫生厅授予“全省卫生系统赴川抗震救灾先进个人”并记个人二等功一次。

李 伟 1969年1月生，男，汉族。籍贯：山东省淄博市周村区王村镇上沙村。大学学历，中共党员，高级会计师。

1988年7月毕业于淄博第二卫校，同期分配至市防疫站工作。1995年获山东省高等教育自学考试委员会、山东经济学院会计专业专科毕业证书。1998年获山东经济学院审计与会计电算化专业本科毕业证书。1988年—1997年任市防疫站会计、财务科副科长；1997年9月调任市卫生局规划财务科副科长。2000年4月至2008年7月任市卫生局规划财务科科长。2008年7月任市疾控中心纪委书记。2012年任市疾控中心副主任。

1991年以来，先后被市委、市政府及有关部门授予“迎接国家卫生城复审银质奖章”“市直机关优秀共产党员”“全市巩固发展国家卫生城市成果先进个人”“全省卫生系统卫生计财工作先进工作者”。1999年被市人事局、市爱国卫生运动委员会记嘉奖奖励；2003年被市委、市政府记三等功。

宋振亮 1966年3月生，男，汉族。籍贯：山东省桓台县起凤镇华沟村。大学学历，中共党员，副主任医师。

1989年7月于山东医科大学毕业分配市防疫站工作。1996年任市防疫站环境卫生科副科长，2002年任市防疫站环境卫生科科长。2006年到监督所工作。

1999 年，被省防疫站评为“全省公共场所优秀监督员”。同年，在迎接全国第四次城市卫生检查工作中，获市爱卫会、市人事局荣记个人三等功。2003 年 4 月，市卫生局党委授予“优秀党员”荣誉称号。2003 年，获中共山东省委、山东省人民政府授予的“全省防治非典工作先进个人”荣誉称号，并记个人二等功。

杜　俊　1971 年 10 月生，男，汉族。籍贯：山东省沂源县鲁村镇张庄村。本科学历，中共党员，主管医师。2004 年 3 月任副主任科员、2007 年 3 月任消毒媒介生物防制所副所长。

1990 年 3 月入伍，1994 年复员，1995 年 2 月分配市防疫站工作。1999 年 9 月于中央党校函授学院毕业取得本科学历。

2003 年，被市委、市政府授予“全市防治非典工作先进个人”荣誉称号，并荣记个人二等功。

崔　峰　1969 年 8 月生，男，汉族。籍贯：山东省博兴县幸福镇兴许村。大学学历，中共党员，副主任医师。

1992 年 8 月毕业于山东医科大学，分配至市防疫站工作。2001 年 1 月起，历任防疫科副科长、科长，市疾控中心副主任。

主要从事疾病预防控制工作。1996 年，被省卫生厅授予“全省霍乱防治工作先进个人”荣誉称号。1997 年—2000 年，先后被评为“腹泻病监测工作先进个人”“全省霍乱防治先进个人”“全省病毒性肝炎防治先进个人”“全省疫情工作先进个人”，受到省卫生防疫站表彰奖励。2000 年—2002 年，获“市直卫生系统优秀青年”“全市疾病控制工作先进个人”荣誉称号，受到市卫生局表彰奖励。2003 年，被市委、市政府授予“全市防治非典先进个人”荣誉称号，并荣记个人二等功。

郑加玉　1972 年 4 月生，男，汉族。籍贯：山东省沂源县三岔乡郑家庄村。大学学历，硕士学位，中共党员，主管医师。

1993 年 7 月毕业于淄博第二卫生学校卫生医士专业，1994 年 1 月分配到市卫生防疫站工作。先后取得专科、本科学历和公共卫生硕士学位。2003 年 4 月起，历任地方病防治科副科长、办公室副主任、中心团委书记兼办公室副主任等职。

先后被卫生部、省卫生厅、市委市政府等部门授予“国家卫生城市重新确认先进个人”“全国丝虫病防治工作先进个人”“全省奥运医疗卫生保障先进个人（嘉奖）”“淄博市优秀共青团干部”“第二十二届省运会等赛事筹办工作先进个人（记个人三等功）”等荣誉称号。

2009 年，先后被省卫生厅评为“全省对口支援北川灾后恢复重建医疗卫生工作先进个人（嘉奖）”“全省对口支援北川灾后恢复重建医疗卫生工作优秀共产党员”，2011 年，被市委、市政府授予“淄博市对口支援北川灾后恢复重建工作先进个人”荣誉称号，并记个人二等功。

王延东　1979 年 11 月生，男，汉族。籍贯：山东省德州市禹城市。大学学历，主管技师。

2003 年 6 月毕业于山东大学公共卫生学院，本科，同年 7 月分配至市防疫站工作。2010 年 6 月获山东大学公共卫生硕士学位。

先后获“淄博市卫生系统岗位标兵”“全省卫生系统职工技术能手”“全国卫生监督技术能手”荣誉称号。2011 年 11 月，在百万职工大练兵系列活动之全市疾控系统“卫生检验技能大赛”中，获突发公共卫生事件应急检验第一名，被市总工会授予“振兴淄博劳动奖章”；2012 年 6 月在全省卫生监督技能竞赛中，获得食品安全风险监测项目一等奖；2012 年 9 月，代表山东省参加首届全国卫生监督技能竞赛，获得食品安全风险监测二等奖，被卫生部、中华全国总工会授予“全国卫生监督技术能手”称号，获卫生部、中华全国总工会表彰。

曹海霞　1983 年 6 月生，女，汉族。籍贯：山东省高密市柴沟镇高家大浒村。硕士研究生学历，中共党员，主管医师。

2009 年 6 月毕业于山东大学公共卫生学院流

行病与卫生统计学专业，同年8月，进入淄博市疾病预防控制中心从事传染病防制工作。

自参加工作以来，参与2项市级科研项目申报、成果鉴定，撰写中、英文论文3篇。

2010年10月，获全市疾控系统青年英语竞赛一等奖；2012年10月，获全省传染病预防控制岗位技能竞赛总决赛冠军，并被授予“全省卫生系统传染病预防控制岗位技术能手”荣誉称号；11月，被山东省总工会授予山东省“富民兴鲁”劳动奖章；2012年11月，获全省卫生系统卫生应急大比武个人优秀奖。

新中国成立前参加工作人员名录

表12-2-1

姓名	性别	参加工作时间	职务	技术职称	离休时间	备注
岳开春	男	1944.04	科　长	主管医师	1990.10	
罗延美	女	1945.08		医师	1984.10	
张和声	男	1945.09	副科长			
任俊岭	男	1947.05	科主任		1983.12	
袁象鼎	男	1948.10		副主任技师	1995.08	
王秀兰	女	1948	炊事员			1961退职
李玉梅	女	1948.01		主管医师	1990.10	

注：以参加工作时间先后排序。

第十三篇

DISHISANPIAN

区县疾控工作

QUXIANJIKONGGONGZUO

第十三篇　区县疾控工作

第一章　张店区疾病预防控制中心

一、机构沿革

张店区卫生防疫站成立于1956年，编制5人，由区人民政府卫生科代管。

1959年区卫生防疫站正式独立。

1976年之前，先后在区政府卫生科、区公安局、区招待所、区政府、区医院办公。1976年在张店区兴学街65号办公，人员编制17人，设防疫组、卫生组、检验组。

1983年，增设食品卫生组、地方病防治组、宣传组、站办公室。

1984年，将原来的组改设防疫科、食品卫生科、卫生科、地方病防治科、检验科、宣传科、站办公室。

1989年12月，区防疫站顺利通过市甲级站考核验收。

1990年4月，成立疾病控制协调办公室，分管地病、防疫、计免、消杀、皮防工作；成立监督监测协调办公室，负责食品卫生、卫生监测、检验、体检；成立监督监察办公室，负责劳动卫生、学校卫生、放射卫生。

1991年，增设业务综合科、法制科、党支部办公室。

1992年6月，撤销行政管理科，成立档案管理科。

1995年3月，将党支部办公室和站办公室合并，地病与慢性病防治科合并。

1996年4月，迁入张店区新村西路184号办公，设疾病控制一科、二科；卫生监督一科、二科、三科、四科、五科，同时增设质管信息科、行政管理科。

1997年，原卫生各科室合并为卫生监督一科、二科、三科，实行全站综合管理，建立综合档案室，档案管理工作通过市、区档案局验收合格，达到“科技事业档案管理省二级”标准。

2000年3月，张店区医院结核病科正式并入区卫生防疫站，人员6人，其人员与各项职能归防疫站管理。

2006年8月，区编制委员会撤销张店区卫生防疫站，成立淄博市张店区疾病预防控制中心，同时挂“淄博市张店区卫生检测检验中心”牌子，为区卫生局领导和管理的正科级全额拨款事业单位，核定人员编制56名。内设传染病防制科、艾滋病防制科、结核病防制科、慢性病（地方病）防制科、消毒与媒介生物防制科、免疫预防科、食品营养与学生保健科、职业环境卫生监测科、卫生检验科、健康监测科、生物制品管理科、业务质管科、健康教育所、办公室和财务科十五个科室，承担着全区疾病预防与控制、卫生检验监测、突发公共卫生事件应急处置、疫情报告及健康相关因素信息管理、健康危害因素监测与干预、实验室检测分析与评价、健康教育与健康促进、技术管理与应用研究指导工作任务。

二、组织机构与队伍建设

历届行政负责人任职情况表

表 13-1-1

届别	主要负责人职务姓名		任职起止时间	备　注
			1956 上半年—1959	成立，区人民政府卫生科代管
一	副站长	朱洪亮	1959—	正式独立
	副站长	韩法弟	1964.03.30—1979.08	
二	站　长	王毓琪	1972.02.05—1979.08	
	副站长	朱洪亮	1959—1979.08	
	副站长	韩法弟	1964.03.30—1979.08	
	副站长	庄聿亭	1973.08.14—1979.08	
三	站　长	朱洪亮	1979.08—1984.10	
	副站长	郑贵信	1979.08—1984.10	
	副站长	王正新	1979.08—1984.04	
	副站长	孙焕亭	1982.03.23—1984.04	
四	站　长	金洪涛	1984.10—1987.09	
	副站长	王正新	1979.08—1987.09	
	副站长	孙焕亭	1982.03.23—1984.09	
	副站长	李向荣	1984.10—1987.09	
五	站　长	张传岭	1987.09—1995.03	
	副站长	李仲昌	1987.09—1995.03	
	副站长	陈玉芳	1989.01—1990.02	
	副站长	周志成	1989.01—1994.10	
	副站长	孙维富	1992.06—1994.10	
	副站长	游海华	1994.10—1995.03	
	站长助理	王凤水	1994.10—1995.03	
	站长助理	田学杰	1994.10—1995.03	
六	站　长	王秉汇	1995.03—1998.07	
	副站长	游海华	1995.03—1998.07	

届别	主要负责人职务姓名		任职起止时间	备　注
六	副站长	李仲昌	1995.03—1998.07	
	副站长	王凤水	1996.10—1998.07	
	工会主席	康宝国	1995.03—1998.07	
	站长助理	田学杰	1995.03—1996.03	
七	站　长	聂英忠	1998.07—2001.04	
	副站长	游海华	1998.07—2001.06	
	副站长	李仲昌	1998.07—2001.04	
	副站长	王凤水	1998.07—2001.04	
	工会主席	康宝国	1998.07—2001.06	
	站长助理	马兆文	1999.06—2001.04	
	站长助理	曹峰	1999.06—2001.04	
八	站　长	耿玉桦	2001.04—2007.04	
	副站长	盛建博	2003.08—2007.04	
	副站长	李仲昌	2001.04—2004.08	
	副站长	王凤水	2001.04—2004.08	
	副站长	翟翠云	2004.08—2006.08	
	副站长	陈晋东	2004.08—2010.08	
	工会主席	耿玉顺	2001.07—2006.07	
九	主　任	张振龙	2007.04—	
	副主任	盛建博	2007.04—2009.03	
	副主任	陈晋东	2004.08—2010.08	
	副主任	杨维东	2005.08—2013.04	
	副主任	王茂义	2007.08—	
	副主任	许一玲	2007.08—	
	副主任	李　栋	2012.12—	

历届党群组织负责人任职情况表

表 13-1-2

组织名称	届别	主要负责人职务姓名		任职起止时间	备　注
防疫站党支部	一	书　记	金洪涛	1985.02—1987.09	
		党支部	王正新	1985.02—1987.09	
		支部委员	陈元兴	1985.02—1987.09	
防疫站党支部	二	书　记	张传岭	1987.09—1995.03	
		副书记	游海华	1994.10—1995.03	
		支部委员	胡业长	1987.09—1990	
		支部委员	黄忠娥	1987.09—1990	
		支部委员	李仲昌	1987.09—1995.03	
		支部委员	王正新	1987.09—1992	
		支部委员	孙维富	1992.06—1994.10	
		支部委员	康宝国	1992.08—1995.03	
防疫站党支部	三	书　记	王秉汇	1995.03—1998.07	
		副书记	游海华	1995.03—1998.07	
		支部委员	李仲昌	1995.03—1998.07	
		支部委员	康宝国	1995.03—1998.07	
		支部委员	王凤水	1996.10—1998.07	
站党支部	四	书　记	聂英忠	1998.07—2001.04	
		副书记	游海华	1998.07—2001.07	
		支部委员	李仲昌	1998.07—2001.04	
		支部委员	康宝国	1998.07—2001.06	
		支部委员	王凤水	1998.07—2001.04	
站党支部	五	书　记	耿玉桦	2001.04—2006.08	
		副书记	盛建博	2003.08—2006.08	

组织名称	届别	主要负责人职务姓名		任职起止时间	备　注
站党支部	五	支部委员	陈晋东	2004.08—2006.08	
		支部委员	翟翠云	2003.08—2006.08	
		支部委员	杨维东	2005.08—2006.08	
		支部委员	耿玉顺	2001.07—2006.08	
		支部委员	邓吉安	2003.10—2005.04	
		支部委员	张　炜	2005.04—2006.08	
中心党支部	六	书　记	耿玉桦	2006.08—2007.04	
		副书记	盛建博	2006.08—2007.04	
		支部委员	陈晋东	2006.08—2007.04	
		支部委员	杨维东	2006.08—2007.04	
		支部委员	张　炜	2006.08—2007.04	
中心党支部	七	书　记	张振龙	2007.04—	
		副书记	盛建博	2007.04—2009.03	
		支部委员	陈晋东	2007.04—2010.08	
		支部委员	王茂义	2007.08—	
		支部委员	许一玲	2007.08—	
		支部委员	张　炜	2007.04—	
		支部委员	李　栋	2012.12	

人员构成情况表

表 13-1-3

年份	总人数	专业技术人员								行政工勤人员	学历构成				
		合计	卫生专业技术人员					其他职称			研究生	大学	大专	中专	高中及以下
			高级职称	中级职称	初级职称	合计	比例 %	人数	比例 %						
1956 年	5	—	—	—	—	—	—	—	—	5	—	—	—	—	—
1985 年	56	52	—	3	43	46	89	6	11	4	—	—	—	—	—
1989 年	71	63	—	12	42	54	87	9	13	8	—	2	5	49	15
1993 年	89	83	1	8	65	74	89	9	11	6	—	2	9	54	24
1997 年	92	86	5	19	53	77	90	9	10	6	—	3	17	58	14
2000 年	96	90	3	34	44	81	90	9	10	6	—	12	29	42	13
2004 年	96	94	6	30	48	84	89	10	11	2	—	24	32	33	7
机构年（06）	56	55	7	22	17	46	82	9	16	1	—	16	38	2	—
2009 年	67	66	7	23	30	60	91	6	9	1	4	25	34	4	—
2012 年	71	70	7	27	27	61	87	9	13	1	5	31	27	2	—

三、业务工作

(一)重点传染病

1. 霍乱和副霍乱

张店区于1976年和1985年发生副霍乱各1例。2004年，张店区房镇镇彭家村确诊1例霍乱病例。2005年张店区被确定为霍乱监测国家级监测点。此后，再未出现霍乱疫情。

2. 白喉

1960年曾在区内局部流行，发病191例。1961年发病269例。以后逐年减少，1974年后绝迹。

3. 猩红热

历年从未间断，仅有一例死亡(1960年)。1958年发病率最高，达141.38/十万。1985年，全区共发病146人，平均发病率为31.74/十万。1987年，共发病71人，平均发病率为14.92/十万。至2011年，疫情较平稳，年报告均在100例以下，2012年，张店区猩红热报告158例，疫情有所上升。

4. 伤寒

新中国成立后，呈散在发生，从未间断。1959年发病率最高，达82.55/十万。1985年发病19例，发病率4.1/十万。1987年发病13例，发病率下降为2.73/十万。此后发病率逐年下降，进入20世纪后，年均发病小于1例。

5. 狂犬病

1980年前无疫情记载。1980年和1982年各发病1例，均死亡。1983年至1987年没有发病情况。1988年—2002年狂犬病共死亡6例，2003—2008年无病例报告，2009年湖田镇死亡1例，2009年—2012年无病例。

6. 流行性出血热

1986年发病449例，其中农村296例，城区153例，死亡2例。区政府成立了灭鼠领导小组并设办公室，由分管副区长与各乡镇签订了灭鼠承包合同。1987年发病165例，较1986年明显减少，其中农村106例，城区59例，死亡2例，发病率为3.52/万。此后发病率逐年下降，2006年之后，年均报告数小于8例。

7. 丝虫病

1959年全区查出丝虫病员50人，1960年2人；1963年3人，以后未见疫情。

8. 炭疽病

1965年发病最多，为7人。1972年以后绝迹。

9. 手足口病

2008年，手足口病列入丙类传染病管理，张店区成立了手足口病防控工作领导小组。全区联防联控。本年度全区共报告确诊病例495例。2009年全区共报告确诊病例776例，比2008年同期上升56.77%；1例重症； 2010年全区共报告确诊病例1640例，比2009年同期升高1.11倍；实验室检测12例；。2011年全区共报告确诊病例1280例，比2010年同期下降21.95%；实验室检测9例；规范处置4起突发公共卫生事件。2012年全区共报告确诊病例1512例，比2011年同期上升18.12%；实验室检测60例；规范处置3起突发公共卫生事件。

10. 麻风病：

1986年，区防疫站对全区累计发病的234人进行了调查摸底，走访78个自然村115户和25个企事业单位，摸清了现存活的治愈病人106人，在巩固治疗期的有6人，观察期内32人。

1988年，再次调查全区累计235人，现症病人死亡44人，迁出1人，自愈11人，治愈176人。

1991年，对治愈的46例麻风病人追补了联合化疗。

1992年—1993年，有现症病人两人。1999年对全区存活病人进行了畸残情况调查，发现畸残者24人。

2001年6月，开展了麻风患者社会及生活情况调查，共调查治愈存活病例34例。

2003年11月，开展了治愈麻风病例调查工作，共调查前期麻风病例31例，治愈存活病例29例，死亡2例。

2008年7—9月份，开展了麻风病治愈存活和现症病人调查工作。共调查34例，其中治愈存活病例22例，死亡病例10例，不详2例，无现症病例。

2011年8月，设立麻风病管理信息系统。

2012年，完成麻风信息系统16例复发病人的病历信息及历年随访及死亡信息录入。

11. 性病：

1997 年，对重点人群进行监测，由体检室协助监测一万余人未发现性病，疫情报告近两年来没有疫情上报。

自 1999 年，共发生性病 5 种 141 例；2001 年共发生性病 5 种 109 例，发病率为 16.86/10 万；2012 年度全区通过网络疫情直报系统报告监测的性病 5 种共 256 例，发病率为 40.72/10 万。

12. 艾滋病：

1995 年 6 月 21 日，张店辖区发现报告首例艾滋病病毒感染者，属外地人员。

2003 年 12 月区防疫站艾滋病筛查实验室建立，这是全区第一家艾滋病筛查实验室。

2004 年 8 月，成立区防治艾滋病工作委员会。

2005 年 1—2 月，对 1990—1998 年既往有偿供血人员进行了调查，各镇查出既往有偿供血人员 4 人，各级医疗机构查出既往有偿供血人员 422 人，经检测 HIV 抗体均为阴性。

2005 年 12 月，发现报告本地首例艾滋病病毒感染者。8 月，在全区开展了农村外来妇女调查工作，查处外来媳妇 131 人，发现 HIV 抗体阳性者 1 例。

2009 年排查发现高危行为公共场所 20 家，对女性性服务工作者行为干预 80 人，采血检测 70 份，未发现 HIV 感染者。

2009 年 10 月，被全球基金山东省艾滋病项目办公室确定为全球基金艾滋病项目区县。

2011 年 10 月，开展了 HIV 唾液快速检测在感染者早期发现中的作用研究项目 FSW 对照组调查工作，问卷调查 200 份，采血监测 186 人份。

13. 结核病

1980 年 3 月，在区医院建立了结核病防治科，承担全区的结核病防治工作任务。

1982 年，全区建立起了区、乡、村三级防痨网。

1983 年，实行全省统一的肺结核病例登记报告制度。

1985 年始，把初治排菌病人的治疗管理列为工作的重点。完善乡镇医院防痨医生月例会制度。

1987 年，初治排菌病人实行统一化疗方案制度，并协助市结核病防治院完成了淄博防痨分会的成立工作。

1989 年始，区卫生局把年度结核病防治工作的主要指标列入医院院长任期目标责任制，并完成了城区防痨网的建设。

1990 年，实行报病奖励，提高了病人的发现率，并协助市流调队完成了全国第三次结核病流行病学抽样调查点调查工作。

1992 年，印发了《1991—2000 年张店区结核病防治工作规划》。成立了以分管副区长任组长的项目领导小组；

1994 年，根据《世界银行贷款中国结核病控制项目工作手册》要求，区结核病防治科改建为张店区结核病控制项目科。12 月，全区世界银行贷款结核病控制项目工作正式启动运转。全区结核病控制项目实施为 1994 年 12 月 10 日—2002 年 9 月 30 日。

2000 年 3 月，结核病防治科由区医院归口到区卫生防疫站。

2003 年 10 月，下发《张店区贯彻〈全国结核病防治规划（2001—2010 年）〉实施意见》。成立了以分管区长任组长的张店区结核病防治工作领导小组。

2006 年 4 月顺利通过了市级中期评估检查团的评估验收。

2007 启动了 FIDELIS-张店区结核病控制项目，承担了山东省第五轮全球基金结核病项目 TB/HIV 双重感染现状调查点工作。

2008 年开展了省级“构建无结核病的和谐校园”项目。

2010 年开展了《中国结核病防治规划（2001—2010 年）》终期评估工作。

2011 年 8 月启动张店区结核病新型防治服务体系项目，指定张店区医院为承担结核病结核诊疗定点医院；区疾控中心中心负责组织协调、督导；社区医疗服务中心负责落实。

2012 年 4 月启动了张店区固定剂量复合剂（FDC）项目，开展了“百千万志愿者结核病防治知识传播行动”。

（二）地方病

1. 碘缺乏病

1978 年 8 月，对全区农村 209571 人进行普查，查出甲状腺肿病人 5690 人，发病率为 2.71%。

1979 年，在采用消瘿注射液行穴位注射治疗、Ⅱ°以上地方性甲状腺肿病人 120 余人。

1981 年，对患者进行复查建卡，原有病人 5690 人，治愈 2191 人，治愈率 38.6%。

1982 年抽查 12578 人，受检率为 90.86%，查出患者 186 人，患病率为 1.47%。对检查的患者施以碘化胶丸治疗。10 月底复查，患病率降到 1.22%。

1983 年，对原有的 2600 名病人复审，治愈 772 人。

1984 年治愈 173 人。

1985 年复查 1289 人，治愈 288 人，治愈率 22.3%，省卫生防疫站到张店区考核了湖田、大张两乡镇的地方性甲状腺肿病防治工作，均达到国家规定标准。

1986 年，查食盐 868 份，其中 853 份加碘，有碘率为 98.3%。同时，对 578 名中小学生进行了调查，查出Ⅰ°患者 4 人，患病率为 0.69%；生理肿大者 47 人，肿大率为 8.8%，达到基本控制标准。

1987 年，测盐样 1169 份，有碘 1145 份，总有碘率为 97.75%。对 3 个地甲病观察点的居民进行调查，共查 1200 人，查出Ⅰ°患者 8 人，患病率为 0.67%，生理肿大 95 人，肿大率为 8.58%。并进行了水碘、尿碘含量测定。平均水碘含量为 5.46ug/24h；平均尿碘含量为 128.19ug/24h

1988 年，对三个地甲病观测点进行了检测，共查 625 人，其中生理性肿大者 36 人，肿大率为 5.76%，采尿 103 份，平均尿碘含量为 98.35 微克 / 肌酐克。监测盐样 2246 份，有碘的 2241 份，有碘率 99.78%。

1989 年检测盐样 1587 份，有碘 1313 份，有碘率 82.74%，对三个地甲病观察点进行了调查，共计 12267 人，受检率 94.16%，患病率为 0.008%，肿大率 0.78%，并对 30 人进行了尿碘测定。

1990 年共监测盐样 1514 份，有碘的 1421 份，有碘率 93.86%。对地甲病肿大情况调查，共查 1082 人，查出生理性肿大者 190 人，肿大率 17.56%。

1991 年监测盐样 1708 份，超额 58 份。对地甲病区及非地甲病区总共检查 19 处学校查体人数 3572 人，生理性肿大 510 人，肿大率 14.28%。

1992 年共监测盐样 1508 份，有碘率为 100%。共查学生 479 人，肿大 40 人，肿大率 8.35%，

1993 年共监测盐样 2056 份，有碘率达 99.81%。对地甲病区的定点学校共查学生 353 人，生理性肿大 24 人，生理性肿大率 6.80%。

1994 监测盐样 2222 份，有碘 2211 份，有碘率 99.5%，采盐样 51 份，做定量检验平均碘盐含碘量 0.75mg/kg，采集成人随机尿 45 份，尿碘值在 100ug/L 以上者 34 份，占 75.56%，尿碘几何均值 G310.30ug/L，对全区重点人群（7~14 岁学生，0~2 岁哺乳期妇女，新婚育玲妇女）进行了服碘油丸工作，共计服 63679 人，病区重点人群服碘油丸覆盖率 97.58%。

1995 共监测盐样 1650 份，有碘率 99%。

1996 年完成了全区重点人群的补碘工作，补碘的覆盖率达 98% 以上，补服人数 45876 人。共采集样品 675 份，其中含碘盐 372 份，有碘率 55.11%。

1997 年对全区重点人群进行了两次补碘共 5.2 万人，调查的 200 名儿童中有 9 人甲状腺生理性肿大，肿大率 4.50%，销售单位定量监测 10 份，合格仅 7 份，居民户 78 份，合格 42 份，合格率 53.83%。

1998 年，于 97 年顺利通过了省级消除碘缺乏病考核验收。采集碘盐 132 份（用户）经检验合格的 120 份，合格率为 90.91%。

1999 年共采集盐样 475 份，合格盐样 459 份总有碘合格率达到 96.63%。

2002 年，采集盐样 369 份。总有碘合格率 95.12%。对区属中小学生进行了碘缺乏病流行病学调查，共调查 43814 人，监测率达到 98% 以上，其中肿大者 3937 人，肿大率 8.99%，

2004 年共采集盐样 410 份，其中监测零售单位 90 份，监测户下 320 份，不合格的盐样 18 份，碘合格率 95.61%。

2005 年采集盐样 300 份，其中监测零售单位 76 份，监测户次 224 份，总有碘合格率 100%。配合盐务局没收非法不合格食用盐 800 公斤，实施行政处罚 2 家，罚款 4100 元。开创了我区防疫工作没有行政处罚的先例。

2006年，抽取居民户食用盐样品308份，经检验碘盐合格率81.82%，本区碘盐低于国家标准，根据这一情况，立即开展了不合格碘盐和非碘盐的来源追查工作和盐业市场的监督检查工作。

2007年，共检测居民食用盐404份，合格碘盐份数356份，不合格碘盐份数6份，非碘盐份数42份，合格碘盐食用率为88.12%。甲状腺肿项目检查人数1056人，尿碘项目检测58人。

2008，检测居民食用盐420份，合格碘盐份数393份，不合格碘盐份数10份，非碘盐份数17份，合格率为93.57%。符合国家标准要求。采集了全区7个乡镇的居民家中水样108份样品，进行了碘含量监测，108份水样中只有15份符合标准，合格率13.89%。碘含量最高38.2ug/L，最低小于2.0ug/L，监测结果表明我区的生活饮用水碘含量低于国家标准，属于碘缺乏地区，应进一步加强碘缺乏病防治工作。

2010年，检测居民食用盐288份，合格碘盐份数286份，不合格碘盐份数1份，非碘盐份数1份。碘盐覆盖率为99.65%，合格率为99.31%。本区被定为山东省碘缺乏病健康教育工作项目区。

2011年，本区顺利通过省重点地方病防治规划（2005—2010年）终期考评。

2012年，采集定量检测非高碘地区居民户食用盐样品300份，合格碘盐份数299份（1份为无碘盐），碘盐覆盖率为99.9%，合格碘盐率为100.00%。碘缺乏病监测完成率达100%。

2. 地方性氟中毒

张店区防治地氟病工作始于1977年，高氟村共26个，分布于房镇、大张、石桥、卫固四个乡镇。受害人数30167人，受害人口占全区总人口的6.3%，患氟斑牙人数19771人，患病率63.9%，氟骨症患者532例，占1.87%，

1980年，对大张乡于营村、石桥乡朱家村进行调查，于营村被查的1002人中，患氟斑牙945人，患病率94.3%；朱家村被查的990人，患氟斑牙934人，患病率94.3%。同时，在朱家村查出5名轻型氟骨病人，经山东医学院教授确诊后，给予复方川断片治疗。

自1982年开始，对26个村实行打深水井治氟，采取“国家、集体、个人三集资”的办法，到1986年年底已有20个村完成了改水防氟工程。

到1987年年底，26个村全部打了深水井，使30187人吃上了含氟量较低的井水，为消灭地方性氟中毒创造了条件。

1990年对改水井都进行了水质检测，结果存入档案，并会同市防疫站对当年查出的高氟村，房镇乡彭家村，进行了学生氟斑牙调查及水质复查，共查232人，氟斑牙患者36人，其中白雅型28人，着色型6人，缺损型2人。

1991年，本区通过省检查团改水工程验收。

1996年，对20个高氟村的饮用水进行采样检测，发现有6个村的饮水含氟量超过国家标准，并对其提出了改水的方案。

2001年，开展改水降氟工程的现状调查，共调查21个村，基本正常5个村，工程运转不正常的5个村，改建4个村，停用2个村，莲池村，南家村两村随旧城改造改用城市自来水。

2002—2006年，石桥镇、卫固镇划拨高新区，本区26个高氟村减少为17个。

2011—2012年，开展了改水工程的水样监测，均达到国家标准。对231名8~12岁儿童进行氟斑牙病情监测，未发现氟斑牙患者。

3. 疟疾病

1957年始有疟疾病的发病记载。1961年出现第一次高峰，发病率达175.81 / 10万。

1964年，本区西北部部分土地实行“稻改”，改旱田为水田，为蚊子滋生创造了条件，造成1965年出现第二次高峰，发病率高达303.32 / 10万。

1976年以后，由于采取防治措施，疟疾发病率逐年下降，

1983年已控制到3.64 / 10万，低于法定基本消灭的指标（发病率5 / 10万）。

1985年全区发病6人，发病率为1.32 / 10万。对疟疾病的防治，主要采用了搞好传染病源管理、消灭传播媒介、保护易感人群、对疟疾病人进行根治和复治等方法。

1987年未发现疟疾病例。

1988年，对1~12岁少年儿童进行晨检肛门粘贴寄生虫调查，共查2210人，男1069人、女1141人。查出蛔虫感染672人，感染率30.41%，蛲虫感染179人，感染率34.76%，鞭虫感染55人感染率2.49%，美洲钩虫感染6人，感染率0.59%，溶组织阿米巴感染29人，感染率1.31%，结肠阿米巴感染43人，感染率1.95%，带绦虫感染1人，感染率0.05%，哈氏阿米巴感染11人，感染率0.5%，毛圆线虫感染1人，感染率0.055%，布典1人，感染率0.05%，粪类园线虫感染3人，感染率0.14%，所有感染者一切给于驱虫治疗。

1999年，开展疟疾发热病人血检工作。检测血样1227人次，未发现阳性者，开展流动人口服药工作，服药率达87.5%。对98年转业，退役抗洪抢险官兵进行了血吸虫病感染情况调查，同时采血送市防疫站进行检验。

2001年，本区寄生虫人群感染率仍居高达52.51%。在全区开展防治肠道线虫病活动。驱虫服药活动周期暂定为三年，发放驱虫药3万份，寄生虫病感染率有所降低。

2002年，按照《张店区人民政府办公室转发区卫生局关于在全区开展防治肠道线虫病活动的意见》完成三年驱虫计划。

2006至2007年，全区共报告3例疟疾病例，采用氯伯八日疗法进行正规治疗，全部康复。

2008年无病例。

2009年全区共报告3例疟疾病例，采用氯伯八日疗法进行正规治疗，全部康复。

2010年，作为全球基金疟疾项目区，全区共完成发热病人登记6280人，血检共6280人，血片复检610张。共报告2例疟疾病例，全程足量服药，给予规范化治疗。

2011年，对6204例“三热”病人进行了血检；报告1例疟疾病例，规范治疗后痊愈。

2012年，完成发热病人血检6272例，无阳性病例报告。

（三）慢性病

2008年7月，区疾控中心成立慢性病防治科，举办了“得益杯”居民健康知识竞赛。首次举办张店区健康教育大课堂。开展了张店区城乡居民高血压、糖尿病普查工程，针对45岁以上人口进行了糖尿病和高血压的流行病学调查。共调查5728人，其中男性1787人，女性3941人，高血压人数男性800人，女性1549人。糖尿病人数男性133人，女性309人。

2009年，对慢病社区综合防治信息管理系统、死因登记报告工作规范、根本死亡原因的填写及编码分类、脑卒中发病登记报告、35岁以上首诊测血压和肿瘤登记报告等内容进行了培训。使全区慢病防治工作逐步走上制度化、规范化。

2010年，卫生、公安、民政部门建立了协调合作机制，下发了《关于使用“居民死亡医学证明书”、“居民死亡推断书”及加强死因统计工作的通知》等文件，全区共报告死亡病例2372例。

2011年，开展了减盐防控高血压人群基线调查工作，对辖区18~69岁现住常住人口进行核实登记并完成人群有效问卷、体格测量604人尿液收集86人份，84户进行了24小时膳食回顾调查和3天含盐调味品称重，抽取血样621份进行空腹血糖检测，进行了糖耐量实验47人、血糖复检41人。血检质控样44次，平行样30人、首次质控40次。共报告本地死亡病例3197例。

2012年共报告死亡病例3318例。辖区49家医疗机构开通了慢病网络直报系统。共报告肿瘤病例607例，病理诊断率为63%，脑卒中病例986例，冠心病病例235例。

（四）健康教育

2008年，举办了“健康在我心中”大型讲座。同年，被省委宣传部、省卫生厅等八部门联合表彰为“省级亿万农民健康促进示范县”，马尚镇、科苑办事处被表彰为省级示范乡镇。

2012年，承担了《2012年中央补助地方健康素养监测项目》。本次健康素养监测调查抽取了6个监测点共完成300份调查问卷。6个调查点分别是车站办事处华泰社区、车站办事处兴西社区、马尚镇学府花园、马尚镇石村、回民新村、房镇镇房东、小孙、积家、房镇镇麻营、董家。

（五）免疫预防

本区新中国成立前就开始种牛痘预防天花，但方法落后，覆盖面不广。新中国成立后除普及新法种痘外，普遍推广麻疹疫苗、百白破三联苗、脊灰苗、卡介苗的接种工作。

1976年，开始对计划免疫实行卡片管理，扩大了接种覆盖面。

1984年，运用世界卫生组织(WHO)规定的按人口溶量比例概率抽样法进行检查，在30个自然村抽样，每村查7名儿童，调查出生18~30个月的儿童，四苗接种率为：麻疹疫苗80.1%、脊灰疫苗86.2%、百白破三联苗58.1%、卡介苗63.3%，四苗覆盖率为34.3%。发病率：麻疹22.5/十万、百日咳25.96/十万，脊灰、白喉未发病。按山东省防疫站要求，只有南定镇和张店城区达标。

1985年11月，对张店区30个单位的210名儿童进行调查，其四苗接种率为：麻疹疫苗84.76%、脊灰疫苗86.62%、百白破三联苗85.24%、卡介苗69.52%，四苗覆盖率为57.62%，取得92.6分的成绩，名列全市第一。

1991年，通过了第二个85%目标的审评，组织了首轮消灭脊髓灰质炎强化服苗工作，服苗率达99%。加强了脊髓灰质炎疫情报告制度和零病例报告制度，免疫监测无一例脊髓灰质炎病例发生。

1992年，顺利通过了以乡镇为单位第三个85%的达标。

1993年，乙肝疫苗接种纳入正常的计划免疫管理，产科医院新生儿乙肝疫苗接种率达到95%以上，在城区地段医院开展了辖区内学龄儿童的乙肝疫苗接种，接种人数达一万余人。新生儿乙肝疫苗接种率已由1993年的95%提高到100%。在接种乙肝疫苗的同时，“四苗”单苗接种率及覆盖率连续几年保持在98%以上，儿童入保率由原来的90%达到100%。我区将麻疹疫情报告纳入脊髓灰质炎疫情专报系统，实行旬报、月报、零病例报告制度。

1994年、1995年，卡介苗98.95%，脊髓灰质炎全程99.37%，百白破三联疫苗全程接种率98.95%，麻疹疫苗99%，“四苗”覆盖率97.5%。1995年在湖田、房镇、中埠开展了定点、定时集中式接种门诊，取得了较成功的经验。

1996年，开展了麻疹强化免疫接种工作，适龄儿童接种率在98%以上，实行麻疹快速专报制度。接种风疹疫苗4004人次。

1998年积极推行计划免疫规范化集中式接种，实行了城、镇儿童预防接种证统一发放制度。

1999年，7处城区地段医院、区防疫站，8所镇卫生院设立了规范化集中式接种门诊。同年，成立“张店区计划免疫协调小组”。

2000年，区卫生局成立了“消灭脊髓灰质炎证实准备工作领导小组’。

2001年湖田镇、区防疫站接种门诊被省卫生厅授予“省级示范预防接种门诊”，所有镇预防接种门诊全部建成实施规范预防接种门诊，全区9处城、镇预防接种门诊在全省率先实现计划免疫微机化管理。

2002年，创立了5处省级示范接种门诊，全区16处儿童接种门诊实现了计划免疫微机联网，并可实现儿童异地接种。

2004年在全区范围内开展了4岁以下儿童脊灰疫苗强化免疫和补充免疫，接种率达到了98%以上；对全区8月龄至6周岁儿童开展了麻疹疫苗强化免疫活动。

2005年，针对省内局部地区麻疹发病显著上升的趋势，在全区开展了小学在校学生麻风二联应急补充免疫工作；开展了甲、乙肝疫苗的接种工作和水痘疫苗、口服轮状病毒疫苗的接种工作。

2006年，对全区预防接种门诊业务人员进行培训和考核，颁发了“接种门诊上岗证”。全区将原来的季节性接种改为常年常规接种。

2007年，辖区内21处预防接种门诊有15处通过了市级规范化门诊验收，有6处通过省级示范化门诊验收，对10处产科接种室进行了资质认证。共接种各类疫苗（不含麻疹疫苗）14万余人次共处五项原则。

2008年，在全市率先实现了儿童免疫规划信息管理网络全面升级。免疫规划信息管理儿童覆盖率达到了100%。加强了AFP病例主动监测，及时调查核实各医院报告的AFP疑似病例，全年共调查核实排除AFP疑似病例诊断22例，上报5例，做到了监测到位，报告迅速，采样及时、规范。

2009 年，对 1994 年 1 月 1 日至 2001 年 12 月 31 日出生的约 56048 名儿童进行了摸底登记，11 月份对 1994 年 1 月 1 日至 1995 年 12 月 31 日出生的 3128 人开始进行补种。对全运会赛区工作人员开展甲型 H1N1 流感疫苗接种 1200 余人份。对重点人群进行甲型 H1N1 流感疫苗预防接种 7000 余人份。

2010 年，8 龄月至 6 岁麻疹强化免疫应种儿童 48973 人，接种率为 95.2%；7 至 14 周岁麻疹查漏补种应种儿童数 5517 人，接种率为 96.2%；0 月龄至 4 岁脊灰强化免疫应种儿童 37487 人，接种率为 96.6%。对 1996 年 1 月 1 日至 2001 年 12 月 31 日出生的儿童进行摸底的基础上，各学校对当年初中一年级的新生进行了补充摸底登记，全区摸底 43754 人，补种 3103 针次。

2011 年，对山东理工大学新疆班 52 名南疆学生进行了大便标本采集，并及时省疾控送检，对新疆班 328 名新疆籍学生进行脊灰疫苗强化免疫。脊灰疫苗摸底需补种儿童 5457 人，补种接种率 97.0%；麻疹疫苗摸底需补种儿童 1461 人，补种接种率 95.2%；在辖区 6 处大中专院校设置了 7 处麻疹疫苗强化免疫临时接种点，大中专院校在校生应种人数共 39281 人，接种率为 95.42%；流动务工聚集人群摸底人数共 5300 人，实种 7252 人。由马尚镇中心卫生院承建的首家数字化“淄博新区预防接种门诊”，在张店西班牙风情街正式开诊。在全省率先实行了“查验补种认证卡”，开展了 15 岁以下 A+C 流脑疫苗及 7 岁以下水痘疫苗的查漏补种工作，接种 A+C 流脑疫苗 2.9 万余人次，接种水痘疫苗 7600 余人次。

2012 年，对 8 月龄至 3 岁儿童麻疹强化免疫接种 15178 人，接种率为 95.62%。大中专院校学生及外来务工人员查漏补种 7956 人，接种率为 100%。全区 11 处产科接种室均到达标准要求，26 处接种门诊中有 2 处达到数字化接种门诊标准、6 处达省级示范门诊标准，14 处达市级规范化标准，4 处达合格门诊要求。

（六）职业病

新中国成立前，对职业病的发病情况均无系统记载。建国后，由于采取了一系列预防措施，较好地控制了职业病的发展。

张店区常见的职业病主要有矽肺病、药物中毒、放射性工种对人体的损害等。1957 年 5 月检查，金岭铁矿有Ⅰ期矽肺病 2 人，Ⅱ期 1 人，可疑 4 人；山东新华制药厂有Ⅰ期矽肺病 2 人，Ⅱ期 1 人；第四砂轮厂有疑似矽肺病人 4 人。1979 年检查铅中毒情况：查张店电池厂 110 人，其中体内含铅超标的 26 人，占 23.64%；空气中铅分子浓度超标 3.542 倍，中毒增加。检查苯中毒情况：张店鞋厂高出国家标准 2.68 倍。截至 1987 年，全区共有职业病人 42 例。其中：尘肺 16 人，慢性职业中毒 16 人，急性职业中毒 3 人，噪声性耳聋 7 人。对职业病采取的防治方法，主要是改善工作环境，预防发病。对已发病者，采取调换工种、加强营养的方法，配合医院治疗。

（七）生产性粉尘防护

1956 年 4 月，区卫生科对 8 处厂矿的环境卫生、劳动条件等方面进行检查，并提出改进意见。区卫生防疫站自 1977—1983 年，对驻地厂矿粉尘情况进行了测定。每次测定后，对粉尘浓度超标准的单位，都提出了改进意见，限期改进设备，减轻粉尘。1985 年，在全区 105 个乡镇企业中开展劳动卫生与职业病建档工作，同时，进行防尘测定。共测 60 个扬尘点，合格的 9 个，仅占 15%。至 1987 年，全区实有扬尘点 739 个，通过对其中的 505 个进行监测，合格的 62 个，合格率占 12.28%。由于乡镇企业发展快，尘点增多，管理跟不上，致使合格率下降。

（八）劳动卫生

1986 年根据“淄博市劳动卫生监督监测暂行规定”的要求，自元月份开始对区、乡镇企业进行监测，共监测企业 47 家。

1987 年 1 月，对 11 个乡镇、4 个办事处的乡镇、村办企业近600家，开始建立劳动卫生档案。根据“关于开展噪声、局部振动、高频、微波、物理因素职业危害普查工作通知”从 86 年 8 月至 1987 年 3 月对 78 个企业进行了的噪声普查，共监测噪声点 407 个，合格率 19.41%，噪声危害的严重性也引起了人们的重视。10 月 30 日成立了张店区劳动卫生建的检测所，南定、沣水、马尚、卫固、石桥五个乡镇成立了劳动卫生监督检测所，负责本镇及邻近乡镇的乡镇企业劳动卫生监督检测工作。

1988 年，为深入贯彻执行《中华人民共和国尘肺病防治条例》和《乡镇企业劳动卫生管理办法》，对全区 716 个乡镇企业的劳动卫生职业病防治情况进行了验收，对基本符合卫生要求的 620 个乡镇企业发放了“劳动卫生许可证”，发证率达 86.59%，进行职业病查体 2320 人，并建立了职工健康档案，年底经省市专家论证考察，定为省市乡镇企业职工职业病发病动态观察点。

1989 年 3 月卫生局和区经委联合下发了“张店区乡镇企业劳动卫生管理办法”。1989 年卫生部、农业部“关于开展乡镇工业职业卫生服务项目试调查工作”的文件，选择张店区为项目的试点调查区。自 1989 年 5 月 29 日开始至 89 年 9 月 30 日结束，由省市区三级专业机构人员组成了调查组。本次调查共完成了 15 个乡镇（办事处）30 个矿业 915 个乡镇企业的调查工作。其中：乡镇办企业 130 个，村办企业 556 个，联产办 3 个，个体办 226 个，调查覆盖率 100%，有职业危害的企业 782 个，占乡镇企业的 85.46%，职工总人数 45855 人，接触有毒、有害的工人 20755 人，占职工总数的 53.78%。主要职业危害因素是粉尘、毒物和噪声。完成了乡镇工业企业领导和职工对职业卫生服务需求意向性调查和全区的有关背景资料及乡镇工业企业提供卫生服务能力和水平的调查。1989 年 10 月，卫生部在全国职业病防治工作会议上向全国推广试点经验。

1990 年，根据卫生部、农业部（90）卫监劳字第 7 号文，“山东省劳防字（90）第 33 号文”的文件精神及张政发 124 号文“乡镇工业职业卫生服务对策及管理工作实施方案”的要求，在南定、马尚镇召开劳动卫生管理现场会，按时完成了阶段性“试点”工作任务。

1991 年，根据“乡镇工业职业卫生服务对策试点”安排在南定镇召开了全区粉尘治理现场会，推动了全区职业危害因素的治理工作。

1992 年 8 月份，卫生部及省、市领导观摩乡镇工业劳动卫生管理试点工作。10 月份 6 位全国人大代表在卫生部领导的陪同下视察了本区乡镇工业劳动卫生管理及职业病防治工作。开展了驾驶员职业性健康体检工作，全年共查 6000 余人。

1993 年 3 月，卫生部召开了全国乡镇工业职业卫生服务对策研究工作会议，与会领导及专家对我区所做的工作给予了高度的评价。4 月份省“试点”项目领导小组颁发“乡镇工业职业卫生服务需求与对策研究”项目特殊贡献奖。

1994 年根据卫生部“卫监发”1992 第 58 号和 1994 第 23 号文件精神和“卫生部乡镇工业职业卫生服务对策试点项目办公室”的具体要求，将我区的“试点”工作情况上报卫生部及省市有关领导部门“试点经验”刊登在“卫生部乡镇工业职业卫生服务对策试点项目组主办的乡镇工业职业卫生服务”“简报”第 14 期向全国推广。1994 年 10 月份受邀参加了第 14 届亚洲职业卫生大会，有 4 篇论文入选大会论文集。1994 年 12 月份“乡镇工业劳动卫生管理的研究”被市科委评为科技进步奖。

1995 年，继续开展乡镇工业职业卫生服务对策试点工作，全面完成了试点工作任务，并将试点工作情况总结和技术总结上报卫生部。

1996 年，实行综合执法。5 月份卫生部组织有关领导和专家对我区的“乡镇工业职业卫生服务对策试点”工作进行了考核验收，取得了全国第一名的成绩。12 月份被授予全国“乡镇工业职业卫生服务对策试点”特等奖。

2000 年，监督监测工业企业 1060 家，建档率 100%。职业危害作业人员健康检查 2000 余人，建档率 100%。巩固了无生产性农药中毒区成果，全年无急性职业中毒发生。

2002 年，组织专项整治活动，共监督检查 38 家企业，对存在问题企业依法进行了行政处罚。12 月通过山东省卫生厅职业卫生技术服务资质认证。

2004 年，开展职业病危害项目申报工作，申报企业 417 家。与淄博市疾病预防控制中心合作完成 3 家企业的职业病危害预评价报告。

2006 年，成立职业环境卫生监测科，负责公共场所、职业卫生、放射卫生、饮用水监测及相关卫生应急等工作。职业病报告信息实行网络化管理，开通张店区疾病预防控制中心和淄博市职业病防治院网络直报。

2007年，完善职业病报告信息网络化管理，又开通7家乡镇医院及11家综合性医院网络直报，网络开通用户达到20家。职业病报告网络系统运转正常，报告及时、准确。

2008年5月，取得省级职业病危害因素检测与评价资质证书。

2009年，高温中暑职业危害项目通过“中国疾病预防控制信息系统”中的“高温中暑病例报告系统”，实现信息网络化管理。

2011年8月，按《张店区人民政府办公室关于印发张店区职业健康状况调查工作实施方案的通知》文件要求，开展职业病危害因素健康状况调查，共调查130家企业。

2012年6月，职业卫生检测资质通过山东省卫生厅续展审核。

（九）放射防护

新中国成立后随着医疗卫生事业的发展，张店地区各医疗单位放射防护工作也在不断提高和完善。透视机由20世纪50年代的10台增加到1987年的50台。其中，区及区以下各医院透视机18台，村级卫生所透视机2台，市级医院及厂矿医院透视机36台。放射工作人员也由50年代的17名增加到1987年的59名。其中，区属医院18名。

为了搞好X光机的防护工作，保证放射工作人员和病员的身体不受损害，1978年，张店区对区属以下医院12台X光机安装了防护设备，区人民医院X光机安装了铅隔室。1982—1984年，由区卫生局统一组织、集资，对全区50毫安以上的X光机，全部安装了防护部件，对200毫安以上的X光机（包括市级和厂矿医院），全部进行了改装，增加了防护装置或改成铅隔室。这样以来，使透视、拍片的漏射线量达到零点几的标准，比1982年以前，平均下降10倍以上。1985年，经山东省卫生厅、市防疫站监测验收，张店地区46台X光机的漏射线量均低于国家规定的立位5毫伦、卧位15毫伦/小时的标准，位于全省卫生系统前列。

1998年，对使用医用x线装置医疗机构监督监测，共15家，监测率100%，合格率90%以上，建档率100%。并对放射工作人员进行了卫生知识培训及健康检查。

1999年，监督监测使用医用x线装置医疗机构16家，换发“射线装置许可证”及放射人员工作证，监督监测率100%，建档率100%。

2000年，组织放射工作人员进行个人剂量监测。

2001年，成立了放射卫生科，在全省率先开展了建材放射性监测工作，共监测建材成品42个。同时对17家医疗机构的X光机进行了放射卫生防护监测。

2002年，继续对建材成品及医疗机构进行放射性监测。共监测建材成品57个，对17家医疗机构X光机进行了监测。继续对全区放射工作人员进行了个人剂量监测。

2006年，成立职业环境卫生监测科，负责公共场所、职业卫生、放射卫生、饮用水监测及相关卫生应急等工作。

2007年，与市疾控中心合作对区属31家放射医疗单位进行了放射诊疗设备的性能及放射防护检测

2008年5月，取得省级职业病危害因素检测与评价资质证书（包括放射检测与评价）。

2011年，对18家放射医疗单位进行了放射防护检测。

2012年6月，放射卫生技术服务机构资质通过山东省卫生厅续展审核。

（十）环境卫生

1987年，成立环境卫生监测科。对全区125个（城镇61个，农村64个）自备水源卫生状况进行了监督、监测。

1989年，对全区652个公共场所及97个自备水源全部建立卫生档案。审查新、改、扩建项目39个。

1990年，成立卫生监督监测所，实施综合执法。

1991年，区防疫站会同市防疫站对美食街一期工程初步设计进行审查后提出改进意见。

1993年，健全自备水源档案，企业自备水源25家，农村自备水源117家，四项指标检测率100%。对32家化妆品经营单位进行化妆品购销登记。

1995年，对城区二次供水进行水质监测，公共场所监督监测350户次，监测合格率90.3%。顺利

通过卫生城达标验收。

1999 年，对婚纱摄影业实行卫生学可证制度。

2002 年，顺利通过国家卫生城市巩固验收、优秀旅游城市达标，全国文明城市、园林城市创建。

2006 年，成立职业环境卫生监测科，负责公共场所、职业卫生、放射卫生、饮用水监测及相关卫生应急等工作。按省疾控中心安排开展农村环境卫生现状调查和农村饮用水水质监测工作，共监测 10 个村。

2007 年，按山东省“全国农村饮水卫生监测工作”要求对农村饮水水质进行监测，共监测 10 村。完成 2007 年度健康相关产品及公共卫生状况卫生监督抽检工作检测任务。

2008 年，继续对农村饮水水质进行监测，全国农村饮水水质监测点 20 个，农村饮水工程 18 个。完成 2008 年度健康相关产品及公共卫生状况卫生监督抽检工作检测任务。

2009 年，对公共场所负责人进行了甲型 H1N1 流感防控知识和公共场所集中空调通风系统与相关疾病卫生知识培训，培训人数 130 人。继续对农村饮水水质进行监测，全国农村饮水水质监测点 20 个，农村饮水工程 16 个。

2010 年 12 月，取得山东省公共场所集中空调通风系统卫生学评价机构技术评估合格证书。继续对农村饮水水质进行监测，全国农村饮水水质监测点 20 个，农村饮水工程 11 个， 15 个农村自备井。

2011 年，继续对农村饮水水质进行监测，全国农村饮水水质监测点 20 个，农村饮水工程 10 个，14 个农村自备井。

2012 年，根据卫生部、环保部《全国重点地区环境与健康专项调查方案》《淄博化工污染区环境与健康专项调查实施方案》要求，与淄博市疾病预防控制中心一起完成现场调查、资料收集、整理、汇总上报工作。按照山东省爱卫办《关于印发 2012 年山东省农村环境卫生检测项目实施方案的通知》要求开展农村环境卫生监测项目调查工作，共调查 5 个乡镇、20 个行政村、100 户人家 10 所学校，检测 20 份土壤样品。继续对农村饮水水质进行监测，全国农村饮水水质监测点 20 个，农村饮水工程 14 个。

（十一）食品卫生

1955 年，区卫生科设专人负责管理食品卫生。并建立了张店区市场管理委员会。

1963 年，开始贯彻执行《饮食卫生五四制》，对全区食品加工制作和炊事人员进行卫生训练。

1974 年，山东省和淄博市食品卫生检查团对全市食品卫生进行检查，张店区名列全市第一。

1977 年，张店区充实了食品卫生领导机构，加强了食品卫生的管理和监督。

1979 年，张店区制定《防止食品污染提高食品卫生质量的规划》和《食品卫生管理条例》。

1980 年，学习和贯彻《中华人民共和国食品卫生管理条例》和《山东省食品商贩和城乡集市贸易食品卫生管理暂行办法》。

1981 年，对外销食品车实行挂卫生牌的制度。

1982 年，有关单位建立了食品卫生机构，对分管食品卫生的 40 名基层防疫大夫颁发了“食品卫生监督证书”。

1983 年，全区宣传贯彻《中华人民共和国食品卫生法》。

1984 年，全区重点抓了城市市场的卫生管理。

1985 年，开始食品卫生法宣传月活动。

1986 年，在全区个体餐饮摊贩、饮食行业、集体食堂单位、招待所推广使用卫生筷子。集体食堂食品卫生合格证第一次发放。食品卫生工作在本年度全是大检查中，张店获得总分第一名。

1988 年 1 月 1 日，区卫生防疫站开始负责全区健康体检任务，在商、粮、供、劳务、蔬菜等系统、各办事处、乡镇建设了专职食品卫生检查员。在各系统主管部门设立食品卫生检查员，食品卫生监督管理形成网络化。

1989 年，七家冷饮厂全部配备了化验室。在大饭店、宾馆实行分餐制。食品卫生许可证发放形成制度化、规范化。

1990 年，对食品生产经营单位和公共场所单位实行综合执法。

1991 年，根据上级要求区政府决定在全区开展创建食品卫生“达标区”活动，张店区成立了食品卫生达标领导小组，关玛莉任组长，领导小组下设办公室，黄信国兼办公室主任，办公地点设在区卫生局。

1992年1月24日，山东省卫生厅鲁卫防字(1992)第9号，授予张店区为食品卫生达标区。张店区卫生防疫站卫生监督所成立，设置五个科室：监督一科、监督二科、监测科、法制科、预监科，并成立美食街卫生监督所。

1995年，对食品生产经营的新建、改建、扩建工程进行预防性卫生监督。

1997年，印制发放了“食品卫生临时卫生许可证”。

1998年，食品卫生科被团市委、区委命名为“青年文明号”。

1999年，食品卫生执法力度显著提高，重点对城乡结合部的无证非法加工食品的黑窝点进行了专项治理。

2000年，实施早餐工程。首次在新闻媒体上对矿泉水进行卫生质量公告。泰康糕点厂生产喷涂油饼干，被一次性销毁不合格饼干15吨，罚没总值10万余元，成为本站卫生执法史上食品卫生第一大案，且被山东省卫生厅列为山东省2000年食品卫生第一大案，并作为典型案例参加了全省打假成果展。在“2000年齐鲁食品卫生世纪行”活动中成绩突出，在全市食品卫生年总检查取得第一名，被评为全省食品卫生先进单位。

2001年，培训食品行业卫生管理人员，并发放了山东省食品卫生义务监督员证书。

2002年，全区食品行业卫生顺利通过了卫生城市巩固验收、优秀旅游城市达标，全国文明城市创建等。

2003年11月21日，组织全区学校和托幼园所食堂卫生负责人进行卫生法制知识及食堂卫生监督量化分级管理培训。

2004年11月10日，组织调查张店建桥实验学校食堂食物中毒。经组织食品卫生专家认定，本次事故是一起不明食物中毒，中毒人数17人。中毒食品为“11月10日早餐肉丝面”。

2004年，对全区学校和托幼园所学生饮用水、消毒餐具进行检测。

2006年8月31日，张店区疾病预防控制中心成立，内设食品营养与学生保健科，编制4人。

2007年8月，对张店区餐饮单位生产经营用水卫生状况进行抽样调查，共调查检测水样29份，合格13份，合格率44.83%。

2008年2月8日，调查处置张店区聚香阁酒店亚硝酸盐食物中毒，发病10人，中毒食品为炒蒜苔鸡蛋肉。5月2日，区疾控中心联合市疾控中心调查处置张店雏鹰幼儿园毒鼠强中毒事件。经省、市疾控中心检验确认送检胃液样品检出毒鼠强有毒物质。此事件是一起有人为因素导致的毒鼠强中毒事件。移送公安部门调查处理。对全区4所中学及3所小学在校就餐学生午餐食物供给及营养状况进行调查。

2009年9月，区疾控中心随机抽取七所学校学生桶装饮用水样进行安全风险检测。

2010年11月16日，区疾控中心联合市疾控中心调查淄博市体育运动学校食堂食物中毒事件。经专家组综合分析认为：该事件为群体性细菌性食物中毒；该校食堂15日晚餐是造成本次食物中毒暴发的根源。

2011年，参加全市疾控系统食物中毒应急处置演练，赢得全市同行和领导的高度评价。

2012年3月2日，对淄博赛博网络科技有限公司有4名员工在宝源酒店用餐后疑似食物中毒事故进行流行病学调查、卫生学调查、采集样本和现场处置。

（十二）学校卫生

1986年，贯彻卫生部、教育部制定的《学生口腔保健暂行办法》，组织指导各学校认真开展了学生口腔防治工作。

1990年，对全区15292名中小学生进行健康状况调查，中学生中视力低下居第一位，占42.3%，男生高于女生；小学生中龋齿居第一位，占57.1%，男生高于女生。其次为沙眼、视力不良者居多。对全区中小学生驱蛔情况进行调查，驱蛔率小学生高于中学。

1991年，对大旦村小学蛔虫卵进行检验统计，低年龄组明显高于高年龄组。

1992 年，落实口腔病防治方案，进行宣传教育，发放保健牙刷、牙膏、驱蛔药品 2 万余人，覆盖率大 90% 以上。

1994—1996 年，对全区中小学生龋齿进行调查，龋患率小学明显高于中学，位居六病之首。

2000 年，对全区中小学生营养不良与肥胖情况进行调查，营养不良与肥胖中学高于小学，小学生中城市高于农村。

2002 年，对全区中小学生进行了体检，共体检 29707 人，查体率达 98%。

2004 年，开展学生肠道蠕虫病的防治工作，完成驱虫药发放 12481 人份。

2006 年，开展学生预防保健监测，肥胖率检出率为 9.06%，高于全国学生常见病综合防治方案第二阶段控制在 5% 以下的目标要求。视力不良率在本区学生中仍处于居高不下状态，并随学习阶段上升而上升。

2007 年，对学生预防保健监测，结果显示乙肝病毒携带率在学生中呈明显下降趋势。肥胖率检出率为 16.56%，视力不良率在本区学生中仍处于居高不下状态，并随学习阶段上升而上升。

2008 年 6 月 27 日，《中小学生健康体检管理办法》颁布施行。

2009 年，培训师生、家长甲型流感防控知识 7 场，2500 余人。对 7 所申请复课的学校进行评估。督导全区幼儿园手足口病防控 173 家，培训托幼机构教职工及家长 75 场，培训人数为 9134 人。对 95 所托幼机构申请复课复园进行评估；建立全区 0~7 岁儿童、幼儿园及在园儿童电子档案和纸质档案，共 55039 人；全区中小学生因病缺课共检测学校（托幼机构）107 所 745386 人次。监测学校 69 家，体检学生人数 54861 人。

2010 年共计督导全区幼儿园手足口病防控 183 家，培训托幼机构教职工及家长 105 场，培训人数为 10134 人。对 98 所托幼机构申请复课复园进行评估。补充完善全区 0~7 岁儿童、幼儿园及在园儿童电子档案和纸质档案，共 55032 人。全区中小学生因病缺课共检测学校（托幼机构）148 所，共 120431 人次。监测学校 56 家，体检学生人数 47690 人。

2011 年，张店区成为为口腔疾病综合干预试点区，对实施学校和实施单位进行业务培训。

2012 年，学生口腔卫生知识知晓率达到 90% 以上，正确刷牙率达到 80% 以上。对全区农村 8 所学校的卫生状况进行问卷调查和实地调查。监测学校 64 家，体检学生人数 60701 人。

（十三）消毒媒介生物

2007 年 6 月，区疾控中心中心设立消毒媒介生物防制科。

2008 年 10 月，举办了全区消毒与医院感染控制技术培训班，辖区各区管医院、企业医院、镇卫生院、社区卫生服务中心（站）院感科负责人和消毒技术人员 100 余名参加了培训。

2010 年 8 月份，市总工会、市卫生局联合举办全市传染病疫情现场消毒处置技能比武大赛，获团体一等奖，三名参赛队员分别获个人一、二、三等奖，

2010 年 10 月 14 日，张店王辛小区煤气爆炸事故发生后，先后四次赶赴事故现场进行消毒处置工作。

2010 年，省运会举办期间对市体育中心比赛场馆、运动员休息室、贵宾室及体育中心周边外环境进行了病媒生物消杀工作，总消杀面积 18.5 万 ㎡，从根本上降低了病媒生物密度。

2011 年 1 月，根据省卫生厅《关于开展医院消毒与感染控制监测工作的通知》和市卫生局《关于转发省卫生厅〈关于开展医院消毒与感染控制监测工作的通知〉的通知》的要求，开始对张店区人民医院、马尚镇卫生院两家院感监测市级哨点医院和张店区中医院、杏园街道社区卫生服务中心两家院感监测区级哨点医院进行定期监测与信息上报。

（十四）卫生检验

1987 年，开展肝功能试验与 HBSAg 测定。

1992 年，新开展了馒头中甲醛、二氧化硫、油料中阴离子合成剂及挥发性盐基氮的测定。开展了机动车人员的查体工作及布氏菌的调查工作。

1994 年，微生物开展了 HbeAg 检测，理化添置了 WFX-1D 型原子吸收仪，开展了铁、锰、铜、锌等微量元素检测，用 800-D3 型紫外可见分光光度计开展了水中硝酸盐及硝酸盐氮（紫外法），同年

理化开展了地方尿碘、水碘、盐碘检验。

1996 年，4—5 月实验室搬迁，圆满完成了了计量认证工作。

1997 年，添置了气象色谱仪。

1999 年，微生物配合计划免疫展出乙肝五项的检测，开展了霉菌及酵母菌的检测。理化开展了用新法测定 NaNO2、复水时间、酸度（奶检录）、游离 SIO2、新改良法测碘、食盐中水分、水不容物。

2000 年，理化开展了锂、锶、脂肪、糖、蛋白质等 11 个新项目。

2001 年，开展了甜蜜素、山梨酸、苯甲酸等项目。

2002 年，通过了劳动卫生实验室资质认证，使用气相色谱仪开展了苯、甲苯、二甲苯项目。

2004 年，实施霍乱监测方案监测工作。是年，区疾控中心艾滋病筛查实验室成立。

2005 年，新开展了电导率的检测。

2007 年，顺利通过了实验室资质认定，开展农村生活饮用水调查工作。同年，启用液相色谱仪，原子荧光光谱仪，十万分之一天平，大大扩展了检测项目。

2010 年，顺利通过实验室的资质认定，承接省肠道菌群检测，全球基金项目疟疾检测及督导工作，健康人员查体改为甲肝，戊肝。

2011 年，参加了疾控系统卫生检验技能大赛，获得团体一等奖。

2012 年，顺利完成职业卫生检测资质续展盲样考核。

四、重大事件

1. 非典防治

2003 年 4 月，成立张店区传染性非典型肺炎防治领导小组办公室，设在区防疫站三楼。2003 年 5 月，区防治非典工作领导小组改名为张店区非典防治工作指挥部。区委、区政府成立由区长任总指挥，区委副书记、分管副区长任副总指挥，有关部门、单位主要负责人任指挥部成员的张店区“非典”防治工作指挥部，领导和协调全区“非典”防治工作。并在区防疫站设办公室，下设秘书组、防疫组、宣传信息和农村工作组等 4 个工作组，实行 24 小时疫情值班和全天咨询服务电话。自 4 月 20 日起，全站进入紧急状态，全力做好防治非典工作。在 2 个月时间里，进行流行病学调查 7000 余人次，对 1300 多人人进行了医学隔离观察，紧急疫情出现场 30 余起。最终取得了抗击“非典”的阶段性胜利。7 月，在防治“非典”工作中，区防疫站多名工作者受到区级及以上表彰和奖励，刘忠诚被市委、市政府记二等功。

2. 抗震救灾

2008 年，汶川特大地震发生后，中心购买了 300 公斤消毒药品、杀虫器械、防护用具等，做好充足的准备随时待命奔赴前线。派出 2 名优秀业务骨干奔赴四川省北川县香泉乡地震重灾区，执行灾后卫生防疫和疾控体系恢复重建工作。队员在余震不断、生命随时受到威胁的恶劣环境下，积极开展疫情监测、环境消毒杀虫和突发公共卫生事件应急处置等工作，疫情监测 18700 人次，消杀面积 104.2 万 ㎡，对 5000 余人进行健康教育，发放宣传材料 2104 份，实现了乡、村卫生防疫工作全覆盖，对口支援的北川县香泉乡无传染病发生和流行，圆满完成了灾后卫生对口援建工作任务。2 名在被省卫生厅评为对口动支援北川灾后恢复重建医疗工作先进个人。

3. 甲型 H1N1 流感

2009 年自 5 月 1 日起，全区开展流感样病例监测工作，落实零报告制度，启动了全区联防联控机制，中心制定了《张店区疾控中心甲型 H1N1 流感应急预案（试行）》、成立了 3 个流行病学调查队伍。9 月 6 日 13 时报告首例输入性甲流病例，全年共报告 29 例（1 例输入性病例），男性 19 例，女性 10 例，所有病例均开展个案调查、疫点处理以及对密切接触者开展医学隔离观察，有效遏制了全区疫情扩散。

2010 年通过延续 2009 年的综合防控措施，无病例报告。2011 年，报告 11 例，2012 年无病例报告。

五、荣　誉

表 13-1-4　　集体荣誉表

受奖者	年　月	获奖名称	授奖部门	备注
区防疫站	1989.03	基本消灭疟疾先进集体	省政府	
区防疫站地病科	1989.03	基本消灭疟疾先进集体	省政府	
区防疫站	1989.12	省级卫生城达标优秀组织奖	区政府	
区防疫站计划免疫工作	1989.03	计划免疫达标	省政府	
区防疫站	1990	基本消灭疟疾麻风病	省政府	
区防疫站	1990.02	建设淄博荣立二等功	市委	
区防疫站劳卫科	1991.01	安全生产管理先进单位	区政府	
区防疫站	1992.03	“建设淄博”二等功	市政府	
区防疫站	1992.01	“创安”活动达标单位	区委区政府	
区防疫站	1992.02	爱国卫生先进单位	区政府	
区防疫站	1992.02	“七五”农村自来水建设先进单位	区政府	
区防疫站	1996.04	创建国家卫生城市先进单位	市委市政府	
区防疫站	1997	创建国家卫生城市先进单位	区委区政府	
区防疫站	1997	巾帼文明示范岗	区委区政府	
区防疫站	1998.12	区县级一等卫生防疫站	卫生部	
区防疫站	2000.04	公民无偿献血工作先进单位	区政府	
区防疫站	2001.04	精神文明先进单位	市委市政府	
区防疫站	2002.03	“十五”精神文明单位	区政府	
区防疫站	2002.03	2001 年度财务管理工作先进单位	区政府	
区防疫站	2004.02	2003 年度安全生产先进单位	区政府	
区防疫站	2004.06	先进基层党组织	区委	
区防疫站	2005.04	全市高致病性禽流感防治工作先进单位	市政府	
区防疫站	2006.01	全区文明单位	区政府	
区防疫站	2006.02	全区卫生工作先进单位	区政府	
区防疫站	2006.06	先进基层党组织	区委	

受奖者	年 月	获奖名称	授奖部门	备注
区疾控中心	2007.03	迎接国家卫生城市复审工作先进单位	区委区政府	
区疾控中心	2008.03	全区卫生工作先进单位	区政府	
疾控中心区	2008.06	先进基层党组织	区委	
区疾控中心	2009.02	卫生工作先进单位	区政府	
区疾控中心	2010.12	省 22 届运动会等重大赛事医疗卫生保障先进集体	区委区政府	
区疾控中心	2011	全区卫生应急基层管理工作示范点	区政府	
区疾控中心	2011.03	2010 年度全区卫生工作先进单位	区政府	
区疾控中心	2012.03	2011 年度卫生工作先进集体	区政府	
区疾控中心	2012.07	创建省级文明区先进集体	区委区政府	

个人荣誉表

表 13-1-5

受奖者	年 月	获奖名称	授奖部门
刘忠诚	1988.12	城运服务先进工作者	区委区政府
李仲昌	1988.12	城运服务先进工作者	区委区政府
张守玉	1989.03	安全生产先进工作者	区政府
李仲昌	1989.04	建淄博立三等功	市委市政府
张守玉	1990.02	安全生产先进工作者	区政府
李仲昌	1990.02	八九年安全生产工作者	区政府
张传岭	1990.04	建设淄博荣立三等功	市政府
邓吉安	1990.4	建设淄博荣立三等功	市政府
王秀琴	1990.04	建设淄博荣立三等功	市政府
田学杰	1990.04	建设淄博荣立三等功	市政府
刘　欣	1990.04	建设淄博荣立三等功	市政府
姚文江	1991.04	农村社教先进个人	区政府
张守玉	1991.04	安全生产先进工作者	区政府
张守玉	1993.03	安全生产工作先进个人	区政府
伊文英	1993.03	安全生产工作先进个人	区政府

受奖者	年 月	获奖名称	授奖部门
张守玉	1997.3	安全生产工作先进个人	区政府
康宝国	2000.11	公民无偿献血工作先进个人	区政府
游海华	2000.09	公民无偿献血工作先进个人	市政府
翟翠云	2003.04	张店区劳动模范	区委区政府
耿玉桦	2003.07	全市防治非典型肺炎工作优秀共产党员	市委市政府
刘忠诚	2003.07	全市防治非典型肺炎工作个人二等功	市委市政府
王凤水	2003.07	全市防治非典型肺炎工作个人三等功	市委市政府
李仲昌	2003.07	全区防治非典型肺炎工作个人三等功	区委区政府
田学杰	2003.07	全区防治非典型肺炎工作个人三等功	区委区政府
刘 欣	2003.07	全区防治非典型肺炎工作个人三等功	区委区政府
邓吉安	2003.07	全区防治非典型肺炎工作个人三等功	区委区政府
耿玉顺	2003.07	全区防治非典型肺炎工作先进个人	区委区政府
康宝国	2003.07	全区防治非典型肺炎工作先进个人	区委区政府
任梦宝	2003.07	全区防治非典型肺炎工作先进个人	区委区政府
刘士水	2003.07	全区防治非典型肺炎工作先进个人	区委区政府
翟翠云	2003.07	全区防治非典型肺炎工作先进个人	区委区政府
王新文	2003.07	全区防治非典型肺炎工作先进个人	区委区政府
张 炜	2003.07	全区防治非典型肺炎工作先进个人	区委区政府
韩其红	2003.07	全区防治非典型肺炎工作先进个人	区委区政府
王卫东	2003.07	全区防治非典型肺炎工作先进个人	区委区政府
汪 琦	2003.07	全区防治非典型肺炎工作先进个人	区委区政府
李 栋	2003.07	全区防治非典型肺炎工作先进个人	区委区政府
王文生	2003.07	全区防治非典型肺炎工作先进个人	区委区政府
王力荣	2003.07	全区防治非典型肺炎工作先进个人	区委区政府
张会英	2003.07	全区防治非典型肺炎工作先进个人	区委区政府
董 雷	2003.07	全区防治非典型肺炎工作先进个人	区委区政府
王茂义	2003.07	全区防治非典型肺炎工作先进个人	区委区政府

受奖者	年　月	获奖名称	授奖部门
张德荣	2004.02	2003 年度安全生产工作先进个人	区政府
张德荣	2005.02	安全生产先进个人	区政府
张德荣	2006.03	安全生产先进个人	区政府
张德荣	2006.03	水资源管理先进个人	区政府
陈晋东	2008	无偿献血银奖	卫生部中国红十字会
盛建博	2008.03	卫生工作先进个人	区政府
张振龙	2008.03	卫生工作先进个人	区政府
刘忠诚	2008.03	卫生工作先进个人	区政府
李　栋	2008.03	卫生工作先进个人	区政府
陈晋东	2008.03	卫生工作先进个人	区政府
许一玲	2010.12	第 22 届省运会等赛事筹办工作先进个人记二等功奖励	市委市政府
徐　斐	2012.03	传染病防控工作先进个人	区政府
刘新业	2012.03	传染病防控工作先进个人	区政府
李　栋	2012.03	传染病防控工作先进个人	区政府
宁俊美	2012.03	传染病防控工作先进个人	区政府
池建民	2012.03	传染病防控工作先进个人	区政府
刘长军	2012.03	传染病防控工作先进个人	区政府
张振龙	2012.03	全区卫生工作先进个人	区政府
王茂义	2012.03	全区卫生工作先进个人	区政府
许一玲	2012.03	全区卫生工作先进个人	区政府
冯　霞	2012.03	创建文明城市先进个人（三等功）	市委市政府
张振龙	2012.07	创建省级文明区先进个人三等功	区委区政府
王茂义	2012.07	创建省级文明区先进个人嘉奖	区委区政府
李　栋	2012.07	创建省级文明区先进个人嘉奖	区委区政府

2005 年—2012 年张店区疾病预防控制中心发表（交流）论文统计表

表 13-1-6

论文题目	第一、二位作者	发表时间	刊物名称（期号）	字数	备注
一起高职学院风疹爆发的流行病学分析	刘长军	2005.08.09	中国热带医学		

论文题目	第一、二位作者	发表时间	刊物名称（期号）	字数	备注
美容院化妆品存在问题及管理对策	魏　红	2005.05.25	中国公共卫生		
对婚纱摄影业的卫生监督措施	魏　红	2005.10.20	现代预防医学		
凉菜的食品卫生状况分析	姜卫明	2005.05.25	中国公共卫生		
试论放射卫生行政处罚的法律救济	刘新业	2005.09.20	中国辐射卫生		
放射卫生行政处罚探讨与商榷	刘新业	2005.06.20	中国辐射卫生		
张店区 2001—2003 年冷饮食品卫生检测结果分析	聂　莉	2005.05.10	中国卫生检验杂志		
一起学校麻疹爆发的调查报告	姚俊莲	2005.03.26	职业卫生与应急救援		
浅谈顽固性呃逆的治疗方法	姚俊莲	2005.05.05	中华实用中西医杂志		
计划免疫规范化管理体会	姚俊莲	2005.06.20	中国公共卫生管理		
儿童计划免疫建卡及时性分析	姚俊莲		中国公共卫生管理		
657 例狂犬疫苗接种者的流行病学调查分析	姚俊莲	2005.12.20	中国公共卫生管理		
2003—2004 年张店区餐饮具消毒检测结果分析	李强业	2005.08.20	中国公共卫生管理		
438 份食品样品检测结果分析	李强业	2005.08.20	中国公共卫生管理		
一起布鲁氏菌病暴发的流行病学调查处理报告	盛建博	2005.06.20	中国公共卫生管理		
493 例发热病人流行病学调查分析	盛建博	2005.06.20	中国公共卫生管理		
浅谈在新世纪预防接种证使用管理问题及其对策	盛建博	2005.06.20	中国公共卫生管理		
一起学校风疹爆发的调查报告	池建民	2005.09.26	职业卫生与应急救援		
淄博市张店区城区鼠密度监测结果分析	池建民	2005.10	医学动物防制		
一例卫生行政处罚案例分析	池建民	2005.12.26	职业卫生与应急救援		
氧化酶对霍乱弧菌的筛选	汪　琦	2005.10.05	中国误诊学杂志		
工作场所空气中苯、甲苯、二甲苯测定方法的改进	李　萍	2005.11	中国公共卫生		
一起误用亚硝酸盐引起的食物中毒事件	黄春英	2005.08.20	中国公共卫生管理		
一起由变形杆菌引起的食物中毒事件	黄春英	2005.08.20	中国公共卫生管理		
影响餐具消毒效果的原因及对策	黄春英	2005.08.20	中国公共卫生管理		
一起幼儿园水痘爆发流行的调查报告	陈晋东	2005.08	中国公共卫生管理		

论文题目	第一、二位作者	发表时间	刊物名称（期号）	字数	备注
张店区 2004、2005 年度市售熟肉制品卫生质量调查	陈　雷	2006 年 5 月第 6 卷第 9 期	中国误诊学杂志		
海产品中甲醛的测定	聂　莉	2006 年 6 月第 33 卷第 6 期	现代预防医学		
口腔科诊疗器械消毒效果与艾滋病	刘忠诚				
一起副溶血性弧菌引起的食物中毒	王卫东	2006 年 2 月第 3 卷第 2 期	中国医药学刊		
一起由苦瓠子引起的食物中毒	王卫东	2006 年 4 月第 3 卷第 4 期	中国医药学刊		
艾滋病纳入预防性健康体检刻不容缓	魏　红	2006 年 2 月第 6 卷第 2 期	中国热带医学		
婚纱影楼实行卫生许可证制度势在必行	魏　红	2006 年 4 月第 7 卷第 2 期	中国预防医学杂志		
改革，看基层卫生防疫站	魏　红	2006 年 6 月第 24 卷第 2 期	职业卫生与应急救援		
淄博市张店区 2004 年法定传染病漏报调查	成宝云	2005 年 9 月第 5 卷第 6 期	中国热带医学		
淄博市张店区 1997—2002 年医疗机构疫情监督检查结果分析	成宝云	2005 年 12 月第 21 卷第 12 期	职业与健康		
淄博市张店区一起水痘爆发的调查	成宝云	2005 年 11 月第 21 卷第 11 期	职业与健康		
单价（Ⅱ型）出血热疫苗人群接种反应和防病效果观察	成宝云	2005 年 6 月第 21 卷第 6 期	医学动物防制		
预防狂犬病方法探讨	成宝云	2005 年 9 月第 21 卷第 9 期	医学动物防制		
论职业卫生行政许可	刘新业	2006 年 3 月第 15 卷第 1 期	中国辐射卫生		
一例放射卫生行政处罚案例分析	刘新业	2006 年 3 月第 15 卷第 1 期	中国辐射卫生		
卫生行政强制措施与行政处罚区别的探讨	刘新业	2006 年 6 月第 18 卷第 5 期	中国食品卫生杂志		
2002—2005 年《中国公共卫生》载文统计分析	李凤莲				
一起由沙门氏菌引起的食物中毒	汪　琦	2006 年 6 月第 16 卷第 6 期	中国卫生检验杂志		
张店建桥实验学校发生食物中毒的调查报告	韩　霞	2006 年 8 月第 22 卷第 4 期 A	中国公共卫生管理		
论人才引进和培养	王秀文	2006 年 8 月第 22 卷第 4 期 A	中国公共卫生管理		
2001—2005 年淄博市张店区实施《全国结核病规划（2001—2010 年）》效果分析	陈晋东	2008.08	预防医学论坛 2008 年第 14 卷第 8 期		

论文题目	第一、二位作者	发表时间	刊物名称（期号）	字数	备注
张店区中小学生 3 a 乙肝表抗检测结果分析	田学杰	2007.12	中国学校卫 2007 年 12 月第 28 卷		
张店区 35 所幼儿园教学环境卫生状况调查	田学杰	2007.12	中国学校卫生杂志		
管理会计中解决实际问题的几种数学方法	李　尧（第 2 作者）	2008.05.01	中国科技创新导刊		
2006 年张店区公共浴室卫生状况调查	曹海峰	2008.08	中国公共卫生管理第 24 卷第 4 期		
2001—2005 年淄博市张店区实施《全国结核病规划（2001—2010 年）》效果分析	陈晋东	2008.08	预防医学论坛 2008 年第 14 卷第 7 期		
浅析蛛网模型在分析市场经济稳定条件中的应用	李　尧（第 2 作者）	2009.02	商场现代化		
浅析利用图像法分析某些经济现象	李　尧（第 2 作者）	2009.03	成功		
谈回归分析法在解决经济问题中的应用	李　尧（第 2 作者）	2009.04	成功		
谈经济管理中的线性规划模型的解法	李　尧（第 2 作者）	2009.05	成功		
浅析微积分在经济管理中的几点应用	李尧（第 2 作者）	2009.02	科教创新		
肺癌误诊为肺结核 96 例分析	李国栋（第 2 作者）	2009.11	中国误诊学杂质		
尘肺易感性相关基因研究现况	蒋春梅	2010.08	中国职业医学		
淄博市托幼机构环境卫生状况调查	郭春英	2010.10	中国学校卫生		
白细胞抗原基金多态性与尘肺易感性关系研究进展	许一玲	2010.07	预防医学论坛		
某制药厂制剂车间建设项目职业病危害预评价	许一玲	2010.08	职业与健康		
社区健康促进现状与对策探讨	许一玲	2010.06	中国社区医师		
淄博市张店区手足口病流行与气象因素的关系研究	许一玲	2010.10	热带医学杂志		
淄博市 MSM 人群规模及 HIV 感染调查研究	许一玲	2010.11	热带医学杂志		
社区常见传染病预防与控制	许一玲（主编）		天津科学技术出版社		
实用流行病学	许一玲（副主编）		天津科技翻译出版公司		
肺动脉高压中西医结合治疗学	许一玲（副主编）		中国新时代出版社		

论文题目	第一、二位作者	发表时间	刊物名称（期号）	字数	备注
新形势下疾病预防控制档案管理工作探析	张　炜	2011.08	山东档案		
论新时期档案工作者应具备的素质	张　炜	2011.07	档案管理域理论探讨		
浅析疾病预防控制档案信息资源的开发利用	张　炜	2011.07	档案管理域理论探讨		
张店区居室甲醛检测结果分析	韩　霞	2011.08.20	中国公共卫生管理		
淄博市大中型公共场所从业人员卫生知识认知调查	韩　霞	2011.10	中国公共卫生管理		
2008—2010 年张店区碘盐检测结果分析	曹媛媛	2011.11	中国卫生检验杂志		
醋酸奥曲肽治疗食管胃底静脉曲张破裂出血的临床观察	孙智慧	2012.03	中国实用医学		
新形势下农村社区卫生服务的思考	韩　霞	2012.04	中国公共卫生管理		
流行性传染病的控制预防方法浅析	孙智慧	2012.06	中国现代药物应用		
硝苯地平缓释片治疗高血压合并糖尿病效果观察	孙智慧	2012.07.15	齐齐哈尔医学院学报		
张店区食品从业人员健康查体情况调查	韩　霞	2012.12	中国公共卫生管理		
淄博市首列输入性基孔肯雅热流行病学调查及防控策略研究	李　栋	2013.05	齐齐哈尔医学院学报		
燃料木素抗癌防癌作用机制研究进展	孙军凤	2013.08	中国公共卫生		
2001—2012 年山东省淄博市张店区实施结核病防治规划效果分析	张文娜	2013.12	结核病与肺部健康		

第二章　淄川区疾病预防控制中心

一、机构沿革

淄川区卫生防疫站始建于1956年2月，站址在通济街北段路西，工作人员6名，工作用房4间；1961年发展到24人，成为综合性卫生防疫机构，内部设置卫生组、防疫组、财务组、爱卫办公室、四防办公室，同时担负管理麻风病防治院的工作任务。

1968年4月，淄川区卫生防疫站撤销，在淄川区医院设立防治组。传染病防治工作受到严重干扰，已得到控制的传染病有了大幅度的回升。

1972年6月，恢复淄川区卫生防疫站，传染病防治疫情管理网络开始建立，以区站为中心，各公社医院设立防疫组，各村卫生室设有专人兼管，卫生防疫工作逐步开展起来。

1975年4月，区防疫站迁至淄城镇北关村新建办公楼内。

1978年2月，淄川区成立地方病防治领导小组，办公室设在防疫站。

1989年5月10日，淄川区人民政府确定区卫生防疫站由副科级事业单位升格为正科级事业单位。

2006年6月，淄川区编制委员会撤销淄川区卫生防疫站，淄川区疾病预防控制中心成立，隶属淄川区卫生局管理，正科级全额事业单位。内设17个科室，承担着全区疾病预防与控制、卫生检验监测、突发公共卫生事件应急处置、疫情报告及健康相关因素信息管理、健康危害因素监测与干预、实验室检测分析与评价、健康教育与健康促进、技术管理与应用研究指导工作任务。

二、行政、党群负责人

历届行政负责人一览表

表13-2-1

届别	主要负责人职务姓名		任职起止时间
一	站　长	王厥安	1956.02-1958.05
二	站　长	陈　祥	1958.05-1963.11
	副站长	刘甲俊	1958.05-1963.11
三	站　长	范守桂	1963.11-1964.12
	副站长	刘甲俊	1963.11-1964.12
四	站　长	刘甲俊	1972.06-1981.10
	副站长	贾传明	1974-1975.12
	副站长	闫宗岐	1975-1981.10
	副站长	梁宗宪	1977-1980.03

届别	主要负责人职务姓名		任职起止时间
五	站　长		
	副站长	刘志明	1981.11–1981.12
六	站　长	刘志明	1981.12–1984.08
	副站长	张贤垣	1984.07–1984.08
	副站长	李忠泰	1984.07–1984.08
七	站　长	李其坤	1984.12–1995.12
	副站长	李忠泰	1984.12–1985.08
	副站长	张贤垣	1982.12–1993.04
	副站长	时德友	1990.10–2001.12
八	站　长	许永兴	1995.12–2002.08
	副站长	翟乃耀	1996.03–1999.05
	副站长	张兴刚	1996.09–2001.12
九	站　长	车　雷	2002.08–2006.06
	书　记	翟乃耀	1999.05–2006.06
	副站长	孙克非	2003.11–2006.06
	副站长	田忠昌	2003.11–2006.06
十	站　长		
	副站长	翟乃耀	2006.06–2007.06
	副站长	田忠昌	2006.06–2007.06
十一	站　长	曹在洪	2007.06–2010.04
	副站长	翟乃耀	2007.06–2009.10
	副站长	田忠昌	2007.06–2010.04
	副站长	梁　军	2008.03–2010.04
	副站长	于永峰	2009.09–2010.04

届别	主要负责人职务姓名		任职起止时间
十二	站　长	孙克非	2010.04–
	副站长	田忠昌	2010.04–
	副站长	梁　军	2010.4–2011.08
	副站长	于永峰	2010.04–

历届中共党组织负责人任职情况一览表

表 13–2–2

组织名称	届别	主要负责人职务姓名		任职起止时间
党组织	一	书　记	刘甲俊	1978.08–1981.10
		副书记	闫宗岐	1978.08–1981.10
		副书记	刘志明	1981.11–1981.12
党组织	二	书　记	刘志明	1981.12–1984.07
		副书记	闫宗岐	1981.12–1984.07
党组织	三	书　记	李其坤	1985.08–1989.04
		副书记	张贤垣	1984.11–1989.04
党组织	四	书　记	张悦承	1989.04–1991.01
党组织	四	副书记	李其坤	1989.04–1991.01
党组织	五	书　记	李其坤	1991.01–1997.08
		副书记	许永兴	1996.02–1997.08
党组织	六	书　记	许永兴	1997.08–2002.08
		副书记		
党组织	七	书　记	车　雷	2002.08–2006–06
		副书记		
党组织	八	书　记	翟乃耀	2007.06–2009.10
		副书记		
党组织	九	书　记	孙克非	2010.04–
		副书记		

历届工会负责任职情况人

表 13-2-3

组织名称	届别	主要负责人职务姓名		任职起止时间	备注
工会组织	一	主　席	朱　钧	1956-1976	
		副主席			
工会组织	二	主　席	闫宗岐	1976-1984.04	
		副主席	李永祥	1976-1984.04	
工会组织	三	主　席	李永祥	1984.04-1986.07	
工会组织	四	主　席	张贤垣	1986.07-1993.04	
		副主席	谭秀永	1986.07-1991.12	
工会组织	五	主　席	张贤垣	1993.04-1998.03	
工会组织	六	主　席	翟乃耀	1999.05-2001.03	
工会组织	七	主　席	田忠昌	2003.11-2006.06	
工会组织	八	主　席	于永峰	2009.09-	

工作人员结构情况表

表 13-2-4

年份	总人数	专业技术人员								行政工勤人员	学历构成				
		合计	卫生专业技术人员					其他职称							
			高级职称	中级职称	初级职称	合计	比例 %	人数	比例 %		研究生	大学	大专	中专	高中及以下
建站初	6	—	—	—	—	—	—	—	—	—	—	—	—	4	2
1969 年	18	—	—	—	—	—	—	—	—	—	—	—	3	10	5
1978 年	28	4	—	—	4	4	—	—	—	—	—	—	10	11	7
1989 年	55	47	1	12	32	45	—	2	—	8	—	—	46	4	5
1999 年	96	88	9	22	51	82	—	6	—	8	—	5	74	11	6
2003 年	84	70	10	39	17	66	—	4	—	14	—	11	55	14	4
2006 年	64	55	11	29	15	55	—	—	—	9	—	11	41	8	4
2012 年	62	58	6	25	21	52	—	6	—	4	3	29	24	5	1

三、业务工作

（一）工作状况

2006年，区疾控中心成立后，疾控业务工作已步入良性、快速发展轨道。中心不断加大技术改进力度，建成区县标准化实验室，引进气相色谱仪、原子吸收仪、液相色谱仪、原子荧光光度计、酶标仪、500mAX光机等先进检测设备，设备资产达200多万元，检测能力达到同级领先水平。

区疾控中心先后取得“计量认证合格单位”“建设项目职业危害评价乙级资质”“职业卫生检测资质”和“艾滋病初筛实验室”等资质使科研合作量质同升。参与开展的《中国人群吸烟率及相关行为的流行病学研究》获卫生部科技进步二等奖；17项科研课题获市科技进步一等奖和自然科学优秀成果奖；参与中美国际科研合作项目“硒水平与中国老年人群认知能力研究”取得阶段性成果，被区政府授予科技进步一等奖。

卫生应急整体提升。中心高度重视突发公共卫生事件应急处置工作，进一步调整充实应急机动队，强化药械配备，对突发公共卫生事件应急机动队全体队员进行业务技术培训，主要从霍乱、甲流感、食物中毒、职业中毒的预防控制等方面进行业务知识学习和模拟演练，在全市举行的突发公共卫生事件处置演练中取得第一名的好成绩。对2006年以来来发生的28起突发性公共卫生事件相关信息按规定进行了网络直报、流行病学调查和疫点处理。

疾病控制成效显著。建立公共卫生综合监测点124个，建立了横到边、纵到底，村、镇、区三级网络直报体系。传染病监测预警系统不断完善，重大疾病预测预警能力不断提高，以防控霍乱、人禽流感、甲流感、手足口病等为重点，认真落实防治综合措施，传染病发病率控制在历史最低水平，杜绝了重大传染病疫情的暴发流行。

艾滋病防控稳步推进。艾滋病防治工作以进农村、进课堂、进社区、进家庭、进重点场所的“五进”活动为契机，逐步建立起了咨询监测、生殖保健、宣传教育一条龙服务体系。在淄博师专召开了大学生艾滋病宣传教育活动启动仪式，招募大学生志愿者50名。定期对监管场所羁押人员等高危人群HIV筛查，为艾滋病病人、病毒感染者提供可靠病毒治疗药物和医学随访，对娱乐场所等特殊行业高危人群和建筑工地进行了预防艾滋病知识宣传和行为干预，取得良好效果。

结核病防控再出新亮点。中心积极落实结核病“十二五”防治规划，做好结核病防治“五率”项目，加强与医疗机构的合作，加大对肺结核病人免费治疗的管理和对医疗机构结核病防治工作督导力度，进一步提高肺结核病人的治愈率。积极争取新项目，2011年，作为全省10个试点区县之一，山东省肺结核患者治疗手机管理系统研究项目落户淄川区，本项目为减轻基层医务人员管理患者的负担，增强对患者个人隐私权的保护，提高患者治疗依从性提供了有效的支持，为探索肺结核患者治疗管理新模式的推广应用提供科学依据，到目前，运行良好，效果显著。

慢性非传染性疾病体系健全。大力做好碘盐监测和碘缺乏病病情监测，提高碘盐覆盖率和居民碘缺乏病防治知识知晓率，代表迎接了省级实现消除碘缺乏病目标考核评估工作，取得到了全省第一的好成绩。配合省地研所开展克山病非病区人群心肌疾病患病情况调查，了解了当地居民心肌疾病的患病情况，受到了当地老百姓的大力支持和欢迎，为克山病病区病情控制的评估和制定克山病消除标准提供科学依据。积极承办由区卫生局等五部门主办的“大家一起来减盐”活动，大力推广低盐。动员社会各界和全区人民，积极行动，推进全民健康生活方式，倡导低盐、健康饮食理念，预防和控制高血压，提高全民的健康素质，通过此次活动，宣传健康的饮食习惯，预防和控制高血压等高盐膳食所致疾病，提高全民的健康素质。

免疫规划再上新台阶。2010年7月，区疾病预防控制中心投资30多万元建成山东省第二家、本市第一家数字化预防接种门诊，并于10月份投入使用，温馨、人性化的接种环境和接种服务水平的提高，受到辖区居民的认可和欢迎。于此同时，在区卫生局的大力支持、疾控中心的精心指导下，寨里、城南、杨寨、昆仑、磁村等卫生院加大投入，新建五所数字化接种门诊。规范化预防接种门诊建设活动的开展，特别是数字化门诊的建设，有效促进了预防接种工作的健康开展和预防接种的人性化管理。

公卫监测扎实有效。食品、生活饮用水、职业卫生、消毒及病媒生物等健康危害因素监测与干预体系不断完善。加强公共卫生监测工作，做好食品生产经营从业人员健康体检和食品样品检验工作，及时办理和发放健康证明。在职业卫生与中毒控制工作中，以建陶、化工、纺织、矿山等企业职业危害因素治理为重点，进行职业卫生监测，以合法有效的技术服务，开展各种职业危害因素的预防与控制工作，为企业提供有法律效力的职业卫生报告，切实为企业保驾护航。广泛开展医疗机构、托幼机构消毒监测和技术指导工作。在全市率先开展病媒生物密度监测和防制工作，有效预防和控制感染疾病的传播。举办淄博适宜卫生技术推广项目培训班，提高基层卫生服务能力。

（二）疾病预防控制

1939 年 8 月 13 日，成立淄川县防疫委员会，从事对贫民施医施药、防疫注射及种痘等事项。1942 年后，卫生防疫管理先后由县警察局、县医院兼管，但对传染病预防、流行控制与监测防治作为甚少。

新中国建立后，由县医院配备专人负责预防接种、传染病报告。1956 年，建立专门防疫机构，负责传染病防治、地方病预防、流行病学调查和疾病预防与控制，逐步建立起正规的疫情报告、传染病管理制度。20 世纪 60—70 年代，坚持“预防为主”方针，为医疗卫生机构配备防疫人员，培训农村保健员，形成以区卫生防疫站为中心，区属医疗机构和公社卫生院为纽带，厂矿、大队保健站为基础的三级卫生防疫网络。

1956 年 2 月，开始建立疫情报告制度。执行传染病卡片报告和访视卡片报告制度。1975 年，建立每月 1 次防疫例会制度。1977 年，建立疫情月核对制度。区、社、大队三级卫生医疗机构每月定期核对疫情，做到疫情“三统一”。1982 年，始于境内解放初期的牛痘苗接种工作，随天花的绝迹于年底终止。1985 年 5 月，由区卫生防疫站、各乡镇卫生院、区分院防疫人员组织的 5 个检查组，对全区 32 个乡镇和厂矿医院的副霍乱防治、计划免疫、疫情管理工作全面检查。1986 年 3 月，23 所区分院（乡镇卫生院）基本情况调查显示：从事社会卫生防疫工作人员 40 人，占卫生技术人员的 5.52%，平均每院 1.73 人。1992 年，淄川区被省卫生厅确定为实施腹泻病控制规划试点区，1995 年达到腹泻病控制规划目标。1994 年，淄川区在全省率先实行传染病报告卡邮资总付。1998 年，全区脊髓灰质炎达到基本消灭标准。1999 年 7 月，境内发生霍乱病人 27 例。2002 年，报告传染病 916 例。病种分布：乙型脑炎 3 例、痢疾 361 例、猩红热 1 例、麻疹 4 例、布鲁氏菌病 2 例、病毒性肝炎 248 例、肾综合征出血热 136 例、淋病 21 例、结核病 140 例 。

2003 年，重点“非典”防治工作。2004 年，将人感染高致病性禽流感、流行性出血热、艾滋病作为重点疾病预防控制工作。全年报告法定乙类传染病 11 种 1421 例。2005 年，重点禽流感防控工作。翌年，重点实施疫情报告质量控制、疫情报告及时率和每月与上级微机联网发送疫情汇总资料。对境内 4 起突发性公共卫生事件按规定进行网络直报、流行病学调查、疫点处理和结案报告。2007 年，重点开展霍乱、流行性出血热、流感、人禽流感、布鲁氏病和高发传染病预防控制，加强对各类疾病监测点的技术指导和督导，对全区人托、入学儿童预防接种证查验及补种。

（三）卫生监督监测

卫生监督监测始于 1956 年，区防疫站成立后，负责全区食品卫生监督管理工作、防治厂矿企业中矽尘危害的调查整改工作、实施对空气自然环境卫生质量检测。1974 年，区卫生防疫站设专人负责学校卫生监督管理工作，检测的广度、深度逐年提升。放射卫生检测始于 1979 年岭子分院对 X 光机进行防护改造。

（四）卫生检测检验

1956 年，淄川区防疫站建立之初，无检验设备及人员，检验样品直接送市卫生防疫站。

1965 年，市卫生防疫站协助建立检验室，有冰箱、培养箱、干燥箱、显微镜等设备，借调市防疫站检验人员，开展冷饮卫生细菌及部分传染病检验工作。

1968 年，区卫生防疫站被撤销，检验工作停止。

1972 年恢复淄川区卫生防疫站，建立检验组，借用淄博瓷厂、昆仑卫生院、太河水库医院等房屋设施，同时借用部分医院检验人员开展厂矿粉尘、毒物及布氏菌病的检验监测工作。

1975 年，区防疫站建立 300 ㎡检验室。1979 年区防疫站列为全国重点县（区）防疫站，同时配备 10 万元检验设备，使区防疫站卫生检验工作得以正常开展。

1996 年，区卫生防疫站通过省级计量认证评审，卫生检验工作走上科学化、制度化、规范化的发展道路。

2003 年，区防疫站检验科参加“非典”流行病学调查和采样工作。

2009 年—2010 年，区疾控中心检验科多次参加甲型 H1N1 鼻咽拭子采样工作。

2010 年 5 月，区疾控中心检验科参加山东省地研所寄生虫调查。

2011 年 5 月，区疾控中心检验科为鲁泰公司 2100 名职工做了结核分枝杆菌抗体检查工作。

2012 年 4 月，区疾控中心抽调 14 名工作人员与中国疾控中心环境所 5 名专家组成体检采样工作组。

至 2012 年 12 月，中心先后筹集 200 余万资金购买了液相色谱仪，气相色谱仪，原子吸收分光计，原子荧光分析仪，紫外分光光度计，荧光显微镜，半自动生化分析仪，酶标仪，十万分之一电子天平，电子培养箱，甲醛分析仪，个体采样器等先进检测检验仪器设备。

（五）卫生宣传教育与健康教育

1980 年 8 月，区卫生防疫站制订《淄川区公社卫生院区分院卫生防疫组职责范围和任务（讨论稿）》，卫生宣传工作列第十四条。

1981 年 8 月 14 日，区防疫站制定《关于当前卫生宣传工作的几点意见》，要求区医院、分院、各公社卫生院、大队卫生室指定一名医务人员、赤脚医生分管卫生宣传工作，组成区、社、队三级卫生宣传网。1984 年 4 月，23 所公社卫生院和 483 个行政村卫生室均有了兼职人员，三级卫生宣传网络初步形成。

1984 年 2 月 25 日，经市电影发行放映公司批准，区防疫站成立科教电影队。

1985 年 4 月，各基层单位建立卫生宣教领导小组。

1991 年 3 月统计，全区 23 个乡镇、434 所中、小学、47 个区属企业、483 个行政村，建立健康教育领导小组，配齐兼职卫生宣传员，全区共有 987 名专（兼）职卫生宣传员，区、乡镇、村三级健康教育网络得到巩固和发现。是年，制定“八五”（1991—1995）卫生宣教规划。

1993 年 9 月 14 日，区健康教育所成立。

1994 年 3 月，制定创建国家卫生城健康教育实施方案。1998 年 7—9 月，迎接第四次全国卫生城市检查，有关领导现场指导，宣教科深入到居委会、城区村、学校、工厂、医院、机关、公共场所、健康教育一条街等 80 个单位进行卫生宣传教育指导。

1999 年 8 月 4 日，区健康教育所向全区 104 个单位发出《关于做好夏秋季肠道传染病卫生宣传健康教育的通知》，以防止霍乱、痢疾、伤寒、付伤寒、病毒性腹泻、O157 等肠道传染病的发生。

（六）重大事件

1. 非典防治

2003 年 1 月 2 日始，广东省中山市中医院呼吸科先后收治 12 名“不明原因性肺炎”病人。3 月 15 日，世界卫生组织将此病称为“严重急性呼吸系统综合征”。4 月 16 日，世界卫生组织在日内瓦宣布，病毒已被找到，命名为 SARS 病毒，但来源不明。5 月 7 日，卫生部表示，鉴于目前国际上对 SARS 病原体还未形成共识，中国暂时将 SARS 归于乙类传染病。

2003 年 3 月，区卫生防疫站成立防治非典型肺炎工作领导小组和技术指导小组。区委、区政府成立由区长任总指挥，区委副书记、分管副区长任副总指挥，有关部门、单位主要负责人任指挥部成员的淄川区“非典”防治工作指挥部，领导和协调全区“非典”防治工作。并在区卫生局设办公室，下设综合、业务、行政 3 个工作组，实行 24 小时疫情值班和全天咨询服务电话。

4 月，全区非典型肺炎防治工作会议、“非典”

防治工作指挥部成员扩大会议分别召开。区卫生防疫站成立传染性非典型肺炎防治大队，下设流行病学调查分队、消杀分队、宣传教育分队、检验分队。设立“非典”物资储备室，对境内机关、企事业单位和各乡镇卫生院供应发放二氧化氯消毒液。设立咨询台、宣传板、发放宣传单，消除社会恐慌心理，普及预防知识。

4月下旬，在商家镇滨博高速公路出口，对过往车辆及驾乘人员进行登记、消毒，发现发热者留验观察。全区学校、社区、行政村、企事业单位、机关等787个监测点设专线电话，区属医疗卫生单位及乡镇、街道均配备传真机，实行疫情零报告、日报告制度。境内市管、区直医疗单位及各乡镇卫生院均设立发热门诊，29日，发热门诊监测147人，其中发热病人39人，可疑接触者108人，隔离、观察105人。当月，全区1所定点医院、4所非定点医院、24个发热门诊累计发现发热病人20例，其中学生3例、农民15例、其他2例。实行逐村、社区挨户对近期外来返乡人员调查，进行登记、查体，对疑似病人下达医学隔离观察通知书。对市外居住工作人员、临时出差在外人员、在外服现役人员及在外求学人员，逐户调查摸底、登记造册，做好他们返乡防范工作，动员其就地学习、务工，不要盲目返乡。医护人员每天下村、社区入户巡查和技术督导，各村、社区卫生室对已下达医学隔离观察通知书人员，由乡村医生协助每天按时对隔离人员监测、排查。

5月5日，一名4月28日从香港返乡后单独居住出现发热症状可疑病人，及时转到市第四人民医院隔离观察。同时区卫生防疫站迅速赶赴东关南生活区19号楼现场调查处理。对该楼住户全部隔离控制，实施居家医学观察，挨户逐人开展流行病学调查。3日后，患者确诊排除疫情，隔离区解除布控。

6月，“非典”防治工作由全面防控向重点防控、社会防控向专业队伍防控转变。

7月，在防治“非典”工作中，区防疫站多名工作者受到市级及以上表彰和奖励，车雷被省委、省政府记三等功。

2. 抗震救灾

2008年汶川特大地震发生后，淄川区疾控中心先后派出二批4名优秀业务骨干奔赴四川省北川县擂鼓镇、香泉乡地震重灾区，执行灾后卫生防疫和疾控体系恢复重建工作。每批队员均在余震不断、生命随时受到威胁的恶劣环境下，积极开展疫情监测、环境消毒杀虫、水质检测和突发公共卫生事件应急处置等工作，深受各级政府及灾区百姓的欢迎，并受到时任卫生部党组书记、副部长高强和国家疾控中心首席流行病学专家曾光教授的肯定，4人次受到省、市表彰奖励，并有2人在抗震救灾防疫工作中“火线入党”。

3. 甲型H1N1流感

2008年，淄川区疾控中心反应迅速，第一时间成立了以主要领导任组长的甲型H1N1流感防控工作领导小组，采取“内防扩散、外堵输入”相结合的防控策略，举办全区防控业务技能培训，举办全区疾控系统疫情防控实战模拟演练，大力开展健康教育，提高公众的防控意识，落实密切接触者医学观察，做好病例流调和实验室检测工作。

4. 创建卫生城市

1989年，贯彻市爱卫会《关于创建卫生城镇活动的实施方案》，区卫生防疫站成立领导小组，将承担的行业卫生、除害灭病与传染病防治、卫生宣传与健康教育三方面的任务落实到相关业务科室，顺利地完成各项工作任务。

1991年，成立创建省级卫生城领导小组，制定创建省级卫生城的工作目标，将任务分解到相关科室。9月，各项创建指标基本达到标准要求，城区生活饮用水合格率100%，公共场所卫生合格率达97%，食品卫生监测合格率达94%，未发生食物中毒事故。蝇类密度下降为10只/笼/日，居民区成蚊密度低于1.2只/小时，无传染病暴发流行。健康教育工作建立科普一条街，与区电视台联合播放专题片《为了人民健康》，对公共场所、饮食从业人员进行卫生知识培训，共9600人次。12月10日，省爱卫会授予淄川区为“省级卫生城”称号。

1992年，开始创建国家卫生城市。区卫生防疫站承担行业卫生、除害灭病与传染病防治、卫生宣传与健康教育等项工作任务。9月，淄博市获全国地级市“十佳卫生城市”称号。

1995年10月，淄博市获“国家卫生城”称号。在创建国家卫生城市和每年的复审工作中，区防疫站完成了承担的各项创城工作任务。在1989—1995年创城工作中，区卫生防疫站先后有20人次受到市、区两级政府的表彰。1996年4月17日，市政府召开创建卫生城市表彰大会，区防疫站获“创建国家卫生城市工作先进单位”称号。

四、科研成果

核心期刊发表论文情况表

表13-2-5

题目	作者	刊名	期	发表年份
淄博市乡（镇）卫生院人员调出情况浅析	王成森	中国农村卫生事业管理	1	1989
激励疗法在医院人员管理中的应用	翟乃耀	中国农村卫生事业管理	12	1990
强化乡镇防保站管理和建设之浅见	翟乃耀	中国农村卫生事业管理	4	1991
乡镇卫生院建立病案室的重要性	翟乃耀	中华医院管理杂志	4	1992
题目	作者	刊名	期	发表年份
浅谈创建一级甲等医院的做法与体会	翟乃耀	中国农村卫生事业管理	2	1995
建立三位一体系统，加强医院质量管理	翟乃耀	中国医院管理	增刊	1997
改革和发展乡镇卫生院工作的思考与对策	翟乃耀	中国卫生经济管理	1	1998
实施卫生防疫计量认证工作的措施与成效	翟乃耀 许永兴	中国农村卫生事业管理	8	1998
浅谈股份合作制在乡镇卫生院发展中的作用	吕金 李先江 田忠昌	中国卫生政策	8	1998
卫生监督体制状况分析与改革建议	周玖萍 许永兴 翟乃耀	中国公共卫生管理	增刊	1998
论新形式下思想政治工作的理论观念	翟乃耀	中国临床医药研究杂志	10	1999
淄川区乡镇食用碘盐防治地甲病十年疗效观察	张洪诚	中国地方病杂志	3	1991
232例地甲病患者坚持10年服用碘化钾食盐疗效观察	张洪诚 李其坤	中国地方病杂志	2	1993
中草药治疗布病25例疗效观察	张洪诚 李其坤 时德友	中国人共患病杂志	5	1993

题目	作者	刊名	期	发表年份
淄川区布病防治工作总结	张洪诚 李其坤 时德友	中国地方病杂志	专辑	1994
菌苗治疗布病疗效分析	张洪诚 李其坤 时德友	中国地方病杂志	5	1994
APC 片剂烧后研面调糊涂治疗皮肤	张洪诚	中国临床医学与预防医学	中期	1994
淄川区疟疾综合防治二十年效果分析	石凤翔 冯著龄	中国寄生虫病防治杂志	3–A	1996
1994 年淄川区布病监测调查	王　琴	中国预防医学与临床		1996
口服碘油胶丸治疗地方性甲状腺肿 154 例疗效观察	张廷龙	中国地方病杂志	4	1997
淄川区医疗单位紫外线强度监测调查	张廷龙	中国临床医学与卫生防疫		1997
淄川区医疗机构消毒液细菌污染调查	张廷龙	中国临床医学与卫生防疫		1997
1990—1993 年淄川区居民死亡原因统计分析	周玖萍 张廷龙 张　标	中国临床医学与卫生防疫		1997
1996 年淄川区消除碘缺乏病危害工作总结	王　琴	中国临床医学与卫生学		1997
淄川区碘缺乏危害控制效果及防治对策	王　琴	中国临床诊疗与药学		1997
淄川区消除碘缺乏危害工作总结	王　琴	中国地病学杂志		1997
淄川区医疗单位物体表面消毒效果监测调查	时德友	中国临床医学与卫生防疫	下册	1997
淄川区医疗单位灭菌器消毒质量监测调查	赵德东 张廷龙 时德友	中国临床医药学与卫生防疫	下册	1997
1994—1995 年淄博市淄川区腹泻监测分析	孙秀凤 张玲珠 孙凤云	中华流行病学杂志	6–B	1997
接种狂犬疫苗免疫失败原因分析与预防对策	翟乃耀	中国公共卫生杂志	12	1998
淄川区中小学师生白喉免疫水平调查	梁　军 李秀梅 纪淑英	中国学校卫生	4–B	1998
淄川区 5 岁以下儿童腹泻病影响因素分析	孙秀凤 张玲珠 韩秀芳	中华流行病学杂志	4–B	1998

题目	作者	刊名	期	发表年份
浅谈防治新生儿院内感染的措施	侯可美 孙柏 王继业	中国医学研究与临床经验	上册	1998
淄川区麻疹流行特征分析	梁　军 唐作栋 孙凤云	中国现代医学理论与实践		1998
皮内注射卡介苗引起化脓性淋巴结炎 2 例	梁　军 唐作栋 李秀梅	中国现代医学理论与实践		1998
淄川区 1994 年不同人群白喉免疫水平调查分析	唐作栋 梁　军 李秀梅	中国现代医学理论与实践		1998
109 例卡介苗接种事故原因及处理	唐作栋 梁　军 李秀梅	中国现代医学理论与实践		1998
影响甲型肝炎疫苗接种的因素及控制策略探讨	梁　军 韩秀芳 孙凤云	中国现代医学理论与实践		1998
淄川区流动儿童四苗接种率调查	纪淑英 于永峰	中国现代临床医学与卫生防疫	下册	1998
淄川区基层医疗单位消毒器械现状调查	赵德东 张廷龙 李在祥	中国现代医学研究、疾病预防与诊疗	下	1998
淄川区厂矿医疗单位消毒监测报告	王爱华	中国现代临床医学与卫生防疫		1998
恙螨引起阴部瘙痒一例报告	王爱华	中国现代医学研究		1998
肺结核病例化学治疗	王　琴	中国现代疾病诊疗与药学		1998
淄川区正常人群甲肝抗体水平调查	孙秀凤 孙凤云 韩秀芳	中国实用医学理论与实践		1998
淄川区正常人群戊肝抗体水平调查	孙秀凤 韩秀芳 梁　军	中国实用医药学		1998
一起风疹流行及误诊调查	梁　军	中华误诊学杂志	2	1999
布氏菌病血清学追踪观察	曹温年 田忠昌 曹进凯	中国地方病杂志	2	1999

题目	作者	刊名	期	发表年份
卡介苗接种事故的原因分析及处理方法	司维富 杨忠文 唐作栋	现代预防医学	4	1999
菌苗治疗慢性期布氏病的效果观察	司维富	中国地方病杂志	5	1999
淄川矿区疾病监测点恶性肿瘤死亡分析	孙秀凤 田忠昌 韩秀芳	美国中华医药杂志	7	1999
化脓性淋巴结炎误诊 2 例	梁　军	中华误诊学杂志	6	1999
1999 年淄川区布氏菌病监测总结	王　琴	中国地方病学管理	5–1	1999
影响甲肝疫苗接种因素及其控制策略探讨	梁　军 韩秀芳 孙凤云	中华使用医学理论与实践		1999
对 461 例循环系统疾病死亡的分析	韩秀芳 梁　军 孙爱芹	中国现代医药卫生		1999
某区 1990—1997 年菌痢发病分析	孙秀凤	中国现代医药卫生		1999
某区 1990—1997 年病毒性肝炎流行状态分析	孙秀凤 田忠昌 韩秀芳	中国现代医药卫生		1999
淄博某化工厂车间空气中氰化氢对健康的影响	冯玲花 冯著龄	中国城乡企业卫生杂志	4	1989
乡镇企业职工体检工作的重要性	杨忠文	中国公共卫生		1997
一理发店违反《公共场所卫生管理条例》案例分析	田忠昌 周玖萍 冯汝军	中国公共卫生	增刊	1997
淄川区市售化妆品卫生质量现状调查分析	周玖萍 冯玲花 张廷龙	中国公共卫生	增刊	1997
淄川区中学生视力低下因素分析	吴　利	中国临床与卫生防疫		1997
安装空调设施就餐场所空气中 CO2 含量分析	周玖萍 冯玲花 张　标	现代预防医学		1997
企业噪声危害的调查分析	杨忠文 王光栋 曹沛田	第六次全国劳动卫生与职业病学术会议论文汇编	1	1998
应重视乡镇企业职工就业前体检工作	杨忠文	中国农村卫生事业管理	6	1998

题目	作者	刊名	期	发表年份
公共场所卫生法规中存在的几个问题	周玖萍	中国临床医学与卫生学	上期	1998
眼镜市场卫生监督亟待加强	王继业 吴　利 徐宏杰	中国现代医学研究	上册	1998
宾馆内理发美容卫生监测结果分析	侯可美 孙　柏 王继业	中国医学研究与临床实践	上册	1998
淄川区生活饮用水卫生质量监测结果分析	侯可美 王继业 孙　柏	中国医学研究与临床实践	上册	1998
淄川区 1997 年区级自来水水质分析	侯可美 孙　柏 王继业	中国医学研究与临床实践	上册	1998
淄川区八处山区中小学校学生饮用水状况分析	吴　利 冯玲花 夏新玲	中国现代临床医学与卫生防疫	中册	1998
淄川城区理发店卫生状况分析	张　标 冯玲花	中国现代临床医学与卫生防疫	中册	1998
加强公共场所卫生监督的对策	孙　柏 王继业 侯可美	中国现代临床医学与卫生防疫	下册	1998
淄川区生活饮用水卫生质量现状调查分析	冯玲花 周玖萍 张　标	中国临床医学与卫生学疾病诊疗与预防		1998
一起食用芸豆引起的食物中毒	宗树恒 张玲珠 高　澎	中华现代医学应用研究	第二期	1998
一起食用猪下货引起的食物中毒	宗树恒 冯玲花 李在祥	中华现代医学应用研究	第二期	1998
增强防护意识合理应用 CT 诊断	翟潜淑	中华现代医学应用研究	第二期	1998
加强放射防护监督管理的做法与体会	翟潜淑	中华现代医学应用研究	第二期	1998
淄川区放射性同位素及放射装置防护监督管理	翟潜淑	中华现代医学应用研究	第二期	1998
小型壁画厂铅危害调查分析	李淑芹 王光栋 高健明	中国现代医学研究疾病预防诊疗	下期	1998

题目	作者	刊名	期	发表年份
49例职业中毒病种分析	李淑芹 王光栋 张　峰	中国现代医学研究疾病预防诊疗	下期	1998
乡镇企业自身加强劳动卫生管理的必要性	司海霞 王家荣 王光栋	中国现代医学研究	下期	1998
淄川区乡镇企业主要职业危害的调查	司海霞 王家荣 曹沛田	中国现代临床医学与卫生防疫	下期	1998
乡镇水泥企业职业危害的调查	王家荣 司海霞 王光栋	中国现代临床医学与卫生防疫	下期	1998
电脑验光与散孔验光屈光度符合率比较	吴　利 夏新玲	中国现代医学研究疾病预防与诊疗	下册	1998
早餐对中小学生课堂学习效果观察	吴　利 夏新玲	中国现代医学研究疾病预防与诊疗	下册	1998
用手长预测儿童身高	张　标	中国医药与卫生学	下册	1998
电脑验光与散瞳验光屈光度符合率比较	吴　利 夏新玲	中国学校卫生杂志	4	1999
早餐对中小学生学习效果影响观察	吴　利 田忠昌	中国学校卫生杂志	5	1999
浅谈食品卫生现状与对策	宗树恒 张玲珠	中国实用临床医学		1999
浅析山东省实施《尘肺病防治条例》办法	李淑芹 王光栋 张　峰	中国现代医药卫生	下册	
盐析法浓缩e抗原e抗体	曹温年	中华医学检验杂志	4	1981
副玫瑰苯胺法测定果脯中SO2的改进研究	吴　利 冯著龄	中国公共卫生杂志	4	1985
分光光度法测酒中糖分	吴　利	中华预防医学杂志	4	1985
酒中杂醇油测定方法的改进	吴　利 冯著龄	中华预防医学杂志	1	1989
粉尘中游离二氧化硅测定方法的改进	冯著龄	中华预防医学杂志	5	1989
微量法检验布氏菌	曹温年 常承忠	中华预防医学杂志	1	1991
采用法定计量单位计算标准状况下空气体积的方法	冯著龄 李其坤	中华预防医学杂志	5	1991

题目	作者	刊名	期	发表年份
超细玻璃纤维滤纸中锰及其化合物的本底值测定	冯著龄 李其坤 曹沛田	中国卫生检验杂志	1	1993
从父子两人中同时分离出两型布氏菌	曹温年 时德友	中国地方病防治杂志	3	1994
1990—1993 年淄川布病暴发点周围重点人群病原及血清学检测报告	曹温年 李其坤 时德友	中国地方病防治杂志	4	1994
一株新发现的与布氏菌交叉反应细菌鉴定报告	曹温年 常承忠	中国地方病防治杂志	6	1994
在羊的血培养中发现一株与布氏菌交叉反应的迟缓爱德华氏菌	曹温年 常承忠	中国人兽共患病杂志	6	1994
市售凉拌小菜蜡样芽胞菌污染调查报告	徐同武	中国微生物学论文集		1994
2700 名饮食公共场所从业人员 H 5. Ag PHSA 携带情况调查	徐同武 曹温年	中国微生物学论文集		1994
从七月龄婴儿粪便中同时分离出两型类志贺氏邻单胞菌	徐同武	中国医药荟萃		1994
1990—1992 年淄川区布病暴发点周围人群血清学监测报告	曹温年 李其坤 时德友	中国地方病防治杂志	1	1996
人畜布氏菌病感染调查分析	徐同武	中国预防医学与临床		1996
分离蜡样芽胞杆菌 MYP 培养基的改进	徐同武 高瑞云	中国临床医学与卫生学		1997
中草药治疗布氏菌病 25 例疗效分析	徐同武	中国地方病杂志	1	1997
淄川区 1992—1996 年志贺氏菌型分布及药敏试验	徐同武	中国临床诊疗与药学		1997
淄川区布氏菌菌型和布病疫村持续时间的关系	曹温年 许永兴 时德友	中国地方病防治	4	1998
9010 菌对布氏菌病血清学诊断的干扰及排除方法研究	曹温年 许永兴 时德友	中国地方病防治	5	1998
配制酒蒸馏后测定四个时刻的乙醇浓度的统计分析	曹培义 王继业 于永峰	中国临床医学与卫生学	上	1998
精液中检出缺壁葡萄球菌	徐同武	中国临床医学与卫生学	中	1998
饮食从业人员 HBsAg 携带与有关问题的探讨	徐同武	中国临床医学与卫生学	下	1998

题目	作者	刊名	期	发表年份
测定车间空气中氯的计算方法的探讨	冯著龄 田忠昌 刘洪光	中华当代优秀医学论文荟萃		1998
紫外法测定碘酸钾食盐的含钾量	冯著龄 田忠昌 李海霞	中国基层医疗实践	6	1999
村卫生室用过氧乙酸做室内消毒剂的处理实验	曹培义 王继业 夏新玲	当代地方科技杂志		1999
江西省城镇老年医疗服务需求和利用及其影响因素分析	杨忠文	中国社会学	6	1993
持之以恒抓医学科普发行，促进全民健康教育	李其坤 时德友 李先江	中国健康教育	增刊	1994
基层医院开展健康教育的一种新形式——健康教育简便处方	李其坤 王健萍 李先江	中国社会医学	增刊	1995
师范学校学生卫生知识和不良习惯的调查	王　玲 李先江 黄玉敏 吕　金	中国健康教育	10	1996
淄博师范附小开展健康教育活动的效果评价	吴　利 徐宏杰 王继业	中国学校卫生杂志	4	1997
浅谈老年人的健康教育措施	侯可美	中国医学研究与临床实践	上册	1997
淄川区市售酱油卫生质量抽样调查分析	曹培义	山东预防医学	4	1997
淄川区文化娱乐场所卫生质量调查分析	曹培义	山东预防医学	4	1997
论卫生下乡活动在农村健康教育知识传播中的优势	孙凤云 梁　军 郑　丽	中国现代医学应用研究		1998
淄川区碘缺乏危害健康教育调查分析	王　琴	中国临床医药与卫生学		1998
妇女更年期的心理治疗的探讨	黄玉敏	中国现代医药卫生		1999
淄川区饮用纯净水卫生质量监测分析	曹培义	预防医学文献信息	3	2001
邻甲苯胺分光光度法测定甜饮料中的葡萄糖	曹培义	职业与健康	8	2001
腹泻病的预防与控制调查	邢　丽	职业与健康	8	2002
乡镇计划免疫实施规范化接种的评价	邢　丽	职业与健康	10	2003

淄川区特殊行业家蝇对常用杀虫剂的抗药性及防治对策	邢　丽	职业与健康	13	2007
山东淄博市学龄儿童尿碘监测及健康教育调查	邢　丽	中国热带医学	7	2007
胰岛素泵治疗 2 型糖尿病 20 例疗效观察	邢　丽	中国现代医药杂志	7	2007
山东淄博市阶段消除碘缺乏病后居民碘营养状况评估	邢　丽	中国热带医学	5	2007
淄川区城乡中小学生青春期发育的调查	田忠昌 于永峰	现代预防医学		2008
煤气发生炉职业卫生学调查	周玖萍	现代预防医学		2009
淄博市淄川区 5 类食品的卫生监测结果	高瑞云	职业与健康	14	2011
淄博市淄川区 1999—2009 霍乱疫情的检测分析	高瑞云	职业与健康	14	2011
山东省淄川区 2006—2011 年碘盐监测分析	于永峰	中国地方病防治	杂志	2012

五、荣　誉

表 13-2-6　　集体荣誉表

受奖者	年　月	获奖名称	授奖部门
区卫生防疫站	1978.03	淄博市卫生工作先进集体	市委、市革委
区卫生防疫站	1980.08	传染病管理工作先进集体	市卫生局
区卫生防疫站	1981.03	乙肝防治先进集体	区政府
区卫生防疫站	1981.12	建设精神文明讲卫生先进单位	市政府
区卫生防疫站	1982	水质质控先进单位	市卫生局
区卫生防疫站	1982.07	结核病防治工作先进集体	市卫生局
区卫生防疫站	1983.12	流行病工作先进集体	区政府
区卫生防疫站	1983.12	卫生工作先进集体	区政府
区卫生防疫站	1985.04	省医学科普先进集体	省爱卫会、省卫生厅
区卫生防疫站	1986.05	卫生检验先进单位	市卫生局
区卫生防疫站	1986.06	贯彻《食品卫生法》先进单位	市政府
区卫生防疫站	1986.08	省医学科普先进集体	省爱卫会、省卫生厅
区卫生防疫站	1986.12	劳动卫生工作先进单位	市卫生局

受奖者	年 月	获奖名称	授奖部门
区卫生防疫站	1987.03	全省环境卫生工作先进单位	省卫生厅
区卫生防疫站	1987.04	结核病初排病人治疗管理先进集体	市卫生局
区卫生防疫站	1987.04	放射卫生工作先进集体	市卫生局
区卫生防疫站	1987.04	微生物检验质控优秀奖	市卫生局
区卫生防疫站	1987.04	理化卫生监测先进集体	市卫生局
区卫生防疫站	1987.04	病毒性肝炎防治先进集体	市卫生局
区卫生防疫站	1987.04	食品卫生工作第一名	市卫生局
区卫生防疫站	1987.04	劳动卫生工作先进集体	市卫生局
区卫生防疫站	1987.04	灭鼠先进单位	区政府
区卫生防疫站	1987.06	甲级站称号	市卫生局
区卫生防疫站	1987.09	省医学科普先进集体	省爱卫会、省卫生厅
区卫生防疫站	1987.09	健康教育工作先进单位	省爱卫办
区卫生防疫站	1988	提前实现国家普及儿童免疫第一个目标	省政府
区卫生防疫站	1988.01	计划免疫工作达标区	市政府
区卫生防疫站	1988.03	荣立市集体二等功	市委、市政府
区卫生防疫站	1988.04	结核病防治工作先进集体	市卫生局
区卫生防疫站	1988.09	省医学科普先进集体	省爱卫会、省卫生厅
区卫生防疫站	1989	基本消灭疟疾先进集体	省政府
区卫生防疫站	1989	卫生单位	区爱卫会
区卫生防疫站	1989.04	荣立市集体三等功	市委、市政府
区卫生防疫站	1989.09	省医学科普先进集体	省爱卫会、省卫生厅
区卫生防疫站	1990	甲级站称号	市卫生局
区卫生防疫站	1990.01	1989 年全市防疫工作第一名	市卫生局
区卫生防疫站	1990.04	荣立市集体二等功	市委、市政府
区卫生防疫站	1990.06	全国卫生报刊发行先进集体区县级第一名	全国爱卫会、卫生部、中国卫生宣教协会
区卫生防疫站	1990.10	省医学科普先进集体	省爱卫会、省卫生厅

受奖者	年 月	获奖名称	授奖部门
区卫生防疫站	1991	省食品卫生达标区	省卫生厅
区卫生防疫站	1991	文明单位	区委、区政府
区卫生防疫站	1991.01	1990 年全市防疫工作一等奖	市卫生局
区卫生防疫站	1991.01	基层防保组织建设先进区	市卫生局
区卫生防疫站	1991.04	荣立市集体二等功	市委、市政府
区卫生防疫站	1991.09	省医学科普先进集体	省爱卫会、省卫生厅
区卫生防疫站	1992.01	1991 年全市防疫工作一等功	市卫生局
区卫生防疫站	1992.01	市计划免疫先进集体	市卫生局
区卫生防疫站	1992.01	食品卫生先进工作区	市卫生局
区卫生防疫站	1992.03	省健康教育工作优秀奖	省爱卫会
区卫生防疫站	1992.03	荣立市集体三等功	市委、市政府
区卫生防疫站	1992.09	省医学科普先进集体	省爱卫会、省卫生厅
区卫生防疫站	1993.03	荣立市集体三等功	市精神文明建设委员会
区卫生防疫站	1993.09	省医学科普工作先进集体	省爱卫会
区卫生防疫站	1993.12	省卫生防疫防治工作先进集体	省卫生厅
区卫生防疫站	1993.12	市卫生防疫工作一等奖（1993 年）	市卫生局
区卫生防疫站	1994	农村初级卫生保健工作先进单位	区政府
区卫生防疫站	1994.09	卫生报刊发行工作先进集体	市爱卫会、市卫生局
区卫生防疫站	1994.10	省医学科普工作先进集体	省爱卫会
区卫生防疫站	1995.01	1994 年度防疫工作综合目标管理一等功	市卫生局
区卫生防疫站	1995.03	全省健康教育工作先进集体	省爱卫会、省卫生厅
区卫生防疫站	1995.03	荣立市集体三等功	市精神文明委员会

受奖者	年 月	获奖名称	授奖部门
区卫生防疫站	1995.08	山东省卫生宣传报道先进集体	省卫生厅
区卫生防疫站	1995.09	知识竞赛防疫专业第一名	市卫生局
区卫生防疫站	1995.10	省医学科普工作先进集体	省爱卫会
区卫生防疫站	1995.10	省医学科普先进集体	省爱卫会、省卫生厅
区卫生防疫站	1995.12	职业病防治工作先进集体	市卫生局
区卫生防疫站	1996	全国县（区）级一等卫生防疫站	国家卫生部
区卫生防疫站	1996.04	创建国家卫生城市先进单位	市委、市政府
区卫生防疫站	1996.08	省医学科普工作先进集体	省爱卫会
区卫生防疫站	1997.08	省卫生宣传工作先进集体	省卫生厅
区卫生防疫站	1997.10	计划免疫工作先进集体	市卫生局、市人事局
区卫生防疫站	1997.12	结核病控制项目工作先进单位	市卫生局
区卫生防疫站	1998.03	1997 年全区宣传思想工作先进单位	区委
区卫生防疫站	1998.03	1997 年度爱国卫生思想工作先进单位	区爱卫会
区卫生防疫站	1998.10	省级青年文明号	省卫生厅、省团委
区卫生防疫站	1999.04	市卫生系统文明服务单位	市精神文明委办 市卫生局
区卫生防疫站	1999.04	青年文明号	共青团市委、市卫生局
区卫生防疫站	1999.04	迎接第四次全国城市卫生检查优秀单位	区政府
区卫生防疫站	2000.02	1999 年度工会工作先进单位	区工会
区卫生防疫站	2000.04	市卫生防疫工作先进集体	市人社局、卫生局
区卫生防疫站	2000.04	“九五”期间文明单位	区委、区政府
区卫生防疫站	2000.04	全区爱国卫生工作先进集体	区爱卫会
区卫生防疫站	2000.04	市卫生防疫工作先进集体	市人社局、卫生局
区卫生防疫站	2000.05	全区公民无偿献血工作先进单位	区政府
区卫生防疫站	2006.01	省级卫生先进单位	省爱卫会
区疾控中心	2007	2007 年医学科普先进个人	省卫生厅新闻宣传办公室 省卫生报刊社

区疾控中心	2007	计量认证合格单位	山东省质量技术监督局
区疾控中心	2007.06	省诚信疾病预防控制中心	省卫生经济协会、省信誉评级委员会、中国诚信万里行山东工作站
区疾控中心	2008	文明示范窗口	区委、区政府
区疾控中心	2008	年度工作一等奖	区卫生局
区疾控中心	2008	工会工作先进单位	区工会
区疾控中心	2009	全省疟疾防治工作先进集体	省寄生虫病防治研究所
区疾控中心	2009	2009 年度医学科普工作先进集体	省卫生厅新闻宣传办公室 山东卫生报刊社
区疾控中心	2009	参加全省卫生系统卫生应急消毒技能选拔赛活动先进单位	市医务工会委员会
区疾控中心	2010	淄川区科学技术进步奖一等奖	区政府
受奖者	年 月	获奖名称	授奖部门
区疾控中心	2011	全省对口支援北川灾后恢复重建医疗卫生工作先进集体	省卫生厅
区疾控中心	2011	安全生产先进单位	区政府
区疾控中心	2011	先进单位	区工会
区疾控中心	2012	淄川先锋基层党组织	区委
区疾控中心	2012	全区卫生应急工作先进单位	区政府
区疾控中心	2012	淄川区工会工作先进单位	区工会

个人荣誉表

表 13-2-7

受奖者	年 月	获 奖 名 称	授 奖 部 门	备注
唐作栋	1978.03	市卫生工作先进工作者	市委、市政府	
唐作栋	1978.03	区医疗卫生先进工作者	区革委	
曹温年	1978.08	科学技术先进个人	市委、市政府	
唐作栋	1978.12	医药卫生科技先进工作者	省革命委员会	
唐作栋	1979.03	区医疗卫生先进工作者	区革委	

受奖者	年月	获奖名称	授奖部门	备注
曹温年	1979.07	市职工先进生产工作者	市委、市政府	
张洪诚	1980	区优秀通讯员	区委宣传部	
张贤垣	1980.03	市农村卫生工作先进工作者	市委、市政府	
张洪诚	1981	区优秀通讯员	区委宣传部	
王成森	1981	区卫生先进工作者	区政府	
张贤垣	1981	区卫生先进工作者	区委、区政府	
李先江	1981.01	防治地方病先进工作者	市委防治地方病领导小组	
李先江	1981.11	爱国卫生先进工作者	区委、区政府	
李其坤	1981.12	爱国卫生运动先进工作者	市政府	
徐同武	1981.12	爱国卫生运动先进工作者	市政府	
张贤垣	1982	优秀共产党员	区委	
翟潜淑	1982.12	结核病防治先进工作者	市卫生局	
张洪诚	1983	区优秀通讯员	区委宣传部	
李先江	1983.03	防治地方病先进工作者	市委防治地方病领导小组	
张贤垣	1983.04	市农村卫生工作先进工作者	市委、市政府	
李先江	1983.12	市卫生宣传先进工作者	市爱卫会、市卫生局	
刘甲俊	1984.10	从事卫生防疫工作30年荣誉证书及奖章	中华人民共和国卫生部	
李永祥	1984.10	从事卫生防疫工作30年荣誉证书及奖章	中华人民共和国卫生部	
宗树恒	1984.12	市卫生先进工作者	市卫生局	
张洪诚	1985	区优秀通讯员	区委宣传部	
曹温年	1985.10	优秀知识分子	市政府	
谭秀永	1986	防治甲状腺肿先进工作者	省委地病领导小组	
梁　军	1986.07	省地方性甲状腺肿先进工作者	省委地病领导小组	
司维富	1986.07	省地方性甲状腺肿先进工作者	省委地病领导小组	
翟潜淑	1986.12	结核病分子先进工作者	市卫生局	
李其坤	1987.03	优秀共产党员	区委	
吴　利	1987.05	市优秀科技工作者	市科协	

受奖者	年月	获奖名称	授奖部门	备注
徐文浩	1987.08	从事卫生防疫工作30年荣誉证书及奖章	中华人民共和国卫生部	
唐作栋	1988	省计划免疫先进工作者	省卫生厅	
沈文宜	1988	提前实现国家儿童免疫目标先进个人	省卫生厅	
王 琴	1988	结核病工作先进工作者	市卫生局	
张洪诚	1988	区优秀通讯员	区委宣传部	
曹温年	1988.02	1987年度区专业技术拔尖人才（两届六年）	区委、区政府	
李先江	1988.02	1987年度区级优秀通讯员	区委宣传部	
李其坤	1988.04	优秀共产党员	区委	
李其坤	1988.04	1987年度工作三等功	区委、区政府	
王修勤	1988.11	疟疾防治工作先进个人	省委地病领导小组	
徐同武	1988.11	市疟疾防治先进工作者	市地病领导小组、卫生局	
赵德东	1988.11	市疟疾防治先进工作者	市地病领导小组、卫生局	
李其坤	1988.11	市疟疾防治先进工作者	市地病领导小组、卫生局	
梁 军	1988.11	市疟疾防治先进工作者	市地病领导小组、卫生局	
司维富	1988.11	市疟疾防治先进工作者	市地病领导小组、卫生局	
谭秀永	1988.11	市疟疾防治先进工作者	市地病领导小组、卫生局	
李其坤	1988.12	计划免疫先进工作者	省卫生厅	
王光栋	1989	安全生产先进工作者	区政府	
李永祥	1989.01	优秀工会积极分子	市工会	
徐文浩	1989.03	1988年皮肤病防治先进工作者	市卫生局	
王泉训	1989.03	结核病防治先进工作者	市卫生局	
谭秀永	1989.04	疟疾防治工作先进个人	省委地病领导小组	
张贤垣	1989.04	疟疾防治工作先进个人	省委地病领导小组	
王修勤	1989.04	疟疾防治工作先进个人	省委地病领导小组	
司维富	1989.04	疟疾防治工作先进个人	省委地病领导小组	
许永兴	1989.10	职称改革工作先进工作者	市卫生局职改领导小组	
谭秀永	1990	灭鼠先进工作者	省爱卫会	
徐文浩	1990.03	1989年皮肤病防治工作先进工作者	市卫生局	

受奖者	年月	获奖名称	授奖部门	备注
李其坤	1990.03	优秀共产党员	区委	
王修勤	1990.04	建设淄博立志、立功竞赛三等功	市委、市政府	
谭秀永	1990.04	建设淄博立志、立功竞赛三等功	市委、市政府	
曹温年	1990.09	从事卫生防疫工作30年荣誉证书及奖章	中华人民共和国卫生部	
吴　利	1990.11	市青年科技奖	团市委、市科协	
谭秀永	1991	省灭鼠工作先进工作者	省爱卫会	
唐作栋	1991.03	省计划免疫先进工作者	省卫生厅	
李居凯	1991.03	省计划免疫先进工作者	省卫生厅	
沈文宜	1991.03	省计划免疫先进工作者	省卫生厅	
李其坤	1991.03	省计划免疫先进工作者	省卫生厅	
许永兴	1991.05	1990年度计划生育工作先进工作者	区委、区政府	
李其坤	1991.09	社教先进个人	区委	
许永兴	1991.10	计划生育工作先进个人	市委、市政府	
时德友	1991.11	省级食品卫生达标区三等功	区政府	
李其坤	1991.12	1991年度创建省级卫生城市先进工作者	区委、区政府	
冯玲花	1991.12	1991年度创建省级卫生城市先进工作者	区委、区政府	
李先江	1991.12	1991年度创建省级卫生城市先进工作者	区委、区政府	
张廷龙	1991.12	1991年度创建省级卫生城市先进工作者	区委、区政府	
李其坤	1991.12	校舍改造先进个人	区委、区政府	
曹温年	1991.12	山东省儿童剧创作二等奖	省文联、省教委	
宗树恒	1992	创建全国十佳卫生城市先进工作者	市委、市政府	
王光栋	1992	卫生报刊优秀发行员	市卫生局	
翟乃耀	1992.01	计划免疫工作先进工作者	市卫生局	
梁　军	1992.01	计划免疫工作先进工作者	市卫生局	

受奖者	年 月	获奖名称	授奖部门	备注
张贤垣	1992.01	实现普及儿童免疫工作先进工作者	市卫生局	
张贤垣	1992.01	优秀职工之友	区工会	
时德友	1992.02	创建卫生城市先进工作者	区政府	
曹温年	1992.02	淄博市戏剧创作五十年成果奖	市文联	
唐作栋	1992.03	建设淄博立志、立功三等功	市委、市政府	
沈文宜	1992.03	建设淄博立志、立功三等功	市委、市政府	
李居凯	1992.03	建设淄博立志、立功三等功	市委、市政府	
宗树恒	1992.03	全市卫生系统先进工作者	市卫生局、市人事局	
李先江	1992.04	1991 年卫生报刊优秀发行员	市爱卫会、市卫生防疫站	
李先江	1992.04	1991 年度宣传先进工作者	区委宣传部	
李其坤	1992.06	职业道德优秀工作者	省总工会	
李先江	1992.11	1992 年优秀发行员	市卫生局、淄博市卫生报社	
谭秀永	1993	建设淄博三等功	市委、市政府	
高　澎	1993	建设淄博三等功	市委、市政府	
李其坤	1993.02	晋升一级工资奖励	区委、区政府	
孙秀凤	1993.03	建设淄博立志、立功三等功	市精神文明建设委员会	
宗树恒	1993.03	建设淄博立志、立功三等功	市精神文明建设委员会	
李先江	1993.03	建设淄博立志、立功三等功	市精神文明建设委员会	
冯玲花	1993.04	1992 年“十佳卫生城市”先进工作者	市委、市政府	
李其坤	1993.06	从事卫生防疫工作 30 年荣誉证书及奖章	中华人民共和国卫生部	
唐作栋	1993.06	从事卫生防疫工作 30 年荣誉证书及奖章	中华人民共和国卫生部	
张洪诚	1993.06	从事卫生防疫工作 30 年荣誉证书及奖章	中华人民共和国卫生部	
沈文宜	1993.06	从事卫生防疫工作 30 年荣誉证书及奖章	中华人民共和国卫生部	

受奖者	年 月	获 奖 名 称	授 奖 部 门	备注
薛桂珍	1993.06	从事卫生防疫工作30年荣誉证书及奖章	中华人民共和国卫生部	
李其坤	1993.11	全国卫生防疫系统先进个人	卫生部、铁道部、解放军总后勤部	
时德友	1993.12	生活饮用水管理先进个人	市卫生局	
翟乃耀	1994.03	农村初级卫生保健先进工作者	区政府	
梁　军	1994.03	农村初级卫生保健先进工作者	区政府	
王修勤	1994.03	农村初级卫生保健先进工作者	区政府	
冯玲花	1994.03	农村初级卫生保健先进工作者	区政府	
李淑芹	1994.03	农村初级卫生保健先进工作者	区政府	
韩秀芳	1994.03	农村初级卫生保健先进工作者	区政府	
王成森	1994.03	农村初级卫生保健先进工作者	区政府	
张廷龙	1994.03	农村初级卫生保健先进工作者	区政府	
吕　金	1994.03	农村初级卫生保健先进工作者	区政府	
张　超	1994.03	农村初级卫生保健先进工作者	区政府	
张洪诚	1994.03	农村初级卫生保健先进工作者	区政府	
时德友	1994.05	健康教育先进工作者	市卫生局	
王泉训	1994.12	结核病防治工作先进工作者	市卫生局	
吴　利	1994.12	淄川区优秀下派干部	区委、区政府	
王光栋	1995	职业病防治先进工作者	市卫生局	
张贤垣	1995	职业病防治先进工作者	市卫生局	
冯玲花	1995．08	市生活饮用水卫生管理先进个人	市卫生局	
张贤垣	1995.01	工会优秀工作者	区工会	
时德友	1995.03	计划免疫先进个人	市卫生局	
吴　利	1995.03	淄博市优秀下派干部	市委、市政府	
翟乃耀	1995.04	市第二届优秀青年医务工作者	市卫生局	
冯玲花	1995.11	全国优秀卫生监督员	卫生部办公厅、卫生部监督司	
李秀梅	1996	计划免疫先进个人	市政府、市卫生局	
孙秀凤	1996.02	市卫生系统职业道德标兵	市卫生局	

受奖者	年月	获奖名称	授奖部门	备注
张廷龙	1996.03	农村初级卫生保健先进工作者	区委、区政府	
王成森	1996.03	农村初级卫生保健先进工作者	区委、区政府	
李先江	1996.04	创建国家卫生城成绩优良嘉奖	市爱卫会、市人事局	
谭秀永	1996.04	创建国家卫生城成绩优良嘉奖	市爱卫会、市人事局	
宗树恒	1996.04	创建国家卫生城成绩优良嘉奖	市爱卫会、市人事局	
孙秀凤	1996.04	创建国家卫生城成绩优良嘉奖	市爱卫会、市人事局	
冯玲花	1996.04	创建国家卫生城市工作三等功	市爱卫会、市人事局	
李先江	1996.05	1995 年度优秀通讯员	区委	
张廷龙	1997.03	创建国家卫生城市先进工作者	区委、区政府	
徐同武	1997.03	创建国家卫生城市先进工作者	区委、区政府	
吴　利	1997.03	创建国家卫生城市先进工作者	区委、区政府	
张贤垣	1997.03	创建国家卫生城市先进工作者	区委、区政府	
王成森	1997.03	创建国家卫生城市先进工作者	区委、区政府	
王修勤	1997.03	创建国家卫生城市先进工作者	区委、区政府	
王光栋	1997.03	创建国家卫生城市先进工作者	区政府	
王　琴	1997.03	创建国家卫生城市先进工作者	区政府	
翟乃耀	1997.04	党员教育先进工作者	区委	
时德友	1997.06	创建国家卫生城市先进工作者	市政府	
翟乃耀	1997.08	卫生宣传先进工作者	省卫生厅	
张兴刚	1997.10	计划免疫工作先进个人三等功	市人事局、市卫生局	
于永峰	1997.10	计划免疫工作先进个人三等功	市人事局、市卫生局	
李居凯	1997.12	结核病控制工作先进工作者	市卫生局	
郑　丽	1997.12	结核病控制工作先进工作者	市卫生局	
张兴刚	1998	地方病防治工作先进个人	市卫生局	
王光栋	1998	劳动卫生职业病防治工作先进个人	市卫生局	
冯玲花	1998.01	生活饮用水卫生管理先进个人	市卫生局	
孙　柏	1998.03	省计划免疫先进工作者	省卫生厅	

受奖者	年月	获奖名称	授奖部门	备注
梁　军	1998.03	优秀下派干部	区委组织部	
孙秀凤	1998.09	淄博市公民无偿献血先进个人	市政府	
邢　丽	1998.10	1995—1997 年红十字会先进工作者	市红十字会、市卫生局	
时德友	1998.12	先进工作者（卫生城市嘉奖）	市爱卫会、市人事局	
韩其艮	1999.01	麻风病防治先进个人	市卫生局	
张兴刚	1999.03	全市地方病防治工作先进个人	市卫生局	
谭秀永	1999.03	市地方病防治工作先进个人	市卫生局	
许永兴	1999.03	1998 年度工作成绩显著记三等功	区委、区政府	
吕　金	1999.04	1998 年度全市卫生系统宣传报道优秀通讯员	市卫生局	
张兴刚	1999.04	迎接第四次全国城市卫生检查先进工作者	区政府	
翟乃耀	1999.04	迎接第四次全国城市卫生检查先进工作者	区政府	
许永兴	1999.04	全区公民无偿献血工作优秀组织者	区政府	
翟乃耀	1999.04	全区公民无偿献血先进工作者	区政府	
徐　琴	1999.11	1999 年度全市卫生宣传优秀通讯员	市卫生局党委、市卫生局	
田忠昌	2000.03	1999 年度全市卫生系统服务明星称号	市卫生局党委、市卫生局	
许永兴	2000.03	1999 年度工作成绩显著记三等功	区委、区政府	
孙秀凤	2000.03	1999 年全市卫生系统先进女职工	市医务工会委	
翟乃耀	2000.04	市卫生防疫工作三等功	市人事局、市卫生局	
宗树恒	2000.04	市卫生防疫工作三等功	市人事局、市卫生局	
孙克非	2000.04	市卫生防疫工作三等功	市人事局、市卫生局	
王光栋	2000.04	市卫生防疫工作三等功	市人事局、市卫生局	

受奖者	年 月	获 奖 名 称	授 奖 部 门	备注
梁　军	2000.04	市卫生防疫工作三等功	市人事局、市卫生局	
翟乃耀	2000.04	振兴淄川劳动奖章	区工会	
杨忠文	2000.05	荣获淄博市第六届青年科技奖	市委组织部、市人事局、市科协	
徐　琴	2000.05	被评为1999年度优秀通讯员	区委宣传部	
于永峰	2000.08	1999年度市级青年岗位能手	团市委、市卫生局	
车　雷	2001.09	创建爱婴省活动先进个人	省卫生厅	
车　雷	2001.12	消灭脊髓灰质炎先进个人	省卫生厅	
车　雷	2003.03	卫生监督新世纪行动先进个人	省卫生厅	
翟乃耀	2003.07	全市防治非典型肺炎工作三等功	市委、市政府	
车 雷	2004.04	地方病防治工作先进个人	省卫生厅	
翟乃耀	2005.04	全市疾病预防控制工作先进个人	市人事局、市卫生局	
韩秀芳	2005.04	全市疾病预防控制工作先进个人	市人事局、市卫生局	
翟乃耀	2006	医学科普先进工作者	省卫生厅	
于永峰	2006	医学科普先进工作者	省卫生厅	
车　雷	2006.01	巩固发展国家卫生城成果先进个人	市政府	
司海霞	2006.11	全省卫生系统职工技术能手	省卫生厅	
田忠昌	2007	医学科普先进个人	省卫生厅新闻办公室	
徐　琴	2007	医学科普先进个人	省卫生厅新闻办公室	
李先江	2007	医学科普先进个人	省卫生厅新闻办公室	
王光栋	2007	医学科普先进个人	省卫生厅新闻办公室	
孙 柏	2007	医学科普先进个人	省卫生厅新闻办公室	

受奖者	年月	获奖名称	授奖部门	备注
潘艳萍	2007	医学科普先进个人	省卫生厅新闻办公室	
翟乃耀	2007	全省结核病防治工作先进个人	省卫生厅	
邢　丽	2008	全省卫生系统技术能手	省卫生厅	
邢　丽	2008	全省应急消毒技能比赛三等奖	省卫生厅	
徐　琴	2008	医学科普先进个人	省卫生厅新闻办公室	
高建明	2008	医学科普先进个人	省卫生厅新闻办公室	
李先江	2008	医学科普先进个人	省卫生厅新闻办公室	
翟乃耀	2008	优秀党员	区委	
徐　琴	2008	优秀通讯员	区委	
高玉梅	2009	全省疟疾防治工作先进个人	省寄生虫病防治研究所	
翟乃耀	2009	2008 年度医学科普先进工作者	省卫生厅新闻办公室	
徐　琴	2009	2008 年度医学科普先进工作者	省卫生厅新闻办公室	
高建明	2009	2008 年度医学科普先进工作者	省卫生厅新闻办公室	
李先江	2009	2009 年度医学科普先进工作者	省卫生厅新闻办公室	
司海霞	2009	淄川区女职工建功立业标兵	区总工会	
邢　丽	2010	振兴淄博劳动奖章	市总工会	
于永峰	2011	“全省对口支援北川灾后恢复重建医疗卫生工作先进个人”，记三等功	省卫生厅	
孙克非	2011	“全省对口支援北川灾后恢复重建医疗卫生工作先进个人”，记二等功	市委、市政府	
孙克非	2012	全省疾控系统思想政治工作先进者	省卫生思想政治工作促进会疾病预防控制分会	
高玉梅	2012	全省寄生虫病防治工作先进个人	省寄生虫病防治研究所	
高玉梅	2012	全省地方病防治工作先进个人	省地方病防治研究所	
邢　丽	2012	淄博市青年卫生科技创新人才	市人力资源和社会保障局、淄博市卫生局	
孙克非	2012	振兴淄川五一劳动奖章	区总工会	

第三章　博山区疾病预防控制中心

一、历史沿革

1953 年，博山县卫生防疫站成立。

1957 年 7 月，博山区卫生防疫站成立，站址在猪市街，时有人员 5 人。分设工业卫生、食品卫生、学校卫生、传染病、地方病防治等组，每组都有专职人员分管。

1959 年 4 月，博山区麻风院在博山尚家峪建成。

1968 年，受“文化大革命”影响，博山区防疫站被撤销，全站工作人员参加“五七干校”劳动。

1970 年 9 月，恢复博山区防疫站。

1975 年 6 月，博山区食品卫生领导小组成立，办公室设在区卫生防疫站。

1976 年，区防疫站迁址人民路赵家后门街 6 号，先后增添冰箱、恒温箱、烘干箱、进口高倍显微镜、分析天平等设备。设工业、细菌两个检验室。

1977 年 5 月，博山区麻风病院撤销，人员划归区卫生防疫站。

1983 年 11 月，博山区食品卫生监督检验所成立，设在区防疫站，由食品卫生科执行职能。

1985 年，区防疫站有人员 47 人，其中医师以上职称 9 人，医士或者相当医士的 30 人，属于全民所有制事业单位。

1994 年，区防疫站迁址县前街 54 号新建办公楼，建筑面积 2500 ㎡。

2002 年，博山区卫生防疫站设 13 个职能科室，有卫生技术人员 46 人，其中副主任医师 4 人。主要设备有气相色谱仪、原子吸收仪、X 光机、分光光度仪、射线检测仪等。

2006 年，经中共博山区委第 7 次常委会议研究决定撤销博山区卫生防疫站，组建博山区疾病预防控制中心，正科级财政拨款事业单位，核定编制 30 名。

2007 年 1 月 1 日，博山区疾病预防控制中心正式运行。博山区疾病预防控制中心位于博山区县前街 54 号，建筑面积 1259 ㎡，设办公室、财务审计科、传染病防制科、卫生监测科、免疫预防科、慢性病防制科、健康教育科、健康查体中心、卫生检验中心等科室。拥有固定资产总额 233.6 万元，其中车辆 4 辆，价值 62.8 万元，万元以上仪器设备 29 台，价值 114.8 万元。

二、行政、党群负责人及人员构成

历届行政负责人任职情况一览表

表 13-3-1

届别	主要负责人职务姓名		任职起止时间
一	站　长	王士晶	1957–1958
二	站　长	宋协畔	1958–1960
三	站　长	房奎石	1960–1976.11
	副站长	李庆祥	1972–1976.11

届别	主要负责人职务姓名		任职起止时间
四	站　长	黄巨元	1976.11–1983.12
	副站长	李庆祥	1976.11–1979.10
	副站长	毕承林	1981.06–1984.06
	副站长	郑成亮	1981.06–1984.06
五	站长	郑成亮	1984.06–1999.04
	副站长	王民陶	1984.06–1988.10
	副站长	孙即珠	1987.11–1998.06
	副站长	薛玉静	1994.04–1999.04
	副站长	董学增	1998.6–1999.04
六	站　长	薛玉静	1999.04–2006.09
	副站长	董学增	1999.04–2006.12
	副站长	辛廷波	1999.04–2003.12
	副站长	李仲利	2003.12–2006.12
	副站长	郇宜森	2003.12–2006.12
	副站长	司继海	2001.08–2006.12
七	站　长	刘持平	2006.09–
	副站长	李仲利	2010.08–
	副站长	郇宜森	2007.01–
	副站长	司继海	2007.01–2007.12
	副站长	赵相臣	2008.05–

历届党支部负责人任职情况一览表

表 13–3–2

届别	主要负责人职务姓名		任职起止时间
一	书记		
	副书记	黄巨元	1976.11–1979.10
二	书　记	黄巨元	1979.10–1983.12
三	书　记	邵新民	1984.11–1987.11

届别	主要负责人职务姓名		任职起止时间
四	书记	黄巨元	1988.08–1999.04
五	书记	薛玉静	1999.04–2006.08
	副书记	董学增	1999.04–2006.12
六	书记	刘持平	2006.08–
	副书记	李仲利	2010.08–

历届团支部书记任职情况一览表

表 13–3–3

届别	主要负责人姓名	任职起止时间
一	王民陶	1983.09–1986.08
二	薛玉静	1986.09–1990.09
三	李仲利	1990.10–1996.09
四	孙兆清	1996.09–2001.08
五	赵　亮	2001.08–2006.12
六	曲　震	2012.02–

2007 年，中心组建之初共有人员 27 人，其中专业技术人员 25 人，具有副高职称 4 人，中级职称 12 人，初级职称 9 人。具有本科学历 5 人，大专学历 5 人，中专学历 14 人，高中及以下 3 人。2008 年引进研究生 1 人，2009 年招聘大学生 9 人。2009 年 9 月增加编制 10 人，核定编制增加到 40 人。2011 年招聘大学生 5 人，2012 年招聘大学生 1 人。截至 2012 年年底，有工作人员 31 人，其中副高职称 4 人，中级职称 11 人，初级职称 16 人；具有研究生学历 1 人，本科学历 25 人，大专学历 4 人，中专学历 1 人。

工作人员结构情况表

表 13-3-4

年份	总人数	专业技术人员									行政工勤人员	学历构成				
		合计	卫生专业技术人员						其他职称							
				中级职称	初级职称	合计	比例 %		人数	比例 %		研究生	大学	大专	中专	高中及以下
2007	27	25	4	12	9	25	100		—	—	2	—	5	5	14	3
2012	31	31	4	11	16	31	100		—	—	—	1	25	4	1	—

三、业务工作

（一）、疾病预防控制工作

1. 传染病防控工作

疫情报告博山区于 1956 年建立疫情报告制度，驻地各级医疗单位开始上报传染病报告卡，主要依靠人工直接送达及邮寄，有专人进行统计管理。当年报告发病 3141 例，发病率为 1937.97/10 万。1956 年—1967 年整个疫情报告工作比较稳定，最高年报告发病率为 15759.02/10 万（1957 年），最低年报告发病率 923.44/10 万（1962 年），1968 年—1974 年文化大革命期间疫情报告工作受到一定影响，疫情资料缺乏必要的完整性。1975 年起疫情报告工作基本恢复正常，报告质量一直保持在比较高的水平。1990 年对 1956 年—1979 年疫情资料进行了整理汇编，有了比较完备的疫情历史资料。1997 年开始对疫情资料进行微机化管理，并每月定期通过电话网络上报疫情数据包。2004 年 1 月 1 日起，全区开始全面启动传染病信息网络直报工作，全区共有直报单位 33 个，实现了传染病报告的网络化管理。报告发病率在 400/10 万左右。

疟　疾 20 世纪 60 年代初，博山区疟疾发病人数显著增多。1961 年，全区共发病 400 人。由于文化大革命的干扰，抗疟措施中断，疟疾发病又呈现高发期，1973 年，全区共报告疟疾患者 786 例，为历史记载之最高。

为消灭疟疾，博山区采取一系列防治措施。成立疟防工作领导小组，建立健全区、公社、生产大队三级疟疾防治网。1973 年，全区建立 31 个疟原虫镜检站，区卫生防疫站设立中心镜检站，培训技术人员 113 人。1974 年，苏、鲁、豫、皖、鄂五省对疟疾实行协同联防，1981 年后，全区发病率连续 5 年控制在 1/ 万以下。

1985 年 11 月 19 日，经山东省地方病领导小组办公室对博山区疟防工作考核验收，疟疾发病率已降至 0.1/ 万，符合卫生部（84）卫防字第 46 号文件要求，达到基本消灭疟疾的标准。

1986 年至 2002 年，除 1993 年有一例疟疾病例发生外，其他年份无疟疾病例发生。

2008 年 9 月，博山区代表全省参加“五省疟疾联防”工作考核，由于资料准备完整，工作规范，顺利通过疟疾“五省联防”检查，并获得了总评第一的好成绩，为山东省赢得了荣誉，得到了省寄研所的高度评价。2010 年 10 月，博山区启动消除疟疾工作暨全球基金疟疾项目工作。根据《中国消除疟疾行动计划（2010—2020 年）》疟疾流行区的分类标准，博山区被定为二类疟疾流行区。博山区疾控中心按照要求，制定了博山区全球基金疟疾项目2011—2012年两年工作计划，举办了2个疟原虫镜检技术培训班，培训乡级镜检员28人次，举办消除疟疾技术培训班，培训乡级医务人员及防保人员共计89人，在10个镇举办10个培训班，对村医就疟疾诊断、治疗、报告及消除工作要求进行了培训。同时按照计划要求开展“三热”病人血检工作，完成4832例“三热”病人血检任务，结果均为阴性。对84个村开展了主动病例侦查。共侦查了16940余人，对侦查出的发热及发热史病人采血做镜检，结果均为阴性。进行疟防知识知晓率调查。通过调查发现中学生186人，知晓率为97.85%，小学生187人，知晓率为97.86%，常住居民329人，知晓率为92.40%，较2010年基线调查结果有了较大提高。博山区力争在2015年在本区实现消除疟疾的目标任务。

流行性出血热博山区从1984年起，流行性出血热发病有了正式诊断报告统计资料，当年全区报告发病33例，发病率为7.37/10万，病死4例，病死率为12.12%。1986年、1987年全区流行性出血热发病数迅速上升，其发病率分别为58.99/10万和53.61/10万，为历史最高水平。之后大约每十年一个流行周期，总体呈下降趋势。

2008年，国家在肾综合征出血热高发地区开始开展扩大免疫肾综合征出血热疫苗项目，博山区作为肾综合征出血热高发区县，成为首批开展扩大免疫肾综合征出血热疫苗接种的地区之一，于2008年和2009年均被列为项目县。全区11个镇共有140121人进行了肾综合征出血热纯化疫苗接种，其中112143人进行了三针全程免疫接种。实施以疫苗接种为主的综合干预模式对博山区HFRS的预防和控制均起到了良好的流行病学效果，使博山区的肾综合征出血热发病水平比疫苗接种前下降了72.94%。

丝虫病1957年，山东省丝虫病防治所在博山区的源泉、泉河头、郑家三个村进行丝虫病普查，共检查1007人，查出微丝蚴阳性13例，同时，解剖库蚊317只，发现各期幼虫阳性21只，蚊媒自然感染率6.62%。1984年11月，经山东省卫生厅考核验收，博山区丝虫病防治，已达到卫生部规定的基本消灭标准。2002年，市、区卫生防疫站联合对博山区源泉镇源泉村进行丝虫病调查和监测，接受血测1108人，未发现微丝蚴阳性者；解剖库蚊3085只，无丝虫感染阳性蚊。2002年年底，经省、市级考核验收，博山区丝虫病防治达到消灭丝虫病标准。

麻风病1950年，省卫生厅抽调医务人员组成麻风病调查队，开展麻风病线索调查。1957年，山东省人民政府颁发了《山东省麻风病医院管理暂行办法》。1958年，根据省卫生厅的指示精神，博山区在原南博山人民公社杨峪村建立麻风病防治院。自1958年至1988年，累计发现确诊麻风病人125例。1987年，博山区麻风病发病率降至0.76/10万，达到卫生部规定的基本消灭标准。至1990年，博山区无新发麻风病人。1994年，经卫生部和省专家组考核验收，博山区麻风病防治达标合格。1990年至今本区无新发及现症麻风病人。

艾滋病博山区于2004年11月成立艾滋病防治科。2004年年底开始筹建艾滋病初筛实验室，于2005年5月通过省验收，取得初筛实验室资质。自2005年起本区艾滋病防治科先后开展自愿咨询检测、高危行为干预、监管场所羁押人员检测、健康教育宣传等工作。2005年、2007年对外来媳妇进行了全面调查和筛查，未发现感染者。2011年4月报告发现首例艾滋病感染者，2012年11月本区发现首例达到服药标准的感染者，并按国家要求开始服药，至2014年年底全区管理艾滋病感染者18人，其中有16人符合国家服药标准进行服药。自2011年起连续在万杰医学院开展知识讲座，并在艾滋病日在校园组织“共抗艾滋，千人签名”活动，同时走进民工群体，每年在博山区几个大型工地对外来务工人员进行了“发放防治知识宣传包”活动收到良好效果。

流行性感冒自1957年起，全区各医疗单位开始流行性感冒统计及疫情报告工作。

1957年—1977年，流行性感冒在全国范围内发生三次大流行，每次均波及博山区。1957年3月—5月，甲2型流感病毒引起博山区流行性感冒大流行。1968年7—8月，博山区发生流感流行，病毒鉴定为甲3型。1977年6—9月，新甲1型流感病毒引起流感流行。

2009 年 10 月，首起甲型 H1N1 流感疫情在博山区发生，报告发现 44 例甲型 H1N1 流感病例，涉及万杰医学院、淄博一中等 11 所学校，区疾控中心对每例甲流病人进行流调，对疑似病例进行检测并及时的隔离，对密切接触者进行追踪，对学校下达措施意见书，累计停班 51 个。同时大力开展教育活动，切实提高公众的防病意识。由于采取措施及时、果断，短时间内遏制住了疫情的传播和蔓延，确保了社会的安定。

细菌性痢疾 1956 年，博山区建立细菌性痢疾疫情报告统计制度。1956—1967 年，全区细菌性痢疾年平均发病率为 452.32/10 万，病死 31 人，病死率 0.26%。

1968—1970 年，由于受“文化大革命”的干扰破坏，疫情报告统计一度中断。

1987—2002 年，全区细菌性痢疾逐步得以控制。年平均发病率为 187.30/10 万。

至 2013 年，年发病率降为 59.55/10 万。

2、地方病防控工作

碘缺乏病历史上博山区碘缺乏病发病区域广泛，发病率高，是主要地方病。

1964 年，博山区开展碘缺乏病流行区域及发病情况的大规模普查工作。区卫生防疫站等部门对全区 18 个人民公社，279 个生产大队的 381647 人进行了碘缺乏病调查。查出现症病人 41981 人，患病率为 11%，李家、池上、源泉、南博山、郭庄五个公社是碘缺乏病的高发区，患病率平均为 28.72%，其中李家、池上公社患病率分别高达 51.7% 和 41.08%。

1966 年，博山区制订《防治地方性甲状腺肿的工作意见》，成立防治工作领导机构。自 1966 年起，对李家、池上、源泉、南博山、郭庄等公社的人群开始供应碘盐，同时辅以口服碘化钾进行治疗。1976 年全面推广含碘食盐。同年，省、市卫生防疫部门对博山区碘缺乏病防治进行检查考核，全区患病率由 1964 年的 11%，下降到 1.99%。

1985 年 7 月，由卫生部组织的“京、津、冀、鲁四省市地方病防治检查验收团”到博山考核验收碘缺乏病防治工作。考核确定博山区已达到卫生部规定的基本控制碘缺乏病的标准。2000 年，达到了基本消除碘缺乏病危害标准。

2009 年 5 月，省地方病防治研究所负责课题、“十一五”国家科技支撑计划项目“我国不同地区碘缺乏病防治关键技术的研究”启动；省地方病防治研究所和博山区疾控中心负责现场调查的组织工作，完成现场调查及样品采集、处理等工作。本次调查采取抽样调查法，分别对山头、夏家庄 2 个镇共 300 户居民中的 108 名 8~10 岁儿童，187 名 18~45 岁成人（男女各半），76 名孕妇，65 名哺乳妇女的尿碘、血样、所食碘盐含碘量及 21 户居民饮用水含碘量进行检测分析。调查结果显示博山区碘营养总体处于略超适宜水平，但在可接受范围内，为博山区及全国不同地区实施科学补碘提供了科学依据。

克山病博山是克山病非流行地区。2011 年 10 月，根据国家在《全国地方病“十二五”防治规划》中提出基本消除克山病威胁的目标要求，博山区代表非病区扩心病调查地区顺利完成调查。通过此次调查，可了解博山区居民体内硒含量是否正常、本地区农作物和土壤的硒含量，指导居民合理膳食，避免居民缺硒。同时，为国家《全国地方病“十二五”防治规划》中提出的基本消除克山病威胁的目标要求提供了部分基础数据。

3. 慢性病防控工作

2000 年 12 月，成立博山区防疫站慢性病防治门诊，主要对高血压及糖尿病进行治疗和管理干预。

2007 年，开展了全国第三次死因回顾抽样调查工作，对全区 2004—2005 年的全民死因进行了全面回顾性调查，2008 年进行了山东省恶性肿瘤现患状况抽样调查，对全区恶性肿瘤现患病人进行了全面调查。这两项调查第一次有了比较完整的居民死因及肿瘤数据。

2010 年 7 月，根据省卫生厅要求，博山区正式启动死因监测统计报告工作。

2012 年 6 月，根据《山东省肿瘤登记报告工作规范》，博山区启动肿瘤随访登记报告工作。

4. 免疫规划

自1960年起，博山区开始使用减毒活疫苗预防脊髓灰质炎。1965年—1970年，博山区开展普遍服用减毒活疫苗工作。1970年制定的免疫方案是5年轮流普服疫苗一次，次年加强一次；1971年实行满2个月婴儿初次服疫苗和漏服易感儿补服疫苗，第2年再加强一次。1974年修订计划免疫方案，改为2个月至3周岁的婴幼儿和7周岁儿童为服苗对象。1978年再次修订为2个月以上婴儿初服，1岁、2岁、7岁各服一次。1993年10月，对全区4周岁以下儿童进行强化免疫，共强化服苗35012人，查漏补服974人，服苗率98.6%。1995年—2002年博山区坚持每年开展一次脊髓灰质炎疫苗强化免疫活动。2008年3月，对0~4岁以下儿童进行脊髓灰质炎疫苗强化免疫，完成接种33470人次。2010年4月，对6岁以下儿童进行脊髓灰质炎疫苗强化免疫，完成接种15000余人次。2011年，对15岁以下儿童进行脊髓灰质炎疫苗查漏补种，共完成接种1142人次。1981年—2012年，博山区无脊髓灰质炎病例发生。

1968年，博山区开始推广使用麻疹疫苗。1979年博山区开始对12岁以下儿童实施计划免疫。其免疫程序是：8个月以上婴儿进行初种，第2年加强一次，以后7岁、12岁各复种一次。1994年1月，博山区将麻疹疫情纳入AFP专报系统，完善和强化了麻疹监测工作。1996年4月，全区统一行动，开展麻疹疫苗强化接种，接种率95%以上。2008年3月，对全区0至6岁儿童进行麻疹疫苗强化免疫，共接种22863人次。2010年4月对8月至6岁儿童进行强化免疫，完成接种24594人次，2010年9月对7至14岁儿童进行强化免疫，完成接种24594人次。2011年10月，对辖区内大中专院校在校生及35岁以下外来务工人群进行强化免疫，分别完成6706人次、1843人次。2012年，作为国家向世界卫生组织承诺的麻疹消除年，着重加强麻疹监测工作，下半年再次对大中专院校在校生进行查漏补种，完成接种2400余人次。2012年6月，启动麻疹病因调查项目。

自20世纪70年代开始，博山区对易感人群接种乙脑疫苗，并逐步扩大免疫范围。随着乙脑疫苗纳入计划免疫程序管理，应接种对象的接种率已达95%以上，从而在易感人群中建立起有效免疫屏障，控制了流行性乙型脑炎在博山区的发生和流行。

自1980年起，博山区在15岁以下儿童中，广泛进行流脑菌苗接种，有效控制了流脑的发生、传播和流行。2011年，对14岁以下儿童少年进行A+C群流脑查漏补种活动，共完成接种13329人次。1995—2012年，仅于1999年发生1例流脑病例，其余年份无流脑病例报告。

自1959年起，博山区开展白喉类毒素预防接种，8岁以下儿童可以直接接种，8岁以上儿童必须先做克氏实验，实验结果阳性者才予接种。1962年，对8~15岁儿童不做克氏实验直接接种白喉类毒素。1979年，博山区对白喉预防接种实行计划免疫，设立常年接种门诊，提高接种率。2010年，对全区6至12岁儿童进行白破二联疫苗查漏补种，完成接种10883人次。1968—2012年，博山区无白喉病例报告。

1987年，全区开始装备和建立冷链系统，各基层医疗单位设立接种门诊，配备专职计划免疫工作人员，有效保证了疫苗接种率和接种质量，应接种儿童接种率保持在90%以上。

1988年12月，博山区提前实现儿童计划免疫第一个85%目标受到省卫生厅表彰。同年，区计划免疫接种率率先实现了市、区两个85%的目标。

2009年10月，本市首起甲型H1N1流感疫情在博山区发生，其间区疾控中心分批次对全区人群进行甲流疫苗预防接种，2009年年底至2010年年初共完成接种11405人次。

2010年启动省乙肝疫苗查漏补种公共卫生项目，对辖区内1996年到2010年出生的儿童进行乙肝疫苗全程查漏补种，完成接种8521人次。

2012年4月16日，博山区实验小学发生流腮暴发，之后大柳杭小学，四十亩地小学相继发生流腮疫情，区疾控工作人员迅速参与疫情控制，采取应急接种等综合防控措施，接种流腮类疫苗2400余人次，下达督导意见书5份，多次查看现场、指导学校采取应对措施，及时控制了疫情的进一步蔓延。

（二）卫生监督监测

1. 学校卫生

1986年5月，博山区卫生防疫站按照省卫生防疫站制定的统一标准，对全区18所学校的11247名在校学生开展健康体检及五病调查，其中视力低下率 10.36%，沙眼患病率 15.75%，龋齿患病率 9.17%，脊柱侧弯 1.44%。1987 年，博山区教委、区卫生局印发《关于开展中小学生健康查体工作的通知》。要求对所有在校学生每年度进行一次健康查体，查体工作由卫生部门具体组织实施，各学校应积极配合，保证查体效果。1988 年 6 月，博山区卫生防疫站组织安排城区内中小学校学生服药驱虫。1989 年 10 月，全区各学校开展视力保健宣传工作。共配备眼保健操挂图 1900 份，每个学校都购置了标准视力箱。

2007 年 9 月 22 日至 12 月 14 日，对全区 6 所区属中小学和 4 所民办学校累计 9591 名学生进行了健康体检。其中视力低下 5606 人，沙眼 205 人，龋齿 2289 人，心脏听诊异常 48 人，营养不良 1422 人，肥胖 1391 人。累计发放告家长书 105 份。

2008 年 10 月 12 日至 12 月 20 日，对实验中学、博山一职专、万杰朝阳学校、鲁中艺校、艺术小学、双语学校共 5395 名学生进行了健康体检，其中：小学生 1015 人，中学生 4380 人。体检结果：视力低下 3703 人，沙眼 33 人，龋齿 713 人，心脏听诊异常 36 人，营养不良 1030 人，肥胖 666 人。累计发放告家长书 69 份。其间，对博山实验中学、博山一职专 3400 名学生进行了乙肝五项检测。

2009 年 9 月 21 日至 12 月 23 日，区疾控中心由 20 人组成的体检组承担了 18 个区属中小学 21000 名学生健康体检工作。 在体检过程中，对学生常见病防治工作进行了督导，重点对 18 所学校开展了近视、口腔疾病及手足口病防控工作督导。

2010 年 10 月 14 日至 12 月 26 日，对城区 17 所中小学校及民办学校共 21532 名学生进行了健康体检，其中：小学生 8673 人，中学生 12859 人。体检结果：视力低下 14580 人，沙眼 16 人，龋齿 1489 人，心脏听诊异常 68 人，营养不良 957 人，肥胖 1936 人，发放告家长书 151 份。

2011 年 9 月 20 日到 12 月 25 日，对城区 17 所中小学校及民营学校共 21240 名学生进行了健康查体。其中：小学生 9781 人，中学生 11459 人。体检结果：视力低下 12132 人，沙眼 113 人，龋齿 1352 人，皮肤病 9 人，四肢异常 22 人，脊柱异常 1 人，淋巴异常 193 人，扁桃体肿大 1782 人，心脏听诊异常 134 人，高血压 118 人，色弱 91 人，营养不良 1168 人，肥胖 1920 人，发放告家长书 252 份。

2012 年 9 月 16 日至 11 月 8 日，对城区 17 所中小学校 21272 名学生进行了健康体检。体检结果如下：视力低下 11202 人（占 52.6%），沙眼 214 人（占 1.0%），龋齿 2652 人（占 12.46%），脊柱或四肢异常 15 人（占 0.07%），淋巴结异常 224 人（占 1.05%），扁桃体肿大 1737 人（占 8.17%），心脏异常 221 人（占 1.04%），色觉异常 123 人（占 0.578%），营养不良 1275 人（占 5.99%），肥胖 1848 人（占 8.68%）。

2. 生活饮用水卫生

新中国成立前，博山城区居民生活用水多以井水为主，或饮用河水、泉水及池水，无饮水卫生管理办法及消毒措施，其卫生标准难以保证。1957 年—1958 年，中共博山区委、区人委相继制定《关于行业卫生几项管理规定》和《博山区除害灭病计划》，饮用水卫生管理进一步加强。

1959 年，国家颁布《生活饮用水卫生规定》，全区开始对集中式供水和农村自备水源进行卫生管理和监测。1981 年，博山区在市有关部门的帮助指导下，对博山区地下水进行调查监测，掌握地下水之污染区域的基本情况。1984 年，开展农村饮用水监测工作，同年，按照市地方病领导小组的要求，各有关部门积极协同配合，结合实际，采取不同形式的除氟改水措施，有效的控制了高氟水对群众的危害，受益人数 10000 余人。1988 年，《淄博市饮用水卫生管理暂行规定》颁布。同年，全区开始实行“生活用水卫生许可证”制度。1990 年 11 月 25 日，引水入博工程竣工。博山城区全部实现自来水入户。1991 年，博山区被省爱卫会评为农村改水先进区。1993 年，博山区被市爱卫会评为农村改水先进区。1995 年，天津湾水厂被全国爱卫会命名为全国农村百佳水厂。1996 年，被全国卫生部命名为全国农村改水先进区。

2008 年 4 月和 9 月，协助市疾控对全区农村生活饮用水村村通工程进行了饮用水卫生状况调查与采样。

2009年4月和8月，协助市疾控中心对全区农村生活饮用水村村通工程进行了饮用水卫生状况调查与采样。

2010年4月和7月，协助市疾控中心对全区农村生活饮用水村村通工程进行了水质采样。

2011年3月中旬和7月下旬，协助市疾控中心完成了省、市下达的博山区石马镇、博山镇、源泉镇、池上镇4个镇共13个监测村的农村集中供水工程基本卫生状况调查和水质卫生监测任务。2月中旬，市疾控中心对13个监测村的隶属镇卫生院和各监测村下发了《关于落实医改公共卫生服务项目农村饮用水水质卫生监测工作的通知》，组织了以上四个镇防保站对所辖监测村进行了集中供水工程基本卫生状况调查，3月和7月，协助市疾控中心对上述13处水质监测点进行了枯水期和丰水期的饮用水样品采集。2011年7月12日至15日，受区工商局委托，承接了全区桶装水销售点的抽检工作。本次对全区14个桶装水销售点进行了抽样，并由区疾控中心对所采集的样品进行了检测。本次累计抽取了17个品牌，每个品牌随机抽取相同批次的桶装水共2桶，一桶用于检测，一桶封存以备复检。检测结果显示，本次抽检的桶装水共有11个品牌不合格，不合格品牌存在的主要问题是菌落总数超标。

2012年10月中旬至12月初，根据市疾控中心要求，承担了全区石马镇、池上镇、源泉镇、博山镇共4个镇的13处农村饮水安全工程水质检测任务，每个工程在丰水期和枯水期各采集出厂水和末梢水1份，累计52份水样。区疾控中心于9月底参加了市疾控会议，在市疾控中心业务指导下，学习检测方案，10月中旬按要求完成了6处农村饮水安全工程调查任务，10月末完成了丰水期的采样检测和数据网络直报，11月完成了枯水期的采样检测，12月初全面完成了数据网络直报。

3. 食品卫生

1955年6月，博山区行业卫生管理委员会成立，制定了行业卫生管理办法和卫生标准，对饮食服务业实行卫生监督和检查。1957年3月，博山区委、区人委颁布《关于行业卫生几项规定》，对饮食服务、食品加工等行业提出了明确具体的卫生标准和要求。

1963年，博山区开始执行《饮食卫生五四制》，进一步加强了对食品卫生和集市摊点的管理。1972年6月，博山区卫生局、商业局联合发出《博山区饮食服务行业的卫生要求》。1975年6月，博山区食品卫生领导小组成立，统一领导、组织、协调、管理全区食品卫生工作。自1963年开始，博山区对餐具消毒进行监督。

1976年，根据淄博市革委会指示，博山区在饮食服务行业开始实行卫生许可证制度。1979年，博山区卫生防疫站成立食品卫生科，专职负责全区食品卫生监督和管理。1987年6月，全区24个乡镇卫生院中从事卫生防疫工作的38名医务人员，被博山区政府批准为“食品卫生检查员”。乡镇食品卫生检查员队伍的建立，使基层食品卫生监督得以加强和完善。1992年，开展“食品卫生达标县”活动。博山区成立了食品卫生达标活动领导小组，区政府印发了《关于开展创建省级食品卫生达标区活动的实施意见》。同年10月，博山区顺利通过省级食品卫生达标区考核验收，获食品卫生达标区称号。1994年，淄博市开展创建国家卫生城市。年内，共监督食品行业的单位、业户10360户（次）；检测各类食品712份，合格率为89.3%；检测餐具945份，合格率为93.6%。

2009年，在学生营养日宣传期间，对学龄前儿童的饮食进行了营养改善指导，下发了《关于学龄期儿童的营养指导意见》《让孩子远离不健康地饮食习惯》等指导性建议。

2010年5月中旬，协助市疾控中心完成了食品安全风险评估项目豆制品及奶制品样品的抽样检测工作。

2011年11月2日，参加了市疾控举办的全市疾控系统食物中毒应急处置演练。组织了食物中毒现场流行病学调查人员2人、实验室检验人员2人、食品卫生和实验室检验分管领导各1人参加了演练。

2012年3月中旬和8月上旬，协助市疾控中心完成了博山镇南沙井村肉食鸡养殖户和博山镇上瓦泉村麻鸡肉食鸡养殖户两处食品安全风险监测点的样品采集工作，采集的样品有肉食鸡、种鸡蛋、种鸡、鸡粪、饲料、饮用水、土壤等。

2012年9月14日至20日，受区工商局委托，承接了全区流通环节食品抽样检测，本次抽检样品包括特信商城、政通超市等16个食品经营点，累计17个生产厂家，采集样品33份，包括饼干等糕点28份，酱卤肉、肉干、肉灌肠等熟肉制品5份。

4. 职业卫生

博山区工矿企业卫生监督始于1954年。1955年2月17日，山东省卫生防疫站与淄博专署卫生防疫站联合对博山蓄电池厂进行铅中毒危害调查。铅中毒病人占38.2%。1950年博山区卫生防疫站首次在区属厂矿企业开展尘，毒检测。1994年，博山区防疫站根据《山东省劳动卫生监测管理暂行办法》的规定，对本区内区属及乡镇企业中接触粉尘，毒物的职工进行职业查体，共查出和报告职业病77例，其中尘肺病70例，职业中毒7例。1995—1997年，工矿企业劳动卫生监督实行分级管理。2000年，取消“劳动卫生许可证”。劳动卫生监督根据国家有关法律、法规、规章进行法制化监督管理。

2007年二季度，完成了全省疾病预防控制系统职业卫生工作现状调查工作。总结了《中华人民共和国职业病防治法》实施以来博山区职业卫生工作开展情况，填报了“职业卫生技术服务机构的基本情况”“职业卫生主要仪器设备配置情况”“建设项目职业病危害评价情况”“职业病危害因素检测情况”“职业病危害因素接触人员健康查体情况”等调查表，组织有关人员填写了“职业卫生调查问卷”，如实反映了博山区疾控中心职业卫生工作现状。

2011年5月，根据市疾控中心《关于做好二〇一一年度全市放射工作人员个人剂量监测工作的通知》的要求，组织了全区放射工作人员共19人签订了《放射工作人员个人剂量监测合同书》，并及时派员到市疾控中心办理相关委托检测手续，同时领取并发放了个人剂量计，对全区放射工作人员的放射剂量进行监测，保障了全区放射工作人员的健康和安全。

2011年8月，开展了全区职业健康状况调查工作。根据《淄博市职业健康调查项目工作方案》，博山区被列为非重点调查县区，开展的是全区职业健康基本情况调查。本次实际调查对象为88家存在职业病危害因素的企业。通过调查，基本摸清了博山区主要职业病危害情况，为制定全市职业病防治政策提供了科学依据。

2011年9月，派员6人参加省卫生厅组织的职业卫生技术服务检测培训班，全部获检测资质证书。

2012年5月14日至17日，组织了7人参加了省职业卫生技术服务检测培训班，且全部取得相应资质；23日至24日，派员1人参加了省放射卫生检测培训，并取得了相应资质。

2012年5月，取得了省卫生厅职业卫生技术服务检测资质，6月底开始接受企业委托进行检测，本年度累计共出具检测报告4份。

5. 控烟工作

2008年5月，根据省疾控中心要求，组织了戒烟竞赛活动，发放宣传资料5000余份。

2010年5月，区疾控中心与区教育体育局联合在学校开展了“拒吸第一支烟，做不吸烟新一代”的签名活动，组织了“我要健康成长，我爱无烟环境”为主题的绘画比赛活动。

2011年5月，为全面贯彻执行卫生部关于在医疗卫生系统全面禁烟的规定，区疾控中心各科室及走廊醒目位置张贴了“禁止吸烟”标志，走廊及楼梯口醒目位置张贴了“控制吸烟、从我做起”和“劝阻吸烟，我们先行”宣传画。通过禁烟活动的开展，单位职工吸烟现象明显减少，禁烟措施效果明显。

2012年5月30日起，举办了“我要告诉你，因为我爱你”烟包健康警示图片展。参照省疾控中心提供的展板电子模板，区疾控中心按规定自行制作了展板，在从业人员体检处设立了“图形警示上烟包”专栏，长期进行警示宣传。

（三）卫生检验和计量认证

1957年，博山区卫生防疫站成立，设立检验科。

建站初期，检验人员少，设备简陋，技术力量薄弱。该科医务人员立足现有条件，克服重重困难，竭尽全力开展环境卫生、劳动卫生、食品卫生、学校卫生等方面的卫生检验工作。对工矿企业的毒物、粉尘检测因缺乏相应设备，卫生检验人员土法上马，自己动手，用针管抽气法取样进行毒物检验，用一个马达、两个滤膜头和两个支架制成了简易粉尘采样器进行粉尘监测检验。

1959 年，卫生部与建工部颁发了《生活饮用水卫生规程》，后经修订为《生活饮用水卫生标准》。区卫生防疫站检验科对城区及农村部分饮用水源定点定期进行水质分析，使供水质量不断提高。

中共十一届三中全会后，博山区卫生检验工作得到迅速发展。

1989 年，卫生部组织开展《全国人体寄生虫分布调查》。根据经济状况、卫生条件、文化水平等方面的具体要求，博山区确定白塔镇的国家村、因埠村，桃花泉乡的姚家峪村，石马乡的桥东村为调查点。区卫生防疫站抽调 7 名卫生检验人员，历时半年，对 3000 余人进行了粪便检验，根据调查结果，写出了博山区人体寄生虫分布调查报告。

1992—1996 年，区卫生防疫站承担了全区机动车驾驶员查体中的化验检查工作。

自 1994 年起，进一步加强食品从业人员健康查体工作，卫生检验重点排查患有病毒性肝炎、伤寒、痢疾等传染病的从业人员，确保群众健康和食品安全。

1997 年 6 月，检验科购置了可见分光光度计和紫外 / 可见分光光度计，拓展了业务范围，提升了检测能力。

1997 年 6 月，通过对软件、硬件的完善和精心的准备，区卫生防疫站检验科首次通过省质监局的计量认证评审。计量认证是政府部门运用包括计量检定考核等技术手段，来评价产品质量检验机构是否真正具有为社会提供公正数据的条件和资格，是一项技术性很强的法制监督工作。通过计量认证的机构才有资格为社会提供具有证明作用的数据和结果。

2000 年 4 月，根据上级主管部门的工作安排，对博山区城乡 400 名中学生进行了血红蛋白和蛔虫卵的检验调查。

2001 年 11 月，更新了原子吸收分光光度计和气相色谱仪，进一步提升了检测能力。

2002 年 4 月，区卫生防疫站检验科参加国家碘缺乏病参照实验室组织的“全国碘缺乏病实验室碘盐质控考核”，成绩合格。

2002 年 6 月，根据山东省消灭丝虫病达标要求，对源泉镇 3 个自然村的 1000 人采集双血片 2000 张，经检验无阳性者。

2002 年 9 月，区卫生防疫站检验科顺利通过了每五年一个周期的省级计量认证复审。

1996 年—2002 年，区卫生防疫站检验科共检验监测生活饮用水 2000 余份，食品 1600 余份，工矿企业毒物、粉尘 3000 余份。

2003 年 5 月，配备了酶标仪和自动洗板机，为下一步开展艾滋病检测工作奠定了基础。

2004 年 1 月，购置了酸度计。

2005 年 1 月，更新了半自动生化分析仪，为更好地开展生化分析相关项目奠定了基础。

2005 年 5—7 月，购置了高效液相色谱仪、生化培养箱、霉菌培养箱、二氧化碳培养箱、微波消解仪、电子天平、浊度仪、旋光测定仪、数字阿贝折射仪及电导率测定仪，逐渐完善了硬件设施，提升了检测能力。

2005 年 6 月，区卫生防疫站建立了艾滋病筛查实验室。实验室建筑面积 20m^2，严格按照生物安全二级实验室的要求进行设立，承担着艾滋病检测任务，开展艾滋病自愿咨询及相关检测工作。

2007 年 10 月，博山区疾病预防控制中心顺利通过了省级计量认证复审。此次共有 32 个产品的全部 175 个参数和 57 个产品中的 503 个参数通过了认证。这是计量认证工作改革之后首次通过复审，自此，计量认证评审周期改为 3 年。

2008 年 2 月，检验科引进了单位有史以来第一名硕士研究生，有效地充实了专业技术队伍。

2010 年 9 月，通过了省级计量认证复审。此次共有 16 个产品的全部 51 个参数和 66 个产品中的 588 个参数通过了认证。

2011 年 11 月，完成了食品检验机构资质认定体系文件修订备案工作，在山东省质量技术监督局进行备案。这是《中华人民共和国食品安全法》和《食品检验机构资质认定评审准则》颁布后，对食品检验机构的新要求，自此，计量认证中食品类和非食品类项目将分别进行认证。

2011 年 11 月，参加全市疾控系统卫生检验技能大赛，获得团体第六名的成绩。

2012年1月，顺利通过了省卫生厅组织的职业卫生资质认定评审工作，并获得评审组专家的一致好评。

2012年3月，顺利通过了省级计量认证监督评审和职业卫生相关项目的扩项评审二合一评审工作。此次扩项共计扩展了两个产品中的46个参数，进一步拓展了业务范围，提升了检测能力。至此，能够开展食品、生活饮用水、公共场所、工作场所、医院消毒等类别的卫生标准的16个产品的全部51个参数和66个产品中的629个参数的监测检验工作。

2012年7—11月，完成博山区农村饮用水调查项目，共计监测检验58份水样，有效保障了人民群众的身体健康。

2012年10—12月，首次承接省农村饮水安全工程水质卫生监测任务，共计监测检验丰水期和枯水期两个批次的44份水样。农村饮水安全工程水质卫生监测项目是为掌握农村饮水安全工程水质卫生现状及其变化趋势，评估防病改水效果，而在全省范围内开展的一项水质卫生监测任务。

（四）重大事件

1、“非典”防治工作

2003年年初，非典型肺炎在全国逐渐流行，4月11日起博山区按照省、市部署启动我区非典型肺炎防控工作。4月16日，博山区卫生局印发《关于加强非典型肺炎工作的紧急通知》，成立卫生系统“非典型肺炎”防治工作领导小组，防治工作技术指导小组，向社会公布区卫生局、区卫生防疫站疾病控制科、防治“非典型肺炎”办公室咨询电话。

4月24日，区长李树民主持召开全区“非典型肺炎”防治领导小组第四次会议。区卫生局、公安局、交通局、交警队、卫生防疫站派人组成检查组，赴博莱高速公路博山路口，对驶入驶出的车辆进行消毒处理，对沿途下车乘客进行健康检查。5月2日，博山区建立区级“非典型肺炎”防治物资储备库，对驻地各级各类医院“非典型肺炎”防治物资进行分配，区级储备物资由全区统一调度和使用。5月13日，成立博山区“非典型肺炎”防治指挥部，区长李树民任总指挥。6月4日，博山区防治非典型肺炎指挥部对前段工作进行总结，全区累计印发各类宣传材料70万份，对全区2000名医护、医技人员考试，全部合格。筹资200万元，给各医疗卫生单位配齐30毫安床边X光机，给170个村卫生室配置手提式电热高压消毒锅。区非典型肺炎防治物资储备库储存猴服1030套，一次性隔离服4368套，防护服1200套，12层以上口罩1.5万个，一次性乳胶手套8000副，防护眼镜410副，各种消毒药剂1万公斤及治疗药品25万支，诊断设备80台套，抢救设备138套，急救救护车辆36部。博山区发热门诊自5月10日开始统计，至6月23日结束，共计44天，全区32处发热门诊上报发热病人1185例，其中，163人来自疫区，1022人为淄博市人。1158人无接触史，25人接触史不详，1人有间接接触史，1人有直接接触史，225人被医学观察，960人接受跟踪观察。按照卫生部颁布标准对1185例发热病人管理，观察期限全部满14天。

中共博山区委、博山区人民政府于2003年7月30日通报表彰全区非典型肺炎防治工作先进集体和先进个人。

2. 抗震救灾

2008年5月12日汶川特大地震发生后，5月14日我区派出博山区区医院任继祥、聂晨亮两名司机及一辆救护车奔赴灾区开展抗震救灾工作，至2008年5月28日完成救灾任务安全返回，共计行程近万公里。2008年7月31日至2008年9月4日派出由李仲利任队长，马述波、丁磊、岳勇、岳巍、苏文东为队员的医疗卫生防疫队奔赴四川省北川县香泉乡进行抗震救灾。2009年9月27日至2009年12月17日，由崔克春任队长，苏军锋、甄如明为队员的博山区卫生医疗工作队，继续在北川县香泉乡进行灾后援建工作，帮助当地卫生防疫和疾控体系恢复重建工作。两批工作队克服各种困难，不辱使命，很好地完成了各项工作任务，受到省委省政府、省卫生厅和市委市政府主要领导的亲切接见和表扬。先后有4人次受到省、市表彰奖励，在赴川抗震救灾的11人中，有7人“火线入党”。

3. 甲型H1N1流感防控

2009年全球暴发甲型H1N1流感疫情。2009年

10月11日万杰医学院发生甲型H1N1流感暴发疫情，这是淄博市第一起甲型H1N1流感疫情。本次淄博市万杰医学院流感样病例暴发疫情自10月11日至15日，共排查流感样病例36例，病例分别分布在22个班级，检测结果显示，10份季节性流感（A型未分型）病毒核酸阳性、4份甲型H1N1流感病毒核酸阳性。市传染病医院报告万杰医学院4例甲型H1N1流感临床诊断病例。2009年10月15日，经哨点监测医院第一医院报告发现淄博一中确诊2例甲型H1N1流感病例，符合暴发疫情标准。两所学校暴发疫情期间通过流调调查到238名密切接触者，其中4例在淄博市第一医院赵庄分院观察，8例在区医院观察，24例在万杰医学院6号楼观察，130人在万杰医学院宿舍观察，55例在淄博一中校宿舍观察，17人居家隔离。对万杰医学院发病2个班，及淄博一中发病1个班，实施停课，同时全校禁止大班教学，学生错时就餐，全校进行主动监测，统一消毒，对万杰医学院采取了封校等控制措施。疫情到2009年10月22日得到有效控制。

4. 创建国家卫生城市

自1989年起，全区紧紧围绕以创建、巩固、发展省级卫生城市、十佳卫生城市、国家卫生城市为主要目标，动员社会力量，有计划、有步骤的开展创建国家卫生城市活动。1991年，全区开展了以初级卫生保健和创建国家卫生城市为中心的爱国卫生运动。1992年，全区开展创建省级卫生城市活动进入高潮。依法监督，全面贯彻落实《中华人民共和国食品卫生法》和《公共场所卫生管理条例》，食品卫生检验合格率达到85%以上。车站、商场、公园、影剧院、宾馆、游泳池、舞厅等公共场所，90%以上达到规定标准。区委、区政府对创建省级卫生城市和创建省级食品卫生达标区的40个立功单位、38个立功个人和124个先进单位、287个先进个人进行了表彰。

自1993年起，博山区委、区政府积极响应市委、市政府争创国家卫生城市的号召，成立了以区长为组长，有关部门主要负责人为成员的创建国家卫生城市领导小组，设立了办公室，制定了创建工作实施方案，提出了奋力拼搏，超常工作，不怕困难、勇于进取的创建口号。广泛发动群众，调动社会各界的积极性，推动创建工作持续深入发展。1995年6月，经全国爱卫会专家组正式考核鉴定和1995年6月23日暗访复查，对博山区创建卫生城市工作给予充分肯定。1996年4月，在全市创建国家卫生城市表彰大会上，博山区被市委、市政府评为创建国家卫生城市先进区，对全区17个荣立二等功、31个三等功、40个获嘉奖的单位和个人进行了表彰。是年，博山区爱卫会办公室被山东省爱卫会、省人事厅评为爱国卫生先进集体，被市委、市政府评为创建国家卫生城市先进集体，被市精神文明委员会评为立志立功先进单位。

2006年，启动创建国家卫生城市，迎接国家卫生城市复审工作，2013年通过复审验收。

第四章　周村区疾病预防控制中心

一、机构和人员

（一）机构沿革

周村区卫生防疫站始建于1956年12月。1962年开始渐入正规，内设卫生组、防疫组。同时，社会防疫组织逐步健全。1969年单位撤销，1972年初恢复后，与区卫生局合署办公，并初建检验室。1972年迁绸市街14号，办公用房8间，其中化验室3间。1978年迁城北路（现青年路）41号，内设防疫组、卫生组、食品卫生组和办公室等科室。1986年8月，周村区结核病防治站并入，增设结核病防治科（仍在原址保安街办公）。1996年12月迁至东门路328号新办公楼，设办公室、财务科、食品卫生科、环境卫生科、劳动卫生科、防疫科、地方病防治科、结核病防治科、计划免疫科、基建科和门诊部。1998年年底，设办公室、财务科、食品卫生科、环境卫生科、劳动卫生科、学校卫生科、防疫科、地方病防治科、结核病防治科、计划免疫科、健康教育科、门诊和检验科。2005年，设办公室、综合科、财务科、食品卫生一科、食品卫生二科、环境卫生科、职业卫生科、学校卫生科、流行病科、计划免疫科、结核病防治科和检验科。2008年9月，卫生体制改革，撤销区防疫站，成立区疾病预防控制中心和区卫生局卫生监督所。2009年3月初党支部成立，下设办公室、财务后勤科、质量管理科、传染病防制科、结核病防治科、免疫规划科、慢性病防制科、消毒与病媒生物防制科、公共卫生检测科、健康教育科、检验科等科室。

（二）行政、党群负责人

表13-4-1　　　　历届行政负责人任职情况表

届　别	职务、姓名	任职起止时间
第一届	副站长　梁少亭	1957.01—1958.07
第二届	站　长　沈求真	1959.01—1962.06
	副站长　赵九恩	1962.04—1962.06
第三届	副站长　赵九恩	1962.06—1969.12
第四届	副站长　张广德	1972.04—1975.06
	副站长　张会康	1973.01—1975.06
第五届	站　长　耿夫中	1975.06—1978.11
	副站长　张广德	1975.06—1975.12
	副站长　张会康	1975.06—1976.07
	副站长　巨德顺	1976.07—1978.11

届　别	职务、姓名	任职起止时间
第六届	副站长　巨德顺	1978.11—1983.04
	副站长　卫绍亭	1978.11—1983.04
	副站长　王成玉	1978.11—1983.04
	副站长 仉兴义	1981.09—1983.04
第七届	副站长　卫绍亭	1983.04—1984.07
	副站长　王成玉	1983.04—1984.07
	副站长　仉兴义	1983.04—1984.07
第八届	站　长　代广山	1984.07—1986.08
	副站长　王成玉	1984.07—1986.08
	副站长　梅连忱	1984.07—1986.08
第九届	站　长　梅连忱	1986.08—1995.12
	副站长　李会英	1986.08—1988.01
	副站长　李仔秋	1988.01—1995.12
	副站长　周树忠	1991.05—1994.05
	副站长　吕令森	1993.04—1994.05
	副站长　张运德	1994.05—1995.12
第十届	站　长　韩援朝	1995.12—1998.07
	副站长　李仔秋	1995.12—1998.07
	副站长　张运德	1995.12—1998.07
	副站长　王春燕	1995.12—1998.07
第十一届	站　长　孙治秋	1998.07—2004.07
	副　站　李仔秋	1998.07—2001.08
	副站长　张运德	1998.07—2000.04
	副站长　王春燕	1998.07—2000.10
	副站长　颜志青	2000.10—2002.09
	副站长　鲍泽亮	2000.11—2004.07
	副站长　李长君	2001.08—2004.07

届　别	职务、姓名	任职起止时间
第十二届	站　长　邱永浩	2004.07—2005.02
	副站长　李长君	2004.07—2005.02
	副站长　鲍泽亮	2004.07—2005.02
第十三届	站　长　于孔水	2005.02—2007.12
	副站长　李长君	2005.02—2006.04
	副站长　鲍泽亮	2005.02—2007.12
第十四届	站　长　王国臣	2007.12—2008.09
	副站长　鲍泽亮	2007.12—2008.09
疾控中心第一届	主　任　王国臣	2009.03—
	副主任　鲍泽亮	2009.03—
	副主任　郑　科	2009.03—

历届党支部负责人任职情况表

表 13-4-2

届　别	职务、姓名	任职起止时间
第一届	副书记　巨德顺	1978.10—1983.04
第二届	副书记　卫绍亭	1983.04—1984.07
第三届	书　记　代广山	1984.07—1986.08
第四届	书　记　周树忠	1986.08—1991.02
第五届	书　记　董世忠	1991.02—1995.12
	副书记　梅连忱	1991.02—1995.12
第六届	书　记　韩援朝	1995.12—1998.07
第七届	书　记　孙治秋	1998.07—2004.07
	副书记　颜志青	2000.01—2002.09
第八届	书　记　邱永浩	2004.07—2005.02
	副书记　孙　辉	2004.07—2005.02
第九届	书　记　于孔水	2005.02—2007.12
	副书记　孙　辉	2005.02—2007.12

届　别	职务、姓名	任职起止时间
第十届	书　记　王国臣	2007.12—2008.09
	副书记　孙 辉	2007.12—2008.08
疾控中心第一届	书　记　王国臣	2009.03—

历届工会负责人任职情况表

表 13-4-3

届　别	职务、姓名	任职起止时间
第一届	主　席　王成玉	1984.10—1986.09
第二届	主　席　李会英	1986.09—1991.05
	副主席　杨桂荣	1986.09—1991.05
第三届	主　席　李仔秋	1991.05—1994.05
第四届	主　席　王春燕	1994.05—1996.07
第五届	主　席　赵衍林	1996.07—2006.04
疾控中心第一届	主　席　王利平	2009.03—

历届团支部负责人任职情况表

表 13-4-4

届　别	职务、姓名	任职起止时间
第一届	书　记　李长君	1978—1985
第二届	书　记　魏义庆	1985—1987
第三届	书　记　鲍泽亮	1987—1991
第四届	书　记　李延玲	1991.03—1995.05
第五届	书　记　吕　锋	1995.05—1996.02
第六届	书　记　王玺都	1996.02—2002.02
第七届	书　记　毕研庆	2002.02—2008.09
疾控中心第一届	书　记　毕研庆	2009.03—

（三）人员队伍

建站初期，工作人员4人。1958年，人员10人，其中医士4人、护士2人、防疫员3人、行政管理1人。1962年，中专学历及相当医士职称人员6人。1972年，人员12人，其中检验师1人、检验士1人。1976年，人员15人，有医师2人、医士10人，检验师、士各1人。1978年，人员20人，有医师5人，检验人员3人。1981年，人员24人，通过技术职称专业考试，5人晋升医师，其中1人晋升主管医师。医师以上职称9人。1987年，副主任医师1人，主管医（技）师10人，当年晋升医（技、护、药）师19人，全站医师以上者达30人。2008年，工作人员54人，其中副主任医师7人、主管医（技、护）师27人、初级13人。2012年年底，职工46人，其中卫生技术人员40人，副主任医师6人、主管医（技、护）师26人、初级8人。

周村区卫生防疫站（疾病预防控制中心）人员构成表

表13-4-5

年份	总人数	专业技术人员								行政工勤人员	学历构成				
		合计	卫生专业技术人员					其他职称							
			高级职称	中级职称	初级职称	合计	比例%	人数	比例%		研究生	大学	大专	中专	高中
1956	4	4	—	—	4	4	—	—	—	—	—	—	2	2	—
1969	7	6	—	—	6	6	—	—	—	1	—	—	5	2	—
1978	20	17	—	—	17	17	—	—	—	3		3	15	2	—
1989	64		1	11	43	55	1	—	—	8	1	2	—	—	—
1997	79	74	6	22	43	71	95.9	3	4.1	5	5	35	36	3	—
1999	88	81	6	22	50	78	96.3	3	3.7	7	5	34	46	3	—
2001	85	78	7	27	40	74	94.9	4	5.1	7	5	43	34	3	—
2002	86	80	6	28	42	76	95.0	4	5.0	6	5	37	41	3	—
2003	86	80	10	35	31	76	95.0	4	5.0	6	5	39	39	3	—
2004	87	77	8	34	31	73	94.8	4	5.2	10	6	38	40	3	—
2005	88	79	7	38	30	75	95.0	4	5.0	9	8	40	38	2	—
2006	86	81	6	38	32	77	95.1	4	4.9	5	6	40	38	2	—
2007	86	75	8	29	34	71	94.7	4	5.3	11	10	36	38	2	—
2008	54	50	7	27	13	47	94.0	3	6.0	4	5	25	22	2	—
2009	51	44	6	26	9	41	93.2	3	6.8	7	8	21	21	1	—
2010	49	42	5	20	14	39	92.9	3	7.1	7	8	21	19	1	—
2011	49	42	5	20	14	39	92.9	3	7.1	7	18	19	11	1	
2012	46	41	6	26	8	40	97.6	1	2.4	5		18	17	10	1

二、疾病预防控制

（一）传染病流行状况和传染病管理

建站初期，主要任务是传染病防治。1958 年，开展梅毒调查和治疗。1958—1960 年发生脊髓灰质炎疫情，1958 年发病 24 例、1959 年 17 例、1960 年 50 例，80% 病例在淄博制丝厂。通过口服疫苗防控，1962 年疫情终止。

1961 年 10 月，周村城郊和大姜乡发生白喉流行，全年发病 615 例，发病率 494.86/10 万，死亡 32 例。

20 世纪 50、60 年代，麻疹隔年一次大流行。1959 年发病 3499 例，发病率 3050.27/10 万；1966 年发病 2275 例，发病率 1718.16/10 万。1967 年接种麻疹疫苗，当年发病 207 例、1968 年 17 例，1985 年至 1996 年 12 年中累计发病 147 例，年均 12.3 例。1957 年至 1967 年麻疹发病列各种传染病首位，1968—1977 年降至第二位，1978 年以后退出前五位。2000 年后麻疹发病得到控制，进入消除阶段。

建站初期，痢疾、伤寒为主要肠道传染病，为传染病防治重点。1957 年伤寒发病 188 例，集中于城区，疫情发生后，因饮水不卫生和病人治疗、隔离不及时，造成局部流行。1961 年发病 45 例，1962 年 60 例。1982 年南闫乡草庙村 20 人罹患伤寒，传染源是一名慢性带菌者污染饮用水源所致。

1995 年 8 月，王村镇西铺村发生霍乱 34 例；1998 年，萌水镇发病 1 例；1999 年萌水、高塘和贾黄三乡镇发病 7 例。

1957—1967 年，传染病发病 15 种，麻疹、痢疾、疟疾、病毒性肝炎和百日咳列前五位。1968—1977 年 16 种，疟疾、麻疹、病毒性肝炎、痢疾和流脑列前五位。1978—1987 年 16 种，病毒性肝炎、痢疾、斑疹伤寒、疟疾、流行性出血热列前五位。1988—1997 年 17 种，病毒性肝炎、痢疾、流行性出血热、淋病、猩红热列前五位。1998—2008 年 19 种，病毒性肝炎、肺结核、痢疾、淋病、流行性出血热列前五位。

2009 年，重点开展手足口病和甲型 H1N1 流感防控。10 月份，对 1 名甲型 H1N1 流感患者及其密切接触者及时采取防控措施；11 月份，对首批 3197 名公共服务行业人员和学生、教师免费接种甲型 H1N1 流感疫苗。

2010 年，开展手足口病和甲型 H1N1 流感防控，1—3 月份接种甲型 H1N1 流感疫苗 24545 人份。

2011 年，报告传染病 14 种 1577 例，列前三位的病种依次是手足口病（360 例）、细菌性痢疾（355 例）和肝炎（261 例）。

2012 年，报告传染病 15 种 1509 例（死亡 3 例），报告发病率 416.51/ 十万。进行霍乱水系采样监测 216 份。

（二）预防接种和计划免疫

1953 年，接种天花、霍乱、伤寒二联、白喉、百日咳、乙型脑炎疫苗 86890 针次。

1958 年，接种天花、伤寒二联、乙型脑炎和卡介苗等疫苗 10411 人次。

1963 年，接种天花、伤寒三联、白喉类毒素、霍乱、百白破三联等 5 种疫苗。

1964 年，接种霍乱、脊髓灰质炎、乙型脑炎、白喉类毒素和天花疫苗 104452 人次。

1965 年，接种脊髓灰质炎、乙型脑炎、霍乱和天花菌苗 178461 人次。

1966 年，接种霍乱、脊灰疫苗和破伤风类毒素、白喉类毒素 273608 人次，另接种天花疫苗 4145 人、布氏菌苗 251 人。

1967 年，接种霍乱、脊髓灰质炎、天花疫苗和白喉类毒素、破伤风类毒素 242575 人次。

1978 年，实施计划免疫，设立计划免疫科，对 12 岁以下儿童建立预防接种卡。接种脊灰、乙脑、伤寒三联、天花、百白破、麻疹、霍乱等疫苗 179724 人次。

1979 年，各公社、街道医院建立接种组。

1980 年，公社卫生院建立专业接种组，对适龄儿童建预防接种卡，按程序有计划地进行预防接种。

1981 年，全区接种 8 种疫苗 106110 人次。

1982 年，城区推广实施预防接种划片协作制度，成立 12 个协作组。落实“一苗一会一种一查制度”。

1986 年，接种门诊配备冰箱、冷柜、低温冰箱等冷链设备。

1987 年，3 月，冷链设备开始运转，城区医院妇产科开始新生儿接种乙肝疫苗，全市计划免疫达标考核获第一名。

1988 年，建常年接种门诊，开始实行一人一针一剂制，推广计划免疫保偿制度，全区儿童入保率 95%，建卡（证）率 100%。

1989 年 3 月，通过以省为单位“四苗”接种率达到 85% 验收。

1991 年，通过以县为单位“四苗”接种率达到 85% 验收。

1992 年，开始使用一次性注射器，全区实施集中式规范化接种。

1994 年，乡镇卫生院建立 9 处常年预防接种门诊。

1995 年，通过以镇为单位“四苗”接种率达到 85% 验收，

1997 年，“四苗”接种 23396 针次，全程接种率 98%，计免保偿入保儿童 2050 人，入保率 95%。

1998 年，4 处接种门诊达到规范化标准，计免保偿入保儿童 2607 人，入保率 98.53%。

1999 年，8 个乡镇卫生院接种门诊达到规范化要求。

2000 年，10 个乡镇规范化集中式接种门诊全部达标。

2001 年，全区各接种点实行集中式接种，区防疫站接种门诊通过省卫生厅验收达到省级示范化标准。

2002 年，全区参加计免保偿儿童 3424 名。区二院和王村卫生院通过省级示范化接种门诊验收。

2003 年，“四苗”接种率 99.7%，进行 AFP 主动监测 33 次。

2004 年，开展消灭脊灰证实和控制麻疹工作，对全区适龄儿童进行拉网式查漏补种。

2005 年，实施国家扩大免疫规划工作。

2006 年，“八苗”免疫接种率 98% 以上，全区 8 处预防接种门诊和 5 处接种室通过资质认证，脊灰和麻疹疑似病例主动监测 32 次，6~16 周岁儿童和学生流腮疫苗应急接种 2 万余名。

2007 年 3 月份，因临近区县发生麻疹疫情，对北郊、南郊和萌水镇外来人员应急接种麻疹疫苗。

2009 年，全区接种疫苗 38 种 97933 支，在校学生查验接种证 37486 人、补种疫苗 13231 针次；11 月份，启动公共卫生服务项目，对 15 周岁以下少年儿童进行乙肝疫苗免费补种。

2010 年，开展麻疹疫苗强化免疫、查漏补种和脊灰疫苗强化免疫及 15 岁以下儿童乙型肝炎补种疫苗工作。

2011 年，接种规划疫苗 61727 针次。麻疹强化免疫大中专院校学生 18645 人、外来务工人员 2220 人；15 岁以下儿童乙肝疫苗查漏补种 2021 人、补种率 99.31%；查验接种证 8417 本。

2012 年，开展“预防接种规范年”活动，进行接种门诊规范化建设，完成了综合医院产科新生儿接种信息采集工作。全区 8 处接种门诊和 4 处医院产科接种室全部实现信息化管理，接种规划疫苗 68456 针次，查验接种证 9680 本。

疫苗针对传染病控制情况：

天花：1952 年全区消灭。

脊髓灰质炎：1958 年发病 24 例、1959 年 17 例、1960 年 50 例。接种疫苗后，1963—1973 年发病 16 例，年均 1.6 例。1974—2012 年 39 年无发病。

白喉：1961 年发病 615 例，发病率 494.86/十万，死亡 32 例。1962 年 23 例、1963 年 31 例。开展预防接种后，1965—1973 年发病 5 例。1974—2012 年 39 年无病例发生。

麻疹：1957—1967 年发病 14537 例。1967 年开始对适龄儿童和学生接种麻疹疫苗，1968—1978 年发病 1232 例。1979—2012 年发病 298 例。

乙脑：1959—1979 年发病 207 例。开展疫苗接种后，发病数下降，1980—2012 年发病 56 例，年均 1.70 例。

流脑：1957 年始有疫情记录，至 1987 年间多次出现流行。1966—1967 年 865 例、死亡 28 例；1975—1977 年 366 例、死亡 5 例；1979 年 123 例、死亡 8 例。1980 年全面实施疫苗接种后，发病明显下降，1980—2012 年发病　104 例，年均 3.15 例。

（三）地方病、寄生虫病防治

1. 碘缺乏病

1997 年，4.5 万人口服碘油丸，碘盐采样监测

335 份。

1998 年，开展学生甲状腺肿大率调查，肿大率 4.5%。10 月份碘缺乏病防治通过省级达标验收。

1999 年，对 574 名 8~10 周岁学生进行甲状腺肿大率调查，肿大率 3.96%。

2000—2007 年，每年开展碘盐采样检测工作。

2008 年，盐碘检测 301 份、水碘监测 177 份；

2009 年，碘盐采样检测 540 份；

2010—2012 年，每年对 200 名小学生和 150 名家庭妇女进行碘缺乏病防治知识调查，进行盐碘含量采样监测 300 份。

2. 疟疾

1955 年始有发病记录，至 2009 年累计发病 2961 例。1965—1967 年、1971—1974 年出现两次高峰，1971 年发病 486 例为最高年份，发病率 225.41/10 万。全区发病 1959 年 16 例、1965 年 227 例（发病率 175.23/ 十万）、1971 年 486 例（发病率 225.41/10 万）、1972 年 419 例（191.73/10 万）、1973 年 431 例（193.88/10 万）。

1997 年，血检 927 人，流动人员预防服药 203 名。1998 年，发热病人血检 992 人。2000 年，血检 1046 人，流动人员预防服药 1214 名。2009 年，开展流动人口管理和发热病人血检工作。2010 年，“三热”病人血检 320 名。2011 年，血检筛查“三热”病人 801 名。2012 年，对“三热”病人血检筛查 491 名，对 2 名输入性病人及时采取防治措施。

3. 布氏菌病

1961 年，发生首例布病病人。1965 年 1 例，1968 年迁入 1 例。20 世纪 70、80 年代，协同畜牧部门重点开展羊只免疫工作。1973 年免疫 2904 只，1981 年免疫 4566 只，1982 年免疫 5874 只。1992 年，协同畜牧部门对 311 只羊、53 头牛、64 头猪进行感染率调查，对 104 名重点人群（牧羊人、皮毛加工、畜牧工作者）进行血清学检查。10 月，经省卫生厅考核，周村区布病防治达部颁标准。2006 年，发病 8 例，采血检查 79 人份，与畜牧部门配合对 24 头病牛深埋处理。2007 年无发病。2008—2012 年发病 22 例，其中 2012 年 12 例。2012 年，对 144 名布病高危职业人员进行行为干预和筛查

4. 流行性出血热

1983 年，发生首例流行性出血热，至 2008 年共发病 982 例。其中 1985—1989 年发病 637 例，是流行高峰。1986 年发病最多（312 例），发病率 116.11/10 万。1997 年，发病 17 例，全部进行疫点处理。2000 年，重点人员接种出血热疫苗 4100 人份。2002 年，接种出血热疫苗 1350 人份。2004 年，流行性出血热疫点处理 38 处。2006 年，发病 7 例，全部进行疫点处理。2009 年，全区组织出血热疫苗接种 13.9 万余针次。2010 年，7 月底，圆满完成 5 万人份出血热疫苗第二针接种任务。

（四）皮肤病、性病防治

1. 麻风病

1958 年，全区病人 134 例，患病率 0.81‰。

1959 年 12 月，建立周村区麻风病村，占地 100 亩。

1960 年 3 月，麻风村收治首批 81 名病人。统一管理，系统免费治疗。

1964 年 6 月，进行麻风病普查，发现 24 名新病人。市皮肤病防治所迁周村麻风病防治院同处办公。

1973 年，周村区麻风病防治院撤销，区防疫站始承担麻风病防治任务。

1976 年 6 月，开展第二次麻风病普查，普查率 92.7%，发现病人 5 例。

1982 年，对重点村开展全民性普查，未发现新病人。

1990 年，全区现症病人 2 名。

1991 年 11 月，周村区达到基本消灭麻风病标准。

1991—2008 年，发现病人 1 例。

1997 年，对 1 例现症病人实施正规治疗，对 6 例观察期治愈病人随访。

2000 年，5 月份市麻风病村划归周村区管理，管理治愈病人 10 名。对 1 例观察病人正规治疗，开展治愈病人周围人群线索调查。

2005—2006 年，麻风病村翻建改造。

2012 年，麻风病村管理治愈病人 2 名。开展麻风病人线索调查。

2. 头癣病防治

1978 和 1979 年春末夏初，对全区 15 岁以下儿童及重点地区成人普查头癣。查儿童 66170 人、成

人 163643 人，查出 8 例黄癣病患者，患病率 3.48/10 万，国家给予免费内服灰黄霉素治疗，1980 年全部治愈。后无新发病例。

3. 性病、艾滋病防制

1958 年 5 月，对全区商业、服务性行业和手工业户及部分常住居民近 1 万余人进行调查，查出不同病期梅毒 286 例，给予免费正规治疗。20 世纪 60 年代初，梅毒、淋病得到控制，未发现新病人。1989 年，梅毒、淋病再次出现，并呈上升趋势，1989—2012 年发生梅毒 33 例、淋病 496 例。

1997 年性病监测 1000 人。2000 年，性病、艾滋病重点人群监测 1006 名。2001 年，监测 276 例。2003 年建立艾滋病初筛实验室，重点人群监测 1078 名。2004 年，监测 1366 名。2005 年，对 2500 名“两劳”人员、既往献血人员和 1990 年以来落户妇女及其子女检测 HIV，查出阳性者 6 例。2006 年，印发《周村区艾滋病行动计划》，对 450 余名羁押人员和外来媳妇筛查抗体。2007 年，羁押人员艾滋病病毒抗体筛查 1241 名。2008 年，对羁押人员等重点人群病毒筛查 23 次 1689 人。2009 年，确诊区内首例艾滋病病人；对 1450 名羁押人员筛查病毒，查出阳性者 3 例。2010 年，病毒筛查 1700 余人，确认 HIV 阳性 13 人，管理感染者和病人 23 名，重点人群行为干预 9 次 330 余人；6 月下旬，迎接省艾滋病防治工作督导评估。2011 年，管理感染者 110 人（本地 7 人、强戒所 103 人），年内新增感染者 83 人（全为强戒所戒毒者），对 536 名自愿咨询者提供咨询服务。2012 年，实施全球基金艾滋病防治项目，城区综合医院和八三厂职工医院建立初筛实验室。管理感染者和病人 83 人，重点人群干预 12768 人次、采血检测 263 人，CD4 细胞采集 43 次 307 份。

（五）结核病防治

1952 年，开始接种卡介苗预防结核病，年接种 1511 人次。

1958 年，接种卡介苗 3000 余人次。

1959 年，开展结核病等 8 种慢性病普查，全区查 105609 人，发现肺结核 621 例。

1976 年，区结核病防治站成立。结防人员开始到工厂、农村检查结核病。

1980—1981 年，对全区农村人口进行线索调查，查 15026 人，查出活动性肺结核 175 例；对高塘等 9 个公社驻地村普查，查 16699 人，查出活动性肺结核 19 例。对 1977—1979 年肺结核死亡病例开展回顾性调查。

1982 年，区医院妇产科和周村公社医院妇产科设立新生儿卡介苗接种点。3—4 月，对城区 2040 名居民进行普查和线索调查。5 月和 10 月，两次对农村新生儿突击补种卡介苗。

1984 年，开展卡介苗接种效果评价。8 月，结防站门诊由周三、五开诊改为周一至周六全天开诊。

1987 年，区卫生局部署建立城区防痨网。1—2 月，在毛毯厂等纺织系统 10 个单位普查结核病。

1988 年 3—5 月，全区清查结核病，访查曾患肺结核和可疑患者 583 例。

1989 年，城区防痨网建成。

1990 年 4 月，对南郊镇韩家窝、皇住两村进行结核病流行病学调查，查 1783 人，发现活动性肺结核 5 例。

1993 年 7 月，实施“世界银行贷款结核病控制项目”，区政府落实配套经费，区卫生局印发《结核病控制项目实施方案及筛选方案》。

1996 年，实施结核病病人归口管理制度。

1997 年，接诊可疑病人 907 例，确诊 107 例。

1998 年，接诊可疑病人 730 例，确诊 101 例。

2000 年，制定实施《2000—2010 年周村区结核病防治规划》，参加全国结核病流调工作。

2001 年，完成世界银行贷款结核病控制项目工作，期间治愈传染型肺结核病人 479 例，减少 700 余名新发病人。全年，接诊可疑病人 845 例，确诊 106 例。

2002 年，接诊可疑肺结核病人 1006 例，确诊 82 例。

2003 年，接诊可疑肺结核病人 900 例，确诊 79 例。

2004 年，接诊可疑病人 1066 例，确诊 79 例。

2005 年，接诊可疑肺结核病人 1020 例，确诊 105 例。

2006 年，确诊结核病人 104 例，其中新发涂阳 60 例。

2007年，开展并完成全国结核病耐药性基线调查任务，累计纳入初治涂阳病例56例、复治涂阳17例、初治涂阳培养阳性56例、复治涂阳培养阳性15例。全年接诊可疑病人504例，确诊92例。

2008年，全年接诊可疑病人726例、确诊98例。

2009年，接诊可疑病人552例，确诊111例（其中初治涂阳59例、复治涂阳9例）。

2010年10月份，迎接省卫生厅《结核病防治十年规划》终期评估督导检查。全年接诊可疑肺结核病人752例，确诊104例。

2011年，全年接诊可疑病人780例，确诊登记92例。开展"关爱学生、呵护健康、结核病防治进校园"活动，对周村二中500余名学生免费检查结核菌素。

2012年，实施FDC免费药品项目工作，开展结核病防治知识进校园活动，自筹资金购置生物安全柜等设备，进行结核病实验室建设。全年接诊可疑病人824例，确诊97例。

（六）慢性病防制

2007年，开展慢性病防制工作。

2008年，开展慢性病防制和死因报表工作。

2009年，开展10个慢性病防制示范村（居）建设工作，对60岁以上居民健康查体，建立基础健康资料；进行居民死因报告。

2010年，居民死因报告监测工作取得突破性进展，全年监测800余人。

2011年，开展减盐防控高血压工作。全区居民死亡报告卡1848张，建立高血压、糖尿病患者健康档案7623份，管理高血压患者18463名、糖尿病患者12580名。

2012年，报告居民死亡2218人，其中周村区户籍2016人，比上年增加23.22%，全死因登记报告粗死亡率6.16‰。开展肿瘤登记和减盐防控高血压工作。

（七）消杀和病媒生物防制

1997年，消毒效果监测采样110份，进行蚊蝇等医学昆虫定点监测。

1998年，对30个单位进行蚊蝇密度监测。

2002年，对369处医疗和24处托幼机构开展消毒效果监测。

2006年，对350家医疗和51家托幼机构进行消毒效果监测，开展鼠密度调查。

2007年，采样监测583份，开展灭鼠、灭蚊、灭蝇活动。

2008年，消毒效果监测435户2930点次、覆盖率达95%。

2009年，监测村卫生室（个体诊所）412个2884点次、幼儿园34家340点次。5月份，在萌水镇前坡村进行春季鼠密度及鼠肺带毒率调查，布鼠夹1200个，捕鼠13只，鼠密度为1.09%。

2010年，对375家医疗机构和32家托幼机构采样监测2450个点次。

2011年，监测医疗机构384家、托幼机构21家，监测率100%和97%；开展鼠、蚊蝇和蟑螂等病媒生物监测，鼠密度3.25%、蚊蝇和蟑螂密度低于国家标准。

2012年，监测医疗机构344家、托幼机构21家共2232点次，监测率100%。

三、卫生监督监测

（一）食品卫生

1953年，开始食品卫生管理和食品卫生知识培训，实行食品采购、保管、制作三级负责制和饮食用具消毒制度。

1957年，对140个食品生产经营单位换证登记和从业人员健康体检。

1959年，饮食服务业实行"三化"（机械化、蒸气化、污水管道化），落实四员（采购员、保管员、制作员、服务员）职责，建立卫生制度和群众监督制度。

1963年，实施食品卫生"五四制"，食品服务人员体检1380人。

1964年，集体食堂、饮食行业和食品加工企业落实餐具消毒制度，增加"四防"设施，禁止销售变质食品。

1982年，对冷饮生产单位监督检查，冷饮销售员体检1700人。集贸市场肉食经营户统一配备"销售专用车"、工作衣帽和袖章。7月份，对销售和使用囊虫病猪肉制作香肠、熟肉的萌水食品站和个体经营户贾某，依法行政处罚。

1986年，在城区和11个乡镇开展食品卫生知识宣传活动，印发宣传材料近万份。查出变质糕点500公斤、果酒1万瓶、变质甘蔗40吨，均依法销毁。

1987年7月，区人大视察食品卫生工作。全年从业人员查体5448人。

1988年，指导15个食品生产单位建立化验室。6月份，建立全市首家餐具消毒服务站。

1990年10月，开展省级卫生城达标活动，60余家饭店全面落实制作室瓷砖铺地和四壁瓷砖贴墙。

1991年11月，以名列全省第二的好成绩，被省卫生厅授予“食品卫生达标区”称号。

1993年，开展《中华人民共和国食品卫生法〈试行〉》颁布10周年宣传周活动，设咨询站17处、宣传牌600块，印发宣传单等2200份。

1995年8月，开展执法大检查，对8家饭店、3家副食店行政处罚。

1996年，对小商品街市场、夜市、萌山水库和王村镇粟家饮食单位专项整治；对全区14家冷饮生产企业全面检查。

1997年，办理卫生许可证822个、验证1391个，查体5247人，监督检查1359户次，行政处罚70户次。

1998年8月，为迎接第四次全国城市卫生大检查，对城区饭店、食堂、副食店、食品加工厂和粮油店监督检查。

1999年，开展强化公共卫生监督执法年活动，对肉类、自制食品、保健食品、饮食业、学校食堂集中监督检查。

2000年1月，对萌水镇31户瓜子加工厂集中检查和办理卫生许可证。7—9月开展城区“五小”行业集中治理整顿活动。

2001年，开展卫生监督执法新世纪行动，申请区法院对14起行政处罚案件强制执行。1月，对高塘镇王家村烧饼加工户专项整治；8月，对城区馒头房治理整顿。11月，代表全市接受省“公共卫生监督执法新世纪行动”检查组检查。

2002年，验发许可证2545个、从业人员查体6274人、监督检查9609户次，行政处罚571户次。10月举办食品卫生知识竞赛活动。

2003年，2月对全区饮食业全面整顿，取缔12家无证经营单位。3月对28家保健食品经营单位专项检查。6—9月对全区食品生产经营单位全面整顿治理，对学校（幼儿园）食堂监督检查，依法销毁变质食品114公斤。

2004年，4—5月开展查处劣质奶粉专项检查活动。6—7月对城区57处建筑工地食堂监督检查。9月对食品生产经营单位拉网式检查。年内，落实食品质量安全市场准入制度。

2005年，根据全省统一部署，开展“卫生监督执法1—7号行动”。

2007年，办理卫生许可证2173个，从业人员查体8241人、查出“五病”患者80名，食品餐具采样监测3293份，查处违法案件9起。10月开展食品卫生质量安全专项整治活动。

2008年，食品餐具采样检测2982份，从业人员查体6222名。

2012年，配合市疾控中心开展食品安全风险监测工作，四次对3家养鸡场进行鸡饲料、鸡粪便、土壤、水等采样。

（二）劳动（职业）卫生

1959—1961年，对接触高温、粉尘、毒物工人每年查体一次。

1962—1963年，重点开展车间、集体宿舍预防煤气中毒和防暑降温工作。

1964年，开展企业粉尘浓度、有害气体监测调查，督导企业在车间增设除尘、排风设施。1—6月份铅作业工人职业健康查体104人。

1965年5月，开始落实卫生部《有机磷农药中毒诊断标准的治疗方案》。

1978年，对周村化工厂和农药厂400名工人健康查体；对11家企业进行粉尘监测；全区22台X光机安装加铅隔离防护设施；对南闫磷肥厂35名接氟工人拍片查体。

1979年，对2965名纺织工人查体和职业危害调查。对周村织毯厂梳棉、清花和弹花车间进行粉尘浓度监测。

1980年4月，组织接棉尘20年以上的298名工人到市职防院查体，发现可疑棉尘肺患者 17 人。

1981 年，对电焊条厂和电池厂 160 名接锰作业工人的劳动环境、健康状况进行监测和卫生学调查。10 月，对全区 18 个厂矿进行粉尘普查。

1982 年 10 月，对 18 家企业 76 个粉尘点进行监测，合格率 38.81%。

1983 年，组织 28 家市属和 25 家区属企业建立劳动卫生档案。

1986 年，114 家企业建立自测系统，对 15 个粉尘、149 个毒物和 55 个物理因素作业点进行定点、定期测报。

1987 年，422 家村办粉尘企业建立劳动卫生档案。

1988 年，组织 1167 名接尘工人体检，配合省劳研所对 3200 名接触噪声工人进行专科体检。

1989 年，监测粉尘作业企业 72 家，其中市属 25 家、作业点 1308 个，合格率 84.25%；区属 11 家、作业点 47 个，合格率 63.10%；乡镇 32 家、作业点 62 个，合格率 48.40%；联办企业 4 家、作业点 3 个，合格率 66.7%。监测 X 光机 28 台，合格率 92.9%。

1992 年，粉尘、毒物作业工人职业病查体 2995 名。

1993—1996 年，每年对区属和乡镇企业进行尘、毒和物理因素监测。

1997 年，对区属和乡镇企业 284 个尘毒作业点进行尘毒监测，对 2420 名接害工人体检。

1999 年，对 23 家区属和 392 家乡镇、个体企业监督监测。

2000 年，验发劳动卫生许可证 446 个，接害工人查体 207 名，监测 12 家区属和 422 家乡镇、私营企业 2066 个尘毒作业点，合格率 95.79%。

2011 年，监测有毒有害作业企业 341 家。

2002 年，召开实施《中华人民共和国职业病防治法》动员大会。对 327 家有毒有害作业企业和医疗机构 17 台 X 光机进行监测，初步开展建筑装饰材料放射监测。

2003 年 8 月，开展化工企业职业卫生安全拉网式检查。监督检查有毒有害企业 272 家，放射卫生监测 14 各单位 17 台设备。

2004 年，职业卫生监测 378 户次，建立管理档案 314 家。

2005 年，职业卫生监督 412 户次，尘毒和噪声作业点监测覆盖率 90%。

2006 年，开展“卫生监督执法 4・5 行动”，对存在职业病危害的化工、陶瓷、建材、耐火材料等企业专项整治，查出疑似尘肺患者 22 人。

2007 年，对 22 家小矿山、小化工、小冶金等重点企业进行卫生监督监测，配合市职防院对 2104 名接害工人健康查体。

2008 年，监测粉尘、毒物和噪声作业点 973 个，对医疗机构 11 台 X 光机全部进行放射监测。

（三）环境卫生

1986 年，全区建立公共卫生管理档案，共 45 个理发店、15 个旅馆（招待所）、9 个影剧院、1 个游泳池、2 个浴池。

1987 年，《公共场所卫生管理条例》实施后，对全区公共场所卫生状况进行全面调查摸底，开始实行卫生许可证制度。冬夏两季对城区大气污染情况进行定点监测。

1988 年，设立环境卫生科，配置公共场所监测箱。全区 280 个公共场所单位建立管理档案，对 204 个单位进行卫生监督监测。

1989 年，配备 CO2 和 CO 监测仪，开展 CO2 和 CO 项目监测。

1992 年，开展公共场所预防性卫生监督工作。

1992 年，对 179 个公共场所单位 2148 监测点进行现场监督监测。其中，37 个旅馆（招待所）的微小气候合格率 95%、床上用品合格率 93%、口杯合格率 94%、采光照明合格率 96%、噪声合格率 97%。

1995，结合创建国家卫生城，对全区 170 个公共场所单位进行监督检查，对 1248 名从业人员进行健康体检和卫生知识培训。7 月，落实《淄博市公共场所禁止吸烟的规定》。

1998 年 8 月，为迎接第四次全国城市卫生检查，成立监督检查组，对全区公共场所全面检查。在省市检查中，外贸宾馆、花都美容厅、欢颜美容厅获得满分。

2000年，以“五小”行业治理为重点，开展建设美容美发卫生达标一条街活动。四季度，对贾黄、南闫两镇公共场所进行卫生监督监测。

2001年，开展卫生监督执法新世纪行动。各经营单位配备消毒设备和头癣病人理发美容专用工具，4家小旅馆和8家理发美容店因不达标被依法取缔。年内，验发许可证340个、查体910人、行政处罚27户次、取缔5户。

2002年，验发许可证331个，监督检查3105户次，行政处罚9户。

2003年4—6月，对全区139家歌舞厅集中进行卫生整治，对不符合条件的80家歌舞厅，依法给予限期改进、责令停业和取缔等处理。同年，对小旅馆、小理发美容店和洗浴业进行整顿治理。

2006年，对国泰街、309国道和胜利工业园歌厅进行集中监督检查。

2007年，全区办理卫生许可证244个，从业人员健康体检963人，采样监测5300份。

2008年，采样监测4934余份、从业人员查体953人。

（四）学校卫生和学生常见病、寄生虫病防控

1979年，对6275名城乡中小学生进行健康状况调查，视力减退者城区、农村分别8.16%和6.63%。

1980年3月，对城区3所、郊区8所学校进行教室面积、采光照明和6131名学生保健活动等项目卫生学调查。下半年，对城乡学校47个班1200名女生进行青春期卫生知识调查。

1981年，对周村二中1869名和王村、彭阳两中学735名学生检查视力。

1982年，对4445名中小学生进行视力和扁平足调查，视力不良率18.51%。

1982年年底，学校配备标准课桌椅率城区达96.7%、农村达36.5%

1983年，全区中小学课桌椅改造全部达标。

1986年，对城区384名小学生开展冻疮发病调查，发生率38.02%。对城乡17106名中小学生进行健康查体。

1997年，学生健康查体36650人。6月份学生常见病防制工作通过省卫生厅、省教委验收。

2000年，全区98所中小学校全部开展常见病防治，学生查体16937人。

2001年，对64所中小学校学生开展近视、沙眼、龋齿防治；3月、9月两次开展学生肠道寄生虫病防治，服药2万余人；学生健康查体33062名。

2002年，学生健康查体1.7万人，肠道驱虫9500人，防龋1000余人，乙肝表面抗原和抗体检测4141人。

2003年，肠道驱虫5049人，防龋1041人，乙肝表面抗原和抗体检测6166人，学生健康体检3万余人。

2004年，学生健康查体3万余人，服药驱虫5000余人，防龋332人。

2005年，学生健康查体1.8万余人。

2006年，学校食品从业人员健康体检48人。

2007年，开展学生常见病和多发病防控工作。

2009年，开展学生和幼儿园儿童肠道寄生虫病防治，发放驱虫药3.7万人份。

2010年，发放肠道驱虫药29860份，对4所学校3499名学生健康体检。

2011年，对1.8万余名学生健康体检、发放驱虫药2.984万份。7月，周村和平学校参加英语夏令营活动的部分师生集中出现腹泻、呕吐等症状，区疾控中心及时采取流调等措施，分析查找原因，确定为多种原因引起的胃肠道不适。

2012年，发放驱虫药3.48万人份，对2万余名中小学生进行健康体检。

（五）饮用水卫生

1963年，开始对集中式供水进行卫生监督，对分散式供水加强管理。

1964年，对全区农村448眼生活饮用水井进行一般卫生学调查。

1982年，分别在丰水期、平水期对全区11个公社、55个自然村进行饮用水水质卫生状况调查。

1987年7月，对全区集中式供水和自备水源进行卫生管理、卫生防护情况调查，建立管理档案。

同年，对城区102眼自备水井采样监测。

1988年11月，全市自备水源消毒现场会在周村淄博毛巾厂召开。会上，本站介绍了自备水源卫生管理经验。

1989年，对城区5个集中式供水水源进行四次监测，对城区86个自备水水源和农村79眼自来水井进行水质监测，对全区管水人员进行健康体检。

1992年，对40个自备水源进行水质全分析，合格率95%。

1993年7月，贯彻落实《淄博市城镇生活饮用水卫生管理暂行办法》，全年监测水样城区128份，合格率95.31%；乡镇23份，合格率56.50%。

1994年，实行生活饮用水供水卫生许可证制度。

2000年，生活饮用水、矿泉水、纯净水水质检验117份。

2001年，水质全分析73份、四项指标检测111份。

2002年，检测水样181份。

2003年，开展桶装饮用水市场调查摸底，加强监督监测，对21家外埠来周桶装水经营业户执行索证制度，并不定期采样检验。

2006年，按全省统一部署，开展“卫生监督执法二号行动”。

2007年，自来水、桶装水采样检验168份，管水人员健康体检96人。

2008年，制定《生活饮用水污染事件应急处理预案》，成立生活饮用水污染事件应急处理小组和小分队，监测水样210份。

2011年，3、8月份两次配合市疾控中心对14个村开展农村集中供水工程基本卫生状况调查工作。

四、卫生检验检测

1965年，上半年建无菌室，在市防疫站指导下开展工作，下半年独立开展饮食从业人员查体检验。

1973年，设检验室，工作人员1人。

1978年，检验用房100㎡，专业人员增加，设备更新。

1980年，建微生物实验室，开展生活饮用水细菌总数、大肠菌群检验。

1981年，开始食品、公共场所从业人员查体乙肝表面抗原、谷丙转氨酶等检测工作。

1982年，开展生活饮用水浊度、pH值、总硬度、氟化物、硝酸盐、氯化物等理化指标检验。

1983年，开展粉尘、二氧化硅、苯、甲苯、二甲苯、盐酸、氢氧化钠等劳动卫生检验检测。

1987年，细菌和理化室分设，开展从业人员查体、冷饮中微生物和车间空气中三苯、二氧化硅、粉尘等检测。

1991—1997年，撤检验科，检验工作分属各相关科室。

1996年，检验用房800㎡，增设消毒室、样品处理室和仪器室等。

1997年，通过计量认证考核，添置原子吸收分光光度计、1/万电子天平等设备，申报8类197个检测项目。

1998年，参加实验室等级评审，购置气相色谱仪。

1999年，购置电导率仪、测汞仪，开展纯净水检测。

2000年，检验食品餐具2263份、水质样217份、公共场所样5283份、碘盐样470份、消毒效果监测样336份、霍乱检索样216份。

2001年，新开展动物油脂、面粉增白剂和水产品甲醛含量等五项检验项目，检验检测样品10259份。

2002年，在全省率先按新标准通过计量认证复核；国家碘缺乏病参照实验室盐碘质控考核合格；获得全国质控网络合格碘盐实验室。

2003年，被省疾控中心认定具备艾滋病筛查实验室资格。

2004年，购置原子荧光分光光度计、2100分光光度计、高效液相色谱仪等设备。

2006年，获得“盐碘实验室”证书。

2007年，通过省实验室计量认证新标准验收。

2008年，通过省实验室资质认定。

2009年，参加省质监局能力验证和省地研所盐碘外质控并合格，检验各类样品7953份。

2010年，参加省质监局能力验证、省疾控中心质量控制，获得盐碘实验室证书。

2011年，10月底通过省级实验室资质认定评审。检测各类样品2929份。11月底，在全市疾控系统检验能力技术比武中，获得理化和微生物两个单项第一及理化总分第一。

2012年，通过省质监局酱油中氨基酸等项目能力验证，检测各类样品5248份。

五、健康教育和卫生宣传

1997年，发放《中华人民共和国食品卫生法》2000册，印发宣传资料7600份。

1998年，集中开展宣传活动11次，印发宣传材料5.2万份，订阅《医学科普》杂志638份。

1999年，与周村电影公司联合开展“送卫生下乡”活动，放映科普电影35场次。印发宣传资料3万余份。

2000年，与市有线电视台联合开办“卫生防疫”专题节目，全年发表稿件44篇。

2001年，开展“一、二、三、四、五”健康教育示范工程，组织宣传活动12次、印发宣传材料4.5万份，发表稿件52篇。

2002年，创办《健康导读》，编印12期1.2万份，举办讲座15场次，组织宣传活动10次，发表稿件72篇。

2003年，组织宣传活动11次、编印《健康导读》4期，发表稿件82篇。

2004年，组织宣传活动7次、印发宣传材料2.2万余份，投送宣传稿件87篇全部登载。

2005年，组织宣传活动8次、印制宣传材料3.4万份，投送并登载宣传稿件70篇。

2006年，印发宣传材料3万余份，制作戒烟标志800个，投稿84篇。

2007年，印发宣传材料4.2万余份，投稿75篇。

2008年，组织宣传活动15次、印发宣传品8.5万余份、举办培训班16次，发表稿件324篇。

2009年，创办《疾控之窗》，开展中国公民健康素养项目调查工作，9月通过省专家组验收。年内，举办讲座30场次，组织宣传活动8次，印发宣传品5.5万余份，投送宣传稿件263篇（件）。

2010年，举办讲座28场次，组织宣传活动11次、印发宣传品6万余份，投送稿件102篇（件），编印《疾控之窗》20期。

2011年，举办讲座15场次，组织活动10次、印制宣传材料12种15万份，发表稿件151篇，编印《疾控之窗》13期。

2012年，组织讲座15场次、宣传活动10次，印发宣传材料等19种6万余份，编印《疾控之窗》6期。

六、重点工作

1. 霍乱防制

1995年8月19日王村镇西铺村出现首例霍乱病人，至26日发生34例。经采样检测在井水中查出霍乱致病菌，市、区两级卫生主管部门采取紧急措施，立即划定疫区，组成专业防治人员进驻。第一、救治现症病人；第二、查找传播来源；第三、对健康人群突击进行免疫接种，疫情得到有效控制，无二代病例出现。用20天消除疫区，病人全部治愈。次年无新病例出现。

2. 非典防控

2003年年初非典疫情发生后，及时建立了以区卫生防疫站为中心、9个镇（街道）流调队和260个村（居委会、企事业单位）流调协助队计853人的全区流调网络，区防疫站制定了应急预案，成立了流行病学调查、消毒、采样检验、宣传培训和后勤保障5个专业组，积极开展各项防制工作。一是加大培训力度，从4月中旬开始，多次举办培训班，分别对镇（街道）、医院、学校、服务行业、交通运输和厂矿企业等负责人、工作人员和个体门诊医生进行专门培训，并及时对各镇和街道的流调人员进行巡回业务培训和现场指导。二是为实现“堵住源头不输入”的目标，全面加强流行病学调查工作，与工商等部门联合在济青、滨博高速公路下路口和三大市场设立留验观察站，严格进行外来人员流行病学调查和外来车辆消毒。同时，本站30名流调人员，两人一组每天到宾馆和居民家中对来（返）周人员调查登记。三是组织消毒队伍，对重点区域和场所及时进行消毒。在整个非典防治工作中，流调人员出现场500余次，对4215名外地入住人员、5142名流动人员、6548名返乡人员进行流行病学调查和跟踪观察，对重点单位和公共场所消毒170万㎡，消毒车辆15401辆次，投资40余万元购置消毒剂、喷雾器等物品。

3.“4·28”胶济铁路事故处理

2008年4月28日晨，胶济铁路周村——王村段发生重特大列车相撞事故后，作为卫生防疫机构，立即启动突发公共卫生事件应急预案，及时成立领导小组和食品公共场所卫生安全、疫情控制、宣传、后勤保障四个工作组，参加事故相关处理工作。一是29日上午抢救伤员和现场清理结束后，立即对列车残骸和其他废弃物全面消毒；30日上午再次对事故现场进行全面预防性消毒。二是为保障事故处理人员和伤员健康，从28日开始连续十几天，每天对有关餐饮住宿单位和医院食堂进行卫生监督检查。三是为防止交叉感染和医源性传播，每天对4处医院进行传染病疫情调查和指导医院落实消毒隔离措施。在“4·28”事故处理工作中，全站投入人力225人天、汽车87辆次、使用消毒剂16箱。

4.“5·12”汶川地震抗震救灾

2008年9月1日—10月6日，根据上级部署，选派李洪光、马鲁胜两人赴四川省北川县香泉乡参加援川卫生防病工作。在抗震救灾前线，李洪光、马鲁胜发扬不怕苦、不怕累精神，顶风雨、冒余震，翻山越岭，走村串乡，深入学校、机关和灾民家中，积极开展预防接种、消毒杀虫、饮用水和食品卫生监督、卫生知识宣传等工作，为灾后重建作出了贡献，受到了市卫生局和省卫生厅表彰。

七、荣誉、论文

集体荣誉表

表13-4-6

称　号	授予单位	时间
结核病初排病人管理先进单位	市卫生局	1986
1985年结核病疫情报告先进单位	市卫生局	1986
1985年结核病防治工作先进单位	市卫生局	1986
1985年学校卫生工作成绩显著奖	市卫生局	1986
1986年结核病防治先进单位	市卫生局	1986
结核病防治先进集体	市卫生局	1986
医学科普优秀工作奖	省卫生厅、省爱卫会	1986
1986年二号病重点人群管理先进单位	市卫生局	1986
1986年普法先进集体	市委、市政府	1986
医学科普先进集体	省卫生厅、省爱卫会	1986
获得“甲级站”称号	市卫生局	1986
健康教育先进集体	省爱卫会、省防疫站	1987

称　号	授予单位	时间
1986 年学校卫生工作先进集体	市卫生局	1987
疟疾流动人口管理先进单位	市地方病领导小组	1987
微生物检验质量控制优秀奖	市卫生局	1987
防氟改水先进单位	市地方病领导小组	1988
计划免疫达标	市政府	1988
提前实现国家普及儿童免疫第一个目标	省政府	1988
医学科普先进集体	省爱卫会、省卫生厅	1988
1987 年结核病防治先进集体	市卫生局	1988
环境卫生先进单位	市卫生局	1988
爱国卫生先进单位	区政府	1988
全省学校卫生先进单位	省卫生防疫站	1989
基本消灭疟疾先进单位	省政府	1989
获得甲级结核病防治所称号	省卫生厅	1989
疫情管理先进单位	省卫生防疫站	1989
首届食品卫生知识竞赛组织奖	市食品卫生领导小组	1989
医学科普先进单位	省爱卫会、省卫生厅	1989
1988 年度劳动卫生先进单位	市卫生局	1989
放射卫生防护管理先进单位	市卫生局	1989
《山东健康教育》发行工作先进单位	省健教协会、省防疫站	1989
获得甲级站称号	市卫生局	1989
先进党支部	区委	1989
1989 年环境监测卫生第一名	市卫生局	1990
1989 年全市学校卫生工作先进单位	市教育局、市卫生局	1990
科技工作先进单位	区委、区政府	1990
卫生报刊发行工作先进单位	国家爱卫会、卫生部	1990
1989 年全市学校卫生考核第一名	市卫生局	1990
食品卫生先进集体	区政府	1990
医学科普先进单位	省爱卫会、省卫生厅	1990

称　号	授予单位	时间
结核病防治先进单位	市卫生局	1990
结核病防治先进单位	市卫生局	1991
食品卫生达标单位	区政府	1991
卫生城市先进单位	区政府	1991
卫生防疫先进单位	区政府	1991
建设淄博荣立集体二等功	市委、市政府	1991
城市社会主义思想教育先进单位	区委	1991
民主管理达标单位	市总工会、市经委	1991
“工会之家”	市总工会	1991
医学科普发行先进单位	省爱卫会、省卫生厅	1991
接待工作先进单位	区委、区政府	1991
食品卫生达标区县	省卫生厅	1992
食品卫生先进区	市卫生局	1992
1991 年全市卫生防疫工作考核二等奖	市卫生局	1992
计划免疫先进集体	市卫生局	1992
市级文明单位	市委、市政府	1992
环境卫生工作先进单位	省卫生厅	1992
综合治理先进单位	区综治委	1992
医学科普先进单位	省卫生厅、省爱卫会	1992
结核病防治先进单位	市卫生局	1992
卫生报刊、医学科普发行先进单位	市卫生局、市爱卫会	1992
布鲁氏菌病防治达到控制标准	省卫生厅、省畜牧局	1993
结核病防治先进单位	市卫生局	1993
全市卫生防疫工作考核第一名	市卫生局	1993
全市卫生系统先进集体	市卫生局、市人事局	1993
政协提案先进单位	区政府、区政协	1993
工会工作先进单位	市总工会	1993
医学科普先进集体	省爱卫会	1993

称　号	授予单位	时间
1993年度卫生防疫工作一等奖	市卫生局	1993
爱国卫生达标单位	区政府	1994
医学科普先进单位	省爱卫会	1994
农村学校卫生先进县（市、区）	省卫生厅、省教委	1994
1993年推进全区科技进步先进集体	区委、区政府	1994
结核病防治工作先进集体	市卫生局	1994
1994年度卫生防疫工作综合目标管理一等奖	市卫生局	1995
结核病防治工作先进单位	市卫生局	1995
传染病防治先进单位	区委、区政府	1995
医学科普先进集体	省医学会、省防疫站	1995
全省霍乱防治先进单位	省卫生厅	1996
三优试点工程先进单位	区委、区政府	1996
1995年卫生防疫综合目标考核二等奖	市卫生局	1996
创建国家卫生城市优秀单位	市委、市政府	1996
创建国家卫生城市优秀单位	区委、区政府	1996
无偿献血先进单位	区委、区政府	1996
结核病防治先进单位	市卫生局	1996
全省结核病防治先进单位	省卫生厅	1996
结核病防治先进单位	市卫生局	1997
省级三优工程试点先进单位	区委、区政府	1997
1997年度卫生宣传医学科普工作先进集体	山东卫生报刊社	1997
全市计划免疫工作先进集体	市人事局、市卫生局	1997
科技事业单位档案管理省二级标准达标	省档案局	1997
生活饮用水卫生管理先进集体	市卫生局	1998
医学科普工作先进集体	山东卫生报刊社	1998
无偿献血工作先进单位	区政府	1998
县级一等卫生防疫站	卫生部	1998
全省计划免疫业务工作先进集体	省卫生防疫站	1999

称　号	授予单位	时间
劳动卫生、职业病防治先进集体	市卫生局	1999
学校卫生工作先进县（市、区）	省卫生防疫站	1999
1998 年度爱国卫生合格单位	市爱卫会	1999
爱国卫生工作先进集体	区委、区政府	1999
全市卫生系统文明服务单位	市文明办、市卫生局	1999
档案工作先进单位	区委、区政府	1999
医学科普先进集体	山东卫生报刊社	1999
政府法制杯知识竞赛二等奖	区人民政府	1999
环境卫生工作先进单位	省卫生防疫站	1999
开发利用档案信息资源成果三等奖	省档案局	1999
放射防护卫生先进单位	市卫生局	1999
食品卫生工作先进单位	省卫生防疫站	1999
全市爱国卫生先进单位	市爱卫会	1999
市级卫生先进单位	市爱卫会	1999
市卫生系统实施形象工程先进单位	市卫生局	2000
全市卫生系统工作先进单位	市人事局、市卫生局	2000
全市卫生防疫工作先进集体	市人事局、市卫生局	2000
2000 年度医学科普工作先进集体	山东卫生报刊社	2000
继续教育先进集体	省卫生防疫站	2000
卫生先进单位	省爱卫会	2001
无偿献血先进单位	区政府	2001
2000 年度卫生防疫工作先进区	市政府	2001
2000 年巩固发展国家卫生城市成果工作标兵单位	区委、区政府	2001
全区 " 城市综合整治年 " 活动先进单位	区委、区政府	2001
文明单位	市委、市政府	2001
2001 年度医学科普先进集体	山东卫生报刊社	2001
" 九五 " 科教兴医先进单位	市人事局、市卫生局	2001
全市消灭脊髓灰质炎工作先进集体	市卫生局	2001
科技事业单位档案管理省一级标准达标	省档案局	2001

称 号	授予单位	时间
1998—2001 年生活饮用水卫生管理工作先进单位	市卫生局	2002
全市疾病控制工作先进集体	市卫生局	2002
全市卫生监督工作先进集体	市卫生局	2002
医学科普先进集体	山东卫生报刊社	2002
文明示范窗口	市精神文明委	2003
2002 年度爱国卫生工作先进集体	区政府	2003
全区防治非典工作先进基层党组织	区委	2003
防治非典工作 " 三八 " 红旗集体	市妇联	2003
全市卫生系统防治非典先进集体	市卫生局	2003
全市职业病防治工作先进集体	市卫生局	2003
全区防治非典工作集体三等功	区委、区政府	2003
2003 年度医学科普工作先进集体	山东卫生报刊社	2003
文明单位	市委、市政府	2004
2003 年度档案管理考核先进单位	省档案局	2004
先进基层党组织	区委	2004
2004 年度档案管理考核被确定为一级档案馆（室）	省档案馆	2004
全区疾病预防控制体系建设先进单位	区政府	2005
全市疾病预防工作先进集体	市人事局、市卫生局	2005
2004 年度全省卫生检验检测工作先进集体	省疾控中心	2005
全省传染病信息网络直报工作先进集体	省疾控中心	2005
全省卫生监督业务工作先进集体	省卫生厅卫生监督所	2006
全省免疫规划工作先进集体	省疾控中心	2006
全区迎接国家卫生城市复审工作先进集体	区政府	2007
全区卫生发展建设年活动先进集体	区委、区政府	2007
先进基层党组织	区委	2008
平安周村建设暨实施固本强基维稳工程先进基层单位	区委、区政府	2010
2009 年度全省重点传染病防制工作先进集体	省疾控中心	2010
全市传染病疫情现场处置消毒技能大赛优秀组织奖	市总工会、市卫生局	2010

称　号	授予单位	时间
全省免疫规划工作先进集体	省疾控中心	2011
2010 年度全省传染病信息网络直报工作先进集体	省疾控中心	2011
全区先进基层党组织	区委	2011
淄博市疾控系统卫生检验技能大赛团体三等奖	市总工会、市卫生局	2011
区级文明单位	区委、区政府	2012
周村区捐献造血干细胞工作先进单位	区政府	2012
淄博市职工代表大会先进星单位	市总工会	2012

个人荣誉表

表 13-4-7

姓名	荣誉名称	授予单位	时间
梅连忱	先进科技工作者	区委、区政府	1986
李长君	先进科技工作者	区委、区政府	1986
李长君	结核病防治工作先进个人	市卫生局	1986
朱丽云	结核病防治工作先进个人	市卫生局	1986
吕则立	医学科普先进工作者	省爱卫会、省防疫站	1986
吕则立	卫生宣教先进工作者	市卫生局	1986
吕则立	显著性检验论文奖	省健教协会	1986
吕则立	医学科普先进工作者	区政府	1987
李仔秋	医学科普先进工作者	区政府	1987
樊黎明	医学科普先进工作者	区政府	1987
于秀芝	医学科普先进工作者	区政府	1987
张运德	医学科普先进工作者	区政府	1987
徐秀贞	医学科普先进工作者	区政府	1987
耿玉华	医学科普先进工作者	区政府	1987
鲍泽亮	医学科普先进工作者	区政府	1987
仇爱华	尊师重教先进个人	区委、区政府	1987
李长君	先进个人	区政府	1987
樊黎明	疟疾防治先进个人	市地方病防治领导小组	1987

姓名	荣誉名称	授予单位	时间
王成玉	先进科技工作者	区政府	1987
李仔秋	计划免疫先进个人	省卫生厅	1988
李仔秋	医学科普先进工作者	省卫生厅	1988
张运德	计划免疫先进个人	省卫生厅	1988
于秀芝	计划免疫先进个人	省卫生厅	1988
梅连忱	优秀共产党员	周村区委	1988
梅连忱	地方病防治先进工作者	市卫生局	1988
周书忠	疟疾防治先进个人	市卫生局	1988
徐秀贞	疟疾防治先进个人	市卫生局	1988
仇爱华	尊师重教先进个人	区委、区政府	1988
李长君	结核病防治工作先进工作者	市卫生局	1988
张翠凤	结核病防治工作先进工作者	市卫生局	1988
王宗海	除氟改水先进个人	市地方病防治领导小组	1988
吕则立	医学科普先进个人	省爱卫会、省防疫站	1988
樊黎明	除氟改水先进个人	市地方病防治领导小组	1988
樊黎明	疟疾防治先进个人	市卫生局	1988
吕则立	荣立三等功	市委、市政府	1988
李仔秋	结核病防治先进工作者	市卫生局	1988
耿玉华	疟疾防治先进个人	市地方病防治领导小组	1988
梅连忱	疟疾防治先进个人	省地方病防治领导小组	1989
吕则立	医学科普先进工作者	省爱卫会、省防疫站	1989
吕则立	荣立三等功	市委、市政府	1989
赵　刚	先进工作者	区政府	1989
王成玉	皮肤病防治先进工作者	市卫生局	1989
安科生	疟疾防治先进个人	省地方病防治领导小组	1989
王宗海	疟疾防治先进个人	省地方病防治领导小组	1989
丁昌友	先进个人	市爱卫会	1989
李永先	卫生报刊发行先进个人	市爱卫会	1989

姓名	荣誉名称	授予单位	时间
李会英	结核病防治工作先进个人	市卫生局	1989
郑宝泉	安全生产先进个人	市政府	1989
樊黎明	疟疾防治先进个人	省地方病防治领导小组	1989
梅连忱	政治思想工作先进个人	区委	1989
仇爱华	学校卫生工作先进个人	市教育局、市卫生局	1989
梅连忱	五年普法先进工作者	区委、区政府	1990
梅连忱	医学科普先进工作者	省卫生防疫站	1990
梅连忱	创建国家卫生城市立功奖励	区委、区政府	1990
吕则立	健康教育先进工作者	省健康教育协会	1990
李永先	灭鼠先进个人	省爱卫会	1990
徐秀贞	计划免疫先进工作者	省卫生厅	1990
丁昌友	先进工作者	区委、区政府	1990
丁昌友	优秀食品卫生监管员	省卫生厅	1990
樊黎明	灭鼠工作先进个人	区政府	1990
董世忠	创建国家卫生城市立功奖励	区委、区政府	1990
李永先	灭鼠工作先进个人	省爱卫会	1990
史光宝	创建国家卫生城市先进个人	区政府	1990
丁昌友	爱国卫生先进个人	省爱卫会	1990
丁昌友	创建国家卫生城市先进个人	区委、区政府	1990
崔大勇	爱国卫生先进个人	市爱卫会	1990
樊黎明	创建无鼠害区先进个人	区政府	1990
吕则立	医学科普先进个人	省爱卫会、省防疫站	1990
吴维国	创建省级卫生城市先进个人	区委、区政府	1990
耿玉华	计划免疫先进工作者	省卫生厅	1990
史光宝	先进工作者	区政府	1990
赵　博	结核病防治先进个人	市卫生局	1990
梅连忱	在建设淄博立志立功活动中荣立三等功	市委、市政府	1991
吕则立	在建设淄博立志立功活动中荣立三等功	市委、市政府	1991

姓名	荣誉名称	授予单位	时间
李仔秋	1990 年争创省级文明区工作先进个人	区委、区政府	1991
崔大勇	创建卫生城市先进个人	区政府	1991
吕则立	医学科普先进个人	省爱卫会、省防疫站	1991
董世忠	卫生报刊优秀发行员	市爱卫会、市防疫站	1991
董世忠	优秀党员	区委	1991
梅连忱	1990 年计划免疫先进工作者	省卫生厅	1991
李仔秋	接待工作先进个人	区政府	1991
李仔秋	全市双学活动“学雷锋，学铁人”积极分子	市总工会	1991
李仔秋	1990 年创建省级文明区先进工作者	区委、区政府	1991
徐秀贞	计划免疫先进工作者	省卫生厅	1991
耿玉华	计划免疫先进工作者	省卫生厅	1991
张运德	计划免疫先进工作者	省卫生厅	1991
李延玲	“学雷锋”积极分子	团市委	1991
徐秀贞	建设淄博荣立三等功	市委、市政府	1992
徐秀贞	1991 年疫情管理先进个人	省卫生防疫站	1992
耿玉华	建设淄博荣立三等功	市委、市政府	1992
耿玉华	霍乱防治先进个人	省卫生防疫站	1992
杨立军	创建省级食品卫生达标区先进个人	区委、区政府	1992
崔大勇	创建省级食品卫生达标区先进个人	区委、区政府	1992
王雪莲	创建省级食品卫生达标区先进个人	区委、区政府	1992
吕则立	创建省级食品卫生达标区先进个人	区委、区政府	1992
吕则立	卫生报刊优秀发行员	市爱卫会、市防疫站	1992
吕则立	卫生报刊发行先进工作者	市卫生局	1992
姜永太	计划免疫先进工作者	市卫生局	1992
张训琪	创建省级食品卫生达标区先进个人	区委、区政府	1992
王成玉	1991 年“学雷锋”标兵	市文明委	1992
张运德	建设淄博荣立三等功	市委、市政府	1992
李延玲	“学雷锋”积极分子	团市委	1992

姓名	荣誉名称	授予单位	时间
董修勤	科技先进工作者	区委、区政府	1992
梅连忱	全市卫生系统先进工作者	市卫生局、市人事局	1992
张玉英	创建食品卫生达标区先进工作者	区委、区政府	1992
孔凡美	创建食品卫生达标区先进工作者	区委、区政府	1992
董世忠	1991 年优秀共产党员	区委	1992
董修勤	科技先进工作者	区政府	1992
李永先	三等功	市委、市政府	1992
马鲁胜	先进工作者	市委、市政府	1992
张金斗	创建省级食品卫生达标区先进个人	市委、市政府	1992
郭书孝	创建省级食品卫生达标区先进个人	市委、市政府	1992
丁昌友	创建省级食品卫生达标区先进个人	市委、市政府	1992
史光宝	创建省级食品卫生达标区先进个人	市委、市政府	1992
吕则立	医学科普先进个人	省爱卫会、省防疫站	1992
于秀芝	计划免疫先进工作者	市卫生局	1992
吴维国	创建省级食品卫生达标区先进个人	市委、市政府	1992
赵 刚	创建省级食品卫生达标区先进个人	市委、市政府	1992
孙兰霞	创建省级食品卫生达标区先进个人	市委、市政府	1992
董世忠	优秀党员	区委	1992
董世忠	医学科普优秀工作者	省健教育会、省防疫站	1992
梅连忱	建设淄博荣立三等功	市委、市政府	1992
梅连忱	创建省级食品卫生达标区先进个人	区委、区政府	1992
王雪莲	食品卫生达标区先进工作者	区委、区政府	1992
李仔秋	计划免疫先进工作者	市卫生局	1992
董修勤	优秀发明奖	山东省发明协会	1992
仇爱华	全国首届护苗优秀工作者	中国学生营养促进会	1993
吕则立	医学科普先进个人	省爱卫会、省防疫站	1993
刘润芳	获从事防疫工作三十年荣誉证书	卫生部	1993
杨瑞芹	获从事防疫工作三十年荣誉证书	卫生部	1993

姓名	荣誉名称	授予单位	时间
吴维国	获从事防疫工作三十年荣誉证书	卫生部	1993
王宗海	获从事防疫工作三十年荣誉证书	卫生部	1993
梅连忱	1992 年创建全国十佳卫生城市先进个人	市委、市政府	1993
梅连忱	医学科普优秀工作者	省防疫站	1993
梅连忱	全省卫生防疫防治先进个人	省卫生厅	1993
李仔秋	1992 年度优秀工会工作者	市总工会	1993
吕则立	卫生报刊先进个人	市防疫站	1993
张训琪	医学科普优秀工作者	省健教所、市防疫站	1993
王成玉	获从事防疫工作三十年荣誉证书	卫生部	1993
樊黎明	先进个人	市卫生局	1993
吕令森	获从事防疫工作三十年荣誉证书	卫生部	1993
王春燕	计划生育先进工作者	区委、区政府	1993
梅连忱	创建全国“十佳”卫生城市记功一次	区委、区政府	1993
梅连忱	获空气中气传致敏花粉研究科研成果	市委	1993
王春燕	优秀党员	区委、区政府	1993
朱丽云	结核病防治先进个人	市卫生局	1994
李会英	结核病防治先进个人	市卫生局	1994
朱丽云	优秀共产党员	区委	1994
李仔秋	辽宁党校第四届毕业生优秀学员	山东学区淄博份学区	1994
郭书孝	先进生产工作者	区委、区政府	1994
吕则立	科技成果三等奖	市科委	1994
吕则立	医学科普先进个人	省爱卫会、省防疫站	1994
梅连忱	半自动管型器内壁清洗机或科技成果	市科委	1995
魏义庆	1995 年职业病防治工作先进工作者	市卫生局	1995
仇爱华	创建农村学校卫生县先进工作者	省卫生防疫站	1995
安　霞	创建农村学校卫生县先进工作者	省卫生防疫站	1995
顾　明	医学科普先进工作者	省预防医学会、省防疫站	1995
李仔秋	初级卫生保健先进工作者	区政府	1995

姓名	荣誉名称	授予单位	时间
李仔秋	传染病防治先进工作者	区政府	1995
李仔秋	创建国家卫生城市先进个人	区委、区政府	1995
耿佃望	传染病防治先进工作者	区委、区政府	1995
王　洪	传染病防治先进工作者	区委、区政府	1995
沈永华	医学科普先进工作者	省预防医学会、省防疫站	1995
董修勤	传染病防治先进工作者	区委、区政府	1995
徐秀贞	传染病防治先进工作者	区委、区政府	1995
马鲁胜	文明服务先进青年	市委、市政府	1995
张金斗	传染病防治先进工作者	区委、区政府	1995
吕则立	医学科普先进工作者	省预防医学会、省防疫站	1995
赵　刚	传染病防治先进工作者	区委、区政府	1995
赵　刚	创建国家卫生城市先进个人	区委、区政府	1995
孙兰霞	生活饮用水管理先进个人	市卫生局	1995
吕令森	医学科普先进工作者	省预防医学会、省防疫站	1995
姜永太	医学科普先进工作者	省预防医学会、省防疫站	1995
袁聿河	医学科普先进工作者	省预防医学会、省防疫站	1995
梅连忱	创建农村学校卫生县先进工作者	省卫生防疫站	1995
陈运霞	初级卫生保健先进工作者	区委、区政府	1995
李延玲	传染病防治先进工作者	区委、区政府	1995
吕　峰	医学科普先进工作者	省预防医学会、省防疫站	1995
韩援朝	初级卫生保健先进工作者	区委、区政府	1995
韩援朝	传染病防治先进工作者	区委、区政府	1995
韩援朝	创建国家卫生城市先进工作者	区委、区政府	1995
韩援朝	全省优秀卫生监督员	省卫生厅	1995
韩援朝	生活饮用水先进工作者	市卫生局	1995
韩援朝	在创建国家卫生城市工作中获嘉奖	市爱卫会、市人事局	1996
李仔秋	在创建国家卫生城市工作中获嘉奖	区委、区政府	1996
李仔秋	全省霍乱防治先进工作者	省卫生厅	1996

姓名	荣誉名称	授予单位	时间
李仔秋	医学科普先进工作者	省预防医学会、省防疫站	1996
樊黎明	在创建国家卫生城市工作中获嘉奖	区委、区政府	1996
吕则立	医学科普先进个人	省爱卫会、省防疫站	1996
赵　刚	创建国家卫生城市先进个人	区委、区政府	1996
赵　刚	优秀公共场所卫生监督员	省卫生防疫站	1996
董世忠	在创建国家卫生城市工作中获嘉奖	市爱卫会、市人事局	1996
梅连忱	在创建国家卫生城市工作中获嘉奖	市爱卫会、市人事局	1996
梅连忱	全省霍乱防治先进个人	省卫生厅	1996
吕则立	在创建国家卫生城市工作中获嘉奖	区政府	1996
王春燕	在创建国家卫生城市工作中获嘉奖	区政府	1996
赵衍林	在创建国家卫生城市工作中荣立三等功	市爱卫会	1996
韩援朝	在创建国家卫生城市工作中荣立三等功	市爱卫会、市人事局	1996
韩援朝	无偿献血先进个人	市红十字会、市卫生局、市人事局	1996
韩援朝	在创建国家卫生城市工作中荣立三等功	区委、区政府	1996
韩援朝	医学科普先进工作者	省预防医学会、省防疫站	1996
韩援朝	公民无偿献血先进个人	区政府	1996
于秀芝	1996 年计划免疫先进工作者	市卫生防疫站	1997
陈运霞	1996 年计划免疫先进工作者	市卫生防疫站	1997
韩援朝	优质服务、为民造福标兵	区委、区政府	1997
韩援朝	卫生宣传先进工作者	省卫生厅	1997
韩援朝	单位档案工作目标管理做出突出贡献	省档案局	1997
赵衍林	单位档案工作目标管理做出突出贡献	省档案局	1997
李延玲	单位档案工作目标管理做出突出贡献	省档案局	1997
王孔铭	单位档案工作目标管理做出突出贡献	省档案局	1997
仇爱华	区第三批专业技术拔尖人才	区委、区政府	1998
仇爱华	医学科普先进工作者	山东卫生报刊社	1998
吕则立	医学科普先进工作者	山东卫生报刊社	1998
王春燕	医学科普先进工作者	山东卫生报刊社	1998

姓名	荣誉名称	授予单位	时间
孙治秋	周村区公民无偿献血优秀组织者	区政府	1998
韩志刚	周村区公民无偿献血先进个人	区政府	1998
李立信	淄博市公民无偿献血先进个人	市政府	1998
李永先	寄生虫病防治工作做出优异成绩	省寄研所	1998
李会英	结核病控制项目工作先进工作者	市卫生局	1998
樊黎明	食品卫生工作先进个人	市卫生防疫站	1999
丁昌友	食品卫生工作先进个人	市卫生防疫站	1999
李仔秋	劳动卫生职业病防治先进个人	市卫生局	1999
魏义庆	劳动卫生职业病防治先进个人	市卫生局	1999
李永先	麻风病防治工作先进个人	市卫生局	1999
李永先	全市地方病防治工作先进个人	市卫生局	1999
史光宝	全市地方病防治工作先进个人	市卫生局	1999
王淑琴	全市地方病防治工作先进个人	市卫生局	1999
董修勤	全省计划免疫工作先进个人	省卫生防疫站	1999
仇爱华	振兴淄博劳动奖章获得者	市总工会	1999
崔大勇	公共场所卫生工作先进个人	省卫生防疫站	1999
郝晓雯	全区新闻宣传先进个人	区委、区政府	1999
董修勤	利用档案信息工作三等奖	省档案局	1999
赵衍林	利用档案信息工作三等奖	省档案局	1999
李仔秋	利用档案信息工作三等奖	省档案局	1999
贺晓燕	利用档案信息工作三等奖	省档案局	1999
郝晓雯	全市卫生宣传先进个人	市卫生局	1999
李延玲	市计量认证工作先进个人	市卫生防疫站	1999
董修勤	获紫外线杀菌灯反射罩中国专利	国家知识产权局	2000
董修勤	全市卫生系统服务明星	市卫生局	2000
赵衍林	全区优秀包村干部	周村区委	2000
李仔秋	卫生防疫工作记二等奖励	市人事局、市卫生局	2000
王春燕	卫生防疫工作记二等奖励	市人事局、市卫生局	2000

姓名	荣誉名称	授予单位	时间
崔大勇	卫生防疫工作嘉奖奖励	市人事局、市卫生局	2000
朱丽云	卫生防疫工作嘉奖奖励	市人事局、市卫生局	2000
李永先	全省地方病防治工作先进个人	省卫生厅	2000
郝晓雯	淄博市首届健康教育论文二等奖	市卫生局	2000
仇爱华	全市卫生系统学科带头人	市人事局、市卫生局	2000
孙治秋	医学科普先进工作者	山东卫生报刊社	2000
李仔秋	医学科普先进工作者	山东卫生报刊社	2000
李咏梅	医学科普先进工作者	山东卫生报刊社	2000
仇爱华	2000 年继续教育先进个人	省卫生防疫站等	2000
孙治秋	2000 年继续教育先进个人	省卫生防疫站等	2000
李仔秋	2000 年继续教育先进个人	省卫生防疫站等	2000
孟庆芳	区级文明家庭	区精神文明委	2001
李洪光	预防性卫生监督工作先进个人	省卫生防疫站	2001
孙治秋	全区“城市综合整治年”活动先进个人	区委、区政府	2001
仇爱华	先进工作者	市委、市政府	2001
孙治秋	1996—2000 年全民普法依法治理工作先进个人	市委、市政府等	2001
孙治秋	2001 年度医学科普先进工作者	山东卫生报刊社	2001
仇爱华	2001 年度医学科普先进工作者	山东卫生报刊社	2001
崔大勇	2001 年度医学科普先进工作者	山东卫生报刊社	2001
王孔铭	2001 年度医学科普先进工作者	山东卫生报刊社	2001
孙治秋	全市消灭脊髓灰质炎工作先进个人	市卫生局	2001
董修勤	全市消灭脊髓灰质炎工作先进个人	市卫生局	2001
孙兰霞	全市消灭脊髓灰质炎工作先进个人	市卫生局	2001
孙治秋	2001 年度道路综合整治工程先进个人	区委、区政府	2001
王雪莲	全民驱虫防治先进个人	市卫生防疫站	2001
崔大勇	市生活饮用水卫生监督管理工作先进个人	市卫生局	2002
王　洪	市生活饮用水卫生监督管理工作先进个人	市卫生局	2002
孙宏丽	全省卫生监督执法新世纪行动先进个人	省卫生厅	2002

姓名	荣誉名称	授予单位	时间
丁昌友	全市卫生监督工作先进个人	市卫生局	2002
颜志清	全市卫生监督工作先进个人	市卫生局	2002
赵衍林	全市疾病控制工作先进个人	市卫生局	2002
孙治秋	全省食品卫生工作先进工作者	省卫生防疫站	2002
孙治秋	全市县以上医院行风民主评议活动优秀组织者	市卫生局、市纠风办	2002
朱丽云	全市卫生系统行风建设标兵	市卫生局、市纠风办	2002
鲍泽亮	全市卫生系统行风建设标兵	市卫生局、市纠风办	2002
安　霞	2001 年度全市卫生宣传优秀通讯员	市卫生局	2002
崔大勇	全省环境卫生工作先进个人	省卫生防疫站	2002
赵衍林	2002 年度爱国卫生工作先进工作者	区政府	2003
王孔铭	2002 年度爱国卫生工作先进工作者	区政府	2003
董修勤	全省预防接种门诊建设工作先进个人	省疾控中心	2003
孙兰霞	全省预防接种门诊建设工作先进个人	省疾控中心	2003
王孔铭	全区防治非典工作优秀党员	区委	2003
袁聿河	全区防治非典工作优秀党员	区委	2003
孙治秋	全市防治非典工作个人二等功	淄博市委、市政府	2003
赵衍林	全市卫生系统防治非典先进个人	市卫生局	2003
王玺都	全市卫生系统防治非典先进个人	市卫生局	2003
王淑琴	全市卫生系统防治非典先进个人	市卫生局	2003
王雪莲	全市卫生系统防治非典先进个人	市卫生局	2003
赵　刚	全市卫生系统防治非典先进个人	市卫生局	2003
于　凯	全市卫生系统防治非典先进个人	市卫生局	2003
周玉善	全市卫生系统防治非典先进个人	市卫生局	2003
李艳红	全市卫生系统防治非典先进个人	市卫生局	2003
李长君	全区防治非典工作个人三等功	周村区委、区政府	2003
鲍泽亮	全区防治非典工作个人三等功	周村区委、区政府	2003
贺晓燕	全区防治非典工作个人三等功	周村区委、区政府	2003
潘会文	全区防治非典工作个人三等功	周村区委、区政府	2003

姓名	荣誉名称	授予单位	时间
许海霞	全区防治非典工作个人三等功	周村区委、区政府	2003
鲍泽亮	全市职业病防治工作先进个人	市卫生局	2003
李洪光	全市职业病防治工作先进个人	市卫生局	2003
王孔铭	全市职业病防治工作先进个人	市卫生局	2003
杨立军	全市职业病防治工作先进个人	市卫生局	2003
王雪莲	全市卫生系统防治传染性非典型肺炎先进个人	市卫生局	2003
李延玲	全市卫生检验质量控制先进个人	市卫生防疫站	2003
李延玲	全国碘缺乏病实验室外质控考核优秀	省地方病防治院	2003
李艳红	全市卫生检测实验室质量控制工作先进个人	市卫生防疫站	2003
李艳红	全国碘缺乏病实验室外质控考核优秀	省地方病防治院	2003
李艳红	全国碘缺乏病实验室外质控考核优秀	省地方病防治院	2004
李延玲	全省卫生检测检验工作先进个人	省疾控中心	2004
李延玲	全国碘缺乏病实验室外质控考核优秀	省地防院	2004
李延玲	全市微生物学会工作先进工作者	市微生物学会	2004
董修勤	全省消除麻疹工作先进个人	省疾控中心	2004
孙治秋	省“三八”红旗手	省妇联	2004
王孔铭	区劳动模范	周村区政府	2004
孙治秋	行业作风建设先进工作者	市卫生局	2004
赵衍林	行业作风建设先进标兵	市卫生局	2004
王孔铭	优秀共产党员	周村区委	2004
王雪莲	全市肠道线虫病防治工作先进个人	市卫生防疫站	2004
李长君	全市疾病预防控制工作先进个人	市人事局、市卫生局	2005
贺晓燕	全市疾病预防控制工作先进个人	市人事局、市卫生局	2005
李延玲	省质量控制先进个人	省疾控中心	2005
李延玲	全市微生物学会工作先进工作者	市微生物学会	2005

姓名	荣誉名称	授予单位	时间
李延玲	全区“卫生发展建设年”工作先进个人	周村区政府	2005
李艳红	省疾病预防控制系统检测水平测试优秀	省疾控中心	2005
王雪莲	全省传染病信息网络直报工作先进个人	省疾控中心	2005
李长君	全省免疫规划工作先进个人	省疾控中心	2006
董修勤	全省免疫规划工作先进个人	省疾控中心	2006
刘　娟	全省生物制品管理先进个人	省疾控中心	2006
于孔水	全区迎接国家卫生城市复审工作先进个人	周村区政府	2007
鲍泽亮	全区迎接国家卫生城市复审工作先进个人	周村区政府	2007
贺晓燕	全区卫生发展建设年活动先进个人	周村区委、区政府	2007
王孔铭	全区卫生发展建设年活动先进个人	周村区委、区政府	2007
杨立军	2007 年度食品药品安全监管工作先进个人	周村区政府	2008
孙　辉	优秀党务工作者	周村区委	2008
贺晓燕	优秀共产党员	周村区委	2008
孙　辉	优秀下派干部	区委、区政府	2008
鲍泽亮	全市卫生系统优秀公共卫生工作者	市人事局、市卫生局	2008
孙　辉	全市卫生系统优秀公共卫生工作者	市人事局、市卫生局	2008
王国臣	"4·28" 胶济铁路重大交通事故抢险救援先进个人	周村区委、区政府	2009
鲍泽亮	2008 年度全区卫生工作先进个人	区政府	2009
贺晓燕	2008 年度全区卫生工作先进个人	区政府	2009
王国臣	2009 年度山东省疾病预防控制工作先进个人	省卫生厅	2010
鲍泽亮	重大传染病防制先进工作者	市卫生局	2010

姓名	荣誉名称	授予单位	时间
王雪莲	重大传染病防制先进工作者	市卫生局	2010
鲍泽亮	全区卫生先进工作者	区政府	2010
伊 东	淄博市卫生技术岗位能手	市总工会、市卫生局	2010
王玺都	全省疟疾防治工作先进个人	省寄研所	2010
李洪光	对口支援北川优秀共产党员	省卫生厅	2010
李洪光	淄博市卫生系统抗震救灾先进个人”	市卫生局	2010
王国臣	2009 年度全省重点传染病防制工作先进个人	省疾控中心	2010
王雪莲	全市手足口病防治工作先进个人	市疾控中心	2010
王雪莲	重大传染病防制先进工作者	市卫生局	2010
郑 科	全区卫生工作先进个人	区委、区政府	2011
王利平	工会先进工作者	区委、区政府	2011
李洪光	全省消毒与感染控制先进个人	省疾控中心	2011
王国臣	优秀共产党员	周村区委	2011
刘 娟	" 两好一满意 " 质量明星	市卫生局	2011
毕研庆	全区征兵工作先进个人	区政府、区武装部	2011
李延玲	淄博市卫生技术岗位标兵	市总工会、市卫生局	2011
李延玲	振兴淄博劳动奖章	市总工会	2011
王雪莲	全市重点传染病防控工作先进个人	市疾控中心	2011
王雪莲	全省传染病信息网络直报先进个人	省疾控中心	2011
鲍泽亮	2011 年冬季征兵工作先进个人	区政府、区武装部	2012
毕研庆	2011 年冬季征兵工作先进个人	区政府、区武装部	2012
李延玲	市卫生系统优秀共产党员	市卫生局	2012

发表论文情况表

表 13-4-8

序号	论文题目	期刊名称	期数	级别	作者
1	谈食品氨基化合物豆油中毒治疗体会	中华实用临床医学			孙治秋
2	生猪屠宰患布病一例报告	中华实用临床医学			李永先、王淑琴、魏义庆
3	外贴驱风膏配合针灸治疗面瘫 98 例	中华实用临床医学			魏义庆、杨立军、周刚

序号	论文题目	期刊名称	期数	级别	作者
4	甲硝唑的新用途	中华实用临床医学			张翠凤
5	红外摄像在振动职业危害中的应用	中华实用临床医学			王玺都
6	周村区卫生防疫站人员现状调查	中华实用临床医学			张金斗、杨立军
7	碘油丸治疗地方性甲状腺肿效果观察	中华实用临床医学			李永先、王淑琴、魏义庆
8	周村区食盐含碘量调查	中华实用临床医学			孙宏丽、王淑琴、魏义庆
9	周村区桑拿浴业卫生状况调查	中华实用临床医学			耿佃望、张金斗
10	型煤燃烧烟气中 SO2 测定及	中华实用临床医学			杨立军、张玉梅
11	周村区 1995—1998 年狂犬病预防流行病学调查分析	中华实用临床医学			徐继秀
12	周村区 1983—1998 年肾病综合征出血热疫情资料分析	中华实用临床医学			王淑琴、孟庆芳
13	铸造车间行车工的职业危害性调查	中华实用临床医学			魏义庆、王孔铭、杨立军
14	周村区消除碘缺乏危害浅析	中华实用临床医学			耿佃望、张金斗
15	空气中 SO2 的分析质量控制	中华实用临床医学			张玉梅、李延玲
16	食品中消除碘缺乏危害调查报告	中华实用临床医学			刘娟、王淑琴
17	食品中味精的允许加入量及人体一日摄入量探讨	中华实用临床医学			张金斗、耿佃望
18	铝箔采样袋气密性效能的探讨	预防医学文献信息	2000 年第 4 期	国家	李延玲、钟庆
19	提高卫生防疫工作水平的做法	预防医学文献信息	2000 年 8 月第 6 卷第 3（3）期	国家	孙治秋、孙宏丽、王孔铭
20	谈食品从业人员的健康教育	预防医学文献信息	2000 年 8 月第 6 卷第 3（3）期	国家	孙宏丽、毛栋、孔向宁
21	卫生医疗管理体制改革势在必行	中华中西医结合杂志	2000 年 11 月第 1 卷第 3 期	国家	孙治秋、王孔铭、孙宏丽
22	计划免疫常规接种率报表存在的问题及对策	中华实用医学医学理论与实践	2001 年第 7 卷		王雪莲、刘娟
23	周村区中小学生沙眼状况调查分析	中华实用医学医学理论与实践	2001 年第 7 卷		徐继秀、王雪莲
24	周村区中学生肺活量及脉搏现状分析	中华实用医学医学理论与实践	2001 年第 7 卷		刘娟、王雪莲
25	周村区个体诊所消毒效果调查	中华实用医学医学理论与实践	2001 年第 7 卷		徐继秀、王雪莲、王淑琴、贺晓燕

序号	论文题目	期刊名称	期数	级别	作者
26	周村区中小学生沙眼患病现状调查	预防医学文献信息	2001 年第 6 期	国家	王雪莲、徐继秀、贺晓燕
27	周村区城区小学生视力低下患病状况 10 年对比	预防医学文献信息	2001 年第 12 期	国家	王淑琴、王雪莲、贺晓燕
28	淄博市周村区 2001 年个体医疗机构消毒状况调查》为第三作者	预防医学文献信息	2002 年第 11 期	国家	马鲁胜、徐继秀、王雪莲
29	周村区 2011 年性病疫情分析	医学理论与实践	2002 年第 15 卷第 6 期	省级	王淑琴、王孔铭、王秀琴
30	发挥健康教育在卫生监督工作中的促进作用	中国健康教育	2002 年第 18 卷第 7 期	国家	孙治秋、王孔铭
31	新婚教育培训班人员碘缺乏病健康教育效果评价	中国地方病学杂志	2002 年 7 月第 21 卷第 4 期	国家	孙治秋、郑加玉、王孔铭
32	做好预防性卫生监督的探讨	职业与健康	2003 年 11 月第 19 卷第 11 期	国家	丁昌友、王孔铭、孟庆芳
33	周村区食品从业人员 HBsAg 携带状况调查	职业与健康	2003 年 11 月第 19 卷第 11 期	国家	孙宏丽、耿佃望、韩志刚
34	周村区 2002 年法定传染病疫情分析》为第一作者	医学理论与实践	2003 年第 11 期	省级	王雪莲、张霞、杜林
35	周村区 2003 年上半年医疗单位传染病漏报调查	医学理论与实践	2004 年第 3 期	省级	王雪莲
36	中小学生乙型肝炎病毒表面抗原和表面抗体检测分析	中国校医	2004 年第 1 期	国家	仇爱华、李咏梅、李延玲
37	1971—2002 年周村区主要法定传染病发病率及发病顺位	实用预防医学	2004 年第 1 期	国家	王淑琴
38	周村区 2000—2002 年常规基础免役资料分析	医学理论与实践	2004 年第 3 期	省级	孔向宁、王俊、李雪
39	淄博市周村区部分市民慢性非传染性疾病相关知识及需求	预防医学文献信息	2004 年第 1 期	国家	王淑琴
40	周村区 2003 年上半年医疗单位传染病漏报情况调查报告	医学理论与实践	2004 年第 3 期	省级	王雪莲、张霞、徐继秀
41	淄博市周村区 2001—2002 年个体医疗机构消毒状况调查分析及对照	医学理论与实践	2004 年第 3 期	省级	贺晓燕、马鲁胜
42	火焰原子吸收光谱法测定金属元素样品处理方法的探讨	中华临床医药杂志	2004 年第 7 期	国家	彭波、杜林
43	浅谈餐饮业空气质量管理	中华全科现代医学杂志	2004 年第 3 期	省级	杜林、彭波、伊东
44	山东省淄博市周村区碘缺乏病健康教育现状调查	中国健康教育	2004 年第 4 期	国家	王淑琴

序号	论文题目	期刊名称	期数	级别	作者
45	淄博市周村区各级医务人员艾滋病知识掌握情况调查	医学理论与实践	2004 年第 4 期	省级	贺晓燕、李兵
46	周村区 2002 年性病疫情分析	医学理论与实践	2004 年第 4 期	省级	张玉梅、赵刚、李宁玲
47	淄博市周村区传染性非典型肺炎疫情检测网络运行情况调查	预防医学文献信息	2004 年第 2 期	国家	李长君、王洪、李雪
48	接种乙脑疫苗后发生过敏反应 1 例报告	医学理论与实践	2004 年第 4 期	省级	孙兰霞、安丽、于秀芝
49	实行农村预防接种一体化管理，确保集中式接种门诊成果	医学理论与实践	2004 年第 5 期	省级	董修勤、刘娟、王俊
50	周村区高中学生狂犬病健康教育效果分析	医学理论与实践	2004 年第 5 期	省级	安丽、孙兰霞、孟媛媛
41	周村区 2001—2002 年性病疫情分析	医学理论与实践	2004 年第 5 期	省级	赵刚、徐继秀、郑淑萍
52	2001—2002 年周村区个体医疗机构消毒状况调查	预防医学文献信息	2004 年第 3 期	国家	王淑琴、李长君
53	儿童计划免疫工作纳入社区服务的理论探讨	医学理论与实践	2004 年第 6 期	省级	刘娟、王俊、董修勤
54	对儿童预防接种证栏目设置和内容填写的调查	医学理论与实践	2004 年第 6 期	省级	安丽、孙兰霞、刘娟
55	周村区 2003 年性病疫情分析	医学理论与实践	2004 年第 6 期	省级	王俊
56	淄博市周村区 1997—2002 年肺结核流行趋势分析	医学理论与实践	2004 年第 6 期	省级	贺晓燕
57	2001—2003 年淄博市周村区基层卫生室（所）消毒效果检测分析	预防医学文献信息	2004 年第 4a 期	国家	李延玲、韩志刚、李宁玲
58	淄博市周村区计量认证复核工作的做法和体会	预防医学文献信息	2004 年第 4a 期	国家	李延玲、钟庆、李艳红
59	周村区 2003 年生活饮用水现况调查	医学理论与实践	2004 年第 8 期	省级	王洪、彭波、韩颜
62	淄博市周村区部分公共场所	预防医学文献信息	2004 年第 4a 期	国家	王洪、周玉善、王淑琴
63	流动儿童计划免疫管理工作的探讨	中华中西医临床杂志	2004 年第 8 期	省级	刘娟、孙兰霞
64	实施双向选择，深化卫生事业单位体制改革	中华现代全科医学杂志	2004 年第 8 期	省级	张金斗、樊黎明、郑淑萍
65	周村区部分中小学生乙肝表面抗原、抗体监测分析	职业与健康	2004 年第 11 期	国家	鲍泽亮
66	某中学 4 届新生乙型肝炎病毒感染情况分析	中华医药卫生研究	2004 年第 6 期	省级	于秀芝、孟媛媛
67	浅析计划免疫常规接种率报表存在的问题	中华中西医临床杂志	2004 年第 10 期	省级	刘娟、王俊

序号	论文题目	期刊名称	期数	级别	作者
68	试论社区健康教育与健康促进	中国卫生工程学	2004 年第 4 期	国家	孙宏丽、毕研庆、耿佃望
69	周村区 2001—2003 年流行性出血热疫情资料分析	医学理论与实践	2004 年第 11 期	省级	王俊、王业成、李雪
70	周村区乡镇餐饮业卫生现状及管理对策	中华全科现代医学杂志	2004 年第 12 期	省级	胡迎霞
71	发展民营医院势在必行	卫生政策	2004 年第 12 期	国家	王玺都、郑淑萍、王浩荣
72	紫外线反射灯具的研究	中国临床医药研究杂志	2004 年第 24 期	国家	董修勤、王俊
73	测定水和化妆品中微量砷共用一条标准曲线的方法探讨	中国卫生检验杂志	2004 年第 5A 期	国家	钟庆、李延玲、高放
74	卫生检验工作者培养模式的探讨	中国卫生检验杂志	2005 年第 5A 期	国家	钟庆、李延玲、高先盟
75	肺结核误诊类风湿关节炎 1 例报告	医学理论与实践	2005 年第 2 期	省级	毕研庆、牛萌、于凯
76	周村区涂阳肺结核病人抗结核治疗致肝损害 68 例情况分析	医学理论与实践	2005 年第 3 期	省级	于凯、解红、毕研庆
77	2001—2003 年淄博市周村区个体医疗机构消毒监测资料分析	预防医学文献信息	2005 年第 2 期	国家	李长君、王淑琴
78	近年来周村布病疫情分析	医学理论与实践	2005 年第 4 期	省级	李雪、张玉梅、赵刚
79	一起病毒性脑炎疫情的调查处理	医学理论与实践	2005 年第 3 期	省级	马鲁胜、王雪莲、贺晓燕
80	周村区各级医疗机构医疗废物管理工作现状调查	医学理论与实践	2005 年第 4 期	省级	马鲁胜、贺晓燕
81	周村区 2004 年性病疫情分析	医学理论与实践	2005 年第 4 期	省级	胡迎霞、王淑琴
82	维生素 D 缺乏性手足搐搦症 33 例临床分析	医学理论与实践	2005 年第 4 期	省级	于凯、解红
83	涂阳肺结核病人两种发现途径的比较	医学理论与实践	2005 年第 5 期	省级	于凯、解红、周玉善
85	周村区口腔诊疗机构消毒灭菌状况调查	医学理论与实践	2005 年第 5 期	省级	马鲁胜、贺晓燕、许海霞
85	周村区传染病疫情网络直报前后报告质量评价	医学理论与实践	2005 年第 8 期	省级	马鲁胜、王雪莲、贺晓燕
86	一起食物中毒调查中存在问题的探讨	中国公共卫生	2005 年第 5 期	国家	孙宏丽、毛栋
87	浅谈食品卫生监督量化分级管理	中国卫生工程学	2005 年第 2 期	国家	孙兰霞、孙宏丽
88	2004 年淄博市周村区儿童不接种水痘疫苗的原因调查	预防医学论坛	2005 年第 3 期	国家	孙兰霞、安丽、孟媛媛
89	一起在面食食品中添加亚硝酸盐食物中毒分析	中华全科现代医学杂志	2005 年第 6 期	省级	张金斗、杨爱琴、樊黎明

90	周村区 2002—2004 年犬咬伤患者 3465 例分析	职业与健康	2005 年第 10 期	国家	孙兰霞、孙宏丽
91	周村区 113 例流感样病例监测资料分析及预防	中华全科现代医学杂志	2005 年第 8 期	省级	杜林、张群
92	试论霍乱流行现状和防治对策	中华卫生监督与健康	2006 年第 3 期	国家	孙宏丽
93	浅谈食品沙门氏菌检测方法	中华医学实践杂志	2006 年第 3 期	国家	孙宏丽
94	周村区被犬咬伤者分布及不完全接种状况分析	医学理论与实践	2006 年第 4 期	省级	董修勤、王俊、刘娟
95	一起学校内流行性腮腺炎暴发疫情的调查处理与分析	实用预防医学	2006 年第 6 期	国家	贺晓燕、王雪莲、马鲁胜
96	周村区小学生 PPD 试验结果分析	现代预防医学	2006 年第 7 期	国家	孙兰霞、李咏梅、王淑琴
97	淄博市周村区城区初中小学学生结核感染情况调查分析	医学理论与实践	2006 年第 9 期	省级	徐继秀、毛栋
98	淄博市周村区 2001—2005 年常见病患病情况	职业与健康	2006 年第 9 期	国家	孙兰霞、李咏梅、王淑琴
99	2005 年淄博市周村区城区小学生龋齿患病状况调查	预防医学论坛	2007 年第 1 期	国家	徐继秀、毕研庆
100	2005 年淄博市周村区中小学校食堂及周边餐饮单位卫生状况调查	预防医学论坛	2007 年第 3 期	国家	徐继秀、于凯、毕研庆
101	一起小学内的流行性腮腺炎暴发调查	预防医学论坛	2007 年第 2 期	国家	贺晓燕、王雪莲、马鲁胜
102	一起发生在奶牛养殖场内的布鲁氏菌病的疫情	预防医学论坛	2007 年第 6 期	国家	贺晓燕、马鲁胜、王雪莲
103	周村区小学生 PPD 试验结果分析	现代预防医学	2007 年第 7 期	国家	孙兰霞、李咏梅、王淑琴
104	淄博市周村区城区初中小学学生结核感染情况调查分析	医学理论与实践	2007 年第 7 期	省级	徐继秀、毛栋
105	一起一氧化碳中毒事故的调查	预防医学论坛	2008 年第 2 期	国家	王玺都、安霞
106	2005-2007 年盐碘含量情况调查	医学理论与实践	2008 年第 4 期	省级	王玺都、王淑琴、李咏梅
107	浅析《食品检验机构实验室资质认定评审准则》	医学信息	2012 年第 4 期	国家	李延玲
108	疾控实验室如何进行仪器设备的期间核查	中国卫生检验杂志	2012 年第 8 期	国家	李延玲、钟庆

第五章　临淄区疾病预防控制中心

一、机构和队伍

（一）机构沿革

新中国成立前，临淄县无专设卫生防疫机构。1950年，临淄县卫生院建立后，兼管卫生防疫工作。1952年，临淄县卫生院设防疫股，负责全县的卫生防疫工作。

1955年，临淄县卫生防疫站成立，为副局级卫生事业单位，隶属于县卫生科领导。1956年，乡镇联合诊所建立。1958年，临淄县与益都县合并，临淄县卫生防疫站并入益都县卫生防疫站。公社卫生院建立，有专人负责防疫工作，农业社建立了保健室，三级医疗预防网初步形成。1962年，益都、临淄分县，恢复临淄县卫生防疫站，职工9人，站址在临淄城里，房屋6间。1964年，临淄县卫生防疫站搬迁到天主教堂南院，房屋9间，建立了检验室，有职工13人。1966—1969年，临淄县卫生防疫站并入临淄县人民医院，卫生防疫工作受到干扰。1969年12月，临淄县划归淄博市，改称临淄区。1970年，临淄区卫生防疫机构恢复，改称临淄区卫生防疫站，原有卫生防疫人员陆续回站工作。1974年，临淄区卫生防疫站随区卫生局由临淄城里迁到辛店。1977年，临淄区卫生防疫站增至25人，其中卫生防疫人员20人，行政管理人员3人，工勤人员2人。1981年10月，临淄区成立区食品卫生领导小组，下设办公室设在区卫生防疫站，张松山任办公室主任，苗在吾任办公室副主任。1982年4月，临淄区皮防站合并于临淄区卫生防疫站，临淄区卫生防疫站设皮肤病防治科，履行原皮防站的职责。1984年10月，临淄区食品卫生领导小组进行调整，区政府副区长程鲁宁任组长，区卫生局局长刘树德任副组长，成员有崔希祥、张松山、范增祥，办公室设在区卫生防疫站，张松山兼任办公室主任。11月2日，临淄区政府批复同意成立临淄区结核病防治所，为区属事业单位，定编4人。1985年1月1日，临淄区结核病防治所正式对外办公，该所承担全区结核病的社会防治人员培训和技术指导等任务。1986年8月，临淄区食品卫生领导小组再次调整，区政府副区长李荷兰任组长，区卫生局局长刘树德任副组长，办公室设在区卫生防疫站，张松山任办公室主任，范增祥任办公室副主任。1988年7月，临淄区人民政府公布临淄区卫生防疫站为副局级事业单位；临淄区编委公布，临淄区卫生防疫站定编50人，临淄区结核病防治所定编7人。1990年9月4日，临淄区人民政府公布，临淄区卫生防疫站升格为正局级事业单位，原隶属关系不变。11月3日，经临淄区人民政府同意，临淄区卫生局决定在15处乡镇建立防保站。1992年5月，临淄区人民政府成立区食品卫生达标领导小组，办公室设在区卫生防疫站，卜繁礼兼任办公室主任，原区食品卫生领导小组撤销。7月16日，临淄区人民政府公布，临淄区结核病防治所升格为副局级事业单位。1994年，临淄区编委公布临淄区防疫站定编55人。临淄区防疫站在晏婴路187号征用土地7.5亩，于3月16日破土动工兴建3616㎡办公检验楼及辅助设施380㎡，于11月底竣工验收合格，结算投资510万元，临淄区防疫站于12月从桓公路131号搬迁到晏婴路187号新址正式办公。1999年，临淄区卫生防疫站被临淄区卫生局定为专业技术职务评聘分开试点单位。为深化内部人事分配制度改革，科室主任实行自荐、竞争演讲、答辩、民主评议，先后有12人担任科室主任，全部职工实行了竞争上岗双向选择。12月，区防疫站皮肤病性病防治中心正式对外开诊。2001年6月，区防疫站高血压门诊正式对外开诊。2002年，区防疫站开展了第二轮职称竞聘工作，分别有6人、17人被聘为高级和中级职称。根据临卫发〔2001〕79号文件，临淄区卫生防疫站进行了第二轮科室主任竞争上岗工作，有11名科室主任竞争上岗，科室人员相应调整，科室设置为办公室、督察科、财务科、监督一、二、三、四科、疾控一、二、三科、检验科。2004年，临淄区卫生防疫站进行第三轮专业技术职务聘任，有9名副高级和19名中级职称人员被聘任为相应专业技术职务，聘任时间为2004年7月1日至2006年6月底。6月，张万忠、李强、孙家丰、宗玉娟4人因涉嫌违反财经纪律，分别接受区纪委调查；10月，张万忠、李强被开除党籍；对孙家丰批评教育，免于党纪处分；李强、宗玉娟被撤销助理会计师职务。2006年，根据临淄区机构编制委员会《关于区级卫生监督和疾病预防控制体制改革的通知》，“撤销临淄区卫生防疫站和临淄区结核病防治所，组建区卫生监督机构和疾病预防控制机构”。6月30日，临淄区疾病预防控制中心正式挂牌成立，为区卫生局领导和管理的正科级财政拨款事业单位，核定人员编制50人，设主任1名，副主任3名。区委副书记、区政府区长唐福泉，市卫生局副局长王立春出席仪式并为临淄区疾病预防控制中心揭牌，区大班子领导田建民、李建美、张士友、武守南、王克林、唐行国以及市、区有关部门负责人出席揭牌仪式。2007年4月，临淄区疾病预防控制中心实现了独立办公，实有在编人员33人，其中卫生专业技术人员30人（副高级职称8人，中级职称22人）。内部设置9个科室：办公室（兼健康教育科）、质量管理科、检验科、疾病控制一科（免疫预防）、疾病控制二科（传染病和地方病防制、消毒杀虫）、疾病控制三科（慢性病防制和健康查体）、疾病控制四科（结核病防制）、疾病控制五科（艾滋病、皮肤病和性病防制）、疾病控制六科（公共卫生）。

（二）行政、党群负责人

表13-5-1　　历届行政负责人任职情况表

届别	主要负责人职务姓名		任职起止时间	备　注
第一届	站　长	石庆生	1957.03—1958.10	
第二届	站　长	王守忠	1962.01—1962.12	
第三届	站　长	刘敬先	1963.01—1963.12	
	副站长	苗在吾	1964.01—1981.01	
	副站长	李子义	1965.04—1976.06	
	副站长	张松山	1976.06—1981.01	
第四届	站　长	张可孟	1978.11—1981.01	
	副站长	陈献荣	1978.11—1980.04	
第五届	站　长	苗在吾	1981.01—1982.03	
	副站长	卜繁礼	1981.01—1987.10	
	副站长	张志福	1981.01—1984.11	

届别	主要负责人职务姓名		任职起止时间	备　注
第六届	站　长	张松山	1983.05—1987.10	
第七届	站　长	卜繁礼	1987.10—1997.08	
	副站长	张万忠	1988.01—1997.08	
	副站长	徐旭光	1990.08—2003.12	
第八届	站　长	张万忠	1997.08—2004.10	
	副站长	吴英辉	1997.08—2006.10	
第九届	站　长	王相国	2004.11—2006.10	
	副站长	高　峰	2005.02—2006.10	
第十届	站　长	李光焰	2006.10—	
	副站长	王　博	2006.10—2008.08	
	副站长	高　峰	2006.10—	
	副站长	徐宏伟	2006.10—	

历届党群组织负责人

表 13-5-2

组织名称	届别	主要负责人职务姓名		任职起止时间	备　注
党支部	第一届	书　记	李树槐	1983.05—1987.10	1983 年建立党支部
党支部	第二届	书　记	张松山	1987.10—1997.07	
		副书记	田海清	1992.03—1993.12	
党支部	第三届	书　记	张万忠	1997.07—2004.10	
		副书记	李春孟	1999.06—2002.07	
		副书记	孙小宁	2002.07—2005.02	
党支部	第四届	书　记	王相国	2004.11—2006.10	
党支部	第五届	书　记	李光焰	2006.10—	
工会	第一届	主　席	张万忠	1988.07—1991.12	1988 年 4 月成立卫生防疫站工会
工会	第二届	主　席	左传干	1991.12—1996.08	

组织名称	届别	主要负责人职务姓名		任职起止时间	备　注
工会	第三届	主　席	张中正	1996.08—2002.07	
工会	第四届	主　席	高峰	2002.07—2005.02	
工会	第五届	主　席	徐宏伟	2005.02—2006.10	
团支部	第一届	书　记	孙成连	1979.05—1981.06	
团支部	第二届	书　记	王献明	1981.06—1996.03	
团支部	第三届	书　记	孙家丰	1996.03—2001.09	
		副书记	宋美兰	1996.03—2001.09	
团支部	第四届	书　记	吴美燕	2001.09—2006.06	
团支部	第五届	书　记	邢艳玲	2010.12.01—	

注：组织名称包括：党组织、团组织、工会组织；界别：以主要领导人的变更确定界别。

工作人员结构情况表

表 13-5-3

年份	总人数	专业技术人员								行政工勤人员	学历构成				
		合计	卫生专业技术人员					其他职称							
			高级职称	中级职称	初级职称	合计	比例 %	人数	比例 %		研究生	大学	大专	中专	高中及以下
建站初	10	—	—	—	—	—	—	—	—	—	—	—	—	—	—
1964 年	13	11	—	—	11	11	—	—	—	2	—	—	—	—	—
1977 年	25	20	—	—	—	20	—	—	—	5	—	—	—	—	—
1989 年	42	36	—	6	28	34	—	2	—	6	—	—	1	33	8
1999 年	56	52	7	13	28	48	—	4	—	4	—	1	33	15	7
2003 年	55	52	10	19	19	48	—	4	—	3	—	4	18	28	5
2006 年	38	37	12	17	7	36	—	1	—	1	—	6	10	21	1
2012 年	34	33	2	21	10	33	—	—	—	1	—	25	8		1

二、业务概要

1956年6月，临淄县卫生防疫站成立“麻风病防治组”，这是临淄最早出现的皮肤病防治机构。

1957年，临淄县出现第一次麻疹流行高峰，发病数达2022例，发病率为841.73/10万。7—8月，临淄县乙脑、痢疾流行。

1958年，临淄境内天花、黑热病被消灭。

1959年，临淄县出现第二次麻疹流行高峰，发病数为2128例，发病率882.80/10万。

1961年，临淄县出现第三次麻疹流行高峰，发病1949例，发病率807.78/10万。

1962年，临淄县病毒性肝炎发病有了正式统计资料，同年，全县发病33例，其中仅2月就有29例。

1960—1962年，三年自然灾害期间，农村社员误食有毒野菜中毒者较多。临淄县卫生防疫站编印了《预防野菜中毒》宣传资料，详细介绍了食用野菜的种类、形状和食用方法。连同省卫生防疫站绘制的《山东省常见野菜图谱》发放到全县农村，宣传指导群众识别。

1963年，临淄县卫生防疫站对全县80个饮食服务单位进行了检查登记，给66个单位发放了“卫生许可证”；对全县机关食堂及单位食堂进行了监督检查，发放“卫生许可证”44个。6月，临淄县医院建立了肠道病专科门诊。8月，临淄县医院、临淄县卫生防疫站建立副霍乱防治机动队。

1964年，临淄县发生涝灾，多数井水被污染。临淄县卫生防疫站组织力量，对饮水井进行了漂白粉消毒。

1965年，县、社、队三级医疗预防网进一步健全，疫情由基层逐级上报，预防接种工作由突击转向经常化，由重点预防转向普及。

1966年，临淄县出现第四次麻疹流行高峰，全年报告发病4263例，发病率1589.24/10万。

1967年，临淄县开始推广使用麻疹疫苗。临淄县流脑流行，全县采取了口服磺胺药以及用磺胺药液喷喉、滴鼻等措施，预防效果良好。

1970年，卫生防疫工作主要以病毒性肝炎、霍乱防治为重点。病毒性肝炎发病大幅度上升，全年发病154例，发病率40.91/10万。

1971年，临淄区病毒性肝炎发病继续上升，出现第一次流行高峰。全年报告发病249例。

1974年，临淄区卫生防疫站新增了部分卫生防疫设备，扩大了服务项目。

1976年，临淄区卫生防疫站统一印制了疫情报告卡片。各单位发现任何一种国家规定的传染病，都要立即登记，并正确、认真地填写疫情卡片，及时报主管人员；经主管人员复核、登记、汇总后报区卫生防疫站。

1977年，临淄区根据淄博市革命委员会指示，对饮食服务行业全面实行“卫生许可证”制。临淄区所有国营、集体经营的饭店、代销点；经营水果、酱菜、副食、粮油的商店、代销点；各类食品的加工、生产及储运单位一律写出申请，临淄区卫生防疫站按照《淄博市食品卫生许可证暂行标准》检查验收。合格者，发给“卫生许可证”；不合格者，则停业整顿，限期达标。

1978年，临淄区开始实行碘盐供应。病毒性肝炎大面积流行，出现第二次流行高峰，全区发病达614例，发病率为136.62/10万，是1977年的2.3倍。临淄区卫生防疫站出版《卫生防疫》小报，每年出版6期，每期印刷5000份。

1979年，临淄区卫生防疫站设结核病防治科，承担全区的结核病防治工作；设食品卫生科，专事饮食卫生的监督和管理工作；有1人兼管卫生宣教工作。临淄区卫生防疫站根据教育部、卫生部颁发的《中小学生卫生工作暂行规定（草案）》，对全区各级学校在校学生实行了健康卡管理。同年，临淄区实行计划免疫，将麻疹疫苗列入计划免疫程序中，确定为儿童必须接种的生物制品。临淄区消灭了炭疽病。

1980年，临淄区革命委员会发出《预防狂犬病的紧急通知》，要求城镇、机关、企业、学校禁止养狗，发现狂犬立即捕杀。临淄区卫生防疫站设专职1人负责卫生宣教工作。同时将《卫生防疫》小报改名为《临淄卫生》，扩大版面，增加刊载内容，每年印刷3万份。

1980年以后，临淄区卡介苗接种方法由“皮上划痕法”逐渐改为“皮内注射法”，把5年1次轮流普种改为每年按规定年龄组接种，即6个月以内初种，小学一年级学生和年满7周岁校外儿童复种。同年，临淄区将疫情管理列入各医疗卫生单位的目标责任制内容之一。

1981年，临淄区卫生防疫站设立卫生宣传科。对疫情管理工作进行了整顿，固定了专管人员，坚持定期进行疫情核对。12月，临淄区被评为全市计划免疫工作先进单位，并被推选参加山东省计划免疫经验交流会。

1982年，临淄区卫生防疫站开始对碘盐监测。对1962—1981年的疫情资料进行了系统整理，建立了较完善的档案。临淄区出现第三次病毒性肝炎流行高峰，发病人数1044例，发病率为219.63/10万。

1983年，临淄区建立例会制度、农药中毒报告制度。临淄区卫生防疫站对金岭公社金南大队和王寨公社左庄大队两处病毒性肝炎暴发点及时进行了处理。中共临淄区委防治地方病领导小组办公室制定了《1983年除氟改水计划》，确定了临淄区重点改水村是路山、朱台的小曹、郭家、中齐、鲁家、南务一、南务二和史家等7个村。1月，临淄区在辛店城区建立了7处计划免疫协作片。2月16日，淄博市首例流行性出血热病人在临淄区边河公社西崖村被发现。7月，临淄区十届八次人大常委会听取了区卫生局代表区政府作的《关于贯彻执行食品卫生法情况的汇报》，通过了关于进一步贯彻落实《中华人民共和国食品卫生法》的决议。7月12日，临淄区卫生防疫站卡介苗接种门诊开诊。

1984年，临淄区卫生防疫站为苏、鲁、豫、皖、鄂五省疟疾联防先进集体，卫生部颁发奖状。临淄区卫生防疫站根据国务院颁发的《关于加强防尘、防毒工作的决定》，对27处尘毒作业点进行了监测，对254名接尘工作人员进行了健康查体。临淄区共有18个高氟水村，受害人数约1.8万人，到1984年，已有13个村完成了除氟改水计划，受益人数达12400人，占受害人数的68.9%。8月24日，齐鲁石化公司第二化肥厂招待所发现1例传入性霍乱病人，市防疫站、临淄区防疫站和齐鲁石化公司卫生处及时对其进行了调查处理。

1985年，临淄区防疫站依托世界银行贷款项目，购进紫外分光光度计、荧光显微镜、气相色谱仪等一批先进仪器设备。临淄区卫生防疫站在区内5个乡镇，选择了80个生活饮用水点进行采样检验。对辖区内游泳场所按《游泳场所卫生管理条例》进行了监督管理。对650名接触尘粉毒物的职工进行了健康查体。对区内86处乡镇企业建立了劳动卫生档案。3月，山东省地方病防治研究所对临淄区地甲病防治工作进行了考核验收。4—6月，临淄区北羊乡崔郭村、齐陵镇刘营村、大武乡毛托村先后发生麻疹暴发，三村共发病38例，区防疫站在及时对疫点进行处置的基础上，进行了麻疹疫苗应急接种，及时控制了疫情。6月，临淄区参加了全国计划免疫接种率调查工作。7月，区防疫站在朱台分院召开院内“焚烧炉模式”现场会，推广了朱台分院建焚烧炉的经验。8月中旬，临淄区朱台乡罗家村发生肝炎暴发流行，全村762人，发病22人，发病率为2.89%，区防疫站接到疫情报告后及时赶到现场，采取了个案调查、丙种球蛋白注射、饮水消毒、药物灭蝇等措施，疫情迅速被扑灭。9月1日，区防疫站城区计划免疫门诊开诊，每月的5—6日对城区儿童进行预防接种。

1986年，区防疫站对区内城镇驻地公共场所分户立册立卡。创办了内部刊物《疫情动态》，每季一期。对区内16个医疗单位使用的19台X光机和25名X线工作人员分别进行了建档和监测，达到了机器建档、机器监测、人员建档3个100%。3—4月，王寨乡发生麻疹暴发流行，疫情波及3个自然村5个生产大队，共发生麻疹53例，其中业旺东村17例、业旺西村21例、王寨东村6例、王寨西村8例、左庄1例，4月8日，临淄区卫生防疫站接到疫情报告后，当即向市防疫站作了汇报，4月10日开始对全乡8个月至15岁儿童1900人进行了应急接种麻疹疫苗，占应接种人数的82%，至4月底，疫情得到了控制。7月，区人大常委会对全区食品卫生情况进行了一次较大规模的视察。11月17—18日，山东省基本消灭疟疾检查考核团对本区30年来的疟防工作进行了严格考核，实地抽查了朱台、齐都、边河三处乡镇医院的疟防工作，并宣布已达到国家基本消灭疟疾的标准。

1987年，提前完成了改水规划，被评为全省农村改水先进区。区防疫站对13个自备水源进行了调查、监测，建自备水源档案39本。成立了“临淄区劳动卫生监察监测所”，全区乡镇企业普遍建立了劳动卫生档案卡制度。临淄区投资1.2万元增设彩色放大设备；增加一架相机和变焦镜头。辛店镇安乐村、大武镇后下村、齐都镇尹家村发生肝炎暴发流行，区防疫站及时派人处理疫情，根据病情将病人转送市传染病医院住院治疗和隔离在家，对病人的住所、玩具、桌椅进行了彻底消毒，对健康儿童进行了丙种球蛋白注射，对尹家村87名儿童进行了抽血化验，对查出的可疑者采取了相应措施，有效地控制了疫情的发展。5月，经考核，提前三年实现了85%以上儿童全面免疫的目标，在全市五区一县中率先达标。8月25日，临淄区冷链建成并一次运转成功。区政府拨专款5万元支持冷链建设。9月10日，市卫生局在临淄区召开全市计划免疫达标现场会，市政府副市长王裕民及省卫生厅、省卫生防疫站有关处室的负责人到会，与会人员参观考察了临淄区卫生防疫站、齐都分院、西关二村、东古村的计划免疫开展情况，对临淄区的计划免疫工作给予了较高评价。市卫生局命名临淄区卫生防疫站为甲级卫生防疫站。

1988年，全区共报告病毒性肝炎740例，出现第四次流行高峰。区防疫站冷链系统建成并开始运转。区防疫站对鲍氏志贺氏菌18型和16型的分离与鉴定获得成获区科委二等奖、市科委三等奖。区防疫站在全区开展了卫生知识需求调查，撰写论文《临淄区城乡居民卫生知识需求及其宣传教育形式选择概况》。是年，临淄区卫生科普发行工作受到省爱国卫生运动委员会及省卫生厅的表彰。区防疫站根据《淄博市放射卫生防护管理办法》的规定，对X光机工作实行了“卫生许可证”制度，对达到国家《医用诊断X线卫生防护规定》标准的机器发放新的“淄博市X线工作卫生许可证”。是年3月，区防疫站召开了食品批发、零售单位及重点生产厂家负责人会议，布置了索证工作，共发放索证凭据近60万个。4月，对全区历年疫情资料进行了核实整理。5月，在全区推行儿童计划免疫保偿合同制。

1989年，全区防氟改水任务基本完成。投资1万余元，购置了多种环境卫生监测仪器。梧台乡东齐村一家3人，误食肉褐磷伞毒菌中毒，造成2人住院，1人死亡，区防疫站对其及时进行了流行病学调查，并在全区进行宣传，以防类似事故发生。

是年，根据市卫生局《关于增设乡镇卫生监督员的实施意见》，建立了36人的乡镇食品卫生监督员队伍。1月，临淄区计划免疫工作通过了省检查验收，提前3年实现国家普及儿童免疫第一个目标。4月26日，区卫生局发出《关于开展新生儿乙型肝炎血源疫苗免疫接种的通知》，确定从5月10日起，全区有产科的卫生医疗单位全部开展新生儿乙型肝炎血源疫苗免疫接种。6月，区政府、区人大组织有关部门对区内64家食品从业单位贯彻实施《中华人民共和国食品卫生法》情况进行了视察。12月，市食品卫生档案资料规范化管理现场会在临淄召开。

1990年，开展初级卫生保健达标及创建省级卫生城活动。顺利通过了市卫生局组织的第2个85%验收，总分列全市第一。

是年1月，临淄区卫生局以临卫发（1990）第1号文，确定区防疫站负责全区化妆品生产厂家、区百货采购供应站及区乡销售单位的卫生监督和监测化验工作，并负责全区化妆品卫生监督管理工作和技术指导。

10月，区防疫站成立学校卫生科。

11月，基本消灭麻风病工作通过省、市考核验收。

1991年，临淄区实现了以乡镇为单位85%以上儿童全面免疫的目标，“四苗”单苗接种率都达到95%以上。市防疫站召开了食品卫生档案管理现场会。

6月，代表全省接受了全国“七五”农村改水、自来水建设考核检查团的验收。

10月5日，临淄区边河乡辛庄村发生布氏菌病4例，市、区防疫站共同进行调查处理。

1992年，乙型肝炎疫苗列入临淄区计划免疫管理。区防疫站对除氟改水资料进行了全面系统整理，18个高氟村全部建立了除氟改水档案，绘制了供水平面图，建立了供水管理制度。临淄区达到了省级食品卫生达标区的标准，省卫生厅颁发了“食品卫生达标区”奖牌。10月，区防疫站编纂《淄博市临淄区急性传染病（1956—1987）资料汇编》，获临淄区科学技术委员会科技进步二等奖。临淄区人民政府拨款2.43万元，作为世界银行贷款结核病控制项目配套资金，用于结核病人的免费检查治疗和管理。12月底，顺利通过市卫生局组织的对本区以乡镇为单位85%以上儿童全面免疫的目标。

1993年，区防疫站下发了《关于在全区中小学校学生中全面发放使用保健牙膏、牙刷和驱蛔药物的通知》，决定在全区中小学校学生中使用保健牙膏、牙刷和驱蛔药物。从1993年起，临淄区实行免疫接种常规报告制度，儿童接种逐步推行使用一次性注射器。结合婚前查体，给新婚妇女服用碘油丸。临淄区卫生防疫站在建设淄博立志立功竞赛活动中，被市精神文明建设委员会记集体三等功。5月6日，临淄区世界银行贷款结核病控制项目工作正式启动，项目实施时间为1993—1999年。

1994年，临淄区创建国家卫生城市，区政府召开了两次有关部门会议，专题研究讨论了食品卫生工作的任务，提出了新要求。7月，区人大、区政协领导对全区贯彻落实《中华人民共和国食品卫生法》情况进行了为期3天的视察。

1995年，放射卫生防护工作通过了国家“放射卫生综合监督试点”达标验收。9月11—16日，齐鲁石化公司办公楼建筑工地（外籍民工）及路山乡侯家屯村发生了一批以腹泻、呕吐为主要症状的霍乱病人，市、区防疫站和齐鲁石化公司防疫站联合进行了流行病学调查，采取有力措施及时扑灭了疫情，此次霍乱暴发病原学确诊8人，1名健康带菌者，是临淄区新中国成立以来的首次霍乱暴发。

1996年，区防疫站顺利通过了省技术监督局组织的计量认证评审，于11月28日取得了省技术监督局颁发的计量认证合格证书，编号“1996量认（鲁）字（S06421）号”。区防疫站建立了档案室，印制了《临淄区卫生防疫站档案管理工作文件资料汇编》，建立了检索工具，编写了《组织机构沿革》《大事记》等资料，存档3106卷（盒），于12月7日顺利通过了“档案科技事业单位档案管理省二级达标”评审。理化检验室购置了原子吸收分光光度计、586长城微机和1600K打印机各1台。

1997年，卫生部委托省卫生厅对区防疫站进行了等级评审，获得了卫生部授予的县级一等卫生防疫站奖牌。区防疫站首次组织全区48名放射工作人员到省医学科学院放射医学研究所进行职业特殊项目查体。经省专家组全面考核，临淄区顺利通过了省碘缺乏病防治达标验收。区防疫站应用新技术、新设备在全市首家开展加油站、液化气站作业环境有害气体监测和卫生学评价。12月25日，原防疫科、计划免疫科合并为防疫计免科，原学校卫生科、宣教科合并为学卫宣教科，原检验一室、检验二室合并为微生物室。

1998年，区防疫站接种室由每月的五、六日开诊改为全天应诊，各乡镇集中式接种门诊全面开诊。首次在全区开展了流行性出血热疫苗接种。5月，临淄区卫生防疫站加入全国传染病报告微机联网。9月，临淄区行业卫生、健康教育、除害灭病等工作，代表全市接受检查，并顺利通过第四次全国城市卫生检查团验收，市爱卫会、市人事局授予临淄区卫生防疫站“第四次城市卫生检查先进集体”锦旗，并获得区政府“第四次全国城市卫生检查立功单位”证书。10月，临淄区卫生防疫站被淄博市技术监督局认定为“计量合格单位”。

1999年，区防疫站在全市首次开展了建筑材料放射性水平检测、学生用铅笔涂层中铅含量检测工作。9月，区防疫站计量认证工作通过省专家组复核验收。

2000年，区防疫站投资20多万元购置了血细胞计数仪、半自动生化分析仪和B超仪。副市长关玛丽到区防疫站视察工作。是年，区防疫站首次取得了省卫生厅颁发的建筑材料放射卫生防护检测实验室资格证书，获得国家碘缺乏病参照实验室、联合国儿童基金会颁布的全国碘缺乏病实验室质量控制合格实验室称号。12月，临淄区最后一名麻风病人经采菌涂片、病理切片等鉴定，判定治愈。

2001年，区防疫站一次性投资近30万元，购进了13台空调、7台微机和1辆桑塔纳2000工作用车。按照市、区卫生局工作部署，区防疫站开展了“卫生监督执法新世纪行动”，集中对食品卫生、环境卫生、学校卫生、劳动卫生、放射卫生工作开展了专项监督检查。根据省卫生厅统一要求，在全区首次设立了74名食品卫生义务监督员。在全市率先实施了婚宴申报制度。在全区开展了全民驱虫服药工作，共服药8.3万人次。首次对全区6.3万名中小学在校学生进行了健康体检。开展了特殊人群补碘工作，共有3万人服用碘丸。参加了全国盐碘质量控制工作，被联合国儿童基金会、全国碘缺乏病防治办公室授予“盐碘合格实验室”称号。11月，临淄区卫生防疫站顺利通过了省质量技术监督局第二轮计量认证考核验收。

2002年，区防疫站顺利通过省技术监督局第二轮计量认证考核验收，获“计量认证合格证书”。引进并使用卫生监督管理软件，在全市率先使用胸牌式健康证。是年，区防疫站预防接种门诊通过了省卫生厅的考核验收，达到了省级示范预防接种门诊标准。区防疫站实验室被国家碘缺乏病参照实验室评为“质控网络并合格的实验室”。12月9日取得省卫生厅颁发的职业卫生技术服务资质证书。

2003年，区防疫站接管了原永流乡儿童计划免疫工作。8月，临淄区新生儿乙肝疫苗接种纳入计划免疫，新开展了麻腮二联疫苗和口服福氏、宋内氏痢疾双价活疫苗的接种工作。9月，区防疫站高血压专科门诊办理了“医疗机构执业许可证”和“药品使用许可证”。10月5日，传染性非典型肺炎网络直报测试通过率100%，列全市第一。

2005年，开展了全民驱虫服药活动，在全区5.65万名在校学生和托幼儿童等未成年人群中推广服用小儿驱虫干糖浆。为实验室购置了原子吸收分光光度计、液相色谱仪、离心机、超净工作台等仪器设备。6月1日起，对一类疫苗实行免费接种。

2007年9月，临淄区代表山东省迎接卫生部、国家发改委、财政部等三部委重点地方病防治中期考核评估，国家考评组综合评定为优秀，并给予通报表扬，检查情况在《淄博日报》刊登。10月，艾滋病初筛实验室购置A2型生物安全柜一台，上海力申科学仪器有限公司制造，价格3.5万元。

2008年，根据临办发〔2008〕7号文件精神，区疾病预防控制中心积极开展支援南方雨雪冰冻灾区捐赠活动，共计捐款4700元。是年，区疾控中心获得省疾病预防控制中心“艾滋病筛查实验室资质证书”，有效期自2007年12月始至2009年12月止；获得国家碘缺乏病参照实验室、联合国儿童基金会“2007年参加全国质控网络并合格的实验室——盐碘实验室”证书。区疾控中心组队参加“淄博市疾控系统卫生应急现场演练”。2月，省统一补充更新冷链设备，为临淄区疾病预防控制中心安装8立方米常温冷库1台，配备疫苗运输车1辆；为本区20处预防接种门诊配备青岛海尔冰箱（219L）各1台，为6处接种室配备美菱冰箱（96L）各1台。4月，中国疾病预防控制信息系统中的“传染病自动预警信息系统”开通，全年共处理突发公共卫生事件相关预警信息47条。5月1日起，实施扩大国家免疫规划，麻风二联疫苗、麻腮二联疫苗、无细胞百白破（第4剂次）、A+C群流脑疫苗免费为适龄儿童接种。

2009年6月，通过省、市消除碘缺乏病县级考核评估，成为全市首家通过考评的区县；6月19日全省实现消除碘缺乏病目标县级考核评估现场经验交流会在临淄区召开。6月9日，临淄区正式启动实施省级结核病防治项目——依托乡村卫生组织一体化提高肺结核患者发现项目。

2010年，根据《卫生部办公厅关于扩大基本职业卫生服务试点工作的通知》，临淄区被确定为全国46个基本职业卫生服务扩大试点县（区、市）之一。按照《全国部分省份甲型H1N1流感病毒感染状况抽样调查方案》要求，区疾控中心分别于1月11日至25日，3月28日至4月8日，8月25日至9月5日完成了全区5个年龄段、2250名调查对象的甲型H1N1流感病毒感染率调查任务。通过政府采购，临淄区疾病预防控制中心添置了气相色谱仪、离子色谱仪、原子荧光光度计、紫外可见分光光度计等价值68万元的实验室仪器设备。临淄区疾病预防控制中心组织举办了全区卫生系统传染病疫情现场处置技能大赛。完成了全国第五次结核病流行病学抽样调查工作任务。5月，临淄区依托乡村卫生组织一体化提高肺结核患者发现项目圆满结束。5月起，临淄区全面开展死因监测和网络直报工作。7月15日起，免费为2009年7月15日以后出生的计划内生育儿童接种水痘疫苗。8月，“健康面对面·乡村行”活动在临淄区启动。自8月起，开展了对全区内的肇事肇祸精神病人进行排查、统计、建档、评估工作。10月，临淄区疾病预防控制中心《质量手册》和《程序文件》正式颁布实行。

2011年，区疾控中心由区政府投资80余万元购进了全自动生化分析仪、全自动血细胞分析仪、尿液分析仪、彩色多普勒超声诊断仪、心电图机、电测听、肺功能仪及X光机等大型设备。区疾控中心预防接种门诊工作全部移交至闻韶街道社区卫生服务中心。是年，通过山东省实验室资质认定，计量认证证书编号为2011150367S。开展了农村环境卫生监测项目试点工作。是年，区疾控中心组织举办了“全区卫生系统首届应急知识竞赛”，组队参加了“全市疾控系统食物中毒应急演练”和由市总工会、市卫生局联合组织，市疾病预防控制中心承办的“淄博市疾控系统卫生检验技能大赛”，获得团体三等奖，1人获得“淄博市卫生技术岗位能手”荣誉称号。8月，“健康面对面·乡村行”活动在临淄区顺利结束。12月，中共中央委员、国务院安委会办公室副主任、国家安监总局副局长杨元元一行在省、市、区领导陪同下，对临淄区职业病防治情况及职业健康状况调查情况进行调研，并视察了区疾控中心实验室。

2012年，区疾控中心首次与临淄区总工会联合，组织举办了全区卫生应急处置技术比武大赛。作为全市三家农村环境卫生监测项目区县之一，临淄区顺利完成了农村环境卫生监测项目。临淄区代表淄博市，顺利通过了省疾病预防控制中心专家组对艾滋病病例报告、哨点监测、感染者/病人管理、检测咨询、抗病毒治疗和高危人群干预相关工作的数据质量评估。区疾控中心迎接了卫生部惩治和预防腐败体系建设暨领导干部防止利益冲突专项活动工作检查。3月29日，区疾控中心取得省卫生厅颁发的“职业卫生检测与评价资质证书”。11月，市第四人民医院报告临淄区1例布鲁氏菌病病例，为临淄区近5年来首例牛养殖户布病报告病例。11月20—21日，省卫生厅专家组对临淄区的卫生应急示范区创建工作进行了检查验收。

三、重大事件

1. 传染性非典型肺炎防治

2003年4月8日，区防疫站专业技术人员与省、市专家对齐鲁石化公司报告的一名从北京返回的传染性非典型肺炎密切接触者进行了调查，并及时送市传染病医院进行医学观察，标志着临淄区传染性非典型肺炎防治工作的开始。4月14日，传染性非典型肺炎按甲类传染病管理。临淄区卫生防疫站制定了传染性非典型肺炎防治预案，按要求做到了组织、人员、技术、物资“四落实”和“四早”（早发现、早隔离、早报告、早治疗），从即日起执行传染性非典型肺炎零病例报告制度。4月23日开始，每日印发《防疫动态》一期，专题报道全区传染性非典型肺炎防治工作动态。4月24日，临淄区委书记解维俊、副书记许子森等陪同市传染性非典型肺炎防治督导组到区防疫站进行了检查指导，就传染性非典型肺炎防治工作作了部署。4月25日，区长唐福泉和区政协主席吴军、副主席武守南就传染性非典型肺炎防治工作到临淄区卫生防疫站进行了调研，并慰问了工作在传染性非典型肺炎防治第一线的卫生防疫工作者。4月28日，市委副书记刘池水到区防疫站视察传染性非典型肺炎防治工作。4月30日下午，市纪委常委孙振海到区防疫站视察传染性非典型肺炎防治工作。5月1日，传染性非典型肺炎疫情报告从电话上网改为宽带上网直报，并实行传染性非典型肺炎零病例日报。下午，全市组织传染性非典型肺炎防治实战演练，区防疫站应急机动队列第二名到达指定地点。5月9日，市防疫站党委书记栾兆恺到区防疫站检查指导传染性非典型肺炎防治工作。5月16日，成立了17支乡镇流调队、439支村级协调队，共1425人组成。

2. 甲型H1N1流感防控

2009年3月，墨西哥暴发“人感染猪流感”疫情，并迅速在全球范围内蔓延。世界卫生组织（WHO）初始将此型流感称为“人感染猪流感”，后将其更名为“甲型H1N1流感”。5月2日，中国将甲型H1N1流感列入法定乙类传染病，实施甲类管理，成为中国第39种法定传染病。5月11日，临淄区报告首例甲型H1N1流感疑似病例，临淄区疾病预防控制中心专业人员第一时间对该病例落实流行病学调查、样品采集、疫源地消毒、密切接触者追踪等防控措施，并在2小时内对该病例的处置情况进行了网络直报，24小时后，实验室结果排除甲型H1N1流感。9月17日，临淄区委副书记、区长毕荣青先后到区疾控中心、区人民医院、金茵小学、朱台中学视察甲型H1N1流感防控工作。

3.第十一届全国运动会保障

2009年10月16—28日，第十一届全国运动会在山东举行。为认真做好第十一届全国运动会临淄赛区的医疗卫生保障工作，根据临淄区委、区政府、区卫生局和赛区组委会的总体要求，区疾控中心加强领导，制订了《第十一届全国运动会临淄赛区疾病预防控制工作方案》；加强重点传染病预防控制工作，确保传染病疫情平稳，不发生重大传染病暴发流行；做好疫苗接种工作，全面提高免疫接种率；积极开展健康教育宣传活动；做好比赛场馆的疾病防控工作；做好应急值守，确保信息畅通，为第十一届全国运动会临淄赛区医疗卫生保障工作做出了应有贡献。

四、荣　誉

表13-5-4　　集体荣誉

受奖者	年月	获奖名称	授奖部门	备注
临淄区卫生防疫站	1984年4月	苏、鲁、豫、鄂、皖五省疟疾联合防治工作中取得显著成绩	中华人民共和国卫生部	
临淄区卫生防疫站	1985年4月	文明单位	中共淄博市委 淄博市人民政府	
临淄区卫生防疫站	1989年	基本消灭疟疾先进集体	山东省人民政府	
临淄区卫生防疫站	1989年	“建设淄博立功证书”，同时记三等功	中共淄博市委 淄博市人民政府	
临淄区卫生防疫站	1989年4月	“儿童免疫第一个达标”奖状	山东省人民政府	
临淄区卫生防疫站	1989年4月	集体二等功	淄博市人民政府	
临淄区卫生防疫站	1992年	医学科普工作先进集体 卫生报刊先进集体	全国爱国卫生运动委员会、卫生部、中国健康协会	
临淄区卫生防疫站	1992年3月	山东省卫生系统先进集体	山东省人事局、卫生厅	
临淄区卫生防疫站	1993年	在建设淄博立志立功竞赛活动中，被记集体三等功。	淄博市精神文明建设委员会	
临淄区卫生防疫站	1996年3月	建设淄博立志立功活动集体三等功	淄博市精神文明建设委员会	

受奖者	年月	获奖名称	授奖部门	备注
临淄区卫生防疫站	1996年4月	创建文明城市先进单位	中共淄博市委	
临淄区卫生防疫站	1996年9月	第二个五年法制宣传教育先进单位	中共临淄区委、临淄区人民代表大会、临淄区人民政府	
临淄区卫生防疫站	1996年12月	创建国家卫生城市工作立功单位	中共临淄区委 临淄区人民政府	
临淄区卫生防疫站	1998年7月	先进党支部	中共临淄区委	
临淄区卫生防疫站	1999年12月	食品卫生工作先进区	山东省卫生防疫站	
临淄区卫生防疫站	2001年4月	巩固和发展国家卫生城市成果工作先进单位	中共临淄区委 临淄区人民政府	
临淄区卫生防疫站	2002年4月	区级文明单位	中共临淄区委 临淄区人民政府	
临淄区卫生防疫站	2003年	防治非典先进集体	中共临淄区委 临淄区人民政府	
临淄区卫生防疫站	2003年	爱国卫生运动50周年先进集体	中共临淄区委 临淄区人民政府	
临淄区疾病预防控制中心	2008年3月	2007年度爱国卫生先进集体	中共临淄区委 临淄区人民政府	
临淄区疾病预防控制中心	2008年6月	淄博市先进基层党组织	中共淄博市委	
临淄区疾病预防控制中心	2008年6月	临淄区先进基层党组织	中共临淄区委	
临淄区疾病预防控制中心	2011年1月	全区红十字工作先进单位	临淄区人民政府	
临淄区疾病预防控制中心	2011年3月	2010年度全区义务植树工作先进单位	临淄区人民政府	
临淄区疾病预防控制中心	2012年2月	红十字工作先进单位	临淄区人民政府	

个人荣誉表

表 13-5-5

受奖者	年月	获奖名称	授奖部门	备注
王　博	1991年	城市社教活动先进个人	临淄区人民政府	
王　博	1991年	社会治安综合治理先进工作者	中共临淄区委、临淄区政府	
张万忠	1993年3月	在建设淄博立志立功竞赛活动中，记个人三等功。	淄博市精神文明建设委员会	
徐旭光	1993年3月	在建设淄博立志立功竞赛活动中，记个人三等功。	淄博市精神文明建设委员会	

受奖者	年月	获奖名称	授奖部门	备注
卜繁礼	1993 年 4 月	创建全国“十佳卫生城市”先进个人	中共淄博市委、淄博市人民政府	
徐旭光	1993 年 4 月	创建全国“十佳卫生城市”先进个人	中共淄博市委、淄博市人民政府	
杨建民	1997 年 3 月	先进工作者	临淄区人民政府	
张万忠	1999 年 7 月	优秀共产党员	中共淄博市委	
张万忠	2002 年	爱国卫生工作先进个人，记二等功	淄博市人民政府	
张万忠	2003 年	防治非典个人二等功	中共淄博市委、淄博市人民政府	
吴英辉	2003 年	防治非典个人三等功	中共淄博市委、淄博市人民政府	
常　文	2003 年	防治非典个人三等功	中共淄博市委、淄博市人民政府	
王　英	2003 年	防治非典个人三等功	中共淄博市委、淄博市人民政府	
孙来玉	2003 年	防治非典个人三等功	中共淄博市委、淄博市人民政府	
宋美兰	2003 年	防治非典个人三等功	中共淄博市委、淄博市人民政府	
高　峰	2003 年	防治非典个人二等功	中共临淄区委、临淄区人民政府	
王培芝	2003 年	防治非典个人二等功	中共临淄区委、临淄区人民政府	
徐旭光	2003 年	防治非典先进个人	中共临淄区委、临淄区人民政府	
孙小宁	2003 年	防治非典先进个人	中共临淄区委、临淄区人民政府	
滕玉荣	2003 年	防治非典先进个人	中共临淄区委、临淄区人民政府	
王彦杰	2003 年	防治非典先进个人	中共临淄区委、临淄区人民政府	
王　焱	2007 年	爱国卫生工作先进个人	临淄区人民政府	
王　焱	2007 年	全区卫生工作先进个人	临淄区人民政府	
王　焱	2008 年	工会工作积极分子	临淄区人民政府	
王　焱	2008 年	全区优秀共产党员	中共临淄区委	
宋玉伟	2008 年	统计工作先进个人	临淄区人民政府	
徐宏伟	2008 年	爱国卫生工作先进个人	临淄区人民政府	
王玉美	2008 年	2007 年度全区卫生工作先进个人	临淄区人民政府	
徐宏伟	2009 年	2008 年度卫生工作先进个人	临淄区人民政府	
王　锐	2009 年	2008 年处置突发公共卫生事件先进个人	临淄区人民政府	
王　英	2009 年	2008 年处置突发公共卫生事件先进个人	临淄区人民政府	

受奖者	年 月	获奖名称	授奖部门	备注
李光焰	2009年12月	“十一运”医疗卫生保障先进个人	山东省卫生厅“十一运”组委会医疗卫生部	
高　峰	2010年	全国地方病防治工作荣誉牌	中国地方病协会	
李光焰	2010年2月	2009年度山东省疾病控制工作先进个人	山东省卫生厅	
徐宏伟	2010年3月	全区卫生工作先进个人	临淄区人民政府	
王　焱	2010年3月	全区卫生工作先进个人	临淄区人民政府	
周冬梅	2010年3月	全区爱国卫生工作先进个人	临淄区人民政府	
王玉美	2010年3月	全区重大传染病防控工作先进个人	临淄区人民政府	
王　英	2010年3月	全区重大传染病防控工作先进个人	临淄区人民政府	
王　锐	2010年3月	全区重大传染病防控工作先进个人	临淄区人民政府	
蔡文芝	2010年3月	全区重大传染病防控工作先进个人	临淄区人民政府	
郭福忠	2010年3月	全区重大传染病防控工作先进个人	临淄区人民政府	
李光焰	2010年9月	尊师重教先进个人	临淄区人民政府	
徐宏伟	2011年1月	全区优秀红十字会志愿者	临淄区人民政府	
王　焱	2011年1月	2010年度优秀红十字会会员	临淄区人民政府	
周冬梅	2011年1月	全区红十字工作先进个人	临淄区人民政府	
常庆华	2011年3月	区统计工作先进个人	临淄区人民政府	
王　焱	2011年7月	创先争优临淄先锋共产党员	中共临淄区委	
周冬梅	2011年12月	全区“五五”普法先进个人	临淄区人民政府	
王希赟	2012年2月	全区红十字工作先进个人	临淄区人民政府	
王　焱	2012年6月	临淄区优秀党务工作者	中共临淄区委	

临淄疾控发表论文统计表

表13-5-6

序号	作者	论文题目	杂志名称	期号	发表时间
1	孙成连	《淄博市临淄区痢疾杆菌菌型分布及耐药性调查》	淄博市青年医务工作者论文集	/	1988年
2	徐旭光	《健康教育的重点应放在农村》	山东健康教育	/	1988年
3	徐宏伟	《苯及苯系物接触人员白细胞减少影响因素分析》	职业卫生与应急救援	2007年6月第25卷第三期	2007年6月

序号	作者	论文题目	杂志名称	期号	发表时间
4	徐宏伟	《淄博市临淄区苯及其同系物职业病危害现状调查》	职业与健康	2008年11月第24卷第21期	2008年11月
5	王　英	《淄博临淄2008年法定传染病疫情分析》	医学动物防制	2009年6月第25卷第6期	2009年6月
6	王　英	《临淄52年法定传染病趋势和防制策略》	医学动物防制	2009年7月第25卷第7期	2009年7月
7	王　英	《临淄近10年丙肝流行特征和控制策略》	医学动物防制	2009年8月第25卷第8期	2009年8月
8	王　英	《临淄1962—2008麻疹流行特征和控制策略》	医学动物防制	2009年9月第25卷第9期	2009年9月
9	徐宏伟	《一起急性二硝基苯中毒事故的调查》	职业卫生与应急救援	2010年6月第28卷第三期	2010年6月
10	郑玉兰	《精神病人的家庭护理》	中国健康月报	2011年7月第30卷第7期	2011年7月
11	郑玉兰	《护理管理有感》	中外健康文摘	2011年第8卷第21期	2011年5月
12	郑玉兰	《高血压患者的家庭自我护理保健》	中国社区医师	2011年10月第13卷第289期	2011年10月
13	王玉美	《2010年淄博市临淄区常规免疫接种率报告与监测评价》	中国健康月刊	2012年4月第31卷	2012年4月
14	王　锐	《一起花生引起沙门氏菌食物中毒检验与分析》	中外健康文摘	2012年9卷第50期	2012年12月
15	王　焱	《以传统文化推动疾控文化建设的思考》	山东省卫生政促会疾控分会	/	2012年4月

临淄疾控科研成果

1988年5月19日，临淄区卫生防疫站对鲍氏志贺氏菌18型和16型的分离与鉴定获临淄区科学技术委员会颁发的二等奖；同年11月，获淄博市科学技术委员会颁发的三等奖。

第六章 高新区疾病预防控制中心

淄博高新技术产业开发区是1992年11月经国务院批准设立的国家级高新区，高新技术产业开发区卫生防疫保健站是1996年6月经高新区管委会批准设立的全额拨款事业单位，级别正科级，编制4人、人员内部调剂，隶属党群工作部领导。卫生防疫保健站的职责范围：一、负责辖区内食品卫生、公共场所卫生 劳动卫生、放射性同位素与放射装置卫生、化妆品卫生等监督监测，从业人员查体、办证工作。二、负责辖区内妇幼保健、儿童入托、婚前查体、妇女病防治工作。三、负责辖区内《传染病防治法》的贯彻，做好传染病防制、疫情管理工作。四、贯彻《中华人民共和国药品管理法》，负责辖区内药品生产、经营、使用单位用药监督、检验工作。

1998年8月，人员到位4人，其中军转干1人。

1999年2月，调出1人。

2000年10月，调入军转干部1人。

2001年6月，根据《中共淄博市委淄博市人民政府关于对淄博高新技术产业开发区实行全方位授权管理的实施意见》，与市直有关部门进行相关职能交接。

2002年1月新，增1名人员。

2003年4月23日，启动高新区非典应急响应，卫生防疫保健站全体人员24小时值班，涉及高新区高速路口下路口所有车辆、人员的防控以及相关监测数据和辖区内非典防控的工作情况的汇总上报。

2004年8月，新增5名工作人员。

2005年，申请并通过验收建立了高新区疾控中心艾滋病省级初筛实验室。在辖区内实施食品卫生监督量化分级管理。

2006年3月，撤销淄博高新技术产业开发区卫生防疫保健站，组建淄博高新技术产业开发区卫生监督所，为地方事业局领导的正科级财政补贴事业单位，编制10名，可配备科级领导职数3名。组建淄博高新技术产业开发区疾病预防控制中心，与淄博高新技术产业开发区卫生监督所合署办公，同时加挂“淄博高新技术产业开发区卫生检测检验中心”的牌子，内设综合科、卫生监督科、疾病预防控制科3个科室。8月调入一名工作人员。7月由石桥卫生院承担的结核病防治工作职能划入淄博高新区疾病预防控制中心，11月根据结核病防治职能的调整，按照人随机构走的原则，将在石桥卫生院专职从事结核病防治工作的1名人员调入中心。

2007年，淄博高新技术产业开发区卫生监督所经费形式调整为财政拨款，编制调整至17人，机构规格不便。在餐饮单位全面实施食品原料采购索证台账登记制度，开展了食品卫生卫生监督量化分级管理A级单位的申报验收工作。

2008年，疾控中心整体搬迁至博士楼，改善了办公条件和服务条件，实施了餐饮单位现场卫生监督及信誉度公示制度。

2009年，自2009年1月1日起，对辖区户籍儿童开展水痘减毒活疫苗和甲型肝炎减毒活疫苗免费接种工作。完成了甲型H1N1流感的各项防控任务和重点人群甲型H1N1流感疫苗的接种工作。完成了第十一届全运会等重大活动卫生保障任务。

2010年，完成了第二十二届山东省运会等重大活动卫生保障任务。

2011年，全面树立“规范、落实、提升”的工作理念，进一步明确了“打造一流队伍，更新一流观念，争创一流业绩”的目标，以提高疾病防控和应急处置能力为重点，以保障人民群众身体健康为宗旨，稳步推进疾控体系建设，突出疾控工作重点，全面完成了全年工作目标。2011年8月，疾控中心进行了整体搬迁至柳泉路北首中德奥林新城，新办公楼建筑面积近 3000 ㎡，并对高新区疾控中心预防接种门诊进行升级改造，升级改造后的数字化预防接种门诊迈入全市一流行列。山东省新型结核病防治服务体系项目（即“三位一体”项目）在高新区四宝山卫生院落地，并扎实开展项目工作，受到了上级业务部门的好评。开展了餐饮业公共场所卫生监督量化分级管理 A 级单位的申报验收工作；对高新区 15 所中小学校 1.7 万余名学生进行了健康体检；开展了诊所类医疗机构专项整治工作；圆满完成了创建国家文明城市迎检工作。

2012 年 7 月 6 日，高新区开展了百千万志愿者结核病防治知识传播行动，山东理工大学的志愿者们在高新区疾控中心工作人员的陪同下，到高新区石桥老年公寓进行了面对面的结核病防治宣传活动。活动现场通过发放资料、集中讲授、分组交流、现场互动等多种形式，开展结核病防治知识的宣传。最后，老年公寓全体老人共同在悬挂“你我共同参与、消除结核危害”的横幅上签下了自己的名字。

历届行政负责人任职情况表

表 13-6-1

届别	主要负责人职务姓名		任职起止时间	备　注
一	站　长	鞠子芹	1998.08—2005.01	
二	站　长	司志忠	2005.01—2012.04	
三	站　长	隽志刚	2012.04—	

第七章　桓台县卫生防疫站

一、机构和队伍

（一）机构沿革

1953 年桓台县卫生院（桓台县人民医院前称）设卫生防疫组，负责全县卫生防疫任务。1956 年桓台县卫生科（桓台县卫生局前称）内设防疫组，对外称桓台县卫生防疫站，负责全县卫生防疫任务。1958 年 10 月桓台县、博兴县合并为博兴县，两县卫生防疫人员组成博兴县卫生防疫站。

1961 年 9 月，桓台县防疫站正式成立，和桓台县卫生科合署办公，办公地址位于乌河南岸，办公房屋 10 间，职工 5 人。

1966 年“文化大革命”开始，全县卫生防疫事业受到严重干扰和破坏。桓台县卫生科、桓台县卫生防疫站、桓台县妇幼保健站、桓台县人民医院合并，称“六二六”公社，由工作组主持工作。1970 年桓台县卫生防疫站、桓台县妇幼保健站、桓台县卫生局与桓台县人民医院分开，组建桓台县防疫妇保站，与桓台县卫生局一起在县生产指挥部办公。1973 年 4 月恢复“桓台县卫生防疫站”。“文化大革命”期间全县卫生防疫工作受到干扰，防疫队伍不稳定，防疫工作少有问津，防疫事业处在低谷时期。

1978 年 12 月，桓台县各级党委认真贯彻落实中共十一届三中全会精神，逐步加强了卫生防疫机构建设，卫生防疫事业逐渐得到恢复。在桓台县委、县政府的重视和支持下，桓台县卫生防疫站的机构建设得到迅速发展。1985 年 10 月桓台县卫生防疫站迁址办公，办公地址位于城区卫生街，独立院落。办公楼主楼三层，建筑面积 1200 ㎡；

东西两幢辅助楼，为二层建筑，面积 500 ㎡。设办公室、财务科、防疫股、卫生股、食品股、地病股、宣传股、检验股等8个业务科室。职工33人，卫生技术人员32人，其中医师2人、检验师2人、医士18人，检验士3人，卫生员4人、检验员3人。有检验检测设备51台（件），利用世界银行农村卫生贷款项目引进气相色谱、荧光分光光度计、酶标仪、离子计、光密度计、荧光显微镜等10件仪器设备。

1993年9月8日，桓政发（1993）第28号文公布，县防疫站升格为正科级事业单位，隶属关系不变。

2001年5月，桓台县人民政府同意县防疫站整体搬迁的申请，6月启动整体搬迁工程。2002年3月，县防疫站办公大楼工程动工建设，2002年12月竣工，2003年1月迁入现址办公。有一幢主办公楼和两幢辅助楼，业务工作用房面积4200 ㎡，其中主办公楼面积3100 ㎡，高五层，局部六层；两幢办公附属楼，面积1100 ㎡，高二层。检验工作用房约占总面积的35%，有各类检验检测仪器84台（件）。截至2012年12月31日，全站设办公室、财务科、防疫科、性病艾滋病科、免疫规划科、预防接种门诊、卫生监督科、职业卫生科、消毒媒介生物科、检验科等10个科室。职工52人，专业技术人员42人，占全站总人数的80.7%，其中高级技术职称5人，中级技术职称21人，初级技术职称16人。至此，县防疫站已经发展成为拥有国内外先进监测检验仪器设备、具备省级认证的检测检验资质、有一支思想过硬、技术过硬、作风过硬、经验丰富的卫生防疫队伍，能够随时应对和处理传染病爆发流行等公共卫生突发事件的县级卫生防疫机构，是全县疾病预防控制、卫生监督监测、健康教育培训以及预防医学科研的中心。

（二）行政、党群负责人

表13-7-1 历届行政负责人任职情况表

届别	主要负责人职务姓名		任职起止时间	备 注
第一届	站 长	温理兴	1961.09—1966.10	
	副站长	辛泽祖	1961.09—1966.10	
第二届	站 长	张佩英	1970—1971.07	
第三届	站 长	宋祥孔	1971.08—1979.08	
	副站长	金茂村	1973.06—1979.08	
第四届	站 长	田淑才	1979.09—1981.04	
	副站长	金茂村	1979.09—1983.06	
	副站长	张心教	1981.10—1984.04	
第五届	站 长	张心教	1984.04—1993.04	
	副站长	李开星	1989.06—1993.04	
	副站长	张 绪	1984.04—1993.04	
	副站长	刘茂岭	1984.04—1993.04	

届别	主要负责人职务姓名		任职起止时间	备注
第六届	站 长	刘海田	1993.04—1994.12	
	副站长	李开星	1993.04—1993.6	
	副站长	张 绪	1993.04—1994.12	
	副站长	刘茂岭	1993.04—1993.06	
	副站长	张瑞红	1993.12—1994.12	
	副站长	李贤平	1993.06—1994.12	
第七届	站 长	董连山	1994.12—1996.11	
	副站长	张绪	1994.12—1996.11	
	副站长	张瑞红	1994.12—1996.11	
	副站长	魏守国	1994.12—1996.11	
第七届	副站长	宋丰水	1995.08—1996.11	
	副站长	李贤平	1994.12—1996.11	
第八届	站 长	张 迅	1996.11—1998.10	
	副站长	张瑞红	1996.11—1998.04	
	副站长	魏守国	1996.11—1998.10	
	副站长	李贤平	1996.11—1998.10	
	副站长	宋丰水	1996.11—1998.10	
	副站长	邢霜	1998.04—1998.10	
第九届	站 长	陈翠萍	1998.10	
	副站长	魏守国	1998.10—2000.01	
	副站长	李贤平	1998.10—2000	
	副站长	宋丰水	1998.10—2000	
	副站长	邢 霜	1998.10—2003.12	
	副站长	王连喜	1999.10—2004.02	
	副站长	田桂华	1999—2001.04	
	副站长	成 钢	2000.01—2004.01.02	
	副站长	于光清	2001.04—2012.12	
	副站长	耿庆杰	2004.02—2009	
	副站长	赵 伟	2005.01—2012.12	
	副站长	周 玮	2008.08—2012.12	

历届党群组织负责人任职情况表

表 13-7-2

组织名称	届别	主要负责人职务姓名		任职起止时间	备　注
党组织	第一届	书　记	李开星	1987.04—1993.04	
党组织	第二届	书　记	刘海田	1993.04—1994.12	
		副书记	魏守国	1994.12—2000.01	
党组织	第三届	书　记	董连山	1994.12—1998.04	
		副书记	魏守国	1994.12—2000.01	
党组织	第四届	书　记	张　迅	1998.4—1998.10	
		副书记	魏守国	1994.12—2000.01	
党组织	第五届	书　记	陈翠萍	1998.10	
		副书记	魏守国	1994.12—2000.01	
工会组织	第一届	工会主席	宋丰水	1995.07—1998.04	
工会组织	第二届	工会主席	邢　霜	1998.04—2003.12	
工会组织	第三届	工会主席	周　玮	2008.08	

（三）工作人员结构

人员构成情况表

表 13-7-3

年份	总人数	专业技术人员								行政工勤人员	学历构成				
		合计	卫生专业技术人员					其他职称			研究生	大学	大专	中专	高中及以下
			高级职称	中级职称	初级职称	合计	比例 %	人数	比例 %						
1961 年	5	—	—	—	—	—	—	—	—	—	—	—	—	—	—
1962 年	12	—	—	—	—	—	—	—	—	—	—	—	—	—	—
1979 年	26	—	—	—	—	—	—	—	—	—	—	—	—	—	—
1982 年	35	—	—	—	—	—	—	—	—	—	—	—	—	—	—
1984 年	36	—	—	—	—	—	—	—	—	—	—	—	—	—	—
1985 年	33	—	—	—	25	—	—	7	—	—	—	—	—	—	—
1986 年	39	—	—	—	—	—	—	—	—	—	—	—	—	—	—

年份	总人数	专业技术人员								行政工勤人员	学历构成				
		合计	卫生专业技术人员					其他职称							
			高级职称	中级职称	初级职称	合计	比例 %	人数	比例 %		研究生	大学	大专	中专	高中及以下
1994 年	58	54	3	8	38	49	90.7	5	8.3	4	—	—	—	—	—
1995 年	51	—	4	12	27	43	—	—	—	—	—	5	20	23	3
1996 年	52	—	3	11	32	—	—	3	—	—	—	3	23	22	4
1997 年	61	54	3	15	33	51	83.6	3	16.4	4	—	—	—	—	—
1998 年	61	56	3	19	32	54	96.4	2	3.6	5	—	—	—	—	—
2000 年	61	54	5	19	29	53	98.2	1	1.8	7	1	5	36	15	4
2001 年	60	52	4	19	27	50	96.2	2	3.8	8	1	7	36	12	4
2002 年	67	59	5	23	20	48	81.4	11	18.6	8	1	4	39	19	4
2003 年	67	60	6	22	21	49	73.1	11	26.9	7	1	5	42	15	4
2004 年	74	67	10	29	17	56	83.6	11	16.4	7	1	4	55	13	1
2005 年	75	68	11	33	19	63	92.7	5	7.3	7	1	6	50	17	1
2006 年	75	68	9	38	14	61	89.7	7	10.3	7	—	—	—	—	—
2007 年	74	67	9	35	16	60	89.6	7	10.4	7	—	—	—	—	—
2008 年	74	67	8	32	20	60	89.6	7	10.4	7	1	15	42	14	2
2009 年	70	63	3	33	21	57	90.5	6	9.5	7	1	26	34	8	1
2010 年	60	53	6	26	16	48	90.6	5	8.4	7	1	26	20	12	1
2011 年	53	46	4	22	16	42	91.3	4	8.7	7	1	27	11	13	1
2012 年	52	45	5	20	16	41	91.1	4	8.9	7	1	27	14	9	1

二、业务概要

（一）工作状况

县防疫站坚持“预防为主、控制疾病，依法监督、服务于民”的工作方针，以“四个一流”为工作目标，强化核心能力建设，强化公共卫生服务责任指导，筑牢县镇村预防保健体系网络，核心能力建设特别是重大公共卫生问题确定和决策支持能力，传染病预测预警和突发公共卫生事件应急处置能力，流行病学调查能力，实验室检测检验“一锤定音”能力，疾病与健康危害因素监测能力，公共卫生问题及时反应与解疑释惑能力等逐步得到提升。

内涵建设不断加强。2002 年 3 月，县防疫站检验办公大楼工程动工建设，2002 年 12 月竣工，2003 年 1 月迁入现址办公，办公条件和工作环境得到极大改善。2011 年投资 200 万元建成县级一流实验室，引进气相色谱仪、液相色谱仪、原子吸收仪、原子荧光光度计等先进检测设备，检测能力达到同级领先水平，取得“计量认证合格单位”“食品检验机构资质证书”“艾滋病初筛实验室”。

卫生应急整体提升。县防疫站高度重视突发公共卫生事件应急处置工作，进一步调整充实应急机动队，配备应急药械，每年开展业务技术培训和模拟演练，在全县范围内形成了“政府主导、多部门合作、专业机构支持、全社会参与”的卫生应急组织体系和工作机制，全县卫生应急工作技术和能力得到逐步提升，获“省级卫生应急示范县”称号。

重点传染病控制成效显著。建立公共卫生综合监测点53个，建立了横到边纵到底，村、镇、县三级预防保健体系。传染病监测预警系统不断完善，重大疾病预测预警能力不断提高，防治综合措施落实到位，传染病发病率控制在低水平，连续实现了无重大传染病暴发流行的防控目标。

艾滋病防控稳步推进。艾滋病防治工作建立起了咨询监测、随访管理、宣传教育的服务体系。定期对监管场所羁押人员、外来妇女、娱乐场所人员、建筑工人等高危人群开展HIV筛查，为艾滋病病人、病毒感染者提供病毒治疗药物和医学随访，对娱乐场所等特殊行业建筑工地高危人群进行了预防艾滋病知识宣传和行为干预，取得良好效果。

免疫规划再上新台阶。2012年3月份投资20万元全面改造提升预防接种门诊，从取号－预检－接种－留观等全部实现数字化信息管理，接种程序更加方便快捷，接种环境干净、整洁。

慢性非传染性疾病防治得到加强。持续巩固消除碘缺乏病成果，规范开展碘盐监测和病情监测，提高碘盐覆盖率和居民碘缺乏病防治知识知晓率。大力推广减盐控压行动，推进全民健康生活方式。提升慢性病防治水平，规范慢性病监测，开展健康教育活动，形成了“社会联动、全民参与”的工作氛围，获“省级慢性非传染性疾病综合防治示范县”。

公卫监督监测扎实有效。加强公共卫生监督监测工作，做好食品生产经营从业人员、公共场所从业人员健康体检及食品、公共场所样品检验工作，及时办理和发放健康证明。以化工、纺织等企业职业危害因素治理为重点，进行职业卫生监测，开展各种职业危害因素的预防与控制工作。开展医疗机构、托幼机构消毒监测和技术指导工作，开展病媒生物密度监测和防制工作，有效预防和控制感染性疾病的传播。

（二）主要工作

1953年3月，县内麻疹大流行，发病4182人，死亡800人。1956年我县发生麻疹7741人，经采取积极防治措施疫情很快扑灭，死亡率明显下降。

1961年8月疟疾流行，发病人数达9804人，发病率占全县人数的3.2%，疫区主要为县境北部，以起凤、高王，陈庄公社为最高。1962年2月份培训疟防骨干45人，3月份各公社又培训了633名保健员。全县组织了262名医务人员、566名保健员、67名社队干部组成895人的疟防队伍，自3月下旬至4月中旬在全县逐人普查，共查出疟疾病人5700人，占全县总人口的1.9%，规定5、6、7月的1—5日为统一抗复发治疗时间。

1964年4月，田庄村脑膜炎流行发病90人，死亡10人。4、5月份田庄、邢家、郭店、苏王东营发生白喉47人，经积极救治，无死亡病例。5、6月份新城区、高王区、麻疹流行826人，现症病人无死亡病例。7月份全县大洪灾，田庄公社关家发现钩端螺旋体病患者40余人，省、地、县派医疗队进行治疗，全部治愈。

1966年全县麻诊流行，发病5075人，占全县总人口的1.47%。死亡55人，占发病人数的10.8%。

1972年春天，全县作结核病线索调查发现，各类型的结核病人1927人，其中活动性肺结核1234人，中青年占60%以上，据此县委决定组织防痨队伍368人，形成了县、社、乡三级防痨网。

1974年春天，发生麻疹流行发病5089人，无死亡，经调查发病人数较多的两个村未注射麻疹疫苗。

1977年，县防疫站在起凤公社鱼龙村作痢疾、肠炎发病情况调查，共调查11821人，痢疾、肠炎发病的7616人，发病率为64.4%，其中肠炎6874人，占发病人数的57.3%，痢疾742人，占发病人数的6.3%，并对现症病人用氯霉素治疗。

1978年，对全县823眼饮用水井进行氟含量调查，超过国家标准的514眼，占总数的62.5%，确定受害人口近40万人。

1979年，开展头癣调查，普查15岁以下儿童及家属70990人，确诊头癣病人57例，发病率

8.03%。经系统治疗，达到防治要求。

1980年，为总结改水降氟经验，首先在后诸村、演马村试验性改水。7—11月在山东省地研所指导下，按《地方性氟中毒调查方案》对全县947眼井作氟含量测定，用分层抽样的方法调查人群氟中毒情况，推断确定重病村12个，中病村84个，轻病村208个，受害人口377445人，达86.4%，氟斑牙264433人，患病率70.60%（全县人口436771人）。

1980年春天，在周家公社发现1人被犬咬伤，7月份先后在索镇、起凤、马桥3处公社有4人和11头牲畜被狂犬咬伤，所有被咬伤的人伤口彻底清洗，及时注射狂犬疫苗，未造成死亡。

1981年，预防接种实行统一报表制度，计划免疫登记卡使用管理制度，成立了“预防接种异常反应诊断小组”，同时在全县13个乡镇的直属单位和343个村建立了计划免疫登记卡，入卡儿童107724人。

1983年，对县直儿童发放使用了“预防接种证”，避免了漏种、错种、重种。

1983年6月15日—8月15日，马桥公社发生农药中毒169人，死亡3人，当年共发生生产性农药中毒1223人，死亡7人。

1984年9月，起凤建筑队在高青施工被感染1例霍乱病人，经就地治疗痊愈后返乡。我县年内流行性出血热发病10人，无死亡。

1984年，被省列为疾病监测点，开展疾病监测工作，唐山、邢家、耿桥、果里四个乡列为监测点。监测人口114903人，对全县疾病防治起指导作用。荆延春负责。

1985年4月30日—5月3日，镇北饭店因食用陈××送去的病猪肉造成129人急性食物中毒，经流行病学调查和剩余食品检验证实为沙门氏菌污染食品所致，患者经积极治疗痊愈，无死亡。该案件违反了《中华人民共和国食品卫生法》有关规定，双方各承担受害者医药费、误工工资1173.18元。

1985年，本县疫情实行档案化管理。1986年1月份全县13个乡镇疫情管理达到档案化，从此疫情进入程序化、制度化管理，市防疫站在全市进行了推广。

1986年2—6月，全县疫情报告发生流行性出血热384人，其中4月73人、5月103人、6月62人，死亡10人。

1987年8月，印发了《桓台县冷链运转实施办法》，计划免疫开始正常冷链运转。

1987年，报告狂犬病发病2人，发病率为0.44/10万，乙脑为4人，发病率为0.88/10万，伤寒、副伤寒为1人，发病率为0.22/10万。

1988年，通过省、市基本消灭疟疾考核验收，全县有三人评为先进工作者，20名基层卫生工作人员授予荣誉称号，受省地方病领导小组表彰。

1988年2月，代表山东省参加了全国计划免疫考核验收，提前实现了以县为单位“四苗”覆盖率达85%的目标，各种疫苗接种率普遍提高，卡介苗接种率90.22%，脊灰疫苗为95%，百白破三联疫苗95.5%，麻疹97.5%。

1988年，全县计划免疫工作实行儿童计划免疫保偿制。

1988年，乙脑3人，发病率为0.65/10万，流脑3人，发病率为0.65/10万，伤寒、副伤寒1人，发病率为0.22/10万。

1989年3月14日—17日，作为十六个被抽查县之一，代表山东省迎接联合国儿童基金会、世界卫生组织和卫生部第一个85%计划免疫目标审评，共查213名适龄儿童，建卡率100%，四苗覆盖率100%，卡疤率98.2%，保偿率90.47%，实现了以县为单位“四苗”覆盖率达85%的目标。

1989年9月，实行《桓台县计划免疫程序化管理试行办法》。

1990年，完成改水任务。国家集体个人投资1770.6万元，打深井291眼。建水塔90座，安装压力罐186个，全县95%以上病区喝上卫生水。

1991年6月2日，省卫生厅组织八位专家对除氟改水工作考核验收，评价改水降氟措施和效益达到国内先进水平。10月获“基本控制地方性氟中毒达标县”荣誉称号。

1992年5月，省地研所推荐我县耿桥乡李家村为卫生部地方性氟中毒中病村监测点。当年共查体900多人，采尿52份，拍片50入，采户下水10份。这是我县第一个部级监测点。

1992年，参加了全国生活饮用水农村组实验室间质控工作，七个必测项目，七项合格。参加了山东省卫生防疫站组织的卫生系统水质分析实验室技能评价活动，通过了质控样品IEHM9202的测试。

1993年12月28日，县防疫站《桓台县计划复设程序化管理应用研究》成果，通过市科委组织专家鉴定，该成果达到国内同类研究先进水平。

1994年3月，县防疫站在全国疫情管理工作会议上作了“提高认识，加强领导，做好疫情管理工作”的经验介绍。

1995年9月，起凤发生霍乱疫情，发病2人，经省市专家鉴定，确诊为外地传入疫情。发现疫情后公安部门进行全村封锁3天，防疫站进行疫区杀虫消毒，控制了疫情的蔓延。

1995年“全国计划免疫第三个85%目标”达标。

1996年1月份，作为代表县迎接了联合国儿童基金会、世界卫生组织和卫生部“第三个85%”计划免疫目标审评，确定了我县以镇为单位的“四苗”覆盖率达85%的目标。

1997年，根据《中华人民共和国计量法》规定，防疫站利用3个月的时间购置相应设备和场所整修，6月5日通过省级计量认证评审验收并领发证书。

8月14日，根据卫生部取消原儿童免疫程序对7岁、12岁（农村）儿童的复种要求，桓台县停止卡介苗复种。

10月为解决疫苗浪费错种漏种问题，本县计划免疫集中式接种在邢家、马桥卫生院两镇试点，获得成功。

1999年4月30日，本县首次报告1例艾滋病感染者，这也是淄博市第一例本土艾滋病病例。患者男性，22岁，未婚，传播方式为异性性途径。

2001年1月份，根据山东省卫生厅下发关于《山东省预防接种门诊验收标准》的要求，先后投入62万元改造各接种门诊。接种门诊均设4个接种室、查体登记室、观察电教室、冷链档案室。

2002年4月，全县实行计划免疫微机化管理，5岁以下金苗卡使用率95%。12月份，桓台县有6处预防接种门诊为省级示范门诊，分别为县防疫站门诊，唐山、荆家、马桥、侯庄、耿桥卫生院接种门诊，8处市级示范门诊，分别为起凤、邢家、果里、田庄、陈庄、周家、新城、索镇卫生院接种门诊，全部使用微机化管理，新生儿建卡率、卡证相符率均达100%，新生儿基础免疫全程接种率达100%。

2002年，启用了“国家疾病报告管理信息系统”，更新了疫情上报和统计。

2003年3月，全省免疫规划现场会在桓台县召开。

2004年10月13日，桓台县新发1例艾滋病感染者。患者为女性，云南省瑞丽市人，1993年到桓台县，属于外来妇女，感染方式为异性性途径传播。

2004年11月4—6日，代表山东省迎接卫生部全国计划免疫审评工作。审评组一行12人，随机抽取本县30个村630名儿童，进行卡介苗、脊灰疫苗、百白破三联疫苗、麻疹疫苗、乙肝疫苗的基础免疫及麻疹、百白破三联疫苗加强免疫入户接种率调查考核。审评团认为桓台县计划免疫工作，领导重视，组织健全，措施落实，成效显著，顺利通过审评。

2005年3月10日，对2004年新发现的艾滋病例开始接受艾滋病免费抗病毒治疗，3月22日病例死亡。该病例是县市艾滋病免费抗病毒治疗第1例病例。

2005年，13所乡镇医院、6所民营医院、4所县级医院均建立了疫情网络直报系统，全县52处公共卫生监测点运转正常，形成了县、镇、村三级稳固的疫情网络系统。

2006年风疹疫情：1月4日，淄博建筑工程学校、起凤一中等4所中学暴发风疹疫情，随后全县发生风疹疫情暴发流行，全年共报告风疹病例638例。县政府启动突发公共卫生事件应急预案，对中小学生等易感人群进行风疹疫苗应急接种，接种风疹疫苗51955人份，接种率达到81%，疫情得到有效控制。

2006年9月份，开展新入托、入学儿童预防接种证查验和补种工作。查验13901人，应种2758人，实种2758人，补种率100%。

2007年3月11日，统一全县预防接种门诊开诊时间，县城接种门诊按周于周三、四开诊，乡镇接种门诊按旬于5、15、25日开诊。

2008年8月7日，通过政府采购为14家接种门诊配备微机设备，实现儿童预防接种个案信息电子化管理。

2010年8月20日，县防疫站承担的餐饮服务许可、餐饮服务环节食品安全监督管理和保健食品、化妆品卫生监督管理职责划入县食品药品监督管理局，食品卫生一科、二科及监督稽查科共9名工作人员调到县食药局工作。

2010年9月，全省启动全球基金疟疾项目工作。桓台县属于疟疾流行二类县，承担全球基金疟疾项目工作。按照项目工作要求，开展了发热病人血检、主动病例侦查、病例流调和疫点处置、健康宣传、防治技能和镜检技术培训等工作。当年对2例病例进行抗疟治疗，对疫点进行了处置，2处疫点均未发现继发病例。

2011年10月，县政府投资200万元对化验室进行提升改造，面积由原来的500㎡扩展到1000㎡，并新购置了气相色谱仪，液相色谱仪、原子吸收分光光度计，原子荧光分光光度计，微波消解仪等先进仪器。

2011年布病疫情：报告发病4例，均集中在田庄镇元北村。一个潜伏期内报告同一村内3例确诊病例，该起疫情被认定为发生在农村养殖户中的布病暴发疫情。流调人员采取了积极有效的防控措施，及时控制了疫情的蔓延。

2012年4月，按照《中华人民共和国计量法》的要求，县防疫站开展了计量认证工作。6月9日、10日省考核组进行现场考核，并获得通过。8月9日取得计量认证资质证书和食品检验机构资质证书。

2012年9月20日，济南市传染病医院报告马桥镇马桥村1例狂犬病病例。病例10余年前曾被犬咬伤过，9月19日发病，9月21日死亡。

2012年11月27日，迎接省卫生厅预防接种单位考核验收，顺利通过考核。截止到12月份，有9处预防接种门诊为省级示范门诊，分别为唐山、荆家、马桥、起凤、田庄、侯庄、陈庄、周家、耿桥卫生院接种门诊；4处市级示范门诊，分别为邢家、果里、新城、索镇卫生院接种门诊；3处产科接种室，分别为县人民医院、县妇幼保健院、县中医院；1处县防疫站数字化门诊，规范化门诊以上接种门诊覆盖率100%。

三、重大事件

1. 非典防治

2003年在县委、县政府的统一领导下，全县团结一致、共抗非典。本站成立非典防控领导小组和应急机动队，下设流调组、消杀组、检验组和后勤保障组。全站人员24小时值守，流调组及时进行流调，消杀组对可疑场所物品进行消毒处理。自4月下旬开始工作人员在社区（村）、长途汽车站、公共场所、学校、企业、主要路口等进行督导检查。各医疗单位设立发热门诊，实行逐村、社区挨户对近期外来返乡人员调查，进行登记、查体，对疑似病人下达医学隔离观察通知书。对县外居住工作人员、出差在外人员、在外服现役人员及在外求学人员，逐户调查摸底、登记造册，做好他们返乡防范工作，动员其就地学习、务工，不要盲目返乡。医护人员每天下村、社区入户巡查和技术督导，各村、社区卫生室对已下达医学隔离观察通知书人员，由乡村医生协助每天按时对隔离人员监测、排查。县卫生局组织全县医疗机构拉练演习，市卫生局多次组织全市拉练。在防治“非典”工作中，桓台县卫生防疫站被县委、县政府记集体三等功。

2. 抗震救灾

2008年汶川特大地震发生后，县防疫站全体职工为灾区踊跃捐款，积极报名参加抗震救灾工作。10月7日，派出防疫科科长巩建锋赴四川省北川县香泉乡地震重灾区，执行灾后恢复重建工作。在2个月的援建工作中，巩建锋克服余震不断、气候潮湿恶劣的困难，和当地卫生院工作人员一起开展了传染病疫情监测、聚集性疫情调查处置、常规免疫运转、计划免疫查漏补种、生活饮用水监督监测等工作，保障了灾区人民的身体健康。为了提高卫生院的工作规范，巩建锋为卫生院制订了整套的传染病疫情报告处置和免疫规划工作制度，培训指导工作人员规范开展各项工作，提高了香泉乡防保人员的技术水平。巩建锋被山东省卫生厅、市卫生局表彰为“全省对口支援北川灾后恢复重建医疗卫生工作先进个人”“全省对口支援北川灾后恢复重建医疗卫生工作优秀共产党员”“淄博市卫生系统抗震救灾先进个人”。

3. 甲型 H1N1 流感

2009 年 4 月份，甲型 H1N1 流感疫情从国外进入中国。在县委县政府的统一组织下，各部门按照“政府主导、部门配合、联防联控”的工作方针，开展疫情防控工作。11 月 11 日，桓台县开展第一期甲流疫苗重点人群的预防接种，疫苗接种 6236 人份。2010 年 1 月 8 日，桓台县开展第二、三期甲流疫苗的预防接种，接种 19092 人次。3 月 22 日，开展第四期甲流疫苗的预防接种，接种疫苗 33613 人次，接种率 100%。

4. 创建省级食品卫生达标县

1992 年，根据县政府《关于创建省级食品卫生达标县活动的意见》（桓政发（1992）第 25 号）要求，本县积极争创食品卫生达标县。3 月上旬至 4 月底，县政府召开各乡镇及县直有关部门会议 10 余次，层层建立工作组织，广泛宣传全县发动，出动宣传车 36 车次。县政府办公室牵头，县广播电视局、卫生局、防疫站组成政令跟踪摄制组，采访录像内容每周二、四、六在县电视台播出。县防疫站编印《食品卫生监督》简报 10 期，4000 余份，编印《食品卫生工作手册》1 万册，对食品从业人员全员培训。5 月上旬至 8 月底，组成 14 支食品卫生达标督查队，对辖区所有食品单位逐一督查。9 月上旬至 10 月底，县政府组织商业局、粮食局、县供销社、卫生局、工商局、防疫站成立食品卫生检查团，抽调 22 人分四个检查组对全县食品卫生工作进行自查验收。截至 10 月底共监督检查 7149 户次，警告并限期整改 25 户次，责令停业改进 43 户次，罚款 38 户次共计 7200 元，销毁变质食品 1.3 万公斤。11 月 14 日通过省级达标验收，并颁发“食品卫生达标县”牌匾和北极星落地座钟 1 个。

四、荣 誉

集体荣誉

表 13-7-4

受奖者	年 月	获 奖 名 称	授 奖 部 门	备注
桓台县卫生防疫站	1978 年	抗菌痢Ⅰ、Ⅱ号治疗痢疾研究获惠民地区科技成果奖	惠民地区科委	
桓台县卫生防疫站	1985 年	灌溉水氟与土壤等氟含量关系的研究获县委科技成果一等奖	桓台县科委	
桓台县卫生防疫站	1986 年	1985 年度预防农药中毒工作先进单位	淄博市卫生局	
桓台县卫生防疫站	1987 年	86 年度《医学科普》先进集体	山东省卫生厅 山东省爱卫会	
桓台县卫生防疫站	1988.01	1987 年度计划免疫工作达标	中共淄博市委 淄博市人民政府	

受奖者	年月	获奖名称	授奖部门	备注
桓台县卫生防疫站	1988.02	1987年度防氟改水先进单位	中共淄博市委 淄博市人民政府	
桓台县卫生防疫站	1988.09	医学科普先进集体	山东省卫生厅	
桓台县卫生防疫站	1988.10	提前实现国家普及儿童免疫 第一个目标	山东省人民政府	
桓台县卫生防疫站	1989.10	基本消灭疟疾先进集体	山东省人民政府	
桓台县卫生防疫站	1990.06	桓台县卫生防疫站甲级站	淄博市卫生局	
桓台县卫生防疫站	1991.10	基本控制地方性氟中毒达标县	山东省卫生厅	
桓台县卫生防疫站	1991.10	计划免疫第二个85%达标先进县	山东省卫生厅	
桓台县卫生防疫站	1991.12	食品卫生知识培训先进集体	山东省卫生厅	
桓台县卫生防疫站	1992.01	全市卫生防疫工作考核二等奖	淄博市卫生局	
桓台县卫生防疫站	1992.01	除氟改水先进区县	淄博市卫生局	
桓台县卫生防疫站	1992.02	计划免疫工作先进集体	淄博市卫生局	
桓台县卫生防疫站	1992.03	建设淄博三等奖	中共淄博市委 淄博市人民政府	
桓台县卫生防疫站	1992.10	食品卫生达标县	山东省卫生厅	
桓台县卫生防疫站	1993年	卫生防疫工作二等奖	淄博市卫生局	
桓台县卫生防疫站	1993.12	全省卫生防疫工作先进集体	山东省卫生厅	
桓台县卫生防疫站	1994.12	桓台县计划免疫程序化管理应用研究 获得市科委科技进步三等奖	淄博市科委	
桓台县卫生防疫站	1995年	全国计划免疫第三个85%达标县	山东省卫生厅	
桓台县卫生防疫站	1996.11	计划免疫工作三等奖	淄博市人事局 淄博市卫生局	
桓台县卫生防疫站	2003年	防治非典三等功	中共桓台县委 桓台县人民政府	
桓台县卫生防疫站	2003.12	档案管理先进单位	山东省档案局	
桓台县卫生防疫站	20000.4	全市卫生系统先进集体	淄博市人事局 淄博市卫生局	
桓台县卫生防疫站	2003年	全市卫生系统先进集体	淄博市人事局 淄博市卫生局	
桓台县卫生防疫站	2005.03	市级文明单位	中共淄博市委 淄博市人民政府	

受奖者	年月	获奖名称	授奖部门	备注
桓台县卫生防疫站	2005.02	疾病预防控制先进集体	淄博市人事局 淄博市卫生局	
桓台县卫生防疫站	2005.11	先进党员活动室	淄博市委宣传部、组织部	
桓台县卫生防疫站	2009.04	“振兴淄博”劳动奖章	淄博市总工会	

个人荣誉和奖励表

表 13-7-5

受奖者	年月	获奖名称	授奖部门
陈翠萍	1999.04	桓台县“十大杰出青年”、“新长征突击手”	共青团桓台县委、桓台县人事局
陈翠萍	2000.03	全省卫生防病先进工作者，受嘉奖一次	山东省卫生厅
陈翠萍	2002.10	巾帼建功立业行业标兵、“三八红旗手”	淄博市人事局淄博市妇联
陈翠萍	2003.07	防治非典二等功	淄博市人民政府
陈翠萍	2004.06	国际食物和营养规划与管理－人力资源培训县级项目执行负责人先进个人	中国疾病预防控制中心
陈翠萍	2007.03	振兴淄博劳动奖章	淄博市总公会

第八章　高青县疾病预防控制中心

一、机构和队伍

（一）机构沿革

高青县卫生防疫站，始建于1961年11月，站址设在县政府大院，有房屋4间，业务干部4人。1962年，人员增加至8人。1967年，与县妇幼保健站合并称县防保站。1973年恢复县卫生防疫站。1976年，在县城青城路北侧电业局东邻建平房51间，建筑面积1147㎡。1979年人员增至29人，设行管科、流行病科、卫生监测科、检验科。1986年至1990年，人员增至33人，增加行政办公室、计划免疫科、食品卫生科、门诊部。1992年，在县城黄河路28号建检验楼2170㎡。2002年，科室增至10个，职工43人。2005年10月，迁至现址（县城高苑路12号）。

2006年3月，撤销县卫生防疫站，成立县疾病预防控制中心，正科级全额事业单位，编制30人，隶属于县卫生局，同时加挂"县卫生检验检测中心"牌子。承担着全区疾病预防与控制、卫生检验监测、突发公共卫生事件应急处置、疫情报告及健康相关因素信息管理、健康危害因素监测与干预、实验室检测分析与评价、健康教育与健康促进、技术管理与应用研究指导工作任务。

（二）行政、党群负责人

表13-8-1　　高青县卫生防疫站负责人任职情况表

姓　名	职　务	任职时间
王德臣	副站长（主持工作）	1961.11—1965.06
李湘桂	副站长（主持工作）	1965.06—1969
李湘桂	站长（防保站）	1969—1973
李湘桂	站　长	1973—1976
杨少魁	站　长	1976—1982
李佐俊	书　记	1983.01—1984.12
汪明洲	书　记	1984.12—1992
赵伯周	副站长	1979.04—1984.10
赵伯周	站　长	1984.10—1992.11
赵伯周	书　记	1992.11—1993.08

姓　名	职　务	任职时间
李兆伦	站　长	1992.11—1994.04
	书　记	1993.08—1994.04
刘子泽	副站长	1984.10—1989.01
	书记、站长	1994.04—1999.11
茹新生	书记、站长	1999.11—2007.11
张锦芝	副站长	1978—1982
王秉伦	副站长	1984.10—2003.03
李洪德	副站长	1989—2000.08
王东营	副站长	2000.08—2003.04
	副书记、工会主席	2003.04—2007.11
单　涛	副站长	2004.03—2007.11
董鹏飞	副站长	2004.03—2007.11

高青县疾病预防控制中心负责人任职情况表

表 13-8-2

姓　名	职　务	任职时间
张振国	主　任	2007.11—2010.04
	书　记	2009.03—2010.04
董鹏飞	副主任	2007.11—
王广营	副主任	2007.11—
王春江	副主任	2007.11—
王秀云	工会主席	2007.11—

高青县疾病预防控制中心负责人任职情况表

表 13-8-3

姓　名	职　务	任职时间
闫朝霞	主　任	2010.04—2012.11
	书　记	2010.04—2012.11

姓 名	职 务	任职时间
董鹏飞	副主任	2007.11—
王广营	副主任	2007.11—
王春江	副主任	2007.11—
王秀云	工会主席	2007.11—

表 1-4 高青县疾病预防控制中心负责人任职情况表

表 13-8-4

姓 名	职 务	任职时间
程元贵	主 任	2012.11—
	书 记	2012.11—
董鹏飞	副主任	2007.11—2013.12
王广营	副主任	2007.11—
王春江	副主任	2007.11—
王秀云	工会主席	2007.11—

二、业务概要

（一）传染病防治

境内解放前，县内无疾病预防控制机构。群众有病多求助于民间医生，多数人还迷信鬼神，一旦有病求神拜佛。民间医生虽然采取治疗方法，但没有预防措施，收效甚微。霍乱、天花、疟疾、伤寒等多种传染性疾病普遍发生和流行，严重威胁着人民群众的生命和健康。

据《青城县志》载，1611 年（明万历三十九年），井泉枯，大清河底见无麦，五月始雨，人多瘟疫，死者枕籍。1888 年（清光绪十四年）四月十三日，霍乱流行，死人无数。1899 年（清光绪二十五年）夏俏旱，瘟疫流行。1902 年（清光绪二十八年）五、六月间，霍乱流行。

据省档案馆 1946 年渤海病灾情况中记载：高苑县疥疾多、梅毒多，淋病、胃病、关节炎、脑膜炎亦较多。历年霍乱、伤寒亦严重。青城县疥疾多、梅毒亦严重。齐东县梅毒严重，只五区儿占百分之五十，疥疾亦多。

新中国建立后，党和人民政府对人民的健康十分关怀，尽管有几次传染病局部流行，但由于防治及时终未造成大的流行。

高青县疫情资料统计始于 1961 年；同年，建立并实行了国家规定的传染病报告制度。1961–1985 年，国家法定的 25 种传染病中，有副霍乱、白喉、流行性脑脊髓膜炎、百日咳、猩红热、麻疹、流行性感冒、伤寒及副伤寒、病毒性肝炎、疟疾、脊髓灰质炎、流行性乙型脑炎、斑疹伤寒、痢疾、流行性出血热、狂犬病 16 种曾在本县流行。

1978 年，卫生部颁布《中华人民共和国传染病管理条例》，规定管理的传染病为甲、乙两类

25种。

县卫生防疫部门贯彻预防为主的方针，大力宣传防疫知识，积极开展综合防治措施，所发生的传染病分别得到消灭、控制和下降的成果。1979年后，加强县、乡、村三级传染病管理网络建设。建立健全例会制度、疫情报告制度、工作质量检查制度及奖惩制度等。1982年，对县内肆疟几十年的疟疾病，达到了基本消灭（发病率在1/万以下）的目标，并通过省、地卫生厅局考核。1989年9月1日起施行《中华人民共和国传染病防治法》，规定管理的甲、乙、丙三类35种传染病中，县内曾发生和流行的主要有：副霍乱、病毒性肝炎、细菌性痢疾、伤寒副伤寒、淋病、梅毒、脊髓灰质炎、麻疹、白喉、百日咳、流行性脑脊髓膜炎、猩红热、流行性出血热、狂犬病、斑疹伤寒、流行性乙型脑炎、疟疾、肺结核、流行性感冒、流行性腮腺炎、风疹、急性出血性结膜炎及感染性腹泻。到2002年，由于加大管理措施，严格免疫程序，脊髓灰质炎、霍乱、副霍乱、流脑、乙脑、麻疹、猩红热、狂犬病等传染病均得到有效控制。

2004年10月，传染病疫情信息管理系统开始启用。开展医疗机构消毒效果监测。2007年4月，开通突发公共卫生事件管理系统、传染病预警系统，并开展禽流感监测。

1. 副霍乱

境内解放前，县内曾发生多次爆发流行。新中国建立后，加强国境卫生检疫，加大各方面的预防措施，使该病除1984年在旧镇（今赵店镇）张槐家、河沟赵村发生9例病人且迅速治愈外，至今再未发生一例病人。但由于许多国家和地区仍有疫情存在，需高度警惕。本县各医疗卫生机构每年5月1日—10月31日期间都设肠道门诊，加强防治。

2. 天花

境内解放前，天花流行严重，发病率极高。据县卫生防疫部门《建国前高青县防病情况》资料记载；1922年2月、1926年7月、1927年春、1936年春，分别在青城、田镇、旧镇等地发生大流行，并波及30多里外村庄。尤以儿童发病为多，成人亦有发病，死亡惨重；幸存者留有麻脸、失明等后遗症，遗恨终生。当时有些民间游医走村串户接种“牛痘”，但收费昂贵不能普及，收效甚微。中医则用“升麻葛根汤”加减医治天花。

新中国建立后，党和人民政府对群众疾苦极为关怀，发出消灭天花的指示，1951年全县人群免费接种牛痘。以后除每年春秋季节对初生儿和未接种痘苗者进行补种外，每隔6年全民普种一次。至1960年，天花病绝迹。1980年，世界卫生组织宣布全世界已消灭天花。高青县于1981年停止接种牛痘。

3. 白喉

是由白喉杆菌引起的乙类传染病。此病发病急，来势猛，死亡率高。境内解放前和解放初期均有发病，1961年县内曾发生较大流行，发病133人，死亡41人，死亡率30.8%。1962年以后发病率逐渐下降。1966年，发病12人，由于党和政府高度重视，积极采取综合措施，使疫情很快得到有效控制。特别是自使用“百白”二联精白类和“百白破”三联疫苗预防注射以来，收到了显著效果。1974年接到1例疫情报告，至今无发病。

4. 流行性脑脊髓膜炎

简称“流脑”，是由脑膜炎双球菌所致的一种化脓性脑膜炎。1990年前，县内均有不同程度的流行，特别是20世纪60—70年代流行比较严重。1967年，发病673例，死亡40例，发病率高达235.2/10万，病死率6%。从1962—1985年，平均发病率为43/10万，死亡率为5.6%。随着预防医学的发展和防治流脑疫苗的研发，其发病人数逐年减少，且基本杜绝了死亡。1991~1998年，全县共发生3例病人，全部治愈。该病流行有每隔10年发生一次高峰的流行周期。

5. 百日咳

是由百日咳杆菌引起的急性呼吸道传染病。1962—1985年，除1981年无一发病外，其他年份均有发病。其中1963年发病率最高，全县发病731人，发病率高达277.6/10万，死亡2例。由于采取了各项防治措施，特别是“百白”二联和“百白破”三联疫苗的预防注射，大大提高了儿童自身免疫水平。1986年后，再未发生较大流行。但大部分年份仍有散发病例存在。

6. 猩红热

是由一种乙型溶血性链球菌引起的急性呼吸道传染病。据疫情资料记载，县内该病始发于1963年，40余年来疫情一直未断，但除1966年发病138人且很快控制外，其他年份再未出现过大的流行发病。多的年份只有几十例，但大部分的年份是没有疫情或发病几例。1990年至2002年，仅发病3人。本病无特效预防办法，特别是无相应的疫苗。但由于采取综合防治措施，所以该病越来越少，基本绝迹。

7. 麻疹

是由麻疹病毒引起的儿童常见的呼吸道传染病，发病率高，易发生并发症，死亡率高。自1961年县内有疫情记录以来，1963年发病率最高，共发病2459人，发病率为933.7/10万，1966年发病1762人，死亡31人，病死率为1.75%。从1968年开始对儿童进行麻疹疫苗注射，该病流行逐步得到控制。特别是自1980年以来，每年发病人数从未超过两位数，且无死亡病例。

8. 流行性感冒

简称“流感”，是由流感病毒引起的急性呼吸道传染病，一年四季均可发生，尤为冬春季严重。尽管该病本身并非重疾，但由于发病急、传染快，极易发生较大流行，使很多人同时发病，严重影响正常工作、学习和工农业生产，危害甚大，不可轻视。1964年，县内曾发生暴发流行，共发病18069人，发病率高达6714.8/10万，另一次是1980年，共发病9016人，发病率为2567.7/10万。本病的预防治疗截至目前尚无特效办法。主要还是对症治疗，多饮水、注意休息，吃易消化食物，加强护理，预防并发症出现。注射流感疫苗对相应的流感病毒有一定免疫作用，主要还应采取综合措施，如平常加强体育锻炼，增强体质。流行期间少到公共场所，出门戴口罩，室内经常通风，常晒衣服被褥等，也可用土单验方和中草药进行预防。

9. 痢疾

包括细菌性痢疾和阿米巴痢疾。县内发生的主要是细菌性痢疾。该病有明显的季节性，一般每年6—9月为发病高峰，与降雨量、气温、湿度呈正相关关系。自县内有疫情资料记载以来，几乎每年都有发病。发病率最高的年份是1961年，共发病3077人，死亡17人，发病率1185.1/10万，病死率为0.55%，与当时的洪涝灾害、群众生活困难、体质虚弱有直接关系。随着经济逐渐好转和群众生活水平的不断提高，发病率逐渐下降。但与其他传染病相比，历年总发病率仍属较高疾病之一，这可能与该病至今仍无较好地预防办法和广大群众的卫生知识水平不高及不良卫生习惯有关。近年来，国家已开始推荐有关痢疾免疫制剂，对预防此病有很好效果。

10. 伤寒和副伤寒

是由伤寒杆菌和副伤寒杆菌引起的肠道传染病。据疫情资料记载，从1960—1988年，县内该病基本是散发流行，但总的趋势是发病越来越少。1961至1980年发病713人。其中1965年发病427人，死亡3人。从8月份开始发现首例病人，到10月份达到高峰，12月底基本控制，涉及到全县7个区20多个（小公社）管理区，100多个大队（村），以田镇、青城、黑里寨区病人最多，占发病人数的90%。1981至2002年发病67人。其中1988年，共发病37人，死亡1人；主要发生在黑里寨郭家、潘家、崔家三个村，从9月4日发现首例病人，到9月17日完全控制流行。各级政府和卫生部门都迅速采取了强有力的防治措施，抽调人员，购置药品、器械，对病人集中隔离治疗。对排泄物、污染物及水源进行彻底消毒，对密切接触者及周围人群进行了预防和疫苗接种。

2000—2009年，未发现伤寒病人。

11. 病毒性肝炎

根据所致肝炎病毒的不同，又分甲、乙、丙、丁、戊等型。常见的是甲型和乙型肝炎。自1961年有疫情报告以来，该病在县内流行一直连续不断，主要以甲肝流行为主。20世纪60年代发病率为11.58/10万。1972年黑里寨公社甲肝流行，发病率为63.78/10万。1982年全县发病2212人，发病率高达627.67/10万，是新中国建立后历年发病最高峰，时间主要集中在9、10、11三个月份，占总发病人数的92.32%，疫区集中在高青东部的高城、唐坊、旧镇3个公社(乡镇)，占总发病人数的67.32%。根据流行病学调查和病人发病特点及化验室检查证明,本次是属于甲型肝炎流行,经各级政府调集人员，集中财力物力，采取紧急防治措施，到年底疫情基本得到控制。1982年以后再未出现大的流行，每年只有几十人的散在发病。1992年开始，乙肝疫苗纳入计划免疫程序管理，对控制肝炎流行起到很大作用。1999年后以乙肝散发多见。

2008年，病毒性肝炎发病355人。

12. 脊髓灰质炎

是由“脊灰”病毒引起的急性传染病。自1961年有疫情记载以来，虽然发病人数不多但致残率极高，凡发病者大多数造成肢体瘫痪，尤其下肢更为多见，因婴幼儿发病率高，所以又称“婴儿瘫”。1973年以前，几乎每年都有发病，少者1例，多者20~30例，1973—2002年，30年间仅发生4例，即1977年1例。1978年2例，1982年1例。为响应国际卫生组织在全球尽快消灭脊髓灰质炎的目标，从1990年开始，对该病进行强化免疫，每年对0~47个月的儿童服脊髓灰质炎减毒活疫苗糖丸两轮，即每年12月5日和次年1月5日各服一次。

1983—2009年，未发现脊髓灰质炎病例。

13. 流行性乙型脑炎

简称“乙脑”，是由乙型脑膜炎病毒引起，以中枢神经系统病变为主的急性传染病。该病多发于夏秋季,病死率较高。发病率最高的年份是1966年，发病134人，死亡10人，发病率47.4/10万，死亡率7.5%。由于采取了以接种乙脑疫苗为主的综合防治措施，从1981年以后发病率明显下降，历年发病均在1/10万以下。

14. 斑疹伤寒

1982年以前无斑疹伤寒病例报告。1982年11、12月，高城、唐坊两乡镇分别各报告病人1例。至1987年全县共报告病人8例。1997—2002年又发生病人10例。说明此病在县内散在发生，仍须注意防治。

2007—2009年，未发现斑疹伤寒病例。

15. 流行性出血热

是由出血热病毒所致、属虫媒媒介传播的自然疫源性疾病，与鼠密度有密切关系。县内从1984年开始出现疫情，当年发病6例，死亡1例。1985年又报告10例，死亡2例。1986年病人猛增到323例，死亡7例，发病率高达89.54/10万，死亡率2.17%，波及全县18个乡镇，发病时间以4—6月为高峰，占全年发病人数的82%。该病的流行引起县委、县政府的高度重视，除积极治疗现症病人、努力降低死亡率外，在全县开展广泛的卫生知识宣传教育和坚持每年全县集中统一灭鼠活动。至1993年，流行性出血热基本得到控制。从1994—2008年，除2007年无病例外，每年都有疫情散发。

16. 狂犬病

狂犬病是由狂犬病毒引起的中枢神经系统传染病，主要由病犬或携带狂犬病毒的狗或其他动物咬伤人而传染的。一旦发病，死亡率几乎100%。从1980—1994年共发病11人，全部死亡。1981年发现首例病人后，县委、县政府十分重视，立即召开会议，发出布告，要求各级领导和有关部门积极行动，对病犬和被病犬咬伤的动物一律捕杀，并焚烧深埋处理，对健康犬普遍免疫注射。对被犬咬伤的人，立即处理伤口并注射狂犬疫苗是唯一预防狂犬病发病和死亡的可靠措施，被犬咬伤后必须在24小时内进行处理。至2009年县内未见狂犬病例。

17. 肺结核

1975年8—11月，对全县7个公社进行了肺结核病的普查工作，发现可疑者16301人，初步诊断肺结核病人1438人。

1980年，县结核病防治所对全县进行了一次普查普治，共查出肺结核病人1771人，发现该病有上升趋势，流行形势十分严峻。世界卫生组织于1993年4月，向全世界宣布：全球处于结核病紧急状态,结核病流行已成为一种社会公共卫生问题,并将每年的3月24日定为“世界防治结核病日”。为控制结核病疫情的传播与流行，县委、县政府根据省、市有关结核病防治工作的部署，于1994年11月20日，利用世界银行贷款加地方配套经费，在全县范围内启动、实施结核病控制项目。到2002年年底，累计利用世界银行贷款和地方配套经费48.6万元，检查可疑病人7897人次，痰检人数 5057 人次，登记管理免费治疗肺结核病人 962 人次，治愈率在 95% 以上。2003 年，全县肺结核发病 106 人。

2004—2009 年，共检查可疑病人 6120 人次，免费治疗管理肺结核病人 867 人次，治愈率达到 95%以上。

18. 传染性非典型肺炎

2003 年 4 月，广东、北京等 20 多个省市区发生传染性非典型肺炎（SARS）流行，严重威胁着人民群众的生命安全和健康。高青和全国一样，遵循党中央、国务院和省、市政府的统一部署，抽调精干力量，认真落实防控措施。

从 4 月 15 日开始，全县召开 7 次会议，成立了由县长任指挥，有关部门负责人任成员的高青县防治“非典”指挥部。制定了《高青县传染性非典型肺炎控制应急处置预案》。按“属地管理，谁主管谁负责”的原则，实行相对隔离、监控，并进行流行病学调查，实行零病例报告制度。全县未发现“非典”病例。

至 2009 年，本县未发生“非典”病例。

19. 手足口病

手足口病是经肠道传播引起的传染病，县内自 2005 年发现疫情，当年发病 18 人。2006 年发病 30 人。自 2007 年以来，中国多个省份暴发流行。尤以山东、安徽居多。是年，全县发病 46 人。2008 年发病 44 人。

2009 年 7 月，县内手足口病疫情突增，日均发病 10 人之多。8 月 7 日—31 日，全县 105 所幼儿园放假隔离，9 月 1 日开园。

8 月，县卫生局、县教育局抽调专业人员组成 5 个督导组分赴各镇开展工作。通过张贴标语、广播、发放明白纸、开展爱国卫生运动等多种形式，疫情基本得到控制。到 10 月份，全县发病 593 人。

20. 艾滋病

2005 年 10 月，县内检出第一例艾滋病人。11—12 月，首次开展外来妇女艾滋病病毒抗体筛查工作，采集血样 1200 人份。通过检测，检出 2 例艾滋病病毒抗体阳性者。自此对外来妇女抗体筛查工作已步入常规。每月定期采集看守所在押人员血液进行检测。2008 年累计检测艾滋病病毒抗体 839 人份。截至 2009 年 10 月，共检测 1724 份，均未检出阳性者。

21. 甲型 H1N1 流感

2009 年 3 月，甲型 H1N1 流感传入中国，到 10 月 21 日，淄博市已有病例 15 例。为防控该病，县内成立以县长任组长的甲型 H1N1 流感防控领导小组，制定应急处置预案，县卫生、教育部门联合深入学校开展工作。向县内中小学校发放中草药汤剂，在全市率先创立服用中药代茶饮预防该病的先例。要求中小学生自备口罩、体温表以及长跑锻炼等。分成 8 个督导组分赴各学校开展督导和指导。截至 10 月底，尚未出现重症病例。

22. 人感染禽流感

2004 年，全国各地 H5N1 型人感染禽流感疫情突如其来。本县积极应对，成立了人感染禽流感防治领导小组，落实各项防控措施。县卫生防疫站成立应急机动队，组建流行病学调查、消杀和采样组，储备应急物资，为预防该病传入打下了良好基础。

至 2009 年，未发现人感染禽流感病例。

（二）免疫规划

免疫规划原称计划免疫，是有计划地实行预防接种，通过人工免疫预防传染病的手段，是提高人群免疫水平、预防传染病综合性措施的重要组成部分。

新中国建立前，县内只有 1~2 处西医诊所接种牛痘，但价格昂贵。

1950 年，根据中央人民政府发布《种痘暂行办法》有关规定，对城镇机关、学校进行“牛痘疫苗”接种。1951—1952 年，先后对易感人群做“单纯霍乱疫苗”和“伤寒霍乱混合疫苗”预防注射。20 世纪 60 年代起，每年初春对儿童进行麻疹疫苗注射。随之口服脊髓灰质炎疫苗糖丸，乙型脑炎和百白破三联疫苗，精制白喉类毒素、百白二联菌苗预防注射。1964 年，开始做卡介苗划痕预防接种。

20 世纪 70 年代，进入计划免疫的新阶段。建立了 7 岁以下儿童计划免疫档案，专人管理，制定计划免疫方案，规定 6 种生物制品按程序接种。

1978 年 9 月，卫生部发出《关于加强计划免疫工作的通知》，要求3年内全国普遍实现计划免疫预防接种。

1980年，县、乡（镇）、村三级重新整顿培训计划免疫队伍，做到“三固定”（即固定专职人员、固定专用器材、固定资料专室专柜）、“四及时”（及时建卡、及时销卡、及时转卡，每次接种及时填卡）。

1983年，县内把“四苗”（卡介苗、脊灰、麻疹、百白破）纳入儿童计划免疫，印制“儿童接种卡”和“儿童接种证”，对学龄前儿童实行卡证同时登记制度，接种卡由接种点保存，接种证由家长保管，卡证相符，避免了过去漏种、重种等不正规现象。1985年，根据卫生部、教育部、全国妇联三部门的联合通知精神，要求新生儿必须先到当地负责接种的卫生单位办理预防接种证和接种卡，做到持证接种，持证入托、持证入学，计划免疫接种纳入了法制化管理。1987年，启动冷链运转，县、乡（镇）、村配备了冷链器材，其中电冰箱21台、冷藏包223个、接种包183个、速冷器6个，保证了生物制品的接种质量；每两个月运转一次，大大提高了各种疫苗的接种率。1988年，推行计免保偿工作，全县0~12岁儿童的入保率达80%以上。是年1月，经全省统一检查考核，高青县提前3年实现了卫生部提出的以县为单位四苗（卡介苗、脊灰、麻疹、百白破）接种率达85%以上的目标；1992年，实现了以乡镇为单位四苗接种率达85%以上的目标。

各医疗卫生单位认真做好儿童预防接种和计划免疫工作，对住院分娩的新生儿100%接种卡介苗和乙型肝炎疫苗。每月定期对儿童按免疫程序进行预防接种。到1997年，全县7岁以下儿童均建立计划免疫档案。

从2004年开始，每年的4月25日是全国儿童预防接种宣传日。县内已经纳入儿童计划免疫的疫苗有卡介苗、脊髓灰质炎疫苗、百白破三联疫苗、麻疹疫苗、乙肝疫苗5种。

2006年6月1日，国家颁布《疫苗流通与预防接种管理条例》。2007年起，县内实行一类疫苗免费接种制度。到12月29日，卫生部颁布《扩大国家免疫规划实施方案》，将原来的“七苗防九病”扩大到“十三苗防十五病”，“计划免疫”首次改称“免疫规划”。2009年10月，开始对15岁以下儿童普种乙肝疫苗，受益人口达6万人。

自国家实施扩大免疫规划以来，传染病发病率明显降低，脊髓灰质炎、麻疹等已基本消灭；流行性脑脊髓膜炎、流行性乙型脑炎、流行性出血热等传染病维持在低发病率状态。

（三）地方病防治

1. 麻风病

麻风病是由麻风杆菌引起的慢性传染性疾病。根据症状不同又分瘤型和结核型两种。由于该病的病程长、治愈慢，又加症状多表现在面部和手脚、皮肤的暴露部位，是群众非常厌恶和恐惧的疾病。新中国建立后，人民政府要求尽快消灭此病。县内从1961年开始，曾搞过3次全民普查和8次线索调查，对病人家属每年进行两次查体。到1985年全县共发现病人53人，其中瘤型23人、结核型30人。对所查出的病人及时送麻风病院或就地隔离免费治疗。到1992年已治愈30人，迁出和死亡23人。至2009年，未发现新的病例。

2. 头癣病

新中国建立前在农村发病较多，尤以儿童多见，群众称为秃疮。新中国建立后，党和政府十分重视头癣病的防治工作。1979年，为认真贯彻落实卫生部《关于积极开展防治和限期消灭头癣病的通知》和山东省防治头癣病会议精神，高青县专门成立头癣病防治领导小组和技术指导小组，基层成立专业队，开展普查普治工作。全县共查出病人146人，患病率为45/10万，并随时给予治疗。到1981年年底，已治愈144人，治愈率达到98.6%。1982年，经过省、地卫生部门共同考核验收，认为已基本达到消灭的目标，颁发了验收合格证书。是年年底，获县科协“科学成果推广三等奖”。

3. 疟疾

群众称为发脾寒或打摆子。新中国建立前，疟疾在县内流行猖獗。新中国建立后，国家对此病进行了重点防治。1961年高青县疟疾暴发流行，共发病3292例，年发病率为1267.9/10万。为控制流行，对病人每年进行两次免费服药治疗，即现症病人治疗和休止期治疗。对疫区的健康人群进行全民预防服药，由专业技术人员送药到手，看服到口。并宣传、发动群众大力开展爱国卫生运动，防病灭蚊，清除蚊蝇孳生地。由于措施得力，使发病率一度有所下降。1965 年以后，因“文化大革命“的干扰，防治措施中断，发病率一直较高，1972 年发病 3452 人，发病率为 1058.04/10 万，是历史以来最高峰。1978 年后，各级政府加大对疟疾的防治力度，进一步规范了各项措施，发病率逐年下降。到 1982 年，通过省、地卫生厅局的考核，认为县内已经达到了基本消灭疟疾的目标（发病率在 1/ 万以下）。

4. 性病

新中国建立前，黑里寨、青城沿黄一带有梅毒流行。新中国成立后，党和政府采取措施，积极防治。到 1960 年，性病在县内基本绝迹。20 世纪 80 年代，性病又死灰复燃。从 1987 年开始，县内确定专职人员，负责对此病的监测、宣传和管理。1992 年查出 3 名淋病患者，经过强制治疗，全部治愈。1996 年，由卫生、公安、工商等有关部门联合对相关服务业 6389 人进行了调查、登记和查体。1999 年报告淋病 1 例。2000 年报告淋病 3 例。2001 年报告淋病 8 例。

至 2009 年报告淋病 30 例，均得到有效治疗。由此看出，性病疫情呈上升趋势。

5. 地方性氟中毒

是在特定的自然条件下，由于饮水、食物或空气含氟量高，通过长期摄入过多的氟而引起的一种慢性中毒性疾病。县内病例主要是饮水含氟量过高引起的。20 世纪 70 年代，中央提出各地要加强对地方性氟中毒的防治。1979 年 11 月和 1983 年 11 月，县内对高城、花沟、田镇、黑里寨等乡镇进行饮用水井含氟量和群众患氟中毒情况的调查。全县共有氟区 57 个（按国家规定含氟量超过 1mg/L），受害人数达到 32205 人。90% 以上属于轻氟区，患氟斑牙的人数平均为 45% 左右，未发现氟骨症患者。为彻底解决患病的根源，从 1985 年开始，在上级的支持和统一安排下，县内分期分批实施氟区改水工作。截至 1991 年年底，累计投资 197.1 万元，完成了 57 个村的改水任务。1987 年 12 月，县卫生防疫站无偿为氟区村庄配备无塔压力罐，改善了氟区人民的饮水条件。

由于高青县地层所致，地下水含氟量普遍偏高。经多次检测和流行病学调查，高城、唐坊、樊林等地的地方性氟中毒人数最多。尽管 2007 年开始计划用 2 年完成自来水“村村通”工程，但还有村庄仍饮用不合格高氟水，致使防治地方性氟中毒工作难以开展。2004 年开始，山东省地方病研究所在县内设立地方性氟中毒监测项目，每年抽取 2 个镇的饮用水进行监测。

2009 年，在做好项目管理的同时，对全县饮用水进行了统一检测。结果除青城、木李两镇水氟含量较低外，其他镇仍不容乐观。防控“地氟”病工作仍任重道远。

6. 地方性碘中毒

2005 年，山东省地方病研究所对高青碘缺乏情况进行调查，确定赵店、木李和黑里寨镇属高碘区，自此开始停供加碘盐，食用非碘盐。从 2006 年，起每年抽取 9 个镇的 48 个村、144 户居民食用盐进行监测，结果表明停用加碘盐后效果良好。2008 年卫生部高碘调查项目在唐坊镇第二小学进行，对该校学生家庭食用盐含碘量、儿童甲状腺肿情况、附近饮用水含碘量及儿童尿碘情况进行了调查，显示当地高碘情况仍然较严重。防控高碘病形势依然严峻。

第九章　沂源县疾病预防控制中心

一、机构和队伍

（一）机构沿革

1956年，沂源县卫生防疫站成立，为隶属于县政府卫生局（科）领导下的卫生事业单位，是全县卫生防疫工作的技术指导中心。初建时有工作人员5人，办公用房两间，在卫生科院内，地址在今振兴路中段路北（五金交电大楼对面）。

1957年秋，县卫生防疫站，迁至今健康路南段路西妇幼保健站院内。

1965年，建立化验室。

1981年，卫生局、防疫站、药检所共建办公楼1座，2000多平方米，1982年年底竣工，防疫站办公室及化验室迁入，并分设防疫科、地方病科、卫生科。

1984年，县防疫站正式成立6个业务科室。即：流行病科、地方病科、食品卫生科、卫生科、宣传科、检验科，县卫生局任命了科主任（副主任）。有工作人员28人，其中行政、工勤人员6人，卫生技术人员22人。

1990年6月，确定县卫生防疫站为正科级事业单位。

1993年12月，在机构改革"三定"中，中共沂源县委公布县卫生防疫站为全额事业单位，实行收支两条线，编制62人。

1999年10月，撤销沂源县卫生防疫站、沂源县皮肤病防治站和沂源县结核病防治所，成立沂源县疾病控制中心，为正局级全额预算管理事业单位，下设10个股级科室，主要职责：制订全县疾病控制工作的规划、计划，并负责组织实施，负责全县的疾病统计，进行疾病谱分析；进行环境医学、职业医学、预防医学研究；开展传染病、地方病、慢性病预防和预防保健服务；指导医疗单位、乡镇防保站和各类卫生（所）的预防保健工作；开展健康教育；承担卫生监督工作中的检验、监测、卫生学评价，并出具法定的监测证明；完成卫生行政部门交付的其他任务。

2001年，领导班子由单位成立时的4职，增加到5职。

2002年11月，县疾控中心为正局级事业单位。经费实行收支两条线管理，隶属于县卫生局领导；内设10个股级业务科室；人员编制83人，配备主任1名、副主任2名。

2005年10月，开始动工建设检验楼一幢，建筑面积1100㎡，2006年10月，投入使用。

2008年6月8日，沂源县机构编制委员会同意沂源县疾病控制中心更名为沂源县疾病预防控制中心。

2012年5月2日，沂源县机构编制委员会同意增加副主任1名。7月10日，县机构编制委员会同意增设4个股级科室，各配备股级干部1名。增设的科室为：公共卫生监测科、质量管理科、艾滋病防制科、消毒媒介生物防制科。

（二）行政、党群负责人

表13-9-1　　历届行政负责人任职情况表

届别	主要负责人职务姓名		任职起止时间	备　注
第一届	副站长	李志永	1956.08—1960.12	沂源县卫生局副局长兼职
	副站长	马福云	1960.12—1984.06	
第二届	站　长	魏学忠	1962.02—1969.11	

届别	主要负责人职务姓名		任职起止时间	备　注
第三届	站　长	李　辉	1965.11—1984.06	
	副站长	张瑞义	1966.12—1969.12	
	副站长	张建修	1979–1982.06	
第四届	站　长	杜泗奎	1984.06—1990.10	
	副站长	白正海	1984.10—1990.10	
	副站长	任大礼	1984.10—1990.10	
第五届	站　长	桑学成	1990.10—1999.10	
	副站长	白正海	1990.10—1992.11	
	副站长	任大礼	1990.10—1992.12	
	副站长	何加顺	1993.12—1999.10	
	副站长	李　志	1992.11—1999.5	
第六届	主　任	任大礼	1999.10—2004.04	
	副主任	吕同玉	1999.10—2004.04	
	副主任	王　凯	1999.10—2003.03	
第六届	副主任	王　谦	2003.03—2004.04	
第七届	主任	任四富	2004.04—2008.01	
	副主任	吕同玉	2004.04—2008.01	
	副主任	王　谦	2004.04—2008.01	
第八届	主　任	刘绵坤	2008.01—	
	副主任	吕同玉	2008.01–2010.03	
	副主任	王　谦	2008.01—	
	副主任	徐希平	2010.03—	
	副主任	李　倩	2009.11—2011.11	

历届党支部负责人任职情况表

表 13-9-2

组织名称	届别	主要负责人职务姓名		任职起止时间	备注
沂源县卫生防疫站党支部	第一届	书　记	杜泗奎	1990.11—1991.03	
沂源县卫生防疫站党支部	第二届	书　记	苏志奎	1992.11—2003.11	
沂源县疾病控制中心党支部	第三届	书　记	张忠华	2003.11—2005.03	
		副书记	田悦湘	2003.03—2007.03	
沂源县疾病控制中心党支部	第四届	书　记	李　志	2005.04—2007.03	
沂源县疾病预防控制中心党支部	第五届	书　记	张忠华	2007.04—2009.04	
沂源县疾病预防控制中心党支部	第六届	书　记	唐光京	2010.03—	

历届工会委员会负责人任职情况表

表 13-9-3

组织名称	届别	主要负责人职务姓名		任职起止时间	备　注
沂源县卫生防疫站工会委员会	第一届	主　席	刘兰香	1992.11—1999.10	
沂源县疾病控制中心工会委员会	第二届	主　席	刘兰香	1999.10—2004.04	
沂源县疾病预防控制中心工会委员会	第三届	主　席	徐希平	2005.02—2010.03	
沂源县疾病预防控制中心工会委员会	第四届	主　席	王爱丽	2010.03—2013.03	

历届团支部负责人任职情况表

表 13-9-4

组织名称	届别	主要负责人职务姓名		任职起止时间	备　注
沂源县疾病控制中心团支部	第一届	书　记	左进波	2005.02—2008.09	
沂源县疾病预防控制中心团支部	第二届	书　记	张寿锋	2008.09—	

工作人员结构表

表 13-9-5

年份	总人数	专业技术人员								行政工勤人员	学历构成				
		合计	卫生专业技术人员					其他职称							
			高级职称	中级职称	初级职称	合计	比例 %	人数	比例 %		研究生	大学	大专	中专	高中及以下
1957 年	11	—	—	—	—	—	—	—	—	—	—	—	—	—	—
1981 年	24	—	—	3	16	—	—	—	—	5	—	—	—	—	—
1990 年	45	38	2	10	26	38	—	—	—	7	—	—	—	—	—
1999 年	88	71	7	32	24	63	—	8	—	17	—	—	41	47	—
2005 年	83	75	17	28	24	69	—	6	—	8	—	12	14	48	9
2007 年	81	76	17	32	26	75	—	6	—	5	—	11	20	45	5
2012 年	77	71	10	40	7	58	—	13	—	4	1	33	19	22	2

二、业务概要

（一）工作状况

沂源疾控中心注重强化内涵建设，全面提升疾病预防控制综合能力，不断提高公共卫生服务质量，项目工作和日常工作相结合，全力推动沂源疾控工作再上新台阶。2012 年，实施疾控能力建设，制订了《关于加强专业技术素质与设备装备能力建设的实施方案》，明确了 2012 年—2014 年为疾控能力建设年。通过招考和对现有专业技术人员的培训，逐步提高业务素质和实际工作能力，逐步解决疾控系统人员短缺问题，先后有 6 名专业技术人员到市疾控中心学习。筹措资金，加大投入，对卫生监测检验仪器设备、现场应急处置、办公必要设备等进行维修更新或补充添置，通过招标，投入 100 余万元，逐步提升设备条件。在现有基础上完善规范质量运行体系，按照评审标准规范开展工作，做好计量认证评审和扩项工作，不断提高公共卫生监测检验能力。

疾病防控工作　进一步健全完善传染病防控体系，严密防控措施，加强疫情网络直报管理，完善村、镇、县三级网络直报体系，实行 24 小时疫情值班制度，强化应急措施，增强应急处置能力，加强传染病防治知识培训和应急处置演练，加大对人禽流感、霍乱、手足口病、病毒性肝炎等重点传染病的防控力度，确保了全县无重大传染病暴发流行。

应急处理能力　每年调整完善突发公共卫生事件应急领导小组和现场处置小组，严肃工作纪律，完善工作制度，明确岗位职责，加强物资储备。为进一步提高中心应急队伍应对突发事件的综合实力，中心将对现场处置小组中的流调组，消杀与监测组，采样送检组，宣传教育组，后勤保障组分别进行有针对性的培训和演练，经过分期培训后，力争做到反应迅速，处置严谨合理，规范有序，为及时处置突发公共卫生事件做好各项准备工作。

慢性非传染性疾病防制　近年来，沂源县充分利用项目工作推动全县慢性病防治工作，逐步完善防控体系，强化居民防治意识，开展全民健康生活方式行动，全民慢病防控意识逐步增强。先后开展了卢森堡–WHO–山东省慢病综合干预项目，省部联合减盐防控高血压项目，成功创建了国家慢性病综合防控示范县，与山东大学合作完成了国家自然基金“脑卒中风险评估”项目第一阶段现场调查工作。逐步建立并完善了全县慢病信息网络化管理体系，2012年累计完成居民高血压患者登记建档6.9万人，糖尿病患者7200人，慢性病防制工作走在全市前列。

地方病防制　沂源县已查清的地方病有地方性甲状腺肿（碘缺乏病）、布鲁氏菌病、克山病、地方性氟中毒、疟疾、丝虫病、流行性出血热、钩端螺旋体病、肝吸虫病共9种，2008年新增发热伴血小板减少综合征。先后通过了消灭丝虫和消除碘缺乏病的验收。2010年，顺利通过《2005—2010重点地方病防治规划》市级终期考核工作。沂源疾控中心与市疾控中心、山东大学公共卫生学院联合开展《发热伴血小板减少综合征调查研究》科研项目合作。于2010、2011、2012年连续3年在沂源县11个乡镇43个村开展了健康人群、宿主动物、媒介生物专项调查工作。

结核病防治　扎实落实各项防治措施，加强免费抗结核药品的管理，对正在治疗的病人的各种信息进行了收集、整理和完善，完成了网络入录工作。2010年年底，沂源县顺利完成了《中国结核病防治规划（2001—2010）》终期评估工作。沂源县自1997年1月1日开始向卫生防疫站报告，至2012年累计报告2113例，年平均发病率24.01/10万。1997—2003年结核病发病率逐年下降，2004—2009年发病率明显上升。20岁以上为高发年龄，占总发病人数的83.10%，发病率最高的年龄段是55~65岁段，年均发病率为10.61/10万；职业分布以农民发病最高，占总发病例数的84.15%。

艾滋病防制　不断加大疫情监测与管理、健康教育与行为干预、自愿咨询检测与治疗等各项措施的落实力度，积极开展艾滋病防治知识进社区、进农村、进家庭、进学校、进重点场所的“五进”宣传活动。建立艾滋病初筛实验室，全面落实“四免一关怀”政策，积极协调民政、县红十字会，加大对患者的扶持力度，成功实施母婴阻断1例。截至2012年，全县共报告HIV感染者22例，经CD4细胞检测，有9例发展为AIDS，死亡3例；失访6例（返回原籍），现存活6例艾滋病病人均规范抗病毒治疗，其余7例HIV感染者中有4例规范抗病毒治疗。

免疫预防工作　认真落实扩大国家免疫规划政策，以维持高水平免疫接种率为目标，狠抓适龄儿童免疫预防建卡、建证、接种工作。继续扎实推进儿童免疫预防信息化管理。2012年认真开展预防接种工作规范年活动，积极推进规范化、数字化门诊建设，建成沂源疾控中心数字化门诊1处，省级示范门诊7处，市级规范化门诊8处，改善了预防接种环境，为城区广大群众提供了更加便捷、优质、安全的预防接种服务，营造了适合儿童信息的接种环境，深受辖区居民欢迎。

卫生检验监测　积极协调相关部门单位工作关系，加大检测检验力度，依法开展食品卫生、公共场所监测、水质监测餐饮具消毒监测及各类从业人员健康查体等技术服务工作。对厂矿企业职业病危害因素及气象条件进行现场监测工作，为放射工作单位放射工作人员进行了个人剂量监测。开展了消毒与感染控制哨点医院检测、全县托幼机构消毒监测和城区卫生室消毒监测工作。

（二）疾病预防控制

1956年，县防疫站成立，负责传染病防治、地方病预防、流行病学调查等卫生防疫工作，逐步建立起正规的疫情报告、传染病管理制度。1958年，人民公社成立后，全县建13所公社卫生院，每院设防疫医生1人，公社卫生院下有联合诊所，全县共55处。联合诊所在公社卫生院指导下负责辖区内的防疫工作。

1956年，建立疫情报告制度，1969—1976年全县推广合作医疗，兴办村卫生室达到655处，至此，县、社、队三级疫情报告网初步形成。

1979年，全球消灭天花，1981年年底，停止接种牛痘疫苗，不再开展预防天花工作；1979年2012年未再发现霍乱本土病例发生，但预防工作始终没有松懈；1975年至2012年，全县无白喉发生，按照山东省卫生厅“1992年实现全省消除白喉的指标”，持续38年实现了消除白喉的要求；流脑自1989年至2012年无发病，自1985年起无死亡病例；1985年以后未再发现乙脑；2001年10月，中国宣布无脊灰，从1982年至2012年，已连续31年无脊灰病例发生，进一步巩固了消灭脊髓灰质炎成果；1996年9月，土门镇芝芳村甲肝暴发疫情得到及时控制；1997年，再次发生甲肝暴发流行，集中在东里、梭背岭两乡镇共发病185例，通过隔离消毒、甲肝疫苗与丙种球蛋白应急接种各项措施的落实，疫情逐渐得到控制；2003年，重点做好“非典”防治工作；2004年4月15日通过了省、市对“省出血热重点管理县”的中期考评；2005年12月底通过了省、市对本县“省出血热重点管理县”的终期考评；2005年将手足口病、人禽流感、猪链球菌疾病、艾滋病作为疾病预防控制重点工作；2007年3月份，经中国疾病控制中心确认，自2004年起发现的40余例“不明原因发热病人”最终被确诊为人粒细胞无形体病，2010年5月，中国疾控中心将该类病例定义为“发热伴血小板减少综合征”，2008年以来，全县共报告此类病人129例，均按规范进行了病例流行病学调查和标本采集工作，并与市CDC、山东大学公共卫生学院联合，连续3年在11个乡镇43个村开展了健康人群、宿主动物、媒介生物专项调查工作；2009年重点加大了手足口病、甲型H1N1流感防控工作；2006年以来，对境内8起突发公共卫生事件均按规定进行了网络直报、流行病学调查、疫点处理和结案报告。

（三）卫生监督监测

1956年县防疫站成立后，在县政府的统一领导下，卫生监督监测工作全面开始。县防疫站负责全县的食品卫生、环境卫生、学校卫生、放射卫生、劳动卫生监督监测及职业病防治工作。

1956年，县人委卫生科和县供销合作社发出了《关于对饮食业、理发业颁发卫生许可证》的联合通知，在全县首次签发“卫生许可证”；1959年开始食品行业从业人员查体；1972年开始水质和食品抽样检测；1984年开始对县城公共场所服务行业从业人员进行查体、发证、建立档案；1986年开始对县城理发店、旅馆、电影院进行卫生监督监测。监测项目有：空气细菌、用品用具带菌及乙肝表面抗原，空气二氧化碳及气象条件；1987年4月1日国务院发布《公共场所卫生管理条例》，开始对乡镇驻地以上的商店、旅馆、招待所、车站、影剧院、饭店、浴池等行业进行监督、监测，对从业人员进行知识培训、健康查体，签发“公共场所卫生许可证”。

1959年，工业劳动卫生以防尘、防暑、降温、防伤、防病为主要内容；1964年开始对全县厂矿进行粉尘调查；1980年对全县各厂矿车间空气中有毒有害物质浓度测定；1982年开始对产生有害因素的单位操作环境中的粉尘浓度、噪声强度、辐射热、一氧化碳、二氧化碳、苯、甲苯、二甲苯、氨、氯等有害因素及气象条件进行不定期监测；自1984年开始对部分损害职工进行查体。

学校卫生工作自1961年开始，在疾病预防、生长发育与青春期保健、健康行为与生活方式、心理健康、安全应急与避险等多个领域扎实有效的开展了学校卫生监督管理工作。

放射卫生监测始于1985年，当年对全县X光机防护情况进行了测定，完成了全县放射专业人员查体建档和健康监护工作。

1999年10月，卫生防保体制改革以后，卫生监督执法工作归属卫生监督所，疾控中心只负责相应的检测工作。

（四）卫生检验检测

沂源县卫生防疫站1965年正式建立化验室，用房4间，近80㎡。有检验士1人。仪器设备有12种，14台（件）。能开展细菌及部分理化检验项目。

1973年，县防疫站搬迁后，化验室房屋增加为6间，1975年人员增加到2人（检验士）。开展一般卫生防疫检验项目。

1984年，县卫生防疫站检验科正式成立，时有工作人员8人，其中主管检验师1人，检验师1人，检验士6人。陆续开展了水质检验、环境监测检验、食盐含碘量测定、乙肝酶标52项指标检验，水质质控、微生物质控、化妆品细菌检验、白喉杆菌培养、医用消毒物品检测、原子吸收的应用、纸片法检测消毒餐具大肠菌群等一系列细菌和理化检验项目。

至1997年，通过多年的软硬件建设，拥有仪器设备72台（件、种），贵重仪器有原子吸收、气象色谱等，能开展检验检测项目8项297个参数，按照计量认证标准，卓有成效的开展了计量认证达标。同年9月，顺利通过了省技术监督局和省卫生厅的计量认证达标评审，卫生检验工作走向科学化、制度化、规范化的发展道路。

1998—1999年，开始实施“有机磷综合项目气象色谱分析研究”的科研项目。

2001年，碘监测工作被联合国儿童基金会、国家碘缺乏病参照实验室评为全国质控网络合格的实验室—盐碘实验室。

2002年，完成了计量认证复核工作。

2005年，积极参加省疾控中心和省技术监督局布置的质量控制检测任务4次。同年通过了省技术监督局计量认证监督评审工作。

2008年，积极参加实验室省级计量认证复核工作，按照计量认证复核要求，组织实施了内部审核、管理评审，规范了各种技术质量记录，修订完善了体系文件，完成了设备检定和期间核查工作，顺利通过了省计量认证复核评审。同年职业病危害因素与评价资质通过省卫生厅专家组评审，并于2012年进行了资质续展工作。

2012年，投资40余万元添置了部分急需的检测检验设备，扩展检测检验项目34项159个参数，截至目前，能开展检验检测项目109项886个参数。成立了独立的质量管理科室，进一步完善了质量管理体系，全面实施质量管理，严格执行国家标准和技术规范，积极参加省、市质控考核工作，不断提高检验能力和水平。

（五）卫生宣传与健康教育

1956年，县卫生防疫站建站起，配兼职卫生宣教人员。同年10月，由公安、农业、青年、妇女、文化、卫生等部门抽调人员组成沂源县卫生宣传队。

自1956年始，卫生宣传队通过有线广播、大字报、物资交流会等多种方式进行卫生宣传。

1980年上半年开展卫生摄影工作，同年县卫生防疫站设卫生组，组内有1人兼管卫生宣传。

1982年，全县14所公社卫生院（县分院）和县医院开始搞门诊宣传工作，同年起向《沂蒙卫生报》投稿，发放《沂蒙卫生报》到各公社卫生院转发至大队卫生室。

1984年，县卫生防疫站宣传科正式成立，同年开始向基层卫生防疫组织发行《卫生与健康》、报纸和《医学科普》杂志。

1993年，以创建省级卫生城和食品卫生先进县为中心，建立健康教育科普一条街、健康教育示范村、健康教育示范点，县城学校健康教育开课率100%，乡镇学校50%，做到上下联动，左右协调，大张旗鼓的开展卫生宣教活动，在两项达标审评中受到好评。

1995年，按照初级卫生保健达标要求，在90个村庄开展农民健康教育，县城和试点村小学做到健康教育有课程表、课本、教案、教师四落实。

2007年，建立县、乡、村三级农民健教网络，建立了35个示范村，启动“亿万农民健康促进行动”省级示范县创建活动。

2008年，承办了全市健康教育暨“全国亿万农民健康促进行动”业务工作现场会，迎接了省卫生厅对创建活动的考评验收，沂源县和东里、南麻、土门、鲁村4个乡镇被评为首批省级“行动”示范点。

（六）重大事件

1. 非典防治

2003年4月，沂源县疾病控制中心成立“非典型肺炎防治领导小组”和“非典型肺炎防治技术指导小组”。下设宣传、流调、消杀、疫情管理、后勤保障5个职能小组和5个应急处理机动小组。各乡镇卫生院、各村分别成立“非典型肺炎防治领导小组”和“非典型肺炎防治机动队”，形成了以疾控中心为首的县、乡、村三级防控网络。

随着全国“防非”形势的严峻，县委、县政府进一步加强了防治“非典”工作的领导，成立了由县委副书记、县长任组长，分管副县长任办公室主任，有关部门、单位主要负责人任成员的“沂源县非典防治领导小组”。5月1日，又进一步成立“全县非典防治专项工作领导小组”，共设宣传、维稳、交通管理、纪检监察、后勤保障、业务指导、环境整治7个小组。

县疾控中心为做好战前准备，战前练好兵，采取县、乡同训，乡镇训村的办法，对县、乡、村三级机动队进行了全员培训。设立物资储备室，购进发放消毒液16.5吨，储备消毒液6吨。同时加大宣传力度，通过发放宣传单、设立咨询台、制作软盘、电视宣传等多种形式普及预防知识，消除社会恐慌心理。

4月26日，县委、县政府决定在原奇可力厂设留验站一处，以检查留验观察外地返乡人员。留验站共有用房840㎡，工作人员38人，设有诊断、检验、放射、治疗、后勤、保卫6个业务职能科室。站长由县疾控中心副主任王谦担任。留验站全体工作人员在工作量巨大、生活居住条件差、留验人员管理难度大、随时被感染等问题面前，不畏困难、恪尽职守、出色地完成了工作任务，得到了县领导和社会各界的肯定和认可。共计完成外地返乡人员查体5771人，留验观察94人，解除留验94人，出车186车次，未发现疑似病人。

6月26日，县防非办公室印发“关于科学规范非典型肺炎防治措施的通知”，对防非工作中的一些行之有效的措施，要求总结、完善并继续坚持；防非由全面防控向重点防控、由社会防控向专业队伍防控转变；从应急措施转向常态、长效管理。同时县防非指挥部召开会议，根据全国防非指挥部（2003）11号文件精神和“非典”疫情趋缓的情况，对“非典”防治工作和措施进一步调整和规范。防治“非典”及其他重大疫病的长效防控机制进一步建立健全。

2. 抗震救灾

2008年汶川特大地震发生后，沂源县卫生局从县直医疗卫生单位抽调6名专业技术人员组建成立“沂源县支援北川县香泉乡卫生队”，沂源县疾病预防控制中心抽调张寿锋，于2009年1月31日到达北川县香泉乡。队员们冒着余震、塌方等次生灾害带来的危险，克服语言不通、水土不服、道路不畅等困难，积极开展对口支援工作，与当地医疗卫生人员并肩战斗，实现了乡、村医疗卫生防疫工作全覆盖，医疗卫生服务秩序得到了进一步恢复，为确保大灾之后无大疫、满足当地人民群众基本医疗卫生需求，共救治和诊治伤病员673人次，开展卫生宣传和健康教育18次，纳入常规疫情监测300人次，监督检查居民村和灾民点、检测饮用水源和供水点、食品经营单位以及传染病防治单位7个。张寿锋在此次抗震救灾活动中表现突出，先后被中共淄博市卫生局委员会、市卫生局授予“抗震救灾先进个人”、县总工会授予“富民兴源劳动奖章”。

3. 甲型H1N1流感

2009年，沂源县委、县政府先后印发《关于印发沂源县甲型H1N1流感防控应急预案（试行）的通知》和《沂源县应对甲型H1N1流感联防联控机制工作方案》，成立了以县委副书记、县长为总指挥，有关部门、单位主要负责人任指挥部成员的“沂源县甲型H1N1流感防控工作指挥部”以及“沂源县应对甲型H1N1流感联防联控机制工作组”，负责领导、协调全县甲型H1N1流感防控工作。

县疾控中心迅速成立以中心主任刘绵坤为组长的“沂源县疾病预防控制中心甲型H1N1流感疫情防控领导小组”以及相应的甲型H1N1流感应急处置专业技术小组，专门制定应急预案和工作方案，进一步明确甲型H1N1流感疫情处置流程，举办全县防控业务技能培训，开展卫生系统甲型H1N1流感疫情防控实战演练，做好病例流调、实验室送检、聚集疫情的调查处理、密切接触者的医学观察工作，大力开展健康教育宣传，提高群众的防控意识。按照“高度重视、积极应对、联防联控、依法科学处置”的原则，全面落实各项防控措施，确保了全县无甲型H1N1流感疫情的发生蔓延。

4. 中国高血压联盟沂源县工作站

2000年6月27日，中国高血压联盟沂源县工作站正式启动。投资10万元购置了相关设备和高血压联盟推荐药品。全年诊治1682人次，其中一期高血压病人208例，二期150例，三期60例。初诊高血压病人490例，入网350例，免费用药3100元。2001—2003年中国高血压联盟沂源县工作站共接诊高血压病人17150人，入网3300人。

5. 慢性病及其危险因素监测现场调查

2004年，全国开展了第一次慢性病及其危险因素监测现场调查工作，国家确定沂源县作为全省9个调查点之一，以后每三年进行一次现场调查。2004年，沂源县现场调查了4个乡镇，12个村，420户。2007年完成鲁村镇、东里镇2500份的入户问卷调查。2010年，完成了所抽取的4个乡镇（东里、鲁村、西里、三岔）、12个村600户居民的慢病高危因素现场调查和现场问卷微机双录入工作。2012年，完成了4个镇12个村及城区光力士厂682人的慢病监测随访调查工作。

6. 卢森堡－WHO－山东省农村卫生人员培训与慢病控制项目

2007年，沂源县被山东省卫生厅列为卢森堡－WHO－山东省慢病综合干预项目试点，项目时间3年。2009年10月，沂源县顺利通过卢森堡项目中期评估。2010年10月，沂源县顺利通过卢森堡终期考评工作。2011年8月8日，在沂源县召开的卢森堡－WHO－山东省农村卫生人员培训与慢性病控制现场工作报告会，沂源县作了典型发言，随后在沂源县召开了现场会，卢森堡大使、世界卫生组织驻华总代表以及美国、加拿大等国的官员、专家实地察看了慢性病综合防控工作，对工作给予了充分肯定和高度评价。

7. 省部联合减盐防控高血压项目

2011年3月，被山东省卫生厅列为减盐防控高血压项目县，确定在沂源县开展为期5年的减盐防控高血压项目。2011年7月1日，按照《省部联合减盐防控高血压项目人群基线调查工作安排》的要求，沂源县作为全省抽取的20个调查点之一，2011年7月5日—23日，在三岔（璞邱五村、丝窝村、东鲍庄村）、西里（苗庄村、金星村、周家上庄村）、南麻（西上高庄村、东儒林村、古泉村）3个镇9个村，完成了901名18~69岁人群进行了问卷调查、体格检查和血液采集；完成了125份24小时尿液收集、126人、117户72小时膳食回顾和3天含盐调味品称重调查。

8. 沂源县创建国家慢性病综合防控示范县

2010年年底，被山东省卫生厅列为山东省首批创建慢性非传染性疾病（简称“慢性病”）综合防控示范县。2011年1月6日，沂源县人民政府印发了《沂源县创建全省慢性非传染性疾病综合防控示范县实施方案的通知》，沂源县创建国家慢病防控综合示范县全面展开。为创建工作整理各类资料15卷，书写各类分析报告20篇。2011年11月6日—8日，接受了卫生部组织的国家级慢性病综合防控示范县现场考评，专家组通过听汇报、查资料、看现场等方式进行了现场示范社区、示范学校、示范食堂餐厅及医疗单考评，现场走访示范单位10家。2011年12月13日，卫生部办公厅公布2011年度国家慢性病综合防控示范区考评结果，39个县（市、区）慢性病综合防控工作成效显著，被授予“国家慢性病综合防控示范区”称号，沂源县是淄博市唯一取得此项荣誉的区县。

9. 淮河流域胃癌防治项目

2010年年底，国家肿瘤防治办公室和省肿瘤防治办公室推进淮河流域癌症早诊早治防治项目，被确定为胃癌早诊早治防治项目县，每年筛查登记人群1万人，流调高危人群2000人，胃癌胃镜筛查2000人，每年筛查出早诊早治胃癌病人10余人。此项工作已连续进行了3年，先后在悦庄镇、南鲁山镇开展此项工作，覆盖人群7万人。

10. 国家农村饮用水安全工程水质卫生监测项目

2011年34个监测点，覆盖34个行政村；2012年11个监测点，覆盖11个行政村。每年在枯水期和丰水期进行采样监测。2011年采集并监测水样312份，其中80份做了水质全分析；2012年采集并监测水样168份，其中80份做了水质全分析。

三、科研成果

（一）重大调查项目：

国家自然基金“脑卒中风险评估”项目。2012年8月15—25日，与山东大学合作完成了国家自然基金“脑卒中风险评估”项目第一阶段现场调查工作，在沂源县11个镇，500个村，分层随机抽取年龄在18~79岁之间高血压病、糖尿病、脑卒中、冠心病病人各1000人，健康对照人群1000人。此次合作项目还在进行中。

（二）核心期刊发表论文

见表 13-9-7

四、精神文明建设

创建省级卫生城市：989 年，沂源县创建省级卫生城市，沂源县卫生防疫站组成专业技术人员为创建“省级卫生城市”撰写技术考察报告，分为食品卫生、公共场所和生活饮用水卫生管理、传染病防治、除害防病健康教育技术考察报告。1993 年 9 月成功创建省级卫生城市。

创建市级文明单位：2004 年，沂源县疾病控制中心被评为县级文明单位。2006 年 11 月，申请市级文明单位，通过自查，进一步完善了组织制度建设，强化思想教育，加强精神文明建设，落实业务工作。2007 年，被评为县级文明单位。

工会工作“三级联创”活动：2007 年，按照沂源县总工会工作的部署和要求，开展了以争创工会工作先进县、工会工作示范乡镇（系统）和信得过基层工会为主要内容的工会工作“三级联创”活动，成立领导小组，制订实施方案，达到了劳动关系协调好、劳动安全卫生保障好、经济利益保障好、民主权益保障好、文化权益保障好和职工满意率高的目标。

“一对一”帮扶活动：2007 年，与沂源县鲁村镇埠村等 5 个村的 72 户困难群众开展“一对一”帮扶活动，时间为 3 年，当年入户帮扶 3 次，中心职工捐款捐物，累计捐助 23600 元，药品价值 2000 元。2012 年，按照沂源县委党员干部直接联系群众的工作安排，选派农村“第一书记”进驻沂源县西里镇柳花峪村。并切实将联村联户工作落到实处，组织 65 名干部职工分组到帮扶村的 136 名困难家庭中进行了走访慰问，为他们送去现金、大米和花生油等物品折合现金 26000 元。

五、荣誉榜

表 13-9-6　　1956—1990 年省级以上刊物或学术会议上的论文目录表

题　目	作　者	刊物或学术会议	时间
贫困山区农民卫生知识水平及卫生宣教形式选择程度调查	杨胜利	山东健康教育	1988.11
高氟低碘地区 8~14 岁儿童智力发育调查	任大礼 李克成 刘大伟	中国地方病杂志	1989
高氟低碘地区低智力儿童的发病调查	任大礼 李克成 刘大伟	中国地方病杂志	1989
高氟低碘与低碘地区地方性甲状腺肿流行状态调查	任大礼	中国地方病防治杂志	1989
沂源县基本消灭疟疾的经济效益的社会效益分析	任大礼	中国地方病防治杂志	1989
高氟加重低碘性地方性甲状腺肿流行的调查	任大礼	中国公共卫生学报	1989

题 目	作 者	刊物或学术会议	时间
一起伤寒暴发流行的调查报告	刘加坤 王建兴 罗华光 马文栋	苏鲁七省市2号病防治年会上交流	1989
对中小学生健康教育有效方法初探	高全玲	山东省儿少学生学术会上交流	1989
沂源县7~14岁学生龋齿患病因素分析	高全玲 赵维琛 任继杰	山东省儿少学生学术会上交流	1989
基本消灭疟疾净化对策的实施余分析	任大礼 杜泗奎	山东省寄生虫病学术会上交流	1989

1991—2012年省级以上刊物或学术会议上的论文目录表

表13-9-7

题目	作者	刊物或学术会议	时间
食盐加碘防治高氟低碘地区地甲病效果观察	任大礼	临沂医专学报	1991
一起由副溶血弧菌引起的食物中毒的报告	王玉芬 邵同泰等	山东省微生物学术交流会	1991
沂源县石沟村溶组织内阿米巴病流行情况的调查	任大礼	中国寄生虫病防治杂志	1992
论心理卫生教育在青少年心理疾病防治中的重要性	杨胜利	中国健康教育	1992
山区农民卫生知识水平及卫生行为习惯调查	杨胜利	华东健康教育	1992
沂源县1992年流行性出血热监测报告	郑士军	山东卫生防疫	1992
中学生心理健康水平及影响因素初探	杨胜利	山东健康教育	1993
用指数曲线模型对沂源县疟疾防治措施的评价	程恒太	纪念省防疫站成立40周年学术论文集	1993
浅谈饮食业的卫生管理	王玉芬	纪念省防疫站成立40周年学术论文集	1993
学龄前儿童及母亲卫生行为形成相关关系初探	杨胜利	中国健康教育	1994
沂源县健康人群白喉免疫水平及带菌调查	程恒太	山东省第一届计划免疫论文集	1994
浅谈计划免疫保健在贫困山区的应用	程恒太	山东省第一届计划免疫论文集	1994
计划免疫达标后一起麻疹暴发原因浅析	程恒太	山东省第一届计划免疫论文集	1994
浅谈食品卫生现状与对策	王玉芬	山东省食品卫生学术交流会	1995
论食品卫生监督管理六要素	王玉芬	中国临床研究	1995
沂源县消除白喉及巩固对策的研究	程恒太	疾病监测	1995

题目	作者	刊物或学术会议	时间
沂源县计划免疫15年效果分析	程恒太	疾病监测	1995
沂源县1963—1992年麻疹流行病学分析	庄会萍	疾病监测	1995
淄博市某疾病监测点十万 农村居民潜在寿命减少年数分析	桑学成	中国医院统计滨州医学院报	1995
沂源县1956—1994年法定 传染病流行动态分析	罗华光	疾病监测	1995
沂源县疾病监测点1990—1991年 流行性腮腺炎监测分析	罗华光	疾病监测	1995
沂源县流行性出血热监测报告	罗华光	疾病监测	1995
沂源县疾病监测点1994年 居民意外死亡分析	刘　伟	疾病监测	1995
沂源县厂矿医院卫生所消毒现状调查	刘　伟	疾病监测	1995
山区儿童青少年个性特征分析	王　凯	中国行为学刊	1995
熟肉加工使用亚硝酸盐调查	王　杰	山东预防医学	1995
不同人群吸烟戒酒情况调查分析	杨胜利	中国健康教育	1996
接种乙肝疫苗引起过敏休克一例	程恒太	中国计划免疫	1996
沂源县脊髓灰质炎麻痹后遗症调查报告	程恒太	山东省计免简报	1996
农村引用水窖现状与卫生对策	高全玲	中国卫生监督	1996
市售酱卤肉亚硝酸盐污染分析	孙肇彩	华夏医药	1996
钙奶饼干SO2残留量的调查分析	王玉芬	中国临床医疗与疾病预防	1997
酱卤肉亚硝酸盐污染分析	王玉芬	中医学与保健	1997
试述公共场所从业人员的健康教育	杨胜利	山东省健康教育	1997
沂源县计划免疫工作现状调查	程恒太	中国公共卫生	1997
沂源县正常人群破伤风免疫水平调查	何家顺	中国公共卫生	1997
沂源县乡镇卫生防疫站人员现状调查	程恒太	山东预防医学	1997
沂源县流行性出血热10年监测结果分析	桑学成	滨州医学院	1997
沂源县煤矿工人35例矽肺病人调查报告	王　琳	山东省职业病防治学会交流	1997
山区独生子女个性特征初步探讨分析	王　凯	中国学校卫生	1997
HACCP在沂源大锅全羊中的应用	牛恩强	中国临床药学	1997
沂源县乡镇食品卫生调查	牛恩强	中国临床药学	1997

题 目	作 者	刊物或学术会议	时间
饮食业砧板卫生调查	牛恩强	中国医学文集	1997
食品从业人员的 HBSAg 携带情况调查	李东成	中国临床药学	1997
市售月饼卫生状况调查	王 杰	中国临床药学	1997
食品中眼硝酸盐使用情况调查	陈秀花	中国医学文集	1997
基层食品卫生监督检测现状与对策	陈秀花	中国临床与卫生防疫	1997
沂源县荆山路个体食品批发户卫生现状与管理对策	马文栋	中国临床诊疗与药学	1997
沂源县夜市饮食从业人员卫生知识调查分析	马文栋	中国临床诊疗与药学	1997
沂源县早餐业卫生现状与建议	马文栋	中国临床学	1997
沂源县 1992—1997 年流行性出血热发病时间分布的探讨	葛长泉	中华综合医药卫生研究	1998
一起甲肝暴发流行病学调查与防治报告	葛长泉	中华综合医药卫生研究	1998
市售饼干 SO2 残留量调查与分析	葛长泉	中国现代临床医学与卫生防疫	1998
从心身疾病论人的心理教育	葛长泉	中国现代临床医学与卫生防疫	1998
542 例农药中毒分析	王 琳	中国卫生政策	1998
沂源县厂矿医疗卫生单位消毒现状调查	张明虎	中国消毒血杂志	1998
沂源县 1997 年食盐碘含量调查分析	齐新英	中国现代临床医学与卫生防疫	1998
接种甲肝疫苗引起荨麻疹一例报告	李 园	中国实用医药学	1998
浅谈冠心病心绞痛的诊断	刘兰香	中国预防医学与临床	1998
1884 例狂犬病疫苗接种资料分析	李敦成	中国临床诊疗与医药	1998
注射狂犬病疫苗引起全身过敏反应 1 例报告	李敦成	中国临床诊疗与医药	1998
机动车驾驶员职业健康查体结果分析	李敦成	中国医疗卫生学选粹	1998
一例狂犬病的调查与讨论	李敦成	中国预防医学与临床	1998
沂源县 7~12 岁儿童结核菌素试验监测报告	李敦成	中国预防医学与临床	1998
不同酒类卫生质量调查	尚怀水	山东预防医学	1998
SCC–922 数据处理机在酒样分析中的应用	尚怀水	中华预防医学信息	1998
沂源县健康人群麻疹抗体水平调查	程恒太	中国计划免疫	1998
山区独生子女个体特征的分析	王 凯	中国学校卫生	1998
沂源县四苗接种不合格原因分析	何家顺	中国计划免疫	1998

题　目	作　者	刊物或学术会议	时间
沂源县计划免疫考核结果评价	周在春	中国预防医学与临床	1998
83 例麻疹暴发流行学调查分析	周在春	中国预防医学与临床	1998
接种甲肝疫苗致急性过敏反应一例报告	周在春	中国预防医学与临床	1998
沂源县正常人群破伤风抗体检测报告	程恒太	中国计划免疫	1998
沂源县 1983—1996 流行性出血热流行病学调查	刘加坤等	中国疾病监测	1998
大锅全羊中亚硝酸盐等调查分析	马文栋	中华实用医学理论与实践	1998
实用食源性疾病等	任大礼 杨胜利	山大出版社	1995
神经官能症及其治疗	余希金 杨胜利	山大出版社	1996
妇幼卫生指导	杨胜利 徐爱祯 董玉贞	山大出版社	1997
在校学生违法犯罪原因分析	王爱丽	中国健康教育	1999
沂源县学龄儿童碘缺乏病调查分析	崔现彬	中国临床医学	1999
沂蒙山区中学生视力低下情况调查	王爱丽	中国学校卫生	2000
3 起山村甲型病毒性肝炎暴发流行资料分析	王爱丽	预防医学文献信息	2000
沂源县中小学生龋齿情况分析	王爱丽	中国学校卫生	2000
沂源县中小学生肠道寄生虫感染情况调查	王爱丽	中国学校卫生	2000
接种甲肝疫苗引起荨麻疹一例报告	白建国	预防医学文献信息	2000
计划免疫集中式接种的实施与体会	张乙富	预防医学文献信息	2000
沂源县 1983—1999 肾病综合症出血热监测资料分析	吕同玉	预防医学文献信息	2001
浅谈高血压的一级预防	吕同玉	中华心血管杂志	2001
医院感染控制与管理措施	刘希平	工企医刊	2001
心理因素对老年病的影响	刘希平	中国临床理论研究	2001
老年肺结核 78 例分析	刘希平	中国误诊学论坛	2001
沂源县市售葡萄酒质量分析	郭兆绪	预防医学文献信息	2001
活动性肺结核合并支气管肺癌 2 例分析	王美荣	中国临床医学研究	2001
右肺下叶肺结合 25 例分析	房　利	中国临床医学研究	2001

题目	作者	刊物或学术会议	时间
抗结核药物对肝脏损害	何立革	中国临床医学研究	2001
山区肺结核病人的管理	何立革	中国防痨	2001
不同家庭经济状况学习成绩对中学生心理健康的影响	杨胜利	预防医学文献信息	2001
饮食从业人员 HBsAg 检测结果分析	杨胜利	省预防医学会	2001
沂源县城乡中小学生贫血现状调查	王爱丽	中国学校卫生	2001
慢性有机磷农药中毒治疗体会	张守才	预防医学文献信息	2001
沂源县城乡中小学生常见病调查	任大礼	预防医学文献信息	2001
饮酒后引起膝关节剧烈疼痛一例报告	张守才	预防医学文献信息	2002
咳嗽眩晕综合症	王美荣	中国临床医学	2002
直接滴定法测定含乙醇蛋白质检中的还原糖	尚怀水	预防医学文献信息	2002
沂源县基层卫生室现状调查	张莒荣	中华临床医药	2002
一起由金黄色葡萄球菌引起的事物中毒调查的报告	刘英芹	中华临床医药	2002
酮替芬舒喘灵治疗小儿咳嗽变异型哮喘 32 例疗效观察	刘希平	工企医刊	2002
由拟态弧菌引起食物中毒的细菌学报告	王　谦	中国卫生检验杂志	2003.03
贫困山区饮食从业人员 HBsAg 检测结果分析	刘　萍	中国临床医药研究杂志	2005.01
沂源县 2005—2007 年中小学生视力追综调查	刘　萍	中国学校卫生	2005.02
沂源县 2004 年度医疗机构法定传染病漏报调查报告	李东芝	医药产业杂志社	2005 年度第总 12 期
沂源县 886 名孕产妇乙肝病毒感染调查	李东芝	医药产业杂志社	2005 年度第总 12 期
儿童铅中毒与防治对策	王　谦	中国医药产业资讯	2006.02
淄博市居民原发性高血压患病流行病学分析	王　谦	中国热带医学	2006.03
2004 年沂源县部分成人慢性非传染性疾病相关危险因素调查	王　谦	预防医学论坛	2006.07
沂源县部分中小学生营养现状调查	王爱丽	中国学校卫生	2006.07
山东省沂源县 2001—2003 年肾综合征出血热防治效果分析	王爱丽	实用预防医学	2006.10
沂蒙山区中学生性相关问题调查	王爱丽	实用预防医学	2009.06

题　目	作　者	刊物或学术会议	时间
沂源县 1999—2000 年健康人群麻疹抗体水平调查	徐希平	中华临床医学月刊	2009.06
2006—2008 年沂源县食品从业人员 HBsAg 携带情况分析	刘　萍	预防医学论坛	2009.08
2008 年沂源县法定传染病疫情分析	刘　萍	预防医学论坛	2009.10
沂源县农村慢性病相关因素调查与分析	徐希平 张继燕 高贵凤	中国实用医学杂志	2010.06
家犬狂犬病病毒隐性感染流行趋势与分析	徐希平	中国临床研究医刊	2010.07
新型食品有害细菌检验操作箱	沈　燕	实用新型专利证书	2010.02
新型检验管清洗器	沈　燕	实用新型专利证书	2010.02
2008 年沂源县成人慢病危险因素调查分析	高贵凤	中华临床医药杂志	2010.08
气相色谱法测定食品中农药残留量预处理方法的研究	沈　燕	职业与健康	2010.06
淄博市居民原发性高血压患病情况分析	高贵凤 张继燕 徐希平	中国实用医学杂志	2012.06
氢化物发生原子荧光法测定工作场所空气中铋	沈　燕	中国卫生工程学	2010.08
沂源县 FIDELIS 归口管理项目实施情况分析	沈　燕	中国卫生工程学	2011.02
医学检验实验室生物安全防护教育的探索	姜海燕	中国现代药物应用	2011.7.13
浅谈微生物检测中培养基的质量控制	姜海燕	中国现代药物应用	2011.01.05
《沂源县 2009 年度疾病监测系统死因监测资料分析》	李东芝	《中国医学创新》	2011
《开展麻疹脊灰疫苗强化免疫活动初步探索》	李东芝	《中外医学研究》	2011
《论预防医学档案的作用》	张加华	《档案管理》	2011
《疾病预防控制档案利用效果分析与研究》	张加华	《中国档案》	2011
《开展麻疹脊灰疫苗强化免疫活动初步探索》	李东芝	《中外医学研究》	2011
2007~2011 年沂源县碘盐监测结果分析	李东芝	预防医学论坛	2012
质子泵抑制剂（奥美拉唑）临床治疗消化性溃疡的药物学分析	李红梅	《中国医药指南》	2012 年度 总 10 期
一起由副溶血性弧菌引起的食物中毒	于　洁	中国卫生产业	2012.02.12
1 起由拟态菌引起食物中毒的细菌学报告	于　洁	预防医学论坛	2012.07.10

附录 1：

淄博市卫生防疫站
关于成立站志编纂委员会的通知

淄卫防字（2002）第 85 号

各科室：

卫生防疫工作是我国卫生事业的重要组成部分。

市防疫站自 1953 年建站以来，在近半个世纪的漫长岁月中，认真贯彻党在各时期的卫生工作方针，经过几代卫生防疫人员艰苦卓绝和坚持不懈地努力，使我市的卫生防疫事业从无到有，卫生防疫队伍由小到大，各项卫生防疫工作得到长足发展。截至目前，我站已发展成为具有一定规模、仪器设备先进、技术力量雄厚的全市疾病监测控制、监督监测、健康教育和科研培训中心。

在近 60 年中，广大卫生防疫工作者爱岗敬业，奋发进取，以对党的卫生防疫事业负责、对人民健康负责的精神，默默无闻地战斗在各自的工作岗位上，为消灭和控制严重危害人民健康的疾病，保障全市人民的健康，为全市不同时期的经济建设和社会发展做出了巨大的、不可磨灭的贡献。

进入新世纪后，随着医学模式和我国疾病谱、死亡谱的变化，以及我国卫生监督体制改革改革的深入，在我国运行半个世纪的卫生防疫组织机构，将由新的疾病控制和卫生监督体系所代替，现行的卫生防疫站行将结束它光荣的历史使命。为了总结记录建站以来，几代卫生防疫工作者卓有成效的工作业绩以及我站在全市卫生防病史上的为人民健康做出的巨大贡献，总结建站以来在卫生防疫工作管理和各项卫生防疫工作中积累的宝贵经验，激励全站干部职工借鉴历史，继往开来，以崭新的战斗姿态和精神风貌，迎接新世纪卫生防病任务的挑战，开创我市卫生防病、卫生监督监测工作的新局面，经站长办公会研究，本着对我国、我市卫生防疫事业负责的精神，本着对市防疫站近 60 年来发展史、创业史、成就史负责的精神，决定编纂“淄博疾控志”，并建立编纂委员会，负责领导、组织、协调、实施站志编纂委员会由下列人员组成：

主任委员：胡　林　栾兆恺

副主任委员：李进贤　杜本华　赵　华　袁长河　王立庆　翟慎永（常务）　徐逢昌

委员：（以姓氏笔划排列）

于宪良　刘　伟　刘西美　刘同晓　刘蓓莉　巩宜华　成君方　陈　兵　陈恒杰　李卫克
李国庆　吕兰珍　宋振亮　汪春景　苗　泉　杨光宏　孟　强　孟召恒　郭　平　贾元宏
唐学会　原丽华　徐逢春　殷茂荣　常洪凯　解荣章

站志编委会下设办公室，解荣章任办公室主任。

附录 2：

《淄博日报》载文

奏响疾控之歌　保障民众健康

疾病预防控制是开大方、治大病。淄博市各级疾病预防控制机构在几十年的不懈努力中，消灭疾病，降服瘟神，保障人民群众健康，维护社会安定，谱写了一曲曲令人振奋的除害灭病之歌。近日正值市疾病预防控制中心成立一周年之际，全市疾控系统举行“唱响山东疾控之歌”主题活动，弘扬忠于职守、自强不息的光荣传统，推动全面工作再上新台阶。

谱写一曲除害灭病之歌

淄博市疾病预防控制中心的前身市卫生站始建于 1953 年 12 月，是建国后我省首批建立的 10 个卫生防疫站之一。五十多年来，在我国社会主义革命和社会主义建设中，全体干部、职工经受了无数次战斗的洗礼。他们自强不息，锲而不舍地履行着党和政府赋予的神圣使命，与严重危害人民健康和影响国民经济发展的传染病、地方病和职业危害等进行顽强的斗争，为保障人民健康和生命安全，维护社会安定和促进经济发展做出了不可磨灭的贡献。

五十载沧桑砥砺，半世纪春华秋实。建站初期，全站只有 16 名卫生防疫人员，但他们面对的是当时淄博专区所辖的二市（张周市、淄博市）、八县（博山、淄川、临淄、长山、桓台、邹平、章丘、章历）等偌大一片行政辖区的传染病防控任务。在疾控力量薄弱，交通工具缺乏，防疫和检验设备落后的情况下，我市这支年轻的防疫队伍克服重重困难，首先从传播快、危害大的传染病入手，逐村调查，全力防治，扭转了传染病肆虐的局面。

上世纪五、六十年代，我市南部山区流行着一种严重危害群众健康的地方病—地方性甲状腺肿（简称地甲病），患病后轻者脖子肿大变粗，影响呼吸、饮食，重者甲状腺代谢紊乱，丧失劳动能力。患病妇女结婚后，常会出现畸胎、早产、死产，生下的孩子多半是身体和智力发育不全的呆傻、倭小的病儿，当地群众用“一代粗、二代傻、三代四代连根拔”的歌谣来描述这种病的危害。据当地干部介绍，在发病严重的地区，农村应征青年中竟然找不到一个身体合格的兵源。

1959 年，该站 6 名疾控人员接受了调查防治地甲病的任务。由于大部分病人出现在博山和淄川两区的南部山区，五十年代，那里没有公路，交通闭塞，村庄偏远，山路崎岖，要想摸清偌大一片地区的发病情况，掌握流行规律，谈何容易！困难面前，卫生防疫工作者没有任何埋怨和犹豫。他们辗转徒步行走上百里山路，在博山区李家、池上一带“安营扎寨“，起早贪黑，走村串户，开始了艰辛而又细致地调查防治工作。这一干，前后就是长达三年时间。三年中，他们到底翻越了多少座山岭，步行了多少里路程，磨破了多少双布鞋，现在已经无从考察，也无人知晓。但是，在博山区李家、池上、源泉、南博山、郭庄和淄川区峨庄、口头、太河等 8 个病区公社的 252 个村庄中，全部都留下了他们调查防治的足迹和身影。他们通过挨门逐户调查访问得来的第一手资料，为市委、市政府制订正确的防治决策提供了准确的数据和有力地科学依据。现在，我们所能看到的，是几代疾控人员连续 10 余年持之以恒的开展补碘综合防治的成果。截至 1982 年，全市地甲病的平均患病由 1976 年的 14.17% 下降至 2.61%。全市发病最严重的博山李家、池上两个公社，发病率由调查防治前的 51.76% 和 41.08%，下降为防治后的 2.51% 和 1.93%，长期危害人民群众身体健康的地甲病得到了有效控制。1985 年 3 月和 7 月，经省和中央分别检查考核，我市达到了国家规定的“基本控制地甲病”的标准。

50 多年来，我市先后消灭和基本控制的传染病、地方病达 15 种之多，建国前那种传染病猖獗肆虐和“千村薜苈人遗矢，万户萧疏鬼唱歌”的悲惨状况早已不复存在。淄博市各级疾病预防控制机构的工作人员通过几十年的不懈努力，用消灭疾病、降服瘟神、保障人民群众健康和维护一方社会安定的辉煌成果，谱写了一曲曲令人振奋的除害灭病之歌！

勇往直前斗非典

2003 年春夏之交突如其来的一场“非典”疫情，又一次考验了我市这支疾病预防控制队伍。疫情就是命令，疫点就是战场。在抗击“非典”的战斗中，市疾控机构的 200 多名干部、职工紧急动员，立即进入战备状态。在最短的时间内，迅速组织起了由主要领导带队、疾控专家和技术骨干组成的集流行病学调查、检验、卫生宣传、消毒杀虫于一身的“非典”防制大队。在抗击“非典”的 70 多个日日夜夜中，他们恪尽职守，不怕牺牲，白天顶烈日，夜晚冒酷暑，一丝不苟地坚守在各自的战斗岗位，先后排查可疑疫情事件 61 起，检疫、排查可疑对象 2852 人（次），对 50 万辆（次）公交车辆进行严格消毒、登记，与其它部门协同作战，完成了省外来淄人员 52162 人（次）的检疫和全市 1253 个建筑工地 14 万外来民工的排查，圆满完成了阻击“非典”的艰巨任务，又一次向党和人民交上了满意的答卷。

毋容置疑，正是有了这样一支能征善战、吃苦耐劳的疾控队伍，正是有了这样一批爱岗敬业、忠于职守的健康卫士，我市的疾病预防控制工作才会取得令人瞩目的成绩，广大人民群众的身体健康和生命安全才会得到有效地保障。

辛勤耕耘 成就辉煌业绩

近年来，淄博市疾病预防控制机构认真贯彻落实《食品卫生法》、《职业病防治法》、《公共场所卫生管理条例》等法律法规，积极开展了职业卫生、食品卫生、环境卫生、学校卫生、放射防护卫生等公共卫生监测与评价工作，为疾病预防控制和卫生监督监测工作提供了可靠技术支撑。

他们严格按照市卫生局的“三名战略”要求，积极推行科技战略，营造了钻研业务技术、大力开展科学研究的良好氛围，使我市的预防医学科研工作走在全省疾控系统的前列。据不完全统计，自 1980 年以来，全体业务人员紧密结合疾病预防控制工作，先后完成了 64 项重大科研项目。其中，44 项获省、部级或市级科技进步奖。获奖项目中，有 4 项达到国际先进水平，有 1 项为国内首例，有 21 项爱到国内领先水平，有 2 项分别填补了国内和省内空白。

依照我市卫生工作总体规划，他们制定了“三步走”战略，全面加强了疾病预防控制体系建设，并积极争取政府支持，改善了检测检验条件，先后建成了淄博市健康教育大楼，完成了院落改造，办公和生活条件焕然一新。

五十多年的辛勤耕耘，赢得了党和政府以及人民群众的信任和高度评价。自 1986 年以来，淄博市疾病预防控制机构先后荣获“全国环境卫生工作先进单位”、“全国卫生报刊发行先进集体”、“全国计划免疫工作先进集体”、“全国放射卫生工作先进单位”、“全国卫生防疫防治工作先进集体”、“全国疫情管理先进集体”等荣誉称号。

岁月如歌　看今朝任重道远

时光如水，忆往昔成就辉煌。2005年12月，在原淄博市卫生防疫站的基础上组建了淄博市疾病预防控制中心。卫生防疫站的名字或许被人们淡忘，但在除害灭病、重大疾病控制工作中所建立的辉煌业绩将永久地载入不朽的历史史册！当前，艾滋病、结核病、人禽流感等新老传染病预防控制，食物中毒、职业中毒等突发公共卫生事件应急处置、公共卫生监测工作仍然任重而道远。让我们衷心地祝愿吧！祝愿新诞生的淄博市疾病预防控制中心承前启后，继往开来，不负众望，为我市经济发展和人民健康事业做出更大的贡献，祝愿我们这座美丽的城市永远不再遭受瘟疫的侵扰；祝愿充满魅力和希望的淄博经济更加发达，社会更加和谐，人民更加安康！

（原载《淄博日报》2007年1月26日第9版）

数字彰显辉煌

在淄博市疾病预防控制中心档案室，记载着如下令人振奋的数字和疾病防治成果：

1953年，淄博市消灭了天花；

1954年，全市消灭回归热病；

1958年，全市消灭黑热病；

1975年，白喉在淄博市绝迹，至2006年的32年间，全市无白喉病例发生。

1981年，淄博市基本消灭麻风病；

1983年，经省考核验收，淄博市基本消灭丝虫病；

1985年7月，经中央考核验收，淄博市达到国家规定的基本控制地甲病标准；

1986年11月，经省组织考核，淄博市达到卫生部规定的基本消灭疟疾标准。

1992年—2006年，淄博市连续15年控制了脊髓灰质炎的发生。

2003年12月，达到消灭丝虫病部颁标准。

截至2006年，全市麻疹、百日咳、流行性脑脊髓灰质炎、流行性乙型脑炎、伤寒与副伤寒等5种急性传染病的发病率，已连续5年被控制在1/10万以下的历史最低水平。

（原载《淄博日报》2007年1月26日第9版）

挥之不去的“防疫情”

一台精美绝伦的高端手术，远不如一种疾病的消灭更令人瞩目，我市已连续32年无白喉、15年无脊灰病例发生。卫生防疫站实现重大历史性转轨，疾控中心承担起了历史重任。“卫生防疫站”的名字或许随着时间的流逝而淡出，但几十年风风雨雨、除害灭病的历程，却令人刻骨铭心。

卫生院里卖海带　小山村舞动“萤火虫”

“一代粗，二代傻，三代四代连根拔”。今年78岁的原淄博市卫生防疫站副站长、山东省劳动模范张汉民所处的年代，由于生活贫困，吃蔬菜少，在博山池上、李家、源泉，淄川太河、峨庄、口头等部分山区乡镇高发地方性甲状腺肿，成年人的脖子看起来像婴儿脖子一样粗，也有老人叫“婴脖子病”。为此，这些山村许多年都没有兵源。

1956年，张汉民到原博山县源泉乡处理一起食物中毒时，发现当地许多群众患有甲状腺肿。经过站领导同意后，他便带领8个人的工作组，深入到这些山区开始为群众查体治病。普查措施非常过硬，由村党支部书记布置任务，会计造册，民兵连长领着查，要求乡不漏村，村不漏户，户不漏人。普查结果实行“三堂会审”即由三路人马分头自查，查完后写到手心里，会审时同时亮出来，如果有一方不符即推倒重来。

长年山区工作，生活艰苦，那里许多山区乡镇都不通车，工作人员有时一天需要步行60里路。了解张汉民的人都知道，他有个习惯几十年来从来不穿皮鞋，一双布鞋伴春秋。在他和同事们的艰苦努力下，他们对8个乡镇的群众进行了查体，经初步了解，有的乡镇群众患病率高达50%，其中二度以上占50%。

在缺医少药的年代，治疗和预防工作更是困难重重。他们想方设法购进海带，由乡镇卫生院代购分发到村、到户，这成为当时一条非常有效的预防措施。许多群众没有钱买，就变卖家中废旧物品后再来买海带。

对病情较重的病人，必须实行服药治疗，他们运用自己在工作中总结出来的经验“送药到手、看服到口、不服不走”，利用晚饭找人便利的时机组织赤脚医生们3人一组，即一人提煤油灯、一人提暖瓶、一人拿药，为患病群众送药到家。张汉民想起当时的情景心情还非常激动：“在山区的夜晚，一组组高高低低的煤油灯，分布在弯弯曲曲的山路上，宛如山间飞舞的萤火虫，在夜间的小山村构成了一幅美丽动人的画面，也映照了防疫大夫与群众间水乳交融的关系”。

经过张汉民等老一辈防疫工作者8年的不懈努力，这些山区乡镇都基本控制了甲状腺肿这一疾病的发生。

她在防疫一线感染了出血热

市卫生防疫站原地方病防治科科长丁桂芬工作的年代，流行性出血热横行，社会对此病认识模糊，传播渠道不是很明确。流行性出血热来势凶险，死亡率高，又因为与感冒症状相似，临床上常造成误诊。她那时和同事们一道天天下村入户，发灭鼠药、布鼠夹，指导基层灭鼠工作。

1984年春天的一天，丁桂芬与同事们到临淄区边河乡放鼠夹、采血样，正巧赶上村里一位妇女发烧，她在为这位妇女采集血样时，有一滴血流到手指上，恰巧当时手指上有一道裂口，这一滴血使她经受了一次生死考验。

次日，她就开始出现高烧，头痛欲裂，第三天持续不退。这引起了高度怀疑，她到医院化验尿显示蛋白高，更认定是出血热无疑。她果断指挥同事将自己送往市传染病医院。由于发现早，救治及时，她凭着顽强的毅力战胜了病魔。尽管与死神擦肩而过。但收获却很大，进一步认定为淄博地区流行性出血热发病是家鼠传播，为以后出血热的预防提供了重要依据。

一家小型化工企业被停产

今年71岁的原市卫生防疫站职业劳动卫生科科长张仲平，是我市为数不多的国务院特殊津贴获得者。在五六十年代，我市的一些工业企业作业环境恶劣，防护条件差，安全意识淡化，职业病防治又无法可依，张仲平和同事们的工作条件艰苦，面临的困难很多。到企业监测得不到理解，还常遭受冷遇，有时甚至被拒之门外。

当时，我市的职业病发病情况非常严重，仅尘肺病人就占了全省的一半。为了保障劳动者的健康，他们在工作中知难而进，动脑筋，想办法，寻找工作突破口，与劳动局、总工会、经委等部门联手行动。当时，一家区办小型化工企业生产二嗅氯炳烷，含有剧毒物质杀伤精子，张仲平和同事们设法进入企业后，为现场134位工人查体，结果患病者达9位。他们将这一结论以最快的速度向上级部门领导汇报，当地政府立即勒令这家企业停产。这一事件在众多企业中引起强烈震动。由于他们的卓越工作，淄博的安全生产和职业防护工作也受到上级领导的好评，1988年，在全国劳动卫生管理工作会议上，我市作为唯一市级代表大会发言交流经验。同时，他们注意总结经验，开展的一些科研课题研究在全省和全国占有重要地位，“蓄电池厂铅中毒30年预防措施研究”，对铅尘和铅烟危害提出了数理化标准，为卫生部制订相关标准提供了科学依据，也改写了铅尘，铅烟同一个标准的历史，使职业中毒危害监测更理性、更科学。据悉，这一标准沿用至今，该成果获卫生部“科技技术进步二等奖”。

一次惊心动魄的“排险”

在疾控中心这支队伍中，防疫科是“急行军”，“疫情”就是命令，哪里有疫情，哪里就有他们的身影。由于诸多原因，一些险情的排除在当时也不便言说，他们常常被称为“幕后英雄”。

在防疫这一岗位工作近30年的市疾病预防控制中心性病与艾滋病防制所所长于宪良经历的大大小小“排险”达30多次。

1995年夏天，他接到一卫生院疫情上报电话：当地出现4例腹泻病人，疑似某类传染病。他带同事们火速赶往收治病人的卫生院，根本来不及做准备工作，他与同事们利用乘车的空隙重温相关传染病的处置程序和方案，并给妻子打电话：“我有重要任务，可能一段时间内要封闭式工作”。到达现场后，马上对病人进行取样化验，化验结果与卫生院上报相符；又进行增菌实验，结果进一步明确。

他们旋即进驻疫情发生村。经调查，发病人员饮用了村中同一口水井里的水，在现场查看时发现，这口井井周围积攒了大量地表人粪，由于井台较低，下雨冲刷后粪水极易流入井内，并且工作人员取样化验后查出了致病菌，这无疑是一场水体感染爆发的传染病。

他们当即提出三条措施：第一，对进入该村的行人实行“强制性劝阻”，劝阻入村者一段时间不要进村；一旦进村，必须执行八天隔离观察期。第二，停用本村水井，饮用水和食物由外援定时供应；第三，对全部村民进行取样化验对不明原因腹泻的村民粪便搞好消毒处理；第四，按照相关规定，对水井进行彻底消毒、抽空处理，并要求村民对家中相关容器消毒后再用。

在这场历时八九天的硬仗中，由于他们工作规范有序，措施到位，期间没有新发病人，这一由水体污染爆发的传染病被乖乖降服，有效阻止了对人民群众的损害。

在性命攸关的时刻

一位老防疫工作者谈起几十年的防疫历程由衷地说：“过去我们是风风雨雨，现在年轻一代是枪林弹雨”。现在经济发展，社会进步，但由于企业多元化发展，乡镇、村、合资企业大量涌入，许多小型企业职业防护依然缺乏，劳动卫生和职业防护工作依然艰辛。

市疾病预防控制中心职业卫生与中毒控制所所长郭平，在谈起一起急性职业中毒事件的处置时，心依旧揪得很紧。那是一天下午，一基层疾控中心来报：一小型化工厂两名员工在工作现场先后发生不明原因、闪电般死亡。郭平带工作人员快速赶到现场后得知，事情发生在一地下设施，他们的任务是快速取样化验查清是什么类型的职业中毒，为后续处置提供准确的依据。取样必须进入现场，由于已有2人死亡，人们都沉浸在万分恐惧之中。显然，进入现场必须有过得硬的防护设施，否则等于送命。后来，他们想法借来了消防部门的防护面具，郭平一把抢在手，明确指令：“我一人下去，其他人员在上面待命”。记者在采访中问他“当时你怕不怕？”他说“采样过程中会有些不可测的因素，如物体爆炸、防护设施不严等后果都不堪设想，但我是科室负责人，我不能把危险推给别人”。在严密的防护下，郭平顺利完成了采样任务，化验结果令人震惊：硫化氢浓度达 1800 毫升。据悉，硫化氢浓度达到 800 毫升即可致死人命。在他们的努力工作下，这一急性职业中毒事件的处理和以后的防控工作得以顺利进行。

……

据统计，几十年来，近 20 余种疾病在我市得到控制和基本消灭。饮水不忘挖井人，当我们在享受健康生活带来的甜蜜果实时，请不要忘记那些为健康生活付出艰辛努力的人们。

（原载《淄博日报》2007 年 1 月 26 日第 6 版）

密织疾控网　夯实防护堤

（李卫克　整理）

张店：干预措施进工地

张店区疾病预防控制中心在预防艾滋病方面走在了全市的前列。2006 年至今他们已开展各类宣传咨询活动 41 次。区疾控中心与有关人员分组包村，对 24 个村进行了无缝式全覆盖宣传，宣传入户率达到 98% 以上。去年 12 月 1 日全市“世界艾滋病宣传日”活动中，参加单位达 117 家，发放宣传品 11 万余份。

最近，他们又与市疾控中心共同开展了“疾控送健康”爱心活动，在张店区西七路恒基花园建筑工地，为 100 余名民工进行了艾滋病预防知识讲座和免费检测。据悉，他们还在高阳建筑工地、天齐鲁信花园工地、山东理工大学、张店区实验中学等一些建筑工地、学校和公共娱乐场所开展数次健康查体活动，均受到欢迎。

淄川：筑起健康长城

淄川区疾病预防控制中心全力做好重点传染病防制工作。流行性出血热是一种自然疫源性传染病，防制工作难度较大。该区 1999 年出血热发病百余例，是近几年发病较高的一年，以后一直呈现高发趋势，该区区委、区政府高度重视，把出血热的防治工作纳入重要议事日程。区卫生局与区疾病预防控制中心抽调近 30 名专业人员组成督导工作组，分组包乡镇进行督导，确保管理措施落实。同时，集中人力物力，在全区范围内开展群众性灭鼠活动，五年多来，累计投放毒饵 300 多吨，有效降低了鼠密度，保障了群众的身体健康。

他们积极开展卫生防疫防病科学研究，参与开展的《中国人群吸烟率及相关行为的流行病学研究》获卫生部科技进步二等奖；17 项科研课题获市科技进步奖和自然科学优秀成果奖。

博山：实施“慢病防治”工程

博山区疾病预防控制中心积极探求对新疾病谱中重大疾病的防治措施，在有效控制各种传染病的同时，加强对慢性非传染性疾病的防治工作，提高了广大人民群众的健康水平。

博山区疾病预防控制中心成立了“慢性病防治门诊”，对高血压、糖尿病等常见病、慢性病进行防治。力求防治结合，以点带面，并以门诊为阵地，落实健康教育、行为干预措施，大大降低了心脑血管意外等重大疾病的发生。同时对基层慢性病治疗实行规范化管理，逐步健全监测干预网络。

同时，该区积极承担了我省“全国第三次死因回顾抽样调查工作”，通过本次调查，摸清了心脑血管疾病、癌症等严重危害人民健康重大疾病的相关规律，这对指导下一步慢性非传染病防治工作具有重要意义。

周村：重点传染病防制成效显著

作为疾病预防控制机构的周村区卫生防疫站坚持“预防为主”的工作方针，完善和落实各项防病措施，有效控制了各类传染病、地方病的发生。

为加强艾滋病防控工作，他们大力宣传预防知识，对重点场所的从业人员进行了行为干预，对3000余名羁押人员和外来妇女进行了艾滋病病毒抗体筛查。他们将结核病防治作为疾病预防工作的重要内容，多年来，强化归口管理和防制指标管理措施，提高了肺结核病人发现率和治愈率。2006年，该区部分小学发生流行性腮腺炎和某奶牛场发生布氏杆菌疫情，该站专业人员以高度的警觉性，立即启动突发公共卫生事件应急处理机制，及时扑灭了疫情。

临淄：免费接种保健康

为有效预防和控制甲肝、风疹传播的流行，临淄区疾病预防控制中心从2006年8月起免费为全区适龄儿童接种甲肝疫苗和风疹疫苗，这也是临淄区委、区政府为全区妇女儿童办的十件实事好事之一。

临淄区投入71.04万元用于疫苗采购和接种，并将此项工作纳入2007年区财政常规预算。该区疾控中心下发了《关于为适龄儿童免费接种风疹减毒活疫苗和甲型肝炎灭活疫苗的通知》，邀请了市疾控中心有关专家进行了技术培训，在政府网站、临淄电视台等媒体刊登公告，广泛宣传。自8月15日起，正式对适龄儿童免费接种风疹、甲肝疫苗。截至目前，已接种甲肝疫苗4080余人份，风疹疫苗3024余人份。为当地百姓防病提供了一定的保障。同年，他们还组建了专业消杀队，与城区74家饭店、旅馆和机关、企事业单位签订消杀合同，定期进行蚊蝇等病媒昆虫的消杀，维护了城市卫生，减少了虫媒传染病的发生。

桓台：为群众提供一流的免疫服务

桓台县卫生防疫站在全市率先实现以镇为单位集中接种的基础上，统筹规划、增加投入、完善设施，先后投资60余万元，在全市首批创建了8处省级示范门诊，6处市级规范接种门诊，并且全部实现了微机网络化管理，为当百姓创造了一流的免疫服务环境。全省免疫规划现场会在该县召开，卫生部、省卫生厅领导及与会代表、专家给予了高度评价。卫生部计划免疫工作评审组对该县30个村630名儿童接种情况进行了调查，一致认为该县计划免疫工作，领导重视、组织健全、措施落实、成效显著。

他们将免疫规划工作经费纳入了县财政预算，于2006年元月份开始对一类疫苗接种全部免费，截至目前，免收疫苗费、接种劳务费等近40万元。加强冷链管理，严格按要求保存、运输、管理疫苗，严格进货渠道，确保疫苗质量，使该县的免疫预防服务工作质量明显提升。

高青：强化基础设施建设

高青县为完善疾病预防控制体系，强化基础设施建设，带动了各项工作的开展。

高青县政府把县疾病预防控制中心项目建设列为为民所办的六件实事之首。通过政府无偿划拨建设土地、拨付专项建设资金、减免配套费等措施，总投资 800 余万元，建成了建筑面积 6123 ㎡的疾病预防控制大楼，并于 2005 年底竣工投入使用。

为充实和完善疾病防控体系，他们 2006 年投资 30 余万元新上生物安全柜、酶标分析仪等仪器，建成艾滋病初筛实验室并通过了省级验收。他们高度重视突发公共卫生事件应急处置工作，设立了值班室和药械室，做到人员、药械、物资、车辆四落实，开通 24 小时值班电话。

在完善硬件建设的同时，他们开展全员业务培训，进一步提高了全体干部职工的业务素质。

沂源：打造权威品牌

沂源县疾病预防控制中心适应发展的新形势，创新发展思路，加强疾控体系硬件建设，打造权威品牌。

2006 年全面完成了建筑面积 1400 ㎡检验楼的建设，全面改善了检验室和艾滋病初筛实验室的检测检验条件，并购置新上了原子吸收、分光光度计、酶标仪等设备，价值 60 余万元，大大提高了实验室的检测检验水平，逐步形成了公共卫生检测检验、预防性健康检查和慢性非传染性疾病防治“三个中心“的主导地位和品牌效益，为公共卫生执法及其它行政执法等部门提供了优质的卫生技术服务，实现了资源共享，科学发展。

为拓展疾控发展的新领域，沂源县疾控中心建成高标准的社区卫生服务站一处，内部配套仪器设备 30 余万元，为胜利小区居民提供了高效、便捷的医疗卫生服务。

（原载《淄博日报》2007 年 1 月 26 日第 9 版）

重灾区有个活动着的“卫生防疫站”

淄博晚报记者董振霞

他们加上司机一共只有 11 人，却承担着 4000 多名灾民安置点和两个乡镇的卫生防疫任务。在他们走过的地方，你找不到让人忧虑的苍蝇和蚊子，记者到他们工作的地方采访，遇到的每一个灾民都对记者竖起大拇指说：“淄博人真能干！”他们就是现在仍然战斗在重灾区德阳绵竹市的山东淄博防疫队。

请淄博防疫队帮忙处理 40 万枚松花蛋发臭造成的污染源

6 月 15 日早晨 8 点多，记者从绵阳驱车 100 公里赶到他们所在的 绵竹市二号桥灾民安置点采访时，他们早就分组开始了一天的工作。分兵两路，一路在二号桥 4000 名灾民安置点里喷洒消毒液，另一路则赶赴绵竹下辖的两个重灾镇东北镇和齐天镇进行卫生防疫。

队长淄博市疾控中心纪检书记、工会主席翟慎永正准备带队赶赴东北镇处理一起紧急卫生防疫事件。因为一大早，他们就接到了一个求救电话，说：“东北镇有个松花蛋厂，地震中存着 40 万枚松花蛋，厂房倒塌后全被埋在了废墟里。现在这些松花蛋开始散发异味，并招来大量苍蝇，对当地环境造成较大威胁。当地卫生院和卫生防疫部门已经无法控制局面。请求淄博防疫队派人增援。”

9 点，翟慎永带领淄博疾控中心健康教育所副所长韩克之、质检科副科长侯学文、卫生监督局科长陈兵和淄博第一医院王延军赶往松花蛋厂。这里已经聚集了不少当地卫生防疫人员，隔着好几百米，记者闻到一股异臭。走进了，才看到苍蝇和各种蚊虫四处乱飞。

当地卫生院工作人员面对这种局面已是束手无策，焦急的说："我们已经喷了一个星期的药水了，一点用也没有。请你们帮着想想办法。"淄博市卫生监督局的科长陈兵放下手头的药水，就赶到废墟里，他实地调查了一番后，立刻便在笔记本上草拟了一个治理方案。他说："一号点，将我们拿来的药水用一桶水两盖药水的比例配药后喷洒。二号点，用用一桶水四盖药水的比例配。"几个人开始行动。

半个小时候，药水喷洒完毕。卫生防疫队又赶往汉旺镇，在汉旺他们将应当地卫生防疫部门的请求，紧急处理另一起防疫事件。翟慎永说："中午时再来这里看看治理效果。"12 点，再次回到这里时，记者发现嗡嗡叫的苍蝇已死了一地，渠沟里的白色蛆虫也翻起了白肚皮，当地几个村民正在对这些成果进行清理。

问题解决了。翟慎永说："明天还的再来看一趟。这里还有异味，还有一些被废墟埋压的松花蛋，必须再处理几遍才行。"

6 万平方米安置点一天走 10 公里路喷洒药水 400 公斤

回到驻地的时候，已是过午 1 点半，此时，留在二号桥安置点的淄博疾控中心信息科副科长赵军溪、健康监测科副科长宋雷刚、职业卫生所周群、淄博卫生监督局的江守军、淄博市第五人民医院病区主任王法鑫和第五医院的郭洪绪早就完成了上午的消毒任务。

记者看到，十几个大消毒罐排在挂着"山东淄博卫生防疫队"的帐篷前。几个队员刚刚吃过午饭、正在整理消毒药品。队员宋雷刚告诉记者："这些罐装满了每只都在 80 斤左右，我们要围着这些帐篷仔仔细细洒一遍，工作量不小，必须提前准备好药水。"

采访中记者了解到，这个灾民聚集点共有 4000 多名灾民，他们分别来自重灾区汉旺镇、清平乡、天池乡和金花乡。每天，淄博防疫队要在这个面积达 60000 平方米的灾民安置点喷洒两次消毒药水，一天洒的总量大概是 400 公斤，每个人步行走的路大概是 10 公里左右。这还不算开车到另外两个乡镇和接受当地紧急求援而处理的各种突发事件。

"这里原来全是农田，现在开辟成了安置点，地全是土路，一下雨全是泥。我们只能穿胶鞋，这里潮湿闷热、一遍喷洒下来，鞋里出的汗能倒出水来，脚都泡的发白。"陈兵说。

最让我们不习惯的还是饮食，由于没有专门的食堂，他们只能同当地灾民一起在公用食堂里用餐，不习惯当地饮食的队员这几天下来都瘦了一大圈。由于这个安置点白天没有电，没有开水，只能喝矿泉水，有时候，队员们只能靠吃方便面充饥。陈兵说："现在一看到方便面都觉得恶心了。回到淄博后，再也不吃火腿肠了。"

2 小时处理 3 起堰塞湖决堤造成的污染事件

采访中记者了解到，淄博这支卫生防疫队是 6 月 6 日到达绵竹的。作为淄博第二批卫生防疫队，他们承担的任务就是负责二号桥安置点的食品卫生、疫情监测、消毒杀虫、健康教育及心理干预工作。

6 月 7 日，第一天上班，他们就开始对整个安置点进行摸底调查。通过对灾民安置点的检查，他们发现居民食堂、附近食品摊点卫生问题较多，便及时提出了改进意见并开始帮助落实。他们先是对居民居住环境、长期睡地铺带来的卫生问题给予健康教育和技术指导；接着加强蚊蝇消杀力度，使蚊蝇密度大幅度下降。在紧张工作的间歇，他们还对从废墟中走出来的有心理问题的居民及时进行心理干预和指导，并积极开展流行病学调查，从而使救灾防疫工作走上了一条科学规范化的道路。

工作走上了正轨，他们又主动请缨，将东北镇和齐天镇的卫生防疫工作也承接了下来。这样，他们的工作量又大大增加了。韩克之给记者算了一下，他们每天光奔波的路程就在300公里以上。“除了正常防疫工作之外，我们的一个重要工作就是支援当地卫生防疫部门。”他说。

6月13日一大早，他们接到绵竹市疾控中心的求救电话：“拱星镇因上游堰塞湖泄洪有三处河段决堤，洪水淹没农田、道路，冲毁鱼塘和部分房屋，急需救援。”

灾情就是命令！放下电话，他们立即组织队员，带上消毒物品赶赴现场。“当时洪水刚刚退去，道路泥泞不堪，车轮时常陷入深坑，众人你抬我推，才终于到达现场。”翟慎永告诉记者，“根据现场勘察，我们确定了洪水波及的范围，开始与绵竹市疾控中心共同制定了应急处置预案，并指导当地卫生院开展灾后消毒等工作。”

让人感到棘手的是，当地居民反映，他们在堤坝附近水坑发现一具高度腐烂的无名尸体。尸体是顺着堰塞湖水冲下来的，必须紧急进行处理。接到报告后，淄博防疫队立即进行勘察，并对水坑及其周围进行了“疫点”消毒处理。整个消毒过程进行了两个多小时，完工的时候，已是中午11点多。队员们来不及休息，又赶赴下一个工作现场，直到下午2点，才吃上午饭。

这顿午饭依旧是方便面，这顿饭他们只用了15分钟时间。因为他们又接到了求救电话。

在淄博防疫队的一份工作日志上，记者看到了这样一组数字：6月9日工作量统计：环境消杀面积4.8万平方米；消毒车辆42辆；消杀药原液480公斤，卫生宣教2000人次；培训50人次；流行病学调查800人次；疫情检测2万人次；心理干预（疏导关怀）192人次；食堂卫生检查指导30点次；发放明白纸、心理保健与危机干预资料1000份；饮食、饮水、消毒指导96户。

工作中问题、困难与建议：发现灾民食堂变质肉40余斤，建议销毁处理，发现男厕所清扫不及时，及时与救灾指挥部联系，现已基本解决。

这只是他们一天的工作，全是一些看起来琐碎不起眼的工作，但一位灾民告诉记者：“我们每天一起床就能看到淄博防疫队的队员，看到他们我们心里踏实。”

采访结束的时候已是下午3点多，准备离去的时候，队员们又开始穿防护服，开始药水喷洒工作，此时安置点的地面温度是37度，穿上防护服不到5分钟，队员们脸上就挂上了细密的汗珠。这一天，他们还要穿着这身防疫服，背着80多斤重的消毒罐走10多公里。

一座城市的健康坚守

——记淄博疾控一线的女卫士

在我们身边有这样一群忙碌的身影，她们虽是纤弱女子，却勇往直前，战斗在没有硝烟的战场。她们无怨无悔的真诚付出，为人民的健康撑起了一片蔚蓝晴空。她们是淄博疾控一线的女卫士。她们坚守的，是一座城市的健康防线。

用真情捍卫生命

深夜，一阵急促的电话将睡梦中的张存玲叫醒：电话那端，我市一所医院一位患者疑似毒鼠强中毒。张存玲即刻起床、穿衣，乘车赶往淄博市疾控中心卫生理化实验室，她打开设备，做好实验前准备，患者标本一送到，即以最快的速度检验，为临床医生制定治疗方案提供依据……像这类事情对淄博疾控一线的女职工来说，早已习以为常。

淄博市疾控中心的一线业务科室，女性顶起了大半边天。秦爱玲，淄博市疾控中心免疫预防所所长，她娇小纤弱，身体也不太好，但她下基层调查儿童免疫情况，走村串户，从不喊累。王玲，传染病防制所所长，温婉秀丽的她为进行鼠带毒率监测，连续几个深夜在山村捕捉老鼠，现场解剖，制作标本，从不喊苦。还有刘军、李玲、杨绪红……她们坚守在疾控一线，不论时光短暂抑或是漫长，她们从来无悔。

用仁心传递温暖

一直以来，艾滋病都是许多人禁忌的话题，谈“艾”色变，人人自危。但对淄博市疾病预防控制中心艾防所的 4 名女医师来说，却要时时面对，而且，已持续多年。

她们经常放弃休息，工作到深夜，甚至忍受冷漠与讥讽，只为动员易感人群去接受 HIV 检测。她们紧紧握住艾滋病患者的手，和患者一起吃饭、聊天，只为倾听患者的心声，缓解他们的痛苦，疏导他们的情绪，鼓励他们面对现实，积极接受治疗，努力战胜病魔，重新找到生活的方向。“一个亲切的眼神，一个简单的握手，对于艾滋病患者来说，那就是信任，那就是爱。”艾防所所长巩翠华说。

艾防所的女医师只是淄博疾控人的一个缩影。由于职业的特殊性，疾控人大多需要直接面对各种疫情，工作环境高暴露、高风险，然而没有一个人因此而放弃，没有一个人人因此而畏缩。

用大爱守望城市

生活中，她们温柔的母亲，她们是孝顺的女儿，她们是贤惠的妻子。然而，在城市面临疫情威胁的紧张时刻，她们只有一种身份：疾控卫士。

当疫情出现时，她们通宵加班、废寝忘食地驻守在实验室；当甲流警报拉响时，她们不眠不休，连续工作几十个小时，科学研判，制定方案，严密布控，深入基层指导培训；当手足口病疫情发生时，她们深入现场进行流行病学调查、采集疾病信息……她们战斗在没有硝烟的战场，用大爱与大勇，守望着城市的安全，守望着人民的安宁。

这些平凡而英雄的女性，正用忠诚与奉献书写着淄博疾控的光辉传奇。

信念的坚守与超越

——记淄博市疾病预防控制中心主任翟慎永

时间，心间，空间。对这“三间”全力忘我的投入，足以承载起一个人对信念执着追求的最高标准。从业 29 年来，翟慎永埋头深耕于一个个研究课题，将精力悉数给了疾控事业。

如今，在学术研究中，他是一位治学严谨、造诣深厚的学者，是近二十年来淄博市卫生系统唯一一位省科技进步二等奖获得者；在疾病防控中，他是一位冲锋在前、战功卓著的专家，在汶川地震后第一时间赶赴灾区救援；在日常管理中，他是一位胸怀全局、指挥若定的领航人，与全市疾控人戮力同心、锐意进取。无论角色如何转变，但他对疾控研究的热情始终坚定，如现代版的西西弗斯神话，被赋予了不断追求的干劲与激情。

从环境与疾病的预防研究，到传染病防治、慢性病防治，再到卫生检验检测和质量管理，翟慎永在一个宽广而充满未知的疾病防控领域上下求索、稳健前行，以执着于疾控事业的坚定信念，在齐鲁大地上赢得了疾控专家的美誉。

科研深耕：一项 11 年的肺癌课题

一觉醒来，毛巾已冻成了冰管。

此时人们正熟睡于梦乡，他却不得不离开热被窝，裹上同事援藏带回来的棉大衣，带着监测仪器去感受户外的严寒。

这是 1982 年一个深冬的凌晨，也是翟慎永参加工作后的第一个冬天。这一年，他从淄博卫校毕业被分配到淄博市卫生防疫站，从事环境卫生监测工作，而空气质量监测就是日常工作中的最基本的一项。

在上世纪 80 年代，人们关注的热点，是大气污染对健康的影响，淄博是一个工业城市，陶瓷、煤炭产业发达，而博山地区三面环山，空气污染物不易扩散，这方面的污染更甚于其他城市。因此，年轻的翟慎永毕业后，就被安排在位于博山陶瓷厂的监测点，进行大气质量监测。为了获得精确数据，他吃住在现场，收集信息，汇总分析资料，为决策提供依据。每次监测要持续半小时，赶上寒冬腊月，气温骤降，凛冽的寒风吹在脸上如刀割一般，一会儿就表情僵硬、手脚冰凉，遇到沙尘天更是风卷沙石，打得人睁不开眼。但那时候他们毫不畏惧，满腔热情地投入工作。

进行全死因调查也是日常工作的一项，翟慎永和同事们在走街入巷的调查中发现，博山地区的肺癌死亡病例明显多于其他地区，在一系列初步调查研究之后，翟慎永参与了他毕业后的第一个课题研究——《博山区大气污染与肺癌死亡关系的调查研究》。

回首当年，最初翟慎永与同事们研究这一课题，不过是为了寻找生命健康与空气污染的联系，他自己也不曾料到，这一课题研究会持续 11 年之久，更不曾料到，真正做起来会遇到无数困难。

那时候去哪都是徒步，博山地区多山，就连城区都是高高低低的爬坡路，更不用说农村，可谓道路崎岖、攀爬困难，而挨家挨户调查，假若是肺癌，还需要另外填写肺癌调查表。常言说万事开头难，入户是调查是最起码的开始，更是最难的一环。“当时许多人不理解，人都死了，还来调查什么？因此，一听是做死亡调查，家属都不配合。”翟慎永回忆，那时候，入户调查会遇到形形色色的困难，有些家庭沉浸在家人过世的悲伤中，不愿意讲，这种需要调查人员耐心沟通，做好说服工作，而说服工作往往一次不奏效，还得去第二次。遇到脾气不好的，根本不叫你进门，但还是要再做工作，想法设法完成调查。翟慎永和同事顺利的时候，一天也只能调查一个村子。

为了进一步探索环境与肺癌的关系，翟慎永和他的课题组开展了现场诱癌实验，利用大气飘尘提取物进行了致畸、致癌、致突变试验。

历经 11 年的艰苦研究后，1993 年，《博山地区肺癌高发原因及经济将损失研究》出炉，从肺癌流行病学、环境质量监测、环境毒理学和经济损失分析等方面揭示了博山地区空气污染是肺癌高发的主要原因，并由此造成的重大经济损失，为政府制定环境决策提供了科学依据。

这一研究在全国都极具代表性，受到了国内环境卫生专家的关注。

“该课题设计严密、指标全面、方法可靠，数据处理妥当，通过空气监测、流行病学、毒理学及卫生经济学等多种手段，全面深入地阐明了博山地区空气污染是肺癌高发的主要原因及其危害程度，研究的时间跨度长、工作难度大，结论可靠度高，基本上说清楚了空气污染造成的健康损害，为我国的环境医学研究做出了新贡献，处国内领先水平。”著名学者、时任卫生部技术委员会委员、全国环境卫生专业委员会主任委员、环境与健康杂志社主编董善亨教授对课题组的敬业精神大加赞誉，并同时将研究成果向世界著名环境科学专家、时任国家环境保护总局局长曲格平汇报，并给予高度评价："环境污染与健康的关系一直说不清楚，你们的研究在局部地区说清楚了。"

11 年的艰辛换来了与之相称的荣誉，《博山地区肺癌高发原因及经济损失研究》获得山东省科技进步二等奖。翟慎永也被评为淄博市专业技术拔尖人才，市优秀青年知识分子标兵，并荣获全国刘世杰教授预防医学奖励基金。

生命护航：多项研究惠百姓

一枚石子激活满池春水。

肺癌的研究并不是 11 年工作的全部，在这期间，一系列研究也在翟慎永这个颇具拼搏智慧的带头人的主导下有序展开，而肺癌研究的圆满完成及获得的高度评价，更是为淄博疾控人注入了继续研究下去的巨大活力。

淄博是个年轻的地级市，一无高等学府可资依附，二无专家学者可供咨询，翟慎永他们的研究与一些大专院校和专业实验室相比，更不可同日而语。然而他们并没有因为处于最基层而暗自鄙薄，相反，他们利用身处基层，具有更多机会接触各类患者和病源的便利条件，认真细致地做了不少全国领先的科研项目。

上世纪八九十年代，除了大气污染，人们对其他环境污染普遍缺乏认识，翟慎永和同事们以超前的思维，意识到环境污染的重要性，他们到淄博所属的五区三县，进行了大量深入的调查研究。

临淄区是特大型石油化工企业齐鲁石化的所在地，是翟慎永他们做调查常去的地区之一。1988 年，《临淄地区水体污染与居民健康关系的调查研究》立项。翟慎永和同事骑自行车从张店出发，行程 70 余里，到达调查的第一站临淄皇城，那时候住在乡镇的车马店，冬天连个火炉子都没有，店家看他们是市防疫站来的干部，热情地再给他们加一床褥子，但依然难抵冬夜的寒冷彻骨，他们就靠不停地喝热水御寒，雪地里有他们留下的身影，泥泞的路上有他们留下的足迹，历时 3 年时间完成了该项课题。1991 年，《石油化工废水污染饮水对居民健康影响的调查研究》在环境与健康杂志作为首篇论著刊发，而时年 29 岁的翟慎永则被誉为环境卫生领域一颗冉冉升起的新星。

张店是一座以化工、冶金、制药为主的新型工业城市，也是市委市府驻地，环境与健康备受人们的关注。自 1990 年起，翟慎永和他的课题组又开始了对张店环境污染对居民健康影响的调查研究，一干就是 6 年。夏天，翟慎永和同事们头顶烈日、冒着酷暑，徒步走在厂区内外和居民小区调查的路上，火辣辣的烈日晒得人睁不开眼，肌肤针扎般刺痛，一天下来就成了"关公脸"。要是赶上"桑拿天儿"，一会儿工夫就会汗如雨下，衣服甚至可以拧出水来。平时的调查一般还比较"干净"，但是监测污水时就没那么幸运了，一打开井盖，刺鼻的气味就会立刻蹿出来，时间长了熏得人恶心头痛，吃不下饭。就是凭着这种对事业的执着，翟慎永和他的课题组先后完成了《张店地区大气污染对居民健康影响的调查研究》、《氟化物免疫及遗传毒性毒性研究》和《张店城区城市环境规划研究》，并荣获省市科技进步奖，为政府制定环境决策和城市发展规划提供了重要依据。

从业 29 年来，因科研领域的诸多优秀成果，翟慎永多次破格晋升技术职称，如今的他，已被山东大学公共卫生学院聘为研究生导师，而由于先后破格晋升中级、副高、正高职称，每当他到山东医科大学时，师生们都亲切地称呼他为"破教授"。

而这一切，都源自对疾控事业的坚定信念。从参加工作开始，翟慎永就一直在疾病预防控制第一线工作。

他从山区人民被疾病折磨，以至被夺去生命的所见所闻中，感悟到疾控人肩负着保护人民健康与生命财产的重任，进而在实践中既注重锤炼思想，又钻研专业技术技能，不断提高自身的政治素养和业务能力，努力使自己成为一个业务熟练、医德高尚的科研工作者。他用科学做武器，与强大的疾病抗争，打赢一场又一场守卫战；他用一颗赤诚之心，默默奉献，守护着淄博百姓的健康。

疾控先锋：一切为了生命安全

没有医院“白衣天使”的美誉，却履行着防病救人的神圣职责；没有无影灯下“起死回生”的神奇，却用青春的激情践行着“健康卫士”的使命。

疾病防控工作是一项特殊事业，不同于医院和其它医疗机构，他们面对的不仅仅是病人，更重要的是保护更多健康人不受疾病侵害；他们不是对个体病人开药方，开出的却是对整个社会群体的大处方。随着社会经济的不断发展，人民生活质量的不断提高，生命保护，生命质量，健康水平越来越成为人们关注的热点和社会访视的焦点。疾病预防控制中心，承担着政府赋予的传染病疫情和突发公共卫生事件应急处理、疾病预防与控制、卫生监测与评价、健康教育与促进等重要职责。

从业29年来，翟慎永多次用行动将自己对疾控的理解诠释到了极致。非典、手足口、甲流……在对抗疾病的每一次战役中，翟慎永始终奋战在第一线，他们用自身的魄力诠释着对疾病防控事业的执著，并将这种力量传递到每个百姓的身上，令病魔也为之胆寒望而却步。

2003年春夏之交，非典疫情席卷全国，“防非”任务重如泰山，翟慎永作为淄博市卫生防疫站非典防控指挥部副总指挥兼办公室主任，在最短的时间内，协调、动员全市卫生防疫人员立即进入战备状态，抽调技术骨干组成“非典”防制机动大队，制定防控方案，培训防治骨干，开展宣传教育，落实重点场所消毒技术指导。在抗击“非典”的70多个日日夜夜中，恪尽职守，不怕牺牲，顶烈日，冒酷暑，坚守在自己的战斗岗位，圆满完成了市委、市政府交付的拒非典于淄博大门之外的艰巨任务，以确保人民健康和一方社会平安的优异成绩，向党和人民交上了合格的答卷。

2008年，汶川地震。翟慎永带领淄博市防疫队快速反应，赶赴地震重灾区绵竹，并率先垂范，出色地完成上级党委交给的防疫任务。6月14日，中国疾病预防控制中心首席流行病学专家、世界卫生组织应急委员会委员曾光教授到绵竹检查指导卫生防疫工作，对他们所采取的技术措施给予高度评价。翟慎永还被绵竹市抗震救灾指挥部聘为疫病防控专家组成员，为抗震救灾作出了重要贡献。

2009年，面对突如其来的甲型H1N1流感和来势凶猛的手足口病疫情，翟慎永带领防控人员连续3个多月昼夜奋战在防控一线，一旦接到甲型H1N1流感和聚集性手足口病疫情报告，防控人员都会在第一时间赶赴现场开展疫情调查和标本采集，卫生检验人员24小时处于待命状态，样品随到随检，准确、及时的检验结果为疫情的控制提供了强有力的技术支撑。通过有效防控，延缓了疫情蔓延速度，使淄博市在全省最晚出现甲流本土病例，近年来淄博市手足口病发病数和重症病例数连续处于全省最低水平，并连续五年保持了“零死亡”，得到了省市领导的充分肯定。

在蜱传疾病调查监测工作中，为彻底查清传染源，翟慎永带领团队翻阅医院病案2万余份，深入乡村走访调查，采集恢复期病人和健康人血清，并从病区牛、羊、狗身上以及荒郊野外草丛、植物上捕捉蜱虫。为做好标本检测，专业人员南下浙江省疾控中心、北上国家疾控中心，终于获得了该病的第一手资料和初步的结论，为蜱传疾病防控工作积累了宝贵经验。在调查监测工作的同时，大力开展健康教育，提高群众的防治知识知晓率，保持了本市的舆情稳定。

多年来，翟慎永不仅出色完成了日常疾病防控工作，在科研领域取得了骄人的成绩，也带领淄博疾控人为百姓的健康生活做出了应有的贡献。

在翟慎永的领导下，淄博市疾病预防控制中心现为山东大学公共卫生学院、济宁医学院、潍坊医学院等院校的实践教学基地，并与山东大学公共卫生学院开展了联合培养研究生试点工作；职业卫生、环境卫生、卫生检验等学科分别为省特色专科和市重点学科。在过去获得“全国卫生防疫防治工作先进集体”、“全国计划免疫工作先进集体”、“全国疫情管理先进集体”、“全国结核病防治工作先进集体”、“全国抗震救灾重建家园工人先锋号”、“全省卫生系统先进集体”的基础上，又荣获了“淄博市第六届职工职业道德建设十佳单位”、“振兴淄博劳动奖状”等多项荣誉称号。翟慎永本人也多次受到卫生部、省卫生厅、市委、市政府等上级有关部门的表彰奖励。

翟慎永和他带领下的淄博疾控人，用默默的奉献诠释着“大爱无疆”的真谛，用无私的情怀守护着“保人民健康，筑文明社会”的责任，谱写了一曲波澜壮阔的疾病预防控制之歌。

有一种奉献叫坚守

——淄博市疾控中心艾滋病防治工作侧记

胡丽萍　张　锐　伦华美

总有一种奉献让人仰止，总有一种坚守让人感动。

在淄博市疾控中心，有这样一支队伍，他们数年如一日，坚守在艾滋病防控第一线；他们以无私的奉献和博大的爱心，关怀、尊重和帮助艾滋病患者，构筑起淄博艾滋病防控的健康长城。

在12月1日第25个“世界艾滋病日”来临前夕，记者走近这些战斗在淄博“防艾一线”的疾控战士，走近他们的奉献与坚守。

有一种力量叫责任

这是一群战斗在“隐秘战线”的疾控战士。他们肩负着筑牢淄博“防艾”墙的职责，也承受着只有自己才懂得的压力和苦楚。

淄博市疾控中心性病艾滋病防制所成立于2006年。性病艾滋病防制所所长巩翠华告诉记者，他们日常的工作就是对艾滋病人及各类高危人群提供宣传教育、免费的自愿咨询、进行监测检测、对艾滋病感染者进行随访和抗病毒治疗、进行艾滋病实验室检测等工作，掌握全市艾滋病疫情现状，从而实施有针对性的防控措施。

“加强宣传教育、推进高危行为干预工作是艾滋病防治工作的重点之一。记得干预工作刚开展时，我们费劲周折进入娱乐场所，面对的却是冷漠和嘲讽，没有一个人来咨询，也没有一个人愿意接受采血。我们就三趟五趟的去，不厌其烦、苦口婆心，终于能和目标人群交谈了，然后用真诚和他们交朋友，慢慢取得他们的信任，这才一步一步地打开工作局面。”谈起工作，巩翠华感慨万分。

近年来，淄博市疾控中心多措并举，通过广泛开展宣传干预活动、哨点监测、健全实验室检测网络、落实“四免一关怀”等形式，使人们对艾滋病的防治意识有很大提高，在治病人依从性良好，服药效果明显，病情得到了控制，生活质量得到极大改善。目前，我市艾滋病防治工作已走在全省前列。

有一种境界叫奉献

这是一群有着奉献精神的疾控战士。他们不惜牺牲业余时间、私人空间，甚至冒着被病毒感染的危险，为防艾事业奔忙。

随访和送药是项艰苦的工作。大多数病人家庭经济条件很差，连电话都没有，有的感染者居于极偏僻山村，汽车开不进去，随访病人只能通过一张嘴和两条腿，翻山越岭看望病人。“有的病人心理压力大，躲着我们，去三四趟找不到人是常事。”艾防所老所长于宪良说。

对高危人群进行干预的艰难更是超乎想象。男性同性恋是感染艾滋病病毒的高危人群之一，疾控人牺牲休息时间，利用晚上、周末、节假日，深入他们经常活动的户外公园、浴池、酒吧等聚集地，宣传艾滋病自愿咨询检测及“四免一关怀”政策，发放艾滋病防治知识宣传材料、安全套及免费自愿咨询检测卡，引导他们接受艾滋病检测。“深夜的树林里，你也看不见我，我也看不见你，只能听见人走动时发出的悉悉索索的声音。为了保护他们的隐私，我们经常在这种环境中向男同人群宣传防艾知识和政策。”巩翠华说。

有一种温暖叫爱心

这是一群被艾滋病人视为朋友的疾控战士。他们执着工作，用一颗真诚的心关怀、尊重、帮助着艾滋病人和高危人群，给艾滋病人一个可以依靠的肩膀。

疾控战士用真诚的爱温暖着艾滋病人。他们和艾滋病病人一起聊天，吃饭，联谊、交朋友，倾听病人的心声，缓解他们的痛苦，疏导他们的情绪，鼓励他们面对现实，积极接受治疗，努力战胜病魔，重新鼓起生活的勇气。“一次，一位男子被检测出来呈阳性后，接受不了这一残酷的现实，嚷着要跳楼自杀。我陪着他绕着体育场转了两圈，慢慢说服，慢慢疏导，慢慢减轻他的压力，最终打消了他轻生的念头。”于宪良说。

“艾滋病咨询免费、HIV 检测免费、HIV 携带者抗病毒治疗免费……近年来，艾滋病患者越来越感受到政府和社会的温暖。关怀、尊重和救助，是减轻艾滋病患者痛苦的良药。只有心贴心、手拉手，才能更好抵御艾滋病这一大敌。”淄博市疾控中心主任翟慎永说，防治艾滋病是一项复杂的系统工程，需要全社会的共同关注与参与。

总在疾控决战时

——记原淄博市疾病预防控制中心主任胡林

责任，一个抽象而又具体的名词。说它抽象，你难以触摸到它的物化形态，却又能真切感受到它的存在。说它具体，因为它是用人们的行为来表现，是一种实实在在的付出与奉献。淄博市疾病预防控制中心原主任胡林，就是这样理解和践行一个普通共产党员的崇高责任，用辛勤的汗水和心血，抒写着一个疾控人普通却又不凡的篇章。

1992 年，淄博市灭绝脊髓灰质炎；1996 年，淄博市实现计划免疫第三个 85% 目标；2003 年，淄博市消灭丝虫病；2003 年抗击非典第一线；2008 年决战汶川震后疫情；举凡爆发疫情、救灾防病等每一次重大突发公共事件中，你总能看到胡林奋战的身影。

为全市人民严把“健康第一关”，把每一次疫情出现都当成决战，胡林从未改变。

17 年严把“健康第一关”

胡林于 1992 年调任淄博市卫生防疫站任站长，2009 年离岗退休。17 年间，他用消灭疾病、决战瘟神、倾力守护全市人民“健康第一关”的坚定信念，为 400 万淄博民众大写了一幅令人振奋的“全民健康版图”。

胡林工作的 17 年间，可以说是淄博疾病预防控制工作迅猛发展的年份，在此期间，淄博市疾控的各项工作有了长足的发展，全市卫生防疫工作走在了全省乃至全国的先进行列。淄博市卫生防疫站先后被授予全国地市级一等卫生防疫站、全国卫生防疫防治工作先进集体、全国环境卫生先进单位、全国放射卫生先进单位、全国医学科普先进集体、全国疫情管理先进集体等荣誉称号。

1992 年，胡林上任之后首先精心制定了“三步走”的战略，新建了淄博市健康教育大楼，实现了院落完整，加强了实验室基础设施建设，改善了办公环境和工作条件，使淄博市卫生防疫站的机构建设、队伍建设、思想建设和专业技术建设驶入发展的快车道。

2005 年 12 月，淄博市疾病预防控制中心在原淄博市卫生防疫站的基础上组建成立。中心组建后，胡林带领全体干部职工按照中心党委确定的“一个确保，两个突破”的战略目标，爱岗敬业、勇于创新，并于 2007 年取得了国家实验室认可（CNAS）资质，于 2008 年在全国地级市疾控中心中首家取得卫生部颁发的建设项目职业病危害因素卫生学评价甲级资质。

对于各大疾控的预防控制工作，胡林也常抓不懈。艾滋病被称为“超级癌症”和“世纪杀手”，自首例确诊以来尚未研制出疫苗和有效治愈药物。由于病因复杂，高危人群多半又因隐蔽性陷入盲区，给防控工作带来很大难度。防艾工作刚起步的情境，胡林至今记忆尤深。为破除艾滋病防控的沼泽状态，在胡林的策划和领带下，他们托关系，找路子，费尽周折打入各个高危场所，为相关人员进行体检和知识宣教。经历了无数次白眼和挫败之后，源于使命的真诚与执着终于感动了这部分群体，他们开始主动接受血样检测，并进行垂询，在他的带领下，淄博市的防治艾滋病工作实现了零的突破。

结核病素被称为“白色瘟疫”，伴人类诞生而生，是一种古老的传染病，曾在全世界广泛流行，夺去数亿人的生命，时至今日，结核病仍是因病致贫、因病返贫的主要疾病，虽被不断发现的有效药物一定程度遏制，但控制工作仍然任重道远。胡林工作期间，亲自率领市疾控中心工作人员深入偏远农村、建筑工地、工厂学校等开展宣传教育，免费赠送宣传材料和培训骨干，对可疑肺结核病人进行免费检查。淄博的结核病防制工作一直名列全省前茅，被卫生部授予“结核病防制工作先进集体”。

更让人高兴的是，胡林工作期间，淄博市免疫规划工作取得了长足的发展，尤其是儿童疫苗接种率多年来一直保持在 95% 以上。为保证每一个适龄儿童及时接种相应疫苗，为在全市建起一道牢固的免疫屏障，他常常亲自带领专业人员对每项工作逐一进行落实、排查，在南部偏远山区，为了找到一个孩子，徒步翻越几座山头是常有的事。通过大力开展疫苗接种工作，全市疫苗针对传染病得到有效控制，连续多年全市传染病总发病率保持在最低水平，确保了全市无重大传染病疫情发生。

非典的“字典”里只有“零”

2003 年春夏之交，非典疫情席卷全国，面对突如其来的非典疫情，淄博疾控紧急动员，立即进入战备状态。在最短的时间内，迅速组成非典防制大队。在抗击非典的 70 多个日日夜夜中，他们恪尽职守，不怕牺牲，顶烈日，冒酷暑，排查可疑疫情，对公交车辆严格消毒、登记，对省外来淄人员和建筑工地外来民工进行排查……抗击非典的战役中，取得了非典病人零记录，满完成了市委、市政府交给他们的阻击非典任务，以确保人民健康和一方社会平安的优异成绩，向党和人民交上了合格的答卷。

“疫情就是敌情，防治疫情就是在保护生命。因此，要把人民身体健康和生命安全放在第一位，非典防治工作怎么重视都不算过分，防治措施怎么落实都不算完善。”胡林在誓师大会上如是说。

非典期间，胡林制定了职工节假日一律不休息，工作日一律不准喝酒，中层干部一律不能关手机，有事外出一律要让上级知道去向，出现场的一律不准迟到，非常时期违反纪律或规定者一律严肃处理”的“六个一律”的“严”规定。

谈及当时的情境，疾控职工对当时胡林的状态至今仍记忆犹新：“睡觉比我们少，担子比我们重，体重比我们轻，上班比我们早，下班比我们晚，走路比我们多，休息比我们少。”

非典防治期间，胡林没有休过一个节假日，没有睡过一个安稳觉，为确保各项措施落实到实处，胡林果断地与各科室负责人签了责任书，立了军令状。用他自己的话说，“400 万人口的城市，有 24 个道口，每天都有人员在进入，把住了进口关，就是对疫情防制做出的最大贡献。可是，能不能把住关，会不会有疏漏？一想到这儿，我就睡不着啊！”为了检查措施落实情况，他连续几天深入区县的防疫站、乡镇医院、社区、村庄、学校、建筑工地去了解非典知识的掌握和预防措施的落实情况。一天有时跑 300 多公里路，由于长时间的工作和经常外出乘车颠簸，使已经治愈多年的腰椎间盘突出症复发。为了不耽误工作，胡林咬紧牙关，强忍剧痛，歪着身子走路，不停地用手去支撑身体上楼。他语重心长地对区县防疫人员说：非典防治，要早发现、早报告、早隔离、早治疗，咱防疫站就管着前三个“早”字，任务艰巨，不可大意啊！

市委、市政府领导来单位调研时，胡林满怀信心地说：“请市委、市政府放心，我们全市卫生防疫人员一定全力以赴，坚决完成党和人民交给我们的光荣而神圣的任务！”正因为有他这样一位“铁腕”领导，淄博市疾控中心才有“零”“非典”的辉煌业绩。

责任担当力护汶川“零疫情”

2008 年，汶川震颤，胡林迅速组建防疫队，先后派出 19 名优秀业务骨干奔赴四川绵竹、北川重震灾区，执行灾后卫生防疫和疾控体系恢复重建工作，疾控人在千里之外顶风雨、伴蚊虫、战酷暑、斗湿寒，在余震不断，生命随时受到威胁的恶劣环境下积极展开疫情监测，环境消毒杀虫，水质检测和突发公共事件应急处置，淄博疾控防疫的区域，没有发生一起重大传染病疫情和群体性食物中毒事件，将淄博疾控人的形象大写在灾区百姓心里。

灾情就是命令，灾情就是生命，灾情一发生，胡林马上召开了党委扩大会，立即成立了 11 人抗震救灾防病预备队。同时，他又立即召开抗震救灾防病动员会，要求所有队员思想上要高度重视，行动上要迅速，要有吃苦耐劳、连续作战的心理准备，听从党委的指挥和调度，做好知识上的储备工作，有备而去，有备而战，做好抗震救灾防病物资、器械、消毒药品等后勤保障工作。防疫队奔赴北川时，他殷殷叮嘱：“要充分发扬疾控精神，服从组织安排，关键时刻拉得起、派得出、用得上，不辜负市委、市政府、市卫生局和全市人民的期望，圆满完成任”

与此同时，防疫队赴震区期间，胡林多次带领人员看望慰问救灾队员家属，解决他们的生活问题，以及生活中存在的困难，并安排中心青年志愿者做好队员家庭生活服务工作，彻底解决了防疫队员的后顾之忧。

抗震救灾和灾后援建期间，淄博市疾控中心共消毒杀菌面积近 100 万平方米，共使用消毒原液 15000 公斤，消毒车辆 149 台辆，卫生宣教 563 万人次，发放宣传材料 18.5 万份，培训相关人员 2244 人次，疫情监测 14.5 万人次，流行病学调查 12500 人次，心理干预 3180 人次，食品卫生指导 982 次，水质检测 39 次。

出色的工作，淄博市疾控中心先后被评为“抗震救灾工人先锋号”，并有3人次被授予“抗震救灾优秀共产党员”称号，20余人次受到省卫生厅，省人事厅，市政府表彰。

得益于出色的工作成绩，胡林先后被荣获市拔尖人才荣誉称号、市劳动模范荣誉称号、全国地方病防治先进个人荣誉称号、“非典”防治优秀共产党员荣誉称号、荣获山东省“富民兴鲁”劳动奖章，1999，在争创国家卫生城市工作中，被市委、市政府荣记二等功，2003年，被市委、市政府荣记“非典”防治二等功。

淄博疾控：护航百姓健康

在我们这座城市，活跃着一支为百姓健康保驾护航的队伍。

在他们的努力下，我市先后消灭和基本控制的传染病、地方病达15种之多。举凡爆发疫情、救灾防病等每一次重大突发公共事件中，总能看到他们忙碌的身影。他们，就是被誉为“健康保护神”的淄博疾控人。

护航百姓健康，是淄博疾控的永恒使命。

闪光的足迹

半个多世纪以来，为了全市人民健康，淄博疾控人的工作在不断深化。在淄博市疾病预防控制中心档案室，记载着如下一串令人振奋的数字和疾病防治成果：

1953年，淄博市消灭了天花；

1954年，全市消灭回归热病；

1958年，全市消灭黑热病；

1975年，白喉在我市绝迹，至今已连续35年全市无白喉病例发生；

1981年，我市基本消灭麻风病；

1983年，经省考核验收，我市消灭丝虫病；

1985年7月，经中央考核验收，我市达到国家规定的基本控制地甲病标准；

1986年11月，经省组织考核，我市达到卫生部规定的基本消灭疟疾标准；

1989年3月，我市提前一年实现计划免疫第一个85%目标；

1991年3月，我市实现计划免疫第二个85%目标；

1992年，脊髓灰质炎在我市绝迹，至今我市已连续18年无脊髓灰质炎病例发生；

1996年1月，我市实现计划免疫第三个85%目标；

2003年12月，我市达到了消灭丝虫病目标；

截至2009年，全市麻疹、百日咳、流行性脑脊髓膜炎、流行性乙型脑炎、伤寒与副伤寒等5种急性传染病的发病率，连续10年控制在1/10万以下的历史最低水平。

淄博市疾控系统的广大疾控工作者，通过几十年持之以恒的不懈努力，用消灭疾病、降服瘟神、保障人民群众健康和维护一方社会安定的辉煌战果，谱写了一曲曲令人振奋的除害灭病之歌。

奋斗的历程

淄博疾控的奋斗历程可追溯到1953年。

1953年12月，淄博工矿区卫生防疫站在博山区建立，是山东省首批建立的10个防疫站之一，主要负责博山县、淄川县、淄博市、张周市的卫生防疫工作。1955年7月，淄博工矿区卫生防疫站更名为淄博市卫生防疫站。1972年11月，淄博市卫生防疫站由博山区迁至市政府驻地张店区新址（东一路44号）办公，在几间沿街小平房与另外几家单位“合院办公”的环境条件下，开始了新的卫生防疫征程。

十一届三中全会后，改革开放的大潮推动了淄博市卫生防疫工作前进的步伐。淄博市卫生防疫站改革传统的管理体制和模式，在全市卫生系统率先实行党委领导下的站长负责制，实行全员聘任制和科室目标管理责任制，极大调动了干部职工做好各项卫生防疫工作的积极性和主观能动性。此后，全体干部职工认真执行《食品卫生法》、《职业病防治法》等一系列法律法规，全面开展了疾病防治、卫生监测、健康教育、卫生检验、科研培训和卫生应急等工作，疾病预防控制、卫生监督监测的工作效率和工作质量显著提高，各项卫生指标持续上升，传染病总发病率连年下降，确保了全市无重大疫病爆发流行。同时，积极争取政府支持，精心实施了“三步走”的战略，新建了淄博市健康教育大楼，实现了院落完整，加强了实验室基础设施建设，改善了办公环境和工作条件，使淄博市卫生防疫站的机构建设、队伍建设、思想建设和专业技术建设驶入发展的快车道。

2003年春夏之交，面对突如其来的“非典”疫情，淄博防疫人紧急动员，立即进入战备状态。在最短的时间内，迅速组成“非典”防制大队。在抗击“非典”的70多个日日夜夜中，他们恪尽职守，不怕牺牲，顶烈日，冒酷暑，排查可疑疫情，对公交车辆严格消毒、登记，对省外来淄人员和建筑工地外来民工进行排查……最终，圆满完成了市委、市政府交给他们的阻击“非典”任务，以确保人民健康和一方社会平安的优异成绩，向党和人民交上了合格的答卷。

2005年12月，淄博市疾病预防控制中心在原淄博市卫生防疫站的基础上组建成立。中心组建后，全体干部职工按照中心党委确定的“一个确保，两个突破”的战略目标，爱岗敬业、勇于创新，以辛勤的汗水、优质的服务、扎实的工作，圆满完成了党和人民交付的各项疾控工作任务，确保了全市无重大疫病爆发流行，并于2007年取得了国家实验室认可（CNAS）资质，于2008年在全国地级市疾控中心中首家取得卫生部颁发的建设项目职业病危害因素卫生学评价甲级资质。

汶川特大地震发生后，自2008年5月19日起，淄博市疾控中心先后派出四批19名优秀业务骨干奔赴四川绵竹、北川地震重灾区，执行灾后卫生防疫和疾控体系恢复重建工作。每批队员均顶风雨、伴蚊虫、战酷暑、斗湿寒，在余震不断、生命随时受到威胁的恶劣环境下，积极开展疫情监测、环境消毒杀虫、水质检测和突发公共卫生事件应急处置等工作，深受各级政府及灾区百姓的欢迎，并受到时任卫生部党组书记、副部长高强和国家疾控中心首席流行病学专家曾光教授的肯定，27人次受到国家、省、市表彰奖励，并有4名同志在抗震救灾防疫工作中“火线入党”。

今年以来，为做好我市甲型H1N1流感防控工作，淄博市疾控中心反应迅速，第一时间成立了以主要领导任组长的防控工作领导小组，严格按照市联防联控工作领导小组和市卫生局统一部署，积极采取“内防扩散、外堵输入”相结合的防控策略，先后举办13次全市防控业务技能培训，为提高疾控人员应急实战能力，又专门举办了全市疾控系统疫情防控实战模拟演练，并大力开展健康教育，提高公众的防控意识，及时落实密切接触者医学观察，切实做好病例流调和实验室检测工作。9月，市政府投资130万元为淄博市疾控中心新建的国家流感监测网络实验室在全省率先建成并投入使用，为下一步做好全市甲型H1N1流感防控工作起到了积极地推动作用。淄博市疾控中心的防控人员不分白天黑夜，饿了吃一包方便面，渴了喝一口凉开水，困了趴在办公桌上睡一会儿，昼夜奋战在防控甲型 H1N1 流感的第一线，最大限度地争取了甲型 H1N1 流感防控工作的主动权，得到了省卫生厅和市委、市政府领导的高度评价和充分肯定。

鲜明的文化

一支过硬的队伍是成就一切辉煌的基石。对淄博疾控人来说，过硬的作风和优良的传统来源于这支队伍的深厚底蕴和历史积淀，来源于为人民群众健康护航的坚定信念，更来源于疾控文化的特有魅力。

时下，淄博市疾控中心针对疾控工作具有较强的社会性和政府职能性这一特点，提出了以加强精神文化、制度文化、形象文化和专业文化为主要内容的疾控文化建设工作思路，要求广大专业技术人员要主动学习、创新学习、提升学习，努力提高全体专业技术人员的业务理论水平，并坚持以人为本，以给职工创造更大的发展空间为目标，以完善制度建设为手段，以提高疾控整体素质为目的，努力打造淄博疾控新品牌。

始终坚持“群众利益无小事”原则，实行“亲情式”管理。真正重视、真情关怀、真心爱护干部职工，从保障职工的政治权利、关心职工的工作生活、提高工作能力入手，重点在富有人情味上下功夫，进一步增强了干部职工的归属感和工作热情。

加强制度建设，提倡团队精神。为深化干部人事制度改革，实施竞争激励机制，淄博市疾控中心组建后，首先从制度入手，加强管理，形成了一整套行之有效的奖惩激励机制，使各项决策得到及时落实，工作效率有了明显提高，同时提出打造团队精神的口号，把科室创“优”、职工争“先”的目标牢牢地在干部职工中扎下了根，在中心上下营造了一种人人积极向上的氛围。

切实加强人才培养和引进。淄博市疾控中心充分利用引进高层次专业人才、外出进修、在职学历教育、专业技术人员继续教育等多种形式，全方位改善职工队伍的知识结构，提高职工综合素质，进一步调动工作积极性和责任心。今年，淄博市疾控中心还积极争取人才政策，引进了部分高层次专业技术人才，为进一步优化人才队伍，加快疾控事业发展注入了后劲。

此外，淄博市疾控中心还积极通过组织丰富多彩的文体娱乐活动，提高全市疾控系统干部队伍的凝聚力。全市疾控系统唱响《山东疾控之歌》歌咏比赛、书画摄影作品展、庆祝建国 60 周年乒乓球比赛……一项项活动，切实达到了弘扬疾控精神、宣传疾控业绩、振奋疾控队伍的目的，走在了全省同行前列。

永恒的使命

对淄博疾控人来说，千方百计护航全市人民的健康，是永恒的使命。

近年来，淄博市疾控中心全体干部职工秉承“一切为了人民健康”的宗旨，充分发扬“团结奋进、务实创新”的中心精神，突出抓好艾滋病、结核病、手足口病等重点疾病防控工作，进一步巩固免疫规划成果，积极开展公共卫生领域健康有害因素监测评价，各项工作均走在了全省疾控系统的先进行列，部分工作在全国同行业中名列前茅，先后获得了“全国卫生防疫防治工作先进集体”、“全国环境卫生工作先进单位”、“全国计划免疫工作先进集体”、“全国放射卫生工作先进单位”、“全国疫情管理先进集体”、“全国结核病防治工作先进集体”、“全国抗震救灾重建家园工人先锋号”和“全省卫生系统先进集体”、“全省防治丝虫病先进集体”等 100 余项荣誉称号，职业卫生、环境卫生、卫生检验等学科还分别被授予全省医药卫生特色专科和市重点学科，并在全省疾控系统中率先通过了省级计量认证，目前，还心具备卫生部建设项目职业病危害因素评价甲级资质、国家实验室认可资质、消毒产品检验机构资质和公共场所建设项目卫生学评价等相关资质，现为山东大学公共卫生学院、济宁医学院、潍坊医学院等院校的实践教学基地……

这一项项荣誉和成绩是对淄博疾控人工作的充分肯定和最好褒奖，更是淄博疾控人不断探索、不断创新的巨大动力。

今年，淄博市疾控中心主要领导顺利实现新老交替以来，新一届领导班子团结带领全体干部职工继续深入学习实践科学发展观，深化“两好一满意”活动，积极研究探讨新医改形式下的疾控工作思路，紧紧围绕中心提出的致力于做好重点传染病防控工作、致力于做好全运会保障工作、致力于做好卫生应急工作“三个做好”的总体目标，团结实干、继往开来，认真履行政府公共职能，全面落实综合防控措施，狠抓以甲型H1N1流感为重点的传染病防控工作，进一步凝聚了全市疾控系统的整体合力，树立了全市疾病预防控制品牌形象，使我市疾控事业不断蓬勃发展，为保障全市人民身体健康、促进社会经济又好又快发展做出了贡献。

淄博疾控人，将珍爱荣誉，牢记鞭策，发扬成绩，总结经验，为党和人民的疾病预防控制事业再建新的功勋，再创新的辉煌。

淄博疾控人，正以行动在淄博疾病预防控制事业发展史上书写浓墨重彩的篇章。

这是一群面对疾病与死亡无畏无惧的人。

非典、禽流感、甲流……每一项危及人民生命财产的重大疾病面前，都有他们彻夜奋战的身影。

这是一群肩负神圣使命，却常年混迹阴暗环境的人。

他们的博弈对手有蚊虫、老鼠、狂犬，还有血液、粪便、泥壤。他们面对的不仅是阳光下的霍乱、结核、乙肝公民，还有游走于黑暗边缘的MSM、暗娼、艾滋、吸毒群体。

这是一群在重大社会活动面前力扼疾病咽喉，严把健康第一关，将应急疾控做得有声有色却默默无闻的人。

直到“全国结核病防治工作先进集体”、“全国抗震救灾重建家园工人先锋号”、“振兴淄博劳动奖状”等荣誉接踵而来，“预防为主”的公共卫生管理体系日趋完善，他们的形象才逐渐立体真实地浮出水面。

一段段可歌可泣的事迹，让淄博百姓记住了这群最可爱的人——

一个城市的疾控急行军

“生什么病我们说了不算，但封死疾病的传播咽喉，我们拼了命也要说了算。”12月7日，刚刚参加完全省疾控工作会议并作典型发言的淄博市疾病预防控制中心主任翟慎永神色坚毅地告诉记者。

而纵观2009年以来，淄博市疾控中心对甲型H1N1流感、手足口病等突发流行疾病的出色防控，对艾滋病、结核病等重点疾病的有效遏制，以及在省运会、亚青赛保障等应急工作中的缜密部署，我们不难看到一道拱卫全市400多万人口的健康巨防，正凌空飞架于淄博版图之上，壁立千仞，迎风岿然。

一夫当关 万疾莫开

如果把公共卫生保障体系比作一座城池，疾控中心无疑就是其中最重要的一道关隘。

半个多世纪来，在淄博市疾控中心历代职工及全社会共同努力下，天花、回归热、白喉、丝虫病、脊髓灰质炎等让数代人闻声色变的近20种流行疾病已先后在淄博市绝迹。顽固如在人类历史上写下无数凄凉眼泪和悲歌的霍乱、麻风、结核，以及近年中相继出现、来势汹涌的SARS、艾滋等疾病，也在这里得到有效控制。其中防控工作最为艰难和旷日持久的，无疑是结核与艾滋。

结核病素被称为“白色瘟疫”，伴人类诞生而生，是一种古老的传染病，曾在全世界广泛流行，夺去数亿人的生命。结核病到目前为止仍是因病致贫、因病返贫的主要疾病，虽被不断发现的有效药物一定程度遏制，但控制工作仍然任重道远。近年来淄博市疾控中心切实加强规范管理工作，深入偏远农村、建筑工地、学校等开展宣传教育，免费赠送宣传材料和培训骨干，对可疑肺结核病人进行免费检查，对确诊的肺结核病人，结防人员免费将药品送到病人家中，做到“送药到手、看服到口”。

而艾滋病被称为“超级癌症”和“世纪杀手”，自首例确诊30余年来尚未研制出疫苗和有效治愈药物。由于病因复杂，高危人群多半又因隐蔽性陷入盲区，给防控工作带来很大难度。近年来，作为淄博艾滋病防控主阵地，疾控人着手开展了三项工作：对外来人口、劳改劳教、男性同性恋(MSM)、娱乐机构工作人员、结核病人五类高危人群开展专项调查，提高艾滋病发现率；对艾滋病感染者和病人定期随访和送药；宣传教育，接听热线电话，为相关人群做好咨询服务。

随访和送药是项艰苦的工作，大多数病人家中很穷，连电话都没有，随访病人只能通过区县疾控中心设法通知联系。有的感染者居于极偏僻山村，汽车开不进去，工作人员随访只能把车停在村外，翻山越岭看望病人。为破除艾滋病防控的沼泽状态，疾控人主动托关系，找路子，费尽周折打入娱乐服务场所，为相关人员进行体检和知识宣教。经历了无数次白眼和挫败之后，疾控人源于使命的真诚与执着终于感动了这部分群体，他们开始主动接受血样检测，并进行垂询。

男性同性恋是感染艾滋病病毒的高危人群，但男同们多半有自己的固定组织，一般人很难介入，疾控人便在志愿者的协助下，与他们加强沟通和联系，利用晚上、周末、节假日，深入他们经常活动的户外公园、浴池、会所、酒吧等聚集地，宣传艾滋病自愿咨询检测及“四免一关怀”政策，发放艾滋病防治知识宣传材料、安全套、润滑剂及免费自愿咨询检测卡，引导男男性行为人群主动寻求艾滋病检测，同时通过在会议室、KTV歌舞厅召开联谊会，工作人员讲授艾滋病知识，与他们一起娱乐，消除彼此之间顾虑，鼓励进行HIV抗体检测，并利用检测后发放小礼品等方式鼓励他们带领同伴进行检测。还在力所能及的范围内，帮助联系解决他们生活、工作中的各方面问题，与他们逐步成为朋友，赢得他们的信任，为做好男性同性恋人群艾滋病防控工作奠定了坚实的基础。

在疾控人坚定又不乏人情味的系列防控举措面前，淄博市结核病与艾滋病防控走在省内前列，2006年，中心被卫生部授予“全国结核病防治工作先进集体”。艾滋病筛查中心实验室继省疾控中心和青岛市疾控中心之后被卫生部确认为艾滋病确证实验室。同时，鉴于市疾控中心在男男同性性接触人群艾滋病防控方面的工作基础和成功经验，美国疾控中心与淄博市签订了男男性接触人群艾滋病控制国际合作项目。连续20年全市传染病总发病率保持在最低水平，无重大传染病疫情和突发公共卫生事件发生。

驱瘟除魔 尘封疫病

2003年以来，非典、禽流感、甲流、手足口病接踵来袭，面对这些急性传染病，市疾控中心充分展现出大义面前的铮铮铁腕，严密部署每一个防措细节，重点监测每一条发病渠道，不放过任何一个致病原菌，终于将肆虐的魔鬼成功赶回尘封瓶子。

“非典”疫情爆发之后，淄博疾控人紧急动员，迅速组成“非典”防制大队，立即进入战备状态。70多个日夜，他们顶烈日、冒酷暑、排查一些可疑疫情，对公交车辆严格消毒、登记，对外来人员严格排查，坚决拒“非典”于淄博大门之外，圆满完成了市委、市政府交给他们的艰巨任务，确保全市人民的健康。

甲型H1N1流感和手足口病防控期间，市疾控中心第一时间成立了以主要领导任组长的防控工作领导小组，积极采取综合防控策略，先后举办13次全市防控业务技能培训，举办了全市疾控系统甲流疫情防控实战模拟演练，大力开展健康教育，提高公众的防控意识，及时落实密切接触者医学观察，切实做好病例流调和实验室检测工作。这一时期疾控人更是充分体现了以保障民众利益为最高宗旨的坚韧与可敬，他们连续 3 个月昼夜奋战在防控第一线，饿了吃一包方便面，渴了喝一口凉开水，困了趴在办公桌上睡一会，最大限度争取了甲型 H1N1 流感防控工作的主动权。一旦接到甲型 H1N1 流感和聚集性手足口病疫情报告，即第一时间赶赴现场进行疫情核实，提出控制措施，并指导协助区县做好疫情调查处置工作。在整个甲流防控期间，市疾控中心流感实验室的卫生检验人员 24 小时处于待命状态，样品随到随检，为疫情的控制提供了强有力的技术支撑。一系列行之有效的措施最大限度减少了甲型 H1N1 流感疫情爆发，延缓了疫情蔓延速度，使淄博市在全省最晚出现甲流本土病例，重症病例最少，手足口病发病人数也在全省最低水平，重症病例数全省最少，并连续四年保持零死亡，受到了省、市领导高度评价。

淄博市地处鲁中，南依沂蒙山区，北临黄河岸边，地形地貌、植被环境适宜多种动植物的生存繁衍，也是自然疫源性疾病、人畜共患病、虫媒性疾病容易发生的环境之一，比如乙型脑炎、流行性出血热、蜱传疾病等等。为了摸清传播疾病的宿主动物、传播媒介在淄博市的分布以及带毒情况，市疾控中心的专业人员在人迹罕至的野外、在农村的田间地头、在城市社区、在宾馆超市，不分严寒酷暑、不分黑夜白昼地开展对老鼠、苍蝇、蚊子、蟑螂、蜱、蚤、虱等病媒生物监测工作。事实上，早在 2004 年，蜱虫传播疾病引起社会广泛关注之前，淄博疾控人就开始了调查和监测工作。为彻底清查致病源，专业人员不辞辛苦在山区中徒步跋涉收集相关标本、走村串户开展调查，先后翻阅了 20000 余份医院病案，走访了病例村家庭 1000 余户次，从农村饲养的牛、羊、狗身上，以及荒郊野外草丛、植物上捉蜱虫，采集血样。调查期间一名同志不慎被挣脱束链的家犬咬伤小腿，经过消毒处理后坚持完成当天的调查任务。在采集野外蜱虫标本时，被蜱虫咬伤的危险时刻存在，衣服上趴着几只蜱虫，专业人员已经司空见惯了。为进一步做好标本的检测工作，专业人员北上国家疾控中心、南下浙江省疾控中心，终于获得了该种疾病的第一手资料和初步的结论，为更好地保护淄博市人民身体健康积累了宝贵的经验。

为完成乙脑传播媒介——蚊子的种类和携带病毒情况监测工作，专业人员在炎热的 7 月、在湿热难耐的农田里一干就是一个通宵，工作完成了，可人都虚脱了。自疾控中心挺立于淄博版图的那一刻起，诸如此类的事例早不胜枚举。“驱瘟除魔、尘封疫病”，这豪情万丈的八个字背后，是疾控人为全市百姓健康力洒汗水乃至甘冒生命危险的不懈付出。

疾病困兽 活力渐失

在免疫规划、地方病防控、公共卫生监测等其它工作领域中，市疾控中心近年来同样取得不俗成绩。

淄博市免疫规划工作素来成效显著，儿童疫苗接种率近年来一直保持在 95% 以上，并在全省率先启用了免疫规划信息化管理。连年在全市组织开展针对麻疹预测预警、乙肝疫苗补种、甲流疫苗接种、生物制品与疫苗接种安全的督导检查。为保证每一个适龄儿童及时接种相应疫苗，专业人员对照花名册逐一进行落实，在南部偏远山区，为了找到一个孩子，专业人员徒步翻越几座山头是常有的事。通过大力开展疫苗接种工作，全市疫苗针对传染病得到有效控制，至今已连续 36 年无白喉病例发生，连续 19 年无脊髓灰质炎病例发生，全市麻疹、百日咳、流行性脑脊髓灰质炎、流行性乙型脑炎、伤寒与副伤寒等 5 种急性发病率，已连续 10 年控制在 1/10 万以下的历史最低水平。

淄博市是碘缺乏地区重病区之一，病区流传着“一代粗、二代傻、三代四代断根芽”的说法。近年来，疾控人足迹踏遍了病区的每一寸土地，通过积极落实以食盐加碘为主的综合防治措施，使碘缺乏病得到了有效控制。2010 年全省消除碘缺乏病现场考核评估中，淄博市以全省第一名的成绩通过了省考评组的考核评估，消除碘缺乏病的工作模式被作为典范在全省推广。

随着人民生活水平提高，食品、饮用水及作业环境安全等公共卫生问题越来越引起人们高度关注，“瘦肉精”、“苏丹红”、“三聚氰胺”等食品安全问题频发，“开胸验肺”事件、急性职业中毒、新发职业病人等活生生的案例时刻提醒人们职业安全问题的存在，近几年饮用水污染事件更是层出不穷。加强食品安全风险评估、生活饮用水监测检验、职业卫生监测评价等公共卫生监测工作，是淄博疾控人肩负的又一项重要使命。

面对这些防不胜防的时代疾控大考，淄博疾控人切实加强能力建设，用与时俱进的理念、速度与举措，锻造出大考下的真金素质。职业卫生、环境卫生、卫生检验3个专业分别入选山东省重点专业和淄博名科，在全省疾控系统率先通过了省级计量认证，并取得公共场所建设项目卫生学评价资质、消毒产品检测检验机构资质、集中空调通风系统卫生学评价资质，通过了国家实验室认可，是全国首家取得卫生部建设项目职业危害因素评价甲级资质的地市级疾控机构。

卫生应急 彰显实力

一个城市的疾控实力，不仅仅体现在对各种流行性疾病的防控，更体现在突发公共卫生事件应急处置和重大社会活动面前的应急反应速度和能力。

今年第一起突发事件几乎伴着新年钟声而来。大年初一早上，值班室接到电话，某医院一名幼儿怀疑毒鼠强中毒。电话就是命令，疾控中心专业人员立即赶赴现场开展调查和采样，卫生检验人员迅速开展样品检测工作，直到深夜十一点才圆满完成工作任务。千家万户喜庆团圆，疾控人员却饿着肚子工作到深夜，虽然极度疲乏，但心里无怨无悔。已没有人能够准确记住，有多少个夜晚、多少个节假日是在开展现场流行病学调查的一线，或是紧张忙碌的实验室度过，有多少次是在夜半三更从温暖的家中奔赴突发公共卫生事件现场和实验室。他们只记住了有多少起突发公共卫生事件得到了及时、有效地控制。由于卫生检验中心三楼实验室通常在夜里灯火通明，被周围的百姓戏称为“长明灯”，这盏长明灯点亮的不只是疾控中心的黑夜，更点亮了全市400多万百姓的健康保障。

汶川特大地震发生后，淄博疾控中心先后派出19名优秀业务骨干奔赴四川绵竹、北川重震灾区，执行灾后卫生防疫和疾控体系恢复重建工作，疾控人在千里之外顶风雨、伴蚊虫、战酷暑、斗湿寒，在余震不断，生命随时受到威胁的恶劣环境下积极展开疫情监测，环境消毒杀虫，水质检测和突发公共事件应急处置，将淄博疾控人的形象大写在灾区百姓心里。

为切实做好省运会、亚足联U19青年锦标赛等重大赛事疾控保障工作，市疾控中心及时制定了疾控保障工作预案，全力落实比赛场馆、定点接待宾馆传染病防控、消毒技术指导和公共卫生监测等各项疾病预防控制工作。在省运会开幕前组织有关专家开展了传染病疫情分析研判和风险评估工作，对亚青赛除中国以外的15个参赛国传染病疫情情况进行了检索，在省运会和亚青赛期间实行了传染病疫情日报制度。对定点接待宾馆进行现场传染病防控指导，发放传染病防控宣传材料1000余份，提出书面指导建议书41份；开展省运会公共卫生安全监测与评价，对新建游泳场馆（跳水池、标准池、训练池）进行了水质卫生监测，完成了面积为80000平方米的运动员公寓集中空调、联机空调、地原热泵、新风净化、排风系统、居住环境、直饮水等项目的卫生学评价以及综合馆集中空调设计的审查。累计对省运会定点接待宾馆和比赛场馆开展公共卫生及食品安全监测50余家次，开展室内空气检测77项次，采集二次供水、饮用水、公共用品样品347份，采样监测鲜榨果汁、凉拌菜、生食蔬菜等各类食品样品65份。整个省运会和亚青赛期间，淄博市传染病疫情态势稳定，无重点传染病疫情爆发和食物中毒等突发公共卫生事件发生。疾控人用有条不紊的快节奏防控手笔，演绎出一个城市疾控急行军的实力、速度与气魄。

由于出色的防控业绩，市疾控中心近年来先后被上级部门授予“全省卫生系统先进集体”、“十一运医疗卫生保障先进集体”、“全省疾病控制工作先进集体”、“全省重点传染病防治工作先进集体”、“全省麻风病防治工作先进集体”、“全省医学科普工作先进集体”、“全省环境卫生监测与评价工作先进集体”、“全省职业卫生监测与评价工作先进集体”、“淄博市第六届职工职业道德建设十佳单位”、“振兴淄博劳动奖状”等多项荣誉称号。

如今，非典的狰狞，震灾的惨烈，省运会的紧促正逐渐远去，疾控人心里却没有一丝懈怠，他们仍然全神贯注地奋战在淄博卫生健康的第一线，为保驾400多万人民健康挥毫自己的血和热。

淄博疾控筑起“人才高地”

——淄博市疾控中心扎实推进人才队伍建设纪实

胡丽萍　刘　伟　伦华美

9月1日，首届全国卫生监督技能竞赛传来捷报，市疾控中心青年检验技师王延东作为全省疾控系统唯一一名参赛队员，代表我省参加了首届全国卫生监督技能竞赛，并获得食品安全风险监测项目二等奖，被卫生部、中华全国总工会联合授予“全国卫生监督技术能手”称号。

9月29日，全省传染病预防控制岗位技能竞赛总决赛捷报再传，我市代表队获得全省传染病预防控制岗位技能竞赛团体总决赛二等奖，市疾控中心青年医师曹海霞凭借出色的理论功底和扎实的操作技能获得个人冠军，被推荐为“山东省富民兴鲁劳动奖章”。

如此“似锦繁花”，得益于市疾控中心立足长远，苦心构筑人才高地。

人才“高地”

“天下之要，人才第一”。淄博市疾控中心主任翟慎永对人才工作的重要性有着独到的理解，“事业发展好比建房，人才工作好比打地基，地基越牢房子越稳，人才工作抓得越实事业发展越快。”

近年来，市疾控中心始终坚持把人才队伍建设作为第一资源来重视，提出了“科技兴业”战略，实施人才与学科建设工程，着力培养特色专业、品牌人才和技术骨干。截至目前，市疾控中心已累计引进博士1名、硕士22名，并有12人取得在职研究生硕士学位。

据统计，短短几年间，市疾控中心有120余人次被上级部门表彰为先进个人和技术能手，20余人次在各类技术竞赛中名列前茅，32人入选省市技术专家库，逐步构建起层次分明、结构合理、素质过硬的疾控人才队伍。

帮练“内功”

为帮助更多想干事业的人练好“内功”，市疾控中心设立了科技基金，鼓励专业技术人员钻研业务，将职工教育培训纳入年度工作计划，规范了业务培训和在职学历教育管理，引导专业技术人员“在学习中提高，在参与中发展”，形成了自觉学习、创新学习、提升学习的良好氛围。

市疾控中心通过理论和实践的动态培养切实加大了对中青年技术骨干的培养力度，仅今年上半年，中心就举办各类全员培训班13期，先后邀请国家“千人计划”学者、美国德克萨斯大学终身教授于学杰博士，山东大学公共卫生学院副院长薛付忠教授等国内外知名专家作专题学术报告。市疾控中心在“请进来”的同时不忘“走出去”，近年来先后选派中青年技术人员外出参加培训150余人次。

市疾控中心还通过开展岗位练兵苦练内功，举办了全市传染病疫情现场处置消毒技能大赛、全市疾控系统卫生检验技能大赛，6名同志获“振兴淄博劳动奖章”。

市疾控中心还先后成立了淄博市预防医学会流行病学、地方病慢性病、免疫规划等7个专业委员会，为全市疾控科研和学术交流发展提供了平台，组织会员参加了全市自然科学优秀学术成果评选活动，3人获三等奖。

种种举措构筑起市疾控中心人才队伍的过硬内功，市疾控中心在全省市级疾控机构中首家与山东大学公共卫生学院开展硕士生联合培养试点，与山大联合开展了新发和重点传染病科研课题研究，有5名同志被山东大学聘为硕士研究生合作导师。

创新致远

“一流人才成就一流事业”，有了强有力的人才支撑，市疾控中心的科研创新之路越走越宽。

近年来，市疾控中心完成了20余万字的《全省基层疾病预防控制工作指导手册》和《全省基层疾病预防控制工作规范》编写任务。仅上半年，发表国家级论文8篇，组织申报市科学技术进步奖4项、省卫生厅科研项目3项、市级科研项目8项、中华预防医学会继续医学教育项目3项、市卫生强基工程适宜技术推广项目2项，有3项科研课题通过了专家鉴定，达到了国内领先水平。

市疾控中心人才队伍建设，助推了淄博疾控事业的跨越发展。近年来，市疾控中心先后承担了全球基金项目、国家环境健康调查项目、中美合作地方病防治项目、国家成人乙脑防治项目……通过全力筑造“人才高地”，淄博疾控事业正步入科学发展的快车道，支撑起保护全市人民生命健康的有力防线。

附录 3：

世界及全国医药卫生纪念 / 活动日

（括号内为开始年）

1 月最后一个周日　国际麻风节（1954 年）
2 月 4 日世界抗癌日
3 月 3 日全国爱耳日（2000 年）
3 月 17 日中国国医节（1929 年）
3 月 21 日世界睡眠日
3 月 24 日世界防治结核病日（1996 年）
4 月 7 日世界卫生日（1950 年）
4 月 11 日世界帕金森病日
4 月 25 日全国预防接种宣传日（1986 年）
5 月 5 日全国碘缺乏病防治日（1994 年）
5 月 8 日世界红十字日（1948 年）
5 月 12 日国际护士节（1912 年）
5 月 20 日全国母乳喂养宣传日（1990 年）
5 月 20 日中国学生营养日（1990 年）
5 月 31 日世界无烟日（1988 年）
5 月第二个周二世界哮喘日（1998 年）
6 月 6 日全国爱眼日（1996 年）
6 月 14 日世界献血日（2004 年）
9 月 10 日世界预防自杀日（2003 年）
9 月 14 日世界清洁地球日
9 月 16 日中国脑健康日
9 月 20 日全国爱牙日（1989 年）
9 月最后一个周日世界心脏日（2000 年）
10 月 8 日全国高血压日（1998 年）
10 月 10 日世界居室卫生日
10 月 10 日世界精神卫生日（1992 年）
10 月第二个星期四世界视力日
10 月 11 日世界镇痛日（2004 年）
10 月 13 日世界保健日
10 月 18 日世界更年期关怀日
10 月 20 日世界骨质疏松日（1997 年）
10 月 22 日世界传统医药日（1992 年）
10 月 28 日世界男性健康日（2000 年）
11 月 14 日世界糖尿病日
12 月 1 日世界艾滋病日（1988 年）
12 月 3 日世界残疾人日（1992 年）
12 月 11 日世界哮喘日（1998 年）
12 月 15 日世界强化免疫日

附录 4：

主要参考文献

⑴淄博市卫生防疫站、急性传染病资料汇编（1950—1979），1981 年 1 月

⑵淄博市卫生史志办公室编，淄博卫生大事记（淄博市卫生志资料。第一辑），1987 年 9 月

⑶淄博市卫生局，淄博卫生年鉴资料，（1987 年卷），1987 年 12 月

⑷淄博市卫生局，淄博卫生年鉴资料，（1988 年卷），1988 年 6 月

⑸淄博市卫生局，淄博卫生年鉴资料，（1989 年卷），1989 年 6 月

⑹淄博市卫生局，淄博卫生年鉴资料，（1990 年卷），1990 年 6 月

⑺淄博市卫生局政工科，淄博市卫生局史志办公室，中国共产党淄博市卫生局组织史资料（1948—1990 年），1991 年 1 月

⑻淄博市卫生局，淄博卫生年鉴资料，（1991 年卷），1991 年 5 月

⑼淄博市卫生局，淄博卫生年鉴资料，（1992 年卷），1992 年 6 月

⑽淄博市卫生局，淄博卫生年鉴（1993 年卷，总第 7 卷），1993 年 6 月

⑾淄博市卫生局，淄博卫生年鉴（1994 年卷，总第 8 卷），1994 年 6 月

⑿淄博市卫生局，淄博卫生年鉴（1995 年至 1997 年合卷，总第 9 卷），1997 年 6 月

⒀淄博市卫生局，淄博市卫生志（1940—1985），1997 年 12 月

⒁许永兴主编，淄川区卫生防疫站志，山东省地图出版社出版发行，第一版，2000 年 12 月

⒂淄博市卫生防疫站，质量管理手册，2001 年 9 月

⒃淄博市卫生局，淄博卫生年鉴（1999 年—2003 年合卷，总第 11 卷），2003 年 6 月

⒄淄博市卫生防疫站，淄博市法定传染病资料汇编（1980—2003），2004 年

⒅淄博市卫生局编，淄博卫生年鉴（2004 年卷，总第 12 卷），2004 年 10 月

编后记

为真实、全面记述淄博市卫生防疫与疾病预防控制工作，《淄博疾控志》正式出版了。它不仅填补了淄博历史上卫生防疫与疾病预防控制专业志的空白，也真实记录了本市历代卫生防疫工作者的足迹，以及六十多年来淄博卫生防疫、疾病预防控制工作取得的辉煌业绩。

《淄博卫生防疫站志》的编写工作，始于1985年，时任市防疫站党支部书记杨明玉、站长李庆祥等站领导十分重视《站志》的编修工作，组织专人对1953—1983年30年卫生防疫工作进行整理编辑，刻板油印《淄博市卫生防疫站志》5册；2002年，时任市防疫站站长胡林、党委书记栾兆恺等站领导决定继续进行《站志》的编修，根据淄卫防字（2002）第85号《淄博市卫生防疫站关于成立站志编纂委员会的通知》要求，于2002年开始编修《淄博市防疫站站志》。

2002年上半年为起步阶段。主要是制定方案，拟定篇目，组建机构队伍，开展业务培训。修志人员主要以本站各科室负责人为主，共有26人参与修志工作。经过编纂人员近两年的努力，2003年，淄博市卫生防疫站建站五十年之际，《淄博市卫生防疫站站志1953—2003》基本成稿。

2005年12月，淄博市疾控中心成立。2009年，翟慎永接任市疾控中心主任，特别在2012年，值淄博市卫生防疫站（淄博市疾控中心）六十年大庆，新一届领导班子重启《淄博疾控志》编修工作，并对《淄博疾控志》提出了新的目标，要求在原50年站志资料基础上续写至2012年，增添部分篇目，整理、考订、补充内容，时限由50年改为60年，并把区县疾控工作纳入志书，《淄博疾控志（1953—2012）》编纂工作历时十二年，编纂人员几度更迭，几易其稿，2015年7月，通过编纂人员的努力，一部时间跨度达六十年、一百七十多万字的《淄博疾控志（1953—2012）》终于定稿。

编修《淄博疾控志》是一项浩大的系统工程，在编修过程中，淄博市史志办公室领导多次登门指导、提出了很多宝贵的意见和建议；山东根德文化产业有限公司总经理张方明、总编审郑贵良、设计师刘芳，为本志做了大量策划、设计、编辑、校对工作；全体编志人员更是默默笔耘，兢兢业业。正是有了他们的努力，才使本志得以顺利完成。在此还要特别感谢老一代《淄博市卫生防疫站站志》编纂人员，是他们辛勤的劳动，留下了珍贵的史料，为修志工作奠定了良好的基础，在此一并表示衷心的感谢。

我们力图将《淄博疾控志》修成一部创新的良志，但由于经验不足，水平有限，成书与我们的期望之间还有一定的距离，殷切期望各位同仁和读者不吝赐教，给予批评、指正。

编　者

2015年10月